대한민국 식약처가 공인한 542종 한약(생약) · 약용식물

약초 한약 대백과

한약의 기원 · 약효 해설 · 동의보감 효능
한방작용부위 · 약초사용부위 · 약용법

글 · 사진 ｜ 박 종 철
국립순천대학교 한의약연구소

약초 한약 대백과

초판인쇄 : 2015년 11월 30일
초판발행 : 2015년 12월 10일

지 은 이 ｜ 박종철
펴 낸 이 ｜ 고명흠
펴 낸 곳 ｜ 푸른행복

출판등록 ｜ 2010년 1월 22일 제312-2010-000007호
주　　소 ｜ 경기도 고양시 덕양구 통일로 140(동산동)
　　　　　 삼송테크노밸리 B동 329호
전　　화 ｜ (02)3216-8401 / FAX (02) 3216-8404
E-MAIL ｜ munyei21@hanmail.net
홈페이지 | www.munyei.com

ISBN 979-11-5637-034-5 (13510)

※ 이 도서의 국립중앙도서관 출판예정도서목록(CIP)은 서지정보유통지원시스템 홈
　 페이지(http://seoji.nl.go.kr)와 국가자료공동목록시스템(http://www.nl.go.kr/
　 kolisnet)에서 이용하실 수 있습니다.(CIP제어번호: CIP2015031843)

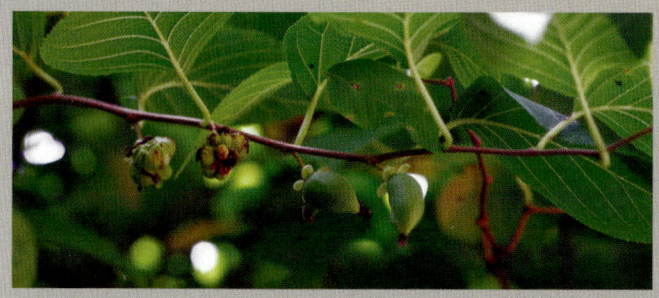
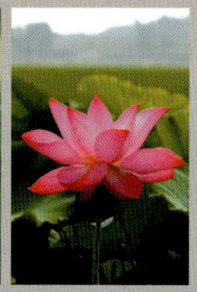
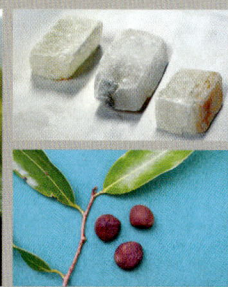

약초 한약
대백과

한약의 기원 · 약효 해설 · 동의보감 효능
한방작용부위 · 약초사용부위 · 약용법

글·사진 | 박 종 철
국립순천대학교 한의약연구소

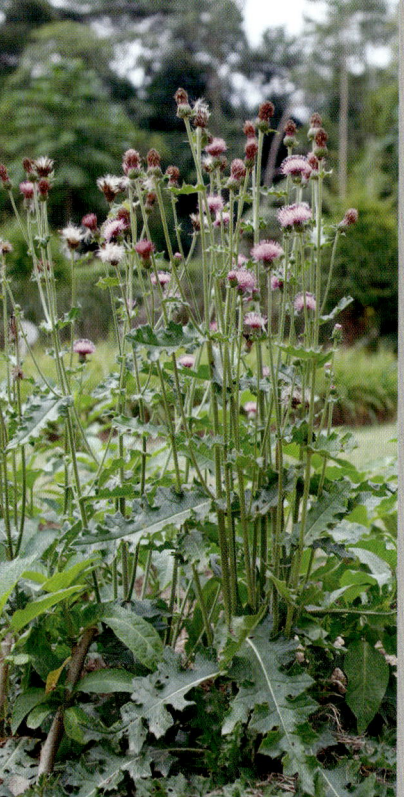

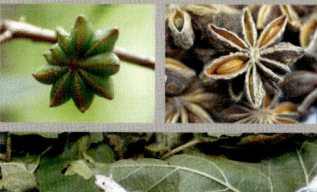

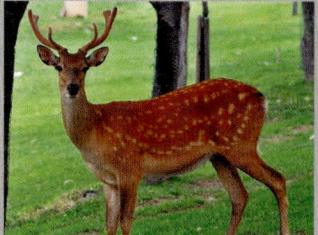

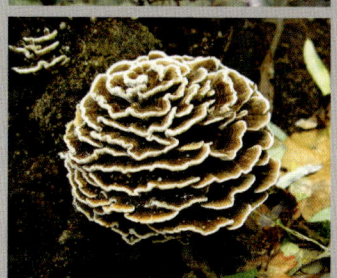

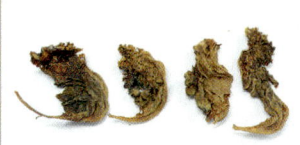

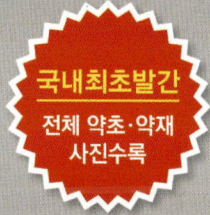

국내최초발간
전체 약초·약재
사진수록

푸른행복

국내 최초로 정리한 정부 인정의 한약(생약) 542종

한약의 가짓수는 엄청나게 많다. 그렇지만 현재 우리나라 정부에서 인정하는 한약(생약)은 'KP'라 불리는 '대한민국약전' 그리고 'KHP'라 부르는 '대한민국약전외한약(생약)규격집'의 두 가지 식약처 공정서에 수재된 한약만 가리킨다. 이 책에는 두 공정서에 수록된 한약(생약) 542종을 합하여 가나다 순으로 배열했다. 여기엔 이전 공정서에 수재되었지만 현재는 삭제된 한약(생약)도 기록을 위해 모두 포함하여 정리해두었다.

정부에서 인정하는 한약(생약) 명칭과 약용식물명, 그리고 이들의 한방 성미(性味)과 귀경(歸經)을 정리하고 약효 해설과 약용법을 실어 독자 여러분들께 정확한 한방 정보를 제공하고자 했다. 또한 각 한약의 동의보감과 방약합편 수재 여부도 조사하여 자료로서의 활용도를 높였고, 각 항목마다 이들의 한약 사진은 물론 약용식물 사진도 함께 곁들였다. 즉 식약처에서 인정하는 한약의 식물학적 특성을 시각적으로 이해하기 위해 살아있는 식물의 다양한 모습을 풍부하게 실어 편집한 것이다.

식약처 공정서의 '기원' 항에서 일부 내용의 오류가 발견되어 저자의 제안내용을 본 책에 게재하기도 하고 '약용법'에는 저자의 연구결과인 약리작용을 싣기도 했다.

책 준비과정에서 저자는 사진에 많은 시간을 투자했다. 독자 여러분들께 저자가 직접 촬영한 생생한 한약과 약용식물 사진을 제공하기 위해서다.

저자는 그동안 제작했던 한약, 약용식물 책자에서 가능하면 본인의 사진을 사용하도록 노력하고 있다. 몇 년 전 유명 출판사에서 저자의 여행책자의 사진 몇 장을 계약하여 사용한 적도 있다. 이처럼 사진 저작권은 매우 중요한 사항이다. 이 책의 모든 사진은 일부를 제외하고 저자가 몇 년간 현장에서 직접 촬영한 사진으로 제작했다. 국내는 물론 프랑스, 중앙아시아의 키르기스스탄, 인도네시아, 베트남, 태국, 중국, 일본에서 찍었던 다양한 사진들을 이번에 많이 활용했다. 그렇지만 제한된 지면으로 준비한 약용식물 사진들을 싣지 못한 것도 많다. 앞으로 판을 거듭하면서 보강하여 더욱 꽉 짜인 내용으로 발전시키고자 한다.

이 책은 우리나라에서 처음으로 선보이는 대한민국 식약처에서 인정하는 모든 한약(생약)의 효능을 정리하고 해당 한약과 약용식물의 사진을 함께 게재한 전문서적이다.

최근 약용식물과 한약에 대한 관심이 증가하는 추세를 감안할 때 한약학, 한의학, 한약자원학, 자원식물학, 생약학, 약학, 식품학, 생물학 등에서 공부하는 학부생과 대학원생을 포함한 과학자는 물론 실무에 종사하는 제조업자들에게도 가까이 곁에 두고 볼 수 있는 책이 되었으면 한다. 특히 약초(약용식물)에 관심이 많은 일반인들께 실질적인 도움이 되길 기대한다.

책 발간에 있어서 수고해주신 여러분들께 감사의 인사를 전하고 싶다. 먼저 저자의 한약 사진 촬영을 위해 며칠간 편리를 제공해주신 우석대 한의대 주영승 교수께 너무나 고마운 마음을 전한다. 귀한 사진을 제공해주시고 그리고 약초원과 한약자료관에서 사진 촬영의 편리를 봐주신 여러분들께 깊이 감사드린다. 〈감사의 글〉에 고마운 분들의 성함을 기록해두었다. 원고 정리와 교정에 수고를 아끼지 않았던 순천대 한약자원개발학과 윤영범, 송영하 조교, 장진희 석사, 이경희, 이태미, 정가현 학부졸업생, 임수아 학부생에게 감사의 말을 전한다. 이 책은 순천대학교 2015 연구소 연구활동 지원금에 의해 출간되었다. 출판을 승낙해주시고 모든 호의를 베풀어주신 도서출판 푸른행복 여러분께 감사드린다.

2015년 11월
국립순천대학교 연구실에서 저자
박종철

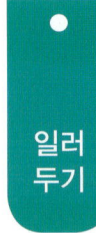

일러
두기

1. 책에 수록된 모든 사진은 저자가 국내·외 현지에서 직접 촬영한 사진입니다. 촬영지인 나라명은 ( ) 속에 표기했으나 한국·중국·일본은 기재하지 않았습니다. 단 주요 동·식물원은 중국·일본의 장소를 표기했습니다. 일부 사진은 기증자 및 출판사로부터 제공받아 사용했습니다.

2. 사진의 주요 촬영장소는 다음과 같습니다. 국내는 우석대 한의학과 본초학교실, 가천대 한의학과 본초학교실, 경희대 약대 한약박물관, 식약처 국가옥천생약자원센터, 경동시장 한약박물관, 서울대 약초원, 경희대 약초원, 조선대 약초원, 전남한방산업진흥원 약초원, 홍릉수목원, 한택식물원, 신구대 식물원, 화성시 우리꽃식물원입니다. 국외는 프랑스, 중앙아시아의 키르기스스탄, 서남아시아의 오만, 인도네시아, 베트남, 태국, 중국, 타이완, 일본에서 촬영했습니다.

3. 한약(생약)은 대한민국약전(KP) 제11개정의 의약품 각조 제2부에 수재된 의약품(생약)과 대한민국약전외한약(생약)규격집(KHP) 제4개정의 의약품 각조 제1부에 수록된 의약품(생약)을 합하여 가나다순으로 배열했습니다.

4. 각 한약(생약)은 동의보감 탕액편과 방약합편 수재 여부를 조사하여 표기했습니다.

5. 약용부위가 동물 및 광물성 한약인 경우는 〈약용법〉을 기재하지 않았습니다.

6. 〈약효 해설〉항에는 저자가 국내·외에 발표한 학술논문의 약리작용을 기재했습니다. 해당 논문 목록은 〈참고문헌〉에 수록하였습니다.

7. 제3장에서 KP와 KHP 의약품(생약) 중 개정할 때 삭제한 품목도 〈삭제〉 표기를 해두어 기록으로 보존될 수 있도록 하였습니다.

8. 식약처 공정서의 기원항에서 저자가 수정한 부분은 다음과 같습니다.
   ① '누고' 항에서 식물명인 '비주누고(非洲螻蛄)'는 '아프리카누고'로 수정
   ② '능소화' 항에서 식물명인 '미주능소화'는 '미국능소화'로 수정
   ③ '일당귀' 항에서 라틴생약명인 'Japanese Angelicae Radix'는 'Japonicae Angelicae Radix'로 수정
   ④ '괄루근' 항과 '괄루인' 항에서 '하눌타리'와 '하늘타리'로 병행하여 수재
   ⑤ '수오등' 항에서 기원식물의 학명은 '*Fallopia multiflora* (Thunberg ex Murray) Haraldson var. *multiflora*'에다 '*Polygonum multiflorum* Thunberg'를 추가하여 수재

6

감사의 글

약용식물의 귀한 사진을 제공해주시거나 한약 및 약용식물의 사진 촬영 장소를 제공해주신 분들의 성함을 아래에 기록해둡니다. 대단히 감사합니다. 그리고 한약 샘플을 제공해주시고 식물 분류 및 자료를 제공해주신 분들께 깊이 감사드립니다.

사진을 제공해주신 분

김창민 명예교수(강원대 약대) p.746(백화전호 지상부)
배기환 명예교수(충남대 약대) p.420(사프란 지상부), p.591(오갈피나무 꽃), p.893(별등골나물 꽃)
이영종 교수(가천대 한의대) p.478(신근초), p.944(군소)
황완균 교수(중앙대 약대) p.234(탕구트대황 잎), p.236(탕구트대황 뿌리줄기)
성락선 과장(식약처) p.510(천속단 꽃, 천속단 지상부), p.616(요사), p.875(토근)
이재선 과장(신구대 식물원) p.355(백부자 꽃), p.1015(층층둥굴레 꽃, 층층둥굴레 열매)
오승렬 대표이사(광명당제약) p.320(반대해 수형)
장슬기 조교(순천대 만화예술학과) p.978(호미초 그림)
(무순)

사진 촬영에 도움을 주신 분

주영승 교수(우석대 한의대 본초학교실 한약자료관)
이영종 교수, 서정범 박사(가천대 한의대 본초학교실 한약자료관)
육창수 명예교수(경희대 약대 약초원)
오명숙 교수, 최진규 박사과정 대학원생(경희대 약대 한약박물관)
김진웅 교수, 한상일 선생님(서울대 약대 약초원)
이상국 교수(서울대 약대 생약표본실)
우은란 교수(조선대 약대 약초원)
성락선 과장, 황대선 연구원(식약처 국가옥천생약자원센터)
이경희 졸업생(순천대 한약자원개발학과)
(무순)

식물 분류·자료 제공에 도움을 주신 분

권동렬 학장(원광대 약대)
황완균 교수(중앙대 약대)
최고야 선임연구원(한국한의학연구원)
임형탁 교수(전남대 생물학과)
(무순)

한약 샘플을 제공해주신 분

이영근 실장(국립산림과학원) p.175(냉초 제공)
P. Sharma 박사(인도 국립동종요법연구소) p.478(석송 의약품 제공)

CONTENTS

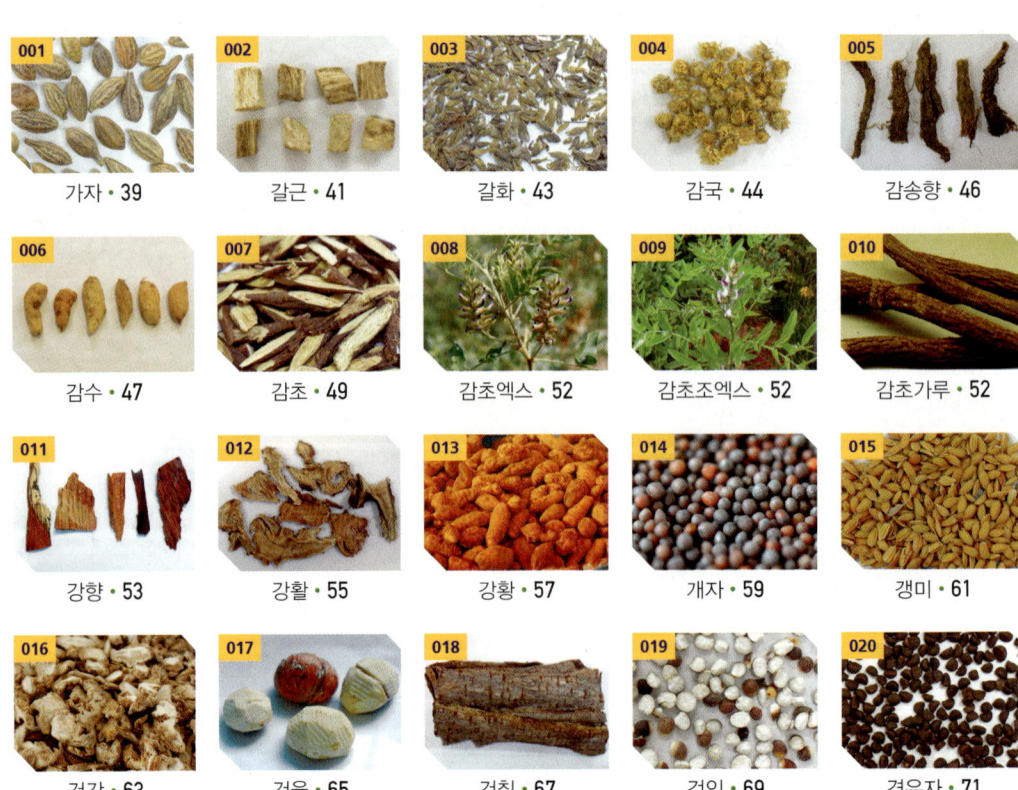

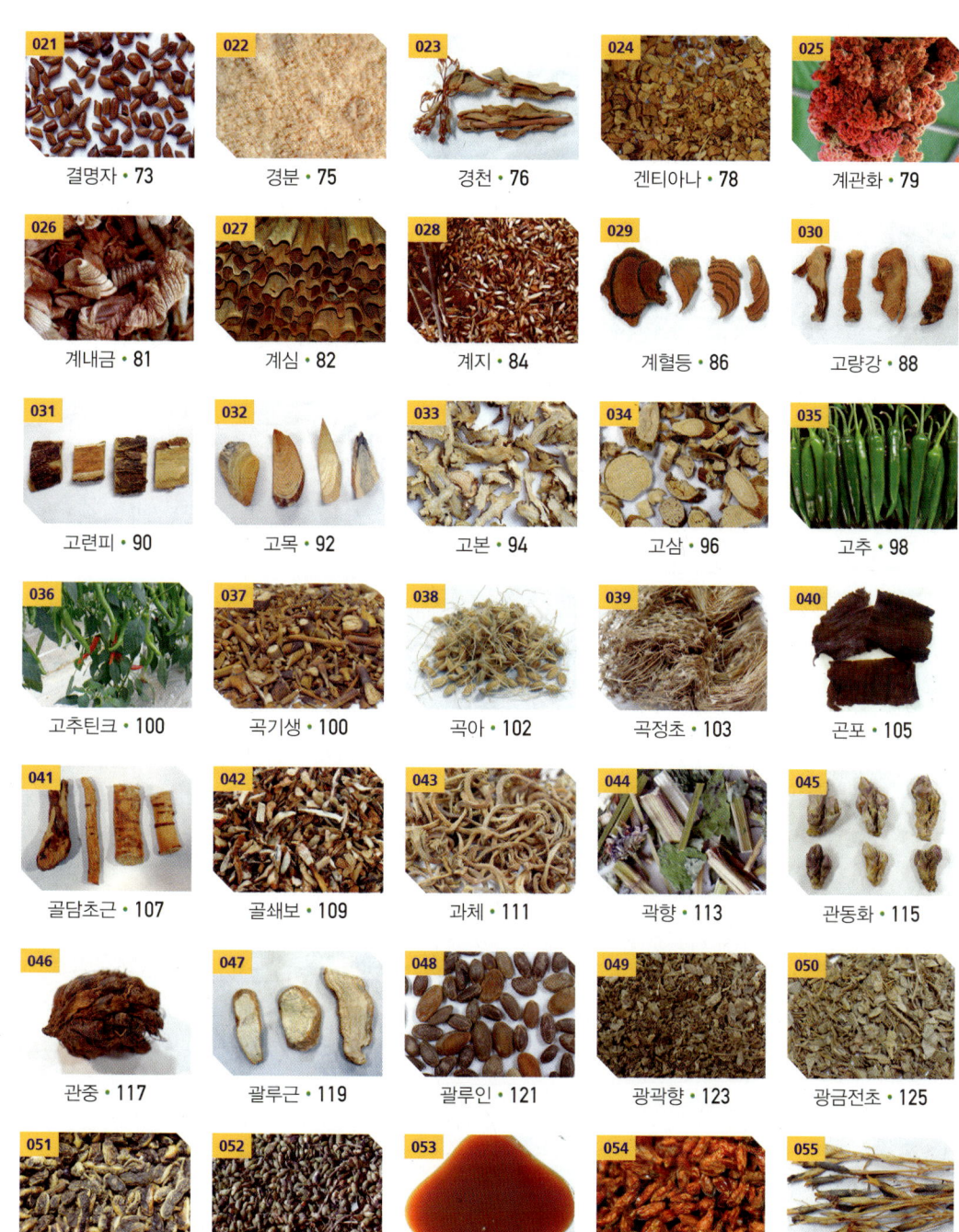

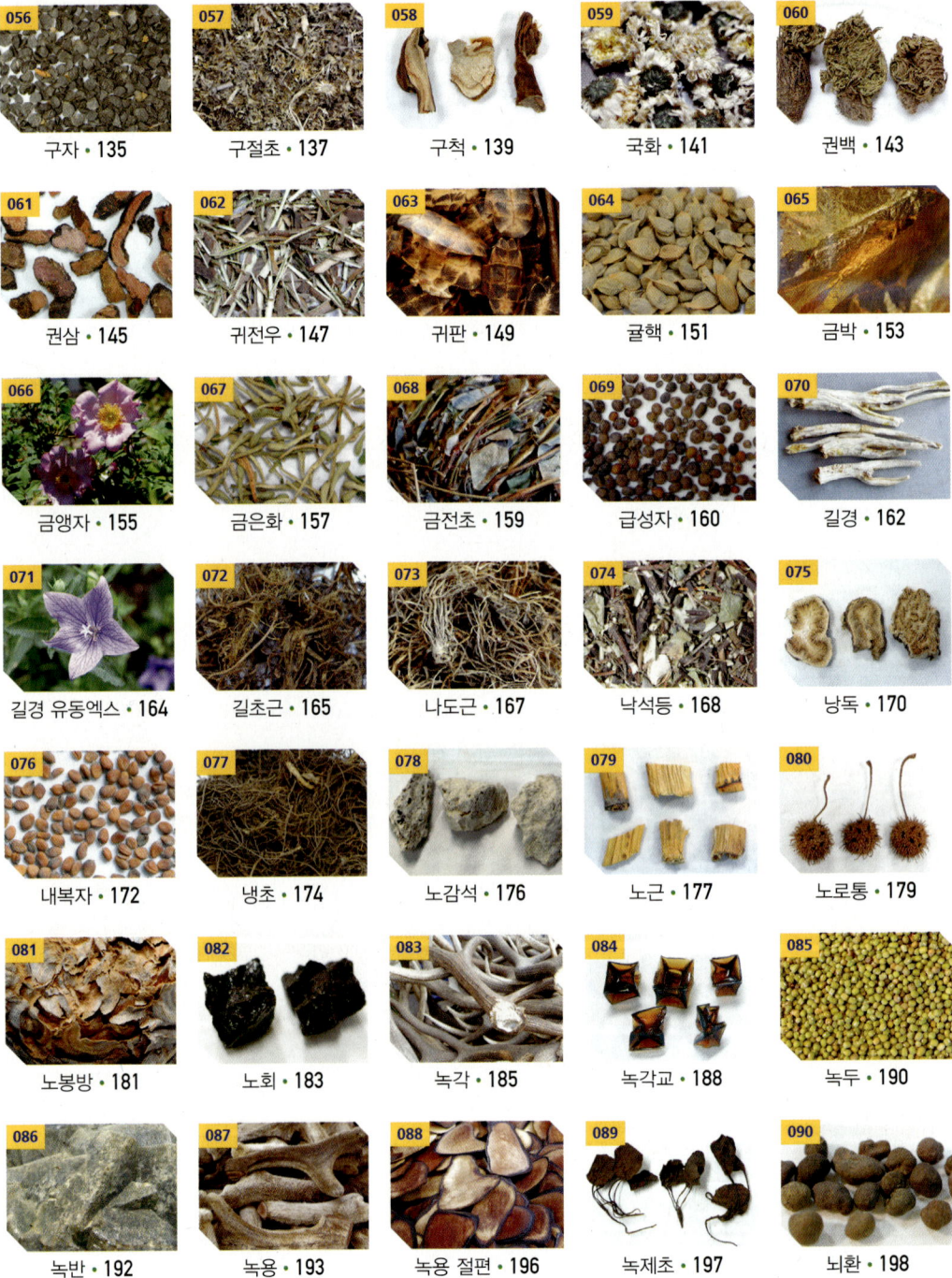

056 구자 · 135	057 구절초 · 137	058 구척 · 139	059 국화 · 141	060 권백 · 143
061 권삼 · 145	062 귀전우 · 147	063 귀판 · 149	064 귤핵 · 151	065 금박 · 153
066 금앵자 · 155	067 금은화 · 157	068 금전초 · 159	069 급성자 · 160	070 길경 · 162
071 길경 유동엑스 · 164	072 길초근 · 165	073 나도근 · 167	074 낙석등 · 168	075 낭독 · 170
076 내복자 · 172	077 냉초 · 174	078 노감석 · 176	079 노근 · 177	080 노로통 · 179
081 노봉방 · 181	082 노회 · 183	083 녹각 · 185	084 녹각교 · 188	085 녹두 · 190
086 녹반 · 192	087 녹용 · 193	088 녹용 절편 · 196	089 녹제초 · 197	090 뇌환 · 198

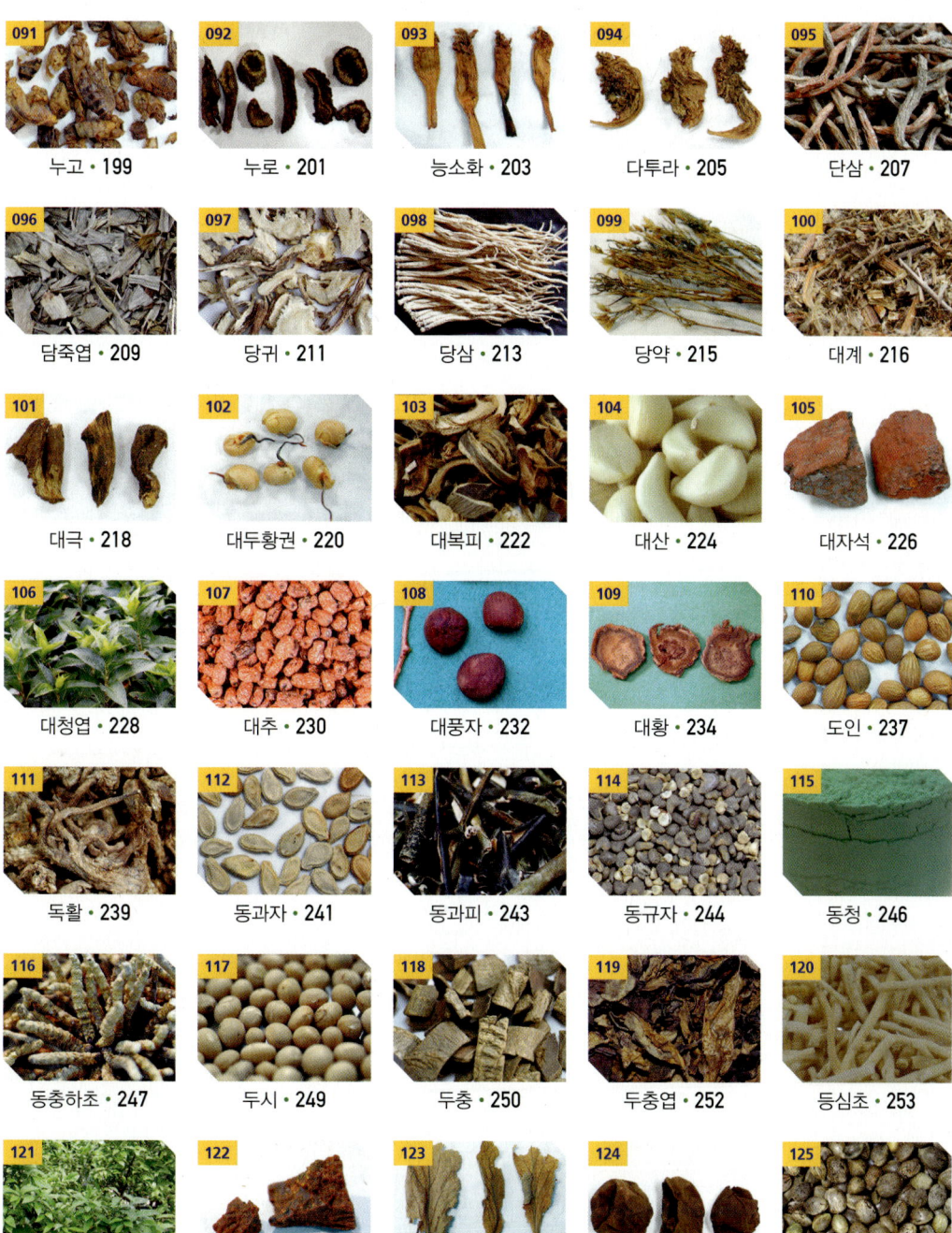

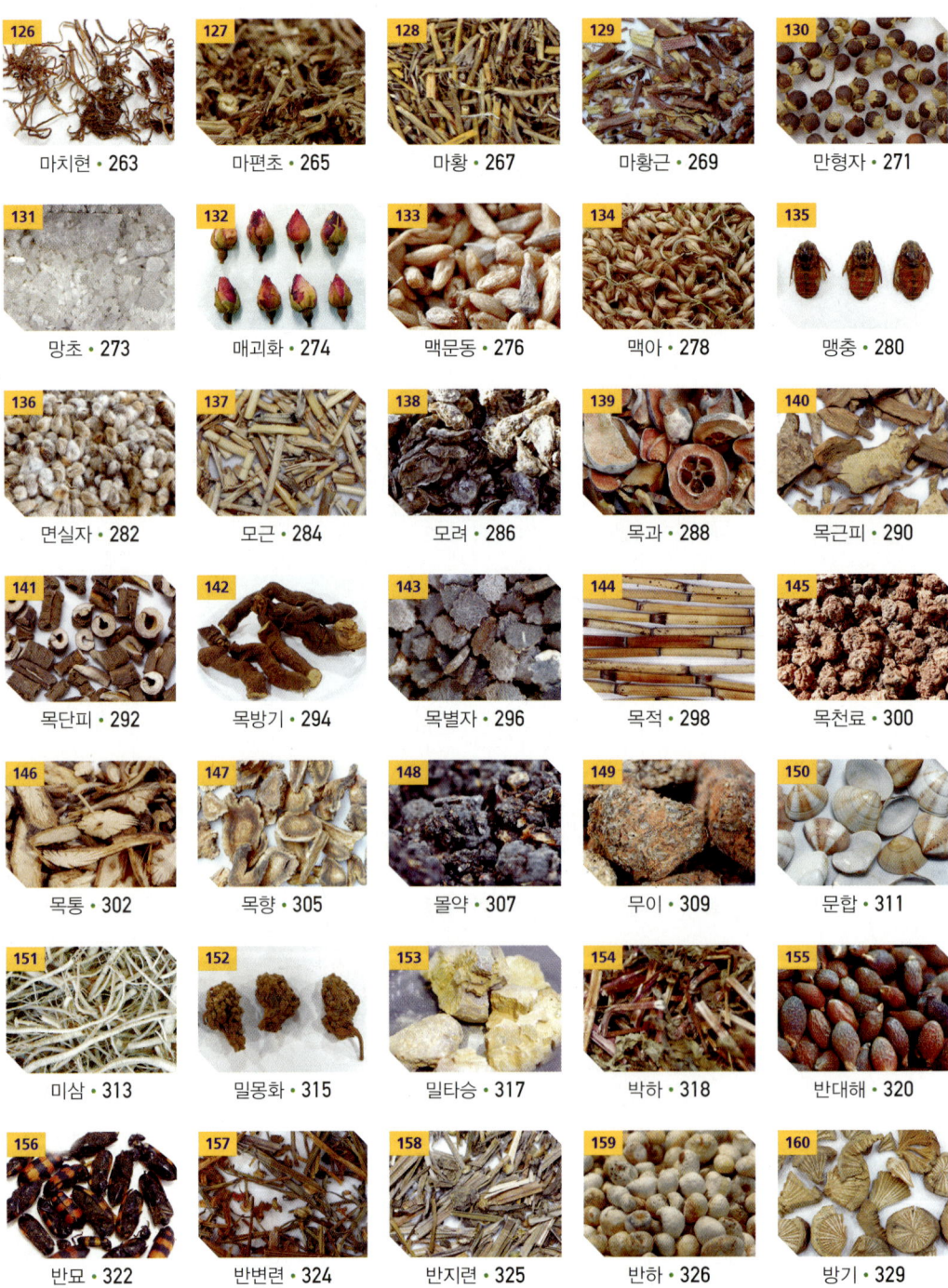

126 마치현 · 263	127 마편초 · 265	128 마황 · 267	129 마황근 · 269	130 만형자 · 271
131 망초 · 273	132 매괴화 · 274	133 맥문동 · 276	134 맥아 · 278	135 맹충 · 280
136 면실자 · 282	137 모근 · 284	138 모려 · 286	139 목과 · 288	140 목근피 · 290
141 목단피 · 292	142 목방기 · 294	143 목별자 · 296	144 목적 · 298	145 목천료 · 300
146 목통 · 302	147 목향 · 305	148 몰약 · 307	149 무이 · 309	150 문합 · 311
151 미삼 · 313	152 밀몽화 · 315	153 밀타승 · 317	154 박하 · 318	155 반대해 · 320
156 반묘 · 322	157 반변련 · 324	158 반지련 · 325	159 반하 · 326	160 방기 · 329

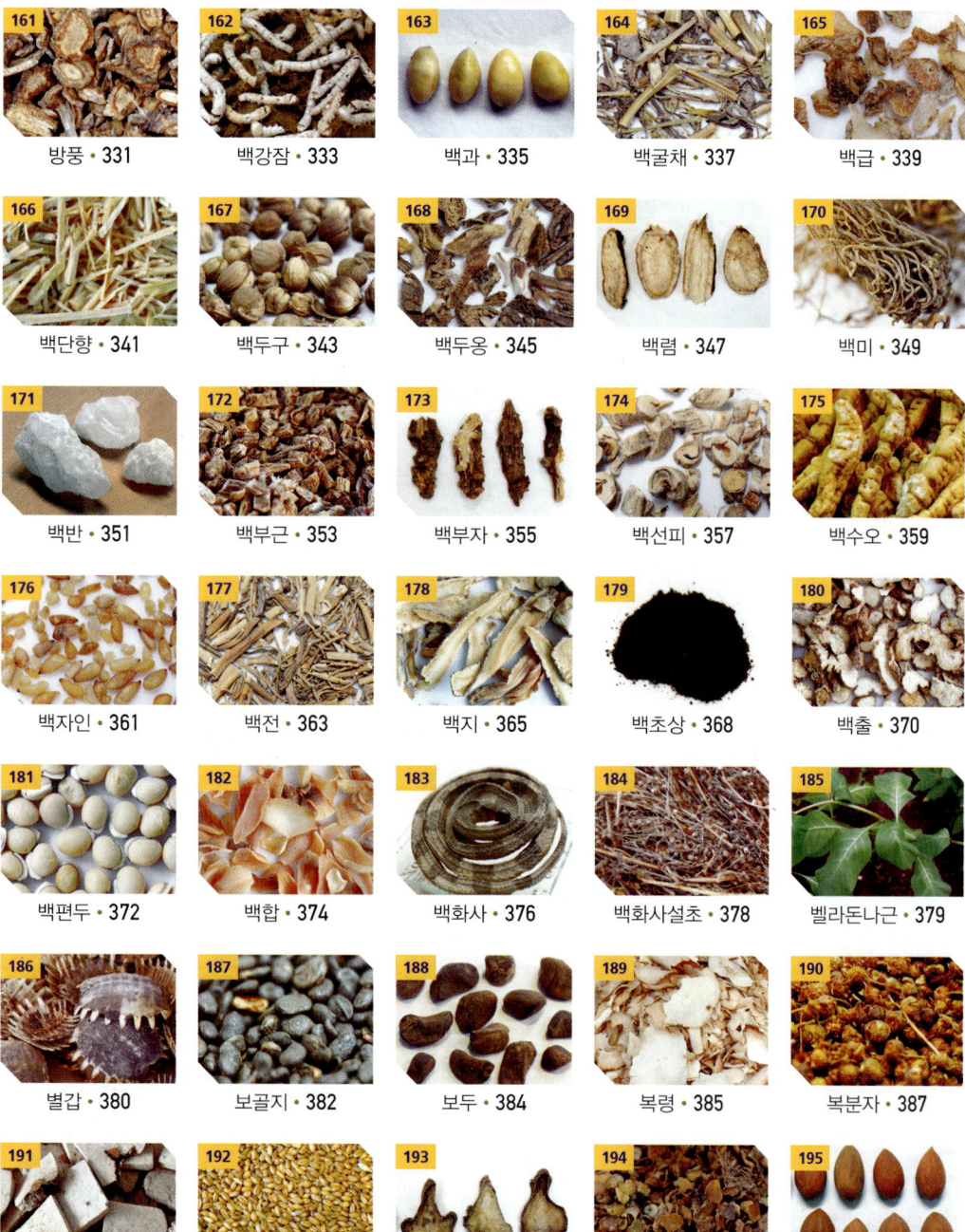

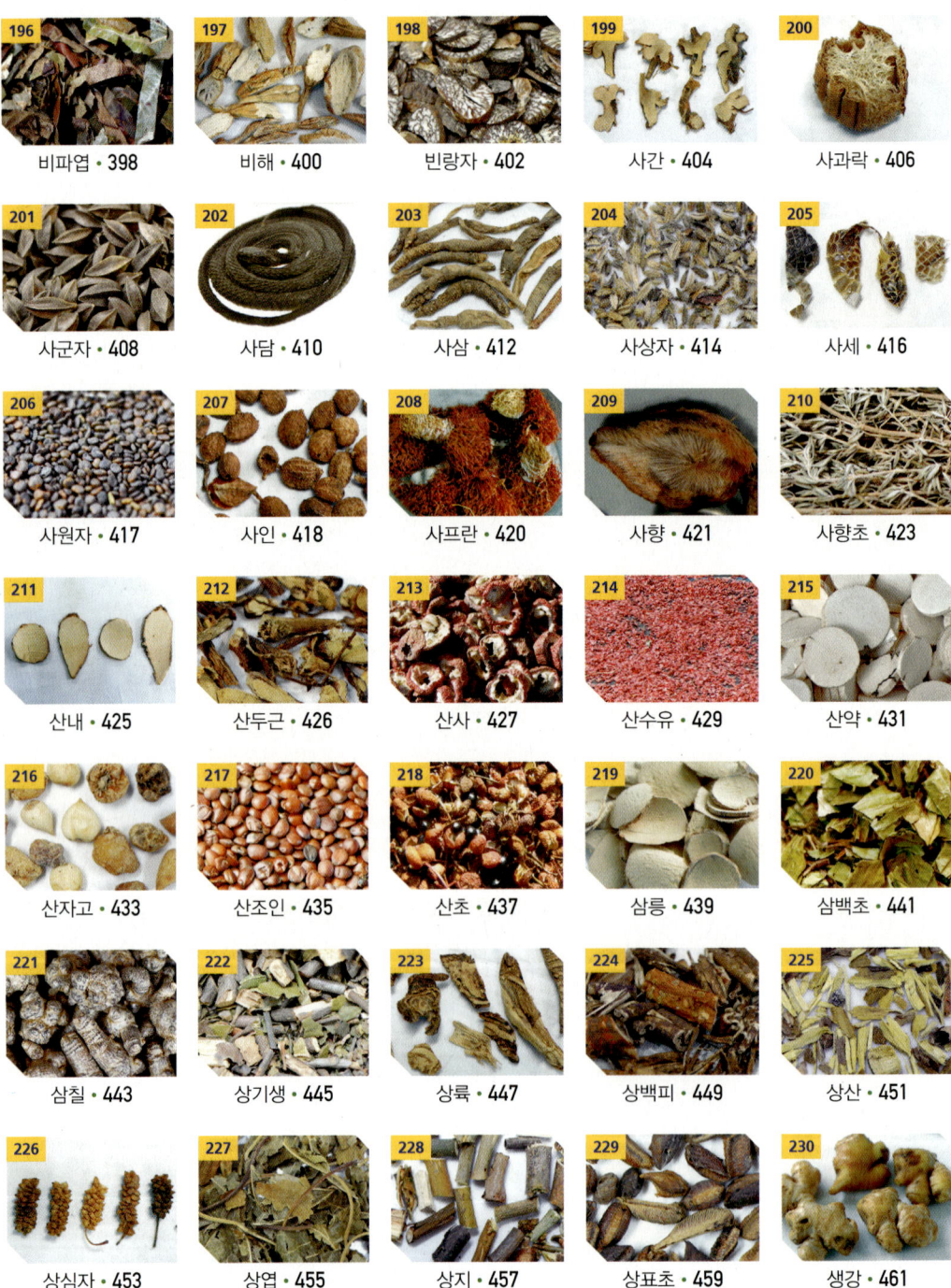

196 비파엽 · 398	**197** 비해 · 400	**198** 빈랑자 · 402	**199** 사간 · 404	**200** 사과락 · 406
201 사군자 · 408	**202** 사담 · 410	**203** 사삼 · 412	**204** 사상자 · 414	**205** 사세 · 416
206 사원자 · 417	**207** 사인 · 418	**208** 사프란 · 420	**209** 사향 · 421	**210** 사향초 · 423
211 산내 · 425	**212** 산두근 · 426	**213** 산사 · 427	**214** 산수유 · 429	**215** 산약 · 431
216 산자고 · 433	**217** 산조인 · 435	**218** 산초 · 437	**219** 삼릉 · 439	**220** 삼백초 · 441
221 삼칠 · 443	**222** 상기생 · 445	**223** 상륙 · 447	**224** 상백피 · 449	**225** 상산 · 451
226 상심자 · 453	**227** 상엽 · 455	**228** 상지 · 457	**229** 상표초 · 459	**230** 생강 · 461

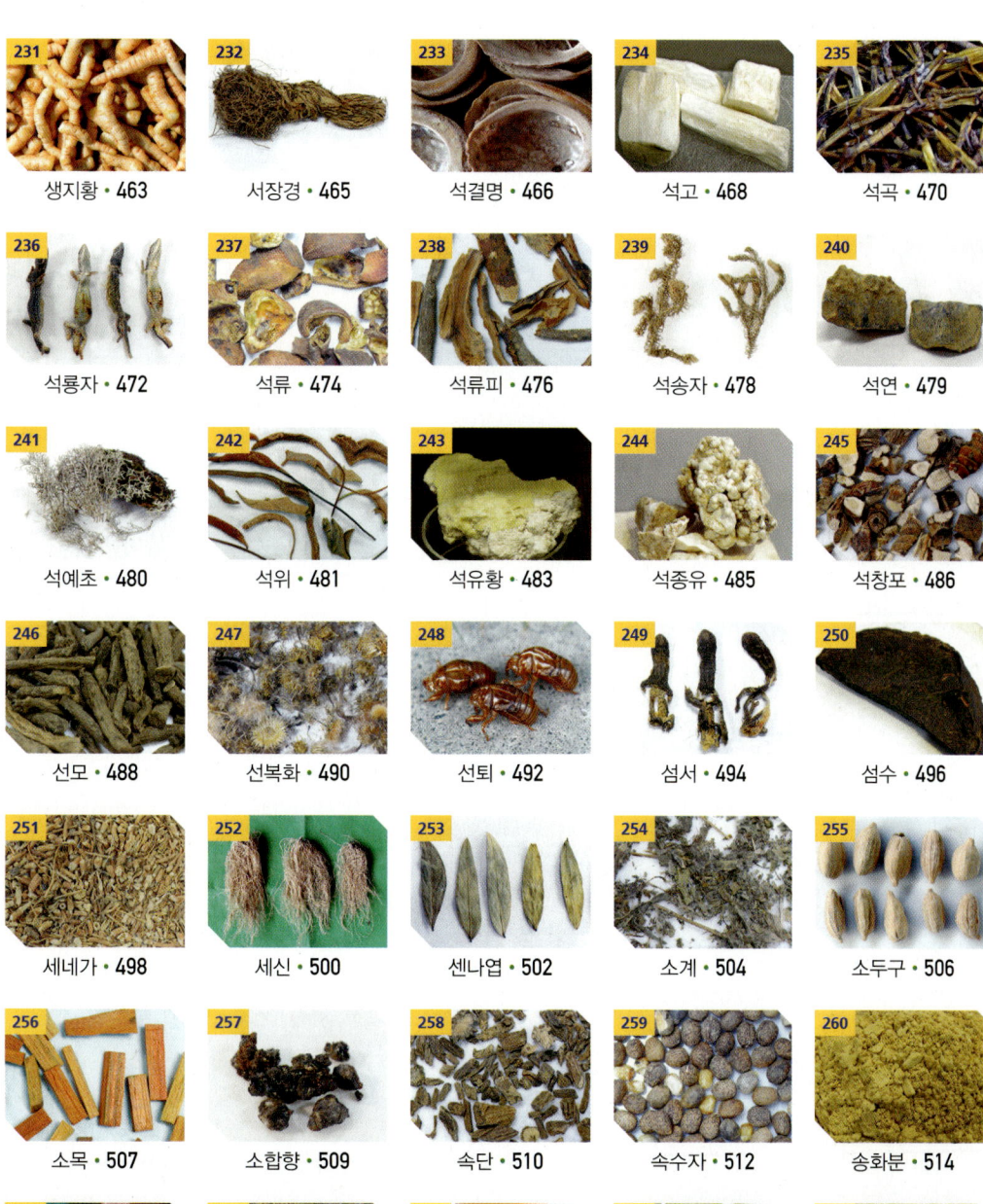

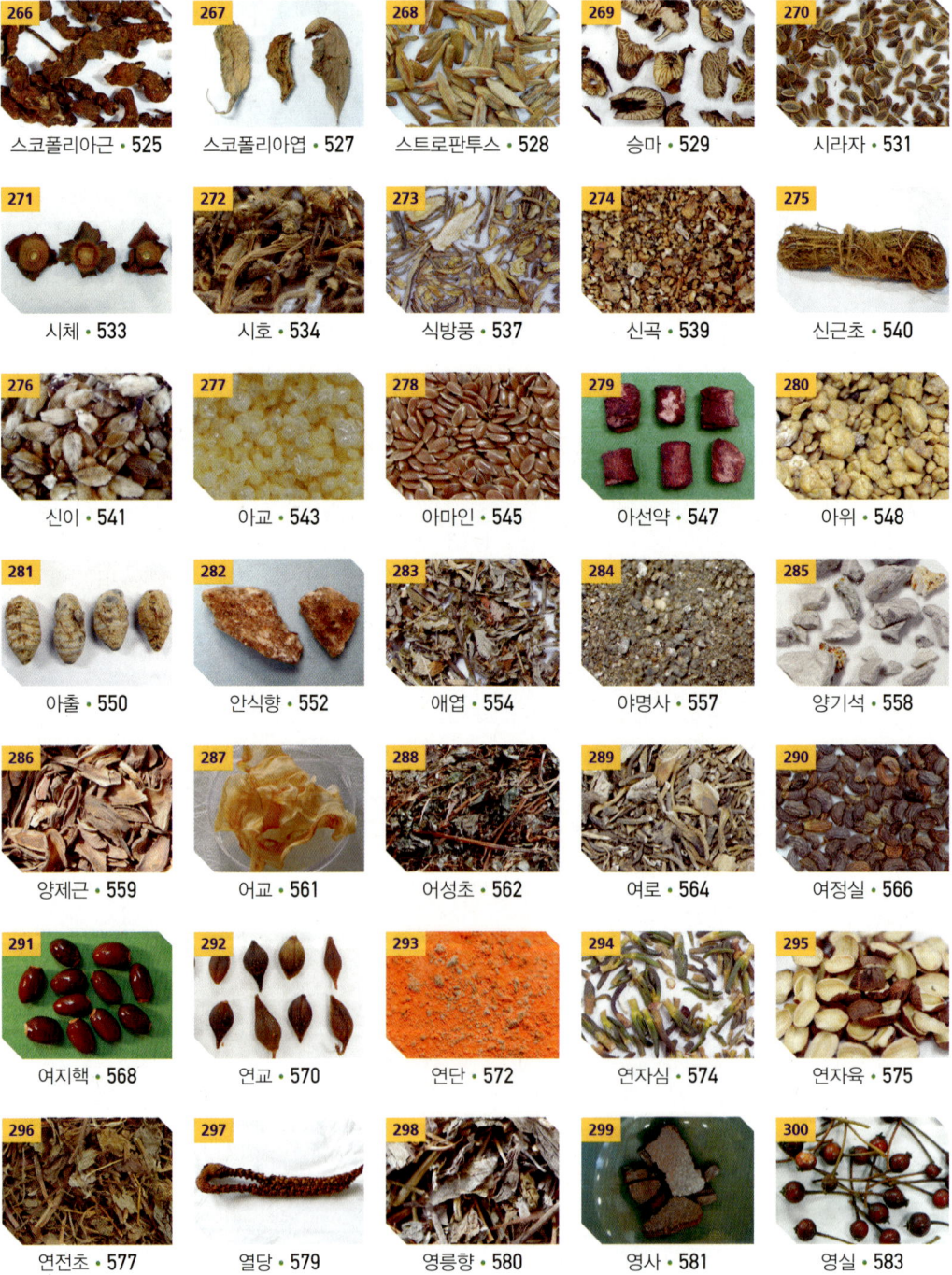

266 스코폴리아근 • 525	267 스코폴리아엽 • 527	268 스트로판투스 • 528	269 승마 • 529	270 시라자 • 531
271 시체 • 533	272 시호 • 534	273 식방풍 • 537	274 신곡 • 539	275 신근초 • 540
276 신이 • 541	277 아교 • 543	278 아마인 • 545	279 아선약 • 547	280 아위 • 548
281 아출 • 550	282 안식향 • 552	283 애엽 • 554	284 야명사 • 557	285 양기석 • 558
286 양제근 • 559	287 어교 • 561	288 어성초 • 562	289 여로 • 564	290 여정실 • 566
291 여지핵 • 568	292 연교 • 570	293 연단 • 572	294 연자심 • 574	295 연자육 • 575
296 연전초 • 577	297 열당 • 579	298 영릉향 • 580	299 영사 • 581	300 영실 • 583

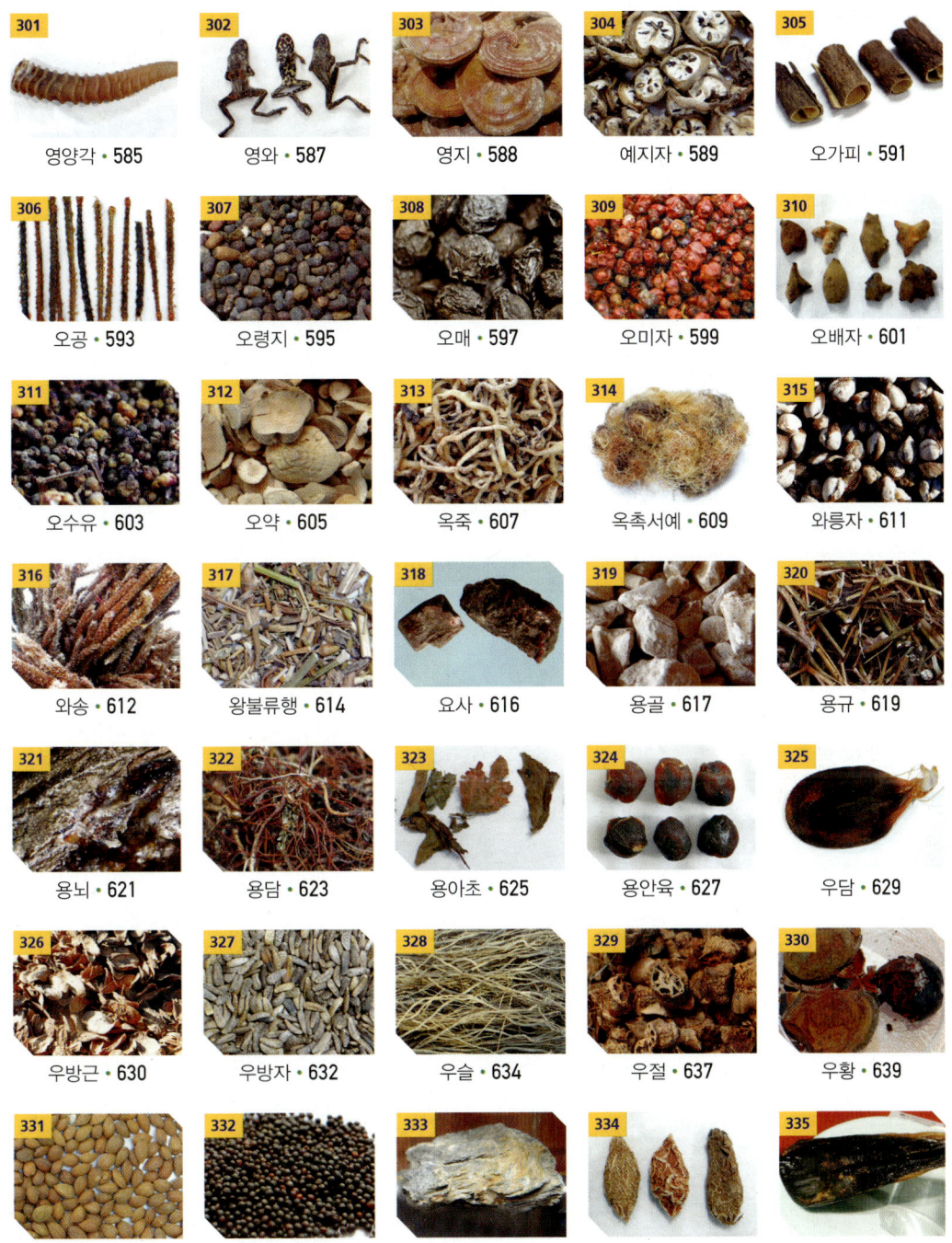

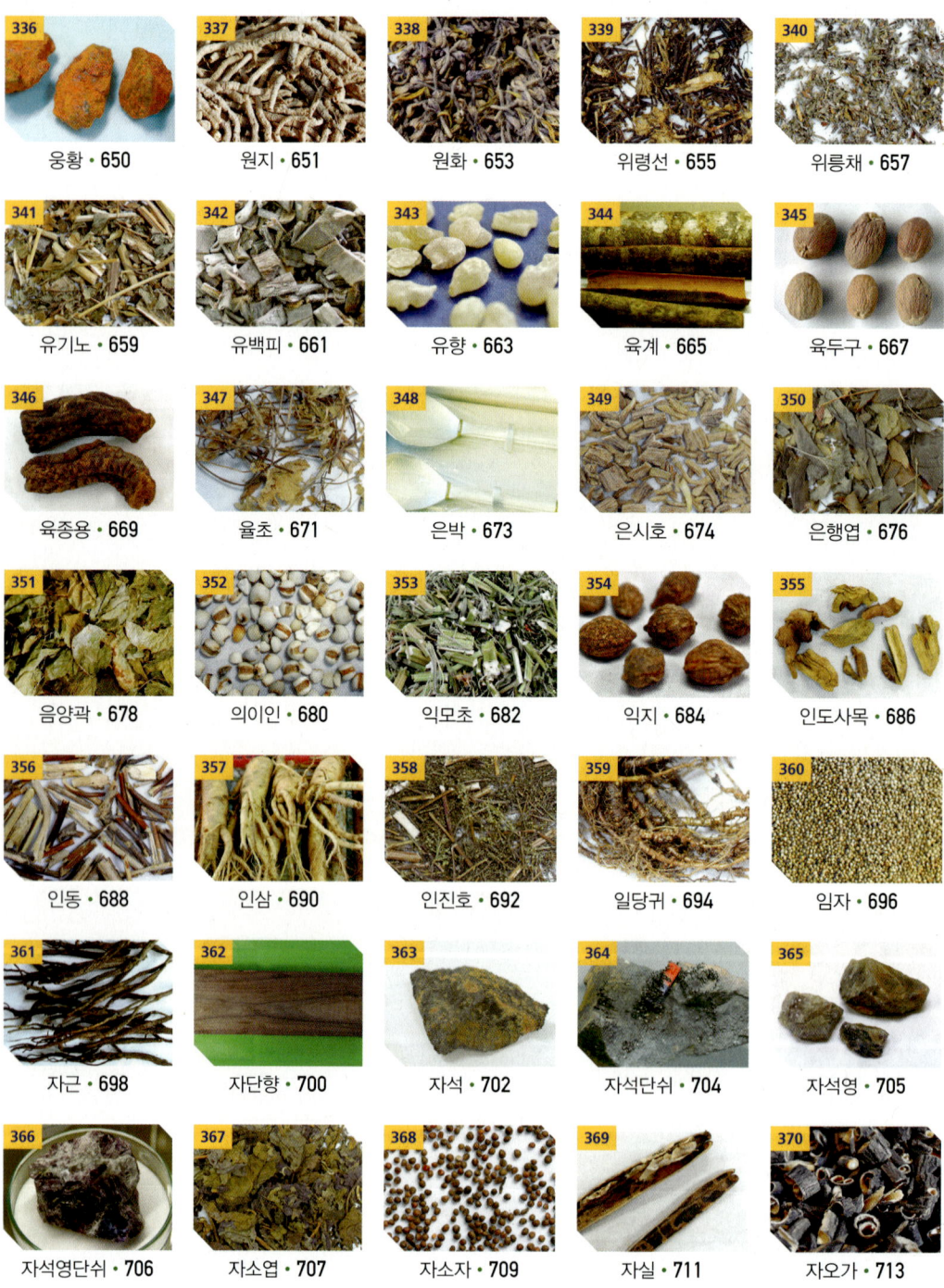

336	337	338	339	340
웅황 · 650	원지 · 651	원화 · 653	위령선 · 655	위릉채 · 657
341	342	343	344	345
유기노 · 659	유백피 · 661	유향 · 663	육계 · 665	육두구 · 667
346	347	348	349	350
육종용 · 669	율초 · 671	은박 · 673	은시호 · 674	은행엽 · 676
351	352	353	354	355
음양곽 · 678	의이인 · 680	익모초 · 682	익지 · 684	인도사목 · 686
356	357	358	359	360
인동 · 688	인삼 · 690	인진호 · 692	일당귀 · 694	임자 · 696
361	362	363	364	365
자근 · 698	자단향 · 700	자석 · 702	자석단쉬 · 704	자석영 · 705
366	367	368	369	370
자석영단쉬 · 706	자소엽 · 707	자소자 · 709	자실 · 711	자오가 · 713

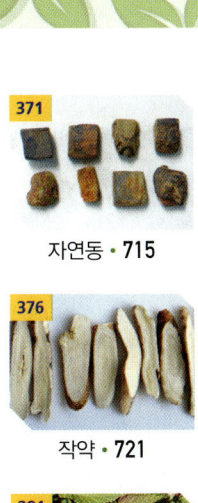

371 자연동 • 715

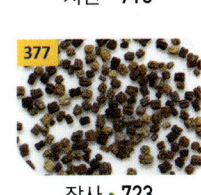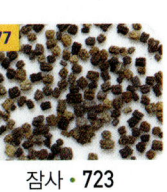

372 자완 • 716

373 자충 • 718

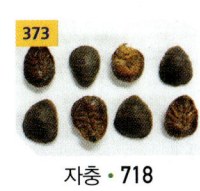

374 자화지정 • 719

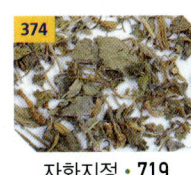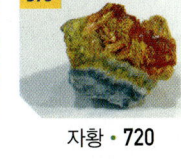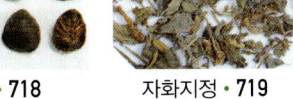

375 자황 • 720

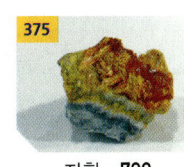

376 작약 • 721

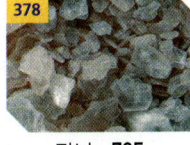

377 잠사 • 723

378 장뇌 • 725

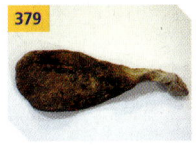

379 저담 • 727

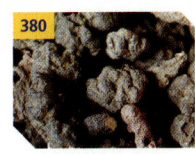

380 저령 • 729

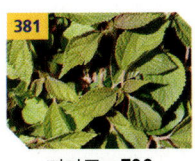

381 저마근 • 730

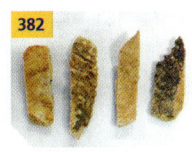

382 저백피 • 732

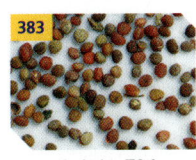

383 저실자 • 734

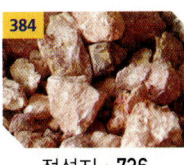

384 적석지 • 736

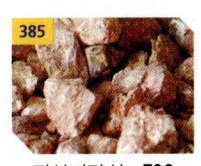

385 적석지단쉬 • 738

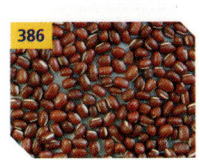

386 적소두 • 739

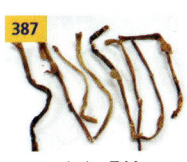

387 적전 • 741

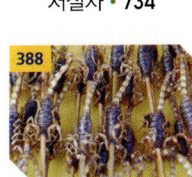

388 전갈 • 743

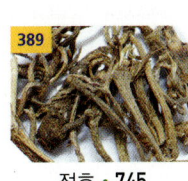

389 전호 • 745

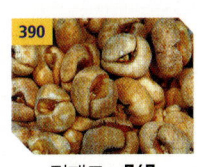

390 절패모 • 747

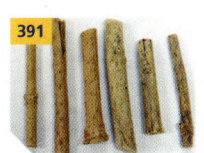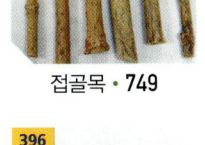

391 접골목 • 749

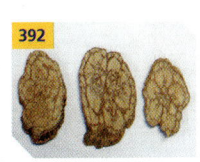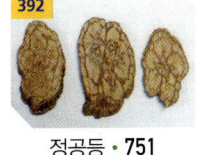

392 정공등 • 751

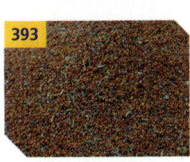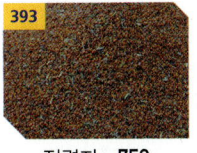

393 정력자 • 753

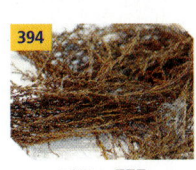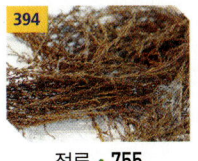

394 정류 • 755

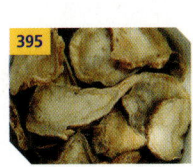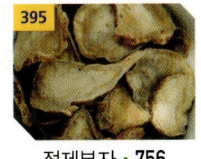

395 정제부자 • 756

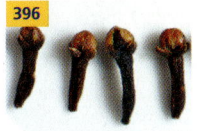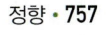

396 정향 • 757

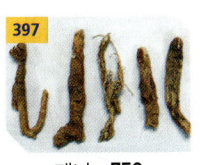

397 제니 • 759

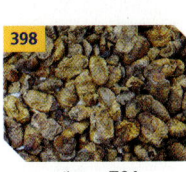

398 제조 • 761

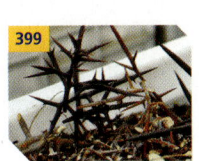

399 조각자 • 763

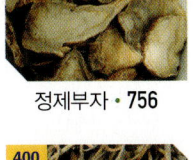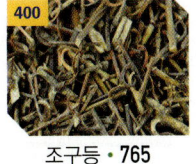

400 조구등 • 765

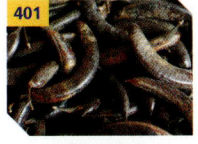

401 조협 • 767

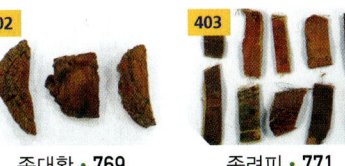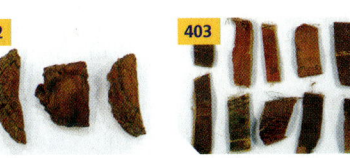

402 종대황 • 769

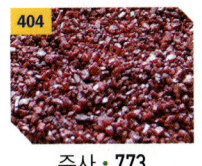

403 종려피 • 771

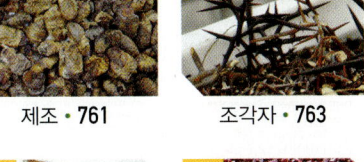

404 주사 • 773

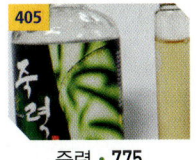

405 죽력 • 775

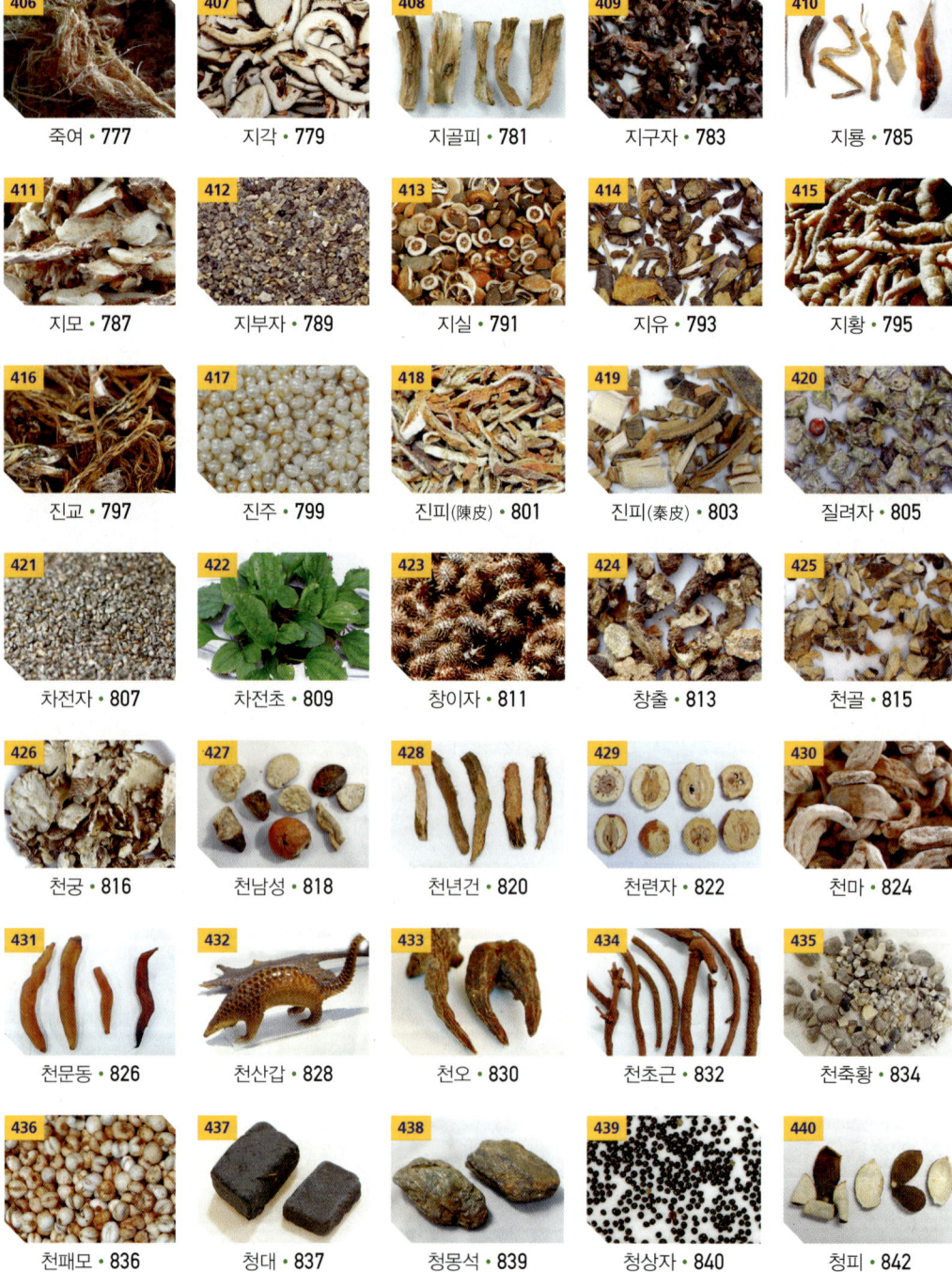

406 죽여 · 777	407 지각 · 779	408 지골피 · 781	409 지구자 · 783	410 지룡 · 785
411 지모 · 787	412 지부자 · 789	413 지실 · 791	414 지유 · 793	415 지황 · 795
416 진교 · 797	417 진주 · 799	418 진피(陳皮) · 801	419 진피(秦皮) · 803	420 질려자 · 805
421 차전자 · 807	422 차전초 · 809	423 창이자 · 811	424 창출 · 813	425 천골 · 815
426 천궁 · 816	427 천남성 · 818	428 천년건 · 820	429 천련자 · 822	430 천마 · 824
431 천문동 · 826	432 천산갑 · 828	433 천오 · 830	434 천초근 · 832	435 천축황 · 834
436 천패모 · 836	437 청대 · 837	438 청몽석 · 839	439 청상자 · 840	440 청피 · 842

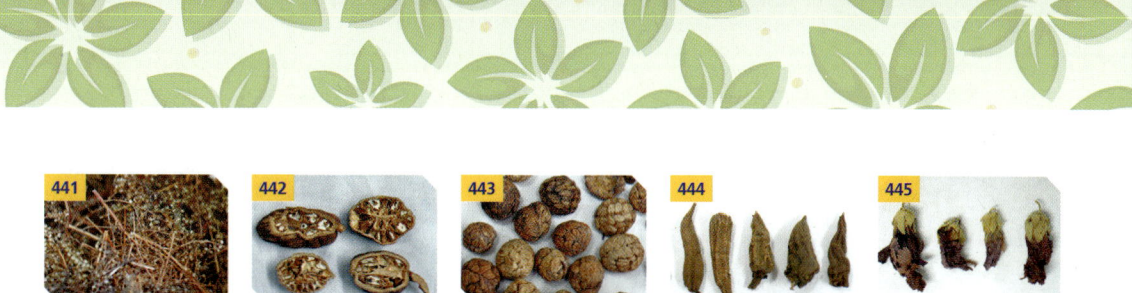

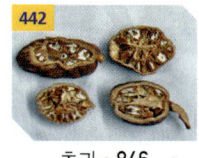
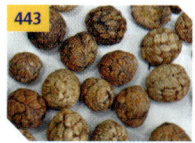
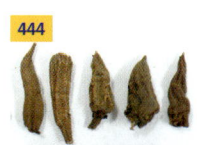
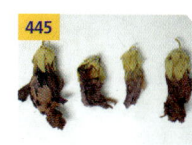
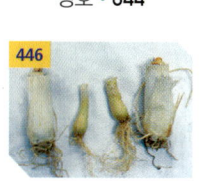
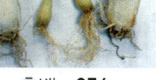
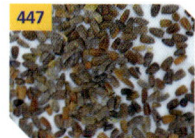
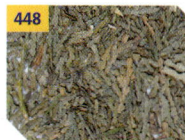
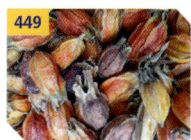
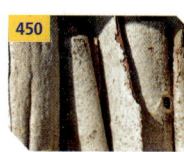
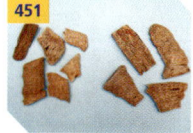
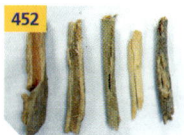
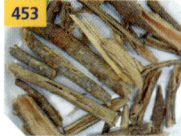
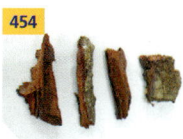
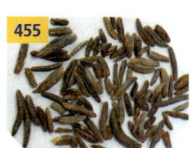
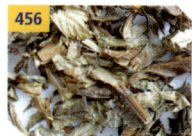
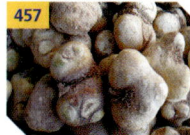
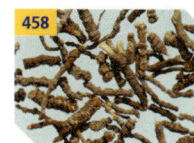
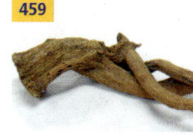
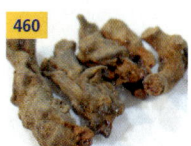
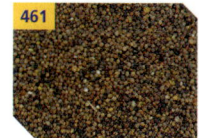
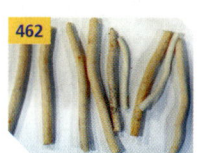
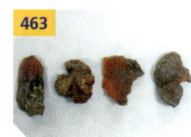
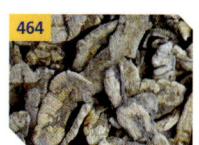
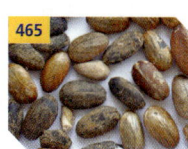
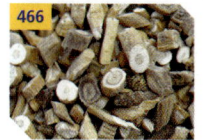
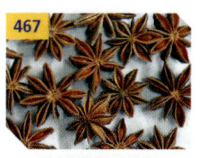
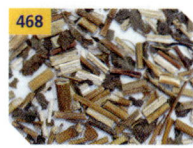
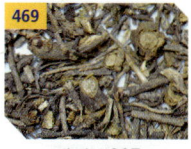
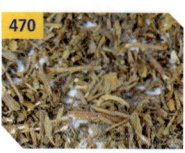
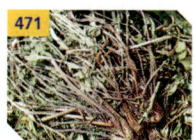
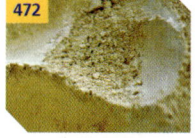
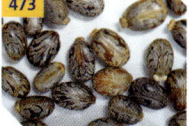
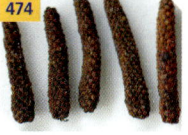
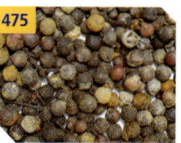

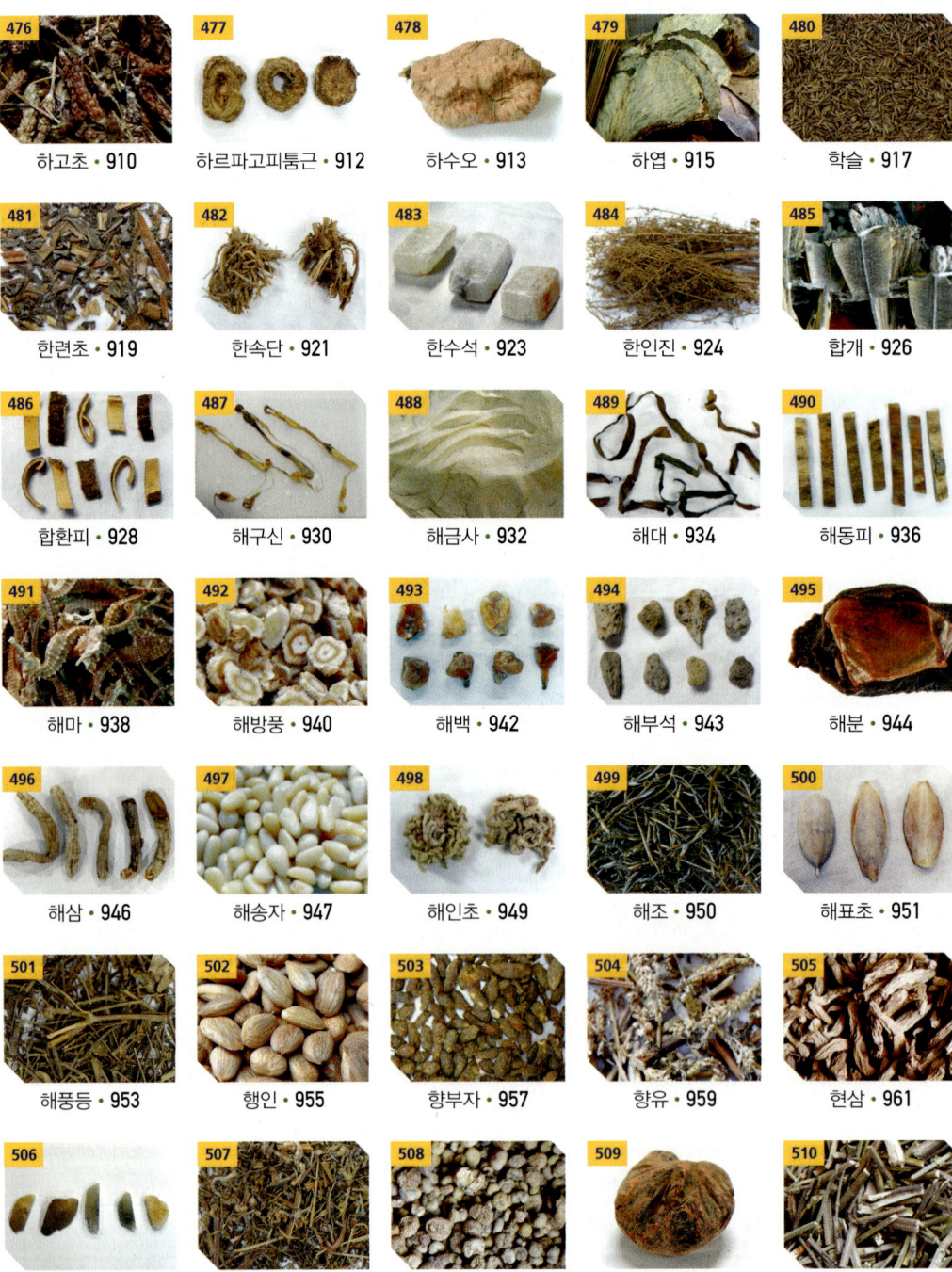

476 하고초 • 910	477 하르파고피툼근 • 912	478 하수오 • 913	479 하엽 • 915	480 학슬 • 917
481 한련초 • 919	482 한속단 • 921	483 한수석 • 923	484 한인진 • 924	485 합개 • 926
486 합환피 • 928	487 해구신 • 930	488 해금사 • 932	489 해대 • 934	490 해동피 • 936
491 해마 • 938	492 해방풍 • 940	493 해백 • 942	494 해부석 • 943	495 해분 • 944
496 해삼 • 946	497 해송자 • 947	498 해인초 • 949	499 해조 • 950	500 해표초 • 951
501 해풍등 • 953	502 행인 • 955	503 향부자 • 957	504 향유 • 959	505 현삼 • 961
506 현정석 • 963	507 현초 • 964	508 현호색 • 966	509 혈갈 • 968	510 형개 • 970

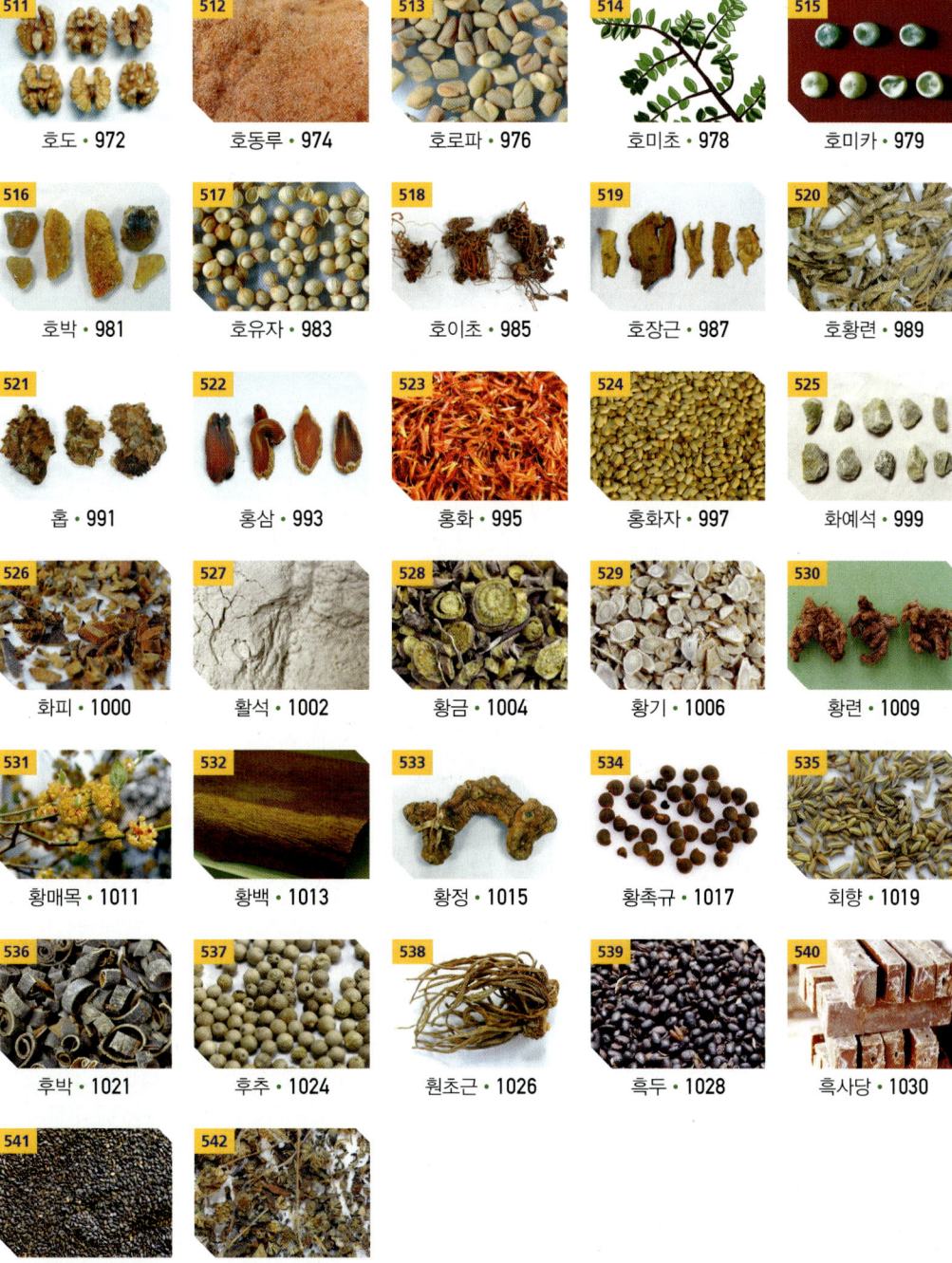

24

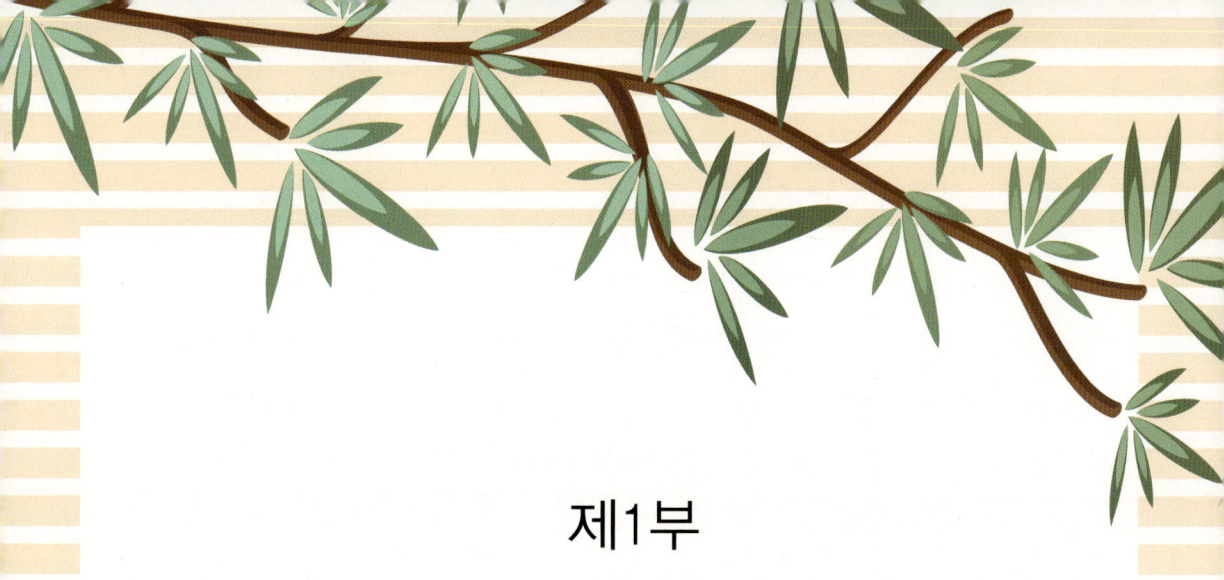

제1부

식약처 공정서의 한약(생약) 목록

대한민국약전(KP)과 대한민국약전외한약(생약)규격집(KHP)의 한약(생약)

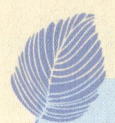

대한민국약전(KP)은 식품의약품안전처(식약처)에서 고시한 대한민국의 약전(藥典)이다. 영문 명칭은 'The Korean Pharmacopoeia'로서 약칭으로 'KP'로 표기한다. 대한민국약전은 「약사법」 제51조 제1항에 따른 의약품 등의 성질과 상태, 품질 및 저장방법 등과 그 밖에 필요한 기준에 대한 세부사항을 정하기 위한 공정서이다. 10개정 전에는 대한약전으로 표기했다. 1958년 발간된 제1개정(KP 1) 이후 지속적으로 개정되어 2012년 12월에 열 번째로 개정(KP 10), 그리고 2014년 12월에 열한 번째 개정(KP 11)하였다.

대한민국약전외한약(생약)규격집(KHP)은 「약사법」 제52조 제1항에 따라 대한민국약전에 실리지 아니한 한약(생약) 및 그 제제 등의 성질과 상태, 품질 및 저장방법 등과 그 밖에 필요한 기준에 대한 세부사항을 정한 공정서이다. 영문 명칭은 'The Korean Herbal Pharmacopoeia'로서 약칭으로 'KHP'로 표기한다. 식약처에서 고시한 대한민국약전외한약(생약)규격집은 2009년 7월, 2011년 3월 그리고 2012년 12월에 네 번째(KHP 4)로 개정하였다. 2013년 11월에는 대한민국약전외한약(생약)규격집 일부개정고시(KHP 4 추보)로 계관화, 광금전초, 산내, 삼백초, 수오등, 연자심, 차전초, 천년건 및 해풍등의 9개 품목을 신설했다.

대한민국약전 제11개정의 의약품 각조 제2부에 수재된 한약(생약) 그리고 대한민국약전외한약(생약)규격집 제4개정의 의약품 각조 제1부에 수록된 한약(생약)을 합하여 전체 한약(생약)의 기원 및 라틴생약명, 이명 또는 영명을 우리말 생약명의 가나다순으로 정리했다. 각 품목마다 이들의 한방 약미와 약성, 한방 약용부위, 효능 및 약용법을 설명하였다.

대한민국약전 제10개정과 대한민국약전외한약(생약)규격집 제4개정에서 개정된 기원은 개정 전의 내용도 함께 표기하였으며, 현재 삭제된 품목이라도 참고자료로 이용하기 위해 〈삭제〉 표기를 하고 수록했다. 대한민국약전 제11개정에서 의약품(생약) 기원의 개정사항은 없다.

공정서에 기재된 [91. 누고] 항의 '비주누고(非洲螻蛄)'와 [93. 능소화] 항의 '미주능소화'는 각각 '아프리카누고', '미국능소화'로 그리고 [359. 일당귀] 항의 'Japanese Angelicae Radix'는 'Japonicae Angelicae Radix'로 수정하는 것이 맞는 것 같아 이같이 변경했음을 밝혀둔다.

대한민국약전(KP) 제11개정의 의약품 각조 제2부에 수재된 의약품(생약)과 대한민국약전외한약(생약)규격집(KHP) 제4개정의 의약품 각조 제1부에 수록된 의약품(생약)을 합하여 한약(생약) 명칭을 가나다순으로 배열했다. 이전의 개정 때 삭제된 품목은 〈삭제〉 표기를 하고 함께 기재해두었다.

[KP: 대한민국약전]
[KHP: 대한민국약전외한약(생약)규격집]

1. 가자(KP)
2. 갈근(KP)
3. 갈화(KHP)
4. 감국(KHP)
5. 감송향(KHP)
6. 감수(KHP)
7. 감초(KP)
8. 감초엑스(KP)
9. 감초조엑스(KP)
10. 감초가루(KHP)
11. 강향(KHP)
12. 강활((KP)
13. 강황(KP)
14. 개자(KHP)
15. 갱미(KHP)
16. 건강(KP)
17. 건율(KHP)
18. 건칠(KHP)
19. 검인((KP)
20. 견우자(KP)

21. 결명자(KP)
22. 경분(현재의 KHP에서 삭제)
23. 경천(KHP)
24. 겐티아나(KP)
25. 계관화(KHP)
26. 계내금(KHP)
27. 계심(KHP)
28. 계지(KHP)
29. 계혈등(KHP)
30. 고량강(KP)
31. 고련피(KHP)
32. 고목(KP)
33. 고본(KHP)
34. 고삼(KP)
35. 고추(KP)
36. 고추틴크(KP)
37. 곡기생(KHP)
38. 곡아(KHP)
39. 곡정초(KHP)
40. 곤포(KHP)

41. 골담초근(KHP)
42. 골쇄보(KP)
43. 과체(KHP)
44. 곽향(KHP)
45. 관동화(KP)
46. 관중(KHP)
47. 괄루근(KP)
48. 괄루인(KP)
49. 광곽향(KP)
50. 광금전초(KHP)
51. 괴각(KHP)
52. 괴화(KP)
53. 교이(KHP)
54. 구기자(KP)
55. 구맥(KHP)
56. 구자(KHP)
57. 구절초(KHP)
58. 구척(KP)
59. 국화(KHP)
60. 권백(KHP)
61. 권삼(KHP)
62. 귀전우(KHP)
63. 귀판(KHP)
64. 귤핵(KHP)
65. 금박(KHP)
66. 금앵자(KP)
67. 금은화(KP)
68. 금전초(KHP)

69. 급성자(KHP)
70. 길경(KP)
71. 길경 유동엑스(KP)
72. 길초근(KP)
73. 나도근(KHP)
74. 낙석등(KHP)
75. 낭독(KHP)
76. 내복자(KP)
77. 냉초(현재의 KHP에서 삭제)
78. 노감석(KHP)
79. 노근(KHP)
80. 노로통(KHP)
81. 노봉방(KHP)
82. 노회(KHP)
83. 녹각(KHP)
84. 녹각교(KHP)
85. 녹두(KHP)
86. 녹반(KHP)
87. 녹용(KHP)
88. 녹용절편(KHP)
89. 녹제초(KHP)
90. 뇌환(KHP)
91. 누고(KHP)
92. 누로(KHP)
93. 능소화(KHP)
94. 다투라(KHP)
95. 단삼(KP)
96. 담죽엽(KHP)

97. 당귀(KP)

98. 당삼(KP)

99. 당약(KP)

100. 대계(KHP)

101. 대극(KHP)

102. 대두황권(KHP)

103. 대복피(KP)

104. 대산(KHP)

105. 대자석(KHP)

106. 대청엽(KHP)

107. 대추(KP)

108. 대풍자(KHP)

109. 대황(KP)

110. 도인(KP)

111. 독활(KP)

112. 동과자(KHP)

113. 동과피(KHP)

114. 동규자(KHP)

115. 동청(KHP)

116. 동충하초(KHP)

117. 두시(KHP)

118. 두충(KP)

119. 두충엽(KHP)

120. 등심초(KP)

121. 등피(KHP)

122. 등황(KHP)

123. 디기탈리스엽(KHP)

124. 마발(KHP)

125. 마인(KHP)

126. 마치현(KHP)

127. 마편초(KHP)

128. 마황(KP)

129. 마황근(KHP)

130. 만형자(KP)

131. 망초(KHP)

132. 매괴화(KHP)

133. 맥문동(KP)

134. 맥아(KHP)

135. 맹충(KHP)

136. 면실자(KHP)

137. 모근(KP)

138. 모려(KP)

139. 목과(KHP)

140. 목근피(KHP)

141. 목단피(KP)

142. 목방기(KHP)

143. 목별자(KHP)

144. 목적(KHP)

145. 목천료(KHP)

146. 목통(KP)

147. 목향(KHP)

148. 몰약(KP)

149. 무이(KHP)

150. 문합(KHP)

151. 미삼(KHP)

152. 밀몽화(KHP)

209. 사향(KHP)		**237.** 석류(KHP)	
210. 사향초(KHP)		**238.** 석류피(KHP)	
211. 산내(KHP)		**239.** 석송자(KHP)	
212. 산두근(KHP)		**240.** 석연(KHP)	
213. 산사(KP)		**241.** 석예초(KHP)	
214. 산수유(KP)		**242.** 석위(KHP)	
215. 산약(KP)		**243.** 석유황(KHP)	
216. 산자고(KHP)		**244.** 석종유(KHP)	
217. 산조인(KP)		**245.** 석창포(KHP)	
218. 산초(KP)		**246.** 선모(KHP)	
219. 삼릉(KP)		**247.** 선복화(KHP)	
220. 삼백초(KHP)		**248.** 선퇴(KHP)	
221. 삼칠(KHP)		**249.** 섬서(KHP)	
222. 상기생(KHP)		**250.** 섬수(KP)	
223. 상륙(KHP)		**251.** 세네가(KP)	
224. 상백피(KP)		**252.** 세신(KP)	
225. 상산(KHP)		**253.** 센나엽(KP)	
226. 상심자(KHP)		**254.** 소계(KHP)	
227. 상엽(KHP)		**255.** 소두구(KP)	
228. 상지(KHP)		**256.** 소목(KP)	
229. 상표초(KHP)		**257.** 소합향(KHP)	
230. 생강(KHP)		**258.** 속단(KHP)	
231. 생지황(KHP)		**259.** 속수자(KHP)	
232. 서장경(KHP)		**260.** 송화분(KHP)	
233. 석결명(KHP)		**261.** 쇄양(KP)	
234. 석고(KHP)		**262.** 수오등(KHP)	
235. 석곡(KHP)		**263.** 수은(현재의 KHP에서 삭제)	
236. 석룡자(KHP)		**264.** 수질(KHP)	

321. 용뇌(KHP)

322. 용담(KP)

323. 용아초(KHP)

324. 용안육(KP)

325. 우담(KHP)

326. 우방근(KHP)

327. 우방자(KP)

328. 우슬(KP)

329. 우절(KHP)

330. 우황(KP)

331. 욱리인(KHP)

332. 운대자(KHP)

333. 운모(KHP)

334. 울금(KP)

335. 웅담(KHP)

336. 웅황(현재의 KHP에서 삭제)

337. 원지(KP)

338. 원화(KHP)

339. 위령선(KHP)

340. 위릉채(KHP)

341. 유기노(KHP)

342. 유백피(KHP)

343. 유향(KHP)

344. 육계(KP)

345. 육두구(KP)

346. 육종용(KHP)

347. 율초(KHP)

348. 은박(KHP)

349. 은시호(KHP)

350. 은행엽(KP)

351. 음양곽(KP)

352. 의이인(KP)

353. 익모초(KP)

354. 익지(KP)

355. 인도사목(KHP)

356. 인동(KP)

357. 인삼(KP)

358. 인진호(KHP)

359. 일당귀(KHP)

360. 임자(KHP)

361. 자근(KP)

362. 자단향(KHP)

363. 자석(KHP)

364. 자석단쉬(KHP)

365. 자석영(KHP)

366. 자석영단쉬(KHP)

367. 자소엽(KP)

368. 자소자(KHP)

369. 자실(KHP)

370. 자오가(KHP)

371. 자연동(KHP)

372. 자완(KP)

373. 자충(KHP)

374. 자화지정(KHP)

375. 자황(현재의 KHP에서 삭제)

376. 작약(KP)

433. 천오(KHP)

434. 천초근(KHP)

435. 천축황(KHP)

436. 천패모(KP)

437. 청대(KHP)

438. 청몽석(현재의 KHP에서 삭제)

439. 청상자(KHP)

440. 청피(KP)

441. 청호(KHP)

442. 초과(KP)

443. 초두구(KP)

444. 초오(KHP)

445. 촉규화(KHP)

446. 총백(KHP)

447. 충위자(KHP)

448. 측백엽(KHP)

449. 치자(KP)

450. 칠피(KHP)

451. 침향(KHP)

452. 콘두란고(KP)

453. 콘두란고 유동엑스(KP)

454. 키나(현재의 KHP에서 삭제)

455. 탈지맥각(현재의 KHP에서 삭제)

456. 택란(KP)

457. 택사(KP)

458. 토근(KP)

459. 토목향(KHP)

460. 토복령(KHP)

461. 토사자(KHP)

462. 통초(KHP)

463. 트라가칸타(KHP)

464. 파극천(KP)

465. 파두(KP)

466. 판람근(KHP)

467. 팔각회향(KP)

468. 패란(KHP)

469. 패장(KHP)

470. 편축(KHP)

471. 포공영(KHP)

472. 포황(KHP)

473. 피마자(KHP)

474. 필발(KHP)

475. 필징가(KHP)

476. 하고초(KP)

477. 하르파고피툼근(KHP)

478. 하수오(KP)

479. 하엽(KHP)

480. 학슬(KHP)

481. 한련초(KHP)

482. 한속단(KHP)

483. 한수석(KHP)

484. 한인진(KHP)

485. 합개(KHP)

486. 합환피(KHP)

487. 해구신(KHP)

488. 해금사(KHP)

제2부

식약처 공정서 한약(생약)의
효능 및 약용법

대한민국약전(KP) 제11개정의 의약품 각조 제
2부에 수재된 한약(생약) 그리고 대한민국약전외한
약(생약)규격집(KHP) 제4개정의 의약품 각조 제1부에 수
록된 한약(생약)을 통합, 정리하여 이들의 라틴생약명, 기
원, 한방 약미와 약성, 한방 작용부위, 효능 및 약용법을
설명하였다. 각 한약(생약)의 동의보감과 방약합편 수재
여부도 표시하여 참고자료로 활용할 수 있도록 하
였다.

001

- 한자명: 訶子
- 라틴생약명: Terminaliae Fructus
- 이명 또는 영명: Terminalia Fruit
- 식물명 및 학명: 가자(訶子), *Terminalia chebula* Retzins
  융모가자(絨毛訶子), *Terminalia chebula* Retzins var. *tomentella* Kurt.
- 과명: 사군자과
- 약용부위: 잘 익은 열매
- 식약처 공정서 및 조선시대 의서 수재:
  대한민국약전(KP) 제11개정
  동의보감 탕액편의 나무부
  방약합편의 교목(喬木, 줄기가 곧고 굵으며 높이 자라는 나무)편

가자

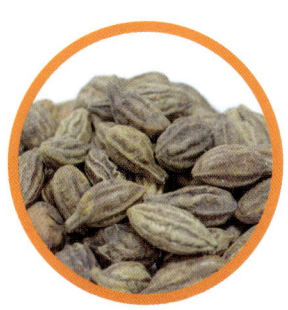

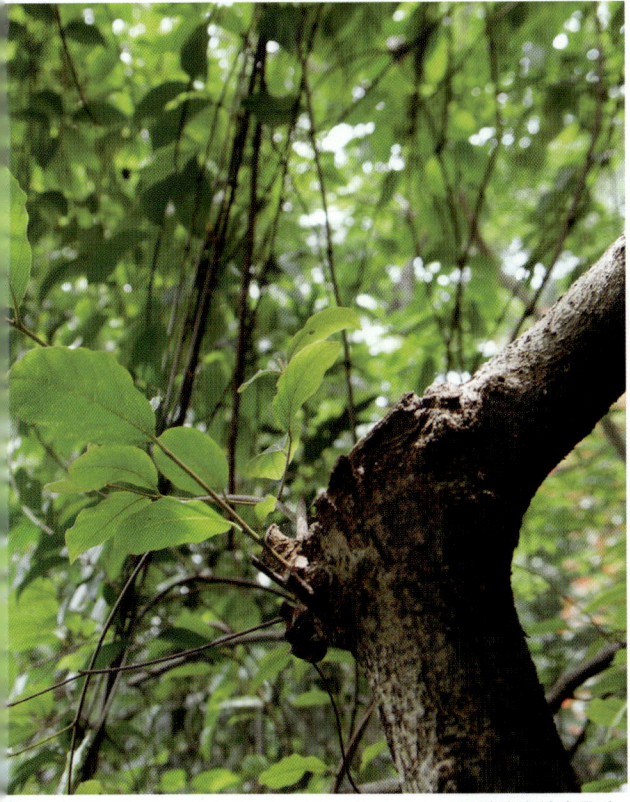

▲ 가자의 잎과 줄기

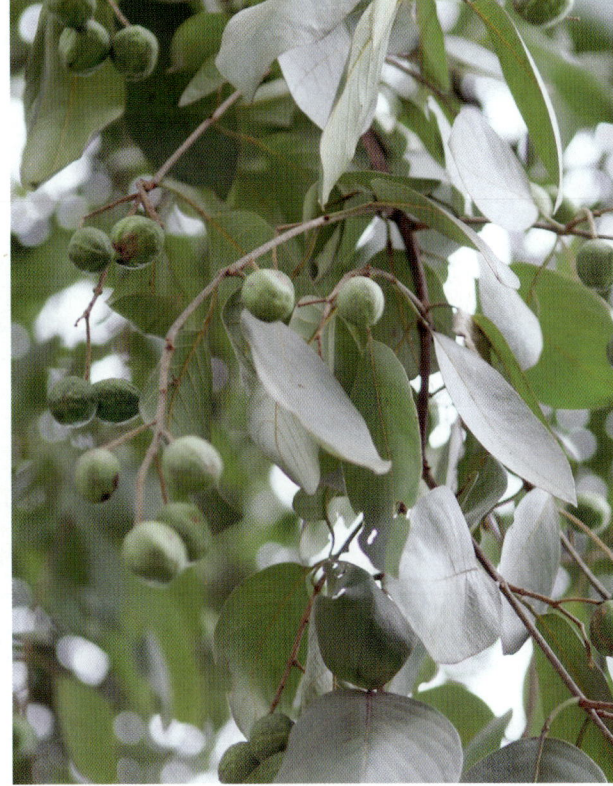

▲ 가자 열매

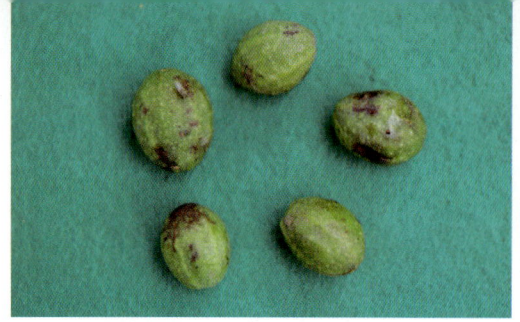

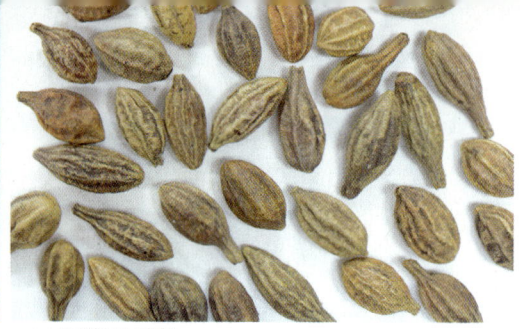

▲ 가자 열매(채취품)　　　　　　　　　▲ 가자(약재, 전형)

●**기원**　이 약은 가자(訶子) *Terminalia chebula* Retzins 또는 융모가자(絨毛訶子) *Terminalia chebula* Retzins var. *tomentella* Kurt.(사군자과 Combretaceae)의 잘 익은 열매이다.

●**한방 약미(藥味)와 약성(藥性)**　맛은 쓰고 시며 떫고 성질은 평(平)하다.

●**한방 작용부위(귀경, 歸經)**　가자는 주로 폐(肺), 대장경(大腸經)에 들어가 작용한다.

| 약효 해설 |

• 만성 설사를 그치게 한다.

• 숨이 차고 함께 기침하는 증상을 낫게 한다.

• 기침을 오래하여 목소리가 나오지 않는 증상에 쓴다.

• 혈변(血便), 자궁출혈, 자궁에서 분비물이 나오는 증상 치료에 효과가 있다.

• 무의식중에 정액이 나오는 증상과 빈뇨증에 사용한다.

| 동의보감 효능 |

가자(訶子)의 성질은 따뜻하며[溫] 맛은 쓰고[苦](시고 떫다[酸澁]고도 한다) 독이 없다. 담(痰)을 삭이고 기를 내린다. 폐기(肺氣)로 숨이 찬 것, 음식이 체하여 구토하고 설사하는 것, 아랫배에서 생긴 통증이 명치까지 치밀어 오르는 것, 신기(腎氣)를 치료한다. 설사, 이질, 치질[腸風, 장풍]로 피를 쏟는 것, 여성의 부정기 자궁출혈, 자궁에서 분비물이 나오는 것을 멎게 한다. 기가 뭉쳐 생긴 명치의 창만(脹滿)을 가라앉힌다. 소화를 돕고 식욕을 돋우며 가슴에 기가 막힌 것을 치료한다. 안태(安胎)시킨다.

| 약용법 |

열매 3~6g을 물 800mL에 넣고 달여서 반으로 나누어 아침저녁으로 마시거나 또는 가루나 환(丸)으로 만들어 복용한다.

002

- 한자명: 葛根
- 라틴생약명: Puerariae Radix
- 이명 또는 영명: Pueraria Root
- 식물명 및 학명: 칡, *Pueraria lobata* Ohwi
- 과명: 콩과
- 약용부위: 뿌리로서 그대로 또는 주피를 제거한 것
- 식약처 공정서 및 조선시대 의서 수재:
  대한민국약전(KP) 제11개정
  동의보감 탕액편의 풀부(部)
  방약합편의 만초(蔓草, 덩굴풀)편

갈근

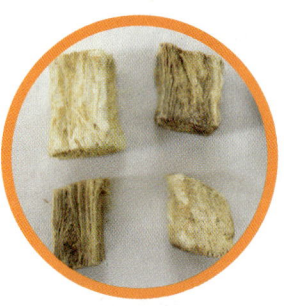

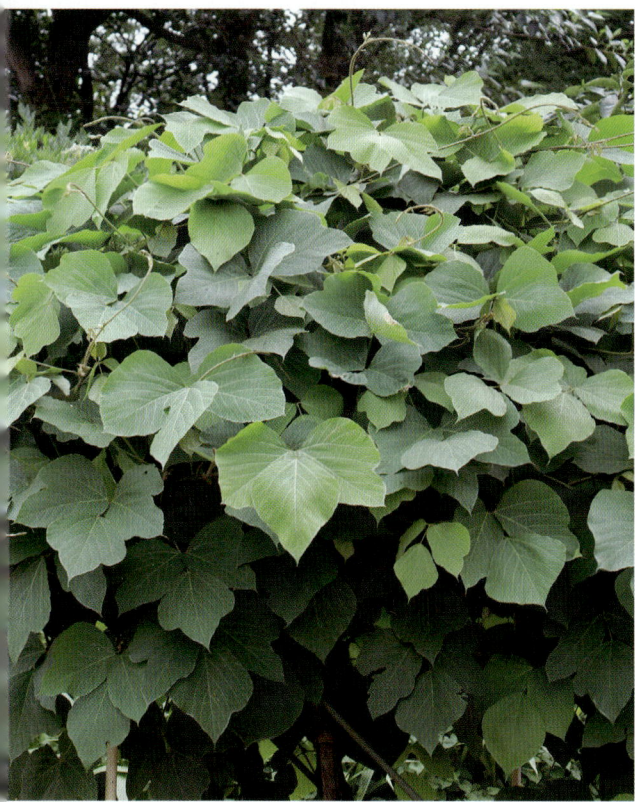

▲ 칡 잎

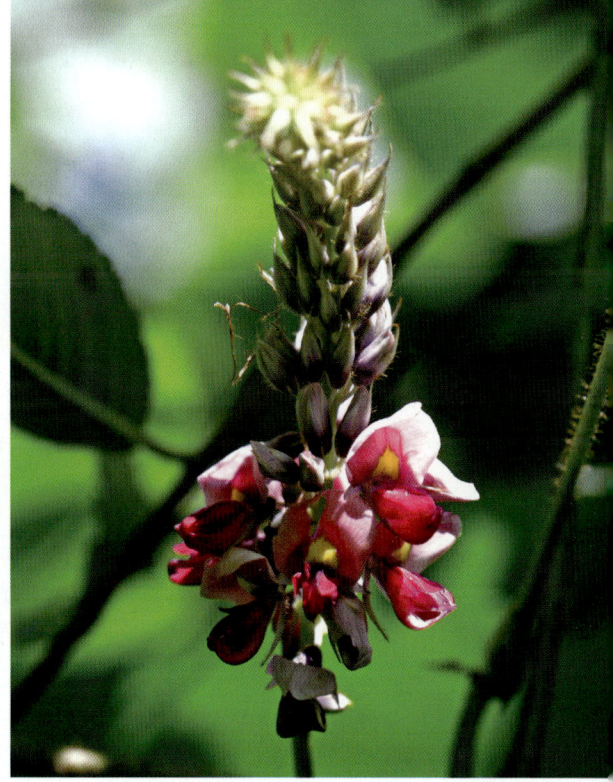

▲ 칡 꽃

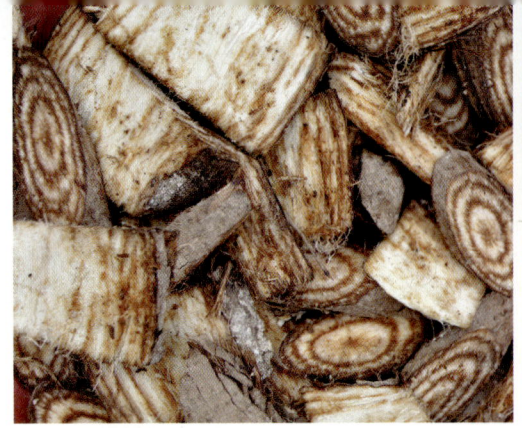

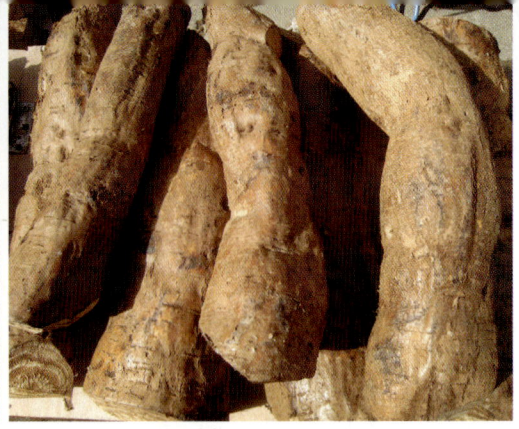

▲ 칡 뿌리(채취품, 절편)　　　　　　▲ 칡 뿌리(채취품, 전형)

● **기원**　이 약은 칡 *Pueraria lobata* Ohwi(콩과 Leguminosae)의 뿌리로서 그대로 또는 주피를 제
거한 것이다.

● **한방 약미(藥味)와 약성(藥性)**　맛은 달고 매우며 성질은 서늘하다.

● **한방 작용부위(귀경, 歸經)**　갈근은 주로 비(脾), 위(胃), 폐경(肺經)에 들어가 작용한다.

| **약효 해설** |

• 열이 나는 것과 갈증을 해소한다.

• 정신이 아찔아찔하여 어지럽고 머리가 아픈 증상에 사용한다.

• 가슴이 막히는 듯하면서 아픈 증상에 유효하다.

• 고혈압으로 목덜미가 뻣뻣하고 아픈 현상을 치료한다.

• 진경(鎭痙), 혈당강하 작용이 있다.

| **동의보감 효능** |

갈근(葛根, 칡 뿌리)의 성질은 평(平)하고(서늘하다[冷]고도 한다) 맛은 달며[甘] 독이 없다. 바람과 찬
기운으로 머리가 아픈 것을 낫게 한다. 땀이 나게 하여 표(表)를 풀어주고 땀구멍[腠理, 주리]을
열어준다. 술독을 풀고 번갈을 멈추며 식욕을 돋우고 소화를 돕는다. 가슴의 열을 없애고 소
장을 잘 통하게 하며 쇠붙이에 다친 상처를 낫게 한다.

| **약용법** |

뿌리 10~15g을 물 800mL에 넣고 달여서 반으로 나누어 아침저녁으로 마시거나 즙을 내어
내복한다. 외용할 때는 적당량을 짓찧어서 환부에 붙인다.

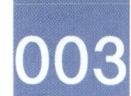

- 한자명: 葛花
- 라틴생약명: Puerariae Flos
- 이명 또는 영명: 갈조화(葛條花), Pueraria Flower
- 식물명 및 학명: 칡, *Pueraria lobata* Ohwi
- 과명: 콩과
- 약용부위: 꽃봉오리 또는 막 피기 시작한 꽃
- 식약처 공정서 및 조선시대 의서 수재:
  대한민국약전외한약(생약)규격집(KHP) 제4개정
  동의보감 탕액편의 풀부(部)

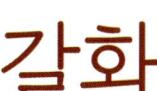

갈화

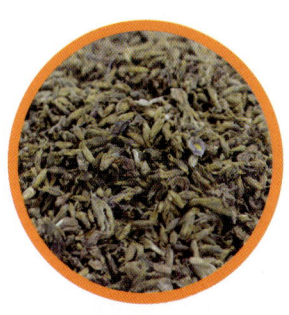

● **기원** 이 약은 칡 *Pueraria lobata* Ohwi(콩과 Leguminosae)의 꽃봉오리 또는 막 피기 시작한 꽃
이다.

● **한방 약미(藥味)와 약성(藥性)** 맛은 달고 매우며 성질은 서늘하다.

● **한방 작용부위(귀경, 歸經)** 갈화는 주로 비(脾), 위경(胃經)에 들어가 작용한다.

| **약효 해설** |

• 술을 지나치게 마셔서 열이 나고 가슴이 답답하며 갈증이 나는 증상에 사용한다.
• 현기증이 나고 머리가 아프고 어지러워 주위가 빙빙 도는 것 같은 증상에 효과가 있다.
• 속이 메스꺼워 토하고 싶은 증상에 유효하다.
• 식욕부진, 직장 궤양 출혈을 낮게 한다.

| **동의보감 효능** |

갈화(葛花, 칡 꽃)는 술독을 없앤다.

| **약용법** |

꽃 3~9g을 물 800mL에 넣고 달여서 반으로 나누어 아침저녁으
로 마시거나 또는 가루나 환(丸)으로 만들어 복용한다.

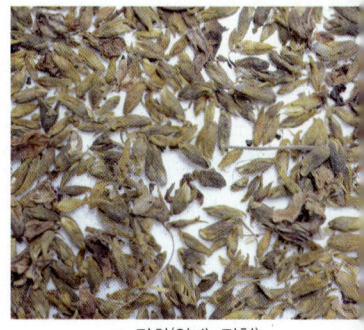

▲ 갈화(약재, 전형)

004

감국

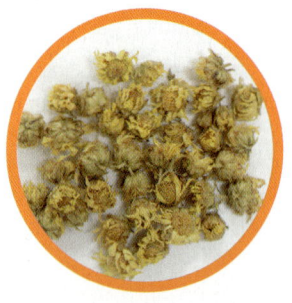

- 한자명: 甘菊
- 라틴생약명: Chrysanthemi Indici Flos
- 이명 또는 영명: 야국(野菊)
- 식물명 및 학명: 감국, *Chrysanthemum indicum* Linné
- 과명: 국화과
- 약용부위: 꽃
- 식약처 공정서 및 조선시대 의서 수재:
  대한민국약전외한약(생약)규격집(KHP) 제4개정
  동의보감 탕액편의 풀부(部)
  방약합편의 습초편

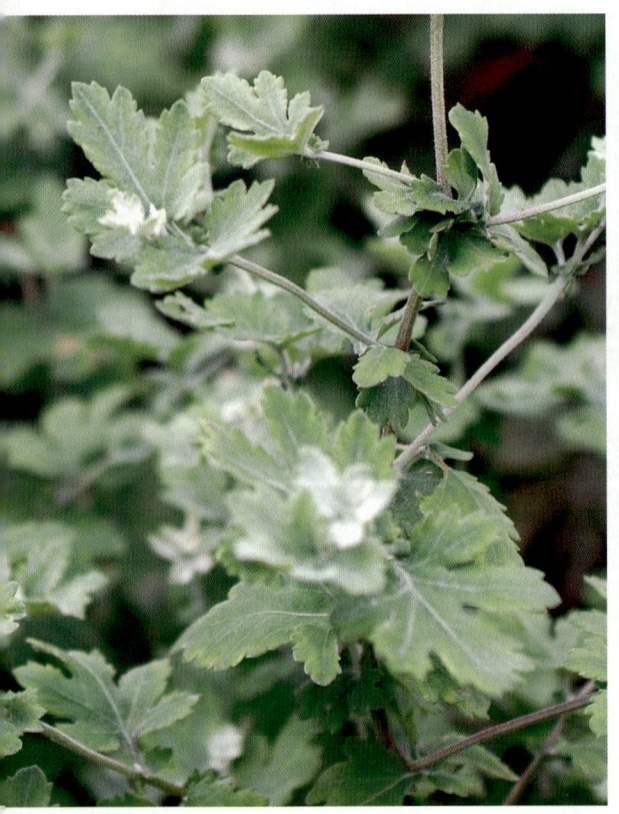

▲ 감국 잎

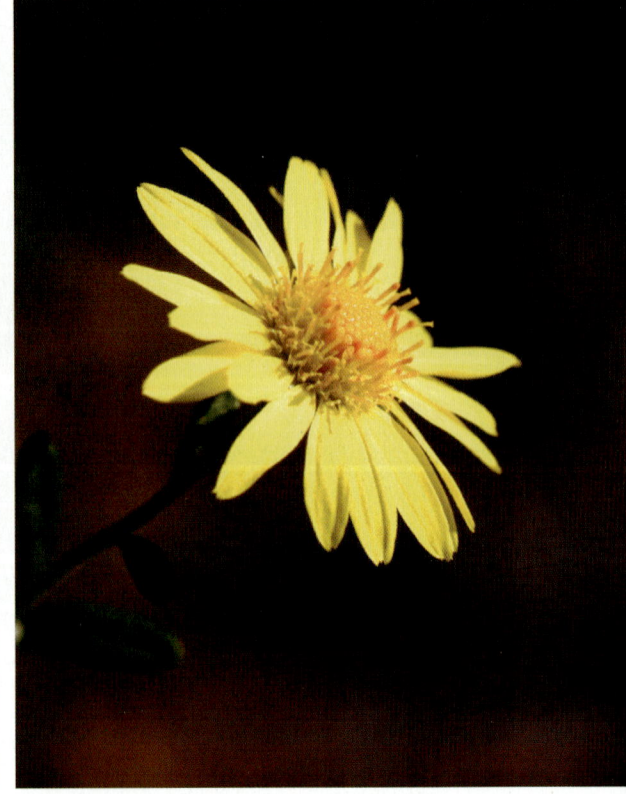

▲ 감국 꽃

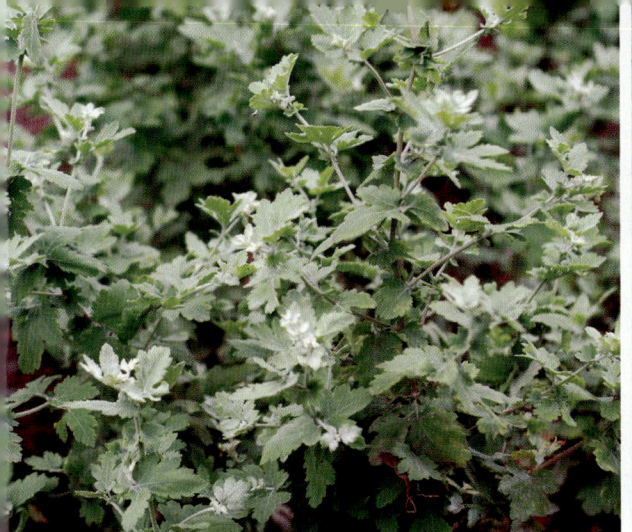
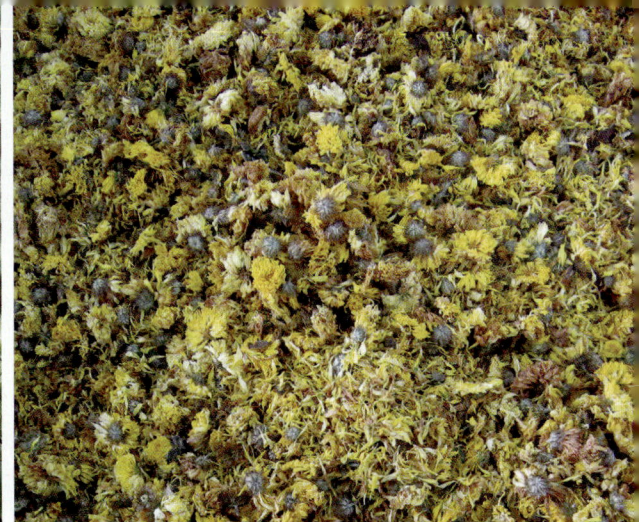

▲ 감국 지상부　　　　　　　　　　　　　▲ 감국(약재, 전형)

● **기원** 이 약은 감국 *Chrysanthemum indicum* Linné(국화과 Compositae)의 꽃이다.

● **한방 약미(藥味)와 약성(藥性)** 맛은 쓰고 매우며 성질은 약간 차다.

● **한방 작용부위(귀경, 歸經)** 감국은 주로 간(肝), 심경(心經)에 들어가 작용한다.

| **약효 해설** |

• 눈이 충혈되면서 붓고 아픈 증상에 활용한다.
• 머리가 아프고 정신이 아찔아찔하며 어지러운 증상에 쓴다.
• 열을 내리고 해독하는 효능이 있다.
• 혈압을 내리는 작용이 있다.

| **동의보감 효능** |

감국화(甘菊花)의 성질은 평(平)하고 맛이 달며[甘] 독이 없다. 위와 대, 소장[腸胃]을 편안하게 하고 오맥(五脈)을 좋게 하며 팔다리를 잘 놀리게 한다. 풍으로 어지럽고 머리가 아픈 데 쓴다. 또 눈의 혈을 기르고[養目血] 눈물이 나는 것을 멈추게 하며 머리와 눈을 맑게 한다. 팔다리를 잘 쓰지 못하고 마비되며 아픈 것을 치료한다.

| **약용법** |

꽃 9~15g을 물 800mL에 넣고 달여서 반으로 나누어 아침저녁으로 마시거나 외용으로 적당량 사용한다.

005

감송향

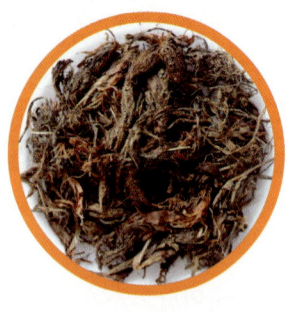

- 한자명: 甘松香
- 라틴생약명: Nardostachyos Radix et Rhizoma
- 이명 또는 영명: 감송(甘松)
- 식물명 및 학명: 감송(甘松), *Nardostachys chinensis* Batal 시엽감송(匙葉甘松), *Nardostachys jatamansi* DC.
- 과명: 마타리과
- 약용부위: 뿌리 및 뿌리줄기
- 식약처 공정서 및 조선시대 의서 수재:
  대한민국약전외한약(생약)규격집(KHP) 제4개정
  동의보감 탕액편의 풀부(部)
  방약합편의 방초(芳草, 향기가 좋은 풀)편

● **기원** 이 약은 감송(甘松) *Nardostachys chinensis* Batal 또는 시엽감송(匙葉甘松) *Nardostachys jatamansi* DC. (마타리과 Valerianaceae)의 뿌리 및 뿌리줄기이다.

● **한방 약미(藥味)와 약성(藥性)** 맛은 맵고 달며 성질은 따뜻하다.

● **한방 작용부위(귀경, 歸經)** 감송향은 주로 비(脾), 위경(胃經)에 들어가 작용한다.

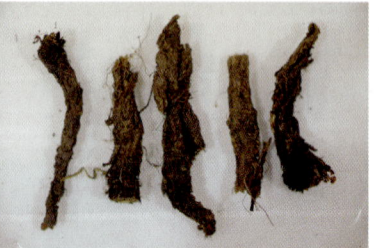

▲ 감송향(약재, 전형)

| **약효 해설** |

- 복부 부위가 부르고 그득한 증상에 유효하다.
- 식욕부진, 구토에 사용한다.
- 각기(脚氣)로 붓고 아픈 증상에 효과가 있다.
- 히스테리를 치료하고, 치통에 외용(外用)한다.

| **동의보감 효능** |

감송향(甘松香)의 성질은 따뜻하고[溫] 맛은 달며[甘] 독이 없다. 명치와 복통을 낫게 하며 기를 내린다.

| **약용법** |

뿌리 및 뿌리줄기 3~6g을 물 800mL에 넣고 달여서 반으로 나누어 아침저녁으로 마신다.

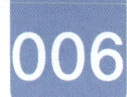

006

감수

- 한자명: 甘遂
- 라틴생약명: Euphorbiae Kansui Radix
- 식물명 및 학명: 감수(甘遂), *Euphorbia kansui* Liou ex Wang
- 과명: 대극과
- 약용부위: 코르크층을 벗긴 덩이뿌리
- 식약처 공정서 및 조선시대 의서 수재:
  대한민국약전외한약(생약)규격집(KHP) 제4개정
  동의보감 탕액편의 풀부(部)
  방약합편의 독초편

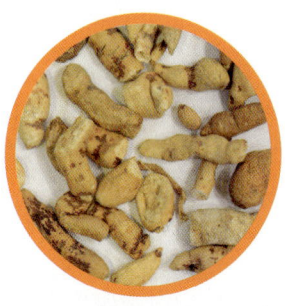

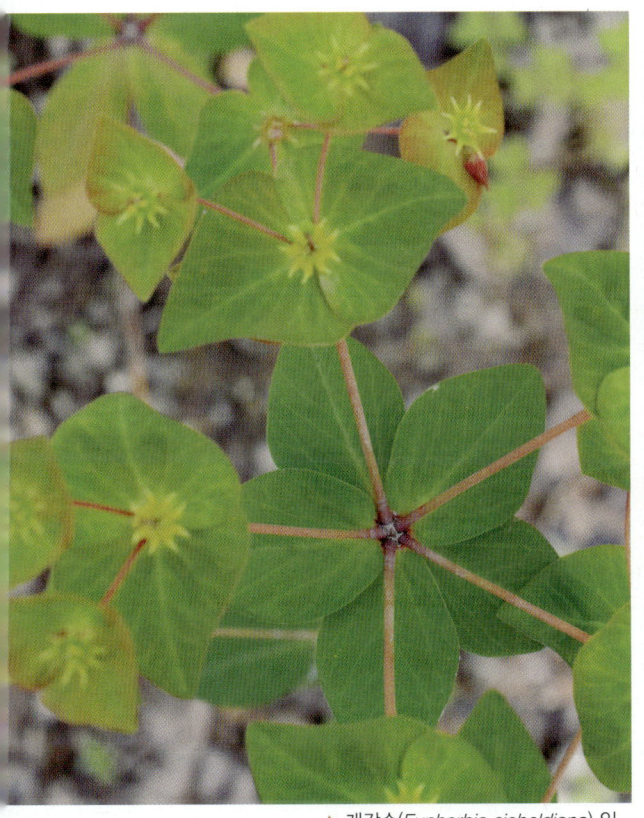

▲ 개감수(*Euphorbia sieboldiana*) 잎

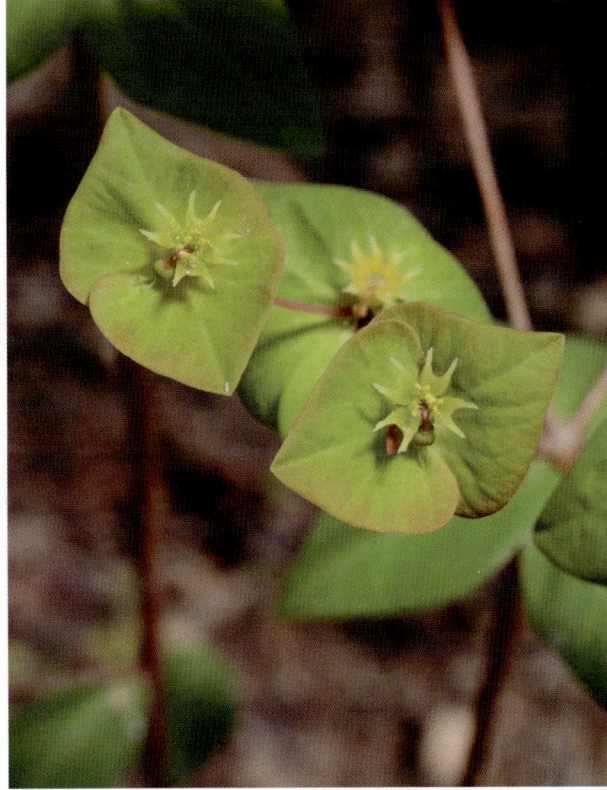

▲ 개감수(*Euphorbia sieboldiana*) 꽃

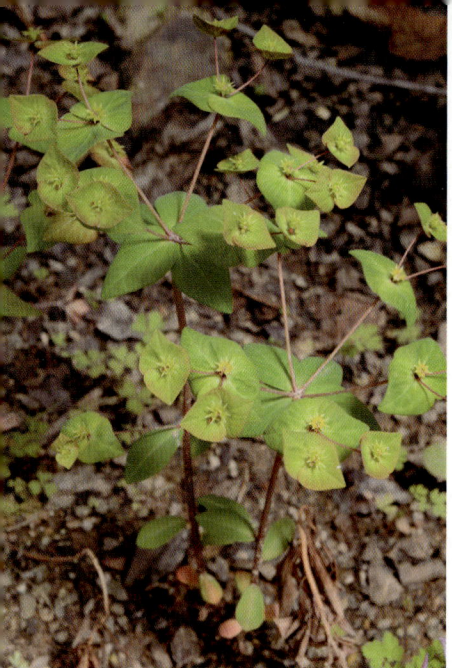
▲ 개감수(*Euphorbia sieboldiana*) 지상부

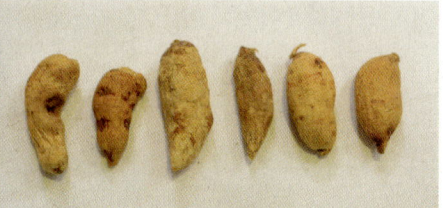
▲ 감수(약재, 전형)

- **기원** 이 약은 감수(甘遂) *Euphorbia kansui* Liou ex Wang (대극과 Euphorbiaceae)의 코르크층을 벗긴 덩이뿌리이다.

- **한방 약미(藥味)와 약성(藥性)** 맛은 쓰고 성질은 차며 독이 있다.

- **한방 작용부위(귀경, 歸經)** 감수는 주로 폐(肺), 신(腎), 대장경(大腸經)에 들어가 작용한다.

| 약효 해설 |

- 몸이 붓고 배가 몹시 불러오면서 속이 그득한 증상에 쓴다.
- 가슴과 배에 물이 찬 증상에 유효하다.
- 기가 치밀어 올라 발생한 가래, 기침을 제거한다.
- 대소변을 못 볼 때 사용한다.
- 간질, 식도암 치료에 도움이 된다.
- 독성이 강하므로 주의해야 한다.

| 동의보감 효능 |

감수(甘遂)의 성질은 차고[寒] 맛은 쓰고 달며[苦甘] 독이 있다. 12가지 몸이 붓는 것을 가라앉힌다. 얼굴과 눈이 부은 것, 배가 몹시 부르며 속이 그득한 감을 주는 것을 치료한다. 대소변을 잘 나오게 한다.

| 수치(修治) |

한방이론에 근거하여 약재를 가공처리함으로써 약재 본래의 성질을 변화시키는 제약기술의 일종으로 포제(炮製)라고도 함.

이물질을 제거한 후 외용에는 생감수(生甘遂)를 사용하며 내복할 때는 초초(醋炒, 한약에 식초를 넣고 볶아서 사용하는 방법)하여 이용한다.

| 약용법 |

수치한 덩이뿌리 0.5~1g을 가루 또는 환(丸)으로 만들어 복용하거나 외용으로 적당량 사용한다.

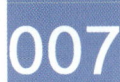

- **한자명**: 甘草
- **라틴생약명**: Glycyrrhizae Radix et Rhizoma
- **이명 또는 영명**: Licorice
- **식물명 및 학명**: 감초, *Glycyrrhiza uralensis* Fischer
  광과감초(光果甘草), *Glycyrrhiza glabra* Linné
  창과감초(脹果甘草), *Glycyrrhiza inflata* Batal.
- **과명**: 콩과
- **약용부위**: 뿌리 및 뿌리줄기로서 그대로 또는 주피를 제거한 것
- **식약처 공정서 및 조선시대 의서 수재**:
  대한민국약전(KP) 제11개정
  동의보감 탕액편의 풀부(部)
  방약합편의 산초(山草)편

감초

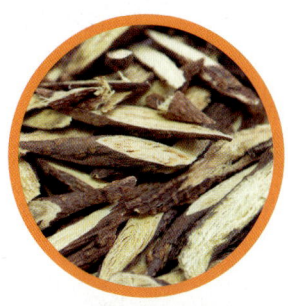

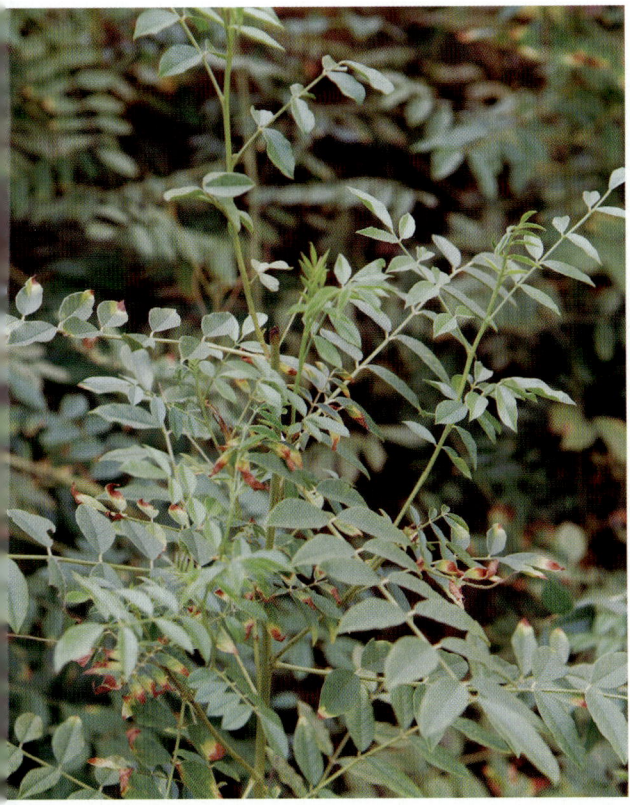

▲ 감초 잎

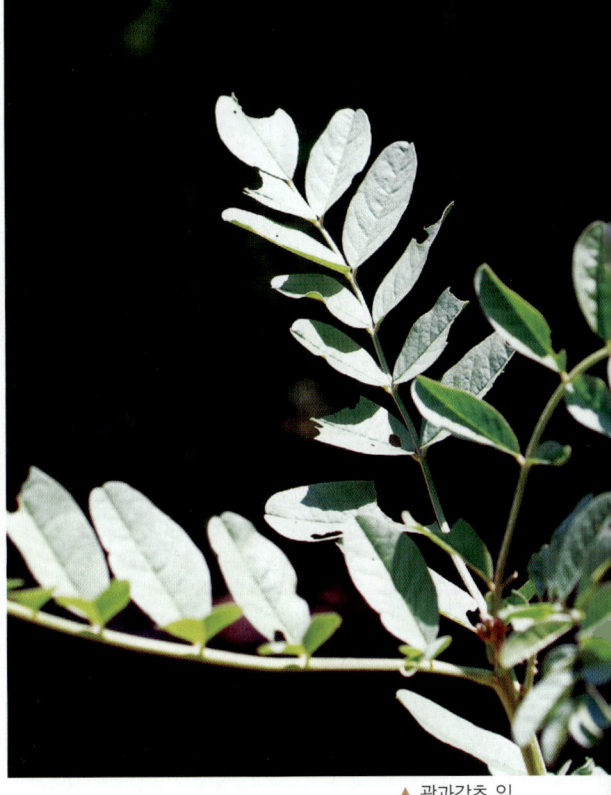

▲ 광과감초 잎

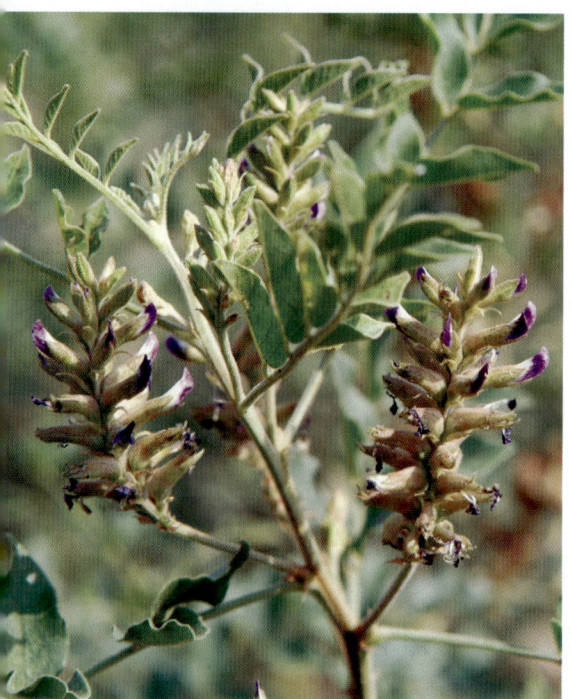

▲ 감초 꽃

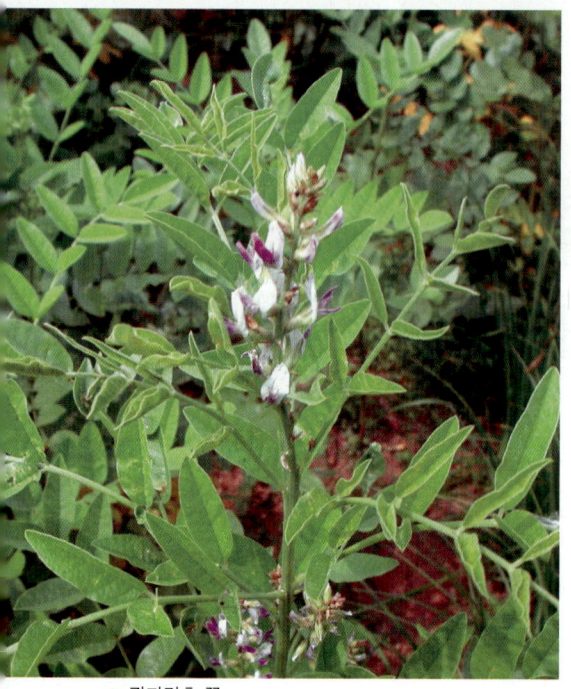

▲ 광과감초 꽃

●**기원** 이 약은 감초 *Glycyrrhiza uralensis* Fischer, 광과감초(光果甘草) *Glycyrrhiza glabra* Linné 또는 창과감초(脹果甘草) *Glycyrrhiza inflata* Batal.(콩과 Leguminosae) 의 뿌리 및 뿌리줄기로서 그대로 또는 주피를 제거한 것이다.

●**한방 약미(藥味)와 약성(藥性)** 맛은 달고 성질은 평(平)하다.

●**한방 작용부위(귀경, 歸經)** 감초는 주로 심(心), 폐(肺), 비(脾), 위경(胃經)에 들어가 작용한다.

| **약효 해설** |

• 비위(脾胃) 허약에 사용하고 원기를 돕는 효능이 있다.
• 가슴이 두근거리며 호흡이 얕고 힘이 없으며 숨이 차는 증상에 사용한다.
• 가래가 많은 기침을 제거한다.
• 복부의 동통, 식욕부진 증상에 유효하다.
• 팔, 다리의 근육 경련을 풀어준다.
• 약물과 식품의 중독에 사용한다.
• 부신피질호르몬과 유사한 작용이 있다.

| **동의보감 효능** |

감초(甘草)의 성질은 평(平)하고 맛이 달며[甘] 독이 없다. 온갖 약의 독을 풀어준다. 9가지 흙의 기운을 받아 72종의 광물성 약재와 1,200종의 식물성 약재를 조화시킨다. 여러 약을 조화시켜 약효를 나게 하므로 국로(國老)

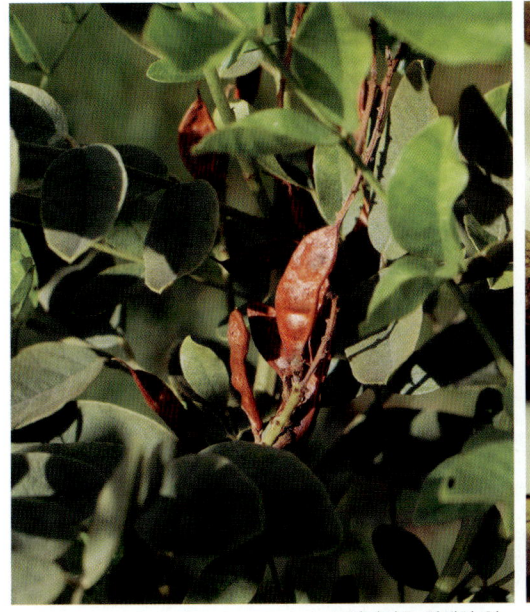

▲ 광과감초 열매와 잎

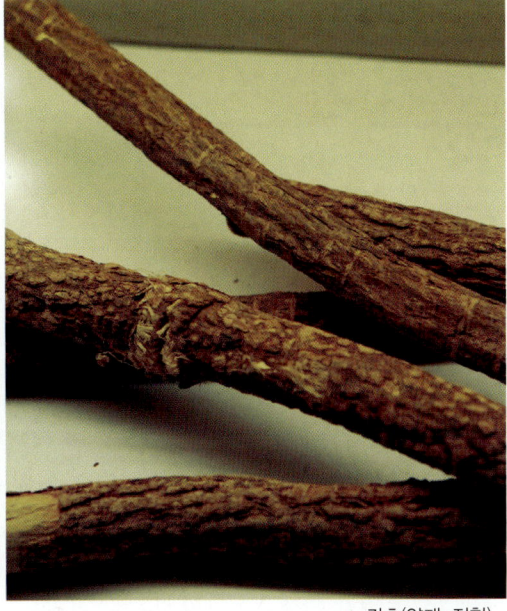

▲ 감초(약재, 전형)

라고 한다. 오장육부의 한열과 사기[寒熱邪氣]에 주로 쓴다. 몸에 있는 9개의 구멍을 통하게 하고 모든 혈맥을 잘 돌게 한다. 근육과 뼈를 튼튼하게 하고 살찌게 한다. 구워서 쓰면 비위(脾胃)를 조화시키고 생으로 쓰면 화(火)를 내린다[탕액]. 구토하거나 속이 그득하거나 술을 즐기는 사람은 오랫동안 먹거나 많이 먹으면 안 된다[정전].

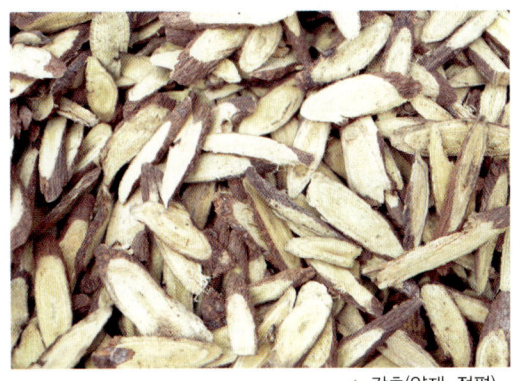

▲ 감초(약재, 절편)

| **약용법** |

뿌리 및 뿌리줄기 2~10g을 물 800mL에 넣고 달여서 반으로 나누어 아침저녁으로 마신다. 외용할 때는 적당량을 분말로 만들어 환부에 붙인다.

008

감초엑스

- 이명 또는 영명: Glycyrrhiza Extract
- 식약처 공정서 및 조선시대 의서 수재:
  대한민국약전(KP) 제11개정

● **기원** 이 약은 정량할 때 글리시리진산($C_{42}H_{62}O_{16}$: 822.93) 4.5% 이상을 함유한다.

| **약효 해설** | 감초 p.50, p.51 참고 | **동의보감 효능** | 감초 p.50, p.51 참고

009

감초
조엑스

- 생약명: 감초고(甘草羔)
- 이명 또는 영명: Crude Glycyrrhiza Extract
- 식약처 공정서 및 조선시대 의서 수재:
  대한민국약전(KP) 제11개정

● **기원** 이 약은 이 약은 정량할 때 글리시리진산($C_{42}H_{62}O_{16}$: 822.93) 6.0% 이상을 함유한다.

| **약효 해설** | 감초 p.50, p.51 참고 | **동의보감 효능** | 감초 p.50, p.51 참고

010

감초가루

- 한자명: 甘草가루
- 라틴생약명: Pulvis Glycyrrhizae Radicis et Rhizomatis
- 이명 또는 영명: Licorice Powder
- 식약처 공정서 및 조선시대 의서 수재:
  대한민국약전외한약(생약)규격집(KHP) 제4개정

● **기원** 이 약은 감초를 가루로 한 것이다. 이 약은 정량할 때 환산한 건조물에 대하여 글리시리진산($C_{42}H_{62}O_{16}$: 822.93) 2.5% 이상 및 리퀴리티게닌($C_{15}H_{12}O_4$: 256.27) 0.7% 이상을 함유한다.

| **약효 해설** | 감초 p.50, p.51 참고 | **동의보감 효능** | 감초 p.50, p.51 참고

011

- 한자명: 降香
- 라틴생약명: Dalbergiae Odoriferae Lignum
- 이명 또는 영명: 강진향(降眞香)
- 식물명 및 학명: 강향단(降香檀), *Dalbergia odorifera* T. Chen.
- 과명: 콩과
- 약용부위: 변재(邊材)를 제거한 뿌리의 심재(心材)
- 식약처 공정서 및 조선시대 의서 수재:
    대한민국약전외한약(생약)규격집(KHP) 제4개정
    동의보감 탕액편의 나무부

강향

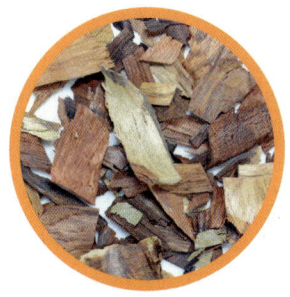

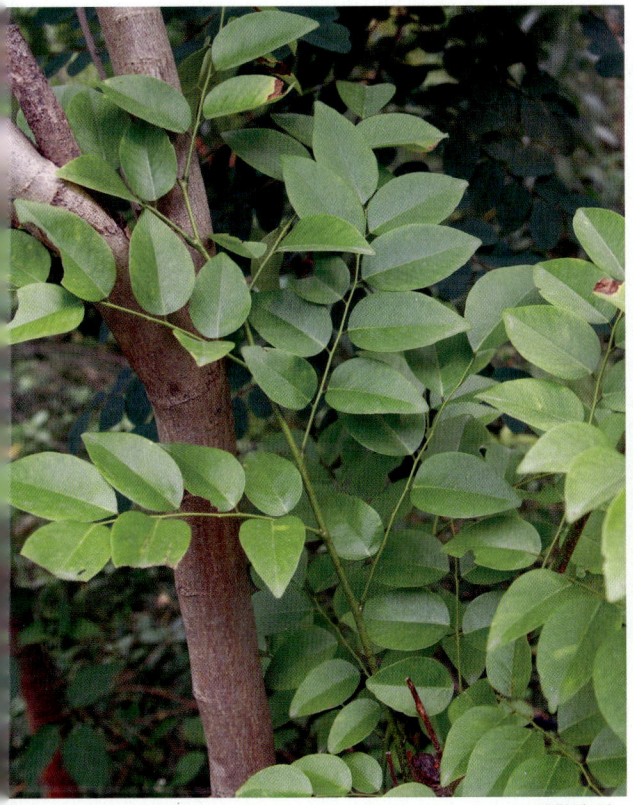

▲ 강향단 잎

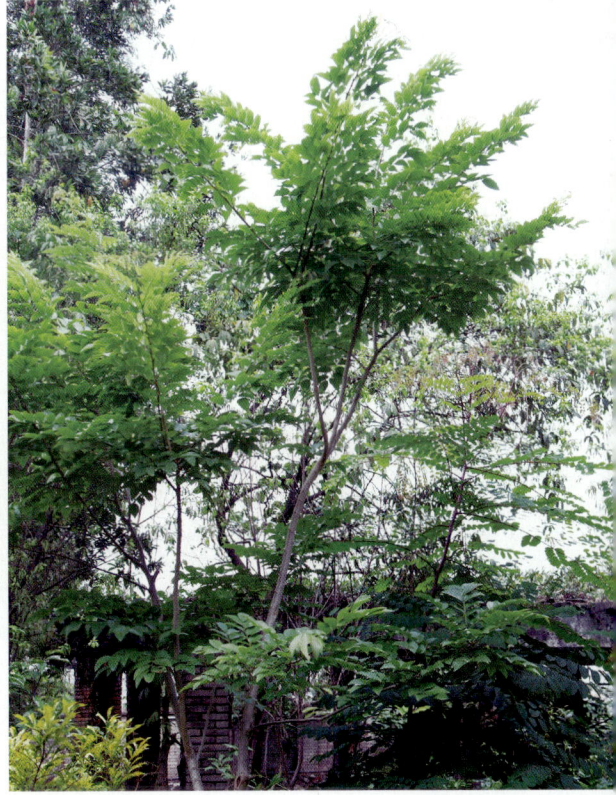

▲ 강향단 수형

- **기원** 이 약은 강향단(降香檀) *Dalbergia odorifera* T. Chen.(콩과 Leguminosae)의 변재(邊材)를 제거한 뿌리의 심재(心材)이다.

- **한방 약미(藥味)와 약성(藥性)** 맛은 맵고 성질은 따뜻하다.

- **한방 작용부위(귀경, 歸經)** 강향은 주로 간(肝), 비경(脾經)에 들어가 작용한다.

| 약효 해설 |

- 가슴이 막힌 듯이 답답하며 찌르듯이 아픈 병증에 사용한다.
- 가슴과 옆구리 부위가 그득하여 편하지 않은 병증을 낫게 한다.
- 타박상, 토혈, 각혈, 외상출혈에 쓴다.
- 구토, 복통에 유효하다.

| 동의보감 효능 |

강진향(降眞香)의 성질은 따뜻하며[溫] 평(平)하고 독이 없다. 유행병과 집에 이상한 기운이 있을 때 주로 쓴다. 태워서 나쁜 기운을 물리친다.

| 약용법 |

뿌리 9~15g을 물 800mL에 넣고 달여서 반으로 나누어 아침저녁으로 마시거나 외용으로 적당량 사용한다.

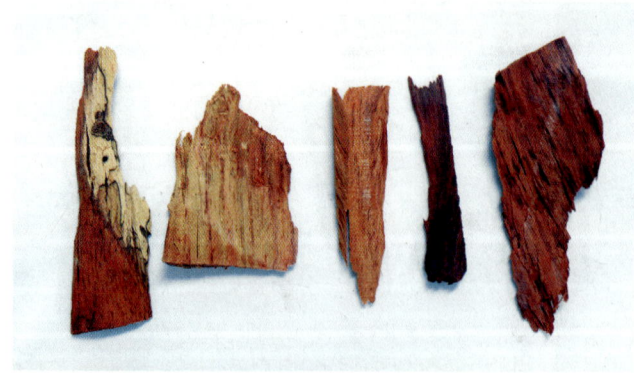

▲ 강향(약재, 절편)

012

- 한자명: 羌活
- 라틴생약명: Osterici seu Notopterygii Radix et Rhizoma
- 이명 또는 영명: Ostericum Root
- 식물명 및 학명: 강활, *Ostericum koreanum* Maximowicz

  중국강활(中國羌活), *Notopterygium incisum* Ting

  관엽강활(寬葉羌活), *Notopterygium forbesii* Boissier
- 과명: 산형과
- 약용부위: 뿌리줄기 및 뿌리
- 식약처 공정서 및 조선시대 의서 수재:

  대한민국약전(KP) 제11개정

  동의보감 탕액편의 풀부(部)

  방약합편의 산초(山草)편

강활

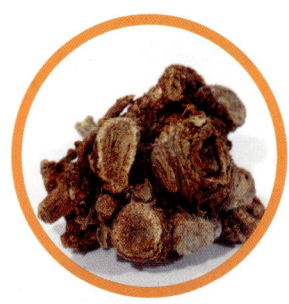

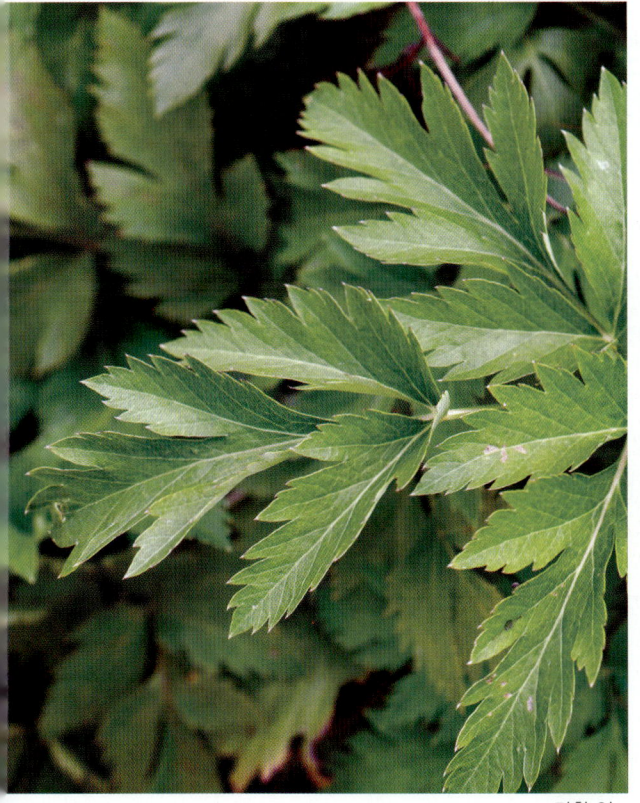

▲ 강활 잎

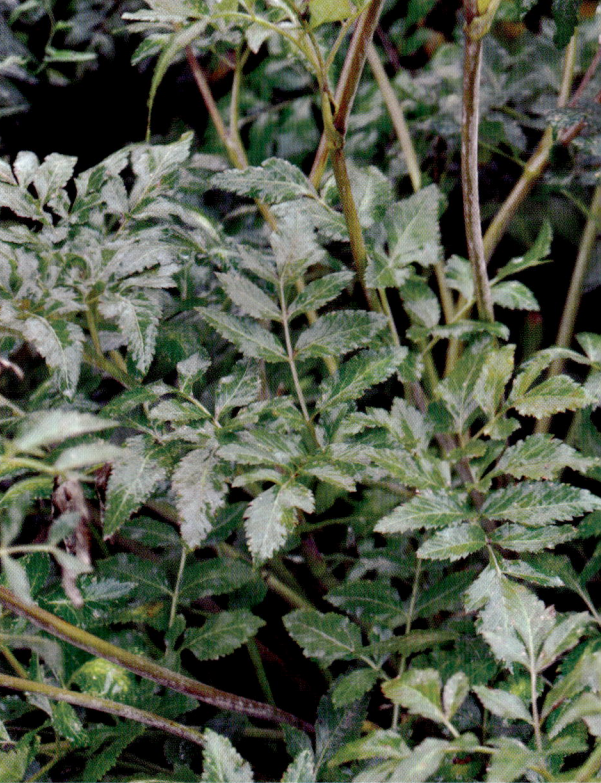

▲ 관엽강활 잎

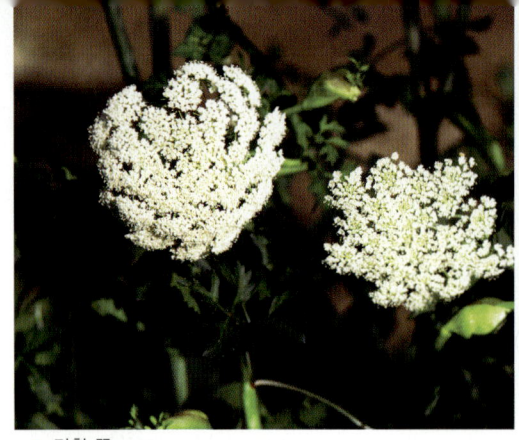

▲ 강활 꽃

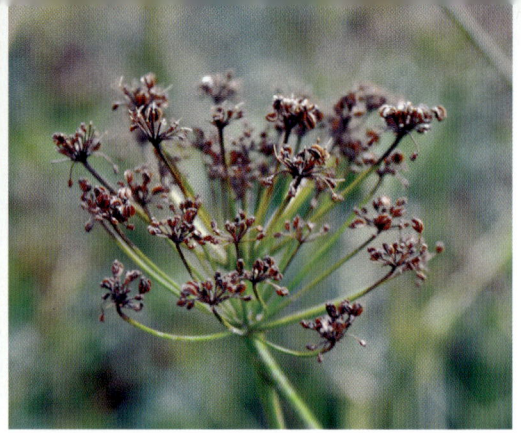

▲ 관엽강활 열매

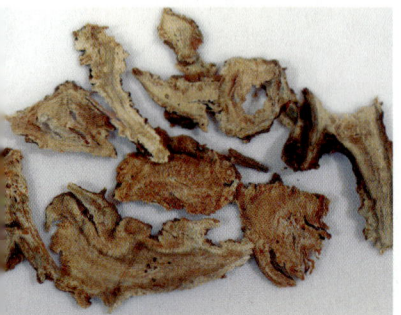

▲ 강활(약재, 절편)

▲ 관엽강활(약재, 절편)

● **기원** 이 약은 강활 *Ostericum koreanum* Maximowicz의 뿌리 또는 중국강활(中國羌活) *Notopterygium incisum* Ting 혹은 관엽강활(寬葉羌活) *Notopterygium forbesii* Boissier(산형과 Umbelliferae)의 뿌리줄기 및 뿌리이다.

● **한방 약미(藥味)와 약성(藥性)** 맛은 맵고 쓰며 성질은 따뜻하다.

● **한방 작용부위(귀경, 歸經)** 강활은 주로 방광(膀胱), 신경(腎經)에 들어가 작용한다.

| **약효 해설** |

• 팔다리를 잘 쓰지 못하고 마비되며 아픈 증상에 활용한다.
• 머리가 아프고 목 뒤가 뻐근한 증상에 사용한다.
• 어깨와 등이 시큰시큰하면서 아픈 것에 유효하다.
• 진통, 소염 작용이 있다.

| **동의보감 효능** |

강활(羌活)의 성질은 약간 따뜻하고[微溫] 맛이 쓰며[苦] 맵고[辛] 독이 없다. 치료하는 것이 독활(獨活)과 거의 같다[본초].

| **약용법** |

뿌리줄기 및 뿌리 3~10g을 물 800mL에 넣고 달여서 반으로 나누어 아침저녁으로 마신다.

013

강황

- 한자명: 薑黃
- 라틴생약명: Curcumae Longae Rhizoma
- 이명 또는 영명: Curcuma Longa Rhizome
- 식물명 및 학명: 강황(薑黃), *Curcuma longa* Linné
- 과명: 생강과
- 약용부위: 뿌리줄기로서 속이 익을 때까지 삶거나 쪄서 말린 것
- 식약처 공정서 및 조선시대 의서 수재:
    대한민국약전(KP) 제11개정
    동의보감 탕액편의 풀부(部)
    방약합편의 방초(芳草, 향기가 좋은 풀)편

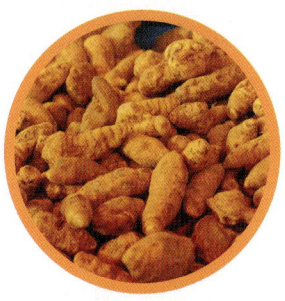

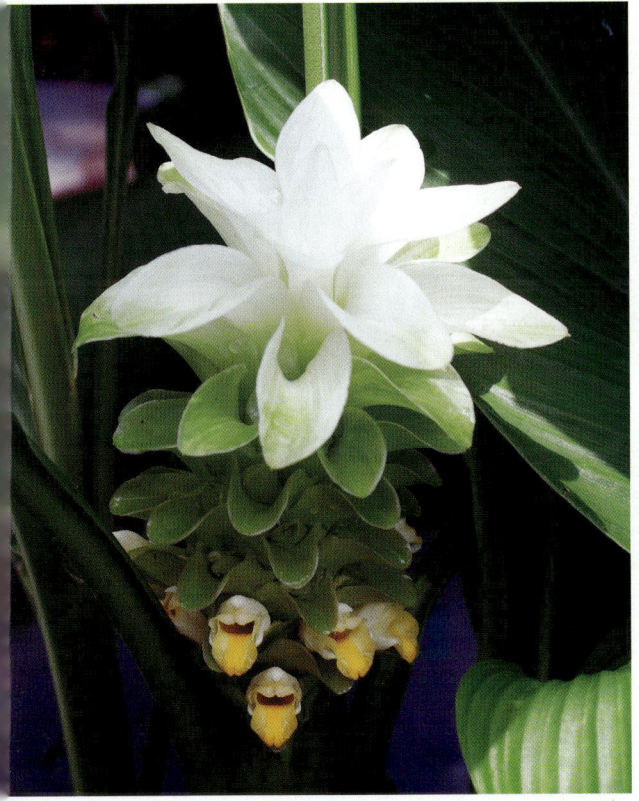

▲ 강황 꽃

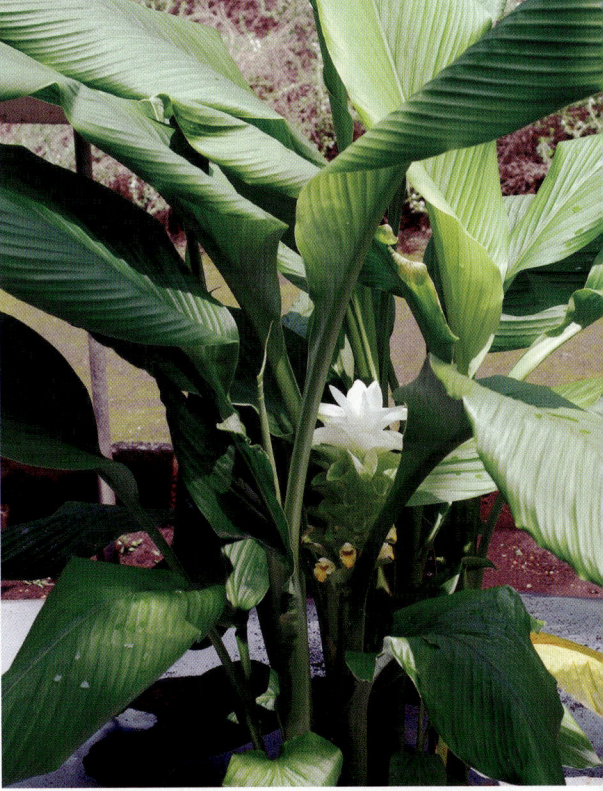

▲ 강황 지상부

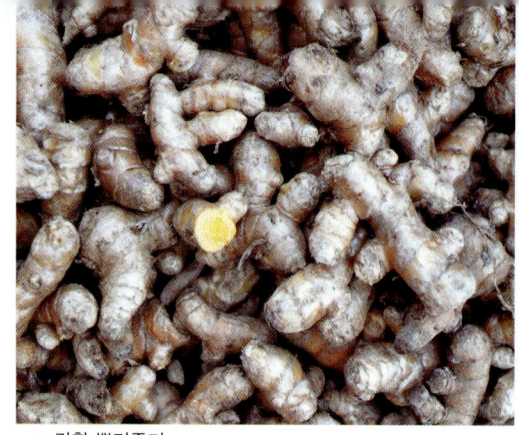

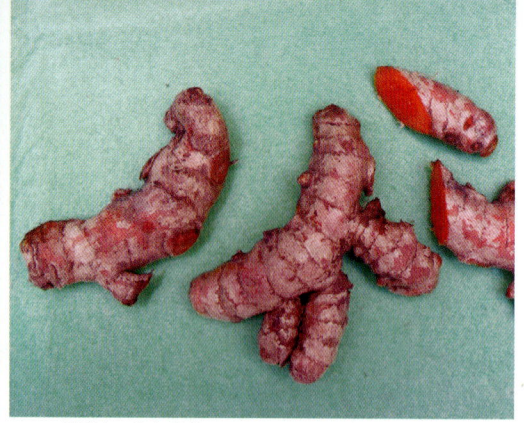

▲ 강황 뿌리줄기

▲ 강황(인도네시아산)

● **기원** 이 약은 강황(薑黃) *Curcuma longa* Linné(생강과 Zingiberaceae)의 뿌리줄기로서 속이 익을 때까지 삶거나 쪄서 말린 것이다.

● **한방 약미(藥味)와 약성(藥性)** 맛은 맵고 쓰며 성질은 따뜻하다.

● **한방 작용부위(귀경, 歸經)** 강황은 주로 비(脾), 간경(肝經)에 들어가 작용한다.

| **약효 해설** |

• 가슴이 막히는 듯하면서 아픈 것을 위주로 하는 병증에 유효하다.

• 관절통에 효과가 있다.

• 출산 후에 어혈이 막아 복통이 있는 증상을 치료한다.

• 담즙 분비 촉진, 혈압강하 작용이 있다.

• 건위(健胃), 식욕증진 작용이 있다.

| **동의보감 효능** |

강황(薑黃)의 성질은 뜨겁고[熱] 맛은 맵고 쓰며[辛苦] 독이 없다. 뱃속에 생긴 덩어리, 혈액이 체내에서 정체해 응고된 덩어리, 옹종(癰腫)을 치료한다. 월경을 통하게 하고 넘어지거나 맞아서 멍든 것을 풀어준다. 찬 기운과 바람의 기운을 없애고 기가 정체되어서 배가 부풀어 오르는 증상을 낫게 한다.

| **약용법** |

뿌리줄기 3~10g을 물 800mL에 넣고 달여서 반으로 나누어 아침저녁으로 마시거나 또는 가루나 환(丸)으로 만들어 복용한다. 외용할 때는 적당량을 분말로 만들어 환부에 붙인다.

58

014

- 한자명: 芥子
- 라틴생약명: Brassicae Semen
- 이명 또는 영명: 겨자, Mustard Seed
- 식물명 및 학명: 갓, *Brassica juncea* Czern. et Coss
- 과명: 십자화과
- 약용부위: 건조한 성숙종자
- 식약처 공정서 및 조선시대 의서 수재:
    대한민국약전외한약(생약)규격집(KHP) 제4개정
    동의보감 탕액편의 채소부

개자

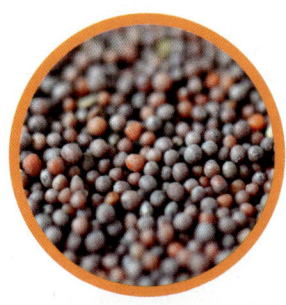

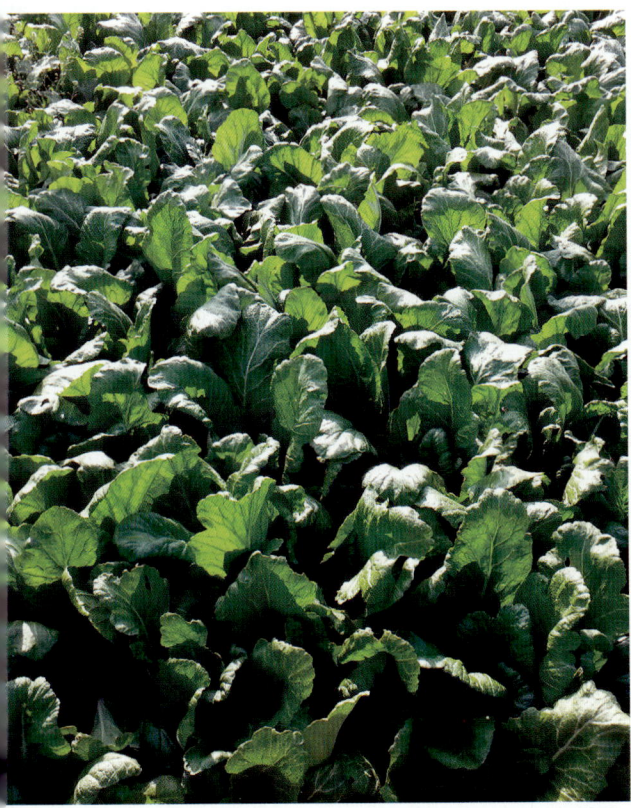

▲ 갓 잎

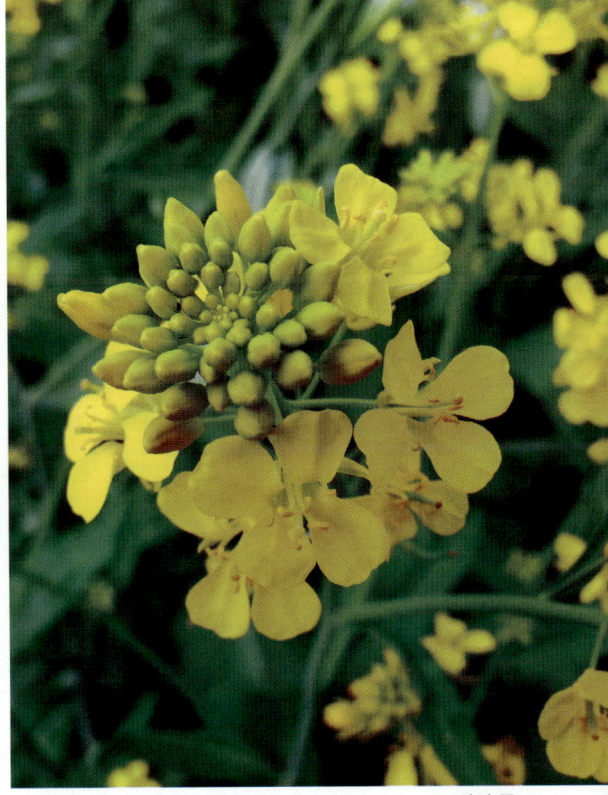

▲ 갓의 꽃

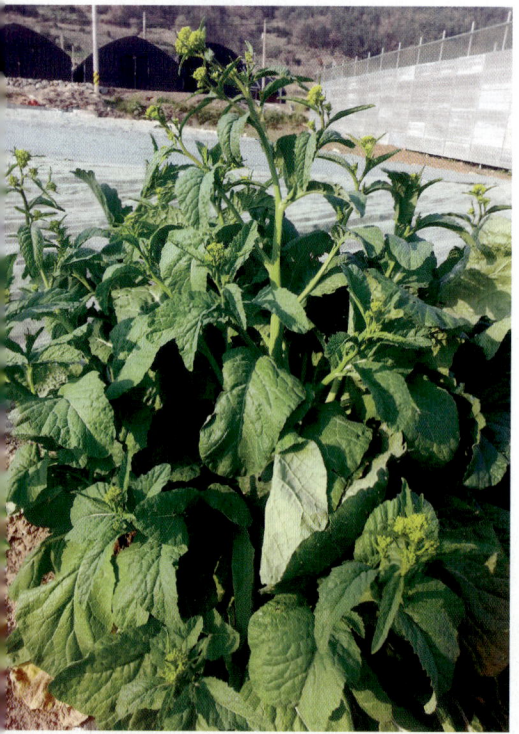

▲ 갓 지상부

- **●기원** 이 약은 *Brassica juncea* Czern. et Coss 또는 그 변종(십자화과 Cruciferae)의 건조한 성숙종자이다.

- **●한방 약미(藥味)와 약성(藥性)** 맛은 맵고 성질은 따뜻하다.

- **●한방 작용부위(귀경, 歸經)** 개자는 주로 폐경(肺經)에 들어가 작용한다.

| **약효 해설** |

- 가래가 많은 기침 증상에 효과가 있다.
- 팔다리의 감각 기능이 제대로 발휘되지 못하는 병증에 사용한다.
- 관절의 마비, 동통을 풀어준다.
- 가슴과 배가 차면서 아픈 증상에 유효하다.
- 급성 인후염으로 목이 부은 통증에 사용한다.

| **동의보감 효능** |

개자(芥子, 겨자 씨)는 풍독증(風毒證)으로 붓고 마비된 것, 부딪히거나 맞아서 생긴 어혈, 허리가 아픈 것, 신(腎)이 찬 것[冷], 가슴이 아픈 것을 치료한다.

| **약용법** |

씨 3~9g을 물 800mL에 넣고 달여서 반으로 나누어 아침저녁으로 마시거나 외용으로 적당량 사용한다.

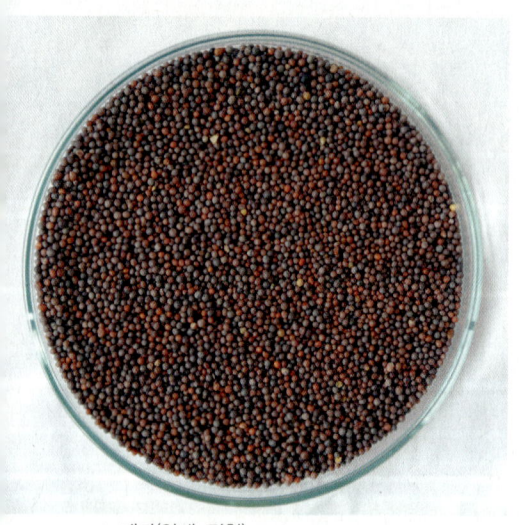

▲ 개자(약재, 전형)

015

- 한자명: 粳米
- 라틴생약명: Oryzae Semen
- 이명 또는 영명: 경미(硬米)
- 식물명 및 학명: 벼, *Oryza sativa* Linné
- 과명: 벼과
- 약용부위: 열매껍질을 벗긴 씨
- 식약처 공정서 및 조선시대 의서 수재:
    대한민국약전외한약(생약)규격집(KHP) 제4개정
    동의보감 탕액편의 곡식부
    방약합편의 마맥도(麻麥稻, 삼, 보리, 벼류)편

갱미

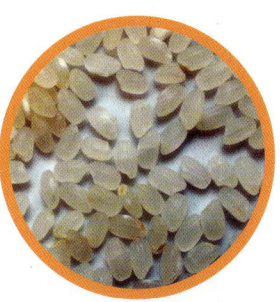

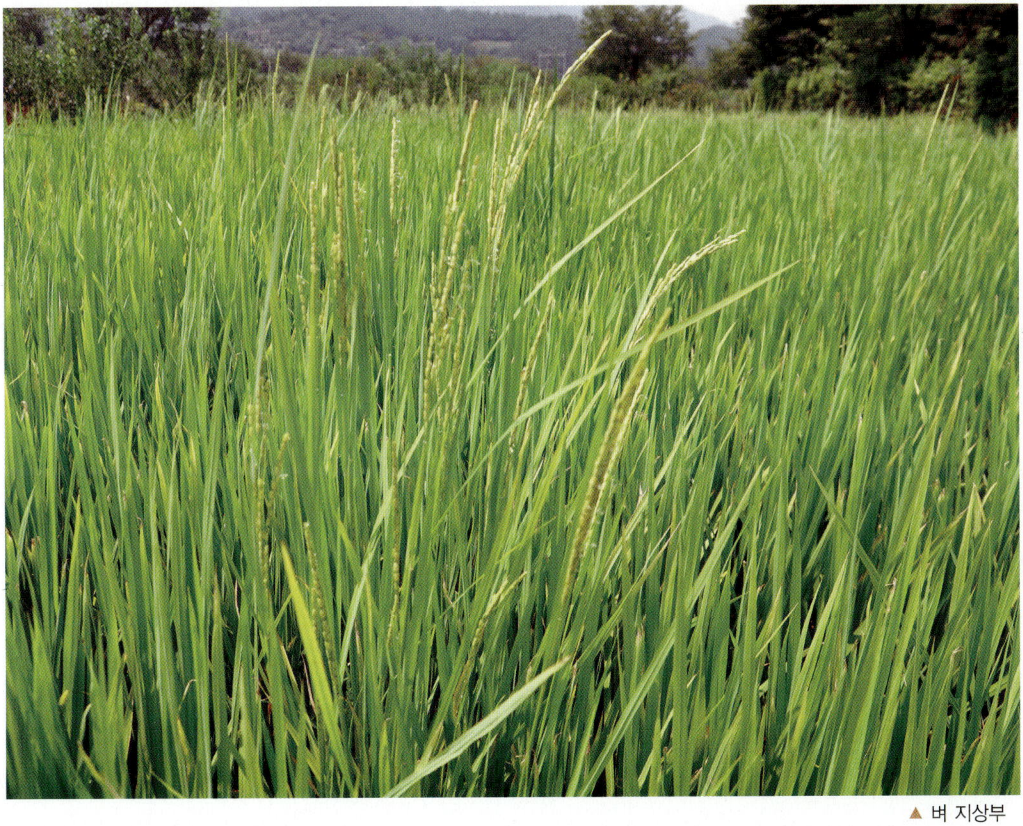

▲ 벼 지상부

- **기원** 이 약은 벼 *Oryza sativa* Linné(벼과 Gramineae)의 열매껍질을 벗긴 씨이다.

- **한방 약미(藥味)와 약성(藥性)** 맛은 달고 성질은 평(平)하다.

- **한방 작용부위(귀경, 歸經)** 갱미는 주로 비(脾), 위(胃), 폐경(肺經)에 들어가 작용한다.

| 약효 해설 |

- 위의 활동을 도와 식욕을 돋운다.
- 몸이 피곤하여 움직이기 싫고 힘이 없는 증상을 치료한다.
- 목이 마르고 가슴이 답답한 증상에 유효하다.

| 동의보감 효능 |

갱미(粳米, 멥쌀)의 성질은 평(平)하고 맛이 달면서 쓰고[甘苦] 독이 없다. 위기(胃氣)를 고르게 하고 살찌게 한다. 속을 따뜻하게 하고[溫中] 이질을 멎게 한다. 기(氣)를 보하고 답답한 것을 없앤다 [본초].

| 약용법 |

씨 9~30g을 물 800mL에 넣고 달여서 반으로 나누어 아침저녁으로 마시거나 물을 넣어 갈아서 죽으로 만들어 먹는다.

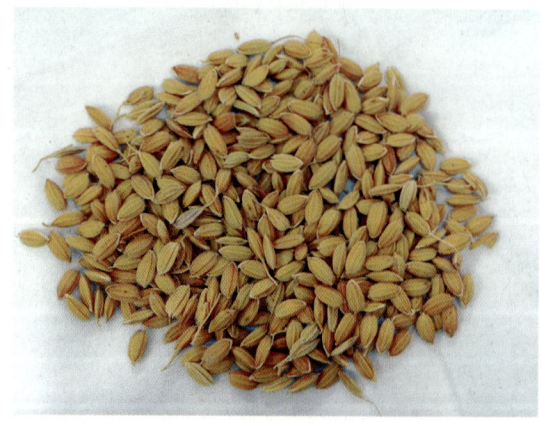

▲ 벼의 열매껍질을 벗기지 않은 씨

016

- 한자명: 乾薑
- 라틴생약명: Zingiberis Rhizoma
- 이명 또는 영명: Ginger
- 식물명 및 학명: 생강, *Zingiber officinale* Roscoe
- 과명: 생강과
- 약용부위: 뿌리줄기를 말린 것
- 식약처 공정서 및 조선시대 의서 수재:
    대한민국약전(KP) 제11개정
    동의보감 탕액편의 채소부
    방약합편의 훈신채(葷辛菜, 매운맛이 나는 채소)편

건강

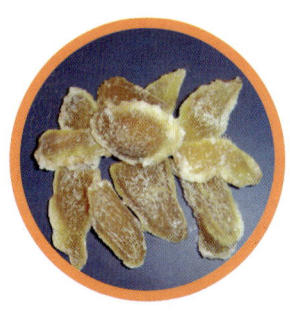

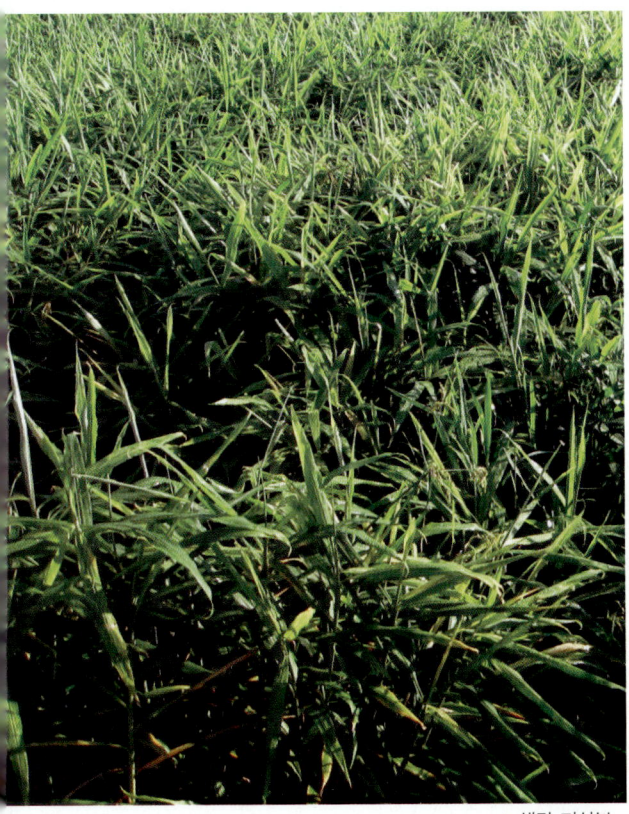

▲ 생강 지상부

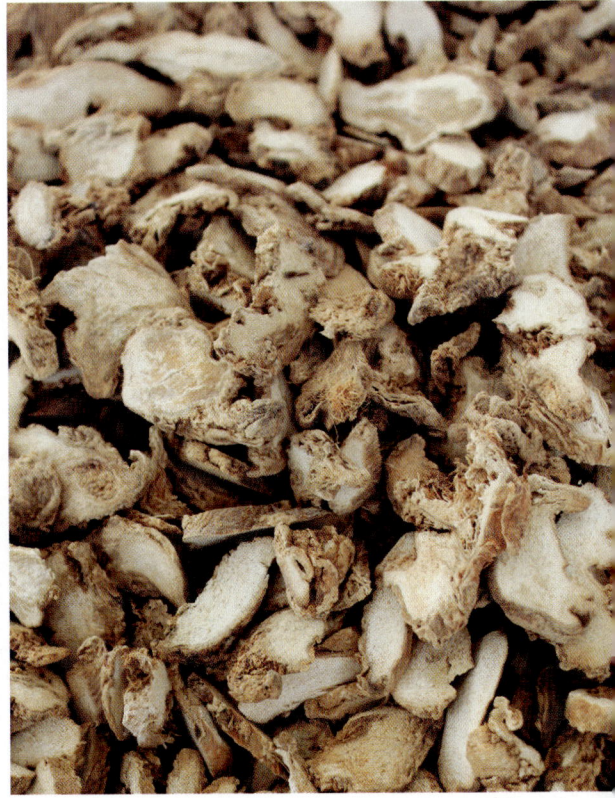

▲ 건강

- **기원** 이 약은 생강 *Zingiber officinale* Roscoe(생강과 Zingiberaceae)의 뿌리줄기를 말린 것이다.

- **한방 약미(藥味)와 약성(藥性)** 맛은 맵고 성질은 뜨겁다.

- **한방 작용부위(귀경, 歸經)** 건강은 주로 비(脾), 위(胃), 신경(腎經)에 들어가 작용한다.

| 약효 해설 |

- 복부가 차고 소화가 안 되며 아픈 증상에 쓴다.
- 구토, 설사에 효과가 있다.
- 찬 것을 마셔서 기침이 나고 호흡이 가쁠 때 사용한다.
- 코피, 하혈을 멎게 한다.

| 동의보감 효능 |

건강(乾薑, 생강 말린 것)은 성질이 매우 뜨겁고[大熱] 맛이 매우며[辛](쓰다[苦]고도 한다) 독이 없다. 오장육부를 잘 통하게 하고 팔다리와 뼈마디를 잘 움직일 수 있게 하며 풍한습비(風寒濕痺)를 몰아낸다. 토하고 설사하여 배가 심하게 아픈 증상에 주로 쓴다. 차서[冷] 가슴앓이[心腹痛]와 이질을 치료한다. 비위(脾胃)를 따뜻하게 하고 숙식(宿食)을 없앤다. 팔과 다리가 차고 마비되어 근육이 군데군데 쑤시고 아픈 것을 낫게 한다.

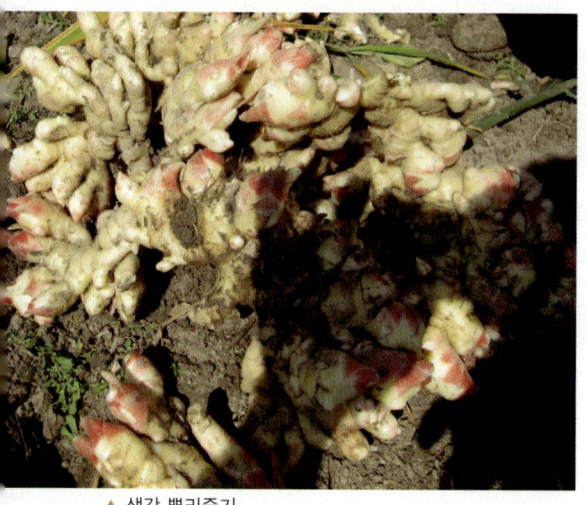

▲ 생강 뿌리줄기

| 약용법 |

뿌리줄기 3~10g을 물 800mL에 넣고 달여서 반으로 나누어 아침저녁으로 마시거나 또는 가루나 환(丸)으로 만들어 복용한다. 외용할 때는 적당량을 분말로 하여 환부에 붙인다.

017

- 한자명: 乾栗
- 라틴생약명: Castaneae Semen
- 이명 또는 영명: 율자(栗子)
- 식물명 및 학명: 밤나무, *Castanea crenata* Siebold et Zuccarini
- 과명: 참나무과
- 약용부위: 종피를 벗긴 씨
- 식약처 공정서 및 조선시대 의서 수재:
  대한민국약전외한약(생약)규격집(KHP) 제4개정
  동의보감 탕액편의 과일부
  방약합편의 오과(五果, 5가지 과일)편

건율

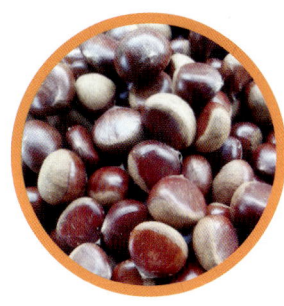

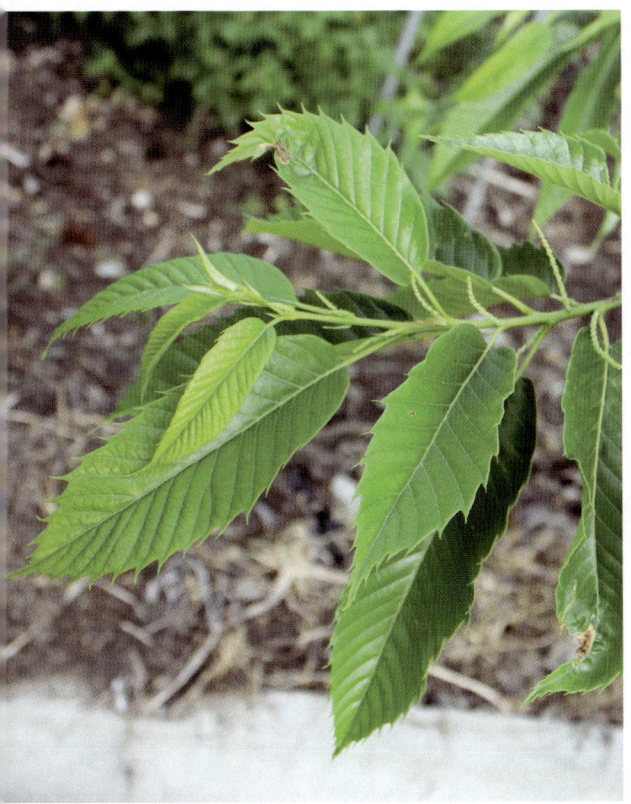

▲ 밤나무 잎

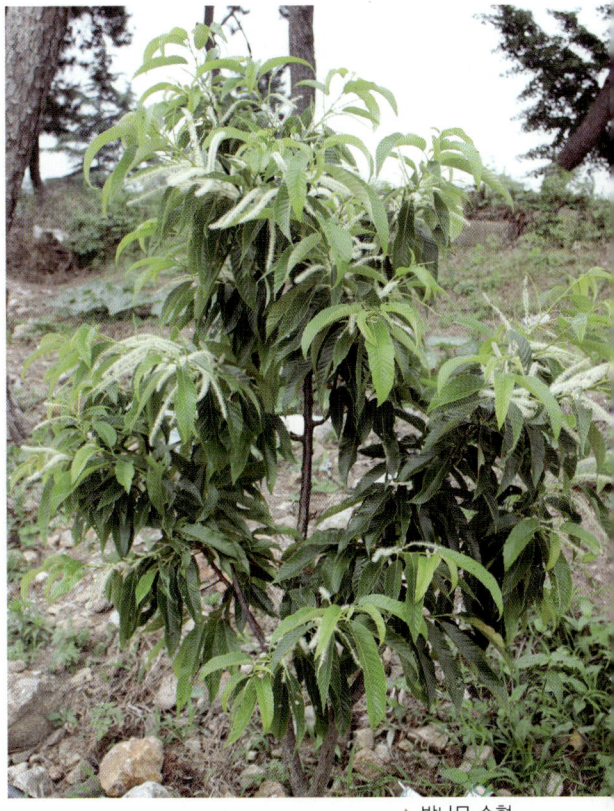

▲ 밤나무 수형

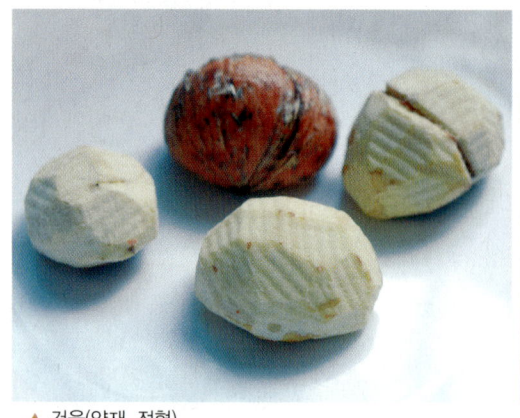
▲ 건율(약재, 전형)

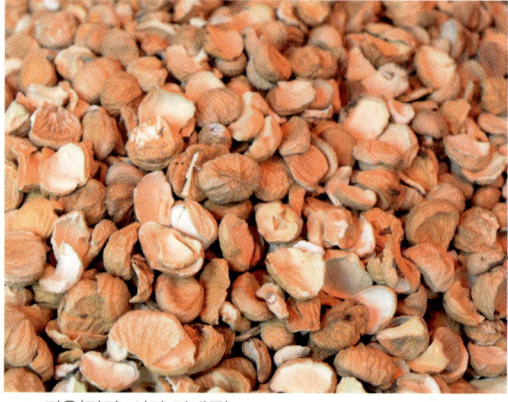
▲ 건율(절편, 시장 판매품)

●**기원** 이 약은 밤나무 *Castanea crenata* Siebold et Zuccarini(참나무과 Fagaceae)의 종피를 벗긴 씨이다.

●**한방 약미(藥味)와 약성(藥性)** 맛은 달고 약간 짜며 성질은 평(平)하다.

●**한방 작용부위(귀경, 歸經)** 건율은 주로 비(脾), 신경(腎經)에 들어가 작용한다.

| **약효 해설** |

• 다리와 무릎이 시큰거리고 힘이 없어지는 증상에 쓴다.

• 힘줄과 뼈가 부러져 붓고 아픈 증상에 유효하다.

• 음식물이 들어가면 토하는 병증에 사용한다.

• 토혈, 코피, 혈변(血便)을 멎게 한다.

| **동의보감 효능** |

율자(栗子, 밤)의 성질은 따뜻하고[溫] 맛은 시며[酸] 독이 없다. 기운을 돕고 위와 대, 소장[腸胃]을 튼튼하게 하며 신장의 기운[腎氣]을 돕고 배고프지 않게 한다.

| **약용법** |

종피를 벗긴 씨를 그대로 또는 삶아 익혀서 먹는다.

018

건칠

- 한자명: 乾漆
- 라틴생약명: Lacca Rhois Exsiccata
- 이명 또는 영명: 칠(漆)
- 식물명 및 학명: 옻나무, *Rhus verniciflua* Stokes
- 과명: 옻나무과
- 약용부위: 줄기에 상처를 입혀 흘러나온 수액(樹液)을 건조한 덩어리
- 식약처 공정서 및 조선시대 의서 수재:

    대한민국약전외한약(생약)규격집(KHP) 제4개정

    동의보감 탕액편의 나무부

    방약합편의 교목(喬木, 줄기가 곧고 굵으며 높이 자라는 나무)편

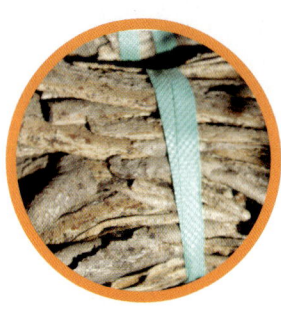

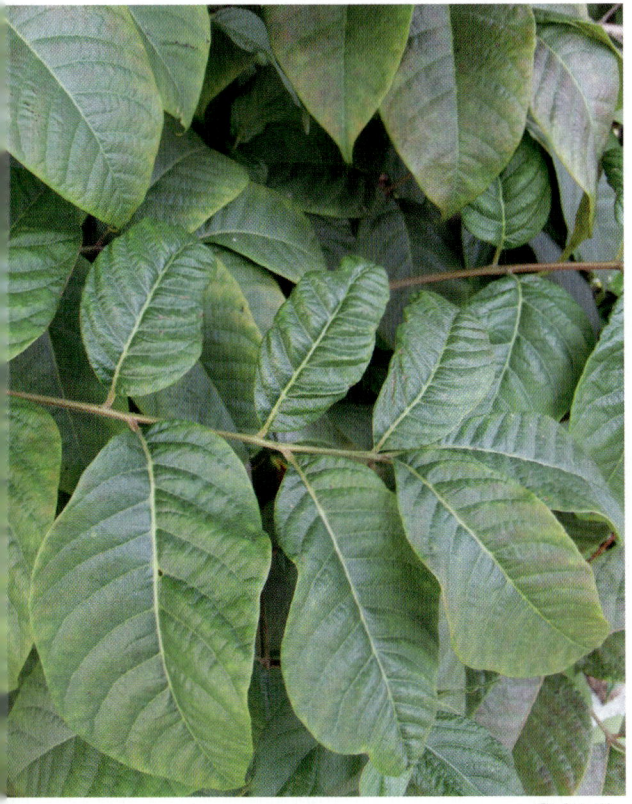

▲ 옻나무 잎

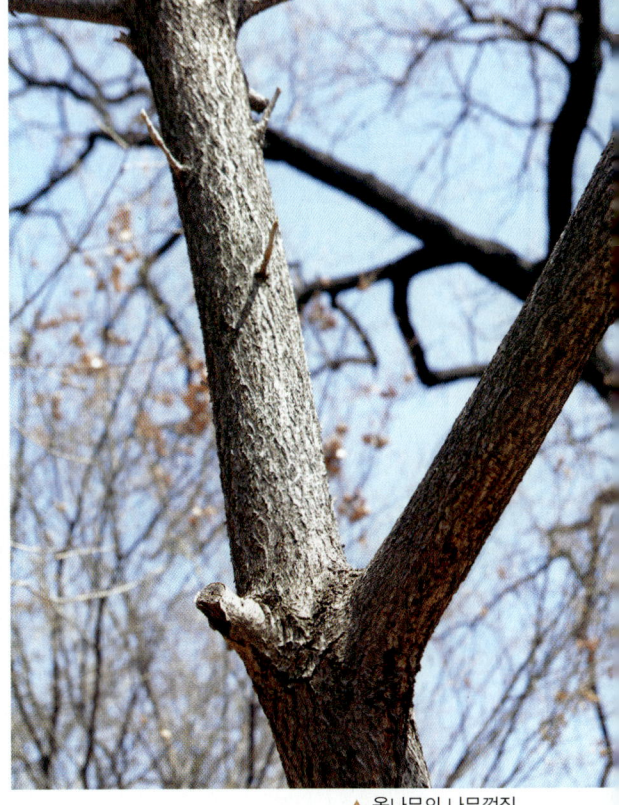

▲ 옻나무의 나무껍질

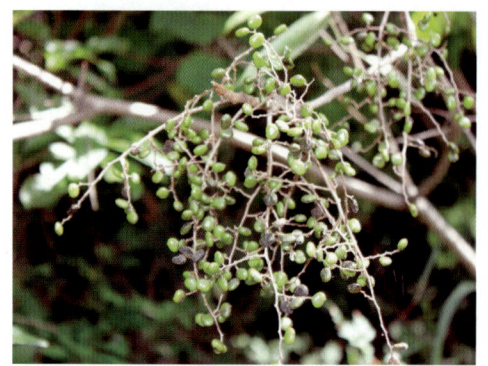
▲ 옻나무 열매

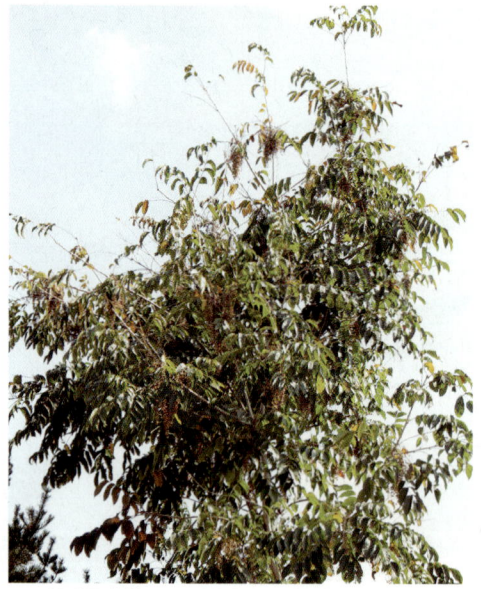
▲ 옻나무 수형

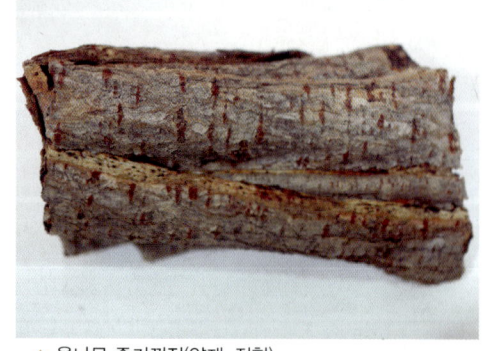
▲ 옻나무 줄기껍질(약재, 전형)

●**기원** 이 약은 옻나무 *Rhus verniciflua* Stokes(옻나무과 Anacardiaceae)의 줄기에 상처를 입혀 흘러나온 수액(樹液)을 건조한 덩어리이다.

●**한방 약미(藥味)와 약성(藥性)** 맛은 맵고 성질은 따뜻하며 독이 있다.

●**한방 작용부위(귀경, 歸經)** 건칠은 주로 간(肝), 비경(脾經)에 들어가 작용한다.

| **약효 해설** |
• 배가 더부룩하거나 아픈 병증을 낫게 한다.
• 여성의 무월경, 어혈을 치료한다.

| **동의보감 효능** |
건칠(乾漆, 마른 옻)의 성질은 따뜻하고[溫] 맛이 매우며[辛] 독이 있다. 어혈을 없앤다. 월경이 중단된 것, 아랫배가 아프고 흰 점액이 나오는 것을 낫게 한다. 소장을 잘 통하게 하고 회충을 없애며 뱃속에 있는 덩어리를 깨뜨린다. 출혈이 심하여 정신이 흐리고 혼미하여지는 증상을 멎게 한다. 삼충(三蟲)을 죽이고 전시노채(傳尸勞瘵)에도 쓴다.

| **약용법** |
건조한 덩어리 2~4.5g을 가루나 환(丸)으로 만들어 복용한다. 외용할 때는 건칠을 태운 후 그 연기를 환부에 쐰다.

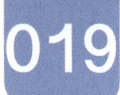

검인

- 한자명: 芡仁
- 라틴생약명: Euryales Semen
- 이명 또는 영명: Euryale Seed
- 식물명 및 학명: 가시연꽃, *Euryale ferox* Salisbury
- 과명: 수련과
- 약용부위: 잘 익은 씨
- 식약처 공정서 및 조선시대 의서 수재:
  - 대한민국약전(KP) 제11개정
  - 동의보감 탕액편의 과일부
  - 방약합편의 수과(水果)편

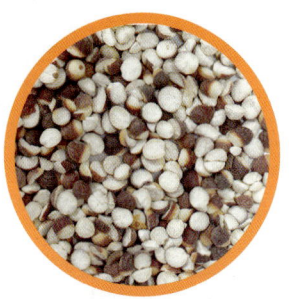

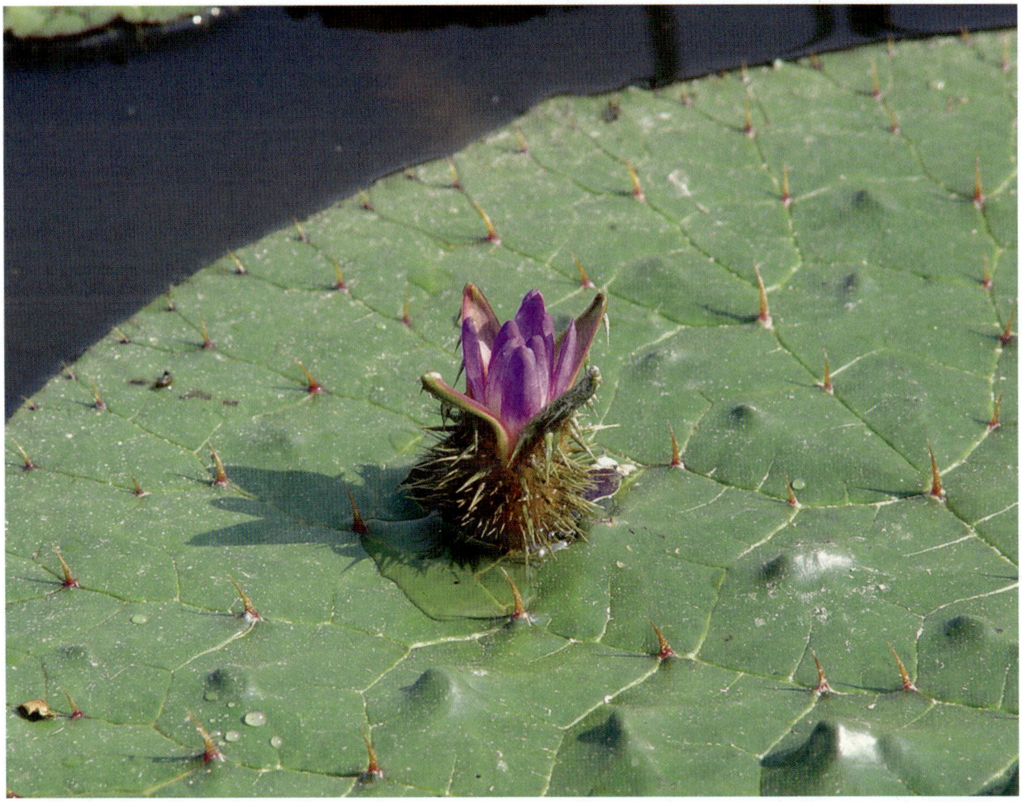

▲ 가시연꽃의 꽃

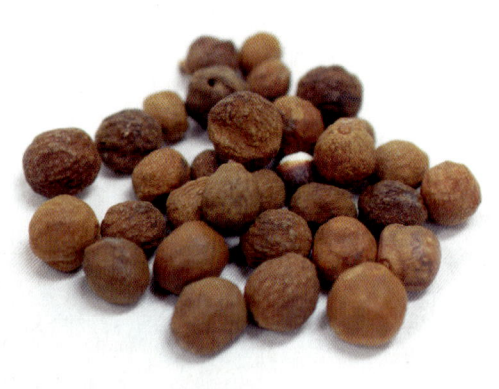

▲ 가시연꽃의 열매(열매껍질 제거 전)

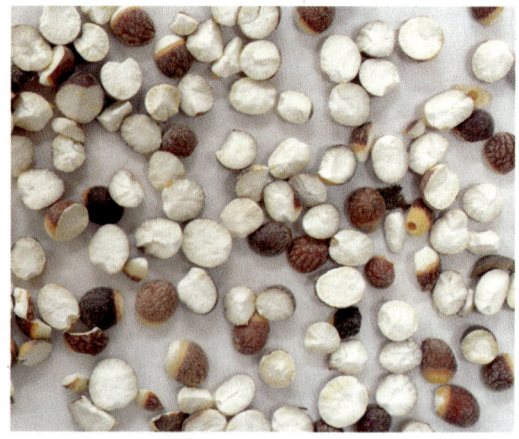

▲ 검인(약재, 반원형)

● **기원** 이 약은 가시연꽃 *Euryale ferox* Salisbury(수련과 Nymphaeaceae)의 잘 익은 씨이다.

● **한방 약미(藥味)와 약성(藥性)** 맛은 달고 떫으며 성질은 평(平)하다.

● **한방 작용부위(귀경, 歸經)** 검인은 주로 비(脾), 신경(腎經)에 들어가 작용한다.

| **약효 해설** |

• 무의식중에 정액이 몸 밖으로 나오는 증상에 활용한다.

• 소변이 나오는 것을 참거나 가누지 못하여 흘리게 되는 증상에 쓴다.

• 비(脾) 기능의 허약으로 인해 설사가 나는 것에 사용한다.

• 자궁에서 분비물이 나오는 증상을 낫게 한다.

| **동의보감 효능** |

검인(芡仁, 가시연밥)의 성질은 평(平)하고 맛은 달며[甘] 독이 없다. 정기(精氣)를 보하고 의지를 강하게 한다. 눈과 귀가 밝아지게 하고 오래 살게 한다.

| **약용법** |

씨 15∼30g을 물 800mL에 넣고 달여서 반으로 나누어 아침저녁으로 마시거나 또는 적당량을 죽과 밥으로 해서 먹는다.

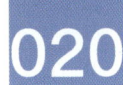
- 한자명: 牽牛子
- 라틴생약명: Pharbitidis Semen
- 이명 또는 영명: 흑축(黑丑), Pharbitis Seed
- 식물명 및 학명: 나팔꽃, *Pharbitis nil* Choisy
  둥근잎나팔꽃, *Pharbitis purpurea* Voigt
- 과명: 메꽃과
- 약용부위: 잘 익은 씨
- 식약처 공정서 및 조선시대 의서 수재:
  대한민국약전(KP) 제11개정
  동의보감 탕액편의 풀부(部)
  방약합편의 만초(蔓草, 덩굴풀)편

견우자

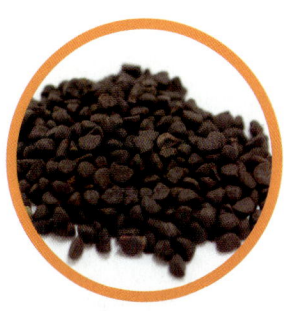

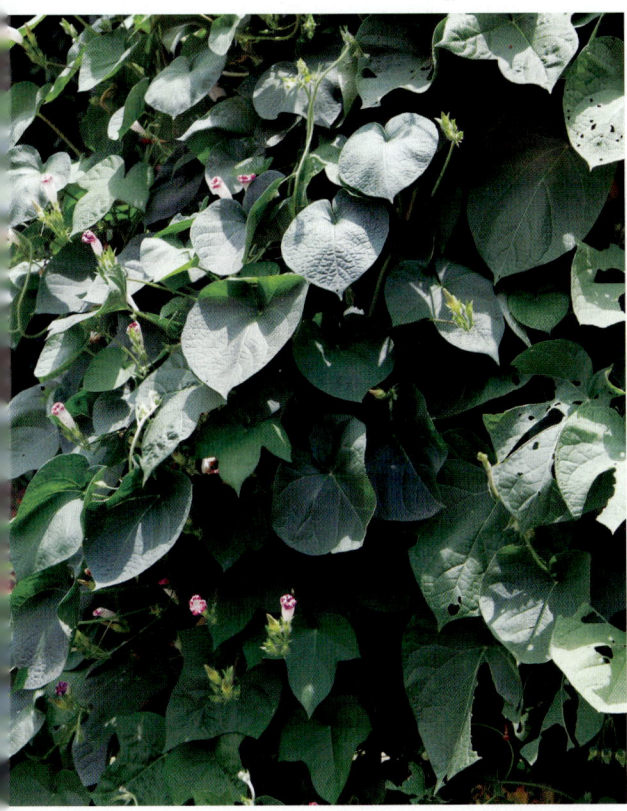

▲ 나팔꽃 지상부

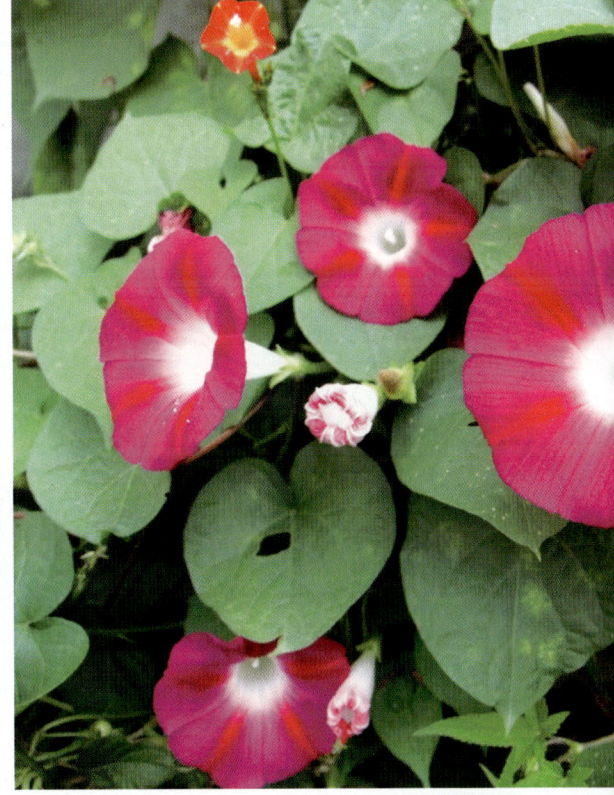

▲ 나팔꽃의 꽃

● **기원** 이 약은 나팔꽃 *Pharbitis nil* Choisy 또는 둥근잎나팔꽃 *Pharbitis purpurea* Voigt(메 꽃과 Convolvulaceae)의 잘 익은 씨이다.

● **한방 약미(藥味)와 약성(藥性)** 맛은 쓰고 성질은 차고 독이 있다.

● **한방 작용부위(귀경, 歸經)** 견우자는 주로 폐(肺), 신(腎), 대장경(大腸經)에 들어가 작용한다.

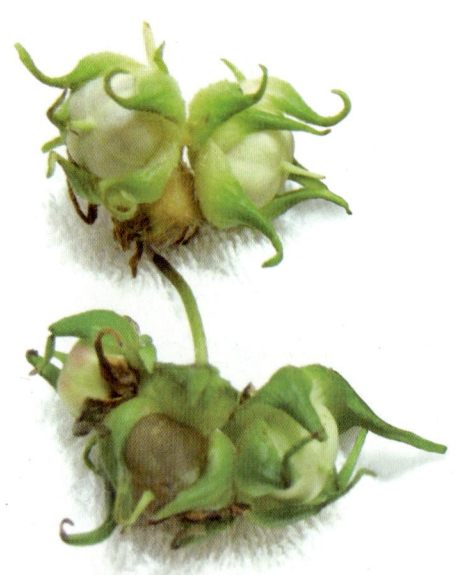

▲ 나팔꽃의 씨앗주머니

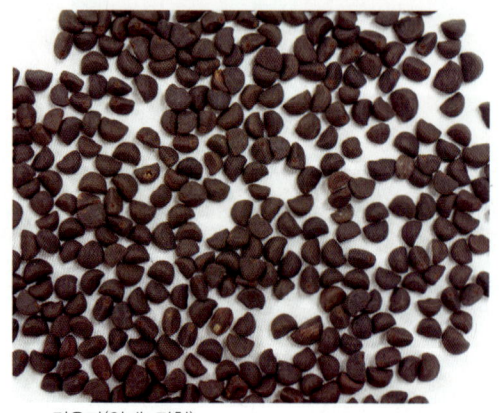

▲ 견우자(약재, 전형)

| 약효 해설 |

• 변비에 유효하다.
• 배가 더부룩하거나 아픈 병증을 없앤다.
• 기가 치밀어 올라 숨이 차고 기침하는 증상에 사용한다.
• 요통(腰痛), 부종, 각기병에 쓴다.

| 동의보감 효능 |

견우자(牽牛子, 나팔꽃 씨)의 성질은 차고[寒] 맛은 쓰며[苦] 독이 있다. 기운을 잘 내리며 몸이 붓는 것을 낫게 한다. 풍독을 없애고 대소변을 잘 나오게 한다. 찬 고름을 아래로 내보내며 고독(蠱毒)을 없애고 유산시킨다.

| 약용법 |

씨 3~10g을 물 800mL에 넣고 달여서 반으로 나누어 아침저녁으로 마신다. 또는 가루 약이나 환약(丸藥)으로 만들어 1회 용량을 0.3~1g으로 하루 2~3회 복용한다. 볶아서 약성을 감소시켜 사용한다.

021

결명자

- 한자명: 決明子
- 라틴생약명: Cassiae Semen
- 이명 또는 영명: Cassia Seed
- 식물명 및 학명: 결명차, *Cassia tora* Linné
  결명(決明), *Cassia obtusifolia* Linné
- 과명: 콩과
- 약용부위: 잘 익은 씨
- 식약처 공정서 및 조선시대 의서 수재:
  대한민국약전(KP) 제11개정
  동의보감 탕액편의 풀부(部)
  방약합편의 습초(濕草)편

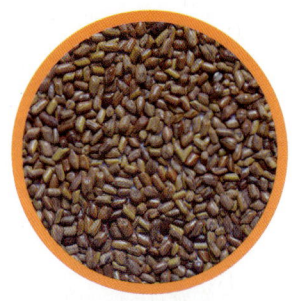

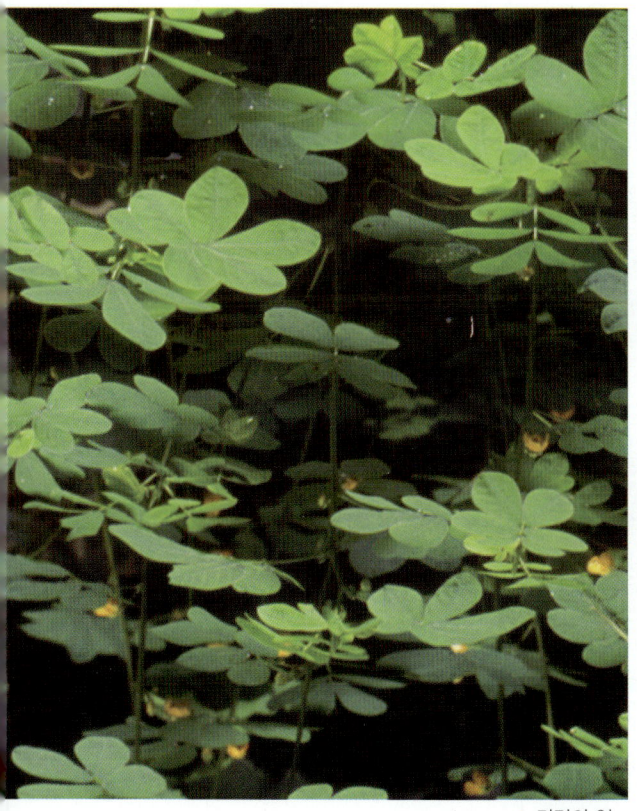

▲ 결명의 잎

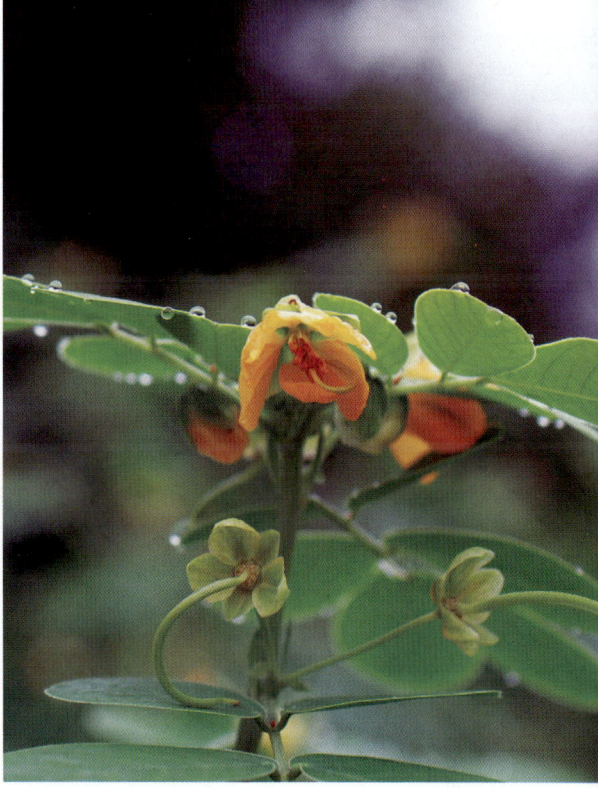

▲ 결명의 꽃

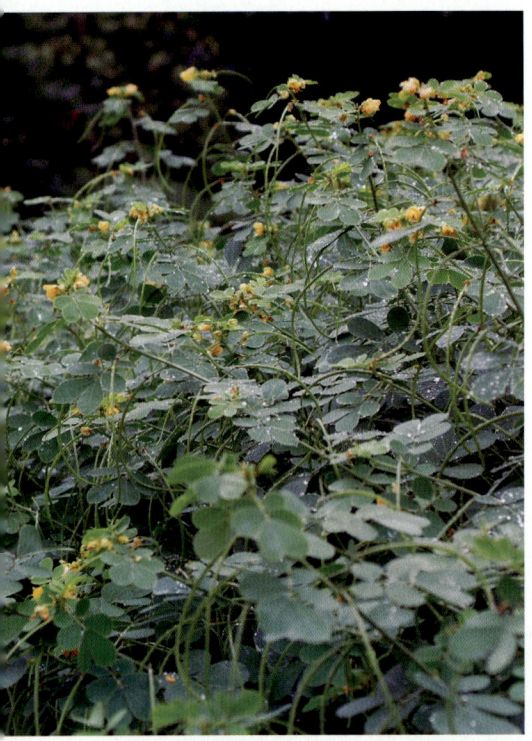

▲ 결명의 지상부

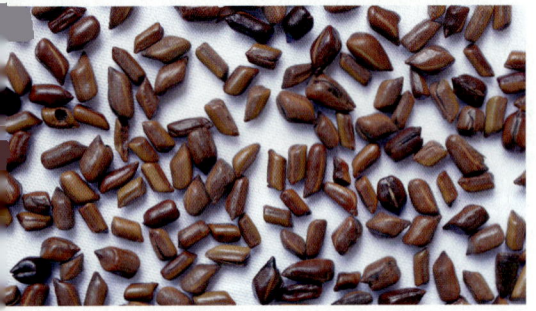

▲ 결명자(약재, 전형)

● **기원** 이 약은 결명차 *Cassia tora* Linné 또는 결명(決明) *Cassia obtusifolia* Linné(콩과 Leguminosae)의 잘 익은 씨이다.

● **한방 약미(藥味)와 약성(藥性)** 맛은 달고 쓰며 짜고 성질은 약간 차다.

● **한방 작용부위(귀경, 歸經)** 결명자는 주로 간(肝), 대장경(大腸經)에 들어가 작용한다.

| 약효 해설 |

• 눈이 어둡고 잘 보이지 않는 것을 낫게 한다.
• 눈이 충혈되고 아픈 병증에 유효하다.
• 머리가 아프고 어지러운 증상에 쓴다.
• 습관성 변비에 사용한다.
• 고혈압, 간염 치료에 도움이 된다.

| 동의보감 효능 |

결명자(決明子)의 성질은 평(平)하며(약간 차다[微寒]고도 한다) 맛이 짜고[鹹] 쓰며[苦] 독이 없다. 겉으로 보기에는 눈이 멀쩡하나 앞이 잘 보이지 않는 것, 눈이 벌겋고 아프며 눈물이 흐르는 것, 눈에 군살이나 흰색 또는 붉은색의 예막이 자라난 것에 쓴다. 간기를 돕고 정수(精水)를 더해준다. 머리가 아프고 코피가 나는 것을 치료하며 입과 입술이 파래진 것을 낫게 한다.

| 약용법 |

씨 6~15g을 물 800mL에 넣고 달여서 반으로 나누어 아침저녁으로 마신다. 용량은 최대 30g까지 사용해도 된다.

〈대한민국약전외한약(생약)규격집(KHP) 제4개정에서 삭제한 품목〉

- **한자명**: 輕粉
- **라틴생약명**: Calomelas
- **이명 또는 영명**: 감홍(甘汞), Calomel
- **한약의 분류**: 광물성 약재
- **식약처 공정서 및 조선시대 의서 수재**:

    대한약전외한약(생약)규격집(KHP) 제3개정

    동의보감 탕액편의 쇠부(部)

    방약합편의 금석(金石, 광석류)편

경분

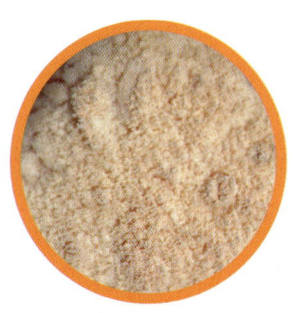

● **기원** 이 약은 할로겐화광물 감홍으로 승화법으로 연재하여 얻은 염화제일수은이다.

● **한방 약미(藥味)와 약성(藥性)** 맛은 맵고 성질은 차며 독이 있다.

● **한방 작용부위(귀경, 歸經)** 경분은 주로 대장(大腸), 소장경(小腸經)에 들어가 작용한다.

| 약효 해설 |

- 대소변을 잘 나오게 한다.
- 몸이 붓고 팽창한 증상에 사용한다.
- 습진, 매독. 피부염에 외용(外用)한다.
- 독성이 있다.

| 동의보감 효능 |

경분(輕粉)은 성질이 차고 맛은 매우며 독이 있다. 대장을 통하게 한다. 소아의 감병과 나력(瘰癧)에 쓴다. 피부가 헐어 아프고 벌겋게 부어 곪는 증상을 치료한다. 개선충을 죽인다. 코끝이 빨갛게 되는 증상, 풍창(風瘡), 피부 가려움증을 낮게 한다.

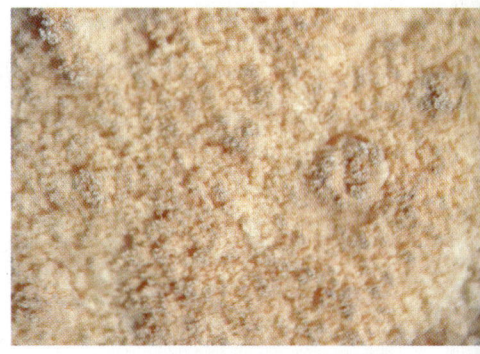

▲ 경분

023

경천

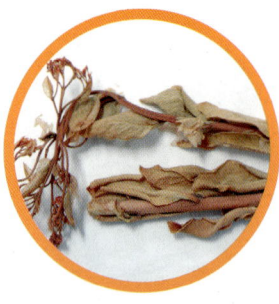

- 한자명: 景天
- 라틴생약명: Hylotelephii Herba
- 이명 또는 영명: 계화(戒火)
- 식물명 및 학명: 꿩의비름, *Hylotelephium erythrostictum* H. Ohva
- 과명: 돌나물과
- 약용부위: 지상부
- 식약처 공정서 및 조선시대 의서 수재:

  대한민국약전외한약(생약)규격집(KHP) 제4개정

  동의보감 탕액편의 풀부(部)

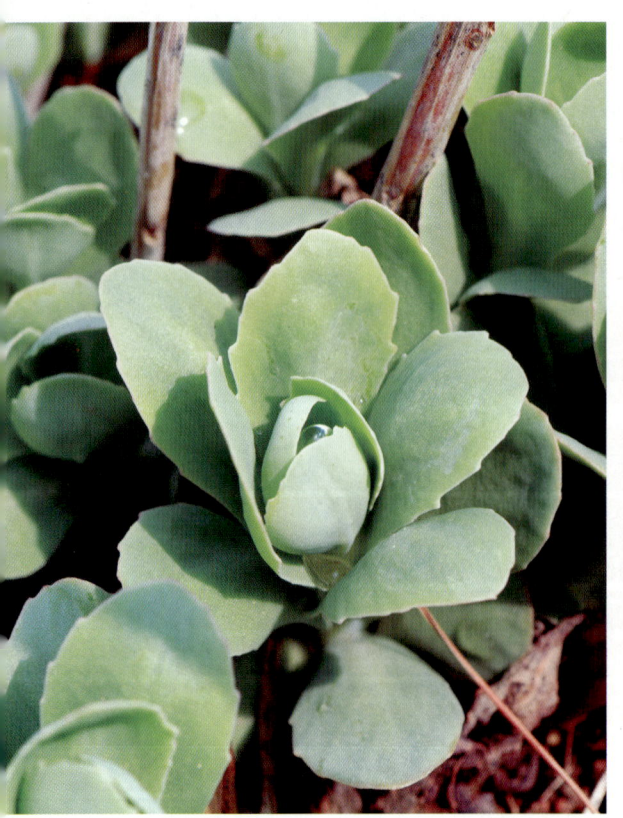

▲ 꿩의비름 어린잎

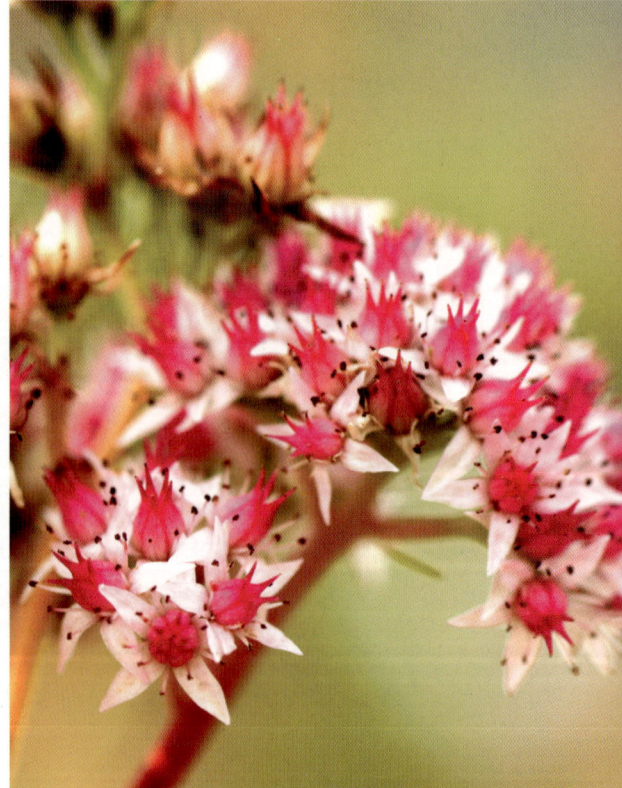

▲ 꿩의비름 꽃

● **기원** 이 약은 꿩의비름 *Hylotelephium erythrostictum* H. Ohva 또는 기타 동속식물(돌나물 과 Crassulaceae)의 지상부이다.

● **한방 약미(藥味)와 약성(藥性)** 맛은 쓰고 시며 성질은 차다.

● **한방 작용부위(귀경, 歸經)** 경천은 주로 심(心), 간경(肝經)에 들어가 작용한다.

| **약효 해설** |

• 가슴이 답답하고 열이 많이 나는 증상에 효과가 있다.

• 놀라고 미치는 병증에 쓴다.

• 급성 결막염에 유효하다.

• 월경과다에 사용한다.

• 각혈, 토혈, 외상출혈을 멎게 한다.

| **동의보감 효능** |

경천(景天, 꿩의비름)의 성질은 평(平)하며(서늘하다[冷]고 도 한다) 맛이 쓰고[苦] 시며[酸] 독이 없다(독이 조금 있 다고도 한다). 마음이 답답하고 열이 나서 미칠 것 같 은 것, 눈이 붉은 것, 머리가 아픈 것, 유풍(遊風)으 로 얼굴이 벌겋게 부은 것, 뜨거운 열이나 불에 덴 것, 자궁에서 분비물이 나오는 것, 소아의 단독(丹 毒)을 치료한다.

| **약용법** |

지상부 15~30g을 물 800mL에 넣고 달여서 반으 로 나누어 아침저녁으로 마신다. 신선품의 경우 용량은 50~100g으로 한다. 외용할 때는 적당량 사용한다.

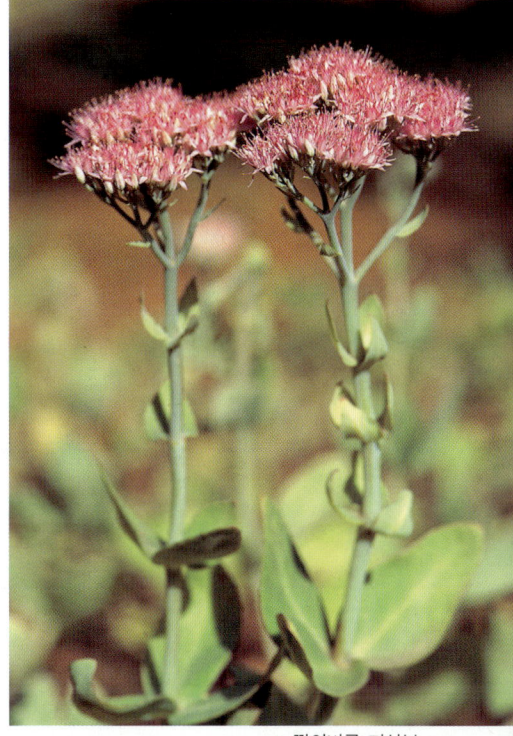

▲ 꿩의비름 지상부

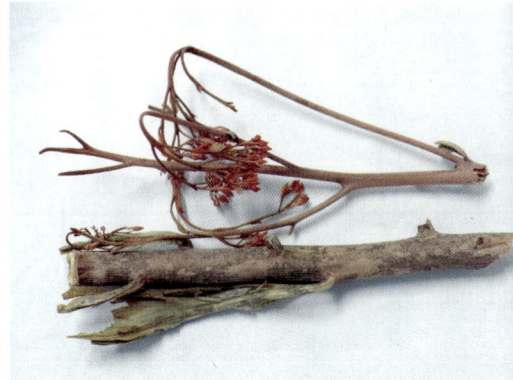

▲ 경천(약재, 절단)

024

겐티 아나

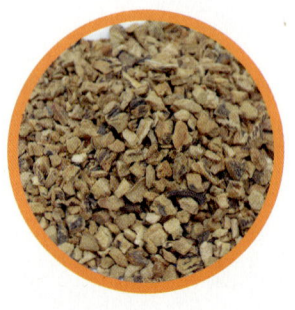

- 라틴생약명: Gentianae Luteae Radix et Rhizoma
- 이명 또는 영명: Gentian
- 식물명 및 학명: *Gentiana lutea* Linné
- 과명: 용담과
- 약용부위: 뿌리 및 뿌리줄기
- 식약처 공정서 및 조선시대 의서 수재:
  대한민국약전(KP) 제11개정

●**기원** 이 약은 *Gentiana lutea* Linné(용담과 Gentianaceae)의 뿌리 및 뿌리줄기이다.

| **약효 해설** |

• 쓴맛으로 위액 분비를 촉진하여 소화를 돕는다.

| **약용법** |

뿌리 및 뿌리줄기 2~4g을 물 800mL에 넣고 달여서 반으로 나누어 아침저녁으로 마신다.

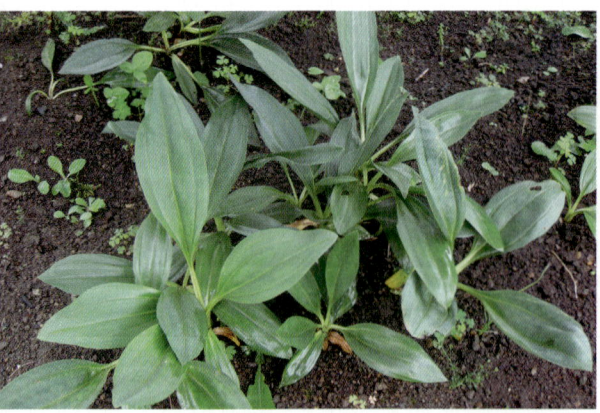

▲ 겐티아나 잎

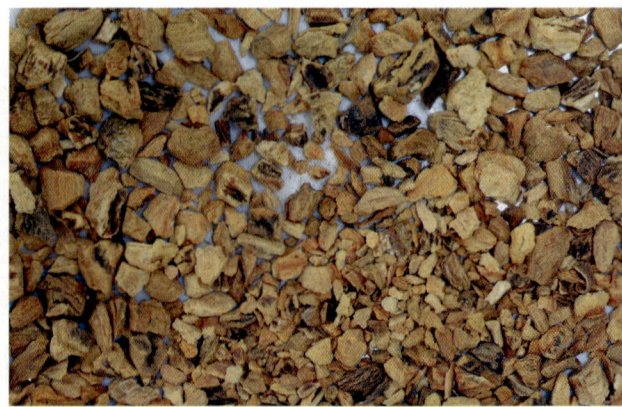

▲ 겐티아나(약재, 절단)

025

계관화

- 한자명: 鷄冠花
- 라틴생약명: Celosiae Cristatae Flos
- 식물명 및 학명: 맨드라미, *Celosia cristata* Linné
- 과명: 비름과
- 약용부위: 화서(花序)
- 식약처 공정서 및 조선시대 의서 수재:
  대한민국약전외한약(생약)규격집(KHP) 제4개정(추보)
  동의보감 탕액편의 풀부(部)

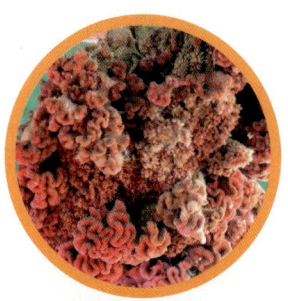

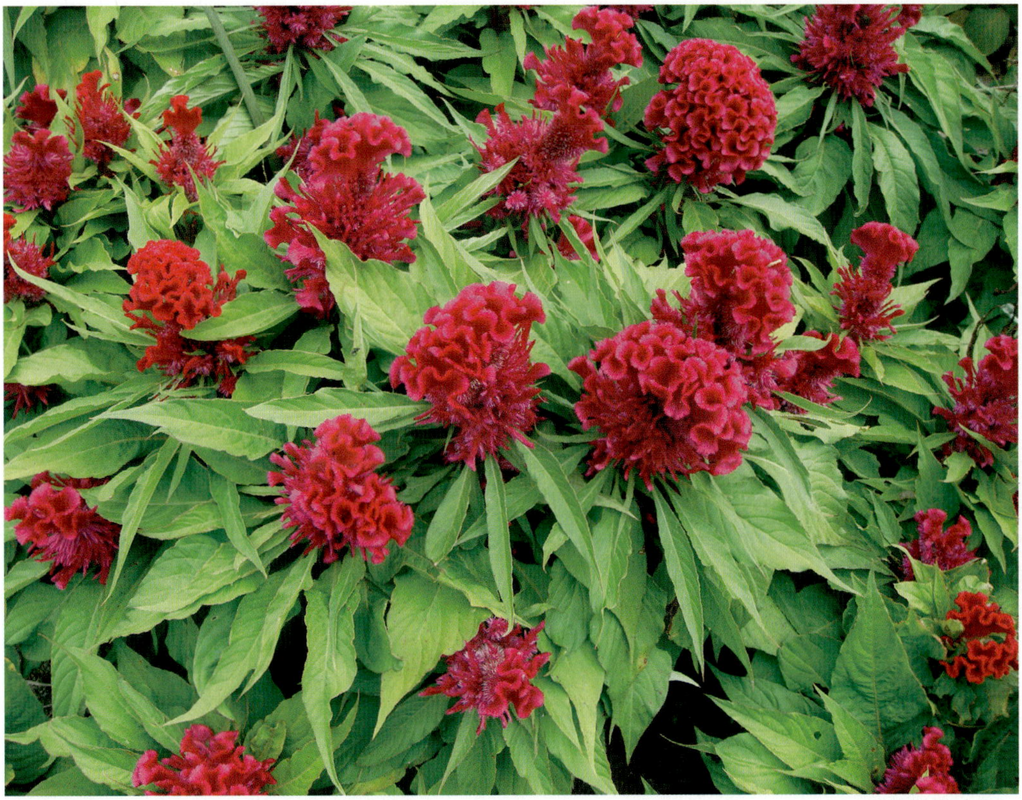

▲ 맨드라미 지상부

●**기원** 이 약은 맨드라미 *Celosia cristata* Linné(비름과 Amaranthaceae)의 화서(花序)이다.

●**한방 약미(藥味)와 약성(藥性)** 맛은 달고 떫으며 성질은 서늘하다.

●**한방 작용부위(귀경, 歸經)** 계관화는 주로 간(肝), 대장경(大腸經)에 들어가 작용한다.

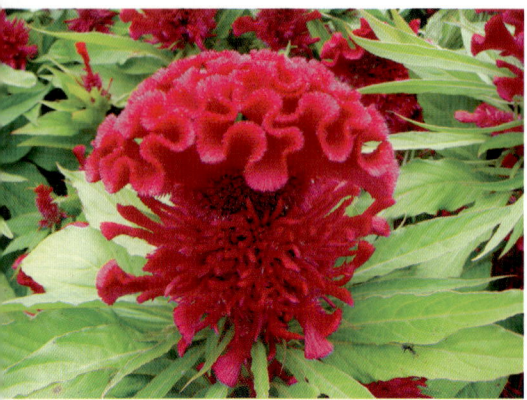

▲ 맨드라미 화서

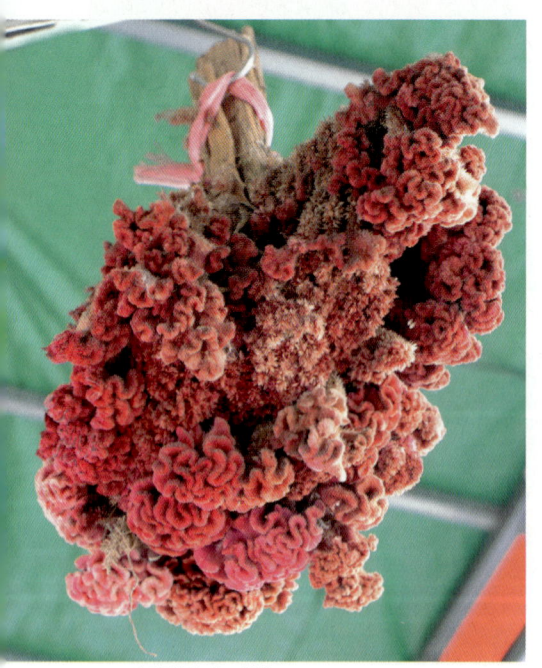

▲ 계관화(약재, 전형)

| **약효 해설** |

• 여성의 부정기 자궁출혈, 자궁에서 분비물이 나오는 증상에 사용한다.
• 혈변(血便), 토혈, 치혈(痔血)을 멈추게 한다.
• 오래된 이질(痢疾)로 설사가 그치지 않는 병증에 쓴다.

| **동의보감 효능** |

계관화(鷄冠花, 맨드라미 꽃)의 성질은 서늘하고[凉] 독이 없다. 치질[腸風]로 피를 쏟는 것, 적백이질, 부인의 붕루, 자궁에서 분비물이 나오는 것을 멎게 한다.

| **약용법** |

꽃 6~12g을 물 800mL에 넣고 달여서 반으로 나누어 아침저녁으로 마신다.

■ 한자명: 鷄內金

■ 라틴생약명: Galli Gigeriae Endothelium Corneum

■ 이명 또는 영명: 계순피(鷄肫皮)

■ 동물명 및 학명: 닭, *Gallus gallus domesticus* Brisson

■ 과명: 꿩과

■ 약용부위: 모래주머니의 내막(內膜)

■ 식약처 공정서 및 조선시대 의서 수재:

　　대한민국약전외한약(생약)규격집(KHP) 제4개정

　　방약합편의 원금(原禽, 날짐승)편

계내금

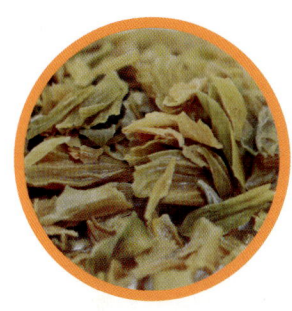

● **기원** 　이 약은 닭 *Gallus gallus domesticus* Brisson(꿩과 Phasianidae)의 모래주머니의 내막(內膜)이다.

● **한방 약미(藥味)와 약성(藥性)** 　맛은 달고 성질은 평(平)하다.

● **한방 작용부위(귀경, 歸經)** 　계내금은 주로 비(脾), 위(胃), 소장(小腸), 방광경(膀胱經)에 들어가 작용한다.

| **약효 해설** |

• 소화작용이 있다.

• 잇몸이 벌겋게 붓거나 허는 병증을 낫게 한다.

• 야뇨증을 치료한다.

• 소변이 저절로 나오는 증상에 쓴다.

• 비뇨기계 결석, 담결석 증상에 사용한다.

• 무의식중에 정액이 나오는 증상에 유효하다.

| **약용법** |

계내금 3~10g을 물 800mL에 넣고 달여서 반으로 나누어 아침저녁으로 마신다.

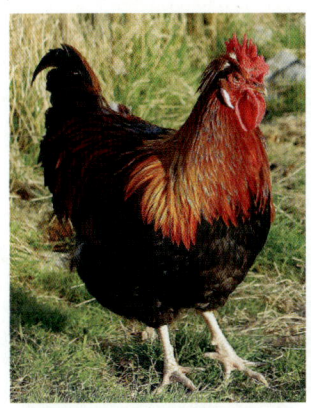

▲ 수탉

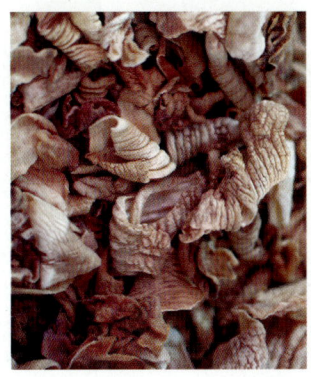

▲ 계내금

계심

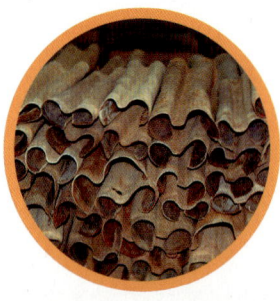

- 한자명: 桂心
- 라틴생약명: Cassiae Cortex Interior
- 식물명 및 학명: 육계(肉桂), *Cinnamomum cassia* Blume
- 과명: 녹나무과
- 약용부위: 주피와 겉껍질층을 없앤 것
- 식약처 공정서 및 조선시대 의서 수재:
    대한민국약전외한약(생약)규격집(KHP) 제4개정
    동의보감 탕액편의 나무부
    방약합편의 향목(香木, 향나무)편

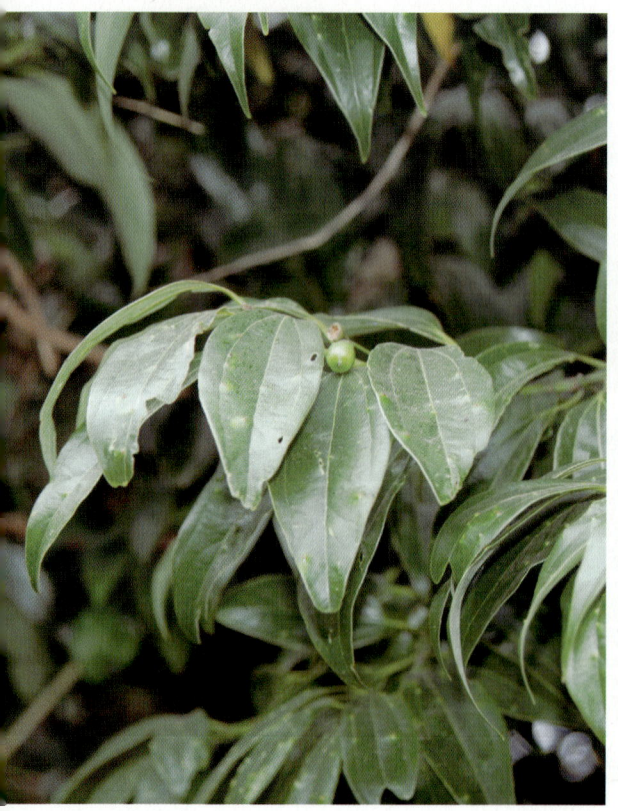

▲ 육계 잎

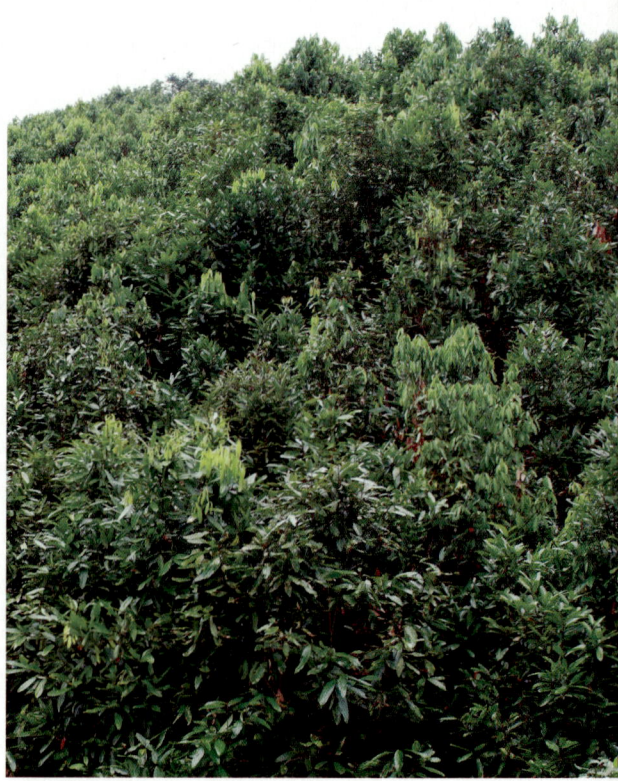

▲ 육계 재배지

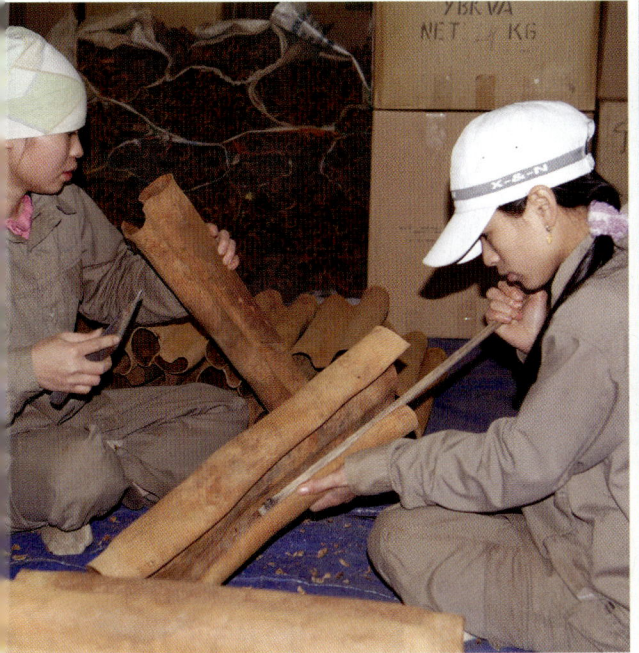

▲ 주피와 겉껍질을 없애며 계심을 제작 중이다. (베트남)

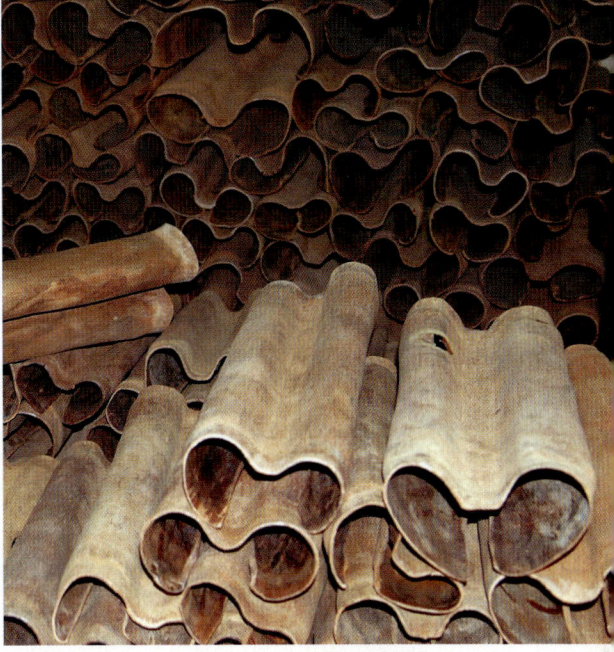

▲ 주피와 겉껍질을 없앤 계심

● **기원** 이 약은 육계(肉桂) *Cinnamomum cassia* Blume(녹나무과 Lauraceae)의 줄기껍질에서 주피 와 겉껍질층을 없앤 것이다.

| **약효 해설** |

계지 p.85, 육계 p.666 참고

| **동의보감 효능** |

계심(桂心, 겉껍질을 긁어버린 다음 그 밑층에 있는 매운맛을 가진 부분)은 9가지 가슴앓이[心痛]를 낫게 하며 삼충(三蟲)을 죽인다. 어혈을 깨뜨리고 뱃속이 차고 아픈 것을 멈추게 한다. 모든 풍기(風氣)를 없 애고 오로칠상(五勞七傷)을 보한다. 몸에 있는 9개의 구멍을 잘 통하게 하며 관절을 부드럽게 한 다. 정(精)을 돕고 눈을 밝게 하며 허리와 무릎을 따뜻하게 한다. 몸과 팔다리가 마비되고 감각 과 동작이 자유롭지 못한 병증을 없앤다. 또한 옆구리 부위에 생긴 덩어리, 뱃속에 생긴 덩어 리, 어혈을 깨뜨린다. 근육과 뼈를 이어주고 새살을 돋아나게 하며 태반을 나오게 한다.

028

계지

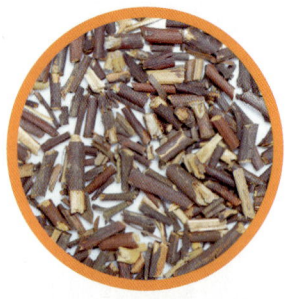

- **한자명:** 桂枝
- **라틴생약명:** Cinnamomi Ramulus
- **이명 또는 영명:** 유계(柳桂)
- **식물명 및 학명:** 육계(肉桂), *Cinnamomum cassia* Presl
- **과명:** 녹나무과
- **약용부위:** 어린 가지
- **식약처 공정서 및 조선시대 의서 수재:**
    대한민국약전외한약(생약)규격집(KHP) 제4개정
    동의보감 탕액편의 나무부
    방약합편의 향목(香木, 향나무)편

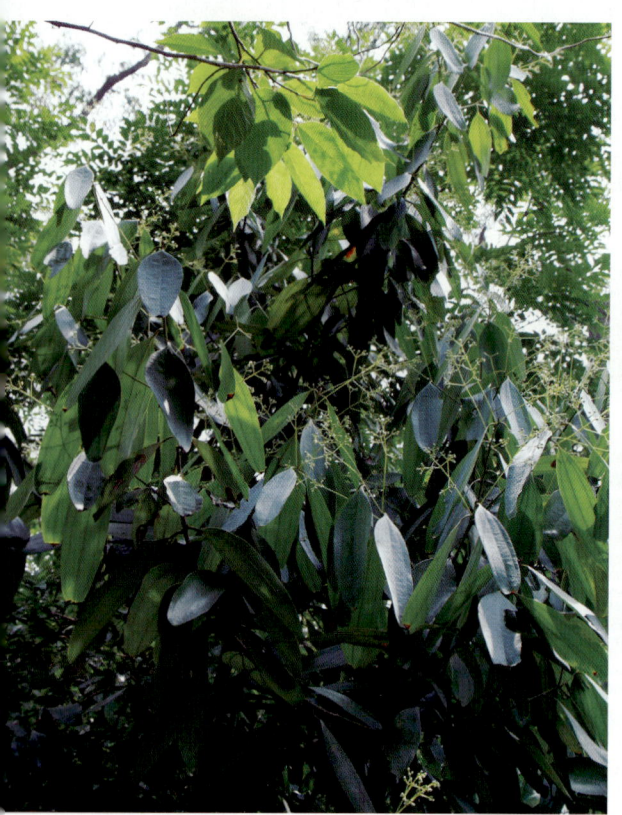

▲ 육계의 잎과 가지

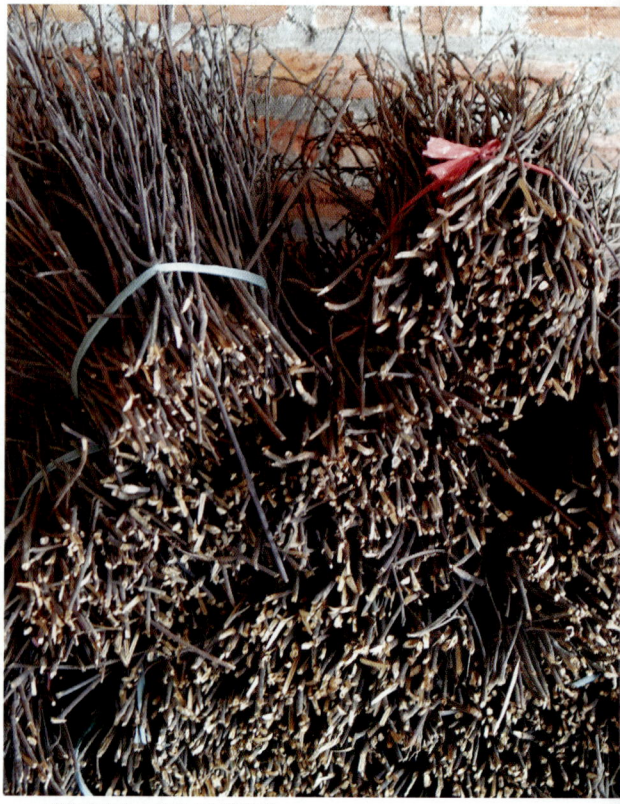

▲ 재배지에서 수확한 계지(약재)

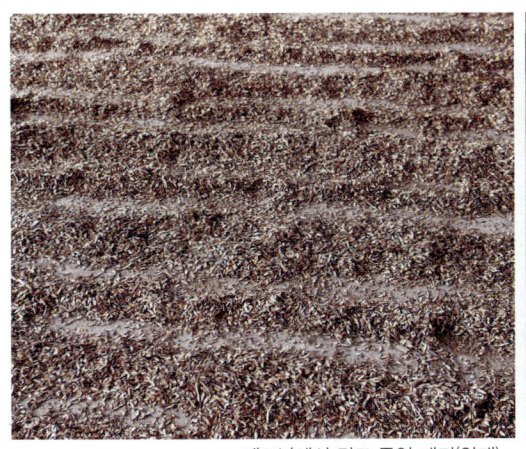
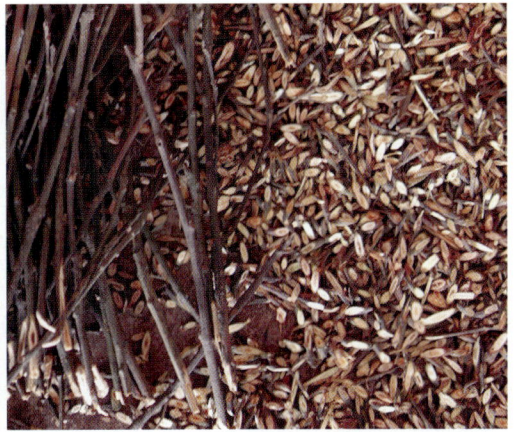

▲ 베트남에서 건조 중인 계지(약재)　　　　　　　　　　　　　▲ 계지와 계지 절편(베트남)

●**기원** 이 약은 육계(肉桂) *Cinnamomum cassia* Presl(녹나무과 Lauraceae)의 어린 가지이다.

●**한방 약미(藥味)와 약성(藥性)** 맛은 맵고 달며 성질은 따뜻하다.

●**한방 작용부위(귀경, 歸經)** 계지는 주로 심(心), 폐(肺), 방광경(膀胱經)에 들어가 작용한다.

| **약효 해설** |

• 어깨, 팔다리가 쑤시고 아픈 병증에 사용한다.

• 발한(發汗)시키고 두통을 없앤다.

• 양기(陽氣)를 도와준다.

• 가슴이 두근거리면서 불안해하는 증상에 쓴다.

• 몸이 붓는 증상에 효과가 있다.

| **동의보감 효능** |

계지(桂枝, 나뭇가지)의 지(枝)는 나뭇가지[枝條]이며 나무의 몸통[身幹]이 아니다. 나뭇가지의 겉껍질을 쓴다. 가볍고 얇아서 발산(發散)하는 작용이 있으니 『내경』의 "매운맛과 단맛은 발산하므로 양(陽)에 속한다"는 뜻에 맞다.

| **약용법** |

어린 가지 3~10g을 물 800mL에 넣고 달여서 반으로 나누어 아침저녁으로 마신다.

029

계혈등

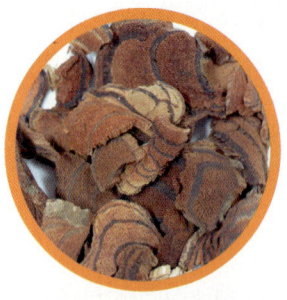

- 한자명: 鷄血藤
- 라틴생약명: Spatholobi Caulis
- 식물명 및 학명: 밀화두(密花豆), *Spatholobus suberectus* Dunn
- 과명: 콩과
- 약용부위: 덩굴성 줄기
- 식약처 공정서 및 조선시대 의서 수재:
  대한민국약전외한약(생약)규격집(KHP) 제4개정

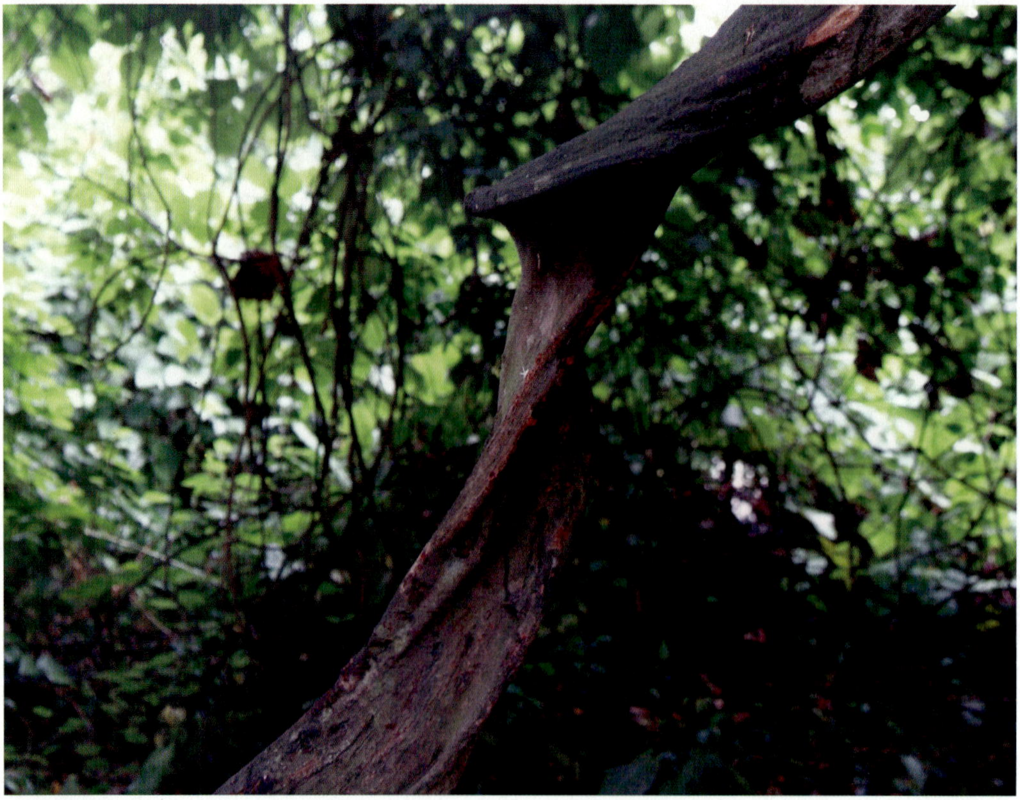

▲ 밀화두 줄기

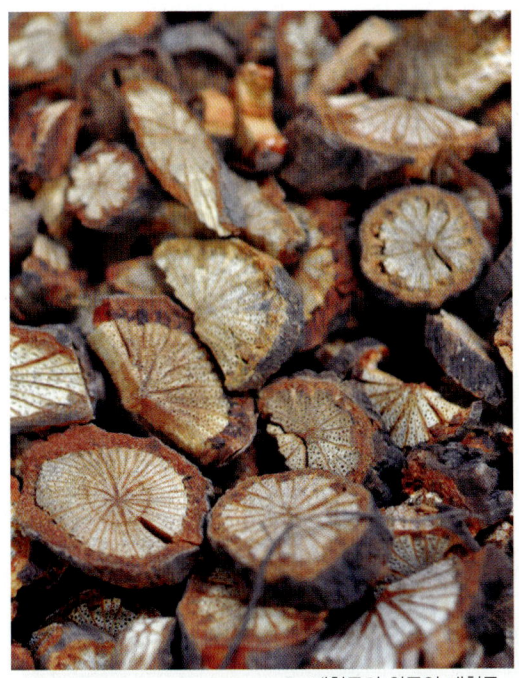
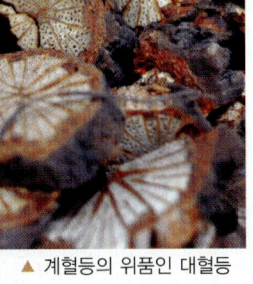

▲ 계혈등의 위품인 대혈등

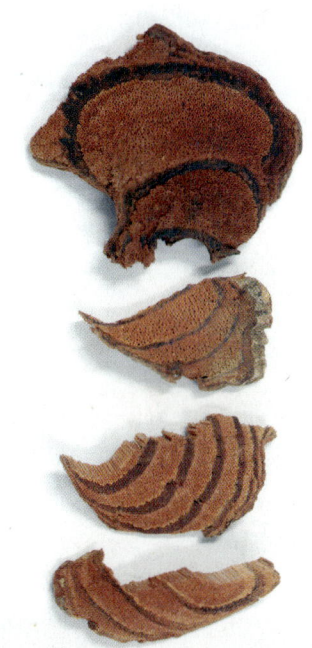

▲ 계혈등(약재, 절편)

● **기원** 이 약은 밀화두(密花豆) *Spatholobus suberectus* Dunn(콩과 Leguminosae)의 덩굴성 줄기이다.

● **한방 약미(藥味)와 약성(藥性)** 맛은 쓰고 달며 성질은 따뜻하다.

● **한방 작용부위(귀경, 歸經)** 계혈등은 주로 간(肝), 신경(腎經)에 들어가 작용한다.

| **약효 해설** |

• 류머티즘 관절염에 쓴다.

• 피부에 감각이 없으면서 팔다리를 쓰지 못하는 병증에 활용한다.

• 반신불수, 월경불순에 사용한다.

• 근육을 이완시켜 혈맥과 경락이 잘 통하게 한다.

| **약용법** |

덩굴성 줄기 9~15g을 물 800mL에 넣고 달여서 반으로 나누어 아침저녁으로 마신다.

030

고량강

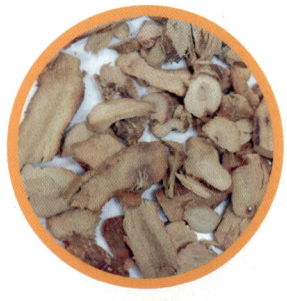

- 한자명: 高良薑
- 라틴생약명: Alpiniae Officinari Rhizoma
- 이명 또는 영명: Alpinia Officinarum Rhizome
- 식물명 및 학명: 고량강(高良薑), *Alpinia officinarum* Hance
- 과명: 생강과
- 약용부위: 뿌리줄기
- 식약처 공정서 및 조선시대 의서 수재:
  대한민국약전(KP) 제11개정
  동의보감 탕액편의 풀부(部)
  방약합편의 방초(芳草, 향기가 좋은 풀)편

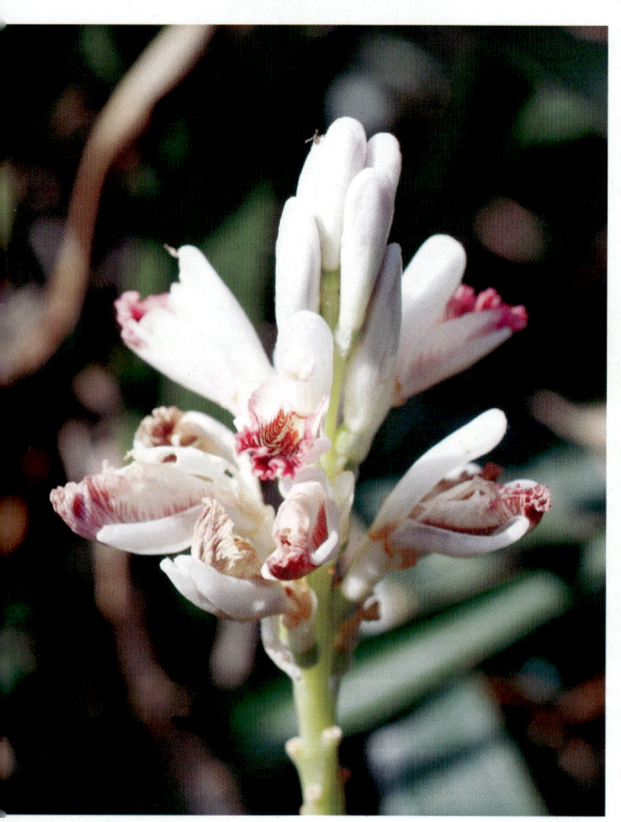

▲ 고량강 꽃

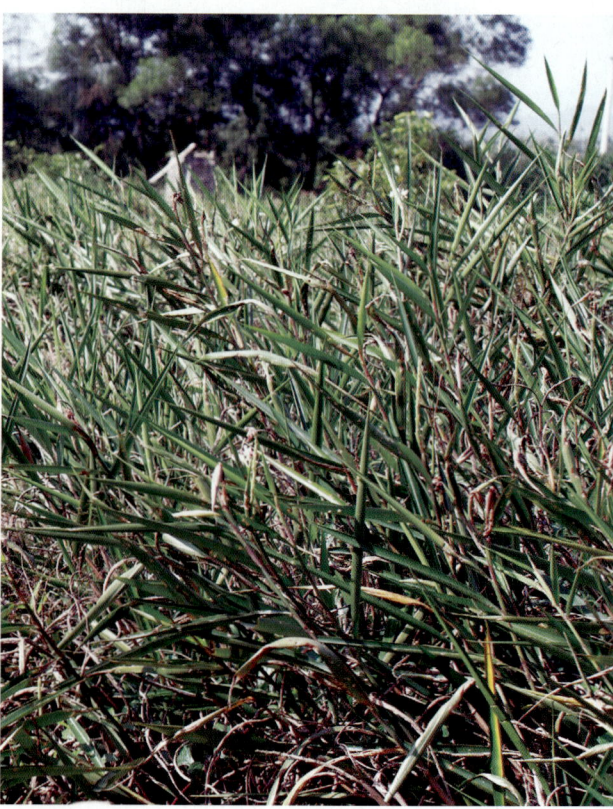

▲ 고량강 전초

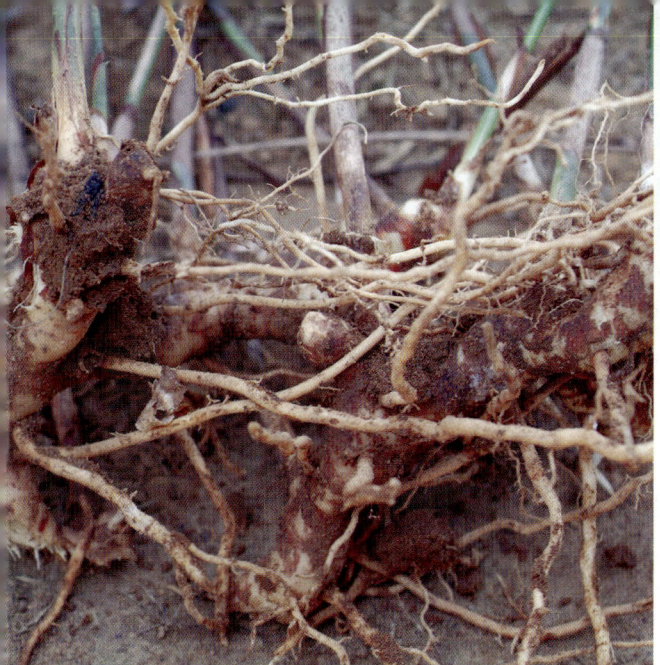

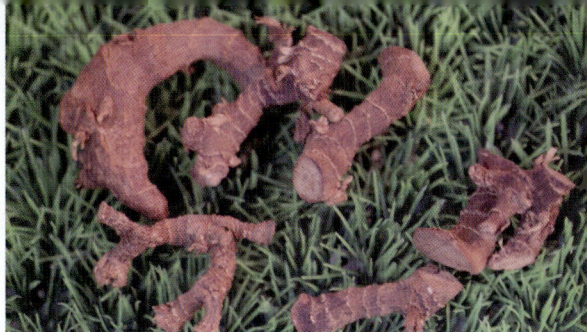

▲ 고량강(약재, 전형)

▲ 고량강의 뿌리줄기(채취품)

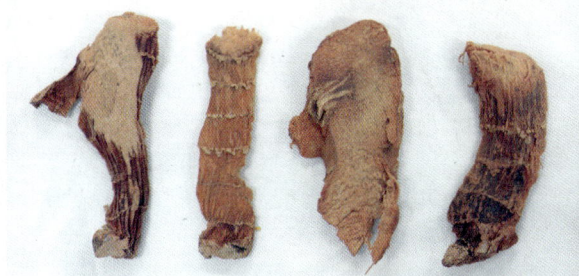

▲ 고량강(약재, 절편)

● **기원** 이 약은 고량강(高良薑) *Alpinia officinarum* Hance(생강과 Zingiberaceae)의 뿌리줄기이다.

● **한방 약미(藥味)와 약성(藥性)** 맛은 맵고 성질은 뜨겁다.

● **한방 작용부위(귀경, 歸經)** 고량강은 주로 비(脾), 위경(胃經)에 들어가 작용한다.

| 약효 해설 |

• 복부가 차고 아픈 증상에 쓴다.

• 음식을 지나치게 많이 먹고 위(胃)에 쌓여 생기는 병증에 사용한다.

• 음식물이 들어가면 토하는 증상을 치료한다.

| 동의보감 효능 |

고량강(高良薑, 양강)의 성질은 약간 뜨겁고[微熱] 맛은 맵고 쓰며[辛苦] 독이 없다. 위(胃) 속에서 찬 기운이 치미는 것, 곽란(霍亂)으로 토하고 설사하는 것을 낫게 한다. 복통을 멎게 하고 설사, 이질을 치료하며 묵은 식체[宿食]를 내려가게 하고 술독을 풀어준다.

| 약용법 |

뿌리줄기 3~6g을 물 800mL에 넣고 달여서 반으로 나누어 아침저녁으로 마신다.

031

고련피

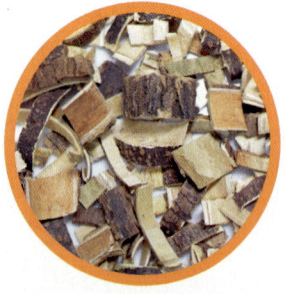

- 한자명: 苦楝皮
- 라틴생약명: Meliae Cortex
- 이명 또는 영명: 고련근피(苦楝根皮)
- 식물명 및 학명: 멀구슬나무, *Melia azedarach* Linné
  천련(川楝), *Melia toosendan* Sieb. et Zucc.
- 과명: 멀구슬나무과
- 약용부위: 나무껍질 또는 뿌리껍질
- 식약처 공정서 및 조선시대 의서 수재:
  대한민국약전외한약(생약)규격집(KHP) 제4개정
  동의보감 탕액편의 나무부
  방약합편의 교목(喬木, 줄기가 곧고 굵으며 높이 자라는 나무)편

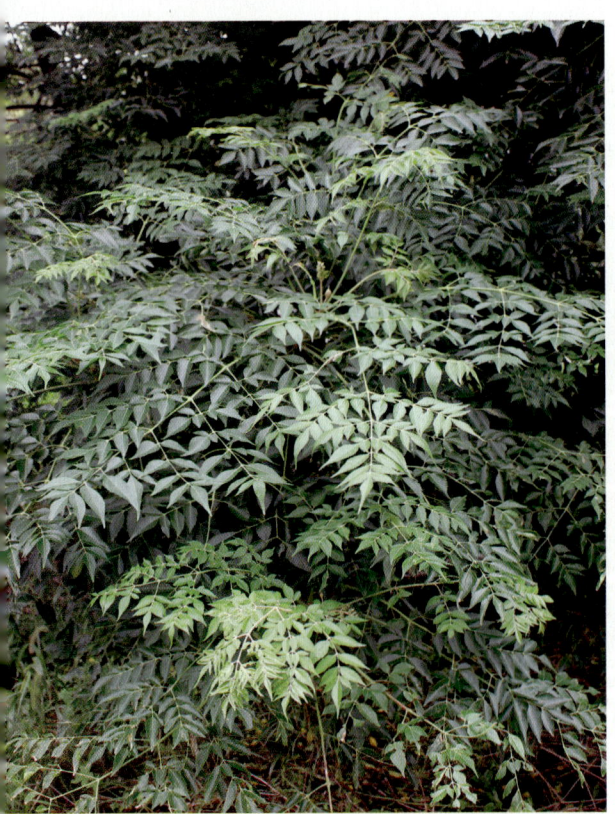

▲ 멀구슬나무 지상부

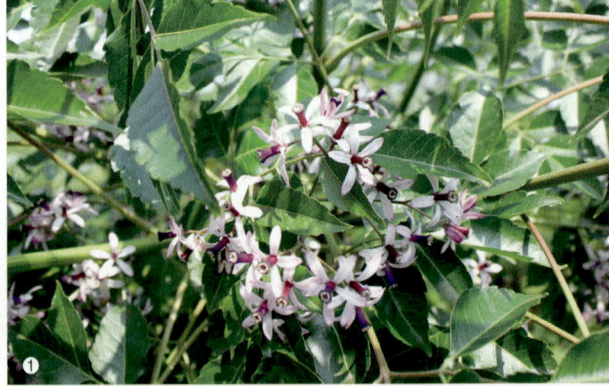

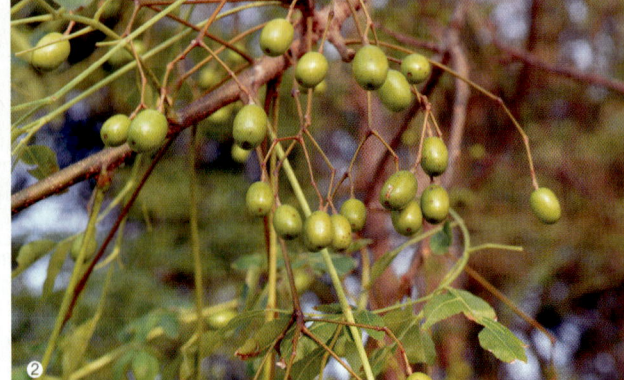

▲ ❶ 멀구슬나무 꽃 ❷ 멀구슬나무 열매

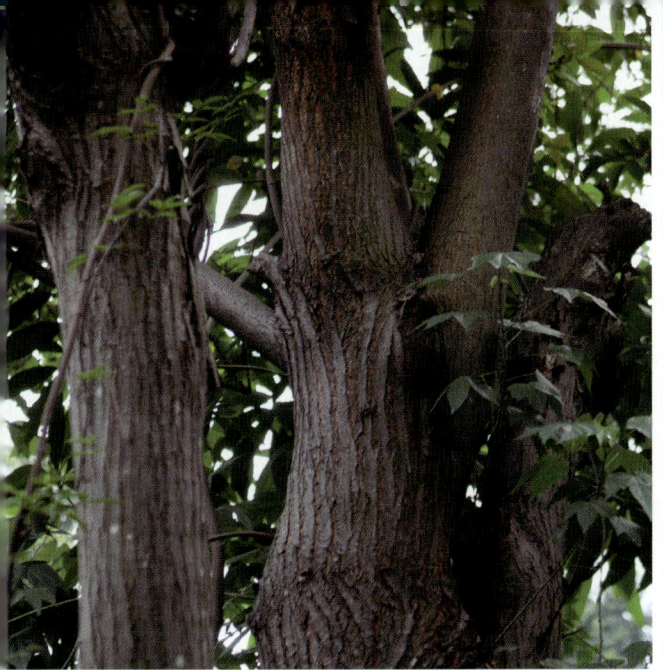

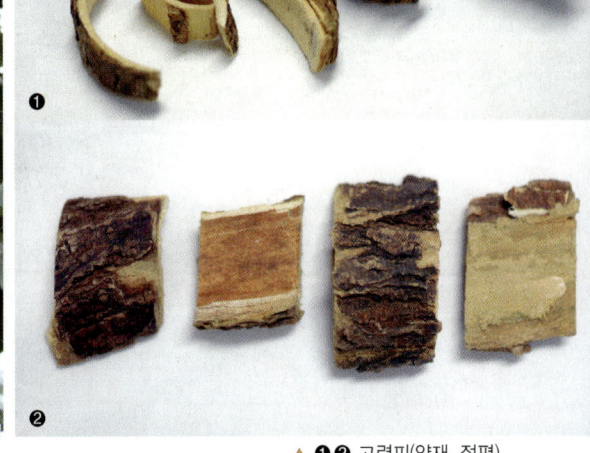

▲ 멀구슬나무의 나무껍질

▲ ❶❷ 고련피(약재, 절편)

● **기원** 이 약은 멀구슬나무 *Melia azedarach* Linné 또는 천련(川楝) *Melia toosendan* Sieb. et
Zucc.(멀구슬나무과 Meliaceae)의 나무껍질 또는 뿌리껍질이다.

● **한방 약미(藥味)와 약성(藥性)** 맛은 쓰고 성질은 차며 독이 있다.

● **한방 작용부위(귀경, 歸經)** 고련피는 주로 간(肝), 비(脾), 위경(胃經)에 들어가 작용한다.

│ **약효 해설** │

• 구충, 항말라리아 작용이 있다.

• 피임의 약리작용이 있다.

│ **동의보감 효능** │

연근(楝根, 멀구슬나무 뿌리)의 성질은 약간 차며[微寒] 맛은 쓰고[苦] 독이 약간 있다. 여러가지 충을
죽이고 대장을 돕는다.

│ **약용법** │

나무껍질 또는 뿌리껍질 3~6g을 물 800mL에 넣고 달여서 반으로 나누어 아침저녁으로
마신다.

032

고목

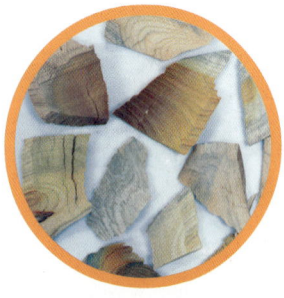

- 한자명: 苦木
- 라틴생약명: Picrasmae Lignum
- 이명 또는 영명: Picrasma Wood
- 식물명 및 학명: 소태나무, *Picrasma quassioides* Bennet
- 과명: 소태나무과
- 약용부위: 심재
- 식약처 공정서 및 조선시대 의서 수재:
  대한민국약전(KP) 제11개정

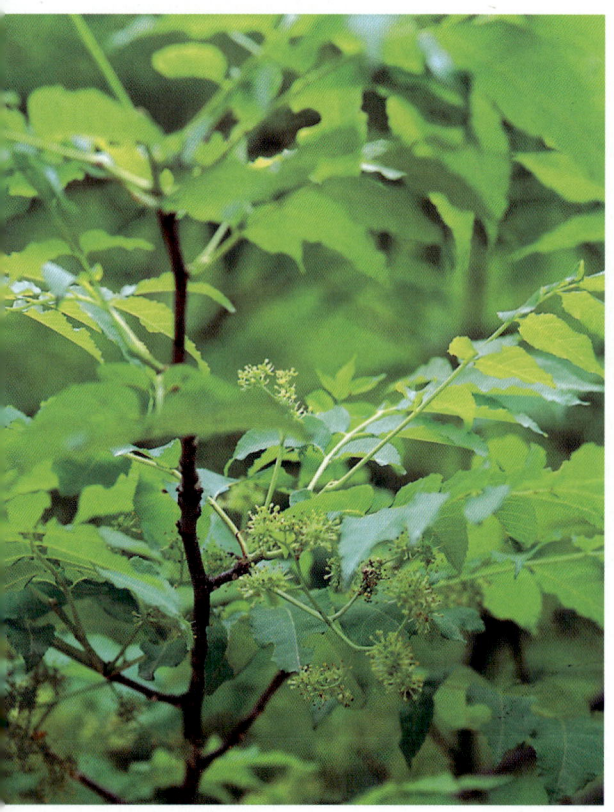

▲ 소태나무 잎과 꽃

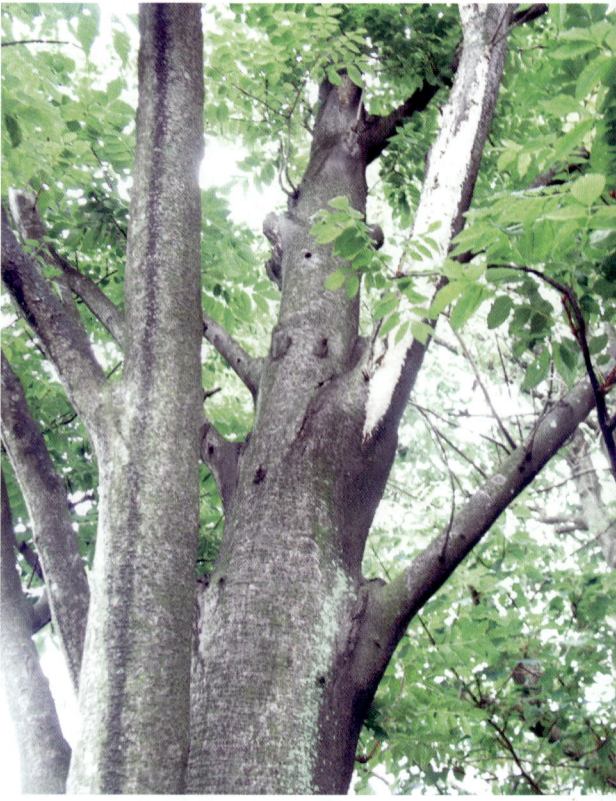

▲ 소태나무의 나무껍질

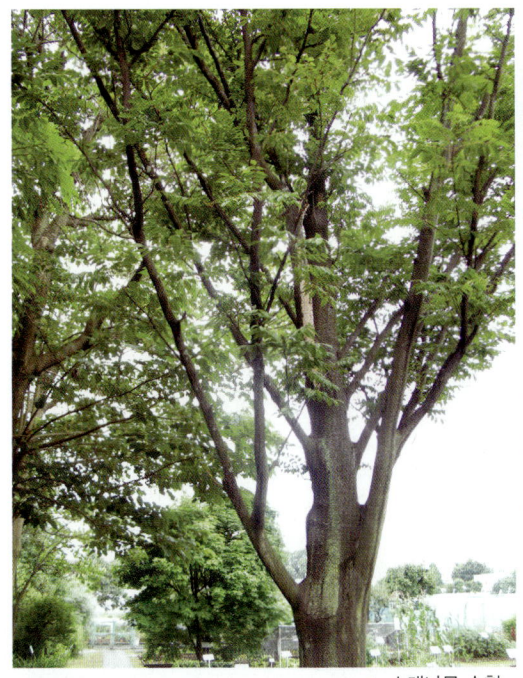

▲ 소태나무 수형

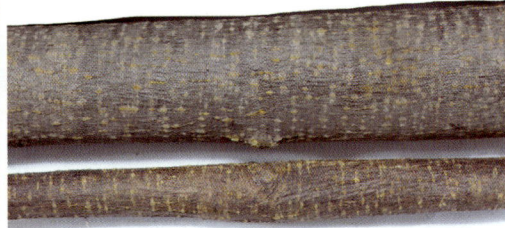

▲ 고목(약재, 전형)

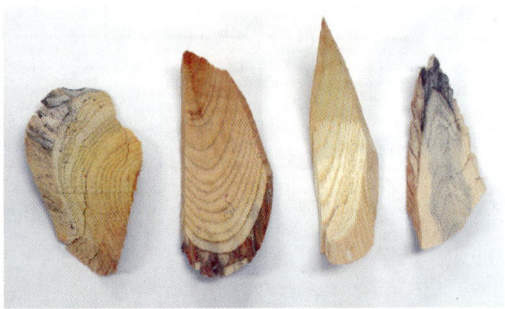

▲ 고목(약재, 절편)

● **기원** 이 약은 소태나무 *Picrasma quassioides* Bennet(소태나무과 Simaroubaceae)의 심재이다.

● **한방 약미(藥味)와 약성(藥性)** 맛은 쓰고 성질은 차며 독이 약간 있다.

● **한방 작용부위(귀경, 歸經)** 고목은 주로 폐(肺), 대장경(大腸經)에 들어가 작용한다.

| **약효 해설** |

• 편도선염, 인후염 치료에 효과가 있다.

• 장염, 급성 위장염에 사용한다.

• 급성 화농성 감염, 습진 치료에 활용한다.

• 세균성 이질 치료에 도움이 된다.

| **약용법** |

나무 6~15g을 물 800mL에 넣고 달여서 반으로 나누어 아침저녁으로 마시거나 외용으로 적당량 사용한다.

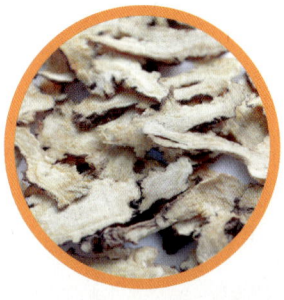

033

고본

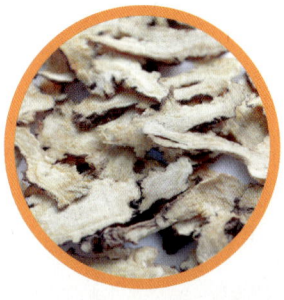

- 한자명: 藁本
- 라틴생약명: Ligustici Tenuissimi Rhizoma et Radix
- 식물명 및 학명: 고본, *Ligusticum tenuissimum* Kitagawa
  중국고본(中國藁本), *Ligusticum sinense* Oliv.
  요고본(遼藁本), *Ligusticum jeholense* Nakai et Kitagawa
- 과명: 산형과
- 약용부위: 뿌리줄기 및 뿌리
- 식약처 공정서 및 조선시대 의서 수재:
  대한민국약전외한약(생약)규격집(KHP) 제4개정
  동의보감 탕액편의 풀부(部)
  방약합편의 방초(芳草, 향기가 좋은 풀)편

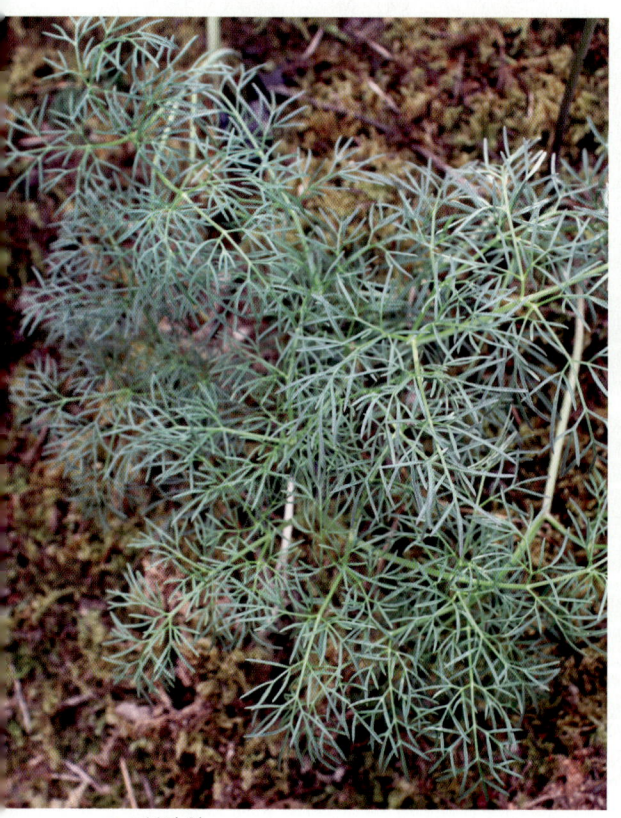

▲ 고본의 잎

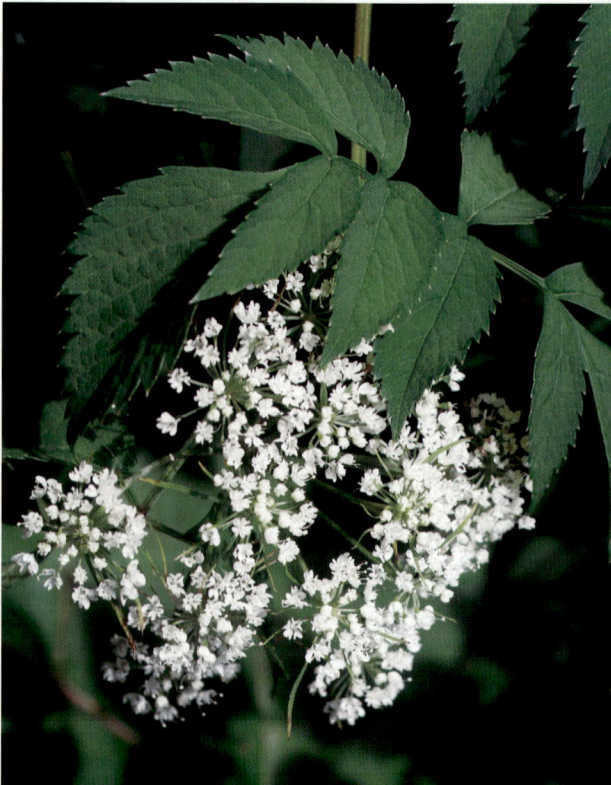

▲ 중국고본의 꽃과 잎

● **기원** 이 약은 고본 *Ligusticum tenuissimum* Kitagawa, 중국고본(中國藁本) *Ligusticum sinense* Oliv. 또는 요고본(遼藁本) *Ligusticum jeholense* Nakai et Kitagawa(산형과 Umbelliferae)의 뿌리줄기 및 뿌리이다.

● **한방 약미(藥味)와 약성(藥性)** 맛은 맵고 성질은 따뜻하다.

● **한방 작용부위(귀경, 歸經)** 고본은 주로 방광경(膀胱經)에 들어가 작용한다.

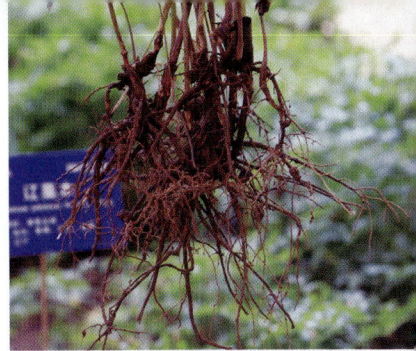
▲ 요고본 뿌리(채취품)

| 약효 해설 |

• 팔다리를 잘 쓰지 못하고 마비되며 아픈 증상에 사용한다.
• 눈이 갑자기 붓고 붉어지며 아픈 증상에 쓴다.
• 피부 진균을 억제하는 작용이 있다.
• 두통, 발열, 콧물 증상에 유효하다.

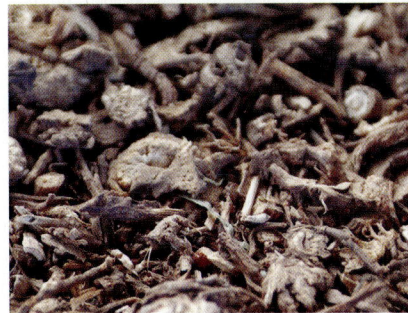
▲ 중국고본(약재, 절편)

| 동의보감 효능 |

고본(藁本)의 성질은 약간 따뜻하고[微溫](약간 차다[微寒]고도 한다) 맛은 맵고 쓰며[辛苦] 독이 없다. 160가지의 악풍(惡風)을 낫게 하고 바람[風]으로 생긴 두통을 낫게 한다. 안개와 이슬에 상한 것을 물리치고 풍사로 몸이 고달픈 것과 쇠붙이에 다친 상처를 치료한다. 살과 피부를 잘 자라게 하고 안색을 좋게 한다. 주근깨[斑, 간], 주사비[酒齄], 여드름을 없애준다. 목욕하는 약과 얼굴에 바르는 약으로 만들 수 있다.

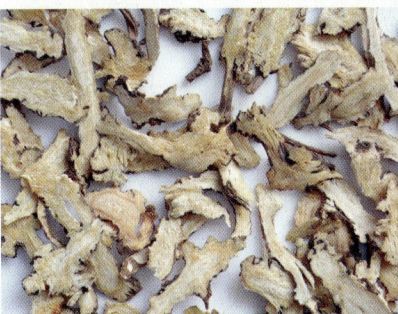
▲ 고본(약재, 절편)

| 약용법 |

뿌리줄기 및 뿌리 3~10g을 물 800mL에 넣고 달여서 반으로 나누어 아침저녁으로 마신다.

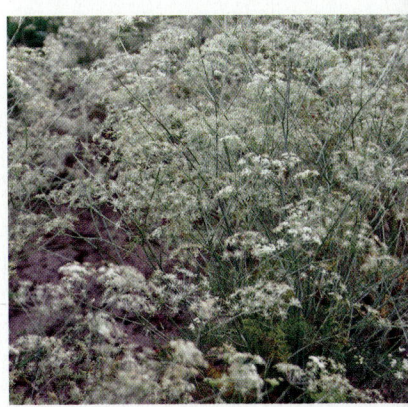
▲ 고본 재배지

034

고삼

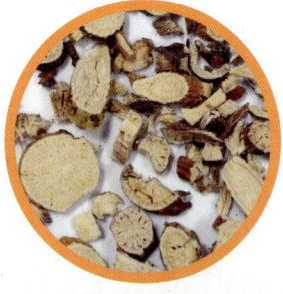

- 한자명: 苦參
- 라틴생약명: Sophorae Radix
- 이명 또는 영명: Sophora Root
- 식물명 및 학명: 고삼, *Sophora flavescens* Solander ex Aiton
- 과명: 콩과
- 약용부위: 뿌리로서 그대로 또는 주피를 제거한 것
- 식약처 공정서 및 조선시대 의서 수재:
    대한민국약전(KP) 제11개정
    동의보감 탕액편의 풀부(部)
    방약합편의 산초(山草)편

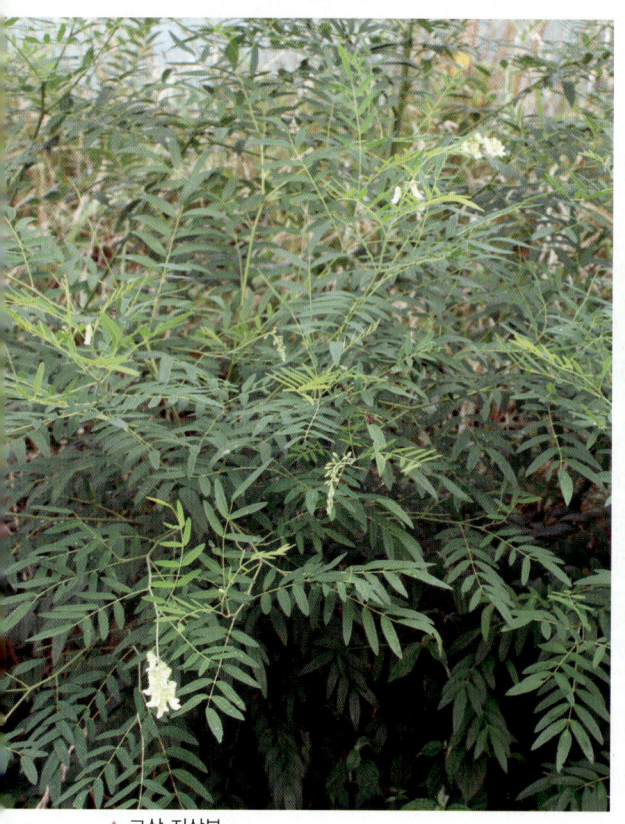

▲ 고삼 지상부

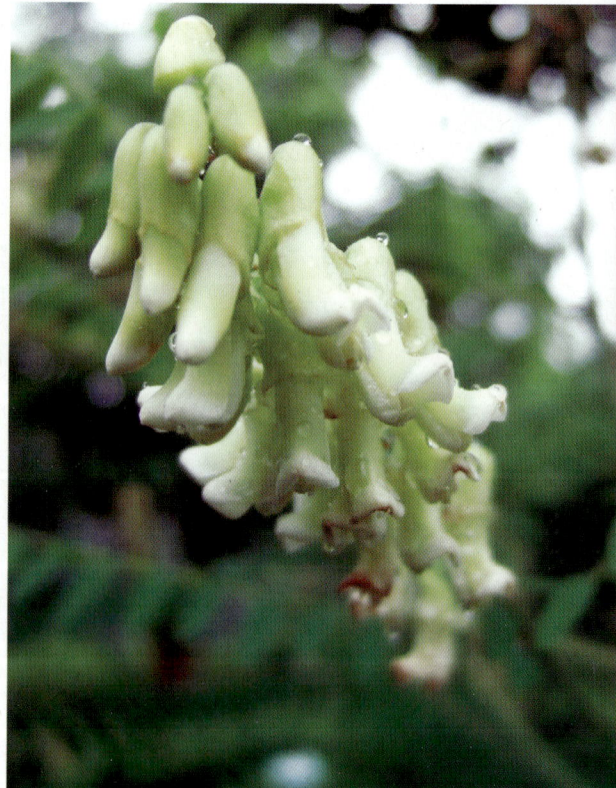

▲ 고삼 꽃

- **기원** 이 약은 고삼 *Sophora flavescens* Solander ex Aiton(콩과 Leguminosae)의 뿌리로서 그대로 또는 주피를 제거한 것이다.

- **한방 약미(藥味)와 약성(藥性)** 맛은 쓰고 성질은 차다.

- **한방 작용부위(귀경, 歸經)** 고삼은 주로 심(心), 간(肝), 위(胃), 대장(大腸), 방광경(膀胱經)에 들어가 작용한다.

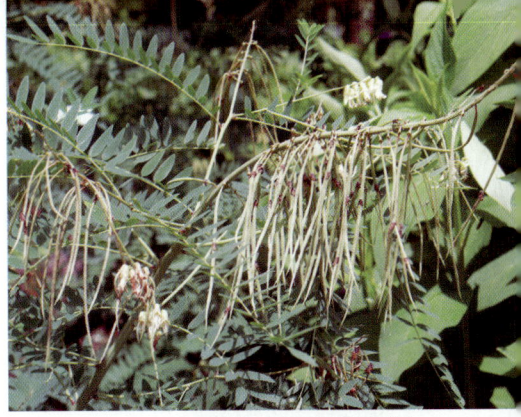

▲ 고삼 열매

| 약효 해설 |

- 피부 가려움증, 화상 치료에 도움이 된다.
- 자궁에서 분비물이 나오는 증상에 유효하다.
- 음부(陰部)가 붓고 가려운 증상을 낫게 한다.
- 황달, 소아의 폐렴에 사용한다.
- 혈변(血便), 세균성 이질 치료에 쓴다.

| 동의보감 효능 |

고삼(苦蔘)의 성질은 차고[寒] 맛은 쓰며[苦] 독이 없다. 열독풍(熱毒風)으로 피부와 살에 헌데가 생기고 적라(赤癩)로 눈썹이 빠지는 것을 치료한다. 심한 열로 잠만 자려는 것을 낫게 하며 눈을 밝게 하고 눈물을 멎게 한다. 간담(肝膽)의 기를 보하고 잠복된 열을 없애며 이질과 소변이 황적색인 것을 낫게 한다. 치통(齒痛), 피부가 헐어 아프고 가려우며 벌겋게 부어 곪는 것, 음부가 헌 것을 낫게 한다.

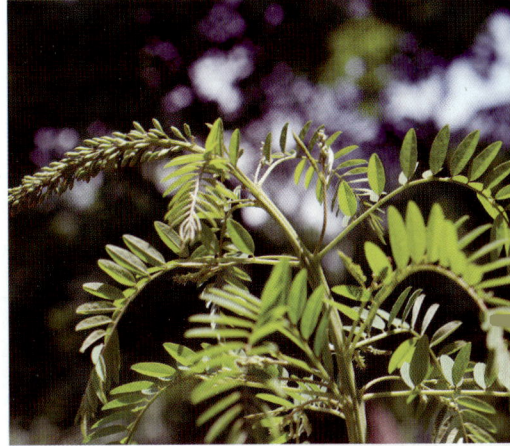

▲ 고삼 새 잎

| 약용법 |

뿌리 4.5~9g을 물 800mL에 넣고 달여서 반으로 나누어 아침저녁으로 마시거나 외용으로 적당량 사용한다.

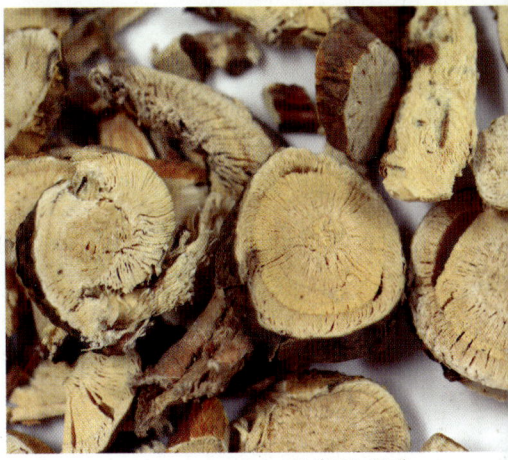

▲ 고삼(약재, 절편)

035

고추

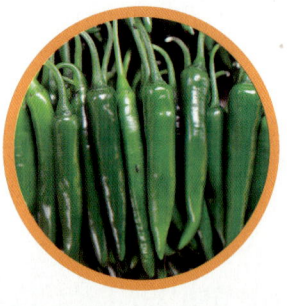

- 한자명: 苦椒
- 라틴생약명: Capsici Fructus
- 이명 또는 영명: Capsicum
- 식물명 및 학명: 고추, *Capsicum annuum* Linné
- 과명: 가지과
- 약용부위: 열매
- 식약처 공정서 및 조선시대 의서 수재:
  대한민국약전(KP) 제11개정

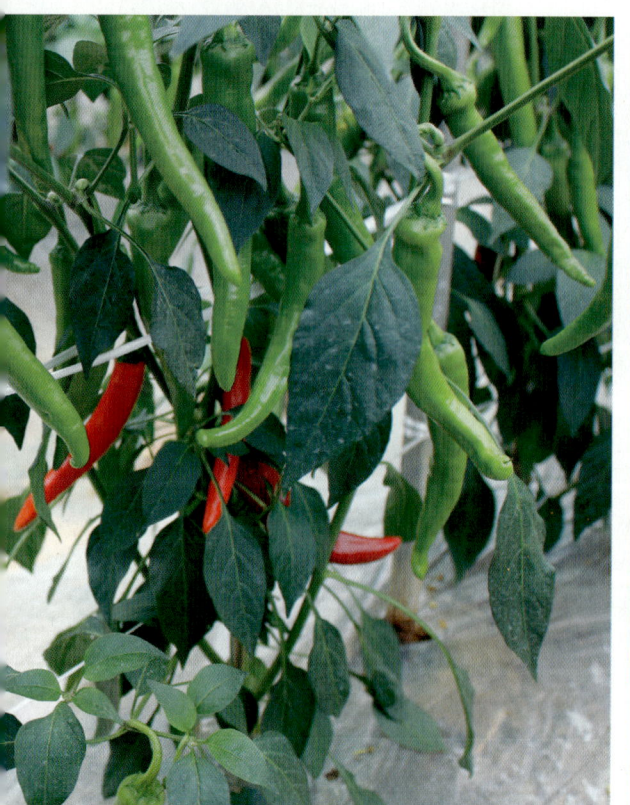

▲ 고추 열매

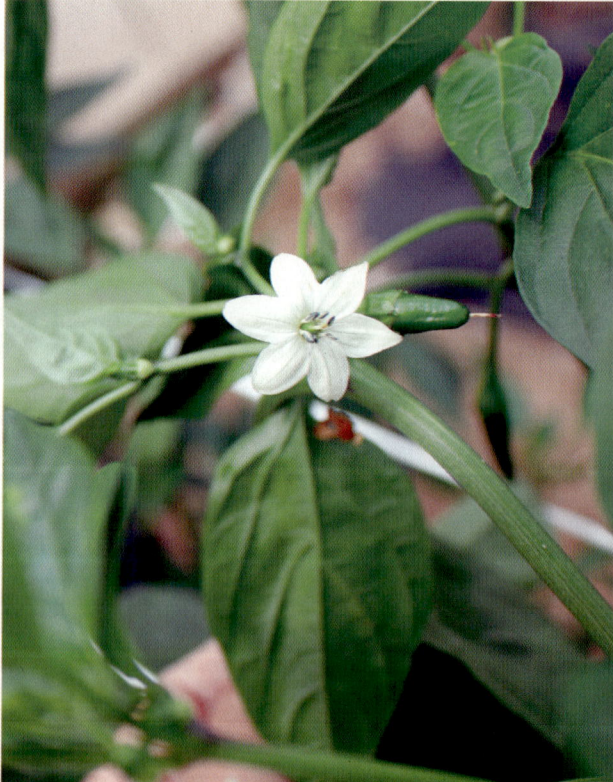

▲ 고추 꽃

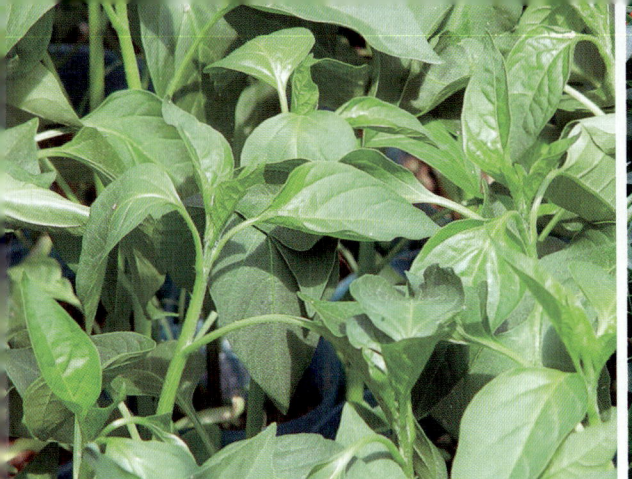

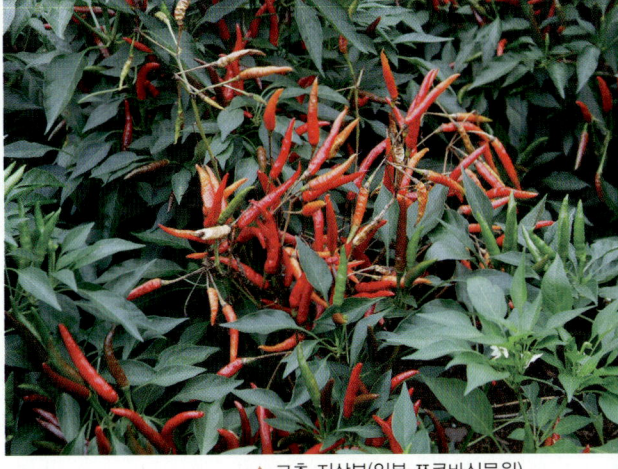

▲ 고추 잎
　　　　　　　　　　　　　　　　　　▲ 고추 지상부(일본 쯔쿠바식물원)

- **기원** 이 약은 고추 *Capsicum annuum* Linné 또는 그 변종(가지과 Solanaceae)의 열매이다.

- **한방 약미(藥味)와 약성(藥性)** 맛은 맵고 성질은 뜨겁다.

- **한방 작용부위(귀경, 歸經)** 고추는 주로 심(心), 비경(脾經)에 들어가 작용한다.

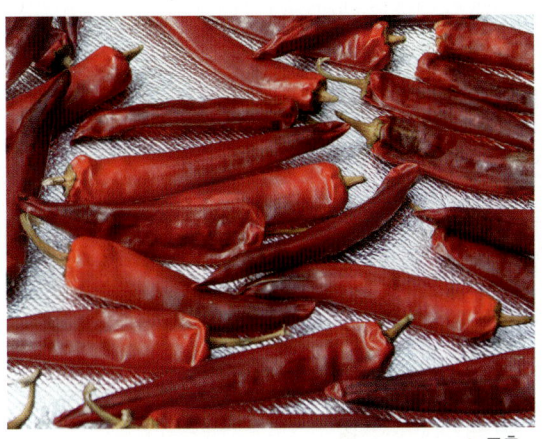

▲ 고추

| **약효 해설** |

• 소량으로 위액 분비 촉진 작용이 있어 식욕을 증진시킨다.

• 강장, 발한 작용이 있다.

• 항류머티즘 작용이 있다.

| **약용법** |

열매 1~3g을 가루 또는 환(丸)으로 만들어 복용하거나 외용으로 적당량 사용한다.

고추틴크

- 이명 또는 영명: Capsicum Tincture
- 식약처 공정서 및 조선시대 의서 수재:
  대한민국약전(KP) 제11개정

| 약효 해설 |

고추 p.99 참고

곡기생

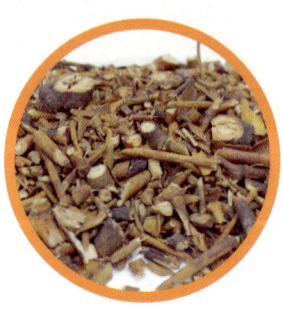

- 한자명: 槲寄生
- 라틴생약명: Visci Ramulus et Folium
- 식물명 및 학명: 겨우살이, *Viscum album* L. var. *coloratum* Ohwi
- 과명: 겨우살이과
- 약용부위: 잎, 줄기, 가지
- 식약처 공정서 및 조선시대 의서 수재:
  대한민국약전외한약(생약)규격집(KHP) 제4개정

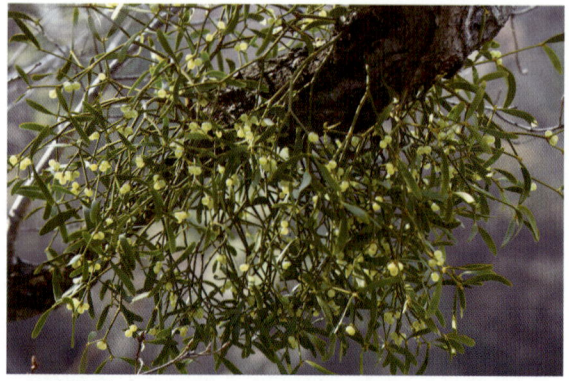

▲ 겨우살이

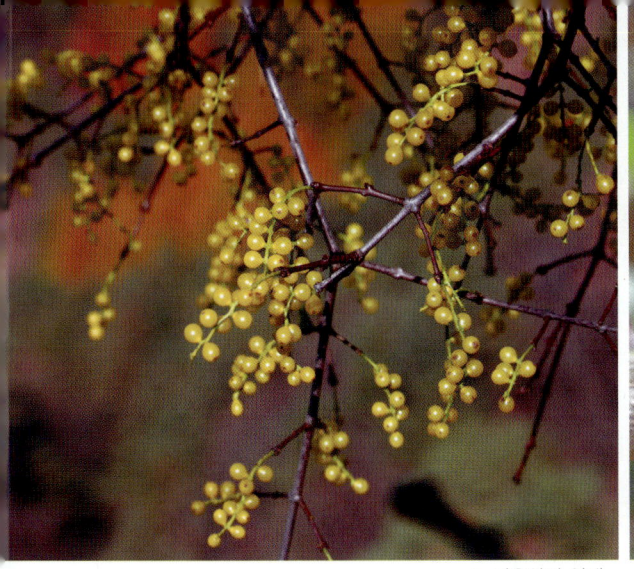
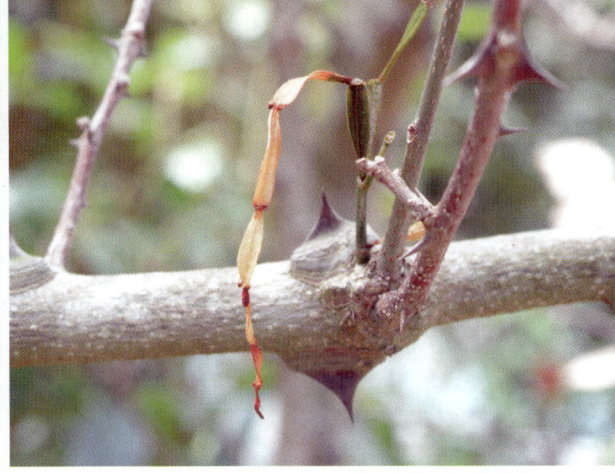

▲ 겨우살이 열매　　　　　　　　　　　　　▲ 왕초피나무의 겨우살이

● **기원** 이 약은 겨우살이 *Viscum album* L. var. *coloratum* Ohwi(겨우살이과 Loranthaceae)의 잎, 줄기, 가지이다.

● **한방 약미(藥味)와 약성(藥性)** 맛은 쓰고 성질은 평(平)하다.

● **한방 작용부위(귀경, 歸經)** 곡기생은 주로 간(肝), 신경(腎經)에 들어가 작용한다.

| 약효 해설 |

• 팔다리를 잘 쓰지 못하고 마비되며 아픈 증상에 사용한다.
• 허리와 무릎 부위가 시큰거리고 아픈 병증에 사용한다.
• 근육과 뼈를 강하고 튼튼하게 한다.
• 머리가 어지럽고 눈앞이 아찔할 때 사용한다.
• 여성의 부정기 자궁출혈이 많을 때 효과가 있다.
• 부종, 각기병, 변비 치료에 도움이 된다.

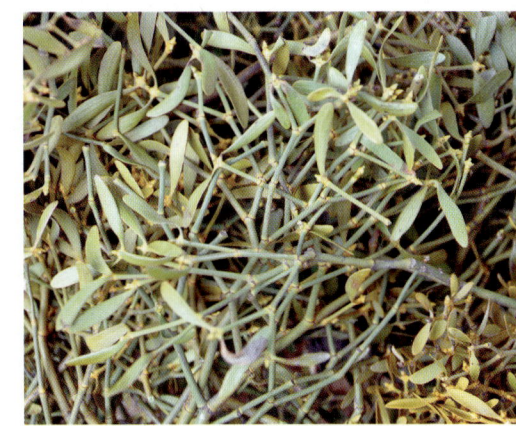

▲ 곡기생(약재, 전형)

| 약용법 |

잎, 줄기, 가지 9~15g을 물 800mL에 넣고 달여서 반으로 나누어 아침저녁으로 마신다.

곡아

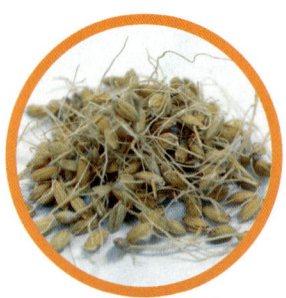

- 한자명: 穀芽
- 라틴생약명: Oryzae Fructus Germinatus
- 이명 또는 영명: 도아(稻芽)
- 식물명 및 학명: 벼, *Oryza sativa* Linné
- 과명: 벼과
- 약용부위: 잘 익은 열매를 발아시켜 말린 것
- 식약처 공정서 및 조선시대 의서 수재:
  대한민국약전외한약(생약)규격집(KHP) 제4개정

▲ 곡아(약재, 전형)

●**기원** 이 약은 벼 *Oryza sativa* Linné(벼과 Gramineae)의 잘 익은 열매를 발아시켜 말린 것이다.

●**한방 약미(藥味)와 약성(藥性)** 맛은 달고 성질은 따뜻하다.

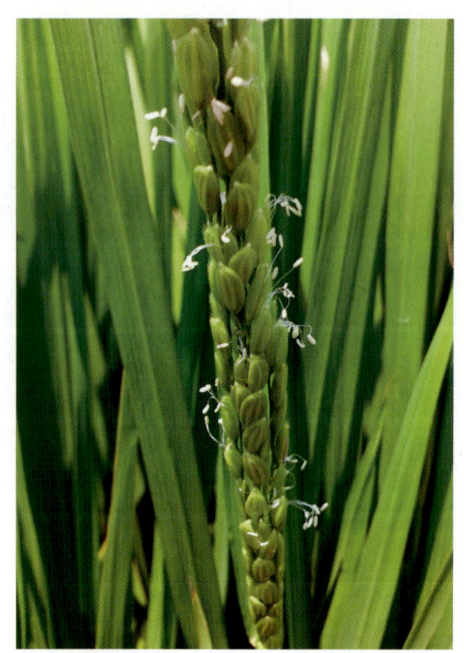

▲ 벼의 열매와 꽃

●**한방 작용부위(귀경, 歸經)** 곡아는 주로 비(脾), 위경(胃經)에 들어가 작용한다.

| **약효 해설** |

- 약해진 비(脾)의 기능을 강하게 하며 소화를 돕는다.
- 음식이 소화되지 않고 오랫동안 정체되는 것을 제거한다.
- 배가 더부룩하면서 부르고 입 냄새가 나는 증상에 쓴다.

| **약용법** |

곡아 9~15g을 물 800mL에 넣고 달여서 반으로 나누어 아침저녁으로 마신다.

- 한자명: 穀精草
- 라틴생약명: Eriocauli Flos
- 식물명 및 학명: 곡정초, *Eriocaulon sieboldianum* Siebold et Zuccarini

  중국곡정초(穀精草), *Eriocaulon buergerianum* Koernicke
- 과명: 곡정초과
- 약용부위: 꽃대가 붙어 있는 두상화서
- 식약처 공정서 및 조선시대 의서 수재:

  대한민국약전외한약(생약)규격집(KHP) 제4개정

  동의보감 탕액편의 풀부(部)

  방약합편의 습초(濕草)편

곡정초

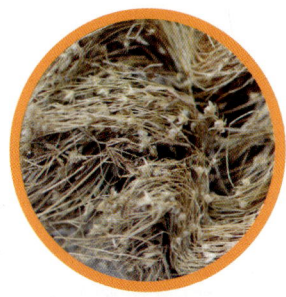

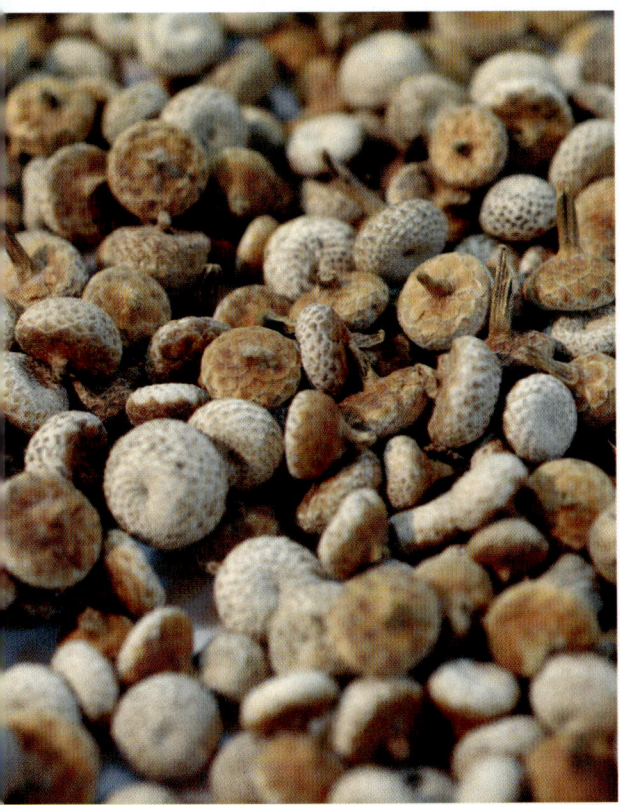

▲ 화남곡정초(*Eriocaulon sexangulare*)

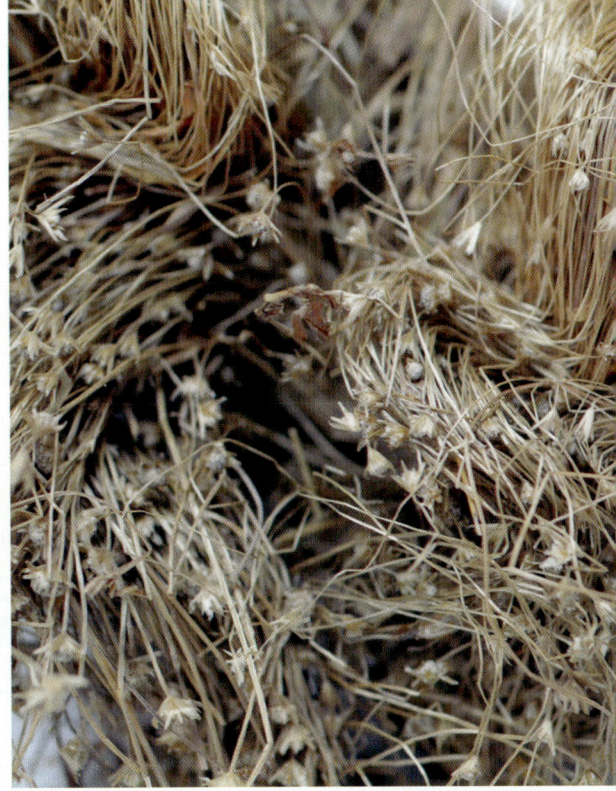

▲ 곡정초(약재, 전형)

●**기원** 이 약은 곡정초 *Eriocaulon sieboldianum* Siebold et Zuccarini 또는 중국곡정초(穀精草) *Eriocaulon buergerianum* Koernicke(곡정초과 Eriocaulaceae)의 꽃대가 붙어 있는 두상화서이다.

●**한방 약미(藥味)와 약성(藥性)** 맛은 맵고 달며 성질은 평(平)하다.

●**한방 작용부위(귀경, 歸經)** 곡정초는 주로 간(肝), 폐경(肺經)에 들어가 작용한다.

| 약효 해설 |

• 눈 안에 막 같은 것이 생기는 장애에 사용한다.
• 풍열(風熱)로 인해서 눈이 붉어지고 눈물이 많이 흐르는 증상에 유효하다.
• 야맹증 치료에 도움이 된다.
• 두통, 치통을 없앤다.
• 피부 진균 억제작용이 있다.

| 동의보감 효능 |

곡정초(穀精草)의 성질은 따뜻하고[溫] 맛은 매우며[辛] 독이 없다. 눈병, 목 안이 벌겋게 붓고 아프며 막힌 감이 있는 것, 치아가 풍으로 아픈 것[齒風痛], 여러 가지 피부질환과 옴을 낫게 한다.

| 약용법 |

꽃 5~10g을 물 800mL에 넣고 달여서 반으로 나누어 아침저녁으로 마신다.

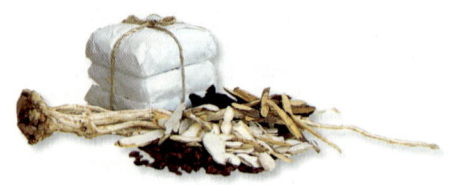

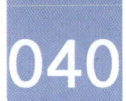

- 한자명: 昆布
- 라틴생약명: Laminariae Japonicae Thallus
- 식물명 및 학명: 다시마, *Laminaria japonica* Areschoung
- 과명: 다시마과
- 약용부위: 전조(全藻)
- 식약처 공정서 및 조선시대 의서 수재:

    대한민국약전외한약(생약)규격집(KHP) 제4개정

    동의보감 탕액편의 채소부

    방약합편의 수초(水草)편

곤포

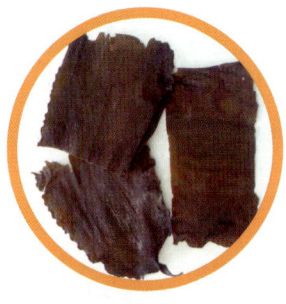

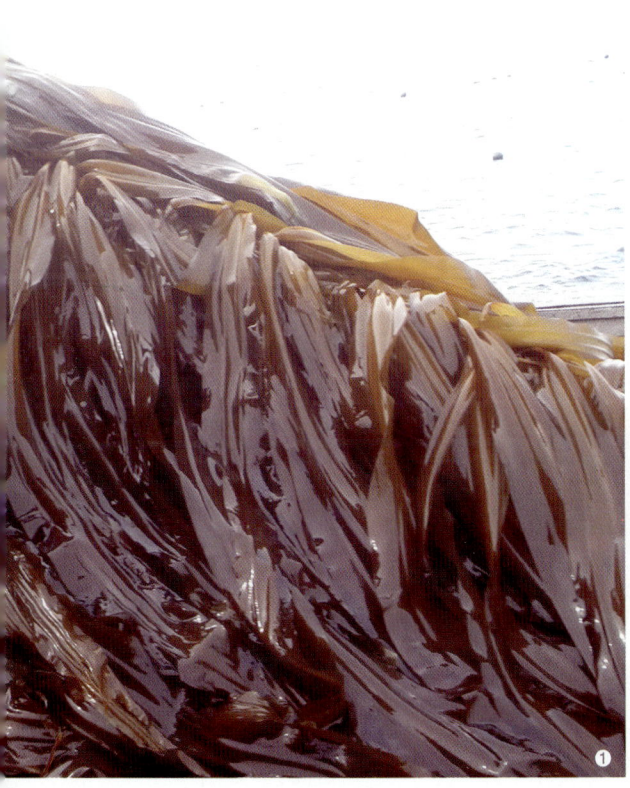

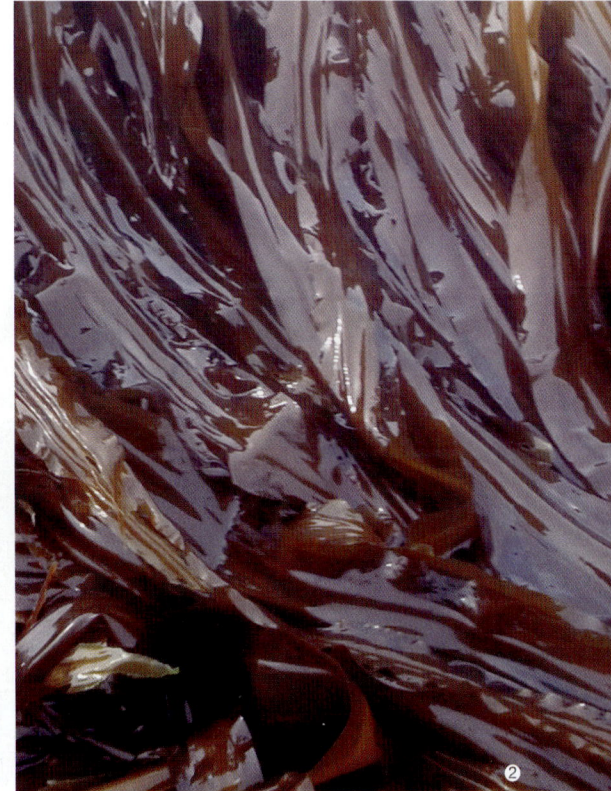

▲ ❶❷ 채취한 다시마

- **●기원** 이 약은 다시마 *Laminaria japonica* Areschoung(다시마과 Laminariaceae)의 전조(全藻)이다.

- **●한방 약미(藥味)와 약성(藥性)** 맛은 짜고 성질은 차다.

- **●한방 작용부위(귀경, 歸經)** 곤포는 주로 간(肝), 위(胃), 신경(腎經)에 들어가 작용한다.

| 약효 해설 |

- 목덜미에 생긴 혹과 식도암 치료에 도움이 된다.
- 고환(睾丸)이 붓고 아픈 증상에 사용한다.
- 이뇨작용과 부종을 가라앉히는 작용이 있다.

| 동의보감 효능 |

곤포(昆布)는 성질이 차고 맛은 짜며 독이 없다. 12가지 몸이 붓는 것에 주로 쓴다. 소변을 잘 나오게 하고 얼굴이 부은 병증[面腫]을 가라앉힌다. 고름이 나온 후 잘 아물지 않고 계속 고름과 냄새가 나는 것을 낫게 한다. 영류(瘿瘤), 기가 뭉친 것[結氣]을 치료한다. 동해에서 난다. 해산물은 씻어서 짠맛을 제거한 후에 약에 넣어야 한다[본초].

| 약용법 |

다시마 5~15g을 물 800mL에 넣고 달여서 반으로 나누어 아침저녁으로 마시거나 또는 가루나 환제(丸劑)로 복용한다.

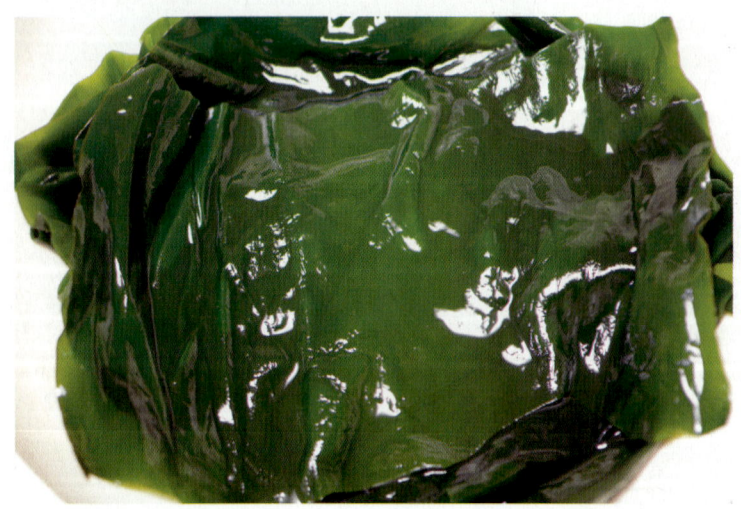

▲ 다시마

041

골담초근

- **한자명**: 骨膽草根
- **라틴생약명**: Caraganae Radix
- **이명 또는 영명**: 금작근(金雀根)
- **식물명 및 학명**: 골담초, *Caragana sinica*(Buchoz) Rehder
- **과명**: 콩과
- **약용부위**: 뿌리
- **식약처 공정서 및 조선시대 의서 수재**:
  대한민국약전외한약(생약)규격집(KHP) 제4개정

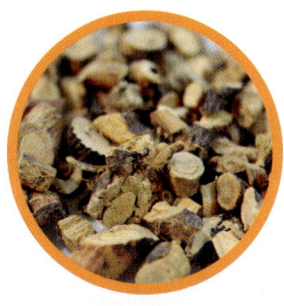

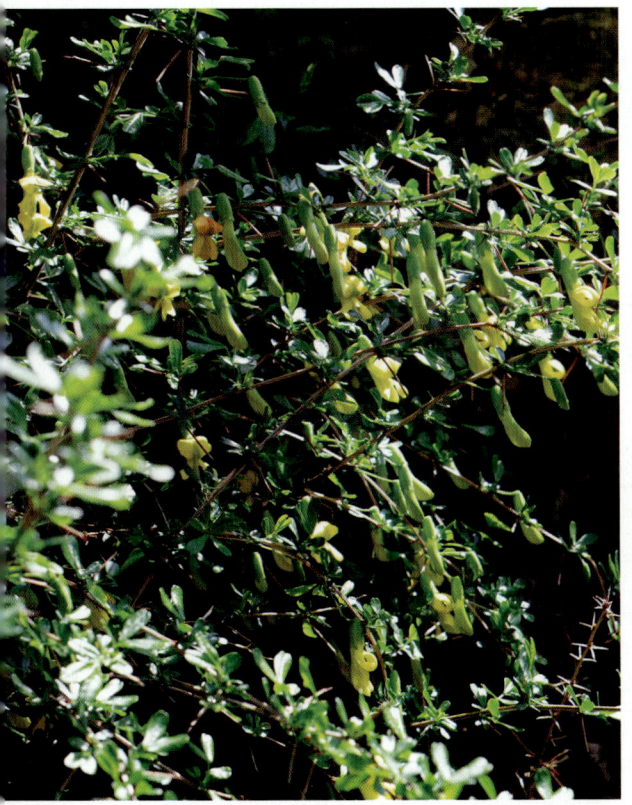

▲ 골담초 지상부

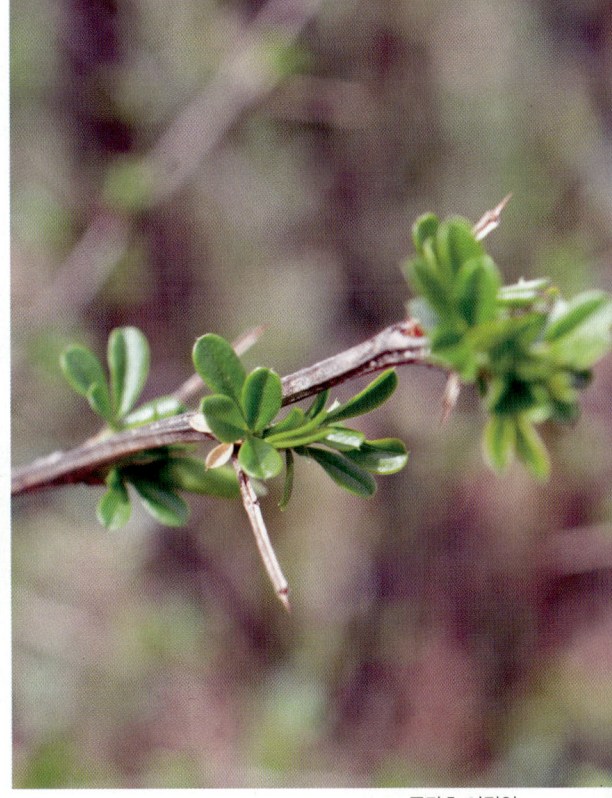

▲ 골담초 어린잎

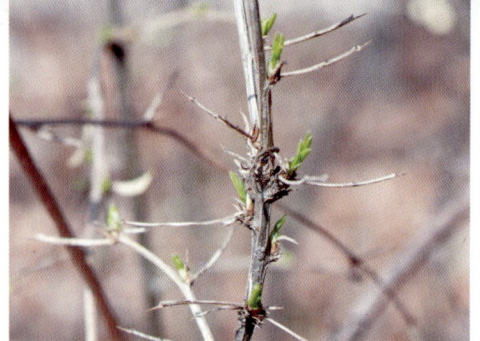

▲ 골담초의 순

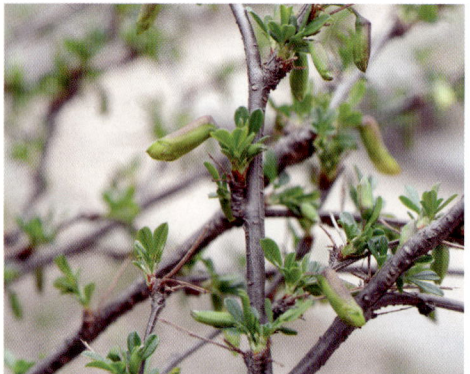

▲ 골담초 줄기와 꽃봉오리

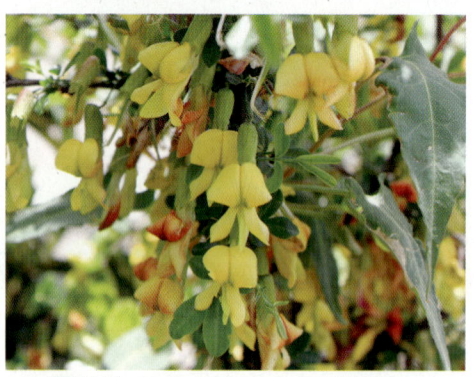

▲ 골담초 꽃

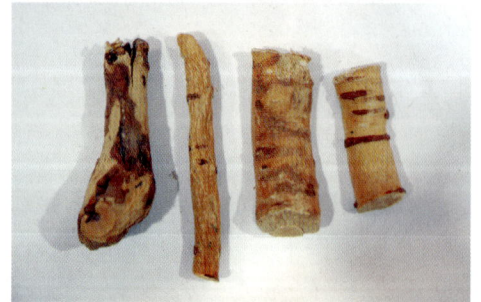

▲ 골담초근(약재, 전형)

● **기원** 이 약은 골담초 *Caragana sinica*(Buchoz) Rehder 또는 기타 동속 근연식물(콩과 Leguminosae)의 뿌리이다.

● **한방 약미(藥味)와 약성(藥性)** 맛은 달고 매우며 약간 쓰고 성질은 평(平)하다.

● **한방 작용부위(귀경, 歸經)** 골담초근은 주로 폐(肺), 비경(脾經)에 들어가 작용한다.

| 약효 해설 |

- 류머티즘성 관절염을 치료한다.
- 반신불수에 사용한다.
- 몸이 쇠약하고 권태해지는 증상에 쓴다.
- 폐허(肺虛)하여 생기는 오래된 기침을 낫게 한다.
- 여성의 자궁출혈과 자궁에서 분비물이 나오는 증상에 쓴다.
- 혈압 강하작용이 있다.

| 약용법 |

뿌리 15~30g을 물 800mL에 넣고 달여서 반으로 나누어 아침저녁으로 마시거나 외용으로 적당량 사용한다.

042

- **한자명**: 骨碎補
- **라틴생약명**: Drynariae Rhizoma
- **이명 또는 영명**: Drynaria Rhizome
- **식물명 및 학명**: 곡궐(槲蕨), *Drynaria fortunei* J. Smith
- **과명**: 고란초과
- **약용부위**: 뿌리줄기로서 그대로 또는 비늘조각을 태워 제거한 것
- **식약처 공정서 및 조선시대 의서 수재**:
  - 대한민국약전(KP) 제11개정
  - 동의보감 탕액편의 풀부(部)
  - 방약합편의 석초(石草)편

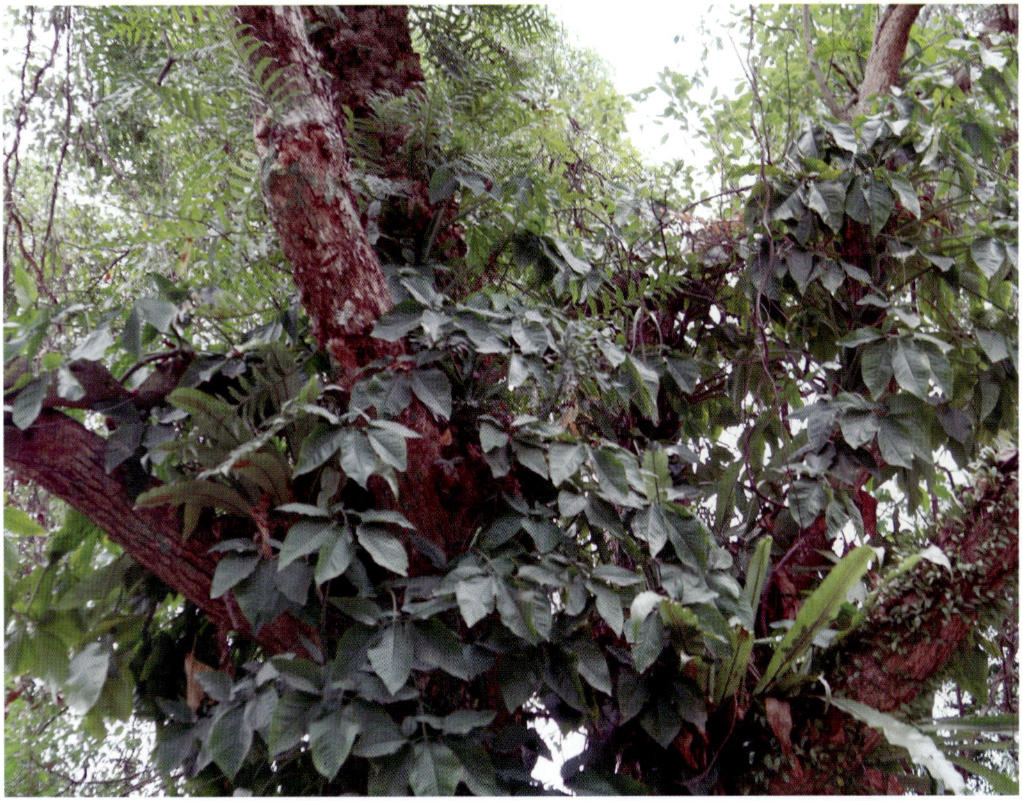

골쇄보

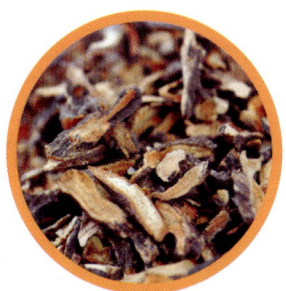

▲ 곡궐(*Drynaria roosii*)

- **기원** 이 약은 곡궐(槲蕨) *Drynaria fortunei* J. Smith(고란초과 Polypodiaceae)의 뿌리줄기로서 그대로 또는 비늘조각을 태워 제거한 것이다.

- **한방 약미(藥味)와 약성(藥性)** 맛은 쓰고 성질은 따뜻하다.

- **한방 작용부위(귀경, 歸經)** 골쇄보는 주로 간(肝), 신경(腎經)에 들어가 작용한다.

| 약효 해설 |

- 힘줄과 뼈가 부러진 것을 낫게 한다.
- 신장의 기능이 허약해져서 나타나는 요통(腰痛) 치료에 좋다.
- 귀울림과 소리를 듣지 못하는 증상이 함께 일어나는 것에 사용한다.
- 잇몸이 패여 치아 뿌리가 드러나고 이가 흔들리면서 아픈 증상에 효과가 있다.
- 치통, 원형탈모증에 쓴다.
- 만성 설사 치료에 도움이 된다.
- 살갗의 색소가 빠져 하얗게 되는 병증에 외용(外用)한다.

| 동의보감 효능 |

골쇄보(骨碎補)의 성질은 따뜻하고[溫](평(平)하다고도 한다) 맛은 쓰며[苦] 독이 없다. 어혈을 깨뜨리고 지혈시키며 부러진 것을 이어지게 한다. 피부가 헐어 아프고 가려우며 벌겋게 부어 곪는 것을 낫게 한다. 충을 죽인다.

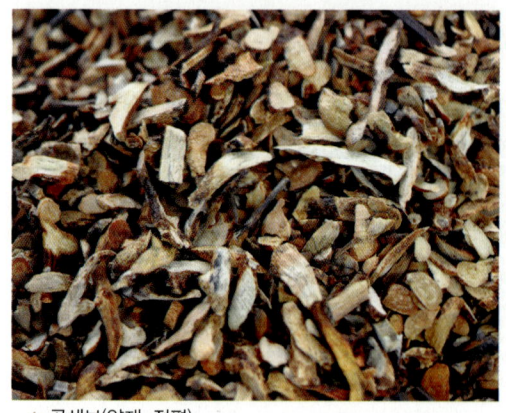

▲ 골쇄보(약재, 절편)

| 약용법 |

뿌리줄기 3~9g을 물 800mL에 넣고 달여서 반으로 나누어 아침저녁으로 마신다.

043

과체

- **한자명**: 瓜蔕
- **라틴생약명**: Melonis Pedicellus
- **이명 또는 영명**: 과체(果蔕)
- **식물명 및 학명**: 참외, *Cucumis melo* Linné
- **과명**: 박과
- **약용부위**: 열매꼭지
- **식약처 공정서 및 조선시대 의서 수재**:
  대한민국약전외한약(생약)규격집(KHP) 제4개정
  동의보감 탕액편의 채소부
  방약합편의 과과(瓜果, 과와 과류)편

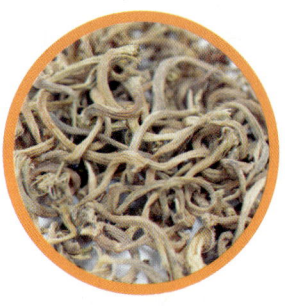

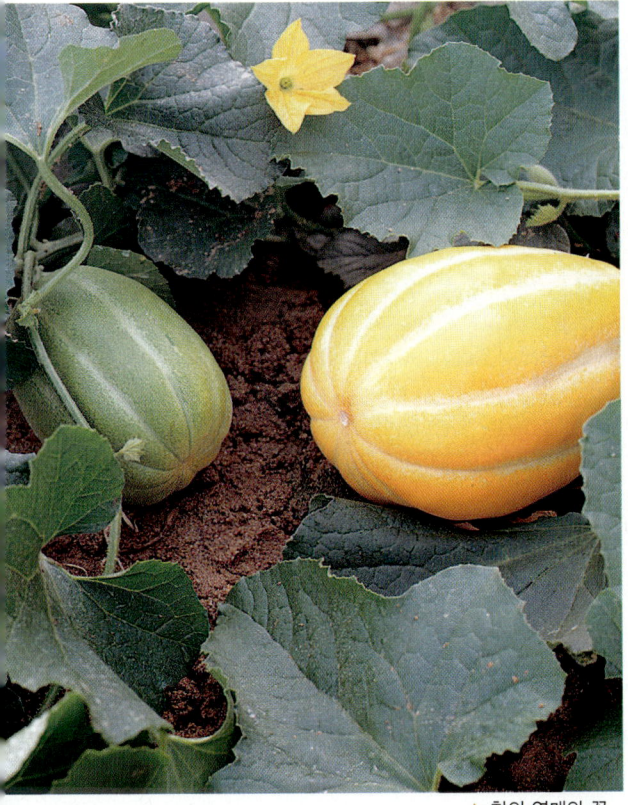

▲ 참외 열매와 꽃

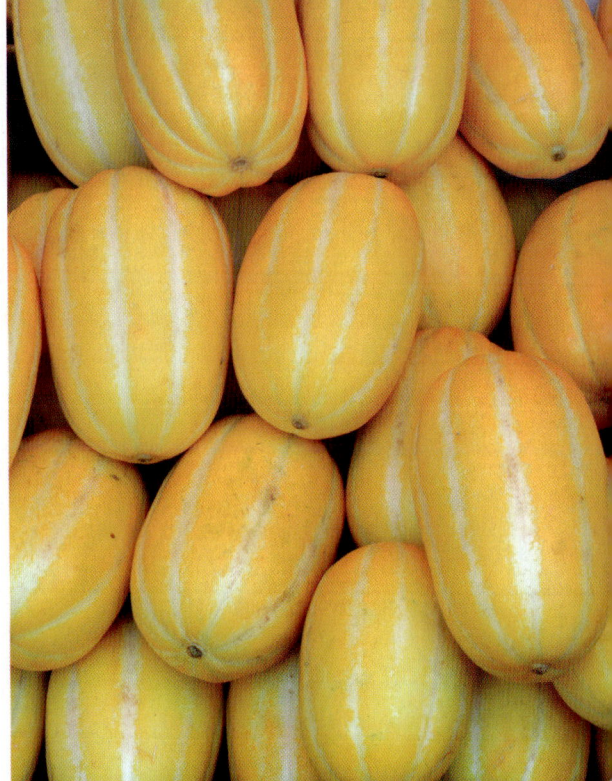

▲ 참외

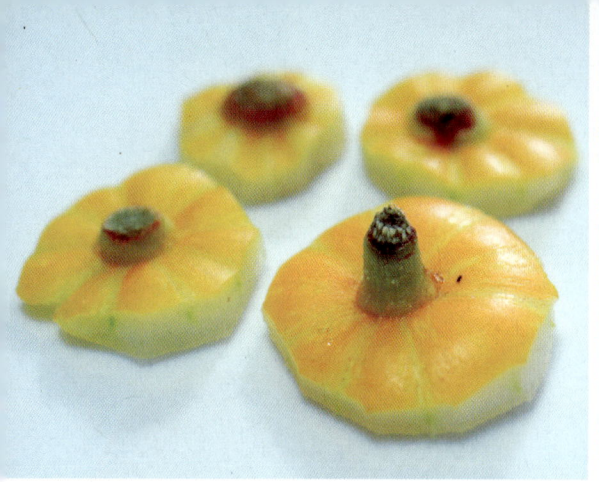

▲ 참외 열매꼭지

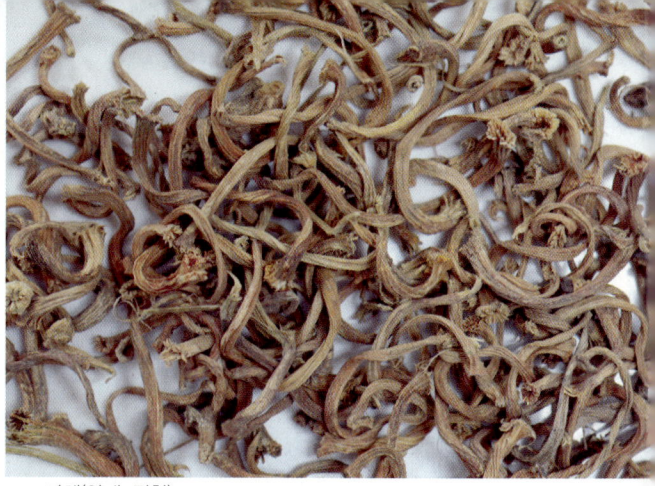

▲ 과체(약재, 전형)

● **기원** 이 약은 참외 *Cucumis melo* Linné(박과 Cucurbitaceae)의 열매꼭지이다.

● **한방 약미(藥味)와 약성(藥性)** 맛은 쓰고 성질은 차며 독이 있다.

● **한방 작용부위(귀경, 歸經)** 과체는 주로 비(脾), 위(胃), 간경(肝經)에 들어가 작용한다.

| **약효 해설** |

• 코막힘, 편도선염, 인후염 치료에 도움이 된다.

• 목 안이 붓고 아프며 무언가 막혀 있는 느낌이 드는 것을 낫게 한다.

• 가슴과 배가 붓고 아픈 증상에 사용한다.

• 음식이 위장에 정체되고 쌓여 오랫동안 소화되지 않는 병증에 쓴다.

| **동의보감 효능** |

과체(瓜蒂, 참외 꼭지)는 성질이 차고[寒] 맛이 쓰며[苦] 독이 있다. 온몸이 부은 것을 치료하는데 물을 빼낸다. 고독(蠱毒)을 죽이고 코 안에 생긴 군살을 없앤다. 황달(黃疸)을 치료한다. 여러 음식을 지나치게 먹거나[食諸物過多] 병이 가슴속에 있는 경우에[病在胸中者] 토하게 하거나 설사시킨다.

| **약용법** |

열매꼭지 3~6g을 물 800mL에 넣고 달여서 반으로 나누어 아침저녁으로 마신다. 산제(散劑)나 환제(丸劑)로 할 경우에는 0.3~1.5g을 사용한다. 적당량을 짓찧어서 환부에 붙이기도 한다.

044

- 한자명: 藿香
- 라틴생약명: Agastachis Herba
- 이명 또는 영명: 토곽향(土藿香), 배초향(排草香)
- 식물명 및 학명: 배초향, *Agastache rugosa*(Fischer et Meyer) O. Kuntze
- 과명: 꿀풀과
- 약용부위: 지상부
- 식약처 공정서 및 조선시대 의서 수재:

    대한민국약전외한약(생약)규격집(KHP) 제4개정

    동의보감 탕액편의 나무부

    방약합편의 방초(芳草, 향기가 좋은 풀)편

곽향

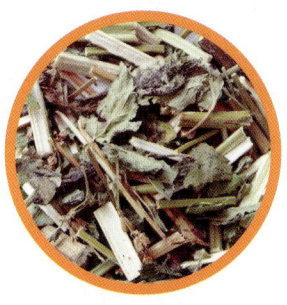

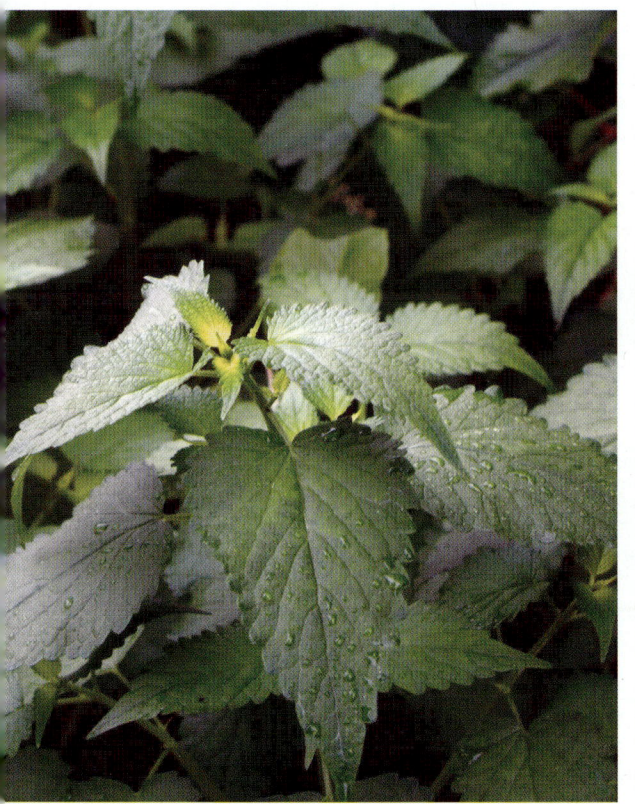

▲ 배초향 잎

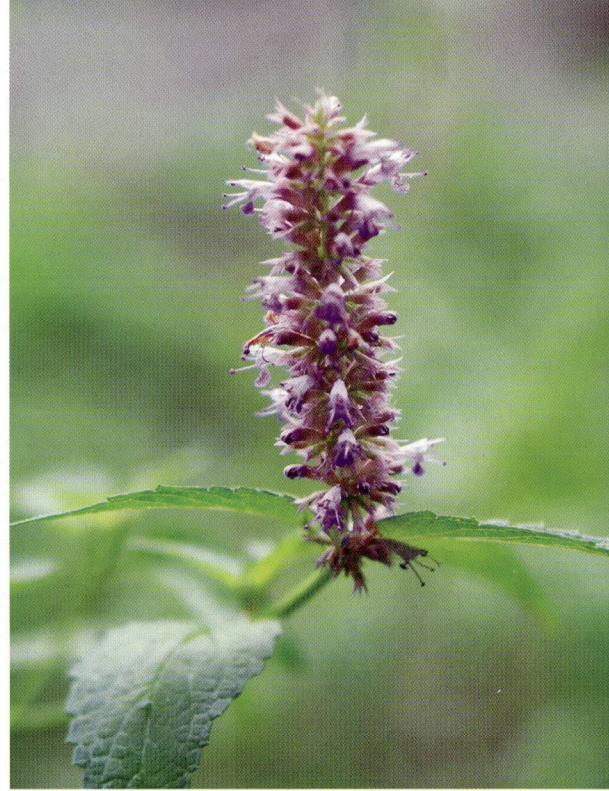

▲ 배초향 꽃

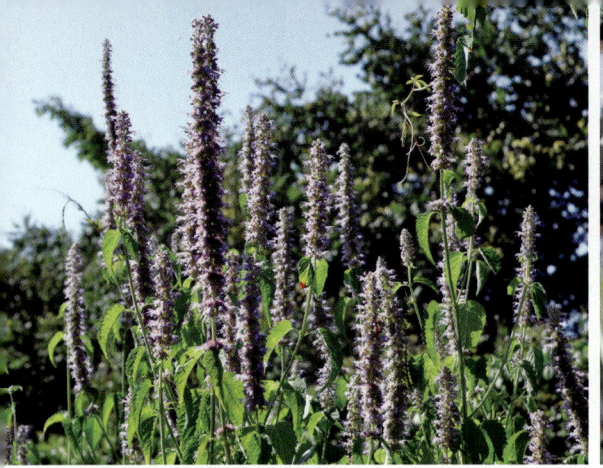

▲ 배초향 지상부

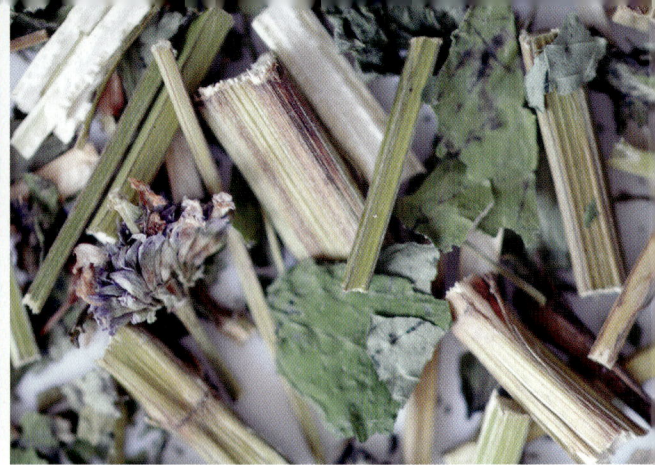

▲ 곽향(약재, 절단)

● **기원** 이 약은 배초향 *Agastache rugosa*(Fischer et Meyer) O. Kuntze(꿀풀과 Labiatae)의 지상부이다.

● **한방 약미(藥味)와 약성(藥性)** 맛은 맵고 성질은 약간 따뜻하다.

● **한방 작용부위(귀경, 歸經)** 곽향은 주로 폐(肺), 비(脾), 위경(胃經)에 들어가 작용한다.

| **약효 해설** |

• 여름철 감기, 축농증 치료에 효과가 있다.
• 오한과 발열이 있으면서 나타나는 두통을 없앤다.
• 가슴과 배 부위가 결리고 괴로운 증상에 사용한다.
• 입 냄새 제거에 좋다.
• 복부창만, 식욕부진에 유효하다.
• 구토, 설사, 이질을 치료한다.

| **동의보감 효능** |

곽향(藿香, 배초향)의 성질은 약간 따뜻하며[微溫] 맛은 맵고[辛] 독이 없다. 풍수독(風水毒)으로 부은 데 주로 쓴다. 나쁜 기운을 없애고 음식이 체하여 구토하고 설사하는 것을 멎게 한다. 비위(脾胃)병으로 오는 구토와 구역질을 낮게 하는 데 가장 중요한 약이다[泊脾胃吐逆爲最要之藥][본초].

| **약용법** |

지상부 6~10g을 물 800mL에 넣고 달여서 반으로 나누어 아침저녁으로 마시거나 또는 가루나 환(丸)으로 만들어 복용한다. 외용할 때는 적당량을 짓찧어서 환부에 붙인다.

045

- 한자명: 款冬花
- 라틴생약명: Farfarae Flos
- 이명 또는 영명: Farfarae Flower
- 식물명 및 학명: 관동(款冬), *Tussilago farfara* Linné
- 과명: 국화과
- 약용부위: 꽃봉오리
- 식약처 공정서 및 조선시대 의서 수재:
    대한민국약전(KP) 제11개정
    동의보감 탕액편의 풀부(部)
    방약합편의 습초(濕草)편

관동화

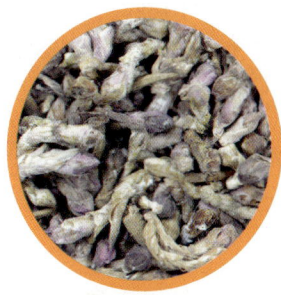

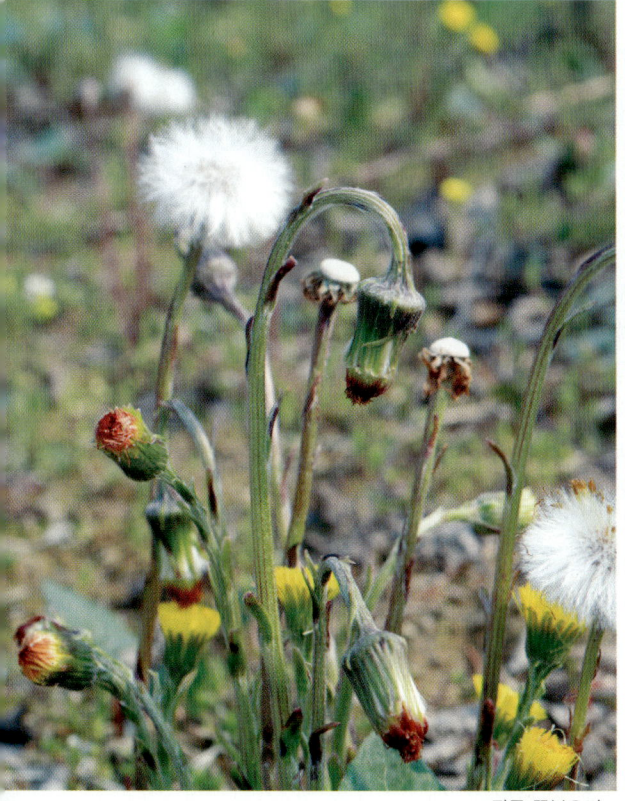

▲ 관동 꽃봉오리

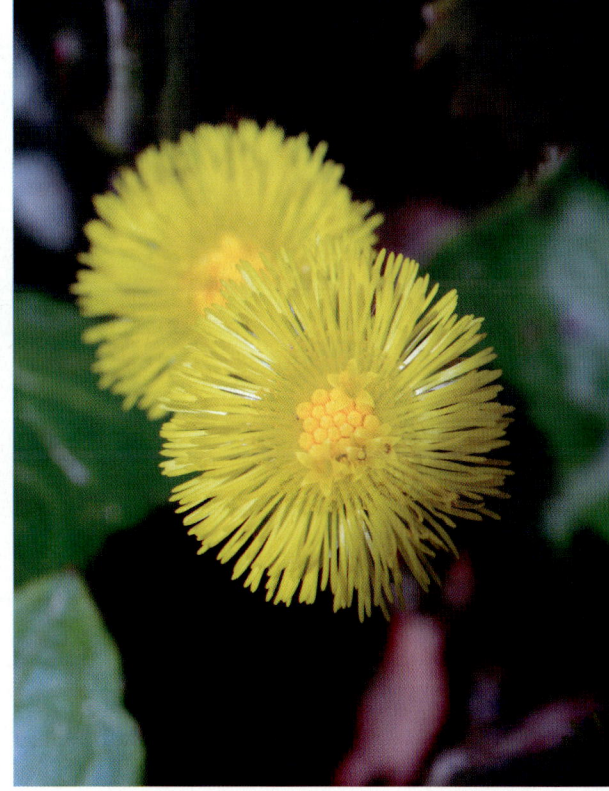

▲ 관동 꽃

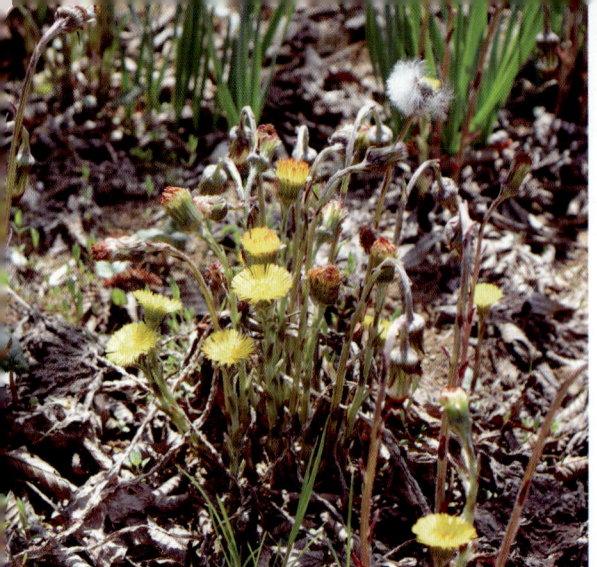
▲ 관동 지상부

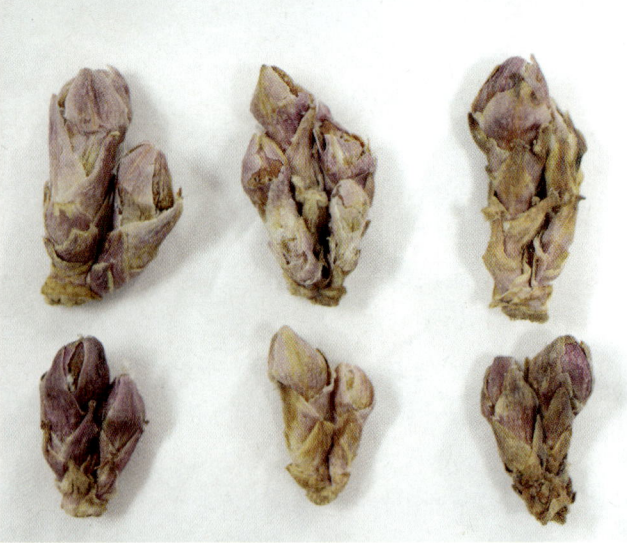
▲ 관동화(약재, 전형)

● **기원** 이 약은 관동(款冬) *Tussilago farfara* Linné(국화과 Compositae)의 꽃봉오리이다.

● **한방 약미(藥味)와 약성(藥性)** 맛은 맵고 약간 쓰며 성질은 따뜻하다.

● **한방 작용부위(귀경, 歸經)** 관동화는 주로 폐경(肺經)에 들어가 작용한다.

| **약효 해설** |

• 폐의 진액을 보충하여 윤택하게 하고 기운을 아래로 내린다.

• 가래가 많은 기침에 사용한다.

• 허로(虛勞)로 폐가 손상되어 성대가 메말라서 피가 함께 나오는 기침 증상에 쓴다.

• 목 안이 붓고 아프며 막혀 있는 느낌이 나는 증상에 유효하다.

| **동의보감 효능** |

관동화(款冬花)의 성질은 따뜻하고[溫] 맛은 맵고 달며[辛甘] 독이 없다. 폐를 부드럽게 하고 담을 삭이며 기침을 멎게 한다. 폐열(肺熱)로 진액이 소모되어 기침하고 숨 차는 것, 폐에 고름이 생긴 병증, 피고름을 토하는 것을 낫게 한다. 가슴이 답답하면서 열 나는 증상을 없앤다. 몸과 마음이 허약하고 피로한 것을 치료한다.

| **약용법** |

꽃 5~10g을 물 800mL에 넣고 달여서 반으로 나누어 아침저녁으로 마신다.

046

- 한자명: 貫衆
- 라틴생약명: Dryopteridis Crassirhizomatis Rhizoma
- 이명 또는 영명: 면마(綿馬)
- 식물명 및 학명: 관중, *Dryopteris crassirhizoma* Nakai
- 과명: 면마과
- 약용부위: 뿌리줄기 및 잎자루의 잔기
- 식약처 공정서 및 조선시대 의서 수재:
  대한민국약전외한약(생약)규격집(KHP) 제4개정
  동의보감 탕액편의 풀부(部)
  방약합편의 산초(山草)편

관중

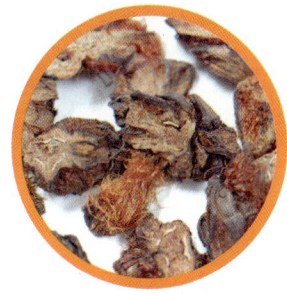

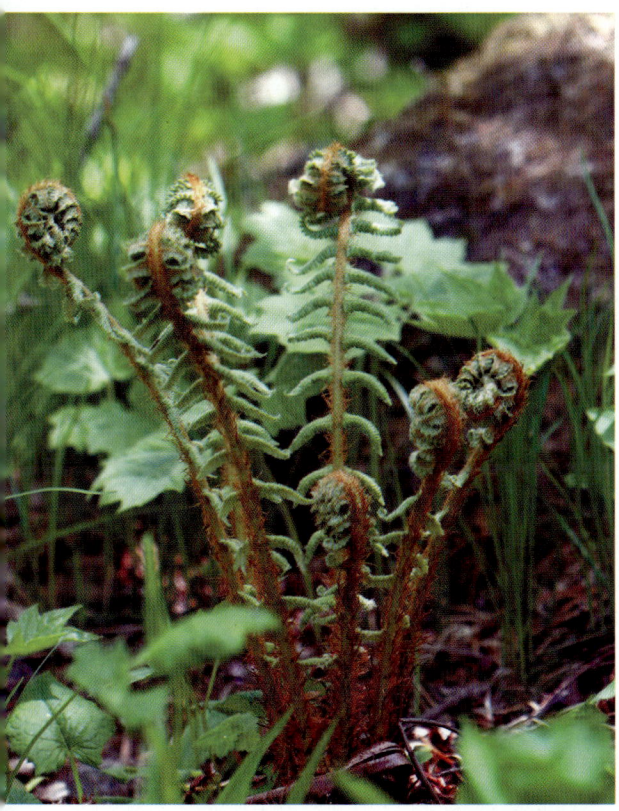

▲ 관중의 어린 지상부

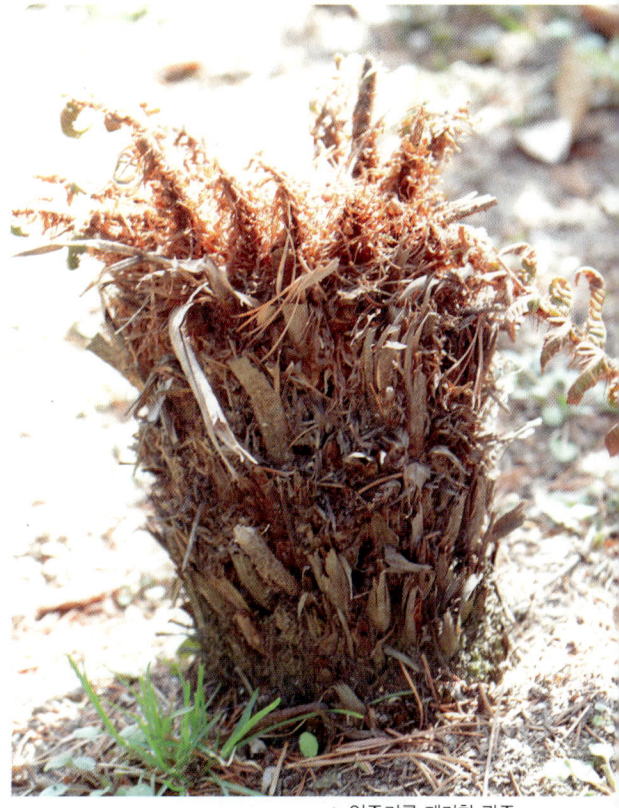

▲ 잎줄기를 제거한 관중

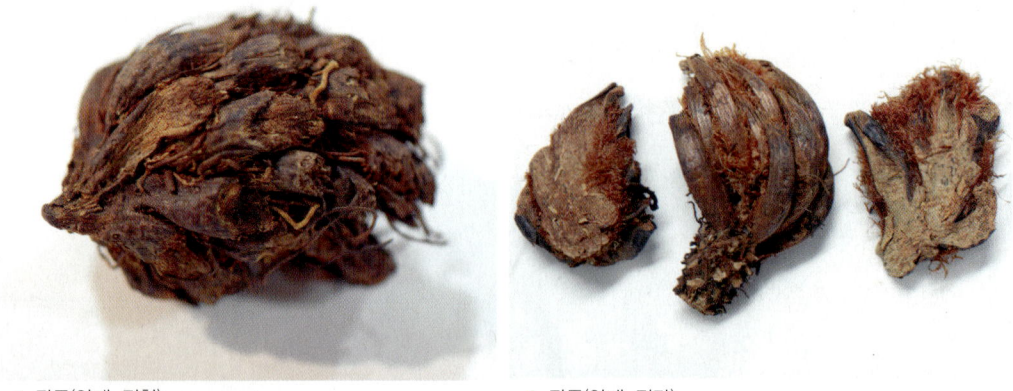

▲ 관중(약재, 전형)　　　　　　　　　　　　▲ 관중(약재, 절단)

● **기원** 이 약은 관중 *Dryopteris crassirhizoma* Nakai(면마과 Aspidiaceae)의 뿌리줄기 및 잎자루의 잔기이다.

● **한방 약미(藥味)와 약성(藥性)** 맛은 쓰고 성질은 약간 차며 독이 약간 있다.

● **한방 작용부위(귀경, 歸經)** 관중은 주로 간(肝), 위경(胃經)에 들어가 작용한다.

| **약효 해설** |

• 가래에 피가 섞여 나오는 병증에 쓴다.

• 구충작용이 있다.

• 토혈, 코피, 혈변(血便)의 지혈작용이 있다.

• 여성의 부정기 자궁출혈과 자궁에서 분비물이 나오는 증상에 사용한다.

| **동의보감 효능** |

관중(貫衆)의 성질은 약간 차고[微寒] 맛은 쓰며[苦] 독이 있다. 모든 독을 풀리게 하며 삼충(三蟲)을 죽이고 촌백충(寸白蟲)을 없앤다. 뱃속에 생긴 덩어리를 깨뜨린다.

| **약용법** |

관중 5∼15g을 물 800mL에 넣고 달여서 반으로 나누어 아침저녁으로 마시거나 또는 가루나 환(丸)으로 만들어 복용한다. 외용할 때는 적당량을 짓찧어서 환부에 붙인다.

047

- 한자명: 栝樓根
- 라틴생약명: Trichosanthis Radix
- 이명 또는 영명: 천화분(天花粉), Trichosanthes Root
- 식물명 및 학명: 하눌타리(하늘타리), *Trichosanthes kirilowii* Maximowicz

    쌍변괄루(雙邊栝樓), *Trichosanthes rosthornii* Harms
- 과명: 박과
- 약용부위: 뿌리로서 피부(皮部)를 제거한 것
- 식약처 공정서 및 조선시대 의서 수재:

    대한민국약전(KP) 제11개정

    동의보감 탕액편의 풀부(部)

    방약합편의 만초(蔓草, 덩굴풀)편

괄루근

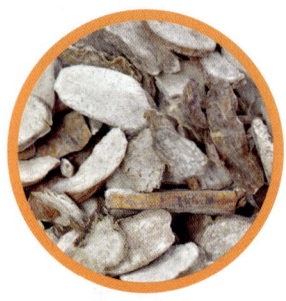

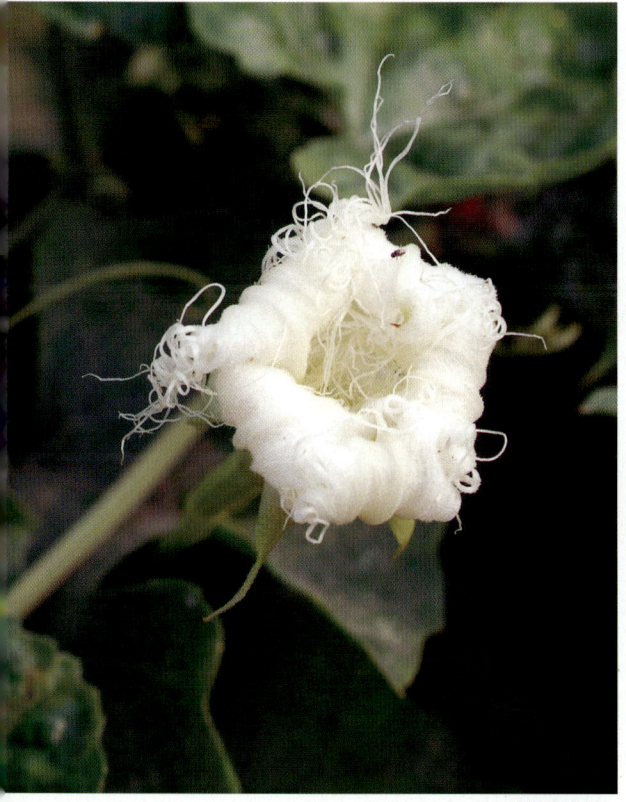

▲ 쌍변괄루 꽃

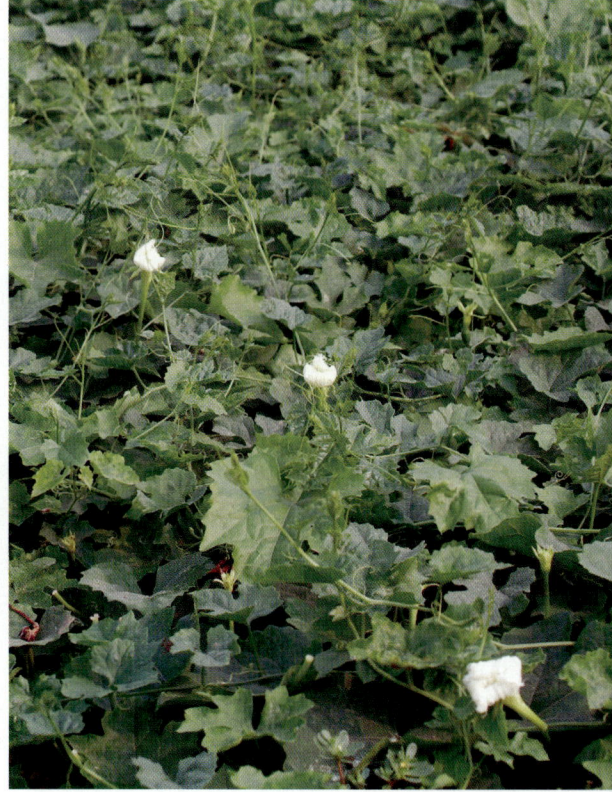

▲ 쌍변괄루 지상부

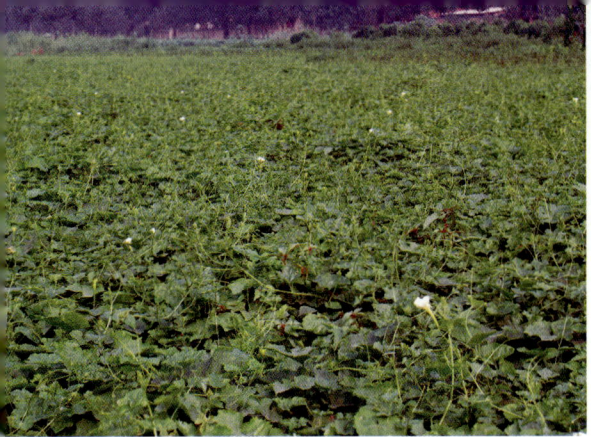

▲ 쌍변괄루 재배지

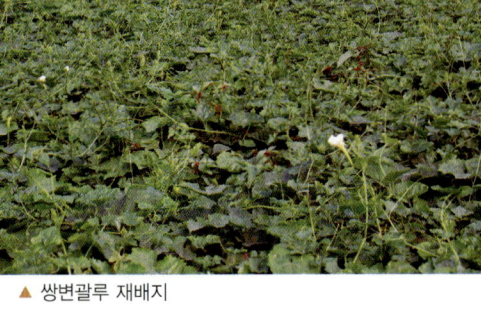

▲ 괄루근(약재, 절편)

●**기원** 이 약은 하눌타리(하늘타리) *Trichosanthes kirilowii* Maximowicz 또는 쌍변괄루(雙邊栝樓) *Trichosanthes rosthornii* Harms(박과 Cucurbitaceae)의 뿌리로서 피부를 제거한 것이다.

●**한방 약미(藥味)와 약성(藥性)** 맛은 달고 약간 쓰며 성질은 약간 차다.

●**한방 작용부위(귀경, 歸經)** 괄루근은 주로 폐(肺), 위경(胃經)에 들어가 작용한다.

| **약효 해설** |

• 진액(津液)을 생기게 하고 갈증을 없애는 효능이 있다.
• 폐에 생긴 여러 가지 열증(熱證)으로 마른 기침이 나는 증상을 낫게 한다.
• 황달과 소갈증에 사용한다.
• 혈당 강하작용이 있다.

| **동의보감 효능** |

과루근(瓜蔞根, 하눌타리 뿌리)의 성질은 서늘하고[冷] 맛은 쓰며[苦] 독이 없다. 소갈(消渴)로 열이 나고 가슴이 답답하면서 그득한 데 주로 쓴다. 위와 대·소장(腸胃) 속에 오래된 열(熱)과 8가지 황달(黃疸)로 몸과 얼굴이 누렇고 입술과 입안이 마르는 것을 치료한다. 소장을 잘 통하게 하며 고름을 빼내며 독성이 있는 종기를 삭게 한다. 젖멍울[乳癰], 등에 나는 큰 종기[發背], 항문 주위에 구멍이 생긴 것, 피부에 생긴 헌데를 치료한다. 월경을 잘 통하게 하며 다쳐서 생긴 어혈(瘀血)을 풀어준다.

| **약용법** |

뿌리 10~15g을 물 800mL에 넣고 달여서 반으로 나누어 아침저녁으로 마신다.

048

- 한자명: 栝樓仁
- 라틴생약명: Trichosanthis Semen
- 이명 또는 영명: 과루자, Trichosanthes Seed
- 식물명 및 학명: 하눌타리(하늘타리), *Trichosanthes kirilowii* Maximowicz

  쌍변괄루(雙邊栝樓), *Trichosanthes rosthornii* Harms
- 과명: 박과
- 약용부위: 잘 익은 씨
- 식약처 공정서 및 조선시대 의서 수재:

  대한민국약전(KP) 제11개정

  동의보감 탕액편의 풀부(部)

  방약합편의 만초(蔓草, 덩굴풀)편

괄루인

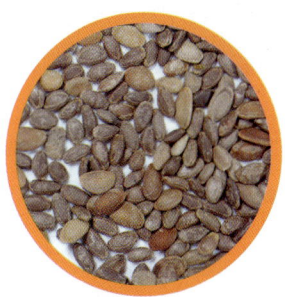

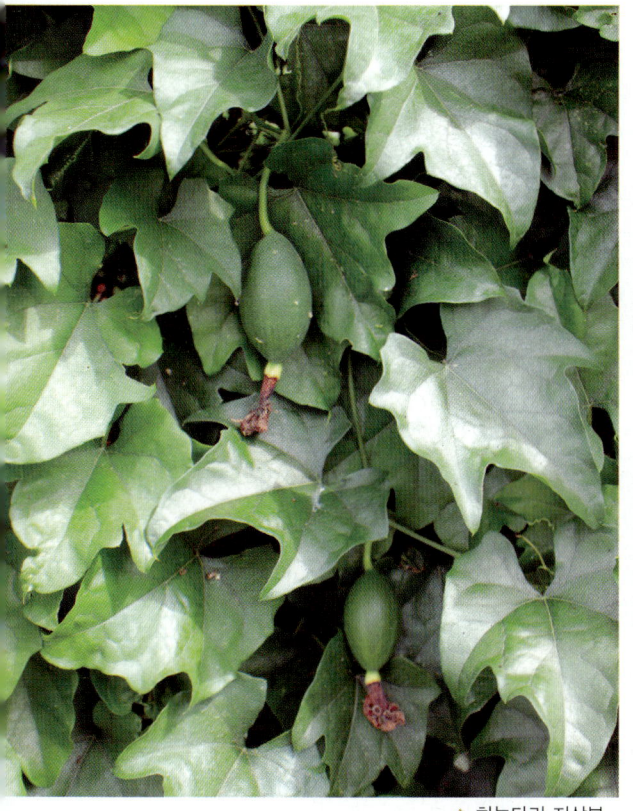

▲ 하눌타리 지상부

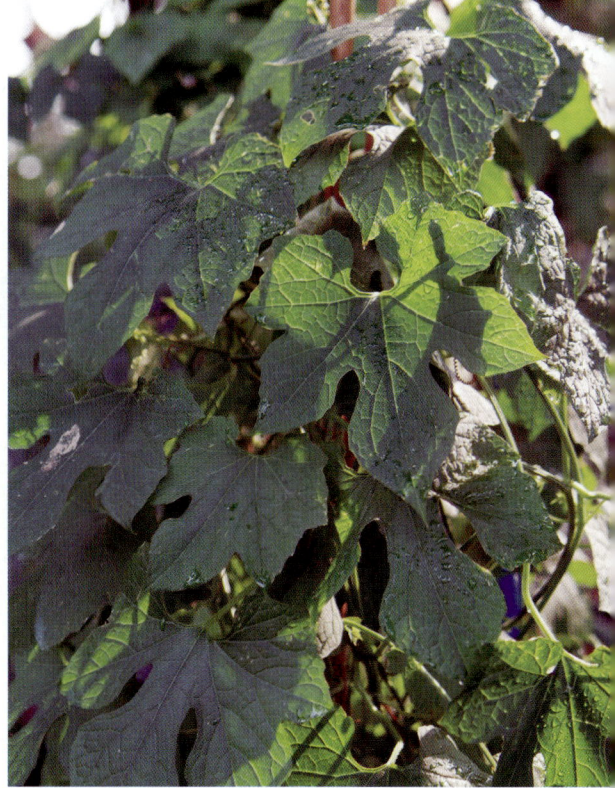

▲ 하눌타리 잎

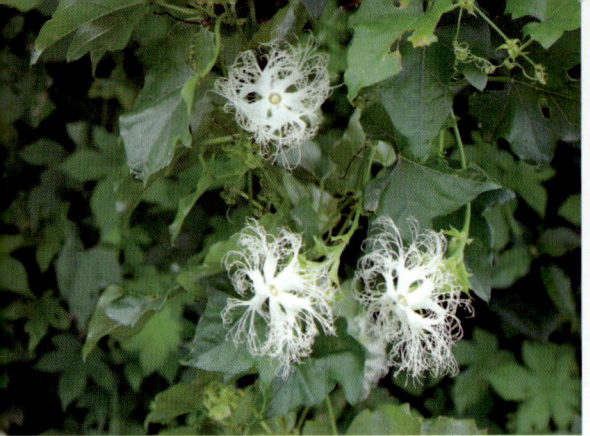
▲ 하눌타리 꽃

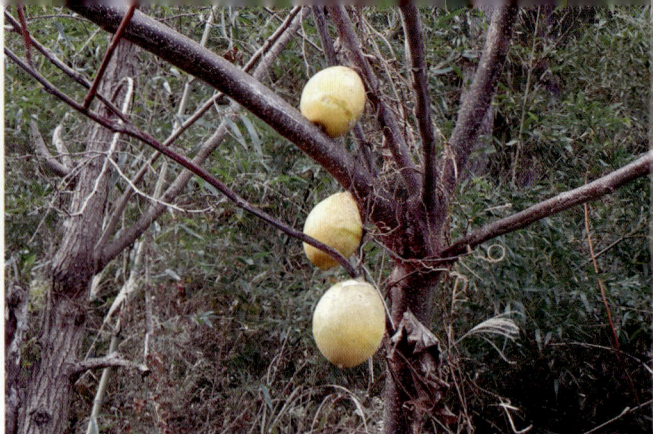
▲ 하눌타리 열매

● **기원** 이 약은 하눌타리(하늘타리) *Trichosanthes kirilowii* Maximowicz 또는 쌍변괄루(雙邊栝樓) *Trichosanthes rosthornii* Harms(박과 Cucurbitaceae)의 잘 익은 씨이다.

● **한방 약미(藥味)와 약성(藥性)** 맛은 달고 성질은 차다.

● **한방 작용부위(귀경, 歸經)** 괄루인은 주로 폐(肺), 위(胃) 대장경(大藏經)에 들어가 작용한다.

| **약효 해설** |

• 건조한 기침을 하면서 가래는 끈끈하게 나오는 증상에 쓴다.
• 장(腸)의 진액이 부족하여 대변을 보기 어려운 증상에 사용한다.
• 젖의 부족을 치료한다.
• 열기로 고갈된 폐의 진액을 보충하여 윤택하게 한다.

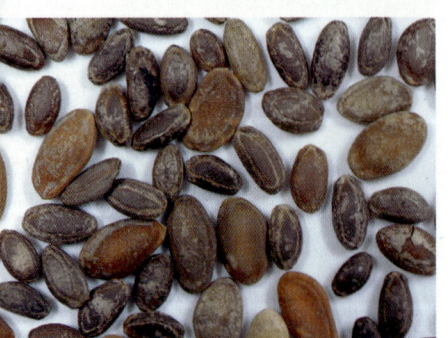
▲ 괄루인(약재, 전형)

| **동의보감 효능** |

과루인(瓜蔞仁, 하눌타리 씨)은 하눌타리 열매 속에 있는 씨다. 성질은 윤기가 나고[潤] 맛은 달다[甘]. 폐를 보한다. 윤기는 기를 내리게 한다[潤能降氣]. 가슴에 담화(痰火)가 있을 때 달고 완화하며[甘緩] 윤택하고 내리는[潤下] 약으로 도와주면 담(痰)은 저절로 내려간다. 그러므로 이 약은 기침을 낫게 하는 데 중요한 약이다[단심].

| **약용법** |

씨 9~15g을 물 800mL에 넣고 달여서 반으로 나누어 아침저녁으로 마신다.

049

- 한자명: 廣藿香
- 라틴생약명: Pogostemonis Herba
- 이명 또는 영명: Pogostemon Herb
- 식물명 및 학명: 광곽향(廣藿香), *Pogostemon cablin* Bentham
- 과명: 꿀풀과
- 약용부위: 지상부
- 식약처 공정서 및 조선시대 의서 수재:
  대한민국약전(KP) 제11개정

광곽향

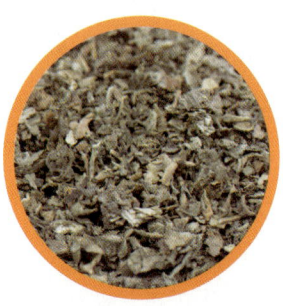

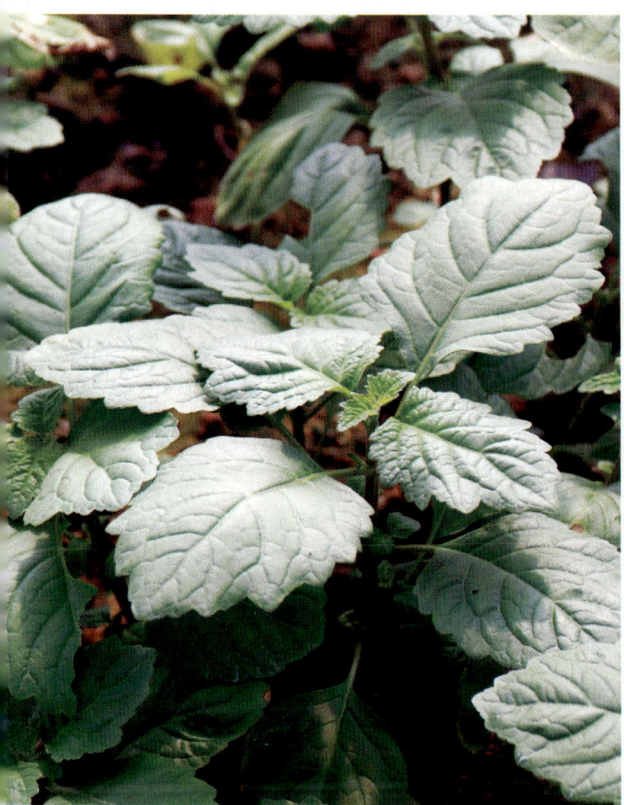

▲ 광곽향 지상부

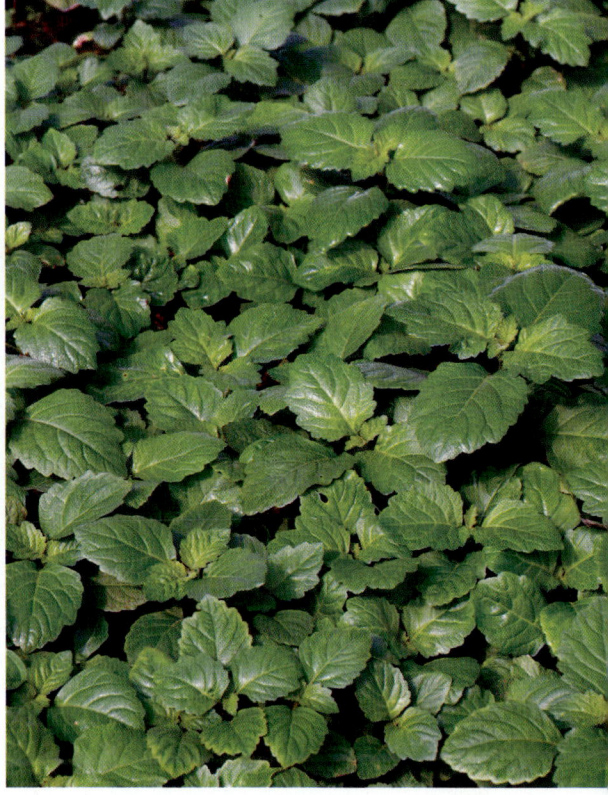

▲ 광곽향 잎

● **기원** 이 약은 광곽향(廣藿香) *Pogostemon cablin* Bentham(꿀풀과 Labiatae)의 지상부이다.

● **한방 약미(藥味)와 약성(藥性)** 맛은 맵고 성질은 약간 따뜻하다.

● **한방 작용부위(귀경, 歸經)** 광곽향은 주로 비경(脾), 위(胃), 폐경(肺經)에 들어가 작용한다.

| **약효 해설** |

• 가슴이 답답하여 불편한 증상에 사용한다.

• 축농증, 두통에 쓴다.

• 복부 부위가 그득하고 구토감이 있는 증상을 낫게 한다.

• 광곽향의 방향성 성분이 위액 분비를 촉진하여 소화를 돕는다.

• 구토, 설사에 활용한다.

• 항암, 진정, 해열의 약리작용이 있다.

| **약용법** |

지상부 5~10g을 물 800mL에 넣고 달여서 반으로 나누어 아침저녁으로 마신다. 신선한 광곽향은 2배를 넣는다. 가루나 환(丸)으로 만들어 복용하기도 한다. 외용할 때는 적당량을 짓찧어서 환부에 붙인다.

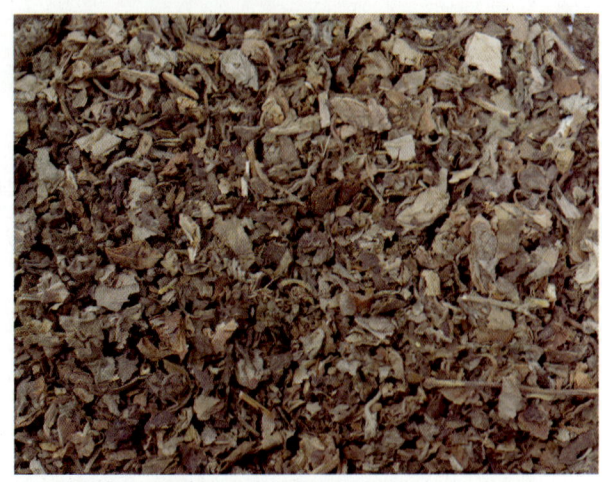

▲ 광곽향(약재, 절단)

- 한자명: 廣金錢草
- 라틴생약명: Desmodii Herba
- 식물명 및 학명: 광금전초(廣金錢草), *Desmodium styracifolium* (Osbeck) Merrill
- 과명: 콩과
- 약용부위: 지상부
- 식약처 공정서 및 조선시대 의서 수재:
  대한민국약전외한약(생약)규격집(KHP) 제4개정(추보)

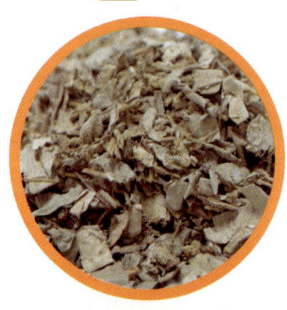

광금전초

● **기원** 이 약은 광금전초(廣金錢草) *Desmodium styracifolium*(Osbeck) **Merrill**(콩과 Leguminosae)의 지상부이다.

● **한방 약미(藥味)와 약성(藥性)** 맛은 달고 싱거우며 성질은 서늘하다.

● **한방 작용부위(귀경, 歸經)** 광금전초는 주로 간(肝), 신(腎), 방광경(膀胱經)에 들어가 작용한다.

| **약효 해설** |

- 비뇨기계 감염증에 사용한다.
- 소변이 시원하게 나오지 않고 아픈 병증에 유효하다.
- 몸이 부으며 소변이 적은 증상에 효과가 있다.
- 담낭염, 황달형 간염에 쓴다.

| **약용법** |

지상부 15~30g을 물 800mL에 넣고 달여서 반으로 나누어 아침저녁으로 마신다.

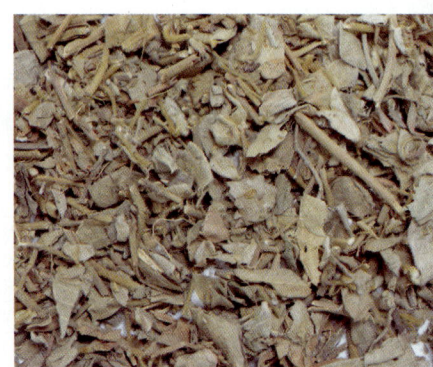

▲ 광금전초(약재, 절단)

괴각

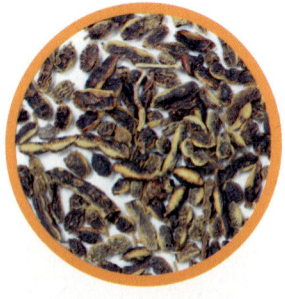

- 한자명: 槐角
- 라틴생약명: Sophorae Fructus
- 이명 또는 영명: 괴실(槐實)
- 식물명 및 학명: 회화나무, *Sophora japonica* Linné
- 과명: 콩과
- 약용부위: 잘 익은 열매
- 식약처 공정서 및 조선시대 의서 수재:
  대한민국약전외한약(생약)규격집(KHP) 제4개정
  동의보감 탕액편의 나무부

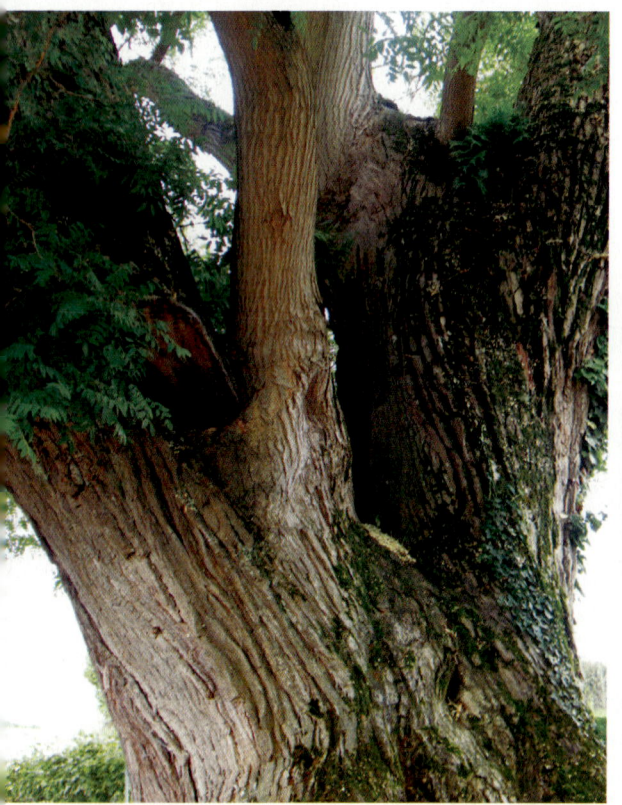

▲ 회화나무 나무껍질(프랑스)

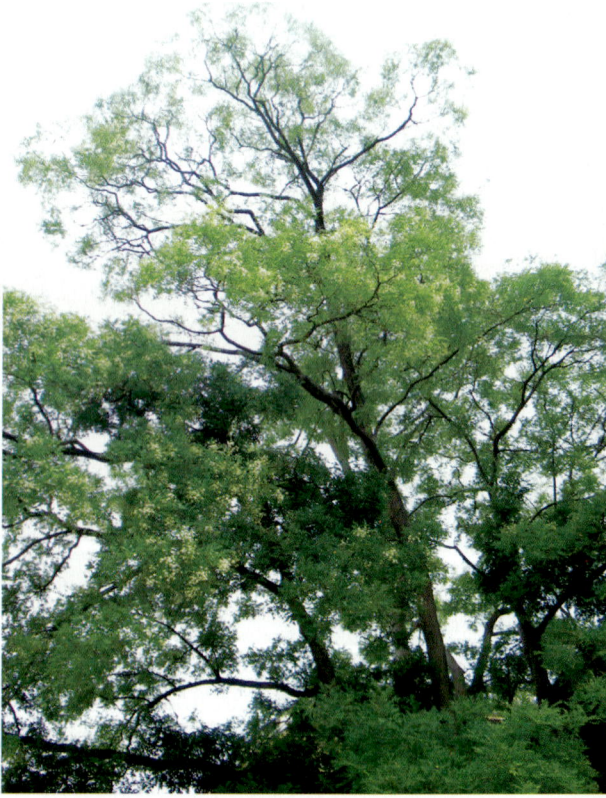

▲ 회화나무 수형

● **기원** 이 약은 회화나무 *Sophora japonica* Linné(콩과 Leguminosae)의 잘 익은 열매이다.

● **한방 약미(藥味)와 약성(藥性)** 맛은 쓰고 성질은 차다.

● **한방 작용부위(귀경, 歸經)** 괴각은 주로 간(肝), 대장경(大腸經)에 들어가 작용한다.

| 약효 해설 |

• 머리가 어지럽고 눈앞이 아찔한 증상을 낫게 한다.

• 마음이 번거롭고 답답하여 괴로운 증상을 치료한다.

• 눈 충혈에 활용한다.

• 치질에 의한 출혈과 자궁출혈에 사용한다.

| 동의보감 효능 |

괴실(槐實, 회화나무 열매)의 성질은 차며[寒] 맛은 쓰고[苦] 시며[酸] 짜고[鹹] 독이 없다. 5가지 치질[五痔], 불에 덴 데 주로 쓴다. 심한 열을 내리고 난산(難産)을 치료하며 유산시킨다. 벌레를 죽이며 풍사를 없앤다. 남녀의 음부가 헐거나 축축하면서 가려운 것, 치질[腸風, 장풍]을 낫게 하고 분만을 촉진시킨다.

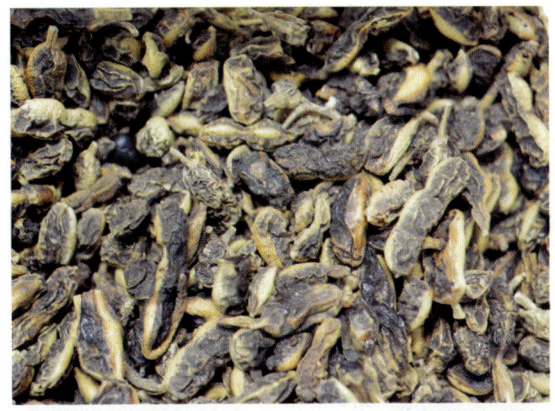

▲ 괴각(약재, 전형)

| 약용법 |

열매 6~9g을 물 800mL에 넣고 달여서 반으로 나누어 아침저녁으로 마신다.

052

괴화

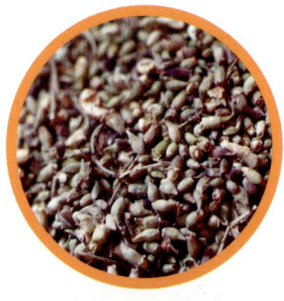

- 한자명: 槐花
- 라틴생약명: Sophorae Flos
- 이명 또는 영명: Sophora Flower
- 식물명 및 학명: 회화나무, *Sophora japonica* Linné
- 과명: 콩과
- 약용부위: 꽃봉오리와 꽃
- 식약처 공정서 및 조선시대 의서 수재:

    대한민국약전(KP) 제11개정

    동의보감 탕액편의 나무부

    방약합편의 교목(喬木, 줄기가 곧고 굵으며 높이 자라는 나무)편

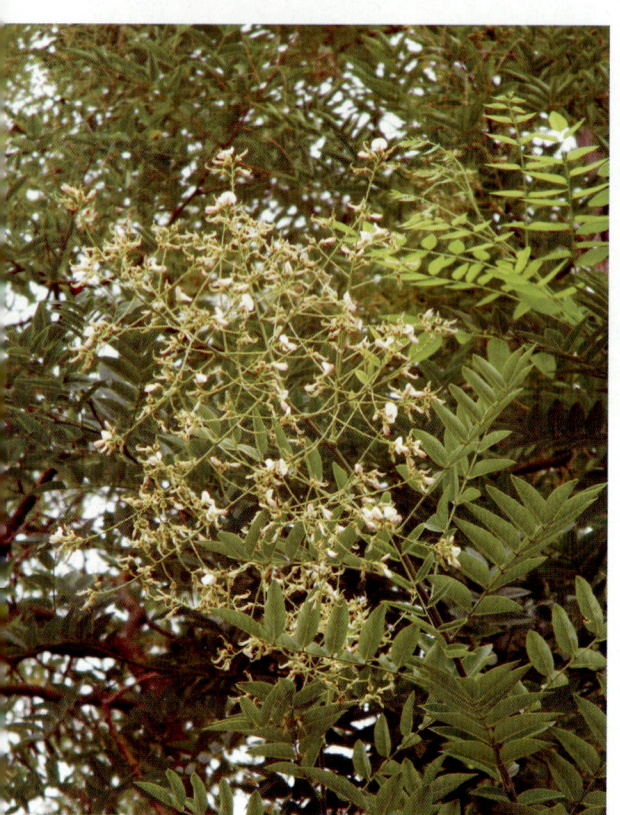

▲ 회화나무 꽃과 잎

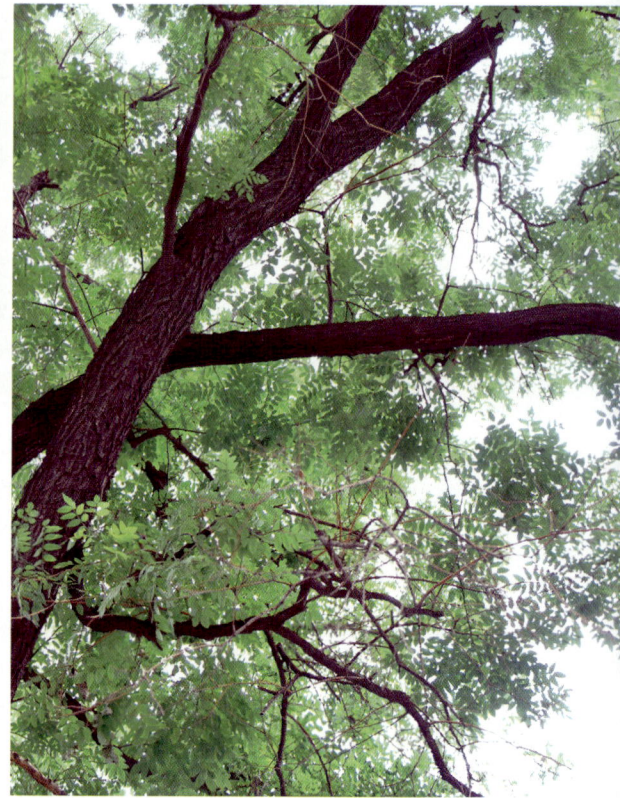

▲ 회화나무 수형

- **기원** 이 약은 회화나무 *Sophora japonica* Linné(콩과 Leguminosae)의 꽃봉오리와 꽃이다. 전자를 괴미라 하고 후자를 괴화라고 한다.

- **한방 약미(藥味)와 약성(藥性)** 맛은 쓰고 성질은 약간 차다.

- **한방 작용부위(귀경, 歸經)** 괴화는 주로 간(肝), 대장경(大腸經)에 들어가 작용한다.

| 약효 해설 |

- 간열(肝熱)로 인해 눈이 붉어지고 아픈 병증에 사용한다.
- 머리가 아프고 어지러운 증상에 쓴다.
- 혈변(血便), 토혈, 코피를 멎게 한다.
- 여성의 부정기 자궁출혈에 유효하다.
- 고혈압, 중풍의 예방 효능이 있다.
- 주성분 플라보노이드인 rutin은 모세혈관 강화작용이 있다.

| 동의보감 효능 |

괴화(槐花, 회화나무 꽃)는 5가지 치질[五痔]과 가슴앓이[心痛]를 낫게 한다. 뱃속의 벌레를 죽이고 치질[腸風, 장풍]로 피를 쏟는 것, 적백이질을 치료하고 대장의 열을 식힌다. 약간 볶아서 쓴다. 괴아(槐鵝)라고도 한다[본초].

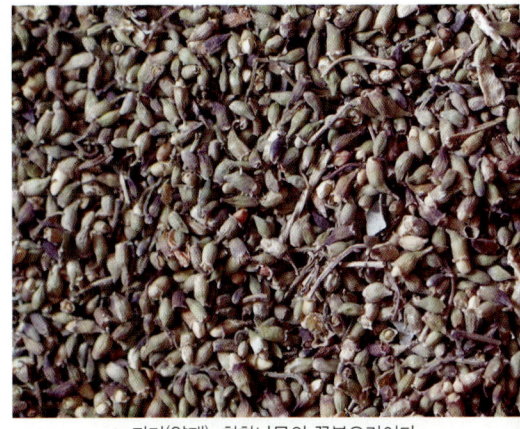

| 약용법 |

꽃 5~10g을 물 800mL에 넣고 달여서 반으로 나누어 아침저녁으로 마신다.

▲ 괴미(약재). 회화나무의 꽃봉오리이다.

교이

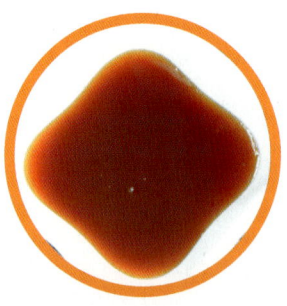

- 한자명: 膠飴
- 라틴생약명: Oryzae Gluten
- 이명 또는 영명: 이당(飴糖)
- 식물명 및 학명: 벼, *Oryza sativa* Linné
  찰벼, *Oryza sativa* Linné var. *glutinosa* Matsumura
- 과명: 벼과
- 약용부위: 씨를 맥아가루로 당화시켜 농축한 것
- 식약처 공정서 및 조선시대 의서 수재:
  대한민국약전외한약(생약)규격집(KHP) 제4개정
  방약합편의 조양(造醸, 술, 간장, 식초류)편

● **기원** 이 약은 벼 *Oryza sativa* Linné 또는 찰벼 *Oryza sativa* Linné var. *glutinosa* Matsumura
(벼과 Gramineae)의 씨를 맥아가루로 당화시켜 농축한 것이다.

● **한방 약미(藥味)와 약성(藥性)** 맛은 달고 성질은 따뜻하다.

● **한방 작용부위(귀경, 歸經)** 교이는 주로 비(脾), 위(胃), 폐경(肺經)에 들어가 작용한다.

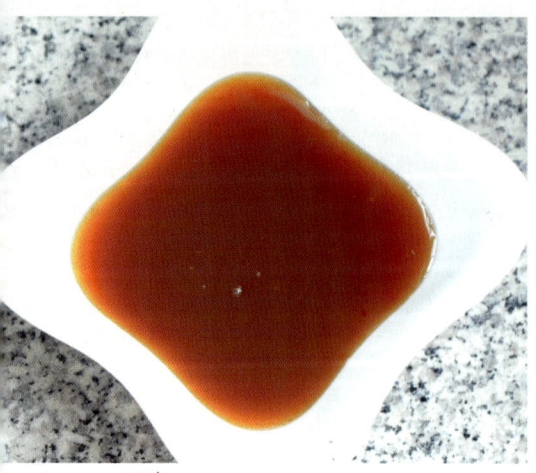

▲ 교이

| **약효 해설** |

• 폐의 진액(津液) 부족으로 생긴 기침에 쓴다.
• 복통, 인후통에 사용한다.
• 구갈, 변비를 치료한다.

구기자

- 한자명: 枸杞子
- 라틴생약명: Lycii Fructus
- 이명 또는 영명: Lycium Fruit
- 식물명 및 학명: 구기자나무, *Lycium chinense* Miller
  영하구기(寧夏枸杞), *Lycium barbarum* Linné
- 과명: 가지과
- 약용부위: 열매
- 식약처 공정서 및 조선시대 의서 수재:
  대한민국약전(KP) 제11개정
  동의보감 탕액편의 나무부
  방약합편의 관목(灌木)편

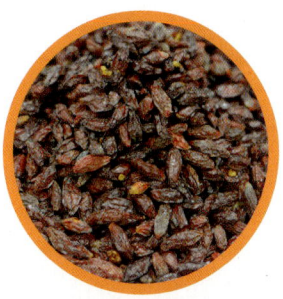

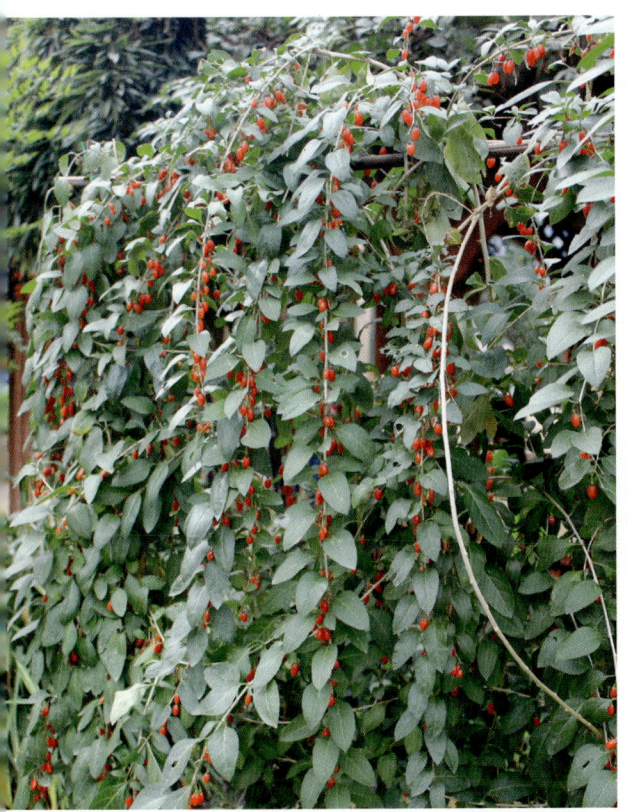

▲ 구기자나무 지상부

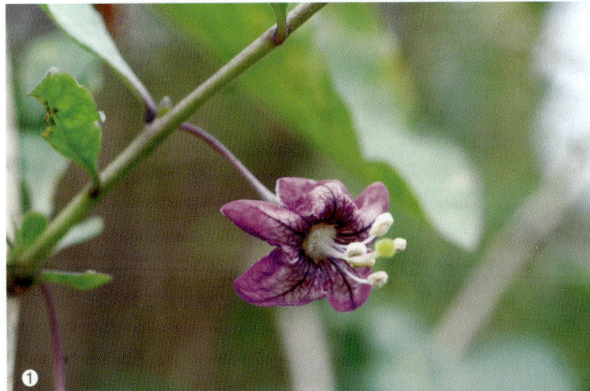

❶

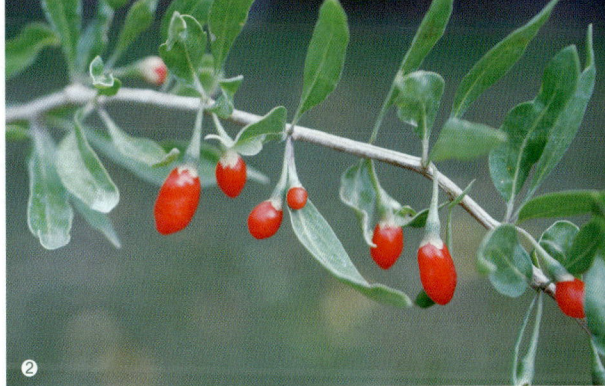

❷

▲ ❶ 구기자나무 꽃 ❷ 구기자나무 열매

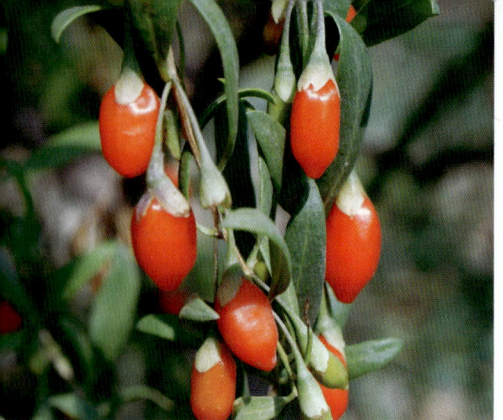
▲ 영하구기 열매

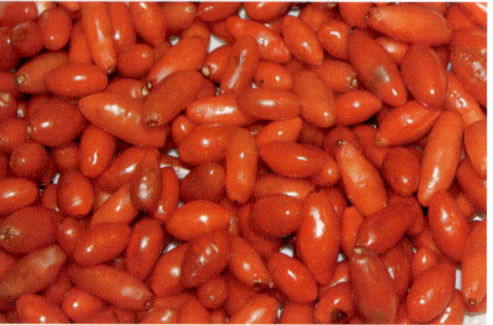
▲ 구기자 열매(채취품)

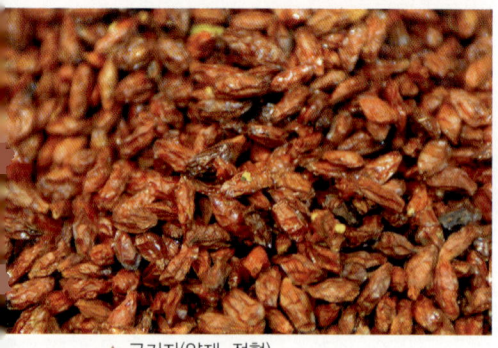
▲ 구기자(약재, 전형)

● **기원** 이 약은 구기자나무 *Lycium chinense* Miller 또는 영하구기(寧夏枸杞) *Lycium barbarum* Linné (가지과 Solanaceae)의 열매이다.

● **한방 약미(藥味)와 약성(藥性)** 맛은 달고 성질은 평(平)하다.

● **한방 작용부위(귀경, 歸經)** 구기자는 주로 간(肝), 신경(腎經)에 들어가 작용한다.

| **약효 해설** |

• 간신(肝腎)의 기능 부족에 사용한다.
• 허리와 무릎 부위가 시큰거리고 아픈 병증을 낫게 한다.
• 정신이 아찔아찔하여 어지럽고 귀가 울리는 증상을 치료한다.
• 눈이 어두워 물체가 똑똑히 안 보이고 뿌옇게 보이는 증상에 유효하다.
• 발기부전, 무의식중에 정액이 나오는 증상에 활용한다.
• 간기능 보호작용이 있다.
• 혈압 강하작용이 있다.

| **동의보감 효능** |

구기자(枸杞子)의 성질은 차고[寒](평(平)하다고도 한다) 맛은 쓰며[苦](달다[甘]고도 한다) 독이 없다. 내상(內傷)이나 몹시 피로하고 숨쉬기도 힘든 것을 보한다. 근육과 뼈를 튼튼하게 하고 양기를 세게 하며 오로칠상(五勞七傷)을 치료한다. 정기(精氣)를 보하며 얼굴색을 희게 한다[顏色變白]. 눈을 밝게 하며 정신을 안정시키고 오래 살 수 있게 한다.

| **약용법** |

열매 6~12g을 물 800mL에 넣고 달여서 반으로 나누어 아침저녁으로 마신다.

132

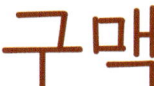

055

구맥

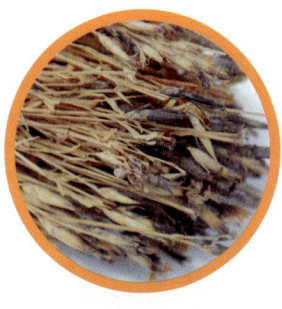

- 한자명: 瞿麥
- 라틴생약명: Dianthi Herba
- 식물명 및 학명: 술패랭이꽃, *Dianthus superbus* var. *longicalycinus* Williams

  패랭이꽃, *Dianthus chinensis* Linné
- 과명: 석죽과
- 약용부위: 지상부
- 식약처 공정서 및 조선시대 의서 수재:

  대한민국약전외한약(생약)규격집(KHP) 제4개정

  동의보감 탕액편의 풀부(部)

  방약합편의 습초(濕草)편

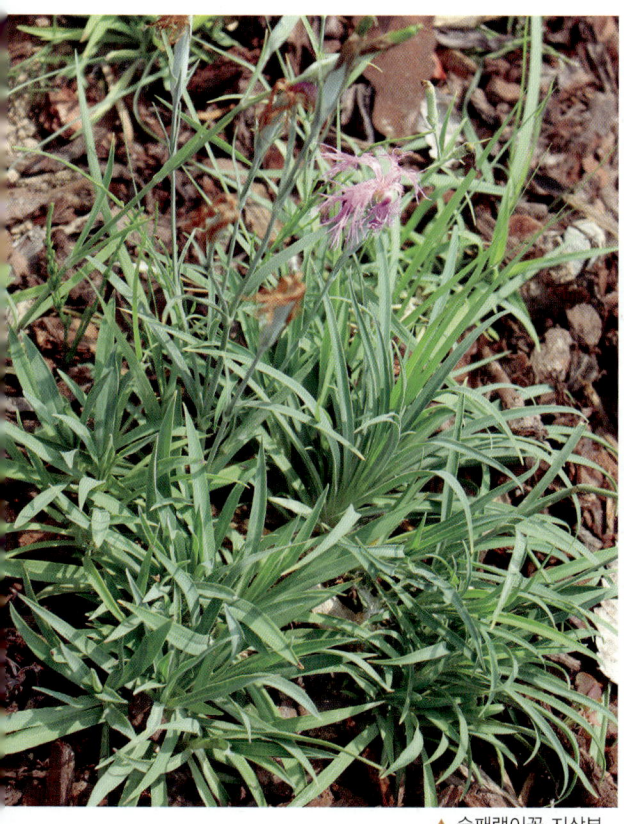

▲ 술패랭이꽃 지상부

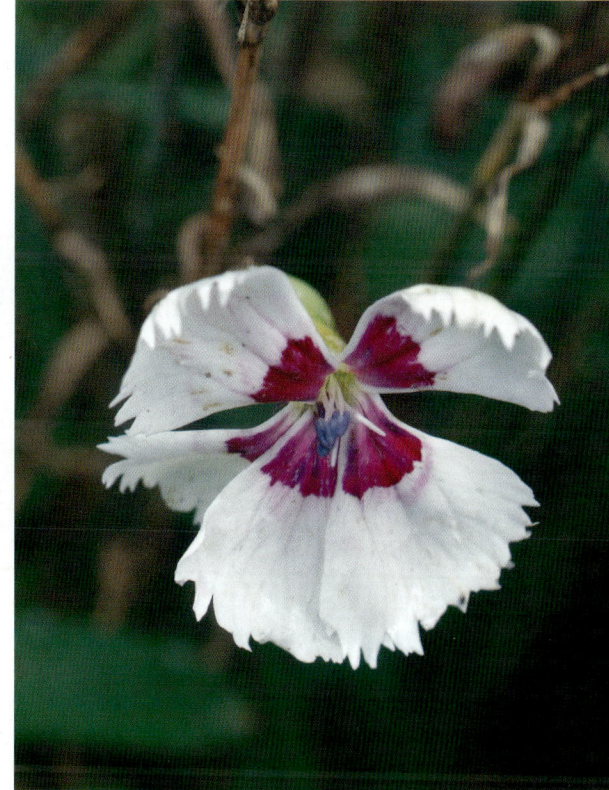

▲ 패랭이꽃의 꽃

● **기원** 이 약은 술패랭이꽃 *Dianthus superbus* var. *longicalycinus* Williams 또는 패랭이꽃 *Dianthus chinensis* Linné(석죽과 Caryophyllaceae)의 지상부이다.

● **한방 약미(藥味)와 약성(藥性)** 맛은 쓰고, 성질은 차다.

● **한방 작용부위(귀경, 歸經)** 구맥은 주로 심(心), 소장경(小腸經)에 들어가 작용한다.

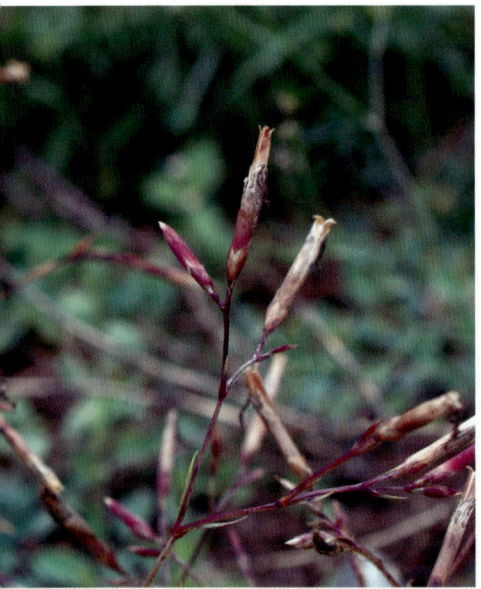
▲ 술패랭이꽃(*Dianthus superbus*)의 열매

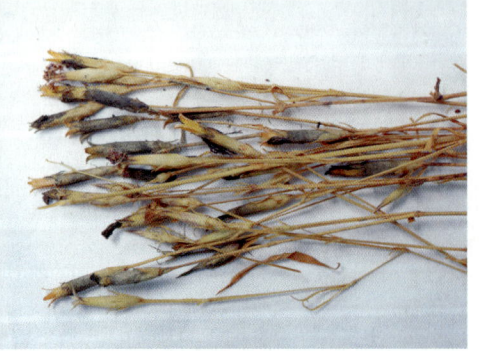
▲ 구맥(약재, 전형)

| 약효 해설 |

• 소변을 시원하게 나가게 한다.
• 소변에 피가 섞여 나오는 임증에 사용한다.
• 임증의 하나로 소변이 잘 나오지 않으면서 아프고 결석이 섞여 나오는 병증에 쓴다.
• 신염, 수종(水腫), 무월경 증상을 치료한다.
• 눈이 충혈되고 막 같은 것이 생기는 장애를 낫게 한다.

| 동의보감 효능 |

구맥(瞿麥, 패랭이꽃)의 성질은 차며[寒] 맛은 쓰고 매우며[苦辛](달다[甘]고도 한다) 독이 없다. 소변이 잘 나오지 않는 것과 구토가 멎지 않는 것이 동시에 나타나는 증상을 낫게 한다. 소변이 잘 나오지 않거나 적게 자주 보는 것에 쓴다. 가시 박힌 것을 나오게 하고 옹종(癰腫)을 삭인다. 눈을 밝게 하며 예막[瞖]을 없애고 유산시킨다. 심경(心經)을 통하게 하며 소장(小腸)을 순조롭게 하는 데 매우 좋다.

| 약용법 |

지상부 9~15g을 물 800mL에 넣고 달여서 반으로 나누어 아침저녁으로 마신다.

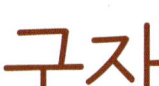

056

- 한자명: 韭子
- 라틴생약명: Allii Tuberosi Semen
- 이명 또는 영명: 가구자(家韭子)
- 식물명 및 학명: 부추, *Allium tuberosum* Rottler
- 과명: 백합과
- 약용부위: 씨
- 식약처 공정서 및 조선시대 의서 수재:
  대한민국약전외한약(생약)규격집(KHP) 제4개정
  동의보감 탕액편의 채소부
  방약합편의 훈신채(葷辛菜, 매운맛이 나는 채소)편

구자

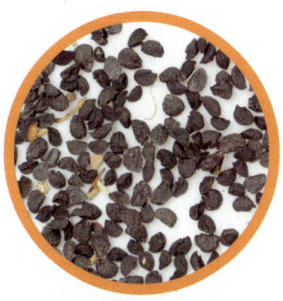

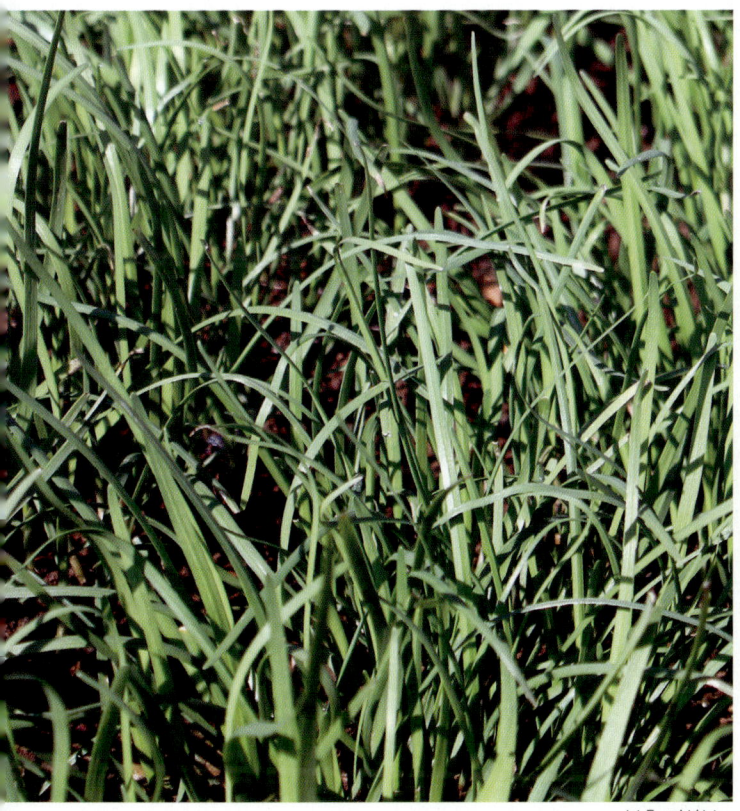

▲ 부추 지상부

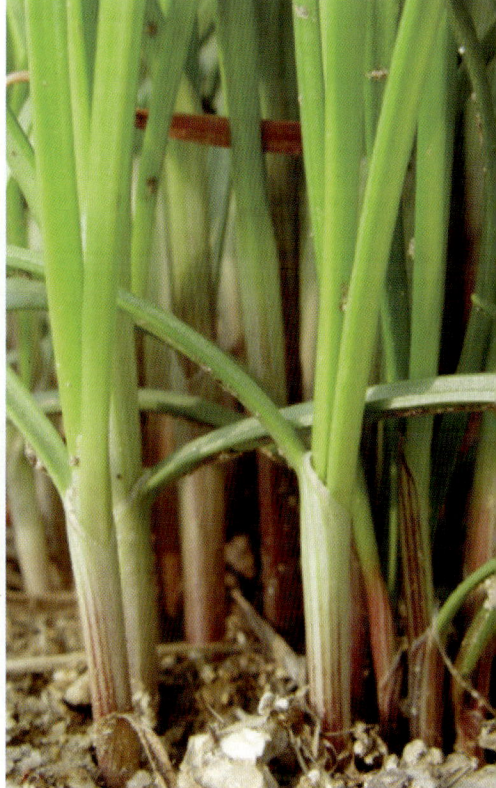

▲ 부추 줄기

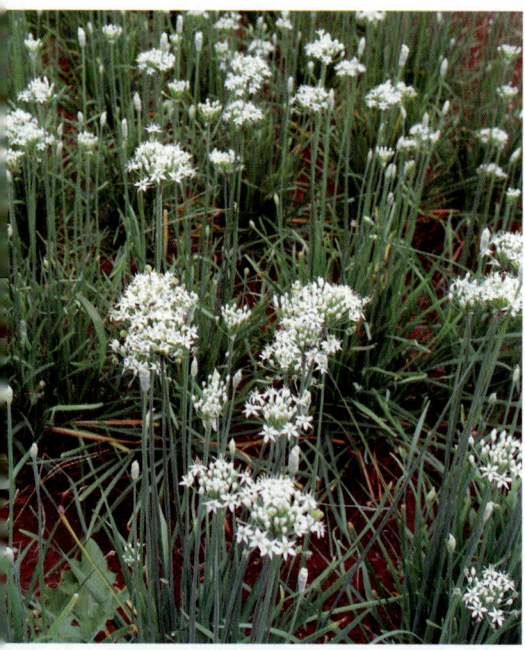

▲ 부추 꽃

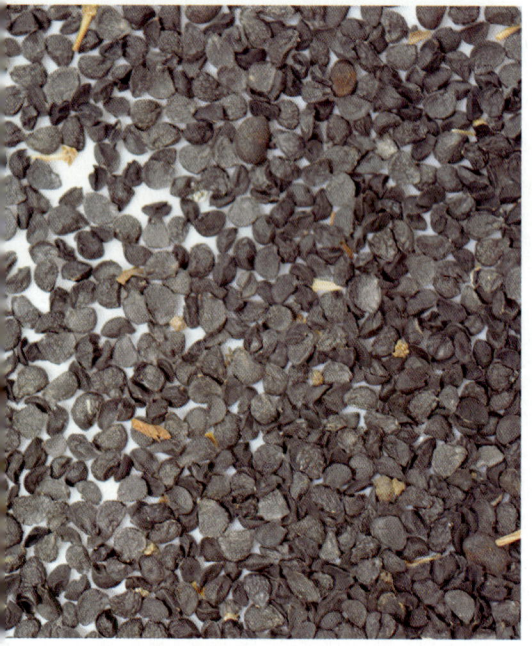

▲ 구자(약재, 전형)

● **기원** 이 약은 부추 *Allium tuberosum* Rottler(백합과 Liliaceae)의 씨이다.

● **한방 약미(藥味)와 약성(藥性)** 맛은 맵고 달며 성질은 따뜻하다.

● **한방 작용부위(귀경, 歸經)** 구자는 주로 간(肝), 신경(腎經)에 들어가 작용한다.

| **약효 해설** |

• 간(肝), 신(腎)의 기능을 돕는다.
• 무릎과 허리가 아픈 증상을 개선한다.
• 발기부전과 무의식중에 정액이 몸 밖으로 나오는 증상에 사용한다.
• 소변이 저절로 나와 자주 소변을 보는 증상을 치료한다.
• 자궁에서 분비물이 나오는 증상을 낫게 한다.

| **동의보감 효능** |

구채자(韭菜子, 부추 씨)는 성질이 따뜻하다[煖]. 꿈을 꾸면서 정액이 배설되는 것과 소변에 정액이 섞여 나오는 것을 치료한다. 허리와 무릎을 따뜻하게 하고 양기(陽氣)를 세게 한다. 정(精)이 새어나가는 것을 치료하는 데 매우 좋다. 약에 넣을 때는 약간 볶아서 쓴다[본초].

| **약용법** |

씨 6~12g을 물 800mL에 넣고 달여서 반으로 나누어 아침저녁으로 마시거나 또는 가루나 환(丸)으로 만들어 복용한다.

057

- 한자명: 九折草
- 라틴생약명: Chrysanthemi Zawadskii Herba
- 식물명 및 학명: 구절초, *Chrysanthemum zawadskii* Herbich var. *latilobum*(Maxim.) Kitamura
    산구절초, *Chrysanthemum zawadskii* var. *coreanum*(Nakai)
- 과명: 국화과
- 약용부위: 전초
- 식약처 공정서 및 조선시대 의서 수재:
    대한민국약전외한약(생약)규격집(KHP) 제4개정

구절초

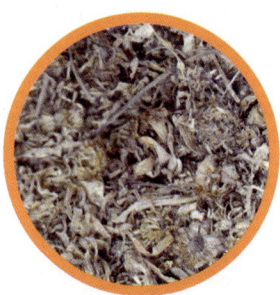

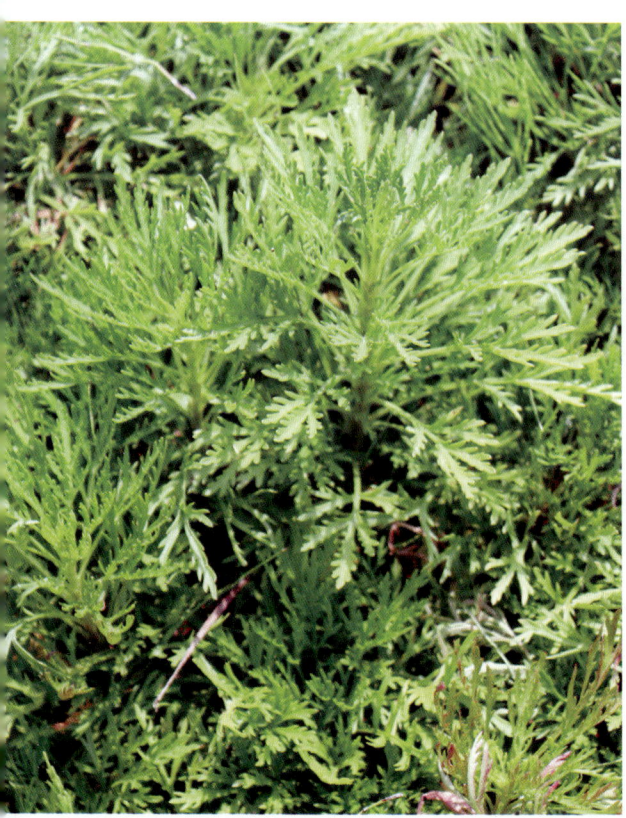

▲ 구절초 지상부

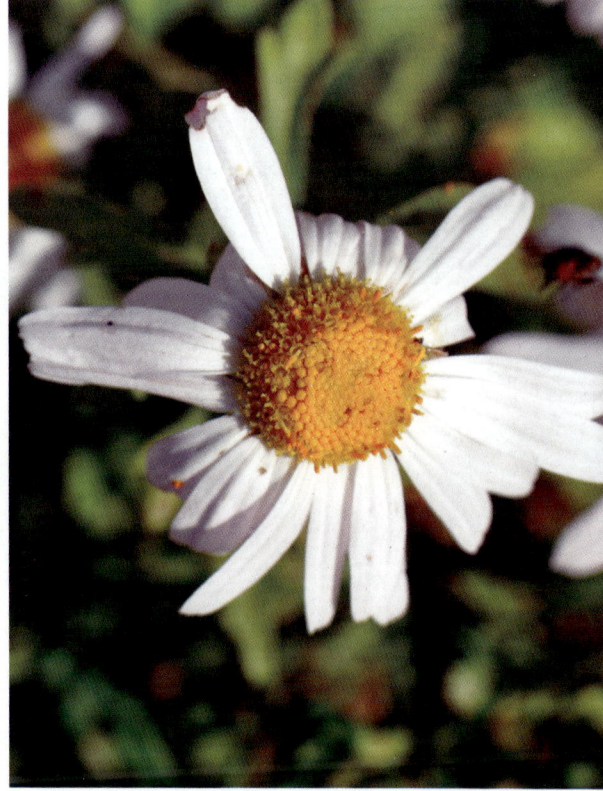

▲ 구절초(*Chrysanthemum sibiricum*) 꽃

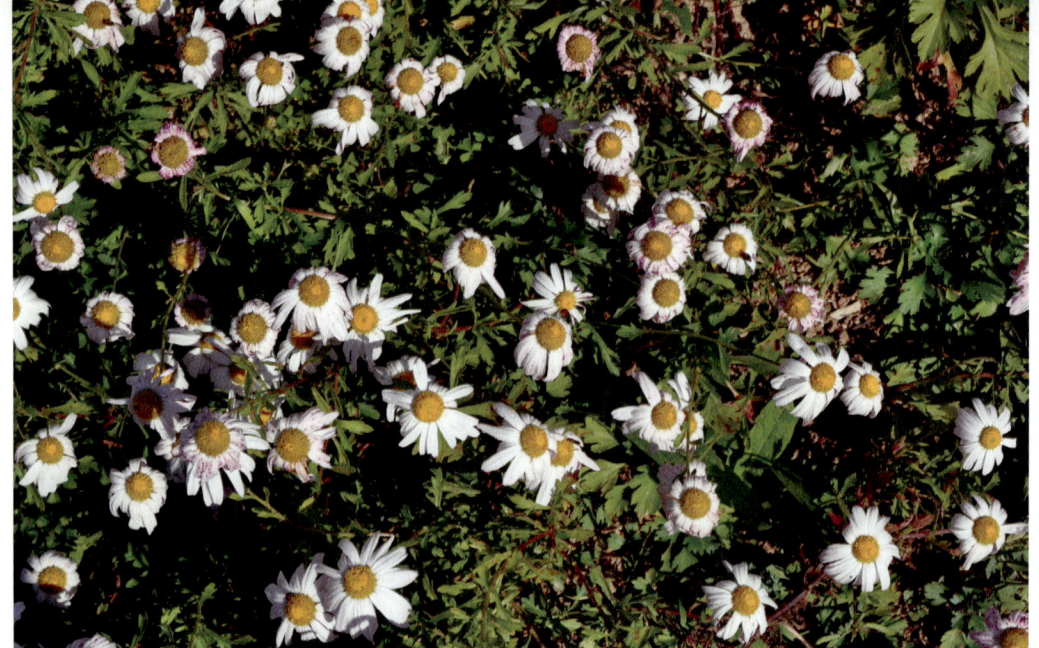

▲ 구절초(*Chrysanthemum sibiricum*) 지상부

● **기원** 이 약은 구절초 *Chrysanthemum zawadskii* Herbich var. *latilobum*(Maxim.) Kitamura 또는 산구절초 *Chrysanthemum zawadskii* var. *coreanum*(Nakai)(국화과 Compositae)의 전초이다.

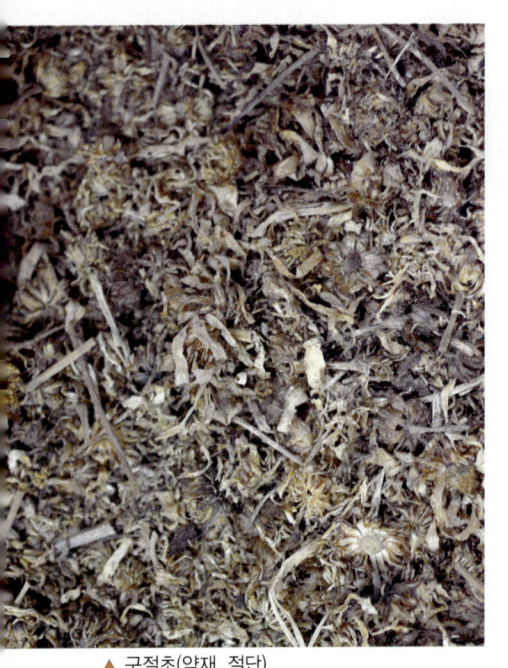

▲ 구절초(약재, 절단)

● **한방 약미(藥味)와 약성(藥性)** 맛은 쓰고 성질은 서늘하다.

● **한방 작용부위(귀경, 歸經)** 구절초는 주로 심(心), 비(脾), 위경(胃經)에 들어가 작용한다.

| 약효 해설 |

• 월경불순, 자궁 냉증, 불임증을 치료한다.

• 소화불량에 사용한다.

• 진정, 간 보호 작용이 있다.

| 약용법 |

전초 30~60g을 물 800mL에 넣고 달여서 반으로 나누어 아침저녁으로 마신다.

058

구척

- 한자명: 狗脊
- 라틴생약명: Cibotii Rhizoma
- 이명 또는 영명: Cibot Rhizome
- 식물명 및 학명: 금모구척(金毛狗脊), *Cibotium barometz* J. Smith
- 과명: 구척과
- 약용부위: 뿌리줄기
- 식약처 공정서 및 조선시대 의서 수재:
    대한민국약전(KP) 제11개정
    동의보감 탕액편의 풀부(部)
    방약합편의 산초(山草)편

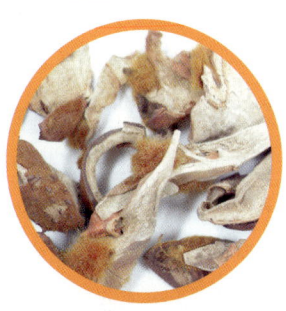

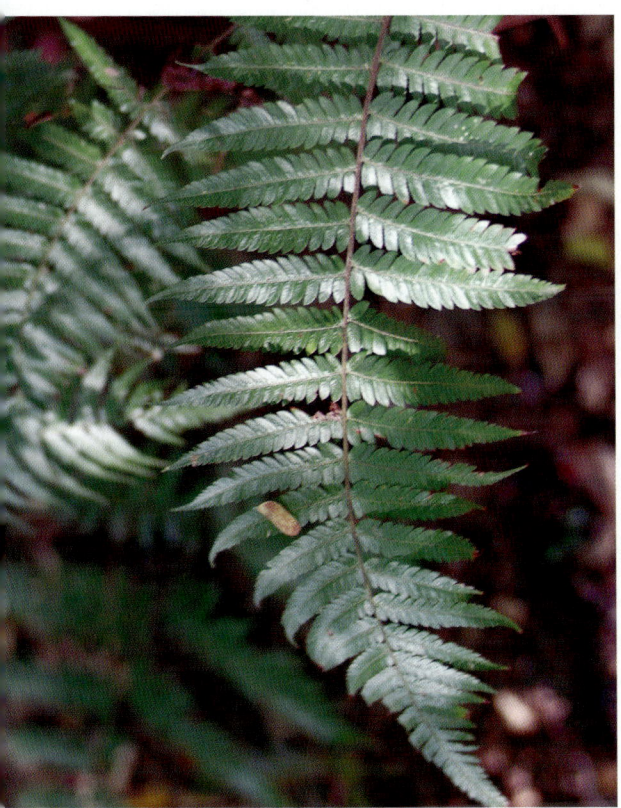

▲ 금모구척 잎

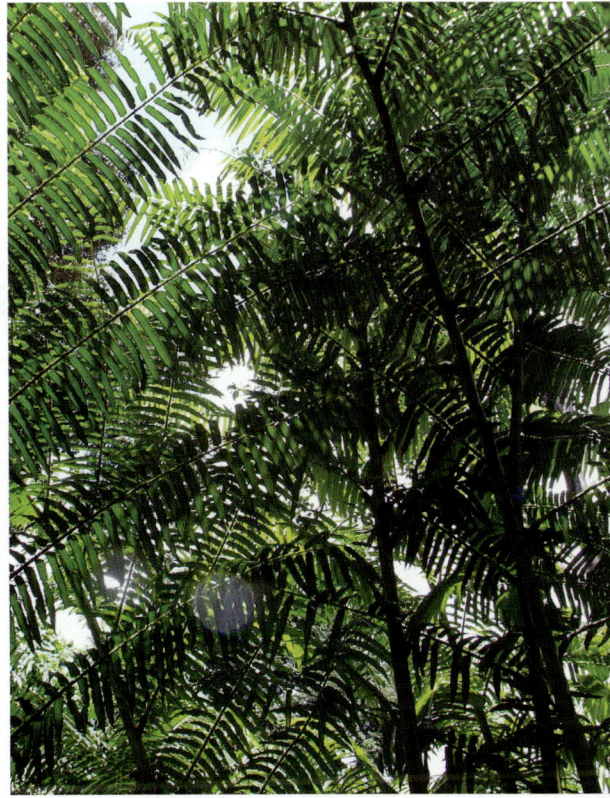

▲ 금모구척 지상부(인도네시아)

- **기원** 이 약은 금모구척(金毛狗脊) *Cibotium barometz* J. Smith(구척과 Dicksoniaceae)의 뿌리줄기이다.

- **한방 약미(藥味)와 약성(藥性)** 맛은 쓰고 달며 성질은 따뜻하다.

- **한방 작용부위(귀경, 歸經)** 구척은 주로 간(肝), 신경(腎經)에 들어가 작용한다.

| 약효 해설 |

• 다리에 힘이 없는 증상을 치료한다.

• 허리와 무릎이 시큰거리고 힘이 없어지는 증상을 낫게 한다.

• 팔다리를 잘 쓰지 못하고 마비되며 아픈 증상에 사용한다.

• 무의식중에 정액이 몸 밖으로 나오는 것, 그리고 소변이 잦은 증상에 유효하다.

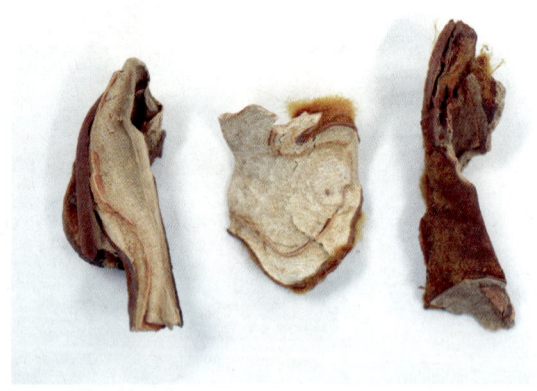
▲ 구척(약재, 절단)

| 동의보감 효능 |

구척(狗脊)의 성질은 평(平)하고(약간 따뜻하다[微溫]고도 한다) 맛은 쓰고 달며[苦甘](맵다[辛]고도 한다) 독이 없다. 독풍(毒風)으로 다리에 힘이 없는 것, 풍, 한, 습으로 뼈마디가 아프고 손발이 저린 것, 신기(腎氣)가 허약하여 허리와 무릎이 뻣뻣하면서 아픈 것을 치료한다. 노인에게 매우 좋으며 소변이 조절되지 않는 것을 치료한다.

| 약용법 |

뿌리줄기 10~15g을 물 800mL에 넣고 달여서 반으로 나누어 아침저녁으로 마신다. 외용할 때는 신선품 적당량을 짓찧어서 환부에 붙인다.

059

- 한자명: 菊花
- 라틴생약명: Chrysanthemi Flos
- 식물명 및 학명: 국화, *Chrysanthemum morifolium* Ramatuelle
- 과명: 국화과
- 약용부위: 꽃
- 식약처 공정서 및 조선시대 의서 수재:
    대한민국약전외한약(생약)규격집(KHP) 제4개정
    동의보감 탕액편의 풀부(部)
    방약합편의 습초(濕草)편

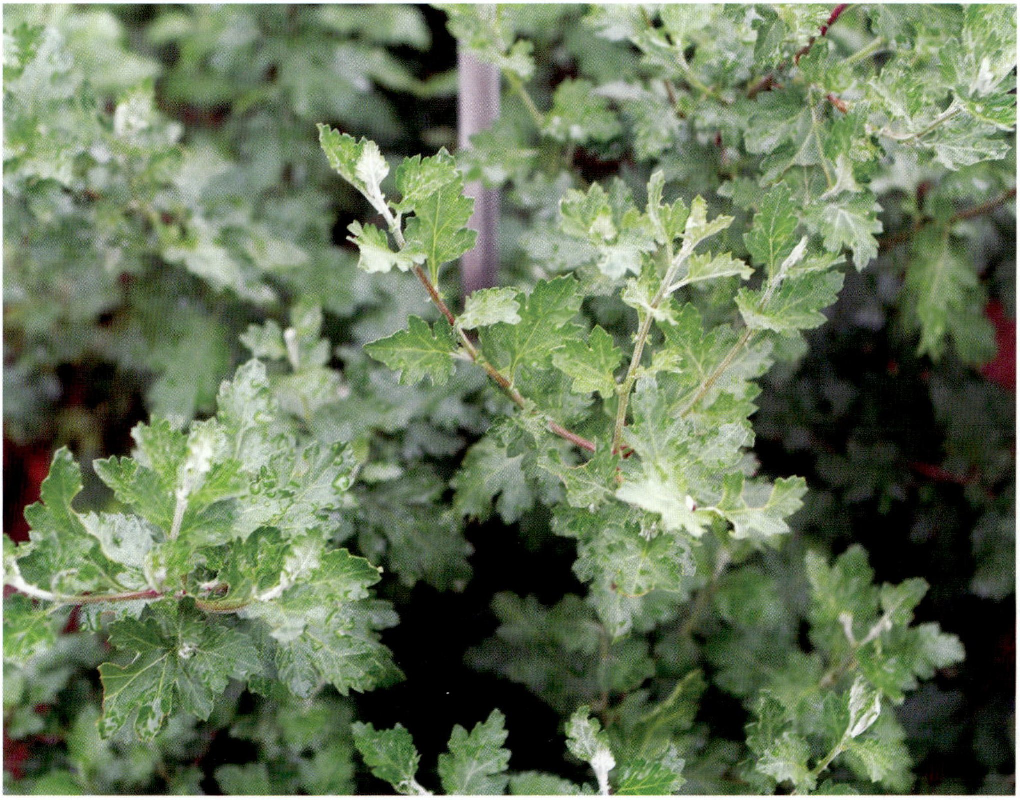

국화

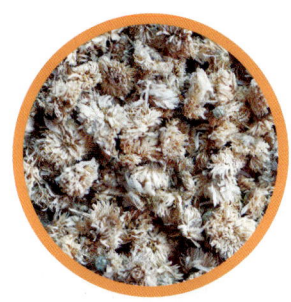

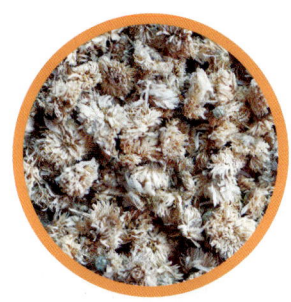

▲ 국화 잎

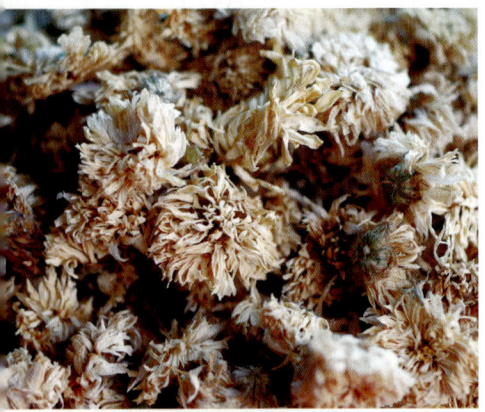
▲ 국화(약재, 전형). 중국 허난성의 4대 회약
(懷藥)의 하나인 회국화이다.

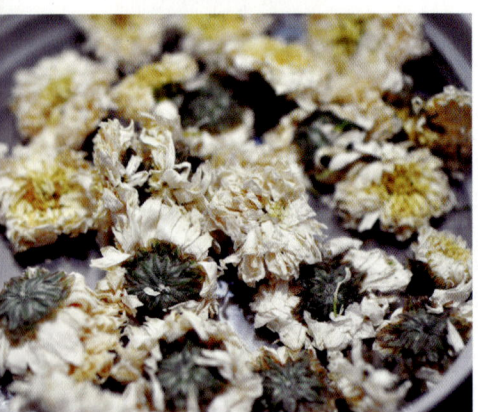
▲ 국화(약재, 전형)

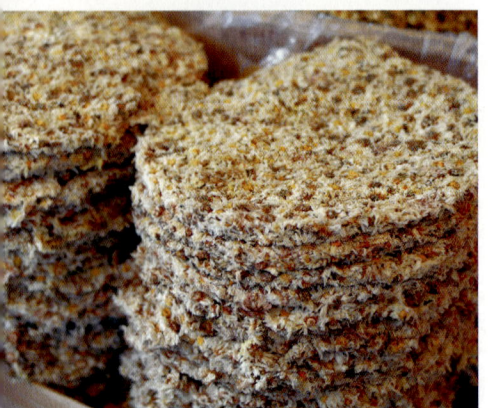
▲ 국화(약재, 시장 판매품)

● **기원** 이 약은 국화 *Chrysanthemum morifolium* Ramatuelle(국화과 Compositae)의 꽃이다.

● **한방 약미(藥味)와 약성(藥性)** 맛은 달고 쓰며 성질은 약간 차다.

● **한방 작용부위(귀경, 歸經)** 국화는 주로 폐(肺), 간경(肝經)에 들어가 작용한다.

| **약효 해설** |

• 눈이 충혈되면서 붓고 아픈 증상에 쓴다.
• 눈이 잘 보이지 않고 눈앞에 꽃 같은 것이 나타나는 증상에 사용한다.
• 결막염에 유효하다.
• 열을 내리며 두통과 현기증을 치료한다.

| **동의보감 효능** |

백국화(白菊花, 흰 국화)는 잎과 줄기가 다 감국화와 비슷한데 오직 꽃만 희다. 역시 풍으로 어지러운 데[風眩] 주로 쓴다. 그리고 머리카락을 희어지지 않게 한다.

| **약용법** |

꽃 5~10g을 물 800mL에 넣고 달여서 반으로 나누어 아침저녁으로 마신다.

060

- 한자명: 卷柏
- 라틴생약명: Selaginellae Herba
- 식물명 및 학명: 부처손, *Selaginella tamariscina* Spring 점상권백(墊狀卷柏), *Selaginella pulvinata* Maxim.
- 과명: 부처손과
- 약용부위: 전초
- 식약처 공정서 및 조선시대 의서 수재:
  대한민국약전외한약(생약)규격집(KHP) 제4개정
  동의보감 탕액편의 풀부(部)
  방약합편의 태초(苔草, 이끼)편

권백

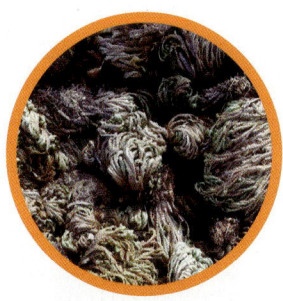

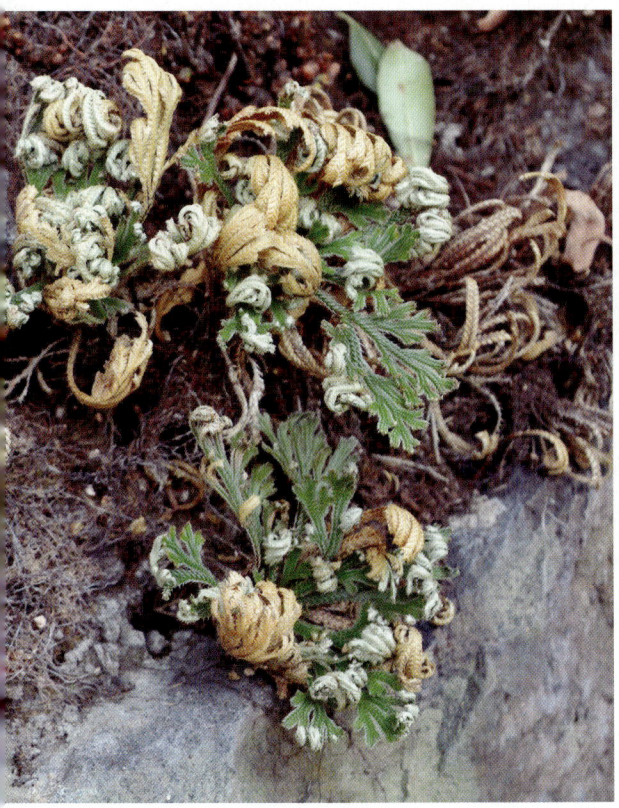

▲ 부처손 잎

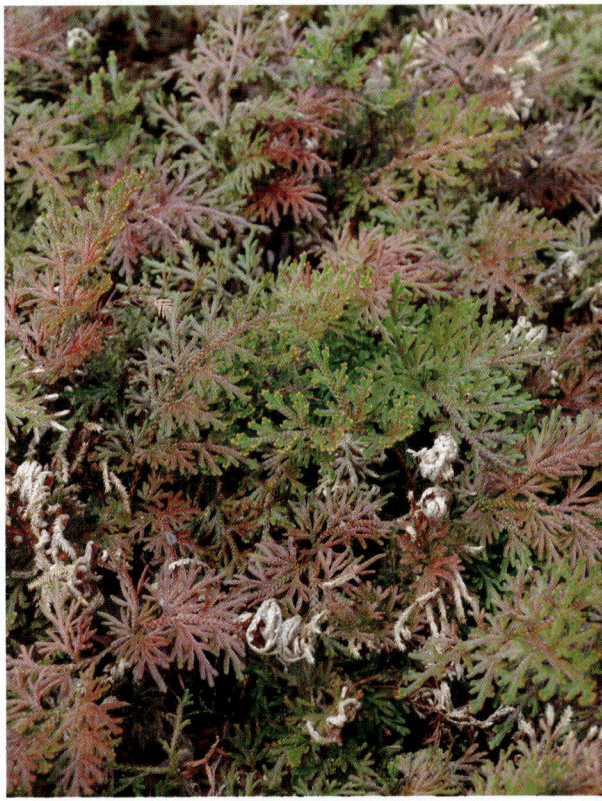

▲ 개부처손(*Selaginella stauntoniana*) 잎

●**기원** 이 약은 부처손 *Selaginella tamariscina* Spring 또는 점상권백(墊狀卷柏) *Selaginella pulvinata* Maxim.(부처손과 Selaginellaceae)의 전초이다.

●**한방 약미(藥味)와 약성(藥性)** 맛은 맵고 성질은 평(平)하다.

●**한방 작용부위(귀경, 歸經)** 권백은 주로 간(肝), 심경(心經)에 들어가 작용한다.

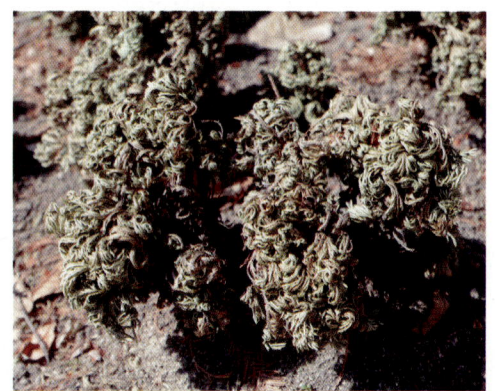
▲ 부처손(*Selaginella involvens*) 지상부

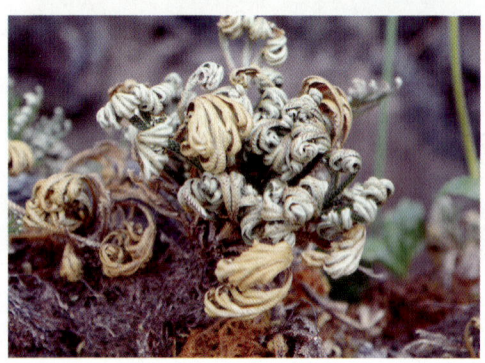
▲ 부처손 지상부

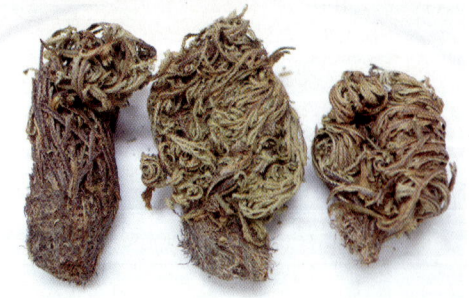
▲ 권백(약재, 전형)

| **약효 해설** |

• 혈액순환을 촉진하며 경맥의 흐름을 원활하게 한다.
• 여성의 부정기 자궁출혈과 무월경에 사용한다.
• 타박상, 천식을 치료한다.
• 토혈(吐血), 혈변(血便)을 멎게 한다.

| **동의보감 효능** |

권백(卷柏, 부처손)의 성질은 따뜻하고[溫] 평(平)하다(약간 차다[微寒]고도 한다) 맛이 맵고[辛] 달며[甘] 독이 없다. 여자의 음부 속이 추웠다 더웠다 하면서 아픈 것, 월경이 없으면서 임신하지 못하는 것, 월경이 통하지 않는 것을 치료한다. 온갖 헛것에 들린 것[百邪鬼魅]을 없애며 마음을 진정시킨다. 헛것에 들려 우는 것과 탈항증(脫肛證), 팔다리가 늘어지고 힘이 없어 걷지 못하는 병증을 치료한다. 신[水藏]을 덥게[煖] 한다. 생것을 쓰면 어혈을 깨뜨리고 볶아 쓰면 지혈한다.

| **약용법** |

전초 5~10g을 물 800mL에 넣고 달여서 반으로 나누어 아침저녁으로 마신다.

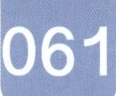

- 한자명: 拳參

- 라틴생약명: Bistortae Rhizoma

- 이명 또는 영명: 자삼(紫參)

- 식물명 및 학명: 범꼬리, *Bistorta manshuriensis* Komarov

- 과명: 여뀌과

- 약용부위: 뿌리줄기

- 식약처 공정서 및 조선시대 의서 수재:
  대한민국약전외한약(생약)규격집(KHP) 제4개정

권삼

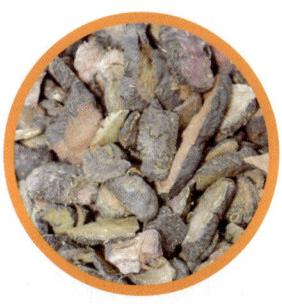

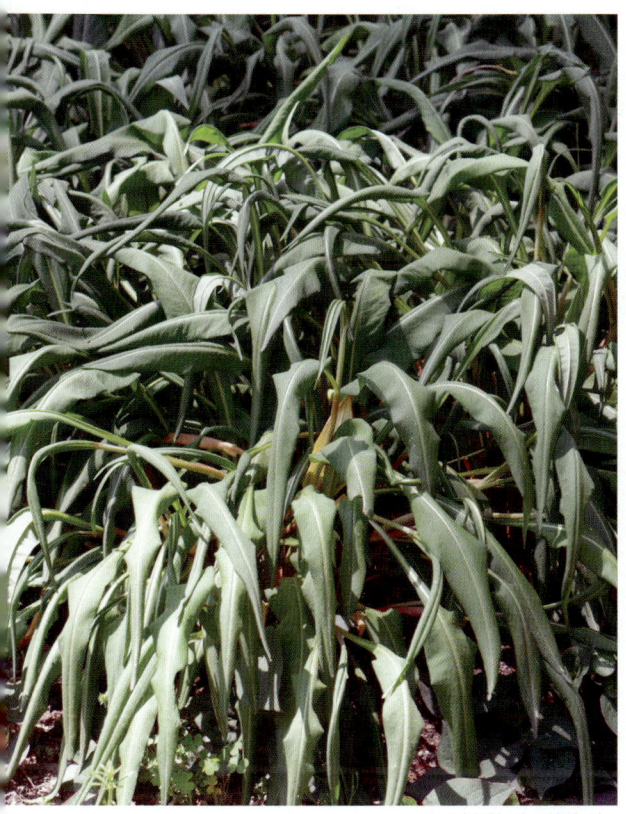

▲ 성숙한 범꼬리의 잎

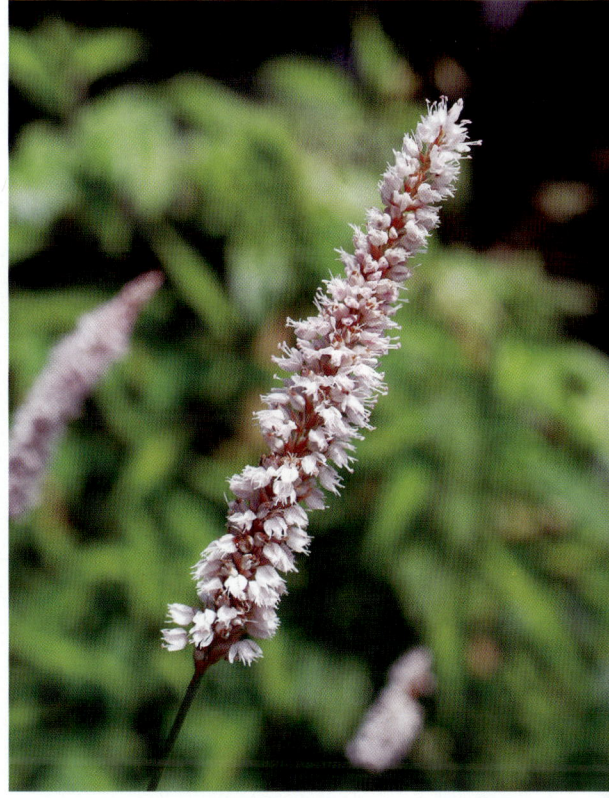

▲ 범꼬리(*Bistorta major* var. *japonica*) 꽃

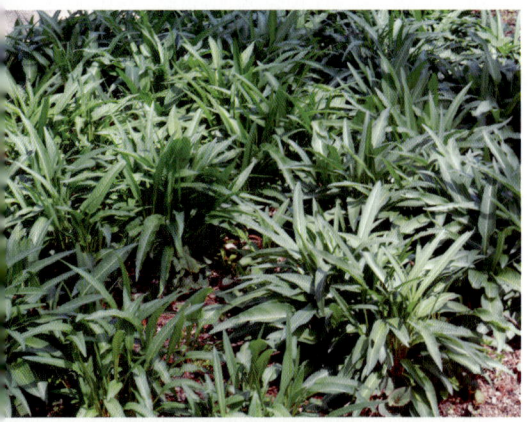

▲ 범꼬리의 재배지

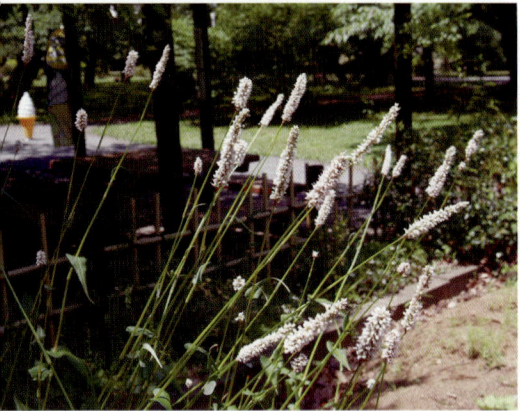

▲ 범꼬리(*Bistorta major* var. *japonica*) 지상부

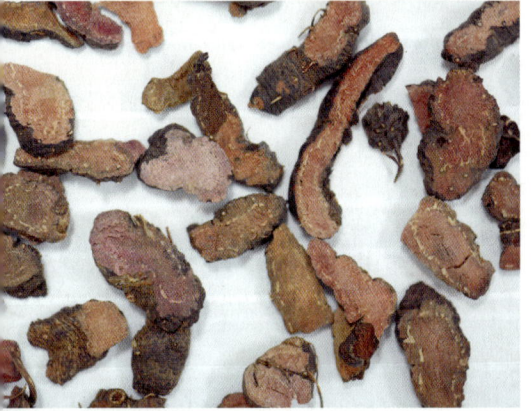

▲ 권삼(약재, 절편)

● **기원** 이 약은 범꼬리 *Bistorta manshuriensis* Komarov(여뀌과 Polygonaceae)의 뿌리줄기이다.

● **한방 약미(藥味)와 약성(藥性)** 맛은 쓰고 떫으며 성질은 약간 차다.

● **한방 작용부위(귀경, 歸經)** 권삼은 주로 폐(肺), 간(肝), 대장경(大腸經)에 들어가 작용한다.

| **약효 해설** |

• 폐에 생긴 여러 가지 열증(熱證)으로 기침이 나는 증상에 사용한다.
• 입안과 혀가 허는 증상에 효과가 있다.
• 치질에 의해 출혈하는 것을 낫게 한다.
• 폐결핵, 만성기관지염의 치료에 대한 임상 보고가 있다.

| **약용법** |

뿌리줄기 3~12g을 물 800mL에 넣고 달여서 반으로 나누어 아침저녁으로 마시거나 또는 가루나 환(丸)으로 만들어 복용한다. 외용할 때는 적당량을 짓찧어서 환부에 붙인다.

062

귀전우

- 한자명: 鬼箭羽
- 라틴생약명: Euonymi Ramuli Suberalatum
- 식물명 및 학명: 화살나무, *Euonymus alatus* Siebold
- 과명: 노박덩굴과
- 약용부위: 줄기에 생긴 날개 모양의 코르크
- 식약처 공정서 및 조선시대 의서 수재:
  대한민국약전외한약(생약)규격집(KHP) 제4개정
  동의보감 탕액편의 나무부

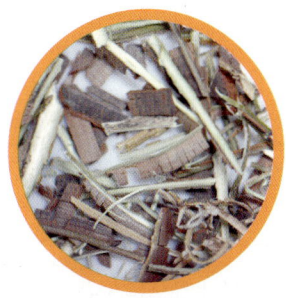

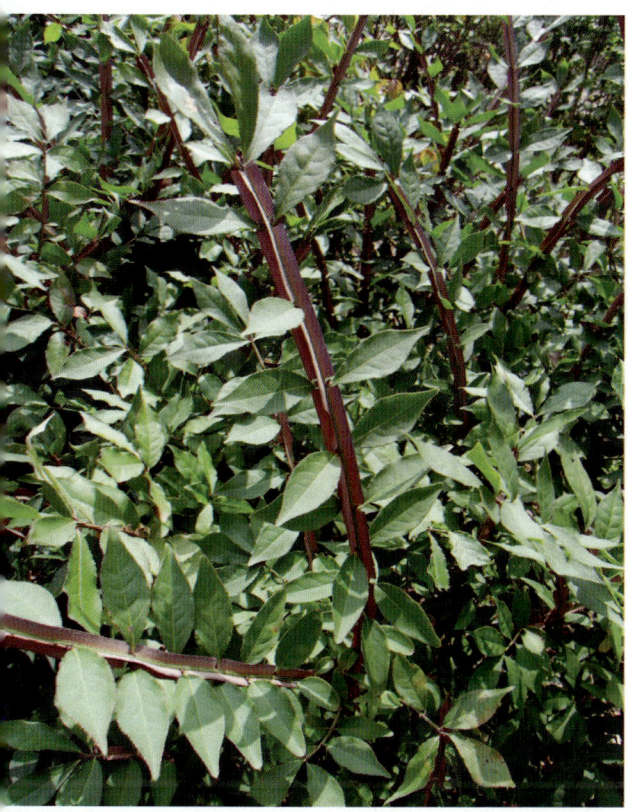

▲ 화살나무 지상부

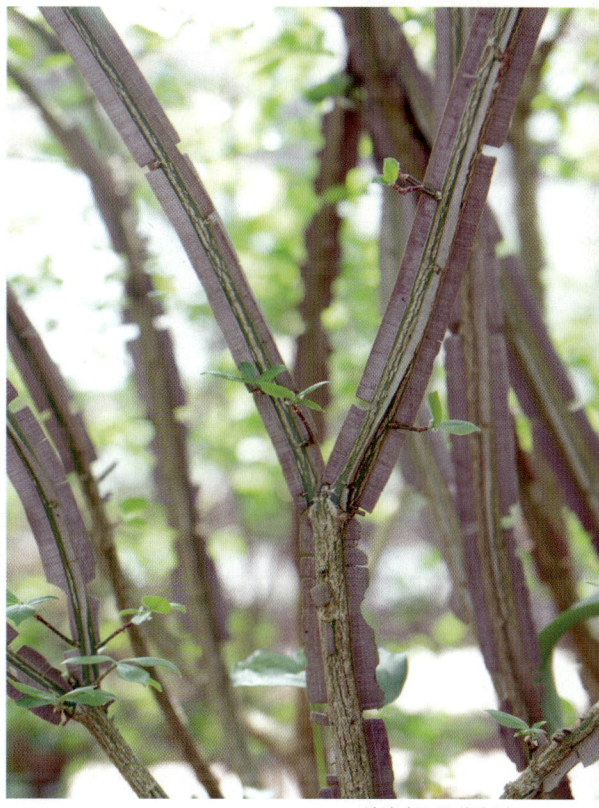

▲ 화살나무 줄기와 잎

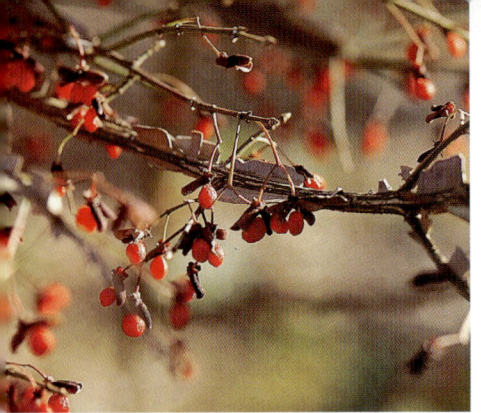

▲ 화살나무 가지와 열매

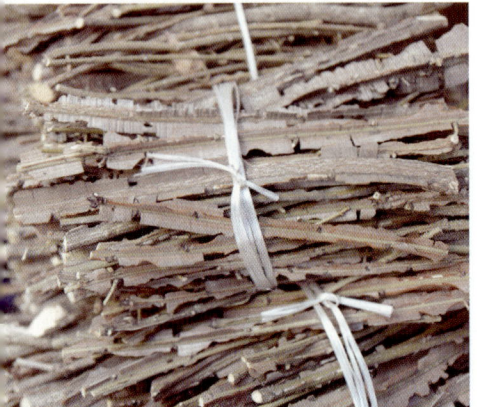

▲ 귀전우(약재, 시장 판매품)

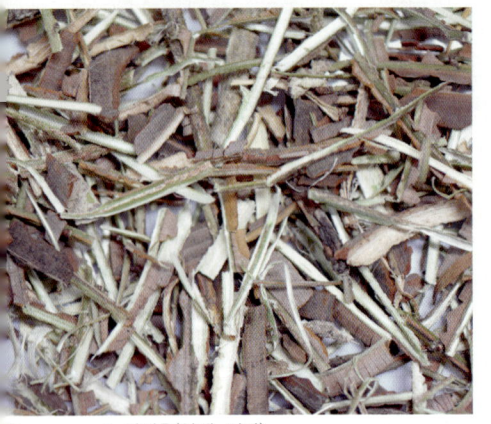

▲ 귀전우(약재, 절단)

● **기원** 이 약은 화살나무 *Euonymus alatus* Siebold (노박덩굴과 Celastraceae)의 줄기에 생긴 날개 모양의 코르크이다.

● **한방 약미(藥味)와 약성(藥性)** 맛은 쓰고 매우며 성질은 차다.

● **한방 작용부위(귀경, 歸經)** 귀전우는 주로 간(肝), 비경(脾經)에 들어가 작용한다.

| **약효 해설** |

• 가슴과 배의 통증을 없애준다.
• 고환이나 음낭이 커지면서 아프거나 아랫배가 당기며 아픈 병증을 낫게 한다.
• 산후 어혈 복통에 쓴다.
• 부정기 자궁출혈을 치료한다.

| **동의보감 효능** |

위모(衛矛, 화살나무)의 성질은 차며[寒] 맛은 쓰고[苦] 독이 없다(독이 조금 있다고도 한다). 고독(蠱毒), 시주(尸疰), 중악(中惡, 중풍의 일종)으로 배가 아픈 데 주로 쓴다. 나쁜 기운, 헛것에 들린 것, 가위 눌리는 것을 낫게 한다. 뱃속의 충을 죽이며 월경을 통하게 한다. 뱃속에 생긴 덩어리를 깨뜨린다. 부정기 자궁출혈, 자궁에서 분비물이 나오는 것, 산후에 어혈로 아픈 것을 멎게 하고 풍독종(風毒腫)으로 부어오른 것을 가라앉힌다. 유산시킬 수 있다.

| **약용법** |

귀전우 4~9g을 물 800mL에 넣고 달여서 반으로 나누어 아침저녁으로 마시거나 또는 가루나 환(丸)으로 만들어 복용한다. 외용할 때는 적당량을 짓찧어서 환부에 붙인다.

148

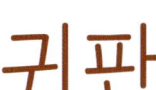

063

- 한자명: 龜板
- 라틴생약명: Testudinis Chinemis Plastrum et Carapax
- 이명 또는 영명: 귀갑(龜甲)
- 동물명 및 학명: 남생이, *Chinemys reevesii* Gray
- 과명: 남생이과
- 약용부위: 배딱지[腹甲] 또는 등딱지[背甲]
- 식약처 공정서 및 조선시대 의서 수재:
  대한민국약전외한약(생약)규격집(KHP) 제4개정
  동의보감 탕액편의 벌레부(部)
  방약합편의 귀별(龜鼈, 거북과 자라류)편

귀판

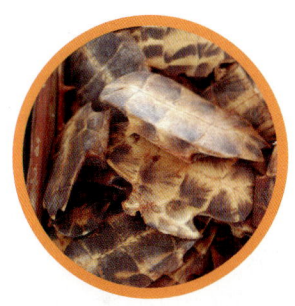

●**기원** 이 약은 남생이 *Chinemys reevesii* Gray(남생이과 Emydidae)의 배딱지[腹甲] 또는 등딱지[背甲]이다.

●**한방 약미(藥味)와 약성(藥性)** 맛은 짜고 달며 성질은 약간 차다.

●**한방 작용부위(귀경, 歸經)** 귀판은 주로 간(肝), 신(腎), 심경(心經)에 들어가 작용한다.

| 약효 해설 |

- 머리가 어지럽고 눈앞이 아찔한 상태에 활용한다.
- 근육과 뼈가 저리고 연약하며 힘이 없을 때 사용한다.
- 뼛속이 후끈후끈 달아오르고 잠자는 사이에 식은땀이 저절로 나는 증상을 낮게 한다.
- 무의식중에 정액이 나오는 증상을 치료한다.
- 자궁의 출혈량이 많을 때 사용한다.
- 면역기능 강화의 약리작용이 있다.

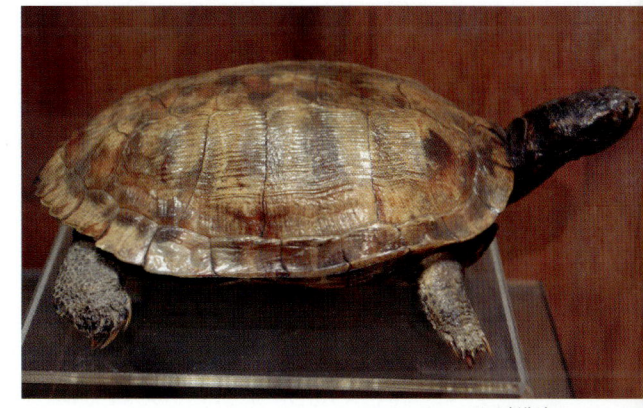

▲ 남생이

귀갑(龜甲, 남생이 등딱지)은 성질이 평(平)하고 맛은 짜고 달며 독이 있다(독이 없다고도 한다). 적백대하를 치료하고 징가(癥瘕)를 깨뜨린다. 학질[瘧疾], 오치(五痔), 음식창, 습비(濕痺)로 다리에 힘이 없는 것을 치료한다[본초]. 징가를 깨뜨리고 부정기 자궁출혈을 멎게 한다. 학질 그리고 중병(重病)을 치르고 난 뒤에 아직 완전히 회복되기도 전에 과로하여 다시 앓는 병[勞復]을 치료한다[의감]. 신옥(神屋)이라고도 하며 강이나 호수 속에 산다. 아무 때나 잡는다. 습기가 차면 안 된다. 습기가 차면 독이 생긴다[본초]. 귀갑을 쓸 때는 산 채로 벗긴 것이 제일 좋다. 연유에 굽거나 술에 구워서 쓴다[입문].

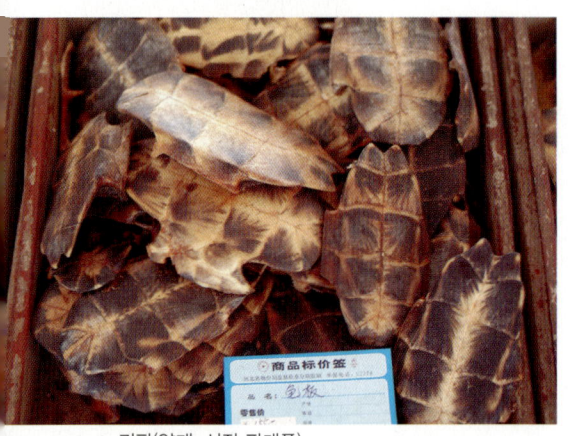

▲ 귀판(약재, 시장 판매품)

귀판(龜板, 남생이 배딱지)의 성미는 귀갑과 같다. 등딱지가 귀갑이고 배딱지가 귀판이다. 모두 음허(陰虛)나 식적(食積)으로 열이 나는 것을 잘 치료한다[입문]. 귀판은 음을 돕고 뼈를 이어주며 어혈을 풀어준다[의감]. 배딱지에 점을 쳐서 여기저기 구멍이 뚫린 것을 패귀(敗龜)라고 하는데 혈증으로 마비된 것[血麻痺]을 치료한다. 의서에서는 대부분 패귀(敗龜)를 쓰는데 불로 지져 구멍을 많이 뚫은 것을 쓴다. 이것을 누천기(漏天機)라고도 한다[본초]. 남생이는 음(陰) 가운데 음이 많은 동물로서 북쪽의 기를 받고 태어났기 때문에 음을 보하는 효능이 강하다[단심].

| 약용법 |

남생이의 배딱지 또는 등딱지 9~24g을 물 800mL에 넣고 달여서 반으로 나누어 아침저녁으로 마신다.

064

- 한자명: 橘核
- 라틴생약명: Citri Semen
- 이명 또는 영명: 귤자인(橘子仁), 귤인(橘仁)
- 식물명 및 학명: 귤나무, *Citrus unshiu* Marcorvich
  Citrus reticulata Blanco
- 과명: 운향과
- 약용부위: 잘 익은 씨
- 식약처 공정서 및 조선시대 의서 수재:
  대한민국약전외한약(생약)규격집(KHP) 제4개정
  동의보감 탕액편의 과일부

귤핵

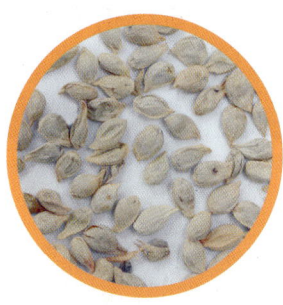

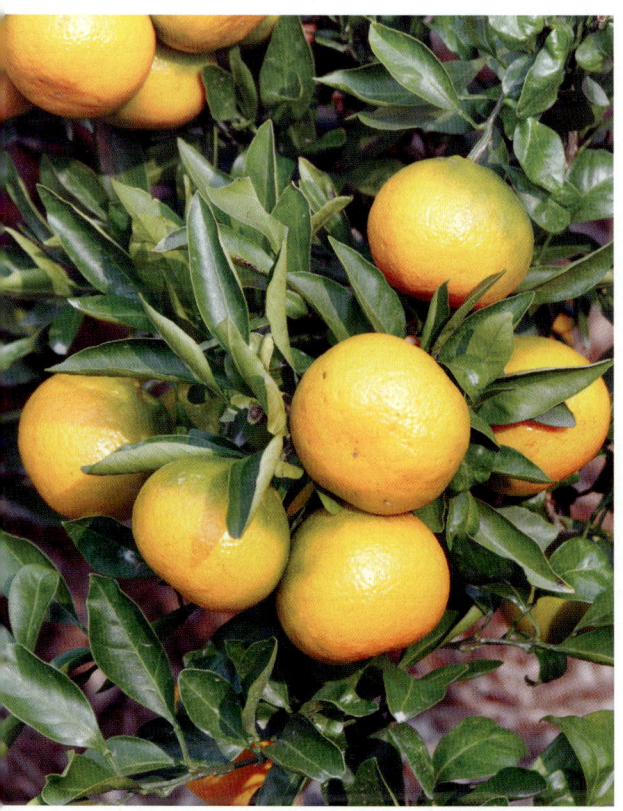

▲ 귤나무의 잎과 열매

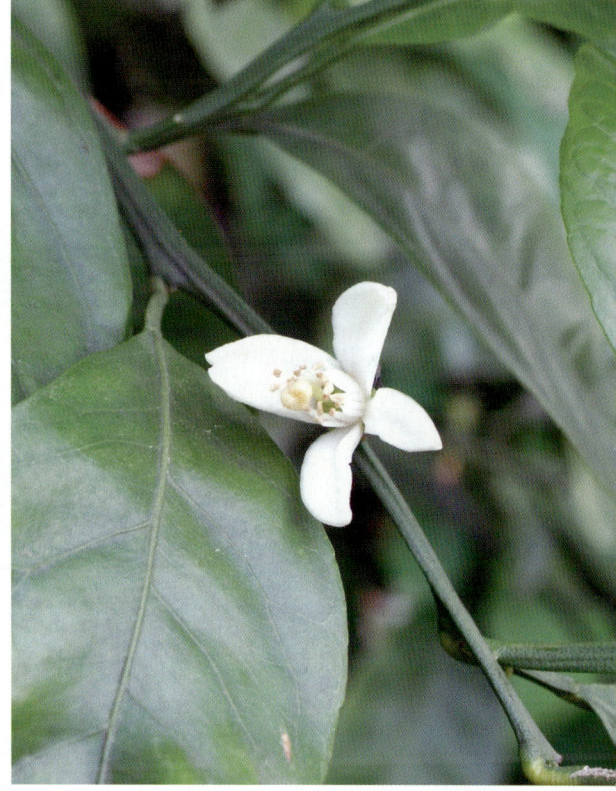

▲ 귤나무 꽃

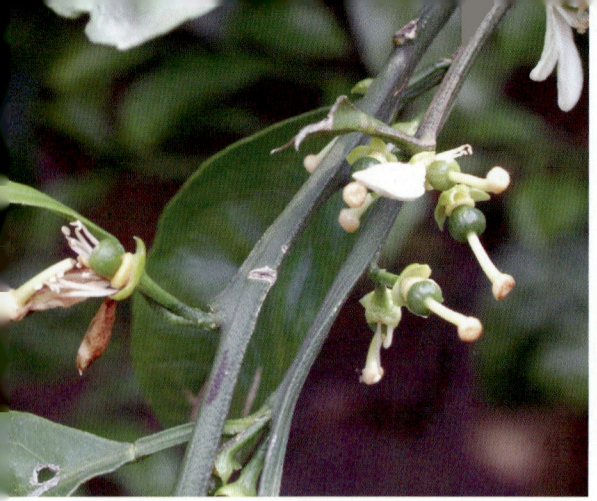
▲ 귤나무의 어린 열매

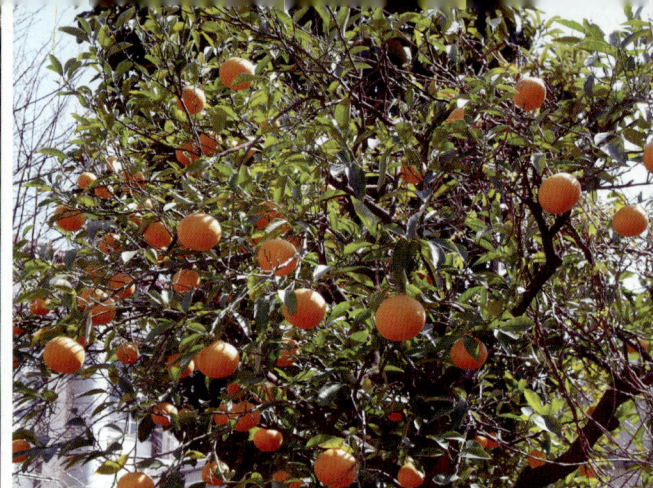
▲ 귤나무 수형

●**기원** 이 약은 귤나무 *Citrus unshiu* Marcorvich 또는 *Citrus reticulata* Blanco (운향과 Rutaceae) 의 잘 익은 씨이다.

●**한방 약미(藥味)와 약성(藥性)** 맛은 쓰고 성질은 평(平)하다.

●**한방 작용부위(귀경, 歸經)** 귤핵은 주로 간(肝), 신경(腎經)에 들어가 작용한다.

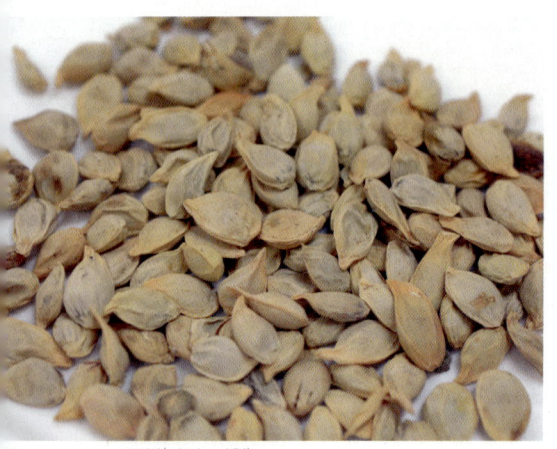
▲ 귤핵(약재, 전형)

| 약효 해설 |

• 고환이 부어오르고 아픈 병증을 낫게 한다.
• 배꼽 주위가 비트는 것같이 아픈 증상에 유효하다.
• 젖멍울, 급성 유선염, 요통(腰痛)에 사용한다.

| 동의보감 효능 |

귤핵(橘核, 귤 씨)은 허리가 아픈 것, 아랫배가 아프고 소변을 잘 보지 못하는 것, 신(腎)이 찬 것을 치료한다. 귤 씨를 볶아 가루를 내어 술에 타 먹는다[본초].

| 약용법 |

씨 3~9g을 물 800mL에 넣고 달여서 반으로 나누어 아침저녁으로 마신다.

065

- 한자명: 金箔
- 라틴생약명: Aurum
- 이명 또는 영명: 금박지(金箔紙), Aurum Foil
- 한약의 분류: 광물성 약재
- 식약처 공정서 및 조선시대 의서 수재:
    대한민국약전외한약(생약)규격집(KHP) 제4개정
    동의보감 탕액편의 쇠부(部)
    방약합편의 금석(金石, 광석류)편

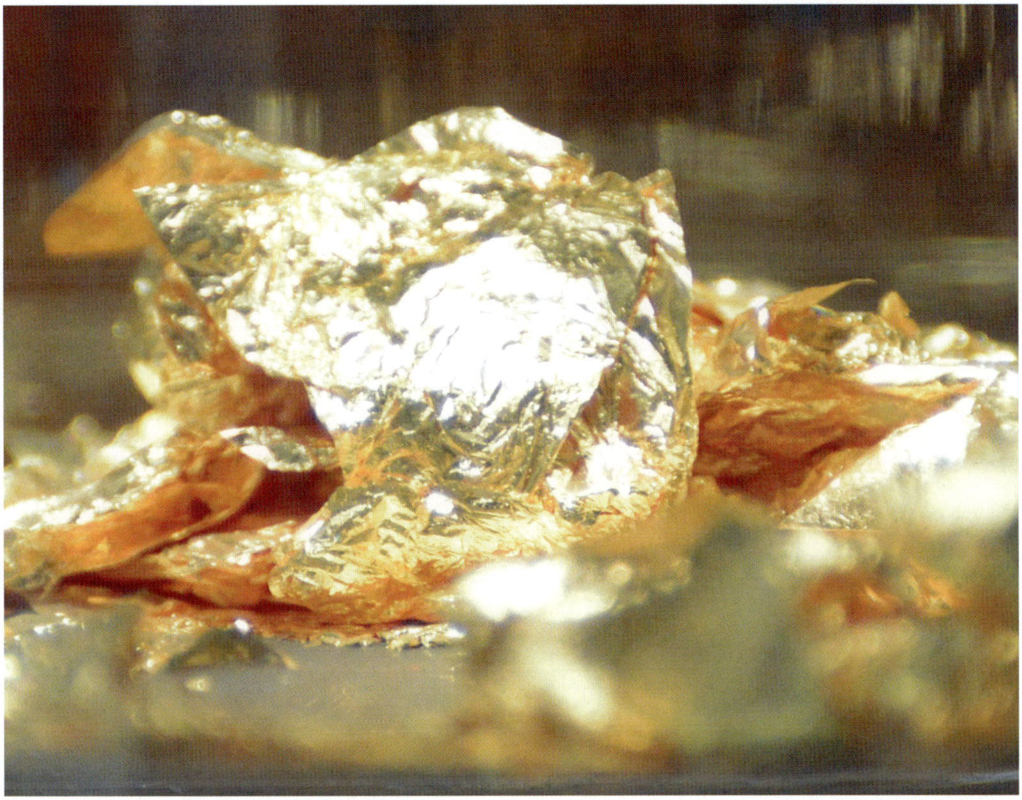

금박

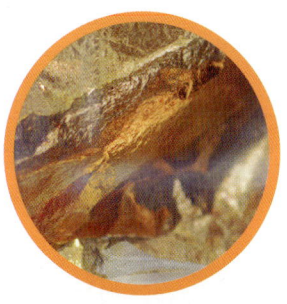

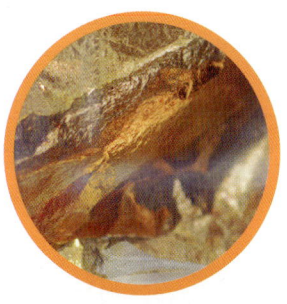

▲ 금박

- **기원** 이 약은 원소광물 자연금을 압착하여 만든 박편이다. 이 약은 정량할 때 금(Au : 196.97) 99.0% 이상을 함유한다.

- **한방 약미(藥味)와 약성(藥性)** 맛은 맵고 쓰며 성질은 평(平)하다.

- **한방 작용부위(귀경, 歸經)** 금박은 주로 심(心), 간경(肝經)에 들어가 작용한다.

| 약효 해설 |

- 정신을 안정시키고 해독작용이 있다.
- 정신이 혼미할 때 쓴다.
- 가슴이 두근거리면서 불안해하는 증상에 사용한다.

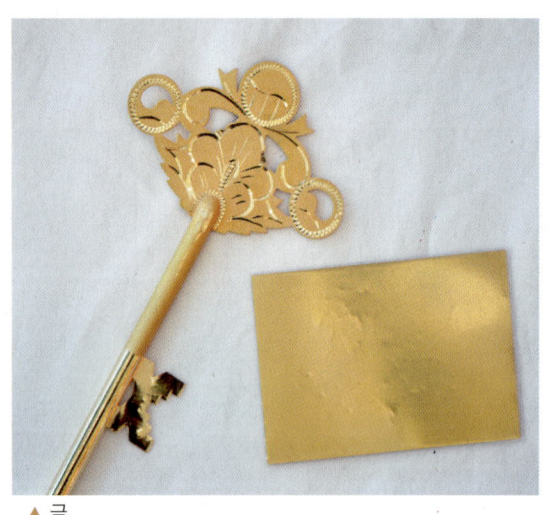
▲ 금

| 동의보감 효능 |

금설(金屑, 금가루)은 성질이 평(平)하고(차다고도 한다) 맛은 매우며 독이 있다(생것은 독이 있고 수치한 것은 독이 없다). 주로 정신을 진정시키고 혼백을 안정시킨다. 마음을 안정시키고 오장(五藏)을 보하며 정(精)과 골수[髓]를 채우는 데 주로 쓴다. 오장의 풍간(風癇)으로 정신을 잃은 것과 소아의 놀라는 증상을 치료한다. 법제(法製)를 여러 번 잘 해야 약으로 쓸 수 있다. 생것은 독이 있어 사람을 죽일 수 있다. 의사들이 쓰는 것은 모두 법제(法製)한 금박이나 금으로 만든 물건을 끓인 물로 쓰므로 독이 없다. 『신농본초경』에서 금(金)이라 하지 않고 설(屑)자를 덧붙인 것은 제련한 가루를 박(箔)처럼 만들어야 약에 넣을 수 있기 때문이다[본초].

| 약용법 |

금박을 가루 또는 환(丸)으로 만들어 복용한다.

066

- 한자명: 金櫻子
- 라틴생약명: Rosae Laevigatae Fructus
- 이명 또는 영명: Rosa Fruit
- 식물명 및 학명: 금앵자(金櫻子), *Rosa laevigata* Michaux
- 과명: 장미과
- 약용부위: 열매
- 식약처 공정서 및 조선시대 의서 수재:
  대한민국약전(KP) 제11개정
  동의보감 탕액편의 나무부
  방약합편의 관목(灌木)편

금앵자

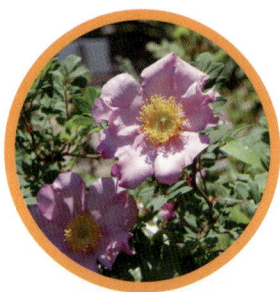

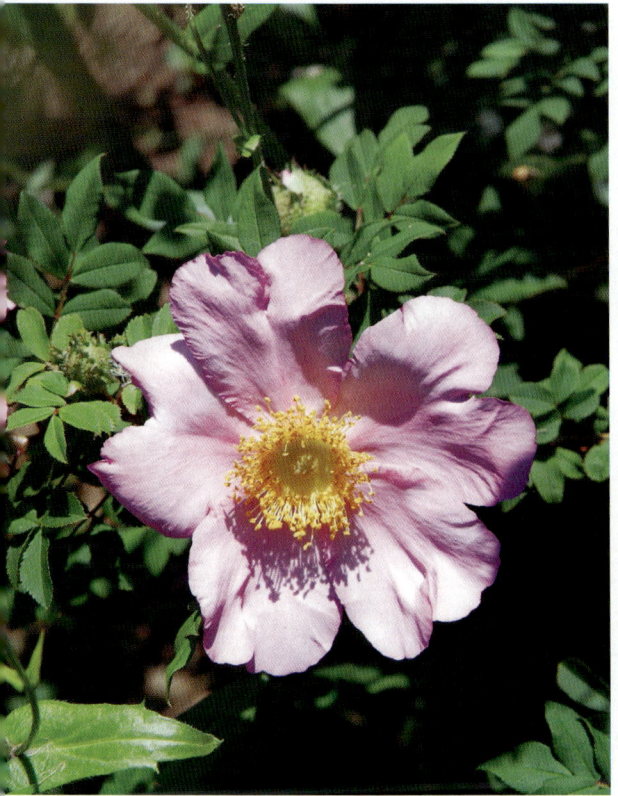

▲ 금앵자 꽃

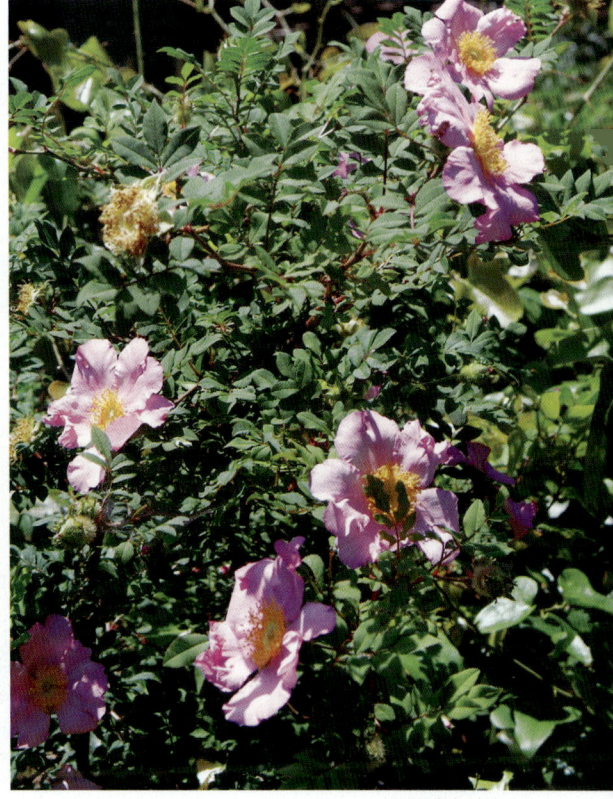

▲ 금앵자 지상부

●**기원** 이 약은 금앵자(金櫻子) *Rosa laevigata* Michaux(장미과 Rosaceae)의 잘 익은 열매이다.

●**한방 약미(藥味)와 약성(藥性)** 맛은 시고 달며 떫고 성질은 평(平)하다.

●**한방 작용부위(귀경, 歸經)** 금앵자는 주로 신(腎), 방광(膀胱), 대장경(大腸經)에 들어가 작용한다.

| **약효 해설** |

• 꿈을 꾸지 않으면서 정액(精液)이 배출되는 병증을 낮게 한다.

• 여성의 부정기 자궁출혈에 쓴다.

• 자궁이 아래로 내려가는 질환의 치료에 효과가 있다.

• 항문부(肛門部)가 외부로 튀어나온 증상의 치료에 사용한다.

• 배뇨 횟수가 비정상적으로 증가하는 증상에 유효하다.

• 오랜 설사를 치료한다.

| **동의보감 효능** |

금앵자(金櫻子)의 성질은 평(平)하고 따뜻하며[溫] 맛은 시고 떫으며[酸澁] 독이 없다. 비병(脾病)에 의한 설사, 소변이 잘 나오는 것[小便利]을 막는다. 정액이 흐르는 것을 막고 유정(遺精)과 몽설(夢泄)을 멎게 한다.

| **약용법** |

열매 9~15g을 물 800mL에 넣고 달여서 반으로 나누어 아침저녁으로 마시거나 또는 가루나 환(丸)으로 만들어 복용한다.

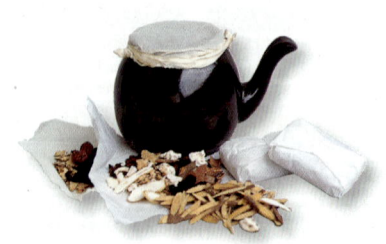

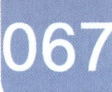

067

금은화

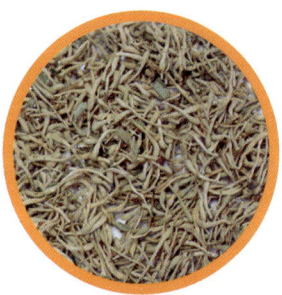

- 한자명: 金銀花
- 라틴생약명: Lonicerae Flos
- 이명 또는 영명: Lonicera Flower
- 식물명 및 학명: 인동덩굴, *Lonicera japonica* Thunberg
- 과명: 인동과
- 약용부위: 꽃봉오리 또는 막 피기 시작한 꽃
- 식약처 공정서 및 조선시대 의서 수재:
    대한민국약전(KP) 제11개정
    방약합편의 만초(蔓草, 덩굴풀)편

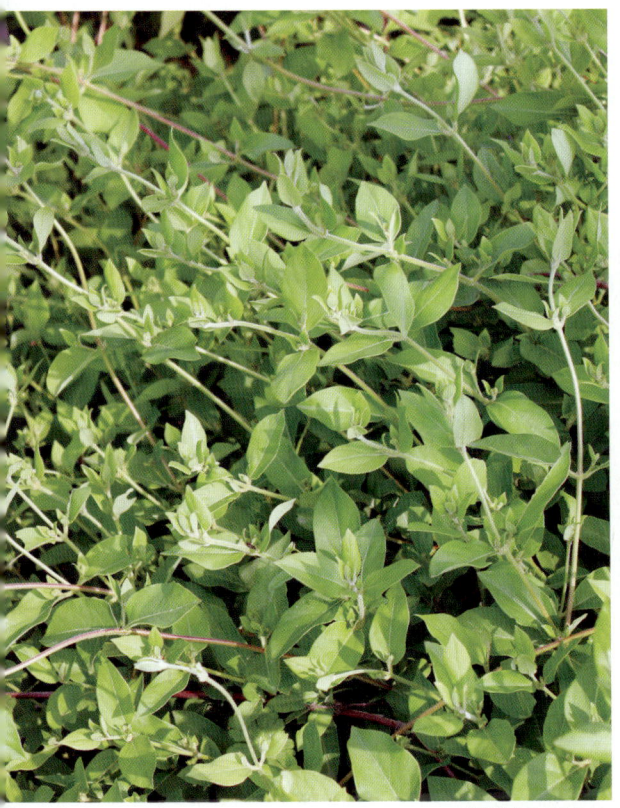

▲ 인동덩굴 지상부

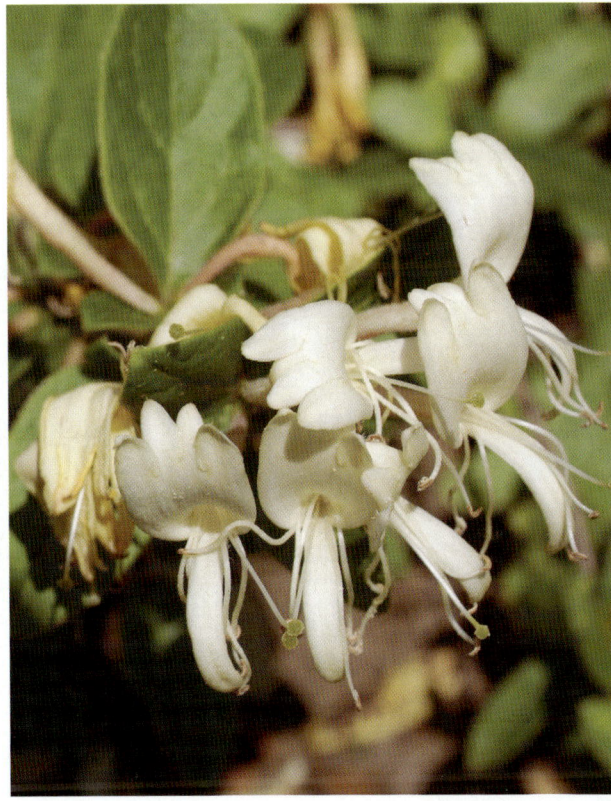

▲ 인동덩굴 꽃

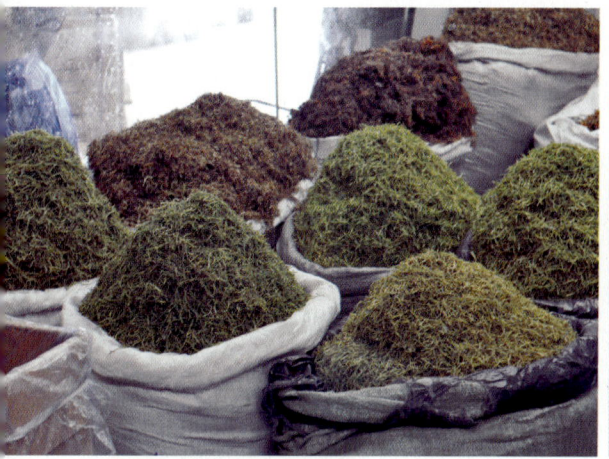
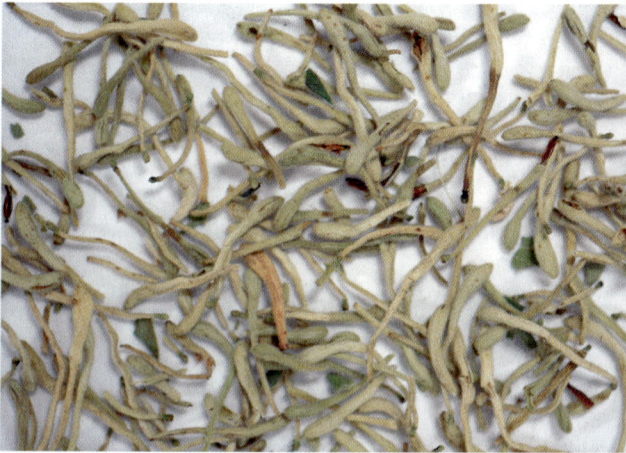

▲ 금은화(약재, 시장 판매품)　　　▲ 금은화(약재, 전형)

● **기원** 이 약은 인동덩굴 *Lonicera japonica* Thunberg(인동과 Caprifoliaceae)의 꽃봉오리 또는 막 피기 시작한 꽃이다.

● **한방 약미(藥味)와 약성(藥性)** 맛은 달고 성질은 차다.

● **한방 작용부위(귀경, 歸經)** 금은화는 주로 폐(肺), 심(心), 위경(胃經)에 들어가 작용한다.

| **약효 해설** |

• 급성 열병으로 인한 발열과 치루(痔瘻)를 치료한다.

• 호흡기계 감염의 치료 효능이 있다.

• 목 안이 벌겋게 붓고 아픈 증상을 낫게 한다.

• 세균에 감염되어 피부가 빨갛게 부어오르는 피부질환에 유효하다.

| **약용법** |

꽃 6~15g을 물 800mL에 넣고 달여서 반으로 나누어 아침저녁으로 마신다.

금전초

- 한자명: 金錢草
- 라틴생약명: Lysimachiae Herba
- 식물명 및 학명: 과로황(過路黃), *Lysimachia christinae* Hance
- 과명: 앵초과
- 약용부위: 전초
- 식약처 공정서 및 조선시대 의서 수재:
  대한민국약전외한약(생약)규격집(KHP) 제4개정

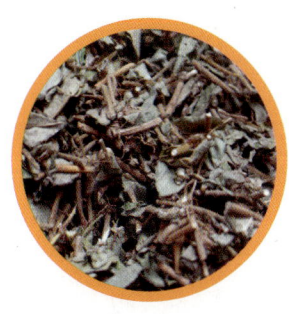

● **기원** 이 약은 과로황(過路黃) *Lysimachia christinae* Hance(앵초과 Primulaceae)의 전초이다.

● **한방 약미(藥味)와 약성(藥性)** 맛은 달고 짜고 성질은 약간 차다.

● **한방 작용부위(귀경, 歸經)** 금전초는 주로 간(肝), 담(膽), 신(腎), 방광경(膀胱經)에 들어가 작용한다.

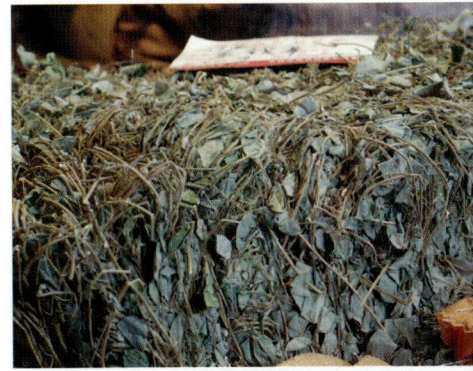

▲ 금전초(약재, 시장 판매품)

| 약효 해설 |

• 열을 내리고 해독하는 효능이 있다.
• 소변이 잘 나오지 않으면서 아프고 결석이 섞여 나오는 병증에 사용한다.
• 황달, 수종(水腫)과 담결석 치료에 도움이 된다.

| 약용법 |

전초 15~60g을 물 800mL에 넣고 달여서 반으로 나누어 아침저녁으로 마신다.

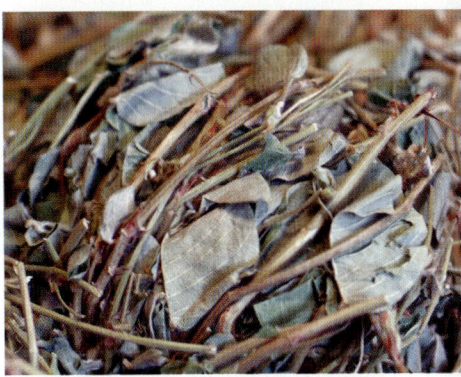

▲ 금전초(약재, 전형)

급성자

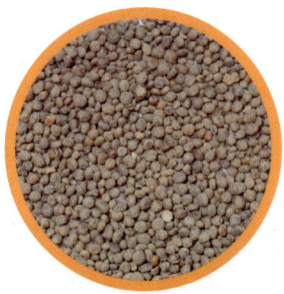

- 한자명: 急性子
- 라틴생약명: Impatientis Semen
- 이명 또는 영명: 봉선자(鳳仙子)
- 식물명 및 학명: 봉선화, *Impatiens balsamina* Linné
- 과명: 봉선화과
- 약용부위: 씨
- 식약처 공정서 및 조선시대 의서 수재:
    대한민국약전외한약(생약)규격집(KHP) 제4개정
    동의보감 탕액편의 풀부(部)
    방약합편의 독초편

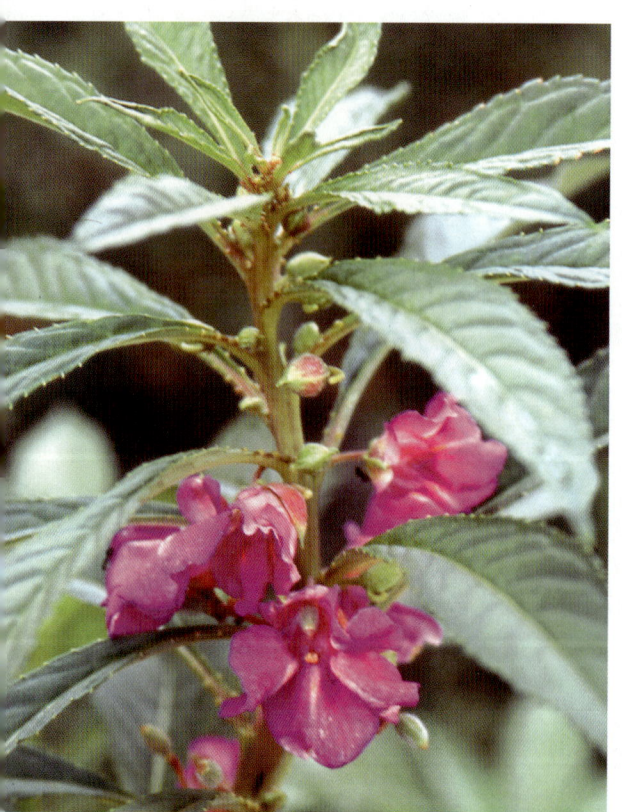

▲ 봉선화 꽃과 잎

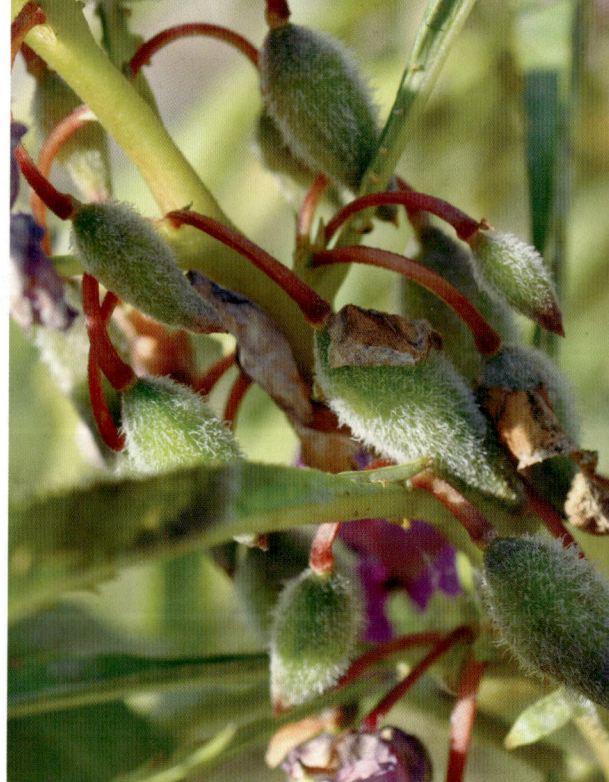

▲ 봉선화 열매

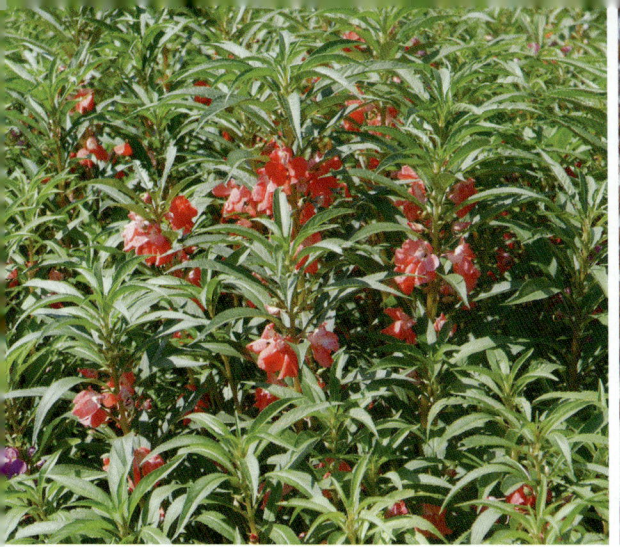

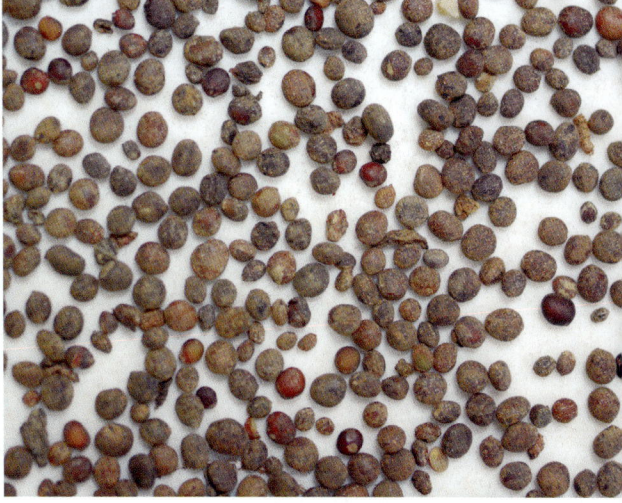

▲ 봉선화 지상부　　　　　　　　　　　　　　▲ 급성자(약재, 전형)

● **기원**　이 약은 봉선화 *Impatiens balsamina* Linné(봉선화과 Balsaminaceae)의 씨이다.

● **한방 약미(藥味)와 약성(藥性)**　맛은 약간 쓰고 매우며 성질은 따뜻하고 독이 약간 있다.

● **한방 작용부위(귀경, 歸經)**　급성자는 주로 폐(肺), 간경(肝經)에 들어가 작용한다.

| 약효 해설 |

• 어혈(瘀血)을 깨뜨린다.

• 배가 더부룩하거나 아픈 병증을 제거한다.

• 무월경과 식도암 치료에 도움이 된다.

• 피부질환으로 생긴 종기에서 나오는 독을 없앤다.

• 독성이 있어 주의해야 한다.

| 동의보감 효능 |

봉선화(鳳仙花)는 매를 맞아 난 상처를 치료한다. 뿌리와 잎을 함께 짓찧어 붙인다. 일명 금봉화(金鳳花)라고도 한다[의감].

| 약용법 |

씨 3~5g을 물 800mL에 넣고 달여서 반으로 나누어 아침저녁으로 마시거나 외용으로 적당량 사용한다.

070

길경

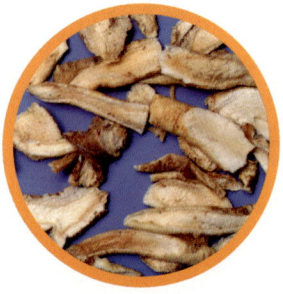

- 한자명: 桔梗
- 라틴생약명: Platycodonis Radix
- 이명 또는 영명: 길경근(桔梗根), Platycodon Root
- 식물명 및 학명: 도라지, *Platycodon grandiflorum* A. De Candolle
- 과명: 초롱꽃과
- 약용부위: 뿌리로서 그대로 또는 주피를 제거한 것
- 식약처 공정서 및 조선시대 의서 수재:
  대한민국약전(KP) 제11개정
  동의보감 탕액편의 채소부(部)
  방약합편의 산초(山草)편

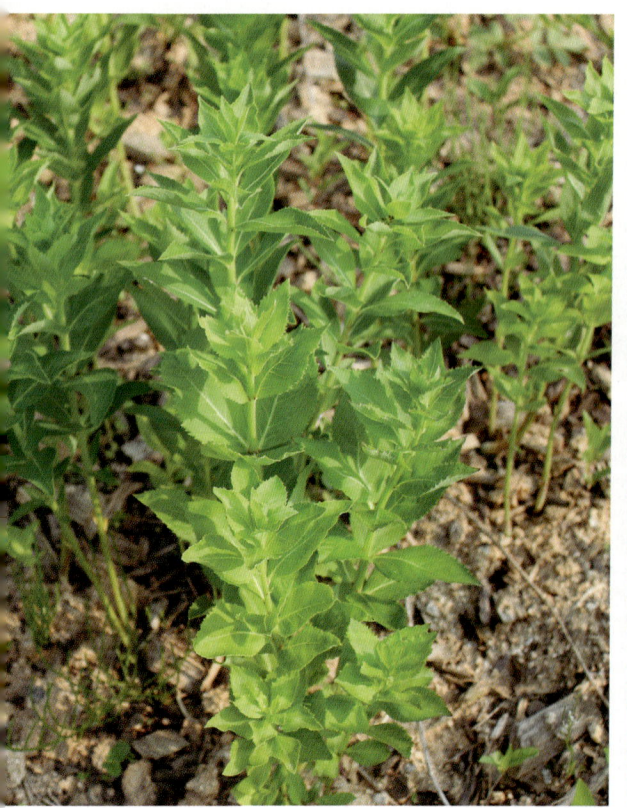

▲ 도라지 지상부

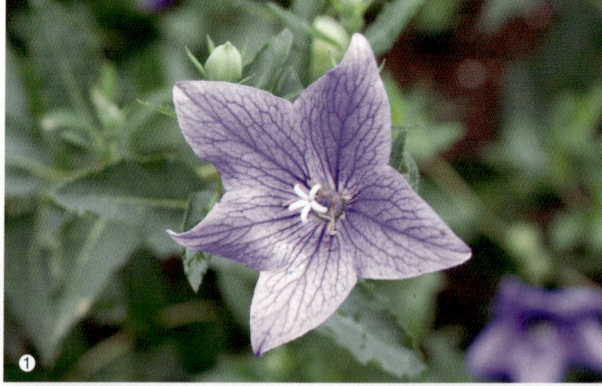
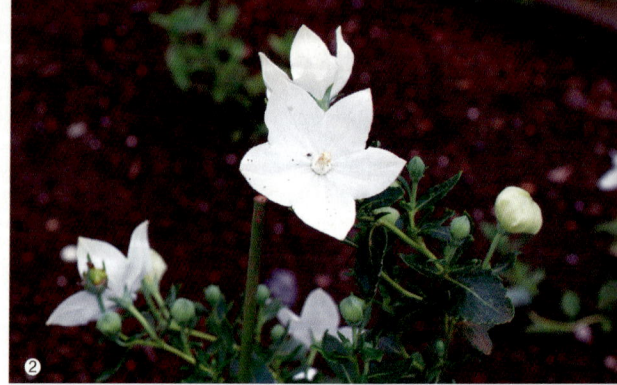

▲ ❶ 도라지 꽃
❷ 백도라지(*Platycodon grandiflorum* form. *albiflorum*) 꽃

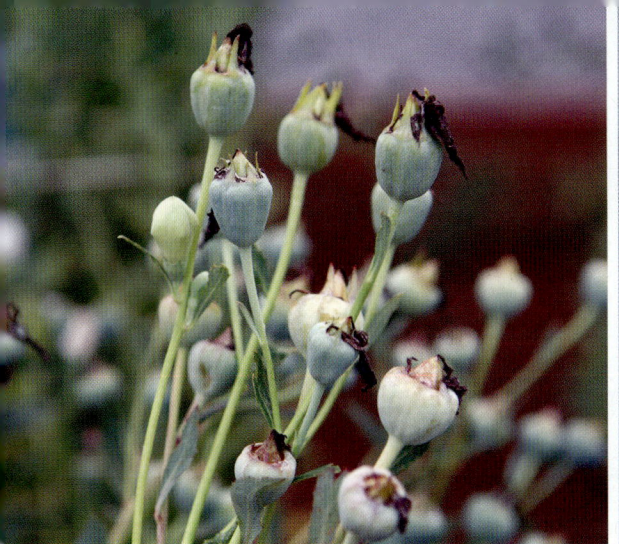

▲ 도라지 열매

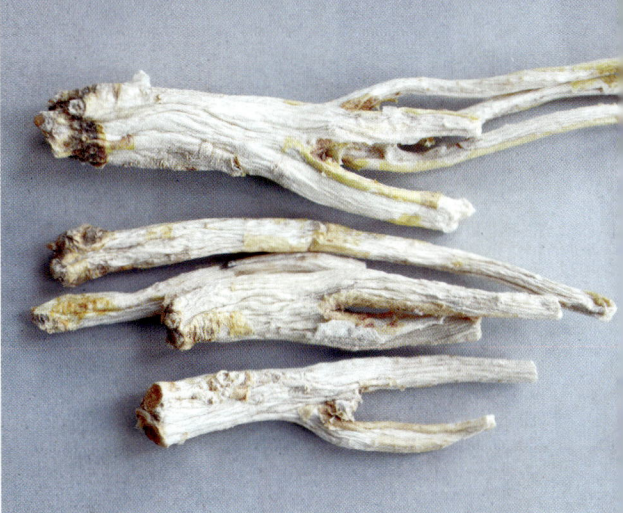

▲ 길경(약재, 전형)

● **기원** 이 약은 도라지 *Platycodon grandiflorum* A. De Candolle(초롱꽃과 Campanulaceae)의 뿌리로서 그대로 또는 주피를 제거한 것이다.

● **한방 약미(藥味)와 약성(藥性)** 맛은 쓰고 매우며 성질은 평(平)하다.

● **한방 작용부위(귀경, 歸經)** 길경은 주로 폐경(肺經)에 들어가 작용한다.

| 약효 해설 |

• 가래가 많은 기침을 낫게 하고 인후를 편하게 한다.
• 목구멍이 붓고 아픈 증상에 유효하다.
• 가슴이 답답하고 초조한 증상에 쓴다.
• 이질에 의한 복통을 치료한다.

| 동의보감 효능 |

길경(桔梗, 도라지)은 성질이 약간 따뜻하며[微溫](평(平)하다고도 한다) 맛이 매우면서 쓰고[辛苦] 독이 약간 있다. 폐기(肺氣)로 숨이 가쁜 것을 치료하고 온갖 기를 내린다. 목구멍이 아픈 것과 가슴, 옆구리가 아픈 것을 치료한다. 고독(蠱毒)을 없앤다.

| 약용법 |

뿌리 3~10g을 물 800mL에 넣고 달여서 반으로 나누어 아침저녁으로 마신다.

길경유동엑스

■ 이명 또는 영명: Platycodon Fluid Extract
■ 식약처 공정서 및 조선시대 의서 수재:
  대한민국약전(KP) 제11개정

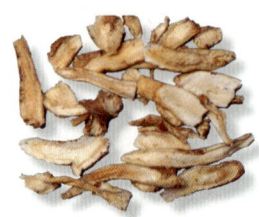

●**제법** 이 약은 길경의 조말(粗末)을 25 vol% 에탄올로 유동엑스의 제법에 따라 만든다. 다만 25 vol% 에탄올 대신에 에탄올 및 정제수 적당량을 써서 만들 수 있다.

| **약효 해설** |

길경 p.163 참고

| **동의보감 효능** |

길경 p.163 참고

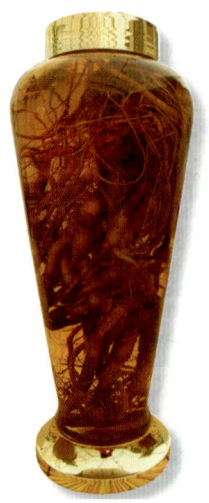

◀ 도라지주

- 한자명: 吉草根
- 라틴생약명: Valerianae Radix et Rhizoma
- 이명 또는 영명: Valerian Root and Rhizome
- 식물명 및 학명: 쥐오줌풀, *Valeriana fauriei* Briquet
- 과명: 마타리과
- 약용부위: 뿌리 및 뿌리줄기
- 식약처 공정서 및 조선시대 의서 수재:
  대한민국약전(KP) 제11개정

길초근

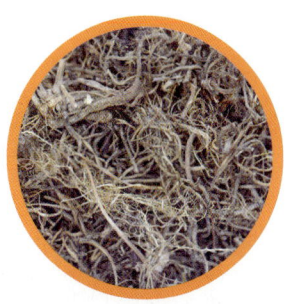

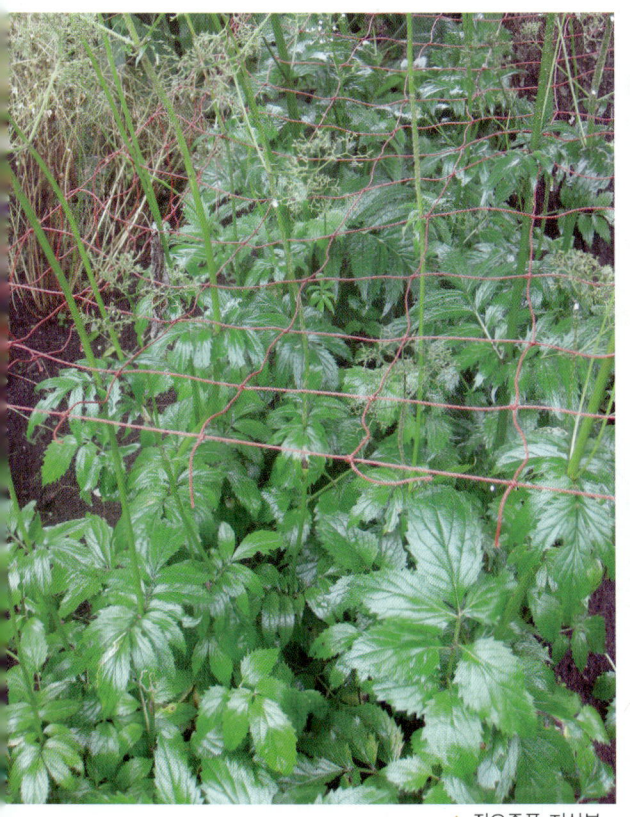

▲ 쥐오줌풀 지상부

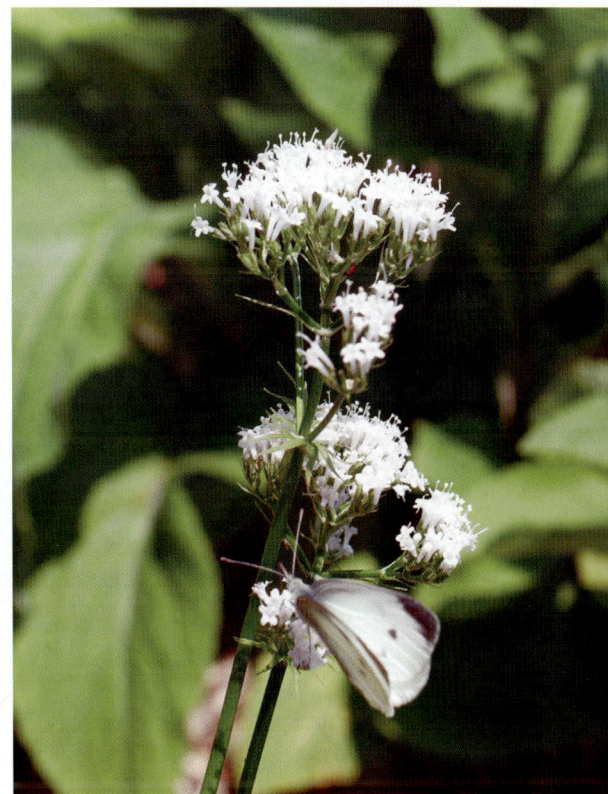

▲ 쥐오줌풀 꽃

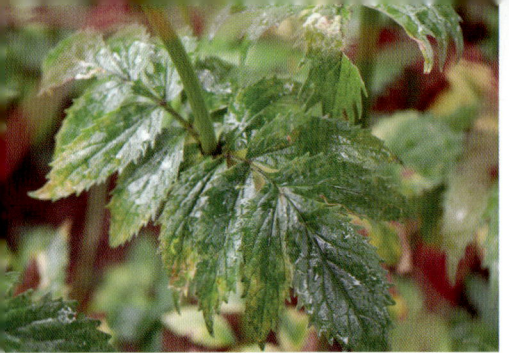

▲ 쥐오줌풀 잎

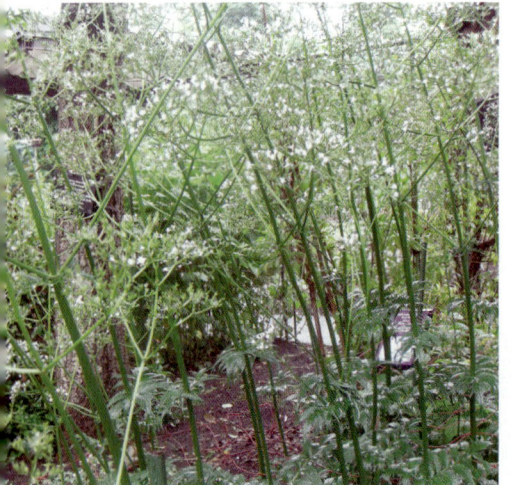

▲ 유럽쥐오줌풀(*Valeriana officinalis*) 지상부

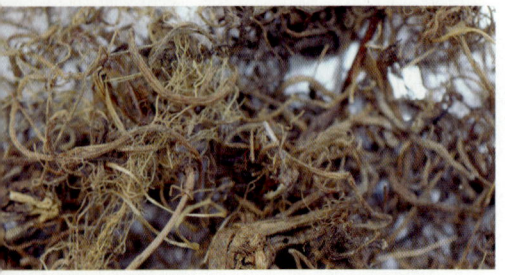

▲ 길초근(약재, 전형)

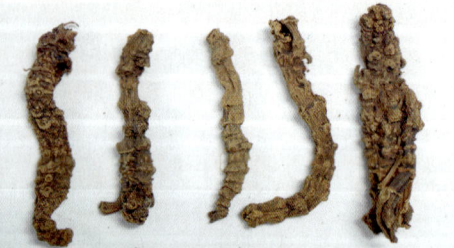

▲ 쥐오줌풀과 유사한 지주향(*Valeriana jatamansi*)의 뿌리줄기(약재, 전형)

● **기원** 이 약은 쥐오줌풀 *Valeriana fauriei* Briquet 또는 기타 동속 근연식물(마타리과 Valerianaceae)의 뿌리 및 뿌리줄기이다.

● **한방 약미(藥味)와 약성(藥性)** 맛은 맵고 쓰며 성질은 따뜻하다.

● **한방 작용부위(귀경, 歸經)** 길초근은 주로 심(心), 간경(肝經)에 들어가 작용한다.

| 약효 해설 |

• 히스테리증을 치료한다.
• 가슴이 두근거리면서 불안해하며 잠이 오지 않는 증상에 쓴다.
• 팔다리를 잘 쓰지 못하고 마비되며 아픈 증상에 유효하다.
• 복부 부위가 부르고 그득하며 통증이 있는 증상에 사용한다.
• 요통(腰痛), 월경불순 치료에 좋다.

| 약용법 |

뿌리 및 뿌리줄기 3~9g을 물 800mL에 넣고 달여서 반으로 나누어 아침저녁으로 마신다. 또는 분말로 만들거나 술로 담가 복용할 수도 있다. 외용할 때는 적당량을 짓찧어서 환부에 붙인다.

073

- 한자명: 糯稻根
- 라틴생약명: Oryzae Rhizoma et Radix
- 이명 또는 영명: 나도근수(糯稻根鬚)
- 식물명 및 학명: 찰벼, *Oryza sativa* L. var. *glutinosa* Matsumura
- 과명: 벼과
- 약용부위: 뿌리줄기 및 뿌리
- 식약처 공정서 및 조선시대 의서 수재:
  대한민국약전외한약(생약)규격집(KHP) 제4개정

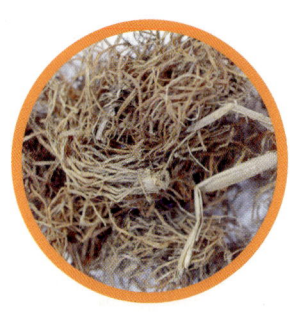

나도근

● **기원** 이 약은 찰벼 *Oryza sativa* L. var. *glutinosa* Matsumura(벼과 Gramineae)의 뿌리줄기 및 뿌리이다.

● **한방 약미(藥味)와 약성(藥性)** 맛은 달고 성질은 평(平)하다.

● **한방 작용부위(귀경, 歸經)** 나도근은 주로 폐(肺), 신경(腎經)에 들어가 작용한다.

| 약효 해설 |

- 목이 마르고 입안이 조여드는 것 같은 증상에 사용한다.
- 잠 잘 때 또는 깨어 있는 상태에서 식은땀이 흐르는 증상을 낫게 한다.
- 팔다리를 잘 쓰지 못하고 마비되며 아픈 증상에 유효하다.
- 임산부와 태아를 안정시키고 혈액순환을 조화롭게 한다.
- 간염 치료에 도움이 된다.

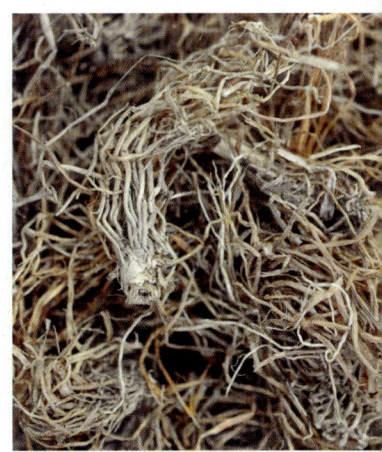

▲ 나도근(약재, 전형)

| 약용법 |

뿌리줄기 및 뿌리 15~30g을 물 800mL에 넣고 달여서 반으로 나누어 아침저녁으로 마신다.

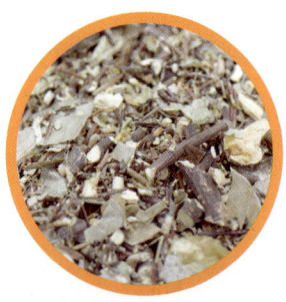

074

낙석등

- 한자명: 絡石藤
- 라틴생약명: Trachelospermi Caulis
- 식물명 및 학명: 털마삭줄, *Trachelospermum jasminoides* var. *pubescens* Makino

  마삭줄, *Trachelospermum asiaticum* Nakai
- 과명: 협죽도과
- 약용부위: 잎이 있는 덩굴성 줄기
- 식약처 공정서 및 조선시대 의서 수재:

  대한민국약전외한약(생약)규격집(KHP) 제4개정

  동의보감 탕액편의 풀부(部)

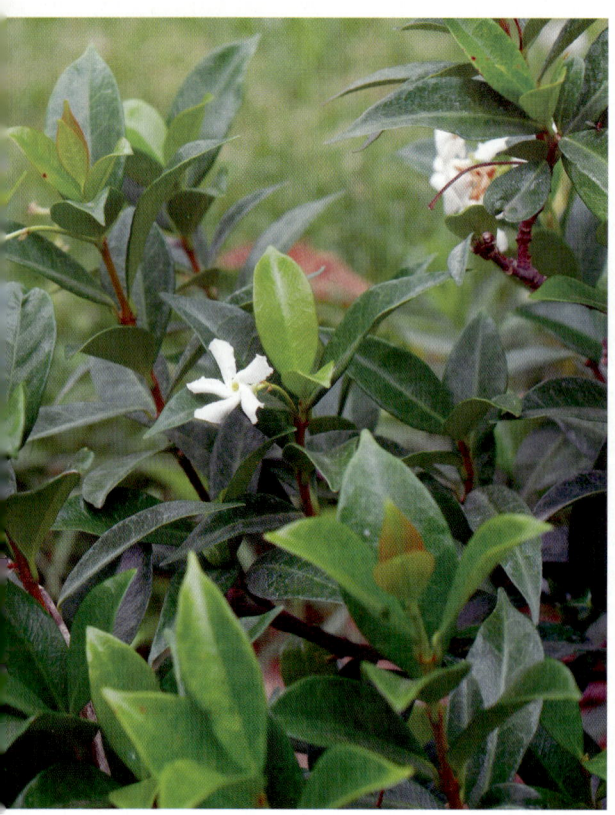

▲ 털마삭줄 잎과 꽃

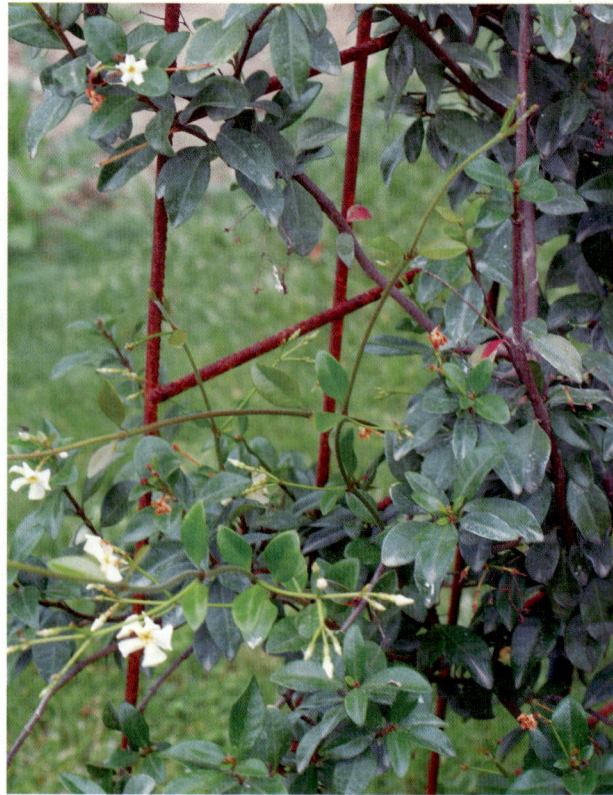

▲ 마삭줄 잎과 꽃

168

- ● **기원** 이 약은 털마삭줄 *Trachelospermum jasminoides* var. *pubescens* Makino 또는 마삭줄 *Trachelospermum asiaticum* Nakai(협죽도과 Apocynaceae)의 잎이 있는 덩굴성 줄기이다.

- ● **한방 약미(藥味)와 약성(藥性)** 맛은 쓰고, 성질은 약간 차다.

- ● **한방 작용부위(귀경, 歸經)** 낙석등은 주로 심(心), 간(肝), 신경(腎經)에 들어가 작용한다.

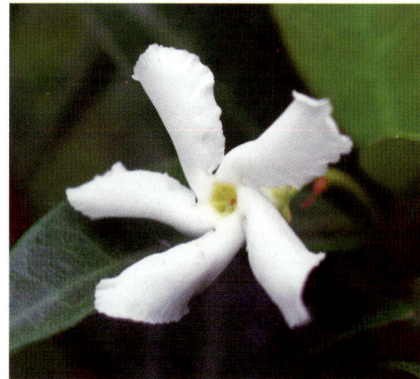
▲ 털마삭줄 꽃

| 약효 해설 |

- 풍(風)을 제거하고 경락에 기가 잘 통하게 한다.
- 허리와 무릎 부위가 시큰거리고 아픈 병증을 치료한다.
- 팔다리에 작열감, 발적이 있고 몹시 아픈 증상에 사용한다.
- 목구멍이 붓고 아프며 무언가 막혀 있는 느낌이 드는 증상을 낫게 한다.
- 토혈, 타박상 치료에 도움이 된다.
- 혈압강하 약리작용이 있다.

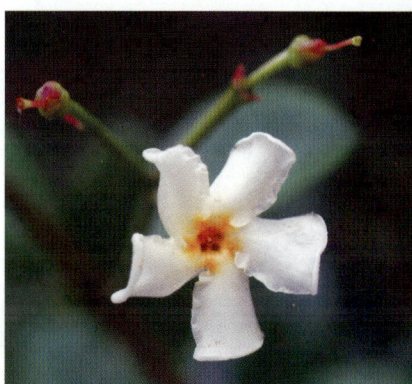
▲ 마삭줄 꽃

| 동의보감 효능 |

낙석(絡石, 담쟁이덩굴)의 성질은 약간 차고[微寒](따뜻하다[溫]고도 한다) 맛이 쓰며[苦] 독이 없다. 옹종(癰腫)이 잘 삭아지지 않는 데와 목 안과 혀가 부은 것, 쇠붙이에 상한 데 쓴다. 뱀 독으로 가슴이 답답한 것을 없앤다. 옹저와 입, 혀가 마르는 것을 치료한다.

| 약용법 |

덩굴성 줄기 6~12g을 물 800mL에 넣고 달여서 반으로 나누어 아침저녁으로 마신다. 외용할 때는 신선한 줄기 적당량을 짓찧어서 환부에 붙인다.

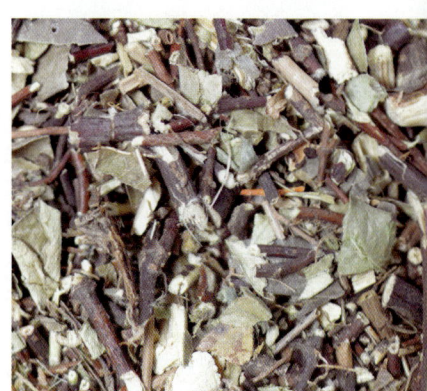
▲ 낙석등(약재, 절편)

075

낭독

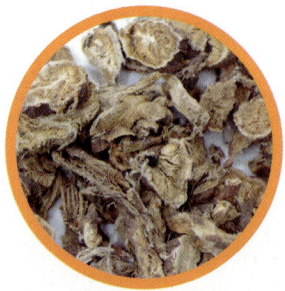

- 한자명: 狼毒
- 라틴생약명: Euphorbiae Fischerianae Radix
- 이명 또는 영명: 낭독대극(狼毒大戟)
- 식물명 및 학명: 낭독, *Euphorbia fischeriana* Steudel
  풍도대극, *Euphorbia eblacteolata* Hayata
- 과명: 대극과
- 약용부위: 뿌리로서 주피를 제거한 것
- 식약처 공정서 및 조선시대 의서 수재:
  대한민국약전외한약(생약)규격집(KHP) 제4개정
  동의보감 탕액편의 풀부(部)
  방약합편의 독초편

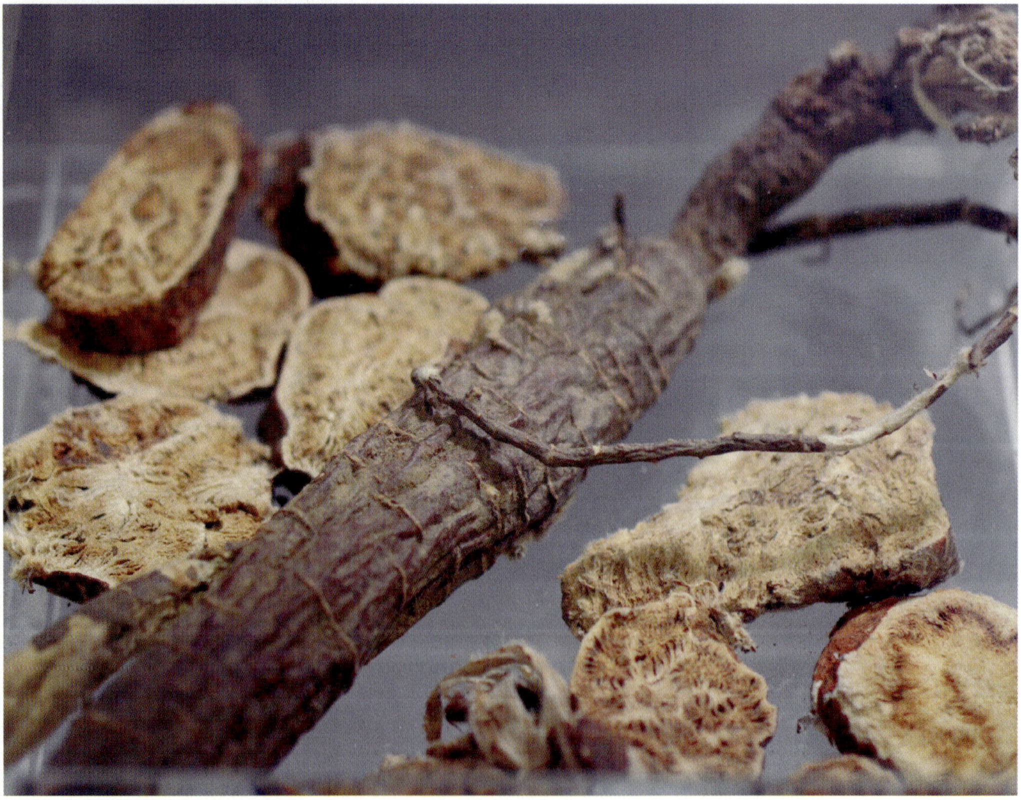

▲ 낭독(약재, 전형)

● **기원** 이 약은 낭독 *Euphorbia fischeriana* Steudel 또는 풍도대극 *Euphorbia eblacteolata* Hayata(대극과 Euphorbiaceae)의 뿌리로서 주피를 제거한 것이다.

● **한방 약미(藥味)와 약성(藥性)** 맛은 맵고 성질은 평(平)하며 독이 있다.

● **한방 작용부위(귀경, 歸經)** 낭독은 주로 간(肝), 비경(脾經)에 들어가 작용한다.

| **약효 해설** |

• 만성 기관지염, 기침에 사용한다.

• 치질, 옴 치료에 효과가 있다.

• 독성이 있다.

| **동의보감 효능** |

낭독(狼毒, 오독도기)의 성질은 평(平)하고 맛은 매우며[辛](쓰다[苦]고도 한다) 독이 많다. 뱃속에 생긴 덩어리, 징벽(癥癖), 담음을 깨뜨린다. 귀정(鬼精), 고독(蠱毒)과 새, 짐승을 죽인다.

| **약용법** |

뿌리 적당량을 외용한다. 독성이 있으므로 내복할 경우에는 포제(炮制)한 뿌리 1~2.4g을 사용하여 물 800mL에 넣고 달여서 반으로 나누어 아침저녁으로 마신다. 또는 가루나 환(丸)으로 만들어 복용한다.

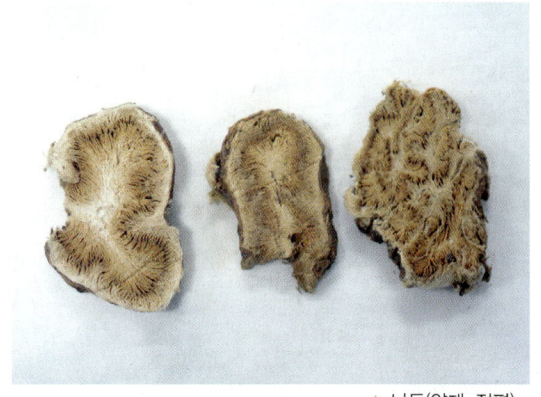

▲ 낭독(약재, 절편)

076

내복자

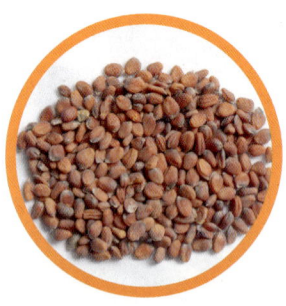

- 한자명: 萊菔子
- 라틴생약명: Raphani Semen
- 이명 또는 영명: Raphanus Seed
- 식물명 및 학명: 무, *Raphanus sativus* Linné
- 과명: 십자화과
- 약용부위: 잘 익은 씨
- 식약처 공정서 및 조선시대 의서 수재:
    대한민국약전(KP) 제11개정
    동의보감 탕액편의 채소부
    방약합편의 훈신채(葷辛菜, 매운맛이 나는 채소)편

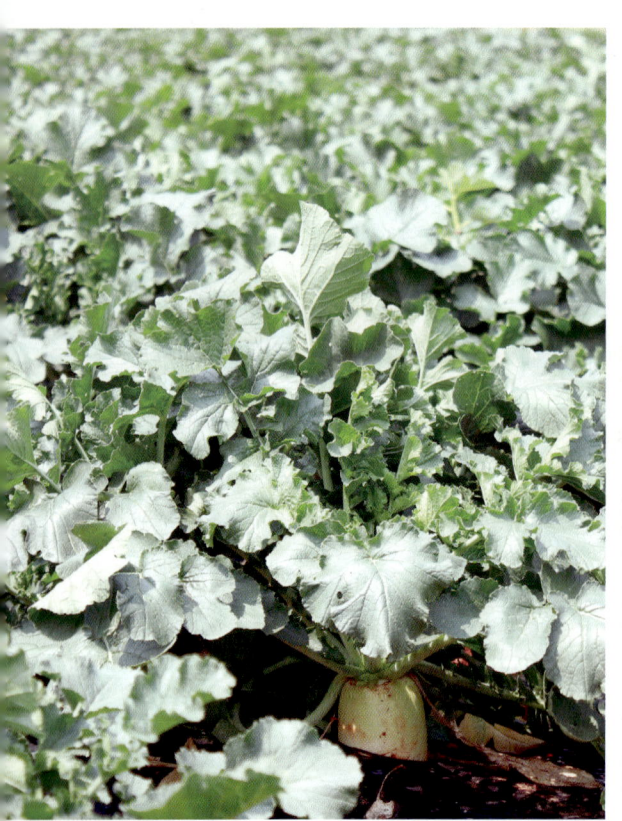

▲ 무 재배밭

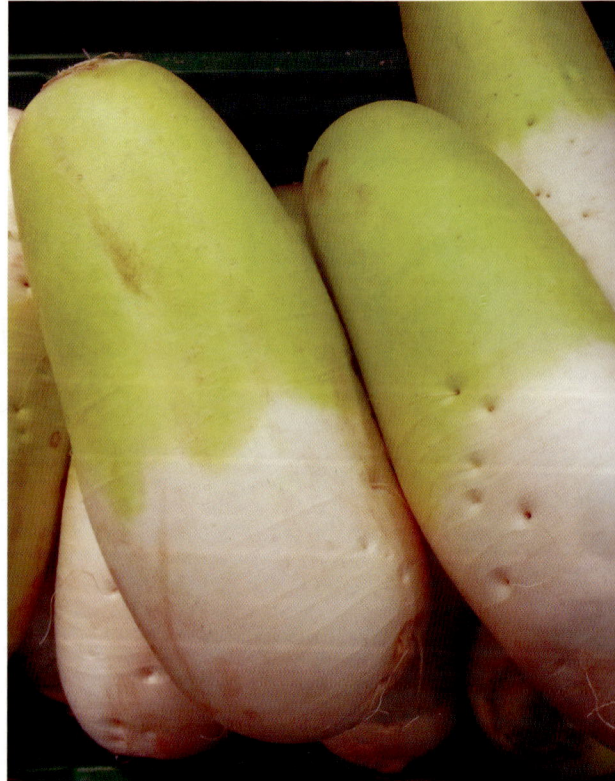

▲ 무

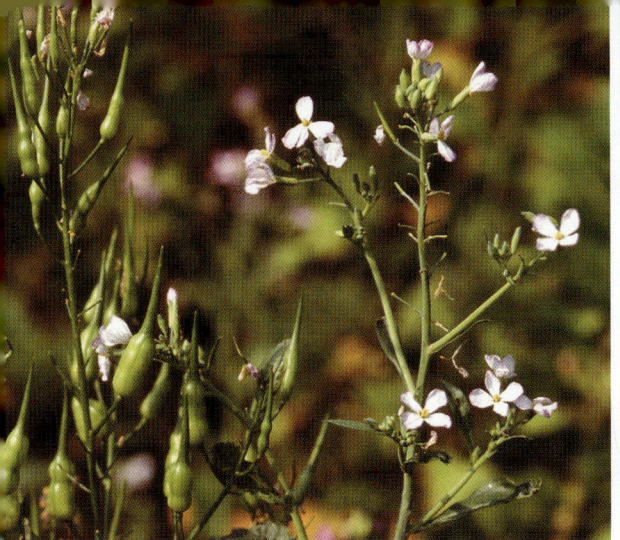

▲ 무 꽃

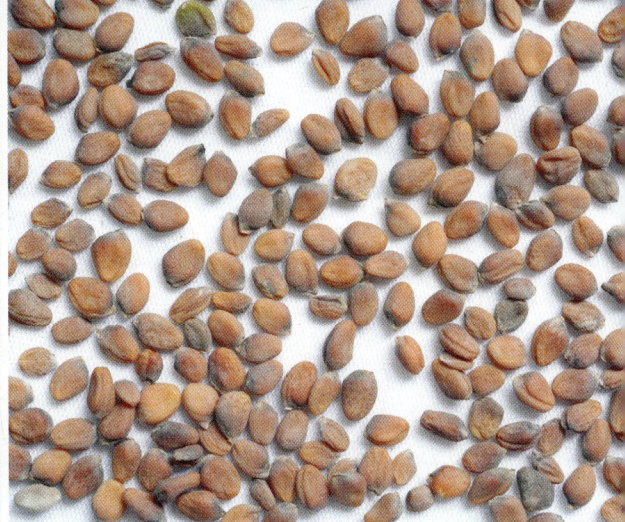

▲ 내복자(약재, 전형)

- **기원**　이 약은 무 *Raphanus sativus* Linné(십자화과 Cruciferae)의 잘 익은 씨이다.

- **한방 약미(藥味)와 약성(藥性)**　맛은 맵고 달며 성질은 평(平)하다.

- **한방 작용부위(귀경, 歸經)**　내복자는 주로 폐(肺), 비(脾), 위경(胃經)에 들어가 작용한다.

| 약효 해설 |

- 가래가 많은 기침에 쓴다.
- 복부 부위가 부르고 그득하며 통증이 있는 증상에 사용한다.
- 대변 보기가 아주 힘들거나 며칠이 되도록 대변을 보지 못하는 증상에 유효하다.
- 음식을 잘 소화시킨다.

| 동의보감 효능 |

내복자(萊菔子, 무 씨)는 배가 팽팽하게 부풀어 오르는 것과 뱃속에 덩어리가 생겨 아픈 것을 치료한다. 오장(五藏)을 잘 통하게 하고 대소변을 잘 나오게 한다. 또 가루를 내어 미음에 타 마시면 풍담(風痰)을 토하게 하는 데 매우 효과가 있다.

| 약용법 |

씨 5~10g을 물 800mL에 넣고 달여서 반으로 나누어 아침저녁으로 마시거나 외용으로 적당량 사용한다.

077

냉초

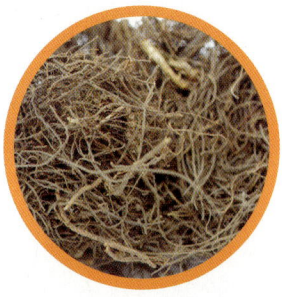

〈대한약전외한약(생약)규격집(KHP) 제3개정에서 삭제한 품목〉

- 한자명: 冷草
- 라틴생약명: Veronicastri Rhizoma
- 이명 또는 영명: 참룡검(斬龍劍)
- 식물명 및 학명: 냉초, *Veronicastrum sibiricum*(L.) Pennell
  털냉초, *Veronicastrum sibiricum*(L.) Pennell var.
  zuccarini Hara
- 과명: 현삼과
- 약용부위: 뿌리줄기와 뿌리
- 식약처 공정서 및 조선시대 의서 수재:
  2011년 개정한 대한약전외한약(생약)규격집(KHP) 제3개정에
  서 삭제한 품목임

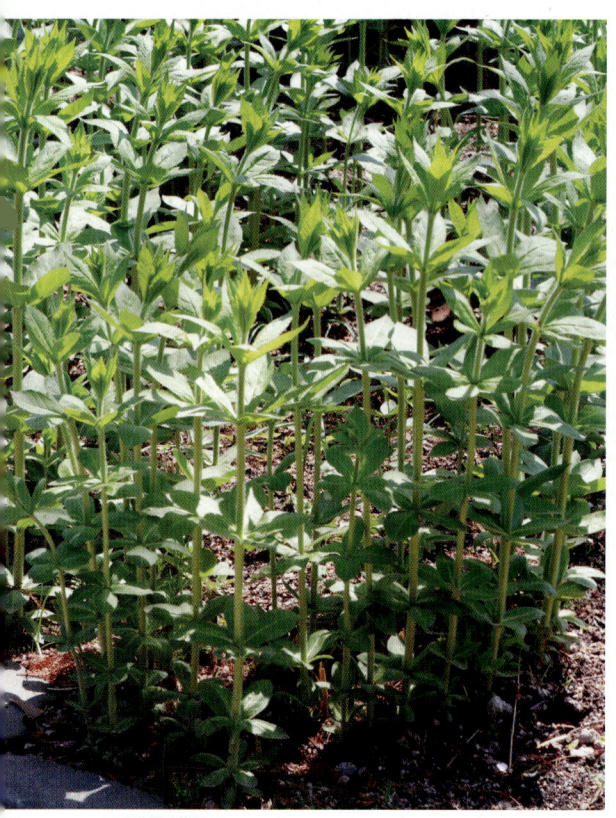

▲ 냉초 지상부

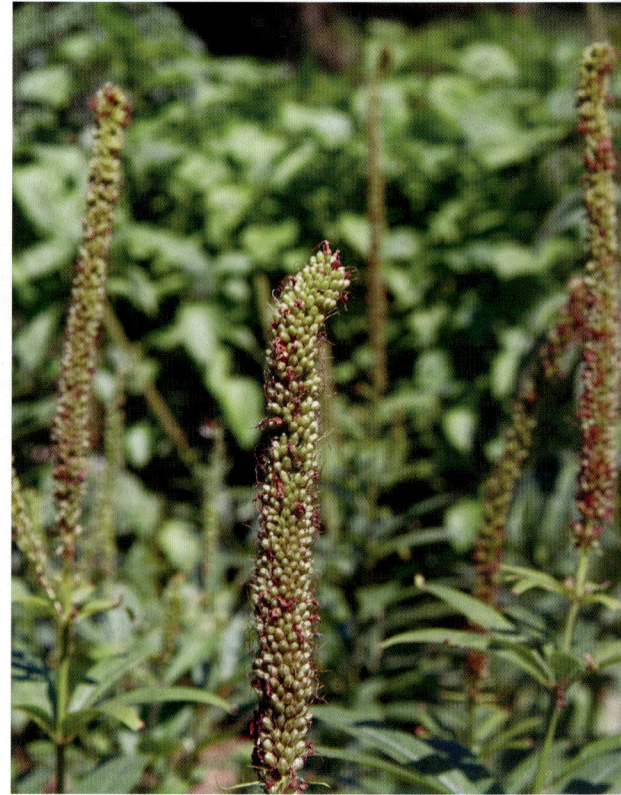

▲ 냉초 열매

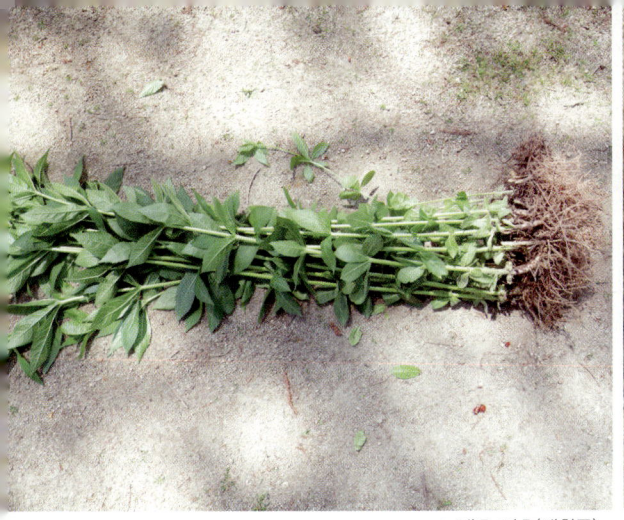

▲ 냉초 전초(채취품)

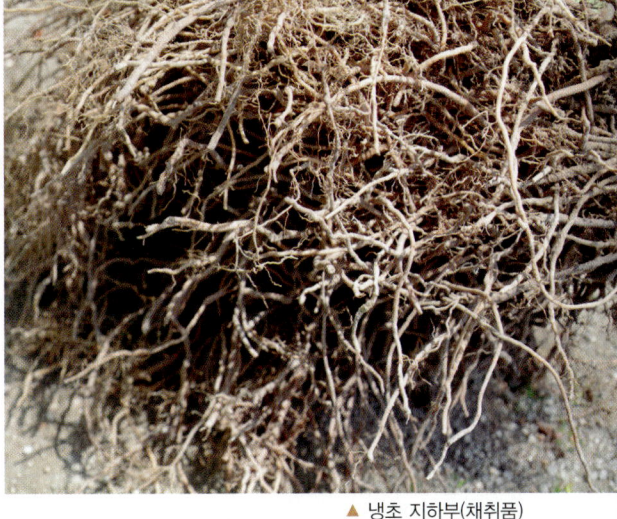

▲ 냉초 지하부(채취품)

● **기원** 이 약은 냉초 *Veronicastrum sibiricum*(L.) Pennell 또는 털냉초 *Veronicastrum sibiricum*(L.) Pennell var. *zuccarini* Hara(현삼과 Scrophulariaceae)의 뿌리줄기와 뿌리이다.

● **한방 약미(藥味)와 약성(藥性)** 맛은 맵고 쓰며 성질은 차다.

| **약효 해설** |

• 열이 있는 감기의 치료에 효과가 있다.

• 방광염을 치료한다.

• 목 안이 붓고 아픈 증상에 사용한다.

• 팔다리를 잘 쓰지 못하고 마비되며 아픈 증상에 유효하다.

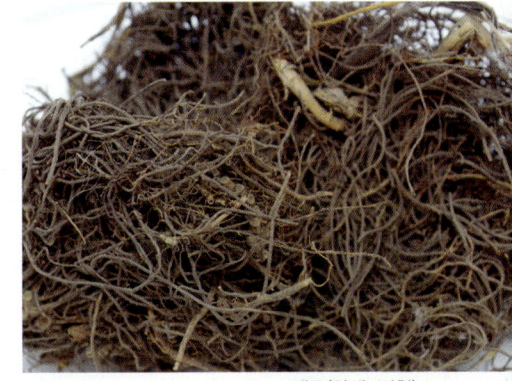

▲ 냉초(약재, 전형)

| **약용법** |

뿌리줄기와 뿌리 10~15g을 물 800mL에 넣고 달여서 반으로 나누어 아침저녁으로 마신다. 신선한 재료는 30~60g을 사용한다. 외용할 때는 신선한 냉초 적당량을 짓찧어서 환부에 붙인다.

노감석

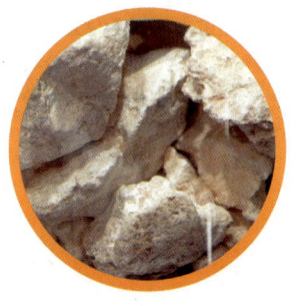

- 한자명: 爐甘石
- 라틴생약명: Calamina
- 이명 또는 영명: 감석(甘石)
- 한약의 분류: 광물성 약재
- 식약처 공정서 및 조선시대 의서 수재:
    대한민국약전외한약(생약)규격집(KHP) 제4개정
    동의보감 탕액편의 돌부(部)
    방약합편의 금석(金石, 광석류)편

● **기원** 이 약은 탄산염 광물 능아연석이나 수아연석으로 된 단일 광물의 집합체 또는 능아연석이 위주인 다광물의 집합체이다.

● **한방 약미(藥味)와 약성(藥性)** 맛은 달고 성질은 평(平)하다.

● **한방 작용부위(귀경, 歸經)** 노감석은 주로 간(肝), 비경(脾經)에 들어가 작용한다.

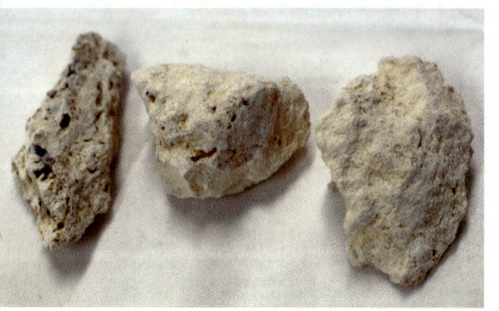

▲ 노감석

| **약효 해설** |

• 눈이 충혈되고 아픈 병증에 사용한다.
• 피부염이나 표면에 난 상처 치료에 외용(外用)한다.

| **동의보감 효능** |

노감석(爐甘石)은 눈병을 치료하는 군약(君藥)이다. 양의 뇌[羊腦]처럼 가볍고 희면서 돌이 섞이지 않은 것이 좋다. 사기 항아리에 담고 입구를 봉한 후 숯불 속에서 시뻘겋게 달군다. 어린 사내아이의 소변에 담금질하기를 9번 반복한 다음 곱게 갈아 수비(水飛)해서 쓴다[입문].

노근

- 한자명: 蘆根
- 라틴생약명: Phragmitis Rhizoma
- 이명 또는 영명: 노모근(蘆茅根)
- 식물명 및 학명: 갈대, *Phragmites communis* Trinius
- 과명: 벼과
- 약용부위: 뿌리줄기
- 식약처 공정서 및 조선시대 의서 수재:
  대한민국약전외한약(생약)규격집(KHP) 제4개정
  동의보감 탕액편의 풀부(部)

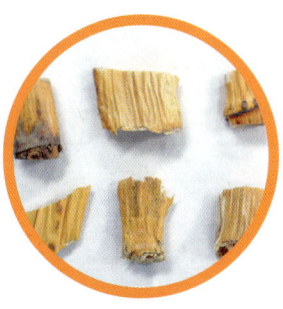

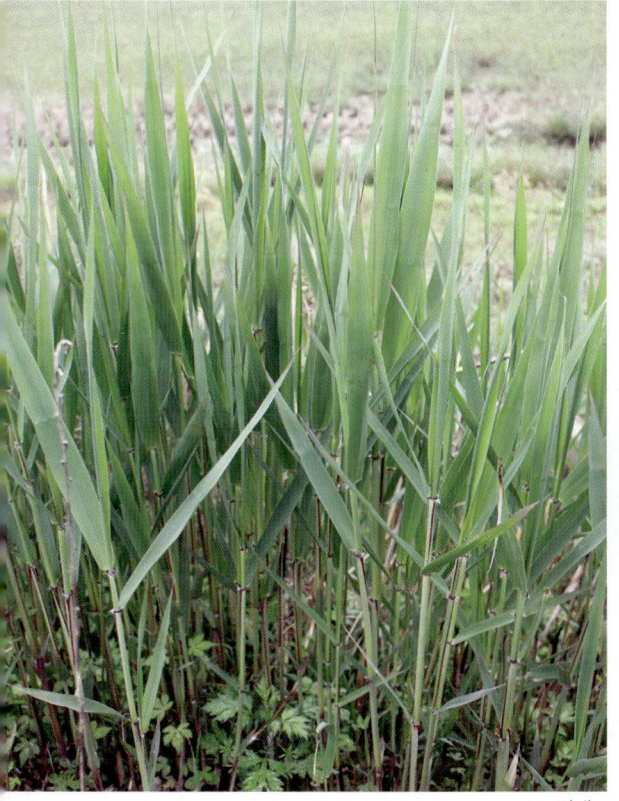

▲ 갈대

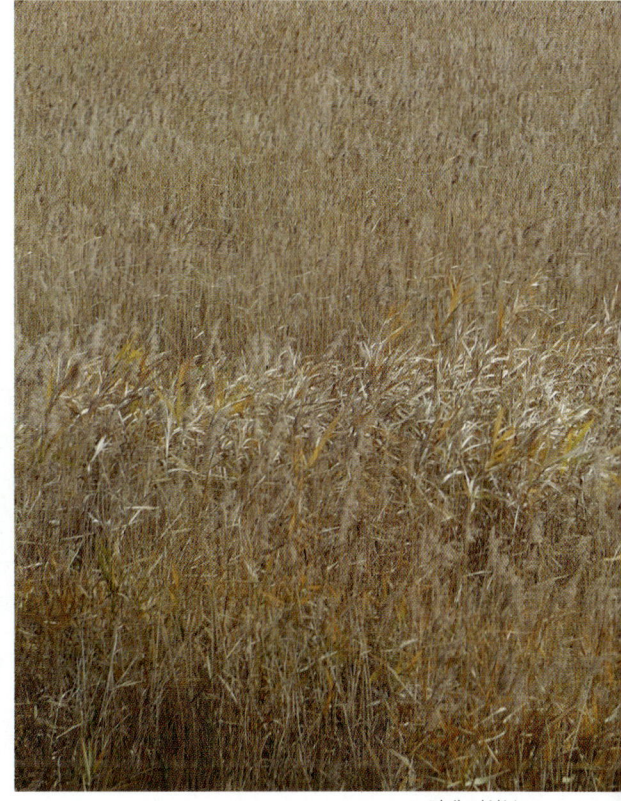

▲ 갈대 지상부

● **기원** 이 약은 갈대 *Phragmites communis* Trinius(벼과 Gramineae)의 뿌리줄기이다.

● **한방 약미(藥味)와 약성(藥性)** 맛은 달고 성질은 차다.

● **한방 작용부위(귀경, 歸經)** 노근은 주로 폐(肺), 위경(胃經)에 들어가 작용한다.

| **약효 해설** |

• 진액(津液)을 생기게 하고 갈증을 없애는 효능이 있다.

• 이뇨작용이 있다.

• 폐에 생긴 여러 가지 열증(熱證)으로 기침이 나는 증상을 치료한다.

• 가슴이 답답하고 열이 나며 목이 마르는 증상에 사용한다.

| **동의보감 효능** |

노근(蘆根, 갈대 뿌리)의 성질은 차고[寒] 맛은 달며[甘] 독이 없다. 소갈(消渴)과 객열(客熱)에 주로 쓴다. 식욕을 돋우고 목이 메는 것, 딸꾹질하는 것을 치료한다. 임신부가 가슴에 열 나는 것과 이질 때 갈증 나는 것을 낫게 한다.

| **약용법** |

뿌리줄기 15~30g을 물 800mL에 넣고 달여서 반으로 나누어 아침저녁으로 마신다. 신선한 재료는 30~60g을 사용한다.

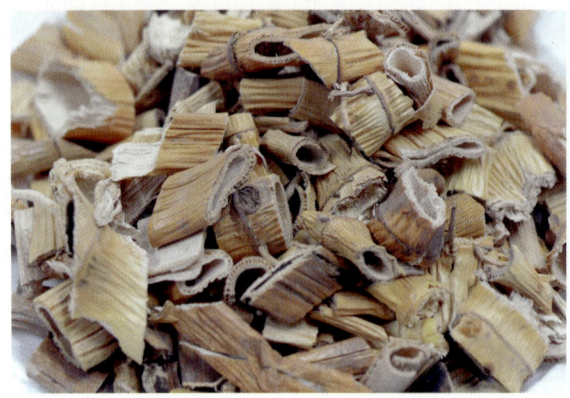

▲ 노근(약재, 절단)

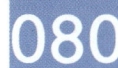

080

- 한자명: 路路通
- 라틴생약명: Liquidambaris Fructus
- 식물명 및 학명: 풍향수(楓香樹), *Liquidambar formosana* Hance
- 과명: 조록나무과
- 약용부위: 잘 익은 열매
- 식약처 공정서 및 조선시대 의서 수재:
  대한민국약전외한약(생약)규격집(KHP) 제4개정

노로통

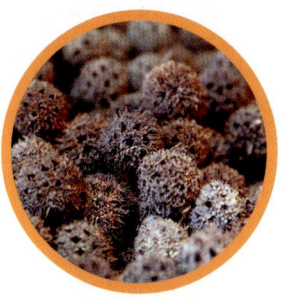

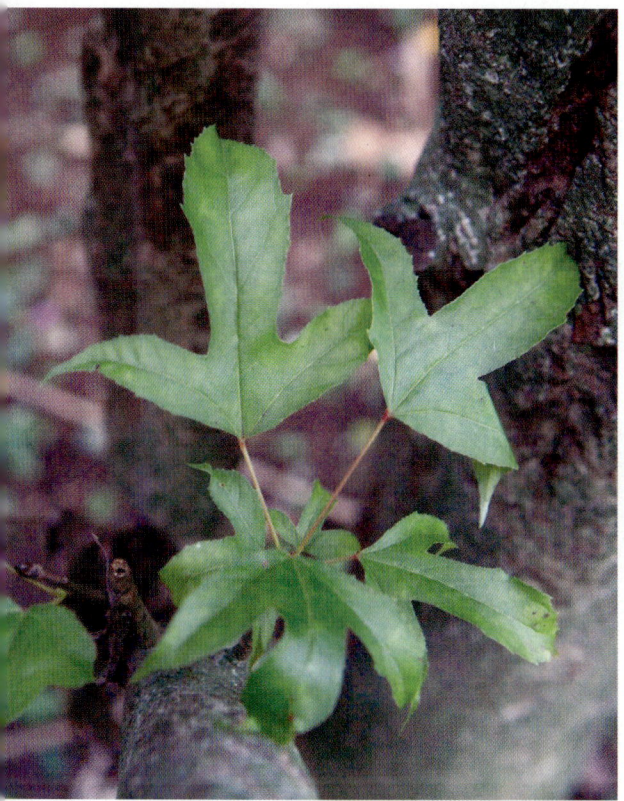

▲ 풍향수 잎(인도네시아)

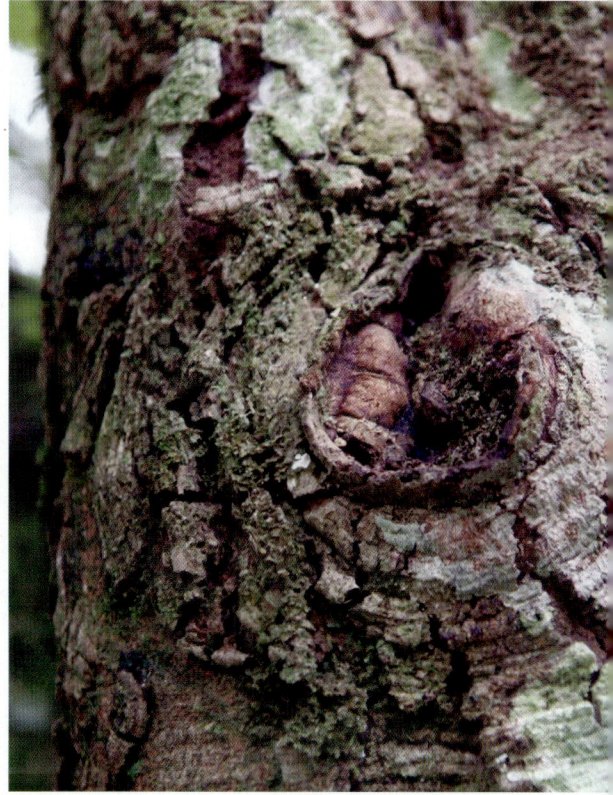

▲ 풍향수 나무껍질(인도네시아)

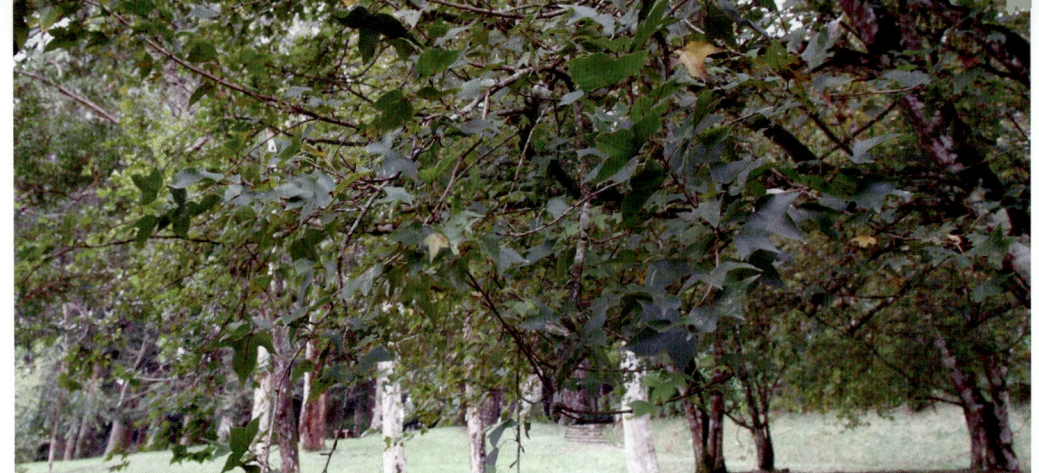
▲ 풍향수 수형(인도네시아)

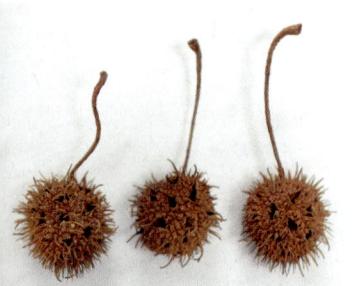
▲ 노로통(채취품)

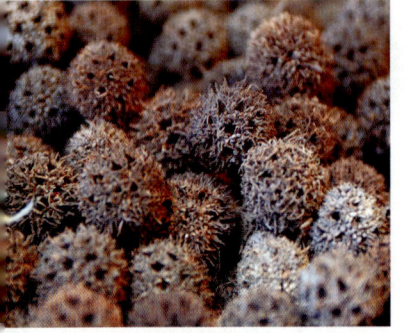
▲ 노로통(약재, 전형)

● **기원** 이 약은 풍향수(楓香樹) *Liquidambar formosana* Hance(조록나무과 Hamamelidaceae)의 잘 익은 열매이다.

● **한방 약미(藥味)와 약성(藥性)** 맛은 쓰고 성질은 평(平)하다.

● **한방 작용부위(귀경, 歸經)** 노로통은 주로 간(肝), 신경(腎經)에 들어가 작용한다.

| **약효 해설** |

• 몸이 붓고 배가 몹시 불러오면서 속이 그득한 증상에 사용한다.
• 출산 후 유즙이 적거나 전혀 나오지 않는 병증에 효과가 있다.
• 관절이 마비되며 아픈 증상에 쓴다.
• 피부 감각이 없으면서 팔다리에 경련이 생기는 병증을 낫게 한다.
• 습진을 치료한다.

| **약용법** |

열매 3~10g을 물 800mL에 넣고 달여서 반으로 나누어 아침저녁으로 마시거나 외용으로 적당량 사용한다.

081

- 한자명: 露蜂房
- 라틴생약명: Vespae Nidus
- 이명 또는 영명: 봉방(蜂房), 봉소(蜂巢)
- 동물명 및 학명: 어리별쌍살벌, *Polistes mandarinus* Saussure et Geer
- 과명: 말벌과
- 약용부위: 벌이 만든 집
- 식약처 공정서 및 조선시대 의서 수재:

    대한민국약전외한약(생약)규격집(KHP) 제4개정

    동의보감 탕액편의 벌레부(部)

    방약합편의 난충(卵蟲, 난류와 충류)편

노봉방

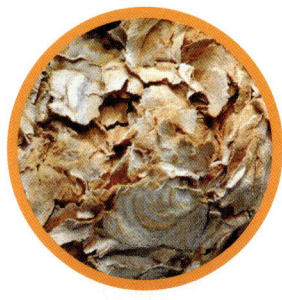

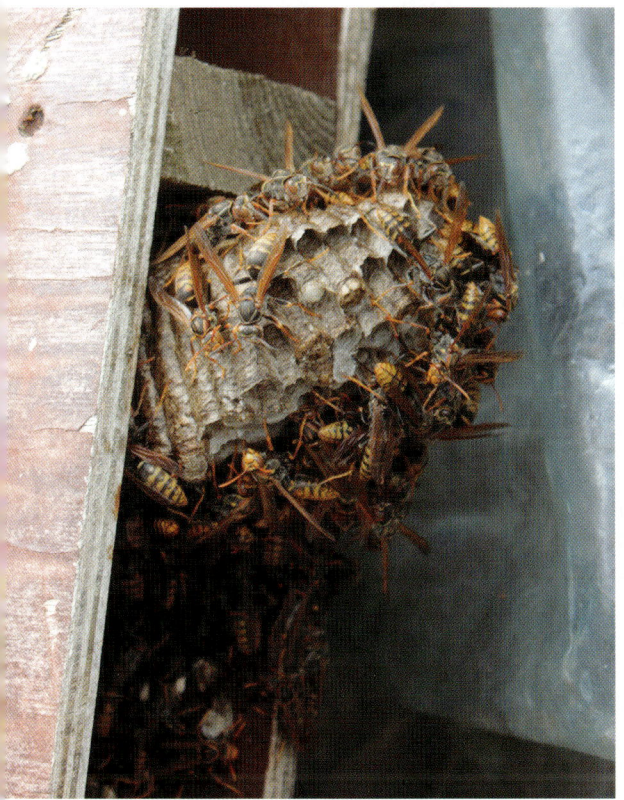

▲ 벌집

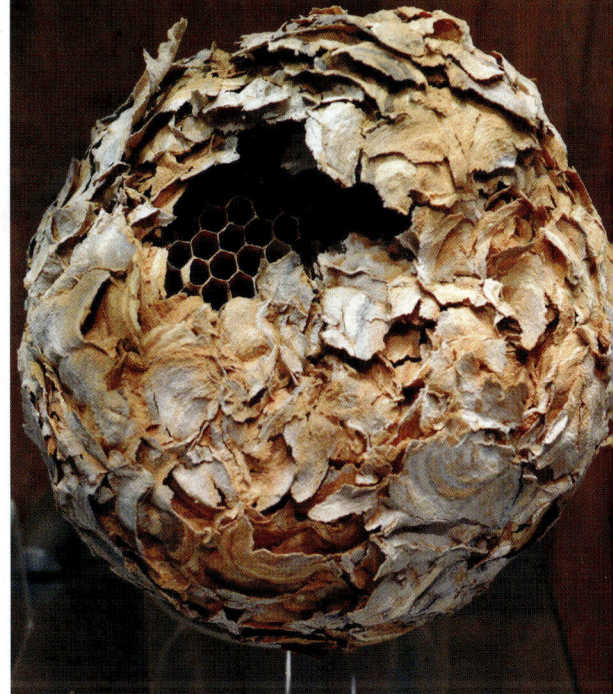

▲ 노봉방

● **기원** 이 약은 어리별쌍살벌 *Polistes mandarinus* Saussure et Geer 또는 기타 동속 근연벌 (말벌과 Vespidae)이 만든 집이다.

● **한방 약미(藥味)와 약성(藥性)** 맛은 약간 달고 성질은 평(平)하며 독이 약간 있다.

● **한방 작용부위(귀경, 歸經)** 노봉방은 주로 간(肝), 위(胃), 신경(腎經)에 들어가 작용한다.

| 약효 해설 |

• 팔다리를 잘 쓰지 못하고 마비되며 아픈 증상에 사용한다.

• 목 안과 혀가 붓고 아픈 증상을 낫게 한다.

• 치통, 치루에 유효하다.

• 벌에 쏘여 붓고 아픈 부위를 치료한다.

• 혈액 응고작용이 있다.

| 동의보감 효능 |

노봉방(露蜂房, 말벌 집)은 성질이 평(平)하고 맛은 쓰고 짜며 독이 없다(약간의 독이 있다고도 한다). 놀라면 발작되는 간질을 낫게 한다. 근육이 뻣뻣해지면서 오그라들거나 늘어지는 증상이 번갈아 나면서 오랫동안 되풀이되는 증상에 사용한다. 옹종이 없어지지 않는 것과 젖멍울, 치통, 악창(惡瘡)을 치료한다. 나무 위의 말벌 집이다. 인가에 있는 것은 약효가 약해 쓸 만하지 않고 산이나 숲에서 바람과 이슬을 맞은 것이 좋다. 음력 7월 또는 11월과 12월에 채집해서 볶아서 말린 후에 갈아서 쓴다. 토봉방(土蜂房)은 옹종이 없어지지 않는 것을 치료한다. 식초에 개어 바른다[본초]. 자금사(紫金砂)는 벌집의 꼭지이다. 대소변이 나오지 않는 것을 치료한다. 볶아서 갈아 쓴다[총록].

| 약용법 |

노봉방 5~10g을 물 800mL에 넣고 달여서 반으로 나누어 아침저녁으로 마시거나 외용으로 적당량 사용한다.

182

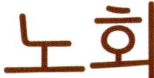

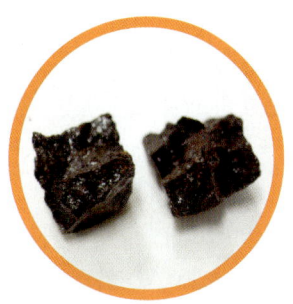

082

노회

- 한자명: 蘆薈
- 라틴생약명: Aloe
- 이명 또는 영명: Aloe
- 식물명 및 학명: *Aloe barbadensis* Linne

  Aloe ferox Miller

  Aloe africana Miller

  Aloe spicata Baker
- 과명: 백합과
- 약용부위: 잎에서 얻은 액즙(液汁)을 건조한 것
- 식약처 공정서 및 조선시대 의서 수재:

  대한민국약전외한약(생약)규격집(KHP) 제4개정

  동의보감 탕액편의 풀부(部)

  방약합편의 향목(香木, 향나무)편

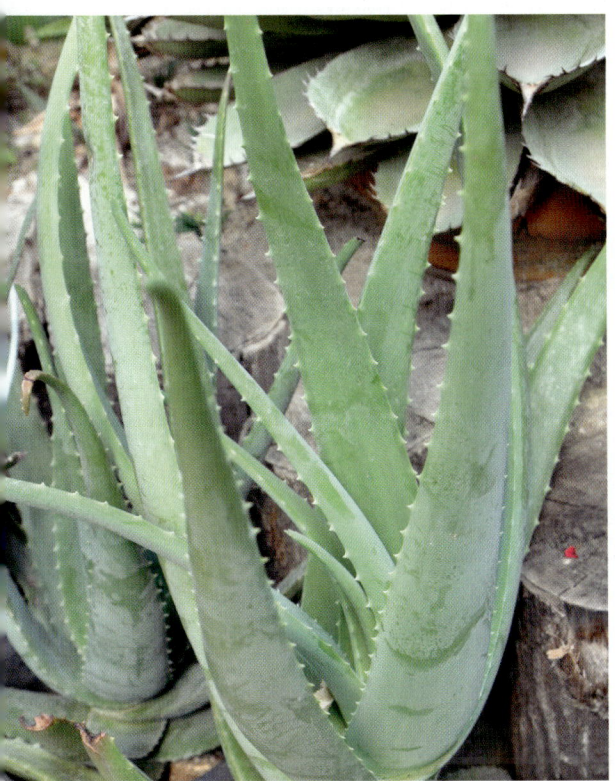

▲ 알로에(*Aloe barbadensis*) 잎

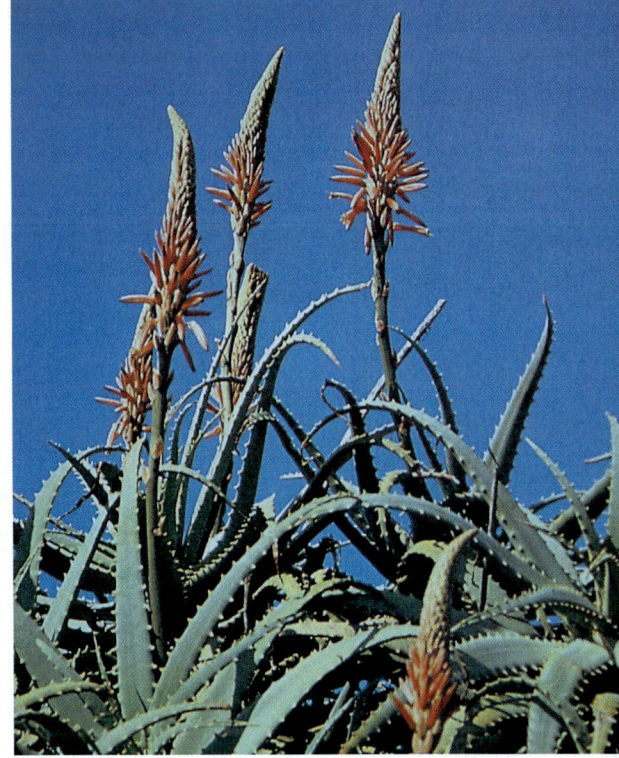

▲ 알로에 꽃대

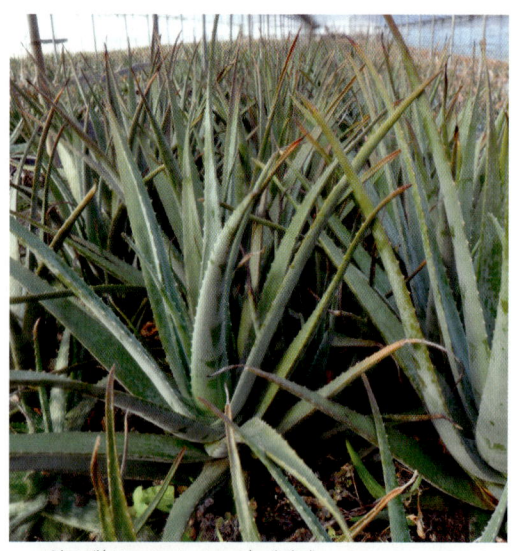
▲ 알로에(*Aloe barbadensis*) 재배지

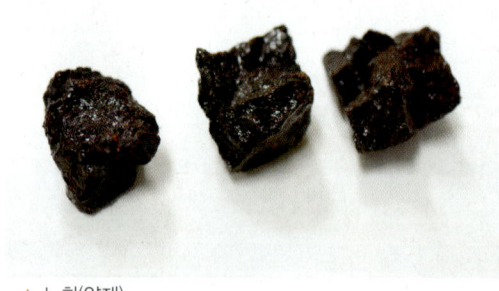
▲ 노회(약재)

● **기원** 이 약은 *Aloe barbadensis* Linne, *Aloe ferox* Miller, *Aloe africana* Miller 또는 *Aloe spicata* Baker의 잡종(백합과 Lilliaceae)의 잎에서 얻은 액즙(液汁)을 건조한 것이다.

● **식약처 공정서 및 조선시대 의서 수재** 대한민국약전외한약(생약)규격집(KHP) 제4개정

● **한방 약미(藥味)와 약성(藥性)** 맛은 쓰고 성질은 차다.

● **한방 작용부위(귀경, 歸經)** 노회는 주로 간(肝), 위(胃), 대장경(大腸經)에 들어가 작용한다.

| **약효 해설** |

• 변비 치료에 도움이 된다.
• 상처 치유작용이 있다.
• 강장작용이 있다.

| **동의보감 효능** |

노회(蘆薈)의 성질은 차고[寒] 맛은 쓰며[苦] 독이 없다. 소아의 오감(五疳)을 낫게 하고 삼충(三蟲)을 죽인다. 항문 주위에 구멍이 생긴 것, 옴과 버짐, 소아가 열이 나면서 놀라는 것을 낫게 한다[본초].

| **약용법** |

건조한 액즙 0.6~1.5g을 가루나 환(丸)으로 만들어 복용한다. 외용할 때는 적당량 사용한다.

083

녹각

- 한자명: 鹿角
- 라틴생약명: Cervi Cornu
- 동물명 및 학명: 매화록(梅花鹿), *Cervus nippon* Temminck

    마록(馬鹿), *Cervus elaphus* Linné

    대록(大鹿), *Cervus canadensis* Erxleben
- 과명: 사슴과
- 약용부위: 골질화된 뿔
- 식약처 공정서 및 조선시대 의서 수재:

    대한민국약전외한약(생약)규격집(KHP) 제4개정

    동의보감 탕액편의 짐승부(部)

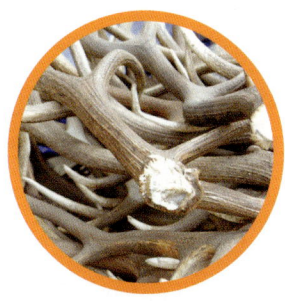

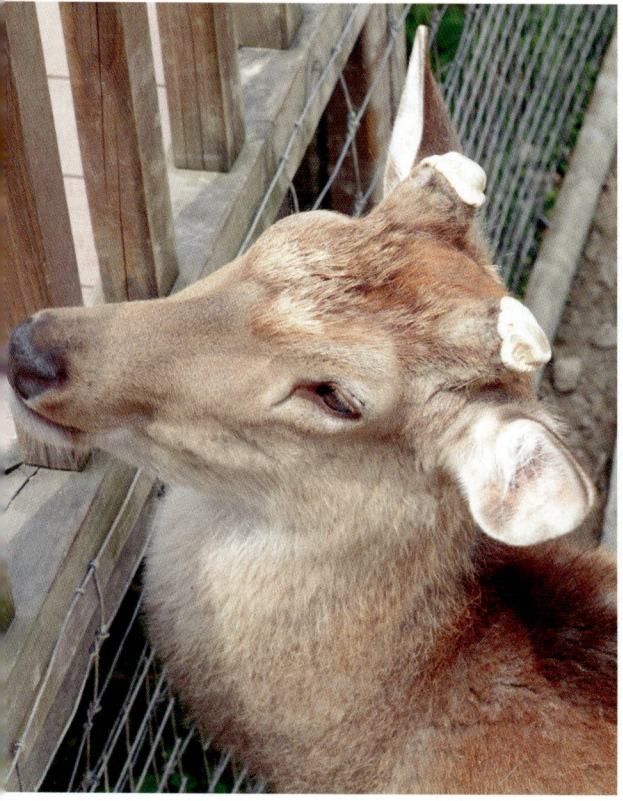

▲ 뿔을 자른 매화록

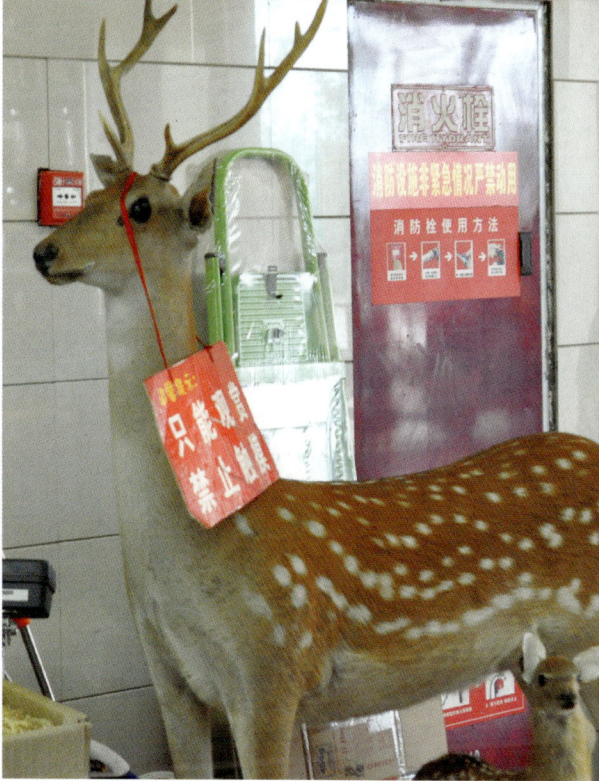

▲ 녹각(전시품)

- **●기원** 이 약은 매화록(梅花鹿) *Cervus nippon* Temminck, 마록(馬鹿) *Cervus elaphus* Linné, 또는 대록(大鹿) *Cervus canadensis* Erxleben(사슴과 Cervidae)의 골질화된 뿔이다.

- **●한방 약미(藥味)와 약성(藥性)** 맛은 짜고 성질은 따뜻하다.

- **●한방 작용부위(귀경, 歸經)** 녹각은 주로 신(腎), 간경(肝經)에 들어가 작용한다.

| 약효 해설 |

- 신장 기능 허약으로 인한 정력감퇴에 활용한다.
- 발기부전과 정액이 저절로 나오는 증상에 유효하다.
- 부정기 자궁출혈과 자궁에서 분비물이 나오는 증상을 낫게 한다.
- 근육과 뼈를 강하고 튼튼하게 한다.
- 어혈로 인한 통증, 허리와 등이 아픈 증상에 사용한다.
- 요추 부근에서 냉감이 있는 통증이 있을 때 쓴다.

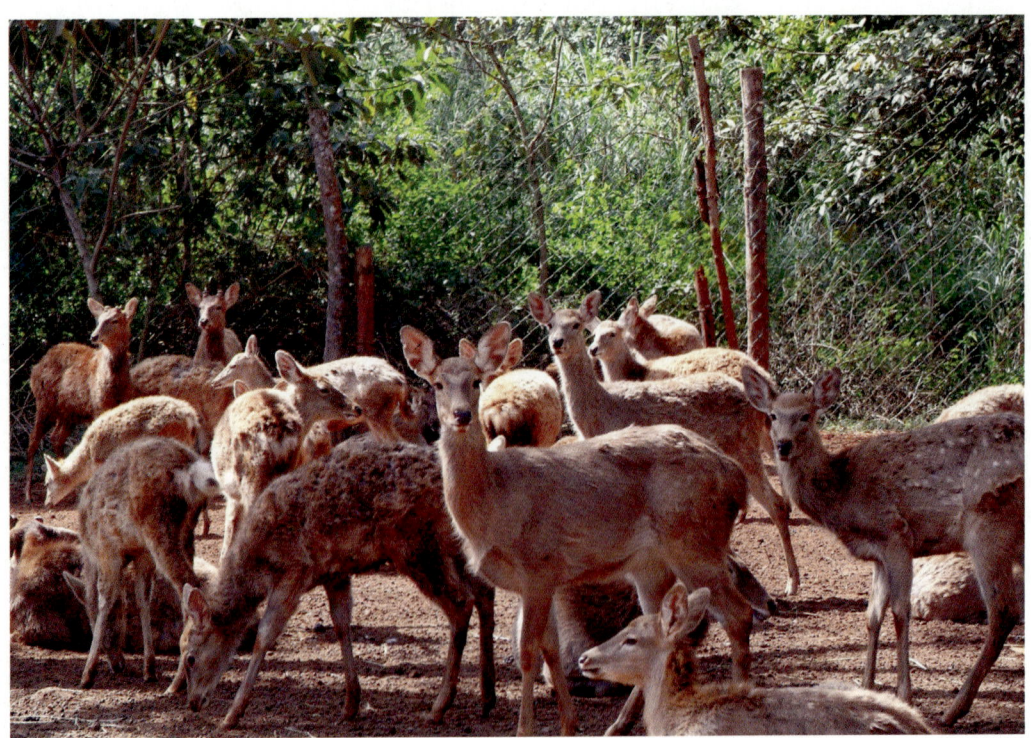

▲ 녹각의 기원동물인 매화록(중국 하이난동물원)

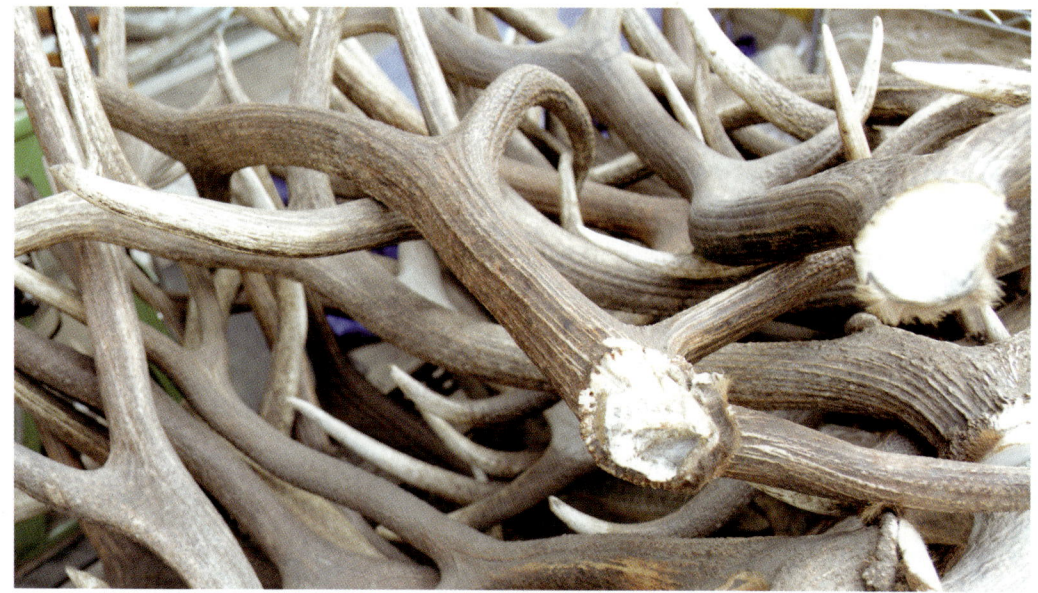

▲ 녹각(약재, 전형)

| 동의보감 효능 |

녹각(鹿角)은 성질이 따뜻하고 맛은 짜며 독이 없다. 헌데나 부스럼에 주로 쓴다. 궂은 피[惡血]와 중악(中惡, 중풍의 일종)을 없앤다. 지나치게 놀라거나 갑자기 정신을 잃고 인사불성이 되는 것을 치료한다. 뼈가 부러진 것과 허리, 허리와 척추뼈 부위가 아픈 것[腰脊痛]도 치료한다[본초]. 사슴은 천 년을 사는데 500살이 되면 털이 희어진다. 사슴은 나이를 많이 먹을수록 그 뿔이 단단해지니 약에 넣으면 더 좋다[본초]. 약에 넣을 때는 저절로 떨어진 것은 쓰지 않는다[본초]. 식초에 끓여서 썰어 부수거나 누렇게 굽거나 혹은 재로 태워서 가루 내어 쓴다[입문].

| 약용법 |

녹각 5∼10g을 물 800mL에 넣고 달여서 반으로 나누어 아침저녁으로 마신다. 또는 가루로 만들어 1회 1∼3g을 복용한다.

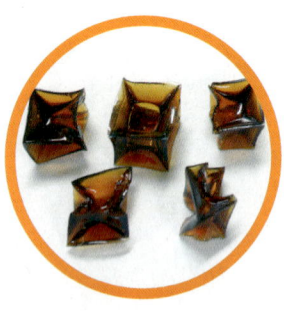

084

녹각교

- 한자명: 鹿角膠
- 라틴생약명: Cervi Cornus Colla
- 약용부위: 녹각(鹿角)을 물에 끓여서 만든 아교질 덩어리
- 식약처 공정서 및 조선시대 의서 수재:
  대한민국약전외한약(생약)규격집(KHP) 제4개정
  동의보감 탕액편의 짐승부(部)
  방약합편의 수(獸, 산짐승류)편

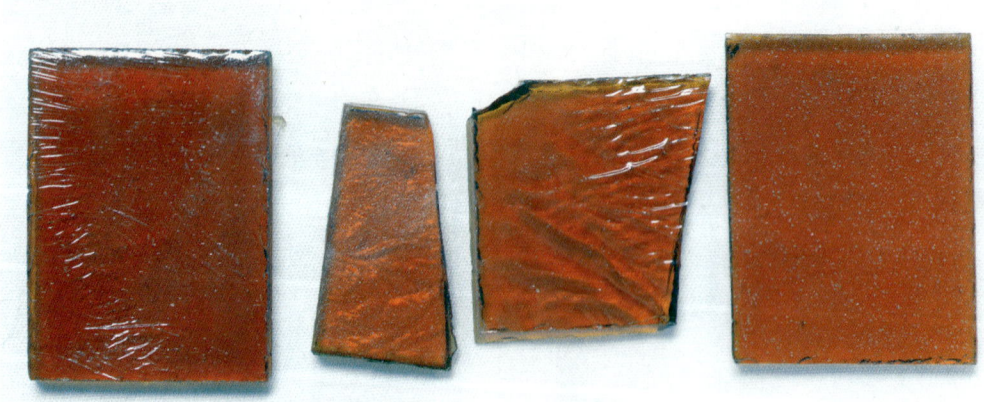

▲ 녹각교(약재)

- **기원** 이 약은 녹각(鹿角)을 절단하여 물에 끓여서 농축하여 만든 아교질 덩어리이다.

- **한방 약미(藥味)와 약성(藥性)** 맛은 달고 짜며 성질은 따뜻하다.

- **한방 작용부위(귀경, 歸經)** 녹각교는 주로 간(肝), 신경(腎經)에 들어가 작용한다.

| 약효 해설 |

- 몸과 마음이 허약하고 피로한 증상을 치료한다.
- 임신 중에 자주 태(胎)가 움직여 아래로 떨어지는 듯하고 허리가 쑤시고 배가 아픈 증상을 낫게 한다.
- 남성의 발기부전과 유정 치료에 효과가 있다.
- 여성의 부정기 자궁출혈과 자궁에서 분비물이 나오는 증상에 사용한다.
- 머리가 어지럽고 이명(耳鳴)이 들리는 증상에 사용한다.
- 토혈, 각혈, 혈뇨(血尿)를 멎게 한다.

| 동의보감 효능 |

백교(白膠, 녹각교)는 성질이 평(平)하면서 따뜻하고 맛은 달며 독이 없다. 남자의 신장의 기가 쇠약하고 허손된 것, 허리가 아프고 몹시 야위는 것[腰痛羸瘦, 요통이수]을 낫게 한다. 부인이 먹으면 임신하게 되고 태를 든든하게 한다. 자궁에서 나오는 분비물, 토하는 것, 하혈(下血)을 치료한다[본초]. 녹각교 또는 황명교(黃明膠)라고도 하며 녹각을 고아서 만든다.

| 약용법 |

뜨거운 물에 녹각교를 넣어 마신다. 용량은 1회 3g으로 하여 매일 9g 복용한다. 또는 가루나 환(丸)으로 만들어 내복한다.

085

녹두

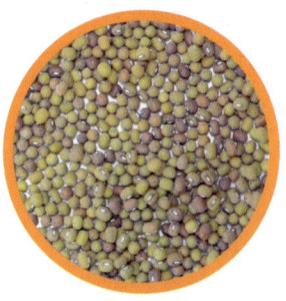

- 한자명: 綠豆
- 라틴생약명: Vignae Radiatae Semen
- 이명 또는 영명: 청소두(靑小豆)
- 식물명 및 학명: 녹두, *Vigna radiatus* Wilczek
- 과명: 콩과
- 약용부위: 씨
- 식약처 공정서 및 조선시대 의서 수재:
  대한민국약전외한약(생약)규격집(KHP) 제4개정
  동의보감 탕액편의 곡식부
  방약합편의 숙두(菽豆, 콩류)편

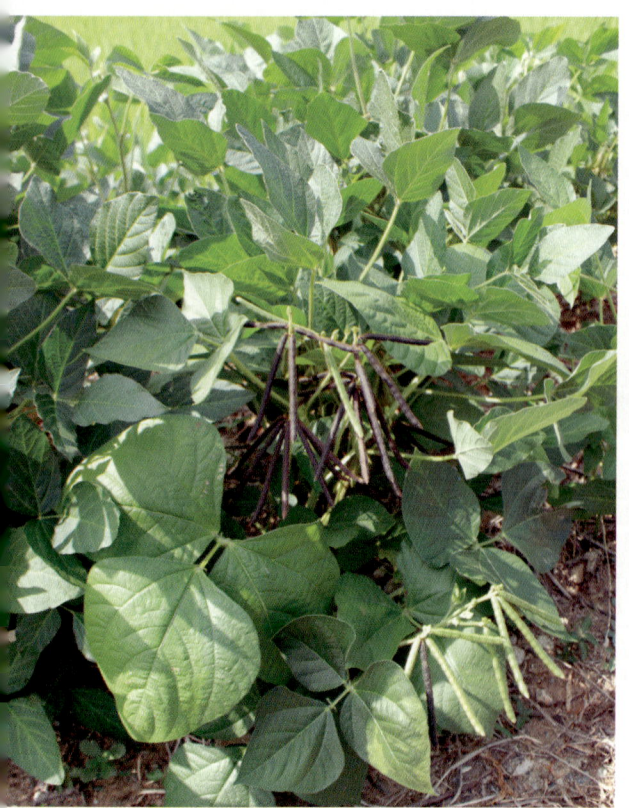

▲ 녹두 지상부

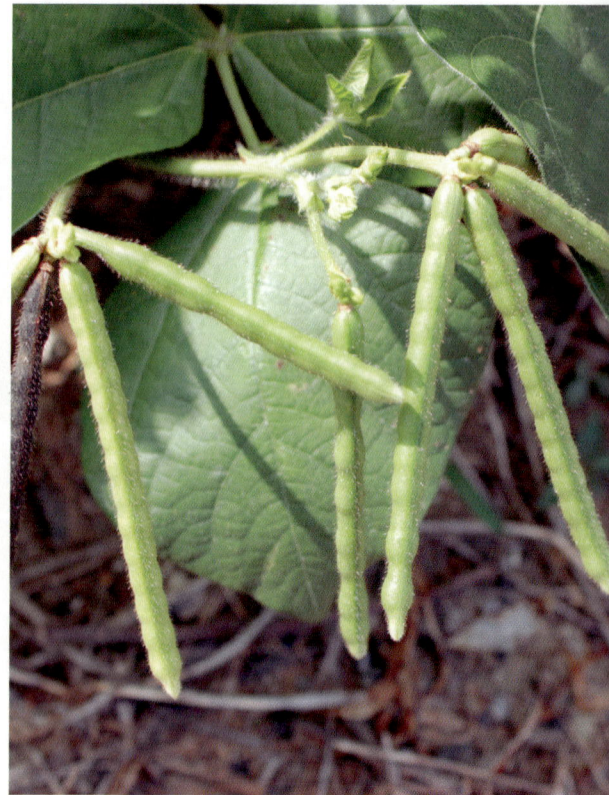

▲ 녹두 열매

- **기원** 이 약은 녹두 *Vigna radiatus* Wilczek(콩과 Leguminosae)의 씨이다.

- **한방 약미(藥味)와 약성(藥性)** 맛은 달고 성질은 차다.

- **한방 작용부위(귀경, 歸經)** 녹두는 주로 심(心), 간(肝), 위경(胃經)에 들어가 작용한다.

| 약효 해설 |

- 몸이 붓는 증상에 쓴다.
- 더운 기운에 의해 가슴이 답답하고 입이 마르며 갈증이 나는 증상에 사용한다.
- 심하게 토하고 설사하는 것을 낫게 한다.
- 눈이 충혈되고 머리가 아픈 증상에 유효하다.
- 입안과 혀가 허는 것을 치료한다.

| 동의보감 효능 |

녹두(菉豆)는 성질이 차고[寒](평(平)하다고
도 하고 서늘하다[冷]고도 한다) 맛이 달며[甘]
독이 없다. 모든 단독(丹毒), 가슴이 답
답하면서 열 나는 증상, 풍진(風疹), 광
물성 약 기운의 부작용에 주로 쓴다. 열
을 내리고 부은 것을 삭인다. 기를 내리
고 소갈(消渴)을 멎게 한다[본초].

| 약용법 |

녹두 15~30g을 물에 넣고 끓여 아침
저녁으로 먹는다.

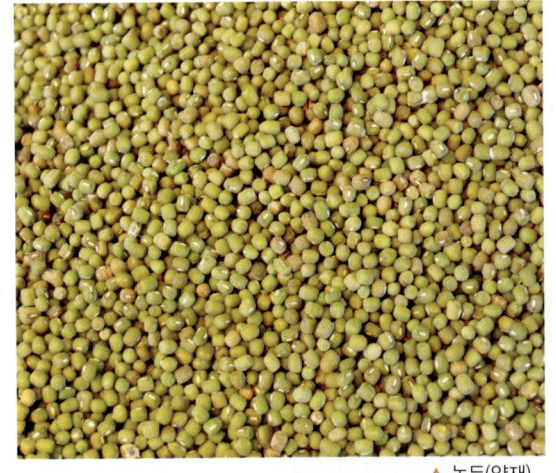

▲ 녹두(약재)

녹반

- 한자명: 綠礬
- 라틴생약명: Melanteritum
- 이명 또는 영명: 조반(皁礬)
- 한약의 분류: 광물성 약재
- 식약처 공정서 및 조선시대 의서 수재:
    대한민국약전외한약(생약)규격집(KHP) 제4개정
    동의보감 탕액편의 돌부(部)

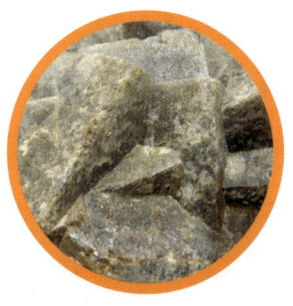

● **기원** 이 약은 황산염광물 수록반이다. 이 약은 정량할 때 황산제일철수화물($FeSO_4 \cdot 7H_2O$: 278.01) 95.0% 이상을 함유한다.

● **한방 약미(藥味)와 약성(藥性)** 맛은 시고 성질은 서늘하다.

● **한방 작용부위(귀경, 歸經)** 녹반은 주로 간(肝), 비경(脾經)에 들어가 작용한다.

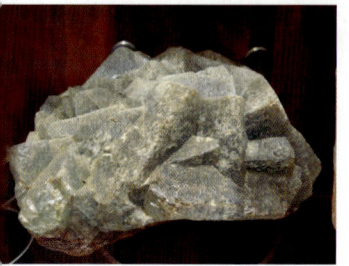

▲ 녹반

| 약효 해설 |

- 목 안이 붓고 아프며 입안이 허는 병증에 쓴다.
- 궤양성 직장 출혈에 사용한다.
- 살충작용이 있다.

| 동의보감 효능 |

녹반(綠礬)은 성질이 서늘하고 독이 없다. 목 안이 벌겋게 붓고 아프며 막힌 감이 있는 인후병에 사용한다. 충치, 입안이 헌 것, 악창(惡瘡), 개선을 치료한다. 대부분 목구멍, 입안, 치아에 생긴 병을 치료하는 약에 넣어 쓴다. 청반(靑礬)이라고도 하는데 구리의 진액이다. 불에 달구어 식초에 담그기를 3번 반복해서 쓴다. 간기를 억제하고 비기를 도와주는 약이다. 또 식초에 법제(法製)하여 쓰면 간기를 고르게 한다[입문].

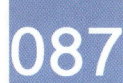

- 한자명: 鹿茸
- 라틴생약명: Cervi Parvum Cornu
- 동물명 및 학명: 매화록(梅花鹿), *Cervus nippon* Temminck
  마록(馬鹿), *Cervus elaphus* Linné
  대록(大鹿), *Cervus canadensis* Erxleben
- 과명: 사슴과
- 약용부위: 숫사슴의 털이 밀생되고 아직 골질화되지 않았거나
  약간 골질화된 어린 뿔을 자른 다음 말린 것
- 식약처 공정서 및 조선시대 의서 수재:
  대한민국약전외한약(생약)규격집(KHP) 제4개정
  동의보감 탕액편의 짐승부(部)
  방약합편의 수(獸, 산짐승류)편

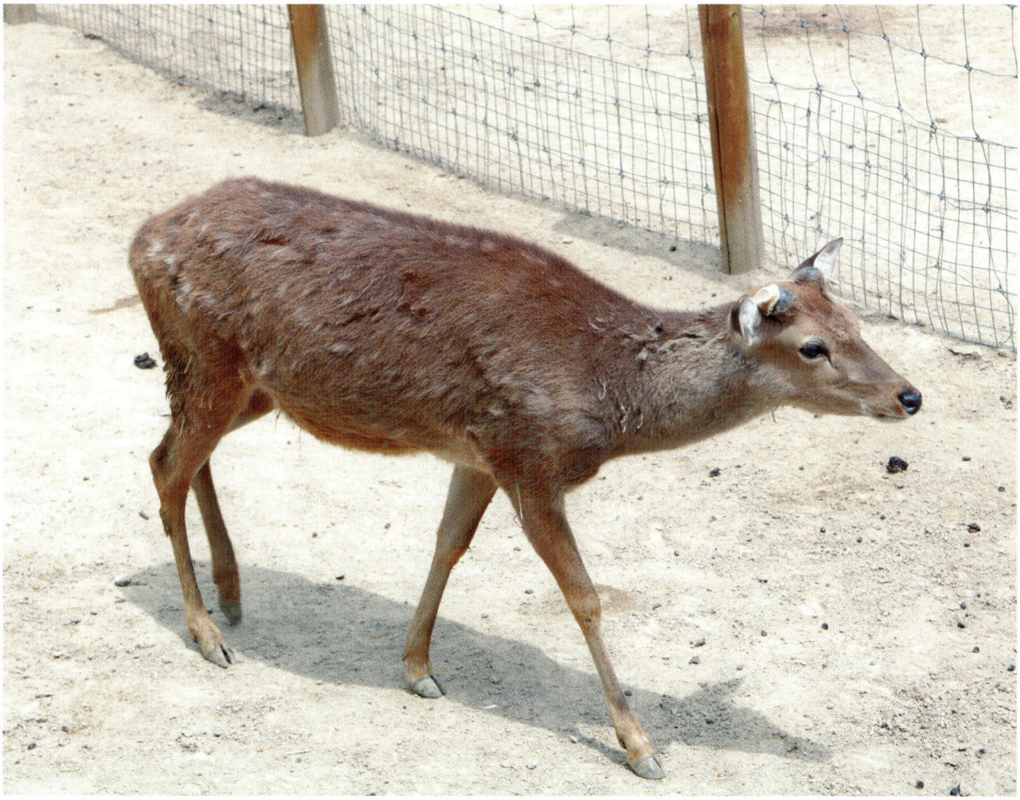

녹용

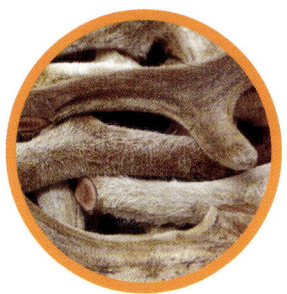

▲ 뿔을 자른 매화록

● **기원** 이 약은 매화록(梅花鹿) *Cervus nippon* Temminck, 마록(馬鹿) *Cervus elaphus* Linné, 또
는 대록(大鹿) *Cervus canadensis* Erxleben(사슴과 Cervidae)의 숫사슴의 털이 밀생되고 아직 골
질화되지 않았거나 약간 골질화된 어린 뿔을 자른 다음 말린 것이다.

● **한방 약미(藥味)와 약성(藥性)** 맛은 달고 짜며 성질은 따뜻하다.

● **한방 작용부위(귀경, 歸經)** 녹용은 주로 신(腎), 간경(肝經)에 들어가 작용한다.

| **약효 해설** |

• 신장 기능 허약으로 인한 정력감퇴에 쓴다.

• 조루증 치료에 효과가 있다.

• 근육과 뼈를 강하고 튼튼하게 한다.

• 요추 부근에 냉감이 있는 통증을 낮게 한다.

• 자궁이 차서 임신하지 못하는 증상에 활용한다.

• 부정기 자궁출혈과 자궁에서 분비물이 나오는 증상을 치료한다.

• 현기증 치료에 도움이 된다.

• 청력이 감퇴하거나 귀울림 현상이 있을 때 사용한다.

| **동의보감 효능** |

녹용(鹿茸)은 성질이 따뜻하고 맛은 달고 시며(쓰고 맵다고도 한다) 독이 없다. 몸과 마음이 허약하
고 피로한 것을 낮게 한다. 팔다리, 허리, 등뼈가 쑤시고 아픈 것을 치료한다. 남자의 신(腎)이
허하고 찬 것과 다리와 무릎에 힘이 없는 것을 보한다. 잠잘 때 무의식중에 정액이 나오는 것,
여성의 부정기 자궁출혈, 자궁에서 나오는 분비물을 멎게 한다. 안태(安胎)시킨다[본초]. 음력 5
월에 뿔이 갓 돋았을 때 그 연한 뿔을 잘라 불에 말리며 작은 가지[小茄子]처럼 생긴 것이 가장
좋다. 가지같이 생긴 녹용은 너무 어려서 혈기(血氣)가 아직 갖추어지지 않았기 때문에 말안장
모양으로 갈라진 것이 약효가 더 있다고 한 곳도 있다[본초]. 연유[酥]를 발라 불에 그을려 털을
없애고 약간 구운 후에 약에 넣는다[본초]. 코로 냄새를 맡아보면 안 된다. 녹용 속에 작은 벌레
가 있어 코로 들어가 사람을 해치기 때문이다[본초].

| **약용법** |

녹용 1∼3g을 분말로 만들어 마신다. 또는 환제(丸劑)에 넣거나 술로 담가 복용하기도 한다.

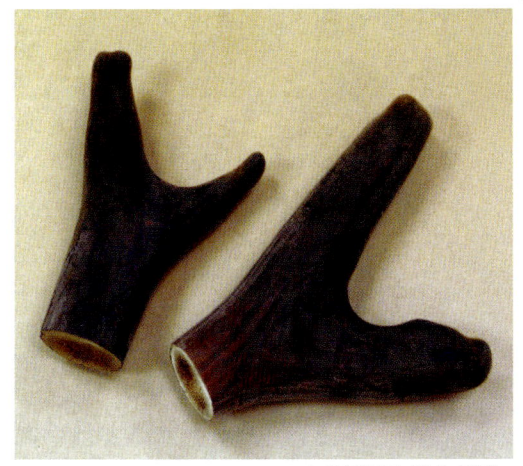

▲ 녹용(매화록, 약재, 전형)

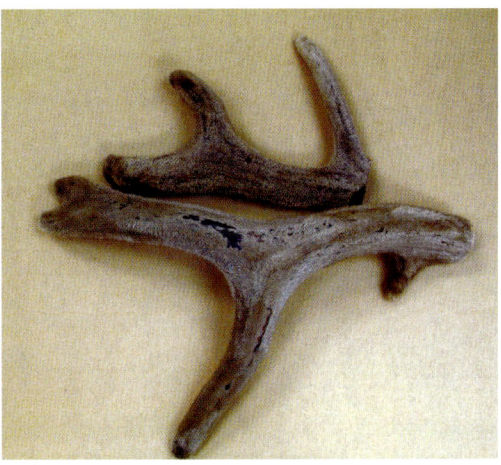

▲ 녹용(뉴질랜드산, 약재, 전형)

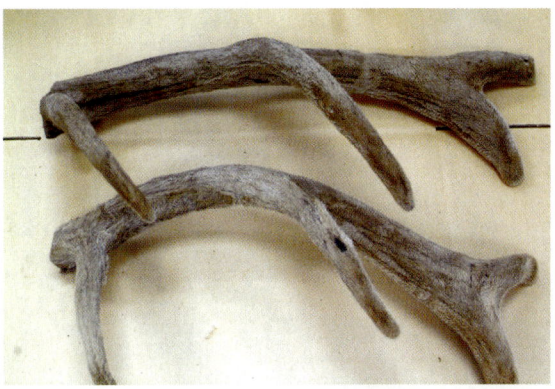

▲ 녹용(러시아산, 약재, 전형)

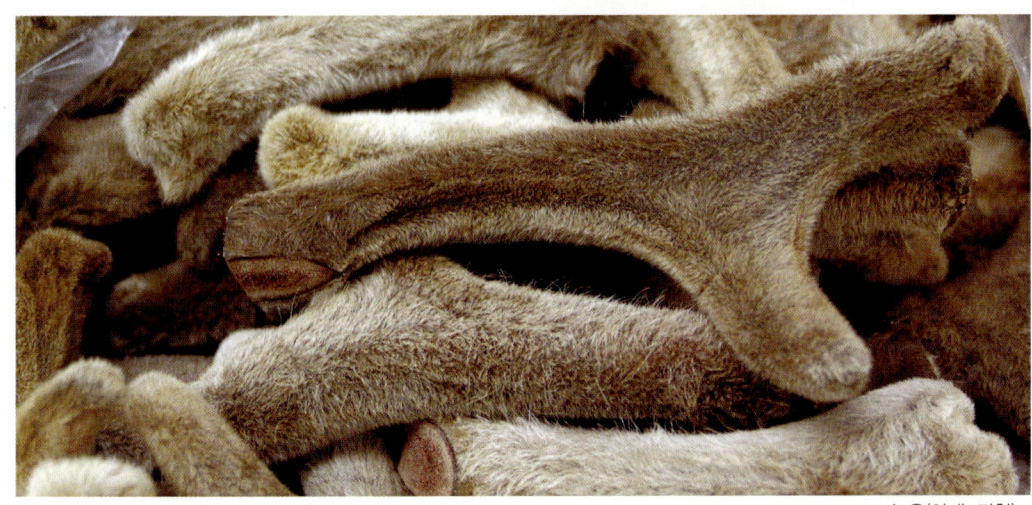

▲ 녹용(약재, 전형)

녹용
절편

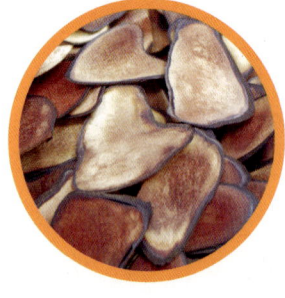

- 라틴생약명: Sectilis Cervi Parvum Cornu
- 약용부위: 녹용을 얇게 썬 것
- 식약처 공정서 및 조선시대 의서 수재:
  대한민국약전외한약(생약)규격집(KHP) 제4개정

●**기원** 이 약은 녹용을 적당한 방법으로 털을 제거한 다음 얇게 썬 것이다.

| **약효 해설** |

녹용 p.194 참고

| **동의보감 효능** |

녹용 p.194 참고

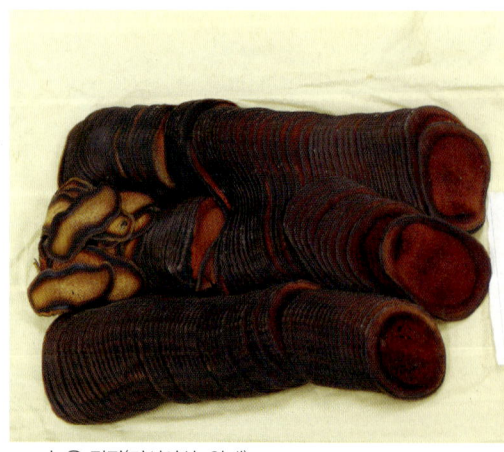

▲ 녹용 절편(러시아산, 약재)

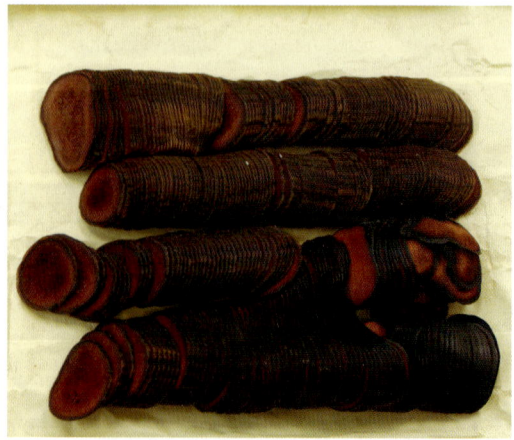

▲ 녹용 절편(캐나다산, 약재)

- 한자명: 鹿蹄草
- 라틴생약명: Pyrolae Herba
- 식물명 및 학명: 노루발풀, *Pyrola japonica* Klenze ex Alefeld
- 과명: 노루발과
- 약용부위: 전초
- 식약처 공정서 및 조선시대 의서 수재:
  대한민국약전외한약(생약)규격집(KHP) 제4개정

녹제초

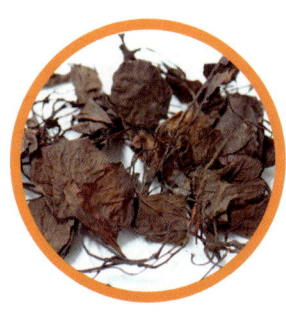

● **기원** 이 약은 노루발풀 *Pyrola japonica* Klenze ex Alefeld 또는 기타 동속식물(노루발과 Pyrolaceae)의 전초이다.

● **한방 약미(藥味)와 약성(藥性)** 맛은 달고 쓰며 성질은 따뜻하다.

● **한방 작용부위(귀경, 歸經)** 녹제초는 주로 간(肝), 신경(腎經)에 들어가 작용한다.

| 약효 해설 |

- 신장의 기능이 허약해져서 나타나는 요통(腰痛)을 낫게 한다.
- 팔다리를 잘 쓰지 못하고 마비되며 아픈 증상에 효과가 있다.
- 허리와 무릎에 힘이 없을 때 사용한다.
- 기침이 오랫동안 잘 낫지 않거나 몸이 허약하여 기침과 오한이 생기는 증상에 사용한다.
- 월경과다에 유효하다.

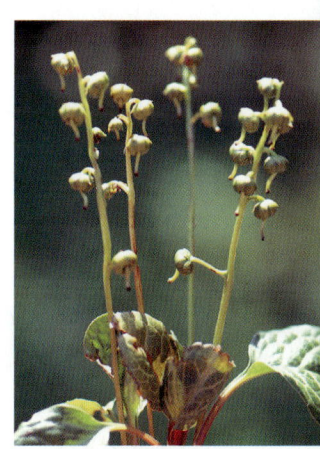

▲ 노루발풀 지상부

| 약용법 |

전초 9~15g을 물 800mL에 넣고 달여서 반으로 나누어 아침저녁으로 마신다.

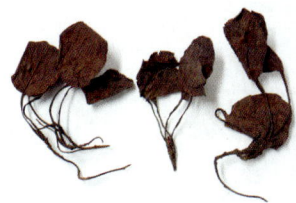

▲ 녹제초(약재, 전형)

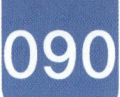

090

뇌환

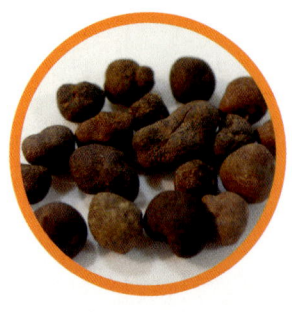

- 한자명: 雷丸
- 라틴생약명: Omphalia
- 이명 또는 영명: 죽령(竹苓)
- 식물명 및 학명: 뇌환(雷丸), *Omphalia lapidesens* Schroeter
- 과명: 구멍장이버섯과
- 약용부위: 균핵
- 식약처 공정서 및 조선시대 의서 수재:
  대한민국약전외한약(생약)규격집(KHP) 제4개정
  동의보감 탕액편의 나무부
  방약합편의 우목(寓木, 기생목)편

● **기원** 이 약은 뇌환(雷丸) *Omphalia lapidesens* Schroeter(구멍장이버섯과 Polyporaceae)의 균핵이다.

● **한방 약미(藥味)와 약성(藥性)** 맛은 약간 쓰고 성질은 차다.

● **한방 작용부위(귀경, 歸經)** 뇌환은 주로 위(胃), 대장경(大腸經)에 들어가 작용한다.

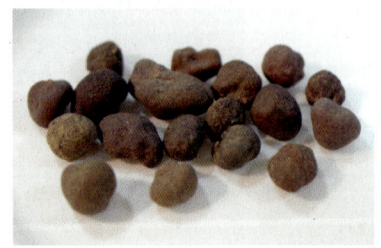

▲ 뇌환(약재)

| **약효 해설** |

- 회충, 조충을 살충한다.
- 소아가 기생충에 의한 영양흡수장애로 여위는 증상에 쓴다.
- 배가 더부룩하거나 아픈 병증을 제거한다.

| **동의보감 효능** |

뇌환(雷丸, 뇌환의 균핵)의 성질은 차며[寒] 맛은 쓰고[苦] 짜며[鹹] 조금 독이 있다. 3가지 충[三蟲]과 촌백충을 죽이고 고독(蠱毒)을 없앤다. 대나무에 기생하는 버섯이다.

| **약용법** |

뇌환 15~21g을 가루로 만들어 1회 5~7g 복용한다. 식사 후 뜨거운 물에 넣어서 하루 3회, 3일간 복용한다.

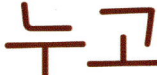

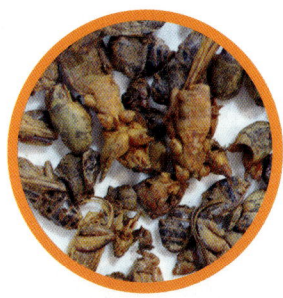

- **한자명**: 螻蛄
- **라틴생약명**: Gryllotalpae Corpus
- **이명 또는 영명**: 지구(地狗)
- **동물명 및 학명**: 땅강아지, *Gryllotalpa orientalis*(Burmeister)
  아프리카누고(非洲螻蛄), *Gryllotalpa africana* Palisot et Beauvois
  화북누고(華北螻蛄), *Gryllotalpa unispina* Saussure
- **과명**: 땅강아지과
- **약용부위**: 몸체
- **식약처 공정서 및 조선시대 의서 수재**:
  대한민국약전외한약(생약)규격집(KHP) 제4개정
  동의보감 탕액편의 벌레부(部)

누고

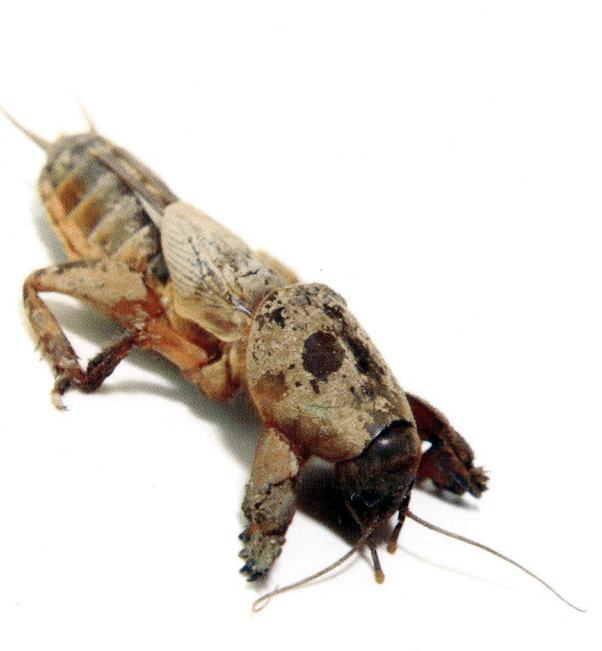

▲ 땅강아지

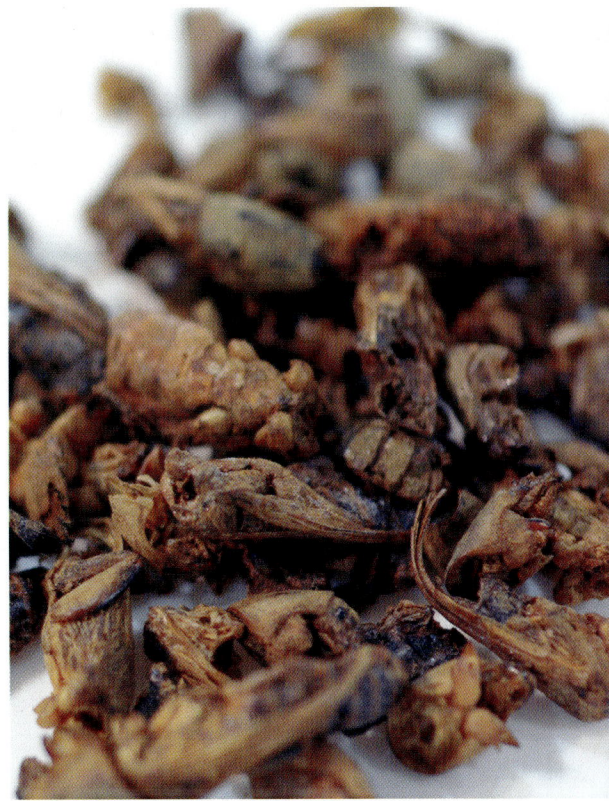

▲ 누고(약재)

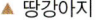

● **기원** 이 약은 땅강아지 *Gryllotalpa orientalis*(Burmeister), 아프리카누고(非洲螻蛄) *Gryllotalpa africana* Palisot et Beauvois 또는 화북누고(華北螻蛄) *Gryllotalpa unispina* Saussure(땅강아지과 Gryllotalpidae)의 몸체이다.

● **한방 약미(藥味)와 약성(藥性)** 맛은 짜고 성질은 차며 독이 약간 있다.

● **한방 작용부위(귀경, 歸經)** 누고는 주로 방광(膀胱), 소장(小腸), 대장경(大腸經)에 들어가 작용한다.

| **약효 해설** |

• 몸이 붓는 증상에 사용한다.

• 소변을 잘 나오게 한다.

• 음경 속이 아프면서 소변에 결석이 섞여 나오는 병증에 사용한다.

| **동의보감 효능** |

누고(螻蛄, 땅강아지)는 성질이 차고 맛은 짜며 독이 없다(독이 있다고도 한다). 난산(産難)에 주로 쓴다. 옹종(癰腫)을 터뜨리고 목에 걸린 것[哽噎, 경열]을 내려가게 한다. 악창(惡瘡)을 제거하고 박힌 가시를 빼내며 몸이 붓는 증상을 치료한다[본초]. 이 약은 소장이나 방광의 병에 효과가 매우 빠르다[강목]. 곡(蚕)이라고도 하는데 민간에서는 토구(土狗)라고 한다. 곳곳에 있다. 똥이나 흙에 구멍을 파고 산다. 밤에 밖으로 나오는 것이 좋다. 하지(夏至) 이후에 잡아 볕에 말려서 약에 넣을 때는 볶아서 쓴다.

| **약용법** |

누고 3~4.5g을 물 800mL에 넣고 달여서 반으로 나누어 아침저녁으로 마신다. 또는 가루를 내어 복용하거나 외용으로 적당량 사용한다.

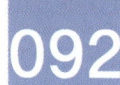

092

- 한자명: 漏蘆
- 라틴생약명: Rhapontici Radix
- 식물명 및 학명: 뻐꾹채, *Rhaponticum uniflorum*(L.) DC.
  절굿대, *Echinops setifer* Linné
  큰절굿대, *Echinopsis lactifolius* Tausch
- 과명: 국화과
- 약용부위: 뿌리
- 식약처 공정서 및 조선시대 의서 수재:
  대한민국약전외한약(생약)규격집(KHP) 제4개정
  동의보감 탕액편의 풀부(部)
  방약합편의 습초(濕草)편

누로

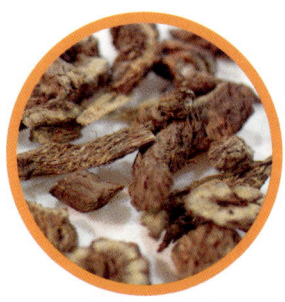

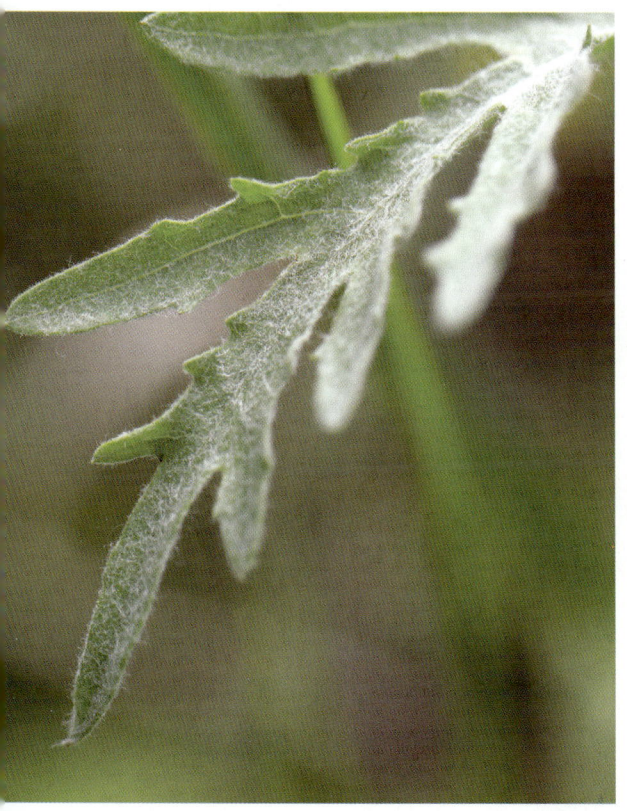

▲ 뻐꾹채 잎

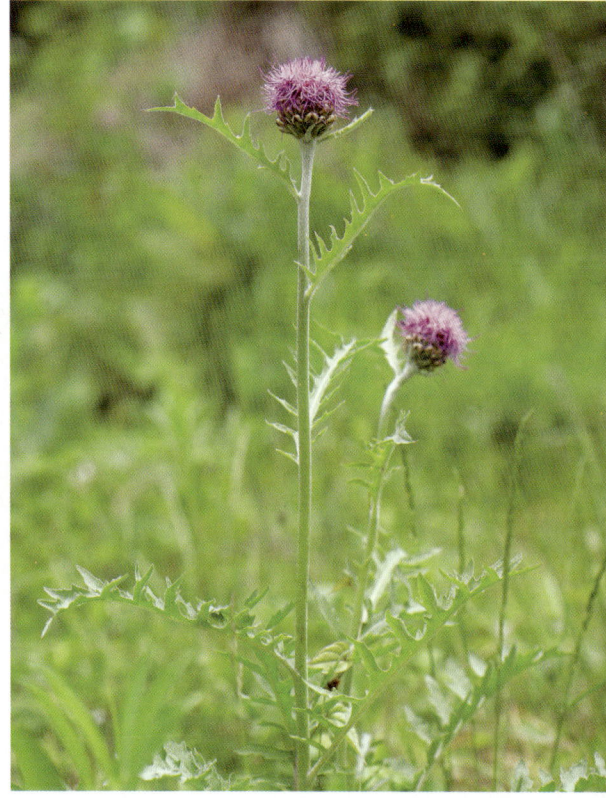

▲ 뻐꾹채 지상부

- **기원** 이 약은 뻐꾹채 *Rhaponticum uniflorum*(L.) DC., 절굿대 *Echinops setifer* Linné 또는 큰절굿대 *Echinopsis lactifolius* Tausch(국화과 Compositae)의 뿌리이다.

- **한방 약미(藥味)와 약성(藥性)** 맛은 쓰고 성질은 차다.

- **한방 작용부위(귀경, 歸經)** 누로는 주로 위경(胃經)에 들어가 작용한다.

| 약효 해설 |

- 팔다리가 저리고 관절이 아프며 근육이 오그라드는 증상을 낫게 한다.
- 산모의 젖을 잘 나오게 한다.
- 유방이 붓고 통증이 있는 증상에 사용한다.
- 치질로 인한 출혈을 멎게 한다.

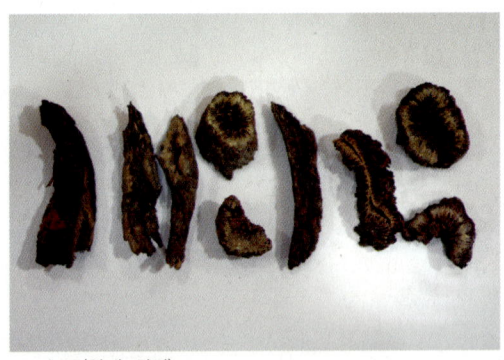
▲ 누로(약재, 절편)

| 동의보감 효능 |

누로(漏蘆, 절굿대)의 성질은 차며[寒] 맛이 쓰고[苦] 짜며[鹹] 독이 없다. 열독풍(熱毒風)으로 피부가 헐어 아프고 벌겋게 부어 곪는 것을 낫게 한다. 피부가 가려운 것, 두드러기, 등에 나는 큰 종기[發背], 젖멍울[乳癰], 나력(瘰癧)을 치료한다. 고름을 내보내고 혈을 보하며 쇠붙이에 상한 데 붙여 지혈시킨다. 헌데와 옴을 낫게 한다.

| 약용법 |

뿌리 5~9g을 물 800mL에 넣고 달여서 반으로 나누어 아침저녁으로 마신다.

093

- 한자명: 凌霄花
- 라틴생약명: Campsitis Flos
- 이명 또는 영명: 타태화(墮胎花)
- 식물명 및 학명: 능소화, *Campsis grandiflora* Schumann
  미국능소화, *Campsis radicans* Seemen
- 과명: 능소화과
- 약용부위: 꽃
- 식약처 공정서 및 조선시대 의서 수재:
  대한민국약전외한약(생약)규격집(KHP) 제4개정

능소화

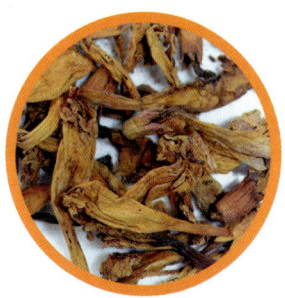

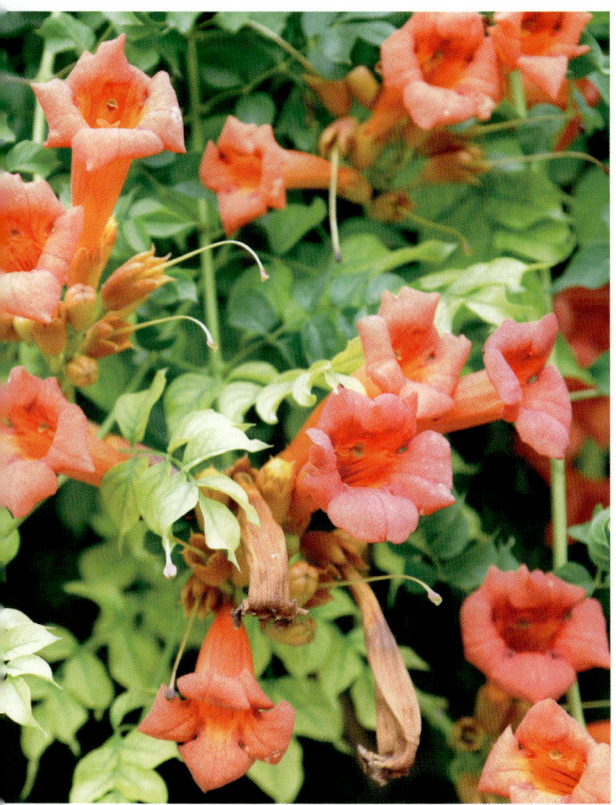

▲ 미국능소화 꽃

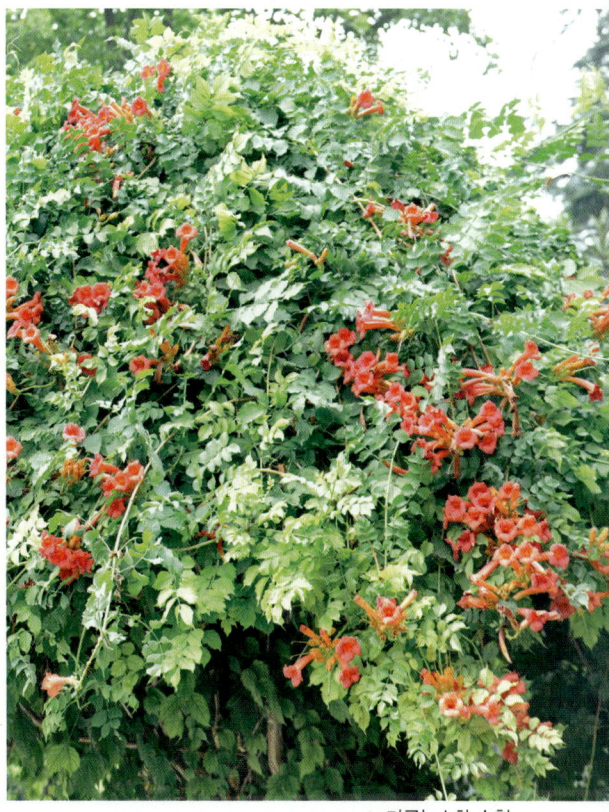

▲ 미국능소화 수형

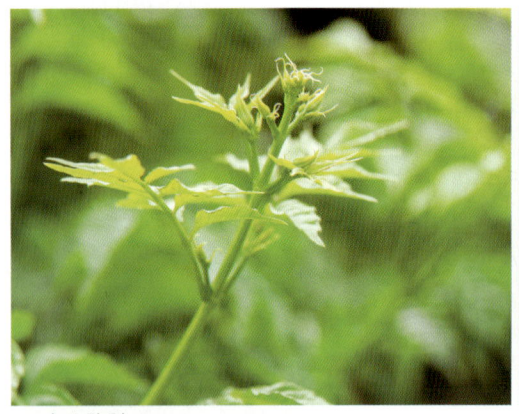

▲ 능소화 잎

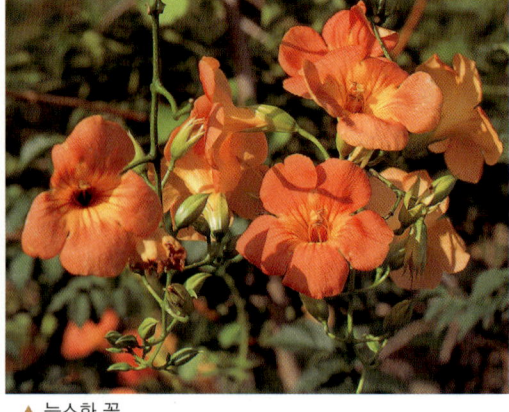

▲ 능소화 꽃

● **기원** 이 약은 능소화 *Campsis grandiflora* Schumann 또는 미국능소화 *Campsis radicans* Seemen(능소화과 Bignoniaceae)의 꽃이다.

● **한방 약미(藥味)와 약성(藥性)** 맛은 달고 시며 성질은 차다.

● **한방 작용부위(귀경, 歸經)** 능소화는 주로 간(肝), 심포경(心·包經)에 들어가 작용한다.

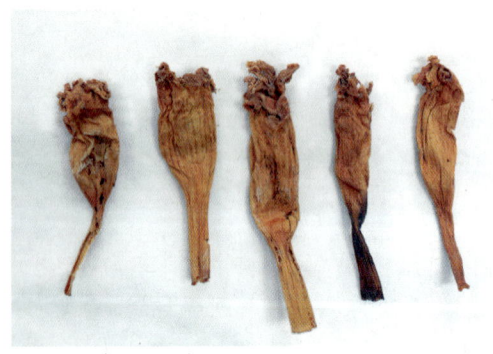

▲ 능소화(약재, 전형)

| **약효 해설** |

• 출산 후에 젖이 붓는 증상을 낫게 한다.
• 월경불순 치료에 쓴다.
• 여성의 부정기 자궁출혈을 멎게 한다.
• 코끝이 빨갛게 되는 증상에 유효하다.
• 피부 가려움증을 없애준다.

| **약용법** |

꽃 5~9g을 물 800mL에 넣고 달여서 반으로 나누어 아침저녁으로 마신다.

094

- 한자명: 曼陀羅葉
- 라틴생약명: Daturae Folium
- 식물명 및 학명: 독말풀, *Datura stramonium* Linné

  흰독말풀, *Datura metel* Nees
- 과명: 가지과
- 약용부위: 꽃필 때의 잎
- 식약처 공정서 및 조선시대 의서 수재:

  대한민국약전외한약(생약)규격집(KHP) 제4개정

다투라

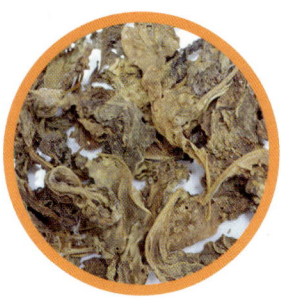

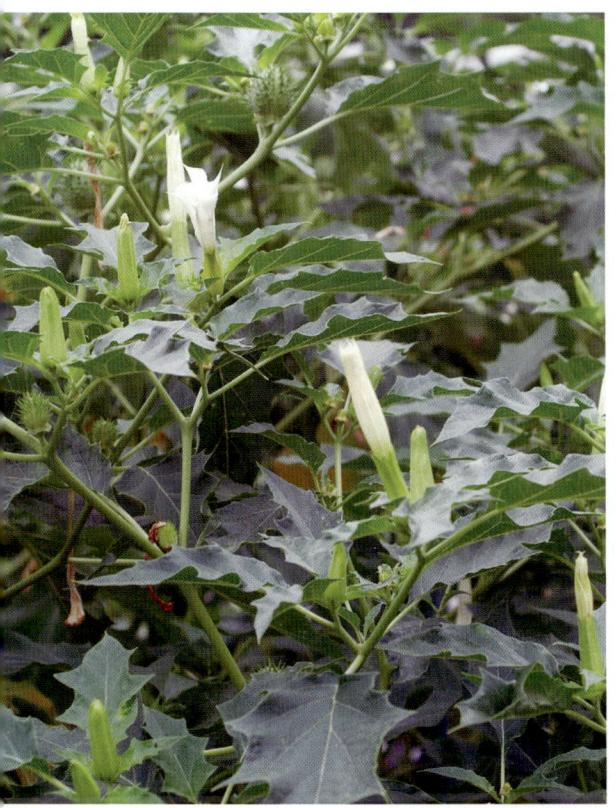

▲ 독말풀 지상부

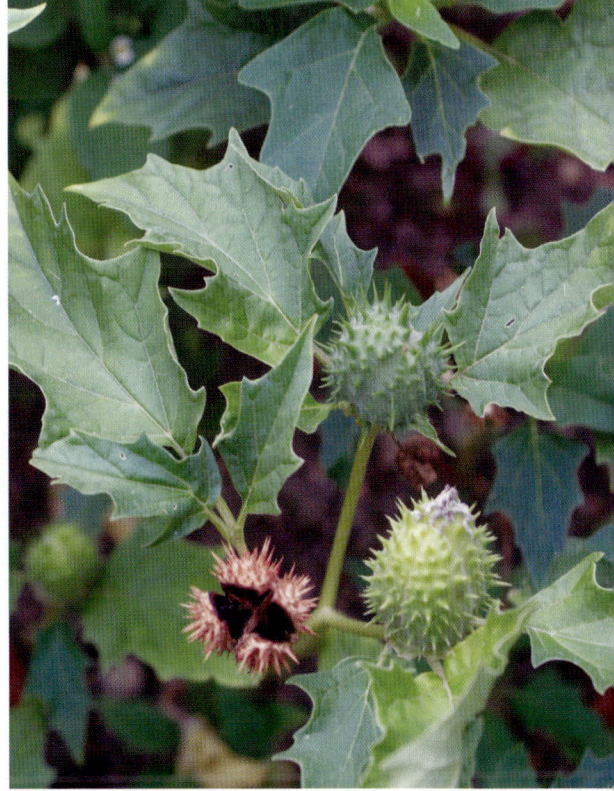

▲ 독말풀 열매

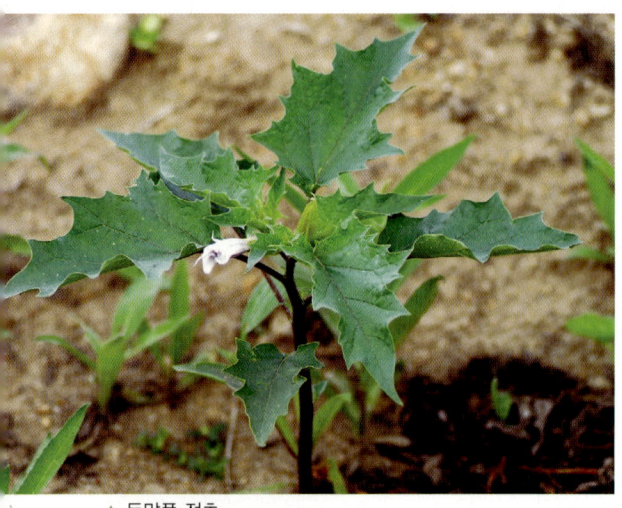
▲ 독말풀 전초

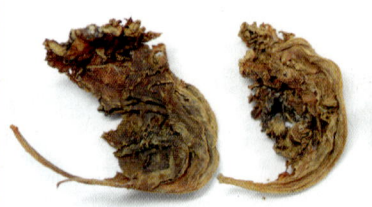
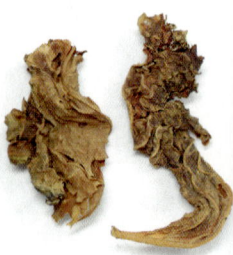
▲ 다투라(약재, 전형)

●**기원** 이 약은 독말풀 *Datura stramonium* Linné, 흰독말풀 *Datura metel* Nees 또는 기타 동속 근연식물(가지과 Solanaceae)의 꽃필 때의 잎이다.

●**한방 약미(藥味)와 약성(藥性)** 맛은 쓰고 매우며 성질은 따뜻하고 독이 있다.

| **약효 해설** |

• 숨이 차면서 기침하는 증상을 치료한다.
• 저리고 통증이 있는 증상을 낫게 한다.
• 각기병에 쓴다.
• 천식, 위산과다, 월경통에 효과가 있다.
• 독성이 있으므로 주의하여 사용한다.

| **약용법** |

잎 0.3~0.6g을 물 800mL에 넣고 달여서 반으로 나누어 아침저녁으로 마시거나 외용으로 적당량 사용한다.

095

- 한자명: 丹參
- 라틴생약명: Salviae Miltiorrhizae Radix
- 이명 또는 영명: Salvia Miltiorrhiza Root
- 식물명 및 학명: 단삼, *Salvia miltiorrhiza* Bunge
- 과명: 꿀풀과
- 약용부위: 뿌리
- 식약처 공정서 및 조선시대 의서 수재: 대한민국약전(KP) 제11개정
  동의보감 탕액편의 풀부(部)
  방약합편의 산초(山草)편

단삼

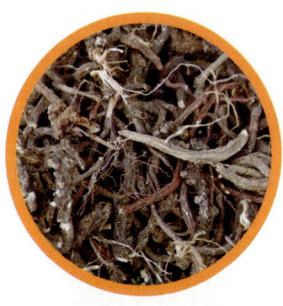

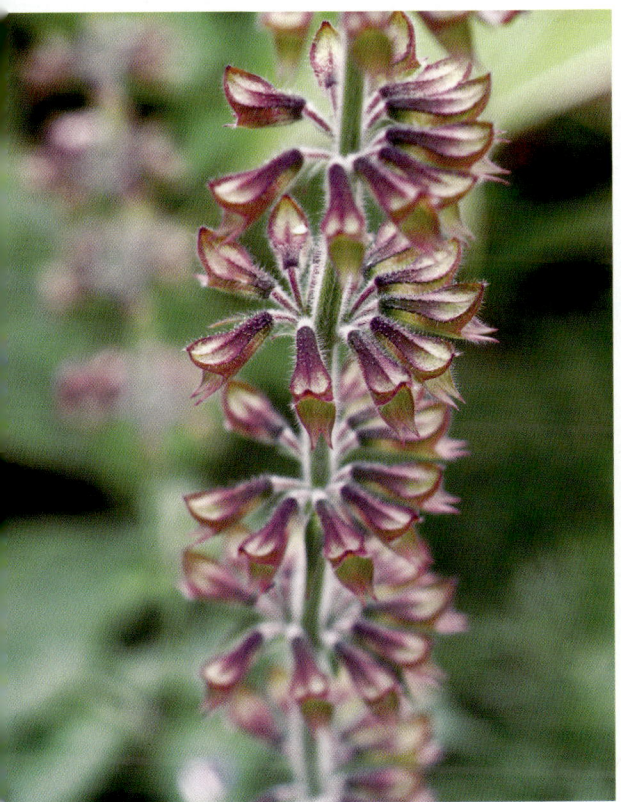

▲ 단삼 꽃봉오리

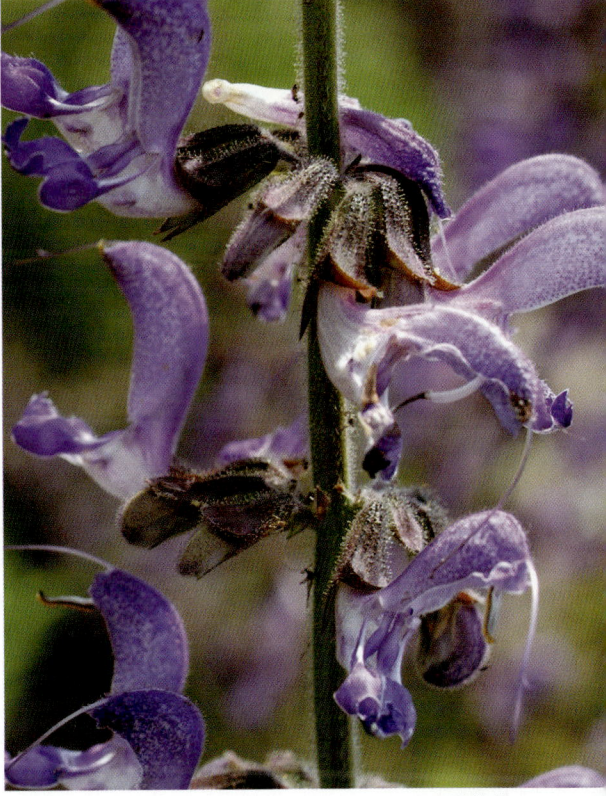

▲ 단삼 꽃

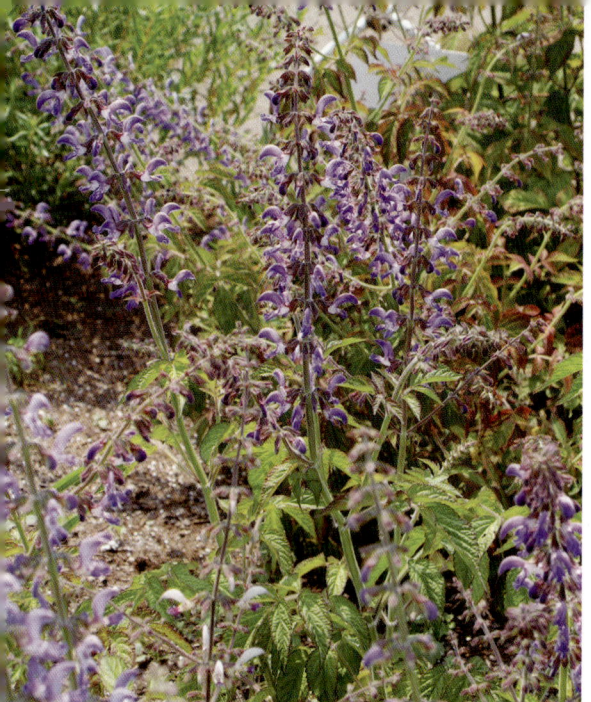
▲ 단삼 지상부

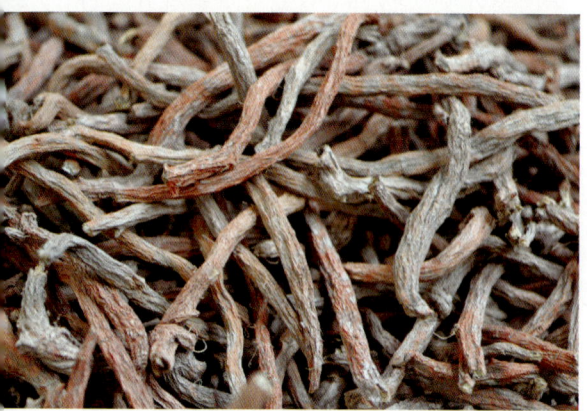
▲ 단삼(약재, 전형)

● **기원** 이 약은 단삼 *Salvia miltiorrhiza* Bunge(꿀풀과 Labiatae)의 뿌리이다.

● **한방 약미(藥味)와 약성(藥性)** 맛은 쓰고 성질은 약간 차다.

● **한방 작용부위(귀경, 歸經)** 단삼은 주로 심(心), 간경(肝經)에 들어가 작용한다.

| 약효 해설 |

• 가슴이 답답하여 잠을 못 자는 증상에 사용한다.
• 가슴속이 달아오르면서 초조하고 불안한 증상을 낫게 한다.
• 가슴이 막히는 듯하면서 아픈 증상을 치료한다.
• 관절이 벌겋게 붓고 달아오르면서 온몸에 열이 나고 아픈 증상에 유효하다.
• 월경불순 치료에 도움이 된다.
• 산후 어혈복통에 쓴다.

| 동의보감 효능 |

단삼(丹參)의 성질은 약간 차고[微寒](평(平)하다고도 한다) 맛이 쓰며[苦] 독이 없다. 다리가 약하면서 저리고 아픈 것, 팔다리를 쓰지 못하는 것을 치료한다. 또는 고름을 빼고 통증을 멈추며 살찌게 한다. 오래된 어혈을 깨뜨리며 새로운 혈(血)을 보한다. 안태시키며 죽은 태아를 나오게 한다. 또 월경을 고르게 하고 여성의 부정기 자궁출혈, 자궁에서 분비물이 나오는 것을 멎게 한다.

| 약용법 |

뿌리 10~15g을 물 800mL에 넣고 달여서 반으로 나누어 아침저녁으로 마신다.

208

096

- 한자명: 淡竹葉
- 라틴생약명: Lophatheri Herba
- 식물명 및 학명: 조릿대풀, *Lophatherum gracile* Bronghiart
- 과명: 벼과
- 약용부위: 꽃피기 전의 지상부
- 식약처 공정서 및 조선시대 의서 수재:
  대한민국약전외한약(생약)규격집(KHP) 제4개정
  동의보감 탕액편의 나무부

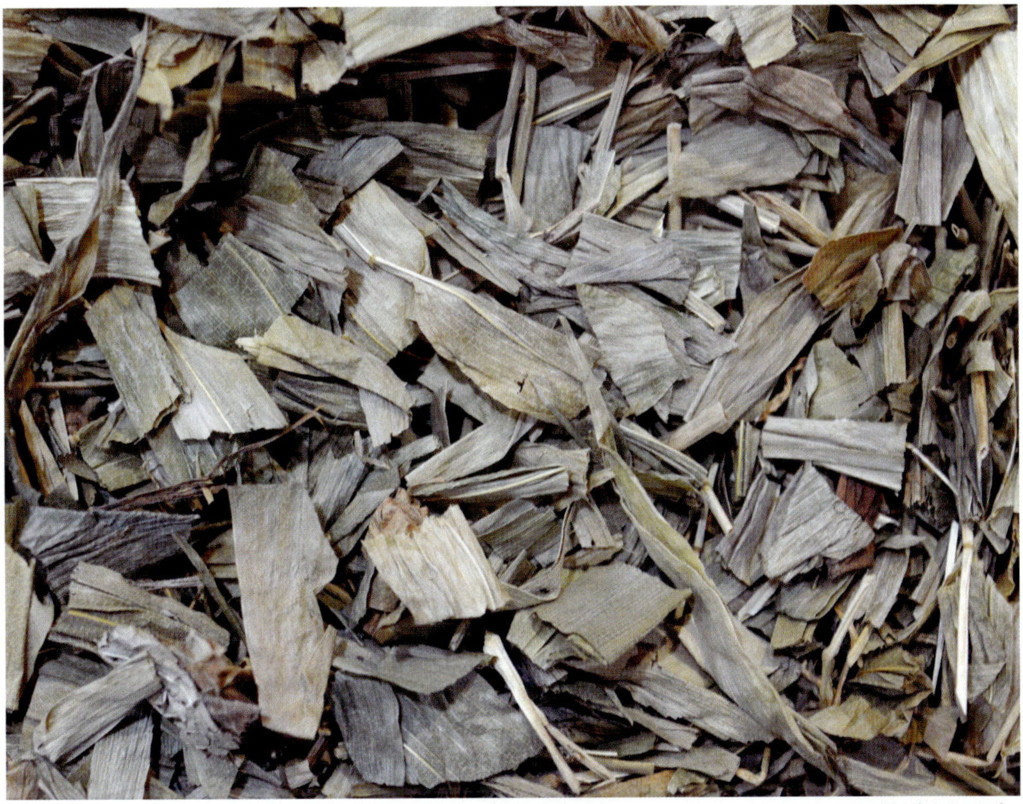

담죽엽

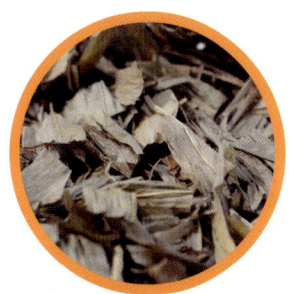

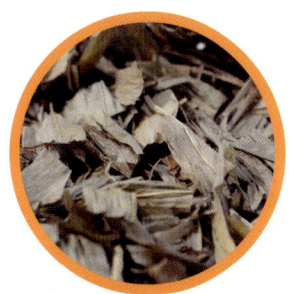

▲ 담죽엽(약재, 절단)

- ●**기원** 이 약은 조릿대풀 *Lophatherum gracile* Bronghiart(벼과 Gramineae)의 꽃피기 전의 지상부이다.

- ●**한방 약미(藥味)와 약성(藥性)** 맛은 달고 싱거우며 성질은 차다.

- ●**한방 작용부위(귀경, 歸經)** 담죽엽은 주로 심(心), 위(胃), 소장경(小腸經)에 들어가 작용한다.

| **약효 해설** |

- 잇몸이 붓고 아픈 병증을 낫게 한다.
- 입안과 혀가 허는 증세에 사용한다.
- 가슴이 답답한 증상과 갈증을 없애준다.
- 소변이 붉고 시원하지 못한 증상에 사용한다.

| **동의보감 효능** |

담죽엽(淡竹葉, 조릿대)의 성질은 차며[寒] 맛은 달고[甘] 독이 없다. 담을 삭이고 열을 내린다. 중풍으로 목이 쉬어 말을 하지 못하는 것, 열이 몹시 나면서 머리가 아픈 것을 낫게 한다. 놀라서 가슴이 두근거리는 것과 급성 전염병[瘟疫, 온역]으로 몹시 답답한 것을 멎게 한다. 기침을 하면서 기운이 치밀어 올라 숨이 차는 증상을 치료한다. 임신부가 어지럼증이 나서 넘어지는 것, 소아가 놀랐을 때 발작하는 간질, 천조풍(天弔風)을 낫게 한다[본초].

| **약용법** |

지상부 6~10g을 물 800mL에 넣고 달여서 반으로 나누어 아침저녁으로 마신다.

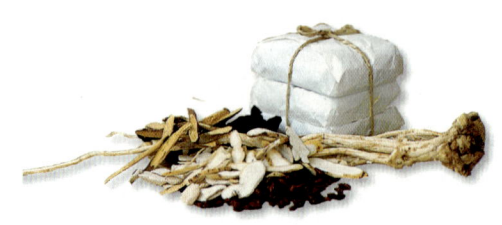

097

당귀

- 한자명: 當歸
- 라틴생약명: Angelicae Gigantis Radix
- 이명 또는 영명: Angelica Gigas Root
- 식물명 및 학명: 참당귀, *Angelica gigas* Nakai
- 과명: 산형과
- 약용부위: 뿌리
- 식약처 공정서 및 조선시대 의서 수재:
  대한민국약전(KP) 제11개정
  동의보감 탕액편의 풀부(部)
  방약합편의 방초(芳草, 향기가 좋은 풀)편

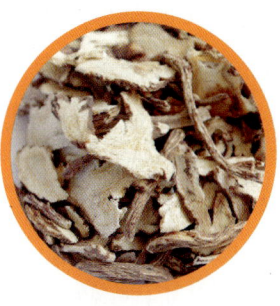

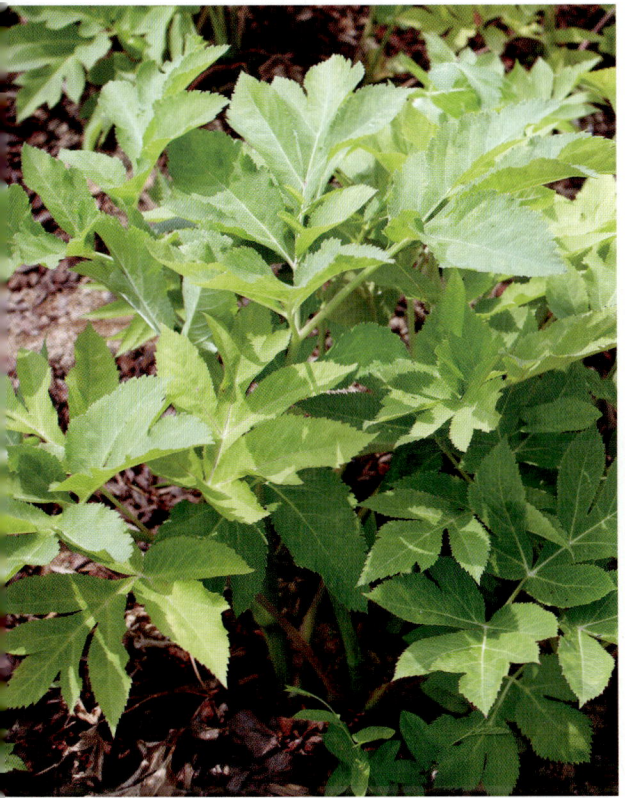

▲ 참당귀 지상부

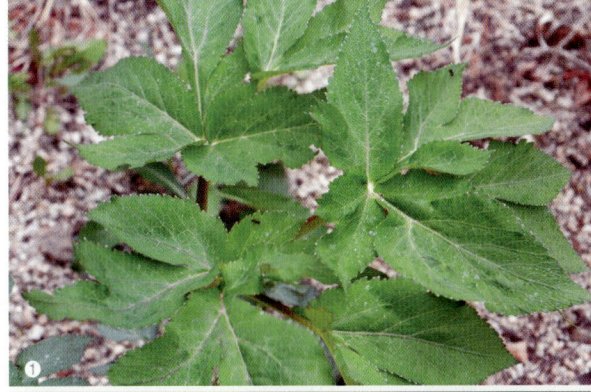

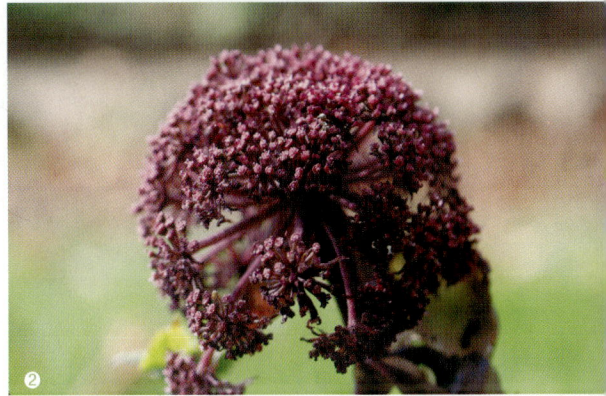

▲ ❶ 참당귀 어린잎 ❷ 참당귀 꽃

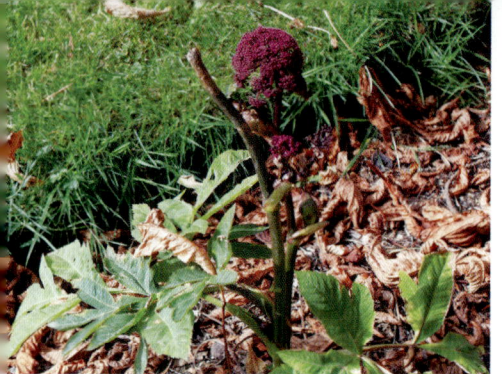
▲ 참당귀 지상부

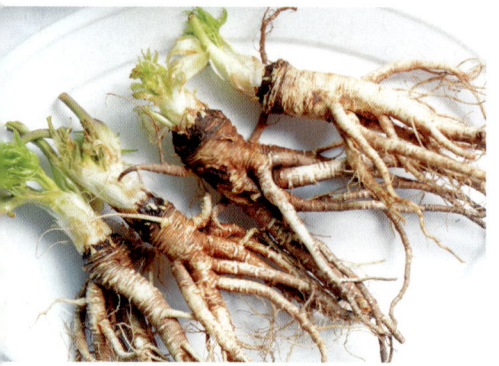
▲ 당귀(참당귀) 뿌리(채취품)

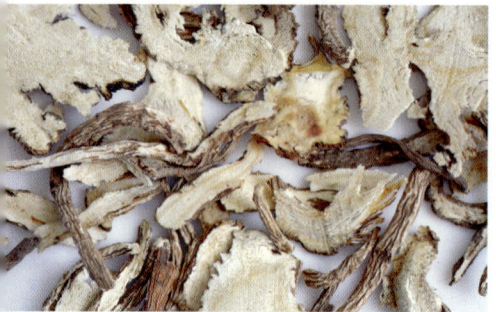
▲ 당귀(약재, 절편)

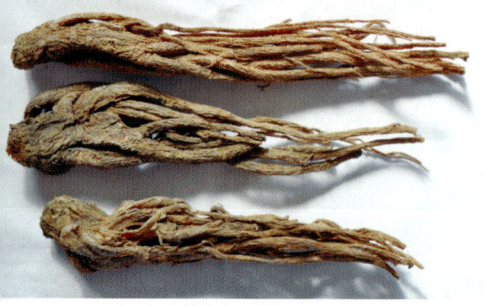
▲ 중국당귀(약재, 전형)

●**기원** 이 약은 참당귀 *Angelica gigas* Nakai(산형과 Umbelliferae)의 뿌리이다.

●**한방 약미(藥味)와 약성(藥性)** 맛은 맵고 성질은 따뜻하다.

●**한방 작용부위(귀경, 歸經)** 당귀는 주로 심(心), 간(肝), 비경(脾經)에 들어가 작용한다.

| **약효 해설** |

• 보혈, 강장 작용이 있다.

• 부인과 질환(갱년기 장애, 냉증)에 많이 쓴다.

• 풍을 제거하고 혈액순환이 잘되게 한다.

• 팔다리를 잘 쓰지 못하고 마비되며 아픈 증상에 사용한다.

• 진정, 진통, 진경 작용이 있다.

| **동의보감 효능** |

당귀(當歸)의 성질은 따뜻하며[溫] 맛은 달고 매우며[甘辛] 독이 없다. 모든 풍병(風病), 혈병(血病), 몸과 마음이 허약하고 피로한 것을 낫게 한다. 어혈을 풀고[破惡血] 새로운 피를 생겨나게 한다. 징벽(癥癖)과 여성의 부정기 자궁출혈, 불임에 주로 쓴다. 온갖 나쁜 창양(瘡瘍)과 쇠붙이에 상하여 어혈이 속에 뭉친 것을 치료한다. 이질로 배가 아픈 것을 멎게 하며 학질[溫瘧]을 낫게 한다. 오장(五藏)을 튼튼하게 하며 새살을 돋아나게 한다.

| **약용법** |

뿌리 10~15g을 물 800mL에 넣고 달여서 반으로 나누어 아침저녁으로 마신다.

098

- **한자명**: 黨參
- **라틴생약명**: Codonopsis Pilosulae Radix
- **이명 또는 영명**: Codonopsis Pilosula Root
- **식물명 및 학명**: 만삼, *Codonopsis pilosula* Nannfeldt
  소화당삼(素花黨參), *Codonopsis pilosula* Nannfeldt var. *modesta* L. T. Shen
  천당삼(川黨參), *Codonopsis tangshen* Oliver
- **과명**: 초롱꽃과
- **약용부위**: 뿌리
- **식약처 공정서 및 조선시대 의서 수재**:
  대한민국약전(KP) 제11개정

당삼

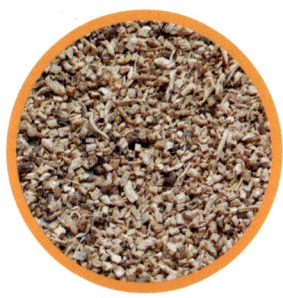

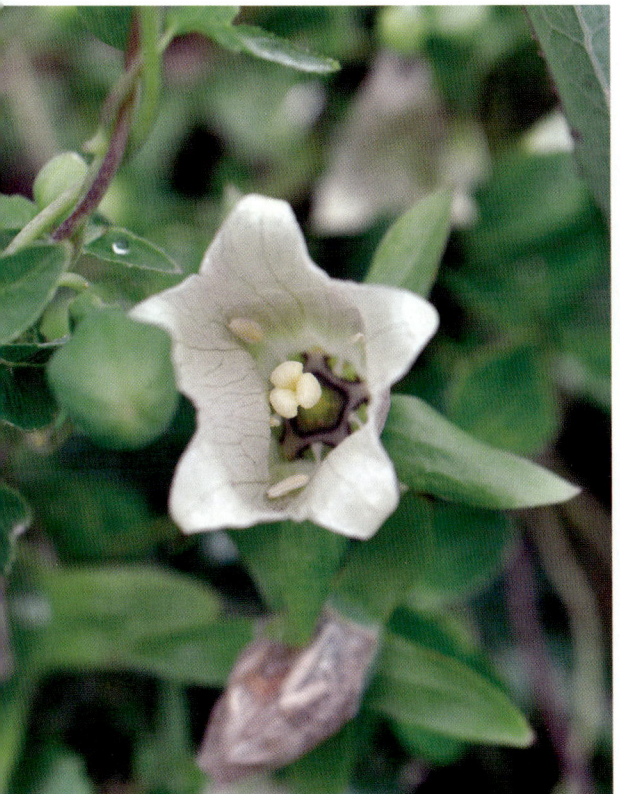

▲ 소화당삼 꽃

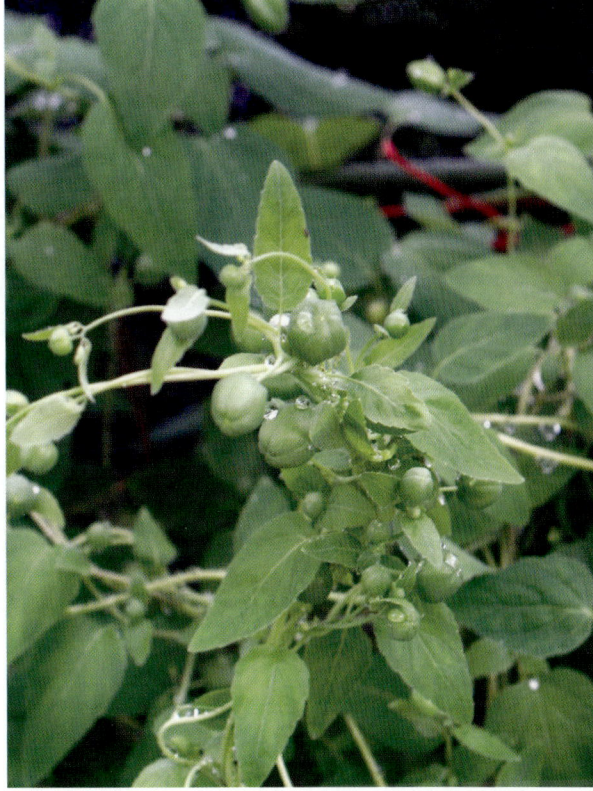

▲ 만삼 지상부

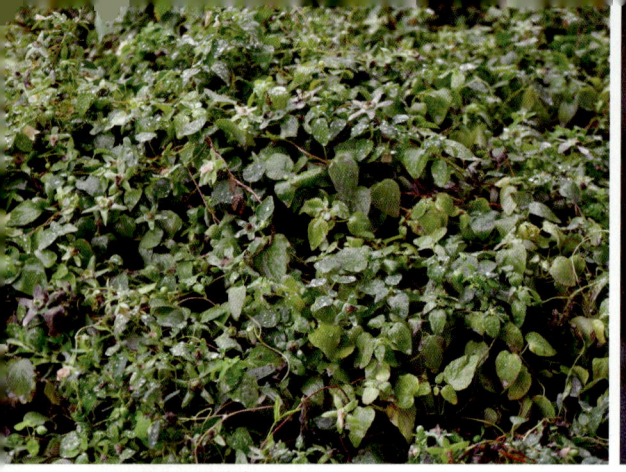

▲ 소화당삼 재배지

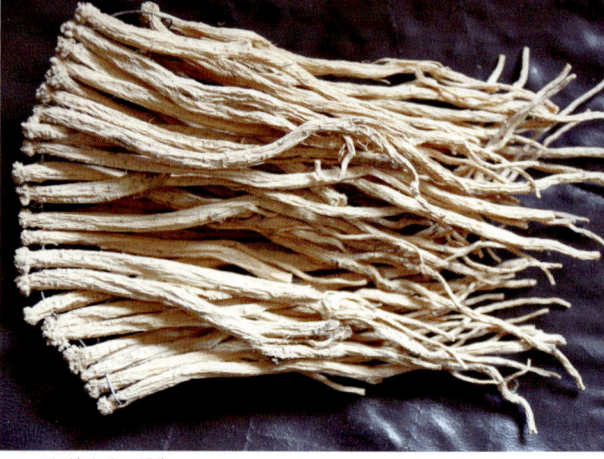

▲ 당삼(약재, 전형)

● **기원** 이 약은 만삼 *Codonopsis pilosula* Nannfeldt, 소화당삼(素花黨參) *Codonopsis pilosula* Nannfeldt var. *modesta* L. T. Shen 또는 천당삼(川黨參) *Codonopsis* tangshen Oliver(초롱꽃과 Campanulaceae)의 뿌리이다.

● **한방 약미(藥味)와 약성(藥性)** 맛은 달고 성질은 평(平)하다.

● **한방 작용부위(귀경, 歸經)** 당삼은 주로 비(脾), 폐경(肺經)에 들어가 작용한다.

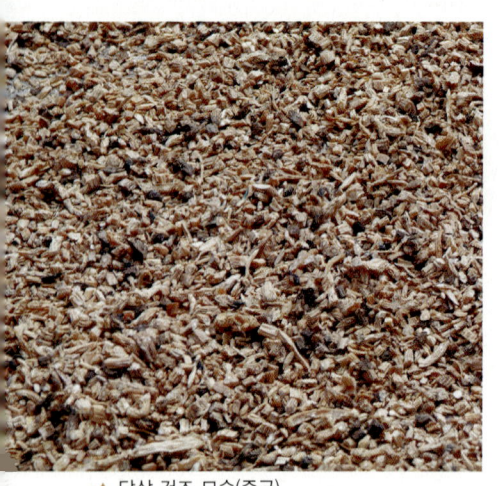

▲ 당삼 건조 모습(중국)

| **약효 해설** |

• 약해진 비(脾)와 폐(肺)의 기능을 강하게 한다.
• 몸이 권태롭고 힘이 없는 증상을 치료한다.
• 팔다리에 힘이 없을 때 쓰면 효과가 있다.
• 강장약으로 사용한다.
• 가슴이 두근거리면서 불안하고 호흡이 얕고 힘이 없는 증상에 사용한다.
• 폐가 허(虛)해서 숨이 차고 기침하는 증상을 낫게 한다.
• 몸 안의 열기로 인한 소갈증(消渴證) 치료에 효과가 있다.

| **약용법** |

뿌리 9~30g을 물 800mL에 넣고 달여서 반으로 나누어 아침저녁으로 마신다.

099

- 한자명: 當藥
- 라틴생약명: Swertiae Herba
- 이명 또는 영명: Swertia Herb
- 식물명 및 학명: 쓴풀, *Swertia japonica* Makino
- 과명: 용담과
- 약용부위: 꽃이 필 때의 전초
- 식약처 공정서 및 조선시대 의서 수재:
  대한민국약전(KP) 제11개정

당약

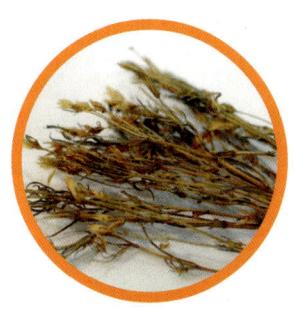

● **기원** 이 약은 쓴풀 *Swertia japonica* Makino(용담과 Gentianaceae)의 꽃이 필 때의 전초이다.

● **한방 약미(藥味)와 약성(藥性)** 맛은 쓰고 성질은 차다.

● **한방 작용부위(귀경, 歸經)** 당약은 주로 간(肝), 위(胃), 대장경(大腸經)에 들어가 작용한다.

| **약효 해설** |

- 고미성 건위약(健胃藥)으로서 소화불량, 식욕부진에 사용한다.
- 입안이 허는 증상, 치통에 유효하다.
- 눈이 찌르는 듯이 아프고 이물감이 있는 증상을 낫게 한다.
- 위염, 편도선염을 치료한다.

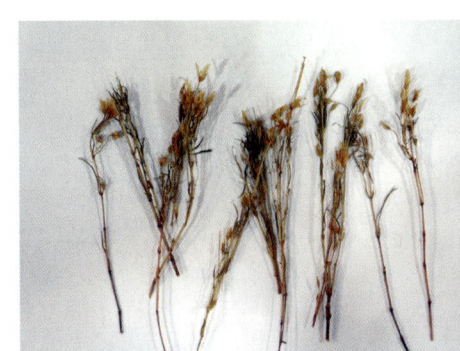

▲ 당약(약재, 전형)

| **약용법** |

전초 3~10g을 물 800mL에 넣고 달여서 반으로 나누어 아침저녁으로 마시거나 외용으로 적당량 사용한다.

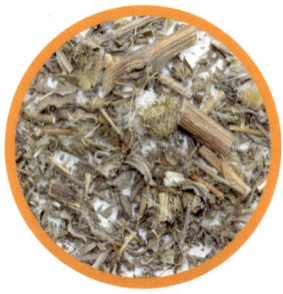

100

대계

- 한자명: 大薊
- 라틴생약명: Cirsii Herba
- 식물명 및 학명: 엉겅퀴, *Cirsium japonicum* DC. var. *ussuriense*(Regel) Kitamura
- 과명: 국화과
- 약용부위: 전초
- 식약처 공정서 및 조선시대 의서 수재:
    대한민국약전외한약(생약)규격집(KHP) 제4개정
    동의보감 탕액편의 풀부(部)
    방약합편의 습초(濕草)편

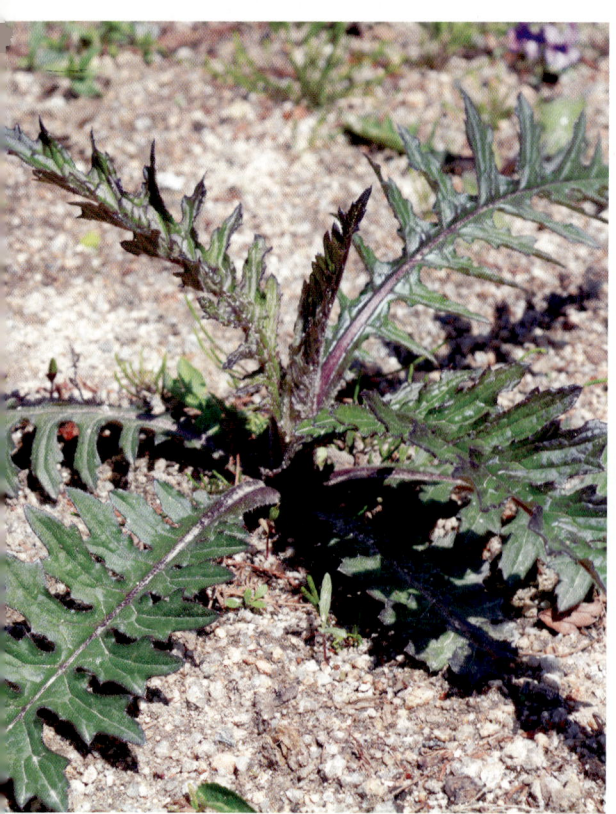

▲ 엉겅퀴(*Cirsium japonicum* var. *maackii*) 어린잎

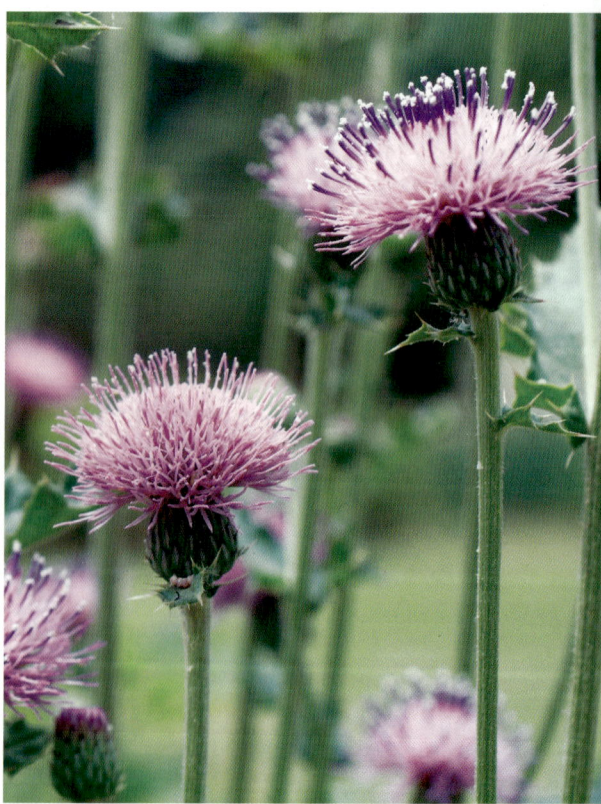

▲ 엉겅퀴(*Cirsium japonicum*) 꽃

● **기원** 이 약은 엉겅퀴 *Cirsium japonicum* DC. var. *ussuriense*(Regel) Kitamura 또는 기타 동속근연 식물(국화과 Compositae)의 전초이다.

● **한방 약미(藥味)와 약성(藥性)** 맛은 달고 쓰며 성질은 서늘하다.

● **한방 작용부위(귀경, 歸經)** 대계는 주로 심(心), 간 경(肝經)에 들어가 작용한다.

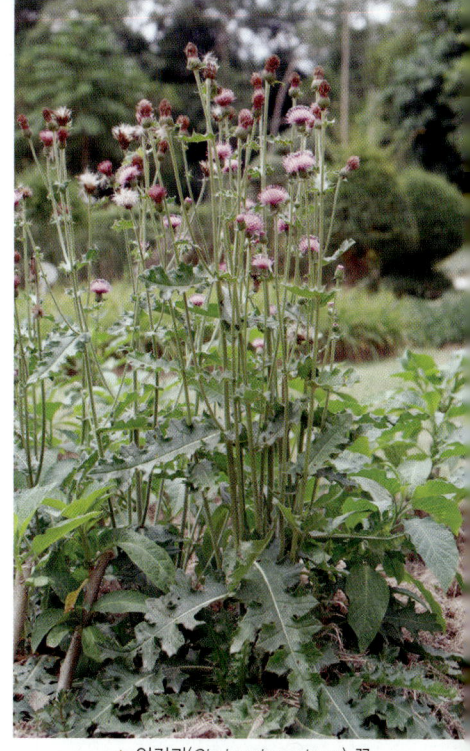

▲ 엉겅퀴(*Cirsium japonicum*) 꽃

| 약효 해설 |

• 간염, 신염 치료에 효과가 있다.
• 부정기 자궁출혈에 쓴다.
• 토혈, 각혈, 코피, 혈변(血便), 혈뇨(血尿), 외상출혈을 멎게 한다.
• 피부질환에서 붓고 아픈 것을 낫게 한다.
• 알콜에 의한 간독성으로부터 간세포를 보호한다.

| 동의보감 효능 |

대계(大薊, 엉겅퀴)의 성질은 평(平)하고 맛은 쓰며[苦] 독이 없다. 어혈을 치료하고 토혈(吐血), 코피를 멎게 한다. 옹종(癰腫), 옴과 버짐을 낫게 한다. 여자의 자궁에서 분비물이 나오는 것을 치료한다. 정(精)을 보태주며 혈을 보한다.

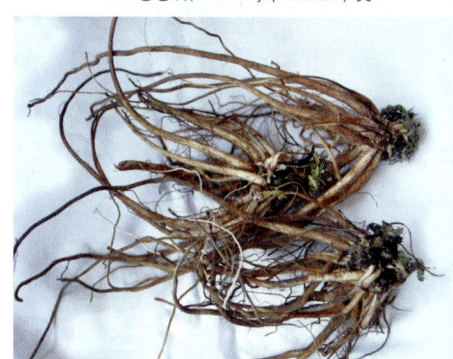

▲ 엉겅퀴 뿌리(채취품)

| 약용법 |

전초 5~10g을 물 800mL에 넣고 달여서 반으로 나누어 아침저녁으로 마신다. 신선한 재료는 30~60g을 사용한다. 외용할 때는 적당량을 짓찧어서 환부에 붙인다.

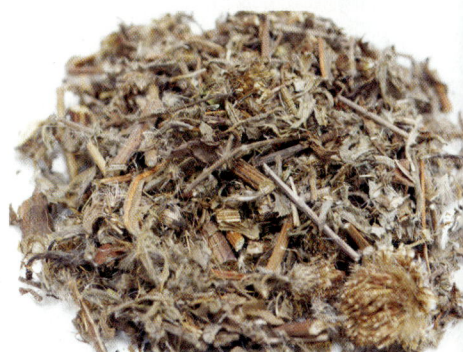

▲ 대계(약재, 절단)

101

대극

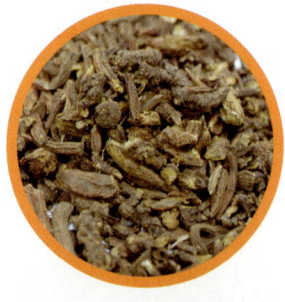

- 한자명: 大戟
- 라틴생약명: Euphorbiae Pekinensis Radix
- 이명 또는 영명: 경대극(京大戟)
- 식물명 및 학명: 대극, *Euphorbia pekinensis* Ruprecht
- 과명: 대극과
- 약용부위: 뿌리
- 식약처 공정서 및 조선시대 의서 수재:
  대한민국약전외한약(생약)규격집(KHP) 제4개정
  동의보감 탕액편의 풀부(部)
  방약합편의 독초편

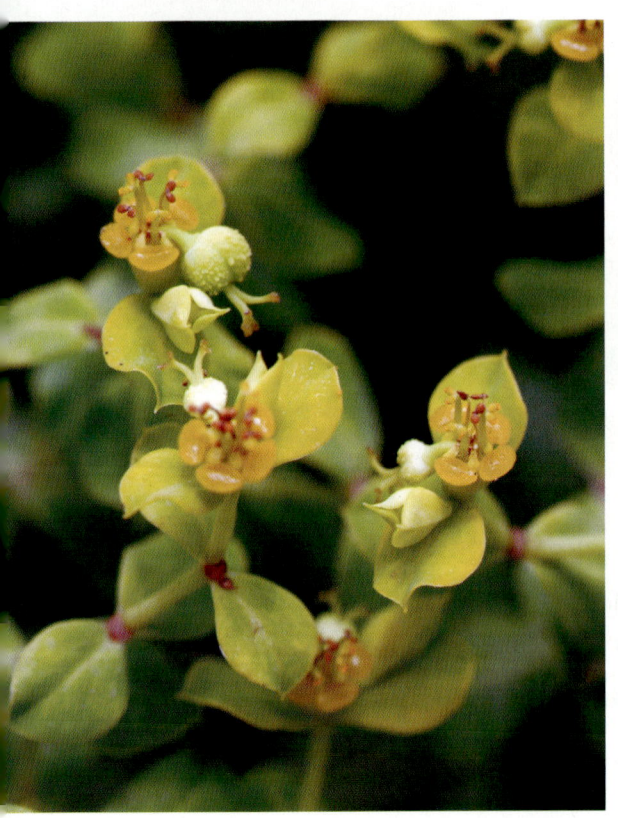

▲ 대극 꽃

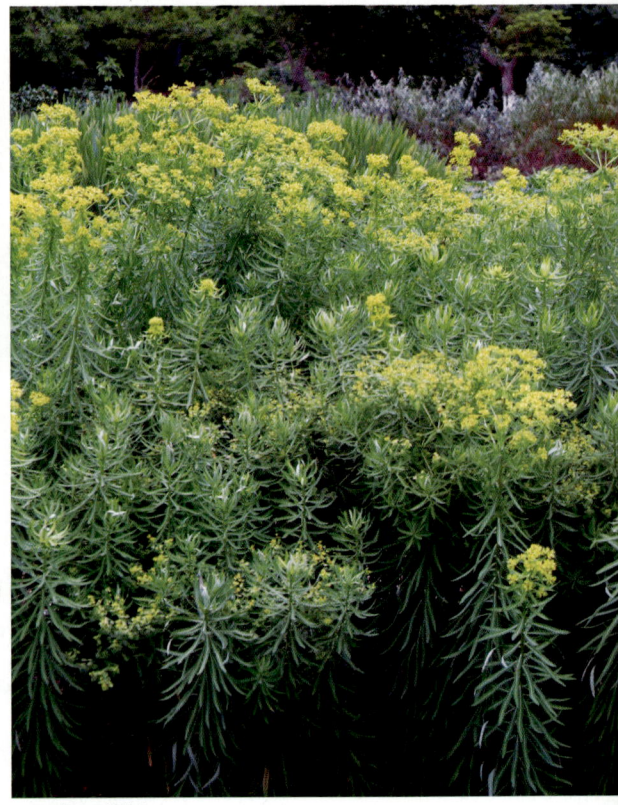

▲ 대극 지상부

- **기원** 이 약은 대극 *Euphorbia pekinensis* Ruprecht(대극과 Euphorbiaceae)의 뿌리이다.

- **한방 약미(藥味)와 약성(藥性)** 맛은 쓰고 성질은 차며 독이 있다.

- **한방 작용부위(귀경, 歸經)** 대극은 주로 폐(肺), 비(脾), 신경(腎經)에 들어가 작용한다.

| 약효 해설 |

- 기가 치밀어 올라 기침이 나고 숨 차는 증세에 사용한다.
- 몸이 붓고 배가 몹시 불러오면서 속이 그득한 증상에 쓴다.
- 대소변이 잘 나오게 한다.
- 독성이 있어 주의해야 한다.

| 동의보감 효능 |

대극(大戟)의 성질은 차고[寒] 맛은 쓰며 달고 [苦甘] 조금 독이 있다. 고독(蠱毒), 12가지 몸이 붓는 것, 배가 몹시 부르며 속이 그득한 감을 주는 것을 낫게 한다. 대소장을 잘 통하게 하고 독약을 내려보낸다. 유행성 황달[天行黃疸]과 학질[溫瘧]을 낫게 하며 덩어리가 맺힌 것을 깨뜨리고 유산시킨다.

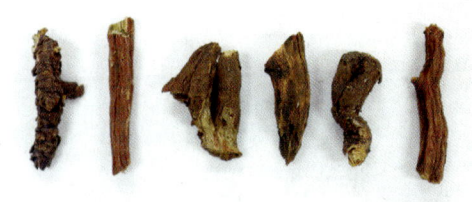

▲ 대극(약재, 절단)

| 수치(修治) |

한방이론에 근거하여 약재를 가공처리함으로써 약재 본래의 성질을 변화시키는 제약기술의 일종으로 포제(炮製)라고도 함.

이물질을 제거한 후 외용에는 생대극을 사용하고 내복할 때는 초초(醋炒, 한약에 식초를 넣고 볶아서 사용하는 방법)하여 이용한다.

| 약용법 |

수치한 뿌리 0.5~3g을 물 800mL에 넣고 달여서 반으로 나누어 아침저녁으로 마시거나 또는 가루나 환(丸)으로 만들어 복용한다. 외용할 경우에는 적당량 사용한다.

102

대두황권

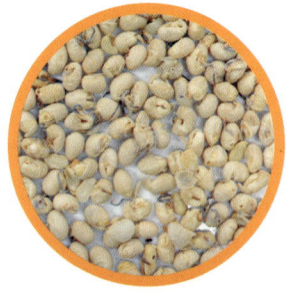

- 한자명: 大豆黃卷
- 라틴생약명: Glycine Semen Germinatum
- 식물명 및 학명: 콩, *Glycine max* Merrill
- 과명: 콩과
- 약용부위: 발아시킨 것
- 식약처 공정서 및 조선시대 의서 수재:
    대한민국약전외한약(생약)규격집(KHP) 제4개정
    동의보감 탕액편의 곡식부
    방약합편의 숙두(菽豆. 콩류)편

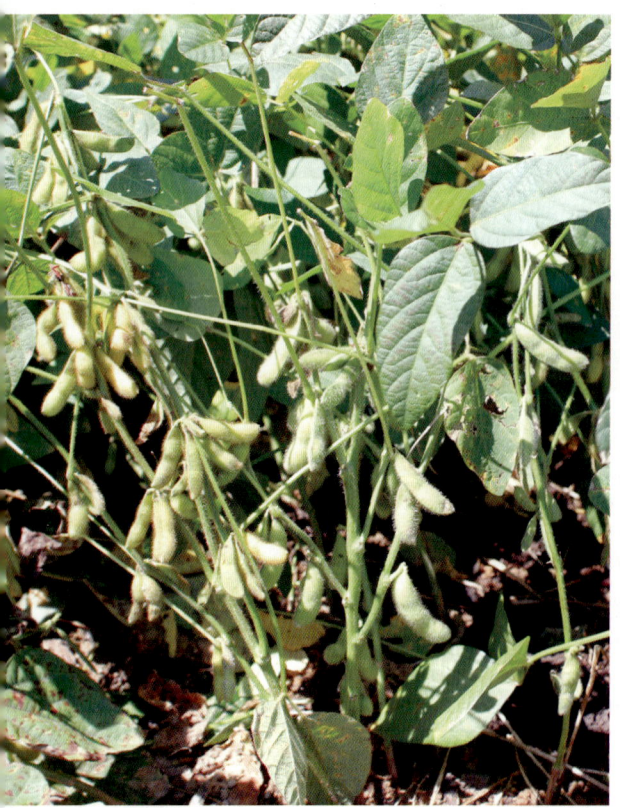

▲ 콩 지상부

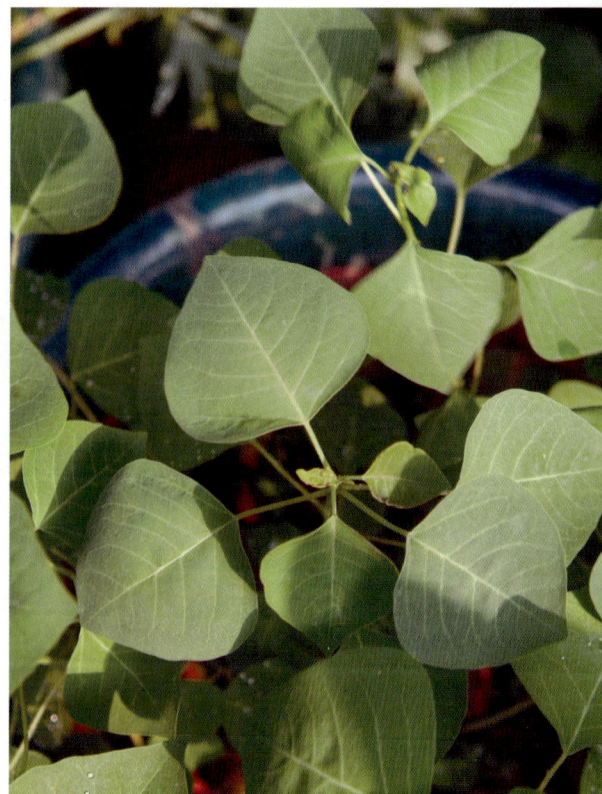

▲ 콩 잎

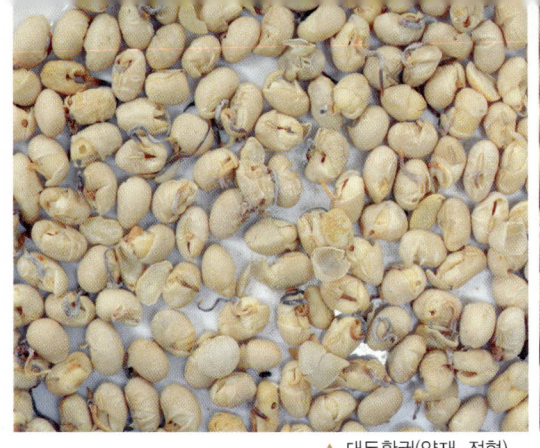
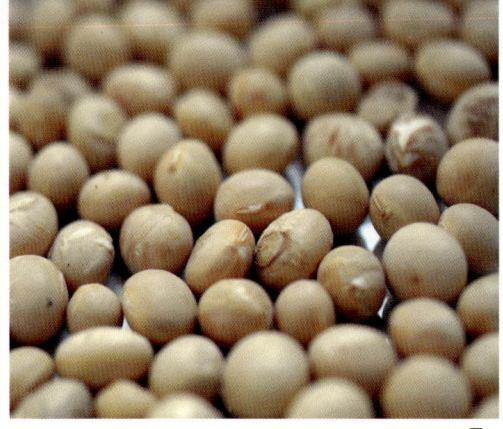

▲ 대두황권(약재, 전형)　　　　　　　　　　　　　　　　　▲ 콩

● **기원**　이 약은 콩 *Glycine max* Merrill(콩과 Leguminosae)을 발아시킨 것이다.

● **한방 약미(藥味)와 약성(藥性)**　맛은 달고 성질은 평(平)하다.

● **한방 작용부위(귀경, 歸經)**　대두황권은 주로 비(脾), 위(胃), 폐경(肺經)에 들어가 작용한다.

| **약효 해설** |

• 여름철 날씨가 매우 더워 생긴 병을 낫게 한다.

• 가슴이 답답하고 초조한 증상에 쓴다.

• 뼈마디가 아픈 병증에 효과가 있다.

• 근육의 경련을 없앤다.

• 먹은 음식이 잘 내려가지 않아 위가 그득하고
답답한 증상을 치료한다.

• 소변이 잘 나오지 않는 증상에 사용한다.

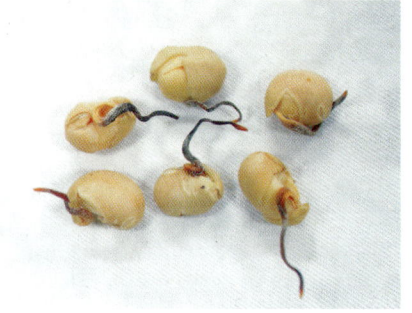

▲ 대두황권(약재, 전형)

| **동의보감 효능** |

대두황권(大豆黃卷, 콩을 발아시킨 것)은 성질이 평(平)하고 맛이 달며[甘] 독이 없다. 팔다리를 잘 쓰지 못하고 마비되며 아픈 증상이 오래된 것, 근(筋)에 경련이 이는 것, 무릎이 아픈 것에 주로 쓴다. 오장(五藏)과 위(胃) 속에 맺힌 것을 없앤다[본초].

| **약용법** |

대두황권 9~15g을 물에 끓여 복용한다.

103

대복피

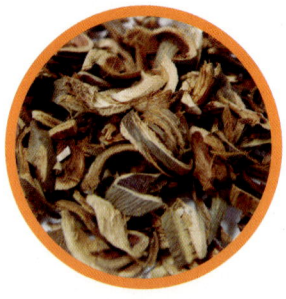

- 한자명: 大腹皮
- 라틴생약명: Arecae Pericarpium
- 이명 또는 영명: Areca Peel
- 식물명 및 학명: 빈랑(檳榔), *Areca catechu* Linné
- 과명: 야자과
- 약용부위: 열매껍질로서 열매를 삶은 다음 벗겨낸 것
- 식약처 공정서 및 조선시대 의서 수재:
    대한민국약전(KP) 제11개정
    동의보감 탕액편의 나무부
    방약합편의 향목(香木, 향나무)편

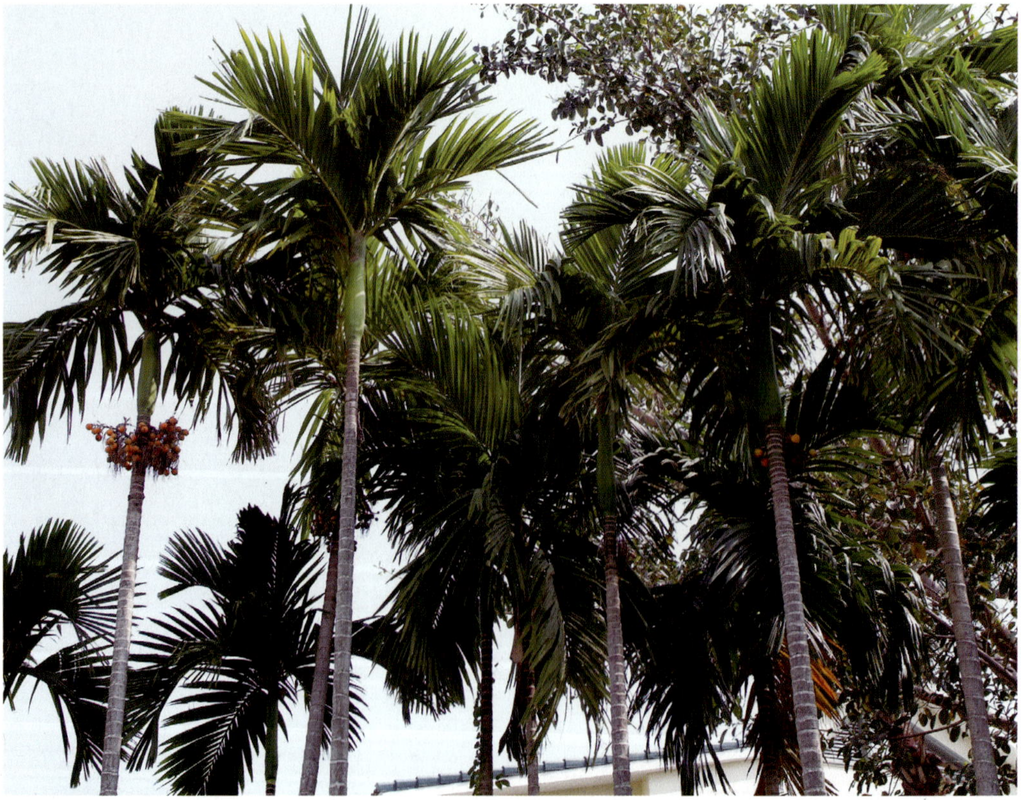

▲ 빈랑 수형

● **기원** 이 약은 빈랑(檳榔) *Areca catechu* Linné(야자과 Palmae)의 열매껍질로서 열매를 삶은 다음 벗겨낸 것이다. 덜 익은 열매에서 얻은 것을 대복피(大腹皮)라 하고 잘 익은 열매에서 얻은 것을 대복모(大腹毛)라 한다.

● **한방 약미(藥味)와 약성(藥性)** 맛은 맵고 성질은 약간 따뜻하다.

● **한방 작용부위(귀경, 歸經)** 대복피는 주로 비(脾), 위(胃), 대장(大腸), 소장경(小腸經)에 들어가 작용한다.

| 약효 해설 |

- 복부가 그득하면서 답답한 증상에 유효하다.
- 몸이 붓고 배가 몹시 불러오는 증상에 사용한다.
- 소변량이 잘 나오지 않거나 막혀서 전혀 나오지 않는 병증을 치료한다.
- 각기병(脚氣病)으로 붓는 증상을 낫게 한다.
- 대변이 시원하게 나오지 않는 증상을 해소한다.

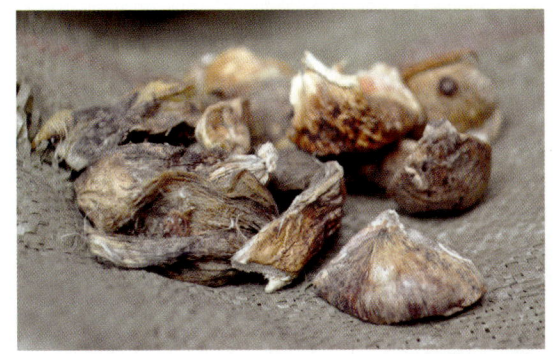

▲ 대복피(약재, 절단)

| 동의보감 효능 |

대복피(大腹皮, 빈랑의 열매껍질)의 성질은 약간 따뜻하고[微溫] 독이 없다. 모든 기를 내려가게 하고 음식이 체하여 구토하고 설사하는 것을 멎게 하며 대소장을 잘 통하게 한다. 담(痰)이 막혀 있는 것, 명치가 쓰린 것을 치료한다. 비(脾)를 튼튼하게 하며 식욕을 돋운다. 몸이 붓는 증상, 배가 몹시 부르며 속이 그득한 감을 주는 증상을 낫게 한다.

| 약용법 |

열매껍질 5~10g을 물 800mL에 넣고 달여서 반으로 나누어 아침저녁으로 마시거나 또는 가루나 환(丸)으로 만들어 복용한다. 외용으로는 적당량 사용한다.

104

대산

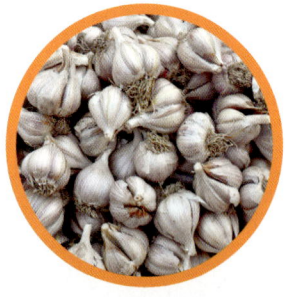

- 한자명: 大蒜
- 라틴생약명: Allii Bulbus
- 이명 또는 영명: 호산(葫蒜), Garlic
- 식물명 및 학명: 마늘, *Allium sativum* Linné
- 과명: 백합과
- 약용부위: 비늘줄기
- 식약처 공정서 및 조선시대 의서 수재:

  대한민국약전외한약(생약)규격집(KHP) 제4개정

  동의보감 탕액편의 채소부

  방약합편의 훈신채(葷辛菜, 매운맛이 나는 채소)편

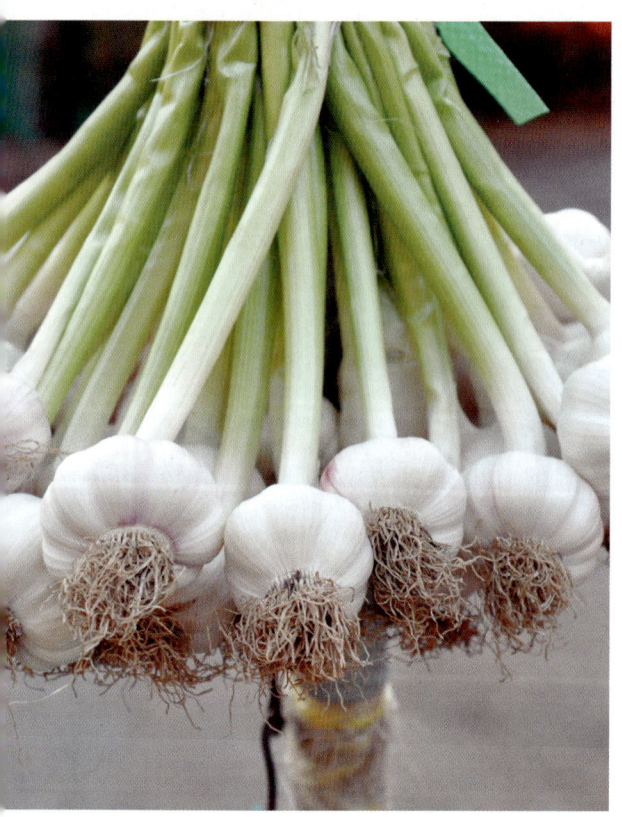

▲ 마늘

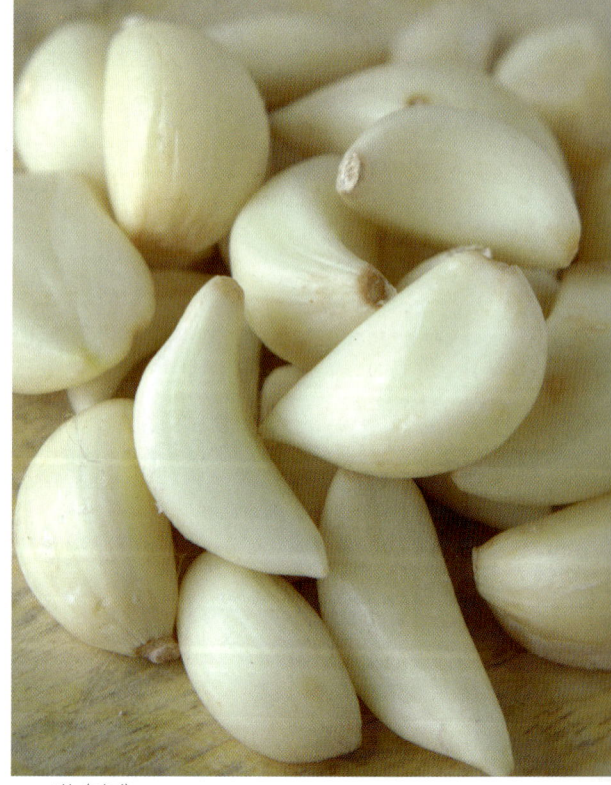

▲ 마늘(거피)

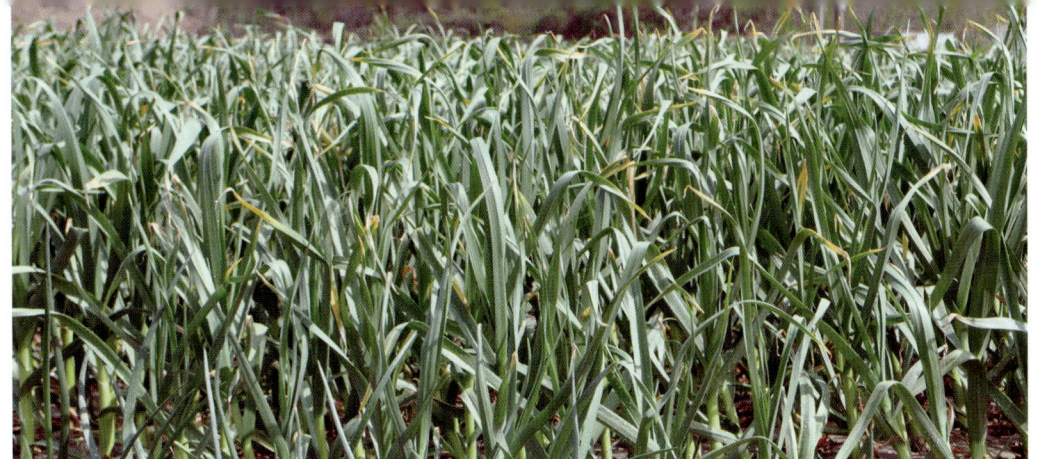

▲ 마늘 지상부

●**기원** 이 약은 마늘 *Allium sativum* Linné(백합과 Liliaceae)의 비늘줄기이다.

●**한방 약미(藥味)와 약성(藥性)** 맛은 맵고 성질은 따뜻하다.

●**한방 작용부위(귀경, 歸經)** 대산은 주로 비(脾), 위(胃), 폐경(肺經)에 들어가 작용한다.

| 약효 해설 |

• 발작적으로 일어나는 연속성 기침에 사용한다.

• 과로로 폐가 손상되어 발생하는 병증에 쓴다.

• 설사, 이질에 효과가 있다.

• 인체 간암세포, 결장 암세포 억제작용이 있다.

• 건위(健胃), 발한, 살균, 정장, 살충 작용이 있다.

| 동의보감 효능 |

대산(大蒜, 마늘)은 성질이 따뜻하고[溫](뜨겁다[熱]고도 한다) 맛이 매우며[辛] 독이 있다. 주로 옹종(癰腫)을 깨뜨린다. 팔다리를 잘 쓰지 못하고 마비되며 아픈 것을 낫게 한다. 장기(瘴氣)를 없애며 옆구리 부위에 덩어리가 생긴 것을 깨뜨린다. 냉과 풍을 없앤다. 비(脾)를 튼튼하게 하고 위(胃)를 따뜻하게 하며 곽란(霍亂)으로 쥐가 나는 것을 멎게 한다. 급성 전염병을 물리치며 노학(勞瘧)을 치료한다. 고독(蠱毒)을 없애며 뱀이나 벌레에 물린 것을 낫게 한다.

| 약용법 |

비늘줄기 9~15g을 물 800mL에 넣고 달여서 반으로 나누어 아침저녁으로 마신다.

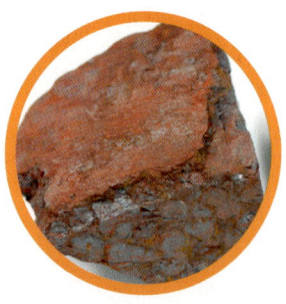

105

대자석

- 한자명: 代赭石
- 라틴생약명: Haematitum
- 이명 또는 영명: 자석(赭石), 적토(赤土), Haematite
- 한약의 분류: 광물성 약재
- 식약처 공정서 및 조선시대 의서 수재:
    대한민국약전외한약(생약)규격집(KHP) 제4개정
    동의보감 탕액편의 돌부(部)
    방약합편의 금석(金石, 광석류)편

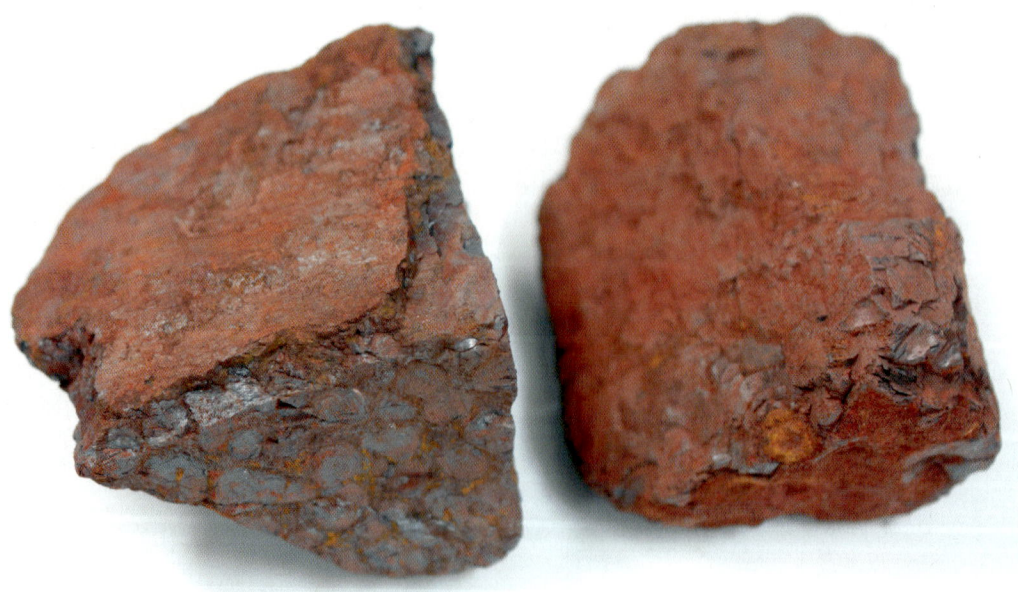

▲ 대자석

- **기원** 이 약은 산화물광물 적철석이다. 이 약은 삼산화이철수화물($Fe_2O_3 \cdot nH2O$)을 주로 함유한다.

- **한방 약미(藥味)와 약성(藥性)** 맛은 쓰고 성질은 차다.

- **한방 작용부위(귀경, 歸經)** 대자석은 주로 간(肝), 심(心), 폐(肺), 위경(胃經)에 들어가 작용한다.

| 약효 해설 |

- 음식물이 들어가면 토하는 병증을 낫게 한다.
- 현기증과 이명 증상을 치료한다.
- 딸꾹질과 트림에 사용한다.
- 천식에 유효하다.
- 토혈, 코피, 자궁출혈을 멎게 한다.

| 동의보감 효능 |

대자석(代赭石)은 성질이 차고[평(平)하다고도 한다] 맛은 쓰고 달며 독이 없다. 귀신과 악귀를 쫓는다. 여성의 부정기 자궁출혈과 자궁에서 분비물이 나오는 것을 치료한다. 토혈, 코피, 장풍(腸風), 치루(痔瘻), 월경이 계속해서 나오는 것을 낫게 한다. 사지가 아프고 뼈마디가 쑤시는 것과 어혈을 없앤다. 설사, 이질, 오줌에 피가 섞여 나오는 것, 소변이 저절로 나오는 것을 멎게 한다. 발기부전에 사용한다. 쇠붙이에 다친 상처를 치료하며 살찌게 하고 낙태시킬 수 있다. 말이나 소에 바르면 역병을 물리친다[본초]. 수소음경과 족궐음경에 들어간다. 오늘날의 붉고 좋은 흙[好赤土]이 바로 이것이다. 불에 달구어 식초에 담그기를 7번 한 후에 가루를 내어 수비(水飛)해서 볕에 말려 쓴다[입문].

106

대청엽

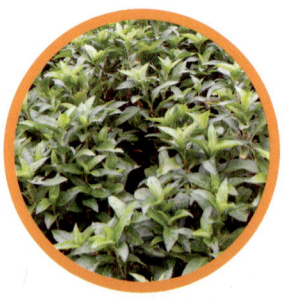

- 한자명: 大靑葉
- 라틴생약명: Isatidis Folium
- 식물명, 학명 및 과명: 숭람(菘藍), *Isatis indigotica* Fort(십자화과)
  요람(蓼藍), *Polygonum tinctorium* Ait(여뀌과)
- 약용부위: 잎
- 식약처 공정서 및 조선시대 의서 수재:
  대한민국약전외한약(생약)규격집(KHP) 제4개정
  동의보감 탕액편의 풀부(部)

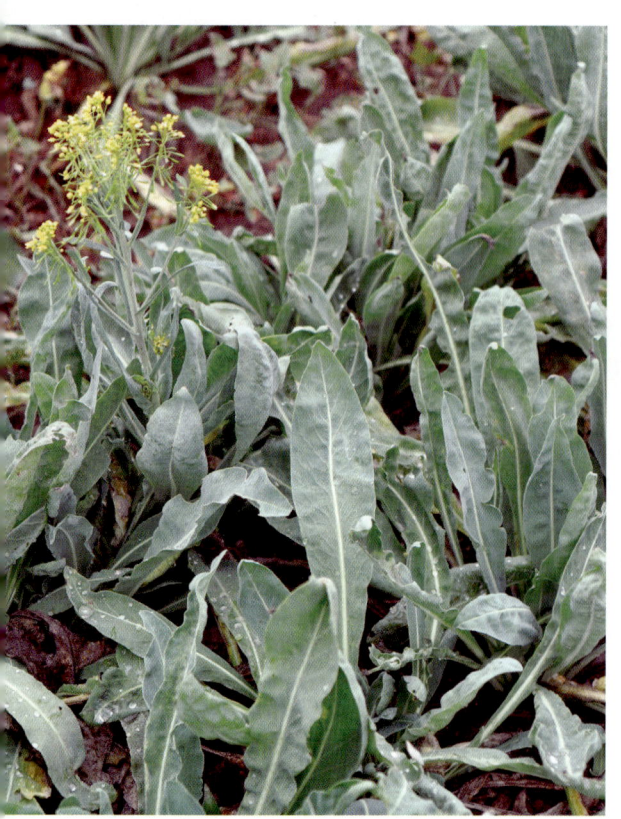

▲ 숭람 잎

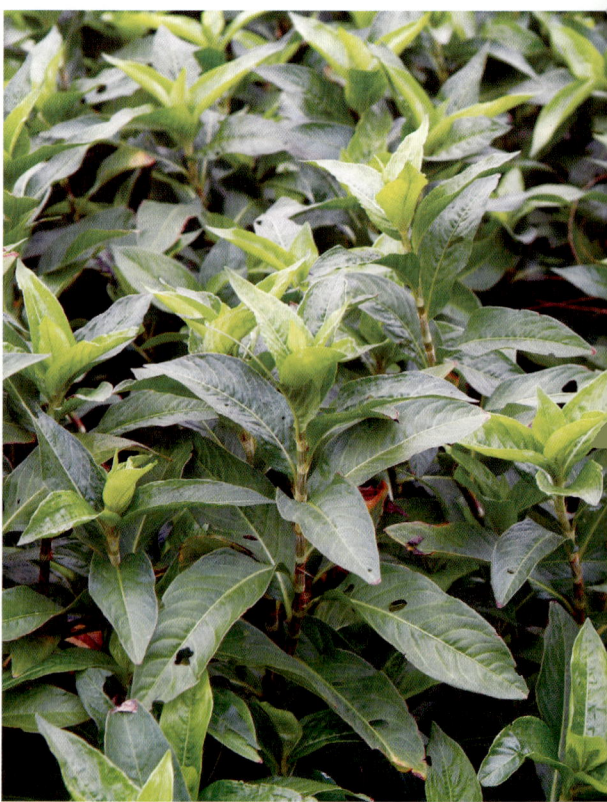

▲ 요람 잎

●**기원** 이 약은 숭람(菘藍) *Isatis indigotica* Fort.(십
자화과 Cruciferae), 요람(蓼藍) *Polygonum tinctorium*
Ait.(여뀌과 Polygonaceae)의 잎이다.

●**한방 약미(藥味)와 약성(藥性)** 맛은 쓰고 성질은
차다.

●**한방 작용부위(귀경, 歸經)** 대청엽은 주로 심(心),
위경(胃經)에 들어가 작용한다.

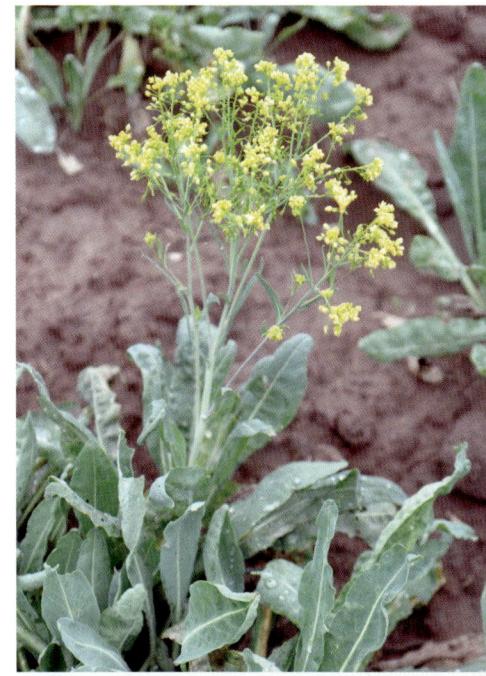

▲ 숭람 지상부

| **약효 해설** |

• 정신이 혼미하거나 정신을 잃는 증상을 낫게
한다.
• 목 안이 벌겋게 붓고 아픈 증세에 유효하다.
• 고열(高熱), 유행성 이하선염에 쓴다.
• 간염, 세균성 이질을 치료한다.

| **동의보감 효능** |

대청(大靑)의 성질은 매우 차고[大寒] 맛은 쓰며[苦] 독
이 없다. 유행성 열병과 열이 많이 나는 것, 입안이
허는 것, 열독풍(熱毒風), 가슴이 답답하고 갈증이 나
는 것[心煩悶渴, 심번민갈], 광물성 약중독[金石藥毒]을 낫
게 한다. 독성이 있는 종기에 바른다.

| **약용법** |

잎 9~15g을 물 800mL에 넣고 달여서 반으로 나누
어 아침저녁으로 마신다.

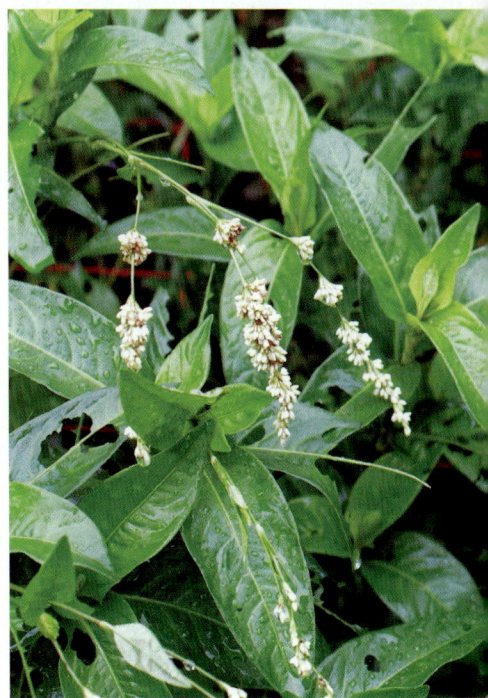

▲ 요람 지상부

107

대추

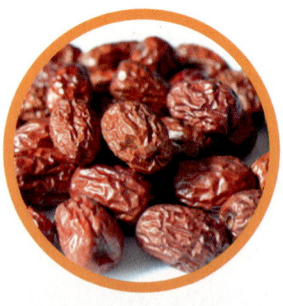

- 한자명: 大棗
- 라틴생약명: Zizyphi Fructus
- 이명 또는 영명: Jujube
- 식물명 및 학명: 대추나무, *Zizyphus jujuba* Miller var. *inermis* Rehder

  보은대추나무, *Zizyphus jujuba* Miller var. *hoonensis* T. B. Lee
- 과명: 갈매나무과
- 약용부위: 잘 익은 열매
- 식약처 공정서 및 조선시대 의서 수재:

  대한민국약전(KP) 제11개정

  동의보감 탕액편의 과일부

  방약합편의 오과(五果, 5가지 과일)편

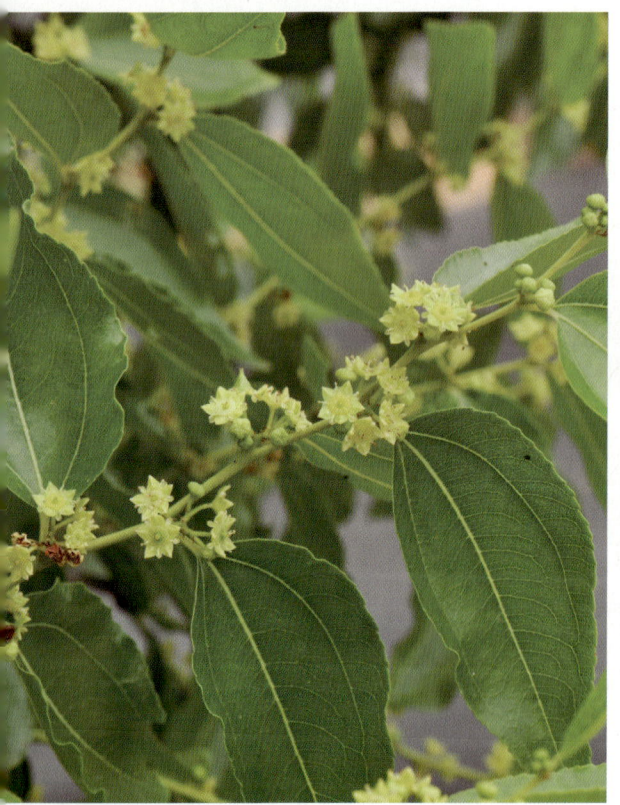

▲ 대추나무 꽃

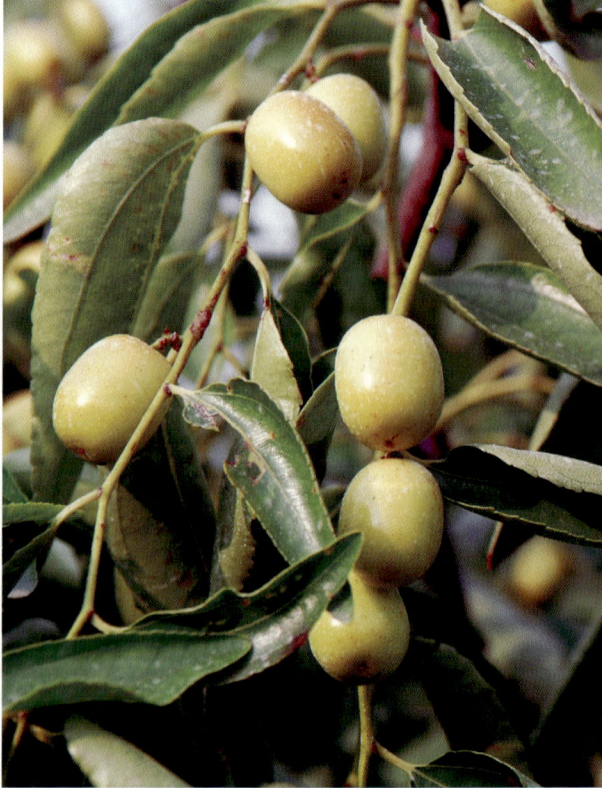

▲ 대추나무 열매

●**기원** 이 약은 대추나무 *Zizyphus jujuba* Miller var. *inermis* Rehder 또는 보은대추나무 *Zizyphus jujuba* Miller var. *hoonensis* T. B. Lee(갈매나무과 Rhamnaceae)의 잘 익은 열매이다.

●**한방 약미(藥味)와 약성(藥性)** 맛은 달고 성질은 따뜻하다.

●**한방 작용부위(귀경, 歸經)** 대추는 주로 심(心), 비(脾), 위경(胃經)에 들어가 작용한다.

| 약효 해설 |

• 비위(脾胃)를 보하여 원기를 돕는다.
• 가슴이 두근거리면서 불안해하고 잠이 잘 오지 않는 증상에 쓴다.
• 몸이 피곤하여 움직이기 싫고 힘이 없는 증상에 사용한다.
• 여성의 히스테리를 치료한다.
• 식욕이 없고 대변이 무른 증상을 낮게 한다.

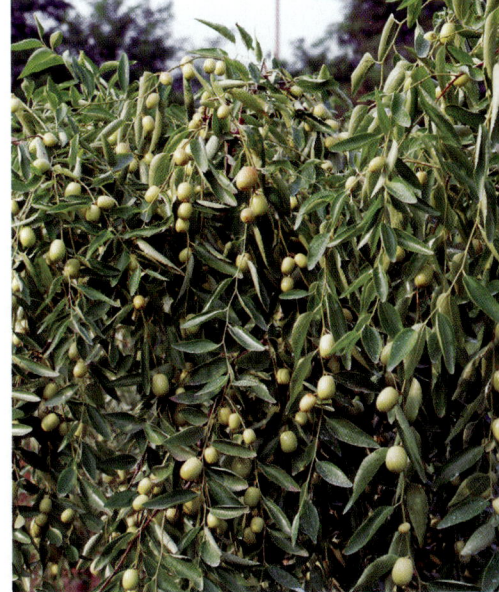

▲ 대추나무 수형

| 동의보감 효능 |

대조(大棗, 대추)의 성질은 평(平)하고(따뜻하다[溫]고도 한다) 맛은 달며[甘] 독이 없다. 속을 편하게 하고 비(脾)를 영양한다[養脾]. 오장(五藏)을 보하고 십이경맥을 도와준다. 진액(津液)을 보하고 몸에 있는 9개의 구멍을 통하게 한다. 의지를 강하게 하고[强志] 온갖 약을 조화시킨다.

| 약용법 |

열매 9~15g을 물 800mL에 넣고 달여서 반으로 나누어 아침저녁으로 마신다.

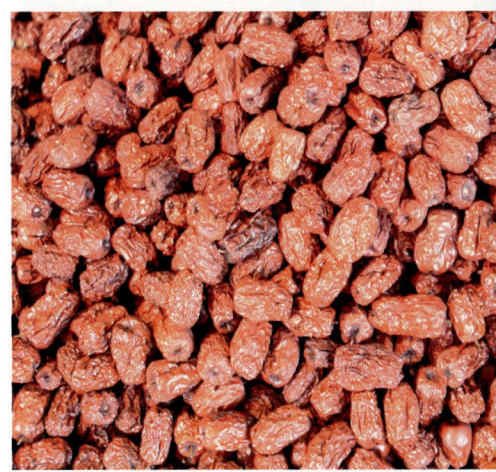

▲ 대추(약재, 전형)

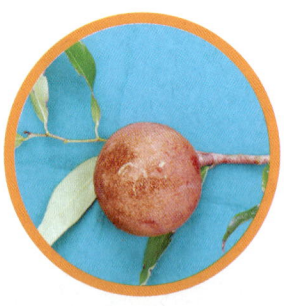

108

대풍자

- 한자명: 大風子
- 라틴생약명: Hydnocarpi Semen
- 식물명 및 학명: 대풍자(大風子), *Hydnocarpus anthelmintica* Pierre
- 과명: 이나무과
- 약용부위: 씨
- 식약처 공정서 및 조선시대 의서 수재:
  대한민국약전외한약(생약)규격집(KHP) 제4개정
  동의보감 탕액편의 나무부

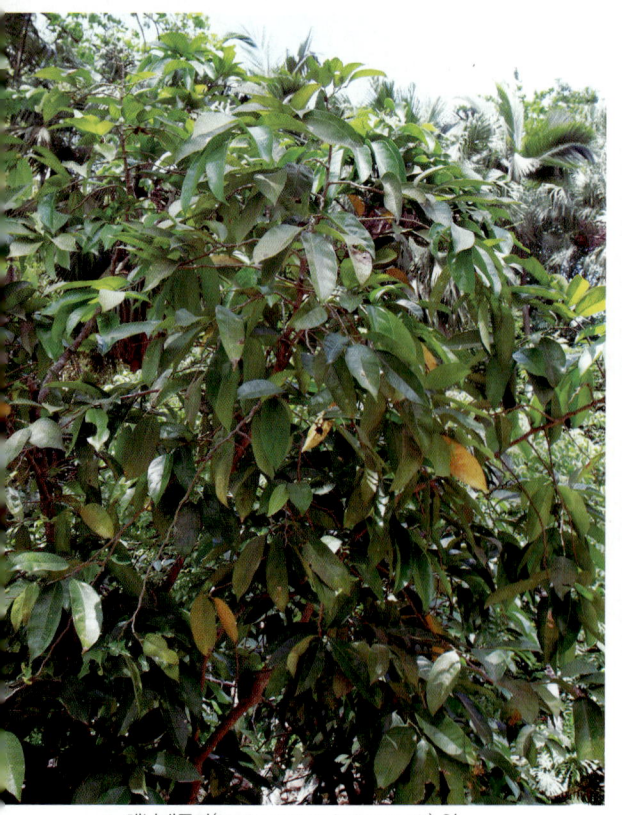

▲ 해남대풍자(*Hydnocarpus hainanensis*) 잎

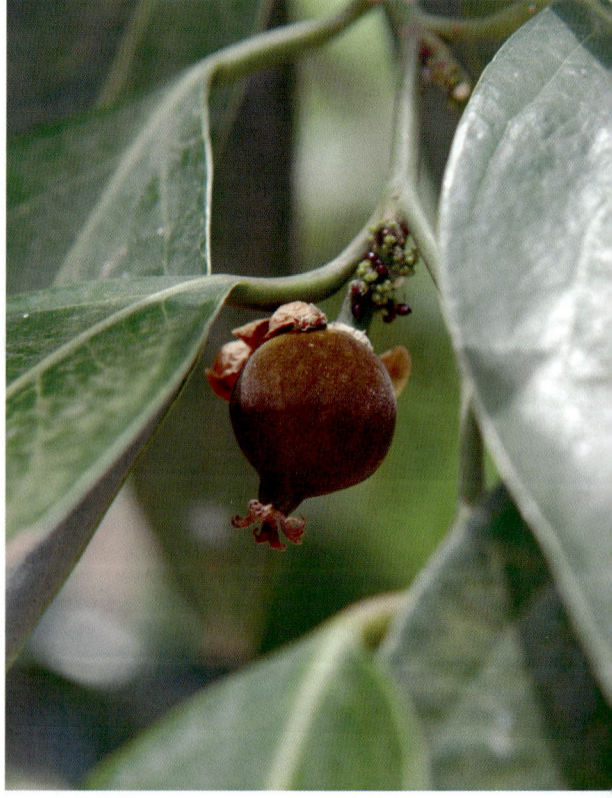

▲ 해남대풍자(*Hydnocarpus hainanensis*) 열매

● **기원** 이 약은 대풍자(大風子) *Hydnocarpus anthelmintica* Pierre 또는 기타 동속근연식물(이나무과 Flacourtiaceae)의 씨이다.

● **한방 약미(藥味)와 약성(藥性)** 맛은 맵고 성질은 뜨거우며 독이 있다.

● **한방 작용부위(귀경, 歸經)** 대풍자는 주로 간(肝), 비경(脾經)에 들어가 작용한다.

| **약효 해설** |

• 코끝이 빨갛게 되는 증상에 사용한다.
• 매독 치료에 도움이 된다.
• 옴, 헌데, 버짐을 낫게 한다.
• 항진균, 구충 작용이 있다.
• 한센병과 두드러기 치료에 대한 임상보고가 있다.

| **동의보감 효능** |

대풍자(大風子)의 성질은 뜨겁고[熱] 맛은 달다[甘]. 나병, 옴, 헌데, 버짐을 낫게 하며 충을 죽인다. 많이 먹으면 가래가 마르고 혈을 상한다.

| **약용법** |

씨를 적당량 취해서 짓찧거나 또는 불에 구워 가루로 만들어서 피부에 바른다. 내복할 경우에는 1회 0.3~1g의 용량으로 가루나 환(丸)으로 만들어 복용한다.

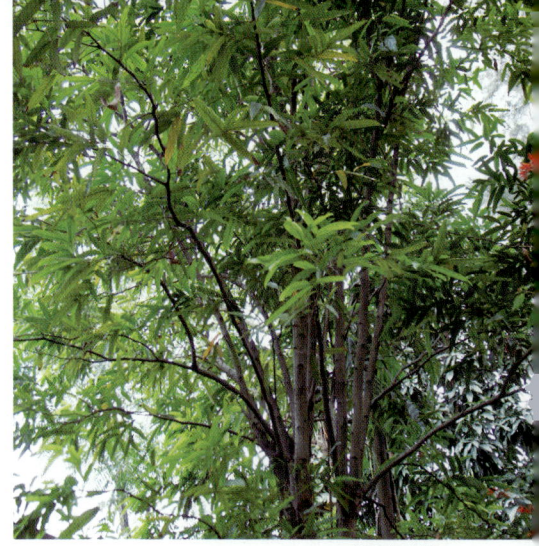

▲ 대풍자 수형

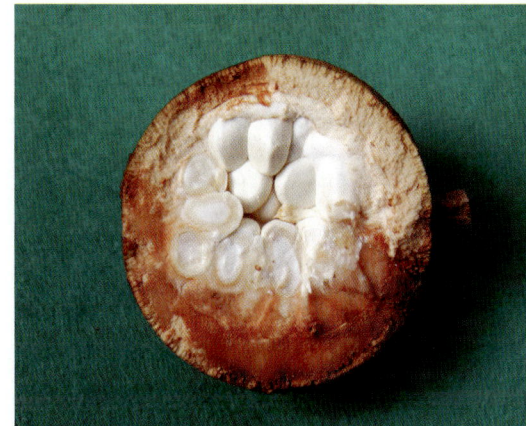

▲ 대풍자 열매의 내부

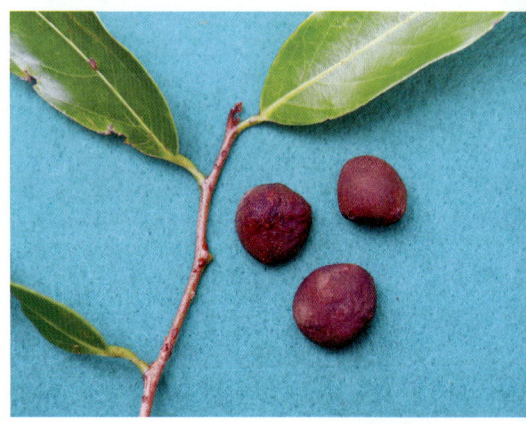

▲ 대풍자 씨

109

대황

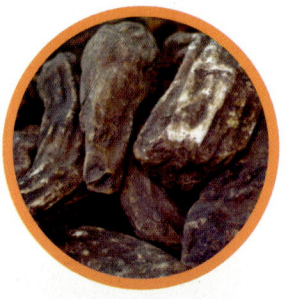

- 한자명: 大黃
- 라틴생약명: Rhei Radix et Rhizoma
- 이명 또는 영명: Rhubarb
- 식물명 및 학명: 장엽대황(掌葉大黃), *Rheum palmatum* Linné

  탕구트대황, *Rheum tanguticum* Maximowicz ex Balf.

  약용대황(藥用大黃), *Rheum officinale* Baillon
- 과명: 여뀌과
- 약용부위: 뿌리 및 뿌리줄기로서 주피를 제거한 것
- 식약처 공정서 및 조선시대 의서 수재:

  대한민국약전(KP) 제11개정

  동의보감 탕액편의 풀부(部)

  방약합편의 독초편

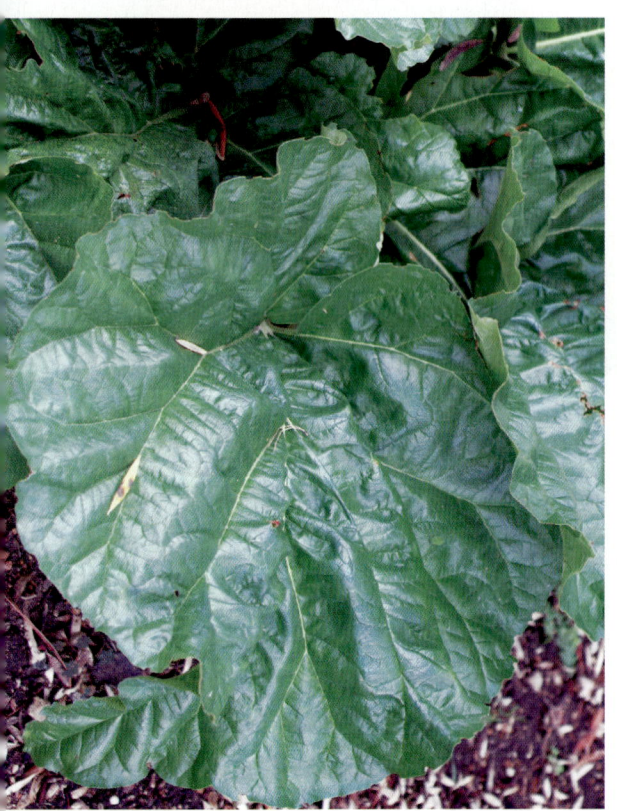

▲ 약용대황 잎

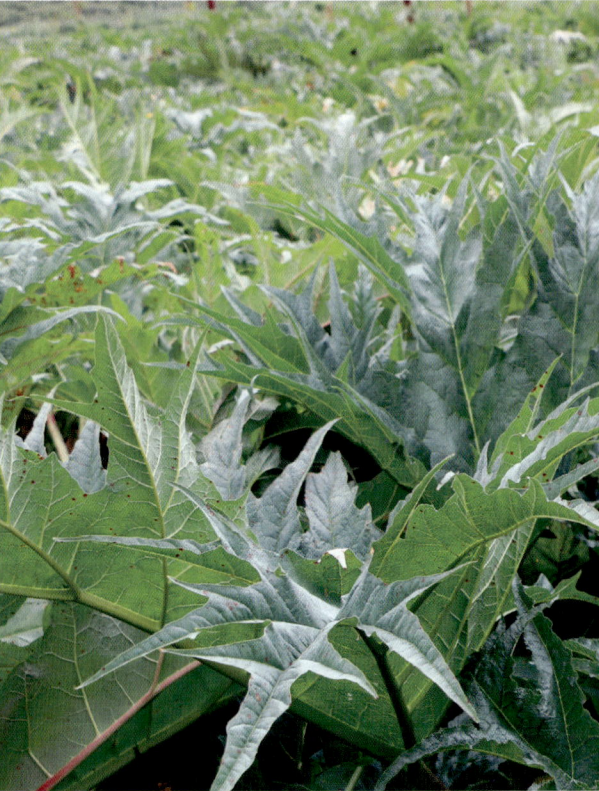

▲ 탕구트대황 잎

● **기원** 이 약은 장엽대황(掌葉大黃) *Rheum palmatum* Linné, 탕구트대황 *Rheum tanguticum* Maximowicz ex Balf. 또는 약용대황(藥用大黃) *Rheum officinale* Baillon(여뀌과 Polygonaceae)의 뿌리 및 뿌리줄기로서 주피를 제거한 것이다.

● **한방 약미(藥味)와 약성(藥性)** 맛은 쓰고 성질은 차다.

● **한방 작용부위(귀경, 歸經)** 대황은 주로 비 (脾), 위(胃), 대장(大腸), 간(肝), 심포경(心包經) 에 들어가 작용한다.

| 약효 해설 |

- 적체되어 변비가 있는 증상에 사용한다.
- 황달이 있으면서 소변이 붉게 짙어진 증상을 치료한다.
- 장(腸)에 종기가 생겨서 발생하는 복통을 낫게 한다.
- 눈이 붉고 목구멍이 붓는 병증 치료에 도움이 된다.
- 산후 어혈, 타박상에 사용한다.
- 몸이 붓는 증상에 유효하다.
- 코피, 토혈, 각혈에 활용한다.
- 세균성 하리, 급성 복막염에 쓴다.

| 동의보감 효능 |

대황(大黃)의 성질은 매우 차고[大寒] 맛은 쓰며[苦] 독이 없다(독이 있다고도 한다). 어혈과 월경이 막힌 것을 나가게 하며 뱃속에 생긴 덩어리를 깨뜨리고 대소장을 잘 통하게 한다. 온장(溫瘴)과 열병을 낫게 하고 큰 종기, 피부에 얇게 생긴 헌데, 독성이 있는 종기를 치료하는 데 주된 역할을 하여 장군(將軍)이라고 부른다.

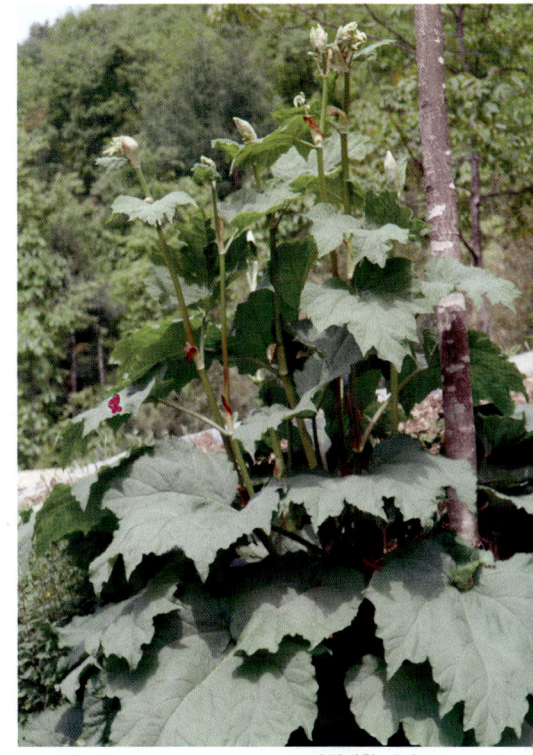

▲ 장엽대황 지상부

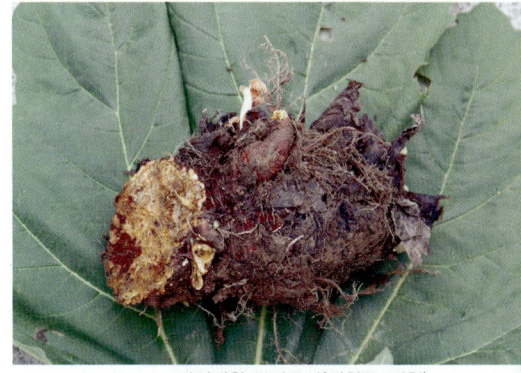

▲ 장엽대황 뿌리줄기(채취품, 전형)

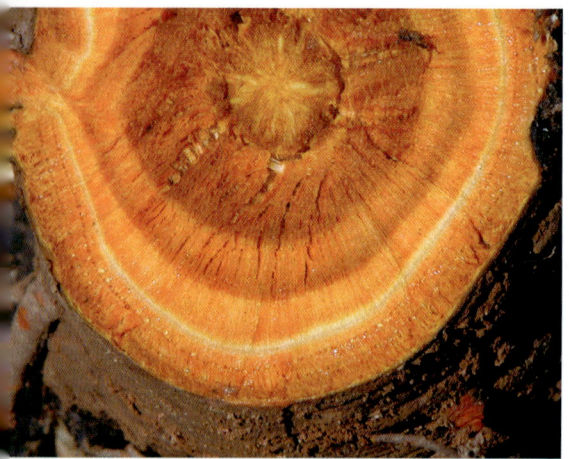
▲ 탕구트대황 뿌리줄기(채취품, 절단면)

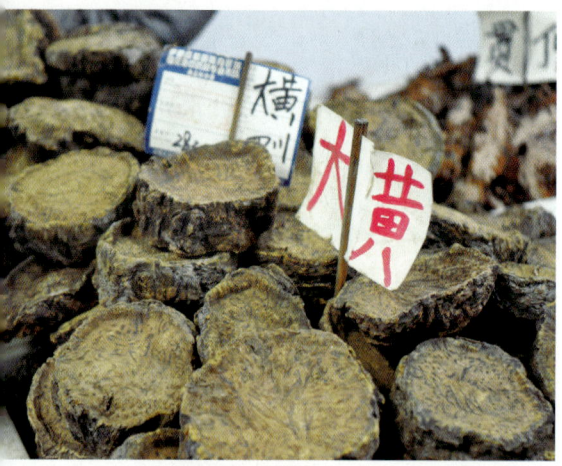
▲ 대황(약재, 시장 판매품)

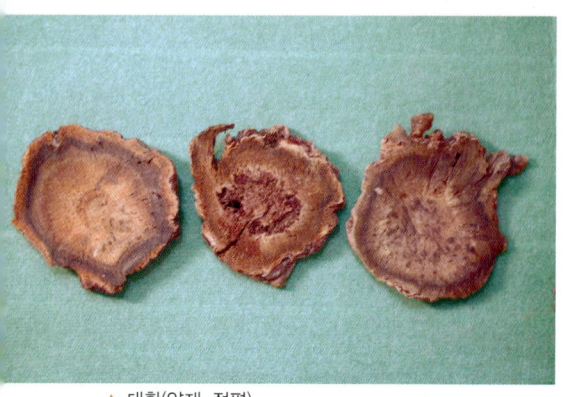
▲ 대황(약재, 절편)

| 수치(修治) |

한방이론에 근거하여 약재를 가공처리함으로써 약재 본래의 성질을 변화시키는 제약기술의 일종으로 포제(炮製)라고도 함.

생대황(生大黃): 이물질을 제거하고 얇은 조각 또는 작은 덩어리로 절단한다.

주대황(酒大黃): 생대황에 황주(黃酒)를 고루 뿌리고 약한 불에서 볶은 후 통풍이 잘 되는 곳에서 건조한다.

숙대황(熟大黃): 작은 덩어리로 절단한 생대황에 황주를 고루 혼합하여 시루에 넣고 쪄서 건조한다.

대황탄(大黃炭)): 대황편(大黃片)을 강한 불로 바깥 표면이 갈색이 될 때까지 볶은 후 건조한다.

| 약용법 |

뿌리 및 뿌리줄기 3~15g을 물 800mL에 넣고 달여서 반으로 나누어 아침저녁으로 마신다. 사하(瀉下)의 용도로 사용할 경우에는 오래 달이지 않는다. 외용할 때는 적당량을 가루 내어 환부에 바른다.

110

- 한자명: 桃仁
- 라틴생약명: Persicae Semen
- 이명 또는 영명: Peach Kernel
- 식물명 및 학명: 복숭아나무, *Prunus persica* Batsch
  산복사, *Prunus davidiana* Franchet
- 과명: 장미과
- 약용부위: 잘 익은 씨
- 식약처 공정서 및 조선시대 의서 수재: 대한민국약전(KP) 제11개정
  동의보감 탕액편의 과일부
  방약합편의 오과(五果, 5가지 과일)편

도인

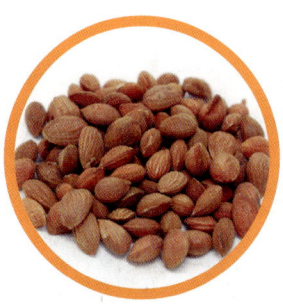

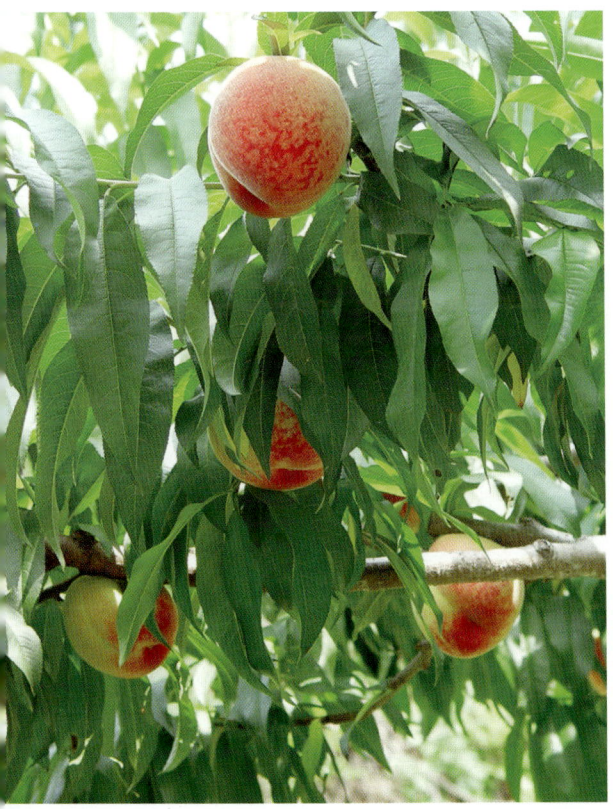

▲ 복숭아나무 지상부

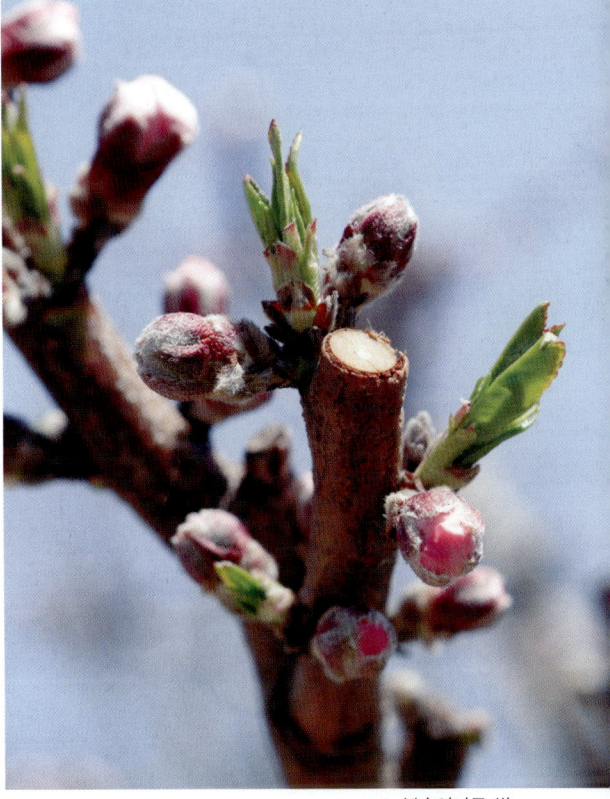

▲ 복숭아나무 싹

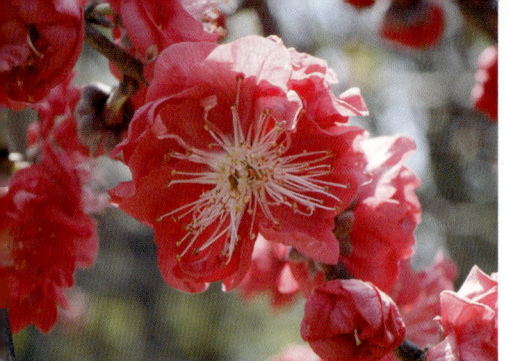

▲ 복숭아나무 꽃

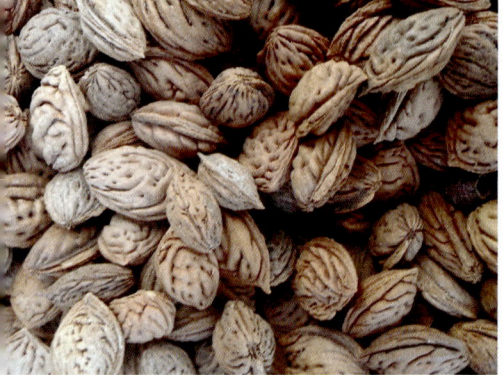

▲ 복숭아나무 씨

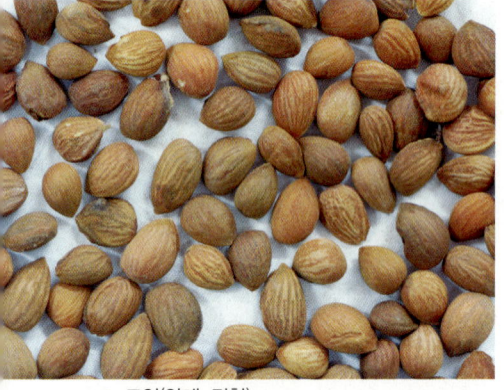

▲ 도인(약재, 전형)

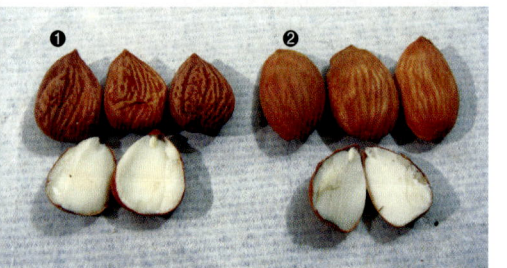

▲ 행인❶과 도인❷ 비교

● **기원** 이 약은 복숭아나무 *Prunus persica* Batsch 또는 산복사 *Prunus davidiana* Franchet(장미과 Rosaceae)의 잘 익은 씨이다.

● **한방 약미(藥味)와 약성(藥性)** 맛은 쓰고 달며 성질은 평(平)하다.

● **한방 작용부위(귀경, 歸經)** 도인은 주로 심(心), 간(肝), 대장경(大腸經)에 들어가 작용한다.

| 약효 해설 |

• 혈액순환을 촉진하고 어혈을 제거한다.

• 기침할 때 숨은 가쁘나 가래 끓는 소리가 없는 증상에 사용한다.

• 장(腸)의 진액이 부족하여 대변을 보기 어려운 증상을 낫게 한다.

• 무월경 치료에 도움이 된다.

| 동의보감 효능 |

도핵인(桃核仁, 복숭아 씨)의 성질은 평(平)하며(따뜻하다 [溫]고도 한다) 맛이 달고[甘] 쓰며[苦] 독이 없다. 어혈과 월경이 막힌 것을 치료한다. 뱃속에 생긴 덩어리를 깨뜨리고 월경을 통하게 한다. 심장, 명치 부위의 통증을 멎게 하고 삼충(三蟲)을 죽인다.

| 약용법 |

씨 5~10g을 물 800mL에 넣고 달여서 반으로 나누어 아침저녁으로 마신다.

111

- 한자명: 獨活
- 라틴생약명: Araliae Continentalis Radix
- 이명 또는 영명: Aralia Continentalis Root
- 식물명 및 학명: 독활, *Aralia continentalis* Kitagawa
- 과명: 두릅나무과
- 약용부위: 뿌리
- 식약처 공정서 및 조선시대 의서 수재:
    - 대한민국약전(KP) 제11개정
    - 동의보감 탕액편의 풀부(部)
    - 방약합편의 산초(山草)편

독활

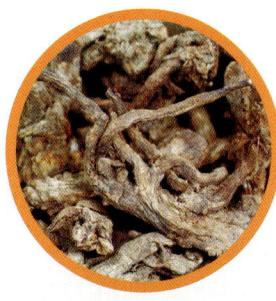

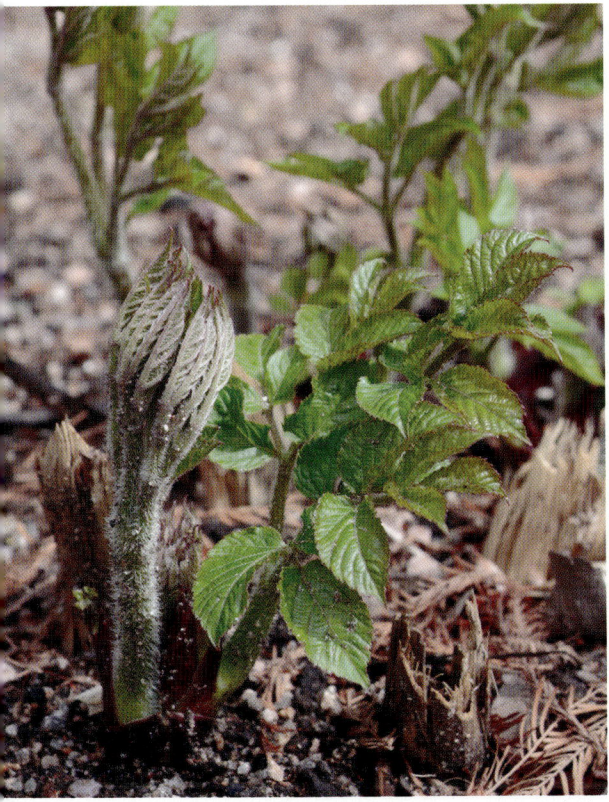

▲ 독활(*Aralia cordata* var. *continentalis*) 싹

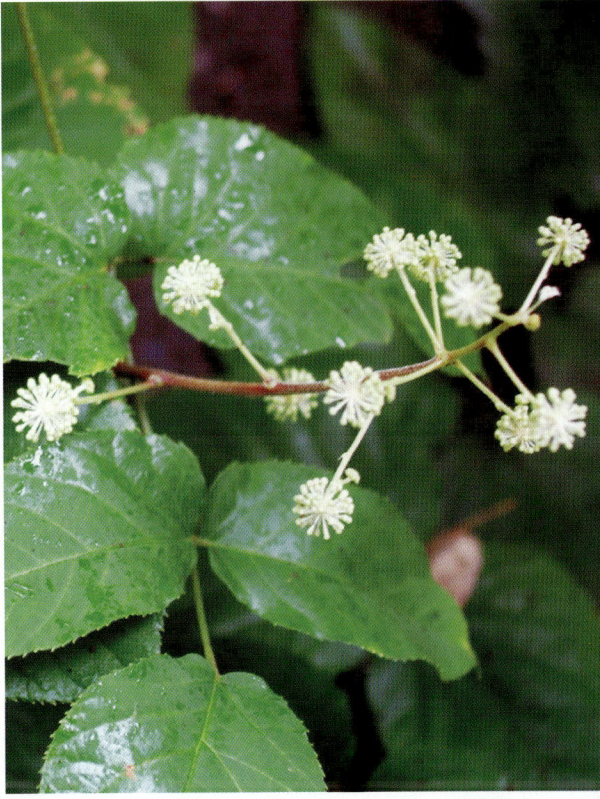

▲ 독활 꽃

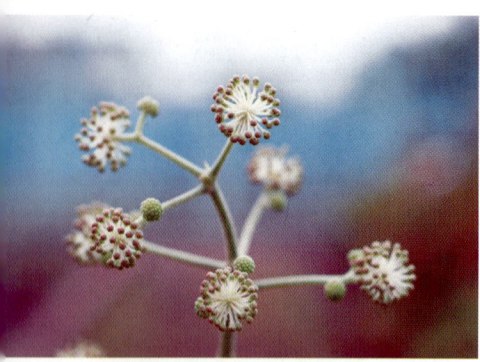

▲ 독활 열매

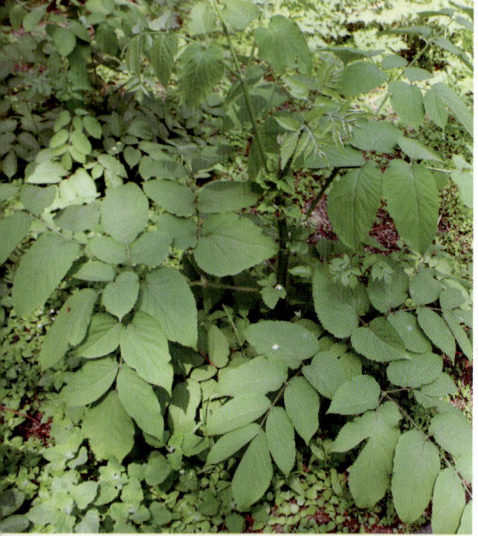

▲ 독활 지상부

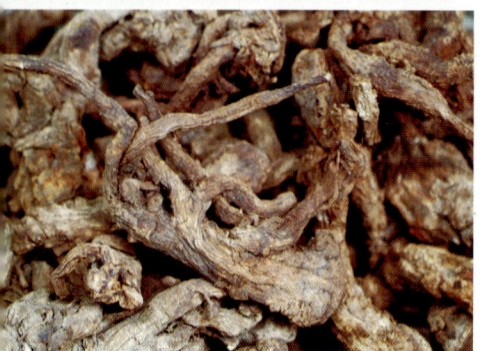

▲ 독활(약재, 전형)

● **기원** 이 약은 독활 *Aralia continentalis* Kitagawa (두릅나무과 Araliaceae)의 뿌리이다.

● **한방 약미(藥味)와 약성(藥性)** 맛은 맵고 쓰며 성질은 따뜻하다.

| **약효 해설** |

• 팔다리를 잘 쓰지 못하고 마비되며 아픈 증상을 치료한다.

• 허리와 무릎이 시리고 아픈 증상을 낫게 한다.

• 만성 기관지염에 유효하다.

• 두통, 치통에 사용한다.

• 타박상에 효과가 있다.

| **동의보감 효능** |

독활(獨活, 땃두릅나무)의 성질은 평(平)하고(약간 따뜻하다[微溫]고도 한다) 맛이 달고[甘] 쓰며[苦](맵다[辛]고도 한다) 독이 없다. 온갖 적풍(賊風)과 전신의 관절에 생긴 통풍(痛風)이 금방 생겼거나 오래되었거나 할 것 없이 다 치료한다. 중풍으로 말을 못 하는 것, 구안와사, 반신불수, 온몸에 감각이 없는 것, 근육과 뼈에 경련이 일면서 아픈 것을 치료한다.

| **약용법** |

뿌리 3~10g을 물 800mL에 넣고 달여서 반으로 나누어 아침저녁으로 마시거나 외용으로 적당량 사용한다.

112

- **한자명**: 冬瓜子
- **라틴생약명**: Benincasae Semen
- **이명 또는 영명**: 동과인(冬瓜仁), 백과자(白瓜子)
- **식물명 및 학명**: 동아, *Benincasa cerifera* Savi
- **과명**: 박과
- **약용부위**: 씨
- **식약처 공정서 및 조선시대 의서 수재**:
  대한민국약전외한약(생약)규격집(KHP) 제4개정
  동의보감 탕액편의 채소부

동과자

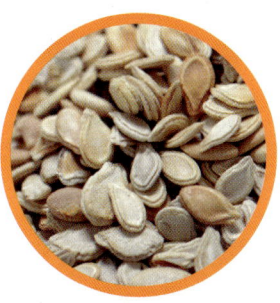

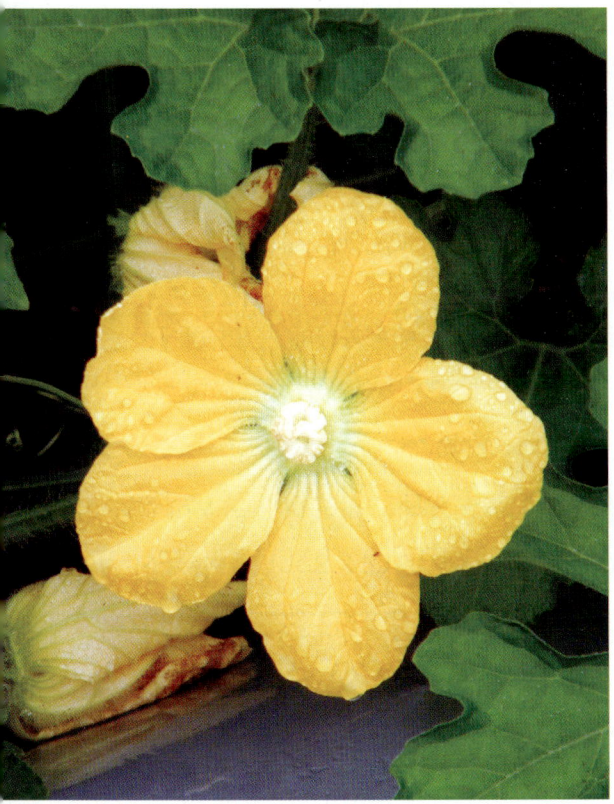

▲ 동아 꽃

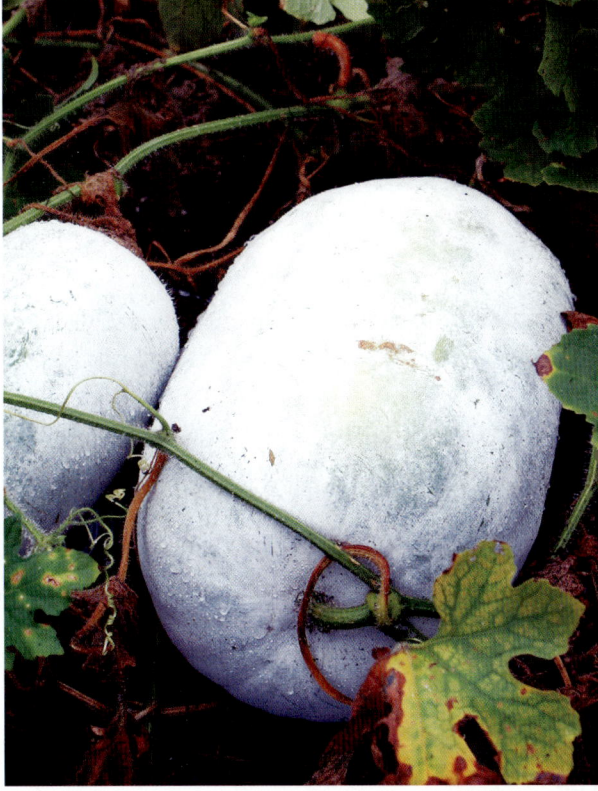

▲ 동아 열매

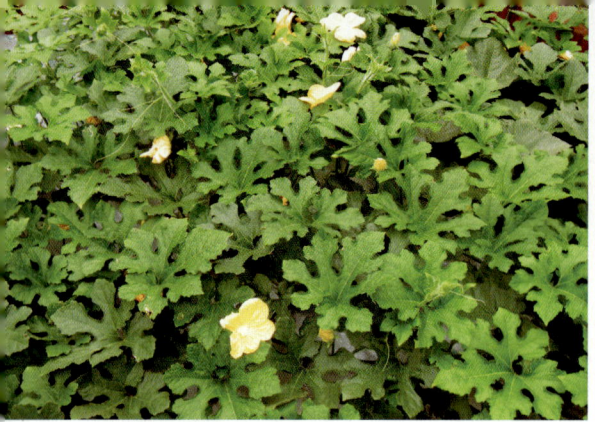

▲ 동아 재배지

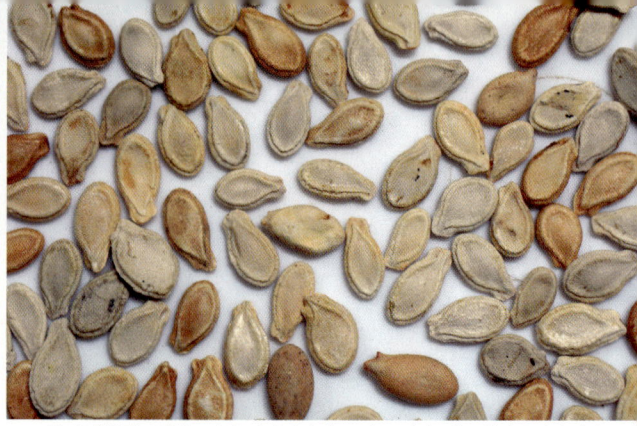

▲ 동과자(약재, 전형). 씨의 가장자리에 고리 무늬가 있는 쌍변동과자이다.

● **기원** 이 약은 동아 *Benincasa cerifera* Savi(박과 Cucurbitaceae)의 씨이다.

● **한방 약미(藥味)와 약성(藥性)** 맛은 달고 성질은 약간 차다.

● **한방 작용부위(귀경, 歸經)** 동과자는 주로 폐(肺), 대장경(大腸經)에 들어가 작용한다.

| 약효 해설 |

• 몸이 붓는 증상에 사용한다.

• 담열증(痰熱證)으로 기침이 나오는 증상에 쓴다.

• 폐에 농양이 생긴 병증을 낫게 한다.

• 자궁에서 분비물이 나오는 것을 치료한다.

• 임질 치료에 활용한다.

• 참고: 동과자에는 단변(單邊)동과자와 쌍변(雙邊)동과자가 있다. 쌍변동과자의 가장자리에는 고리 무늬가 있다.

| 동의보감 효능 |

백동과자(白冬瓜子, 동아 씨)는 동과자(冬瓜子)이다. 성질이 평(平)하고 차며[寒] 맛이 달고[甘] 독이 없다. 피부를 윤기 있게 하고 안색을 좋게 한다[好顏色]. 기미를 없애서 화장품으로 만들어 쓸 수 있다.

| 약용법 |

씨 10~15g을 물 800mL에 넣고 달여서 반으로 나누어 아침저녁으로 마시거나 외용으로 적당량 사용한다.

242

- 한자명: 冬瓜皮
- 라틴생약명: Benincasae Exocarpium
- 식물명 및 학명: 동아, *Benincasa cerifera* Savi
- 과명: 박과
- 약용부위: 열매의 겉껍질
- 식약처 공정서 및 조선시대 의서 수재:
  대한민국약전외한약(생약)규격집(KHP) 제4개정

동과피

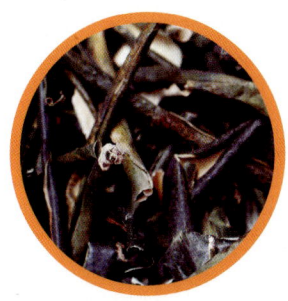

●**기원** 이 약은 동아 *Benincasa cerifera* Savi(박과 Cucurbitaceae)의 열매의 겉껍질이다.

●**한방 약미(藥味)와 약성(藥性)** 맛은 달고 성질은 서늘하다.

●**한방 작용부위(귀경, 歸經)** 동과피는 주로 비(脾), 소장경(小腸經)에 들어가 작용한다.

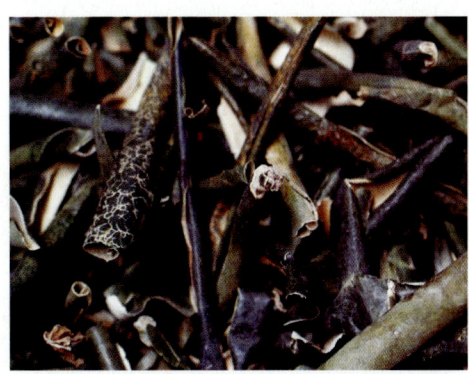

▲ 동과피(약재, 절단)

| **약효 해설** |

- 이뇨작용이 있고 부종을 가라앉히는 효능도 있다.
- 설사에 유효하다.

| **약용법** |

열매의 겉껍질 9~30g을 물 800mL에 넣고 달여서 반으로 나누어 아침저녁으로 마신다.

동규자

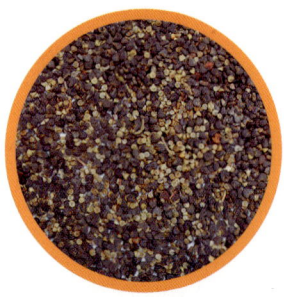

- 한자명: 冬葵子
- 라틴생약명: Malvae Semen
- 이명 또는 영명: 활규자(滑葵子)
- 식물명 및 학명: 아욱, *Malva verticillata* Linné
- 과명: 아욱과
- 약용부위: 씨
- 식약처 공정서 및 조선시대 의서 수재:
    대한민국약전외한약(생약)규격집(KHP) 제4개정
    동의보감 탕액편의 채소부
    방약합편의 유활채(柔滑菜, 부드럽고 매끈한 채소)편

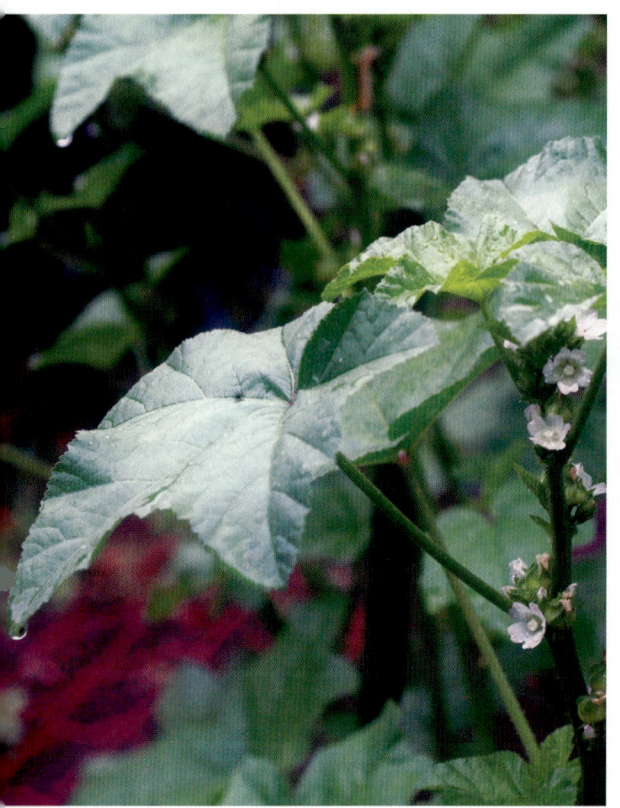

▲ 아욱 잎

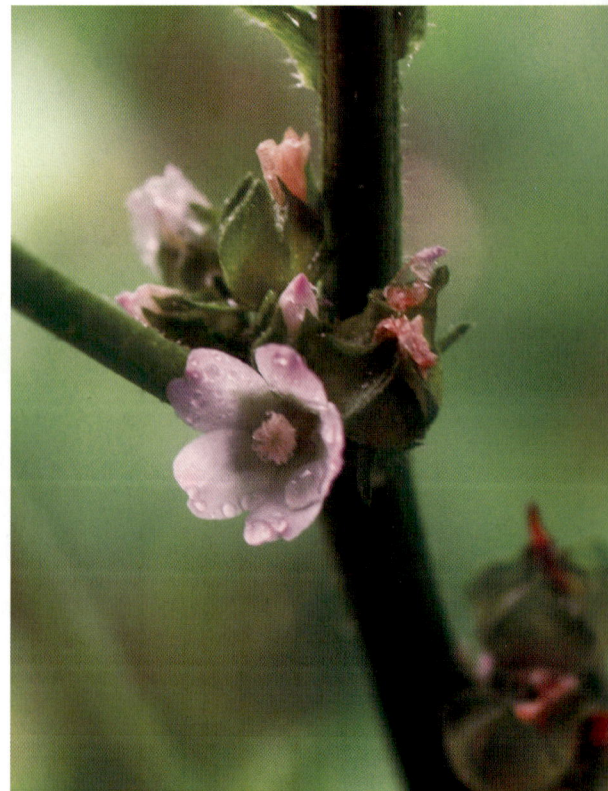

▲ 아욱 꽃

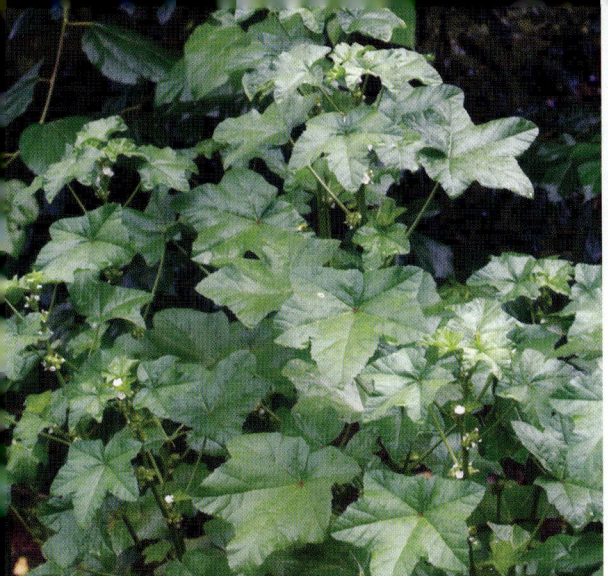

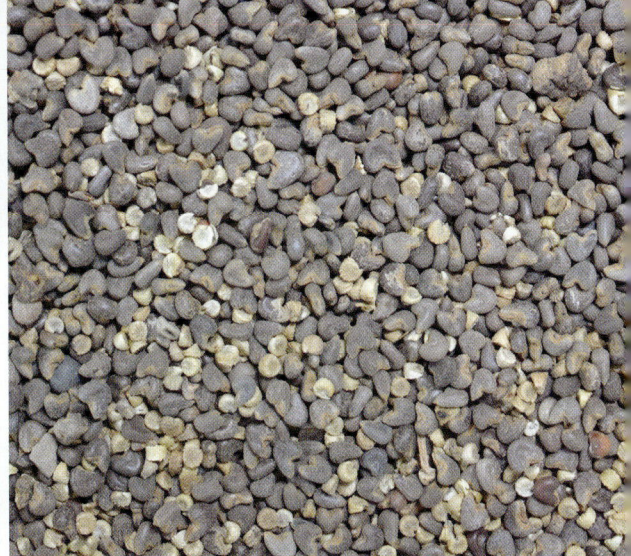

▲ 아욱 지상부　　　　　　　　　　　　　　　　　▲ 동규자(약재, 전형)

● **기원**　이 약은 아욱 *Malva verticillata* Linné(아욱과 Malvaceae)의 씨이다.

● **한방 약미(藥味)와 약성(藥性)**　맛은 달고 성질은 차다.

● **한방 작용부위(귀경, 歸經)**　동규자는 주로 대장(大腸), 소장(小腸), 방광경(膀胱經)에 들어가 작
용한다.

| **약효 해설** |

• 이뇨작용이 있고 변비 치료에도 도움이 된다.
• 임산부의 젖이 나오지 않는 증상을 치료한다.
• 유방이 붓고 아픈 증상을 치료한다.

| **동의보감 효능** |

동규자(冬葵子, 아욱 씨)는 성질이 차고[寒] 맛이 달며[甘] 독이 없다. 5가지 임병(淋病)을 치료하여 소
변을 잘 나오게 한다. 오장육부의 한기(寒氣)와 열기(熱氣)가 번갈아 일어나는 병, 그리고 부인이
젖이 막혀 잘 나오지 않는 것을 치료한다.

| **약용법** |

씨 4~12g을 물 800mL에 넣고 달여서 반으로 나누어 아침저녁으로 마신다.

동청

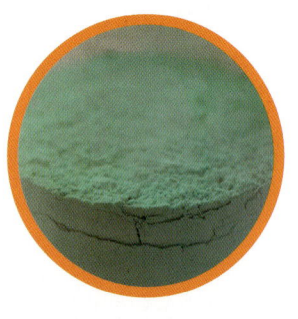

- 한자명: 銅靑
- 라틴생약명: Malachitum
- 이명 또는 영명: 녹청(綠靑), 동록(銅綠), Verdigris
- 한약의 분류: 광물성 약재
- 식약처 공정서 및 조선시대 의서 수재:
  대한민국약전외한약(생약)규격집(KHP) 제4개정
  동의보감 탕액편의 쇠부(部)

● **기원** 이 약은 탄산염광물로 구리그릇(銅器)의 바깥에 이산화탄소 또는 아세트산의 작용에 의하여 생긴 녹색의 녹으로 주로 염기성탄산구리[$CuCO_3 \cdot Cu(OH)_2$]를 함유한다.

● **한방 약미(藥味)와 약성(藥性)** 맛은 시고 성질은 차며 독이 있다.

● **한방 작용부위(귀경, 歸經)** 동청은 주로 간경(肝經)에 들어가 작용한다.

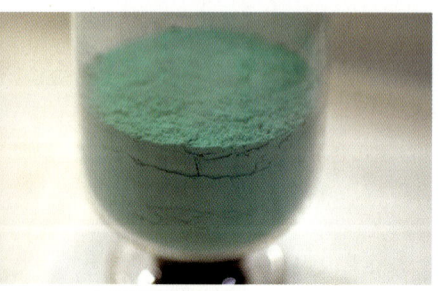

▲ 동청(인공 제품)

| 약효 해설 |

- 어지러움증에 효과가 있다.
- 살충작용이 있다.
- 만성 피부염에 유효하다.

| 동의보감 효능 |

동청(銅靑, 구리에 녹이 슨 것)은 성질이 평(平)하고 약간 독이 있다. 눈을 밝게 하고 피부가 붉게 되는 증상과 군살을 없앤다. 부인이 혈기로 명치가 아픈 증상[血氣心痛]을 낫게 한다. 동록(銅綠)이라고도 한다. 생 구리나 제련된 구리나 다 녹이 슨다. 녹은 구리의 정기[銅之精華]이다. 구리 그릇에서 녹색이 나는 것이 이것이다. 가래침을 토하게 할 수 있다[본초]. 물로 깨끗이 씻어 곱게 가루를 내고 수비(水飛)한 후에 약한 불에 볶아 말려 쓴다[입문].

- 한자명: 冬蟲夏草
- 라틴생약명: Cordyceps
- 이명 또는 영명: 충초(虫草)
- 동물명 및 학명: 동충하초균(冬虫夏草菌), *Cordyceps sinensis* Sacc
- 과명: 매각균과
- 약용부위: 곤충의 유충에서 기생하여 자란 자실체(字實體)와 유충의 몸체
- 식약처 공정서 및 조선시대 의서 수재:
  대한민국약전외한약(생약)규격집(KHP) 제4개정

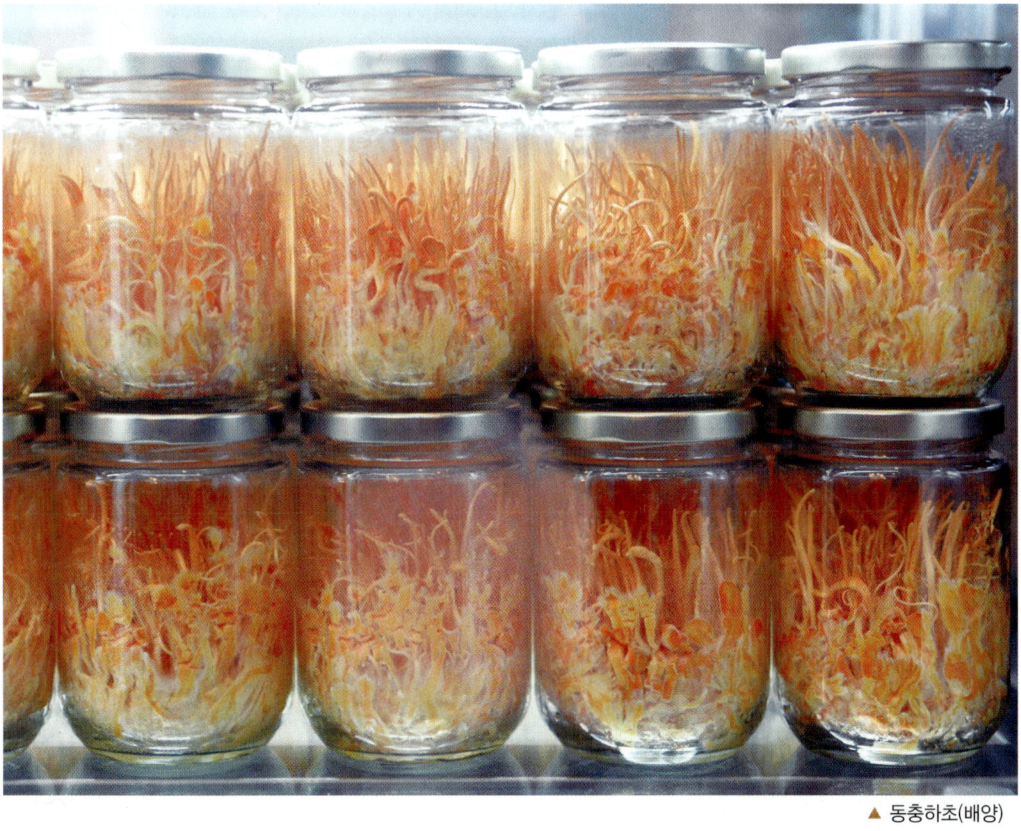

동충하초

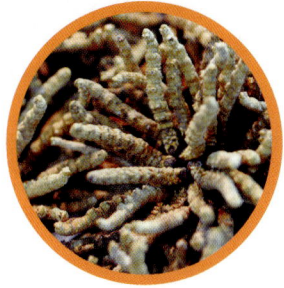

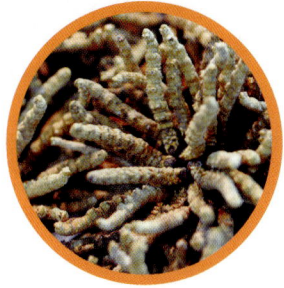

▲ 동충하초(배양)

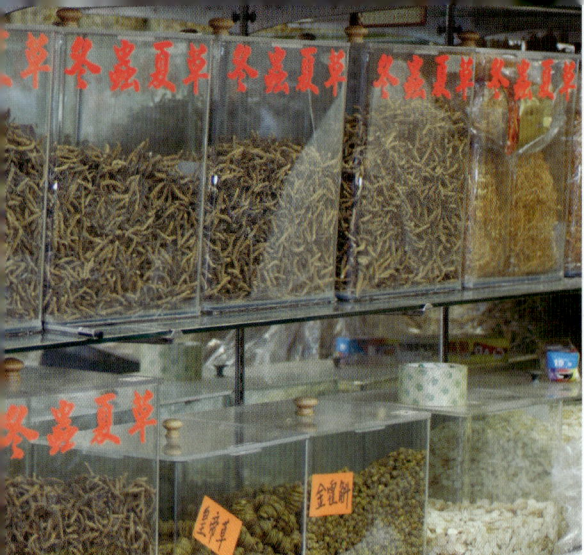
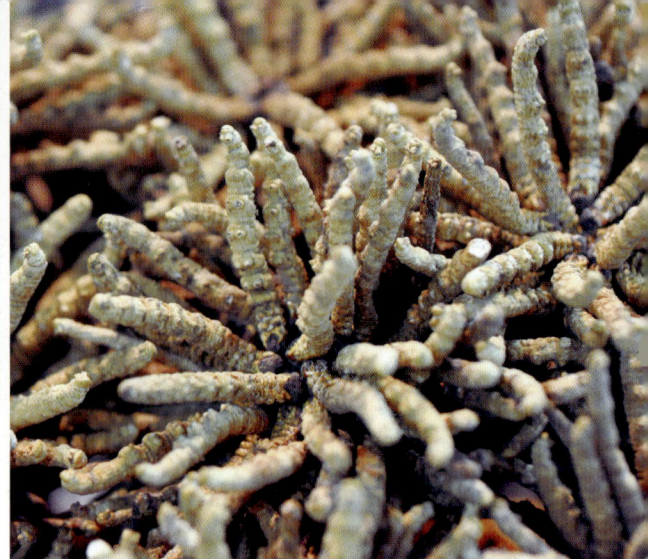

▲ 동충하초(약재, 시장 판매품)　　　　▲ 동충하초(약재, 전형)

● **기원**　이 약은 동충하초균(冬虫夏草菌) *Cordyceps sinensis* Sacc(맥각균과 Hypocreaceae)이 박쥐나방 과(Hepialidae) 곤충의 유충에서 기생하여 자란 자실체(子實體)와 유충의 몸체이다.

● **한방 약미(藥味)와 약성(藥性)**　맛은 달고 성질은 평(平)하다.

● **한방 작용부위(귀경, 歸經)**　동충하초는 주로 폐(肺), 신경(腎經)에 들어가 작용한다.

│ **약효 해설** │

• 신체가 쇠약하여 잠잘 때 식은땀이 나는 증상에 사용한다.
• 허리와 무릎이 시리고 아픈 증상에 쓴다.
• 발기부전, 정액이 저절로 나오는 증상을 치료한다.
• 가래, 기침이 오랫동안 그치지 않을 때 유효하다.
• 강장작용이 있다.

│ **약용법** │

동충하초 5~10g을 물 800mL에 넣고 달여서 반으로 나누어 아침저녁으로 마시거나 또는 가루나 환(丸)으로 만들어 복용한다.

117

- 한자명: 豆豉
- 라틴생약명: Glycine Semen Preparata
- 이명 또는 영명: 향시(香豉), 담시(淡豉)
- 식물명 및 학명: 콩, *Glycine max* Merrill
- 과명: 콩과
- 약용부위: 잘 익은 씨를 발효시킨 것
- 식약처 공정서 및 조선시대 의서 수재:
  대한민국약전외한약(생약)규격집(KHP) 제4개정

두시

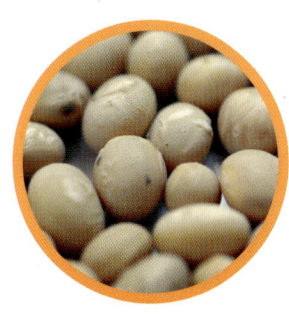

● **기원** 이 약은 콩 *Glycine max* Merrill(콩과 Leguminosae)의 잘 익은 씨를 발효시킨 것이다.

● **한방 약미(藥味)와 약성(藥性)** 맛은 쓰고 매우며 성질은 평(平)하다.

● **한방 작용부위(귀경, 歸經)** 두시는 주로 폐(肺), 위경(胃經)에 들어가 작용한다.

| 약효 해설 |

- 오한과 발열이 있으면서 나타나는 두통을 낫게 한다.
- 가슴이 답답한 증상을 치료한다.
- 잠을 자지 못하는 증상에 유효하다.

| 약용법 |

두시 5~15g을 물 800mL에 넣고 달여서 반으로 나누어 아침저녁으로 마시거나 또는 환(丸)으로 만들어 복용한다.

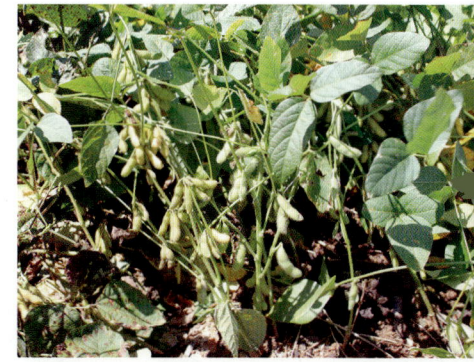
▲ 콩 지상부

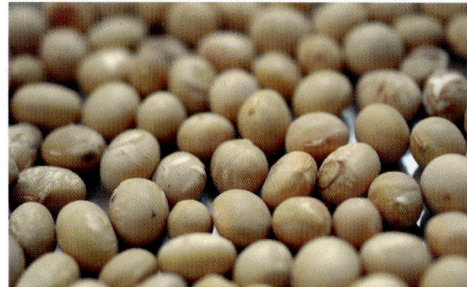
▲ 콩

118

두충

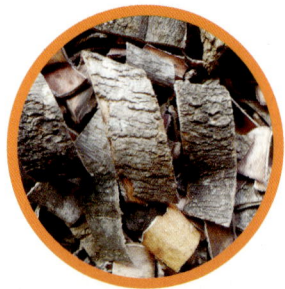

- **한자명**: 杜仲
- **라틴생약명**: Eucommiae Cortex
- **이명 또는 영명**: Eucommia Bark
- **식물명 및 학명**: 두충, *Eucommia ulmoides* Oliver
- **과명**: 두충과
- **약용부위**: 줄기껍질로서 주피를 제거한 것
- **식약처 공정서 및 조선시대 의서 수재**:

  대한민국약전(KP) 제11개정

  동의보감 탕액편의 나무부

  방약합편의 교목(喬木, 줄기가 곧고 굵으며 높이 자라는 나무)편

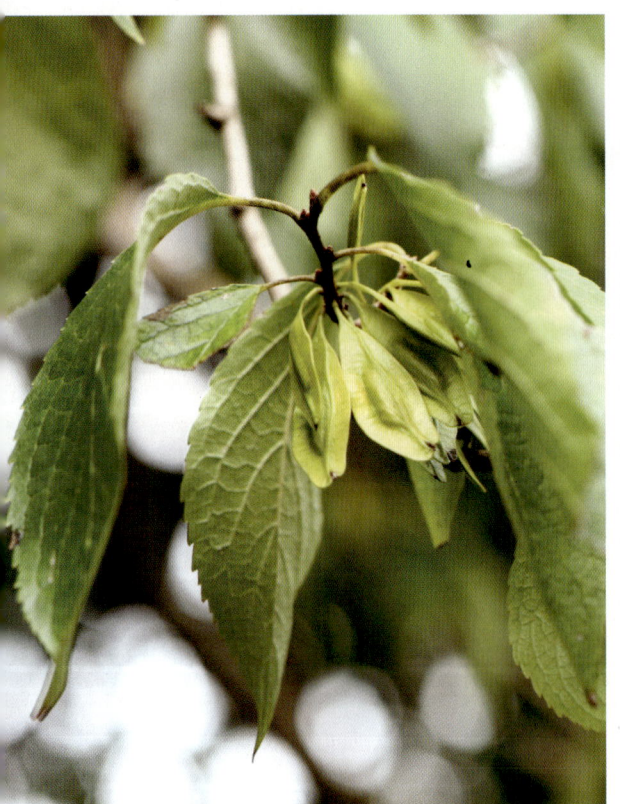

▲ 두충 열매

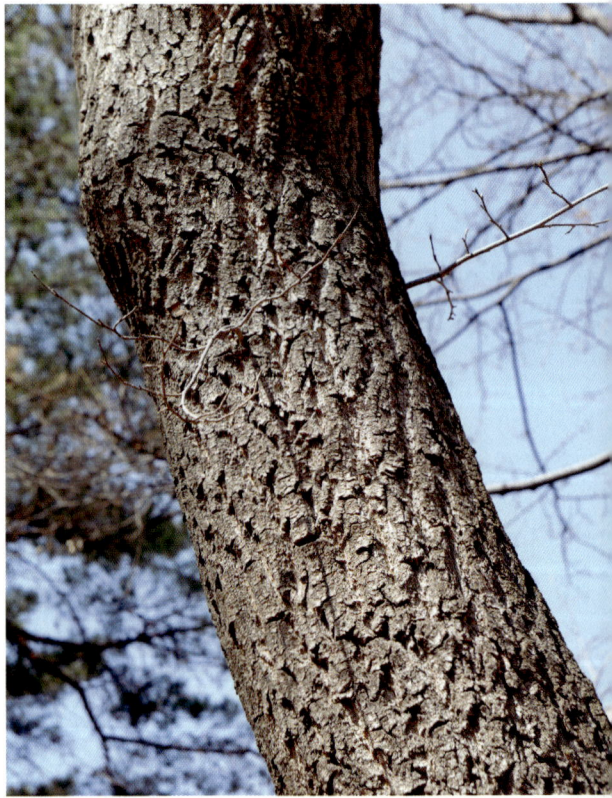

▲ 두충 나무껍질

- **기원** 이 약은 두충 *Eucommia ulmoides* Oliver(두충과 Eucommiaceae)의 줄기껍질로서 주피를 제거한 것이다.

- **한방 약미(藥味)와 약성(藥性)** 맛은 달고 성질은 따뜻하다.

- **한방 작용부위(귀경, 歸經)** 두충은 주로 간(肝), 신경(腎經)에 들어가 작용한다.

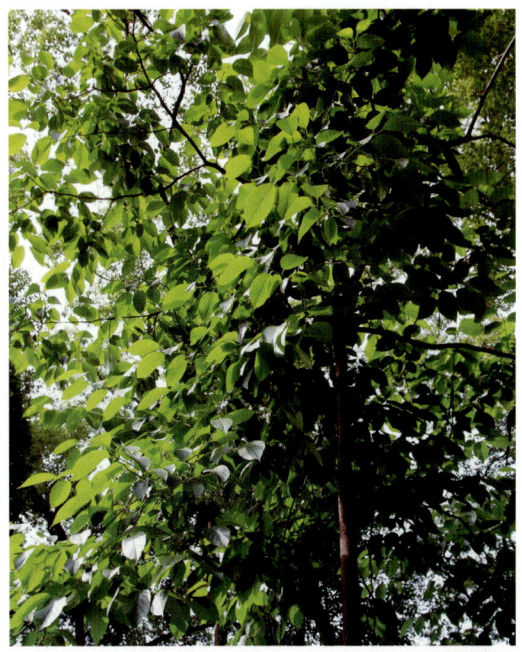

▲ 두충 수형

| 약효 해설 |

- 근육과 뼈를 강하고 튼튼하게 한다.
- 허리와 무릎이 시리고 아픈 증상을 치료한다.
- 임산부와 태아를 안정시키는 안태(安胎)작용이 있다.
- 현기증을 낮게 한다.
- 임신 중의 자궁출혈을 멎게 한다.
- 혈압 강하작용이 있다.

| 동의보감 효능 |

두충(杜仲)의 성질은 평(平)하고 따뜻하며[溫] 맛이 맵고[辛] 달며[甘] 독이 없다. 신장이 허약하여 피로해지는 것, 허리와 등에 경련이 생기면서 아픈 것, 다리가 시큰거리

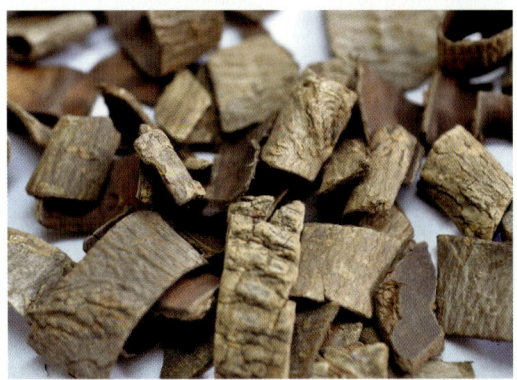

▲ 두충(약재, 절편)

면서 아픈 것을 낫게 한다. 근육과 뼈를 튼튼하게 하며 음낭 아래가 축축하고 가려운 것, 소변이 찔끔찔끔 나오는 것을 없앤다. 정기(精氣)를 돕고 신이 차가운 증[腎冷]과 갑자기 오는 요통[腎腰痛]을 낫게 한다.

| 약용법 |

줄기껍질 6~10g을 물 800mL에 넣고 달여서 반으로 나누어 아침저녁으로 마신다.

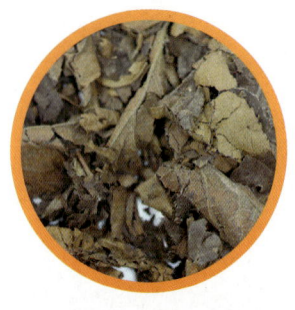

119

두충엽

- 한자명: 杜仲葉
- 라틴생약명: Eucommiae Folium
- 식물명 및 학명: 두충나무, *Eucommia ulmoides* Oliver.
- 과명: 두충나무과
- 약용부위: 잎
- 식약처 공정서 및 조선시대 의서 수재:
  대한민국약전외한약(생약)규격집(KHP) 제4개정

● **기원** 이 약은 두충나무 *Eucommia ulmoides* Oliver.(두충나무과 Eucommiaceae)의 잎이다.

● **한방 약미(藥味)와 약성(藥性)** 맛은 약간 맵고 성질은 따뜻하다.

● **한방 작용부위(귀경, 歸經)** 두충엽은 주로 간(肝), 신경(腎經)에 들어가 작용한다.

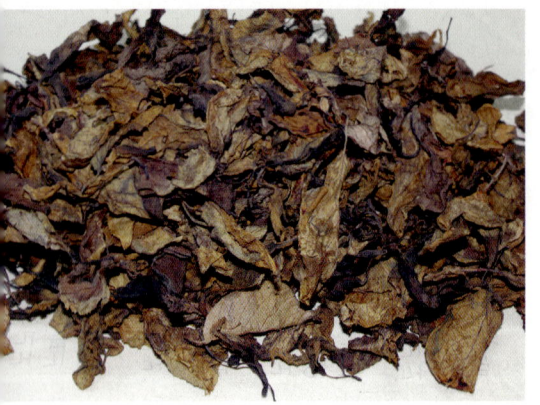

▲ 두충엽(약재, 절단)

| 약효 해설 |

- 근육과 뼈를 강하고 튼튼하게 한다.
- 간신의 기능 부족으로 나타나는 요통(腰痛), 무릎이 연약해지는 증상에 유효하다.
- 머리가 어지럽고 눈앞이 아찔한 증상에 유효하다.
- 고혈압 치료에 도움이 된다.

| 약용법 |

잎 10~15g을 물 800mL에 넣고 달여서 반으로 나누어 아침저녁으로 마신다.

252

120

- **한자명**: 燈心草
- **라틴생약명**: Junci Medulla
- **이명 또는 영명**: Juncus Medulla
- **식물명 및 학명**: 골풀, *Juncus effusus* Linné
- **과명**: 골풀과
- **약용부위**: 줄기의 수(髓, 연한 조직으로 구성되어 있는 비섬유상 세포)
- **식약처 공정서 및 조선시대 의서 수재**:
    대한민국약전(KP) 제11개정
    동의보감 탕액편의 풀부(部)
    방약합편의 습초(濕草)편

등심초

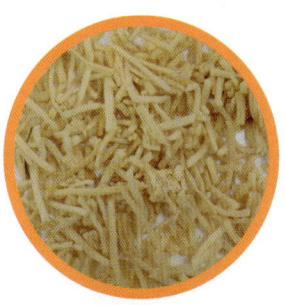

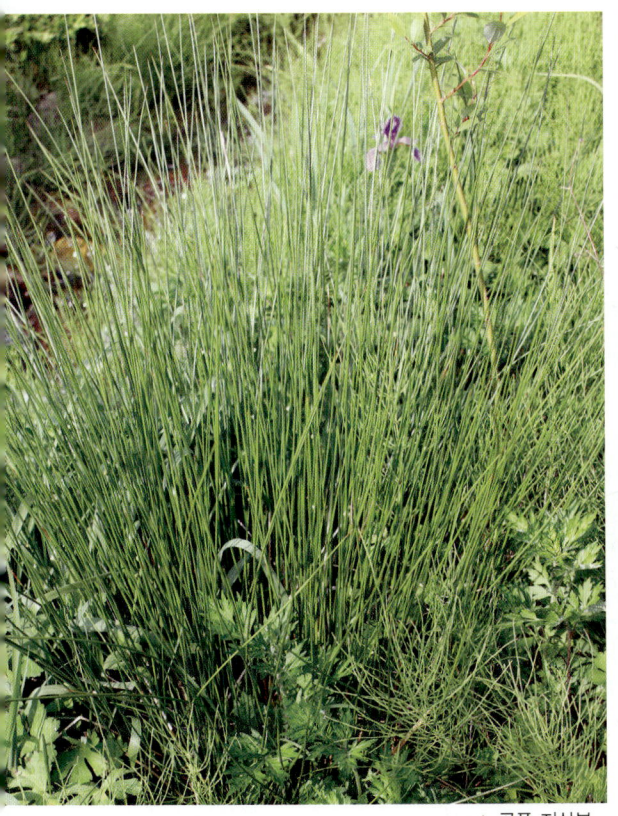

▲ 골풀 지상부

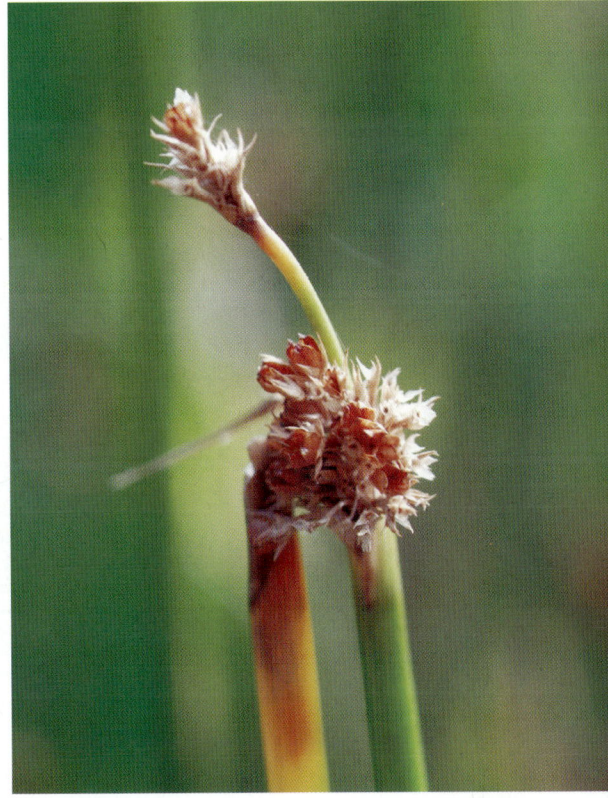

▲ 골풀 꽃

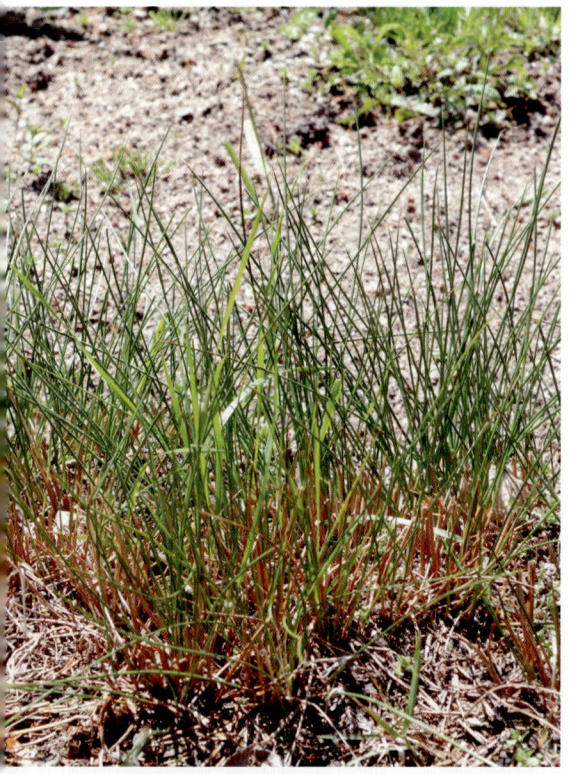

▲ 골풀(*Juncus effusus* var. *decipiens*) 어린잎

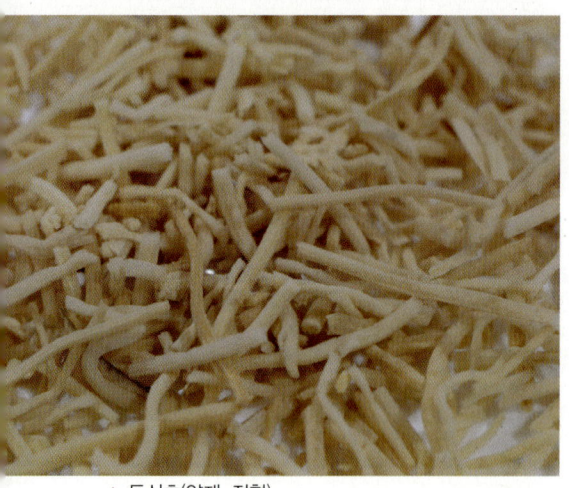

▲ 등심초(약재, 전형)

● **기원** 이 약은 골풀 *Juncus effusus* Linné(골풀과 Juncaceae)의 줄기의 수(髓)이다.

● **한방 약미(藥味)와 약성(藥性)** 맛은 달고 싱거우며 성질은 약간 차다.

● **한방 작용부위(귀경, 歸經)** 등심초는 주로 심(心), 폐(肺), 소장경(小腸經)에 들어가 작용한다.

| **약효 해설** |

• 가슴이 답답하여 잠이 잘 오지 않는 증상을 낮게 한다.
• 입안과 혀가 허는 증상에 유효하다.
• 소변이 시원하게 나가지 않는 병증에 사용한다.
• 임질, 수종(水腫)을 치료한다.

| **동의보감 효능** |

등심초(燈心草, 골풀)의 성질은 차고[寒] 맛은 달며[甘] 독이 없다. 오림(五淋)에 주로 쓴다. 목안이 벌겋게 붓고 아프며 막힌 감이 있는 증상을 치료한다.

| **약용법** |

등심초 1~3g을 물 800mL에 넣고 달여서 반으로 나누어 아침저녁으로 마신다. 신선한 재료는 15~30g을 사용한다. 가루나 환(丸)으로 만들어 복용하기도 한다.

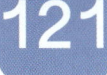

- 한자명: 橙皮
- 라틴생약명: Aurantii Pericarpium
- 식물명 및 학명: 광귤나무, *Citrus aurantium* Linné subsp. *amara* Engler
- 과명: 운향과
- 약용부위: 잘 익은 열매의 껍질
- 식약처 공정서 및 조선시대 의서 수재:
  대한민국약전외한약(생약)규격집(KHP) 제4개정

등피

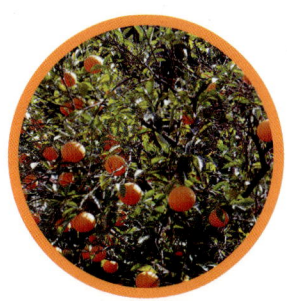

●**기원** 이 약은 광귤나무 *Citrus aurantium* Linné subsp. *amara* Engler(운향과 Rutaceae)의 잘 익은 열매의 껍질이다.

●**한방 약미(藥味)와 약성(藥性)** 맛은 맵고 쓰며 성질은 따뜻하다.

●**한방 작용부위(귀경, 歸經)** 등피는 주로 비(脾), 위(胃), 폐경(肺經)에 들어가 작용한다.

| **약효 해설** |

- 가래가 많은 기침, 소화불량에 사용한다.
- 복부가 몹시 부르며 속이 그득한 감을 주는 병증을 치료한다.
- 숙취를 해소하는 작용이 있다.
- 방향성 고미건위약(苦味健胃藥), 구풍약(驅風藥)으로 쓰인다.

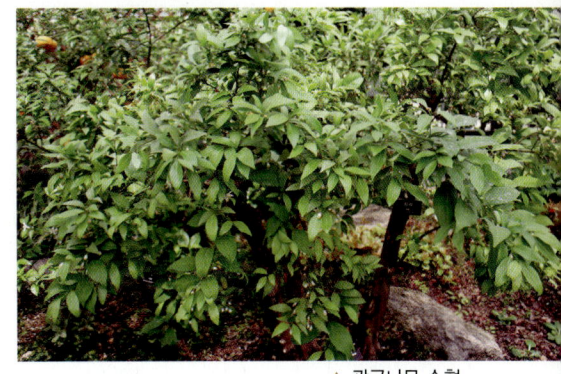

▲ 광귤나무 수형

| **약용법** |

열매껍질 3~10g을 물 800mL에 넣고 달여서 반으로 나누어 아침저녁으로 마시거나 외용으로 적당량 사용한다.

등황

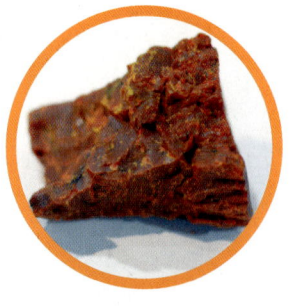

- 한자명: 藤黃
- 라틴생약명: Garciniae Resina
- 식물명 및 학명: 등황나무, *Garcinia hanburyi* Hooker f.
- 과명: 물레나물과
- 약용부위: 줄기에 유출된 수지(樹脂, 식물체로부터의 분비물 또는 상처로부터의 유출물)
- 식약처 공정서 및 조선시대 의서 수재:
  대한민국약전외한약(생약)규격집(KHP) 제4개정

● **기원** 이 약은 등황나무 *Garcinia hanburyi* Hooker f. 또는 기타 동속식물(물레나물과 Guttiferae)의 줄기에 유출된 수지이다.

● **한방 약미(藥味)와 약성(藥性)** 맛은 맵고 떫으며 성질은 서늘하고 독이 있다.

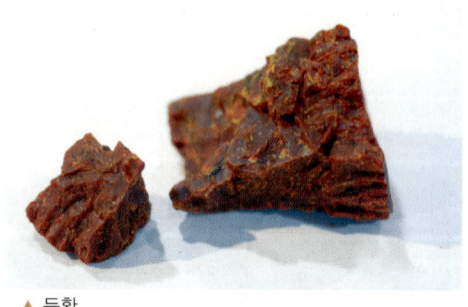

▲ 등황

| 약효 해설 |

- 다리에 나는 부스럼(종기)이나 습진에 사용한다.
- 신경성 피부염, 화상을 낫게 한다.
- 외상(外傷)으로 붓고 통증이 생기는 증상에 쓴다.
- 항균작용이 있다.

| 약용법 |

외용(外用)으로 등황 적당량을 사용한다. 내복할 경우에는 등황 0.03~0.06g을 환(丸)으로 만들어 복용한다.

- 라틴생약명: Digitalis Folium
- 이명 또는 영명: Digitalis Leaf
- 식물명 및 학명: 디기탈리스, *Digitalis purpurea* Linné

    털디기탈리스, *Digitalis lanata* Linné
- 과명: 현삼과
- 약용부위: 잎을 말려서 입자루 및 주맥을 없애고 세절한 것
- 식약처 공정서 및 조선시대 의서 수재:

    대한민국약전외한약(생약)규격집(KHP) 제4개정

디기탈리스

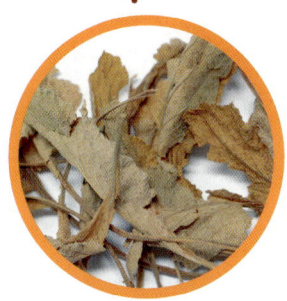

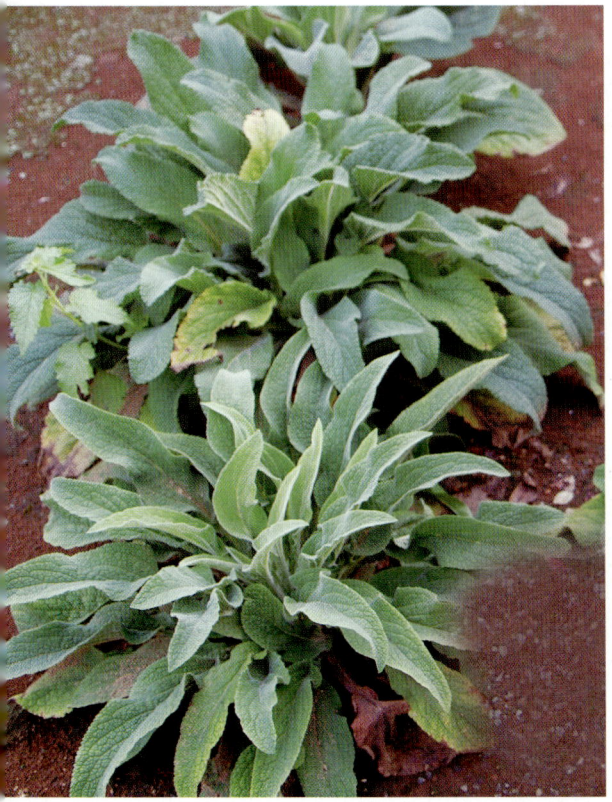

▲ 디기탈리스 잎

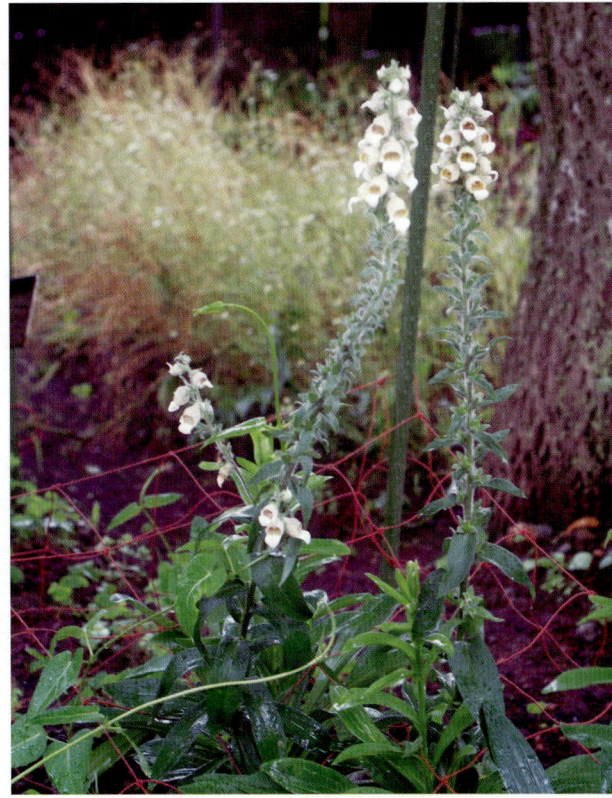

▲ 털디기탈리스 잎과 꽃

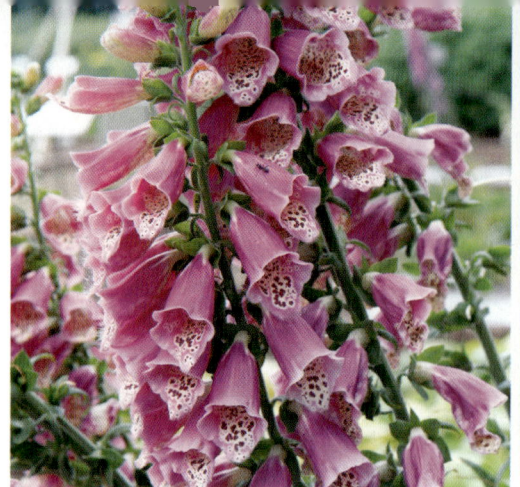
▲ 디기탈리스 꽃

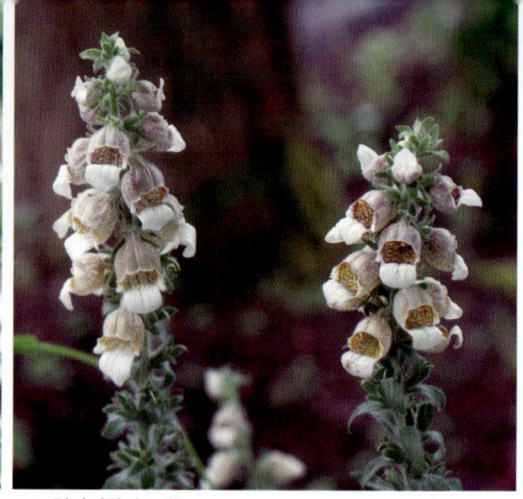
▲ 털디기탈리스 꽃

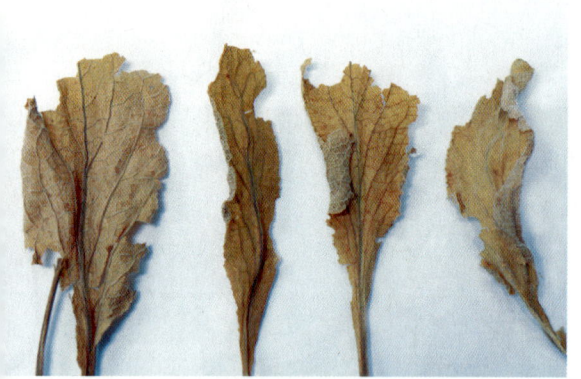
▲ 디기탈리스(약재, 전형)

● **기원** 이 약은 디기탈리스 *Digitalis purpurea* Linné 또는 털디기탈리스 *Digitalis lanata* Linné(현삼과 Scrophulariaceae)의 잎을 60℃ 이하에서 말리고 입자루 및 주맥을 없애고 세절한 것이다.

● **한방 약미(藥味)와 약성(藥性)** 맛은 쓰고 성질은 따뜻하다.

● **한방 작용부위(귀경, 歸經)** 디기탈리스는 주로 심경(心經)에 들어가 작용한다.

| 약효 해설 |

• 강심, 이뇨 작용이 있다.
• 고혈압, 심부전의 증상에 사용한다.
• 항암의 약리작용이 있다.
• 축적작용이 있으므로 유의해야 한다.

| 약용법 |

잎을 가루로 만들어 1회에 0.1~0.2g을 복용한다. 또는 디기탈리스 잎의 강심배당체 성분인 digitoxin을 정제나 정맥주사제로 사용한다.

258

124

- 한자명: 馬勃
- 라틴생약명: Lasiosphaera seu Calvatia
- 식물명 및 학명: 탈피마발(脫皮馬勃), *Lasiosphaera fenzlii* Reich
  대마발(大馬勃), *Calvatia gigantea* Lloyd
  자색마발(紫色馬勃), *Calvatia lilacina* Lloyd
- 과명: 마발과
- 약용부위: 자실체(子實体)
- 식약처 공정서 및 조선시대 의서 수재:
  대한민국약전외한약(생약)규격집(KHP) 제4개정
  동의보감 탕액편의 풀부(部)

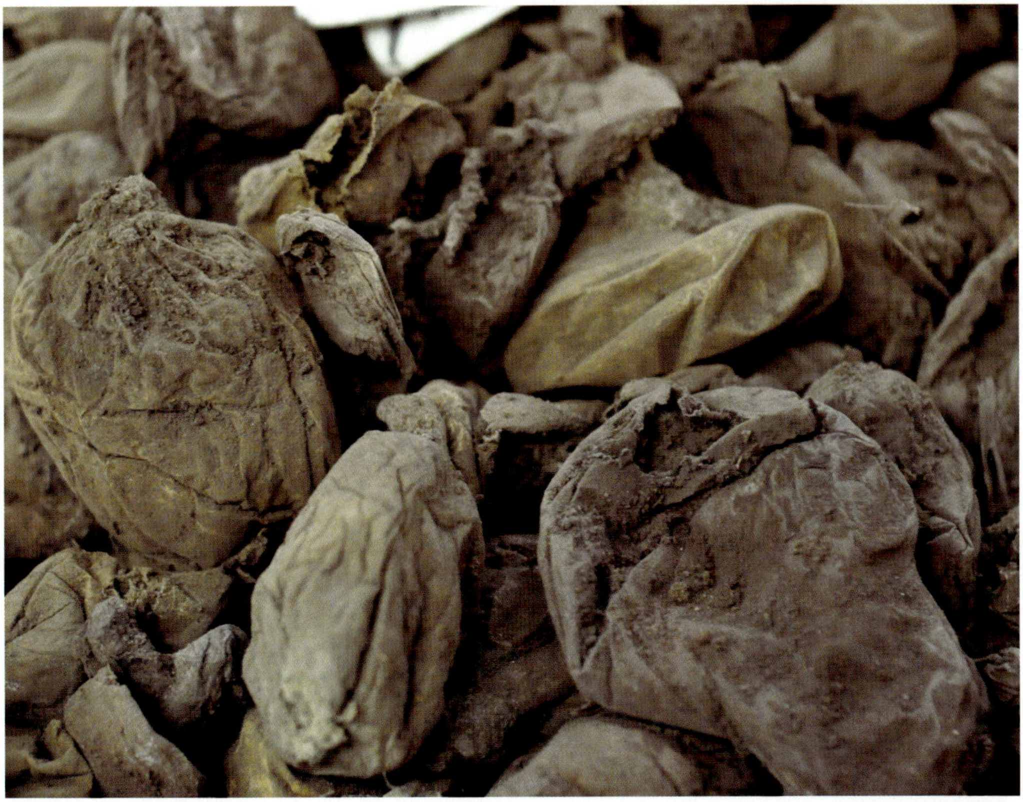

마발

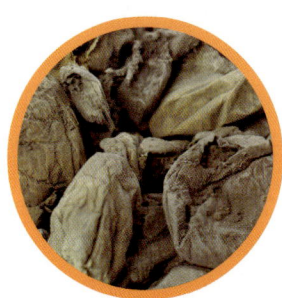

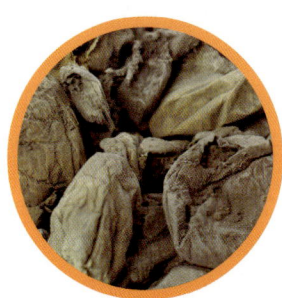

▲ 마발(약재, 시장 판매품)

● **기원** 이 약은 탈피마발(脫皮馬勃) *Lasiosphaera fenzlii* Reich, 대마발(大馬勃) *Calvatia gigantea* Lloyd 또는 자색마발(紫色馬勃) *Calvatia lilacina* Lloyd(마발과 Lycoperdaceae)의 자실체(子實体)이다.

● **한방 약미(藥味)와 약성(藥性)** 맛은 맵고 성질은 평(平)하다.

● **한방 작용부위(귀경, 歸經)** 마발은 주로 폐경(肺經)에 들어가 작용한다.

| 약효 해설 |

• 인후를 편하게 하는 효능이 있다.

• 목 안이 붓고 아픈 증상에 쓴다.

• 기침이 심하여 목소리가 안 나오는 병증에 사용한다.

• 토혈, 코피에 유효하다.

| 동의보감 효능 |

마발(馬勃, 말불버섯)의 성질은 평(平)하며 맛은 맵고[辛] 독이 없다. 목 안이 벌겋게 붓고 아픈 것, 피부가 헐어 아프고 가려우며 곪는 것을 낫게 한다.

| 약용법 |

마발 1.5~6g을 물 800mL에 넣고 달여서 반으로 나누어 아침저녁으로 마시거나 또는 가루나 환(丸)으로 만들어 복용한다.

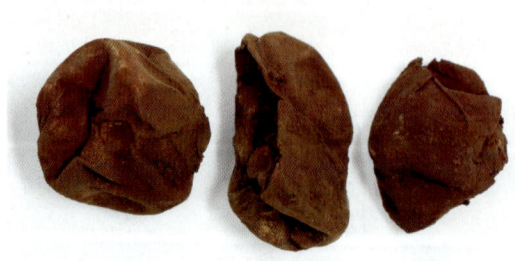

▲ 마발

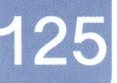

125

- 한자명: 麻仁
- 라틴생약명: Cannabis Semen
- 이명 또는 영명: 화마인(火麻仁)
- 식물명 및 학명: 삼, *Cannabis sativa* Linné
- 과명: 뽕나무과
- 약용부위: 씨
- 식약처 공정서 및 조선시대 의서 수재:
  대한민국약전외한약(생약)규격집(KHP) 제4개정
  동의보감 탕액편의 곡식부(部)
  방약합편의 마맥도(麻麥稻, 삼, 보리, 벼류)편

마인

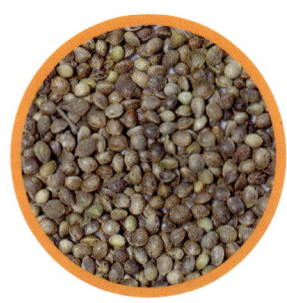

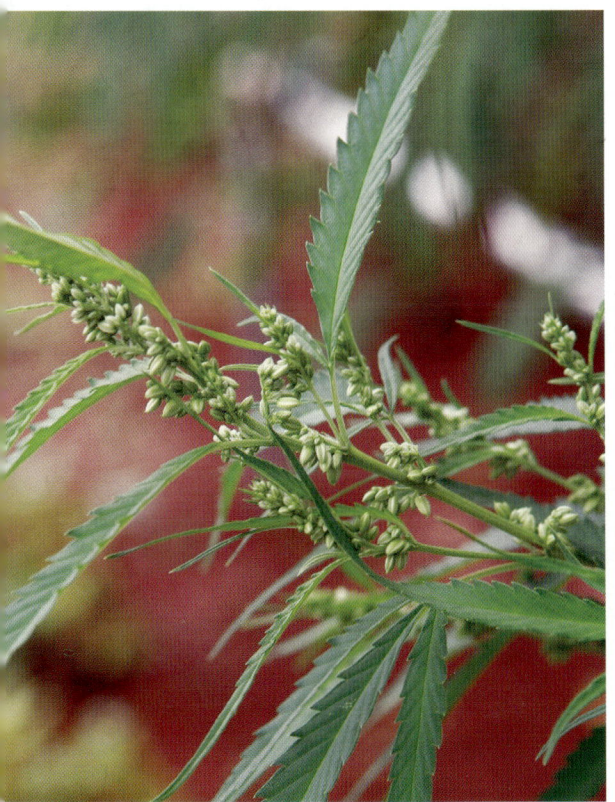

▲ 삼 열매

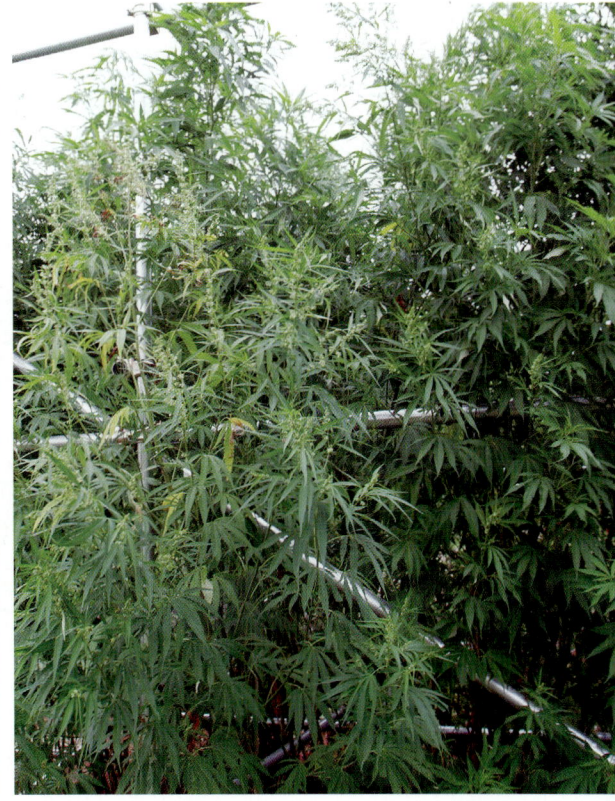

▲ 삼 지상부

- **기원** 이 약은 삼 *Cannabis sativa* Linné(뽕나무과 Moraceae)의 씨이다.

- **한방 약미(藥味)와 약성(藥性)** 맛은 달고 성질은 평(平)하다.

- **한방 작용부위(귀경, 歸經)** 마인은 주로 비(脾), 위(胃), 대장경(大腸經)에 들어가 작용한다.

| 약효 해설 |

• 변비에 유효하다.

• 월경불순을 치료한다.

• '대마(大麻)'로 불리는 꽃, 이삭, 잎은 환각작용이 있어 법으로 엄격하게 관리하고 있다.

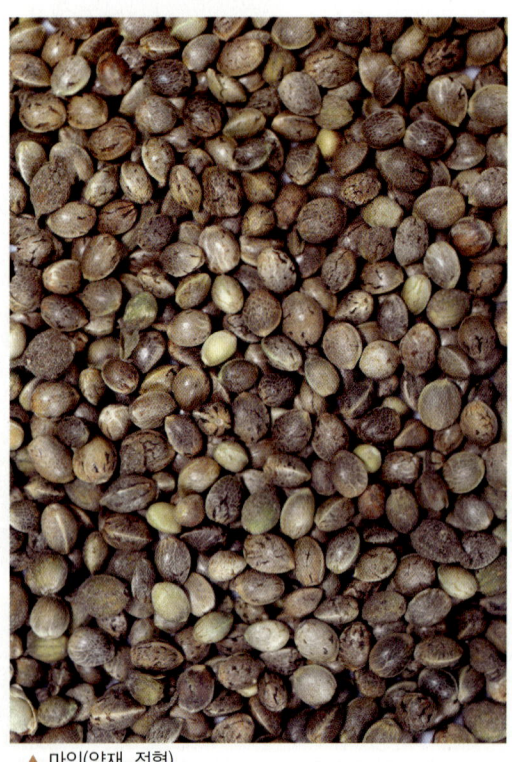
▲ 마인(약재, 전형)

| 동의보감 효능 |

마자(麻子, 삼 씨)의 성질은 평(平)하고(차다[寒] 고도 한다) 맛이 달며[甘] 독이 없다. 몸과 마음이 허약하고 피로한 것을 보한다. 오장(五藏)을 적시며 풍기(風氣)를 소통시킨다. 대장의 풍열(風熱)로 대변이 뭉친 것을 치료한다. 소변을 잘 나오게 하고 열로 생긴 임증[熱淋, 열림]을 치료하며 대소변을 잘 나오게 한다. 정기(精氣)를 새어나가게 하고 양기(陽氣)를 위축시키니 많이 먹으면 안 된다[본초].

| 약용법 |

씨 10~15g을 물 800mL에 넣고 달여서 반으로 나누어 아침저녁으로 마시거나 또는 가루나 환(丸)으로 만들어 복용한다.

126

- **한자명**: 馬齒莧
- **라틴생약명**: Portulacae Herba
- **식물명 및 학명**: 쇠비름, *Portulaca oleracea* Linné
- **과명**: 쇠비름과
- **약용부위**: 전초로서 그대로 또는 쪄서 말린 것
- **식약처 공정서 및 조선시대 의서 수재**:
  - 대한민국약전외한약(생약)규격집(KHP) 제4개정
  - 동의보감 탕액편의 채소부
  - 방약합편의 유활채(柔滑菜, 부드럽고 매끈한 채소)편

마치현

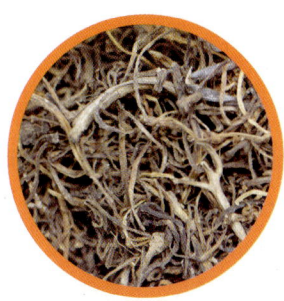

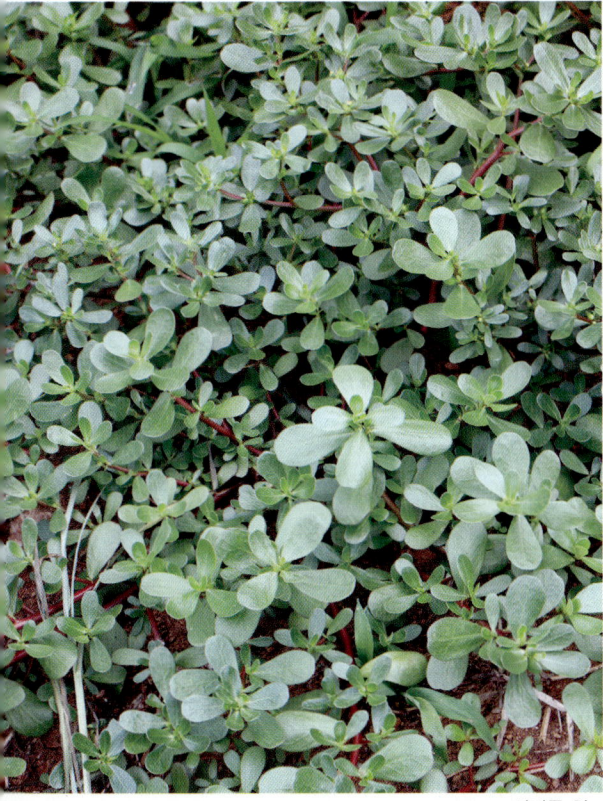

▲ 쇠비름 잎

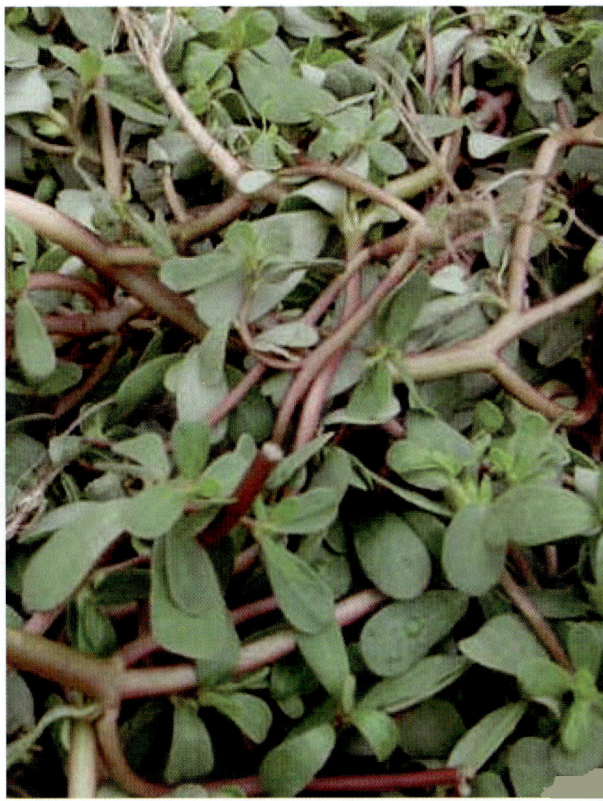

▲ 쇠비름 줄기

●**기원** 이 약은 쇠비름 *Portulaca oleracea* Linné(쇠비름과 Portulacaceae)의 전초로서 그대로 또는 쪄서 말린 것이다.

●**한방 약미(藥味)와 약성(藥性)** 맛은 시고 성질은 차다.

●**한방 작용부위(귀경, 歸經)** 마치현은 주로 간(肝), 대장경(大腸經)에 들어가 작용한다.

| 약효 해설 |

• 열을 내리고 해독한다.
• 부정기 자궁출혈과 자궁에서 분비물이 나오는 증상을 치료한다.
• 더위로 발진이 생기며 피 섞인 대변을 보는 증상을 낫게 한다.
• 습진, 피부질환에 유효하다.

| 동의보감 효능 |

마치현(馬齒莧, 쇠비름)은 성질이 차고[寒] 맛이 시며[酸] 독이 없다. 온갖 부은 것과 피부가 헐어 아프고 가려우며 곪는 것에 주로 쓴다. 대소변을 잘 나오게 하고 뱃속에 생긴 덩어리를 깨뜨린다. 쇠붙이에 상하여 속에 생긴 누공[漏]을 치료한다. 갈증을 멎게 하며 여러 벌레를 죽인다.

| 약용법 |

전초 9~15g을 물 800mL에 넣고 달여서 반으로 나누어 아침저녁으로 마신다.

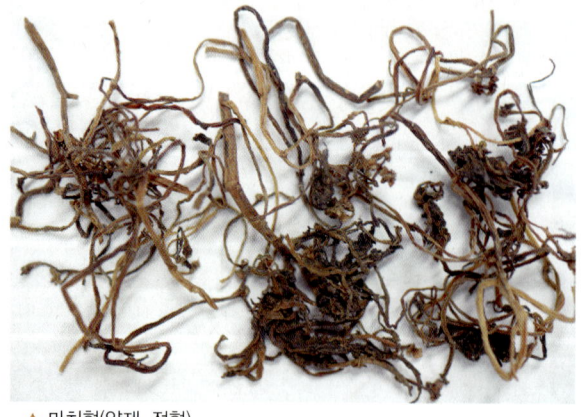

▲ 마치현(약재, 전형)

127

- 한자명: 馬鞭草
- 라틴생약명: Verbenae Herba
- 이명 또는 영명: 철마편(鐵馬鞭)
- 식물명 및 학명: 마편초, *Verbena officinalis* Linné
- 과명: 마편초과
- 약용부위: 지상부
- 식약처 공정서 및 조선시대 의서 수재:
  대한민국약전외한약(생약)규격집(KHP) 제4개정
  동의보감 탕액편의 풀부(部)

마편초

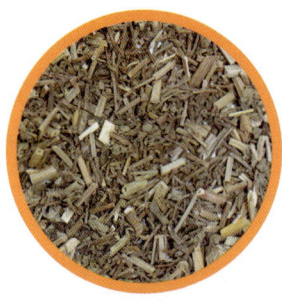

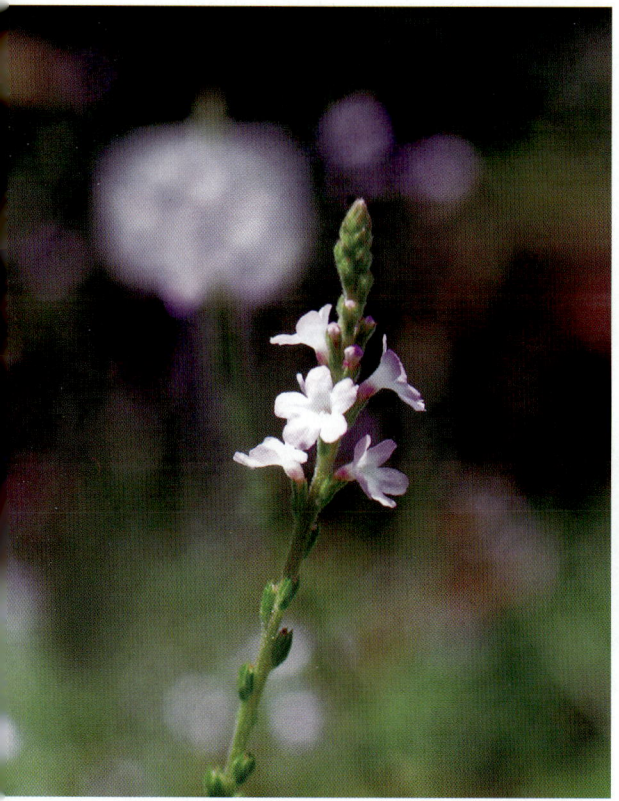

▲ 마편초 꽃

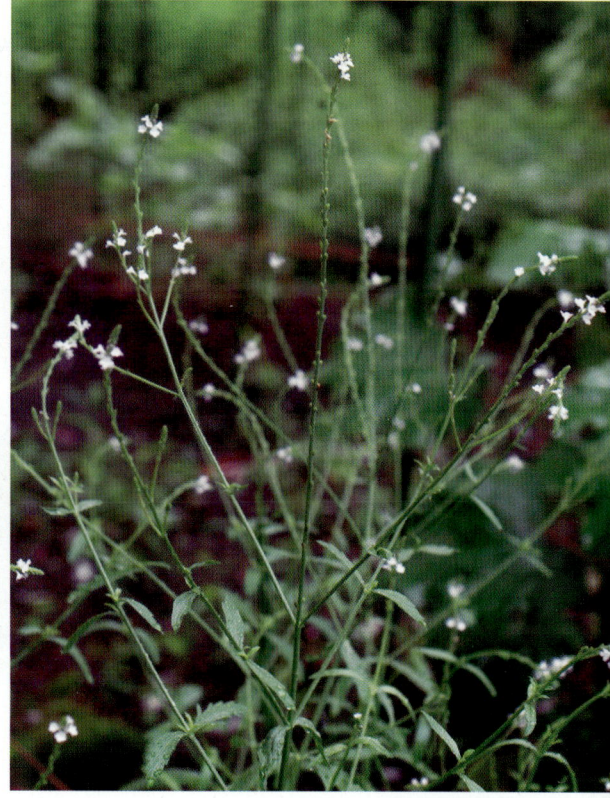

▲ 마편초 지상부

- **기원** 이 약은 마편초 *Verbena officinalis* Linné(마편초과 Verbenaceae)의 지상부이다.

- **한방 약미(藥味)와 약성(藥性)** 맛은 쓰고 성질은 서늘하다.

- **한방 작용부위(귀경, 歸經)** 마편초는 주로 간(肝), 비경(脾經)에 들어가 작용한다.

| 약효 해설 |

- 목구멍이 붓고 아프며 막혀 있는 느낌이 드는 증상을 낫게 한다.
- 감기에 의한 발열, 습열로 생긴 황달을 치료한다.
- 몸이 붓는 증상에 사용한다.
- 혈액순환을 촉진하여 어혈을 없앤다.

| 동의보감 효능 |

마편초(馬鞭草)의 성질은 서늘하고[凉] 맛은 맵고[辛](쓰다[苦]고도 한다) 독이 없다(독이 있다고도 한다). 징벽(癥癖), 아랫배에 피가 몰려 덩어리가 생긴 병, 오랜 학질[久瘧]을 낫게 한다. 어혈을 헤치며 월경을 잘하게 한다. 충을 죽이며 음부에 벌레가 파먹은 것처럼 파이는 헌데를 잘 낫게 한다[본초].

| 약용법 |

지상부 5~10g을 물 800mL에 넣고 달여서 반으로 나누어 아침저녁으로 마신다.

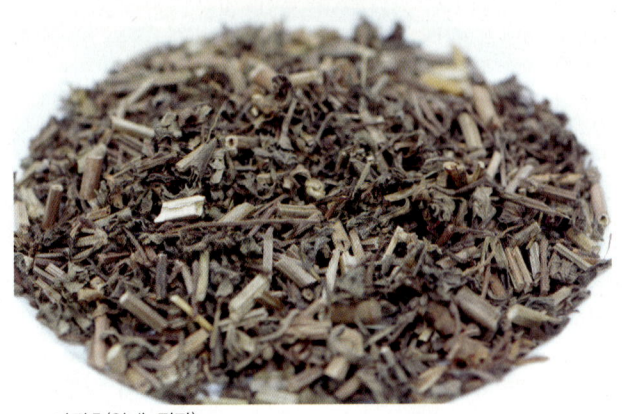

▲ 마편초(약재, 절단)

128

- 한자명: 麻黃
- 라틴생약명: Ephedrae Herba
- 이명 또는 영명: Ephedra Herb
- 식물명 및 학명: 초마황(草麻黃), *Ephedra sinica* Stapf
  중마황(中麻黃), *Ephedra intermedia* Schrenk et C. A. Meyer
  목적마황(木賊麻黃), *Ephedra equisetina* Bunge
- 과명: 마황과
- 약용부위: 초질경
- 식약처 공정서 및 조선시대 의서 수재:
  대한민국약전(KP) 제11개정
  동의보감 탕액편의 풀부(部)
  방약합편의 습초(濕草)편

마황

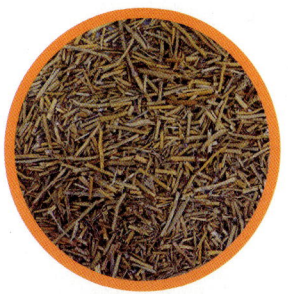

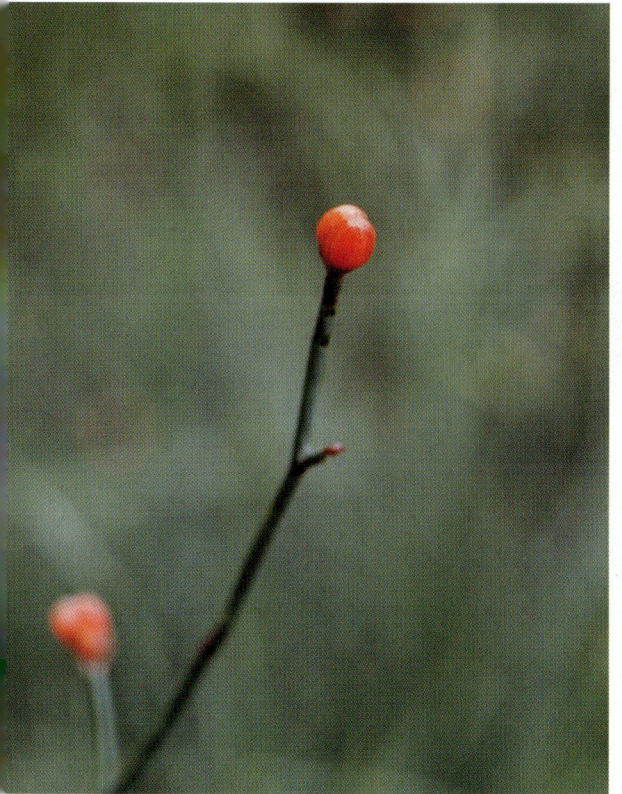

▲ 목적마황 열매

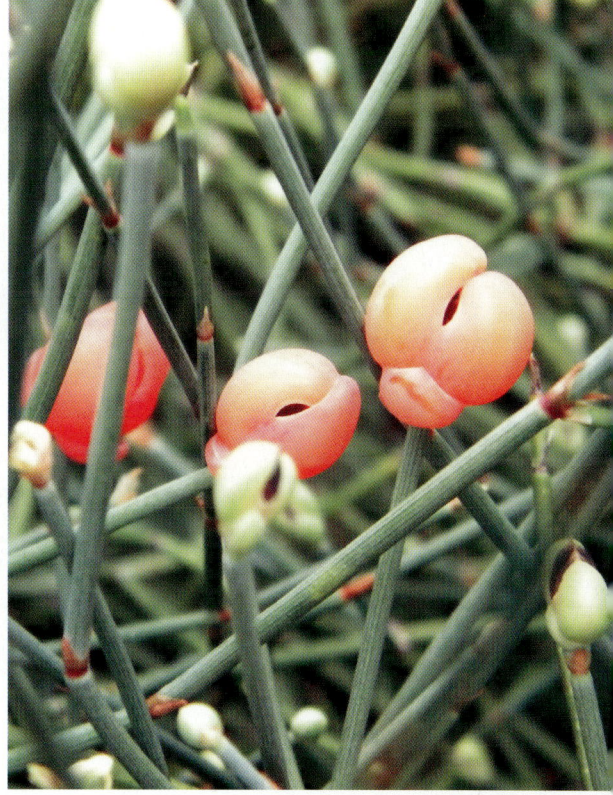

▲ 초마황 열매

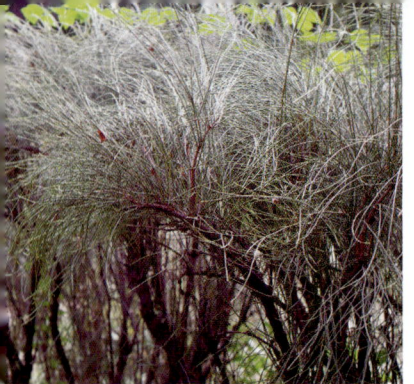

▲ 목적마황 지상부

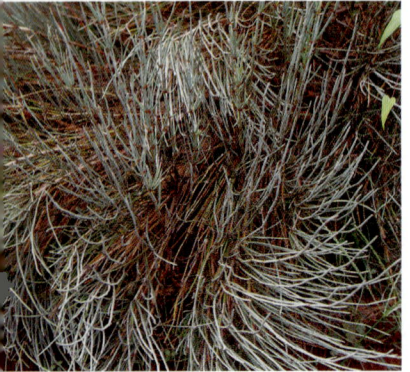

▲ 중마황 지상부

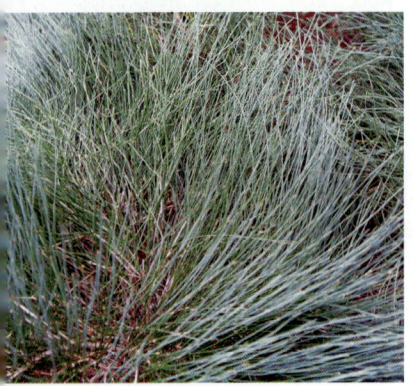

▲ 초마황 지상부

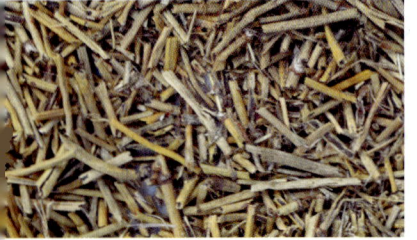

▲ 마황(약재, 절편)

● **기원** 이 약은 초마황(草麻黃) *Ephedra sinica* Stapf, 중마황(中麻黃) *Ephedra intermedia* Schrenk et C. A. Meyer 또는 목적마황(木賊麻黃) *Ephedra equisetina* Bunge(마황과 Ephedraceae)의 초질경이다.

● **한방 약미(藥味)와 약성(藥性)** 맛은 맵고 약간 쓰며 성질은 따뜻하다.

● **한방 작용부위(귀경, 歸經)** 마황은 주로 폐(肺), 방광경(膀胱經)에 들어가 작용한다.

| **약효 해설** |

• 발한(發汗)작용이 있어 감기로 인한 열을 없애준다.
• 가슴이 답답하고 숨이 차면서 기침하는 증상을 낫게 한다.
• 기침할 때 숨은 가쁘나 가래 끓는 소리가 없는 증상에 많이 사용한다.
• 소변량이 줄거나 잘 나오지 않는 증상에 유효하다.
• 피부가 무감각해진 것을 치료한다.
• 주성분인 ephedrine은 기관지 평활근의 이완, 즉 진해(鎭咳)작용이 있다.

| **동의보감 효능** |

마황(麻黃)의 성질은 따뜻하고[溫][평(平)하다고도 한다] 맛은 쓰며[苦](달다[甘]고도 한다) 독이 없다. 중풍(風傷)이나 상한(傷寒)으로 머리가 아픈 것과 학질[溫瘧, 온학]을 낫게 한다. 땀을 나게 하여 나쁜 기운과 열을 없앤다. 한열(寒熱)과 오장(五藏)의 나쁜 기운을 없애고 땀구멍[腠理, 주리]을 잘 통하게 한다. 급성 전염병을 낫게 하고 산람장기(山嵐瘴氣)를 치료한다.

| **약용법** |

지상부 2~10g을 물 800mL에 넣고 달여서 반으로 나누어 아침저녁으로 마신다.

■ 한자명: 麻黃根

■ 라틴생약명: Ephdrae Radix et Rhizoma

■ 식물명 및 학명: 초마황(草麻黃), *Ephedra sinica* Stapf.
　　중마황(中麻黃), *Ephedra intermedia* Schrenk et C.A.Meyer

■ 과명: 마황과

■ 약용부위: 뿌리 및 뿌리줄기

■ 식약처 공정서 및 조선시대 의서 수재:
　　대한민국약전외한약(생약)규격집(KHP) 제4개정

마황근

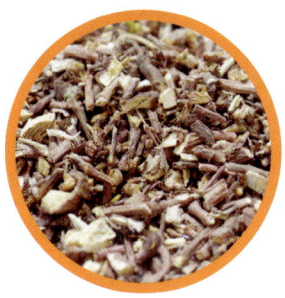

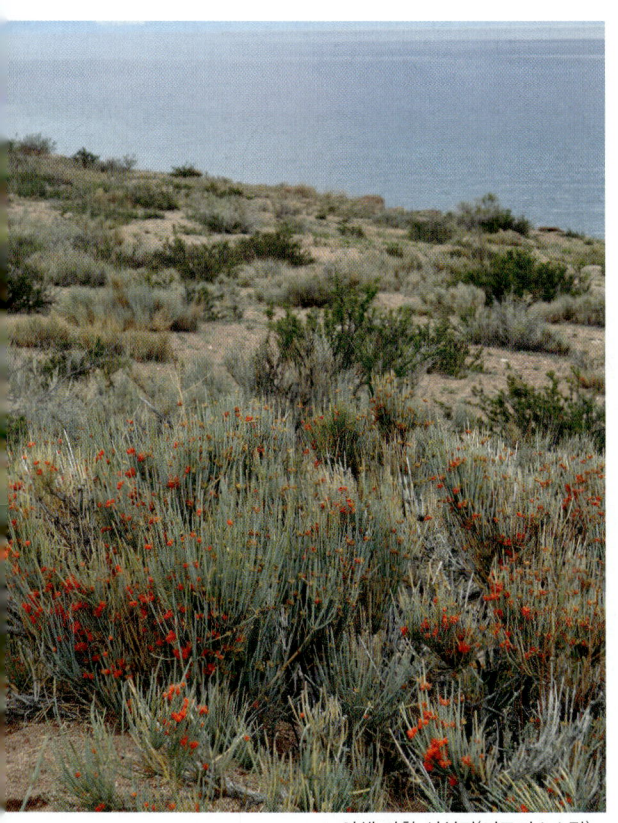

▲ 야생 마황 서식지(키르기스스탄)

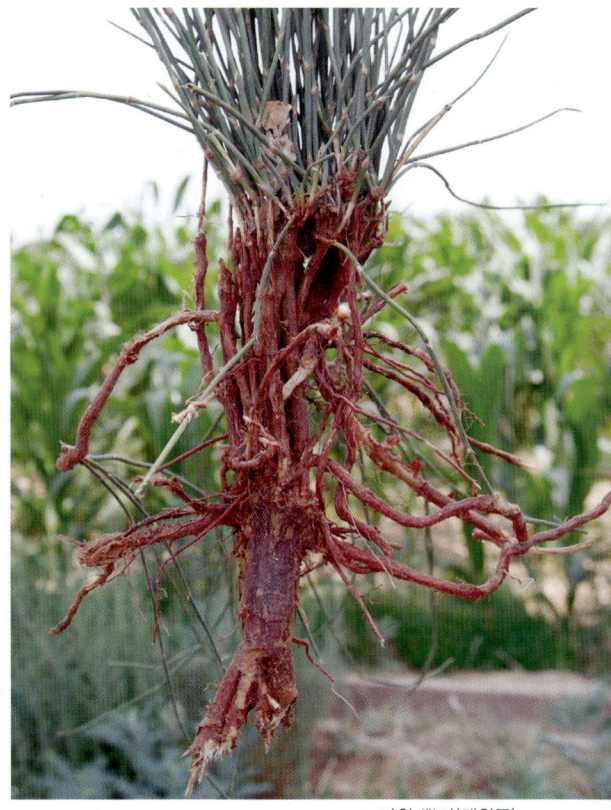

▲ 마황 뿌리(채취품)

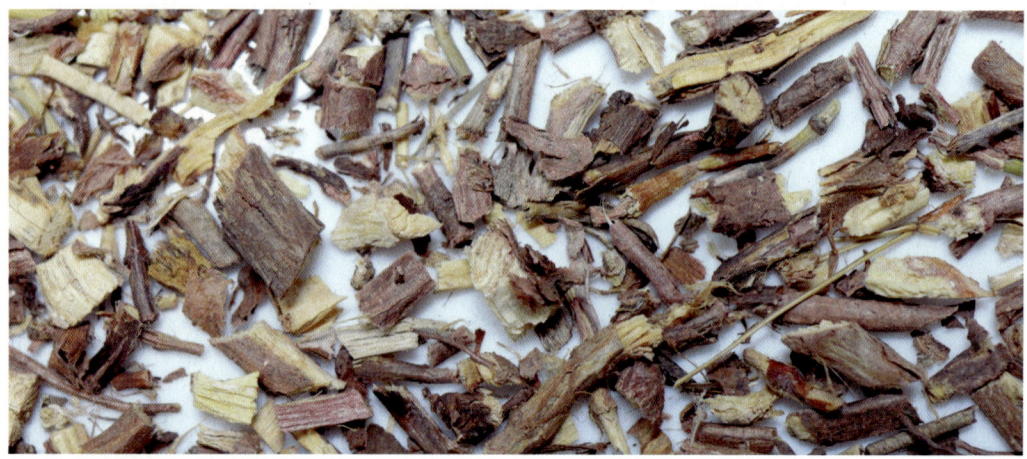

▲ 마황근(약재, 절편)

● **기원** 이 약은 초마황(草麻黃) *Ephedra sinica* Stapf. 또는 중마황(中麻黃) *Ephedra intermedia* Schrenk et C. A. Meyer(마황과 Ephedraceae)의 뿌리 및 뿌리줄기이다.

● **한방 약미(藥味)와 약성(藥性)** 맛은 맵고 떫으며 성질은 평(平)하다.

● **한방 작용부위(귀경, 歸經)** 마황근은 주로 심(心), 폐경(肺經)에 들어가 작용한다.

  | **약효 해설** |

• 몸이 허약하여 식은땀이 나는 증상을 치료한다.

• 잠잘 때에는 땀이 나다가 잠에서 깨어나면 땀이 멎는 증상을 낫게 한다.

• 뿌리에는 혈압 강하와 지한(止汗) 작용이 있는 ephedradine 성분이 있다.

  | **약용법** |

뿌리 및 뿌리줄기 3~9g을 물 800mL에 넣고 달여서 반으로 나누어 아침저녁으로 마신다.

130

- 한자명: 蔓荊子
- 라틴생약명: Viticis Fructus
- 이명 또는 영명: Vitex Fruit
- 식물명 및 학명: 순비기나무, *Vitex rotundifolia* Linné fil.
  만형(蔓荊), *Vitex trifolia* Linné
- 과명: 마편초과
- 약용부위: 잘 익은 열매
- 식약처 공정서 및 조선시대 의서 수재:
  대한민국약전(KP) 제11개정
  동의보감 탕액편의 나무부(部)
  방약합편의 관목(灌木)편

만형자

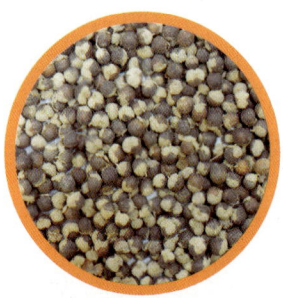

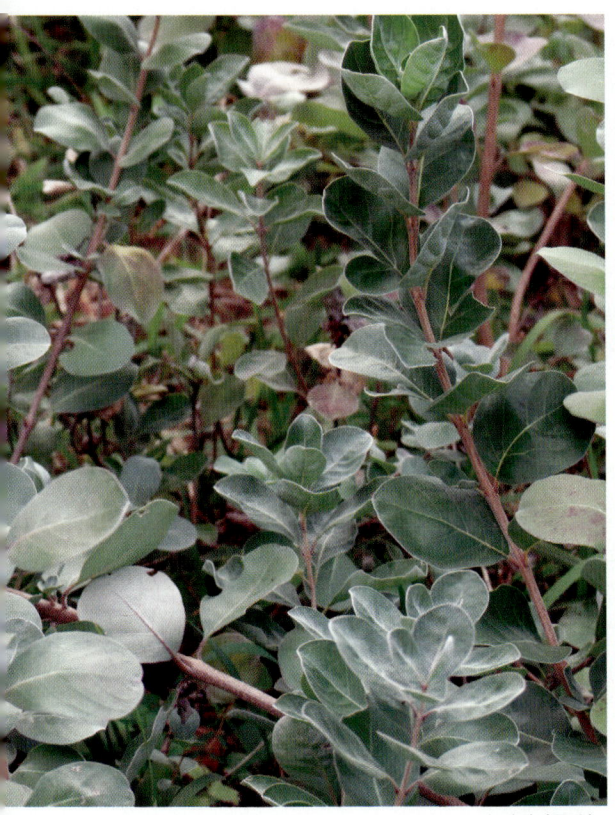

▲ 순비기나무 잎

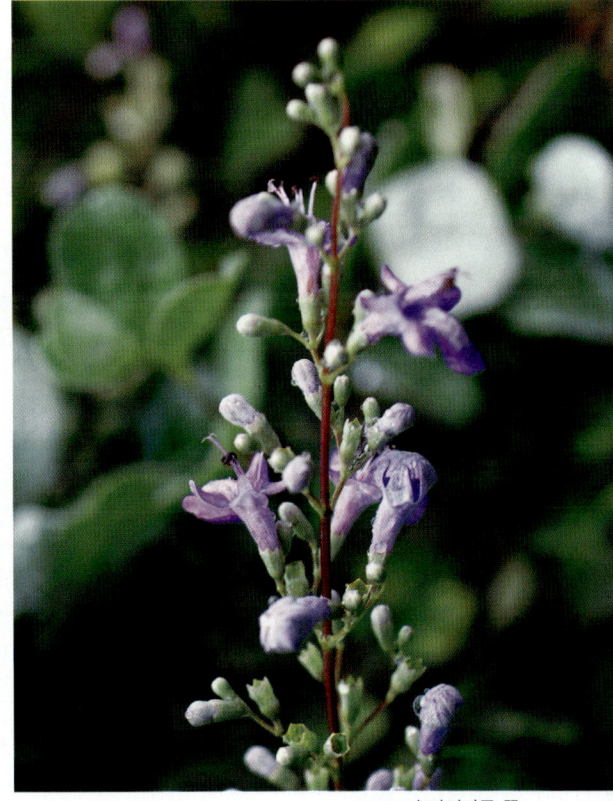

▲ 순비기나무 꽃

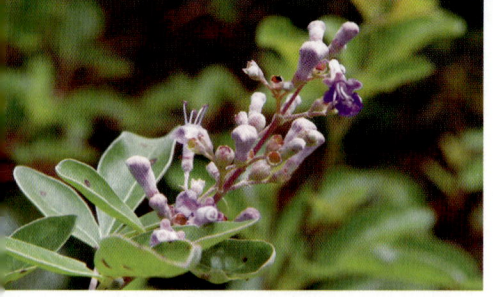

▲ 만형 꽃

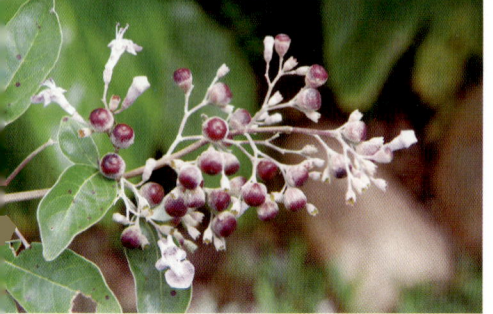

▲ 만형 열매

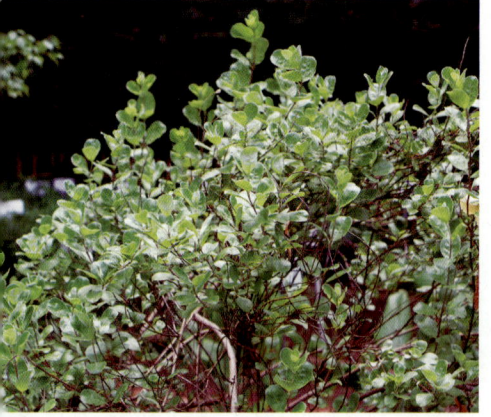

▲ 순비기나무 수형

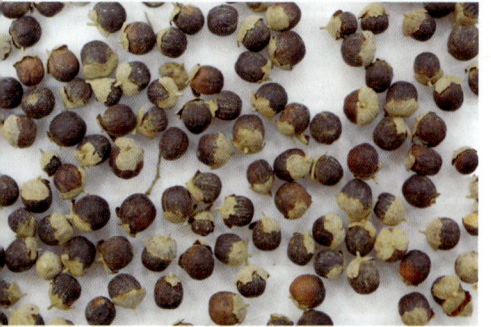

▲ 만형자(약재, 전형)

●**기원** 이 약은 순비기나무 *Vitex rotundifolia* Linné fil. 또는 만형(蔓荊) *Vitex trifolia* Linné(마편초과 Verbenaceae)의 잘 익은 열매이다.

●**한방 약미(藥味)와 약성(藥性)** 맛은 맵고 쓰며 성질은 약간 차다.

●**한방 작용부위(귀경, 歸經)** 만형자는 주로 방광(膀胱), 간(肝), 위경(胃經)에 들어가 작용한다.

| 약효 해설 |

• 눈이 충혈되고 눈물을 많이 흘리는 증상을 치료한다.

• 눈이 어둡고 잘 보이지 않는 증상의 치료에 좋다.

• 머리가 어지럽고 눈앞이 아찔한 증상에 활용된다.

• 잇몸이 붓고 아픈 증상을 낫게 한다.

• 편두통, 치통을 멎게 한다.

| 동의보감 효능 |

만형실(蔓荊實, 순비기나무 열매)의 성질은 약간 차며[微寒](평(平)하다고도 한다) 맛이 쓰고[苦] 맵고[辛] 독이 없다. 풍(風)으로 머리가 아프며 뇌에서 소리가 나는 것, 눈물이 나는 것을 낫게 한다. 눈을 밝게 하고 치아를 튼튼히 한다. 몸에 있는 9개의 구멍을 잘 통하게 하고 수염과 머리카락을 잘 자라게 한다. 습한 기운으로 인해 뼈마디가 저리고 쑤시는 것, 경련이 이는 것을 치료한다. 백충(白蟲), 장충(長蟲)을 없앤다.

| 약용법 |

열매 5~10g을 물 800mL에 넣고 달여서 반으로 나누어 아침저녁으로 마신다.

- 한자명: 芒硝
- 라틴생약명: Natrii Sulfas
- 이명 또는 영명: 황산나트륨, Glauber's Salt
- 한약의 분류: 광물성 약재
- 식약처 공정서 및 조선시대 의서 수재:
  대한민국약전외한약(생약)규격집(KHP) 제4개정
  동의보감 탕액편의 돌부(部)
  방약합편의 금석(金石, 광석류)편

망초

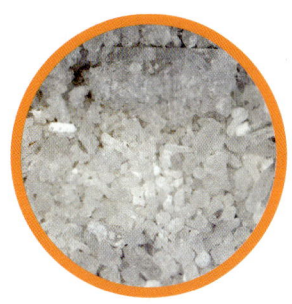

● **기원** 이 약은 황산염광물 망초를 정제한 것이다. 이 약을 건조한 것은 정량할 때 황산나트륨(Na_2SO_4 : 142.04) 99.0% 이상을 함유한다.

● **한방 약미(藥味)와 약성(藥性)** 맛은 짜고 쓰며 성질은 차다.

● **한방 작용부위(귀경, 歸經)** 망초는 주로 위(胃), 대장경(大腸經)에 들어가 작용한다.

| 약효 해설 |

- 대변 보기가 아주 힘들거나 며칠 동안 대변을 보지 못하는 증상을 치료한다.
- 배가 그득하면서 부어오르고 아픈 병증에 사용한다.
- 젖멍울에 외용(外用)한다.

| 동의보감 효능 |

망초(芒硝)는 성질이 아주 차고 맛은 짜며 독이 조금 있다. 오장(五藏)의 적취에 주로 쓴다. 징가(癥瘕)를 깨뜨리고 오림(五淋)을 통하게 한다. 대소변을 잘 나오게 하고 뱃속에 담(痰)이 찬 것, 상한으로 속에 열이 나는 것, 위(胃)가

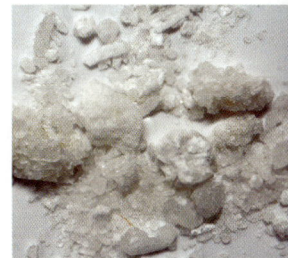

▲ 망초

막힌 것과 황달을 치료한다. 나력(瘰癧)을 삭이고 옻이 오른 것을 치료한다. 어혈을 삭이고 낙태시키며 여자의 월경을 나오게 한다. 박초(朴硝)에 따뜻한 물을 부어 녹인 즙을 반 정도 남게 졸여서 그릇 속에 하룻밤 담아두면 가는 결정체가 된다. 이것이 망초이다. 분초(盆硝)라고도 한다[본초].

매괴화

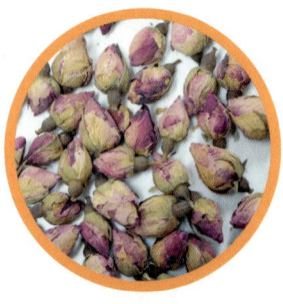

- 한자명: 玫瑰花
- 라틴생약명: Rosae Rugosae Flos
- 이명 또는 영명: 홍매괴(紅玫瑰)
- 식물명 및 학명: 해당화, *Rosa rugosa* Thunberg
- 과명: 장미과
- 약용부위: 꽃봉오리
- 식약처 공정서 및 조선시대 의서 수재:
  대한민국약전외한약(생약)규격집(KHP) 제4개정

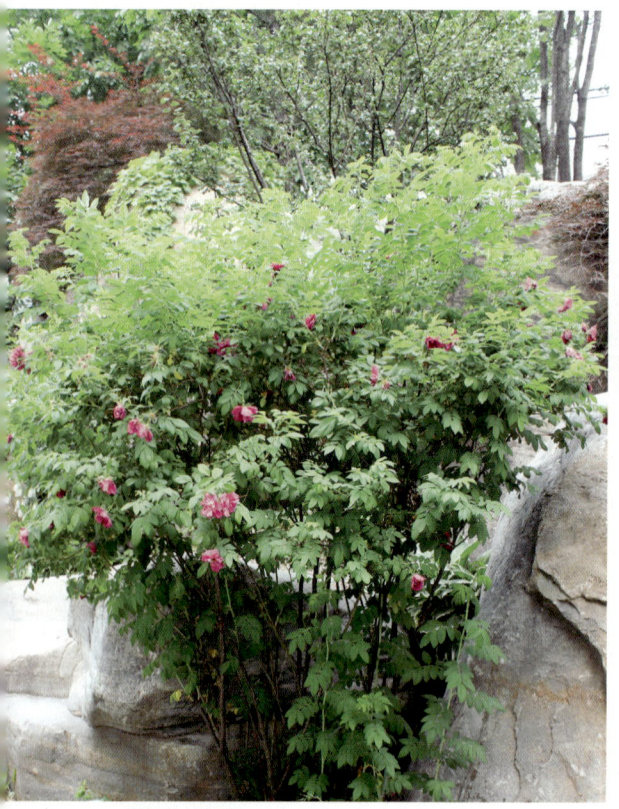

▲ 해당화 지상부

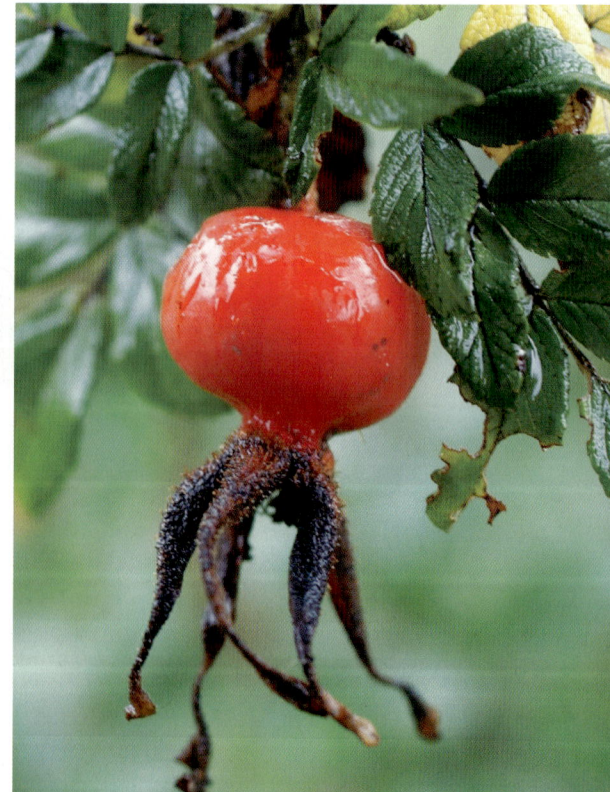

▲ 해당화 열매

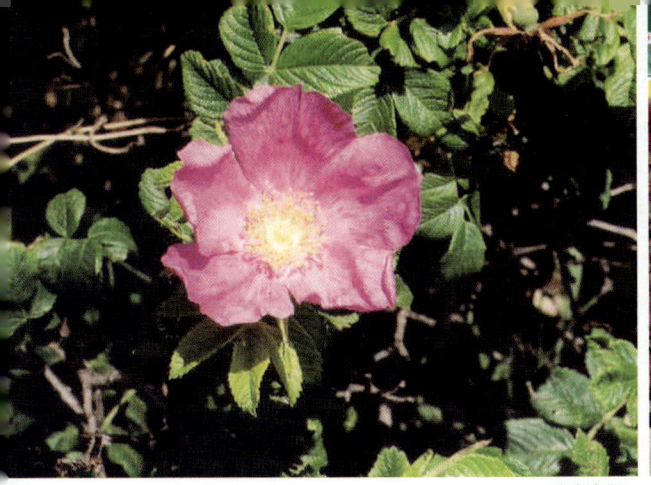

▲ 해당화 꽃

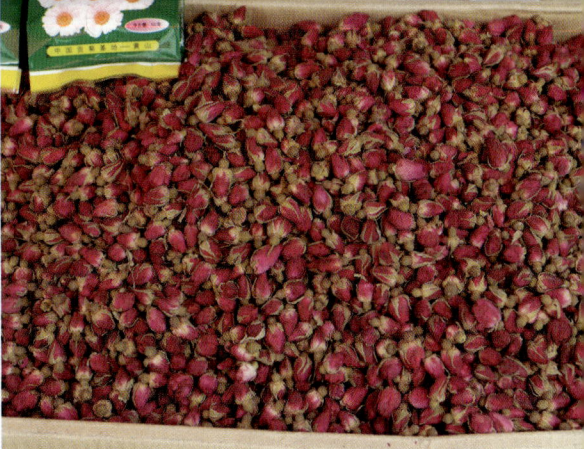

▲ 해당화(약재, 시장 판매품)

● **기원** 이 약은 해당화 *Rosa rugosa* Thunberg(장미과 Rosaceae)의 꽃봉오리이다.

● **한방 약미(藥味)와 약성(藥性)** 맛은 달고 약간 쓰며 성질은 따뜻하다.

● **한방 작용부위(귀경, 歸經)** 매괴화는 주로 간(肝), 비경(脾經)에 들어가 작용한다.

| **약효 해설** |

• 기가 뭉쳐서 명치 아래쪽이 아픈 증상을 풀어
  준다.
• 월경불순을 치료한다.
• 토혈, 각혈에 유효하다.
• 당뇨병 개선, 간 독성 보호 및 HIV 저해 효과의
  약리작용이 있다.

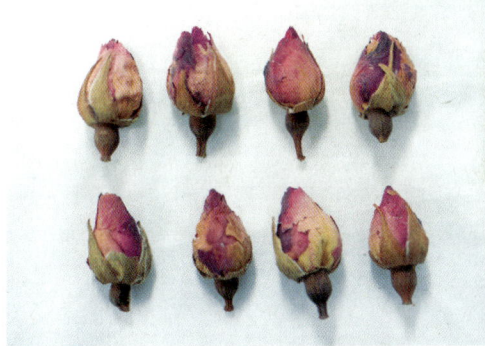

▲ 해당화(약재, 전형)

| **약용법** |

꽃 3~6g을 물 800mL에 넣고 달여서 반으로 나누
어 아침저녁으로 마신다.

133

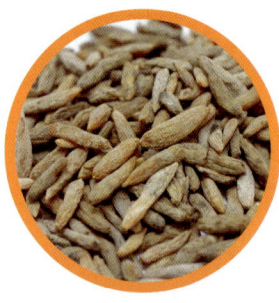

맥문동

- 한자명: 麥門冬
- 라틴생약명: Liriopis seu Ophiopogonis Tuber
- 이명 또는 영명: Liriope Tuber
- 식물명 및 학명: 맥문동, *Liriope platyphylla* Wang et Tang
  소엽맥문동, *Ophiopogon japonicus* Ker-Gawler
- 과명: 백합과
- 약용부위: 뿌리의 팽대부(膨大部)
- 식약처 공정서 및 조선시대 의서 수재:
  대한민국약전(KP) 제11개정
  동의보감 탕액편의 풀부(部)
  방약합편의 습초(濕草)편

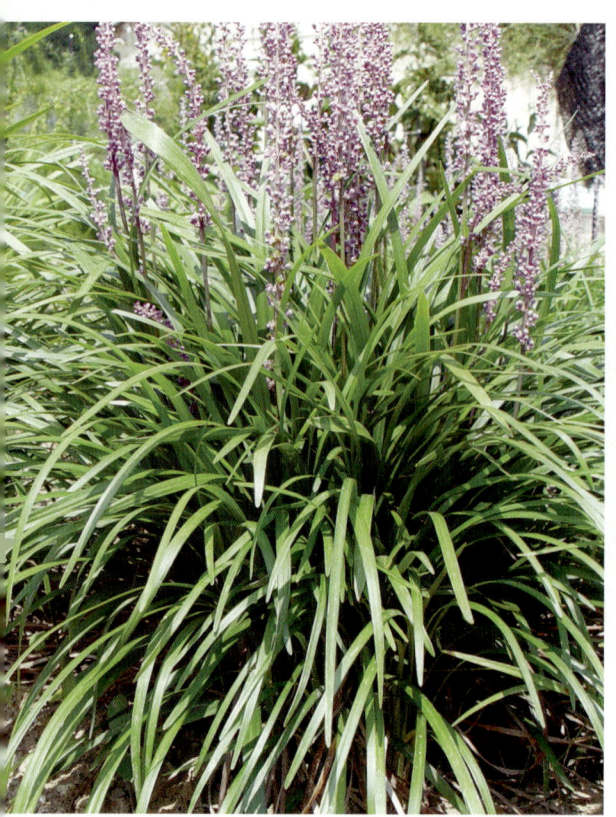

▲ 맥문동 지상부

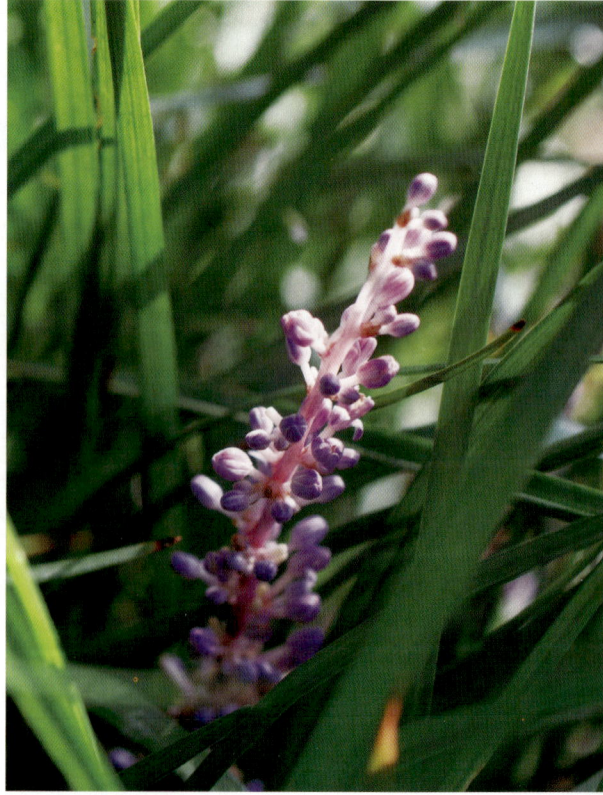

▲ 소엽맥문동 꽃봉오리

- **기원** 이 약은 맥문동 *Liriope platyphylla* Wang et Tang 또는 소엽맥문동 *Ophiopogon japonicus* Ker-Gawler(백합과 Liliaceae)의 뿌리의 팽대부(膨大部)이다.

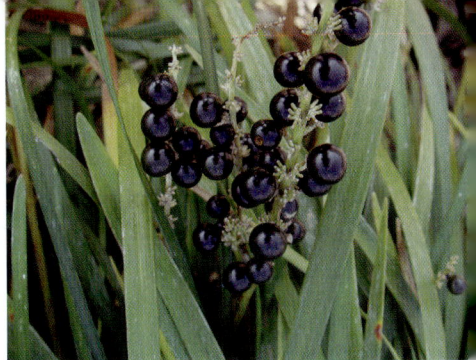

▲ 맥문동 열매

- **한방 약미(藥味)와 약성(藥性)** 맛은 달고 약간 쓰며 성질은 약간 차다.

- **한방 작용부위(귀경, 歸經)** 맥문동은 주로 심(心), 폐(肺), 위경(胃經)에 들어가 작용한다.

| 약효 해설 |

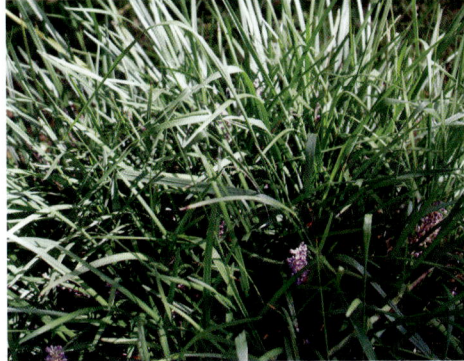

▲ 소엽맥문동 지상부

- 가슴이 답답하여 잠을 잘 못 자는 증상에 유효하다.
- 마른기침이 나고 가래가 없는 증상에 사용한다.
- 목 안이 벌겋게 붓고 아프며 막힌 감이 있는 증상을 치료한다.
- 음(陰)이 허해서 몸이 허약해지고 기침과 오한이 있으며 열 나는 증상을 낮게 한다.
- 장(腸)의 진액이 부족하여 생기는 변비를 없애준다.
- 각혈을 멎게 한다.

| 동의보감 효능 |

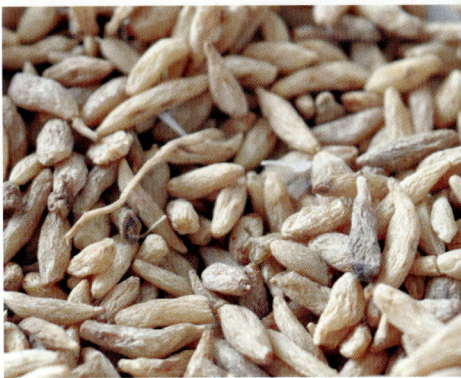

▲ 맥문동(약재, 전형)

맥문동(麥門冬)의 성질은 약간 차고[微寒](평(平)하다고도 한다) 맛이 달며[甘] 독이 없다. 허로에 열이 나고 입이 마르며 갈증 나는 것을 낮게 한다. 폐열(肺熱)로 진액이 소모되어 기침하고 숨 차는 것, 피고름을 토하는 것을 치료한다. 열독으로 몸이 검고 눈이 누렇게 되는 것을 낮게 한다. 심(心)을 보하고 폐를 식혀주며 정신을 진정시키고 맥기(脈氣)를 안정시킨다.

| 약용법 |

뿌리 6~12g을 물 800mL에 넣고 달여서 반으로 나누어 아침저녁으로 마신다.

134

맥아

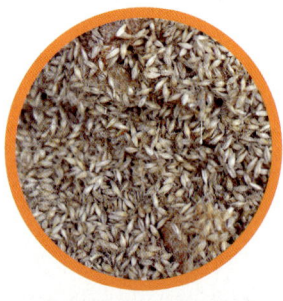

- 한자명: 麥芽
- 라틴생약명: Hordei Fructus Germinatus
- 이명 또는 영명: 곡맥(谷麥)
- 식물명 및 학명: 보리, *Hordeum vulgare* Linné var. *hexastichon* Aschers
- 과명: 벼과
- 약용부위: 잘 익은 열매를 발아시켜 말린 것
- 식약처 공정서 및 조선시대 의서 수재:
    대한민국약전외한약(생약)규격집(KHP) 제4개정
    동의보감 탕액편의 곡식부
    방약합편의 조양(造釀, 술, 간장, 식초류)편

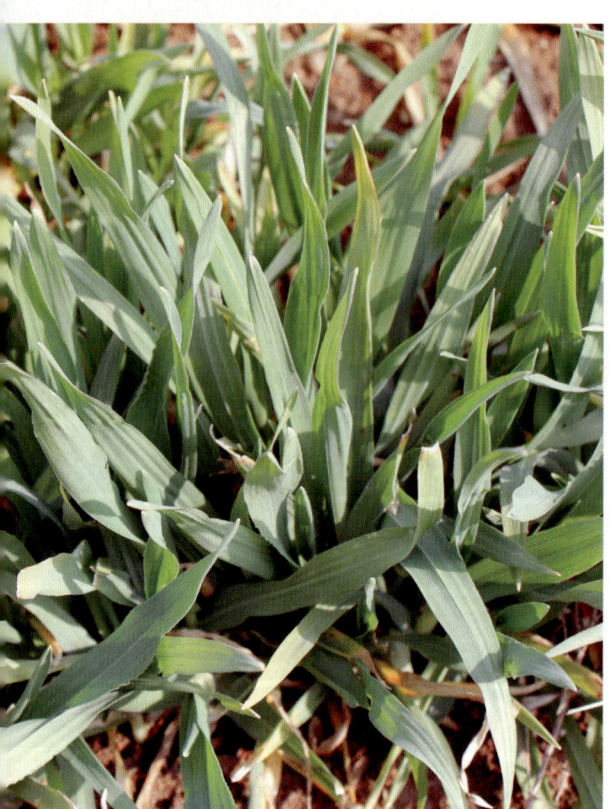

▲ 보리 어린 지상부

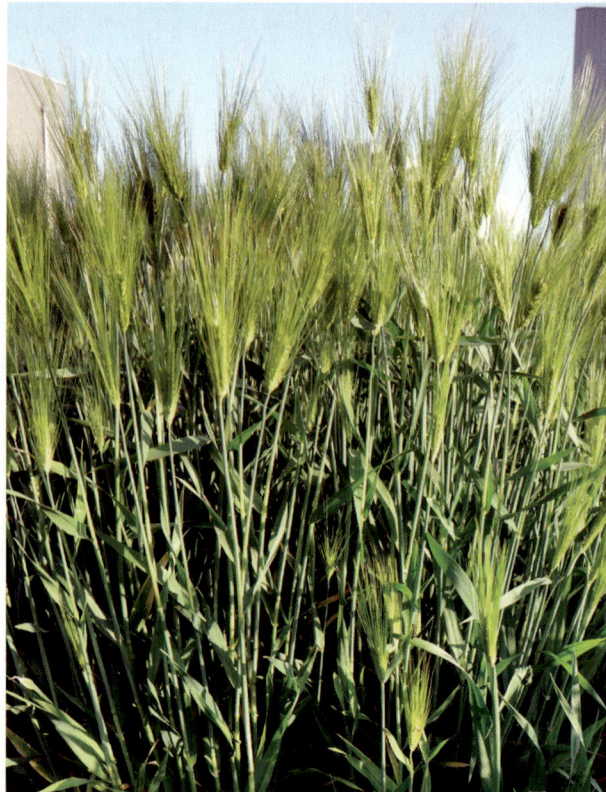

▲ 보리 지상부

● **기원** 이 약은 보리 *Hordeum vulgare* Linné var. *hexastichon* Aschers(벼과 Gramineae)의 잘 익은 열매를 발아시켜 싹이 5㎜ 정도 자랐을 때 햇볕이나 60℃ 이하에서 말린 것이다.

● **한방 약미(藥味)와 약성(藥性)** 맛은 달고 성질은 평(平)하다.

● **한방 작용부위(귀경, 歸經)** 맥아는 주로 비(脾), 위경(胃經)에 들어가 작용한다.

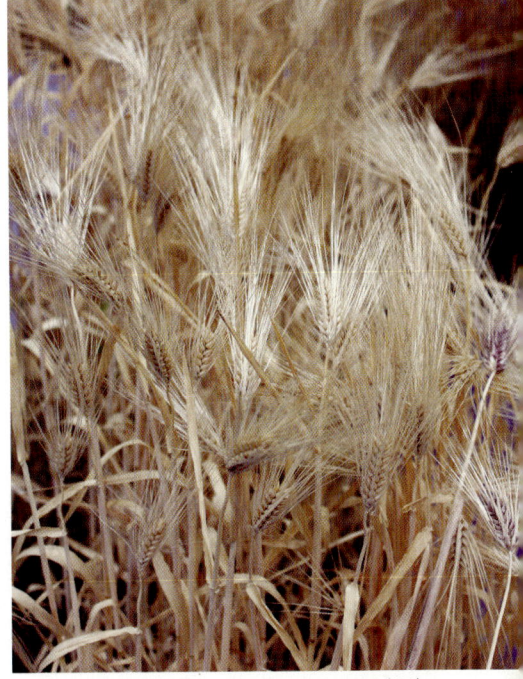

▲ 보리

| **약효 해설** |

• 기를 잘 돌게 하고 음식을 소화시킨다.
• 복부 부위가 부르고 그득하며 통증이 있는 증상을 치료한다.
• 산후에 젖의 분비가 잘 되지 않고 맺혀 쌓여 있는 증상을 낫게 한다.
• 유방이 부풀어 오르고 아픈 병증에 유효하다.
• 황달에 사용한다.

| **동의보감 효능** |

대맥(大麥, 보리)은 성질이 따뜻하다[溫](약간 차다[微寒]고도 한다). 맛이 짜고[鹹] 독이 없다. 기를 보하여 중초를 조화시킨다[益氣調中]. 설사를 멎게 하여 허한 것을 보한다. 오장(五藏)을 튼튼하게 한다. 오래 먹으면 살찌고 건강해지며 윤기가 흐르게 된다[본초].

| **약용법** |

맥아 10~15g을 물 800mL에 넣고 달여서 반으로 나누어 아침저녁으로 마신다.

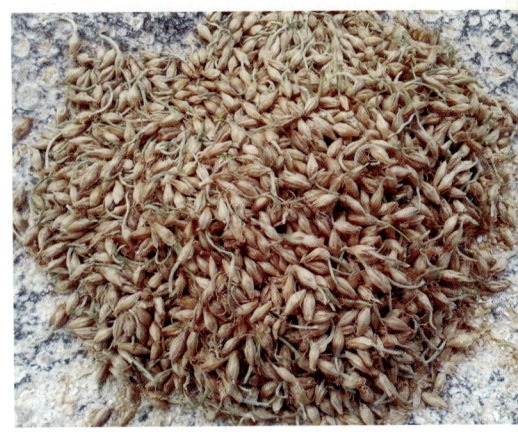

▲ 맥아

135

맹충

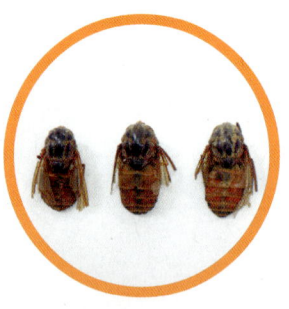

- 한자명: 虻蟲
- 라틴생약명: Tabanus
- 이명 또는 영명: 비맹(蜚虻)
- 동물명 및 학명: 재등에, *Tabanus mandarinus* Schiner
- 과명: 등에과
- 약용부위: 암컷 성충
- 식약처 공정서 및 조선시대 의서 수재:
  대한민국약전외한약(생약)규격집(KHP) 제4개정
  동의보감 탕액편의 벌레부(部)

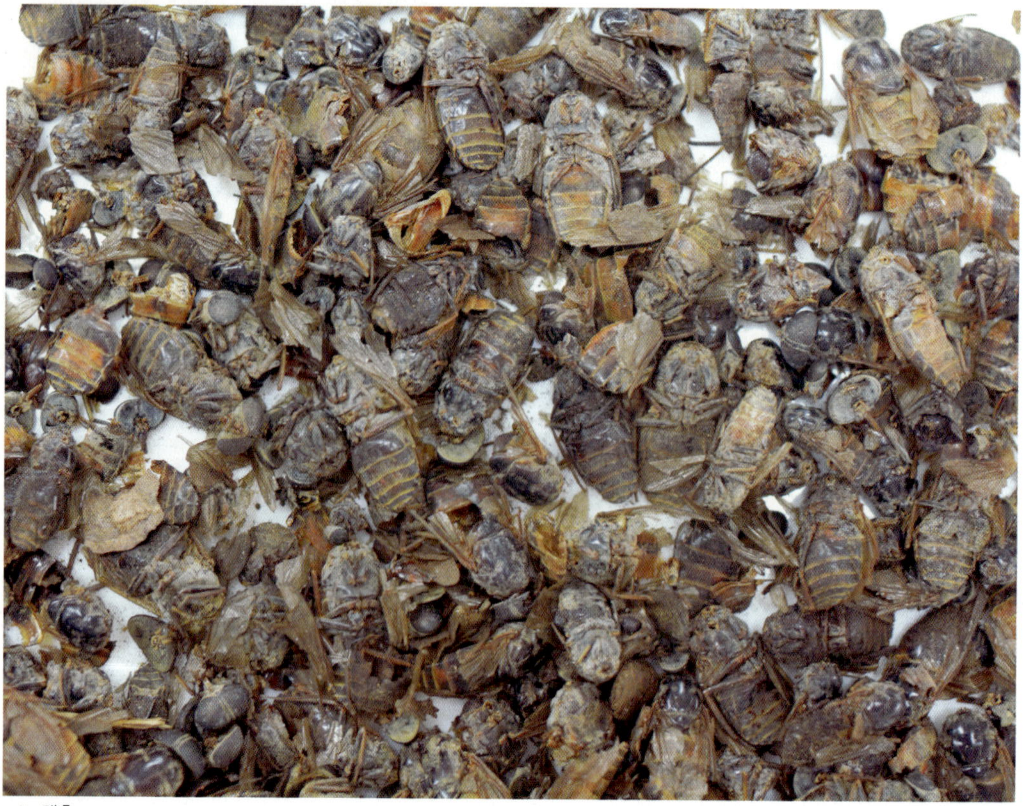

▲ 맹충

- **기원** 이 약은 재등에 *Tabanus mandarinus* Schiner 또는 기타 동속곤충(등에과 Tabanidae)의 암컷 성충이다.

- **한방 약미(藥味)와 약성(藥性)** 맛은 쓰고 약간 짜며 성질은 서늘하고 독이 있다.

- **한방 작용부위(귀경, 歸經)** 맹충은 주로 간경(肝經)에 들어가 작용한다.

| 약효 해설 |

- 목구멍이 붓고 아프며 막혀 있는 느낌이 드는 증상에 유효하다.
- 산후에 아랫배가 딴딴하고 아픈 증상을 치료한다.
- 월경을 순조롭게 한다.
- 타박상으로 생긴 어혈을 없앤다.

| 동의보감 효능 |

맹충(蝱蟲, 등에)은 성질이 차고 맛은 쓰며 독이 있다. 주로 어혈을 풀어주고 혈적(血積)과 징가(癥瘕)를 깨뜨리며 혈맥(血脈)을 잘 통하게 한다. 어혈로 월경이 막힌 것을 치료한다. 징결(癥結)을 깨뜨리고 고름 쌓인 것[積膿]을 없애며 낙태시킨다[본초]. 등에는 혈적(血積)을 깨뜨린다[회남]. 나무등에[木蝱]는 길고 크며 녹색이다. 소나 말의 피를 빨아먹으며 소나 말을 쓰러뜨리는 경우도 있다. 비망(蜚蝱)이라고 하는 등에는 꿀벌같이 생겼다. 배가 오목하면서 납작하고 옅은 황록색이다. 의사들이 맹충으로 쓰는 것이 바로 이것이다. 또 한 종류의 작은 등에가 있다. 파리만 한데도 소나 말의 피를 맹렬히 빨아먹는다. 이 3종은 대체로 비슷하며 모두 어혈을 풀 수 있다. 음력 5월에 잡으며 배에 피가 들어 있는 것이 좋다. 누렇게 되도록 볶아서 머리, 다리, 날개를 없애고 쓴다[본초].

| 약용법 |

맹충 1.5~3g을 물 800mL에 넣고 달여서 반으로 나누어 아침저녁으로 마시거나 외용으로 적당량 사용한다.

136

면실자

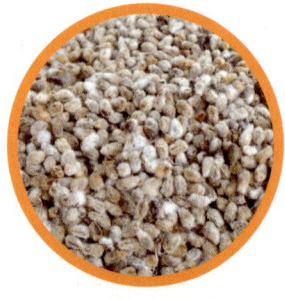

- 한자명: 棉實子
- 라틴생약명: Gossypii Semen
- 이명 또는 영명: 면화자(棉花子), 목면자(木棉子)
- 식물명 및 학명: 목화, *Gossypium indicum* Lamarck
- 과명: 아욱과
- 약용부위: 씨
- 식약처 공정서 및 조선시대 의서 수재:
  대한민국약전외한약(생약)규격집(KHP) 제4개정

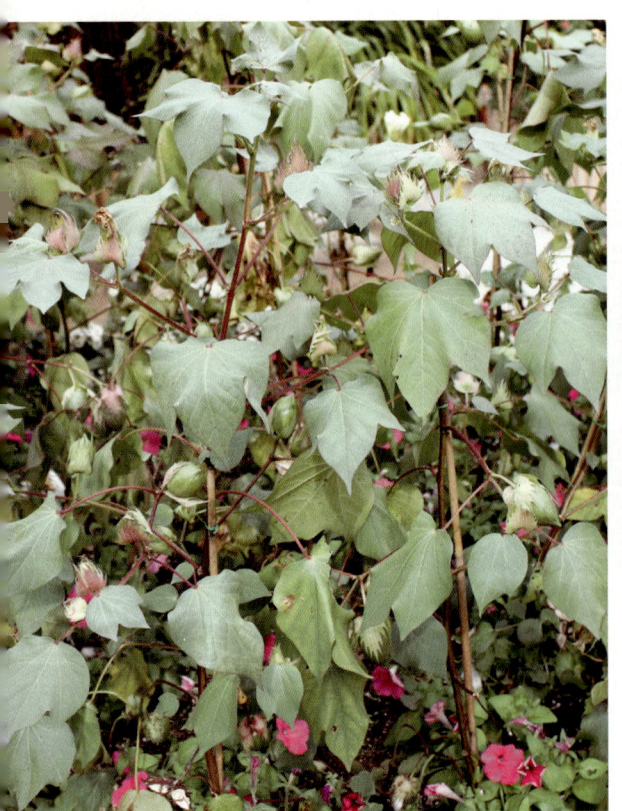

▲ 목화 지상부

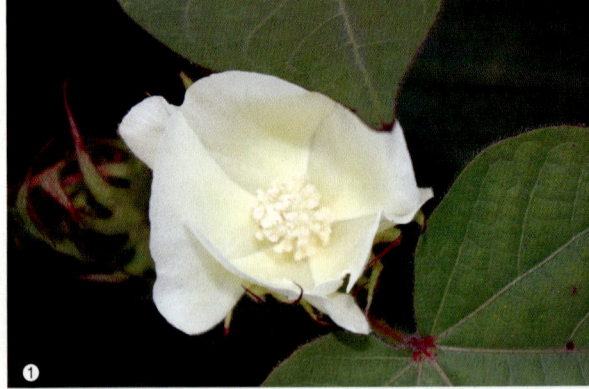

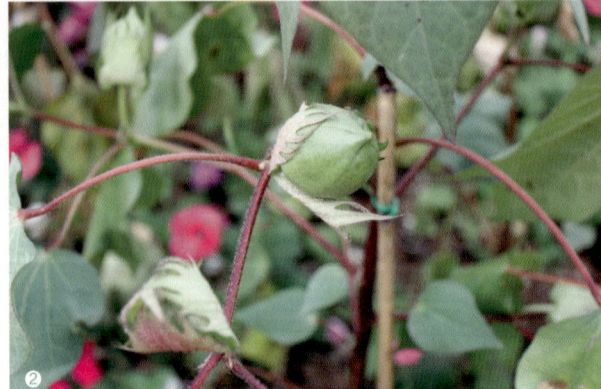

▲ ❶ 목화 꽃 ❷ 목화 열매

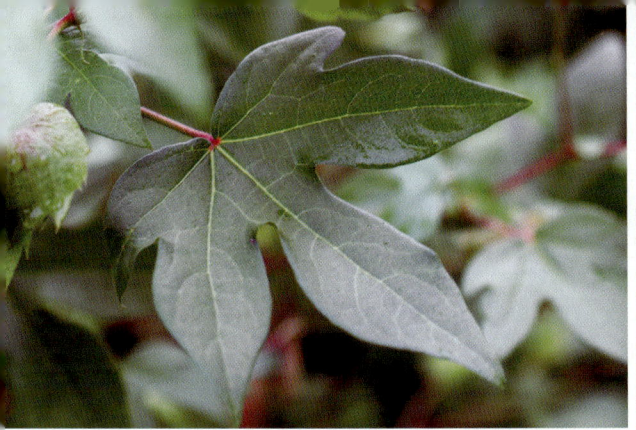

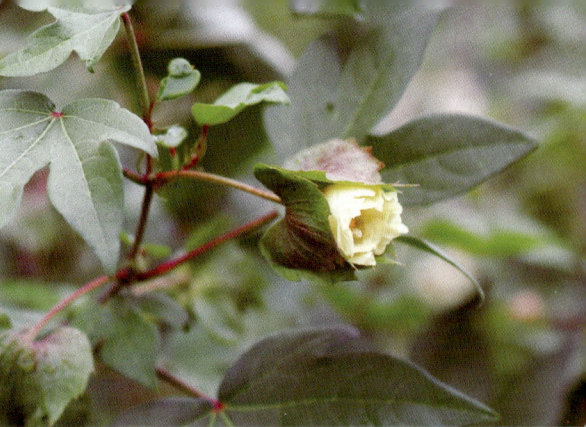

▲ 목화(*Gossypium nanking*) 잎　　　　　▲ 목화(*Gossypium nanking*) 꽃

- **기원** 이 약은 목화 *Gossypium indicum* Lamarck 또는 기타 동속 근연식물(아욱과 Malvaceae)의 씨이다.

- **한방 약미(藥味)와 약성(藥性)** 맛은 맵고 성질은 뜨거우며 독이 있다.

- **한방 작용부위(귀경, 歸經)** 면실자는 주로 간(肝), 신(腎), 비(脾), 위경(胃經)에 들어가 작용한다.

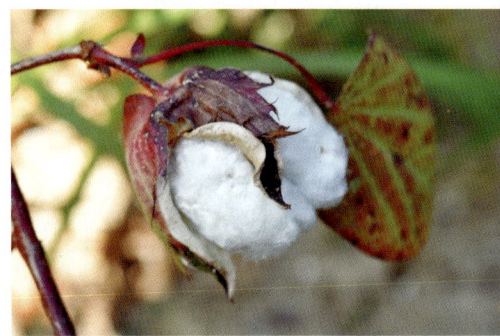

▲ 목화 솜

| 약효 해설 |

- 산후에 젖이 잘 나오지 않을 때 사용한다.
- 자궁출혈, 자궁에서 분비물이 나오는 증상을 치료한다.
- 발기부전과 소변이 저절로 나오는 병증을 낫게 한다.
- 허리와 무릎에 냉감 있는 통증을 없애준다.
- 야뇨증, 탈항(脫肛)에 쓰인다.

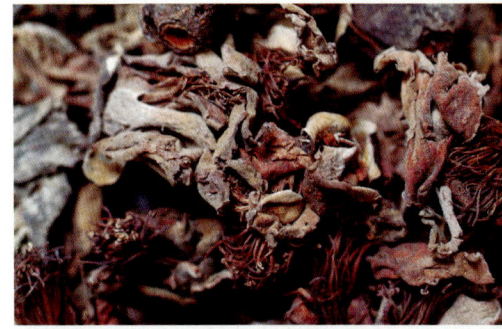

▲ 목화의 꽃(약재)

| 약용법 |

씨 6~10g을 물 800mL에 넣고 달여서 반으로 나누어 아침저녁으로 마시거나 또는 가루나 환(丸)으로 만들어 복용한다.

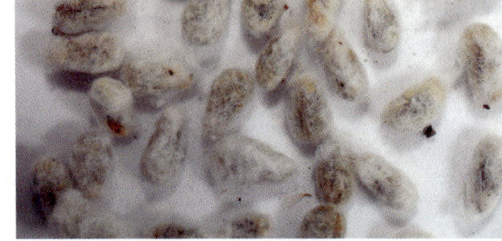

▲ 면실자(약재, 전형)

137

모근

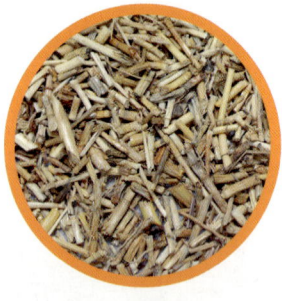

- 한자명: 茅根
- 라틴생약명: Imperatae Rhizoma
- 이명 또는 영명: 백모근, Imperata Rhizome
- 식물명 및 학명: 띠, *Imperata cylindrica* Beauvois var. *koenigii* Durand et Schinz ex A. Camus
- 과명: 벼과
- 약용부위: 뿌리줄기로서 가는 뿌리와 비늘 모양의 잎을 제거한 것
- 식약처 공정서 및 조선시대 의서 수재:
    대한민국약전(KP) 제11개정
    동의보감 탕액편의 풀부(部)
    방약합편의 산초(山草)편

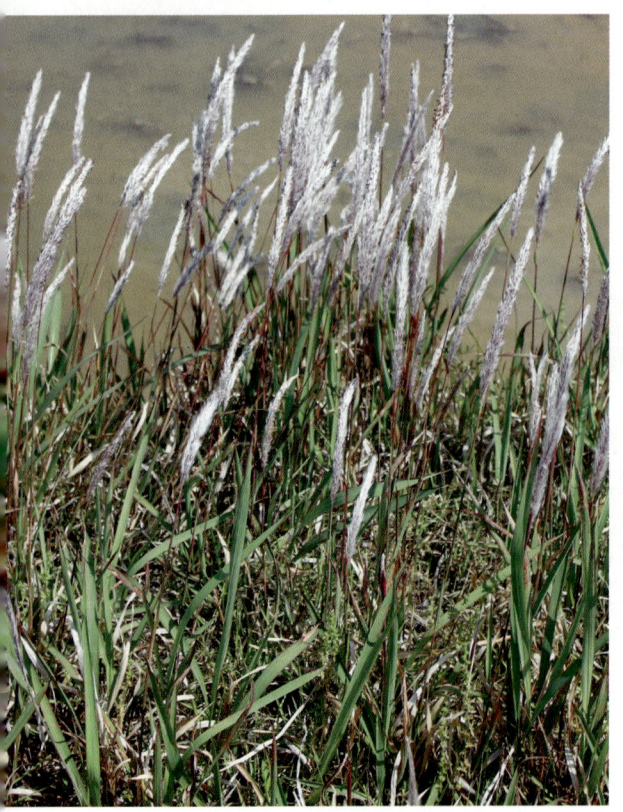

▲ 띠 지상부

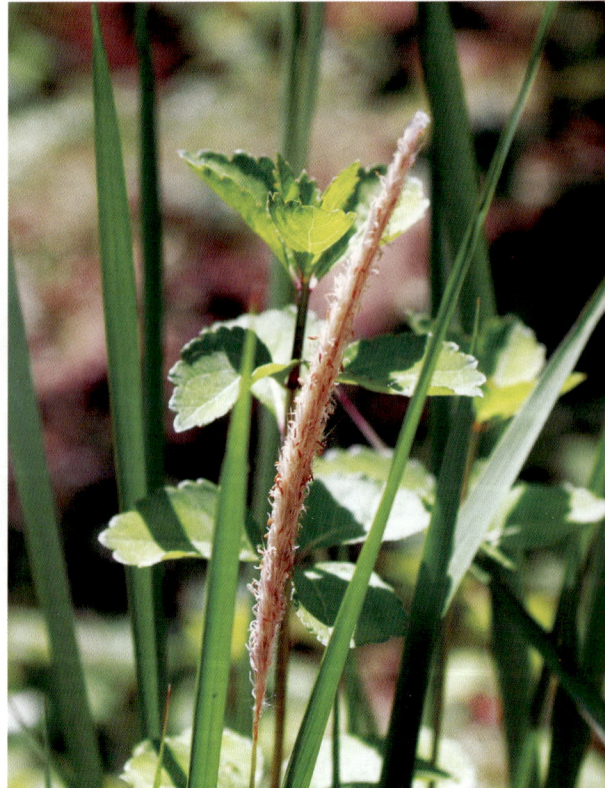

▲ 띠 꽃

● **기원** 이 약은 띠 *Imperata cylindrica* Beauvois var. *koenigii* Durand et Schinz ex A. Camus(벼과 Gramineae)의 뿌리줄기로서 가는 뿌리와 비늘모양의 잎을 제거한 것이다.

● **한방 약미(藥味)와 약성(藥性)** 맛은 달고 성질은 차다.

● **한방 작용부위(귀경, 歸經)** 모근은 주로 폐(肺), 위(胃), 방광경(膀胱經)에 들어가 작용한다.

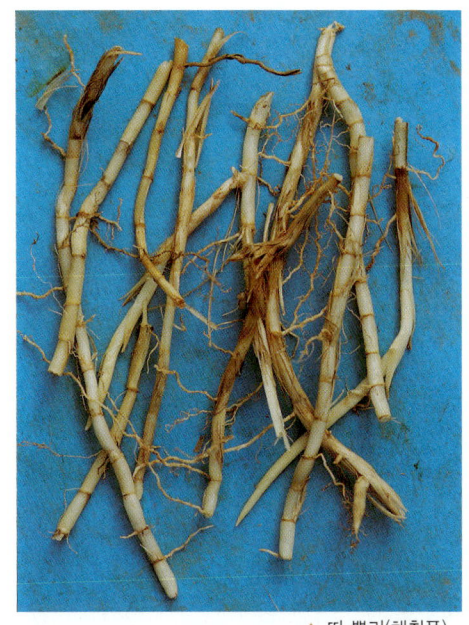

▲ 띠 뿌리(채취품)

| **약효 해설** |

• 열병(熱病)으로 인해 가슴이 답답하고 목이 마른 증상에 유효하다.

• 소변을 볼 때 피가 섞여 나오는 증상을 낫게 한다.

• 열을 내리고 소변을 잘 보게 한다.

• 몸이 부으며 소변량이 적은 증상을 치료한다.

• 지혈작용이 있다.

• 임병, 황달에 사용한다.

| **동의보감 효능** |

모근(茅根, 띠 뿌리)의 성질은 차고[寒](약간 서늘하다[凉]고도 한다) 맛은 달고[甘] 독이 없다. 어혈, 월경이 나오지 않는 것, 추웠다 열이 났다 하는 것을 없앤다. 소변을 잘 나오게 하며 5가지 임병[五淋]을 낫게 한다. 외감열[客熱]을 없애고 소갈(消渴), 토혈(吐血), 코피를 멎게 한다.

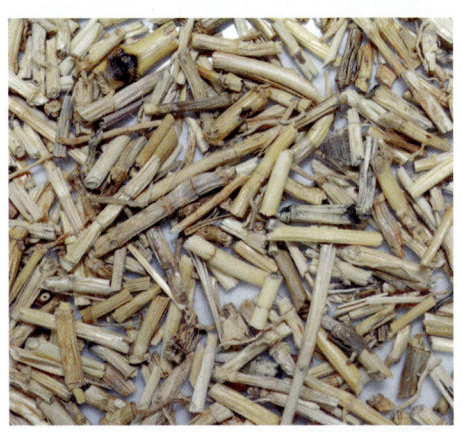

▲ 모근(약재, 절단)

| **약용법** |

뿌리줄기 9~30g을 물 800mL에 넣고 달여서 반으로 나누어 아침저녁으로 마신다.

138

모려

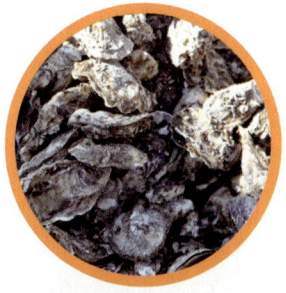

- 한자명: 牡蠣
- 라틴생약명: Ostreae Testa
- 이명 또는 영명: Oyster Shell
- 동물명 및 학명: 굴, *Ostrea gigas* Thunberg

  대련만모려(大連灣牡蠣), *Ostrea talienwhanensis* Crosse

  근강모려(近江牡蠣), *Ostrea rivularis* Gould
- 과명: 조개과
- 약용부위: 껍질
- 식약처 공정서 및 조선시대 의서 수재:

  대한민국약전(KP) 제11개정

  동의보감 탕액편의 벌레부(部)

  방약합편의 방합(蚌蛤, 조개류)편

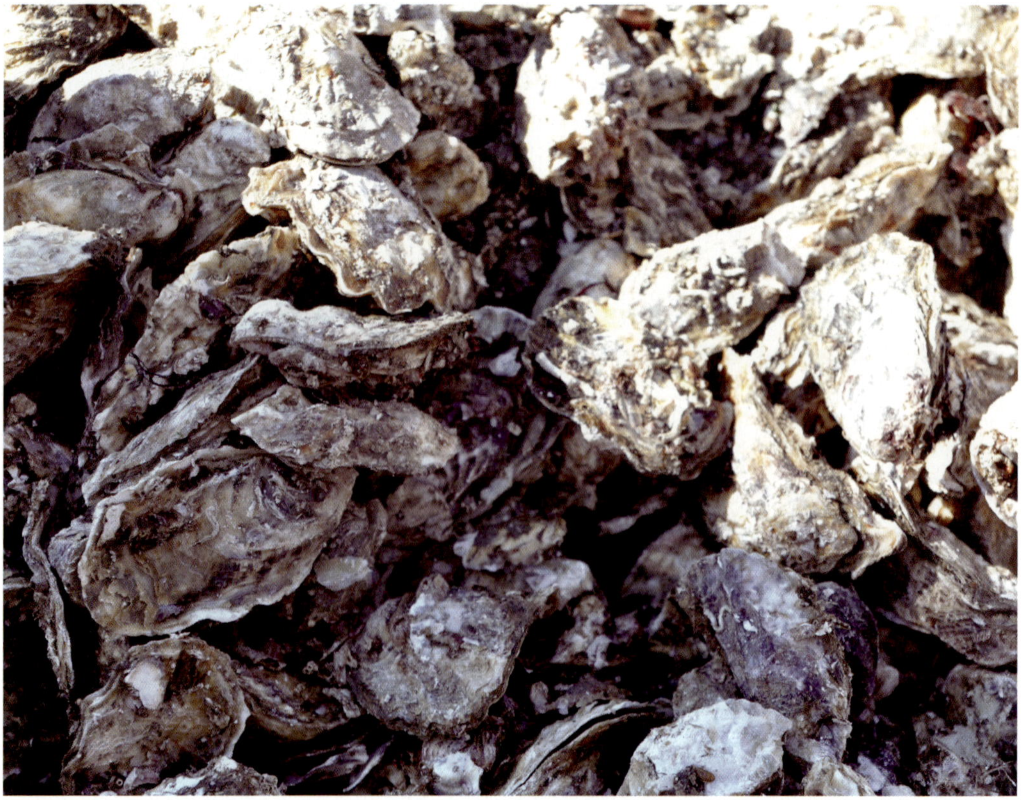

▲ 모려

● **기원** 이 약은 굴 *Ostrea gigas* Thunberg, 대련만모려(大連灣牡蠣) *Ostrea talienwhanensis* Crosse 또는 근강모려(近江牡蠣) *Ostrea rivularis* Gould(조개과 Ostreidae)의 껍질이다.

● **한방 약미(藥味)와 약성(藥性)** 맛은 짜고 성질은 약간 차다.

● **한방 작용부위(귀경, 歸經)** 모려는 주로 간(肝), 담(膽), 신경(腎經)에 들어가 작용한다.

| 약효 해설 |

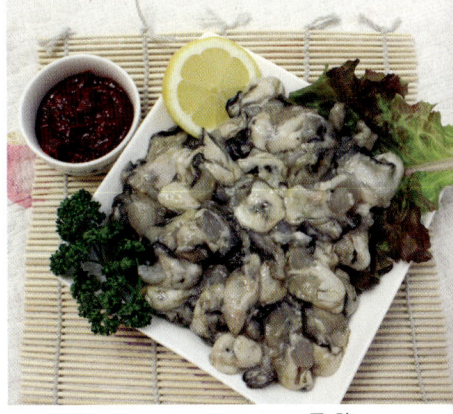

▲ 굴 회

- 마음을 안정시키고 진정시킨다.
- 가슴이 두근거리면서 잘 놀라서 숙면을 이루지 못하는 증상에 사용한다.
- 현기증, 이명에 도움이 된다.
- 자궁에서 분비물이 나오는 증상을 치료한다.
- 제산(制酸, 산을 없애주는 효능)작용이 있다.

| 동의보감 효능 |

모려(牡蠣, 굴 껍질)는 성질이 평(平)하고(약간 차다고도 한다) 맛은 짜며 독이 없다. 대소장을 수렴해서 대소변이 많이 나가는 것을 낫게 한다. 수면 중에 나오는 식은땀을 멎게 한다. 정(精)이 새는 것과 여자의 적백대하를 치료한다. 온학(溫瘧)을 없앤다. 모려는 단단한 것을 무르게 하고 수렴하는 약이다. 족소음경에 들어간다[총록]. 동해에서 나며 아무 때나 잡는다. 음력 11월에 잡은 것이 좋다고도 한다. 배 쪽의 껍질을 남쪽으로 하여 들고 보았을 때 주

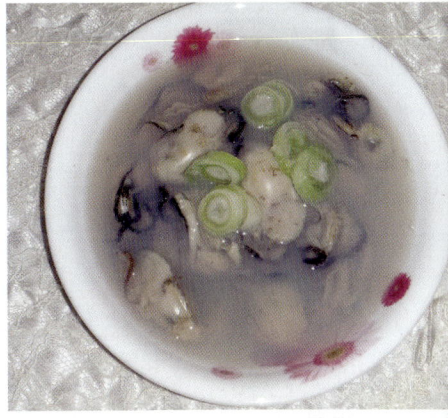

▲ 굴 국

둥이가 동쪽으로 기울어진 것이 좌고(左顧)이다. 어떤 이는 머리 부분이 뾰족한 것을 좌고라고 한다. 이 좌고를 약에 넣어 쓰며 대체로 큰 것이 좋다. 먼저 소금물로 2시간 정도 달인 후 불에 달구어 가루를 내어 쓴다[총록].

| 약용법 |

모려 9~30g을 물 800mL에 넣고 달여서 반으로 나누어 아침저녁으로 마신다.

139

목과

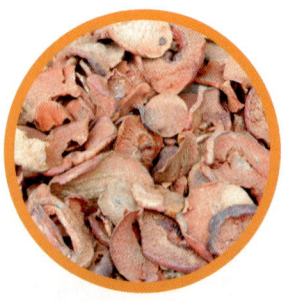

- **한자명**: 木瓜
- **라틴생약명**: Chaenomelis Fructus
- **이명 또는 영명**: 목과실(木瓜實), 모과
- **식물명 및 학명**: 모과나무, *Chaenomeles sinensis*(Thouin) Koehne
  명자나무, *Chaenomeles speciosa* Nakai
- **과명**: 장미과
- **약용부위**: 잘 익은 열매
- **식약처 공정서 및 조선시대 의서 수재**:
  대한민국약전외한약(생약)규격집(KHP) 제4개정
  동의보감 탕액편의 과일부(部)
  방약합편의 산과(山果)편

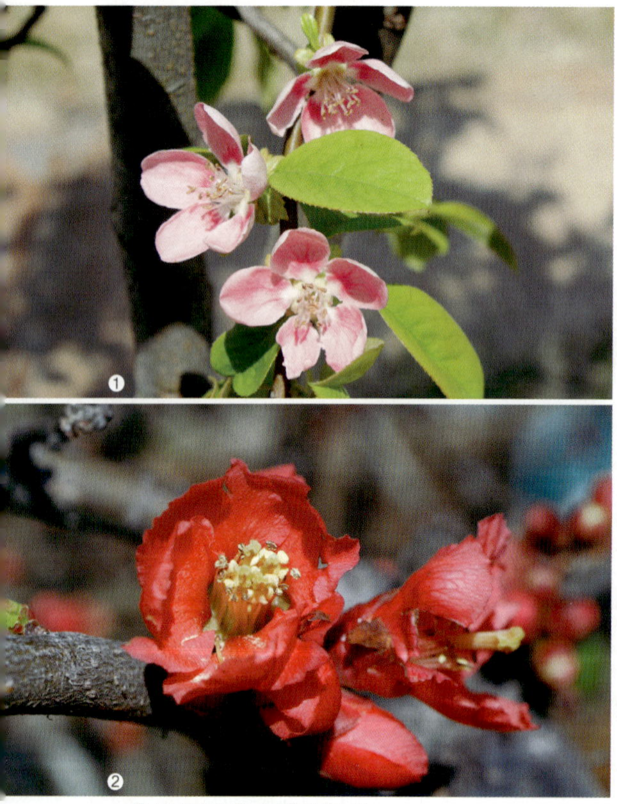

▲ ❶ 모과나무 꽃 ❷ 명자나무 꽃

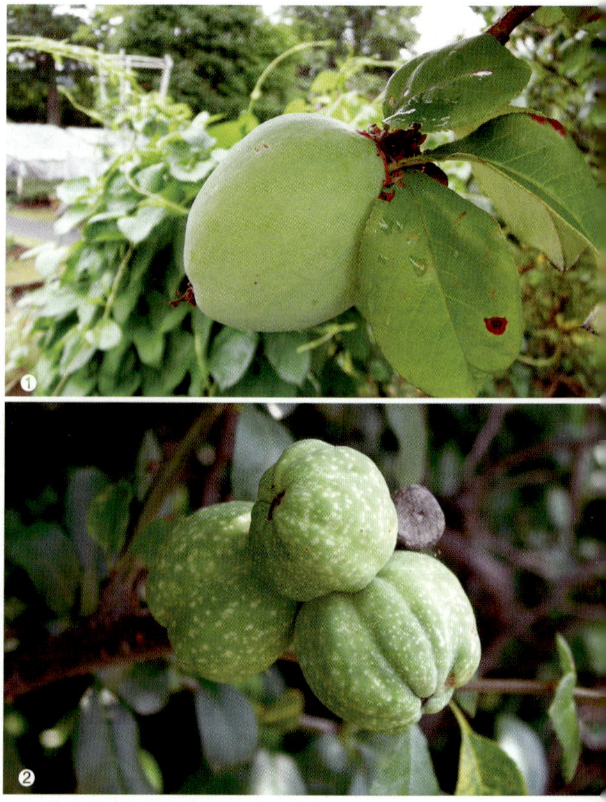

▲ ❶ 모과나무 열매 ❷ 명자나무 열매

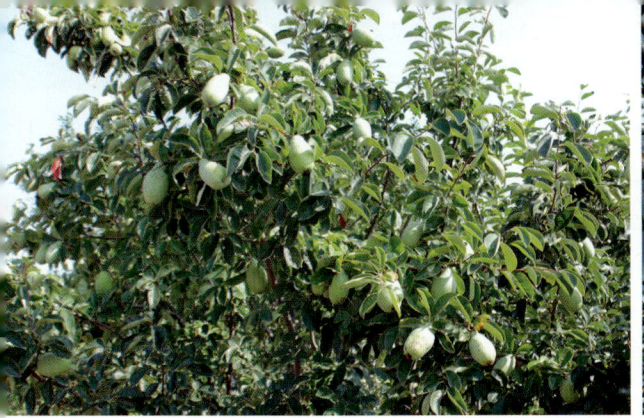

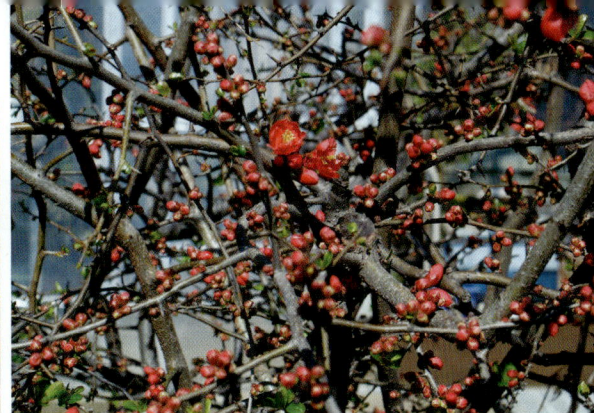

▲ 모과나무 지상부   ▲ 명자나무 지상부

● **기원** 이 약은 모과나무 *Chaenomeles sinensis*(Thouin) Koehne 또는 명자나무 *Chaenomeles speciosa* Nakai(장미과 Rosaceae)의 잘 익은 열매이다.

● **한방 약미(藥味)와 약성(藥性)** 맛은 시고 성질은 따뜻하다.

● **한방 작용부위(귀경, 歸經)** 목과는 주로 간(肝), 비경(脾經)에 들어가 작용한다.

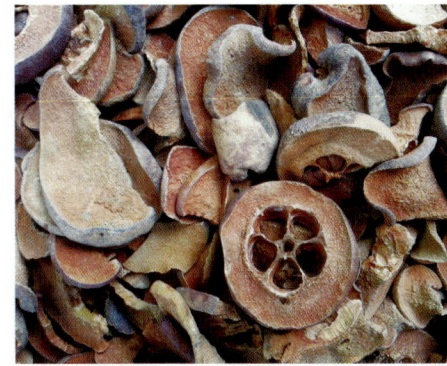

▲ 목과(약재, 절편)

| **약효 해설** |

• 팔다리에 경련이 일어 당기고 아픈 증상을 치료한다.

• 근육을 이완시켜 혈맥과 경락이 잘 통하게 한다.

• 각기병, 몸이 붓는 증상, 이질에 사용한다.

• 소화불량에 유효하다.

| **동의보감 효능** |

목과(木瓜, 모과)의 성질은 따뜻하며[溫] 맛이 시고[酸] 독은 없다. 곽란(霍亂)으로 심하게 토하고 설사하는 것을 낫게 한다. 쥐가 나서 근육이 뒤틀리고 오그라지는 것을 치료한다. 음식을 소화시키고 이질 후에 생긴 갈증을 멎게 한다. 아랫배에서 생긴 통증이 명치까지 치밀어 오르는 것을 낫게 한다. 각기(脚氣), 몸이 붓는 것, 소갈(消渴), 속이 메슥메슥하여 토하려는 것, 가래침을 치료한다. 근육과 뼈를 튼튼하게 하고 다리와 무릎에 힘이 없는 것을 낫게 한다.

| **약용법** |

열매 6~9g을 물 800mL에 넣고 달여서 반으로 나누어 아침저녁으로 마신다.

140

목근피

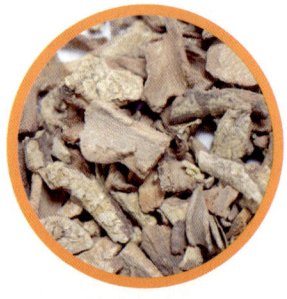

- 한자명: 木槿皮
- 라틴생약명: Hibisci Cortex
- 이명 또는 영명: 천근피(川槿皮), Hybiscus Bark
- 식물명 및 학명: 무궁화나무, *Hibiscus syriacus* Linné
- 과명: 아욱과
- 약용부위: 줄기껍질 및 뿌리껍질
- 식약처 공정서 및 조선시대 의서 수재:
  대한민국약전외한약(생약)규격집(KHP) 제4개정
  동의보감 탕액편의 나무부

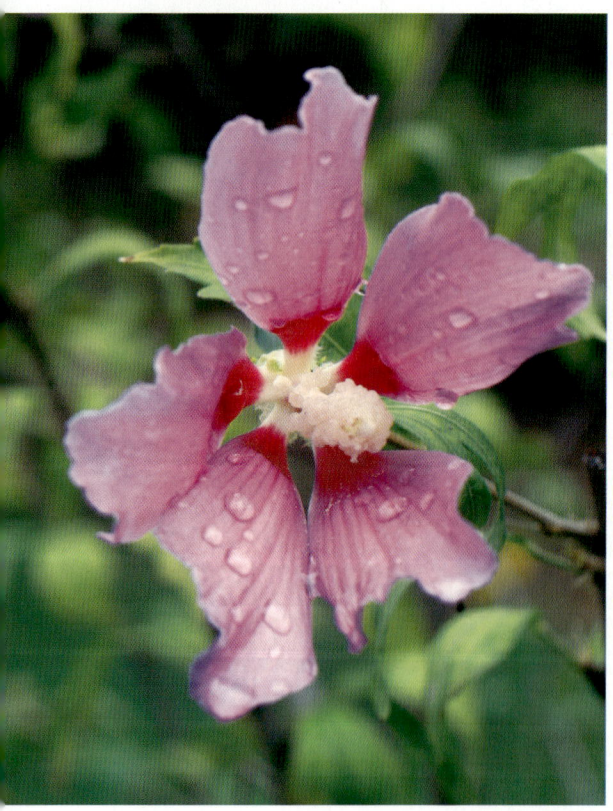

▲ 무궁화나무 꽃

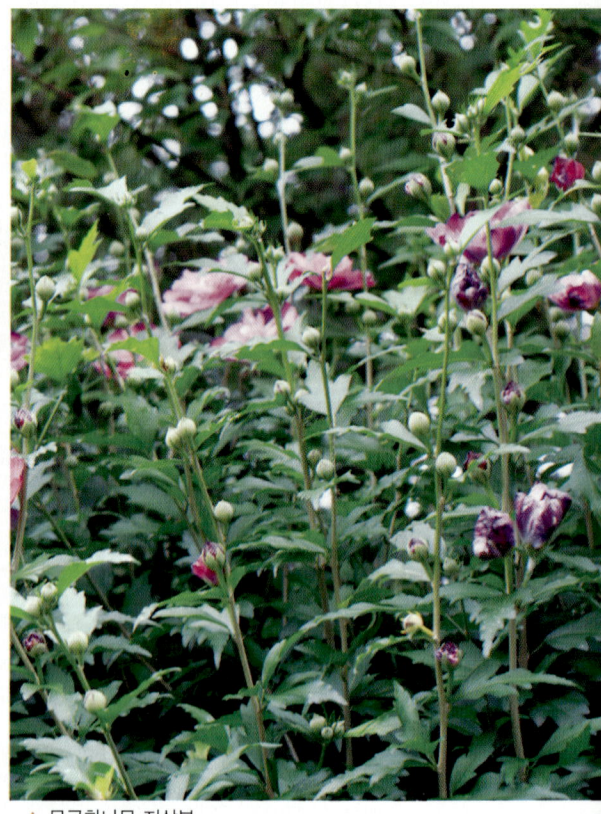

▲ 무궁화나무 지상부

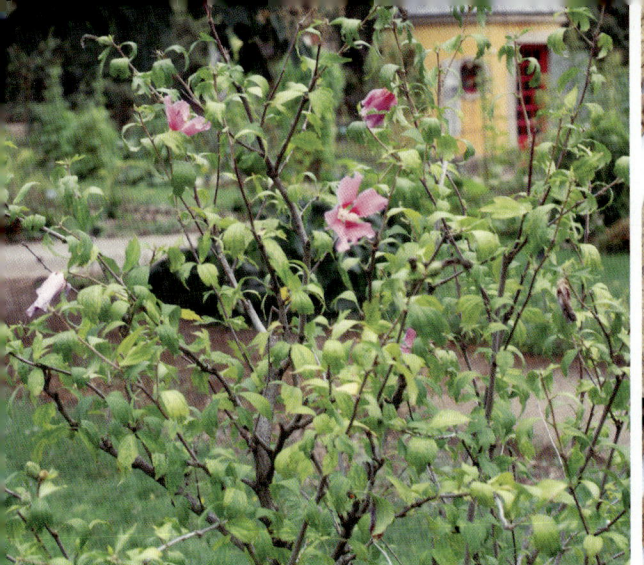
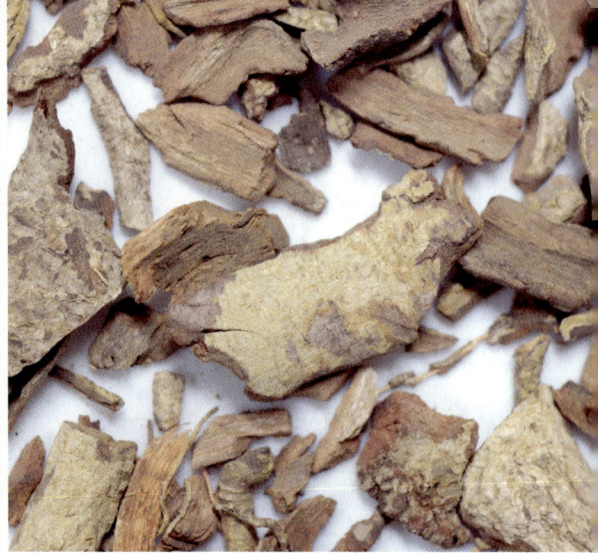

▲ 무궁화나무 수형(프랑스)　　　　　　　▲ 목근피(약재, 절편)

- **●기원** 이 약은 무궁화나무 *Hibiscus syriacus* Linné(아욱과 Malvaceae)의 줄기껍질 및 뿌리껍질이다.

- **●한방 약미(藥味)와 약성(藥性)** 맛은 달고 쓰며 성질은 약간 차다.

- **●한방 작용부위(귀경, 歸經)** 목근피는 주로 대장(大腸), 간(肝), 비경(脾經)에 들어가 작용한다.

| 약효 해설 |

- 가려움증을 없앤다.
- 탈항(脫肛), 자궁에서 나오는 분비물 치료에 효과가 있다.
- 치질의 하나로 직장에서 생긴 출혈을 멎게 한다.
- 열을 내리고 습(濕)을 배출시킨다.

| 동의보감 효능 |

목근(木槿, 무궁화나무의 줄기껍질 및 뿌리껍질)의 성질은 평(平)하며 독이 없다. 치질[腸風, 장풍]로 피를 쏟는 것과 이질을 앓은 뒤에 목마른 것을 멈춘다.

| 약용법 |

줄기껍질 및 뿌리껍질 적당량을 외용으로 사용한다. 내복으로는 줄기껍질 및 뿌리껍질 3~9g을 물 800mL에 넣고 달여서 반으로 나누어 아침저녁으로 마신다.

141

목단피

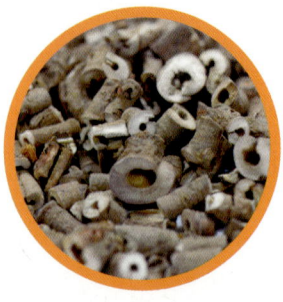

- 한자명: 牡丹皮
- 라틴생약명: Moutan Radicis Cortex
- 이명 또는 영명: Moutan Root Bark
- 식물명 및 학명: 목단, *Paeonia suffruticosa* Andrews
- 과명: 작약과
- 약용부위: 뿌리껍질
- 식약처 공정서 및 조선시대 의서 수재:
  대한민국약전(KP) 제11개정
  동의보감 탕액편의 풀부(部)
  방약합편의 관목(灌木)편

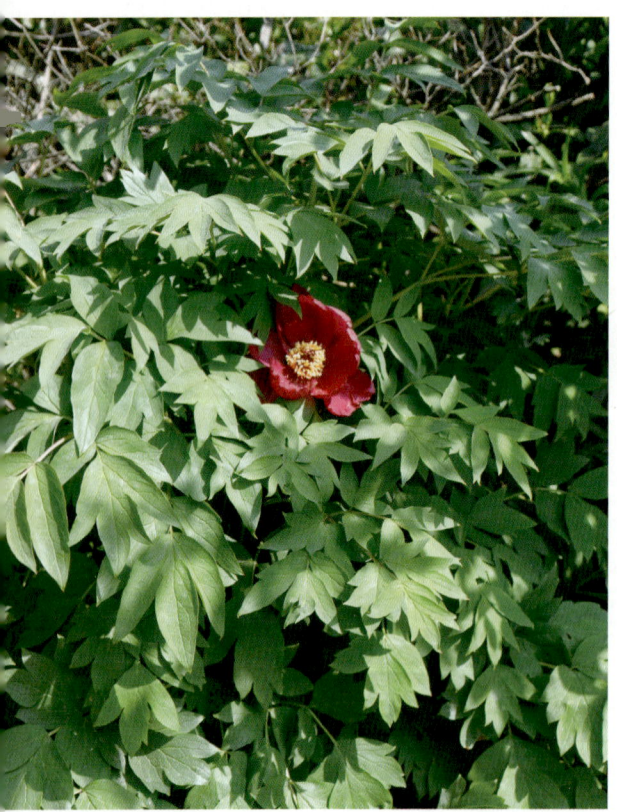

▲ 목단 지상부

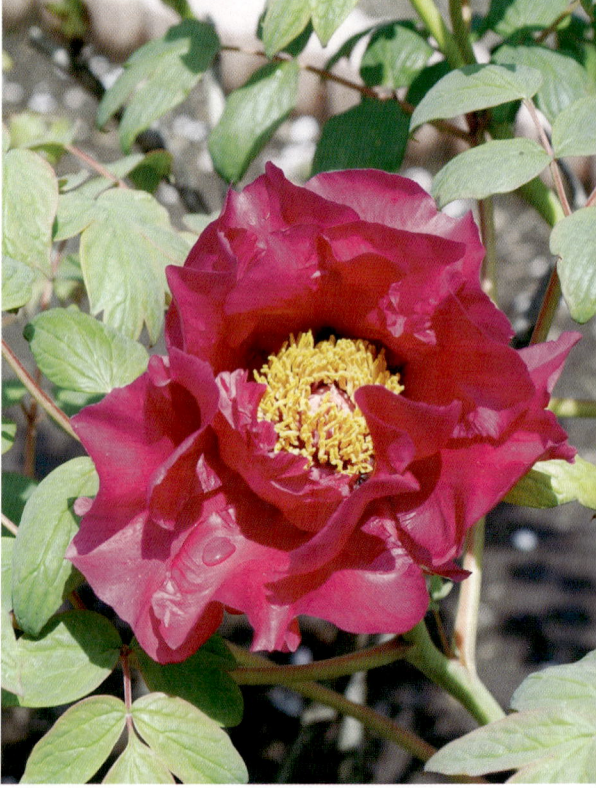

▲ 목단 꽃

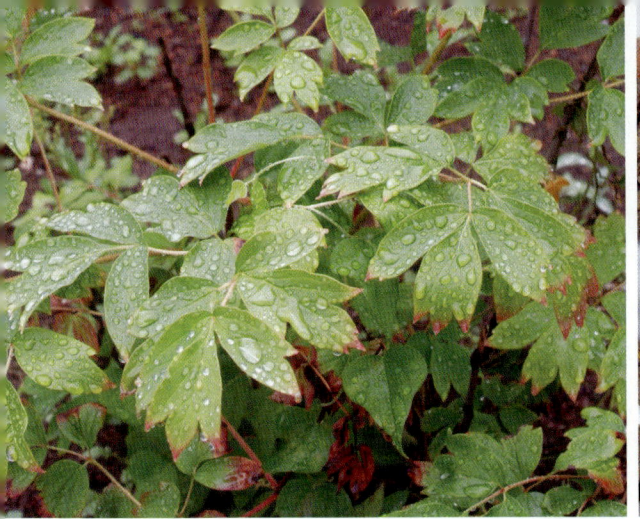

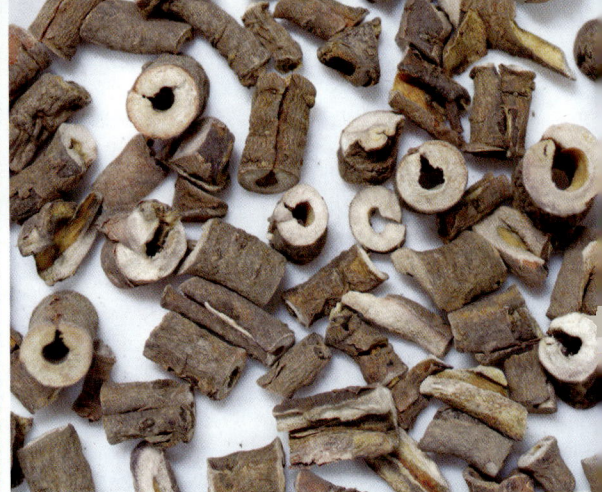

▲ 목단 잎　　　　　　　　　　　　　▲ 목단피(약재, 절편)

● **기원** 이 약은 목단 *Paeonia suffruticosa* Andrews(작약과 Paeoniaceae)의 뿌리껍질이다.

● **한방 약미(藥味)와 약성(藥性)** 맛은 쓰고 매우며 성질은 약간 차다.

● **한방 작용부위(귀경, 歸經)** 목단피는 주로 심(心), 간(肝), 신경(腎經)에 들어가 작용한다.

| **약효 해설** |

• 땀이 나지 않고 뼈에서 열이 나는 증상을 치료한다.

• 밤에 열이 나고 아침에 추위를 타는 증상을 낫게 한다.

• 타박상에 사용한다.

• 토혈, 코피, 혈변(血便) 증상을 멎게 한다.

• 진경, 통경, 소염의 약리작용이 있다.

| **동의보감 효능** |

목단(牧丹, 모란 뿌리)의 성질은 약간 차며[微寒] 맛은 쓰고 매우며[苦辛] 독이 없다. 뱃속에 생긴 덩어리와 어혈(瘀血)을 없앤다. 여자의 월경이 나오지 않는 것, 피가 몰린 것, 요통(腰痛)을 낫게 한다. 유산시키고 태반을 나오게 한다. 산후의 모든 혈병(血病)과 기병(氣病), 옹창(癰瘡)을 낫게 한다. 고름을 빼내고 타박상의 어혈을 풀어준다.

| **약용법** |

뿌리껍질 6~12g을 물 800mL에 넣고 달여서 반으로 나누어 아침저녁으로 마신다.

142

목방기

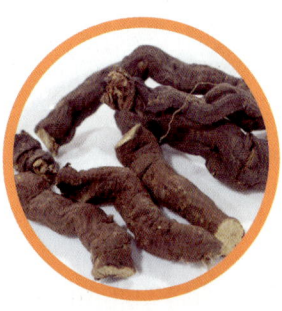

- 한자명: 木防己
- 라틴생약명: Cocculi Radix
- 식물명 및 학명: 댕댕이덩굴, *Cocculus trilobus* De Candolle
- 과명: 새모래덩굴과
- 약용부위: 뿌리
- 식약처 공정서 및 조선시대 의서 수재:
  대한민국약전외한약(생약)규격집(KHP) 제4개정

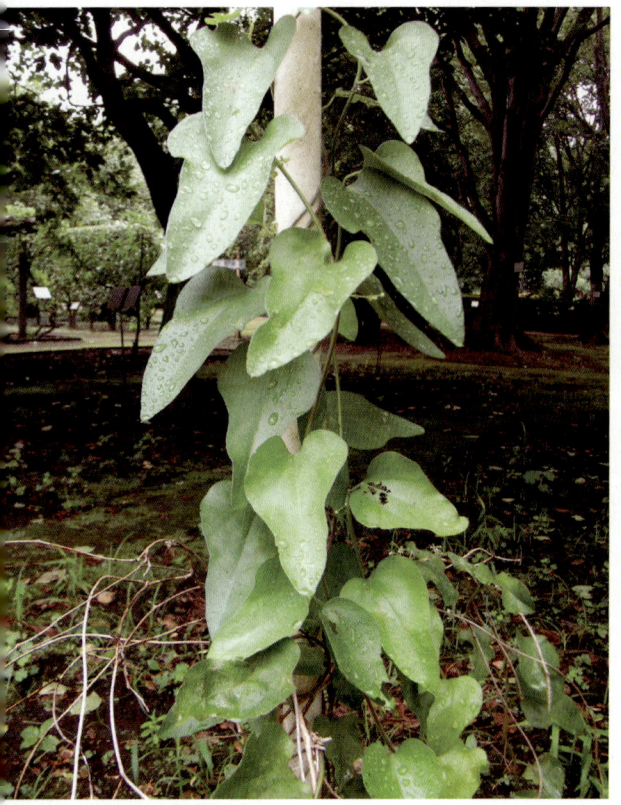

▲ 댕댕이덩굴 지상부

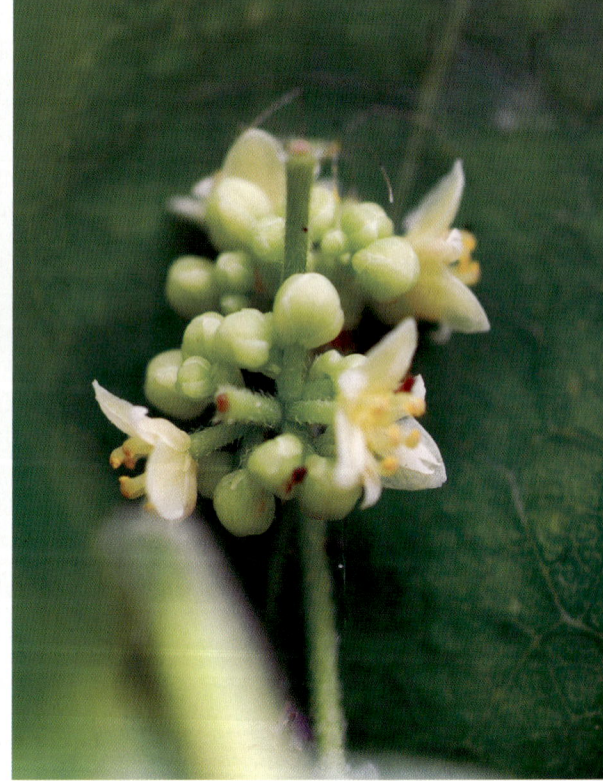

▲ 댕댕이덩굴 꽃

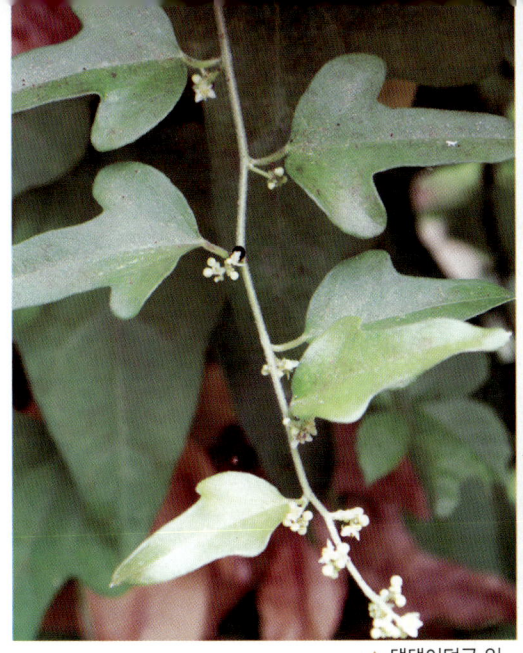

▲ 댕댕이덩굴 잎

▲ 댕댕이덩굴 열매

- **기원** 이 약은 댕댕이덩굴 *Cocculus trilobus* De Candolle(새모래덩굴과 Menispermaceae)의 뿌리이다.

- **한방 약미(藥味)와 약성(藥性)** 맛은 쓰고 매우며 성질은 차다.

- **한방 작용부위(귀경, 歸經)** 목방기는 주로 방광(膀胱), 신(腎), 비경(脾經)에 들어가 작용한다.

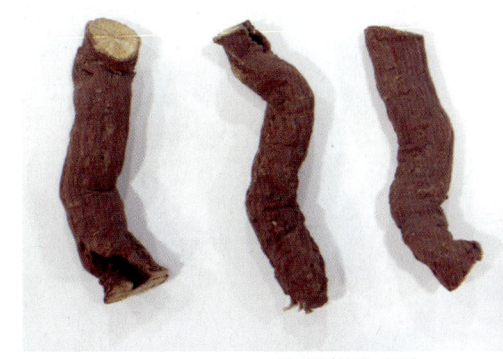

▲ 목방기(약재, 전형)

| 약효 해설 |

• 팔다리를 잘 쓰지 못하고 마비되며 아픈 증상을 치료한다.

• 목구멍이 붓고 아픈 병증을 낫게 한다.

• 소변이 찔끔찔끔 나오면서 아픈 증상에 유효하다.

• 혈압 강하작용이 있다.

| 약용법 |

뿌리 5~10g을 물 800mL에 넣고 달여서 반으로 나누어 아침저녁으로 마신다.

143

목별자

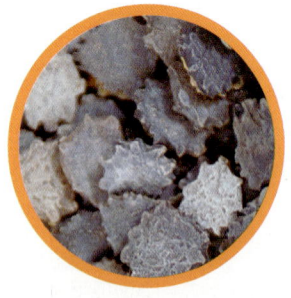

- 한자명: 木鼈子
- 라틴생약명: Momordicae Semen
- 이명 또는 영명: 목해(木蟹)
- 식물명 및 학명: 목별(木鼈), *Momordica cochinchinensis* Sprenger
- 과명: 박과
- 약용부위: 씨
- 식약처 공정서 및 조선시대 의서 수재:
    대한민국약전외한약(생약)규격집(KHP) 제4개정
    동의보감 탕액편의 나무부
    방약합편의 만초(蔓草, 덩굴풀)편

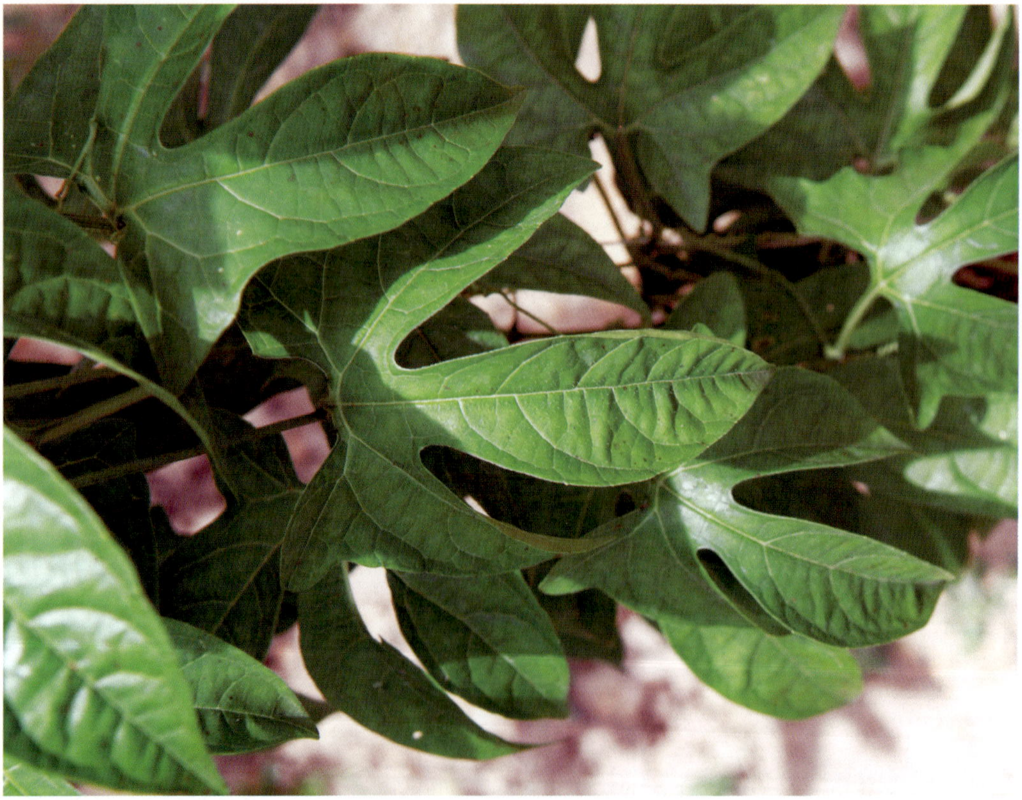

▲ 목별 잎

- **기원** 이 약은 목별(木鼈) *Momordica cochinchinensis* Sprenger(박과 Cucurbitaceae)의 씨이다.

- **한방 약미(藥味)와 약성(藥性)** 맛은 쓰고 약간 달며 성질은 서늘하고 독이 있다.

- **한방 작용부위(귀경, 歸經)** 목별자는 주로 간(肝), 비(脾), 위경(胃經)에 들어가 작용한다.

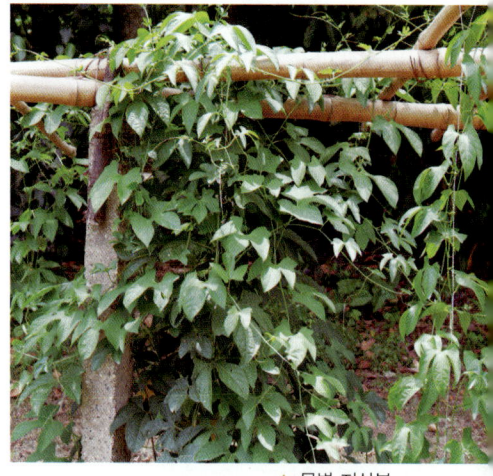
▲ 목별 지상부

| 약효 해설 |

- 맺힌 것을 풀어주고 부은 종기나 상처를 치료한다.
- 젖멍울, 마른 버짐 치료에 쓴다.
- 팔다리를 잘 쓰지 못하고 마비되며 아픈 증상을 낫게 한다.
- 치질에 사용한다.
- 혈압 강하의 약리작용이 있다.

| 동의보감 효능 |

목별자(木鼈子)의 성질은 따뜻하며[溫] 맛은 달고[甘] 독이 없다. 붓고 맺힌 것, 그리고 피부가 헐어 아프고 가려우며 벌겋게 부어 곪는 것을 삭인다. 치질로 항문이 부은 것, 부인의 젖멍울[乳癰, 유옹]을 낫게 한다.

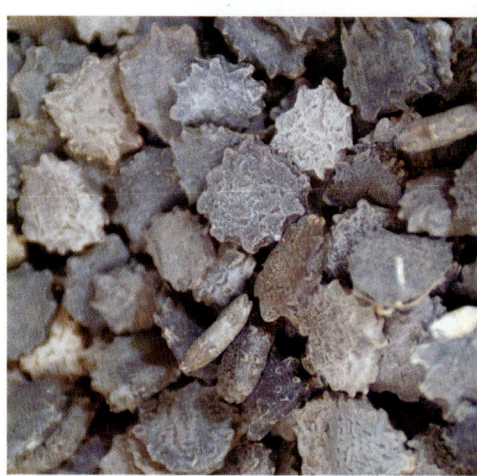
▲ 목별자(약재, 전형)

| 약용법 |

씨 0.6~1.2g을 물 800mL에 넣고 달여서 반으로 나누어 아침저녁으로 마시거나 또는 가루나 환(丸)으로 만들어 복용한다. 씨 적당량을 외용하기도 한다.

144

목적

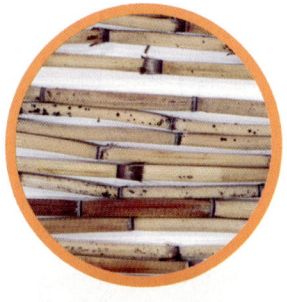

- **한자명**: 木賊
- **라틴생약명**: Equiseti Herba
- **식물명 및 학명**: 속새, *Equisetum hyemale* Linné
- **과명**: 속새과
- **약용부위**: 지상부
- **식약처 공정서 및 조선시대 의서 수재**:
  대한민국약전외한약(생약)규격집(KHP) 제4개정
  동의보감 탕액편의 풀부(部)
  방약합편의 습초(濕草)편

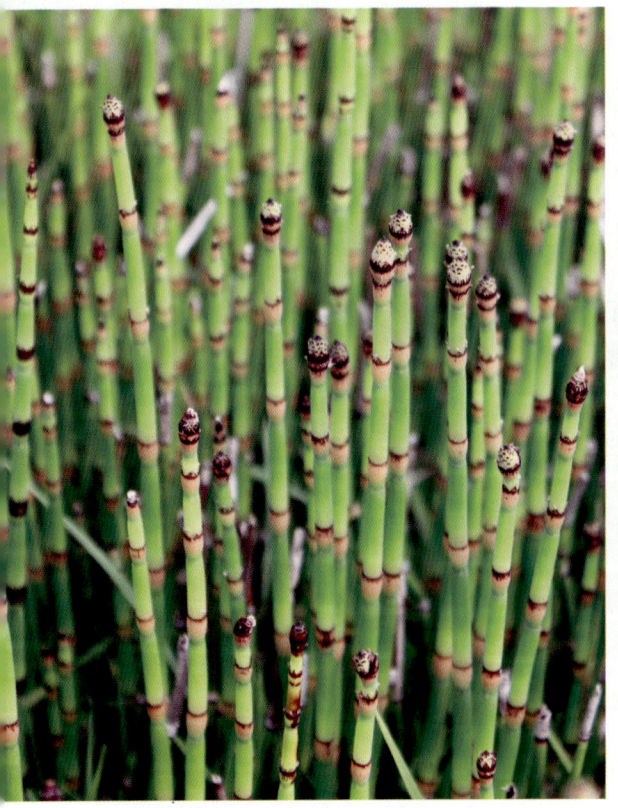

▲ 속새 지상부

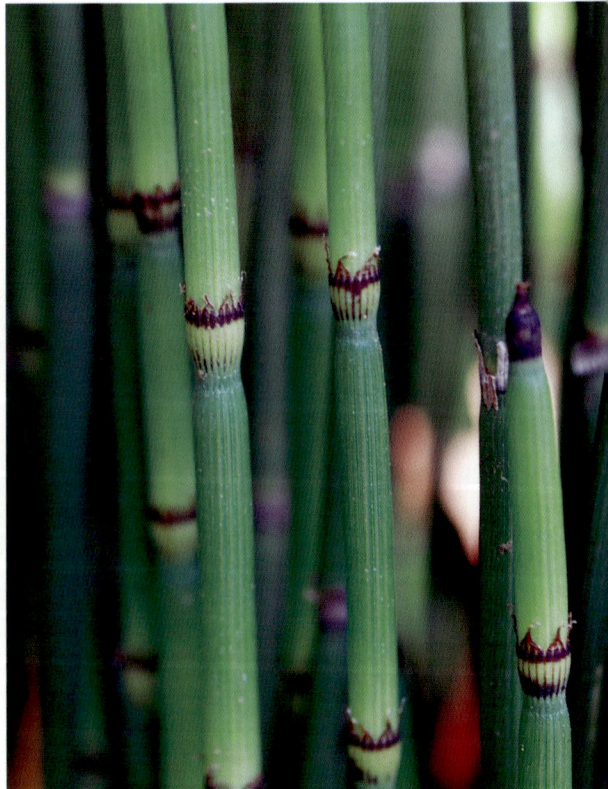

▲ 속새 줄기

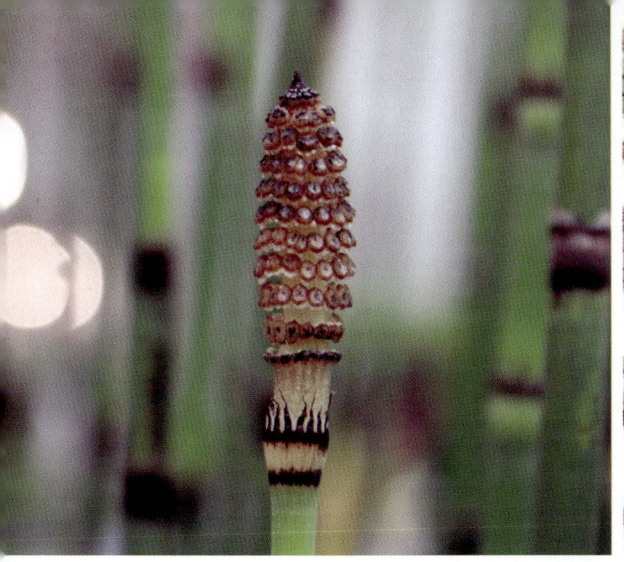

▲ 속새 꽃

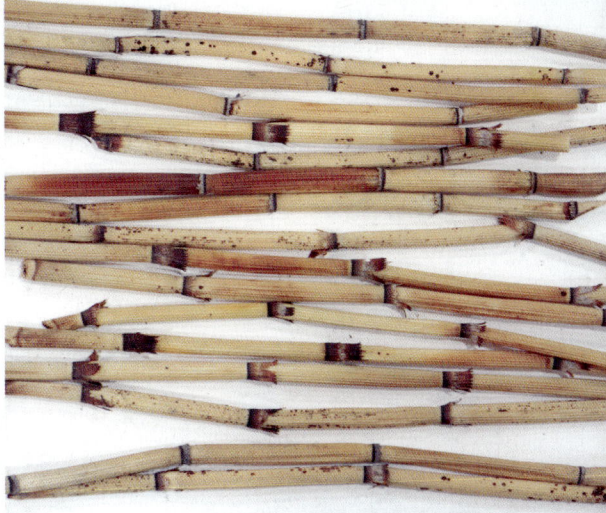

▲ 목적(약재, 전형)

● **기원** 이 약은 속새 *Equisetum hyemale* Linné(속새과 Equisetaceae)의 지상부이다.

● **한방 약미(藥味)와 약성(藥性)** 맛은 달고 쓰며 성질은 평(平)하다.

● **한방 작용부위(귀경, 歸經)** 목적은 주로 폐(肺), 간경(肝經)에 들어가 작용한다.

| 약효 해설 |

• 각막이 뿌옇게 흐려지는 시력장애에 유효하다.

• 인후통에 효과가 있다.

• 탈항(脫肛)을 치료한다.

| 동의보감 효능 |

목적(木賊, 속새)의 성질은 평(平)하고 맛은 달며[甘] 약간 쓰고[微苦] 독이 없다. 간담(肝膽)을 보하고 눈을 밝게 하며 예막(瞖膜)을 없앤다. 장풍(腸風)으로 하혈(下血)하는 것, 대변에 피가 섞여 나오는 것을 멎게 한다. 그리고 풍사를 제거하며 월경이 멎지 않는 것, 부정기 자궁출혈, 적백대하를 낫게 한다.

| 약용법 |

지상부 3~9g을 물 800mL에 넣고 달여서 반으로 나누어 아침저녁으로 마신다.

145

목천료

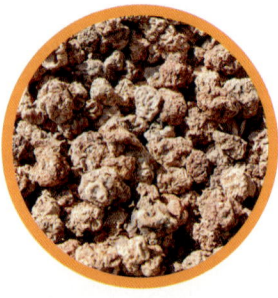

- 한자명: 木天蓼
- 라틴생약명: Actinidiae Ramulus et Folium et Fructus Vermicultus
- 이명 또는 영명: 천료(天蓼), 등천료(藤天蓼), 천료목(天蓼木), 목천료자(木天蓼子)
- 식물명 및 학명: 개다래나무, *Actinidia polygama* Miquel
  쥐다래나무, *Actinidia kolomikta*(Maximowicz) Maximowicz
- 과명: 다래나무과
- 약용부위: 가지, 잎 또는 벌레 먹은 열매
- 식약처 공정서 및 조선시대 의서 수재:
  대한민국약전외한약(생약)규격집(KHP) 제4개정

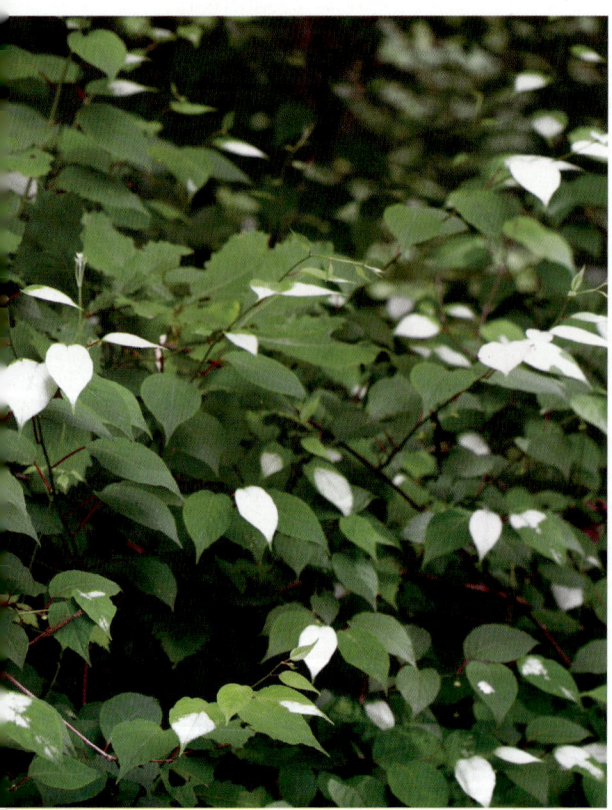

▲ 개다래 지상부

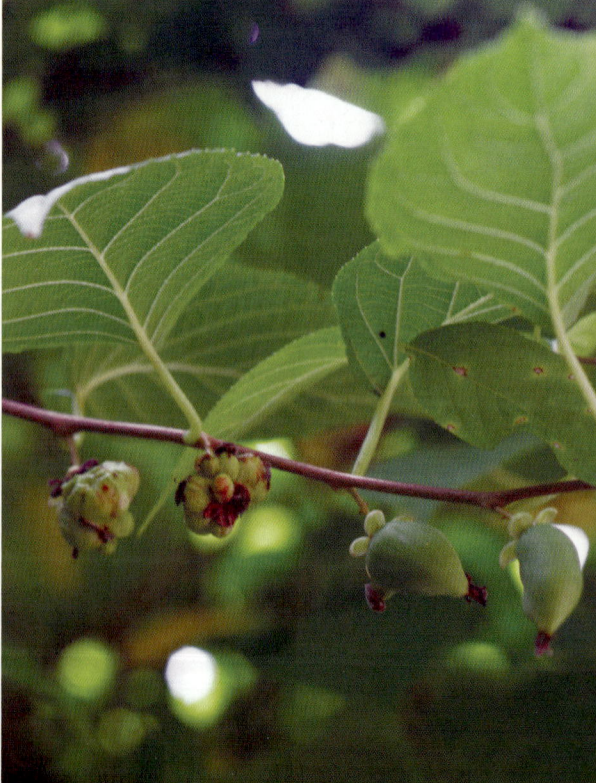

▲ 개다래 열매

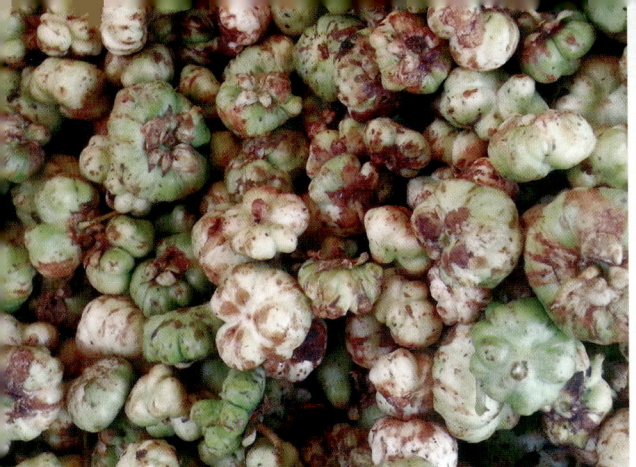
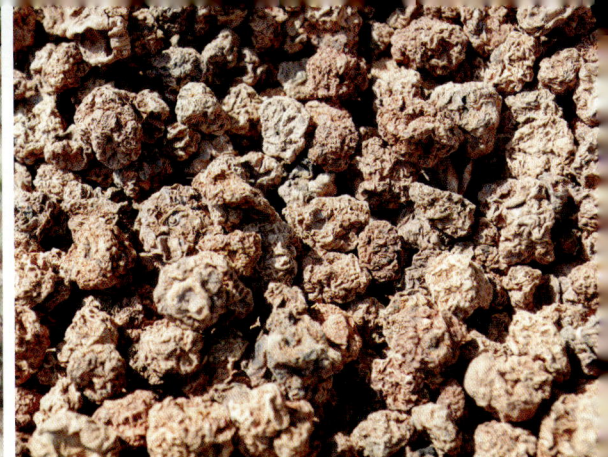

▲ 개다래나무 열매(채취품). 열매 속에서 벌레가 알을 까 열매 형태가 울퉁불퉁하게 되었다.

▲ 목천료자(약재. 전형)

● **기원** 이 약은 개다래나무 *Actinidia polygama* Miquel 또는 쥐다래나무 *Actinidia kolomikta*(Maximowicz) Maximowicz(다래나무과 Actinidiaceae)의 가지, 잎 또는 벌레 먹은 열매(木天蓼子)이다.

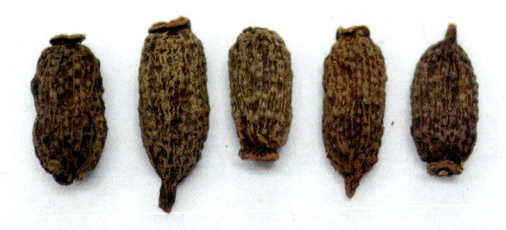

▲ 다래나무 열매(미후도, 전형). 목천료의 위품이다.

● **한방 약미(藥味)와 약성(藥性)** 맛은 쓰고 매우며 성질은 따뜻하고 독이 약간 있다.

| **약효 해설** |

• 팔다리를 잘 쓰지 못하고 마비되며 아픈 증상을 치료한다.

• 허리가 뻐근하고 아픈 증상을 낫게 한다.

• 심하게 갑자기 일어나는 복통을 멎게 한다.

• 피부에 흰 반점이 생기는 백전풍(白癜風)에 사용한다.

• 피부염 치료에 효과가 있다.

• 자양, 강장 작용이 있다.

• 벌레 먹은 열매는 목천료자(木天蓼子)라고 부르며 중풍, 얼굴의 신경마비를 치료한다.

| **약용법** |

열매 3~10g을 물 800mL에 넣고 달여서 반으로 나누어 아침저녁으로 마신다.

146

목통

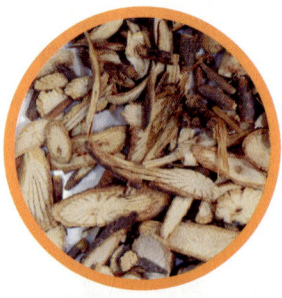

- 한자명: 木通
- 라틴생약명: Akebiae Caulis
- 이명 또는 영명: Akebia Stem
- 식물명 및 학명: 으름덩굴, *Akebia quinata* Decaisne
- 과명: 으름덩굴과
- 약용부위: 줄기로서 주피를 제거한 것
- 식약처 공정서 및 조선시대 의서 수재:

    대한민국약전(KP) 제11개정

    동의보감 탕액편의 풀부(部)

    방약합편의 만초(蔓草, 덩굴풀)편

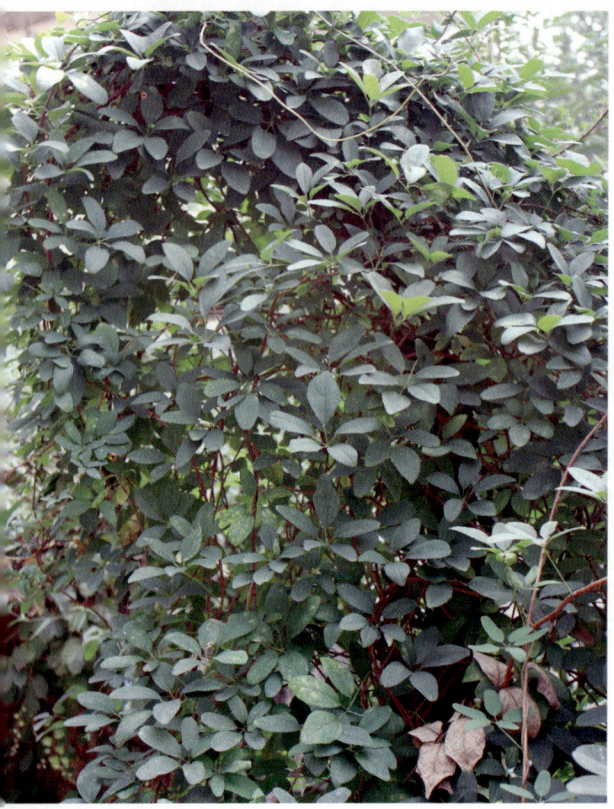

▲ 으름덩굴 지상부

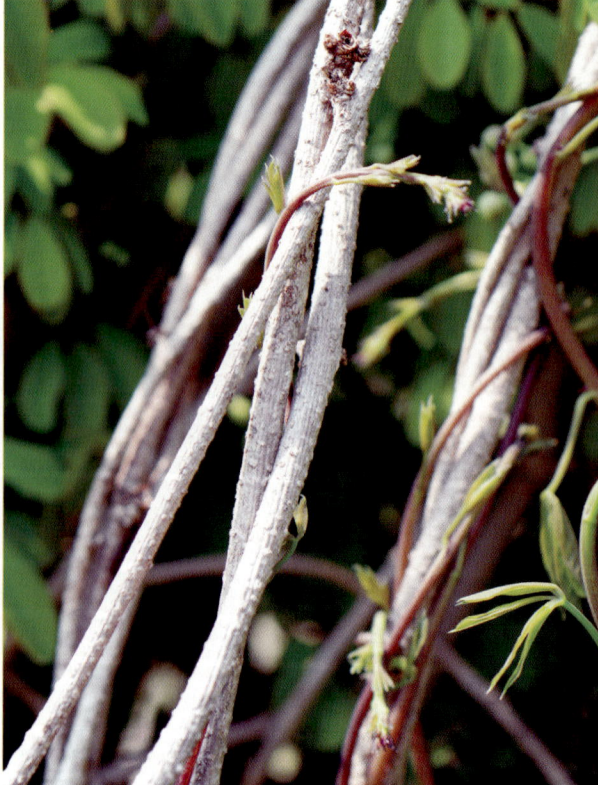

▲ 으름덩굴 줄기

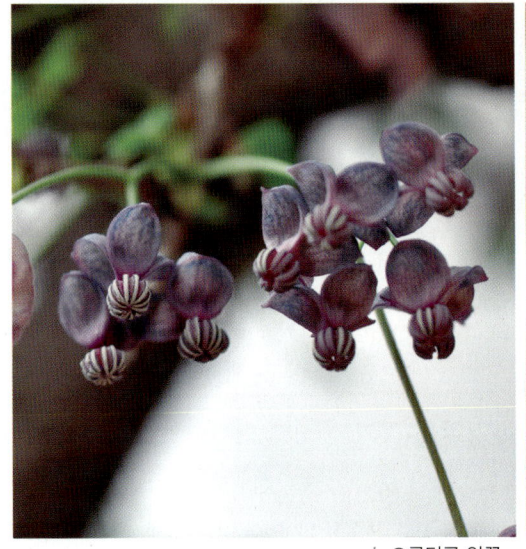
▲ 으름덩굴 암꽃

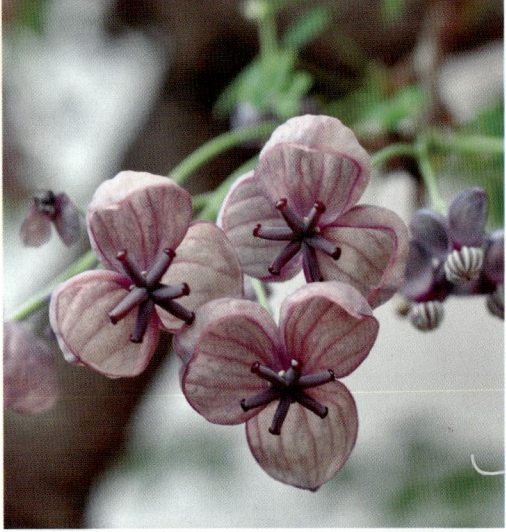
▲ 으름덩굴 수꽃

- **기원** 이 약은 으름덩굴 *Akebia quinata* Decaisne(으름덩굴과 Lardizabalaceae)의 줄기로서 주피를 제거한 것이다.

- **한방 약미(藥味)와 약성(藥性)** 맛은 쓰고 성질은 차다.

- **한방 작용부위(귀경, 歸經)** 목통은 주로 심(心), 소장(小腸), 방광경(膀胱經)에 들어가 작용한다.

| **약효 해설** |

- 가슴이 답답하면서 열감을 느끼는 증상을 치료한다.
- 목구멍이 쑤시고 아픈 증상을 낫게 한다.
- 입안과 혀가 허는 증상에 유효하다.
- 팔다리를 잘 쓰지 못하고 마비되며 아픈 증상에 사용한다.
- 산후 유즙 분비가 미흡할 때 쓴다.
- 열을 내리고 소변을 잘 보게 한다.

| **동의보감 효능** |

통초(通草, 통탈목, 으름덩굴)의 성질은 평(平)하고(약간 차다[微寒]고도 한다) 맛은 맵고 달며[辛甘] 독이 없다. 5가지 임병[五淋]을 낫게 하고 소변을 잘 나오게 한다. 소변이 잘 나오지 않는 것과 구토가

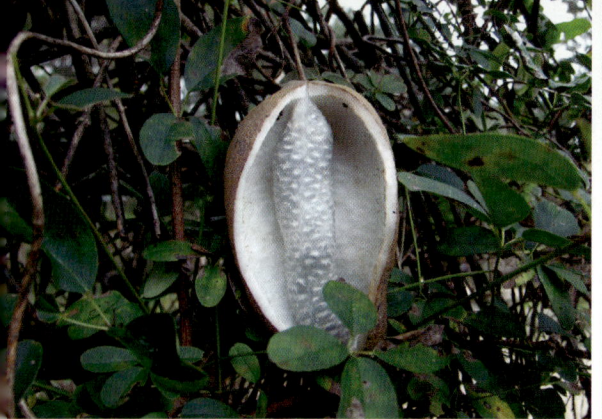

▲ 으름덩굴 열매

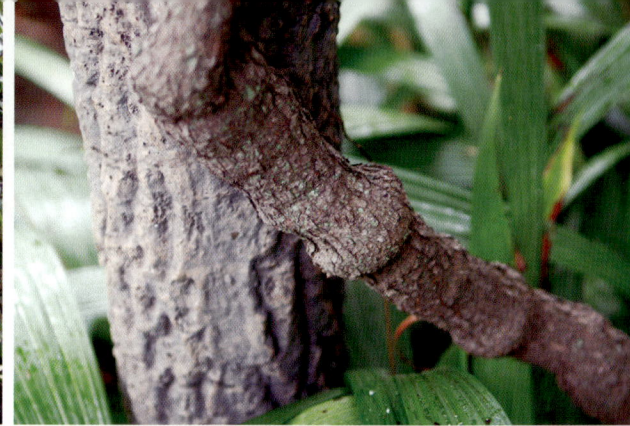

▲ 으름덩굴 나무껍질

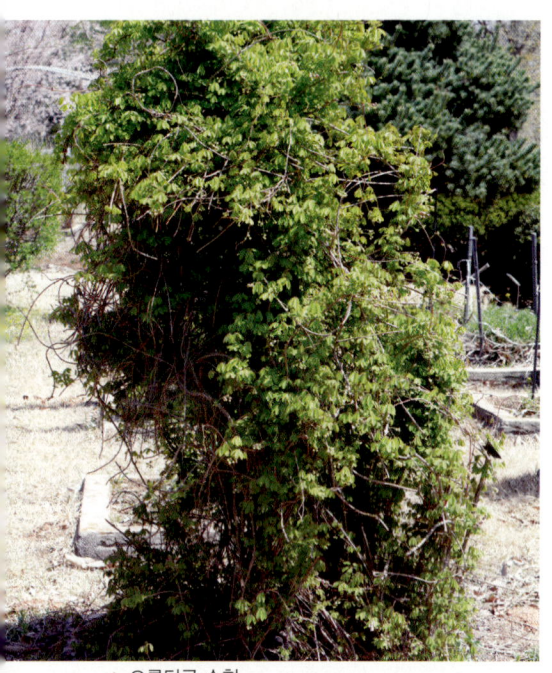

▲ 으름덩굴 수형

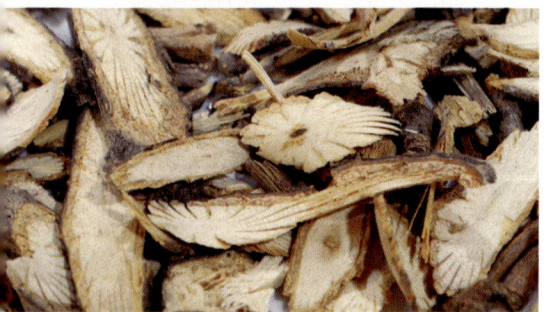

▲ 목통(약재, 절편)

멎지 않는 것이 동시에 나타나는 증상을 낫게 한다. 몸이 붓는 것을 낫게 하며 가슴이 답답하면서 열 나는 증상을 없앤다. 몸에 있는 9개의 구멍을 잘 통하게 한다. 목소리를 잘 나오게 하고 비달(脾疸)로 잠을 많이 자는 것을 낫게 한다. 유산시키고 삼충(三蟲)도 죽인다. 통초는 곧 목통이다. 줄기 가운데가 비어 있고 판이 있는데, 가볍고 희며 귀엽다. 껍질과 마디를 제거하고 생것으로 쓴다. 12경맥을 통하게 하기 때문에 통초(通草)라고 한다[입문].

| 약용법 |

줄기 3~6g을 물 800mL에 넣고 달여서 반으로 나누어 아침저녁으로 마시거나 또는 가루나 환(丸)으로 만들어 복용한다.

304

147

- 한자명: 木香
- 라틴생약명: Aucklandiae Radix
- 이명 또는 영명: 광목향(廣木香), 운목향(雲木香)
- 식물명 및 학명: 목향(木香), *Aucklandia lappa* Decne.
- 과명: 국화과
- 약용부위: 뿌리로 거친 껍질을 제거한 것
- 식약처 공정서 및 조선시대 의서 수재:
  대한민국약전외한약(생약)규격집(KHP) 제4개정
  동의보감 탕액편의 풀부(部)
  방약합편의 방초(芳草, 향기가 좋은 풀)편

목향

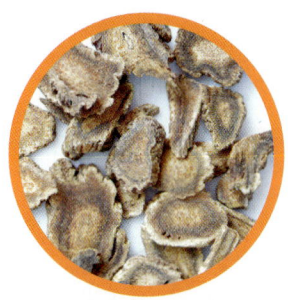

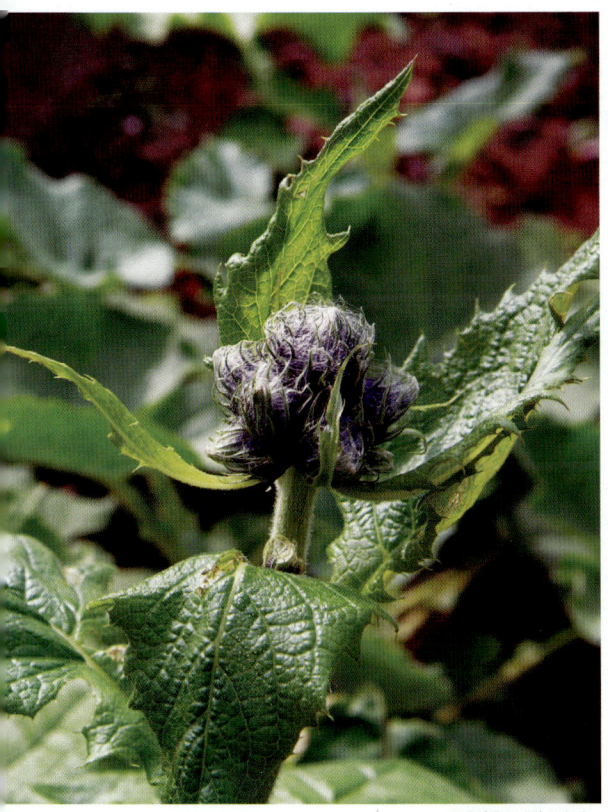

▲ 목향(운목향) 열매

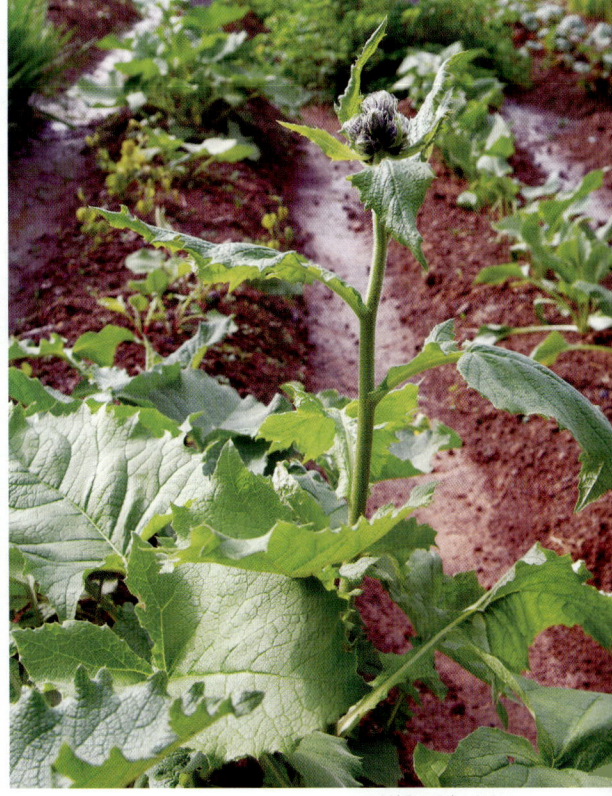

▲ 목향(운목향) 지상부

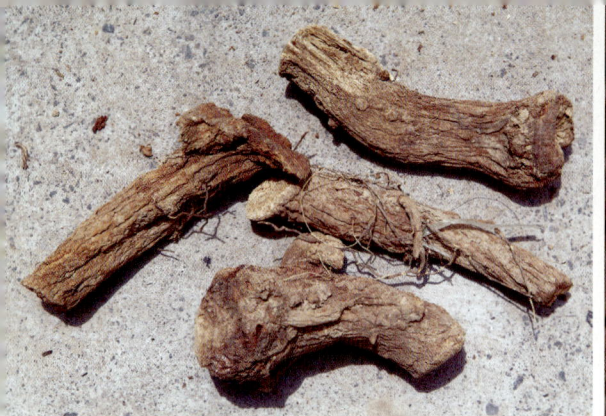

▲ 목향의 뿌리(채취품)

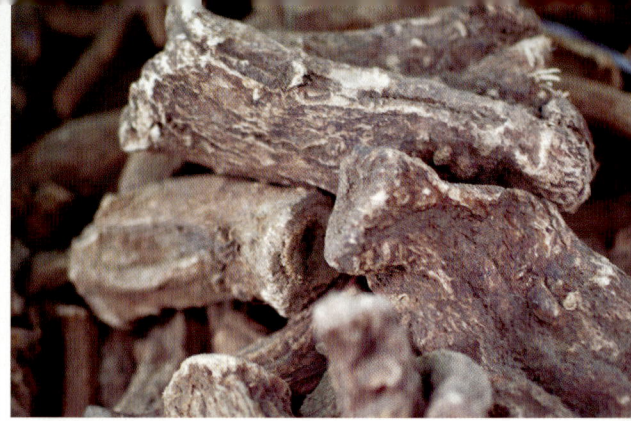

▲ 목향(약재, 전형)

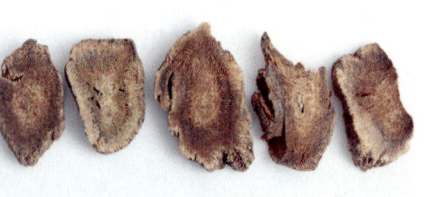

▲ 목향(약재, 절단)

●**기원** 이 약은 목향(木香) *Aucklandia lappa* Decne.(국화과 Compositae)의 뿌리로 거친 껍질을 제거한 것이다.

●**한방 약미(藥味)와 약성(藥性)** 맛은 맵고 쓰며 성질은 따뜻하다.

●**한방 작용부위(귀경, 歸經)** 목향은 주로 비(脾), 위(胃), 대장(大腸), 삼초(三焦), 담경(胆經)에 들어가 작용한다.

| 약효 해설 |

- 속을 따뜻하게 하고 위(胃)를 편안하게 한다.
- 흉복부가 그득하면서 아픈 증상을 치료한다.
- 설사를 하며 배가 아프고 항문이 무거워 처지는 듯한 병증에 사용한다.
- 기(氣)를 소통시키고 통증을 멎게 한다.

| 동의보감 효능 |

목향(木香)의 성질은 따뜻하고[溫] 맛이 매우며[辛] 독이 없다. 가슴과 배가 온갖 기로 아픈 것, 9가지 심통(心痛), 여러 해 된 냉기로 불러 오르면서 아픈 것, 옆구리 부위에 덩어리가 생긴 것, 징괴(癥塊)를 치료한다. 또한 음식이 체하여 구토하고 설사하는 것, 이질을 멈추며 독을 풀어준다. 헛것에 들린 것을 낫게 하며 급성 전염병을 막고 약의 정기[藥之精]가 몸에서 잘 돌게 한다.

| 약용법 |

뿌리 3∼6g을 물 800mL에 넣고 달여서 반으로 나누어 아침저녁으로 마신다.

148

- 한자명: 沒藥
- 라틴생약명: Myrrha
- 이명 또는 영명: Myrrh
- 식물명 및 학명: 몰약수(沒藥樹), *Commiphora myrrha* Engler
  합지수(哈地樹), *Commiphora molmol* Engler
- 과명: 감람나무과
- 약용부위: 고무수지
- 식약처 공정서 및 조선시대 의서 수재:
  대한민국약전(KP) 제11개정
  동의보감 탕액편의 나무부
  방약합편의 향목(香木, 향나무)편

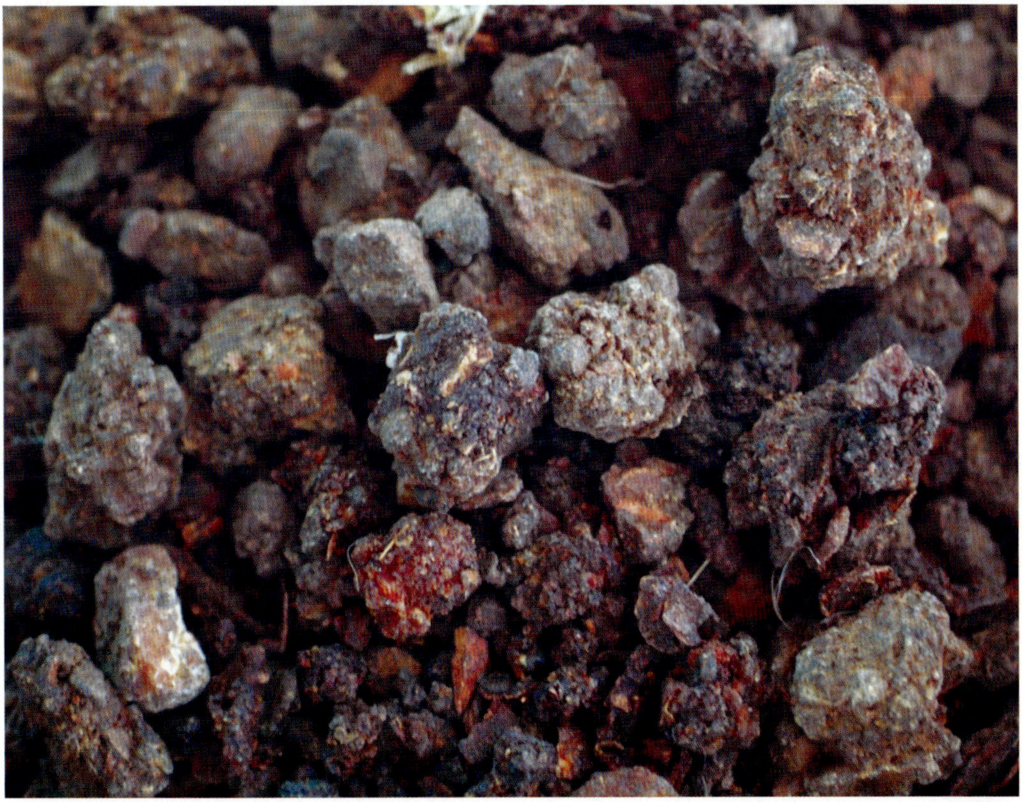

몰약

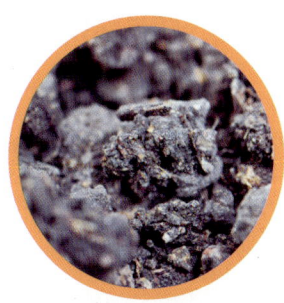

▲ 몰약

- **기원** 이 약은 몰약수(沒藥樹) *Commiphora myrrha* Engler 또는 합지수(哈地樹) *Commiphora molmol* Engler(감람나무과 Burseraceae)에서 얻은 고무수지이다. 전자를 천연몰약(天然沒藥) Gum Myrrh이라 하고, 후자를 교질몰약(膠質沒藥) Gum Opoponax이라 한다.

- **한방 약미(藥味)와 약성(藥性)** 맛은 맵고 쓰며 성질은 평(平)하다.

- **한방 작용부위(귀경, 歸經)** 몰약은 주로 심(心), 간(肝), 비경(脾經)에 들어가 작용한다.

| **약효 해설** |

• 눈이 충혈되고 아픈 병증을 낫게 한다.

• 팔다리를 잘 쓰지 못하고 마비되며 아픈 증상을 치료한다.

• 생리통, 무월경에 사용한다.

• 타박상 치료에 효과가 있다.

| **동의보감 효능** |

몰약(沒藥, 합지나무 또는 몰약나무에서 얻은 고무수지)의 성질은 평(平)하며(따뜻하다[溫]고도 한다) 맛은 쓰고 [苦](맵다[辛]고도 한다) 독이 없다. 뱃속에 생긴 덩어리와 어혈이 뭉친 것을 깨뜨리고 통증을 멈춘다. 타박상, 근육과 뼈가 상하거나 부러져 어혈이 생기고 아픈 것, 쇠붙이에 다친 상처, 매 맞아 다친 것을 치료한다. 피부가 헐어 아프고 가려우며 벌겋게 부어 곪는 것, 치루를 낫게 한다. 독성이 있는 종기를 삭히고 갑자기 하혈(下血)하는 것을 멎게 한다. 눈에 예막이 생기면서 어지럽고 아프며 피부가 붉은 것을 치료한다.

| **약용법** |

몰약 3~10g을 물 800mL에 넣고 달여서 반으로 나누어 아침저녁으로 마시거나 또는 가루나 환(丸)으로 만들어 복용한다. 외용할 때는 적당량을 가루로 하여 피부에 바른다.

149

- 한자명: 蕪荑
- 라틴생약명: Ulmi Semen Pasta
- 이명 또는 영명: 무이인(蕪荑仁)
- 식물명 및 학명: 왕느릅나무, *Ulmus macrocarpa* Hance
- 과명: 느릅나무과
- 약용부위: 씨에 느릅나무 껍질과 진흙을 섞어서 발효시킨 것
- 식약처 공정서 및 조선시대 의서 수재:
  대한민국약전외한약(생약)규격집(KHP) 제4개정
  동의보감 탕액편의 나무부
  방약합편의 교목(喬木, 줄기가 곧고 굵으며 높이 자라는 나무)편

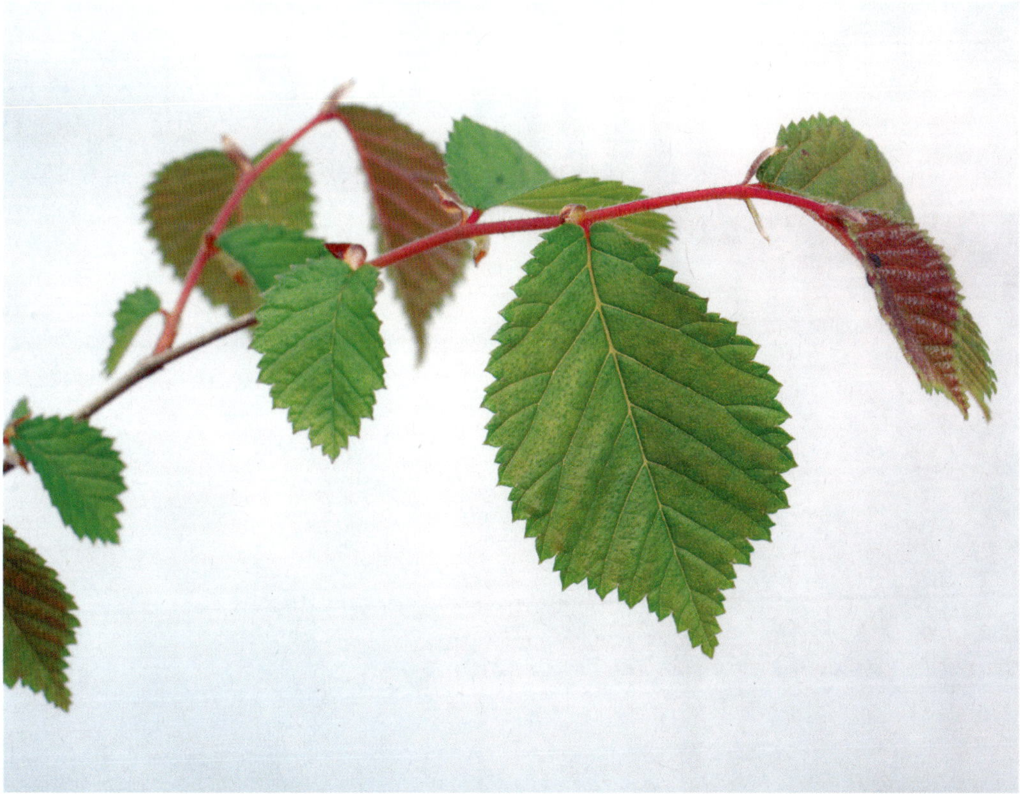

무이

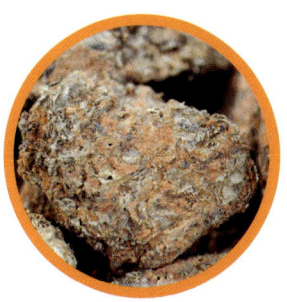

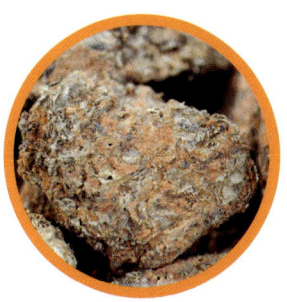

▲ 왕느릅나무 잎

- **기원** 이 약은 왕느릅나무 *Ulmus macrocarpa* Hance 또는 기타 동속식물(느릅나무과 Ulmaceae)의 씨에 느릅나무 껍질과 진흙을 섞어서 발효시킨 것이다.

- **한방 약미(藥味)와 약성(藥性)** 맛은 쓰고 매우며 성질은 따뜻하다.

- **한방 작용부위(귀경, 歸經)** 무이는 주로 비(脾), 위경(胃經)에 들어가 작용한다.

| 약효 해설 |

- 구충작용이 있다.
- 어린아이가 영양장애로 설사하는 병증에 사용한다.
- 피부 옴을 낫게 한다.

| 동의보감 효능 |

무이(蕪荑, 왕느릅나무 씨에 느릅나무 껍질과 진흙을 섞어서 발효시킨 것)의 성질은 평(平)하며 맛은 맵고[辛] 독이 없다. 장풍(腸風), 치루(痔瘻), 피부가 헐어 아프고 가려우며 벌겋게 부어 곪는 것, 옴과 버짐을 치료한다. 삼충(三蟲)과 촌백충을 죽인다.

| 약용법 |

무이 3~10g을 물 800mL에 넣고 달여서 반으로 나누어 아침저녁으로 마시거나 또는 가루나 환(丸)으로 만들어 복용한다. 외용할 때는 적당량을 가루로 만들어 피부에 바른다.

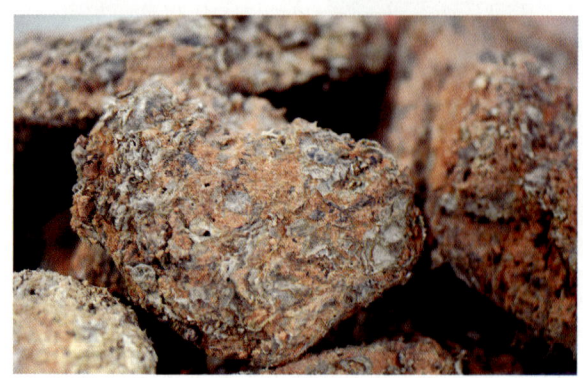

▲ 무이

150

문합

- 한자명: 文蛤
- 라틴생약명: Meretricis Concha
- 동물명 및 학명: 무명조개, *Meretrix meretrix* Linné
  백합, *Mereterix lusoria* Rŏding
- 과명: 백합과
- 약용부위: 껍질
- 식약처 공정서 및 조선시대 의서 수재:
  대한민국약전외한약(생약)규격집(KHP) 제4개정
  동의보감 탕액편의 벌레부(部)

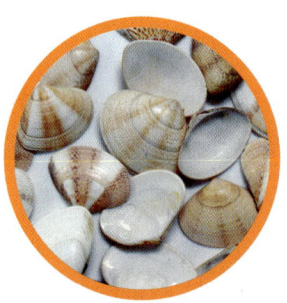

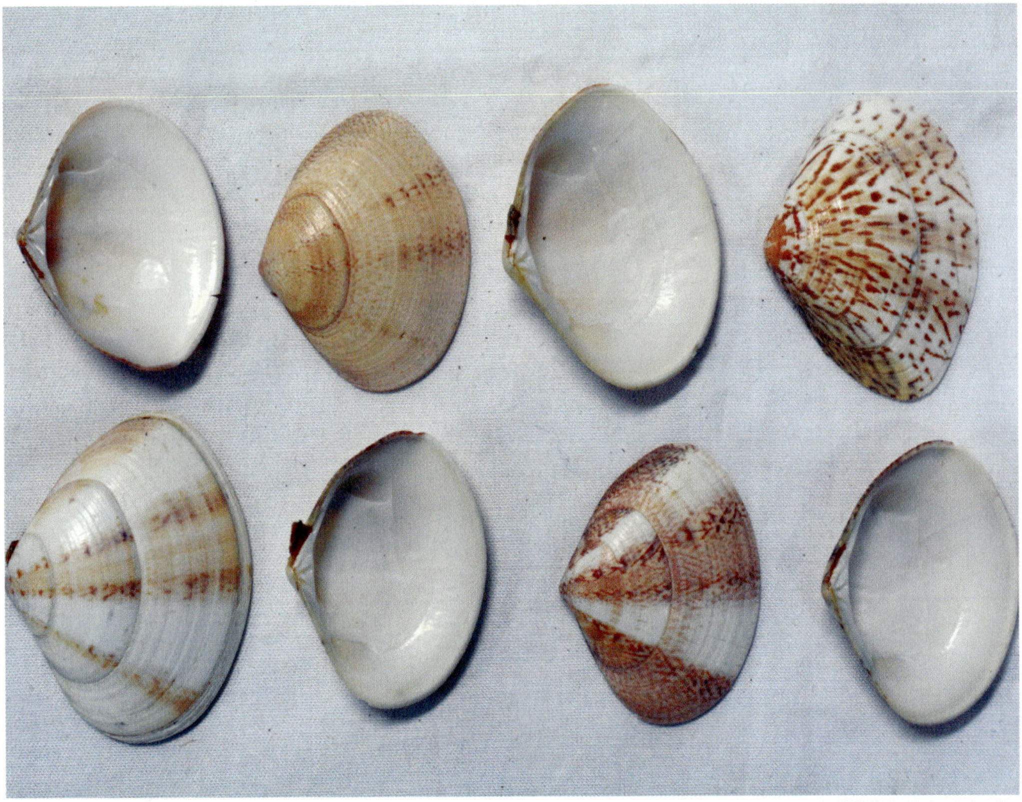

▲ 문합(안쪽 면과 바깥 면)

- **기원** 이 약은 무명조개 *Meretrix meretrix* Linné(백합과 Veneridae) 또는 백합 *Mereterix lusoria* Rŏding의 껍질이다.

- **한방 약미(藥味)와 약성(藥性)** 맛은 쓰고 짜며 성질은 차다.

- **한방 작용부위(귀경, 歸經)** 문합은 주로 폐(肺), 신(腎), 위경(胃經)에 들어가 작용한다.

| 약효 해설 |

- 담화(痰火)가 치솟아 생긴 기침의 치료에 효과가 있다.
- 가슴과 옆구리 부위가 그득하여 편하지 않은 병증을 치료한다.
- 어혈(瘀血) 등으로 인해 응어리가 형성된 것을 풀어준다.
- 위산을 중화시키는 제산(制酸)작용이 있다.

| 동의보감 효능 |

문합해합(文蛤海蛤, 문합, 해합)은 동해에서 난다. 크기가 검은깨만 하다. 자줏빛 무늬가 있고 닳지 않은 것이 문합이고, 무늬가 없고 닳은 것이 해합이다. 이 2가지는 같은 종류로 주치도 같다 [입문].

| 약용법 |

문합 10~15g을 물 800mL에 넣고 달여서 반으로 나누어 아침저녁으로 마시거나 또는 가루나 환(丸)으로 만들어 복용한다. 외용할 때는 적당량을 가루로 하여 환부에 붙인다.

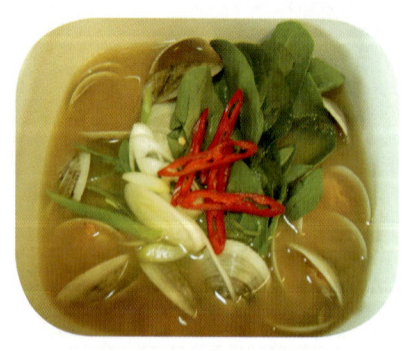

151

- 한자명: 尾蔘
- 라틴생약명: Ginseng Radix Palva
- 이명 또는 영명: Fine Root Ginseng
- 식물명 및 학명: 인삼, *Panax ginseng* C.A.Meyer
- 과명: 두릅나무과
- 약용부위: 가는 뿌리
- 식약처 공정서 및 조선시대 의서 수재:
  대한민국약전외한약(생약)규격집(KHP) 제4개정

미삼

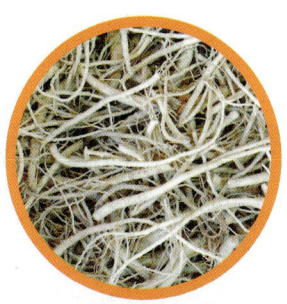

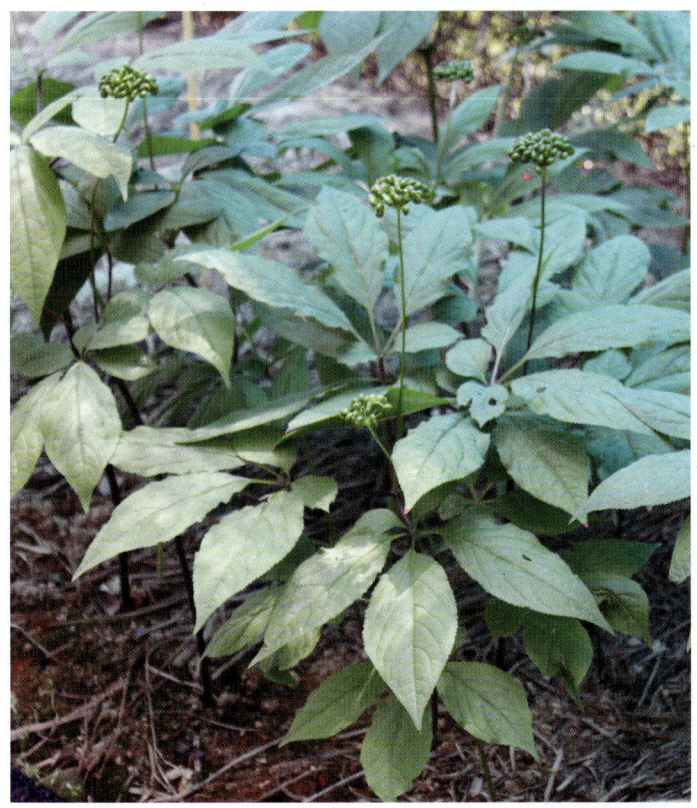

▲ 인삼 지상부

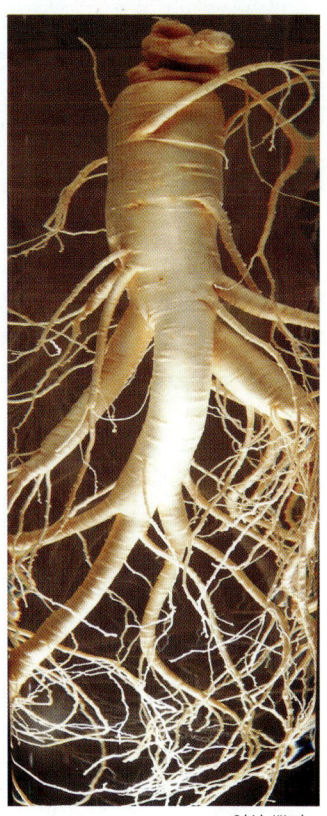

▲ 인삼 뿌리

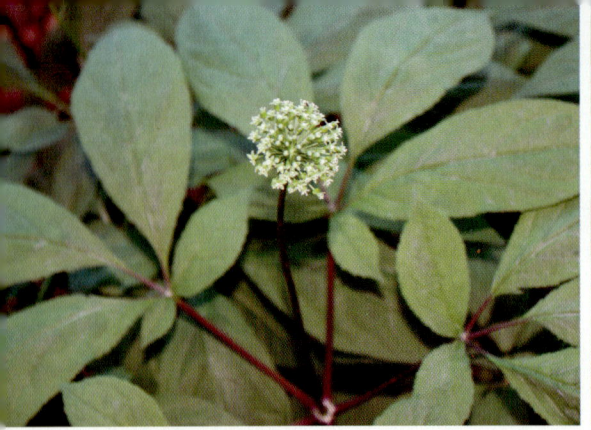

▲ 인삼 꽃

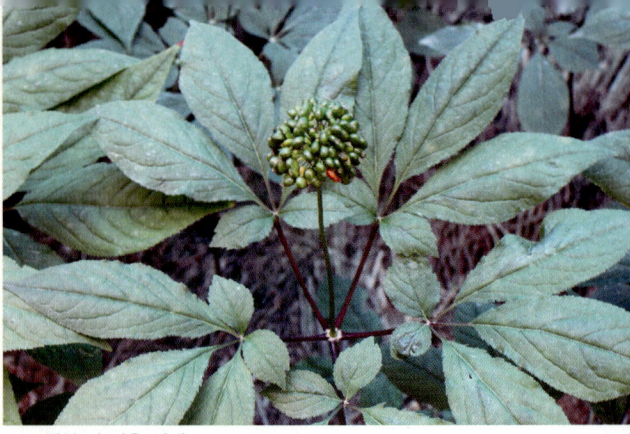

▲ 인삼 덜 익은 열매

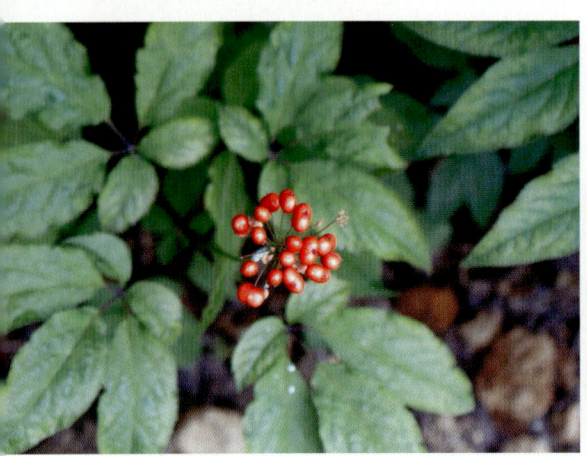

▲ 인삼 익은 열매

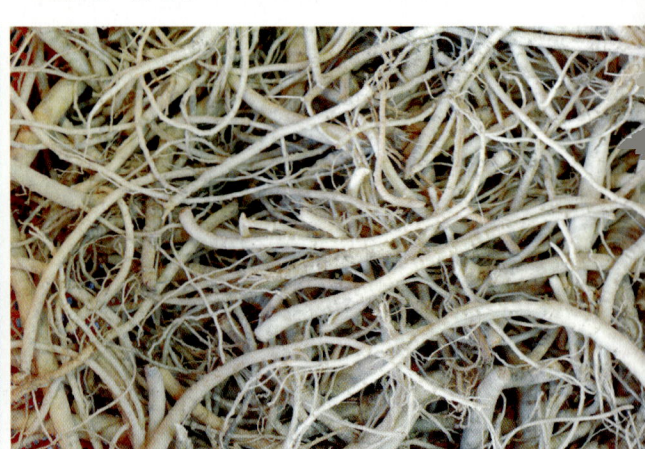

▲ 미삼(약재, 전형)

●**기원** 이 약은 인삼 *Panax ginseng* C. A. Meyer(두릅나무과 Araliaceae)의 가는 뿌리이다.

●**한방 약미(藥味)와 약성(藥性)** 맛은 달고 쓰며 성질은 평(平)하다.

●**한방 작용부위(귀경, 歸經)** 미삼은 주로 폐(肺), 위경(胃經)에 들어가 작용한다.

| **약효 해설** |

• 구토가 급박한 느낌이 드는 증상에 쓴다.

• 기침 증상을 없애준다.

• 구갈, 토혈에 사용한다.

| **약용법** |

가는 뿌리 3~9g을 물 800mL에 넣고 달여서 반으로 나누어 아침저녁으로 마신다.

152

- 한자명: 密蒙花
- 라틴생약명: Buddlejae Flos
- 식물명 및 학명: 밀몽화, *Buddleja officinalis* Maximowicz
- 과명: 마전과
- 약용부위: 꽃봉오리
- 식약처 공정서 및 조선시대 의서 수재:
  대한민국약전외한약(생약)규격집(KHP) 제4개정
  동의보감 탕액편의 나무부
  방약합편의 관목(灌木)편

밀몽화

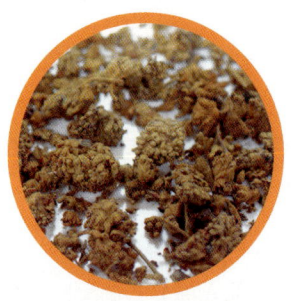

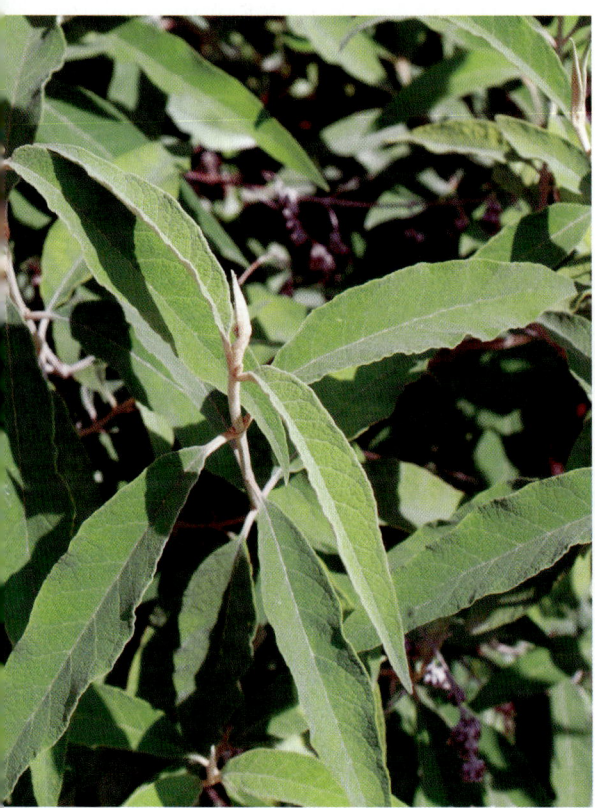

▲ 밀몽화 잎

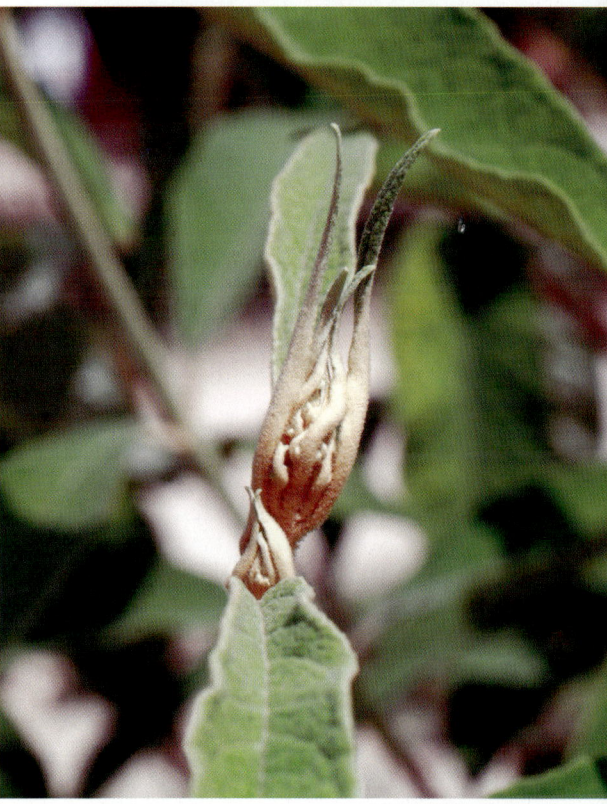

▲ 밀몽화 꽃봉오리

● **기원** 이 약은 밀몽화 *Buddleja officinalis* Maximowicz(마전과 Loganiaceae)의 꽃봉오리이다.

● **한방 약미(藥味)와 약성(藥性)** 맛은 달고 성질은 약간 차다.

● **한방 작용부위(귀경, 歸經)** 밀몽화는 주로 간경(肝經)에 들어가 작용한다.

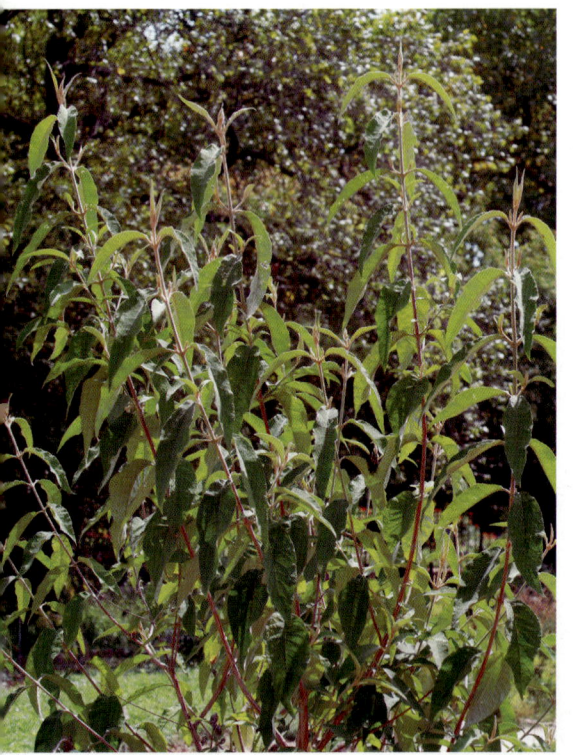

▲ 밀몽화 지상부

| **약효 해설** |

• 시력을 좋게 하는 효능이 있다.
• 간열(肝熱)을 식혀주며 눈을 밝게 해준다.
• 눈이 충혈되면서 붓고 아픈 증상을 낫게
  한다.

| **동의보감 효능** |

밀몽화(密蒙花)의 성질은 평(平)하며(약간 차다[微寒]고도 한다) 맛은 달고[甘] 독이 없다. 겉으로 보기에는 눈이 멀쩡하나 잘 보이지 않는 것을 치료한다. 예막, 눈이 충혈된 것, 눈물을 많이 흘리는 것, 소아의 창진(瘡疹)과 감기(疳氣)로 눈을 상한 데 주로 쓴다.

| **약용법** |

꽃 3~9g을 물 800mL에 넣고 달여서 반으로 나누어 아침저녁으로 마신다.

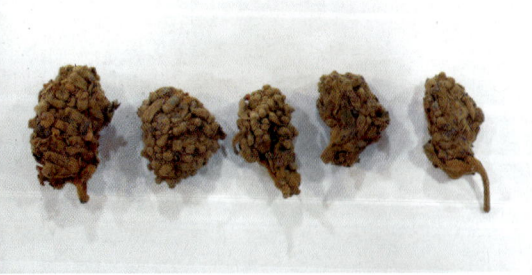

▲ 밀몽화(약재, 전형)

153

- 한자명: 密陀僧
- 라틴생약명: Lithargyrum
- 이명 또는 영명: 노저(爐底), 일산화납(一酸化鉛)
- 한약의 분류: 광물성 약재
- 식약처 공정서 및 조선시대 의서 수재:
    대한민국약전외한약(생약)규격집(KHP) 제4개정
    동의보감 탕액편의 돌부(部)
    방약합편의 금석(金石, 광석류)편

밀타승

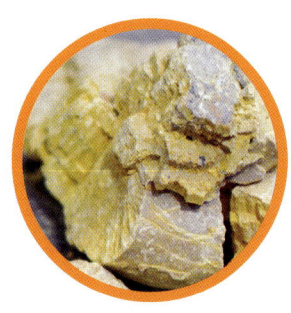

● **기원** 이 약은 황화광물 방연석으로 연광석 또는 은광석 등을 제련할 때 생기는 산화납이다.

● **한방 약미(藥味)와 약성(藥性)** 맛은 짜고 매우며 성질은 평(平)하고 독이 있다.

● **한방 작용부위(귀경, 歸經)** 밀타승은 주로 간(肝), 비경(脾經)에 들어가 작용한다.

| 약효 해설 |

- 입안이 허는 병증에 사용한다.
- 습진, 오래된 설사를 치료한다.
- 피부 진균 억제작용이 있다.

| 동의보감 효능 |

밀타승(密陀僧)은 성질이 평(平)하고 맛은 짜고 매우며 독이 조금 있다. 오랜 이질, 5가지 치질[五痔], 쇠붙이에 다친 상처, 얼굴의 흉터와 기미에 주로 쓴다. 은광석을

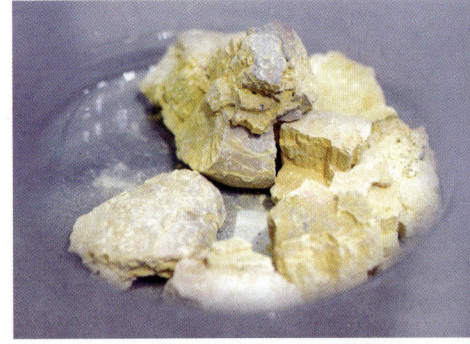

▲ 밀타승

제련하는 잿무더기[鍊銀礦灰池] 속에서 나온다. 망치로 부수면 금색이 나는 것이 좋다[본초]. 외용으로 붙일 때는 생것을 쓴다. 내복(內服)할 때는 불에 노랗게 달군 후에 곱게 갈아 쓴다[입문].

154

박하

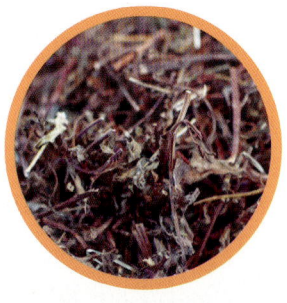

- 한자명: 薄荷
- 라틴생약명: Menthae Herba
- 식물명 및 학명: 박하, *Mentha arvensis* Linné var. *piperascens* Malinvaud ex Holmes
- 과명: 꿀풀과
- 약용부위: 지상부
- 식약처 공정서 및 조선시대 의서 수재:
    대한민국약전(KP) 제11개정
    동의보감 탕액편의 채소부
    방약합편의 방초(芳草, 향기가 좋은 풀)편

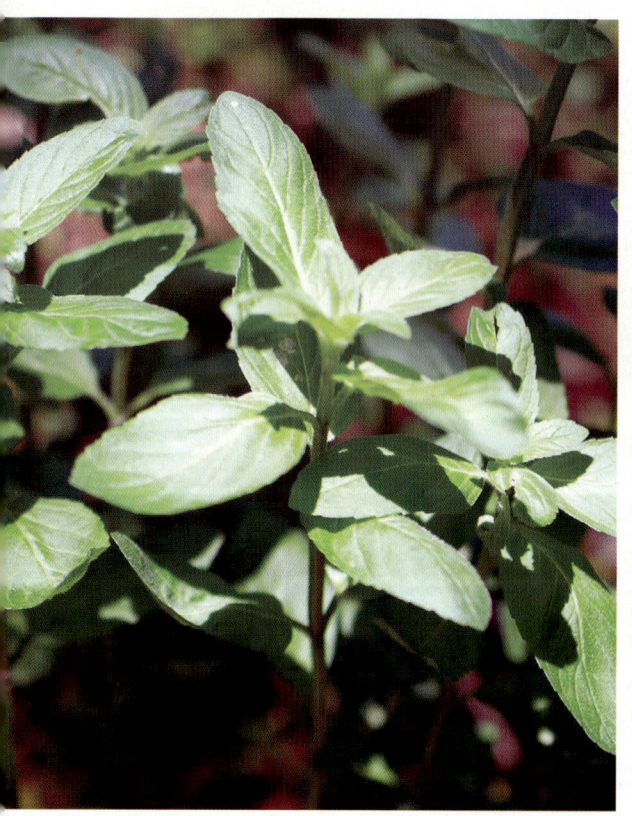

▲ 박하 잎

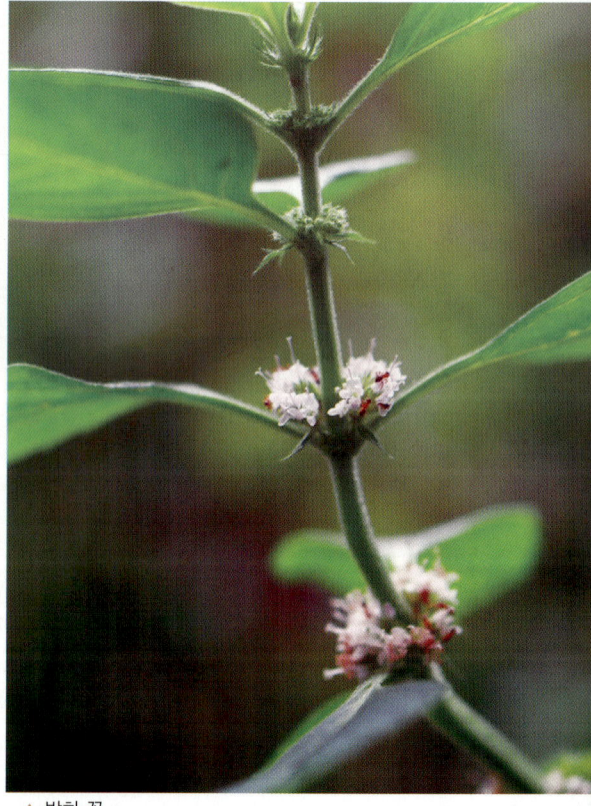

▲ 박하 꽃

- **기원** 이 약은 박하 *Mentha arvensis* Linné var. *piperascens* Malinvaud ex Holmes(꿀풀과 Labiatae) 의 지상부이다.

- **한방 약미(藥味)와 약성(藥性)** 맛은 맵고 성질은 서늘하다.

- **한방 작용부위(귀경, 歸經)** 박하는 주로 폐(肺), 간경(肝經)에 들어가 작용한다.

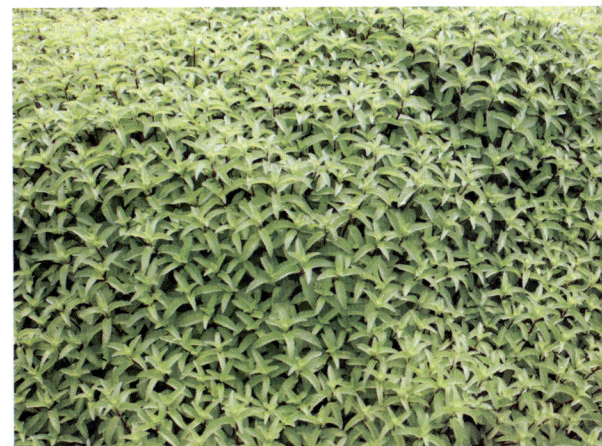
▲ 박하 재배밭

| 약효 해설 |

- 머리와 눈을 맑게 해준다.
- 목 안이 붓고 아픈 증상에 도움이 된다.
- 인후(咽喉)를 편하게 한다.
- 열 나고 기침하는 증상의 초기에 사용한다.
- 눈의 충혈 제거에 좋다.

| 동의보감 효능 |

박하(薄荷)는 성질이 따뜻하고[溫](평(平)하다고 도 한다) 맛이 매우면서[辛] 쓰며[苦] 독이 없 다. 여러 약들을 영위(榮衛)로 끌고 가서 땀 을 내고 독을 내보낼 수 있어 상한두통(傷寒 頭痛)을 치료한다. 중풍(中風), 적풍(賊風), 두 풍(頭風)도 치료한다. 관절을 잘 통하게 하 고 몹시 피로한 것을 풀리게 한다.

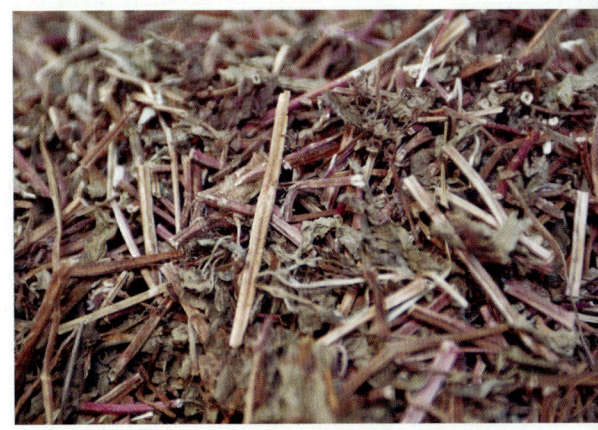
▲ 박하(약재, 절단)

| 약용법 |

지상부 3~6g을 물 800mL에 넣고 달여서 아침저녁으로 마신다. 오래 끓이지 않는다. 가루 또는 환(丸)으로 만들어 복용하거나 외용으로 적당량 사용한다.

155

반대해

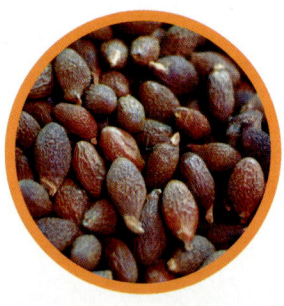

- 한자명: 胖大海
- 라틴생약명: Sterculiae Lychnophorae Semen
- 식물명 및 학명: 반대해(胖大海), *Sterculia lychnophora* Hance
- 과명: 벽오동과
- 약용부위: 씨
- 식약처 공정서 및 조선시대 의서 수재:
  대한민국약전외한약(생약)규격집(KHP) 제4개정

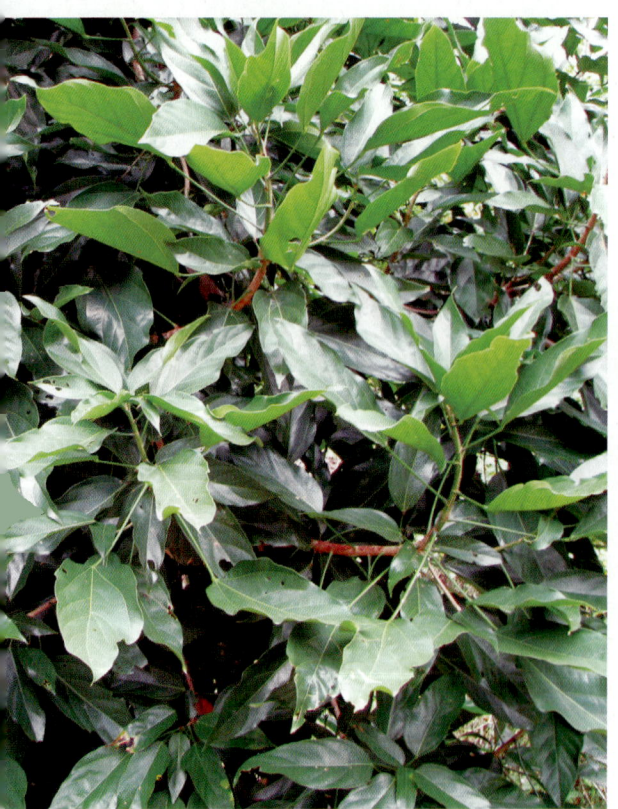

▲ 반대해 잎

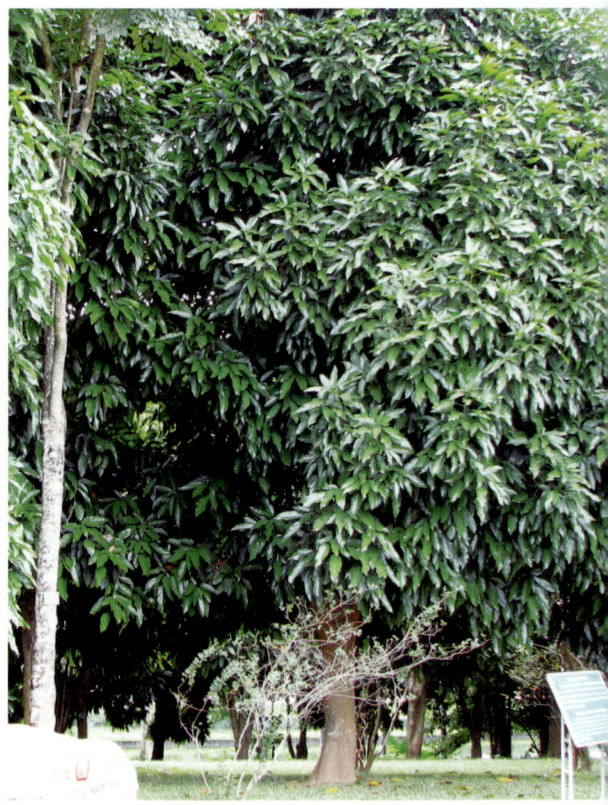

▲ 반대해 수형

● **기원** 이 약은 반대해(胖大海) *Sterculia lychnophora* Hance(벽오동과 Sterculiaceae)의 씨이다.

● **한방 약미(藥味)와 약성(藥性)** 맛은 달고 성질은 차다.

● **한방 작용부위(귀경, 歸經)** 반대해는 주로 폐(肺), 대장경(大腸經)에 들어가 작용한다.

| **약효 해설** |

• 열을 내리고 열기로 고갈된 폐의 진액을 보충하여 윤택하게 한다.

• 눈이 충혈되고 머리가 아플 때 유효하다.

• 목구멍이 건조하면서 아픈 증상을 낫게 한다.

• 담이 없는 마른기침을 치료한다.

• 두통, 치통을 없애준다.

| **약용법** |

씨 2~4개를 물 800mL에 넣고 달여서 반으로 나누어 아침저녁으로 마신다. 또는 씨의 양을 반으로 줄여 가루로 만들어 복용해도 좋다.

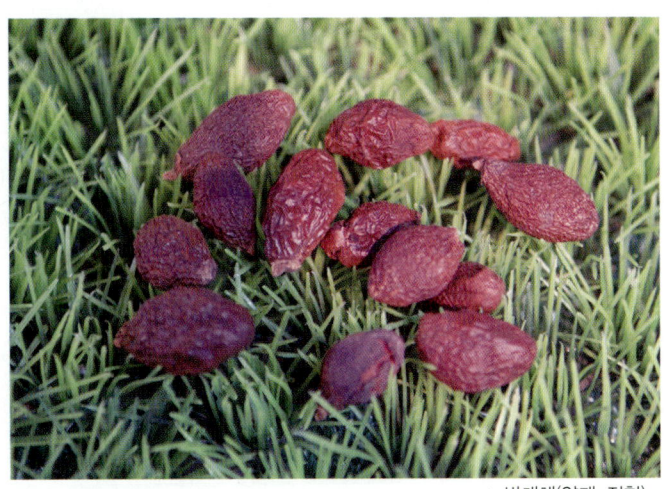

▲ 반대해(약재, 전형)

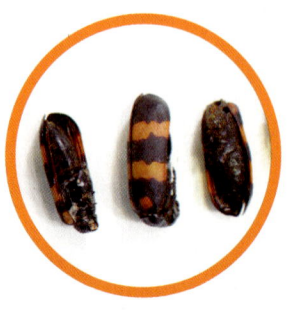

156

반묘

- 한자명: 斑猫
- 라틴생약명: Cantharides
- 동물명 및 학명: 띠띤가뢰, *Mylabris cichorii* Linné
  남방대반모(南方大斑蝥), *Mylabris phalerata* Pallas
  줄먹가뢰, *Epicauta gorhami* Marseul
- 과명: 가뢰과
- 약용부위: 몸체
- 식약처 공정서 및 조선시대 의서 수재:
  대한민국약전외한약(생약)규격집(KHP) 제4개정
  동의보감 탕액편의 벌레부(部)
  방약합편의 난충(卵蟲, 난류와 충류)편

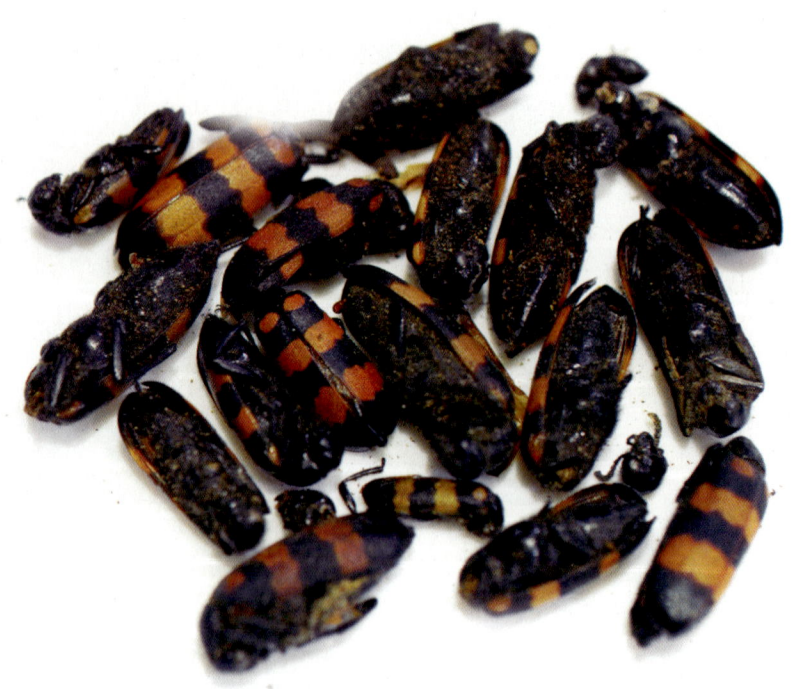

▲ 반묘

- **기원** 이 약은 띠띤가뢰 *Mylabris cichorii* Linné, 남방대반모(南方大斑蝥) *Mylabris phalerata* Pallas 또는 줄먹가뢰 *Epicauta gorhami* Marseul(가뢰과 Meloidae)의 몸체이다.

- **한방 약미(藥味)와 약성(藥性)** 맛은 맵고 성질은 뜨거우며 독성이 크다.

- **한방 작용부위(귀경, 歸經)** 반묘는 주로 간(肝), 위(胃), 신경(腎經)에 들어가 작용한다.

| 약효 해설 |

- 어혈을 깨뜨려서 없앤다.
- 맺힌 것을 풀어주고 종기나 상처를 치료한다.
- 외용(外用)으로 안면 신경 마비증, 피부염을 낫게 한다.
- 간암 치료의 임상보고가 있다.
- 독성이 있어 조심해야 한다.

| 동의보감 효능 |

반묘(斑猫, 가뢰)는 성질이 차고 맛은 매우며 독이 많다. 귀주(鬼疰)와 고독(蠱毒)에 주로 쓴다. 썩은 살을 녹이고 석림(石淋)을 깨뜨리며 소변을 잘 나오게 한다. 나력(瘰癧)을 치료하고 낙태시킨다. 콩꽃[大豆花]이 필 무렵에 이 벌레가 콩잎 위에 있는 경우가 많다. 길이는 5~6푼 정도이다. 껍질에는 검누른 반점이 있고 배는 검다. 주둥이가 뾰족하고 크기는 파두(巴豆)만 하다. 음력 7월과 8월에 잡아서 그늘에 말린다. 날개와 다리를 제거하고 찹쌀과 함께 넣어 누렇게 될 때까지 볶는다. 살아 있는 것을 쓰면 토하고 설사하게 된다[본초].

| 약용법 |

반묘를 수치(修治)한 후 가루로 만들어 0.03~0.06g을 1회량으로 하여 복용한다. 또는 적당량을 외용한다.

반변련

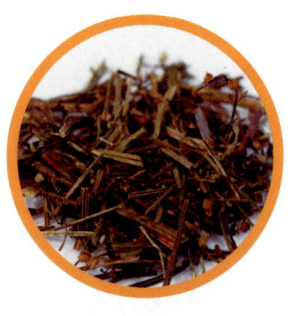

- 한자명: 半邊蓮
- 라틴생약명: Lobeliae Chinensis Herba
- 식물명 및 학명: 수염가래꽃, *Lobelia chinensis* Lour.
- 과명: 초롱꽃과
- 약용부위: 전초
- 식약처 공정서 및 조선시대 의서 수재:
  대한민국약전외한약(생약)규격집(KHP) 제4개정

● **기원** 이 약은 수염가래꽃 *Lobelia chinensis* Lour.(초롱꽃과 Campanulaceae)의 전초이다.

● **한방 약미(藥味)와 약성(藥性)** 맛은 맵고 성질은 평(平)하다.

● **한방 작용부위(귀경, 歸經)** 반변련은 주로 심(心), 소장(小腸), 폐경(肺經)에 들어가 작용한다.

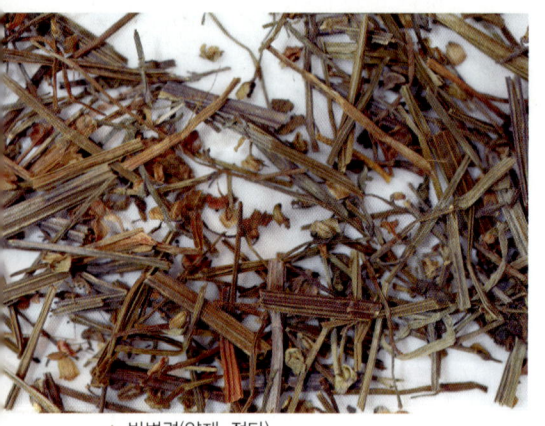

▲ 반변련(약재, 절단)

| **약효 해설** |

- 장염(腸炎), 신염(腎炎)에 사용한다.
- 간경화 복수(腹水)에 쓴다.
- 황달, 이질을 치료한다.
- 습진을 낫게 한다.
- 이뇨시켜 부종을 가라앉힌다.

| **약용법** |

전초 9~15g을 물 800mL에 넣고 달여서 반으로 나누어 아침저녁으로 마신다.

- 한자명: 半枝蓮
- 라틴생약명: Scutellariae Barbatae Herba
- 식물명 및 학명: 반지련(半枝蓮), *Scutellaria barbata* D. Don
- 과명: 꿀풀과
- 약용부위: 전초
- 식약처 공정서 및 조선시대 의서 수재:
    대한민국약전외한약(생약)규격집(KHP) 제4개정

반지련

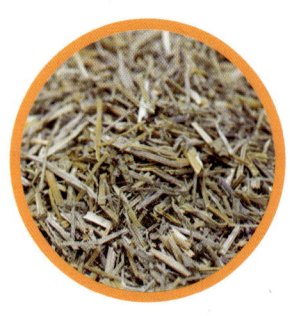

● **기원** 이 약은 반지련(半枝蓮) *Scutellaria barbata* D. Don(꿀풀과 Labiatae)의 전초이다.

● **한방 약미(藥味)와 약성(藥性)** 맛은 맵고 쓰며 성질은 차다.

● **한방 작용부위(귀경, 歸經)** 반지련은 주로 폐 (肺), 간(肝), 신경(腎經)에 들어가 작용한다.

| **약효 해설** |

- 목 안이 붓고 아픈 증상에 사용한다.
- 황달, 몸이 붓는 증상을 낫게 한다.
- 토혈, 코피를 멎게 한다.
- 어혈(瘀血)을 풀어준다.

| **약용법** |

전초 15~30g을 물 800mL에 넣고 달여서 반으로 나누어 아침저녁으로 마신다.

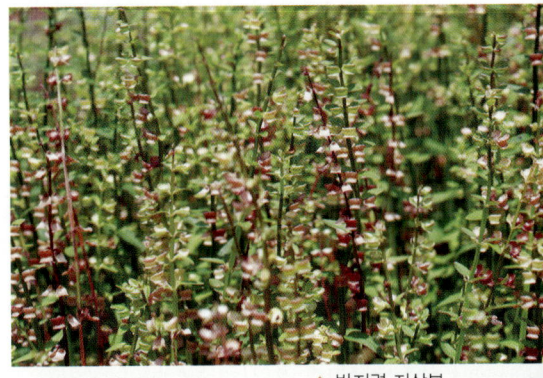
▲ 반지련 지상부

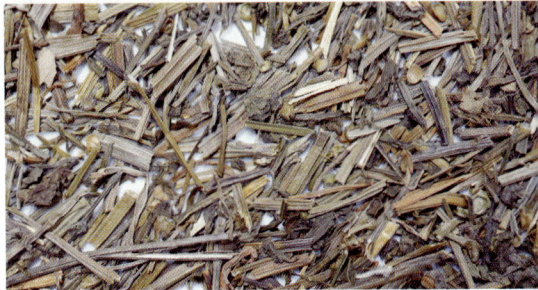
▲ 반지련(약재, 절단)

반하

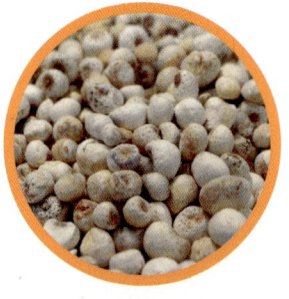

- 한자명: 半夏
- 라틴생약명: Pinelliae Tuber
- 이명 또는 영명: Pinellia Tuber
- 식물명 및 학명: 반하, *Pinellia ternata* Breitenbach
- 과명: 천남성과
- 약용부위: 덩이줄기로서 주피를 완전히 제거한 것
- 식약처 공정서 및 조선시대 의서 수재:
   대한민국약전(KP) 제11개정
   동의보감 탕액편의 풀부(部)
   방약합편의 독초편

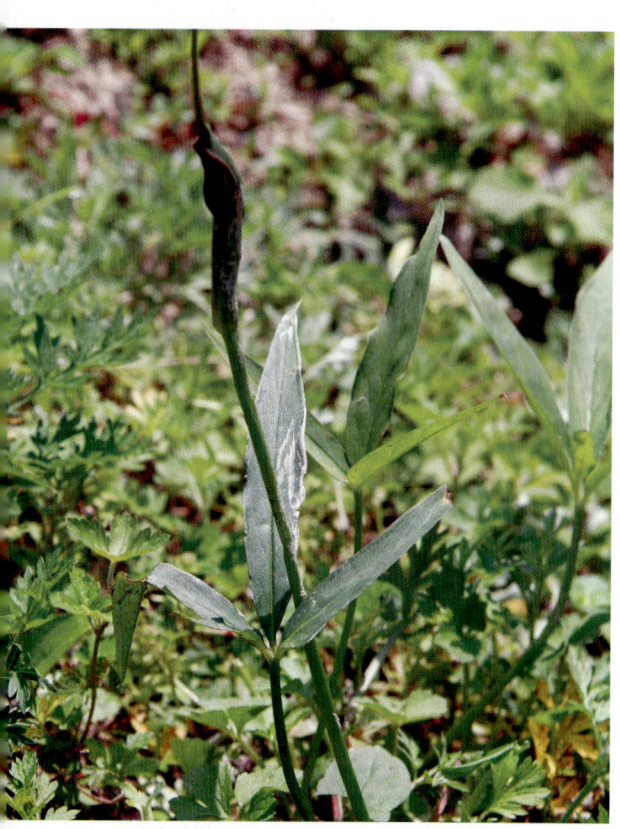

▲ 반하 지상부

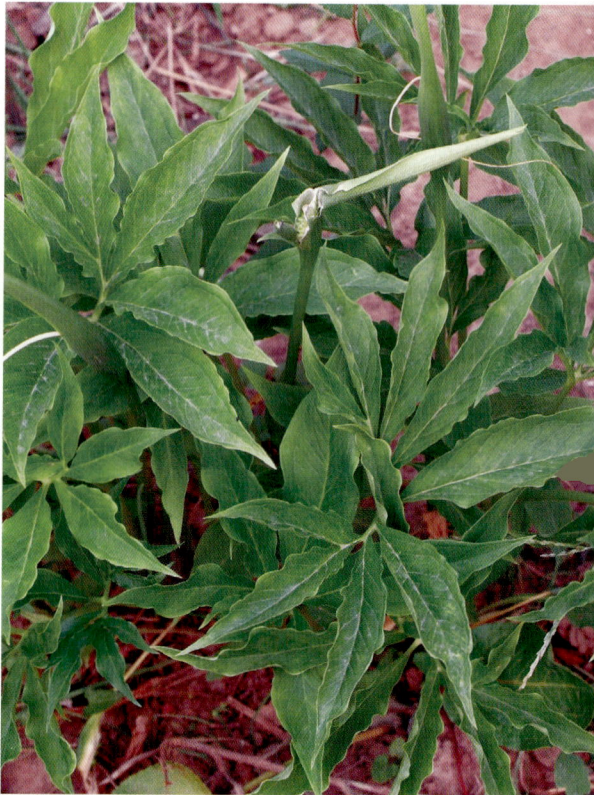

▲ 장엽반하(*Pinellia pedatisecta*) 지상부

- **기원** 이 약은 반하 *Pinellia ternata* Breitenbach (천남성과 Araceae)의 덩이줄기로서 주피를 완전히 제거한 것이다.

- **한방 약미(藥味)와 약성(藥性)** 맛은 매우며 성질은 따뜻하고 독성이 있다.

- **한방 작용부위(귀경, 歸經)** 반하는 주로 비(脾), 위(胃), 폐경(肺經)에 들어가 작용한다.

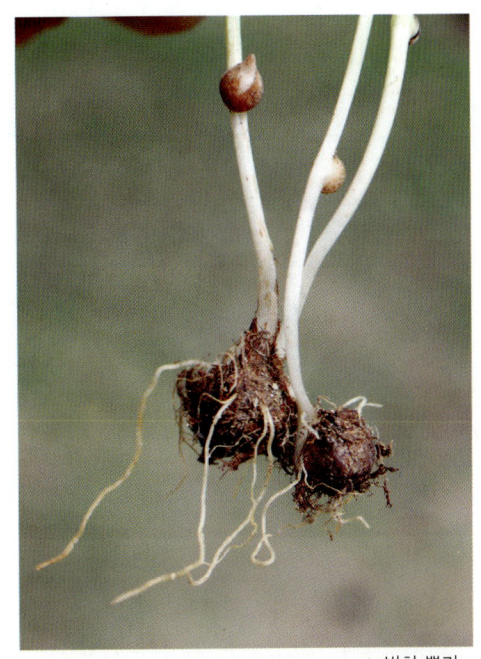

▲ 반하 뿌리

| **약효 해설** |

- 가래가 많고 기침하며 숨이 찬 것을 낫게 한다.
- 기가 치솟는 것을 내리게 하여 구토를 멎게 한다.
- 어지럽고 머리가 아픈 증상을 치료한다.
- 진정작용이 있다.
- 아린 맛 성분인 homogenstisic acid가 있다.
- 자극작용이 심하므로 수치(修治)하여 사용해야 한다.

| **동의보감 효능** |

반하(半夏, 끼무릇)의 성질은 평(平)하고(생것은 약간 차고[微寒] 익히면 따뜻하다[溫]) 맛은 매우며[辛] 독이 있다. 추위로 인하여 추웠다 열이 났다 하는 것을 낫게 한다. 명치에 담열(痰熱)이 가득한 것과 기침하고 숨이 찬 것을 낫게 하며 가래침을 없앤다. 식욕을 돋우고 비(脾)를 튼튼하게 한다. 토하는 것을 멎게 하며 가슴속의 가래나 침을 없앤다. 또 학질을 치료하고 유산시킨다.

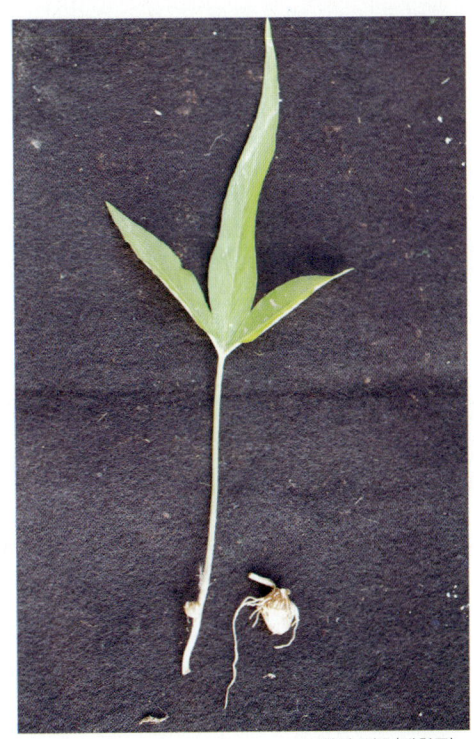

▲ 반하 전초(채취품)

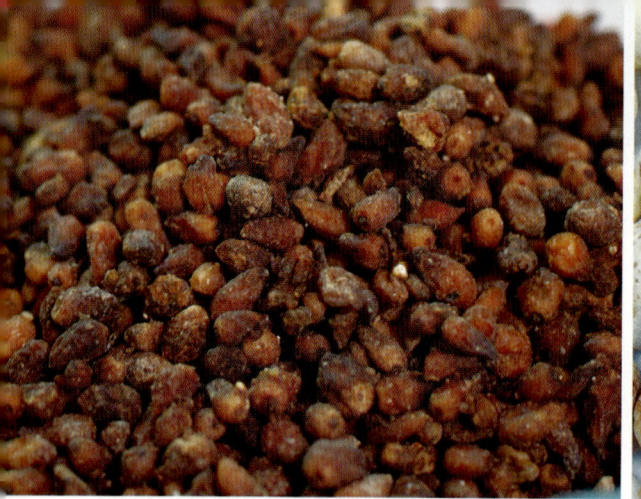
▲ 반하(수치 약재, 시장 판매품)

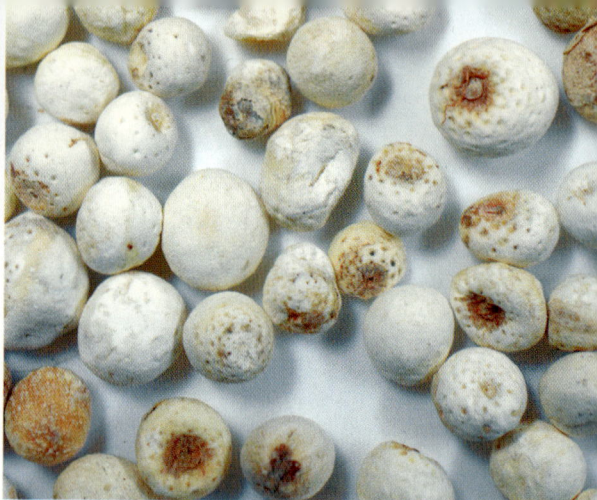
▲ 반하(약재, 전형)

| 수치(修治) |

한방이론에 근거하여 약재를 가공처리함으로써 약재 본래의 성질을 변화시키는 제약기술의 일종으로 포제(炮製)라고도 함.

생반하(生半夏): 이물질을 제거하고 작은 부스러기는 체로 쳐서 가려낸다.

법반하(法半夏): 반하를 크고 작은 것으로 나누어 햇볕을 피하고 냉수에 축여둔다. 10일 정도 담궈서 흰 거품이 나오게 되면 백반(白礬)을 넣고 물을 매일 갈아준다. 백반의 아린 맛이 나오지 않으면 꺼내어 햇볕에 약간 말린다. 별도로 감초 달인 액을 준비하여 여기에 반하를 넣고 매일 저어 혼합한다. 반하 중심부의 백색이 없어지고 고루 스며들어 황색으로 되면 꺼내어 그늘에서 말린다. 함량 비율은 반하 1,000g : 백반 20g : 감초 160g이다.

강반하(薑半夏): 정선된 반하를 위의 방법으로 처리한 다음 백반과 생강편(生薑片)을 넣어 액이 충분히 스며들도록 쪄서 음건한다. 함량 비율은 반하 1,000g : 생강 250g : 백반 13g이다.

청반하(淸半夏): 정선된 반하를 위의 방법에 따라 처리한 후 백반수(白礬水)를 넣어 찐 후 통풍이 잘 되는 곳에서 건조한다.

| 약용법 |

수치한 덩이줄기 3~9g을 물 800mL에 넣고 달여서 반으로 나누어 아침저녁으로 마신다.

160

- 한자명: 防己
- 라틴생약명: Sinomeni Caulis et Rhizoma
- 이명 또는 영명: 청풍등(靑風藤), Sinomenium Stem and Rhizome
- 식물명 및 학명: 방기, *Sinomenium acutum* Rehder et Wilson
- 과명: 새모래덩굴과
- 약용부위: 덩굴성 줄기 및 뿌리줄기
- 식약처 공정서 및 조선시대 의서 수재:
    대한민국약전(KP) 제11개정
    동의보감 탕액편의 풀부(部)
    방약합편의 만초(蔓草, 덩굴풀)편

방기

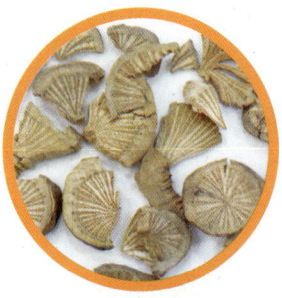

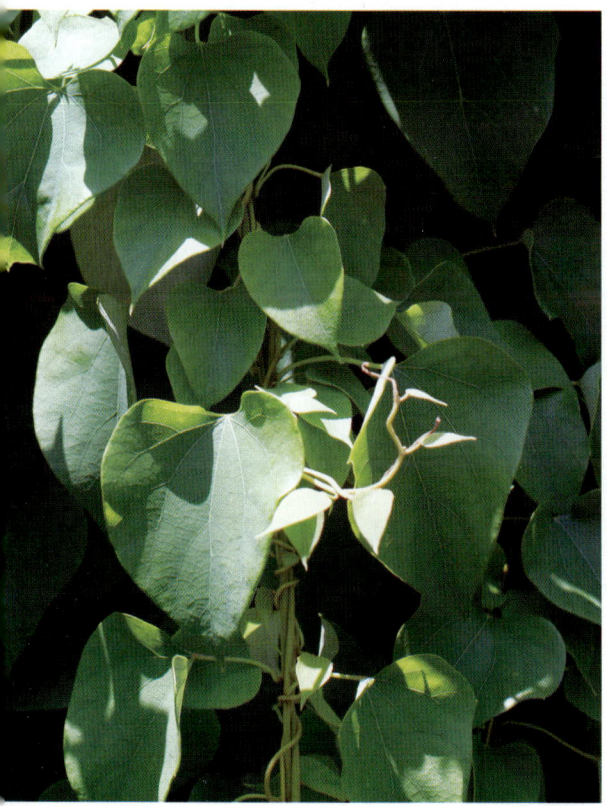

▲ 방기 잎

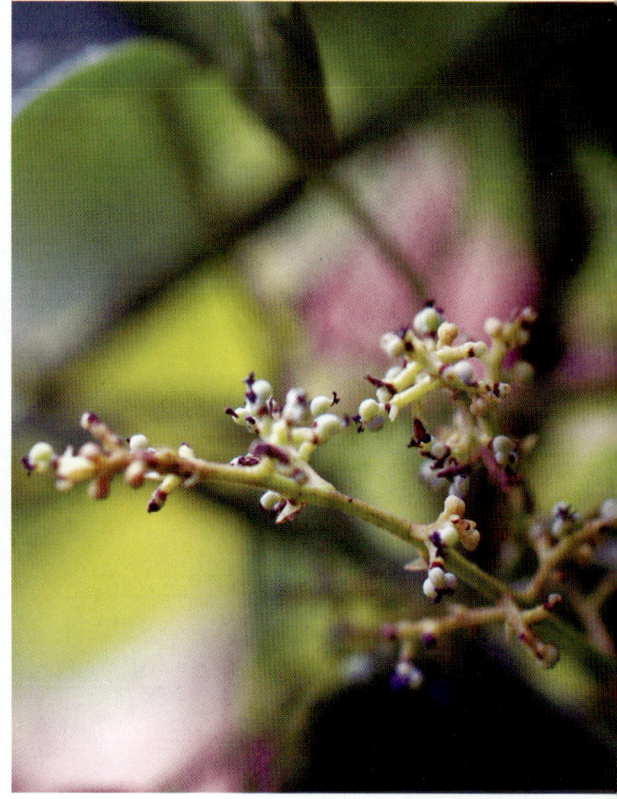

▲ 방기 열매

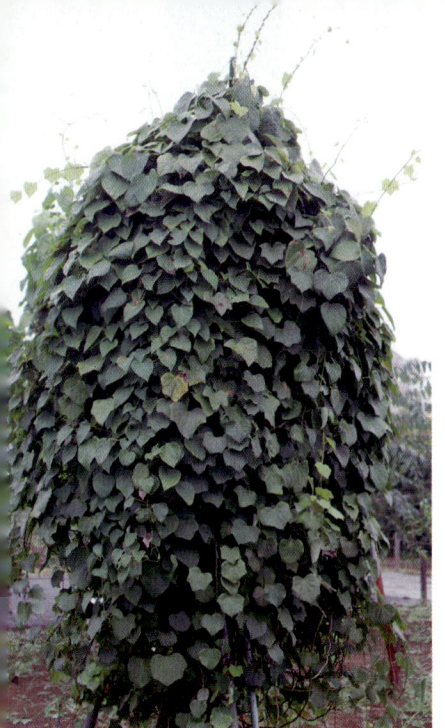
▲ 방기 지상부

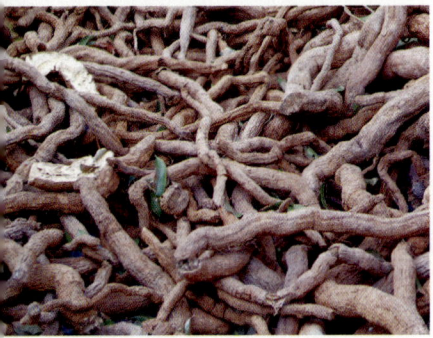
▲ 방기(약재, 전형, 베트남)

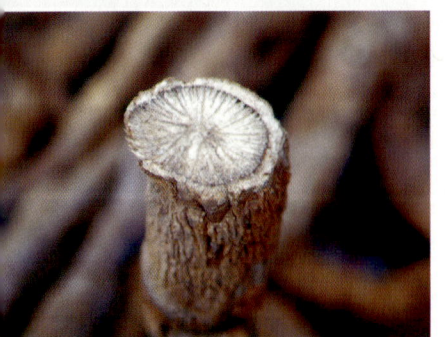
▲ 방기(약재, 절단면, 베트남)

● **기원** 이 약은 방기 *Sinomenium acutum* Rehder et Wilson(새모래덩굴과 Menispermaceae)의 덩굴성 줄기 및 뿌리줄기이다.

● **한방 약미(藥味)와 약성(藥性)** 맛은 쓰고 매우며 성질은 평(平)하다.

● **한방 작용부위(귀경, 歸經)** 방기는 주로 간(肝), 비경(脾經)에 들어가 작용한다.

| **약효 해설** |

• 팔다리를 잘 쓰지 못하고 마비되며 아픈 증상에 유효하다.
• 관절 부위가 붓는 증상을 치료한다.
• 다리가 마르고 무릎이 붓고 아프며 잘 펴지도 굽히지도 못하는 증상을 낫게 한다.
• 이뇨작용이 있다.

| **동의보감 효능** |

방기(防己)의 성질은 평(平)하고 따뜻하며[溫] 맛은 맵고 쓰며[辛苦] 독이 없다. 풍, 습으로 구안와사, 손발이 아픈 것, 온학의 열기[溫瘧熱氣]를 낫게 한다. 대소변을 잘 나오게 하고 몸이 붓는 것, 풍종(風腫), 각기(脚氣)를 치료한다. 방광의 열을 없애며 옹종(癰腫), 악결(惡結), 온갖 종기, 옴과 버짐, 충창(蟲瘡)을 치료한다.

| **약용법** |

덩굴성 줄기 및 뿌리줄기 6~12g을 물 800mL에 넣고 달여서 반으로 나누어 아침저녁으로 마신다.

161

- 한자명: 防風
- 라틴생약명: Saposhnikoviae Radix
- 이명 또는 영명: Saposhnikovia Root
- 식물명 및 학명: 방풍(防風), *Saposhnikovia divaricata* Schischkin
- 과명: 산형과
- 약용부위: 뿌리
- 식약처 공정서 및 조선시대 의서 수재:
    대한민국약전(KP) 제11개정
    동의보감 탕액편의 풀부(部)
    방약합편의 산초(山草)편

방풍

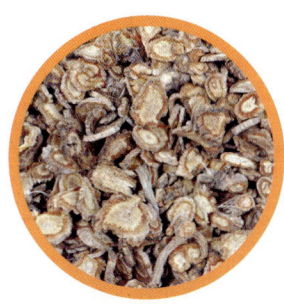

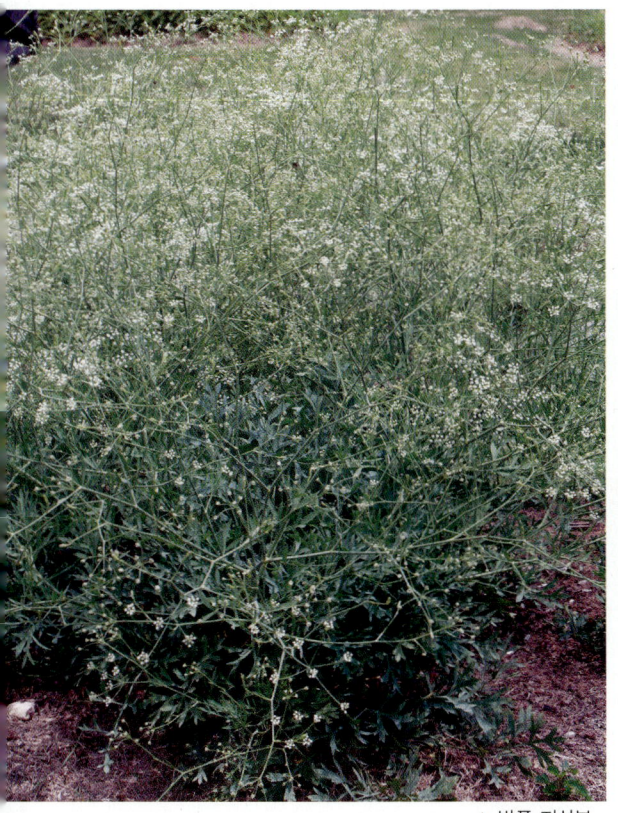

▲ 방풍 지상부

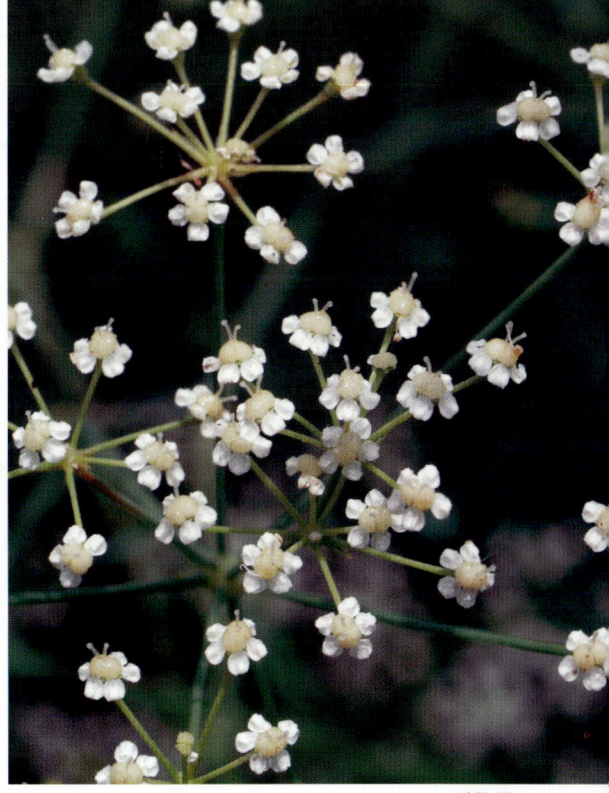

▲ 방풍 꽃

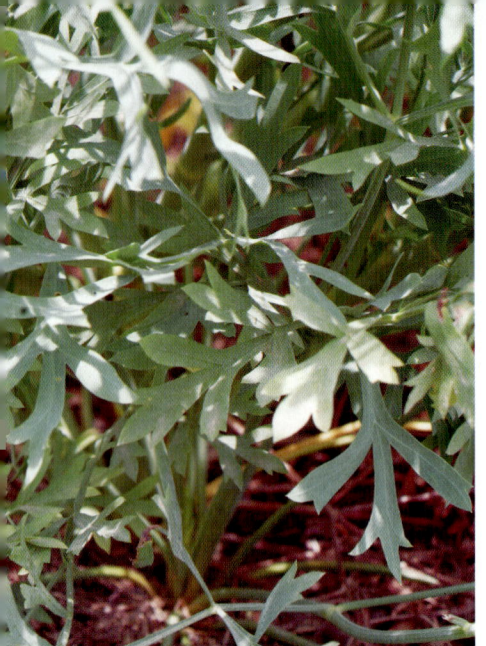

▲ 방풍 잎

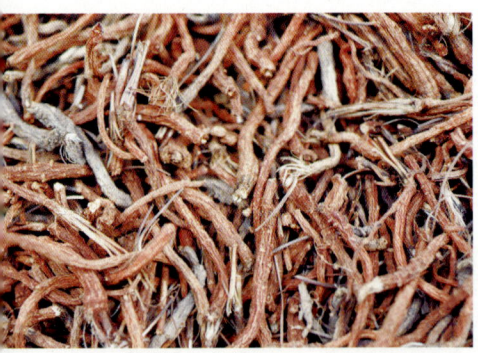

▲ 방풍(약재, 전형)

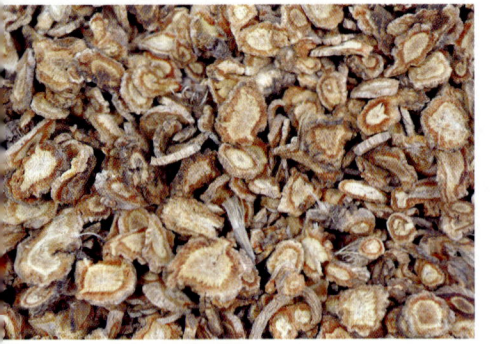

▲ 방풍(약재, 절편)

● **기원**   이 약은 방풍(防風) *Saposhnikovia divaricata* Schischkin(산형과 Umbelliferae)의 뿌리이다.

● **한방 약미(藥味)와 약성(藥性)**   맛은 맵고 달며 성질은 약간 따뜻하다.

● **한방 작용부위(귀경, 歸經)**   방풍은 주로 방광(膀胱), 간(肝), 비경(脾經)에 들어가 작용한다.

| **약효 해설** |

• 팔다리를 잘 쓰지 못하고 마비되며 아픈 증상에 사용한다.
• 관절이 시리고 아픈 증상을 낫게 한다.
• 목이 뻣뻣한 증상, 사지경련을 치료한다.
• 해열, 진통, 소염 작용이 있다.

| **동의보감 효능** |

방풍(防風)의 성질은 따뜻하며[溫] 맛이 달고[甘] 매우며[辛] 독이 없다. 36가지 풍증을 치료하며 오장(五藏)을 좋게 하고 맥풍(脈風)을 몰아내며 어지럼증, 통풍(痛風), 눈이 충혈되고 눈물이 나는 것, 온몸의 관절이 아프고 저린 것을 치료한다. 식은땀을 멈추고 마음과 정신을 안정시킨다.

| **약용법** |

뿌리 5~10g을 물 800mL에 넣고 달여서 반으로 나누어 아침저녁으로 마신다.

162

백강잠

- **한자명**: 白殭蠶
- **라틴생약명**: Batryticatus Bombyx
- **이명 또는 영명**: 강잠(僵蠶)
- **동물명 및 학명**: 누에, *Bombyx mori*(Linné)
- **과명**: 누에과
- **약용부위**: 유충이 백강병으로 경직사한 몸체
- **식약처 공정서 및 조선시대 의서 수재**:
  대한민국약전외한약(생약)규격집(KHP) 제4개정
  동의보감 탕액편의 벌레부(部)
  방약합편의 난충(卵蟲, 난류와 충류)편

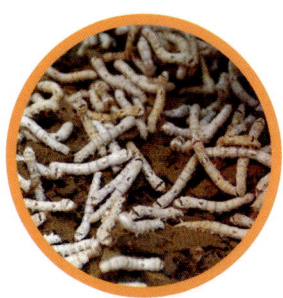

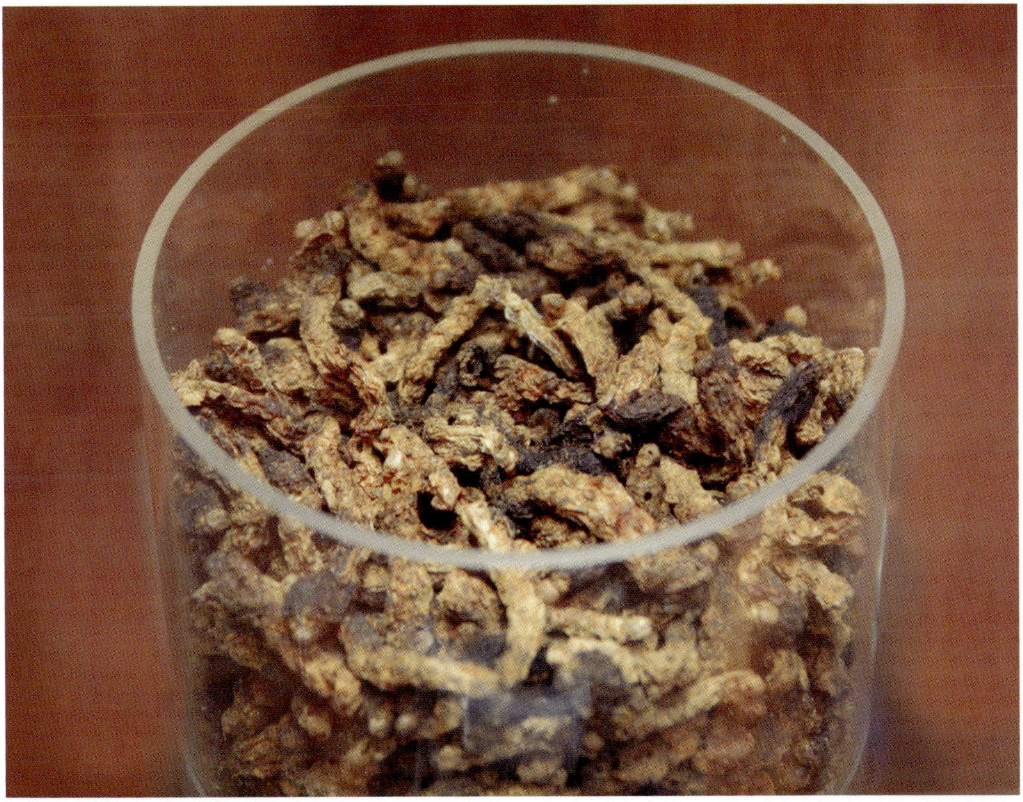

▲ 백강잠

● **기원** 이 약은 누에 *Bombyx mori*(Linné)(누에과 Bombycidae)의 유충이 백강병균 *Beauveria bassiana*(Bals.) Vuill.(모닐리아과 Moniliaceae)의 감염에 의한 백강병으로 경직사한 몸체이다.

● **한방 약미(藥味)와 약성(藥性)** 맛은 짜고 매우며 성질은 평(平)하다.

● **한방 작용부위(귀경, 歸經)** 백강잠은 주로 간(肝), 폐(肺), 위경(胃經)에 들어가 작용한다.

| **약효 해설** |

• 눈이 충혈되며 목 안이 붓고 아픈 병증을 낫게 한다.

• 담(痰)을 없애고 맺힌 것을 풀어준다.

• 진경, 진통 작용이 있다.

• 당뇨병 치료작용의 임상보고가 있다.

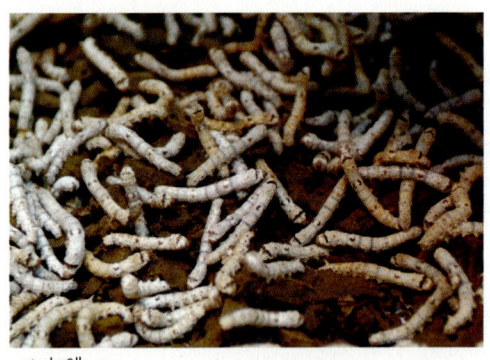

▲ 누에

| **동의보감 효능** |

백강잠(白殭蠶, 누에가 죽어 굳은 몸체)은 성질이 평(平)하고 맛은 짜고 매우며 독이 없다(독이 조금 있다고도 한다). 소아가 놀라면서 발작되는 간질에 주로 쓴다. 3가지 충[三蟲]을 제거하고 기미와 창(瘡)의 흉터를 없앤다. 모든 풍질(風疾)로 피부가 가렵거나 저린 것을 치료한다. 부인의 붕루와 하혈에도 쓴다. 저절로 죽어 굳었고 희면서 쭉 뻗은 누에가 좋다. 음력 4월에 채집한다. 습기가 차지 않게 해야 한다. 습기가 차면 독이 생긴다. 찹쌀뜨물[糯米泔, 나미감]에 담가 두었다가 점액과 입 부분을 버리고 생강즙에 볶아서 쓴다[본초].

| **약용법** |

백강잠 3~10g을 물 800mL에 넣고 달여서 반으로 나누어 아침저녁으로 마신다. 또는 1~3g을 갈아서 가루나 환(丸)으로 만들어 복용한다.

163

- 한자명: 白果
- 라틴생약명: Ginkgonis Semen
- 이명 또는 영명: 은행(銀杏)
- 식물명 및 학명: 은행나무, *Ginkgo biloba* Linné
- 과명: 은행나무과
- 약용부위: 열매의 속씨
- 식약처 공정서 및 조선시대 의서 수재:

   대한민국약전외한약(생약)규격집(KHP) 제4개정

   동의보감 탕액편의 과일부

   방약합편의 산과(山果)편

백과

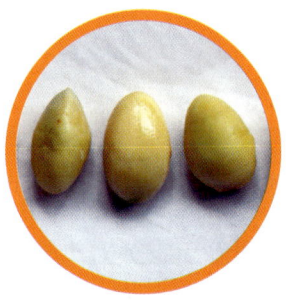

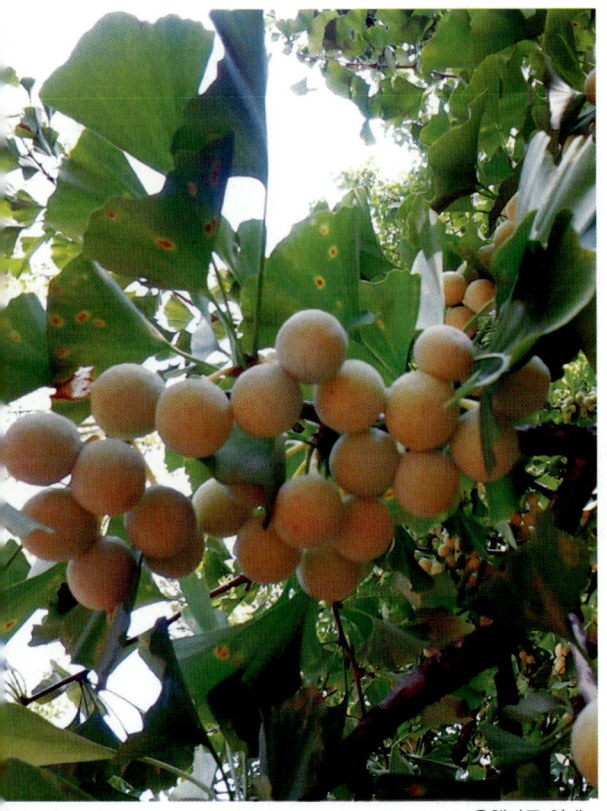

▲ 은행나무 열매

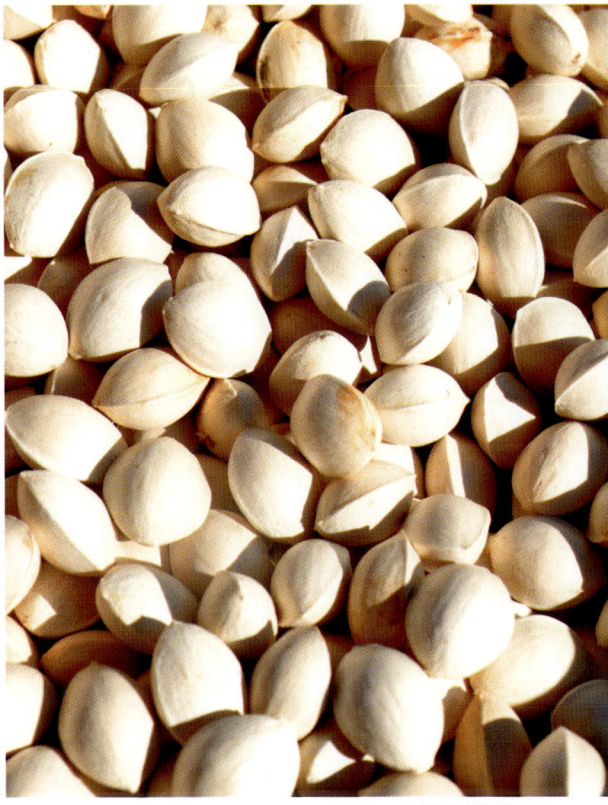

▲ 은행나무 씨

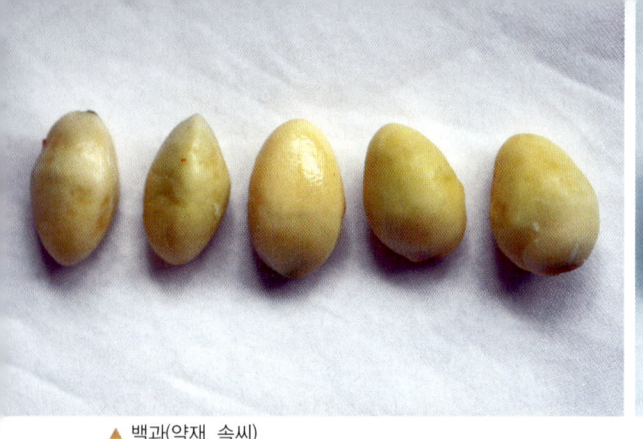

▲ 백과(약재, 속씨)

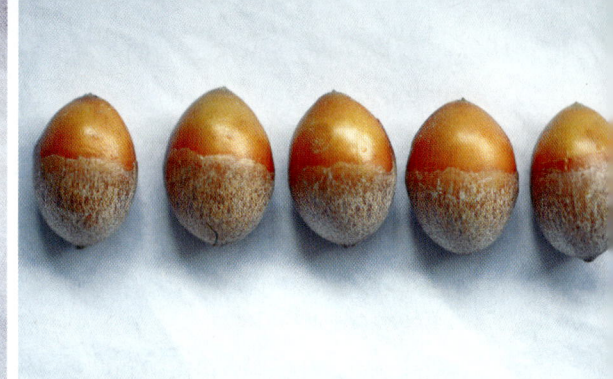

▲ 백과(약재, 종피 부착)

● **기원** 이 약은 은행나무 *Ginkgo biloba* Linné(은행나무과 Ginkgoaceae)의 열매의 속씨이다.

● **한방 약미(藥味)와 약성(藥性)** 맛은 달고 쓰며 떫고 성질은 평(平)하며 독이 있다.

● **한방 작용부위(귀경, 歸經)** 백과는 주로 폐(肺), 신경(腎經)에 들어가 작용한다.

| **약효 해설** |

• 폐(肺)의 기운을 수렴하여 기침과 가래를 멎게 한다.

• 가래가 많고 숨이 차며 기침하는 증상을 낫게 한다.

• 무의식중에 정액이 나오는 증상을 치료한다.

• 소변 횟수가 매우 잦은 증상에 사용한다.

| **동의보감 효능** |

은행(銀杏)의 성질은 차고[寒] 맛이 달며[甘] 독이 있다. 폐(肺)와 위(胃)의 탁한 기를 맑게 하며 천식과 기침을 멎게 한다[입문].

| **약용법** |

열매의 속씨 5~10g을 물 800mL에 넣고 달여서 반으로 나누어 아침저녁으로 마신다.

164

- **한자명**: 白屈菜
- **라틴생약명**: Chelidonii Herba
- **식물명 및 학명**: 애기똥풀, *Chelidonium majus* Linné var. *asiaticum* Ohwi
- **과명**: 양귀비과
- **약용부위**: 지상부
- **식약처 공정서 및 조선시대 의서 수재**:
    대한민국약전외한약(생약)규격집(KHP) 제4개정

백굴채

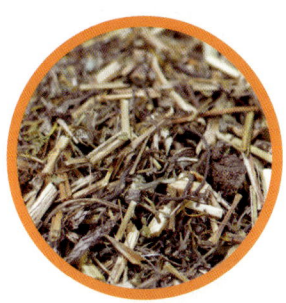

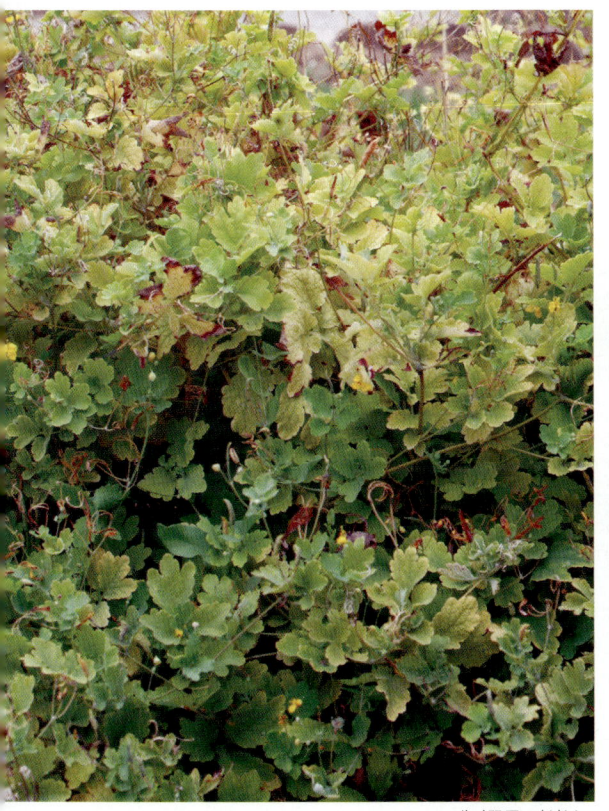

▲ 애기똥풀 지상부

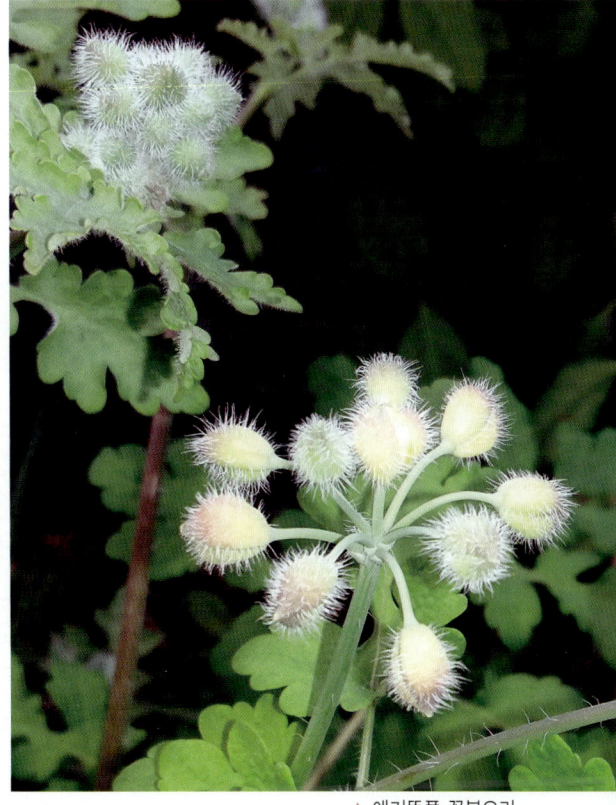

▲ 애기똥풀 꽃봉오리

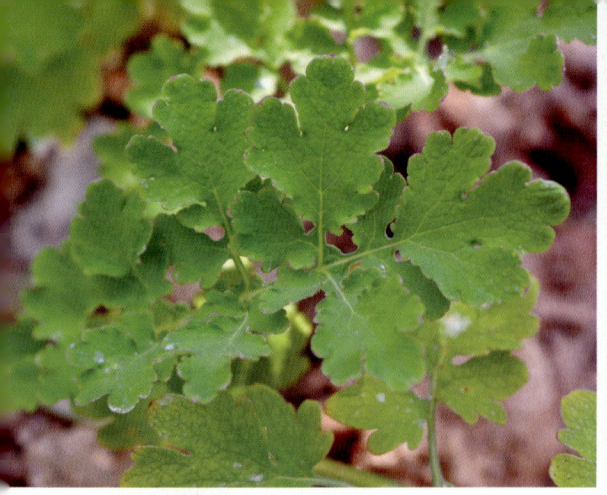

▲ 애기똥풀 잎

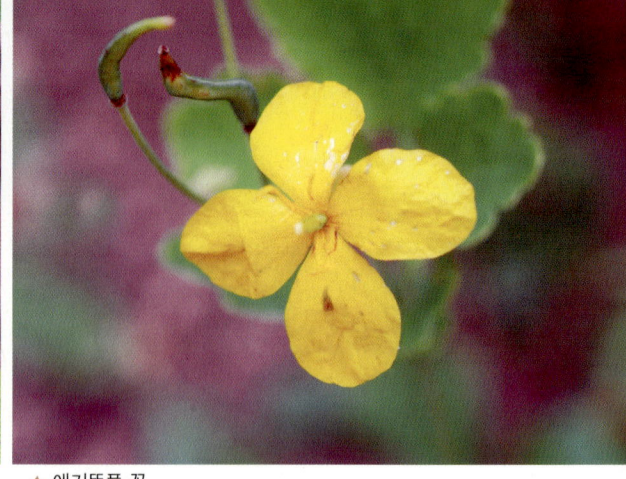

▲ 애기똥풀 꽃

● **기원** 이 약은 애기똥풀 *Chelidonium majus* Linné var. *asiaticum* Ohwi(양귀비과 Papaveraceae)의 지상부이다.

● **한방 약미(藥味)와 약성(藥性)** 맛은 쓰고 성질은 서늘하며 독이 있다.

● **한방 작용부위(귀경, 歸經)** 백굴채는 주로 폐(肺), 위경(胃經)에 들어가 작용한다.

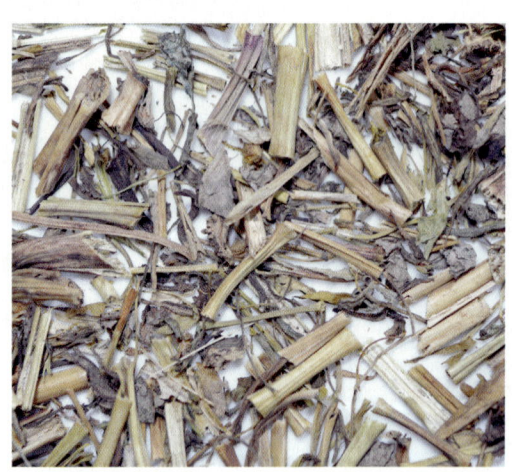

▲ 백굴채(약재, 절단)

| **약효 해설** |

• 사지 경련을 풀어주고 통증을 없애준다.
• 기침할 때 숨은 가쁘나 가래 끓는 소리가 없는 증상에 유효하다.
• 장염, 위통, 복통, 황달을 치료한다.
• 만성 기관지염을 낫게 한다.
• 몸이 붓는 증상을 제거한다.

| **약용법** |

지상부 9∼18g을 물 800mL에 넣고 달여서 반으로 나누어 아침저녁으로 마신다.

165

- 한자명: 白芨
- 라틴생약명: Bletillae Rhizoma
- 식물명 및 학명: 자란, *Bletilla striata*(Thunberg) Reichenbach fil.
- 과명: 난초과
- 약용부위: 덩이줄기
- 식약처 공정서 및 조선시대 의서 수재:
  대한민국약전외한약(생약)규격집(KHP) 제4개정
  동의보감 탕액편의 풀부(部)
  방약합편의 산초(山草)편

백급

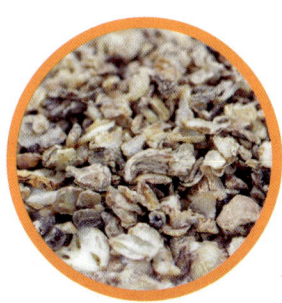

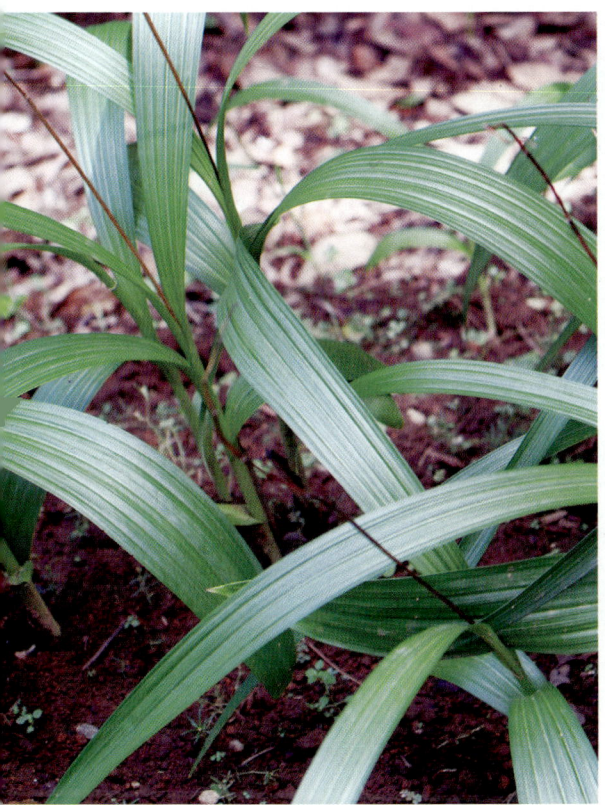

▲ 자란 잎

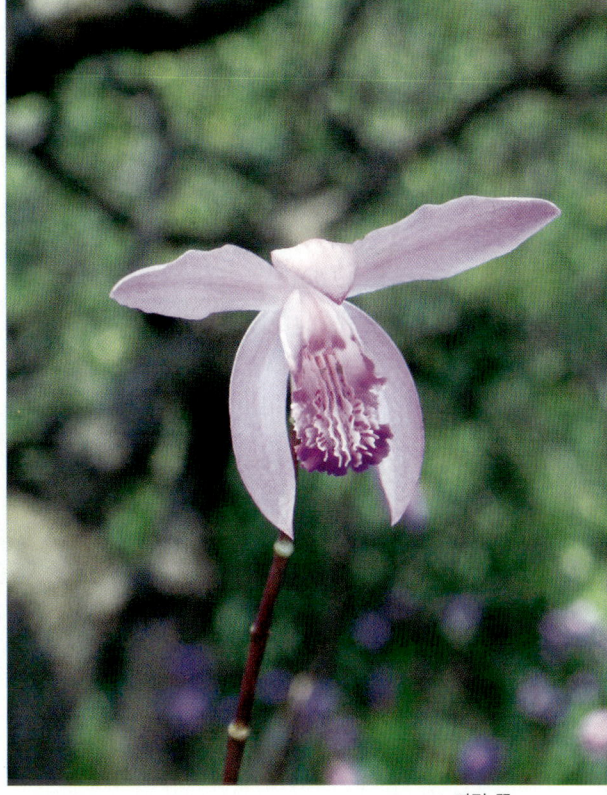

▲ 자란 꽃

- **기원** 이 약은 자란 *Bletilla striata*(Thunberg) Reichenbach fil.(난초과 Orchidaceae)의 덩이줄기이다.

- **한방 약미(藥味)와 약성(藥性)** 맛이 쓰고 달며 떫고 성질은 약간 차다.

- **한방 작용부위(귀경, 歸經)** 백급은 주로 폐(肺), 간(肝), 위경(胃經)에 들어가 작용한다.

| **약효 해설** |

• 새로운 피부 조직의 재생을 촉진시킨다.

• 각혈, 토혈, 혈변(血便), 외상출혈을 멎게 한다.

• 궤양으로 인한 동통을 치료한다.

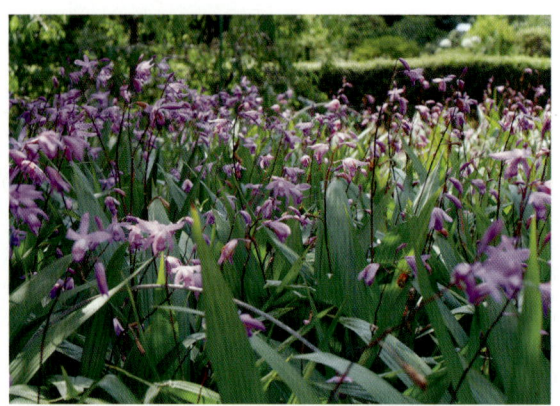
▲ 자란 지상부

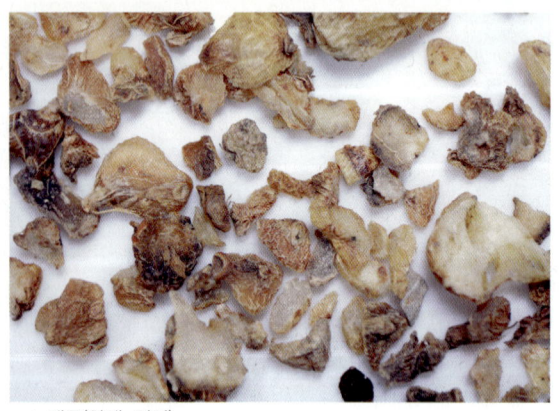
▲ 백급(약재, 절편)

| **동의보감 효능** |

백급(白芨, 자란의 덩이줄기)의 성질은 평(平)하고(약간 차다[微寒]고도 한다) 맛은 쓰고 매우며[苦辛] 독이 없다. 옹종(癰腫), 피부가 헐어 아프고 가려우며 벌겋게 부어 곪는 것을 낫게 한다. 썩어들어가는 부스럼, 등에 난 종기, 나력(瘰癧)을 치료한다. 치질[腸風], 항문 주위에 구멍이 생긴 병증, 칼이나 화살에 다친 것, 넘어져서 다친 것, 뜨거운 물이나 불에 덴 것을 낫게 한다.

| **약용법** |

덩이줄기 3~10g을 물 800mL에 넣고 달여서 반으로 나누어 아침저녁으로 마시거나 또는 가루로 만들어 복용한다. 외용할 때는 분말로 만들어 환부에 바른다.

166

- 한자명: 白檀香
- 라틴생약명: Santali Albi Lignum
- 이명 또는 영명: 단향(檀香)
- 식물명 및 학명: 단향(檀香), *Santalum album* Linné
- 과명: 단향과
- 약용부위: 나무줄기의 심재
- 식약처 공정서 및 조선시대 의서 수재:
    대한민국약전외한약(생약)규격집(KHP) 제4개정
    동의보감 탕액편의 나무부
    방약합편의 향목(香木, 향나무)편

백단향

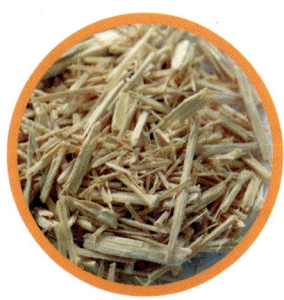

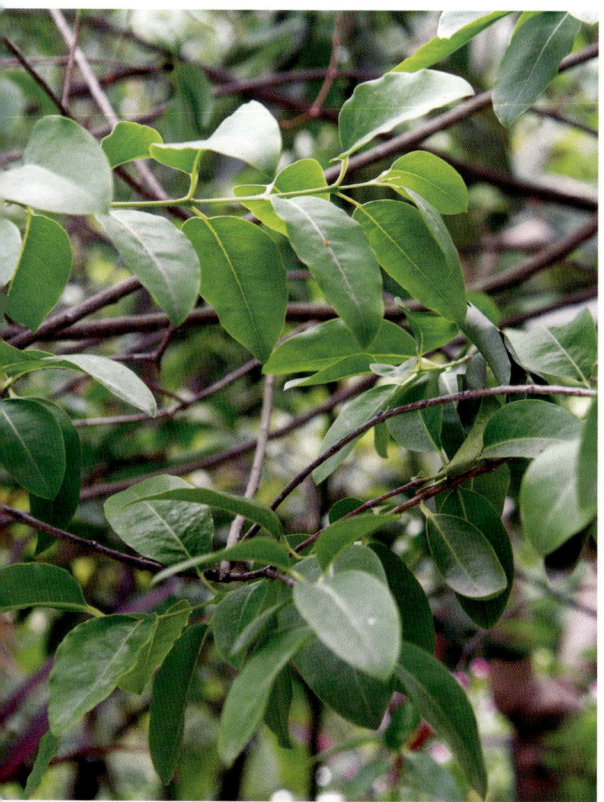

▲ 단향 잎

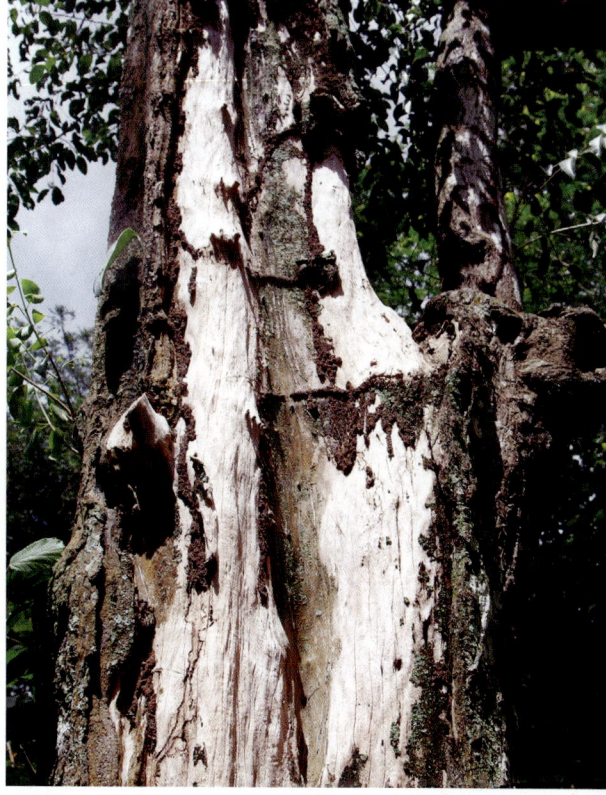

▲ 단향 나무껍질(인도네시아)

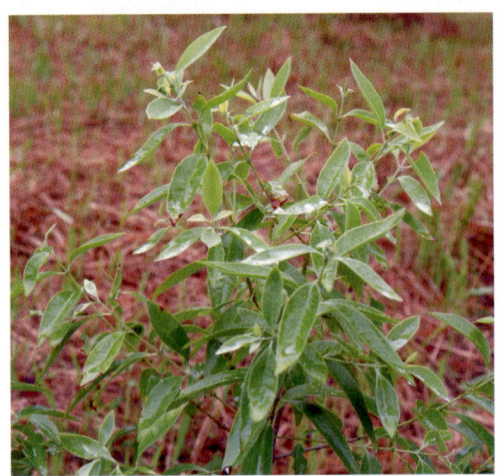
▲ 단향의 어린 나무(인도네시아)

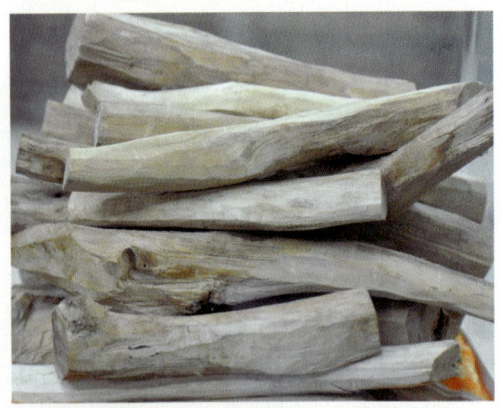
▲ 백단향(약재, 전형)

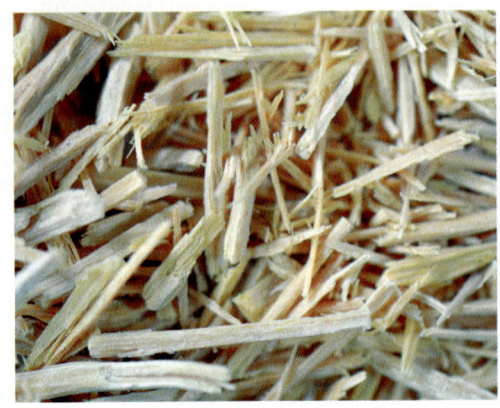
▲ 백단향(약재, 절편)

● **기원** 이 약은 단향(檀香) *Santalum album* Linné(단향과 Santalaceae)의 나무줄기의 심재이다.

● **한방 약미(藥味)와 약성(藥性)** 맛은 맵고 성질은 따뜻하다.

● **한방 작용부위(귀경, 歸經)** 백단향은 주로 비(脾), 위(胃), 심(心), 폐경(肺經)에 들어가 작용한다.

| **약효 해설** |

• 관상동맥경화증, 협심증 치료에 효과가 있다.
• 흉복부의 동통을 없앤다.
• 식도암으로 인한 구토를 치료한다.
• 건위(健胃), 진통약으로 쓴다.
• 백단유(油)는 피부암 예방에 도움이 된다.

| **동의보감 효능** |

백단향(白檀香)의 성질은 따뜻하며[溫] 맛은 맵고[辛] 독이 없다. 열로 부은 것을 삭이고 신기(腎氣)로 오는 복통을 치료한다. 명치가 아픈 것, 음식이 체하여 구토하고 설사하는 것, 중악(中惡, 중풍의 일종), 헛것에 들린 것을 낫게 한다. 벌레를 죽인다[본초].

| **약용법** |

나무줄기의 심재 2~5g을 물 800mL에 넣고 달여서 반으로 나누어 아침저녁으로 마신다.

167

- 한자명: 白豆蔻
- 라틴생약명: Amomi Fructus Rotundus
- 이명 또는 영명: Round Amomum Fruit
- 식물명 및 학명: 백두구, *Amomum kravanh* Pierre ex Gagnep.
  자바백두구, *Amomum compactum* Solander ex Maton
- 과명: 생강과
- 약용부위: 잘 익은 열매
- 식약처 공정서 및 조선시대 의서 수재:
  대한민국약전(KP) 제11개정
  동의보감 탕액편의 풀부(部)
  방약합편의 방초(芳草, 향기가 좋은 풀)편

백두구

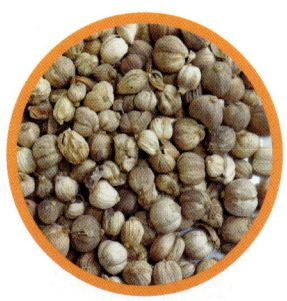

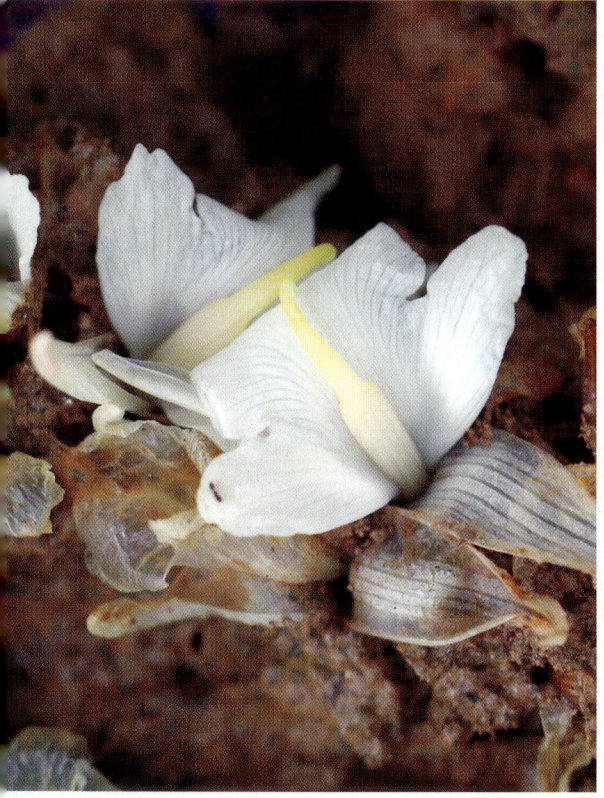

▲ 백두구 꽃

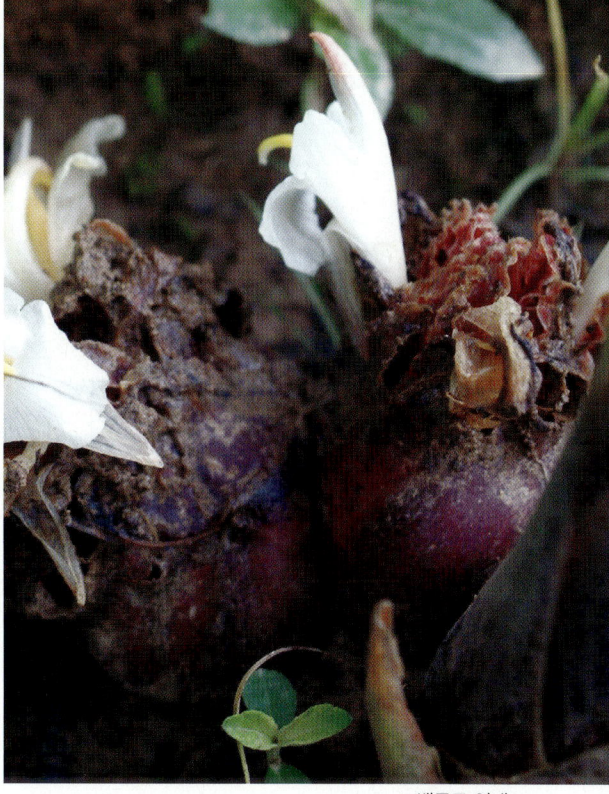

▲ 백두구 열매

●**기원** 이 약은 백두구 *Amomum kravanh* Pierre ex Gagnep. 또는 자바백두구 *Amomum compactum* Solander ex Maton (생강과 Zingiberaceae)의 잘 익은 열매이다.

●**한방 약미(藥味)와 약성(藥性)** 맛은 매우며 성질은 따뜻하다.

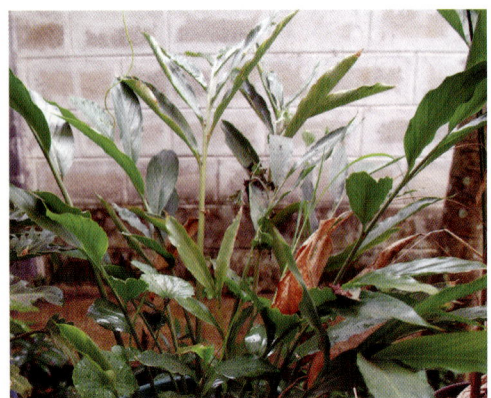
▲ 자바백두구 지상부(인도네시아)

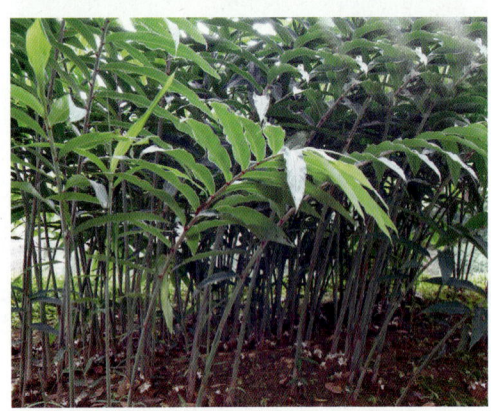
▲ 백두구 지상부

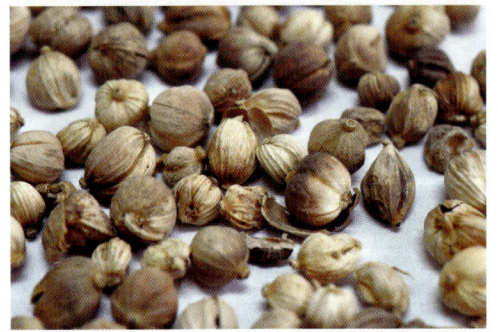
▲ 백두구(약재, 전형)

●**한방 작용부위(귀경, 歸經)** 백두구는 주로 폐(肺), 비(脾), 위경(胃經)에 들어가 작용한다.

| **약효 해설** |

• 위를 따뜻하게 하여 음식을 소화시킨다.

• 음식을 먹고 나서 일정한 시간이 경과한 후 먹은 것을 도로 토해내는 반위(反胃) 증상을 치료한다.

• 배가 아프고 식욕이 부진하며 먹은 것이 소화되지 않는 증상을 낫게 한다.

• 가슴과 배가 불러오고 아픈 병증에 사용한다.

| **동의보감 효능** |

백두구(白豆蔲)의 성질은 매우 따뜻하며[大溫] 맛은 맵고[辛] 독이 없다. 뱃속에 찬 기운이 뭉쳐서 아픈 것을 낫게 한다. 음식을 먹은 후 토하는 것을 멎게 하고 소화시키며 기를 내리게 한다.

| **약용법** |

열매 3~6g을 물 800mL에 넣고 달여서 반으로 나누어 아침저녁으로 마신다.

344

168

백두옹

- 한자명: 白頭翁
- 라틴생약명: Pulsatillae Radix
- 이명 또는 영명: 노고초(老姑草)
- 식물명 및 학명: 할미꽃, *Pulsatilla koreana* Nakai
  백두옹(白頭翁), *Pulsatilla chinensis* Regel
- 과명: 미나리아재비과
- 약용부위: 뿌리
- 식약처 공정서 및 조선시대 의서 수재:
  대한민국약전외한약(생약)규격집(KHP) 제4개정
  동의보감 탕액편의 풀부(部)

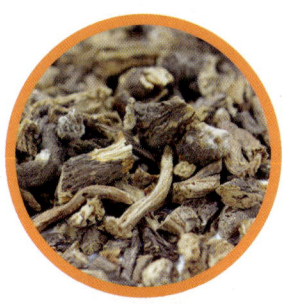

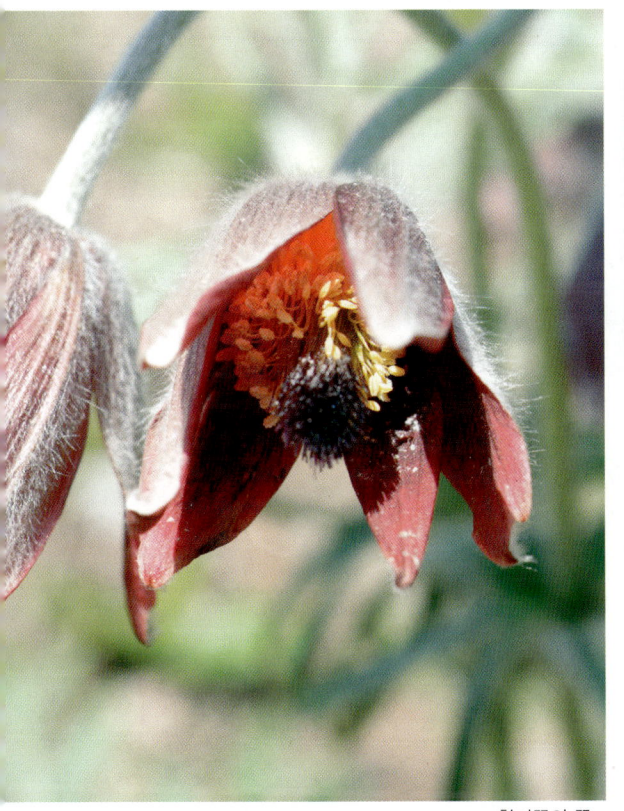

▲ 할미꽃의 꽃

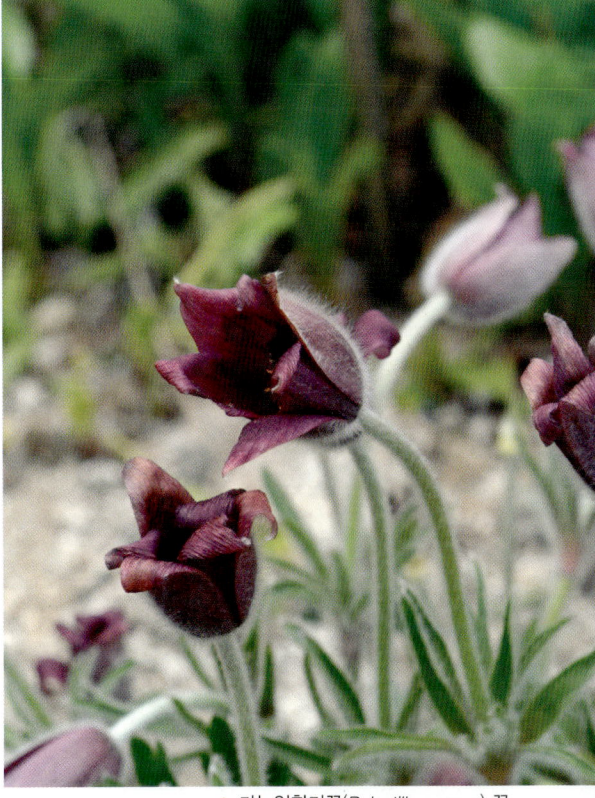

▲ 가는잎할미꽃(*Pulsatilla cernua*) 꽃

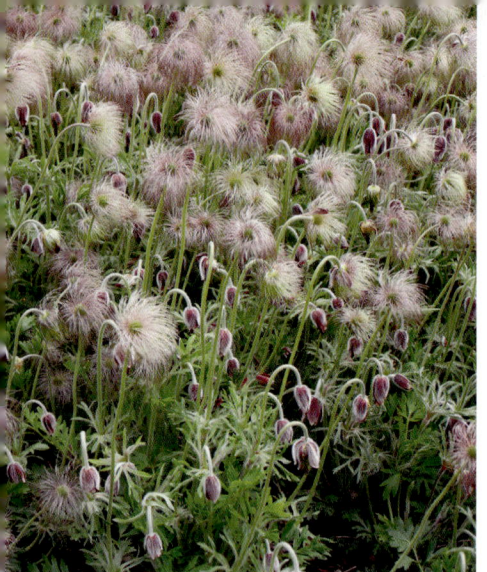
▲ 할미꽃 열매

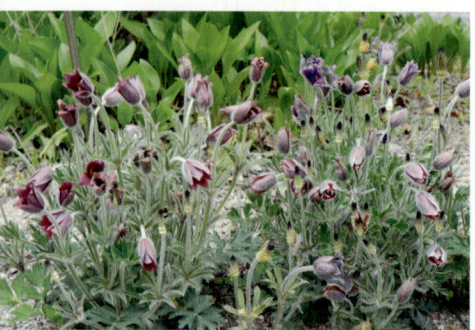
▲ 가는잎할미꽃(*Pulsatilla cernua*) 지상부

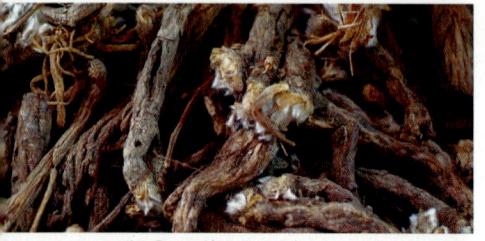
▲ 백두옹 뿌리(약재, 전형)

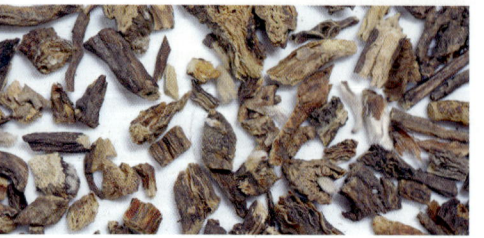
▲ 백두옹(약재, 절편)

● **기원** 이 약은 할미꽃 *Pulsatilla koreana* Nakai 또는 백두옹(白頭翁) *Pulsatilla chinensis* Regel(미나리아재비과 Ranunculaceae)의 뿌리이다.

● **한방 약미(藥味)와 약성(藥性)** 맛은 쓰고 성질은 차다.

● **한방 작용부위(귀경, 歸經)** 백두옹은 주로 위(胃), 대장경(大藏經)에 들어가 작용한다.

| **약효 해설** |

• 질 점막의 트리코모나스에 대해 살충작용을 나타낸다.
• 자궁에서 분비물이 나오고 가려운 증상을 치료한다.
• 이질을 치료한다.
• 코피, 치질 출혈을 멎게 한다.
• 열을 내리고 해독한다.

| **동의보감 효능** |

백두옹(白頭翁, 할미꽃 뿌리)의 성질은 차고[寒] 맛은 쓰며[苦] 조금 독이 있다. 적독리(赤毒痢)와 대변에 피가 섞여 나오는 것에 많이 쓴다. 목덜미 아래의 영류, 나력(瘰癧)을 낫게 한다. 군살을 없애고 머리에 생긴 피부병[癩頭瘡, 나두창]을 치료한다.

| **약용법** |

뿌리 9~15g을 물 800mL에 넣고 달여서 반으로 나누어 아침저녁으로 마신다.

346

169

- 한자명: 白蘞
- 라틴생약명: Ampelopsis Radix
- 식물명 및 학명: 가회톱, *Ampelopsis japonica* Makino
- 과명: 포도과
- 약용부위: 덩이뿌리
- 식약처 공정서 및 조선시대 의서 수재:
  대한민국약전외한약(생약)규격집(KHP) 제4개정
  동의보감 탕액편의 풀부(部)
  방약합편의 만초(蔓草, 덩굴풀)편

백렴

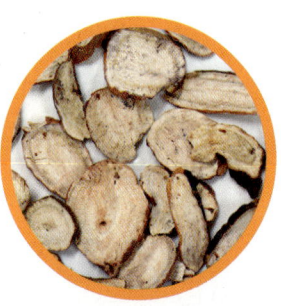

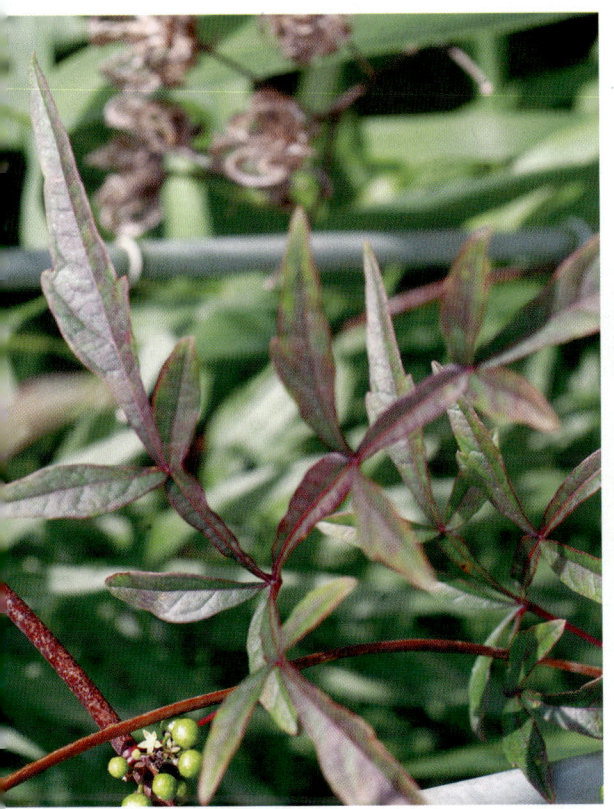

▲ 가회톱 잎

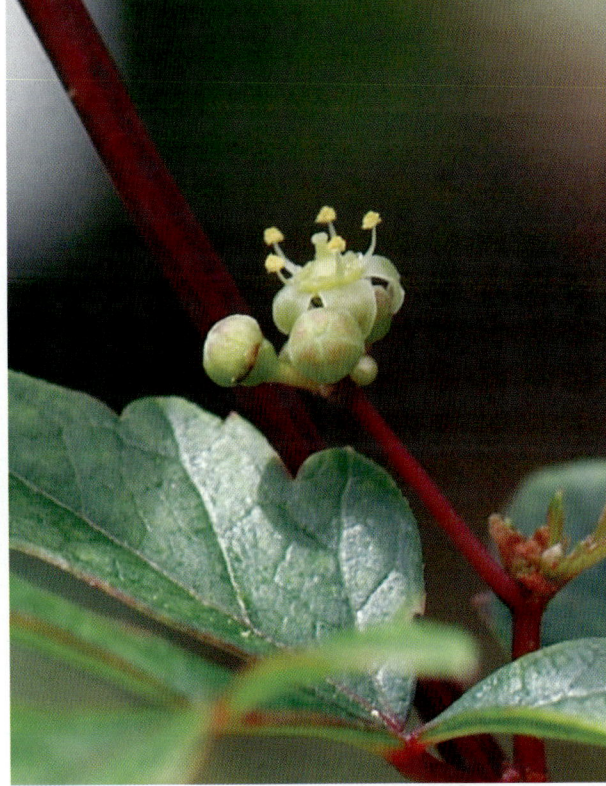

▲ 가회톱 꽃

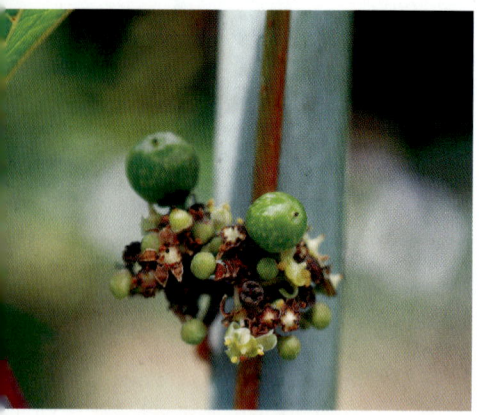
▲ 가회톱 열매

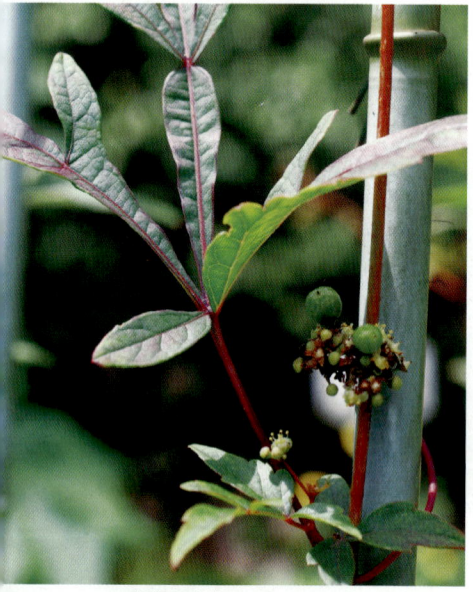
▲ 가회톱 지상부

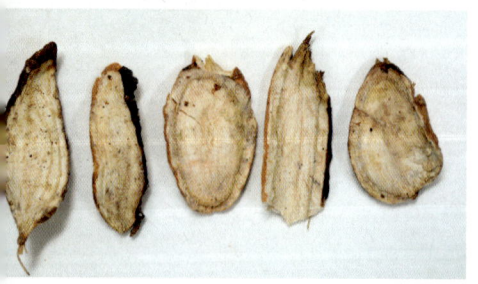
▲ 백렴(약재, 절편)

● **기원** 이 약은 가회톱 *Ampelopsis japonica* Makino(포도과 Vitaceae)의 덩이뿌리이다.

● **한방 약미(藥味)와 약성(藥性)** 맛은 쓰고 성질은 약간 차다.

● **한방 작용부위(귀경, 歸經)** 백렴은 주로 심(心), 위경(胃經)에 들어가 작용한다.

| **약효 해설** |

• 어린아이가 놀라서 생기는 경련 증상을 낮게 한다.
• 새로운 피부 조직의 재생을 촉진시킨다.
• 화상을 치료한다.
• 피부 진균 억제작용이 있다.

| **동의보감 효능** |

백렴(白斂, 가회톱의 덩이뿌리)의 성질은 평(平)하고(약간 차다 [微寒]고도 한다) 맛은 쓰고 달며[苦甘] 독이 없다. 큰 종기, 부스럼, 등에 나는 큰 종기, 나력(瘰癧), 치질[腸風, 장풍], 항문 주위에 구멍이 생긴 것을 낮게 한다. 얼굴이 부르터서 허는 것, 다쳐서 상한 것, 칼이나 화살에 상한 데 주로 쓴다. 새살을 자라게 하고 통증을 멎게 한다. 독성이 있는 종기, 뜨거운 물이나 불에 덴 곳에 바른다.

| **약용법** |

덩이뿌리 5~10g을 물 800mL에 넣고 달여서 반으로 나누어 아침저녁으로 마시거나 외용으로 적당량 사용한다.

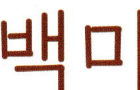

- 한자명: 白薇

- 라틴생약명: Cynanchi Atrati Radix et Rhizoma

- 식물명 및 학명: 백미꽃, *Cynanchum atratum* Bunge
  만생백미(蔓生白薇), *Cynanchum versicolor* Bge.

- 과명: 박주가리과

- 약용부위: 뿌리 및 뿌리줄기

- 식약처 공정서 및 조선시대 의서 수재:
  대한민국약전외한약(생약)규격집(KHP) 제4개정
  동의보감 탕액편의 풀부(部)
  방약합편의 산초(山草)편

백미

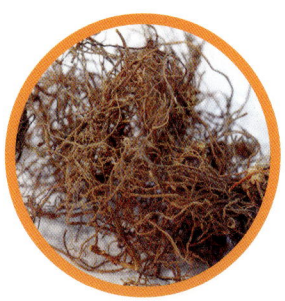

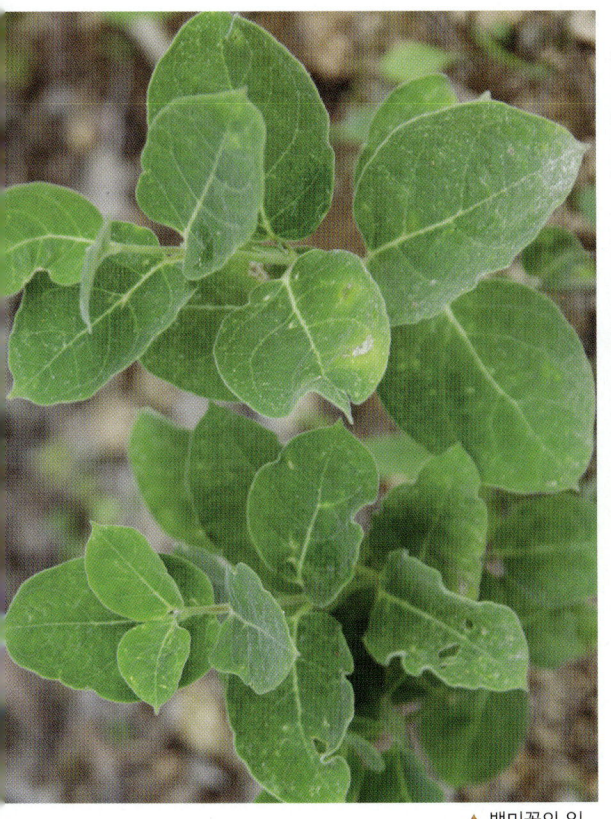

▲ 백미꽃의 잎

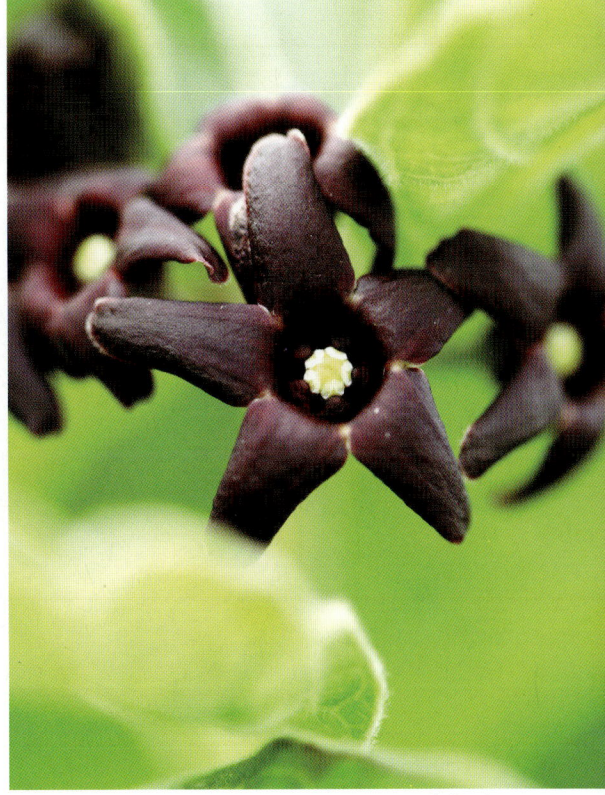

▲ 백미꽃의 꽃

● **기원** 이 약은 백미꽃 *Cynanchum atratum* Bunge 또는 만생백미(蔓生白薇) *Cynanchum versicolor* Bge.(박주가리과 Asclepiadaceae)의 뿌리 및 뿌리줄기이다.

● **한방 약미(藥味)와 약성(藥性)** 맛은 쓰고 짜며 성질은 차다.

● **한방 작용부위(귀경, 歸經)** 백미는 주로 위(胃), 간(肝), 신경(腎經)에 들어가 작용한다.

│ **약효 해설** │

• 소변 볼 때 아프거나 시원하게 나가지 않는 병증을 치료한다.
• 몸이 허약하여 기침과 미열이 나며 식은땀이 흐르고 뼛속이 달아오르는 증상을 낮게 한다.
• 뇌졸중 환자의 사지 부종에 쓴다.
• 음허(陰虛)로 인한 발열(發熱)에 효과가 있다.

│ **동의보감 효능** │

백미(白薇, 백미꽃의 뿌리)의 성질은 평(平)하고(차다[寒]고도 한다) 맛은 쓰고 짜며[苦鹹] 독이 없다. 온갖 사기와 헛것에 들린 것, 갑자기 잠들며 사람을 알아보지 못하는 것, 미친 짓을 하는 것, 추웠다 열이 났다 하는 학질[溫瘧, 온학]을 낮게 한다.

│ **약용법** │

뿌리 및 뿌리줄기 5~10g을 물 800mL에 넣고 달여서 반으로 나누어 아침저녁으로 마신다.

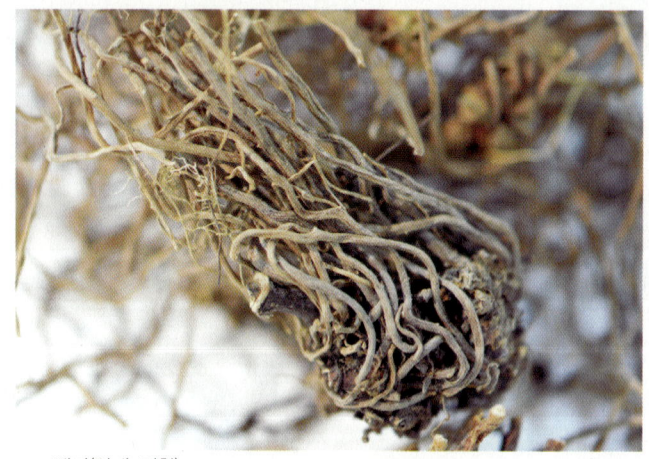

▲ 백미(약재, 전형)

171

백반

- **한자명**: 白礬
- **라틴생약명**: Alumen
- **이명 또는 영명**: 명반(明礬), Aluman, Potassium Aluminium Sulfate
- **한약의 분류**: 광물성 약재
- **식약처 공정서 및 조선시대 의서 수재**:
  대한민국약전외한약(생약)규격집(KHP) 제4개정
  동의보감 탕액편의 돌부(部)
  방약합편의 금석(金石, 광석류)편

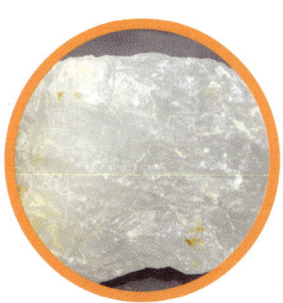

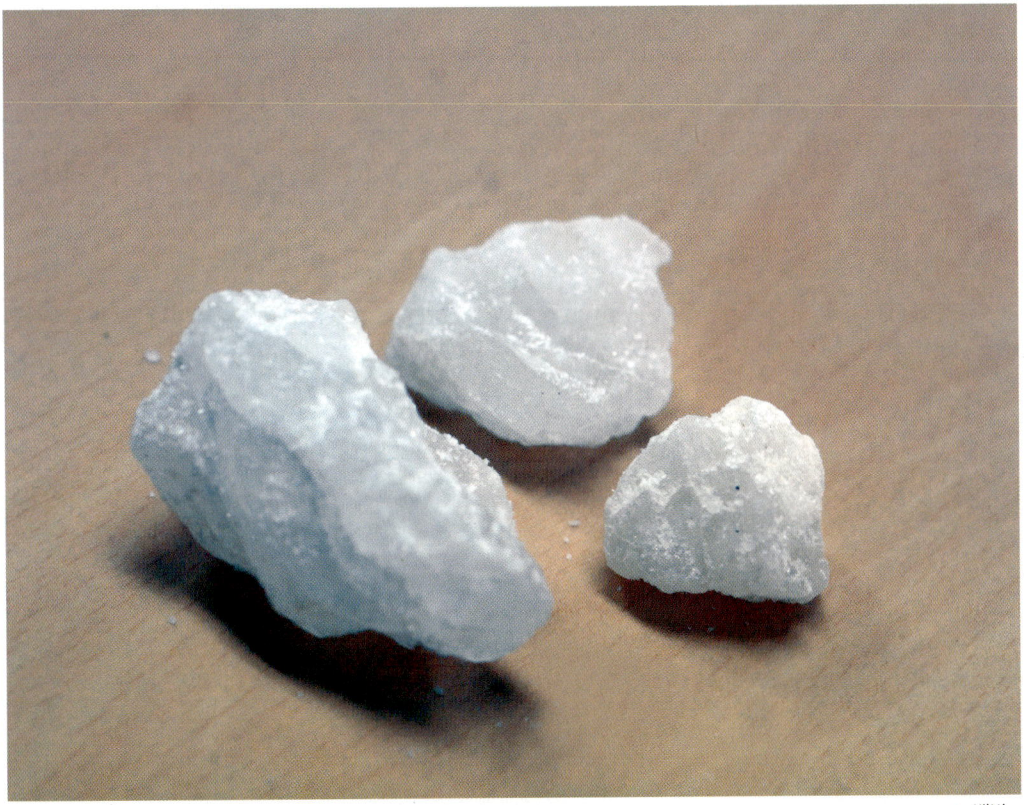

▲ 백반

- **기원** 이 약은 황산염광물 명반석을 가공하여 얻은 결정체이다.

- **한방 약미(藥味)와 약성(藥性)** 맛은 시고 떫으며 성질은 차다.

- **한방 작용부위(귀경, 歸經)** 백반은 주로 폐(肺), 비(脾), 간(肝), 대장경(大腸經)에 들어가 작용한다.

| 약효 해설 |

- 설사가 오랫동안 멈추지 않는 증상에 유효하다.
- 지혈, 해독 작용이 있다.
- 벌레에 물린 상처를 치료한다.

| 동의보감 효능 |

반석(礬石, 백반)은 성질이 차고(서늘하다고도 한다) 맛은 시고 떫으며 독이 없다. 담(痰)을 삭이고 이질을 멎게 한다. 음식창과 악창(惡瘡)을 낫게 하고 코에 생긴 군살을 없앤다. 갑자기 목이 쉬어 소리가 안 나오는 증상을 치료하고 뼈와 치아를 튼튼하게 한다. 나력(瘰癧), 서루(鼠瘻), 개선에 주로 쓴다. 곧 지금의 백반이다. 희고 광택이 있는 것이 좋다. 곱게 가루를 내어 질그릇에 넣고 한나절 동안 불에 달구어 분과 같이 하얗게 된 것을 고반(枯礬)이라고 한다. 여러 가지 헌데를 낫게 하고 나쁜 것을 몰아내며 상처를 아물게 하는 묘한 약이다. 담을 삭일 때는 생것을 쓴다. 또 녹반(綠礬), 흑반(黑礬), 홍반(紅礬)도 있다. 백반 녹인 물로 종이에 글을 쓰면 그 물기가 마른 후에 글 쓴 부분이 물에 젖지 않는다. 그러므로 백반은 습(濕)을 물리치고 담연을 치료하는 데 쓴다[본초].

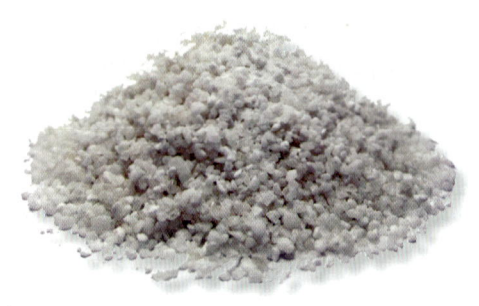

172

- 한자명: 百部根
- 라틴생약명: Stemonae Radix
- 이명 또는 영명: 백부(百部)
- 식물명 및 학명: 만생백부(蔓生百部), *Stemona japonica* Miquel
  직립백부(直立百部), *Stemona sessilifolia*(Miq.) Miq.
  대엽백부(對葉百部), *Stemona tuberosa* Lour.
- 과명: 백부과
- 약용부위: 덩이뿌리
- 식약처 공정서 및 조선시대 의서 수재:
  대한민국약전외한약(생약)규격집(KHP) 제4개정
  동의보감 탕액편의 풀부(部)
  방약합편의 만초(蔓草, 덩굴풀)편

백부근

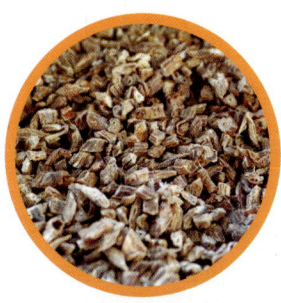

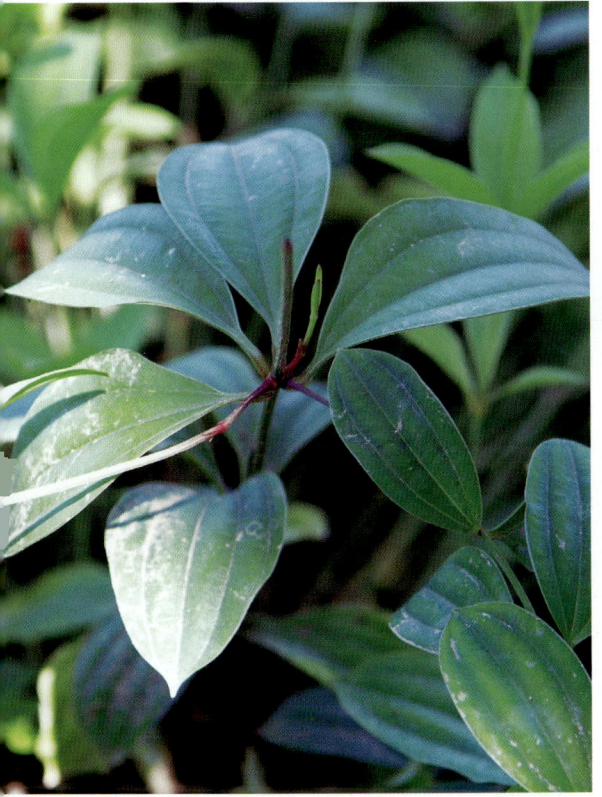

▲ 직립백부 잎

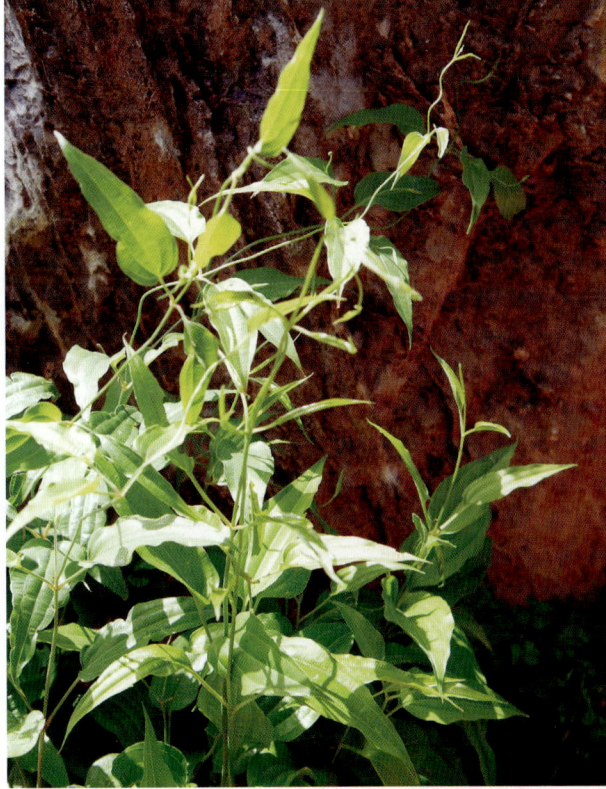

▲ 만생백부 잎

●**기원** 이 약은 만생백부(蔓生百部) *Stemona japonica* Miquel, 직립백부(直立百部) *Stemona sessilifolia*(Miq.) Miq. 또는 대엽백부(對葉百部) *Stemona tuberosa* Lour.(백부과 Stemonaceae)의 덩이뿌리이다.

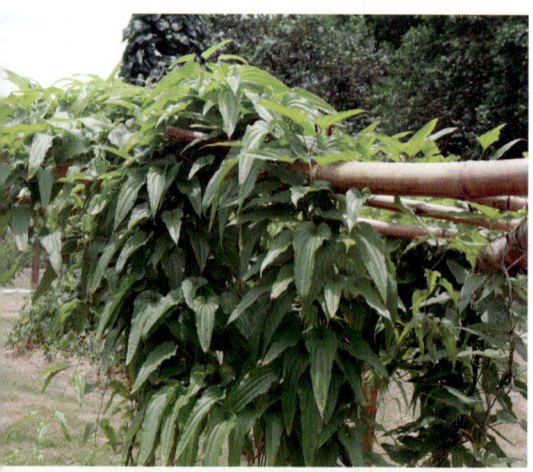
▲ 대엽백부 지상부

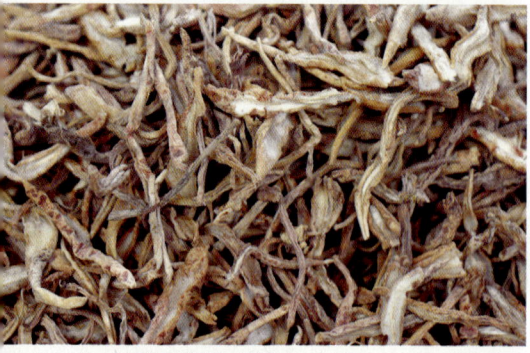
▲ 백부근(약재, 전형)

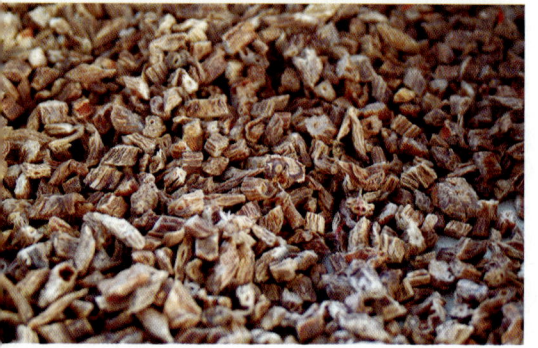
▲ 백부근(약재, 절편)

●**한방 약미(藥味)와 약성(藥性)** 맛은 달고 쓰며 성질은 약간 따뜻하다.

●**한방 작용부위(귀경, 歸經)** 백부근은 주로 폐경(肺經)에 들어가 작용한다.

| **약효 해설** |
• 폐의 기운을 원활하게 하여 기침을 멎게 한다.
• 여성의 외음부 가려움증에 유효하다.
• 살충작용이 있다.
• 피부 진균에 대해 억제작용을 나타낸다.
• 백일해 치료의 임상보고가 있다.

| **동의보감 효능** |
백부근(白部根, 백부)의 성질은 약간 따뜻하고[微溫] 맛은 달며[甘] 독이 없다(조금 독이 있다고도 한다). 폐열로 기침하고 숨이 가쁜 것을 낫게 한다. 폐를 부드럽게 하고 보한다. 폐결핵[傳尸, 전시]과 몸이 허약하여 식은땀이 흐르고 뼛속이 달아오르는 증상을 치료한다. 회충, 촌백충, 요충을 죽이고 파리도 죽인다.

| **약용법** |
덩이뿌리 3~9g을 물 800mL에 넣고 달여서 반으로 나누어 아침저녁으로 마신다.

173

백부자

- 한자명: 白附子
- 라틴생약명: Aconiti Koreani Tuber
- 이명 또는 영명: 관백부(關百附)
- 식물명 및 학명: 백부자, *Aconitum koreanum* Raymond
- 과명: 미나리아재비과
- 약용부위: 덩이뿌리
- 식약처 공정서 및 조선시대 의서 수재:
  대한민국약전외한약(생약)규격집(KHP) 제4개정
  동의보감 탕액편의 풀부(部)
  방약합편의 독초편

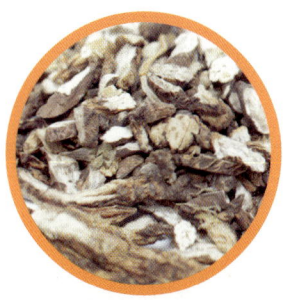

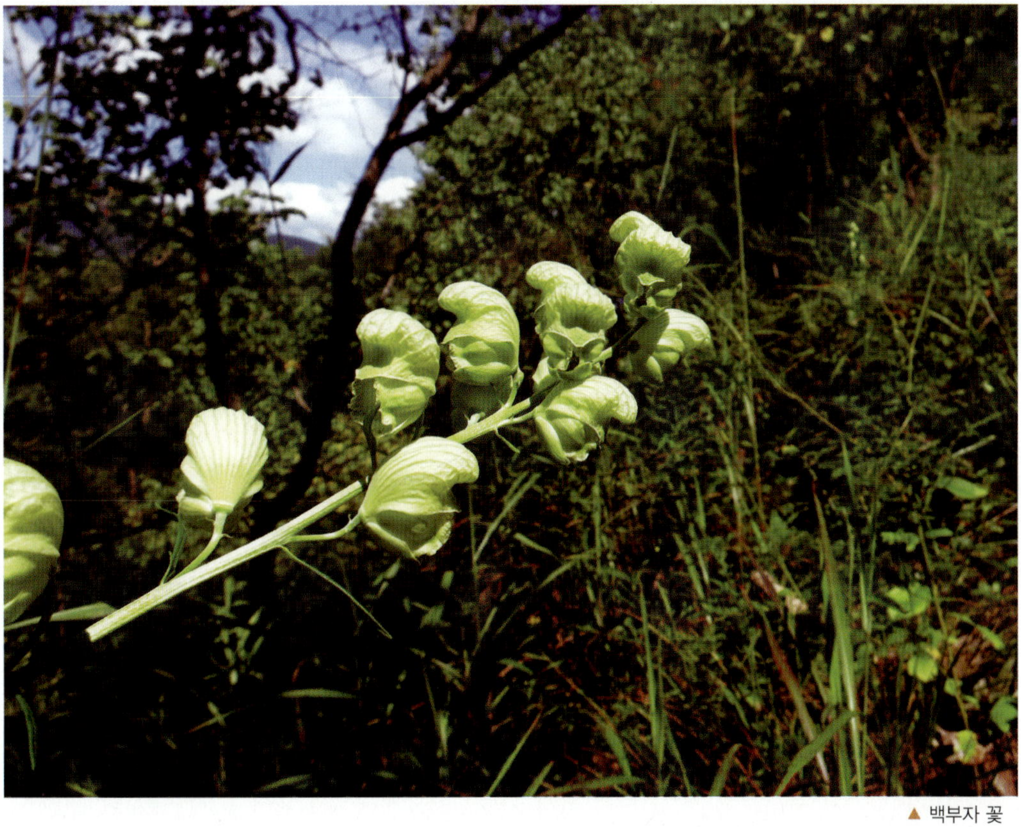

▲ 백부자 꽃

- **기원** 이 약은 백부자 *Aconitum koreanum* Raymond(미나리아재비과 Ranunculaceae)의 덩이뿌리 이다.

- **한방 약미(藥味)와 약성(藥性)** 맛은 맵고 달며 성질은 뜨겁고 독이 있다.

- **한방 작용부위(귀경, 歸經)** 백부자는 주로 위(胃), 간경(肝經)에 들어가 작용한다.

| 약효 해설 |

- 안면신경 마비에 유효하다.
- 팔다리를 잘 쓰지 못하고 마비되며 아픈 증상을 낫게 한다.
- 풍담(風痰)이 몰려서 생기는 어지럼증을 치료한다.

| 동의보감 효능 |

백부자(白附子)의 성질은 따뜻하고[溫] 맛은 달며 맵고[甘辛] 조금 독이 있다. 중풍으로 말을 못 하는 것, 모든 냉(冷)과 풍기(風氣)를 낫게 한다. 가슴앓이[心痛]를 멎게 하고 음낭 밑이 축축한 것을 없앤다. 얼굴의 모든 병을 치료하고 흉터를 없앤다.

| 수치(修治) |

한방이론에 근거하여 약재를 가공처리함으로써 약재 본래의 성질을 변화시키는 제약기술의 일종으로 포제(炮製)라고도 함.

생백부자(生白附子)를 물에 담가 하루 2~3회 물을 갈아주고 5~7일 후에 건진다. 그 다음 두부와 함께 약 30분간 삶은 후 두부를 버리고 음건한다. 적당히 건조되었을 때 잘게 썰어서 햇볕에 말린다. 함량 비율은 백부자 50kg, 두부 1.25kg이다.

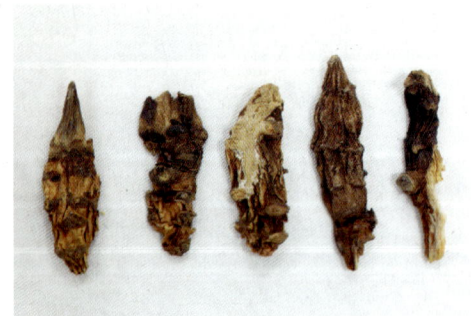

▲ 백부자(약재, 절편)

| 약용법 |

수치한 덩이뿌리 1.5~6g을 물 800mL에 넣고 달여서 반으로 나누어 아침저녁으로 마시거나 외용으로 적당량 사용한다. 독성이 있으므로 사용할 때 유의해야 한다.

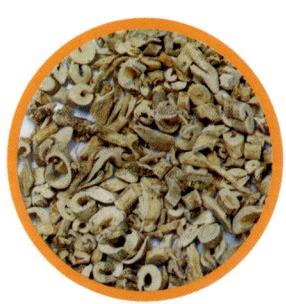

- 한자명: 白鮮皮
- 라틴생약명: Dictamni Radicis Cortex
- 이명 또는 영명: Dictamnus Root Bark
- 식물명 및 학명: 백선, *Dictamnus dasycarpus* Turczaininov
- 과명: 운향과
- 약용부위: 뿌리껍질
- 식약처 공정서 및 조선시대 의서 수재:
    대한민국약전(KP) 제11개정
    동의보감 탕액편의 풀부(部)
    방약합편의 산초(山草)편

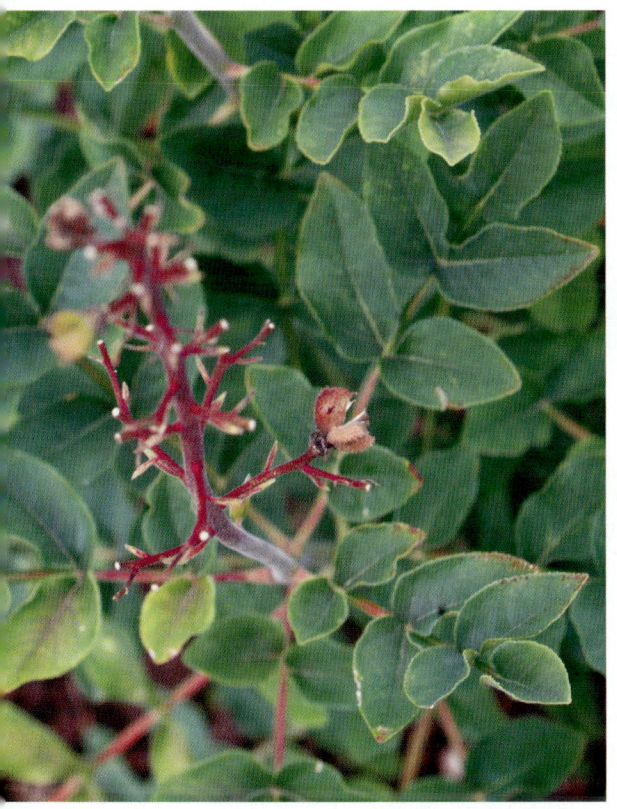

▲ 백선(*Dictamnus albus*) 잎

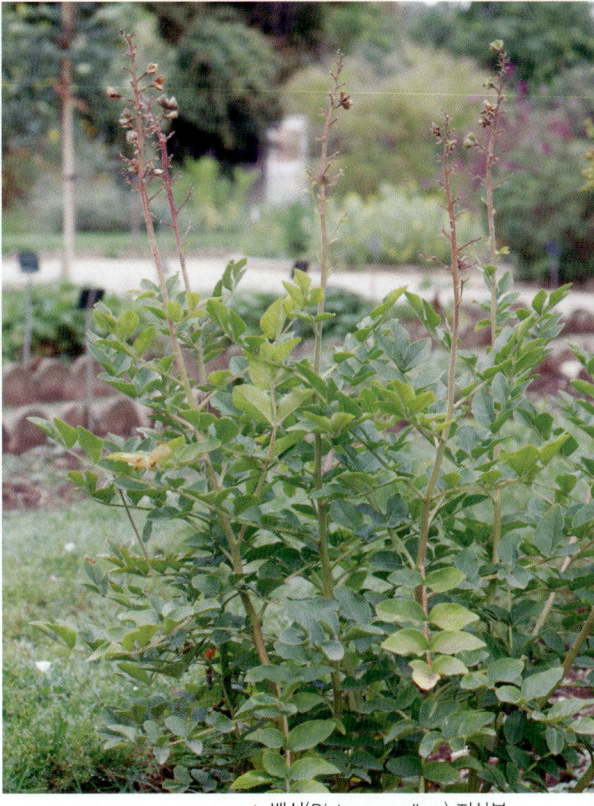

▲ 백선(*Dictamnus albus*) 지상부

● **기원** 이 약은 백선 *Dictamnus dasycarpus* Turczaininov(운향과 Rutaceae)의 뿌리껍질이다.

● **한방 약미(藥味)와 약성(藥性)** 맛은 쓰고 성질은 차다.

● **한방 작용부위(귀경, 歸經)** 백선피는 주로 비(脾), 위(胃) 방광경(膀胱經)에 들어가 작용한다.

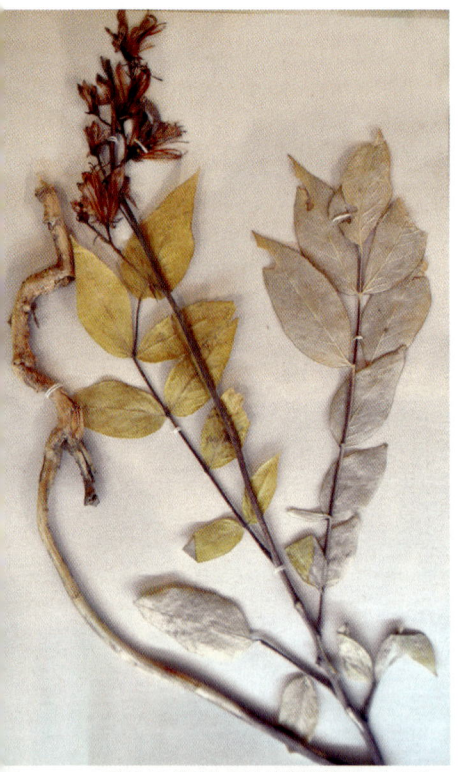

▲ 백선 표본(중국 육반산생태박물관 전시품)

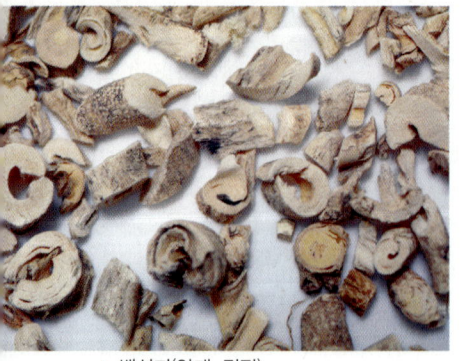

▲ 백선피(약재, 절편)

| 약효 해설 |

• 팔다리를 잘 쓰지 못하고 마비되며 아픈 증상을 낫게 한다.
• 얼굴과 몸에 발진(發疹)이 나타나는 증상에 유효하다.
• 황달을 치료한다.
• 병원성 진균의 성장을 억제한다.
• 백반증(白斑症, 피부의 한 부분에 흰색 반점이 생기는 병) 치유작용이 있다.

| 동의보감 효능 |

백선(白鮮, 백선 뿌리)의 성질은 차고[寒] 맛은 쓰고 짜며[苦 鹹] 독이 없다. 모든 열독풍(熱毒風), 악풍(惡風), 풍창(風瘡), 개선으로 붉게 짓무른 것, 눈썹과 머리카락이 빠지는 것, 피부가 당기는 것을 낫게 한다. 열황(熱黃), 주황(酒 黃), 급황(急黃), 곡황(穀黃), 노황(勞黃)을 푼다. 모든 풍비 (風痺)로 근육과 뼈가 약해져서 굽혔다 폈다 하지 못하는 것을 낫게 한다.

| 약용법 |

뿌리껍질 5~10g을 물 800mL에 넣고 달여서 반으로 나누어 아침저녁으로 마신다.

175

- **한자명**: 白首烏
- **라틴생약명**: Cynanchi Wilfordii Radix
- **식물명 및 학명**: 은조롱, *Cynanchum wilfordii* Hemsley
- **과명**: 박주가리과
- **약용부위**: 덩이뿌리
- **식약처 공정서 및 조선시대 의서 수재**:

  대한민국약전외한약(생약)규격집(KHP) 제4개정

  동의보감 탕액편의 풀부(部)

백수오

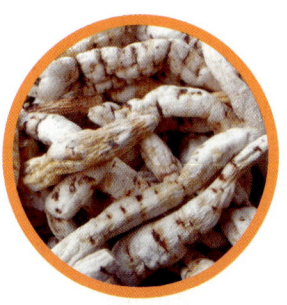

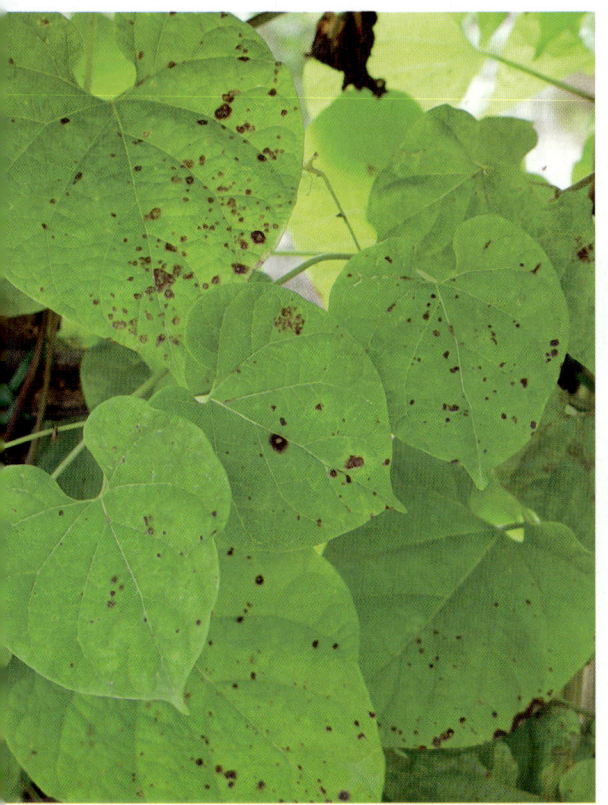

▲ 은조롱 잎

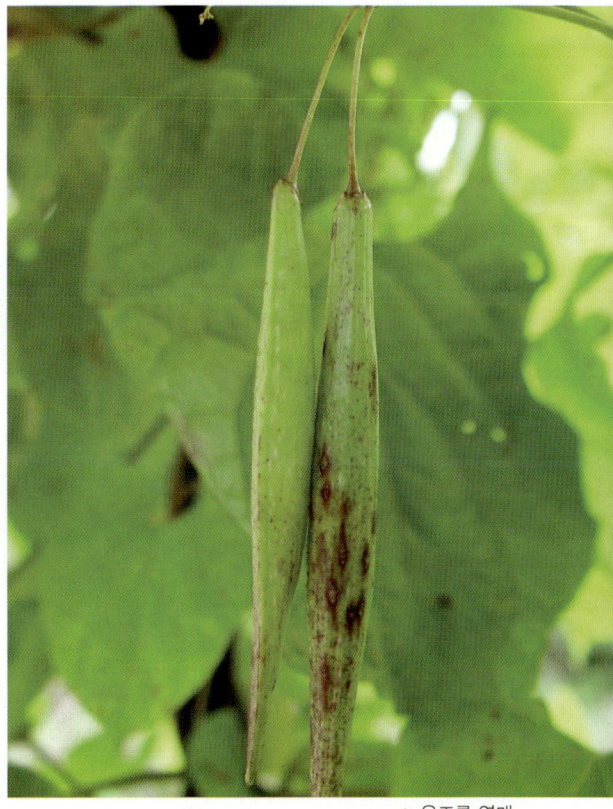

▲ 은조롱 열매

- **기원** 이 약은 은조롱 *Cynanchum wilfordii* Hemsley(박주가리과 Asclepiadaceae)의 덩이뿌리이다.

- **한방 약미(藥味)와 약성(藥性)** 맛은 달고 약간 쓰며 성질은 약간 따뜻하다.

- **한방 작용부위(귀경, 歸經)** 백수오는 주로 간(肝), 신(腎), 비경(脾經)에 들어가 작용한다.

| 약효 해설 |

• 머리카락과 수염이 회백색으로 변하는 증상에 유효하다.

• 발기부전, 무의식중에 정액이 나오는 증상에 사용한다.

• 머리가 어지럽고 정신이 없으면서 눈에 꽃 같은 물체가 보이는 증상을 치료한다.

• 숙면을 이루지 못하면서 건망증이 있는 증상을 낫게 한다.

• 출산 후에 젖이 적게 나오는 증상에 쓴다.

• 복부 부위가 부르고 그득한 증상에 활용한다.

• 식욕부진, 빈혈, 치질 치료에 도움이 된다.

| 동의보감 효능 |

하수오(何首烏, 백수오)의 성질은 평(平)하고 따뜻하며[溫] 맛은 쓰고 떫고[苦澁](달다[甘]고도 한다) 독이 없다. 나력(瘰癧), 옹종(癰腫)과 5가지 치질을 치료한다. 오랜 허로로 여윈 것, 담(痰)이 옆구리로 가서 옆구리가 아픈 것, 풍허(風虛)로 몸이 몹시 상한 것을 낫게 한다. 부인의 출산 후 생긴 여러 가지 병과 적백대하를 치료한다. 혈기를 보하며 근육과 뼈를 튼튼하게 한다. 정수(精髓)를 보충하며 머리카락을 검게 한다. 또 안색을 좋게 하고 늙지 않게 하며 오래 살게 한다.

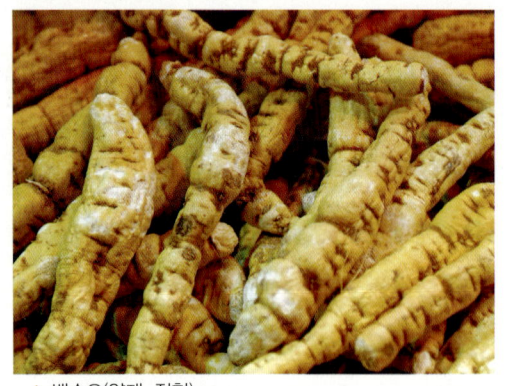

▲ 백수오(약재, 전형)

| 약용법 |

덩이뿌리 9~15g을 물 800mL에 넣고 달여서 반으로 나누어 아침저녁으로 마신다. 외용할 때는 신선한 덩이뿌리를 사용하여 짓찧어서 환부에 붙인다.

176

- 한자명: 柏子仁
- 라틴생약명: Thujae Semen
- 이명 또는 영명: Thuja Seed
- 식물명 및 학명: 측백나무, *Thuja orientalis* Linné
- 과명: 측백나무과
- 약용부위: 씨로서 씨껍질을 제거한 것
- 식약처 공정서 및 조선시대 의서 수재:
    대한민국약전(KP) 제11개정
    동의보감 탕액편의 나무부
    방약합편의 향목(香木, 향나무)편

백자인

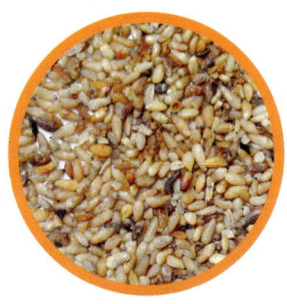

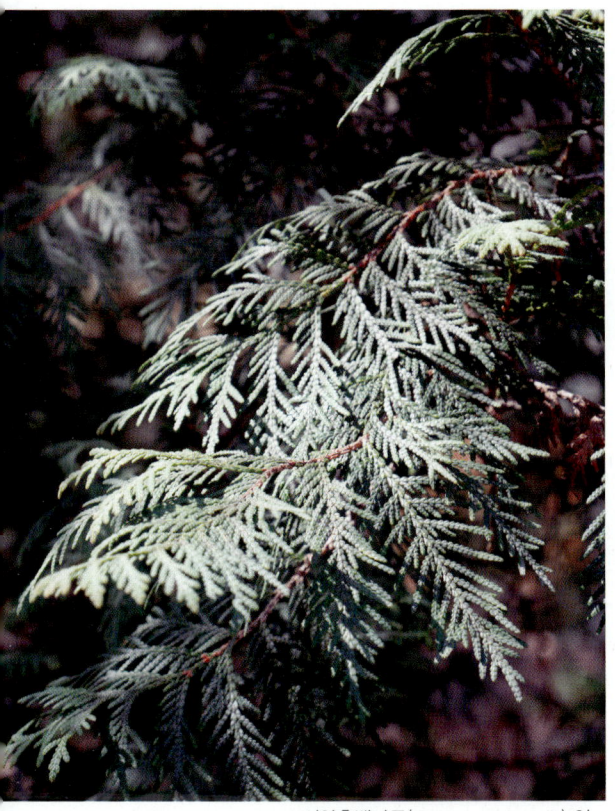

▲ 서양측백나무(*Thuja occidentalis*) 잎

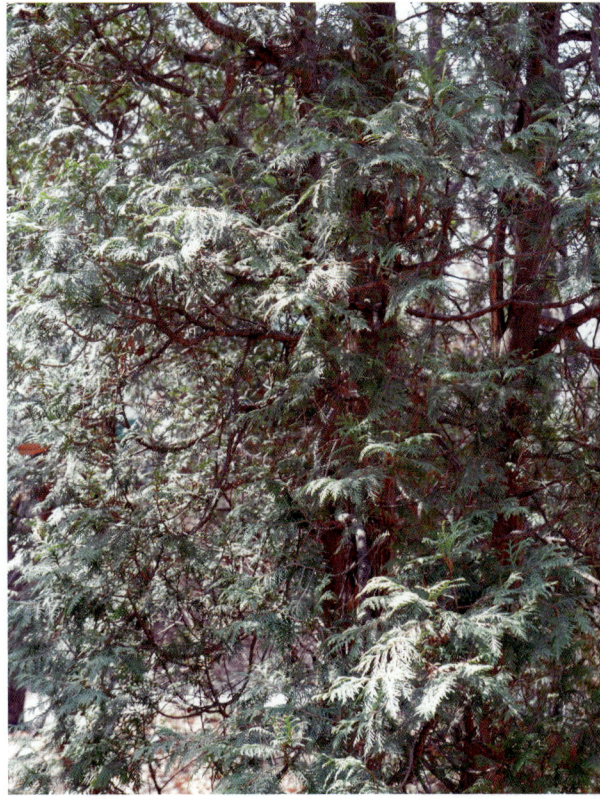

▲ 서양측백나무(*Thuja occidentalis*) 수형

● **기원** 이 약은 측백나무 *Thuja orientalis* Linné(측백나무과 Cupressaceae)의 씨로서 씨껍질을 제거한 것이다.

● **한방 약미(藥味)와 약성(藥性)** 맛은 쓰고 떫으며 성질은 차다.

● **한방 작용부위(귀경, 歸經)** 백자인은 주로 폐(肺), 간(肝), 비경(脾經)에 들어가 작용한다.

| **약효 해설** |

• 머리카락과 수염이 회백색으로 변하는 증상에 유효하다.
• 팔다리를 잘 쓰지 못하고 마비되며 아픈 증상을 치료한다.
• 마음을 안정시키고 진정시킨다.
• 폐에 생긴 여러 가지 열증(熱證)으로 기침이 나는 증상을 낮게 한다.
• 가래가 많은 기침에 사용한다.
• 자양, 강장 작용이 있다.
• 각혈, 토혈, 혈변(血便)을 멎게 한다.

| **동의보감 효능** |

백실(栢實, 측백나무 열매)의 성질은 평(平)하며 맛은 달고[甘] 독이 없다. 놀라서 가슴이 두근거리는 데 주로 쓴다. 오장(五藏)을 편안하게 하고 기운을 돕는다. 풍증[風]을 낮게 하고 피부를 윤기 있게 한다. 팔다리를 잘 쓰지 못하고 마비되며 아픈 것, 몸과 마음이 허약하고 피로하여 숨을 겨우 쉬는 것을 낮게 한다. 발기를 돕고 오래 살게 한다.

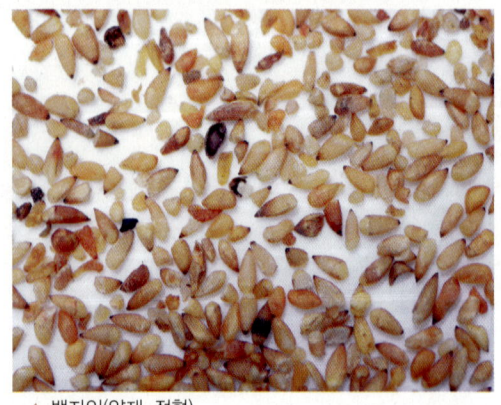

▲ 백자인(약재, 전형)

| **약용법** |

씨 6~12g을 물 800mL에 넣고 달여서 반으로 나누어 아침저녁으로 마시거나 외용으로 적당량을 사용한다.

177

- 한자명: 白前
- 라틴생약명: Cynanchi Stauntonii Rhizoma et Radix
- 이명 또는 영명: 석람(石藍), 수약(嗽藥)
- 식물명 및 학명: 유엽백전(柳葉白前), *Cynanchum stauntoni*(Decne) Schltr. ex Levl.

  원화엽백전(芫花葉白前), *Cynanchun glaucescens* Hand.-Mazz.
- 과명: 박주가리과
- 약용부위: 뿌리줄기 및 뿌리
- 식약처 공정서 및 조선시대 의서 수재:

  대한민국약전외한약(생약)규격집(KHP) 제4개정

백전

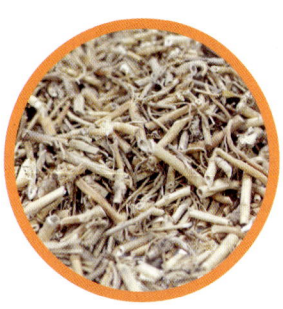

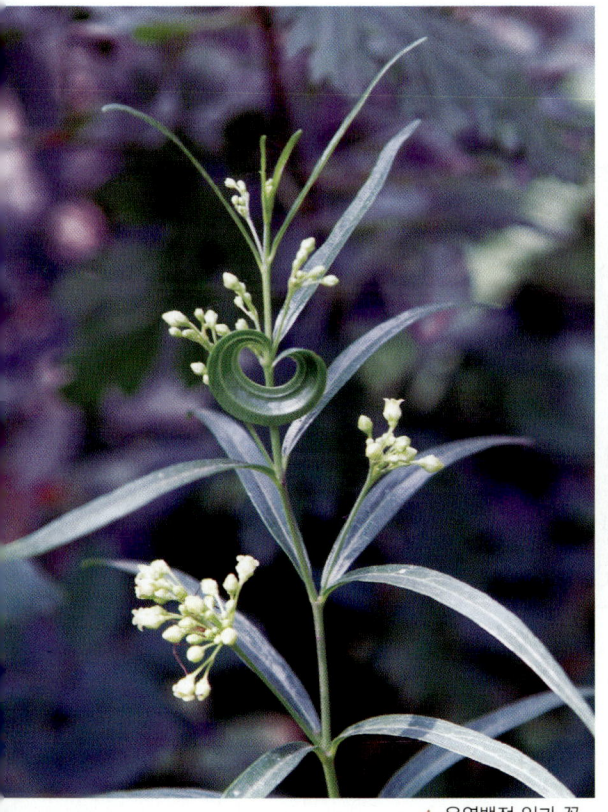

▲ 유엽백전 잎과 꽃

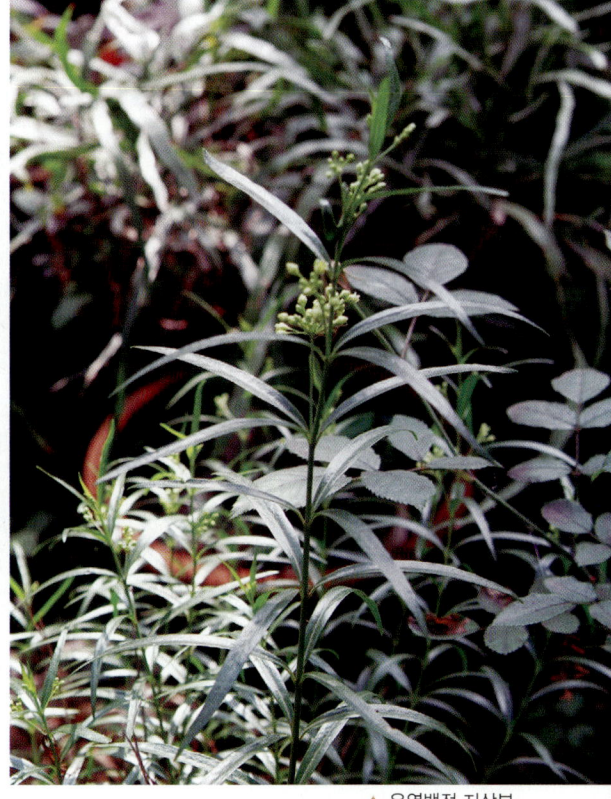

▲ 유엽백전 지상부

● **기원** 이 약은 유엽백전(柳葉白前) *Cynanchum stauntoni*(Decne) Schltr. ex Levl. 또는 원화엽백전(芫花葉白前) *Cynanchun glaucescens* Hand.−Mazz. (박주가리과 Asclepiadaceae)의 뿌리줄기 및 뿌리이다.

● **한방 약미(藥味)와 약성(藥性)** 맛은 맵고 쓰며 성질은 약간 따뜻하다.

● **한방 작용부위(귀경, 歸經)** 백전은 주로 폐경(肺經)에 들어가 작용한다.

│ **약효 해설** │

• 가래가 많은 기침에 유효하다.

• 가슴이 그득하고 답답하며 숨이 가쁜 증상을 치료한다.

• 기(氣)를 내리면서 가래, 기침을 제거한다.

• 위(胃)의 통증을 없앤다.

│ **약용법** │

뿌리줄기 및 뿌리 3~10g을 물 800mL에 넣고 달여서 반으로 나누어 아침저녁으로 마신다.

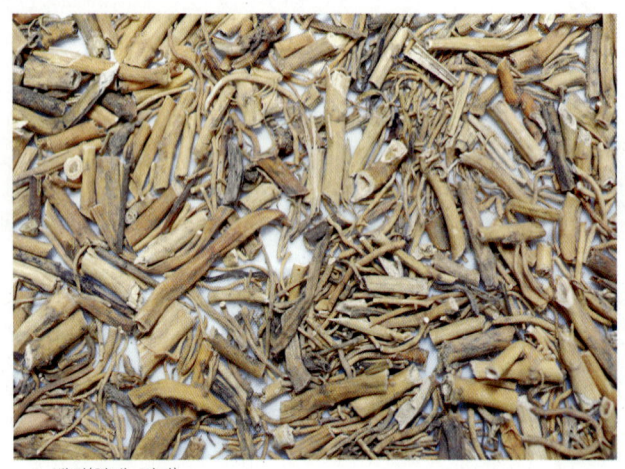

▲ 백전(약재, 절단)

178

- 한자명: 白芷
- 라틴생약명: Angelicae Dahuricae Radix
- 이명 또는 영명: Angelica Dahurica Root
- 식물명 및 학명: 구릿대, *Angelica dahurica* Bentham et Hooker f.

    항백지(杭白芷), *Angelica dahurica* Bentham et Hooker f. var. *formosana* Shan et Yuan

- 과명: 산형과
- 약용부위: 뿌리
- 식약처 공정서 및 조선시대 의서 수재:

    대한민국약전(KP) 제11개정

    동의보감 탕액편의 풀부(部)

    방약합편의 방초(芳草, 향기가 좋은 풀)편

백지

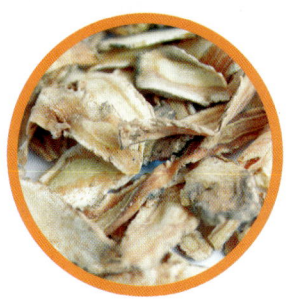

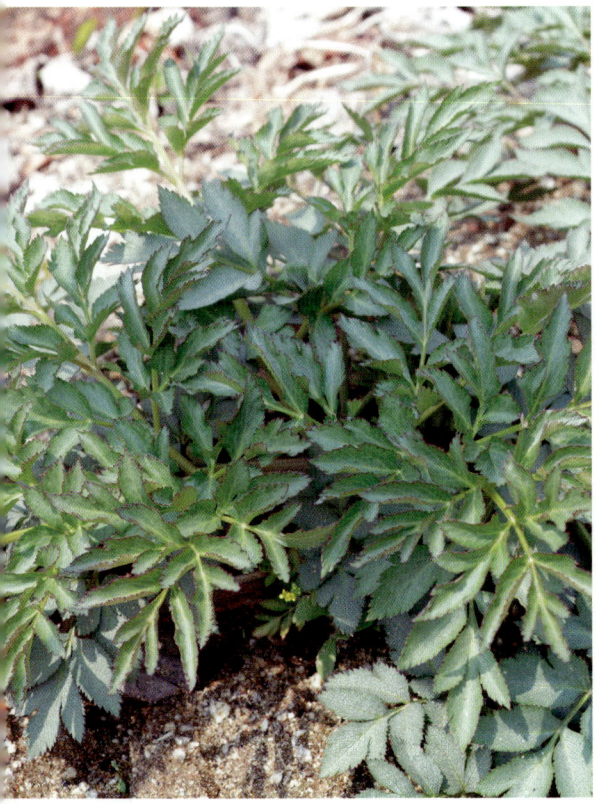

▲ 구릿대 어린잎

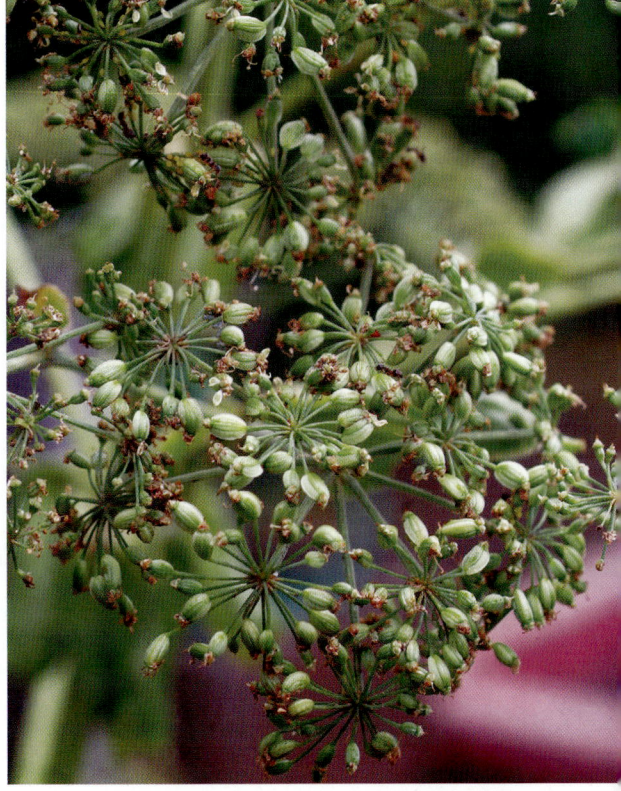

▲ 구릿대 열매

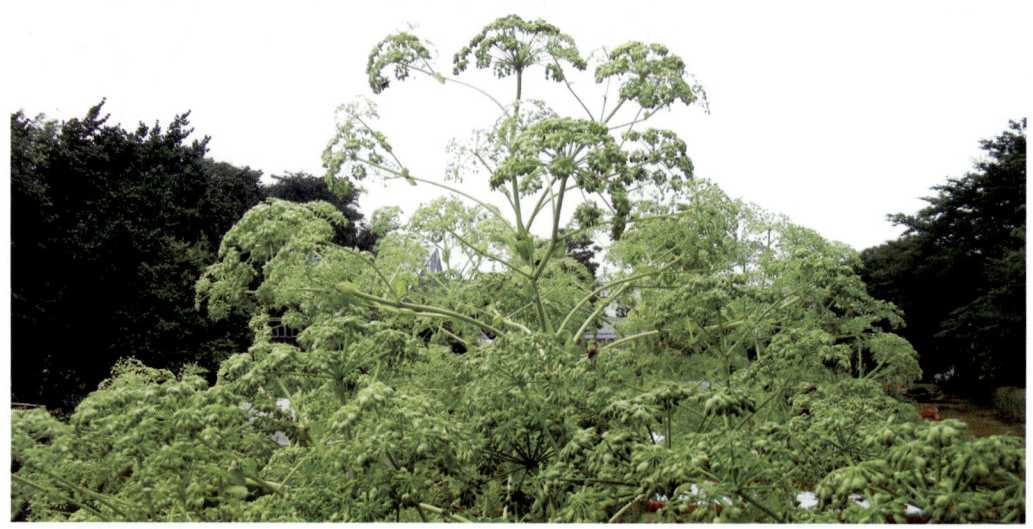
▲ 구릿대 지상부

● **기원** 이 약은 구릿대 *Angelica dahurica* Bentham et Hooker f. 또는 항백지(杭白芷) *Angelica dahurica* Bentham et Hooker f. var. *formosana* Shan et Yuan(산형과 Umbelliferae)의 뿌리이다.

● **한방 약미(藥味)와 약성(藥性)** 맛은 맵고 성질은 따뜻하다.

● **한방 작용부위(귀경, 歸經)** 백지는 주로 위(胃), 대장(大腸), 폐경(肺經)에 들어가 작용한다.

| **약효 해설** |

• 축농증 치료에 도움이 된다.

• 류머티즘 관절염을 치료한다.

• 자궁에서 분비물이 나오는 증상에 사용한다.

• 두통, 치통, 복통을 없앤다.

• 새로운 피부 조직의 재생을 촉진시킨다.

| **동의보감 효능** |

백지(白芷, 구릿대 뿌리)의 성질은 따뜻하고[溫] 맛은 매우며[辛] 독이 없다. 바람의 기운으로 머리가 아프고 눈앞이 아찔하며 눈물이 나오는 데 주로 쓴다. 부인의 적백대하(赤白漏下), 월경이 나오지 않는 것, 음순이 붓는 것[陰腫]에 쓴다. 묵은 피를 없애고 새 피를 생겨나게 하고 임신 하혈(下血)로 유산되려는 것을 막아준다. 젖멍울[乳癰, 유옹], 등에 나는 큰 종기, 나력(瘰癧), 치질[腸風,

366

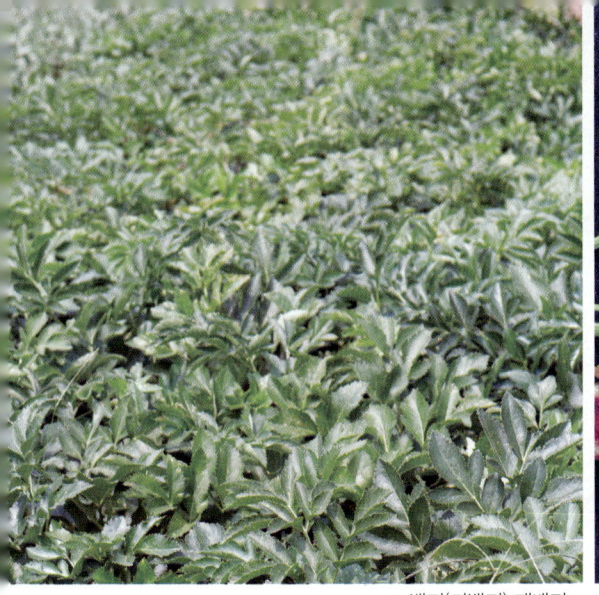

▲ 백지(기백지) 재배지

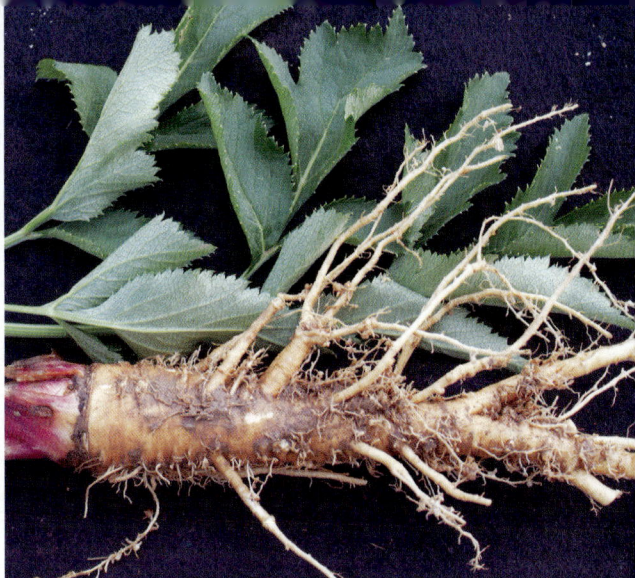

▲ 백지(기백지)의 뿌리(채취품)

장풍], 항문 주위에 구멍이 생긴 것, 창이(瘡痍), 옴과 버짐을 낫게 한다. 통증을 멎게 하고 새살을 돋게 하며 고름을 배출하고 삭인다. 얼굴에 바르는 기름으로 만들어 쓰면 안색을 윤기 있게 하며 얼굴에 기미, 주근깨, 흉터를 없애준다.

| 약용법 |

뿌리 3~10g을 물 800mL에 넣고 달여서 반으로 나누어 아침저녁으로 마신다.

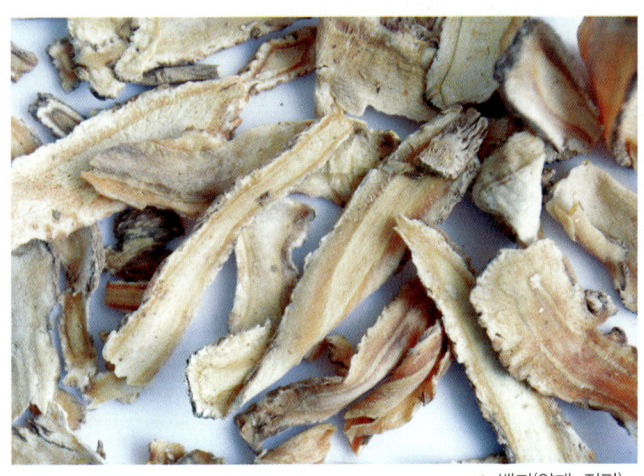

▲ 백지(약재, 절편)

179

백초상

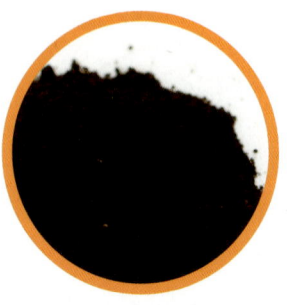

- 한자명: 百草霜
- 라틴생약명: Pulvis Fumi Carbonisatus
- 이명 또는 영명: 조돌묵(灶突墨), 조매(灶煤)
- 약용부위: 솥 밑의 그을음 및 굴뚝 속에 있는 그을음 재
- 식약처 공정서 및 조선시대 의서 수재:
  대한민국약전외한약(생약)규격집(KHP) 제4개정
  동의보감 탕액편의 흙부(部)

▲ 백초상

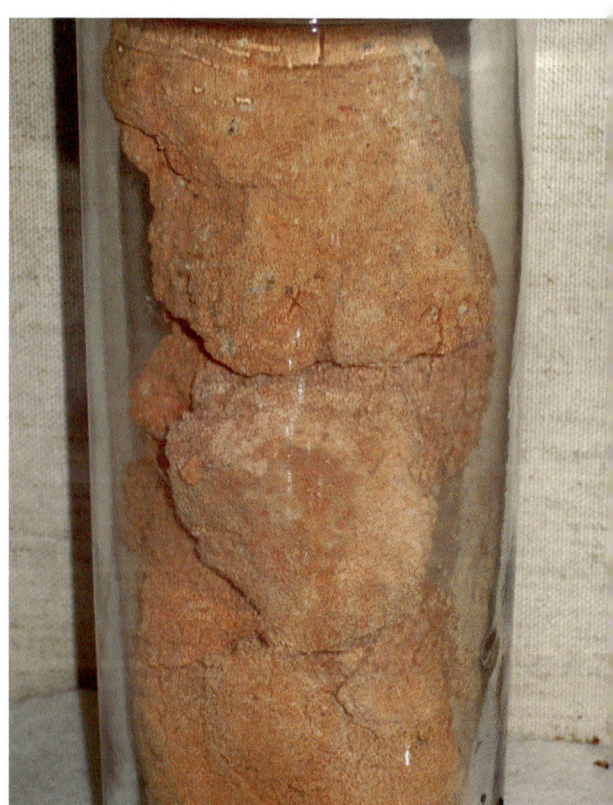

▲ 백초상의 위품인 복룡간(오랜 솥 밑의 누런 흙)

- **기원** 이 약은 산초(山草)를 태워서 생긴 솥 밑의 그을음 및 굴뚝 속에 있는 그을음 재이다.

- **한방 약미(藥味)와 약성(藥性)** 맛은 쓰고 매우며 성질은 따뜻하다.

- **한방 작용부위(귀경, 歸經)** 백초상은 주로 간 (肝), 폐(肺), 비(脾), 위경(胃經)에 들어가 작용한다.

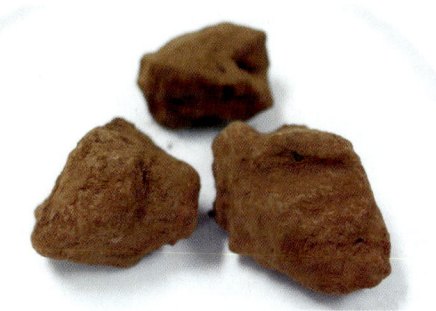
▲ 백초상의 위품인 복룡간(오랜 솥 밑의 누런 흙)

| 약효 해설 |

- 머리에 부스럼이 생기고 머리카락이 빠지는 병증에 유효하다.
- 목 안이 붓고 아픈 증상을 낫게 한다.
- 입안과 혀가 허는 증상에 사용한다.
- 여성의 부정기 자궁출혈과 자궁에서 분비물이 나오는 증상을 치료한다.
- 토혈, 코피, 혈변(血便)을 멎게 한다.
- 음식이 소화되지 않고 오랫동안 정체되는 증상에 활용한다.

| 동의보감 효능 |

백초상(百草霜, 오래된 부엌 어귀의 검댕)은 독이 없다. 열독(熱毒)을 치료한다. 적(積)을 없애고 체한 것을 풀며 갑작스런 설사와 이질을 멎게 한다. 부인의 월경이 고르지 않은 것, 여성의 부정기 자궁출혈, 자궁에서 분비물이 나오는 증상, 이상 분만[橫生], 분만 시 발이 먼저 나오는 것[逆産], 출산 후 태반이 나오지 않는 것을 치료한다[본초].『국방』에는 잘못하여 당묵(鐺墨)을 백초상이라고 하였는데, 흑노환(黑奴丸)에서는 이 2가지 약재를 다 쓰고 있다. 부뚜막에 달린 굴뚝의 검댕으로 조돌묵(竈埃墨)이라고도 한다. 깊은 시골의 오래된 부뚜막에 달린 굴뚝의 검댕이 좋다. 지혈에 가장 요긴하다[입문].

| 약용법 |

백초상 3~9g을 물 800mL에 넣고 달여서 반으로 나누어 아침저녁으로 마시거나 또는 가루나 환(丸)으로 만들어 복용한다. 외용할 때는 적당량을 짓찧어서 환부에 붙인다.

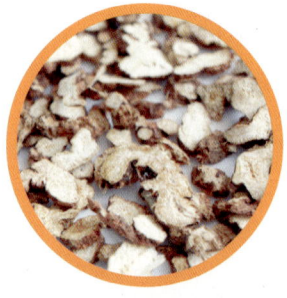

180

백출

- 한자명: 白朮
- 라틴생약명: Atractylodis Rhizoma Alba
- 이명 또는 영명: Atractylodes Rhizome White
- 식물명 및 학명: 삽주, *Atractylodes japonica* Koidzumi
  백출(白朮), *Atractylodes macrocephala* Koidzumi
- 과명: 국화과
- 약용부위: 뿌리줄기로서 그대로 또는 주피를 제거한 것
- 식약처 공정서 및 조선시대 의서 수재:
  대한민국약전(KP) 제11개정
  동의보감 탕액편의 풀부(部)
  방약합편의 산초(山草)편

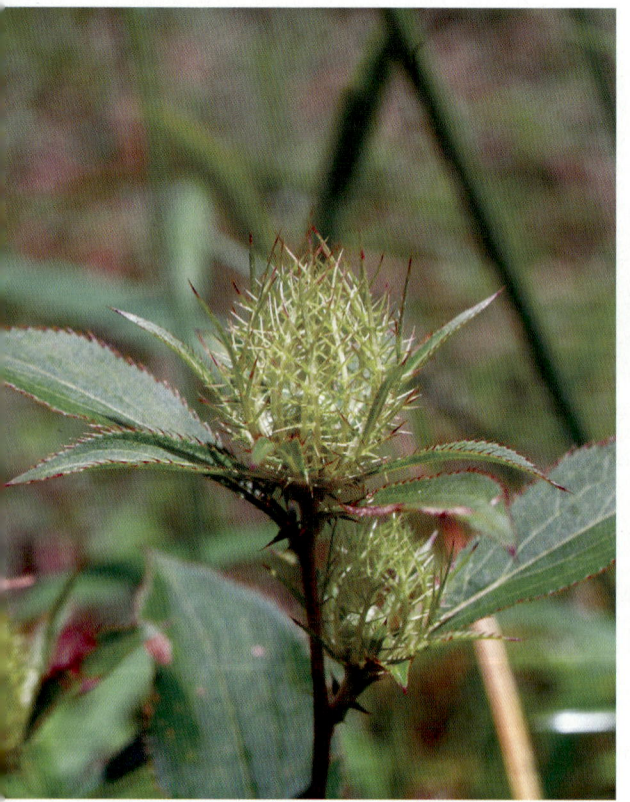

▲ 삽주 열매

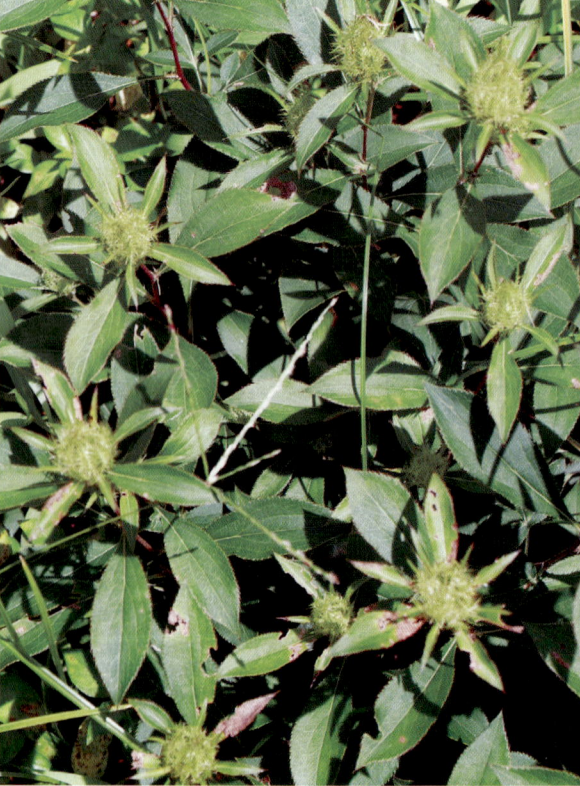

▲ 삽주 지상부

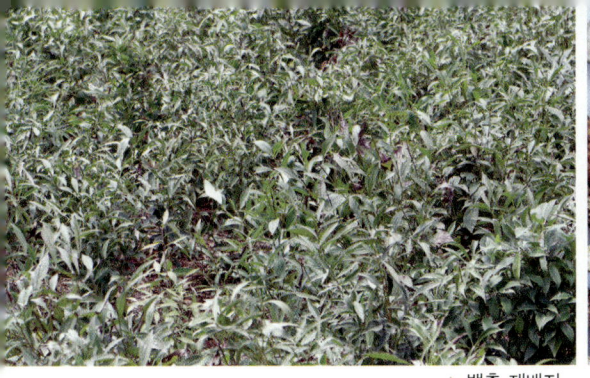

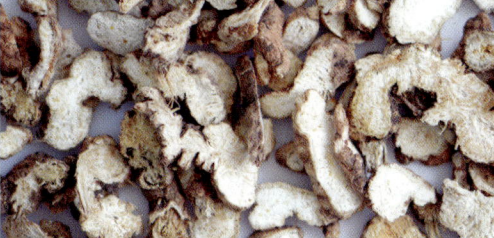

▲ 백출 재배지　　　　　　　　　　　　　　　　▲ 백출(약재, 절편)

● **기원** 이 약은 삽주 *Atractylodes japonica* Koidzumi 또는 백출(白朮) *Atractylodes macrocephala* Koidzumi (국화과 Compositae)의 뿌리줄기로서 그대로 또는 주피를 제거한 것이다.

● **한방 약미(藥味)와 약성(藥性)** 맛은 쓰고 달며 성질은 따뜻하다.

● **한방 작용부위(귀경, 歸經)** 백출은 주로 비(脾), 위경(胃經)에 들어가 작용한다.

| 약효 해설 |

• 약해진 비(脾)의 기능을 강하게 하여 원기를 돕는다.
• 움직이지도 않았는데 저절로 땀이 나는 병증을 낮게 한다.
• 담음(痰飮)으로 인해 어지럽고 두근거리는 증상을 없애준다.
• 몸이 붓는 증상을 치료한다.
• 임산부와 태아를 안정시키는 작용이 있다.
• 황달 치료에 도움이 된다.
• 이뇨, 진정 작용이 있다.

| 동의보감 효능 |

백출(白朮, 삽주, 백출의 뿌리줄기)의 성질은 따뜻하고[溫] 맛이 쓰며[苦] 달고[甘] 독이 없다. 비위(脾胃)를 튼튼하게 하고 설사를 멎게 하고 습을 없앤다. 소화시키고 땀을 멎게 한다. 명치가 당기면서 그득한 것을 낮게 한다. 곽란(霍亂)으로 토하고 설사하는 것이 멎지 않은 것을 치료한다. 허리와 배꼽 사이의 혈을 잘 돌게 하며 위(胃)가 허랭(虛冷)하여 생긴 이질을 낮게 한다.

| 약용법 |

뿌리줄기 6~12g을 물 800mL에 넣고 달여서 반으로 나누어 아침저녁으로 마신다.

181

백편두

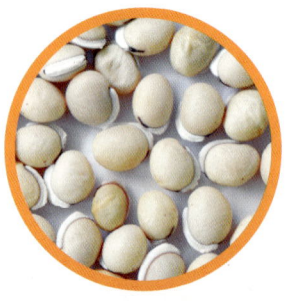

- 한자명: 白扁豆
- 라틴생약명: Dolichoris Semen
- 이명 또는 영명: Dolichos Seed
- 식물명 및 학명: 편두(扁豆), *Dolichos lablab* Linné
- 과명: 콩과
- 약용부위: 잘 익은 씨
- 식약처 공정서 및 조선시대 의서 수재:
    대한민국약전(KP) 제11개정
    동의보감 탕액편의 곡식부
    방약합편의 만초(蔓草, 덩굴풀)편

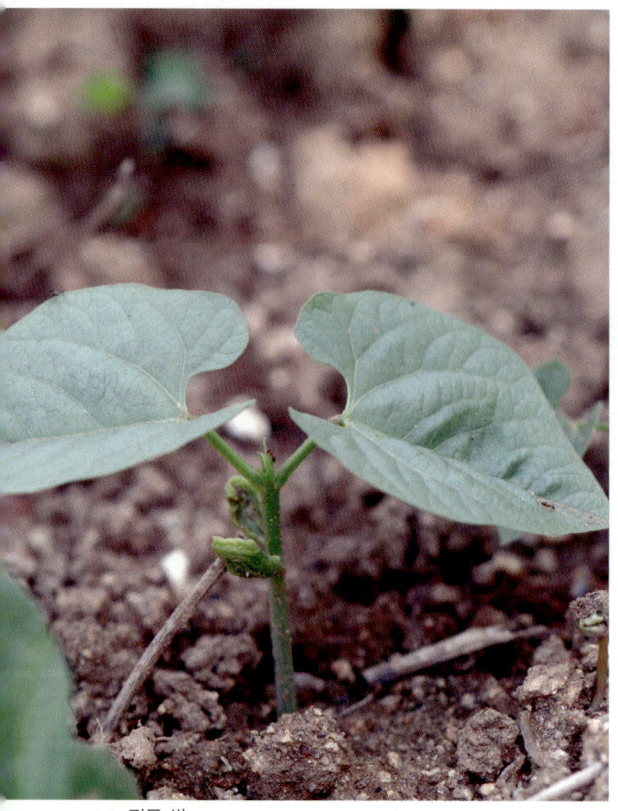

▲ 편두 싹

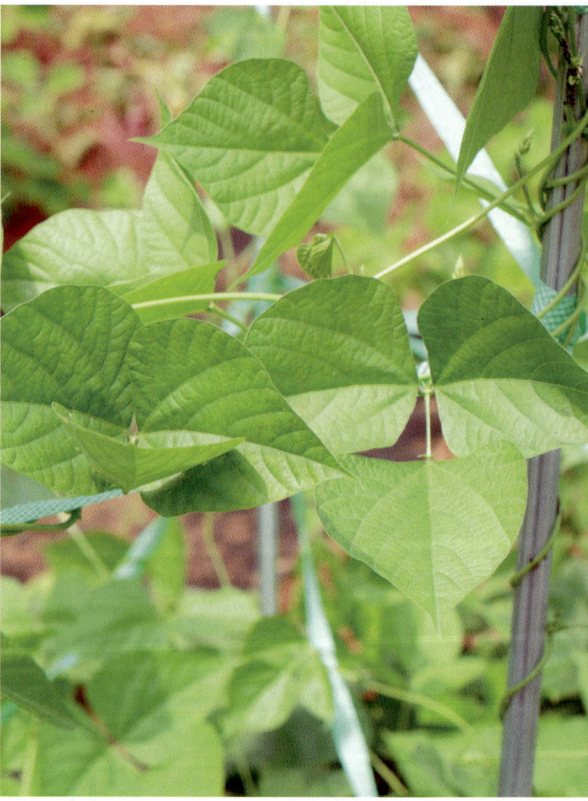

▲ 편두 지상부

- **기원** 이 약은 편두(扁豆) *Dolichos lablab* Linné(콩과 Leguminosae)의 잘 익은 씨이다.

- **한방 약미(藥味)와 약성(藥性)** 맛은 달고 성질은 약간 따뜻하다.

- **한방 작용부위(귀경, 歸經)** 백편두는 주로 비(脾), 위경(胃經)에 들어가 작용한다.

| 약효 해설 |

- 더위로 구갈이 심하면서 가슴이 답답한 증상을 해소한다.
- 여름에 오랫동안 설사가 그치지 않을 때 사용한다.
- 주독(酒毒)을 제거한다.
- 식욕부진 증상을 치료한다.

| 동의보감 효능 |

변두(藊豆, 편두, 까치콩)는 성질이 약간 따뜻하고[微溫](약간 차다[微寒]고도 하고 평(平)하다고도 한다) 맛이 달며[甘] 독이 없다. 속을 조화롭게 하고 기를 내린다[和中下氣]. 곽란(霍亂)으로 토하고 설사하는 것이 멎지 않는 것과 쥐 나는 것을 치료한다[본초].

| 약용법 |

씨 9~15g을 물 800mL에 넣고 달여서 반으로 나누어 아침저녁으로 마신다.

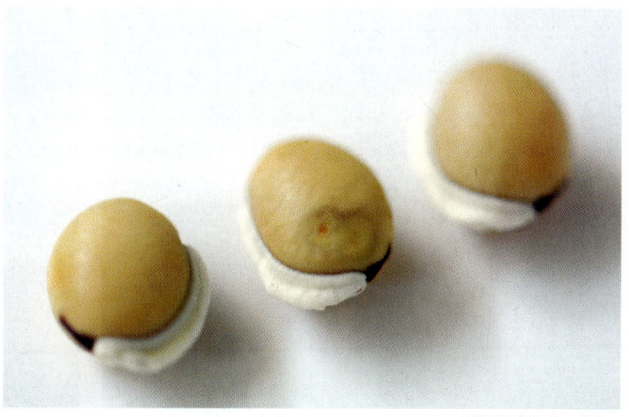

▲ 백편두(약재, 전형)

182

백합

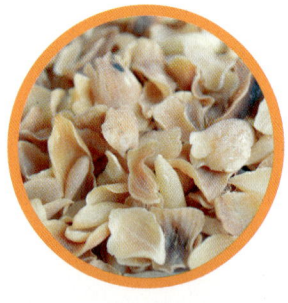

- 한자명: 百合
- 라틴생약명: Lilii Bulbus
- 식물명 및 학명: 참나리, *Lilium lancifolium* Thunberg
  백합(百合), *Lilium brownii* var. *viridulun* Baker
  큰솔나리, *Lilium pumilum* DC.
- 과명: 백합과
- 약용부위: 비늘줄기
- 식약처 공정서 및 조선시대 의서 수재:
  대한민국약전외한약(생약)규격집(KHP) 제4개정
  동의보감 탕액편의 풀부(部)
  방약합편의 방초(芳草, 향기가 좋은 풀)편

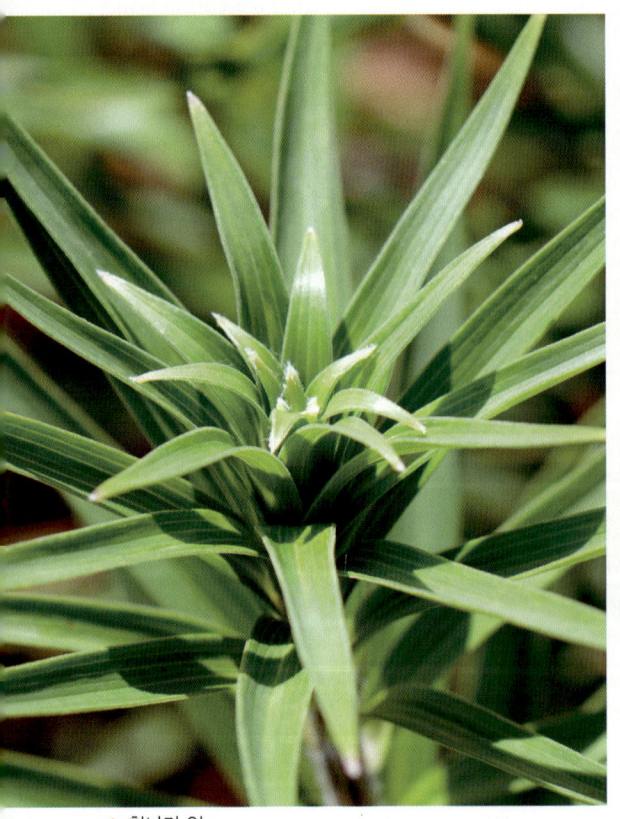

▲ 참나리 잎

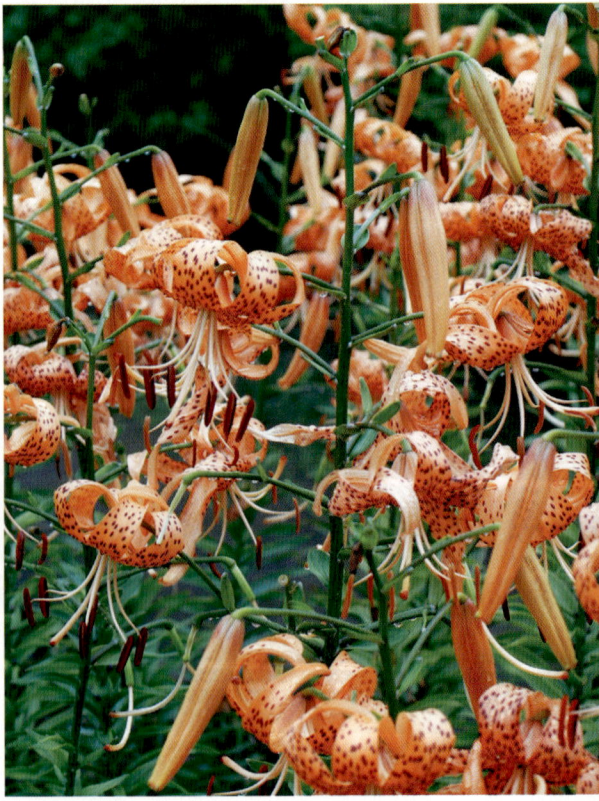

▲ 참나리 꽃

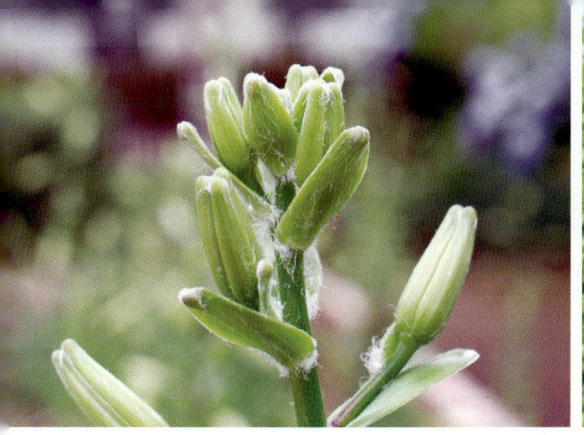
▲ 참나리 꽃봉오리

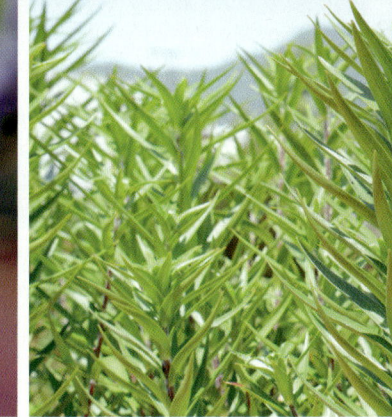
▲ 참나리 지상부

● **기원** 이 약은 참나리 *Lilium lancifolium* Thunberg, 백합(百合) *Lilium brownii* var. *viridulun* Baker 또는 큰솔나리 *Lilium pumilum* DC.(백합과 Liliaceae)의 비늘줄기이다.

● **한방 약미(藥味)와 약성(藥性)** 맛은 달고 성질은 차다.

● **한방 작용부위(귀경, 歸經)** 백합은 주로 심(心), 폐경(肺經)에 들어가 작용한다.

| **약효 해설** |

• 정신을 안정시킨다.

• 음허(陰虛)로 인한 오랜 기침을 치료한다.

• 잠을 잘 자지 못하고 꿈을 많이 꾸는 증상에 유효하다.

| **동의보감 효능** |

백합(百合)의 성질은 평(平)하고 맛은 달며[甘] 독이 없다(독이 있다고도 한다). 상한의 백합병(百合病)을 낫게 하고 대소변을 잘 나오게 한다. 모든 사기와 헛것에 들려[百邪鬼魅] 울고 미친 소리로 떠드는 것을 치료한다. 고독(蠱毒)을 죽이며 젖멍울[乳癰], 등에 나는 큰 종기[發背], 피부에 생기는 부스럼을 치료한다.

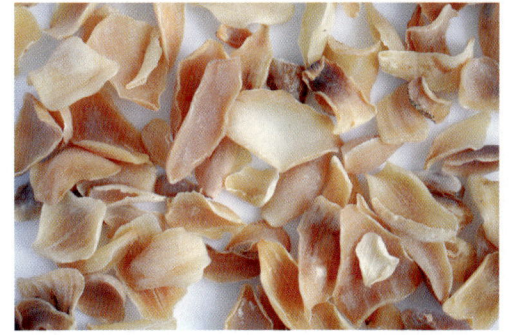
▲ 백합(약재, 절편)

| **약용법** |

비늘줄기 6~12g을 물 800mL에 넣고 달여서 반으로 나누어 아침저녁으로 마신다.

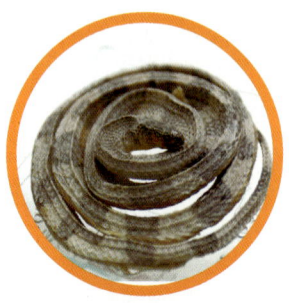

183

백화사

- 한자명: 白花蛇
- 라틴생약명: Agkistrodon
- 이명 또는 영명: 기사(蘄蛇)
- 동물명 및 학명: 오보사, *Agkistrodon actus* Gunther
- 과명: 살모사과
- 약용부위: 내장을 뺀 몸체
- 식약처 공정서 및 조선시대 의서 수재:

  대한민국약전외한약(생약)규격집(KHP) 제4개정

  동의보감 탕액편의 벌레부(部)

  방약합편의 사(蛇, 뱀류)편

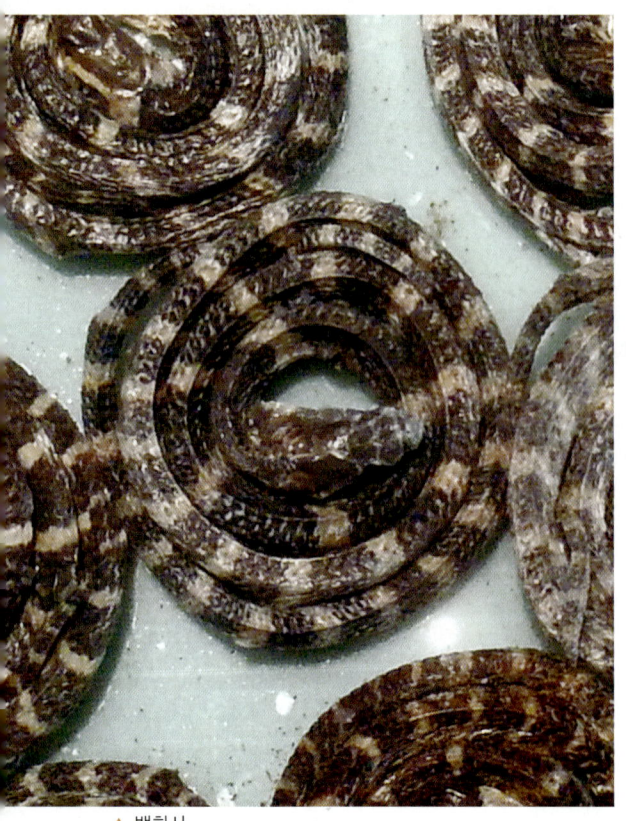

▲ 백화사

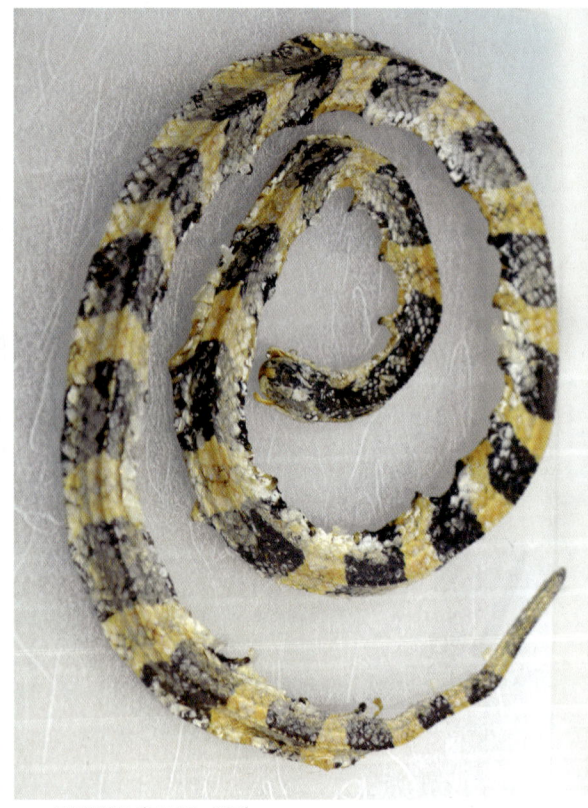

▲ 금전백화사(코브라, 위품)

- **기원** 이 약은 오보사 *Agkistrodon actus* Gunther(살모사과 Viperidae)의 내장을 뺀 몸체이다.

- **한방 약미(藥味)와 약성(藥性)** 맛은 달고 짜며 성질은 따뜻하고 독이 있다.

- **한방 작용부위(귀경, 歸經)** 백화사는 주로 간경(肝經)에 들어가 작용한다.

| **약효 해설** |

• 반신불수, 구안와사, 관절 동통을 치료한다.

• 파상풍(破傷風, 근육의 경련성 마비와 동통을 동반한 근육수축을 일으키는 감염성 질환)을 낫게 한다.

• 살충작용이 있다.

| **동의보감 효능** |

백화사(白花蛇)는 성질이 따뜻하고 맛은 달고 짜며 독이 있다. 나병과 갑자기 생긴 풍증으로 가려운 것, 중풍으로 생긴 구안와사, 팔다리를 쓰지 못하는 것, 관절이 아픈 것, 백전풍(白癜風), 역양풍(癧瘍風), 두드러기[癮疹, 은진], 풍비(風痹)에 주로 쓴다. 뱀이 어떻게 풍(風)을 치료하는가? 뱀이 구석구석 뚫고 들어가는 성질이 있어 풍이 있는 병소까지 약을 이끌고 가기 때문이다. 이 때문에 늘 사약(使藥)으로 삼는다. 검은 바탕에 흰 무늬가 있으며 이 무늬는 마름모꼴의 흰 꽃 모양을 하고 있다. 풍을 치료하는 것이 여느 뱀보다 빠르다. 건비사(褰鼻蛇)라고도 한다. 깊은 산골짜기에서 사는데 음력 9~10월에 잡아 불에 말린다. 모든 뱀들은 코가 아래로 향하지만 유독 이 뱀은 코가 위로 향해 있어서 건비사라고 한다. 말라 죽어도 마치 살아 있는 것처럼 눈을 감고 있지 않은 것이 진품이다. 이 뱀은 독이 많은데 머리와 꼬리 부분 각각 2자 정도가 더욱 심하다. 그러므로 가운데 부분만을 술에 담가 축축하게 적시고 껍질과 뼈를 제거한 후 살만 불에 쬐어 말려서 쓴다. 그 뼈는 먼 곳에 버리거나 묻어야 한다. 사람을 상하게 하는 것이 살아 있는 뱀과 다를 바 없기 때문이다[본초].

| **약용법** |

백화사 3~9g을 물 800mL에 넣고 달여서 반으로 나누어 아침저녁으로 마신다.

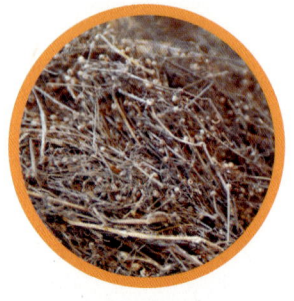

184

백화사
설초

■ 한자명: 白花蛇舌草

■ 라틴생약명: Hedyotidis Herba

■ 식물명 및 학명: 두잎갈퀴, *Hedyotis diffusa* Willdenow

■ 과명: 꼭두서니과

■ 약용부위: 전초

■ 식약처 공정서 및 조선시대 의서 수재:

    대한민국약전외한약(생약)규격집(KHP) 제4개정

● **기원** 이 약은 두잎갈퀴 *Hedyotis diffusa* Willdenow(꼭두서니과 Rubiaceae)의 전초이다.

● **한방 약미(藥味)와 약성(藥性)** 맛은 쓰고 달며 성질은 차다.

● **한방 작용부위(귀경, 歸經)** 백화사설초는 주로 심(心), 폐(肺), 간(肝), 대장경(大腸經)에 들어가 작용한다.

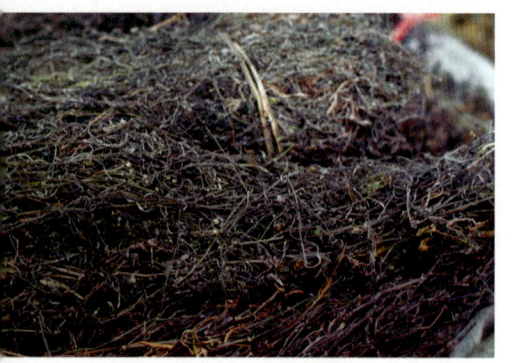

▲ 백화사설초(약재, 시장 판매품)

| **약효 해설** |

• 폐에 생긴 여러 가지 열증(熱證)으로 숨이 가쁘고 기침이 나는 증상을 치료한다.

• 편도선염, 인후염에 쓴다.

• 몸이 붓는 증상에 유효하다.

• 장염, 황달, 이질 치료에 사용한다.

| **약용법** |

전초 15~30g을 물 800mL에 넣고 달여서 반으로 나누어 아침저녁으로 마신다. 최대 60g까지 사용할 수 있다.

185

- **라틴생약명**: Belladonnae Radix
- **이명 또는 영명**: Belladonna Root
- **식물명 및 학명**: 벨라돈나, *Atropa belladonna* Linné
- **과명**: 가지과
- **약용부위**: 뿌리
- **식약처 공정서 및 조선시대 의서 수재**:
  대한민국약전(KP) 제11개정

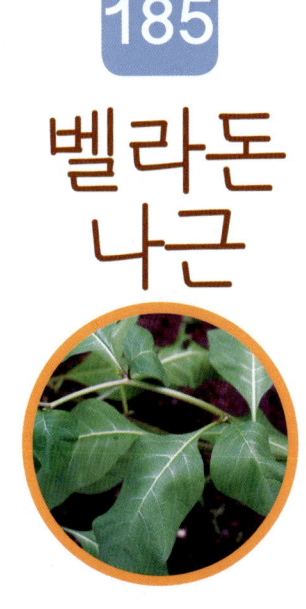

벨라돈나근

●**기원** 이 약은 벨라돈나 *Atropa belladonna* Linné(가지과 Solanaceae)의 뿌리이다.

| 약효 해설 |

- 진통, 진경(鎭痙) 작용이 있다.
- 동공 산대(散大)약으로 쓰인다.
- 뿌리에는 부교감신경 억제작용이 있는 알칼로이드 성분인 atropine이 함유되어 있다.
- 이 식물의 모든 부위에는 독성이 있으며 그중에 열매에 더 강한 독성이 있다.

| 약용법 |

최대 투여량으로 1회 0.1g, 1일 0.3g을 사용한다. 독성이 있으므로 사용할 때 조심해야 한다.

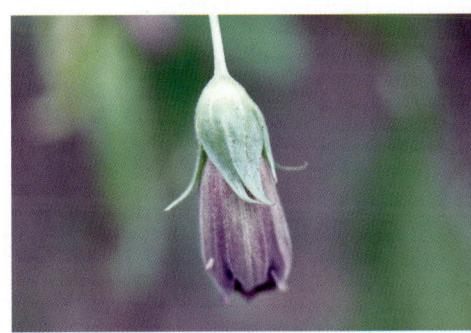

▲ 벨라돈나 꽃

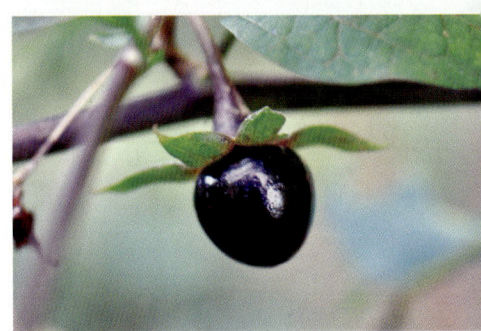

▲ 벨라돈나 열매

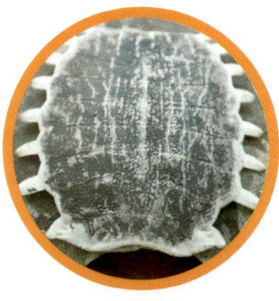

186

별갑

- 한자명: 鼈甲
- 라틴생약명: Pelodiscis Carapax
- 이명 또는 영명: 단어(團魚)
- 동물명 및 학명: 자라, *Pelodiscus sinensis*(Wiegmann)
- 과명: 자라과
- 약용부위: 등딱지(背甲)
- 식약처 공정서 및 조선시대 의서 수재:

  대한민국약전외한약(생약)규격집(KHP) 제4개정

  동의보감 탕액편의 벌레부(部)

  방약합편의 귀별(龜鼈, 거북과 자라류)편

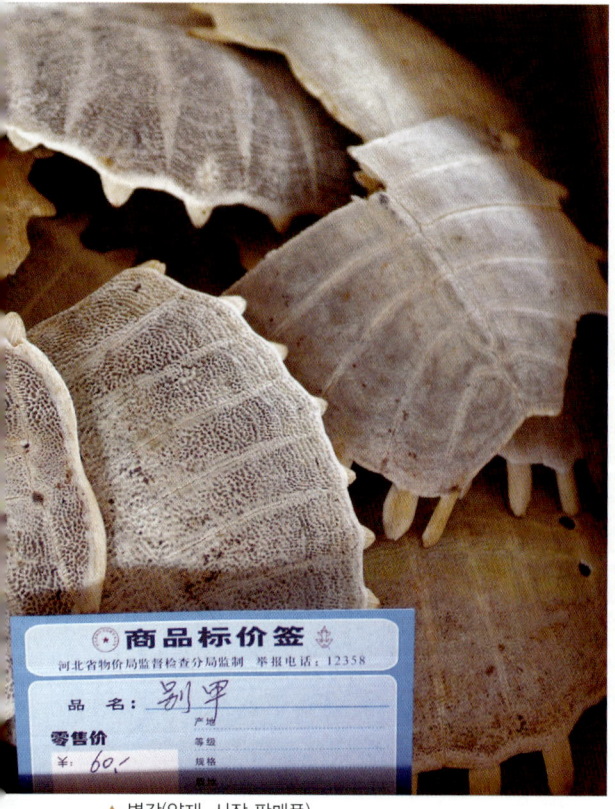

▲ 별갑(약재, 시장 판매품)

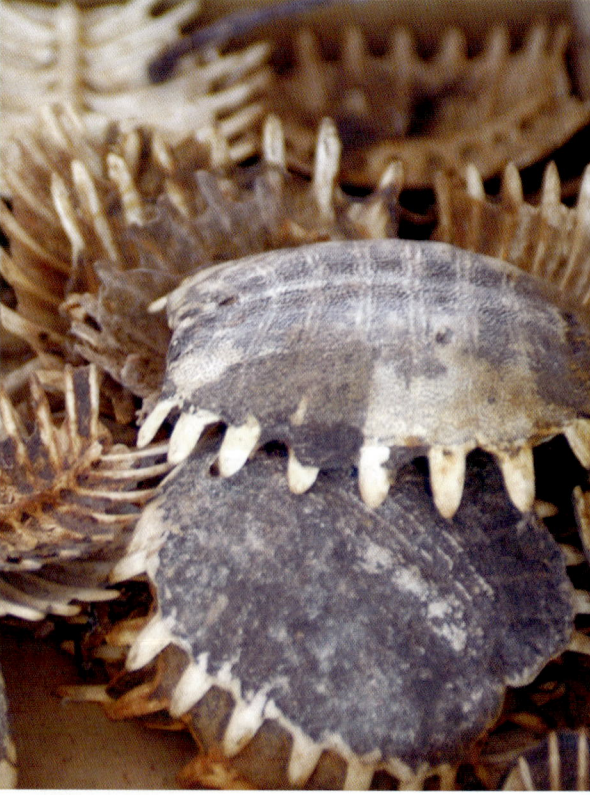

▲ 별갑

- **기원** 이 약은 자라 *Pelodiscus sinensis*(Wiegmann)(자라과 Trionychidae)의 등딱지(背甲)이다.

- **한방 약미(藥味)와 약성(藥性)** 맛은 짜고 성질은 약간 차다.

- **한방 작용부위(귀경, 歸經)** 별갑은 주로 간(肝), 신경(腎經)에 들어가 작용한다.

| **약효 해설** |

- 몸이 허약하여 기침과 미열이 나고 식은땀이 흐르며 뼛속이 달아오르는 증상을 치료한다.
- 기력 감퇴에 유효하다.
- 머리가 어지럽고 눈앞이 아찔한 증상을 낫게 한다.
- 간(肝)의 기운을 조화롭게 유지한다.

| **동의보감 효능** |

별갑(鼈甲, 자라 등딱지)은 성질이 평(平)하고 맛은 짜며 독이 없다. 징가(癥瘕)와 현벽(痃癖)에 주로 쓴다. 관절 사이의 노열(勞熱), 부인의 오색대하와 야위는 것, 소아의 옆구리 아래가 결리거나 굳은 것을 치료한다. 온학(溫瘧)을 치료하고 낙태시킨다[본초]. 여성의 부정기 자궁출혈과 옆구리에 뭉쳐진 것이 만져지고 아픈 증상에 사용한다. 몸이 허약하여 기침과 미열이 나고 식은땀이 흐르며 뼛속이 달아오르는 증상을 치료한다[의감]. 강이나 호수에 산다. 산 채로 잡아 등딱지에서 고기를 발라낸 것이 좋다. 삶아서 벗긴 것은 쓰지 않는다. 가장자리에 살같이 너덜너덜한 것이나 말라붙은 것이 있는 것이 좋다. 양쪽 가장자리에 뼈가 튀어나온 것은 이미 삶은 것이다. 녹색이면서 갈빗대가 9개이고 발과 머리에 신축성 있는 주름이 많으며 무게가 7냥 정도 되는 것이 제일 좋다. 아무 때나 잡는다. 자라를 먹을 때는 비름[莧]을 피해야 한다. 식초에 누렇게 삶아서 쓴다. 노열(勞熱)을 없앨 때는 사내아이의 소변에 하룻동안 삶아서 쓴다[본초].

| **약용법** |

별갑 9~24g을 물 800mL에 넣고 달여서 반으로 나누어 아침저녁으로 마신다.

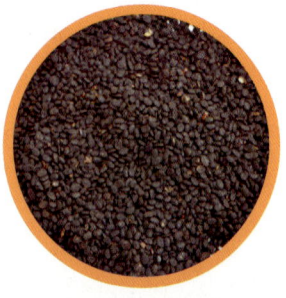

187

보골지

- 한자명: 補骨脂
- 라틴생약명: Psoraleae Semen
- 이명 또는 영명: 파고지(破故紙)
- 식물명 및 학명: 보골지(補骨脂), *Psoralea corylifolia* Linné
- 과명: 콩과
- 약용부위: 씨
- 식약처 공정서 및 조선시대 의서 수재:

  대한민국약전외한약(생약)규격집(KHP) 제4개정

  동의보감 탕액편의 풀부(部)

  방약합편의 방초(芳草, 향기가 좋은 풀)편

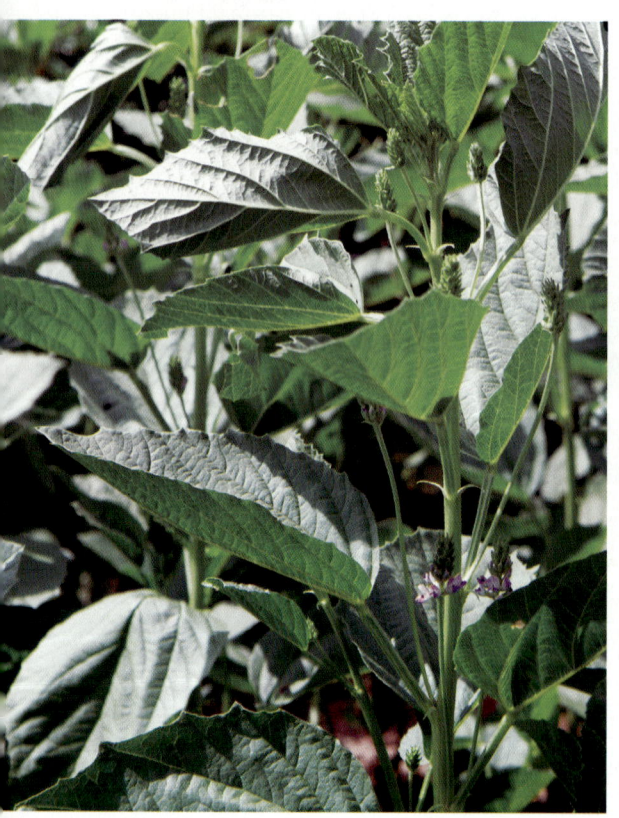

▲ 보골지 잎

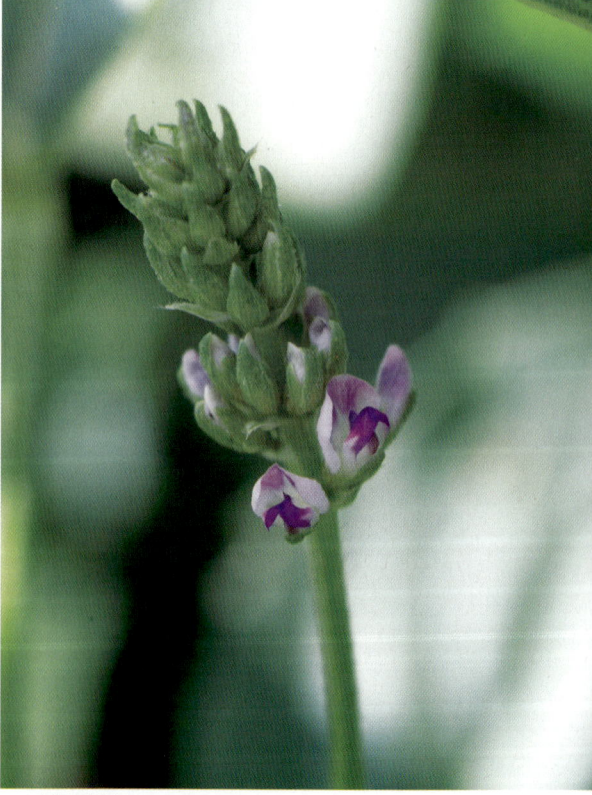

▲ 보골지 꽃

- **기원**　이 약은 보골지(補骨脂) *Psoralea corylifolia* Linné(콩과 Leguminosae)의 씨이다.

- **한방 약미(藥味)와 약성(藥性)**　맛은 맵고 쓰며 성질은 따뜻하다.

- **한방 작용부위(귀경, 歸經)**　보골지는 주로 신(腎), 비경(脾經)에 들어가 작용한다.

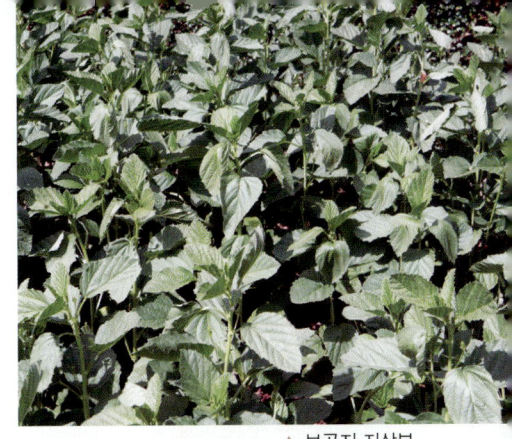

▲ 보골지 지상부

| 약효 해설 |

- 신(腎)을 보하고 성기능을 돕는다.
- 발기부전과 정액이 저절로 나오는 증상을 치료한다.
- 허리와 무릎이 찬 느낌이 있으면서 아픈 증상에 사용한다.
- 신허(腎虛)로 인한 유뇨(遺尿), 소변이 잦은 증상을 낫게 한다.
- 자궁출혈, 백반병, 조갑진균증(손톱, 발톱 무좀)에 쓴다.
- 골 형성 촉진, 항종양의 약리작용이 있다.
- 탈모증, 백전풍의 임상 치료효과가 알려져 있다.

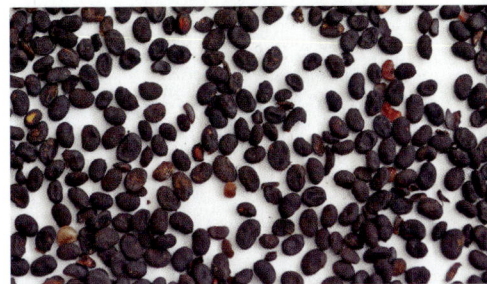

▲ 보골지 씨

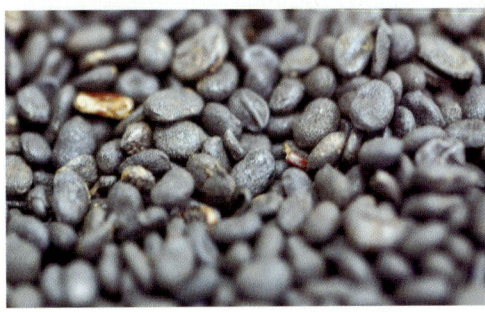

▲ 보골지(약재, 전형)

| 동의보감 효능 |

보골지(補骨脂)의 성질은 매우 따뜻하고[大溫] 맛은 매우며[辛](쓰다[苦]고도 한다) 독이 없다. 몸과 마음이 허약하고 피로한 것, 골수가 상한 것, 신(腎)이 찬 것, 정액이 저절로 나오는 것, 허리가 아픈 것, 무릎이 차고 음낭이 축축한 것을 낫게 한다. 소변이 잦은 것을 멎게 한다. 뱃속이 찬 것을 치료하며 발기를 돕는다.

| 약용법 |

열매로서 6~10g을 물 800mL에 넣고 달여서 반으로 나누어 아침저녁으로 마신다.

보두

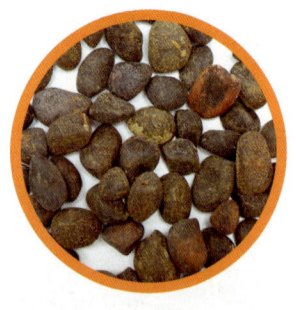

- 한자명: 寶豆
- 라틴생약명: Strychni Ignatii Semen
- 이명 또는 영명: 여송과(呂宋果)
- 식물명 및 학명: 보두나무, *Strychnos ignatii* Bergius
- 과명: 마전과
- 약용부위: 씨
- 식약처 공정서 및 조선시대 의서 수재:
  대한민국약전외한약(생약)규격집(KHP) 제4개정
  방약합편의 관목(灌木)편

●**기원** 이 약은 보두나무 *Strychnos ignatii* Bergius(마전과 Loganiaceae)의 씨이다.

●**한방 약미(藥味)와 약성(藥性)** 맛은 쓰고 성질은 차며 독성이 크다.

| 약효 해설 |

• 복통, 설사, 학질을 치료한다.

• 호미카(마전자)의 대용품으로 이용한다.

• 독성이 있으므로 주의해야 한다.

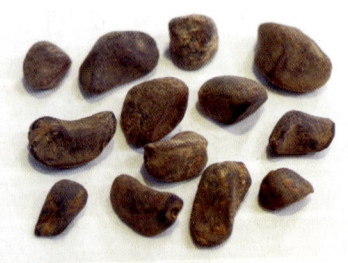

▲ 보두(약재, 전형)

| 약용법 |

씨 0.06~0.09g을 1회 용량으로 하루 2~3번 복용한다. 또는 적당량을 외용한다. 보두는 독성이 많으므로 복용할 때 조심해야 한다.

- 한자명: 茯苓
- 라틴생약명: Poria Sclerotium
- 이명 또는 영명: 적복령, 백복령, Poria
- 식물명 및 학명: 복령(茯苓), *Poria cocos* Wolf
- 과명: 구멍장이버섯과
- 약용부위: 균핵
- 식약처 공정서 및 조선시대 의서 수재:
    대한민국약전(KP) 제11개정
    동의보감 탕액편의 나무부
    방약합편의 우목(寓木, 기생목)편

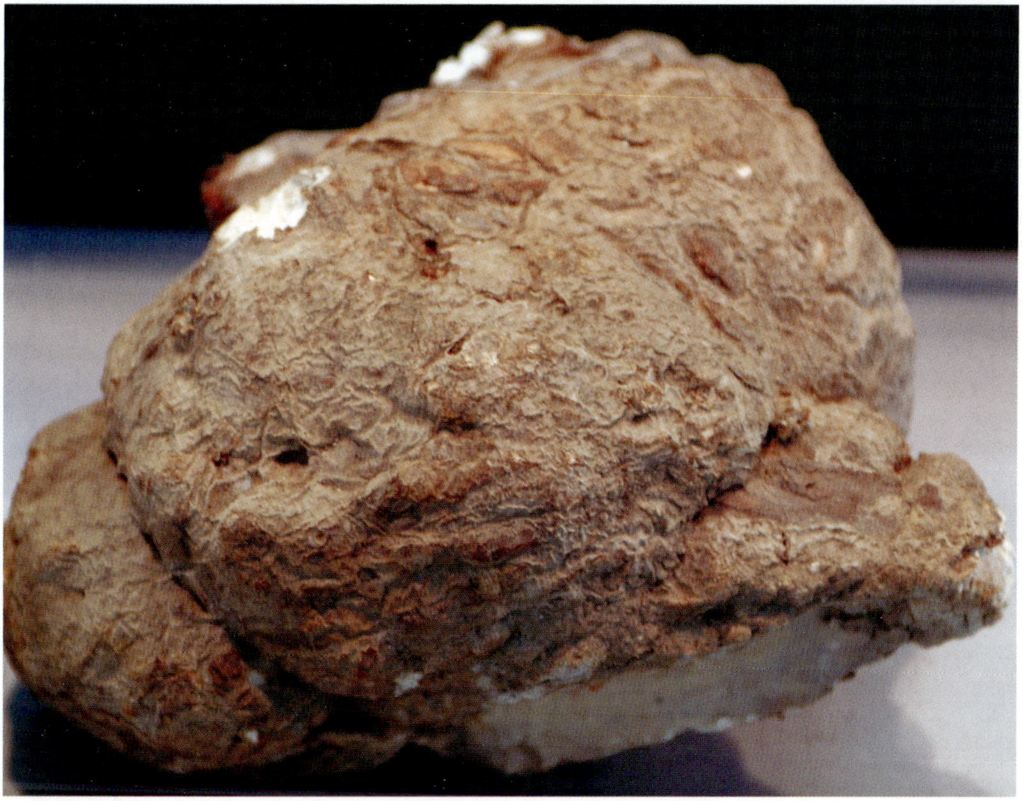

복령

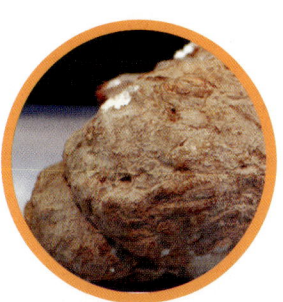

▲ 복령

● **기원** 이 약은 복령(茯苓) *Poria cocos* Wolf(구멍장이버섯과 Polyporaceae)의 균핵이다.

● **한방 약미(藥味)와 약성(藥性)** 맛은 달고 싱거우며 성질은 평(平)하다.

● **한방 작용부위(귀경, 歸經)** 복령은 주로 심(心), 폐(肺), 비(脾), 신경(腎經)에 들어가 작용한다.

│ **약효 해설** │

• 잘 놀라고 가슴이 두근거리는 증상과 건망증을 치료한다.
• 불안 증상을 가라앉히고 편안하게 한다.
• 소변이 잘 나오지 않는 증상에 유효하다.
• 무의식중에 정액이 나오는 증상을 낫게 한다.
• 대변이 묽고 횟수가 많은 증상에 사용한다.

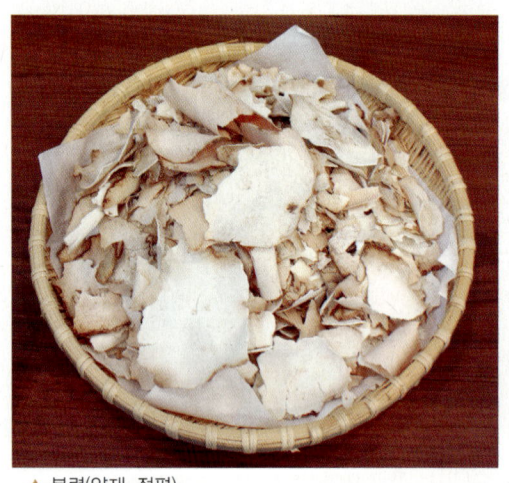
▲ 복령(약재, 절편)

│ **동의보감 효능** │

복령(茯苓, 복령의 균핵)의 성질은 평(平)하며 맛은 달고[甘] 독이 없다. 식욕을 돋우고 속이 메슥메슥하여 토하려는 것[嘔逆, 구역]을 멎게 한다. 마음과 정신을 안정하게 한다. 폐열(肺熱)로 진액이 소모되어 기침하고 숨 차는 것, 담(痰)이 막힌 것을 낫게 한다. 신(腎)에 있는 사기를 내쫓고 소변을 잘 나오게 한다. 몸이 붓는 것을 가라앉히고 임병(淋病)으로 소변이 막힌 것을 잘 나가게 한다. 소갈(消渴)을 멎게 하며 건망증을 낫게 한다.

│ **약용법** │

복령 10~15g을 물 800mL에 넣고 달여서 반으로 나누어 아침저녁으로 마신다.

190

- 한자명: 覆盆子
- 라틴생약명: Rubi Fructus
- 이명 또는 영명: Rubus Fruit
- 식물명 및 학명: 복분자딸기, *Rubus coreanus* Miquel
- 과명: 장미과
- 약용부위: 채 익지 않은 열매
- 식약처 공정서 및 조선시대 의서 수재:

  대한민국약전(KP) 제11개정

  동의보감 탕액편의 과일부

  방약합편의 산과(山果)편

복분자

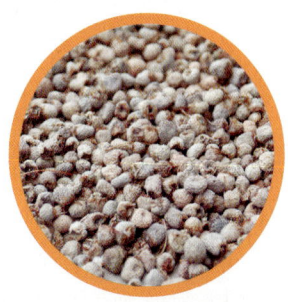

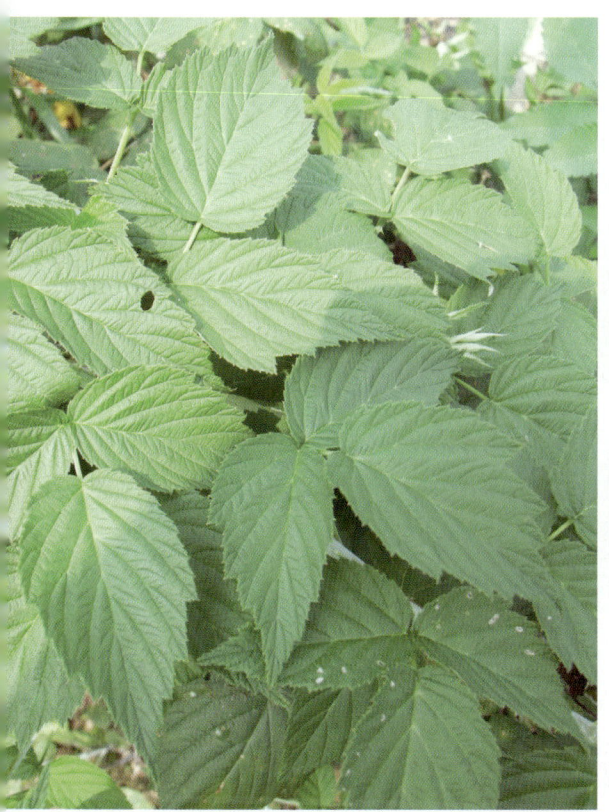

▲ 복분자딸기 잎

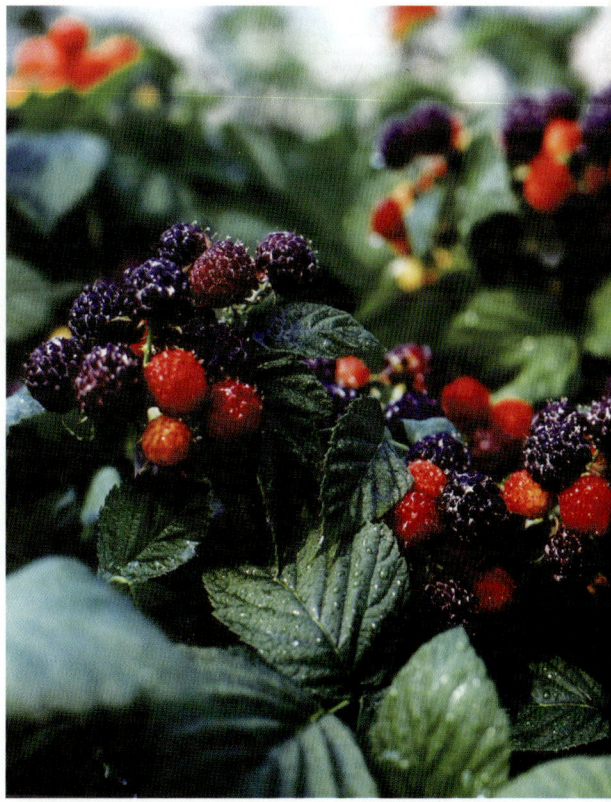

▲ 복분자딸기 열매

- **기원** 이 약은 복분자딸기 *Rubus coreanus* Miquel(장미과 Rosaceae)의 채 익지 않은 열매이다.

- **한방 약미(藥味)와 약성(藥性)** 맛은 달고 시며 성질은 따뜻하다.

- **한방 작용부위(귀경, 歸經)** 복분자는 주로 간(肝), 신경(腎經)에 들어가 작용한다.

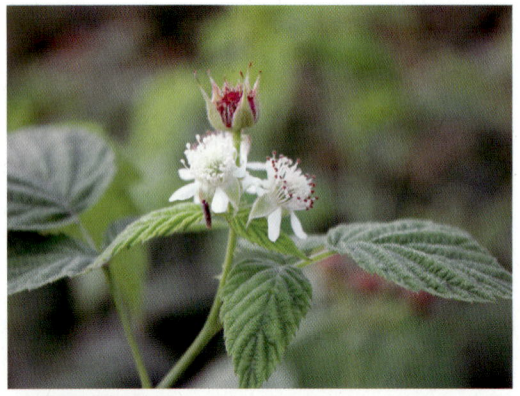

▲ 복분자딸기의 꽃

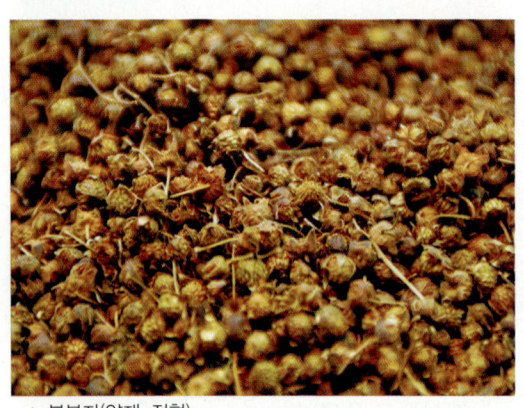

▲ 복분자(약재, 전형)

| 약효 해설 |

• 발기부전과 조루증상을 치료한다.

• 무의식중에 정액이 나오는 증상을 낮게 한다.

• 빈뇨, 유뇨(遺尿)에 유효하다.

• 눈을 밝게 한다.

• 간신(肝腎) 기능을 돕는다.

| 동의보감 효능 |

복분자(覆盆子, 복분자딸기)의 성질은 평(平)하며(약간 뜨겁다[微熱]고도 한다) 맛은 달고[甘] 시며[酸] 독이 없다. 남자의 경우 신정(腎精)이 고갈된 것과 여자의 경우 임신되지 않는 것을 치료한다. 남자의 음위(陰痿)에 주로 써서 성기를 단단하면서 커지게 한다. 간을 보해서 눈을 밝게 하고 기를 도와 몸을 가볍게 한다. 머리카락이 희어지지 않게 한다.

| 약용법 |

열매 6~12g을 물 800mL에 넣고 달여서 반으로 나누어 아침저녁으로 마신다.

191

- 한자명: 茯神
- 라틴생약명: Poria Sclertum Cum Pini Radix
- 이명 또는 영명: 백복신(白茯神)
- 식물명 및 학명: 복령, *Poria cocos* Wolf
- 과명: 잔나비걸상과
- 약용부위: 균핵으로 속에 소나무 뿌리를 감싸고 있는 것
- 식약처 공정서 및 조선시대 의서 수재:

  대한민국약전외한약(생약)규격집(KHP) 제4개정

  동의보감 탕액편의 나무부

  방약합편의 우목(寓木, 기생목)편

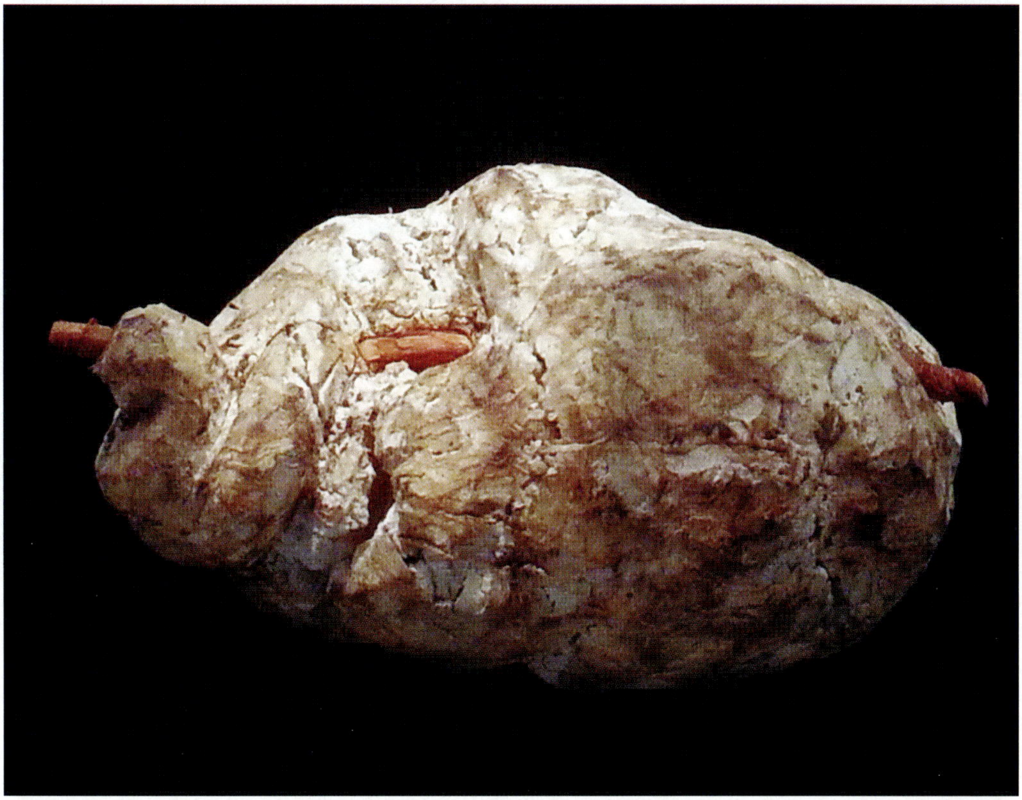

복신

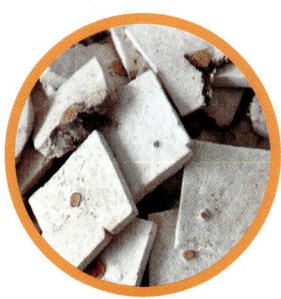

▲ 복신

- **기원** 이 약은 소나무 뿌리에 기생하는 복령 *Poria cocos* Wolf(잔나비걸상과 Polyporaceae)의 균핵으로 속에 소나무 뿌리를 감싸고 있는 것이다.

- **한방 약미(藥味)와 약성(藥性)** 맛은 달고 싱거우며 성질은 평(平)하다.

- **한방 작용부위(귀경, 歸經)** 복신은 주로 심(心), 비경(脾經)에 들어가 작용한다.

| 약효 해설 |

- 마음을 안정시킨다.
- 잘 놀라고 가슴이 두근거리는 증상에 사용한다.
- 건망증이 있거나 잠이 잘 오지 않는 증상에 유효하다.
- 소변이 잘 나오지 않는 증상에 쓴다.

| 동의보감 효능 |

복신(茯神)의 성질은 평(平)하며 맛은 달고[甘] 독이 없다. 풍현(風眩), 풍허(風虛)를 치료하고 놀라서 두근거리는 것을 멎게 한다. 건망증을 낮게 하며 가슴을 시원하게 하고 지혜를 더해준다. 혼백을 편안히 하고[安魂魄] 정신을 안정시키며 마음을 진정시킨다. 놀랐을 때 발작하는 간질에 주로 쓴다.

| 약용법 |

복신 9~15g을 물 800mL에 넣고 달여서 반으로 나누어 아침저녁으로 마신다.

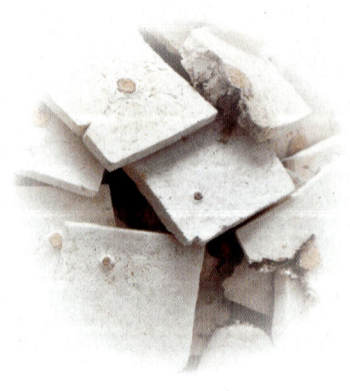

192

■ 한자명: 浮小麥

■ 라틴생약명: Tritici Fructus Levis

■ 식물명 및 학명: 밀, *Triticum aestivum* Linné

■ 과명: 벼과

■ 약용부위: 불완전 성숙한 열매

■ 식약처 공정서 및 조선시대 의서 수재:

　　대한민국약전외한약(생약)규격집(KHP) 제4개정

　　동의보감 탕액편의 곡식부

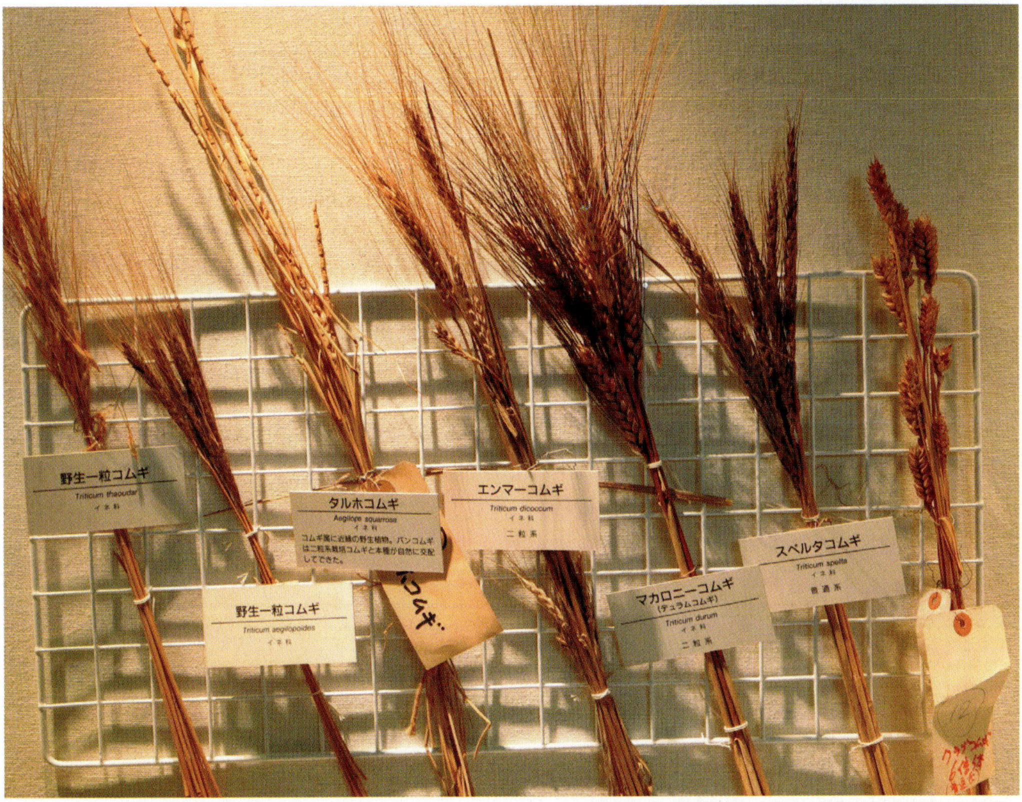

부소맥

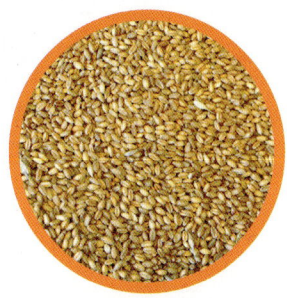

▲ 일본산 밀 종류(일본 오사카시립나가이식물원 전시품)

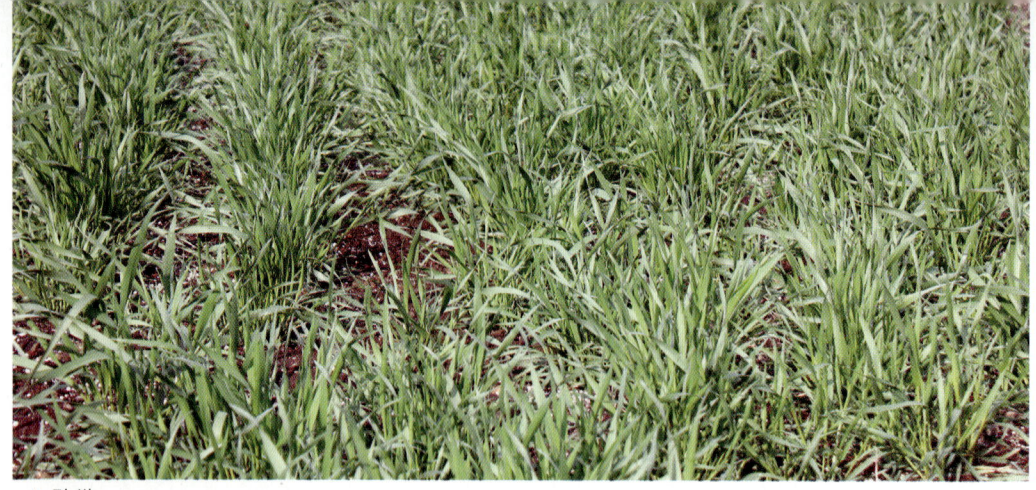

▲ 밀 싹

● **기원** 이 약은 밀 *Triticum aestivum* Linné(벼과 Gramineae)의 불완전 성숙한 열매로서 물에 뜨는 것이다.

● **한방 약미(藥味)와 약성(藥性)** 맛은 달고 성질은 서늘하다.

● **한방 작용부위(귀경, 歸經)** 부소맥은 주로 심경(心經)에 들어가 작용한다.

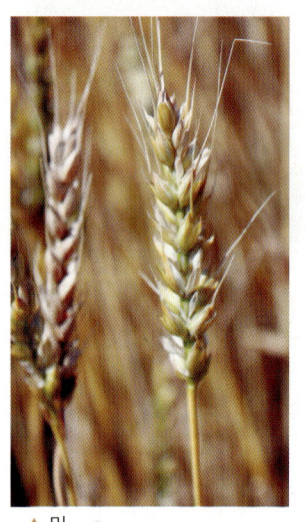

▲ 밀

| 약효 해설 |

• 심신이 허약하여 잠자는 사이에 저절로 식은땀이 나는 증상을 치료한다.
• 정신이 멀쩡하고 움직이지도 않았는데 저절로 땀 나는 증상을 낫게 한다.
• 음허(陰虛)로 열 나는 증상에 유효하다.
• 기관지염에 사용한다.
• 진정, 항이뇨 작용이 있다.

| 동의보감 효능 |

부소맥(浮小麥, 밀 쭉정이)은 심(心)을 보한다. 대추와 같이 달여서 먹으면 식은땀[盜汗]을 멎게 한다 [의감].

| 약용법 |

부소맥 15~30g을 물 800mL에 넣고 달여서 반으로 나누어 아침저녁으로 마신다.

193

- 한자명: 附子
- 라틴생약명: Aconiti Lateralis Radix Preparata
- 이명 또는 영명: Prepared Aconite
- 식물명 및 학명: 오두(烏頭), *Aconitum carmichaeli* Debeaux
- 과명: 미나리아재비과
- 약용부위: 자근(子根)을 가공한 것
- 식약처 공정서 및 조선시대 의서 수재:
  대한민국약전(KP) 제11개정
  동의보감 탕액편의 풀부(部)
  방약합편의 독초편

부자

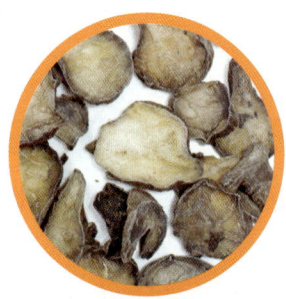

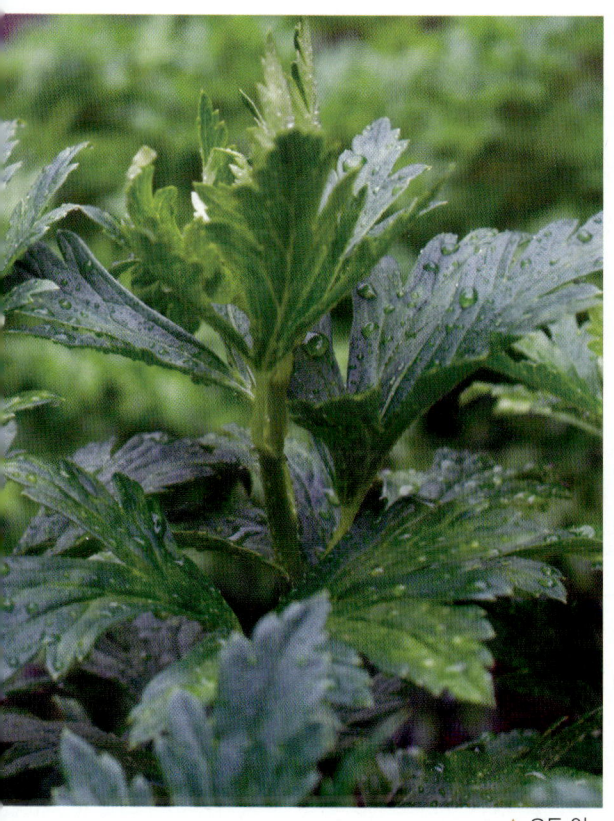

▲ 오두 잎

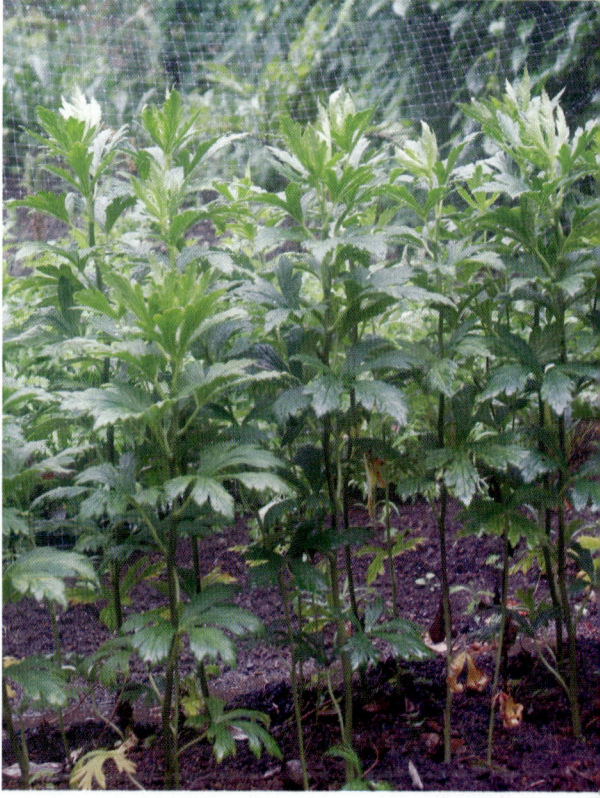

▲ 오두 지상부

- **기원** 이 약은 오두(烏頭) *Aconitum carmichaeli* Debeaux(미나리아재비과 Ranunculaceae)의 자근(子根)을 가공하여 만든 염부자(鹽附子), 부자편(附子片) 및 포부자(炮附子)이다.

- **한방 약미(藥味)와 약성(藥性)** 맛은 맵고 달며 성질은 매우 뜨겁고 독이 있다.

- **한방 작용부위(귀경, 歸經)** 부자는 주로 심(心), 신(腎), 비경(脾經)에 들어가 작용한다.

| 약효 해설 |

- 발기부전을 치료한다.
- 남자는 음낭이 차고 여자는 아랫배가 늘 차면서 생기는 성(性) 장애를 낫게 한다.
- 팔다리를 잘 쓰지 못하고 마비되며 아픈 증상에 사용한다.
- 가슴과 배가 차면서 아픈 증상에 활용한다.
- 강심제, 진통제, 신진대사 기능 항진제로 쓴다.
- 부자에는 맹독성 알칼로이드 성분인 aconitine이 함유되어 있다.

| 동의보감 효능 |

부자(附子, 오두)의 성질은 매우 뜨겁고[大熱] 맛은 매우며 달고[辛甘] 독이 많다. 삼초의 궐역(厥逆)을 보하고 육부(府)의 한랭(寒冷)과 한습(寒濕)을 치료한다. 팔다리가 늘어지고 힘이 없어 걷지 못하는 증상을 낫게 한다. 유산시키는 데는 모든 약 가운데서 가장 좋다.

| 수치(修治) |

한방이론에 근거하여 약재를 가공처리함으로써 약재 본래의 성질을 변화시키는 제약기술의 일종으로 포제(炮製)라고도 함.

염부자(鹽附子)를 맑은 물에 담가 하루 2~3회 물을 교환하는데 소금기가 없어질 때까지 한다. 다음에 감초, 흑두(黑豆), 물을 넣고 끓인다. 이때 잘라서 맛을 보면 혀를 자극하는 감각이 없어져야 한다. 감초와 흑두를 제거한 후 얇은 조각으로 썰어서 햇볕에 말린다. 함량의 비율은 염부자 100kg: 감초 5kg: 흑두 10kg이다.

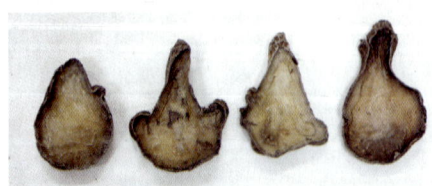

▲ 부자(약재, 절편)

| 약용법 |

수치한 부자 3~15g을 물 800mL에 넣고 달여서 반으로 나누어 아침저녁으로 마신다. 독성이 크므로 사용할 때 유의해야 한다.

194

- 한자명: 浮萍
- 라틴생약명: Spirodelae Herba
- 식물명 및 학명: 개구리밥, *Spirodela polyrrhiza* Schleider
- 과명: 개구리밥과
- 약용부위: 전초
- 식약처 공정서 및 조선시대 의서 수재:
  대한민국약전외한약(생약)규격집(KHP) 제4개정
  동의보감 탕액편의 풀부(部)
  방약합편의 수초(水草)편

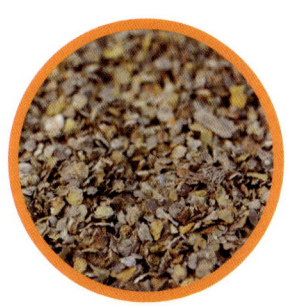

부평

●**기원** 이 약은 개구리밥 *Spirodela polyrrhiza* Schleider(개구리밥과 Lemnaceae)의 전초이다.

●**한방 약미(藥味)와 약성(藥性)** 맛은 매우며 성질은 차다.

●**한방 작용부위(귀경, 歸經)** 부평은 주로 폐경(肺經)에 들어가 작용한다.

| **약효 해설** |

- 유행성 열병을 치료한다.
- 몸이 부으며 소변량이 적은 증상에 유효하다.
- 피부가 빨갛게 부어오르는 피부질환에 사용한다.

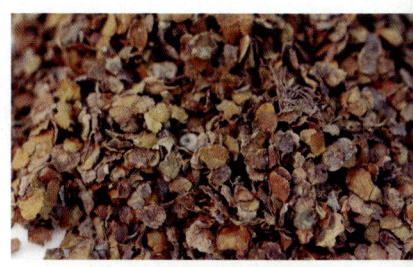

▲ 부평(약재, 전형)

| **동의보감 효능** |

부평(浮萍, 개구리밥)은 불에 덴 것을 낫게 한다. 얼굴의 기미
를 없애며 부종을 내리고 소변을 잘 나오게 한다. 이것은 도랑에 있는 작은 개구리밥이다.
열병(熱病)을 낫게 하며 땀을 내게 하는 데도 효과가 아주 좋다[본초].

| **약용법** |

전초 3~9g을 물 800mL에 넣고 달여서 반으로 나누어 아침저녁으로 마시거나 외용으로 적당
량 사용한다.

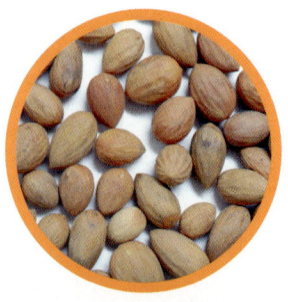

195

비자

- 한자명: 榧子
- 라틴생약명: Torreyae Semen
- 이명 또는 영명: 옥비(玉榧)
- 식물명 및 학명: 비자나무, *Torreya nuncifera* Siebold et Zuccarini

    비(榧), *Torreya grandis* Fort.
- 과명: 주목과
- 약용부위: 씨
- 식약처 공정서 및 조선시대 의서 수재:

    대한민국약전외한약(생약)규격집(KHP) 제4개정

    동의보감 탕액편의 과일부

    방약합편의 이과(夷果)편

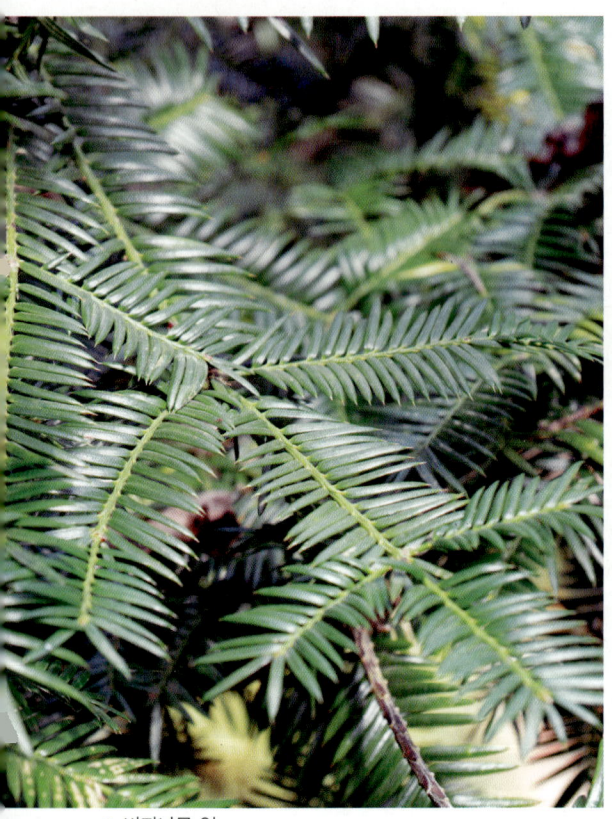

▲ 비자나무 잎

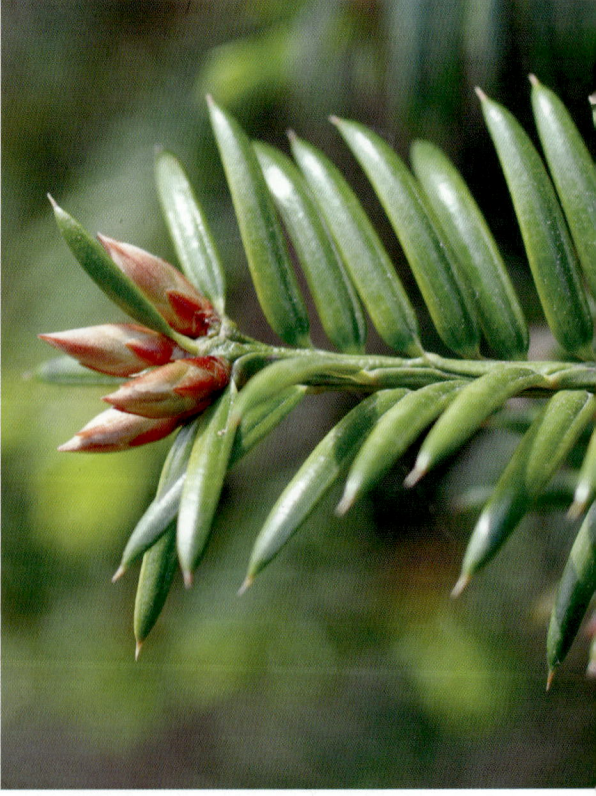

▲ 비자나무 싹

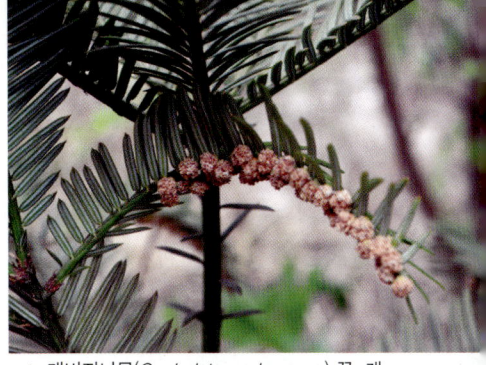

▲ 개비자나무(*Cephalotaxus koreana*) 꽃. 개
비자나무는 한반도 특산종이다.

- **기원** 이 약은 비자나무 *Torreya nuncifera* Siebold et Zuccarini 또는 비(榧) *Torreya grandis* Fort.(주목과 Taxaceae)의 씨이다.

- **한방 약미(藥味)와 약성(藥性)** 맛은 달고 성질은 평(平)하다.

- **한방 작용부위(귀경, 歸經)** 비자는 주로 폐(肺), 위(胃), 대장경(大腸經)에 들어가 작용한다.

| 약효 해설 |

- 구충 및 촌충 구제(驅除)에 사용한다.
- 폐의 기운을 원활하게 하여 기침을 멎게 한다.
- 변비 치료에 효과가 있으며 치질을 치료한다.

| 동의보감 효능 |

비자(榧子)의 성질은 평(平)하고 맛이 달며[甘] 독이 없다. 5가지 치질[五痔]에 주로 쓴다. 삼충(三蟲)과 귀주(鬼疰)를 없애고 음식을 소화시킨다. 옥비(玉榧)라고도 하는데 원주민들은 적과(赤果)라고 부른다. 껍질을 벗기고 씨를 먹는다[일용].

| 약용법 |

씨 9~15g을 물 800mL에 넣고 달여서 반으로 나누어 아침저녁으로 마신다.

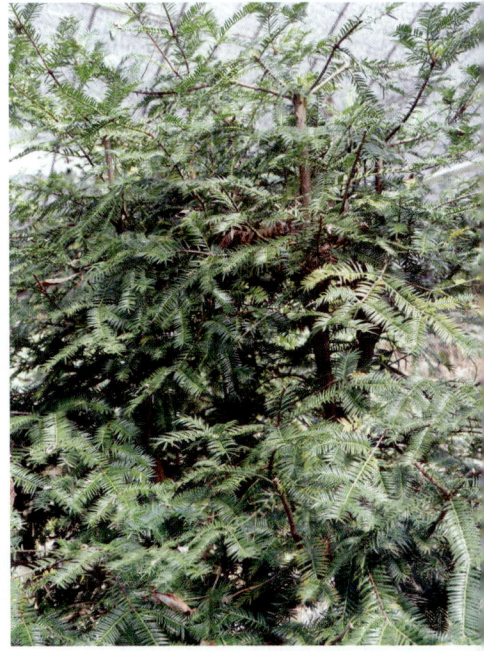

▲ 비자나무 수형

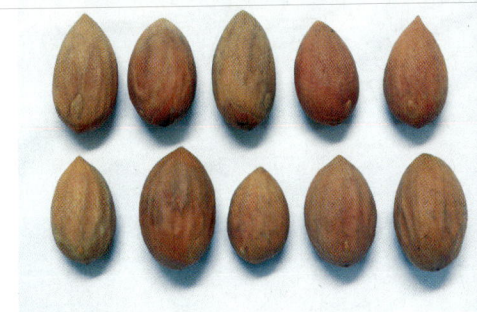

▲ 비자(약재, 전형)

196

비파엽

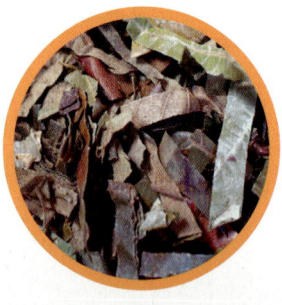

- **한자명**: 枇杷葉
- **라틴생약명**: Eriobotryae Folium
- **이명 또는 영명**: Eriobotrya Leaf
- **식물명 및 학명**: 비파나무, *Eriobotrya japonica* Lindley
- **과명**: 장미과
- **약용부위**: 잎
- **식약처 공정서 및 조선시대 의서 수재**:
  대한민국약전(KP) 제11개정
  동의보감 탕액편의 과일부
  방약합편의 향목(香木, 향나무)편

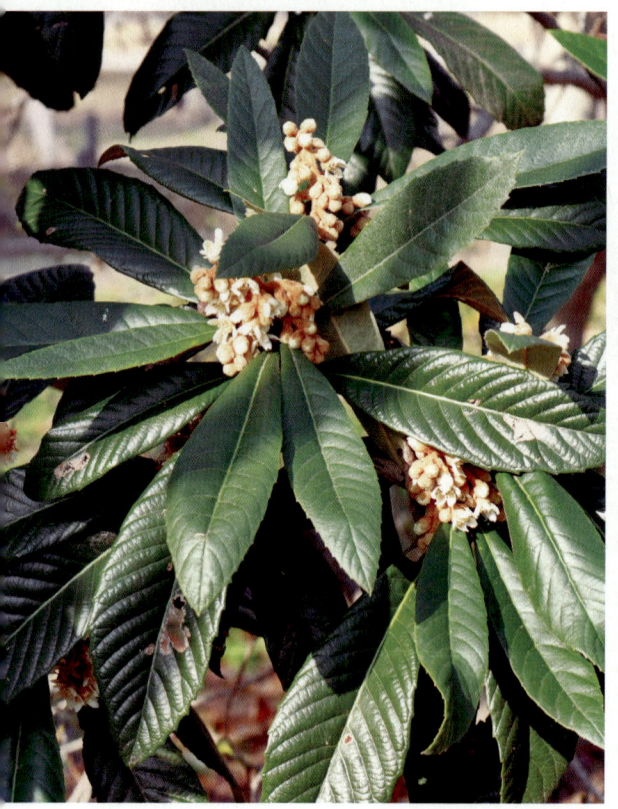

▲ 비파나무 잎

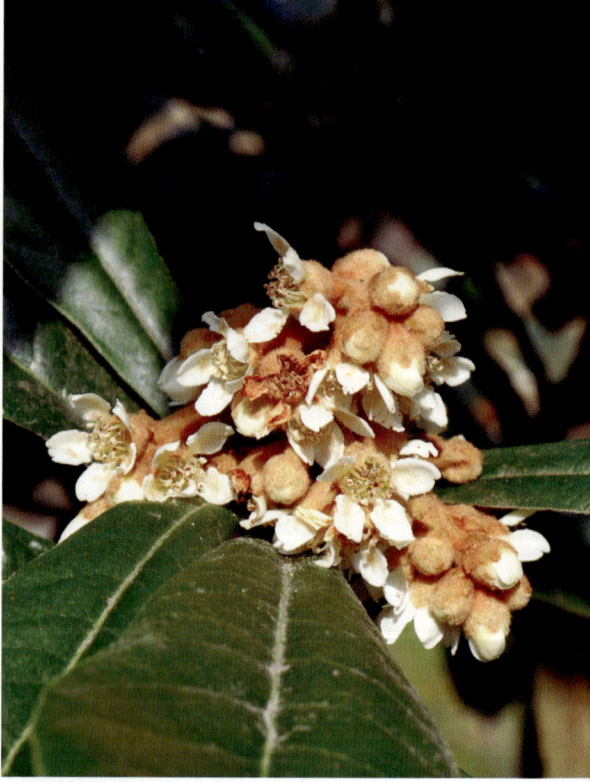

▲ 비파나무 꽃

- **기원** 이 약은 비파나무 *Eriobotrya japonica* Lindley (장미과 Rosaceae)의 잎이다.

- **한방 약미(藥味)와 약성(藥性)** 맛은 쓰며 성질은 약간 차다.

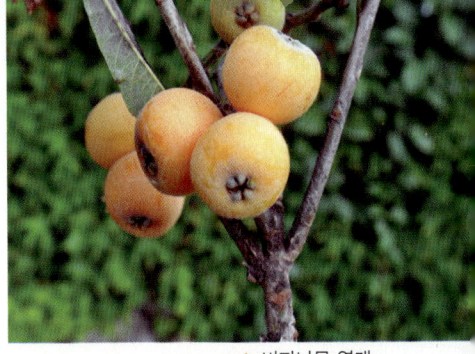

▲ 비파나무 열매

- **한방 작용부위(귀경, 歸經)** 비파엽은 주로 폐(肺), 위경(胃經)에 들어가 작용한다.

| 약효 해설 |

- 폐열로 인한 기침, 가래, 인후가 건조한 증상에 유효하다.
- 열이 나서 가슴이 답답하고 괴로우며 갈증이 나는 증상에 사용한다.
- 기가 치솟는 것을 내리고 구토를 억제한다.
- 딸꾹질이 멎지 않는 증상을 치료한다.

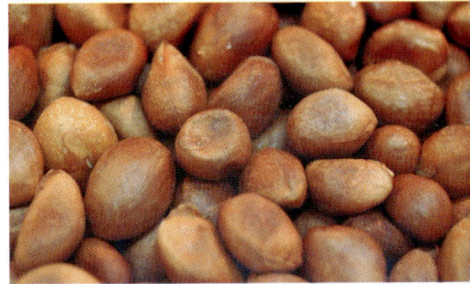

▲ 비파나무 씨

| 동의보감 효능 |

비파엽(枇杷葉, 비파나무 잎)의 성질은 평(平)하고 맛은 쓰며[苦](달다[甘]고도 한다) 독이 없다. 기침을 하면서 기운이 치밀어 올라 숨이 차는 증상 때문에 음식이 내려가지 않는 것을 낫게 한다. 위(胃)가 차서[冷] 구토하고 딸꾹질하는 데[嘔噦, 구얼] 주로 쓴다. 폐기(肺氣)를 치료하고 갈증에 쓴다.

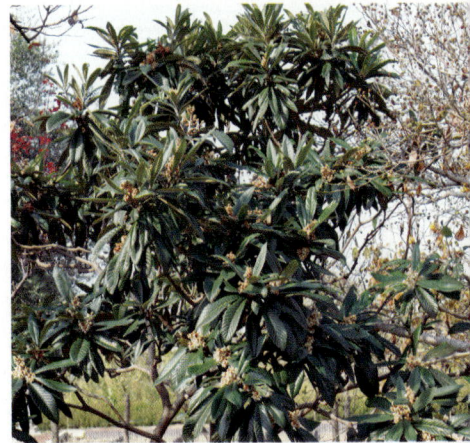

▲ 비파나무 수형

| 약용법 |

잎 6~10g을 물 800mL에 넣고 달여서 반으로 나누어 아침저녁으로 마신다.

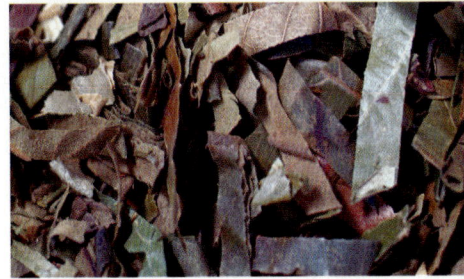

▲ 비파엽(약재, 절단)

197

비해

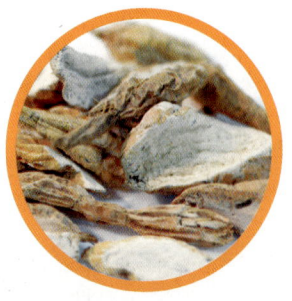

- 한자명: 萆薢
- 라틴생약명: Tokoro Rhizoma
- 이명 또는 영명: 산비해(山萆薢), 백지(百枝)
- 식물명 및 학명: 도코로마, *Dioscorea tokora* Makino
- 과명: 마과
- 약용부위: 뿌리줄기
- 식약처 공정서 및 조선시대 의서 수재:
    대한민국약전외한약(생약)규격집(KHP) 제4개정
    동의보감 탕액편의 풀부(部)
    방약합편의 만초(蔓草, 덩굴풀)편

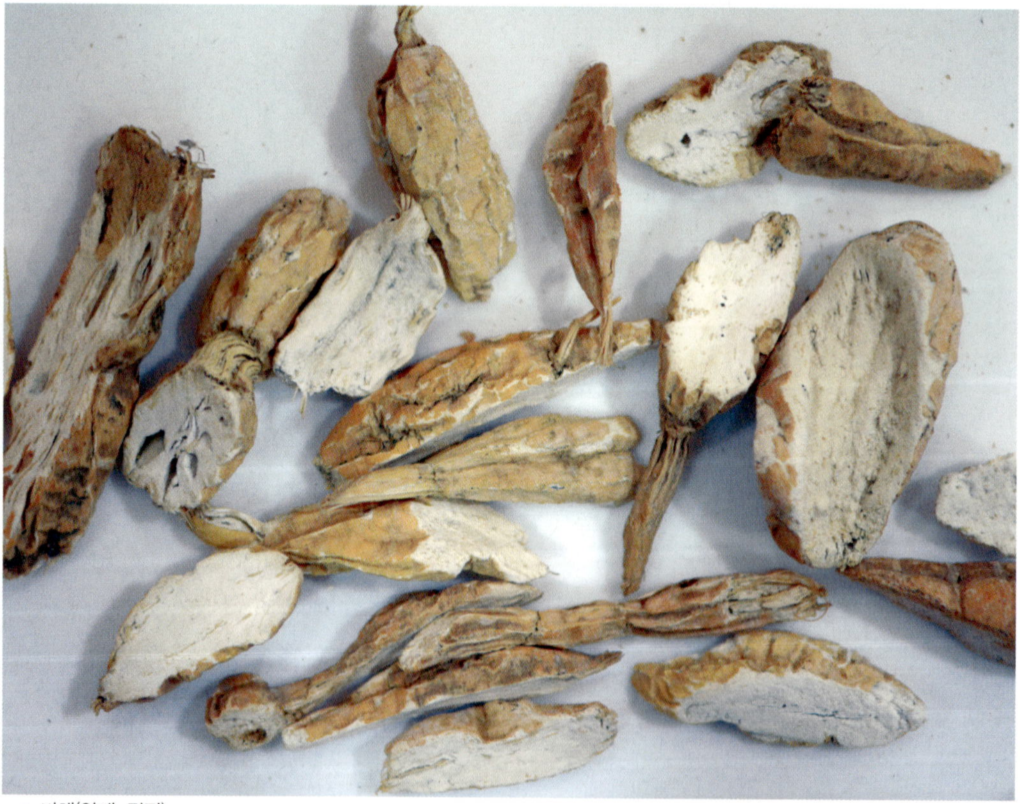

▲ 비해(약재, 절편)

- **기원** 이 약은 도코로마 *Dioscorea tokora* Makino(마과 Dioscoreaceae)의 뿌리줄기이다.

- **한방 약미(藥味)와 약성(藥性)** 맛은 쓰고 성질은 평(平)하다.

- **한방 작용부위(귀경, 歸經)** 비해는 주로 간(肝), 위(胃), 방광경(膀胱經)에 들어가 작용한다.

| 약효 해설 |

- 팔다리를 잘 쓰지 못하고 마비되며 아픈 증상을 치료한다.
- 무의식중에 정액이 나오는 증상에 사용한다.
- 자궁에서 분비물이 나오는 증상을 낫게 한다.
- 이뇨작용이 있다.

| 동의보감 효능 |

비해(萆薢, 도꼬로마 뿌리)의 성질은 평(平)하고 맛은 쓰며 달고[苦甘] 독이 없다. 풍습(風濕)으로 몸의 이곳저곳이 아프고 마비가 생기는 것, 악창(惡瘡)이 낫지 않는 것, 냉풍으로 손발이 저리고 허리와 다리를 쓰지 못하는 것, 갑자기 허리가 아픈 것을 치료한다. 오래된 냉증은 신장 사이에 방광의 고인 물이 있는 것이다. 발기부전과 소변이 저절로 나오는 것을 낫게 한다.

| 약용법 |

뿌리줄기 10~15g을 물 800mL에 넣고 달여서 반으로 나누어 아침저녁으로 마시거나 또는 가루나 환(丸)으로 만들어 복용한다.

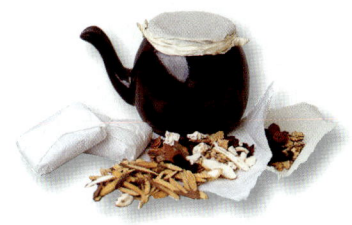

198

빈랑자

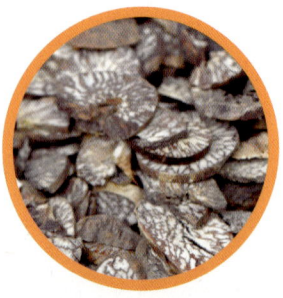

- 한자명: 檳榔子
- 라틴생약명: Arecae Semen
- 이명 또는 영명: Areca
- 식물명 및 학명: 빈랑(檳榔), *Areca catechu* Linné
- 과명: 야자과
- 약용부위: 잘 익은 씨로서 열매를 채취하여 물에 삶아 열매 껍질을 벗긴 것
- 식약처 공정서 및 조선시대 의서 수재:
  대한민국약전(KP) 제11개정
  동의보감 탕액편의 나무부
  방약합편의 향목(香木, 향나무)편

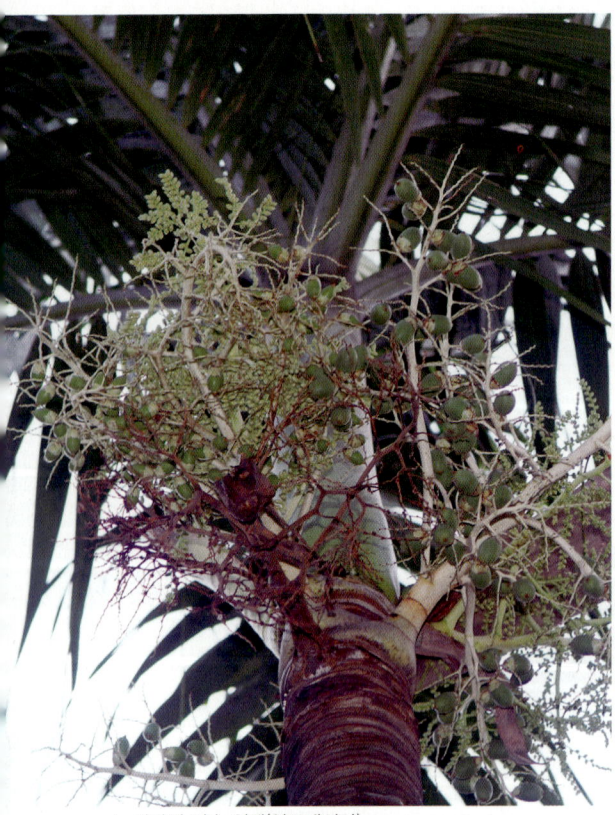

▲ 빈랑의 미숙 열매(인도네시아)

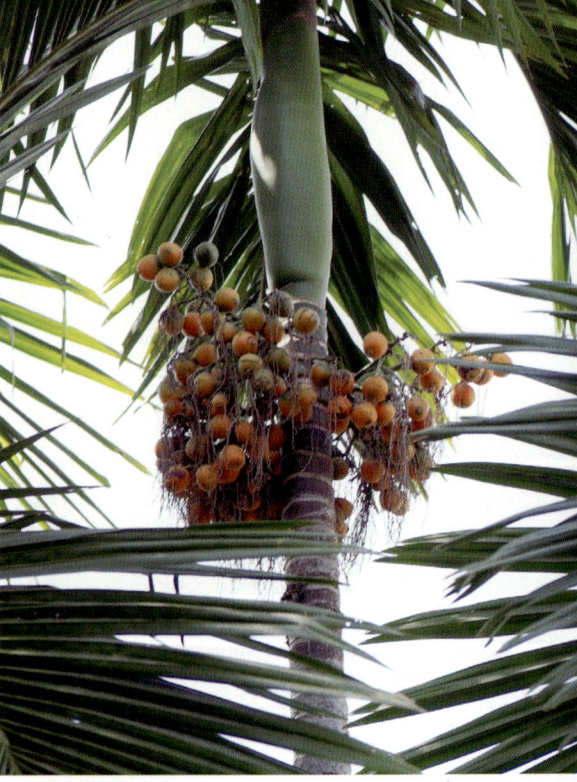

▲ 빈랑의 완숙 열매

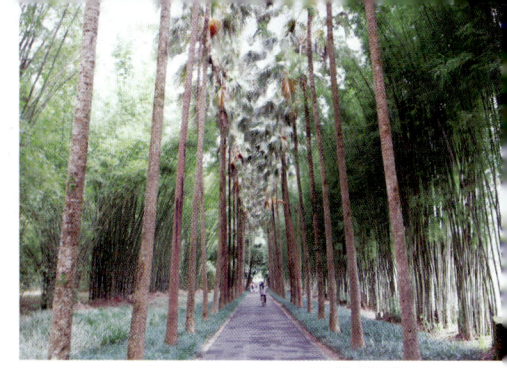
▲ 빈랑나무 숲

- **기원** 이 약은 빈랑(檳榔) *Areca catechu* Linné(야자과 Palmae)의 잘 익은 씨로서 열매를 채취하여 물에 삶아 열매껍질을 벗긴 것이다.

- **한방 약미(藥味)와 약성(藥性)** 맛은 쓰고 매우며 성질은 따뜻하다.

- **한방 작용부위(귀경, 歸經)** 빈랑자는 주로 위(胃), 대장경(大藏經)에 들어가 작용한다.

| 약효 해설 |

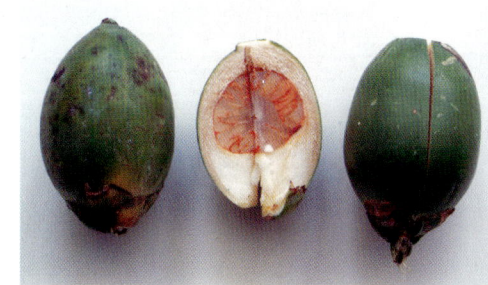
▲ 빈랑 열매

- 무절제하게 먹고 마셔 소화되지 않고 배가 아픈 병증에 사용한다.
- 배변하기 전에는 배가 아프고 급하여 참기 어려우며 일단 배변을 하더라도 시원하게 되지 않고 뒤가 묵직한 느낌을 주는 증상을 치료한다.
- 구충약, 구강청량제로 쓰인다.
- 건위(健胃), 소화, 중추신경 흥분작용이 있다.

| 동의보감 효능 |

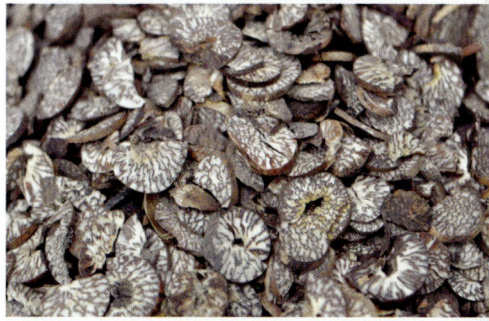
▲ 빈랑(약재, 절편)

빈랑(檳榔)의 성질은 따뜻하며[溫](차다[寒]고도 한다) 맛은 맵고[辛] 독이 없다. 모든 풍을 없애며 모든 기를 내려가게 한다. 관절과 몸에 있는 9개 구멍을 잘 통하게 하고 음식을 소화시킨다. 물을 잘 몰아내고[逐水] 담(痰)이 옆구리로 가서 옆구리가 아픈 것을 낫게 한다. 몸이 붓는 것을 내리고 뱃속에 생긴 덩어리를 깨뜨린다. 오장육부에 막혀 있는 기운을 잘 돌게 한다.

| 약용법 |

씨 3~10g을 물 800mL에 넣고 달여서 반으로 나누어 아침저녁으로 마신다.

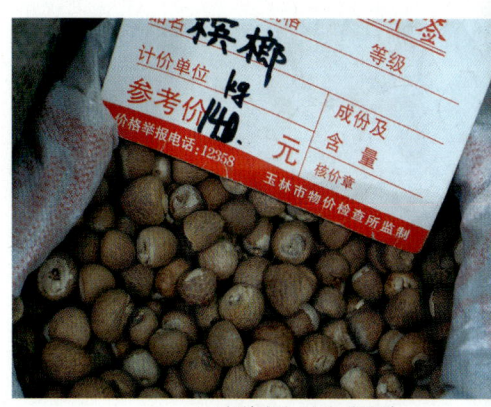
▲ 빈랑(약재, 시장 판매품)

199

사간

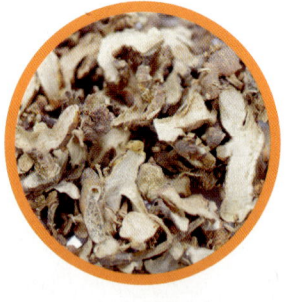

- 한자명: 射干
- 라틴생약명: Belamcandae Rhizoma
- 이명 또는 영명: 자호접(紫蝴蝶)
- 식물명 및 학명: 범부채, *Belamcanda chinensis* Leman.
- 과명: 붓꽃과
- 약용부위: 뿌리줄기
- 식약처 공정서 및 조선시대 의서 수재:
    대한민국약전외한약(생약)규격집(KHP) 제4개정
    동의보감 탕액편의 풀부(部)
    방약합편의 독초편

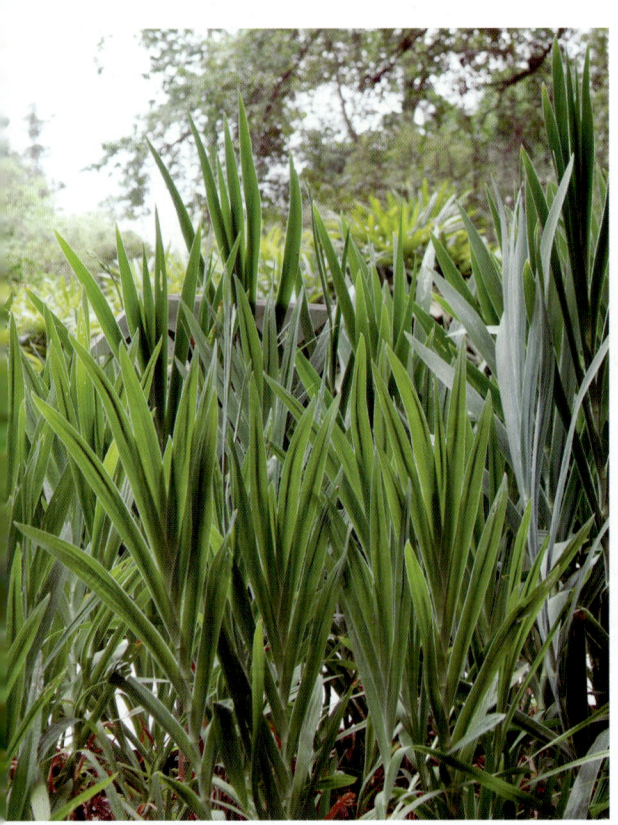

▲ 범부채 잎

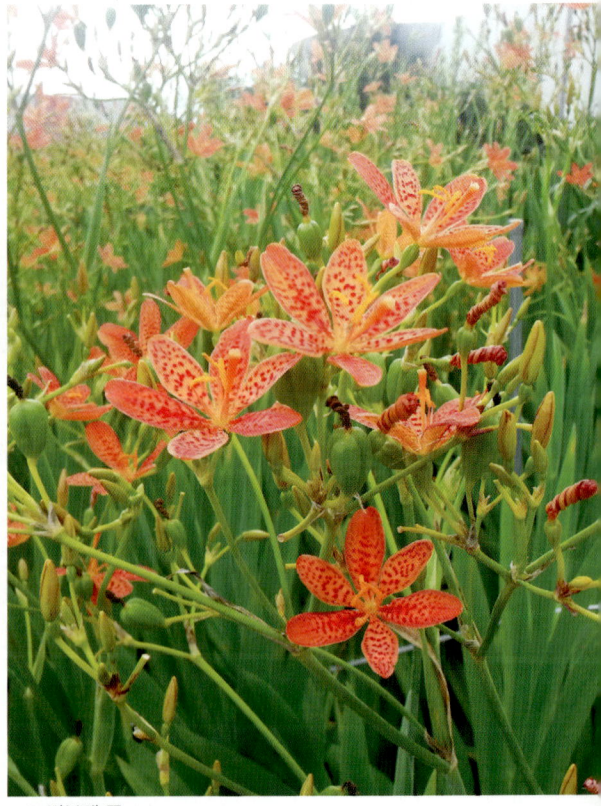

▲ 범부채 꽃

- **기원** 이 약은 범부채 *Belamcanda chinensis* Leman. (붓꽃과 Iridaceae)의 뿌리줄기이다.

- **한방 약미(藥味)와 약성(藥性)** 맛은 쓰며 성질은 차다.

- **한방 작용부위(귀경, 歸經)** 사간은 주로 폐경(肺經)에 들어가 작용한다.

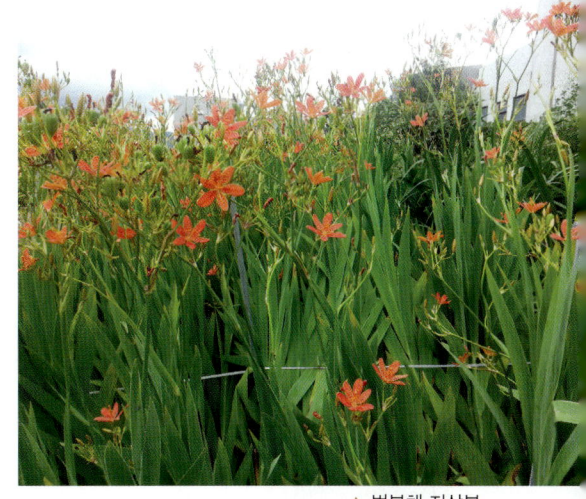
▲ 범부채 지상부

| 약효 해설 |

- 목이 붓고 아픈 병증을 치료한다.
- 기침할 때 숨은 가쁘나 가래 끓는 소리가 없는 증상을 낫게 한다.
- 가래(痰)나 침이 가슴에 몰려 있는 증상을 풀어준다.
- 혈압강하의 약리작용이 있다.

| 동의보감 효능 |

사간(射干, 범부채)의 성질은 평(平)하고 맛은 쓰며[苦] 조금 독이 있다. 목 안이 벌겋게 붓고 아프며 막힌 감이 있는 것, 목 안이 아픈 것, 물이나 미음을 넘기지 못하는 것을 낫게 한

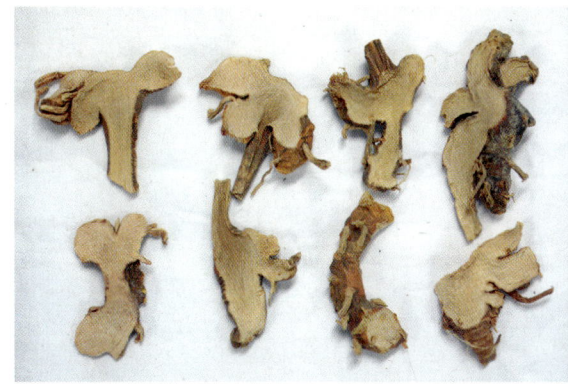
▲ 사간(약재, 절편)

다. 오랜 어혈이 심비(心脾)에 있어서 기침하고 침 뱉는 것, 말할 때 입 냄새 나는 것을 낫게 한다. 뭉친 담을 없애고 멍울을 삭인다.

| 약용법 |

뿌리줄기 3~10g을 물 800mL에 넣고 달여서 반으로 나누어 아침저녁으로 마신다.

200

사과락

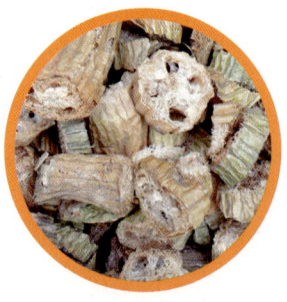

- 한자명: 絲瓜絡
- 라틴생약명: Luffae Fructus Retinervus
- 이명 또는 영명: 사과(絲瓜)
- 식물명 및 학명: 수세미오이, *Luffa cylindrica* Roemer
- 과명: 박과
- 약용부위: 열매 중 섬유질의 망상조직
- 식약처 공정서 및 조선시대 의서 수재:

  대한민국약전외한약(생약)규격집(KHP) 제4개정

  방약합편의 만초(蔓草, 덩굴풀)편

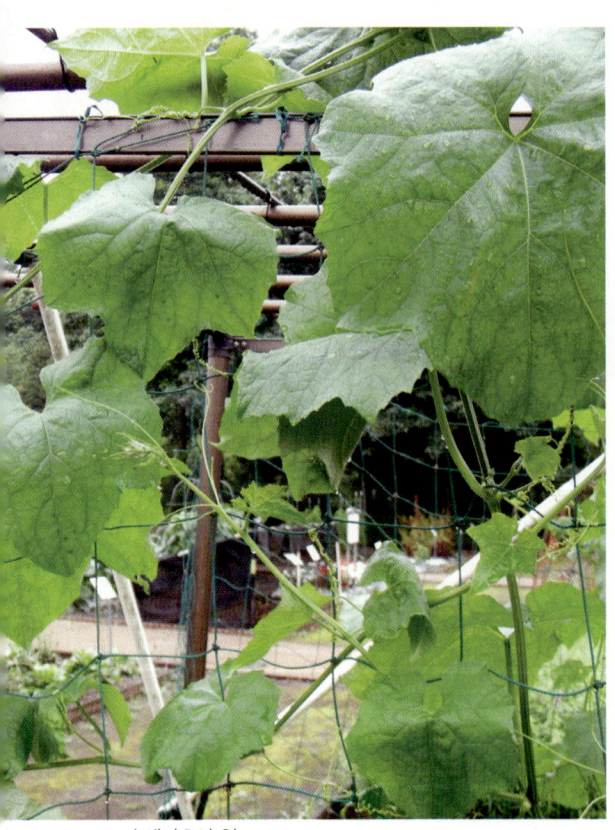

▲ 수세미오이 잎

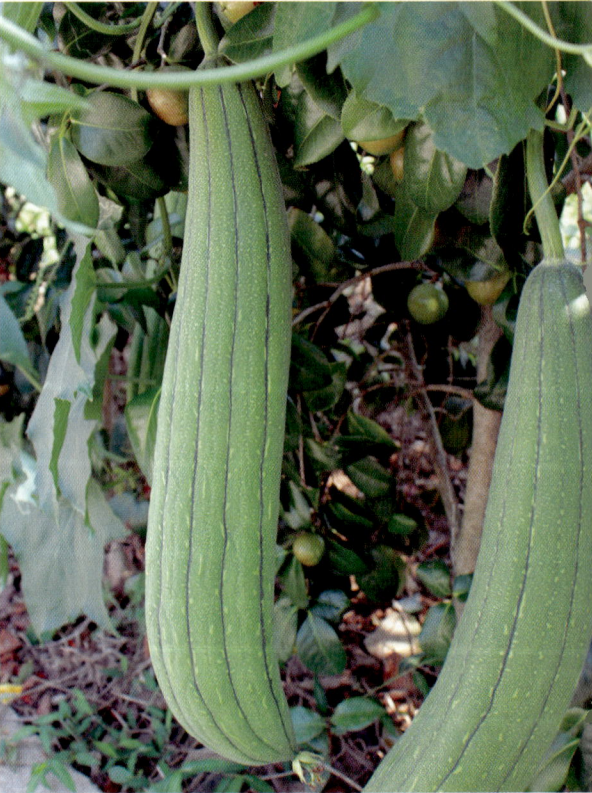

▲ 수세미오이 열매

●**기원** 이 약은 수세미오이 *Luffa cylindrica* Roemer(박과 Cucurbitaceae)의 열매 중 섬유질의 망
   상조직이다.

●**한방 약미(藥味)와 약성(藥性)** 맛은 달고 성질은 평(平)하다.

●**한방 작용부위(귀경, 歸經)** 사과락은 주로 폐(肺), 위(胃), 간경(肝經)에 들어가 작용한다.

| **약효 해설** |

• 경락을 잘 통하게 하여 사지마
  비, 동통을 치료한다.
• 산모의 젖이 잘 나오게 한다.
• 유방이 붓고 통증이 있는 증상
  에 사용한다.
• 혈액순환을 촉진한다.

| **약용법** |

사과락 5~12g을 물 800mL에 넣
고 달여서 반으로 나누어 아침저
녁으로 마신다.

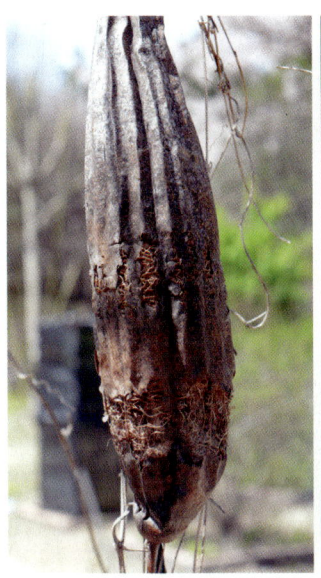

▲ 수세미오이의 건조 열매

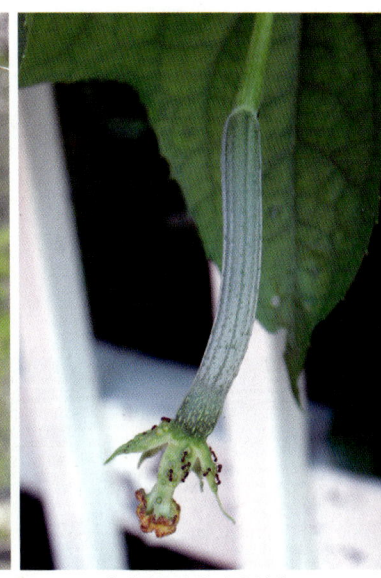

▲ 수세미오이의 어린 열매

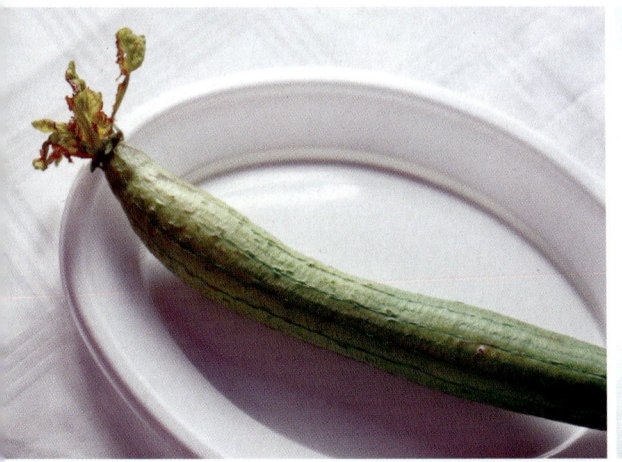

▲ 수세미오이의 어린 열매(식용)

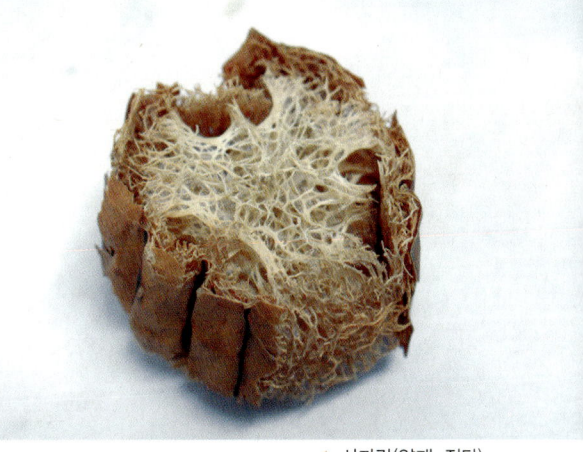

▲ 사과락(약재, 절단)

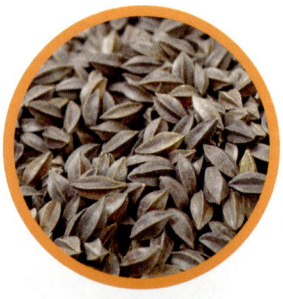

201

사군자

- 한자명: 使君子
- 라틴생약명: Quisqualis Fructus
- 이명 또는 영명: 천군자(川君子)
- 식물명 및 학명: 사군자(使君子), *Quisqualis indica* Linné
- 과명: 사군자과
- 약용부위: 열매
- 식약처 공정서 및 조선시대 의서 수재:
  대한민국약전외한약(생약)규격집(KHP) 제4개정
  동의보감 탕액편의 풀부(部)
  방약합편의 만초(蔓草, 덩굴풀)편

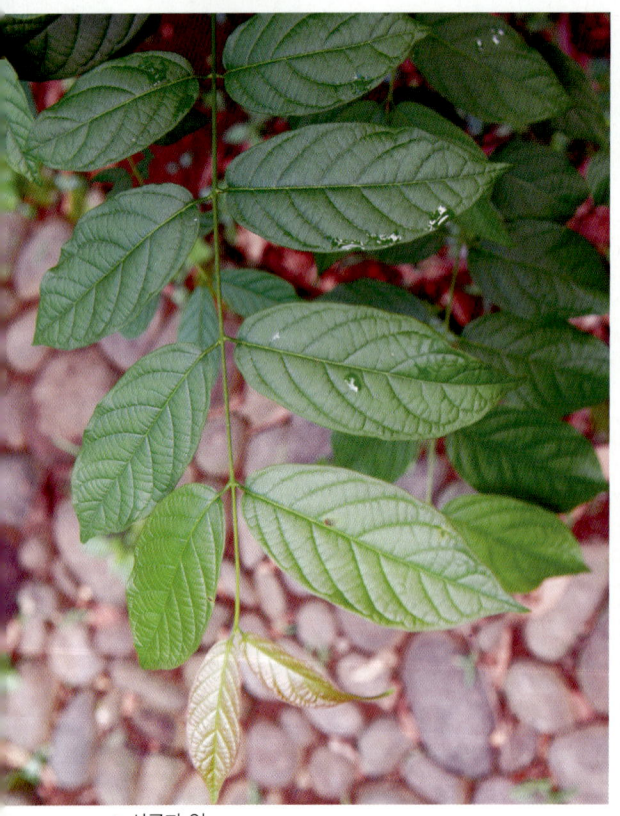

▲ 사군자 잎

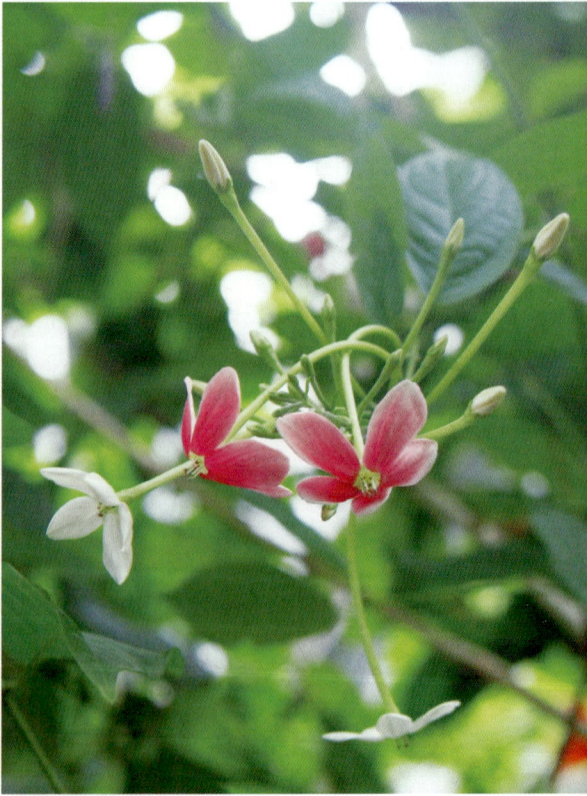

▲ 사군자 꽃

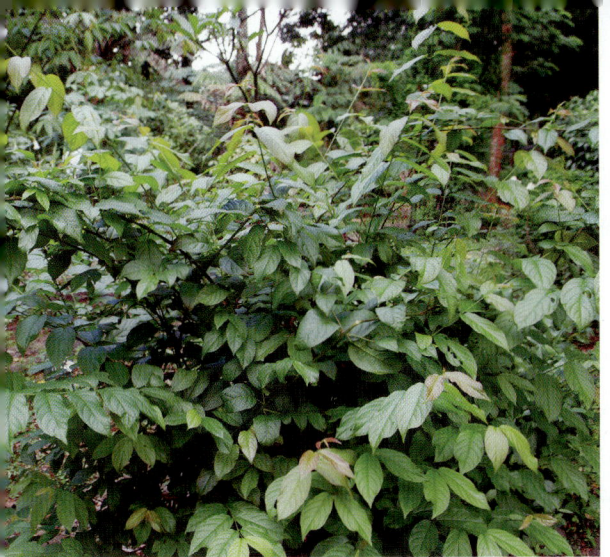

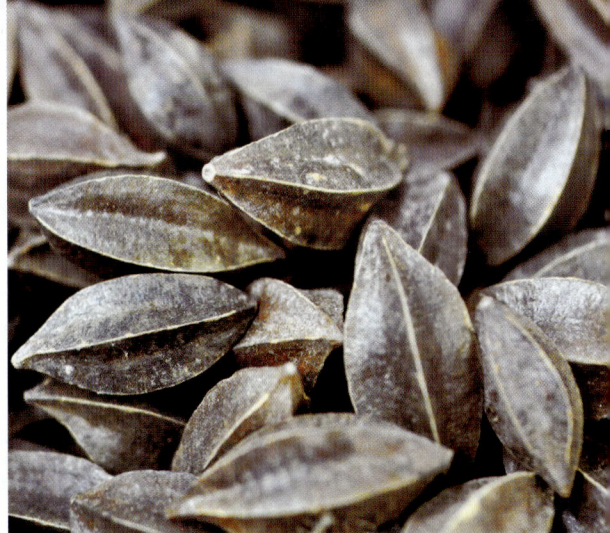

▲ 사군자 지상부   ▲ 사군자(약재, 전형)

● **기원** 이 약은 사군자(使君子) *Quisqualis indica* Linné(사군자과 Combretaceae)의 열매이다.

● **한방 약미(藥味)와 약성(藥性)** 맛은 달고 성질은 따뜻하다.

● **한방 작용부위(귀경, 歸經)** 사군자는 주로 비(脾), 위경(胃經)에 들어가 작용한다.

| **약효 해설** |

• 기생충에 의한 복통, 복부창만을 치료한다.

• 구충, 소염, 해열 작용이 있다.

| **동의보감 효능** |

사군자(使君子)의 성질은 따뜻하고[溫] 맛은 달며[甘] 독이 없다. 소아의 오감(五疳)을 낫게 하며 벌레를 죽이고 설사와 이질을 멎게 한다.

| **약용법** |

열매 9~12g을 물 800mL에 넣고 달여서 반으로 나누어 아침저녁으로 마신다.

202

사담

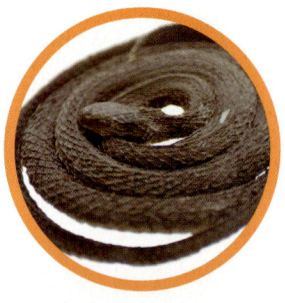

- 한자명: 蛇膽
- 라틴생약명: Serpentis Fel
- 동물명, 학명 및 과명: 안경사, *Naja naja atra* Cantor(코브라과)
  금환사, *Bungarus fasciatus* Schneider(코브라과)
  삼색금사(三索錦蛇), *Elaphe radiata* Schlegel(뱀과)
  황초사(黃梢蛇), *Ptyas korros* Schlegel(뱀과)
  오초사, *Zaocys dhumnades* Cantor(뱀과)
- 약용부위: 쓸개
- 식약처 공정서 및 조선시대 의서 수재:
  대한민국약전외한약(생약)규격집(KHP) 제4개정
  동의보감 탕액편의 벌레부(部)

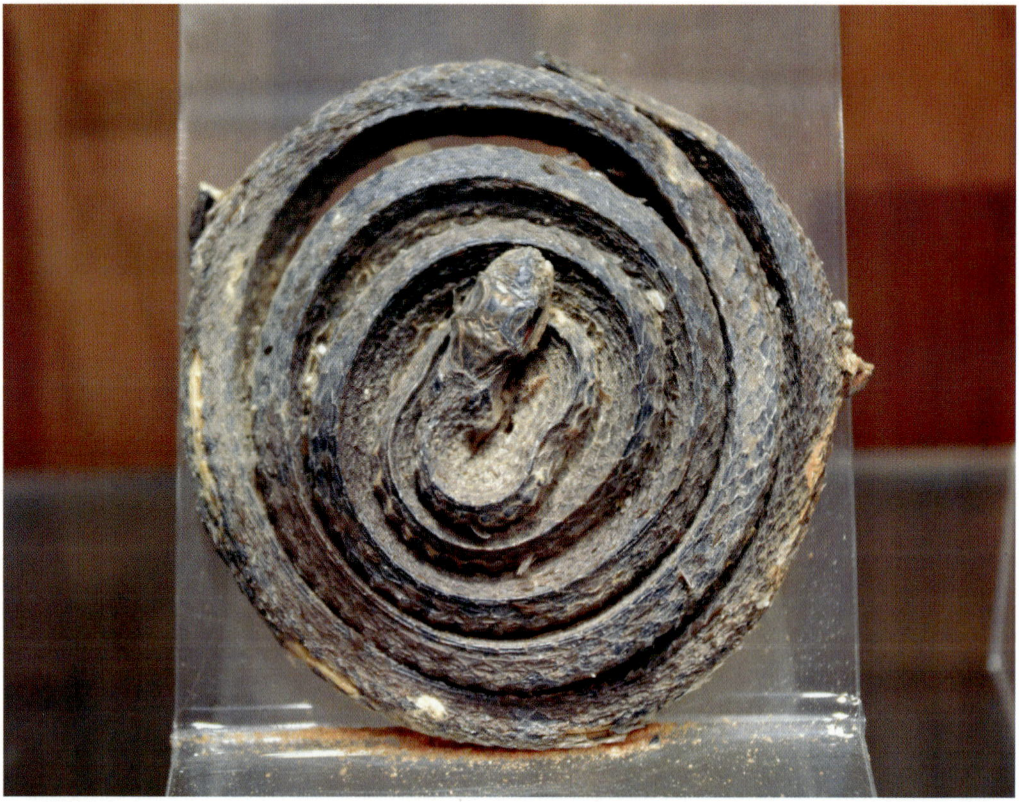

▲ 오초사

- **기원** 이 약은 안경사 *Naja naja atra* Cantor, 금환사 *Bungarus fasciatus* Schneider(코브라과 Elapidae), 삼색금사(三索錦蛇) *Elaphe radiata* Schlegel, 황초사(黃梢蛇) *Ptyas korros* Schlegel, 오초사 *Zaocys dhumnades* Cantor(뱀과 Colubridae) 또는 기타 근연동물의 쓸개이다.

- **한방 약미(藥味)와 약성(藥性)** 맛은 달고 짜며 성질은 따뜻하고 독이 있다.

- **한방 작용부위(귀경, 歸經)** 사담은 주로 간(肝), 신경(腎經)에 들어가 작용한다.

| **약효 해설** |

- 팔다리를 잘 쓰지 못하고 마비되며 아픈 증상을 낫게 한다.
- 각기병을 치료한다.
- 기침, 가래 제거에 효과가 있다.

| **동의보감 효능** |

복사담(蝮蛇膽, 살무사의 쓸개)은 성질이 약간 차고 맛은 쓰며 독이 있다. 익창(䘌瘡)에 주로 쓰고 충을 잘 죽인다. 살코기는 독이 많으니 경솔히 쓰면 안 된다. 이 뱀은 전체적으로 황흑색이고 턱은 누렇다. 주둥이는 뾰족하고 독이 아주 맹렬하다. 모든 뱀 중에서 이것만이 알이 아닌 새끼를 낳는다[본초].

| **약용법** |

사담 3~8g을 물 800mL에 넣고 달여서 반으로 나누어 아침저녁으로 마시거나 술로 담가 마신다.

203

사삼

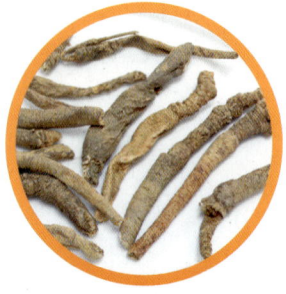

- 한자명: 沙參
- 라틴생약명: Adenophorae Radix
- 식물명 및 학명: 잔대, *Adenophora triphylla* var. *japonica* Hara
  사삼(沙蔘), *Adenophora stricta* Miq.
- 과명: 초롱꽃과
- 약용부위: 뿌리
- 식약처 공정서 및 조선시대 의서 수재:
  대한민국약전외한약(생약)규격집(KHP) 제4개정
  동의보감 탕액편의 채소부
  방약합편의 만초(蔓草, 덩굴풀)편

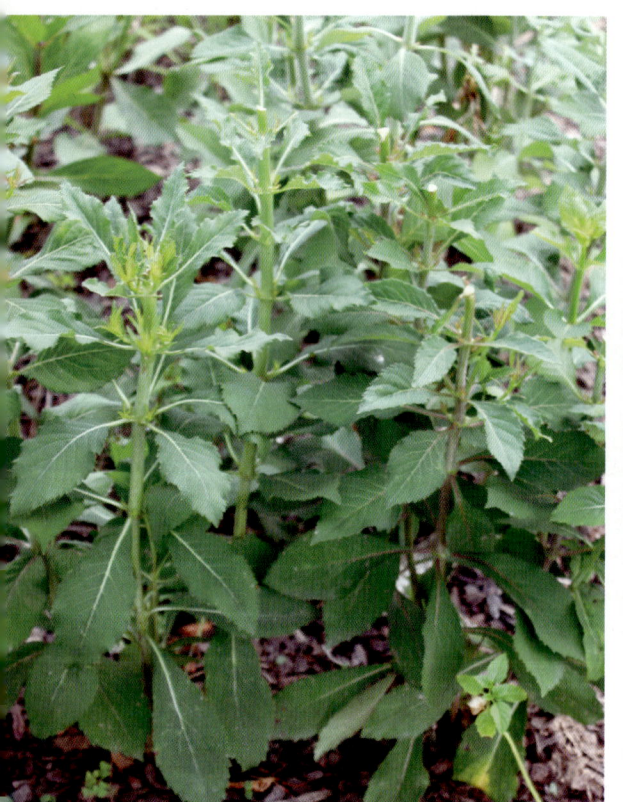

▲ 잔대의 어린 지상부

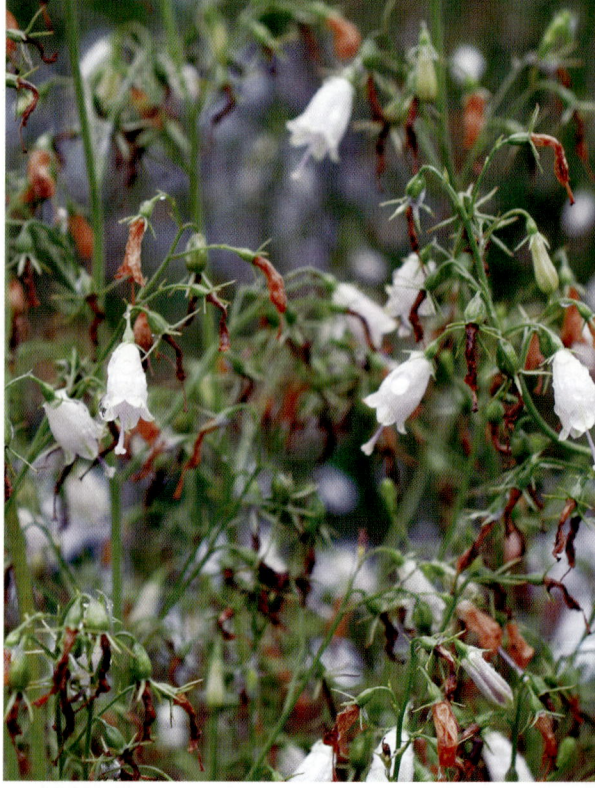

▲ 잔대 지상부

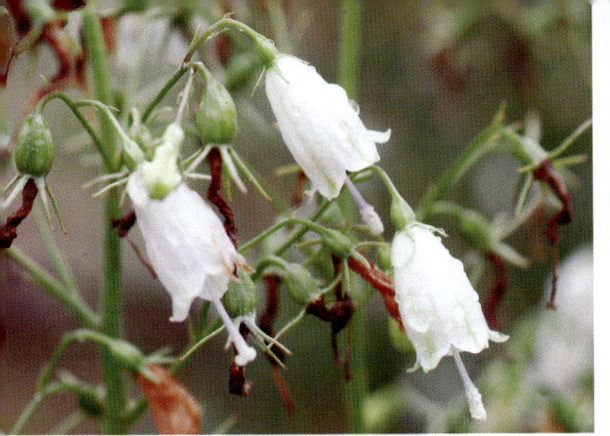

▲ 잔대 꽃　　　　　　　　　　　　　　▲ 사삼 꽃

●**기원** 이 약은 잔대 *Adenophora triphylla* var. *japonica* Hara 또는 사삼(沙蔘) *Adenophora stricta* Miq.(초롱꽃과 Campanulaceae)의 뿌리이다.

●**한방 약미(藥味)와 약성(藥性)** 맛은 달며 성질은 약간 차다.

●**한방 작용부위(귀경, 歸經)** 사삼은 주로 폐(肺), 위경(胃經)에 들어가 작용한다.

| 약효 해설 |

• 폐기능 허약으로 마른기침이 나는 증상에 유효하다.
• 가래가 많이 나오면서 기침하는 병증에 좋다.
• 가슴이 답답하면서 열이 나고 입이 마르는 증상을 낫게 한다.
• 음식을 조금밖에 먹지 못하고 토하는 증상을 치료한다.

| 동의보감 효능 |

사삼(沙參, 잔대)은 성질이 약간 차고[微寒] 맛이 쓰며[苦] 독이 없다. 비위(脾胃)를 보하고 폐기(肺氣)를 보충한다. 산기(疝氣)로 음경과 고환이 당기는 것을 치료한다. 고름을 빼내며 독성이 있는 종기를 삭인다. 오장(五藏)의 풍기(風氣)를 흩는다.

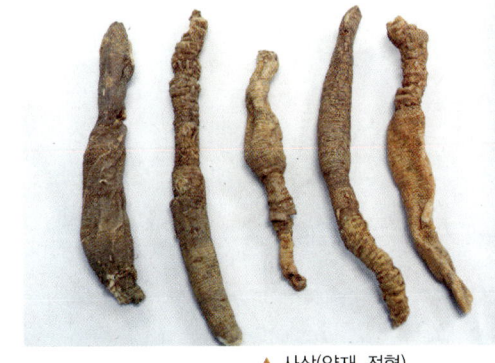

| 약용법 |

뿌리 9~15g을 물 800mL에 넣고 달여서 반으로 나누어 아침저녁으로 마신다.

▲ 사삼(약재, 전형)

204

사상자

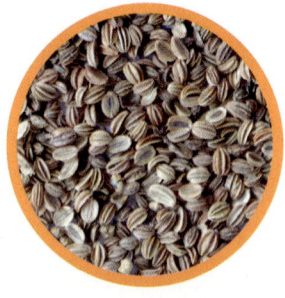

- 한자명: 蛇床子
- 라틴생약명: Cnidi Fructus
- 이명 또는 영명: 사미(蛇米)
- 식물명 및 학명: 벌사상자, *Cnidium monieri* (L.) Cuss
  사상자, *Torilis japonica* Decandolle
- 과명: 산형과
- 약용부위: 열매
- 식약처 공정서 및 조선시대 의서 수재:
  대한민국약전외한약(생약)규격집(KHP) 제4개정
  동의보감 탕액편의 풀부(部)
  방약합편의 방초(芳草, 향기가 좋은 풀)편

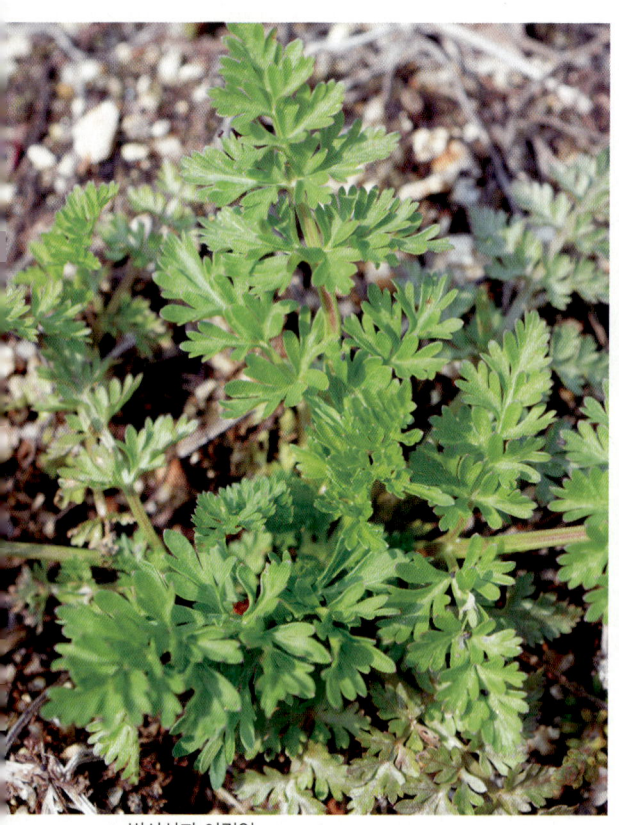

▲ 벌사상자 어린잎

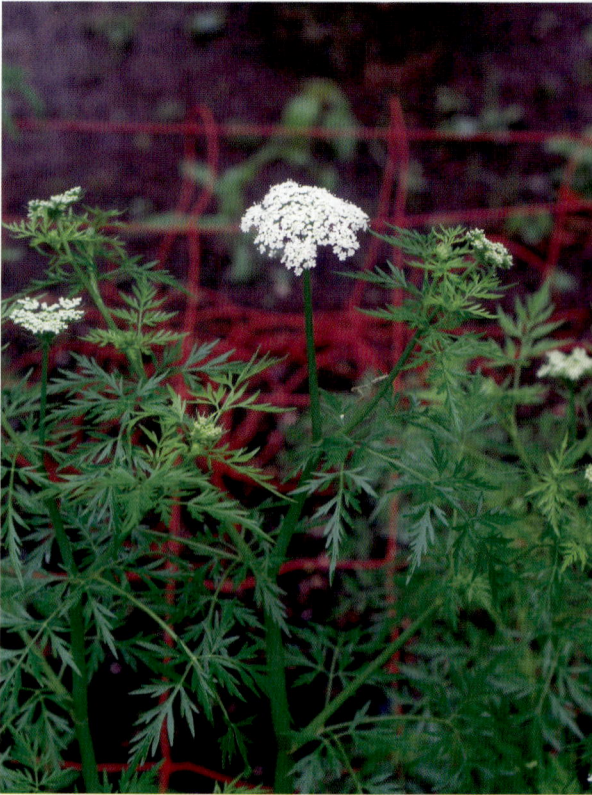

▲ 벌사상자 지상부

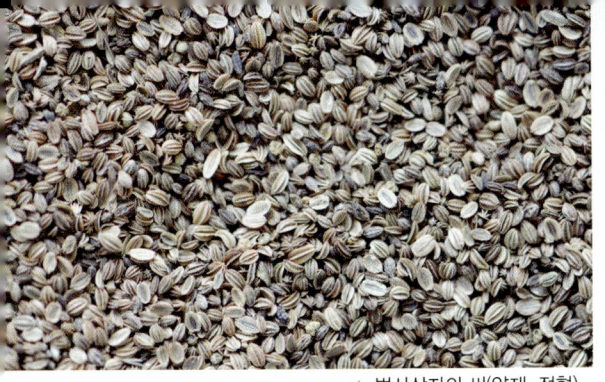
▲ 벌사상자의 씨(약재, 전형)

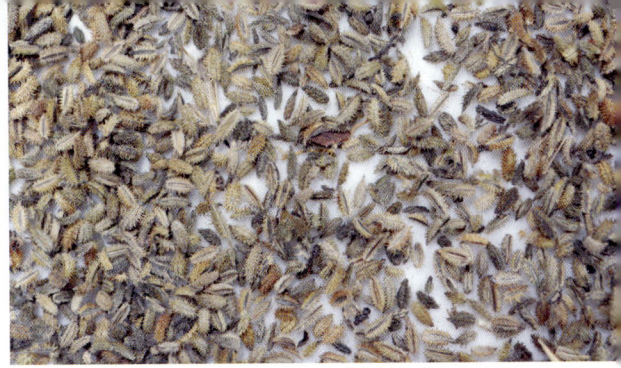
▲ 사상자의 씨(약재, 전형)

● **기원** 이 약은 벌사상자 *Cnidium monieri*(L.) Cuss 또는 사상자 *Torilis japonica* Decandolle (산형과 Umbelliferae)의 열매이다.

● **한방 약미(藥味)와 약성(藥性)** 맛은 맵고 쓰며 성질은 따뜻하고 독이 약간 있다.

● **한방 작용부위(귀경, 歸經)** 사상자는 주로 신경(腎經)에 들어가 작용한다.

| 약효 해설 |

• 발기부전을 치료한다.

• 양기(陽氣)를 강건하게 하는 효능이 있다.

• 자궁에서 분비물이 나오는 것과 음부 소양증을 치료한다.

• 자궁이 차서 임신하지 못하는 증상에 사용한다.

• 몸과 팔다리가 무겁고 부으며 피부 감각이 둔해지고 관절이 아픈 증상을 치료한다.

• 살충작용이 있다.

| 동의보감 효능 |

사상자(蛇床子)의 성질은 평(平)하고(따뜻하다[溫]고도 한다) 맛은 쓰며[苦] 맵고[辛] 달며[甘] 독이 없다 (조금 독이 있다고도 한다). 부인의 음부가 붓고 아픈 것, 남자의 음경이 잘 발기되지 않는 것, 사타 구니가 축축하고 가려운 데 쓴다. 속을 따뜻하게 하고 기운을 내린다. 자궁을 덥게 하고 양기 를 세게 한다. 남녀의 생식기를 씻으면 풍랭(風冷)을 없앤다. 성욕을 세게 하며 허리가 아픈 것, 사타구니에 땀이 나는 것, 습선(濕癬)을 치료한다. 소변을 줄이며 적백대하를 낮게 한다.

| 약용법 |

열매 3~10g을 물 800mL에 넣고 달여서 반으로 나누어 아침저녁으로 마신다.

사세

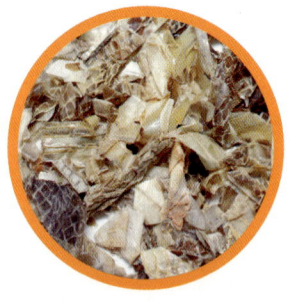

- 한자명: 蛇蛻
- 라틴생약명: Serpentis Periostracum
- 이명 또는 영명: 사피(蛇皮), 사퇴(蛇退), 사각(蛇殼)
- 동물명 및 학명: 구렁이, *Elaphe schrenckii* Strauch
  무자치, *Elaphe climacophora* Boie.
  유혈목이, *Rhabodophis tigrinus* Boie.
- 과명: 뱀과
- 약용부위: 허물
- 식약처 공정서 및 조선시대 의서 수재:
  대한민국약전외한약(생약)규격집(KHP) 제4개정
  방약합편의 사(蛇, 뱀류)편

● **기원** 이 약은 구렁이 *Elaphe schrenckii* Strauch, 무자치 *Elaphe climacophora* Boie. 또는 유혈목이 *Rhabodophis tigrinus* Boie. 등(뱀과 Colubridae)의 허물이다.

● **한방 약미(藥味)와 약성(藥性)** 맛은 짜고 달며 성질은 평(平)하다.

● **한방 작용부위(귀경, 歸經)** 사세는 주로 간경(肝經)에 들어가 작용한다.

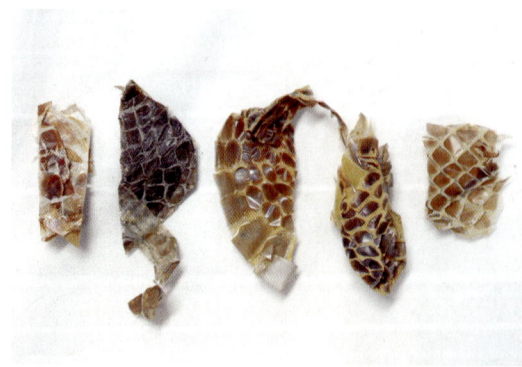

▲ 사세(비늘)

| 약효 해설 |

- 목 안이 붓고 아프며 답답한 증상을 치료한다.
- 피부 가려움증에 쓴다.

| 약용법 |

사세 2~3g을 물 800mL에 넣고 달여서 반으로 나누어 아침저녁으로 마신다.

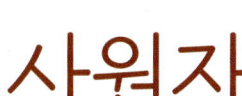

- 한자명: 沙苑子
- 라틴생약명: Astragali Complanati Semen
- 이명 또는 영명: 동질려(潼蒺藜), 사원질려(沙苑蒺藜)
- 식물명 및 학명: 편경황기(扁莖黃芪), *Astragalus complanatus* R. Brown
- 과명: 콩과
- 약용부위: 씨
- 식약처 공정서 및 조선시대 의서 수재:
  대한민국약전외한약(생약)규격집(KHP) 제4개정

사원자

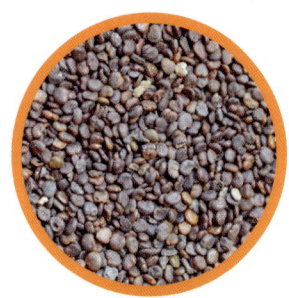

●**기원** 이 약은 편경황기(扁莖黃芪) *Astragalus complanatus* R. Brown 또는 기타 동속 근연식물(콩과 Leguminosae)의 씨이다.

●**한방 약미(藥味)와 약성(藥性)** 맛은 달고 성질은 따뜻하다.

●**한방 작용부위(귀경, 歸經)** 사원자는 주로 간(肝), 신경(腎經)에 들어가 작용한다.

| 약효 해설 |

- 유정, 조루, 유뇨(遺尿) 증상에 유효하다.
- 자궁에서 분비물이 나오는 증상을 치료한다.
- 요통(腰痛)과 무릎이 아픈 증상에 사용한다.
- 어지럼증을 낮게 한다.

| 약용법 |

씨 9~15g을 물 800mL에 넣고 달여서 반으로 나누어 아침저녁으로 마신다.

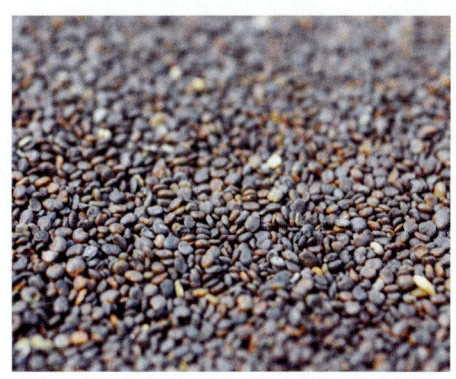

▲ 사원자(약재, 전형)

사인

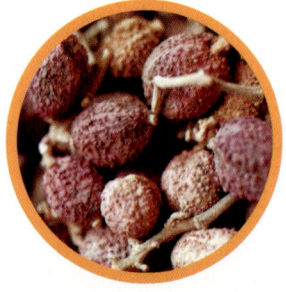

- 한자명: 砂仁
- 라틴생약명: Amomi Fructus
- 이명 또는 영명: 축사(縮砂), Amomum Fruit
- 식물명 및 학명: 녹각사(綠殼砂), *Amomum villosum* Loureiro var. *xanthioides* T. L. Wu et Senjen
  양춘사(陽春砂), *Amomum villosum* Loureiro
- 과명: 생강과
- 약용부위: 잘 익은 열매
- 식약처 공정서 및 조선시대 의서 수재:
  대한민국약전(KP) 제11개정
  동의보감 탕액편의 풀부(部)
  방약합편의 방초(芳草, 향기가 좋은 풀)편

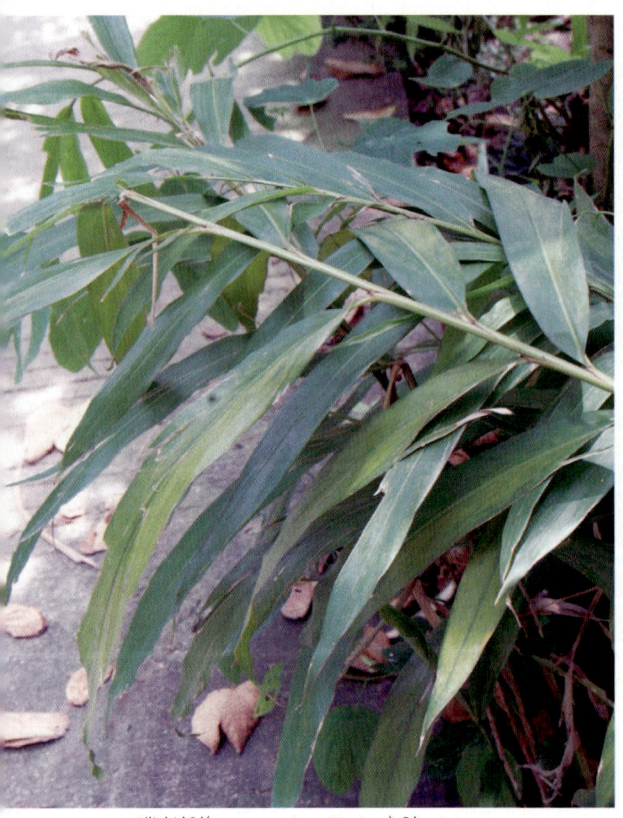

▲ 해남사인(*Amomum longiligulare*) 잎

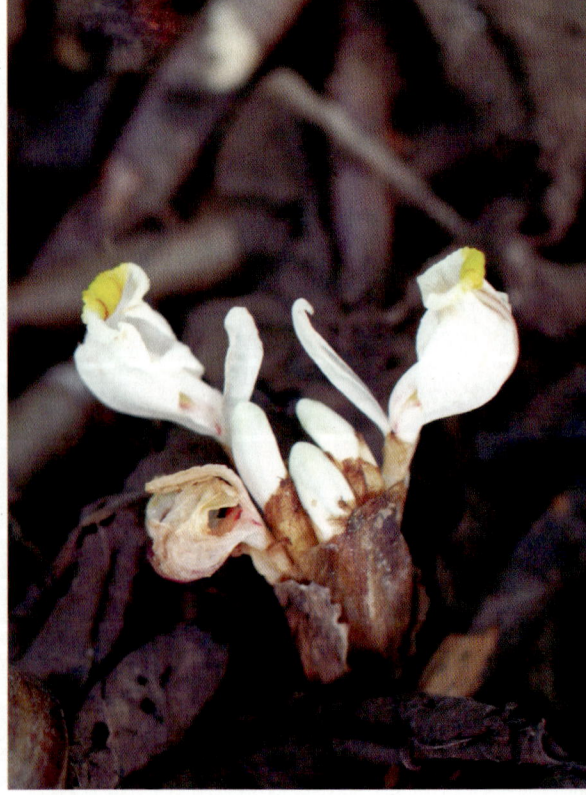

▲ 양춘사 꽃

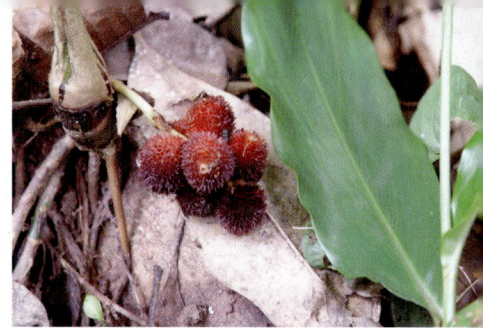
▲ 양춘사 열매

- **기원** 이 약은 녹각사(綠殼砂) *Amomum villosum* Loureiro var. *xanthioides* T. L. Wu et Senjen 또는 양춘사(陽春砂) *Amomum villosum* Loureiro(생강과 Zingiberaceae)의 잘 익은 열매이다.

- **한방 약미(藥味)와 약성(藥性)** 맛은 맵고 성질은 따뜻하다.

- **한방 작용부위(귀경, 歸經)** 사인은 주로 비(脾), 위(胃), 신경(腎經)에 들어가 작용한다.

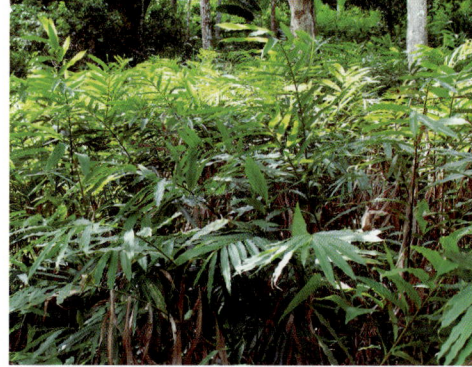
▲ 사인 재배지

| 약효 해설 |

- 복부팽만, 복통, 신경성 소화불량을 치료한다.
- 설사와 이질을 낫게 한다.
- 임신 중에 태아가 안정하지 못하고 움직이는 증상에 유효하다.
- 방향성 건위(芳香性 健胃), 구풍(驅風), 정장약으로 사용한다.

| 동의보감 효능 |

축사밀(縮砂蜜, 사인)의 성질은 따뜻하고[溫] 맛은 매우며[辛] 독이 없다. 모든 기병[氣]과 명치와 배가 아픈 것, 숙식(宿食)이 잘 소화되지 않는 것, 설사와 적백이질을 낫게 한다. 비위(脾胃)를 따뜻하게 한다. 태아의 움직임으로 인한 통증[胎痛], 음식에 체한 구토, 설사를 멈추게 한다.

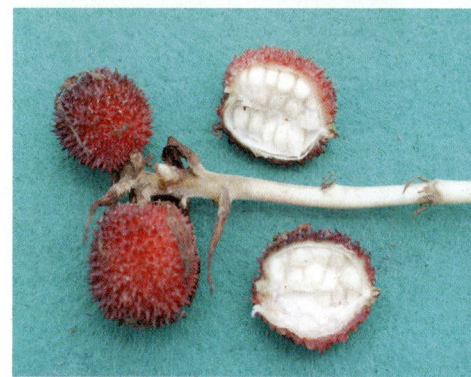
▲ 사인의 열매와 씨

| 약용법 |

열매 3~6g을 물 800mL에 넣고 달여서 반으로 나누어 아침저녁으로 마신다. 다른 약과 함께 끓일 때는 사인을 나중에 넣는다.

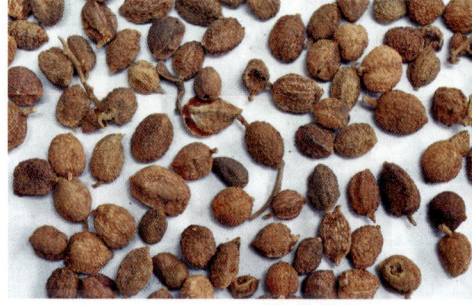
▲ 사인(약재, 전형)

사프란

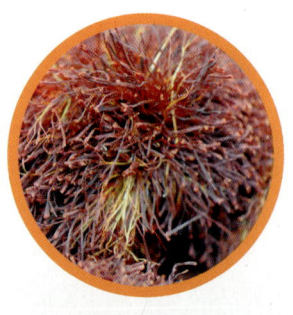

- 한자명: 蕃紅花
- 라틴생약명: Crocus
- 이명 또는 영명: Saffron
- 식물명 및 학명: 사프란, *Crocus sativus* Linné
- 과명: 붓꽃과
- 약용부위: 암술머리
- 식약처 공정서 및 조선시대 의서 수재:
  대한민국약전(KP) 제11개정

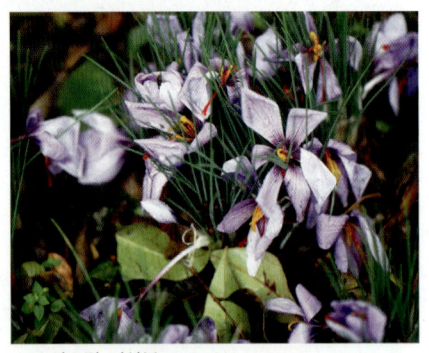

▲ 사프란 지상부

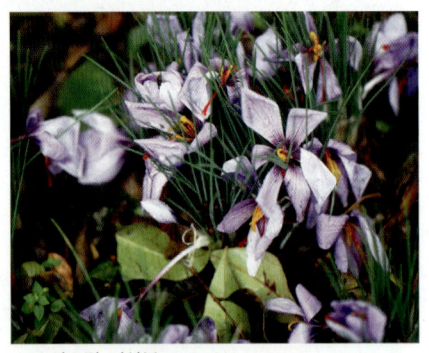

▲ 사프란(약재, 절단)

● **기원** 이 약은 사프란 *Crocus sativus* Linné(붓꽃과 Iridaceae)의 암술머리이다.

● **한방 약미(藥味)와 약성(藥性)** 맛은 달고 성질은 평(平)하다.

● **한방 작용부위(귀경, 歸經)** 사프란은 주로 심(心), 간경(肝經)에 들어가 작용한다.

│ **약효 해설** │

• 통경, 진정, 진통제로 쓴다.
• 혈액순환을 촉진하여 어혈을 없앤다.
• 마음을 안정시킨다.
• 산후 어혈로 인한 복통을 치료한다.
• 사프란의 홍색 색소 성분은 crocin이다.

│ **약용법** │

암술머리 1~3g을 물에 넣고 달여서 마신다.

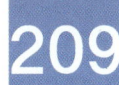

- 한자명: 麝香
- 라틴생약명: Moschus
- 이명 또는 영명: Musk
- 동물명 및 학명: 난쟁이사향노루, *Moschus berezovskii* Flerove
  산사향노루, *Moschus chrysogaster* Hodgson
  사향노루, *Moschus moschiferus* Linné
- 과명: 사향노루과
- 약용부위: 수컷의 사향선 분비물로써 그 내용물을 꺼내어 말린 것
  (가루사향)

  주머니 모양의 사낭(麝囊)을 그대로 잘라내어 말린 것(주머니사향)
- 식약처 공정서 및 조선시대 의서 수재:
  대한민국약전외한약(생약)규격집(KHP) 제4개정
  동의보감 탕액편의 짐승부(部)
  방약합편의 수(獸, 산짐승류)편

사향

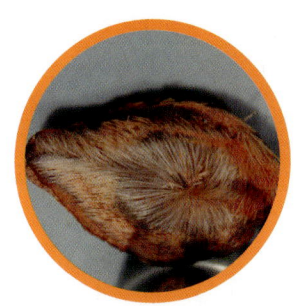

● **기원** 이 약은 난쟁이사향노루 *Moschus berezovskii* Flerove, 산사향노루 *Moschus chrysogaster* Hodgson 또는 사향노루 *Moschus moschiferus* Linné(사향노루과 Moschidae) 수컷의 사향선 분비물로써 그 내용물을 꺼내어 말린 것을 가루사향이라 하고, 주머니 모양의 사낭(麝囊)을 그대로 잘라내어 말린 것을 주머니사향이라고 한다.

● **한방 약미(藥味)와 약성(藥性)** 맛은 맵고 성질은 따뜻하다.

● **한방 작용부위(귀경, 歸經)** 사향은 주로 심(心), 비경(脾經)에 들어가 작용한다.

| **약효 해설** |

- 의식을 잃거나 정신이 흐릿하고 가물가물한 상태를 낫게 한다.
- 혈액순환을 촉진한다.
- 목 안이 붓고 아플 때 유효하다.
- 가슴과 배가 심하게 아플 때 쓴다.
- 출산(出産) 시 어려움이 많고 죽은 태아가 나오는 증상에 사용한다.
- 경락의 흐름을 원활히 흐르게 한다.

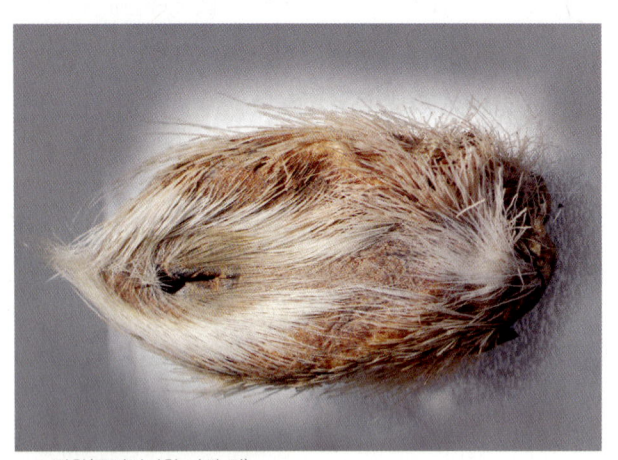
▲ 사향(주머니사향 바깥 면)

사향(麝香)은 성질이 따뜻하고 맛은 맵고 쓰며 독이 없다. 나쁜 사기를 없애고 마음을 가라앉힌다. 정신을 편안하게 하는 데 주로 쓴다. 온학(溫瘧), 고독(蠱毒), 간질, 치병(痓病), 중악(中惡, 중풍의 일종), 명치가 아픈 것을 치료한다. 눈 속의 예막을 없애며 모든 옹창(癰瘡)의 고름을 삭일 수 있다. 부인의 해산을 쉽게 하고 유산시킨다. 소아가 놀라면 발작되는 간질, 객오(客忤)를 치료한다[본초]. 여러 가지 사기[百邪], 헛것이 들린 병과 가위 눌린 것[鬼魅]을 치료한다. 3가지 충[三蟲]을 죽인다[본초]. 사향의 기운은 비(脾)에 들어가서 살에 생긴 병을 치료한다[강목]. 사향은 따뜻하지만 성질이 음(陰)에 속한다. 그러나 양(陽)으로 변하여 살가죽[腠理]을 통하게 할 수 있다[직지][소아]. 사향은 막힌 것을 뚫어 몸에 있는 9개의 구멍을 통하게 하여 위로는 피부까지 도달하고 안으로는 골수까지 들어간다. 그 효능은 용뇌(龍腦)와 같으나 그 향이 퍼져나가는 것은 용뇌보다 훨씬 강하다[입문]. 사향은 약 기운을 이끌고 뚫고 들어간다[직지]. 춘분에 채취하는데 생것이 더욱 좋다. 사향은 사향노루의 음경 앞 피부 속에 있는데 별도의 막이 사향을 감싸고 있다[본초]. 사향에는 3가지가 있다. 제일로 치는 것은 생향(生香)이다. 사향노루는 여름에 뱀과 벌레를 많이 먹고 추워지면 향이 가득하다가 봄이 되면 갑자기 아파하면서 자기 발톱으로 사향을 빼낸다. 사향이 떨어진 곳 부근의 초목은 모두 누렇게 말라버린다. 이 생향은 매우 얻기 어렵다. 사람이 진짜 사향을 지니고 정원을 지나가면 과일나무에 열매가 열리지 않는 것으로 시험할 수 있다. 그 다음은 제향(臍香)인데 산 채로 잡아서 채취한 것이다. 그 다음은 심결향(心結香)인데 쫓겨서 미친 듯이 달리다가 제풀에 넘어져 죽은 사향노루의 사향이다[본초]. 사향은 가짜가 많다. 쪼개보아 사향 주머니 외피 중앙[裹中]에 털이 뭉쳐 나 있는 것이 좋다.

| 약용법 |

사향 0.03~0.1g을 물에 넣고 달여 마셔도 되지만 가루나 환(丸)으로 복용하는 것이 좋다.

210

사향초

- 한자명: 麝香草
- 라틴생약명: Thymi Herba
- 이명 또는 영명: 백리향(百里香), Thyme
- 식물명 및 학명: 백리향, *Thymus quinquecostatus* Celakovski
  타임, *Thymus vulgaris* Linne
- 과명: 꿀풀과
- 약용부위: 전초
- 식약처 공정서 및 조선시대 의서 수재:
  대한민국약전외한약(생약)규격집(KHP) 제4개정

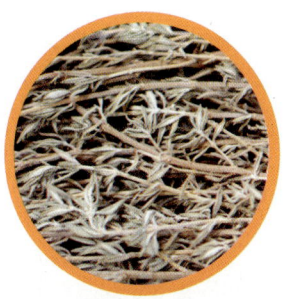

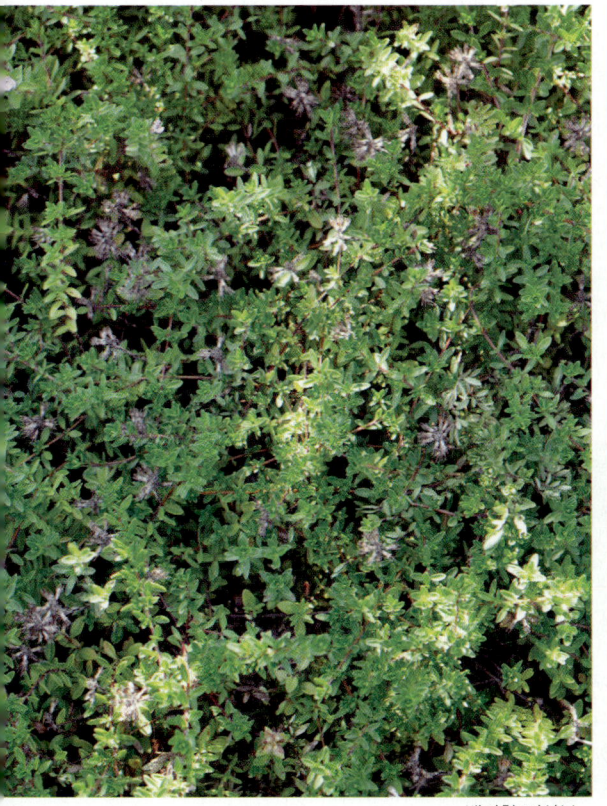

▲ 백리향 지상부

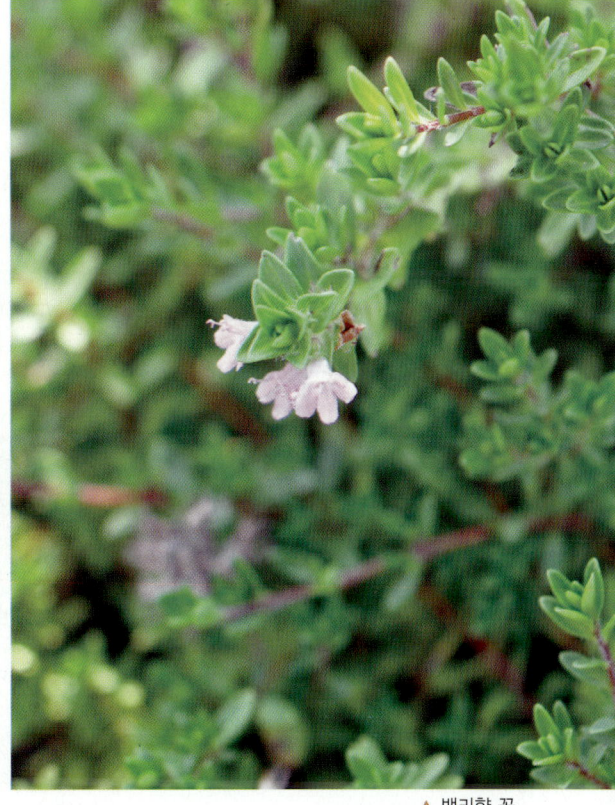

▲ 백리향 꽃

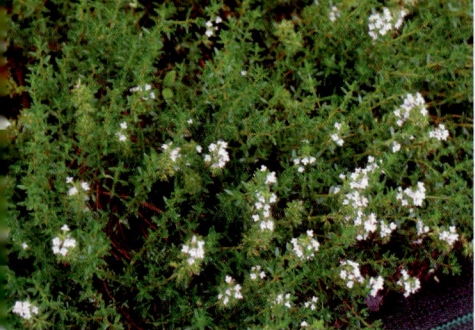

▲ 타임 지상부

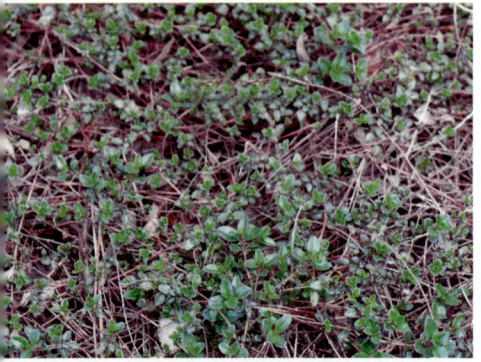

▲ 섬백리향(*Thymus quinquecostatus* var. *japonica*)의 어린잎

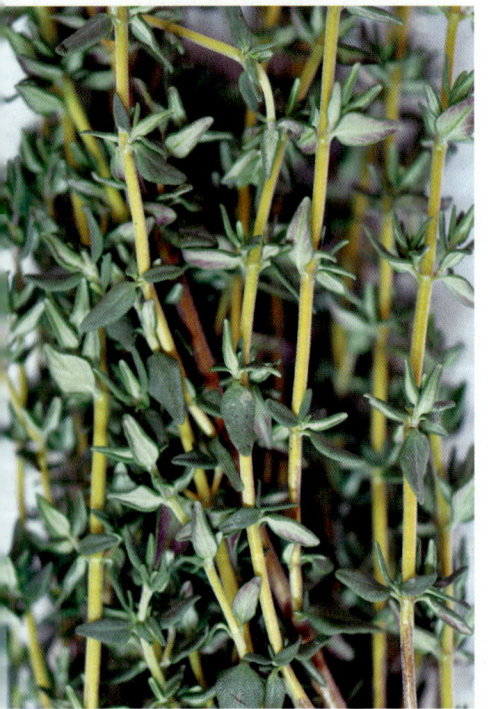

▲ 사향초 지상부(채취품)

● **기원** 이 약은 백리향 *Thymus quinquecostatus* Celakovski 또는 타임 *Thymus vulgaris* Linne(꿀풀과 Labiatae)의 전초이다.

● **한방 약미(藥味)와 약성(藥性)** 맛은 맵고 성질은 평(平)하며 독이 약간 있다.

| **약효 해설** |

• 소화불량에 사용한다.

• 감기 두통, 치통, 복부의 동통에 유효하다.

• 기침, 가래 제거에 좋다.

• 소변이 잘 나오지 않고 아픈 병증에 효과가 있다.

• 강장, 발한 작용이 있다.

• 강한 향이 있어 생선, 고기 요리와 샐러드, 수프에 향신료로 넣어 먹기도 한다. 향신료 이름은 '타임'으로 불린다.

| **약용법** |

전초 9~12g을 물 800mL에 넣고 달여서 아침저녁으로 마시거나 적당량 외용한다.

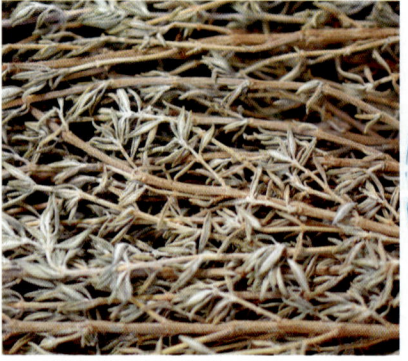

▲ 사향초(건조약재, 전형)

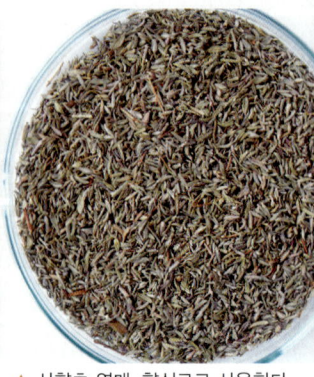

▲ 사향초 열매. 향신료로 사용한다.

- 한자명: 山柰
- 라틴생약명: Kaempferiae Rhizoma
- 식물명 및 학명: 산내(山柰), *Kaempferia galanga* Linné
- 과명: 생강과
- 약용부위: 뿌리줄기
- 식약처 공정서 및 조선시대 의서 수재:
  대한민국약전외한약(생약)규격집(KHP) 제4개정(추보)

산내

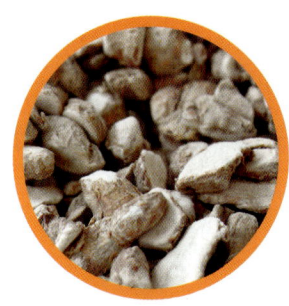

● **기원** 이 약은 산내(山柰) *Kaempferia galanga* Linné(생강과 Zingiberaceae)의 뿌리줄기이다.

● **한방 약미(藥味)와 약성(藥性)** 맛은 맵고 성질은 따뜻하다.

● **한방 작용부위(귀경, 歸經)** 산내는 주로 위경(胃經)에 들어가 작용한다.

| 약효 해설 |

- 복부가 차고 아픈 증상에 사용한다.
- 음식이 잘 소화되지 않는 증상에 유효하다.
- 음식이 체하여 구토하고 설사하는 데 효과가 있다.
- 가슴과 배가 불러 오르고 그득한 증상에 쓴다.
- 팔다리를 잘 쓰지 못하고 마비되며 아픈 병증에 효과가 있다.
- 치통을 낮게 한다.

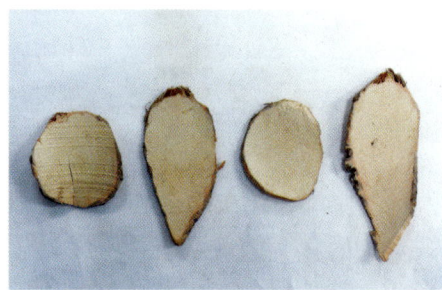

▲ 산내(약재, 전형)

| 약용법 |

뿌리줄기 6~9g을 물 800mL에 넣고 달여서 반으로 나누어 아침저녁으로 마신다.

산두근

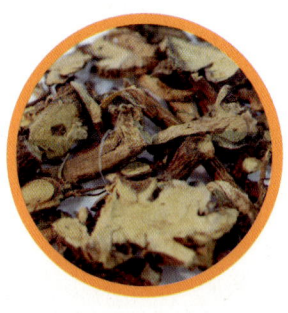

- 한자명: 山豆根
- 라틴생약명: Sophorae Tonkinensis Radix et Rhizoma
- 이명 또는 영명: 광두근(廣豆根)
- 식물명 및 학명: 월남괴(越南槐), *Sophora tonkinensis* Gapnep.
- 과명: 콩과
- 약용부위: 뿌리 및 뿌리줄기
- 식약처 공정서 및 조선시대 의서 수재:
  대한민국약전외한약(생약)규격집(KHP) 제4개정
  방약합편의 만초(蔓草, 덩굴풀)편

● **기원** 이 약은 월남괴(越南槐) *Sophora tonkinensis* Gapnep.(콩과 Leguminosae)의 뿌리 및 뿌리줄기이다.

● **한방 약미(藥味)와 약성(藥性)** 맛은 쓰고 성질은 차며 독이 있다.

● **한방 작용부위(귀경, 歸經)** 산두근은 주로 폐(肺), 위경(胃經)에 들어가 작용한다.

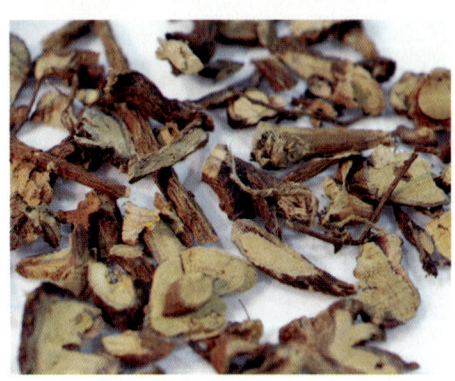

▲ 산두근(약재, 절편)

| **약효 해설** |

- 목 안이 붓고 아픈 증상을 없애준다.
- 잇몸이 붓고 아픈 증상을 낫게 한다.
- 급성 인후염, 간염에 사용한다.
- 황달, 치질을 치료한다.

| **약용법** |

뿌리 및 뿌리줄기 3~6g을 물 800mL에 넣고 달여서 반으로 나누어 아침저녁으로 마신다.

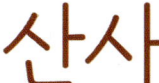

- 한자명: 山楂
- 라틴생약명: Crataegi Fructus
- 이명 또는 영명: Hawthorn Fruit
- 식물명 및 학명: 산사나무, *Crataegus pinnatifida* Bunge
- 과명: 장미과
- 약용부위: 잘 익은 열매
- 식약처 공정서 및 조선시대 의서 수재:
    대한민국약전(KP) 제11개정
    동의보감 탕액편의 과일부
    방약합편의 산과(山果)편

산사

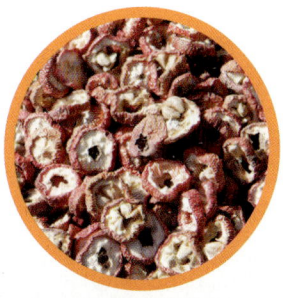

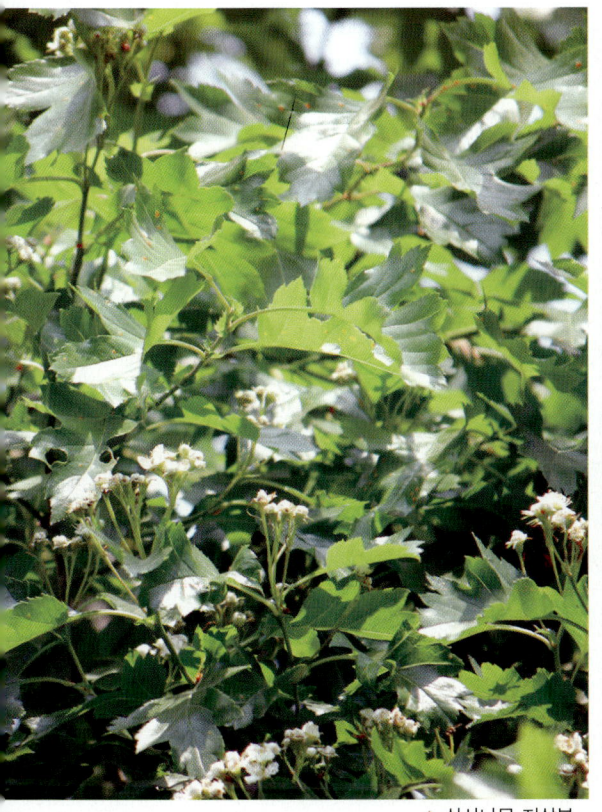

▲ 산사나무 지상부

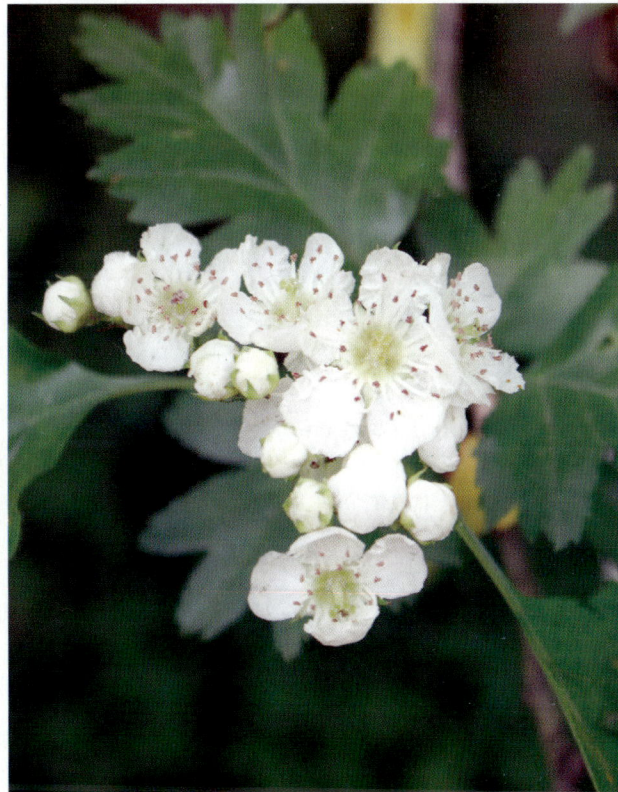

▲ 산사나무 꽃

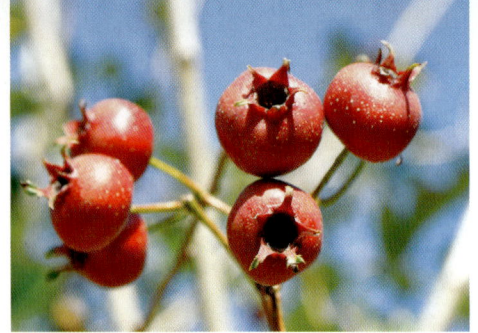

▲ 산사나무(*Crataegus pinnatifida* var. *typica*) 열매

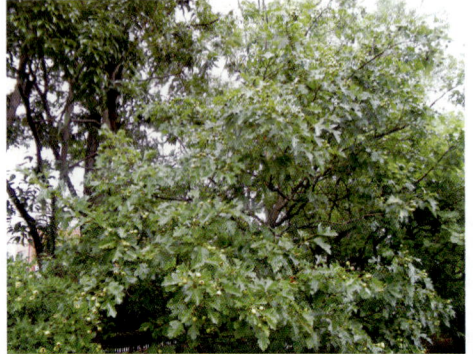

▲ 산사나무(*Crataegus pinnatifida* var. *major*) 수형

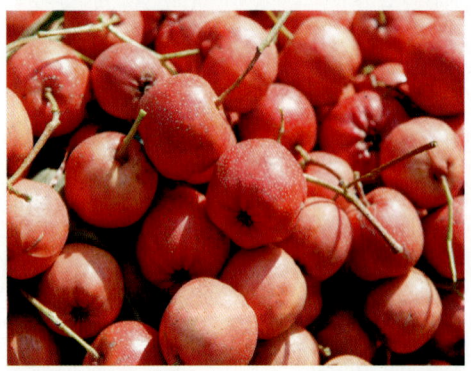

▲ 산사나무 열매(채취품)

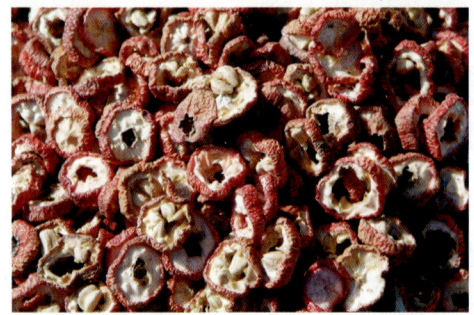

▲ 산사(약재, 절편)

● **기원** 이 약은 산사나무 *Crataegus pinnatifida* Bunge 및 그 변종(장미과 Rosaceae)의 잘 익은 열매이다.

● **한방 약미(藥味)와 약성(藥性)** 맛은 시고 달며 성질은 약간 따뜻하다.

● **한방 작용부위(귀경, 歸經)** 산사는 주로 비(脾), 위(胃), 간경(肝經)에 들어가 작용한다.

| **약효 해설** |

• 배가 몹시 불러 오르면서 속이 그득한 감을 주는 증상을 치료한다.
• 가슴과 배에 바늘로 찌르는 듯한 통증을 없애준다.
• 설사하며 복통이 있는 증상을 낫게 한다.
• 소화불량에 사용한다.
• 설사, 요통(腰痛) 치료에 유효하다.
• 고지혈증에 사용한다.

| **동의보감 효능** |

산사자(山楂子, 산사나무의 열매)는 식적(食積)과 오랜 체기를 풀어주고 기가 맺힌 것을 잘 돌아가게 한다. 적괴(積塊), 담괴(痰塊), 혈액이 체내에서 정체해 응고된 덩어리를 없앤다. 비(脾)를 튼튼하게 하며 가슴을 시원하게 한다[開膈, 개격]. 이질을 치료하며 종기를 빨리 삭게 한다.

| **약용법** |

열매 9~12g을 물 800mL에 넣고 달여서 반으로 나누어 아침저녁으로 마신다.

214

- **한자명**: 山茱萸
- **라틴생약명**: Corni Fructus
- **이명 또는 영명**: Cornus Fruit
- **식물명 및 학명**: 산수유나무, *Cornus officinalis* Siebold et Zuccarini
- **과명**: 층층나무과
- **약용부위**: 잘 익은 열매로서 씨를 제거한 것
- **식약처 공정서 및 조선시대 의서 수재**:
  대한민국약전(KP) 제11개정
  동의보감 탕액편의 나무부
  방약합편의 관목(灌木)편

산수유

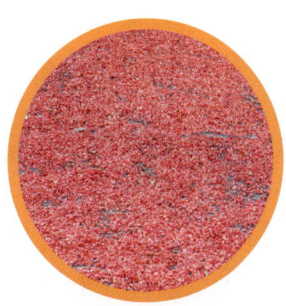

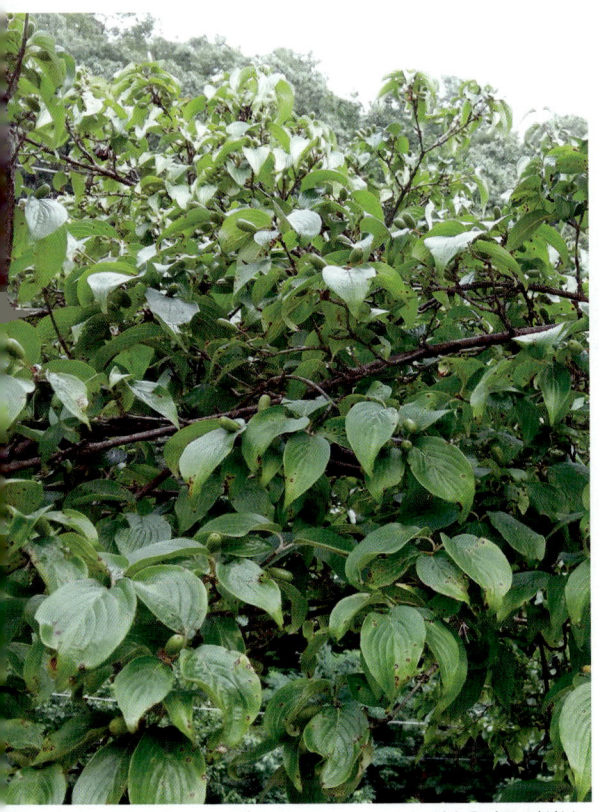

▲ 산수유나무 지상부

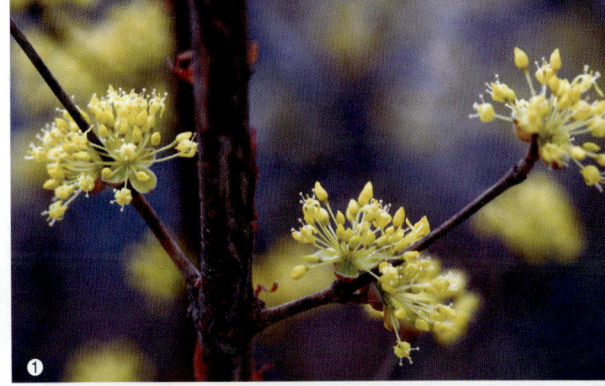

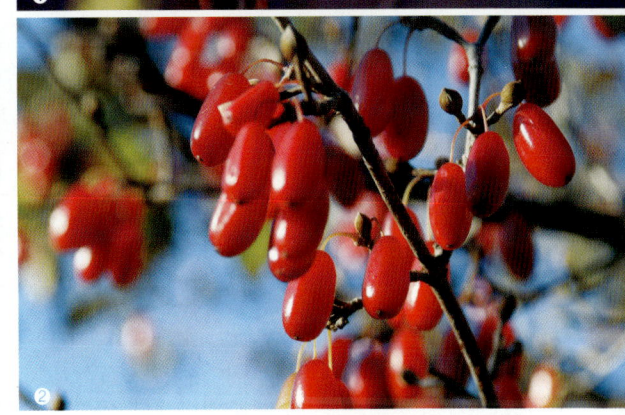

▲ ❶ 산수유나무 꽃 ❷ 산수유나무 열매

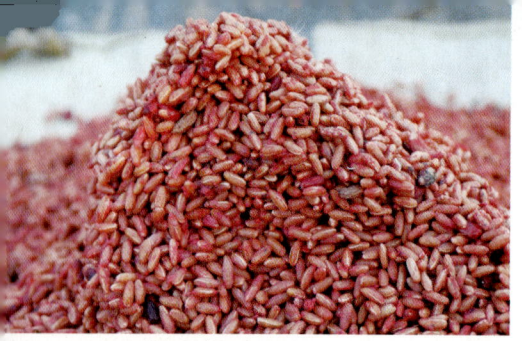

▲ 산수유나무 씨

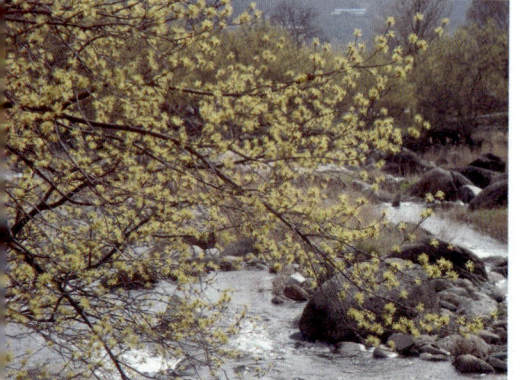

▲ 산수유나무 수형

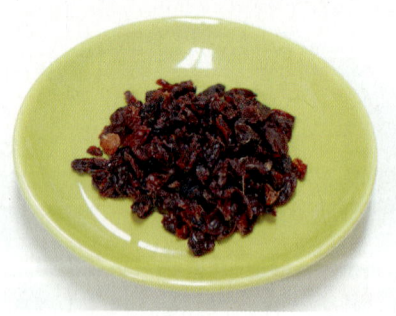

▲ 산수유(약재, 전형)

● **기원** 이 약은 산수유나무 *Cornus officinalis* Siebold et Zuccarini(층층나무과 Cornaceae)의 잘 익은 열매로서 씨를 제거한 것이다.

● **한방 약미(藥味)와 약성(藥性)** 맛은 시고 떫으며 성질은 약간 따뜻하다.

● **한방 작용부위(귀경, 歸經)** 산수유는 주로 간(肝), 신경(腎經)에 들어가 작용한다.

| 약효 해설 |

• 발기가 잘 안 되고 무의식중에 정액이 몸 밖으로 나오는 증상을 치료한다.

• 소변이 저절로 나와 자주 소변을 보는 증상을 낫게 한다.

• 부정기 자궁출혈과 자궁에서 분비물이 나오는 것을 멎게 한다.

• 허리와 무릎 부위가 시큰거리고 아픈 병증을 없애준다.

• 현기증, 이명 치료에 도움이 된다.

• 간과 신장의 기능을 돕는다.

| 동의보감 효능 |

산수유(山茱萸)의 성질은 약간 따뜻하며[微溫] 맛은 시고[酸] 떫으며[澁] 독이 없다. 음(陰)을 왕성하게 하며 신정[精]과 신기(腎氣)를 보한다. 발기를 돕고 음경을 단단하면서 크게 한다. 또한 정수(精髓)를 채우며 허리와 무릎을 따뜻하게 하고 신[水藏]을 돕는다. 소변이 잦은 것을 낫게 하며 노인이 소변을 조절하지 못하는 것을 치료한다. 두통[頭風], 코막힘[鼻塞, 비색], 귀먹은 것[耳聾, 이롱]을 낫게 한다.

| 약용법 |

열매 6~12g을 물 800mL에 넣고 달여서 반으로 나누어 아침저녁으로 마신다.

215

- 한자명: 山藥
- 라틴생약명: Dioscoreae Rhizoma
- 이명 또는 영명: Dioscorea Rhizome
- 식물명 및 학명: 마, *Dioscorea batatas* Decaisne
  참마, *Dioscorea japonica* Thunberg
- 과명: 마과
- 약용부위: 주피를 제거한 뿌리줄기(담근체)로서 그대로 또는 쪄서 말린 것
- 식약처 공정서 및 조선시대 의서 수재:
  대한민국약전(KP) 제11개정
  동의보감 탕액편의 풀부(部)
  방약합편의 만초(蔓草, 덩굴풀)편

산약

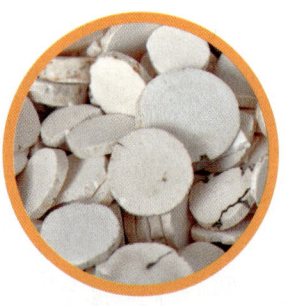

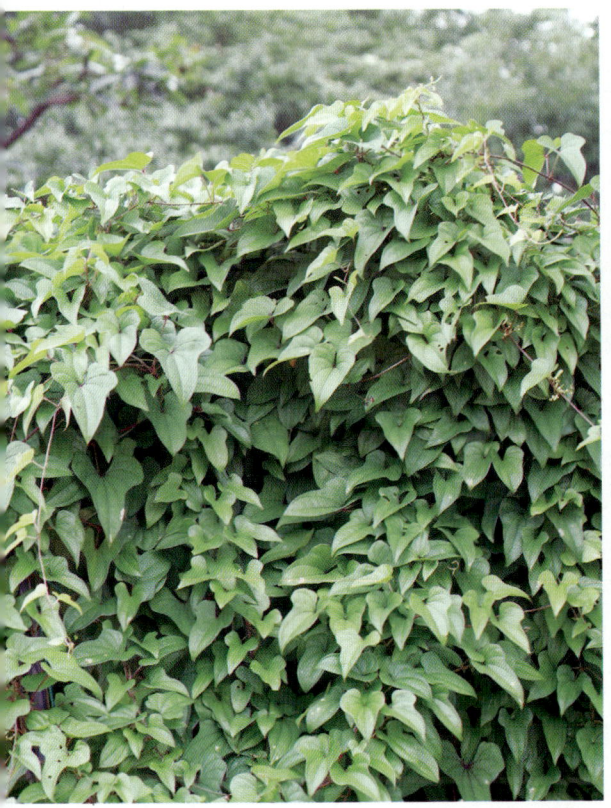

▲ 마 지상부

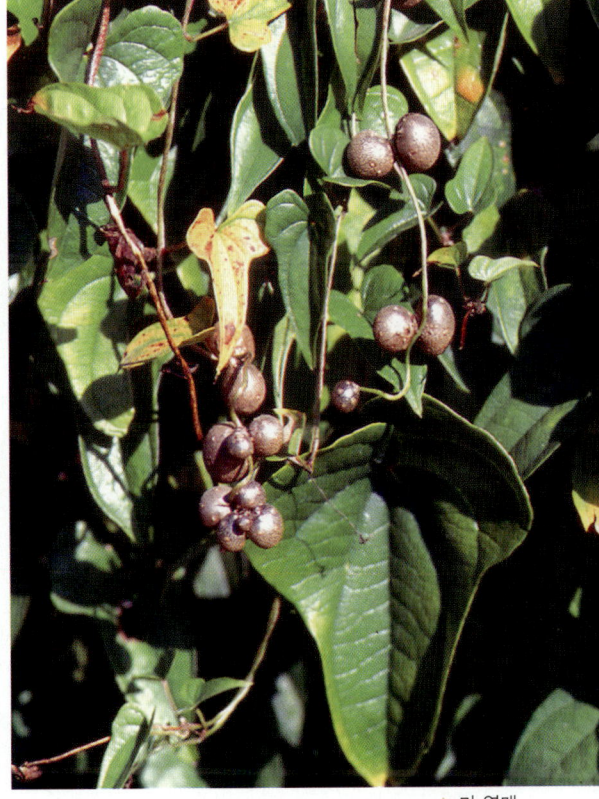

▲ 마 열매

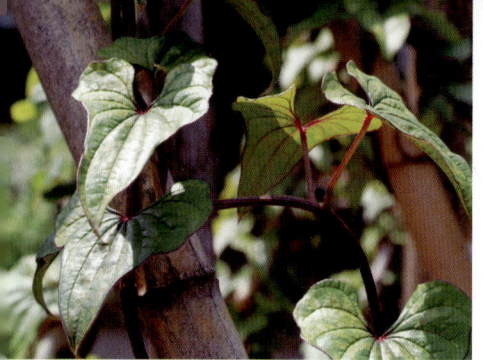
▲ 참마 잎

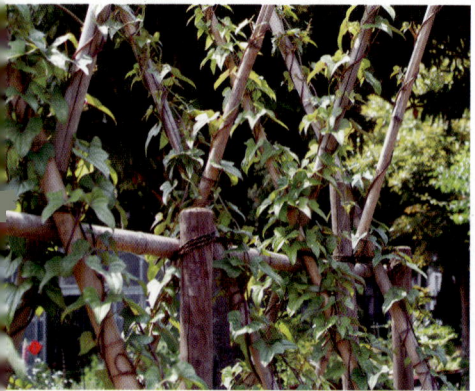
▲ 참마 지상부

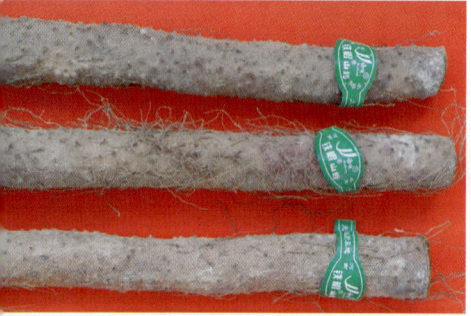
▲ 산약(약재, 전형). 중국 허난성의 4대 회약(懷藥)의 하나인 회산약이다.

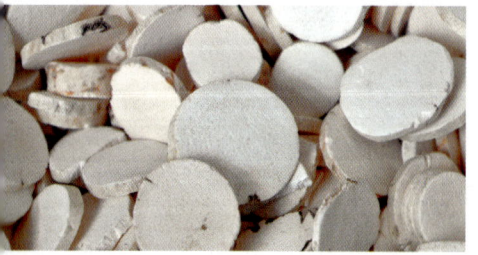
▲ 산약(약재, 절편)

● **기원** 이 약은 마 *Dioscorea batatas* Decaisne 또는 참마 *Dioscorea japonica* Thunberg(마과 Dioscoreaceae)의 주피를 제거한 뿌리줄기(담근체)로서 그대로 또는 쪄서 말린 것이다.

● **한방 약미(藥味)와 약성(藥性)** 맛은 달고 성질은 평(平)하다.

● **한방 작용부위(귀경, 歸經)** 산약은 주로 비(脾), 폐(肺), 신경(腎經)에 들어가 작용한다.

| 약효 해설 |

• 신허(腎虛)로 무의식중에 정액이 몸 밖으로 나오는 증상에 유효하다.
• 비장이 허약하여 생기는 권태감, 설사를 치료한다.
• 폐허(肺虛)로 숨이 차고 기침하는 증상을 낫게 한다.
• 자궁에서 분비물이 나오는 증상에 쓴다.
• 오랜 이질에 사용한다.

| 동의보감 효능 |

서여(薯蕷. 마. 산약)의 성질은 따뜻하고[溫](평(平)하다고도 한다) 맛이 달며[甘] 독이 없다. 허로로 야윈 것을 보하며 오장(五藏)을 충실하게 한다. 기력을 도와주며 살찌게 하고 근육과 뼈를 튼튼하게 한다. 심규[心孔]를 잘 통하게 하고 정신을 안정시키며 의지를 강하게 한다[安神長志].

| 약용법 |

뿌리줄기 15~30g을 물 800mL에 넣고 달여서 반으로 나누어 아침저녁으로 마신다.

216

- 한자명: 山慈姑
- 라틴생약명: Cremastrae Tuber
- 이명 또는 영명: 모자고(毛慈姑)
- 식물명 및 학명: 약난초, *Cremastra appendiculata*(D. Don) Makino

  독산란(獨蒜蘭), *Pleione bulbocodioides* Rolfe

  운남독산란(雲南獨蒜蘭), *Pleione yunnanensis* Rolfe
- 과명: 난초과
- 약용부위: 헛비늘줄기
- 식약처 공정서 및 조선시대 의서 수재:

  대한민국약전외한약(생약)규격집(KHP) 제4개정

  동의보감 탕액편의 풀부(部)

  방약합편의 산초(山草)편

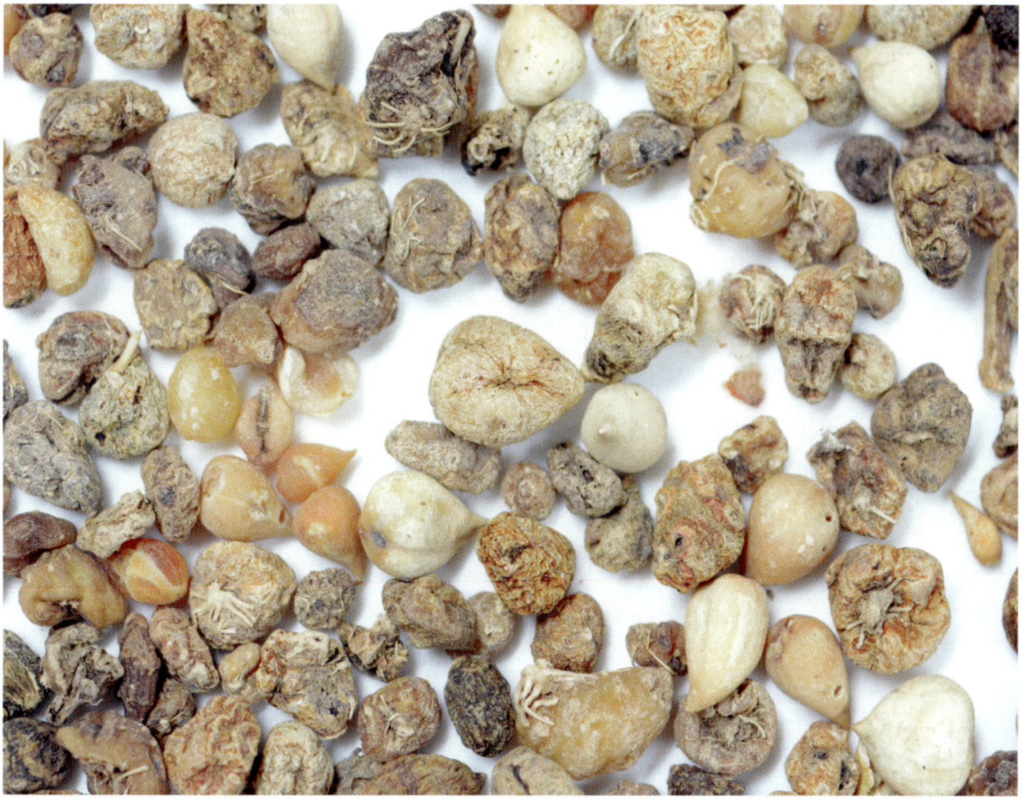

산자고

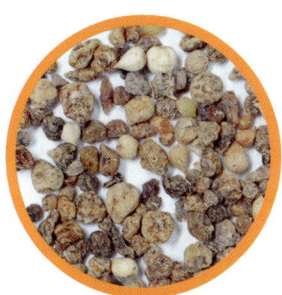

▲ 산자고(약재, 절편)

- **기원** 이 약은 약난초 *Cremastra appendiculata*(D. Don) Makino, 독산란(獨蒜蘭) *Pleione bulbocodioides* Rolfe 또는 운남독산란(雲南獨蒜蘭) *Pleione yunnanensis* Rolfe(난초과 Orchidaceae)의 헛비늘줄기이다.

- **한방 약미(藥味)와 약성(藥性)** 맛은 달고 약간 매우며 성질은 서늘하다.

- **한방 작용부위(귀경, 歸經)** 산자고는 주로 간(肝), 비경(脾經)에 들어가 작용한다.

| 약효 해설 |

- 목이 붓고 통증이 있으면서 막힌 느낌이 있어 답답한 증상을 낫게 한다.
- 종기를 없애준다.
- 담(痰)을 삭이고 해독 효능이 있다.
- 광견병을 치료한다.

| 동의보감 효능 |

산자고(山茨菰, 약난초)는 독이 조금 있다. 옹종(癰腫), 피부의 헌데에 구멍이 뚫어져서 고름이 흐르고 냄새가 나면서 오랫동안 낫지 않는 것을 낫게 한다. 나력(瘰癧), 멍울[結核]이 진 것을 치료하고 얼굴의 기미를 없앤다.

| 약용법 |

헛비늘줄기 3~9g을 물 800mL에 넣고 달여서 반으로 나누어 아침저녁으로 마신다.

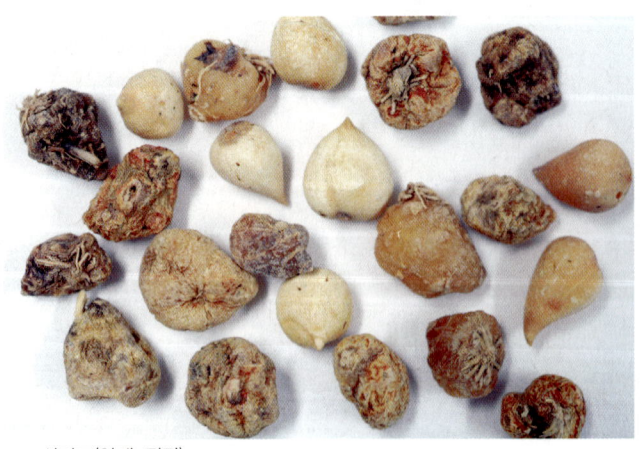

▲ 산자고(약재, 절편)

217

- 한자명: 酸棗仁
- 라틴생약명: Zizyphi Semen
- 이명 또는 영명: Zizyphus Seed
- 식물명 및 학명: 산조(酸棗), *Zizyphus jujuba* Miller var. *spinosa* Hu ex H. F. Chou
- 과명: 갈매나무과
- 약용부위: 잘 익은 씨
- 식약처 공정서 및 조선시대 의서 수재:
  대한민국약전(KP) 제11개정
  동의보감 탕액편의 나무부
  방약합편의 관목(灌木)편

산조인

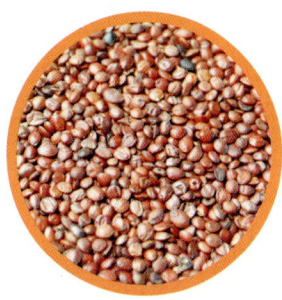

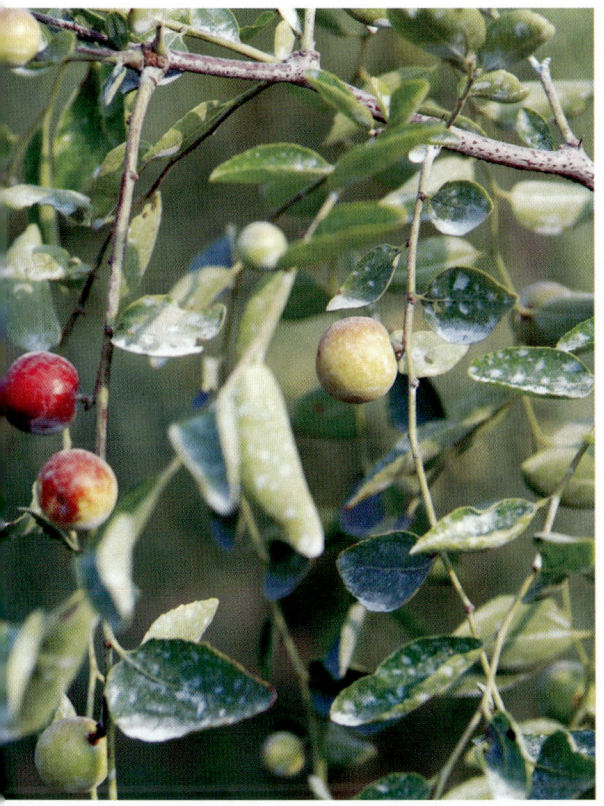

▲ 산조 열매

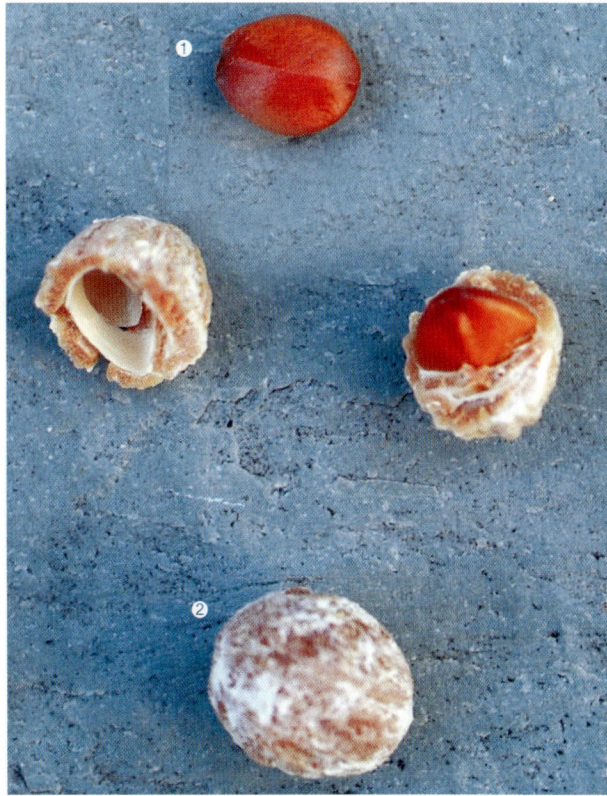

▲ ❶ 산조의 씨 ❷ 산조의 씨껍질

● **기원** 이 약은 산조(酸棗) *Zizyphus jujuba* Miller var. *spinosa* Hu ex H. F. Chou(갈매나무과 Rhamnaceae)의 잘 익은 씨이다.

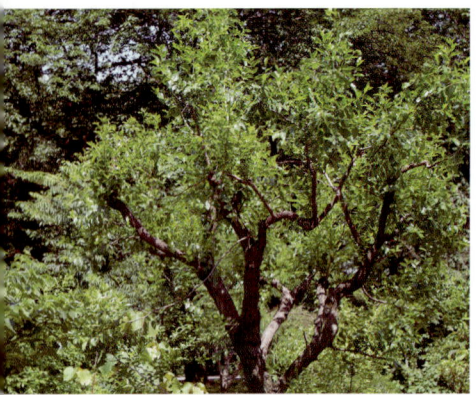
▲ 산조의 수형

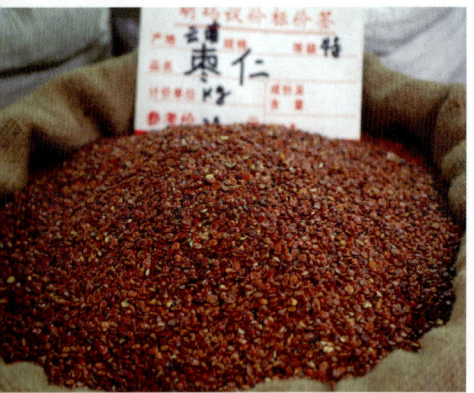
▲ 산조인(약재, 시장 판매품)

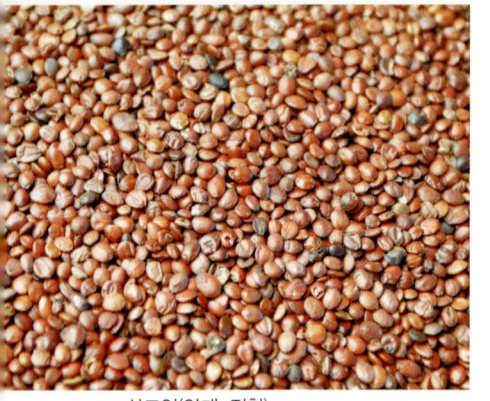
▲ 산조인(약재, 전형)

● **한방 약미(藥味)와 약성(藥性)** 맛은 달고 시며 성질은 평(平)하다.

● **한방 작용부위(귀경, 歸經)** 산조인은 주로 간(肝), 담(膽), 심경(心經)에 들어가 작용한다.

| **약효 해설** |

• 마음을 안정시키고 진정시킨다.
• 가슴이 답답하고 불안해서 편안히 자지 못하는 증상을 낫게 한다.
• 놀라서 가슴이 두근거리고 꿈이 많아서 숙면을 취하지 못하는 증상을 치료한다.
• 체질이 약해 땀이 정상 때보다 많이 나는 증상에 사용한다.
• 가슴이 답답하고 열이 나며 목이 마르는 증상을 없애준다.

| **동의보감 효능** |

산조인(酸棗仁, 멧대추나무 씨)의 성질은 평(平)하며 맛이 달고[甘] 독이 없다. 마음이 답답하여 잠을 자지 못하는 것, 배꼽의 위아래가 아픈 것, 피가 섞인 설사, 식은땀을 낫게 한다. 또한 간기(肝氣)를 보하며 근육과 뼈를 튼튼하게 하고 몸을 살찌게 한다. 또 근육과 뼈의 풍증[筋骨風]에 쓴다.

| **약용법** |

씨 10~15g을 물 800mL에 넣고 달여서 반으로 나누어 아침저녁으로 마신다.

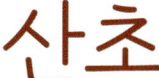

- 한자명: 山椒
- 라틴생약명: Zanthoxyli Pericarpium
- 이명 또는 영명: Zanthoxylum Peel
- 식물명 및 학명: 초피나무, *Zanthoxylum piperitum* De Candolle

  산초나무, *Zanthoxylum schinifolium* Siebold et Zuccarini

  화초(花椒), *Zanthoxylum bungeanum* Maximowicz
- 과명: 운향과
- 약용부위: 잘 익은 열매껍질
- 식약처 공정서 및 조선시대 의서 수재:

  대한민국약전(KP) 제11개정

  동의보감 탕액편의 나무부

  방약합편의 향목(香木, 향나무)편

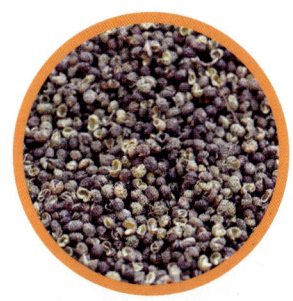

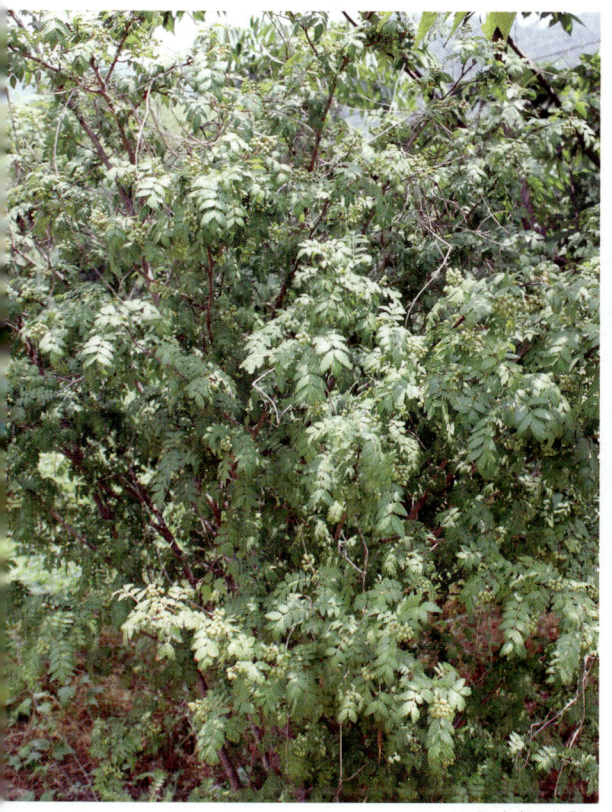

▲ 초피나무 수형

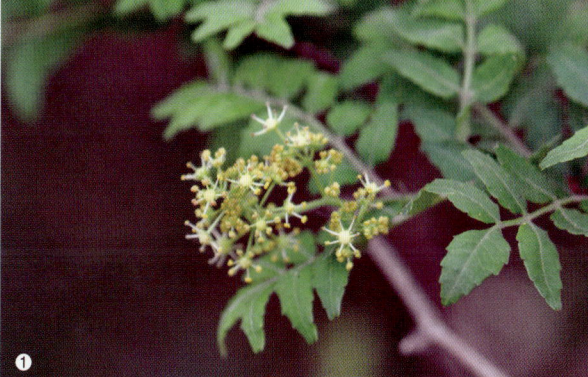

❶

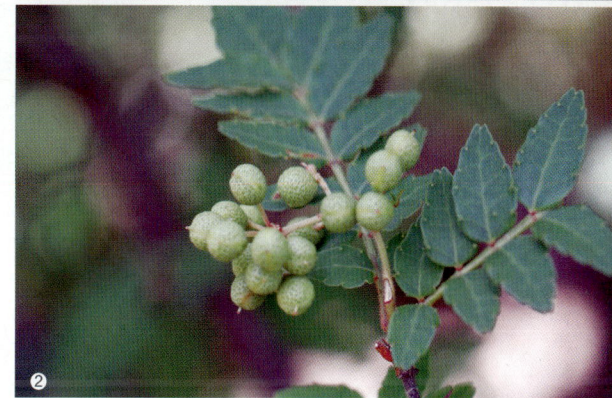

❷

▲ ❶ 초피나무 꽃 ❷ 초피나무 열매

●**기원** 이 약은 초피나무 *Zanthoxylum piperitum* De Candolle, 산초나무 *Zanthoxylum schinifolium* Siebold et Zuccarini 또는 화초(花椒) *Zanthoxylum bungeanum* Maximowicz (운향과 Rutaceae)의 잘 익은 열매껍질이다.

●**한방 약미(藥味)와 약성(藥性)** 맛은 맵고 성질은 따뜻하다.

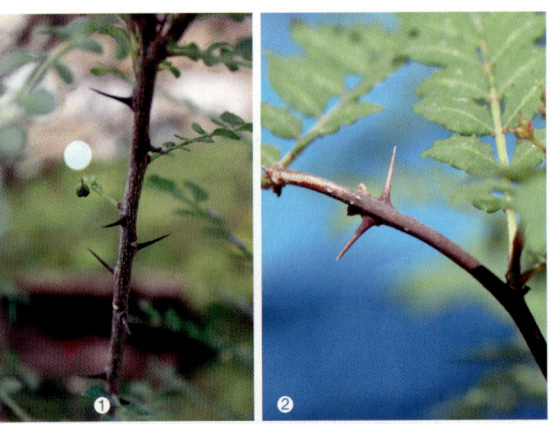

▲ ❶ 산초나무 가시 ❷ 초피나무 가시

●**한방 작용부위(귀경, 歸經)** 산초는 주로 비(脾), 위(胃), 신경(腎經)에 들어가 작용한다.

| 약효 해설 |

• 건위(健胃), 식욕증진 효능이 있다.
• 복부가 차고 아픈 증상을 낫게 한다.
• 구토, 설사를 일으킬 때 쓴다.
• 회충 구제(驅除)의 약효가 있다.
• 여성의 외음부 가려움증에 외용(外用)한다.
• 초피나무 잎과 잎에서 분리한 페놀성 성분은 간 보호작용이 있다.

| 동의보감 효능 |

촉초(蜀椒, 산초나무 · 초피나무 열매)의 성질은 뜨겁고[熱] 맛은 맵고[辛] 독이 있다(독이 조금 있다고도 한다). 속을 따뜻하게 한다. 피부의 죽은 살[死肌]을 없애며 한습비(寒濕痺)에 주로 쓴다. 육부에 있는 한랭기운을 없애며 귀주(鬼疰), 고독(蠱毒)을 낫게 한다. 벌레와 물고기의 독을 푼다. 치통을 없애고 성기능을 높이며 음낭에서 땀이 나는 것을 멈추게 한다. 허리와 무릎을 따뜻하게 하며 소변을 자주 보는 것을 줄이고 기를 내린다.

| 약용법 |

열매껍질 3~6g을 물 800mL에 넣고 달여서 반으로 나누어 아침저녁으로 마신다.

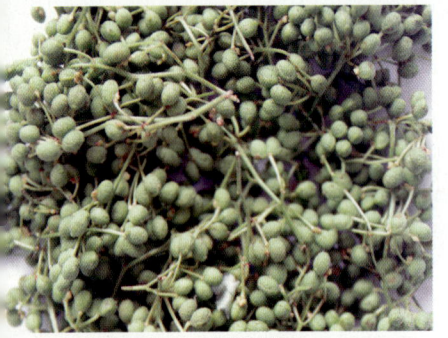

▲ 초피나무 열매(채취품)

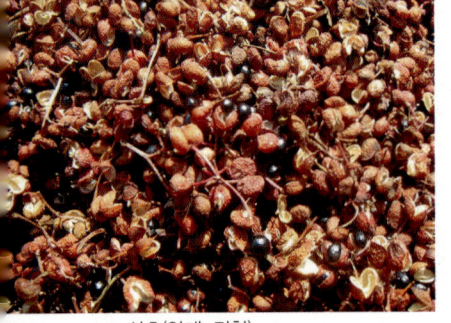

▲ 산초(약재, 전형)

219

삼릉

- 한자명: 三稜
- 라틴생약명: Sparganii Rhizoma
- 이명 또는 영명: Sparganium Rhizome
- 식물명 및 학명: 흑삼릉, *Sparganium stoloniferum* Buchanan-Hamilton
- 과명: 흑삼릉과
- 약용부위: 덩이줄기
- 식약처 공정서 및 조선시대 의서 수재:
    대한민국약전(KP) 제11개정
    동의보감 탕액편의 풀부(部)
    방약합편의 방초(芳草, 향기가 좋은 풀)편

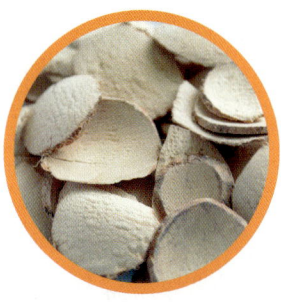

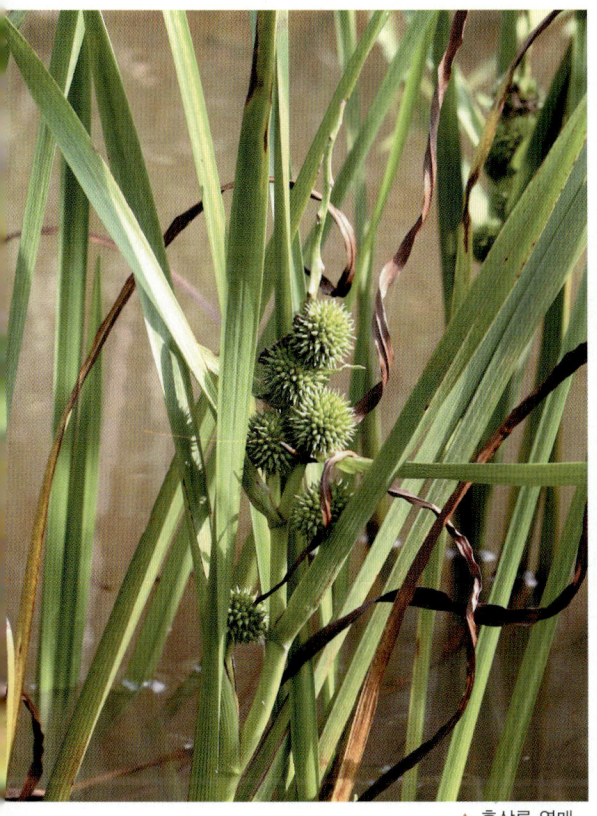

▲ 흑삼릉 열매

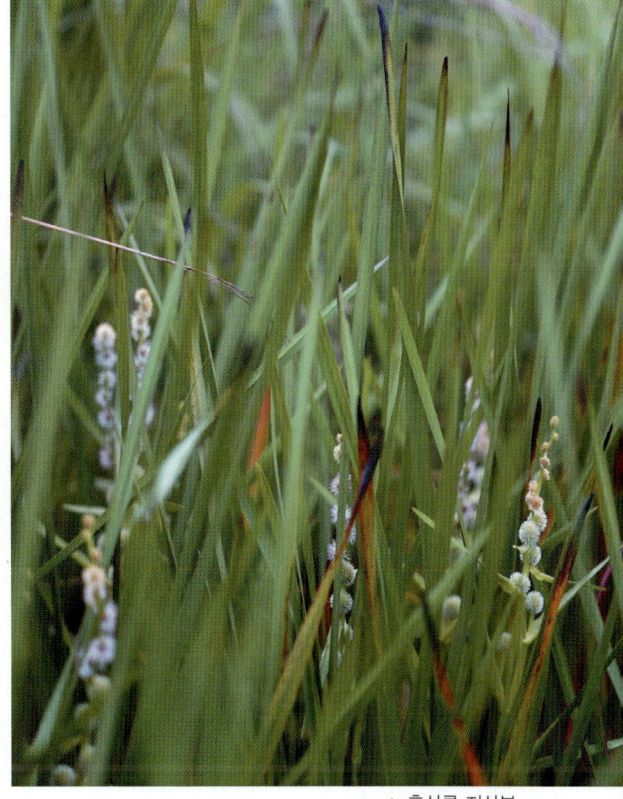

▲ 흑삼릉 지상부

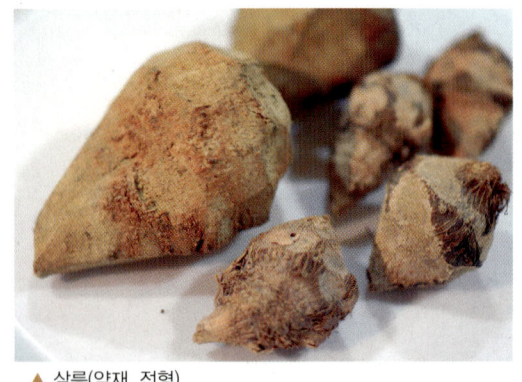
▲ 삼릉(약재, 전형)

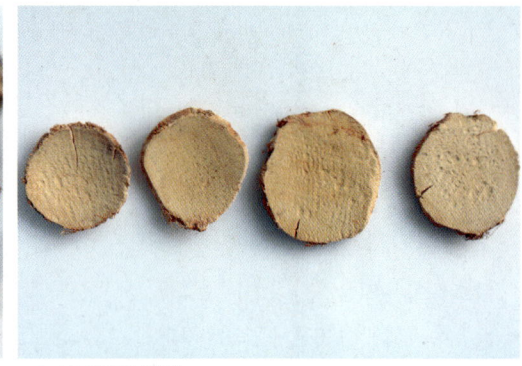
▲ 삼릉(약재, 절편)

●**기원** 이 약은 흑삼릉 *Sparganium stoloniferum* Buchanan−Hamilton(흑삼릉과 Sparganiaceae)의
덩이줄기이다.

●**한방 약미(藥味)와 약성(藥性)** 맛은 맵고 쓰며 성질은 평(平)하다.

●**한방 작용부위(귀경, 歸經)** 삼릉은 주로 간(肝), 비경(脾經)에 들어가 작용한다.

| **약효 해설** |

• 어혈을 없애고 기 순환을 촉진한다.
• 음식물이 소화되지 못하고 체한 증상에 유효하다.
• 가슴이 막히는 듯하면서 아픈 증상에 사용한다.
• 산후 어혈로 인한 복통, 타박상을 치료한다.

| **동의보감 효능** |

삼릉(三稜)은 뱃속에 생긴 덩어리와 뭉친 것에 주로 쓴다. 부인의 혈적(血積)을 낮게 하고 유산시
킨다. 월경을 통하게 하며 어혈을 없앤다. 산후에 출혈이 심하여 정신이 흐리고 혼미하여지는
증상, 복통, 어혈이 내려가지 않는 것, 넘어지거나 맞아서 멍든 것을 풀어준다.

| **약용법** |

덩이줄기 5~10g을 물 800mL에 넣고 달여서 반으로 나누어 아침저녁으로 마신다.

220

- 한자명: 三白草
- 라틴생약명: Saururi Herba
- 식물명 및 학명: 삼백초, *Saururus chinensis* (Loureiro) Baillon
- 과명: 삼백초과
- 약용부위: 지상부
- 식약처 공정서 및 조선시대 의서 수재:
  대한민국약전외한약(생약)규격집(KHP) 제4개정(추보)

삼백초

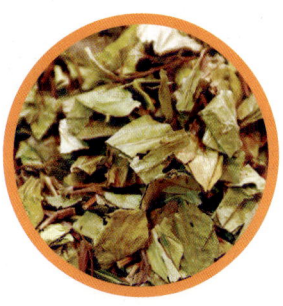

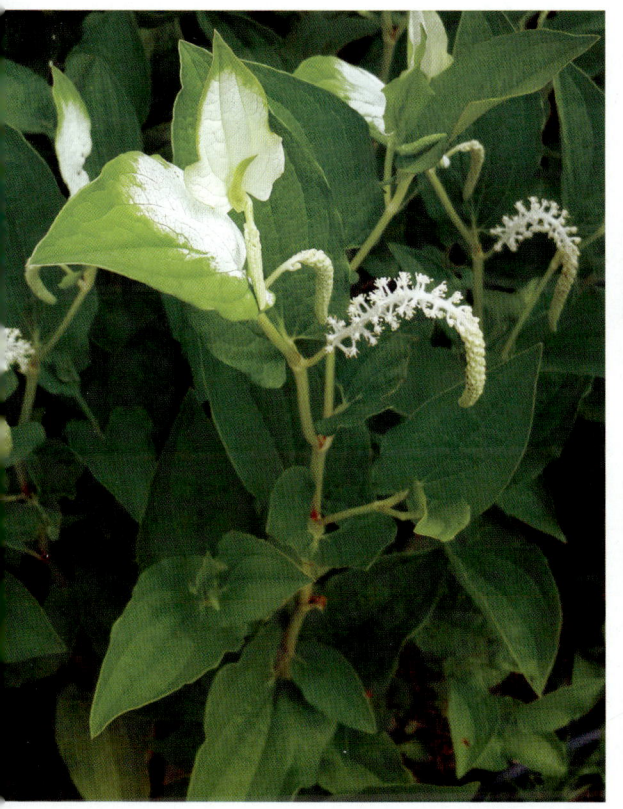

▲ 삼백초 지상부

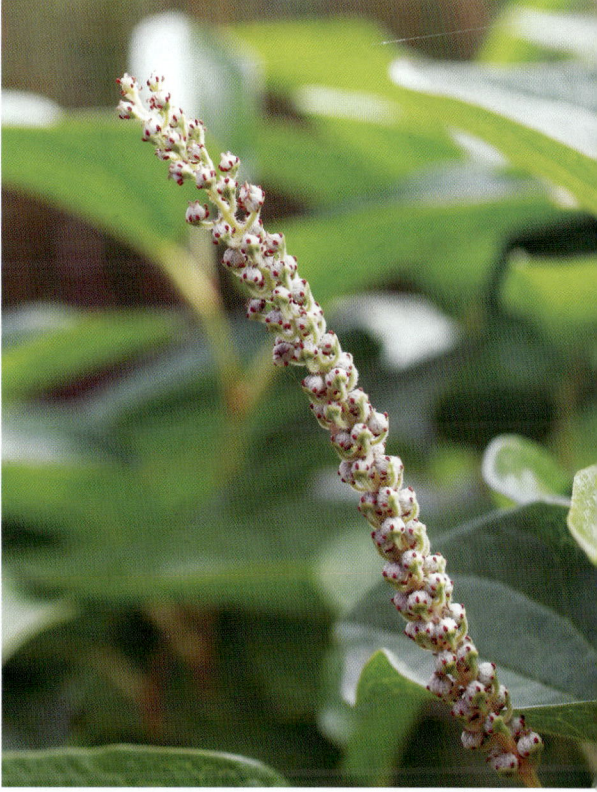

▲ 삼백초 열매

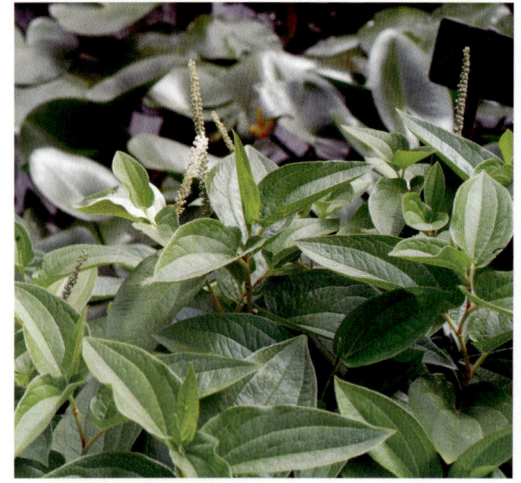

▲ 삼백초 꽃과 열매

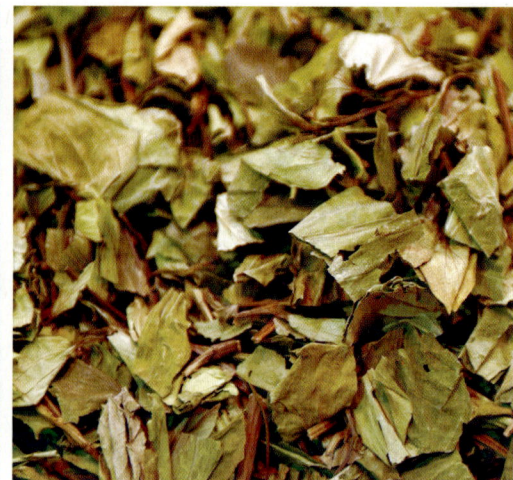

▲ 삼백초(약재, 절단)

● **기원** 이 약은 삼백초 *Saururus chinensis*(Loureiro) Baillon(삼백초과 Saururaceae)의 지상부이다.

● **한방 약미(藥味)와 약성(藥性)** 맛은 달고 매우며 성질은 차다.

● **한방 작용부위(귀경, 歸經)** 삼백초는 주로 폐(肺), 방광경(膀胱經)에 들어가 작용한다.

| **약효 해설** |

• 소변량이 줄거나 잘 나오지 않는 증상에 사용한다.

• 소변에 피가 섞여 나오는 임증(淋證)에 유효하다.

• 몸이 붓는 증상에 쓴다.

• 자궁에서 분비물이 나오는 증상 치료에 효과가 있다.

• 황달, 치질 치료에 도움이 된다.

• 습진 치료에 외용(外用)한다.

| **약용법** |

지상부 15~30g을 물 800mL에 넣고 달여서 반으로 나누어 아침저녁으로 마신다.

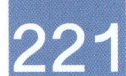

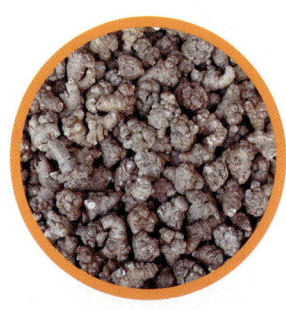

221

■ 한자명: 三七

■ 라틴생약명: Notoginseng Radix et Rhizoma

■ 이명 또는 영명: 전칠(田七)

■ 식물명 및 학명: 삼칠(三七), *Panax notoginsengs*(Burk) F. H. Chen

■ 과명: 두릅나무과

■ 약용부위: 뿌리 및 뿌리줄기

■ 식약처 공정서 및 조선시대 의서 수재:

　　대한민국약전외한약(생약)규격집(KHP) 제4개정

　　방약합편의 산초(山草)편

삼칠

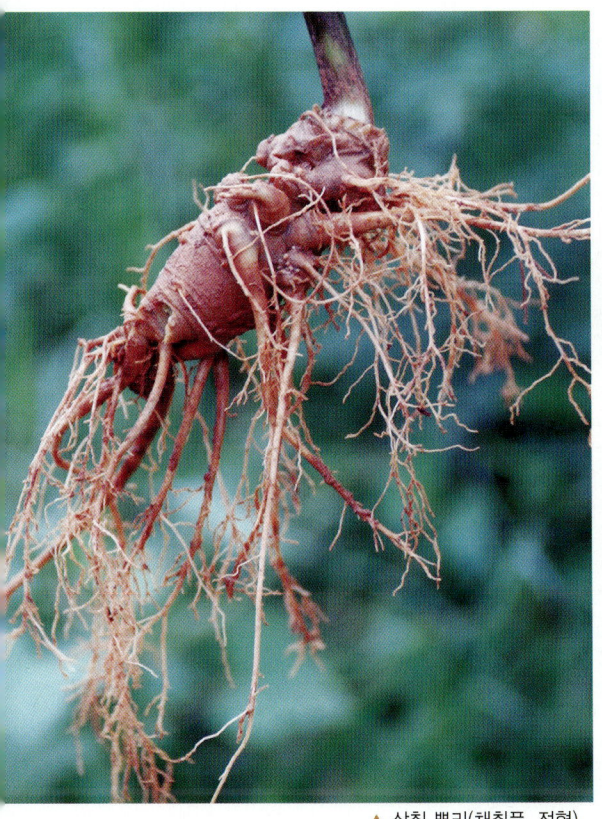

▲ 삼칠 뿌리(채취품, 전형)

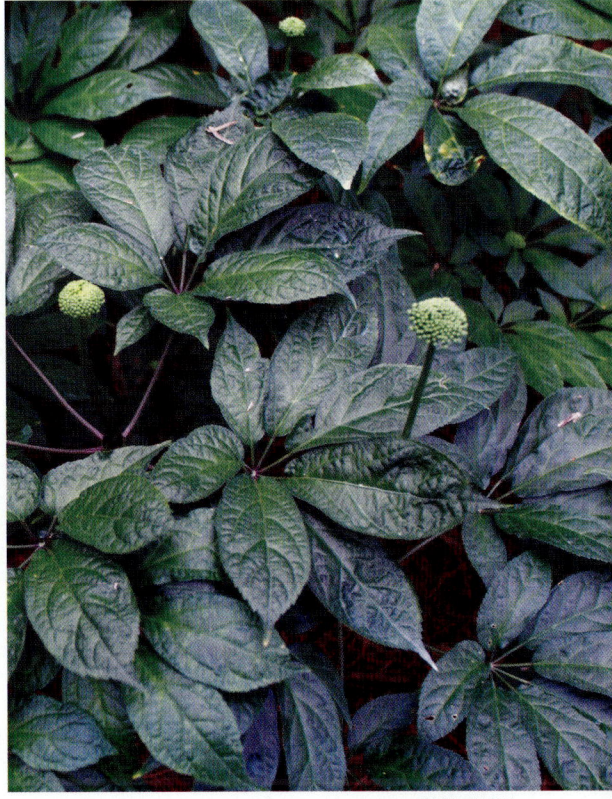

▲ 삼칠 지상부

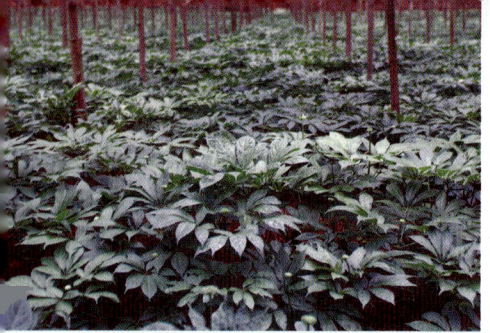

▲ 삼칠 재배지(중국)

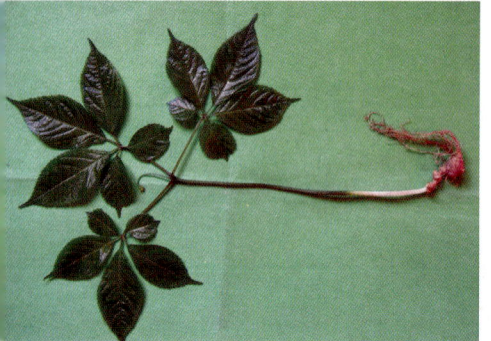

▲ 삼칠 표본(채취품, 전초)

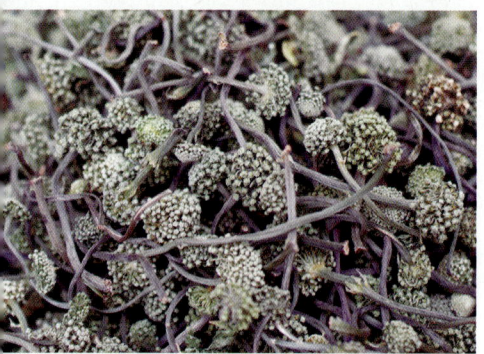

▲ 삼칠 꽃(약재, 전형)

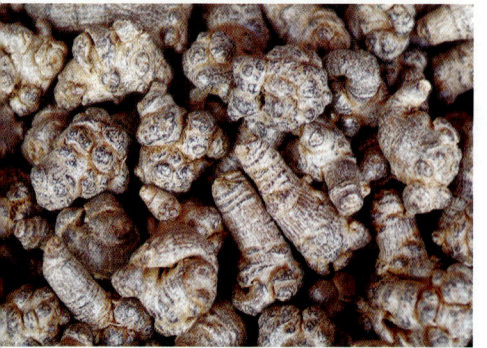

▲ 삼칠(약재, 전형)

● **기원** 이 약은 삼칠(三七) *Panax notoginsengs*(Burk) F. H. Chen(두릅나무과 Araliaceae)의 뿌리 및 뿌리줄기이다.

● **한방 약미(藥味)와 약성(藥性)** 맛은 달고 약간 쓰며 성질은 따뜻하다.

● **한방 작용부위(귀경, 歸經)** 삼칠은 주로 간(肝), 위경(胃經)에 들어가 작용한다.

| **약효 해설** |

• 어혈(瘀血)을 제거하고 지혈하는 효능이 있다.
• 각혈, 토혈, 혈변(血便) 같은 각종 출혈에 내복하거나 외용(外用)한다.
• 타박상과 골절상으로 붓고 아픈 것을 그치게 한다.
• 가슴과 배가 찌르듯 아픈 증상의 치료에 사용한다.
• 부정기 자궁출혈에 쓴다.
• 소종(消腫), 진통, 소염 작용이 있다.

| **약용법** |

뿌리 및 뿌리줄기 3~9g을 물 800mL에 넣고 달여서 반으로 나누어 아침저녁으로 마신다.

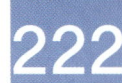
- 한자명: 桑寄生
- 라틴생약명: Loranthi Ramulus et Folium
- 이명 또는 영명: 상상기생(桑上寄生)
- 식물명 및 학명: 뽕나무겨우살이, *Loranthus parasticus* Merr.
  상기생(桑寄生), *Loranthus chinensis* Danser
- 과명: 겨우살이과
- 약용부위: 잎, 줄기 및 가지
- 식약처 공정서 및 조선시대 의서 수재:
  대한민국약전외한약(생약)규격집(KHP) 제4개정
  동의보감 탕액편의 나무부
  방약합편의 관목(灌木)편

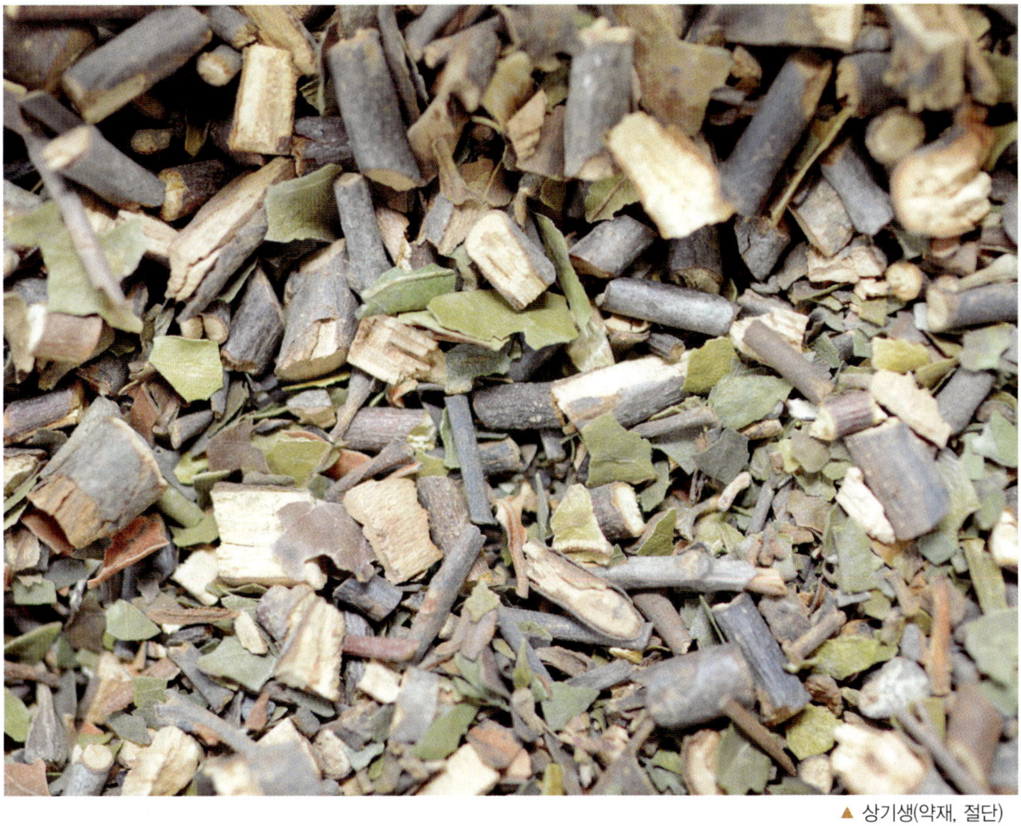

상기생

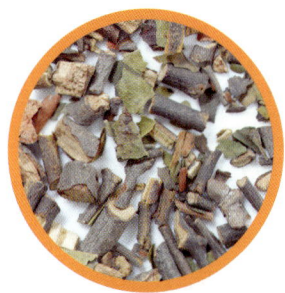

▲ 상기생(약재, 절단)

● **기원** 이 약은 뽕나무겨우살이 *Loranthus parasticus* Merr. 또는 상기생(桑寄生) *Loranthus chinensis* Danser(겨우살이과 Loranthaceae)의 잎, 줄기 및 가지이다.

● **한방 약미(藥味)와 약성(藥性)** 맛은 쓰고 달며 성질은 평(平)하다.

● **한방 작용부위(귀경, 歸經)** 상기생은 주로 간(肝), 신경(腎經)에 들어가 작용한다.

| **약효 해설** |

• 간신(肝腎)을 보양한다.
• 근육과 뼈를 강하고 튼튼하게 한다.
• 팔다리를 잘 쓰지 못하고 마비되며 아픈 증상에 사용한다.
• 허리와 무릎 부위가 시큰거리고 아픈 병증을 치료한다.
• 머리가 어지럽고 눈앞이 아찔한 증상을 낫게 한다.
• 여성의 부정기 자궁출혈에 쓴다.
• 임산부와 태아를 안정시키는 효능이 있다.

| **동의보감 효능** |

상상기생(桑上寄生, 뽕나무 겨우살이)은 성질이 평(平)하며 맛은 쓰고[苦] 달며[甘] 독이 없다. 근육과 뼈를 튼튼하게 하고 혈액순환이 잘되게 한다. 피부를 탄력 있게 하며 수염과 눈썹을 자라게 한다. 허리가 아픈 데 주로 쓴다. 옹종(癰腫)과 쇠붙이에 다친 상처를 치료한다. 여자의 임신 중에 하혈(下血)하는 것을 멎게 하며 태(胎)를 튼튼하게 한다. 산후의 여러 질병과 여성의 부정기 자궁출혈을 낫게 한다.

| **약용법** |

잎, 줄기 및 가지 9~15g을 물 800mL에 넣고 달여서 반으로 나누어 아침저녁으로 마신다.

223

상륙

- **한자명**: 商陸
- **라틴생약명**: Phytolaccae Radix
- **이명 또는 영명**: 장불로(長不老)
- **식물명 및 학명**: 자리공, *Phytolacca esculenta* Houttuyn
  미국자리공, *Phytolacca americana* Linné
- **과명**: 상륙과
- **약용부위**: 뿌리
- **식약처 공정서 및 조선시대 의서 수재**:
  대한민국약전외한약(생약)규격집(KHP) 제4개정
  동의보감 탕액편의 풀부(部)
  방약합편의 독초편

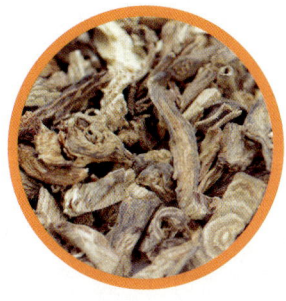

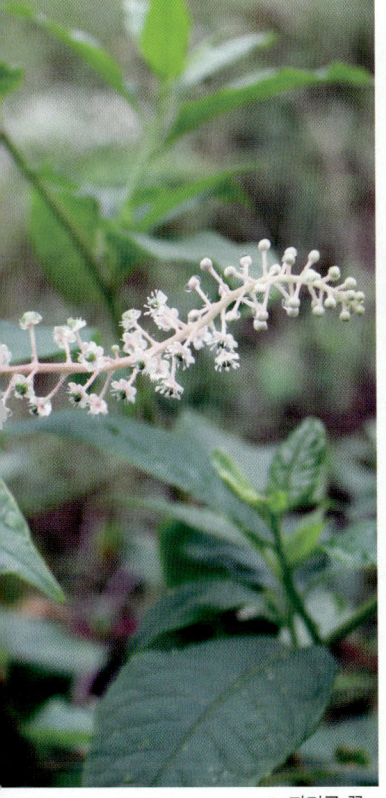

▲ 자리공 꽃

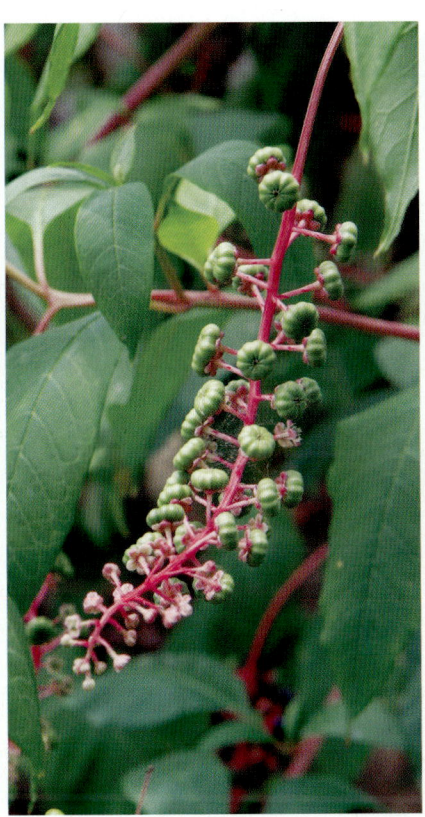

▲ 미국자리공의 미숙 열매

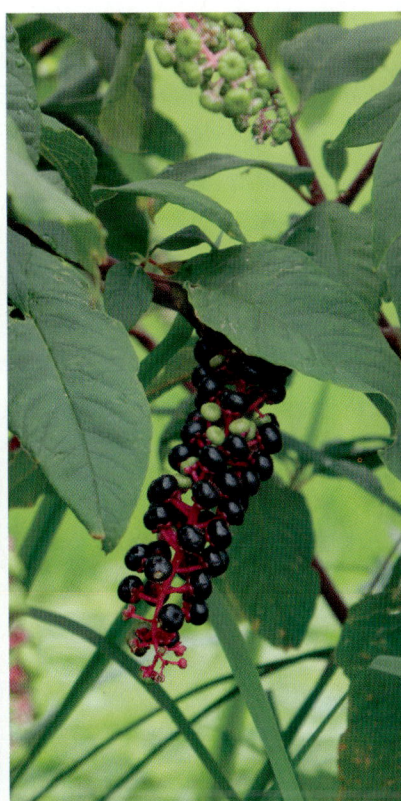

▲ 자리공 열매

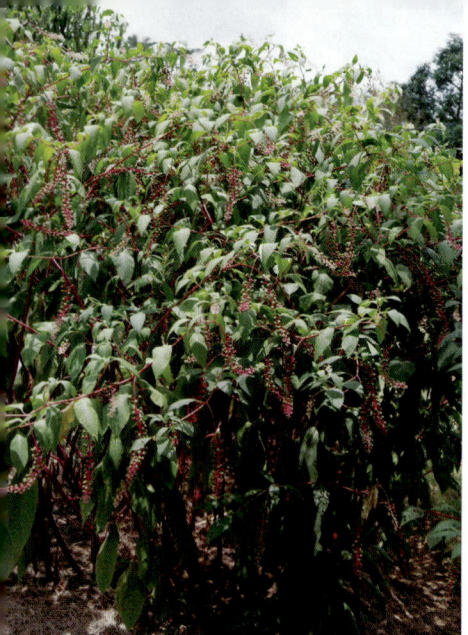

▲ 미국자리공 지상부

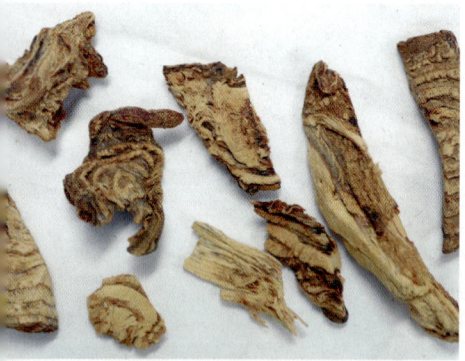

▲ 상륙(약재, 절편)

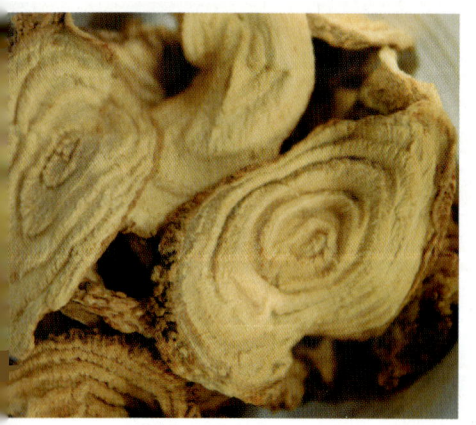

▲ 상륙(약재, 횡단면)

● **기원** 이 약은 자리공 *Phytolacca esculenta* Houttuyn 또는 미국자리공 *Phytolacca americana* Linné(상륙과 Phytolaccaceae)의 뿌리이다.

● **한방 약미(藥味)와 약성(藥性)** 맛은 쓰며 성질은 차고 독이 있다.

● **한방 작용부위(귀경, 歸經)** 상륙은 주로 폐(肺), 비(脾), 신(腎), 대장경(大腸經)에 들어가 작용한다.

| 약효 해설 |

• 이뇨작용이 있으며 몸이 붓는 증상을 치료한다.

• 목 안이 아픈 증상에 유효하다.

• 대소변을 보지 못하는 증상에 쓴다.

• 독성이 있다.

| 동의보감 효능 |

상륙(商陸, 자리공 뿌리)의 성질은 평(平)하고(서늘하다[冷]고도 한다) 맛은 맵고 시며[辛酸] 독이 많다. 10가지 몸이 붓는 것, 목 안이 벌겋게 붓고 아프며 막힌 감이 있는 것을 치료한다. 고독(蠱毒)을 없애며 유산시키고 옹종(癰腫)을 치료한다. 헛것에 들린 것을 없앤다. 피부가 헐어 아프고 가려우며 벌겋게 부어 곪는 것에 붙이면 효과가 있다. 유산시키며[墮胎, 타태] 대소장을 잘 통하게 한다.

| 약용법 |

뿌리 3~9g을 물 800mL에 넣고 달여서 반으로 나누어 아침저녁으로 마신다.

224

- 한자명: 桑白皮
- 라틴생약명: Mori Radicis Cortex
- 이명 또는 영명: Mulberry Root Bark
- 식물명 및 학명: 뽕나무, *Morus alba* Linné
- 과명: 뽕나무과
- 약용부위: 뿌리껍질로서 주피를 제거한 것
- 식약처 공정서 및 조선시대 의서 수재:

  대한민국약전(KP) 제11개정

  동의보감 탕액편의 나무부

  방약합편의 관목(灌木)편

상백피

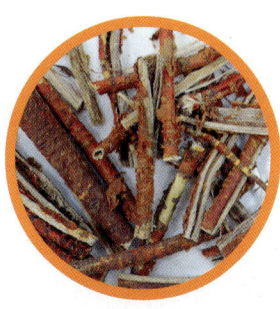

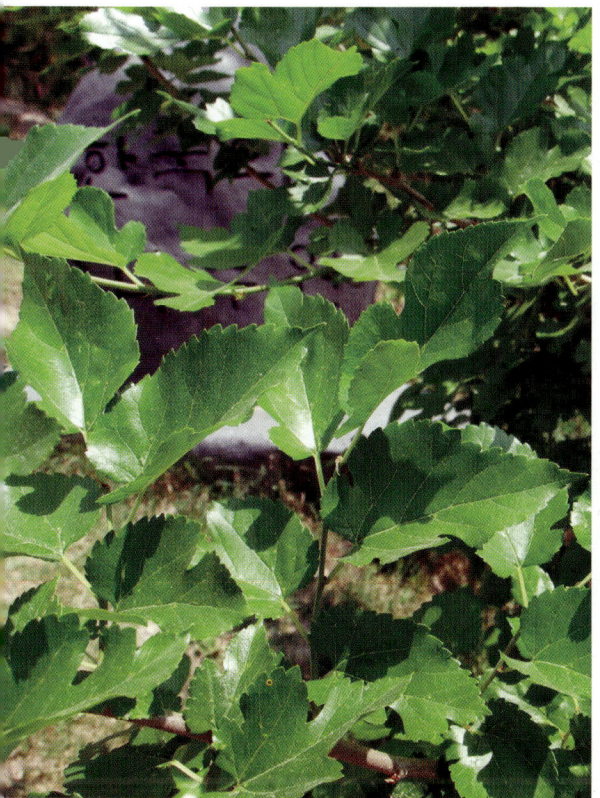

▲ 뽕나무 잎

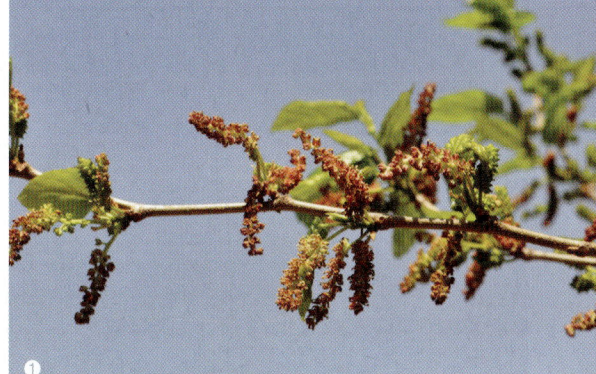

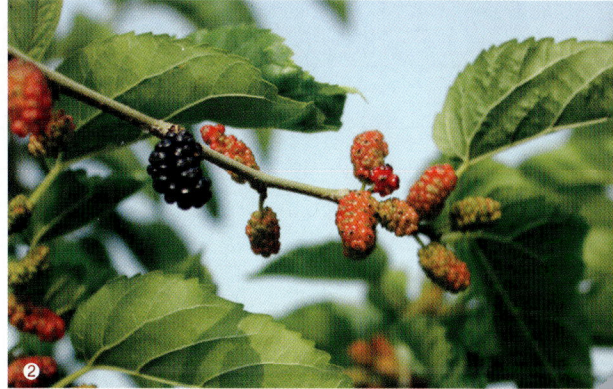

▲ ❶ 뽕나무 꽃 ❷ 뽕나무 열매

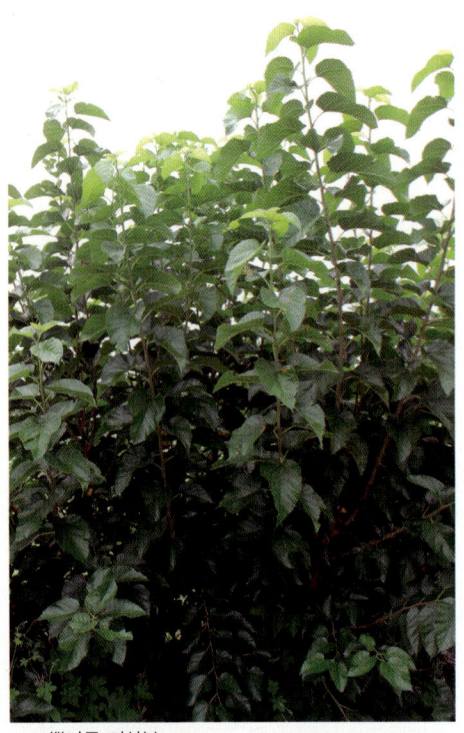

▲ 뽕나무 지상부

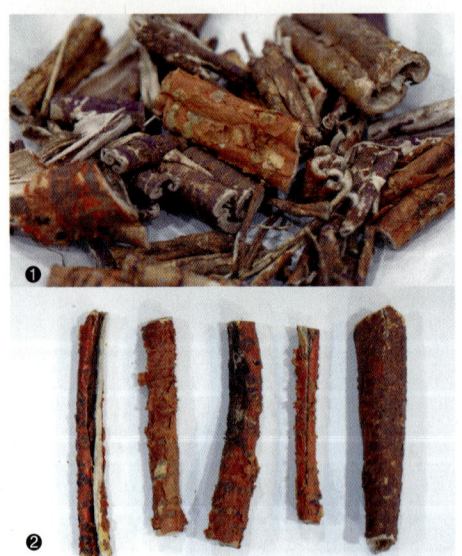

▲ ❶❷ 상백피(약재, 절단)

● **기원** 이 약은 뽕나무 *Morus alba* Linné(뽕나무 과 Moraceae)의 뿌리껍질로서 주피를 제거한 것이다.

● **한방 약미(藥味)와 약성(藥性)** 맛은 달고 성질 은 차다.

● **한방 작용부위(귀경, 歸經)** 상백피는 주로 폐 경(肺經)에 들어가 작용한다.

| 약효 해설 |

• 폐의 열을 내려 기침과 천식을 치료한다.
• 이뇨작용으로 부종을 가라앉힌다.
• 혈당, 혈압 강하의 약리작용이 있다.

| 동의보감 효능 |

상근백피(桑根白皮, 뽕나무 뿌리껍질)는 폐기(肺氣)로 숨이 차고 가슴이 그득한 것, 수기(水氣)로 부종 이 생긴 것을 낫게 한다. 담(痰)을 삭이고 갈증을 멎게 한다. 폐 속의 수기를 없애며 소변을 잘 나 오게 한다. 기침과 피가 섞인 침을 뱉는 것을 낫 게 하며 대소장을 잘 통하게 한다. 뱃속의 벌레 를 죽이고 쇠붙이에 다친 상처를 아물게 한다.

| 약용법 |

뿌리껍질 6~12g을 물 800mL에 넣고 달여서 반으로 나누어 아침저녁으로 마신다.

225

- **한자명**: 常山
- **라틴생약명**: Dichroae Radix
- **이명 또는 영명**: 촉칠, 황상산(黃常山)
- **식물명 및 학명**: 상산(常山), *Dichroa febrifuga* Lour.
- **과명**: 범의귀과
- **약용부위**: 뿌리
- **식약처 공정서 및 조선시대 의서 수재**:
  대한민국약전외한약(생약)규격집(KHP) 제4개정
  동의보감 탕액편의 풀부(部)
  방약합편의 독초편

상산

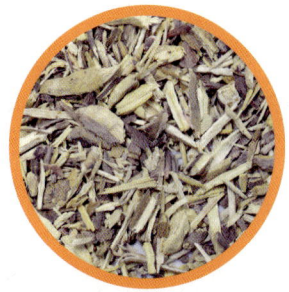

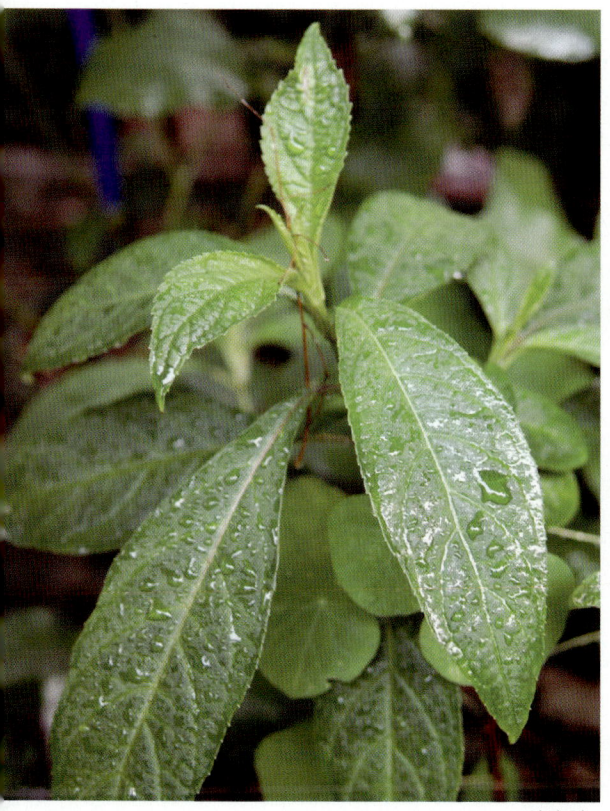

▲ 상산 잎

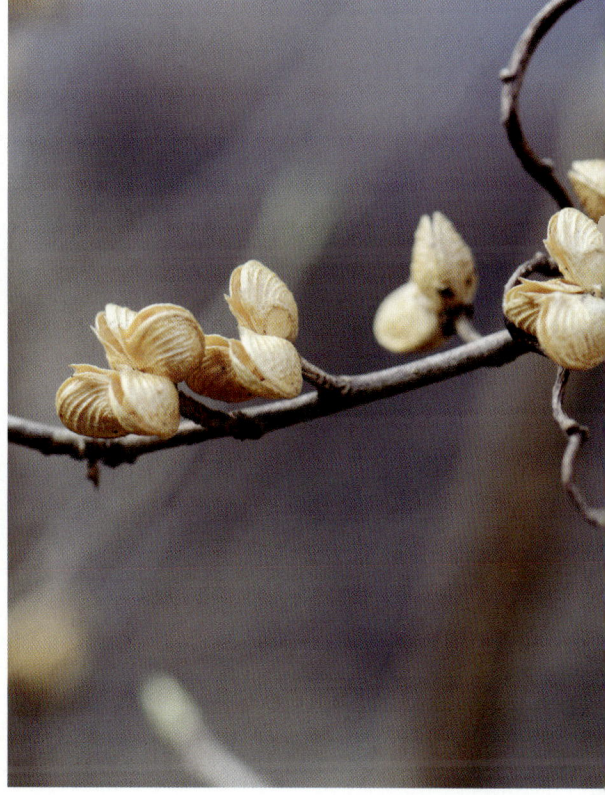

▲ 상산 열매

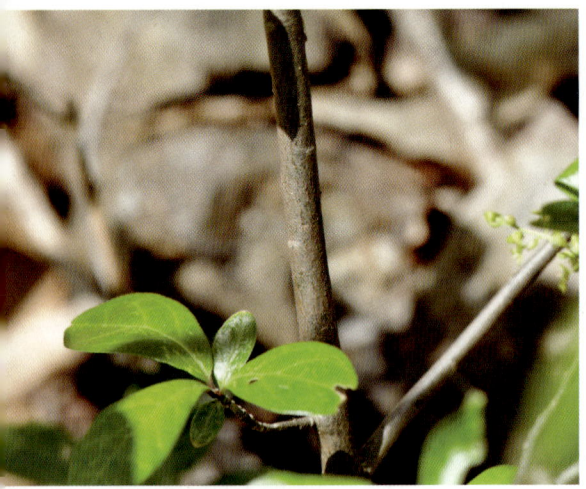
▲ 상산 나무껍질

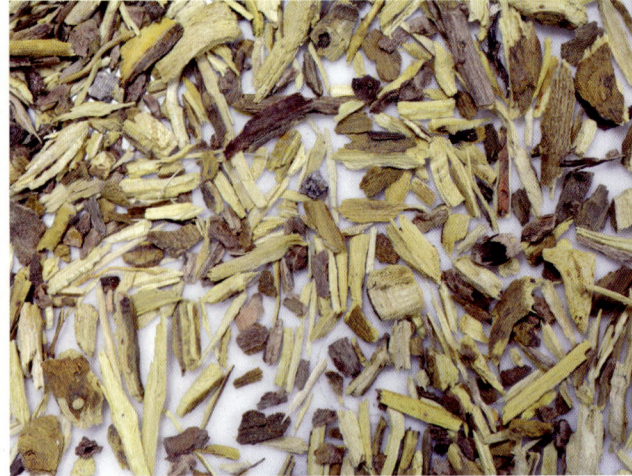
▲ 상산(약재, 절편)

● **기원** 이 약은 상산(常山) *Dichroa febrifuga* Lour.(범의귀과 Saxifragaceae)의 뿌리이다.

● **한방 약미(藥味)와 약성(藥性)** 맛은 쓰고 매우며 성질은 차고 독이 있다.

● **한방 작용부위(귀경, 歸經)** 상산은 주로 폐(肺), 간(肝), 심경(心經)에 들어가 작용한다.

| 약효 해설 |

• 가래를 제거한다.

• 학질을 예방한다.

• 항말라리아, 해열 작용이 있다.

| 동의보감 효능 |

상산(常山)의 성질은 차고[寒] 맛은 쓰며 맵고[苦辛] 독이 있다. 여러 가지 학질을 낫게 하고 침과 가래를 토하게 하며 추웠다 열이 났다 하는 것을 치료한다.

| 약용법 |

뿌리 5~9g을 물 800mL에 넣고 달여서 반으로 나누어 아침저녁으로 마신다.

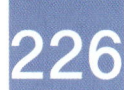

- 한자명: 桑椹子
- 라틴생약명: Mori Fructus
- 이명 또는 영명: 상심(桑椹)
- 식물명 및 학명: 뽕나무, *Morus alba* Linné
- 과명: 뽕나무과
- 약용부위: 완전히 익기 전의 열매
- 식약처 공정서 및 조선시대 의서 수재:
  대한민국약전외한약(생약)규격집(KHP) 제4개정
  동의보감 탕액편의 나무부
  방약합편의 관목(灌木)편

상심자

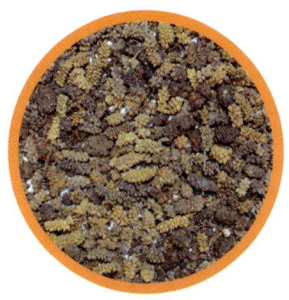

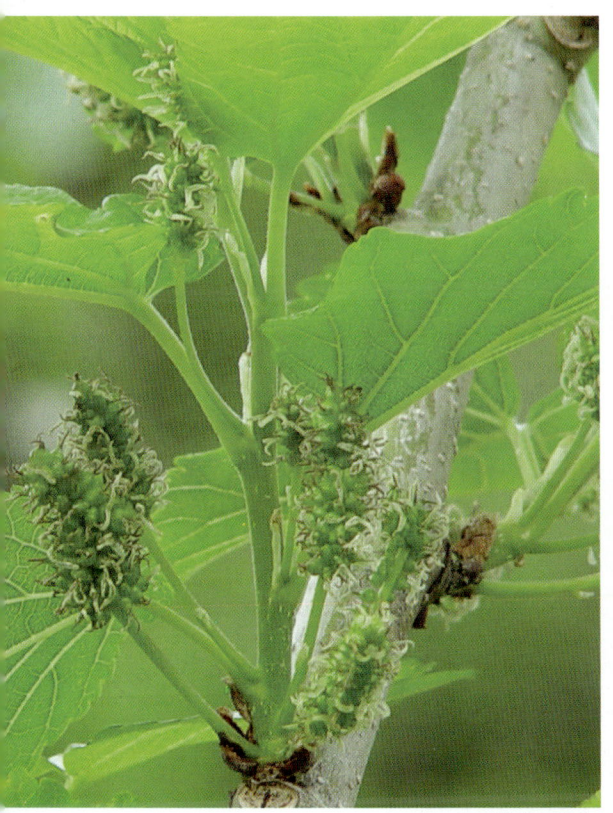

▲ 뽕나무 열매

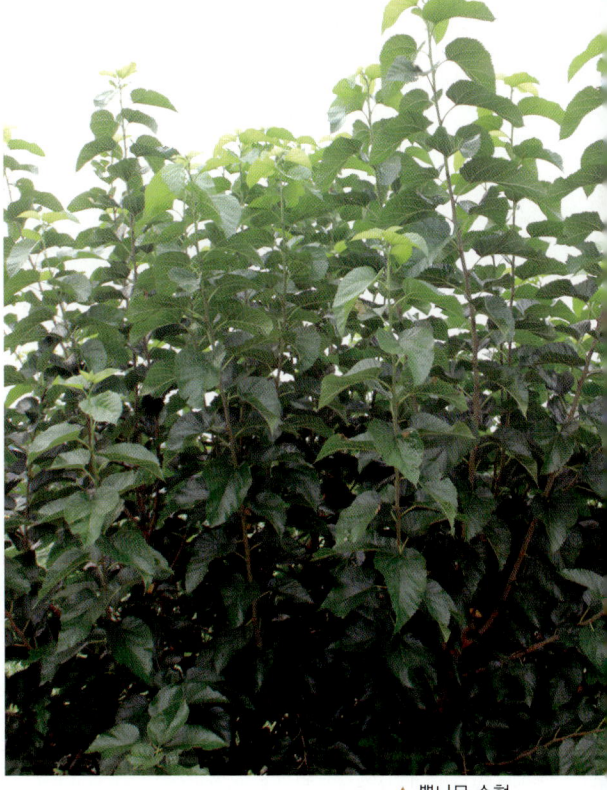

▲ 뽕나무 수형

- **기원** 이 약은 뽕나무 *Morus alba* Linné 또는 기타 동속 근연식물(뽕나무과 Moraceae)의 완전히 익기 전의 열매이다.

- **한방 약미(藥味)와 약성(藥性)** 맛은 달고 시며 성질은 차다.

- **한방 작용부위(귀경, 歸經)** 상심자는 주로 심(心), 간(肝), 신경(腎經)에 들어가 작용한다.

| 약효 해설 |

- 어지럼증과 이명 치료에 유효하다.
- 가슴이 두근거리면서 불안하고 잠이 오지 않는 증상에 쓴다.
- 수염과 머리카락이 일찍 희게 되는 것을 막는다.
- 장(腸)의 진액이 부족하여 대변을 보기 어려운 증상에 사용한다.
- 관절 부위가 잘 움직이지 않는 증상을 치료한다.
- 당뇨병 치료에 도움이 된다.

| 동의보감 효능 |

상심(桑椹, 오디)의 성질은 차고[寒] 맛은 달며[甘] 독이 없다. 소갈증을 낫게 하고 오장(五藏)을 편안하게 한다. 오래 먹으면 배가 고프지 않게 된다.

| 약용법 |

열매 9~15g을 물 800mL에 넣고 달여서 반으로 나누어 아침저녁으로 마신다.

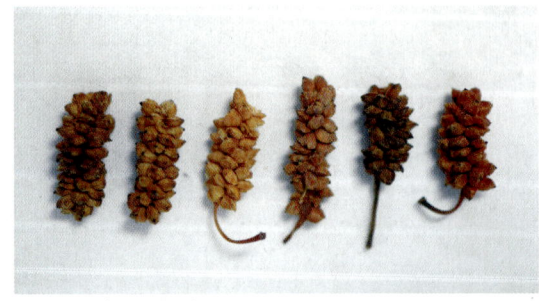

▲ 상심자(약재, 전형)

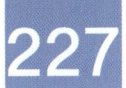

227

- 한자명: 桑葉
- 라틴생약명: Mori Folium
- 이명 또는 영명: 동상엽(冬桑葉)
- 식물명 및 학명: 뽕나무, *Morus alba* Linné
  산뽕나무, *Morus bombycis* Koidz
- 과명: 뽕나무과
- 약용부위: 잎
- 식약처 공정서 및 조선시대 의서 수재:
  대한민국약전외한약(생약)규격집(KHP) 제4개정
  동의보감 탕액편의 나무부

상엽

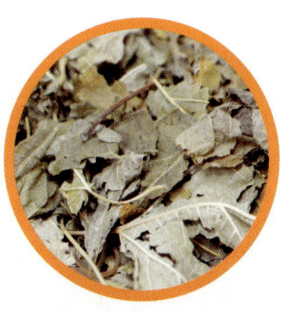

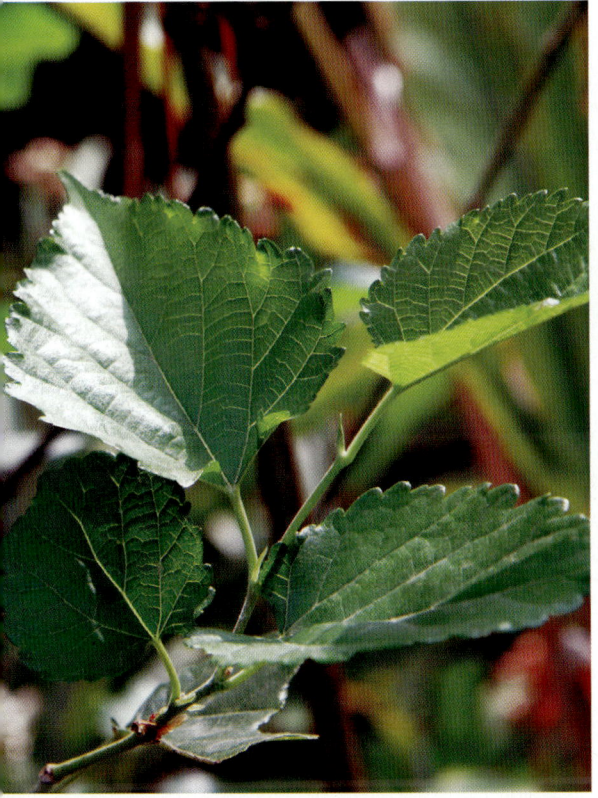

▲ 뽕나무 잎

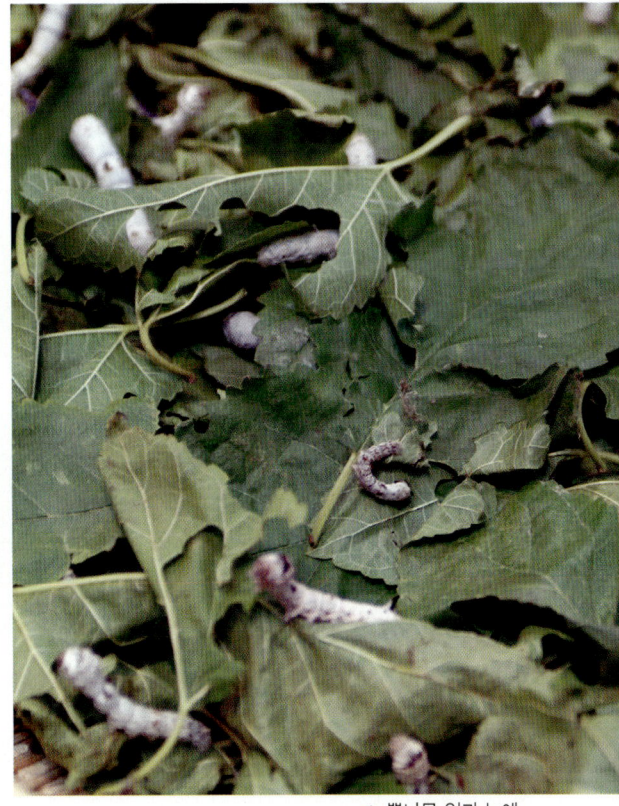

▲ 뽕나무 잎과 누에

- **기원** 이 약은 뽕나무 *Morus alba* Linné 또는 산뽕나무 *Morus bombycis* Koidz(뽕나무과 Moraceae)의 잎이다.

- **한방 약미(藥味)와 약성(藥性)** 맛은 쓰고 달며 성질은 차다.

- **한방 작용부위(귀경, 歸經)** 상엽은 주로 폐(肺), 간경(肝經)에 들어가 작용한다.

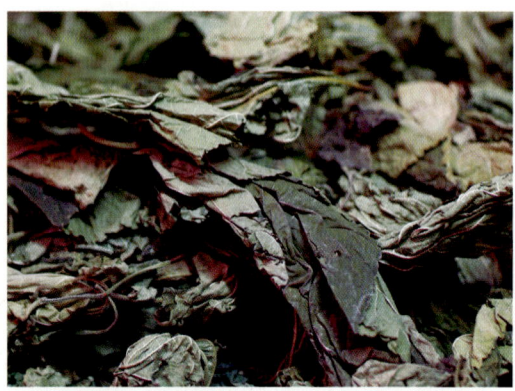

▲ 상엽(약재, 시장 판매품)

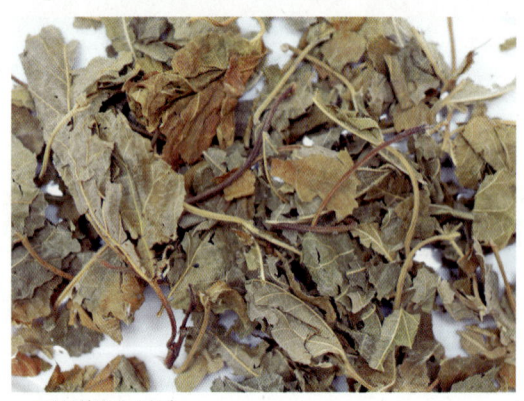

▲ 상엽(약재, 전형)

| 약효 해설 |

• 머리가 어지럽고 아픈 증상에 유효하다.
• 눈이 붉고 흐릿하면서 꽃 같은 것이 보이는 증상에 사용한다.
• 폐에 생긴 여러 가지 열증(熱證)으로 마른 기침이 나는 증상에 쓴다.
• 갈증을 없애준다.
• 피부 두드러기를 치료한다.

| 동의보감 효능 |

집에 심은 뽕잎[桑葉]은 성질이 따뜻하고[煖] 독이 없다. 각기(脚氣)와 몸이 붓는 것을 낫게 한다. 대소장을 잘 통하게 하고 기를 내리며 풍(風)으로 오는 통증을 없앤다.

| 약용법 |

잎 5~10g을 물 800mL에 넣고 달여서 반으로 나누어 아침저녁으로 마신다.

228

상지

- 한자명: 桑枝
- 라틴생약명: Mori Ramulus
- 이명 또는 영명: 눈상지(嫩桑枝)
- 식물명 및 학명: 뽕나무, *Morus alba* Linné
- 과명: 뽕나무과
- 약용부위: 어린 가지
- 식약처 공정서 및 조선시대 의서 수재:

   대한민국약전외한약(생약)규격집(KHP) 제4개정

   동의보감 탕액편의 나무부

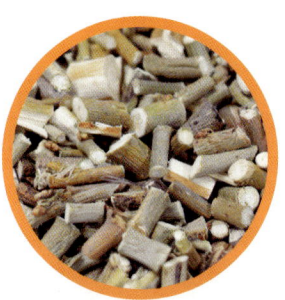

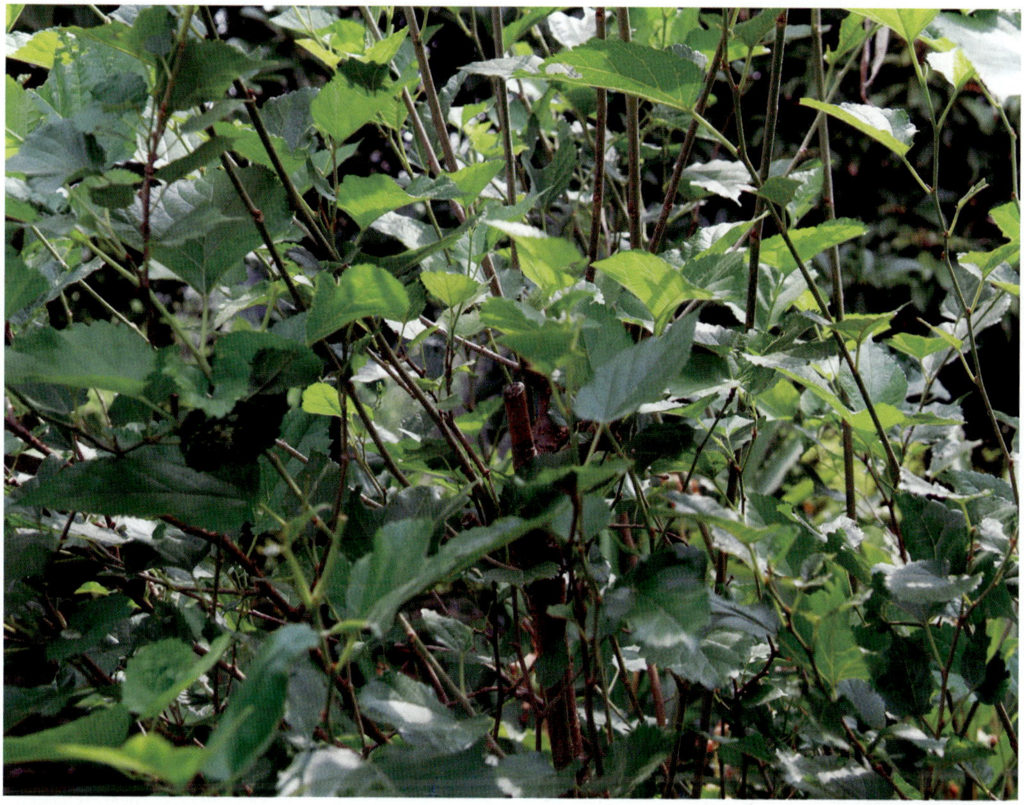

▲ 뽕나무 어린 가지

- **기원** 이 약은 뽕나무 *Morus alba* Linné 또는 기타 동속 근연식물(뽕나무과 Moraceae)의 어린 가지이다.

- **한방 약미(藥味)와 약성(藥性)** 맛은 약간 쓰고 성질은 평(平)하다.

- **한방 작용부위(귀경, 歸經)** 상지는 주로 간경(肝經)에 들어가 작용한다.

| 약효 해설 |

- 관절(關節)이 아프며 감각이 무디어진 증상을 치료한다.
- 각기로 인한 부종에 사용한다.

| 동의보감 효능 |

상지(桑枝, 뽕나무 가지)는 봄에 잎이 아직 돋지 않은 가지를 잘라 볶아 물에 달여서 먹으면 모든 풍증이 치료된다. 수기(水氣), 각기(脚氣), 폐기(肺氣)가 막혀서 기침하고, 기운이 위로 치미는 것[上氣]을 낮게 한다. 소화를 돕고 소변을 잘 나오게 한다. 팔이 아픈 것, 입안이 마르는 것을 치료한다. 즉 뽕나무 가지로 만든 차[桑枝茶]가 제일이다[본초].

| 약용법 |

어린 가지 9~15g을 물 800mL에 넣고 달여서 반으로 나누어 아침저녁으로 마신다.

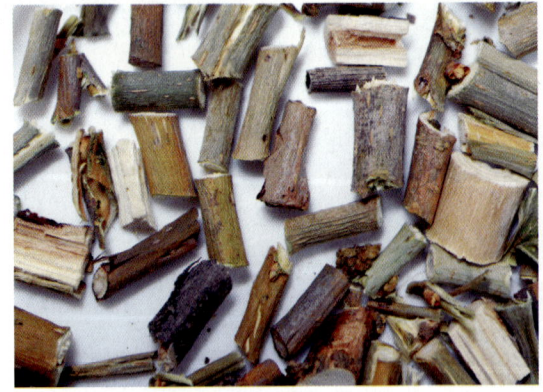

▲ 상지(약재, 절편)

229

■ 한자명: 桑螵蛸

■ 라틴생약명: Mantidis Ootheca

■ 동물명 및 학명: 사마귀, *Tenodera angustipennis* Saussure

　　좀사마귀, *Statilia maculata*(Thunberg)

　　넓적배사마귀, *Hierodula patellifera*(Serville)

■ 과명: 사마귀과

■ 약용부위: 알이 들어 있는 알집을 찐 것

■ 식약처 공정서 및 조선시대 의서 수재:

　　대한민국약전외한약(생약)규격집(KHP) 제4개정

　　동의보감 탕액편의 벌레부(部)

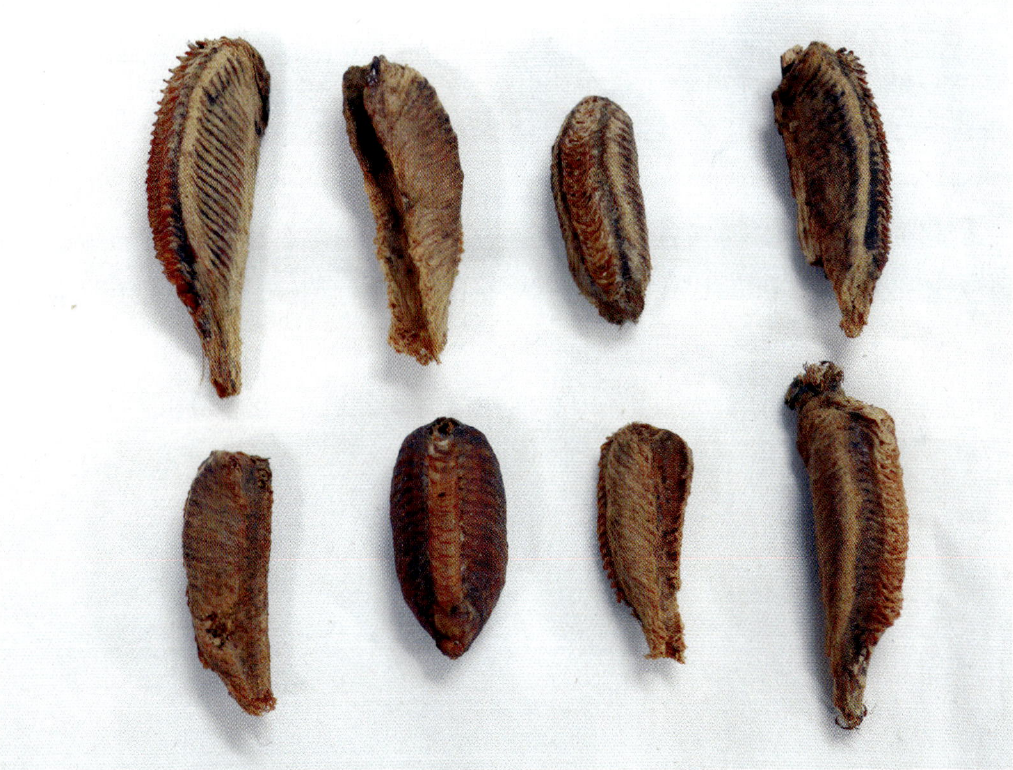

상표초

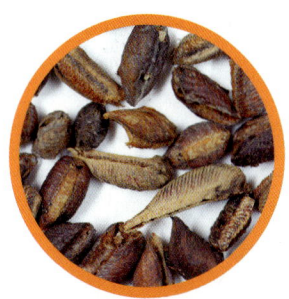

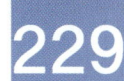

▲ 상표초

●**기원** 이 약은 사마귀 *Tenodera angustipennis* Saussure, 좀사마귀 *Statilia maculata*(Thunberg) 또는 넓적배사마귀 *Hierodula patellifera* (Serville)(사마귀과 Mantidae)의 알이 들어 있는 알집을 찐 것이다.

●**한방 약미(藥味)와 약성(藥性)** 맛은 달고 짜며 성질은 평(平)하다.

●**한방 작용부위(귀경, 歸經)** 상표초는 주로 간(肝), 신경(腎經)에 들어가 작용한다.

| **약효 해설** |

• 발기부전, 조루를 치료한다.

• 무의식중에 정액이 몸 밖으로 나오는 증상에 사용한다.

• 자궁에서 분비물이 나오는 증상에 활용한다.

• 배뇨 횟수가 많아지거나 소변이 저절로 나오는 병증을 낫게 한다.

• 소변이 혼탁하여 뿌옇게 되는 병증에 쓴다.

| **동의보감 효능** |

상표초(桑螵蛸, 뽕나무에 자란 사마귀 알집)는 성질이 평(平)하고 맛은 짜고 달며 독이 없다. 남자의 신기(腎氣)가 쇠약하여 정액이 저절로 나오는 것을 치료한다. 소변이 잦은 것이나 소변이 저절로 나오는 병증을 낫게 한다. 식우(蝕疣)라고도 하니 사마귀의 알이다. 뽕나무에 있으며 2월과 3월에 채집한다. 찌거나 불에 구워 쓴다. 이렇게 하지 않으면 설사를 일으킨다. 뽕나무에 있는 것이 좋다. 그것은 뽕나무 껍질의 진기(津氣)까지 갖고 있기 때문이다. 약간 쪄서 쓴다[본초].

| **약용법** |

상표초 5~10g을 물 800mL에 넣고 달여서 반으로 나누어 아침저녁으로 마신다.

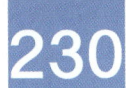

230

- 한자명: 生薑
- 라틴생약명: Zingiberis Rhizoma Recens
- 이명 또는 영명: Raw Ginger
- 식물명 및 학명: 생강, *Zingiber officinale* Roscoe
- 과명: 생강과
- 약용부위: 신선한 뿌리줄기
- 식약처 공정서 및 조선시대 의서 수재:
  대한민국약전외한약(생약)규격집(KHP) 제4개정
  동의보감 탕액편의 채소부
  방약합편의 훈신채(葷辛菜, 매운맛이 나는 채소)편

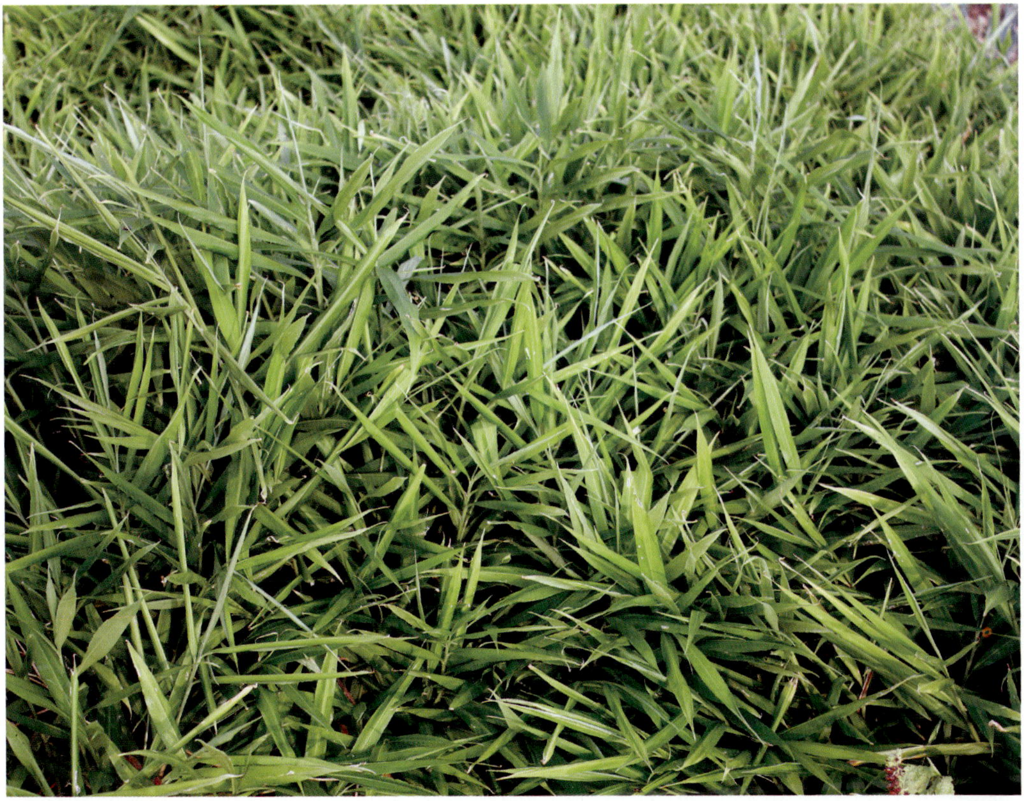

생강

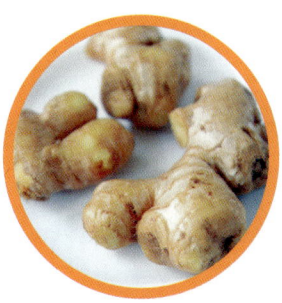

▲ 생강 잎

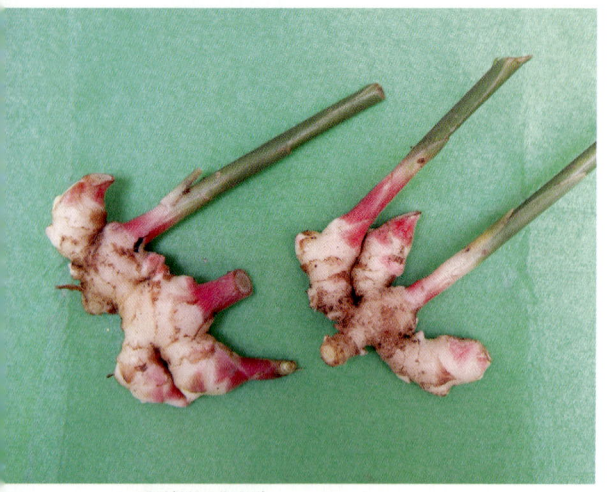

▲ 생강(인도네시아)

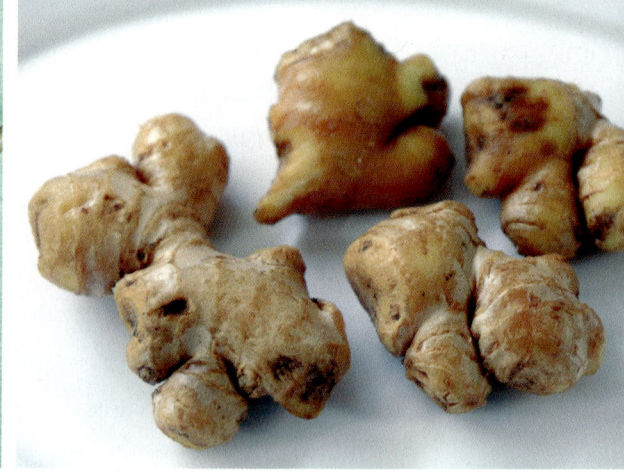

▲ 생강(전형)

●**기원** 이 약은 생강 *Zingiber officinale* Roscoe(생강과 Zingiberaceae)의 신선한 뿌리줄기이다.

●**한방 약미(藥味)와 약성(藥性)** 맛은 맵고 성질은 약간 따뜻하다.

●**한방 작용부위(귀경, 歸經)** 생강은 주로 폐(肺), 비(脾), 위경(胃經)에 들어가 작용한다.

| **약효 해설** |

• 소화가 안 되고 구토가 일어날 때 사용한다.
• 한담(寒痰)이 폐(肺)에 침범하여 기침하는 병증에 유효하다.

| **동의보감 효능** |

생강(生薑)은 성질이 약간 따뜻하고[微溫] 맛이 매우며[辛] 독이 없다. 오장(五藏)에 들어가며 담(痰)을 삭이고 기를 내린다. 구토를 멎게 하며 풍한습기(風寒濕氣)를 제거한다. 딸꾹질하며 기운이 치미는 것과 숨이 차고 기침하는 것을 치료한다.

| **약용법** |

뿌리줄기 3~10g을 물 800mL에 넣고 달여서 반으로 나누어 아침저녁으로 마신다.

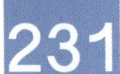

231

- **한자명**: 生地黃
- **라틴생약명**: Rehmanniae Radix Recens
- **이명 또는 영명**: 생지(生地), 선지황(鮮地黃), Fresh Rehmania Root
- **식물명 및 학명**: 지황, *Rehmannia glutinosa*(Gaertner) Liboschitz ex Steudel
- **과명**: 현삼과
- **약용부위**: 신선한 뿌리
- **식약처 공정서 및 조선시대 의서 수재**:
  대한민국약전외한약(생약)규격집(KHP) 제4개정
  동의보감 탕액편의 풀부(部)
  방약합편의 습초(濕草)편

생지황

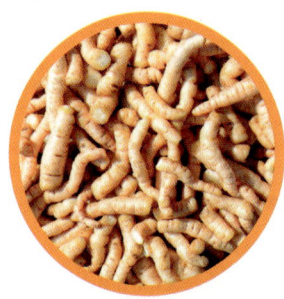

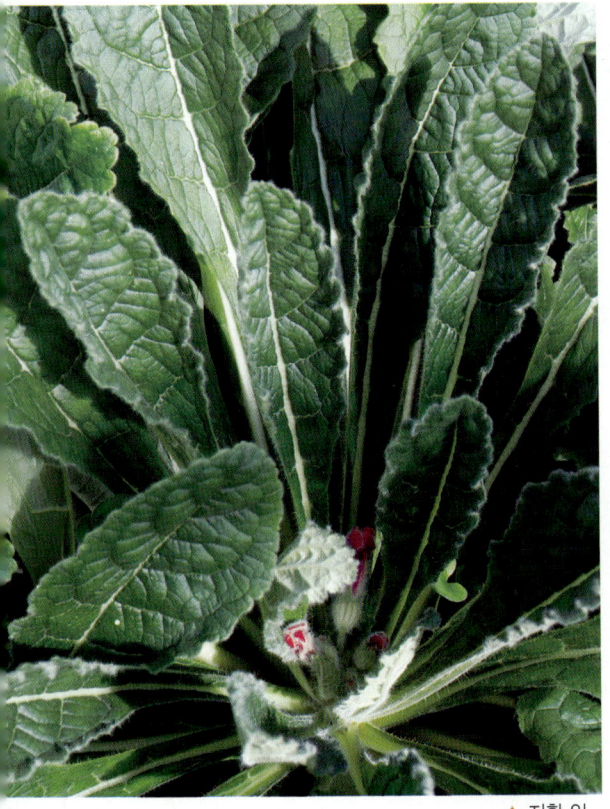

▲ 지황 잎

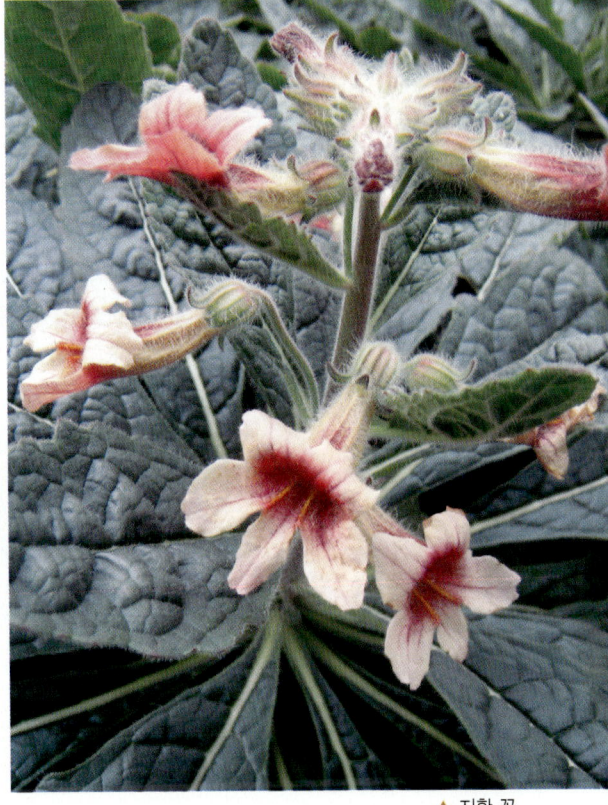

▲ 지황 꽃

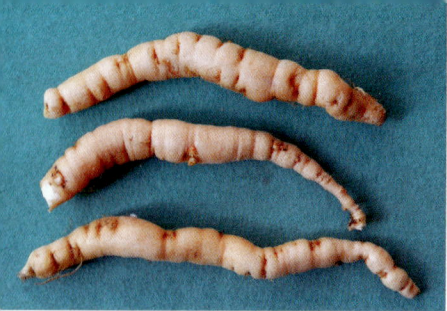

▲ 생지황

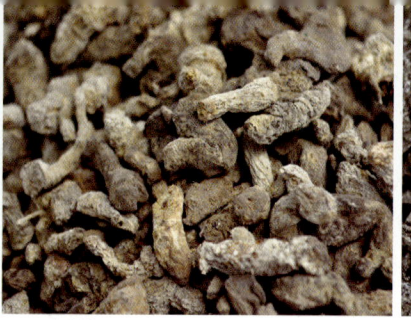

▲ 건지황

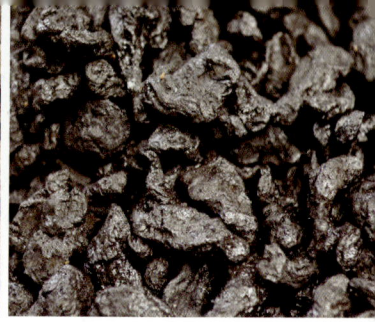

▲ 숙지황

● **기원** 이 약은 지황 *Rehmannia glutinosa*(Gaertner) Liboschitz ex Steudel(현삼과 Scrophulariaceae)의 신선한 뿌리이다.

● **한방 약미(藥味)와 약성(藥性)** 맛은 달고 성질은 차다.

● **한방 작용부위(귀경, 歸經)** 생지황은 주로 심(心), 간(肝), 신경(腎經)에 들어가 작용한다.

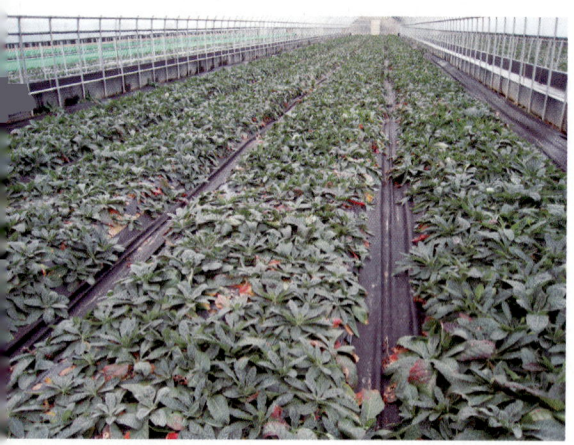

▲ 지황 재배지

| **약효 해설** |

• 몸이 허약하여 기침과 미열이 나고 식은땀이 흐르며 뼛속이 달아오르는 증상을 낫게 한다.

• 월경 기간이 아닌데도 대량의 출혈이 있는 증상을 치료한다.

• 토혈, 코피를 멎게 한다.

• 급성 열병을 치료한다.

• 당뇨병 치료에 도움이 된다.

| **동의보감 효능** |

생지황(生地黃)의 성질은 차고[寒] 맛이 달며[甘](쓰다[苦]고도 한다) 독이 없다. 모든 열을 내리며 궂은 피와 어혈을 깨뜨린다. 또한 월경을 잘 통하게 한다. 부인이 붕루증으로 피가 멎지 않는 것과 태동(胎動)으로 하혈(下血)하는 것, 코피와 토혈(吐血)에 주로 쓴다.

| **약용법** |

뿌리 10~15g을 물 800mL에 넣고 달여서 반으로 나누어 아침저녁으로 마신다.

464

- 한자명: 徐長卿
- 라틴생약명: Cynanchi Paniculati Radix et Rhizoma
- 이명 또는 영명: 천죽(天竹)
- 식물명 및 학명: 산해박, *Cynanchum paniculatum* Kitagawa
- 과명: 박주가리과
- 약용부위: 뿌리 및 뿌리줄기
- 식약처 공정서 및 조선시대 의서 수재:
  대한민국약전외한약(생약)규격집(KHP) 제4개정

서장경

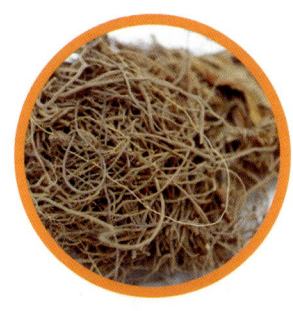

● **기원** 이 약은 산해박 *Cynanchum paniculatum* Kitagawa(박주가리과 Asclepiadaceae)의 뿌리 및 뿌리줄기이다.

● **한방 약미(藥味)와 약성(藥性)** 맛은 맵고 성질은 따뜻하다.

● **한방 작용부위(귀경, 歸經)** 서장경은 주로 간(肝), 위경(胃經)에 들어가 작용한다.

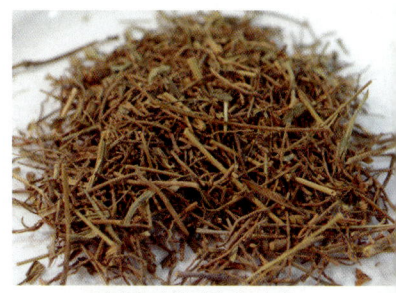

▲ 산해박 지상부(약재, 절단)

| 약효 해설 |

• 팔다리를 잘 쓰지 못하고 마비되며 아픈 증상을 치료한다.
• 위가 아프고 속이 그득한 감을 주는 증상을 낫게 한다.
• 치통, 요통(腰痛)에 유효하다.
• 피부 두드러기 치료에 도움이 된다.
• 만성 기관지염 치료의 임상보고가 있다.

| 약용법 |

뿌리 및 뿌리줄기 3~12g을 물 800mL에 넣고 달여서 반으로 나누어 아침저녁으로 마신다.

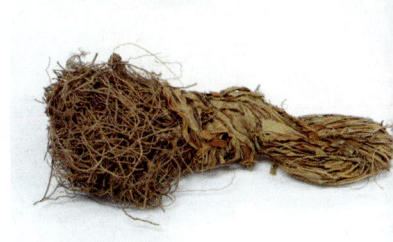

▲ 서장경(약재, 전형)

석결명

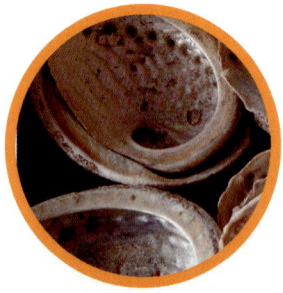

- **한자명**: 石決明
- **라틴생약명**: Nardotidis seu Sulculii Concha
- **이명 또는 영명**: 진주모(珍珠母)
- **동물명 및 학명**: 말전복, *Nardotis gigantea*(Gmelin)
  오분자기, *Sulculus diversicolor super texta*(Lischke)
- **과명**: 전복과
- **약용부위**: 껍질
- **식약처 공정서 및 조선시대 의서 수재**:
  대한민국약전외한약(생약)규격집(KHP) 제4개정
  동의보감 탕액편의 벌레부(部)
  방약합편의 방합(蚌蛤, 조개류)편

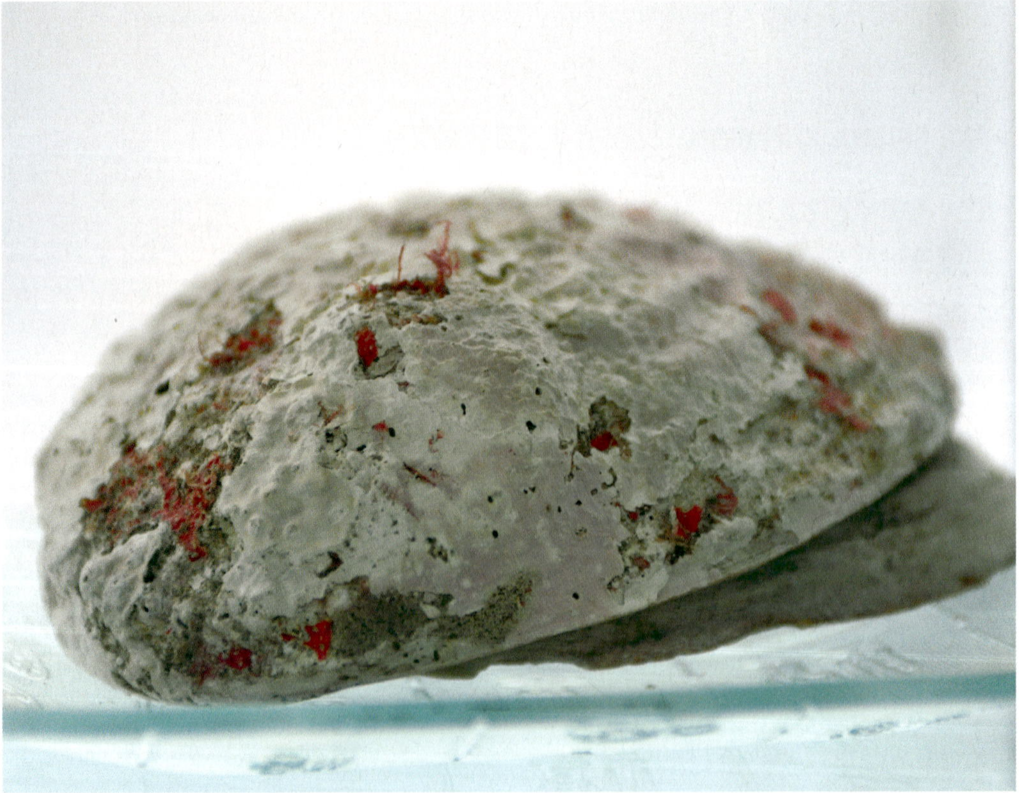

▲ 석결명(오분자기)의 껍질

●**기원** 이 약은 말전복 *Nardotis gigantea*(Gmelin)또는 기타 동속 근연동물 또는 오분자기 *Sulculus diversicolor super texta*(Lischke) (전복과 Haliotidae)의 껍질이다.

●**한방 약미(藥味)와 약성(藥性)** 맛은 짜고 성질은 차다.

●**한방 작용부위(귀경, 歸經)** 석결명은 주로 간경(肝經)에 들어가 작용한다.

| **약효 해설** |

• 물체가 뚜렷이 보이지 않는 증상에 쓴다.

• 충혈된 눈의 치료에 도움이 된다.

• 두통, 현기증을 치료한다.

• 진경작용이 있다.

| **동의보감 효능** |

석결명(石決明, 전복 껍질)은 성질이 평(平)하고 맛은 짜며 독이 없다. 눈이 겉보기에는 멀쩡하면서도 점점 보이지 않아 나중에는 실명하게 되는 병증에 사용한다. 눈동자나 눈 속의 각 조직에 생기는 질환을 치료한다. 간폐(肝肺)의 풍열(風熱)로 눈에 예막이 생긴 데 주로 쓴다. 전복의 껍질을 말한다. 구공라(九孔螺) 또는 천리광(千里光)이라고도 한다. 동남해에서 산다. 구멍이 7개 또는 9개인 것이 좋다. 아무 때나 잡는다.

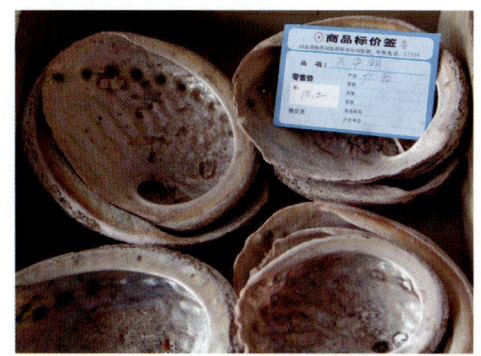

▲ 석결명(시장 판매품)

이것도 진주모(眞珠母)이기 때문에 속에 진주 같은 것을 머금고 있다. 밀가루 반죽에 싸서 잿불에 굽거나 소금물에 2시간 정도 삶는다. 주름진 검은 외피를 버리고 밀가루처럼 곱게 갈아야 쓸 수 있다[본초].

| **약용법** |

석결명 10~30g을 물 800mL에 넣고 달여서 반으로 나누어 아침저녁으로 마시거나 외용으로 적당량 사용한다.

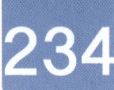

234

석고

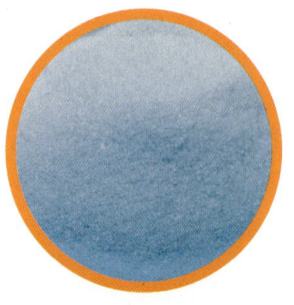

- 한자명: 石膏
- 라틴생약명: Gypsum Fibrosum
- 한약의 분류: 광물성 약재
- 식약처 공정서 및 조선시대 의서 수재:

  대한민국약전외한약(생약)규격집(KHP) 제4개정

  동의보감 탕액편의 돌부(部)

  방약합편의 금석(金石, 광석류)편

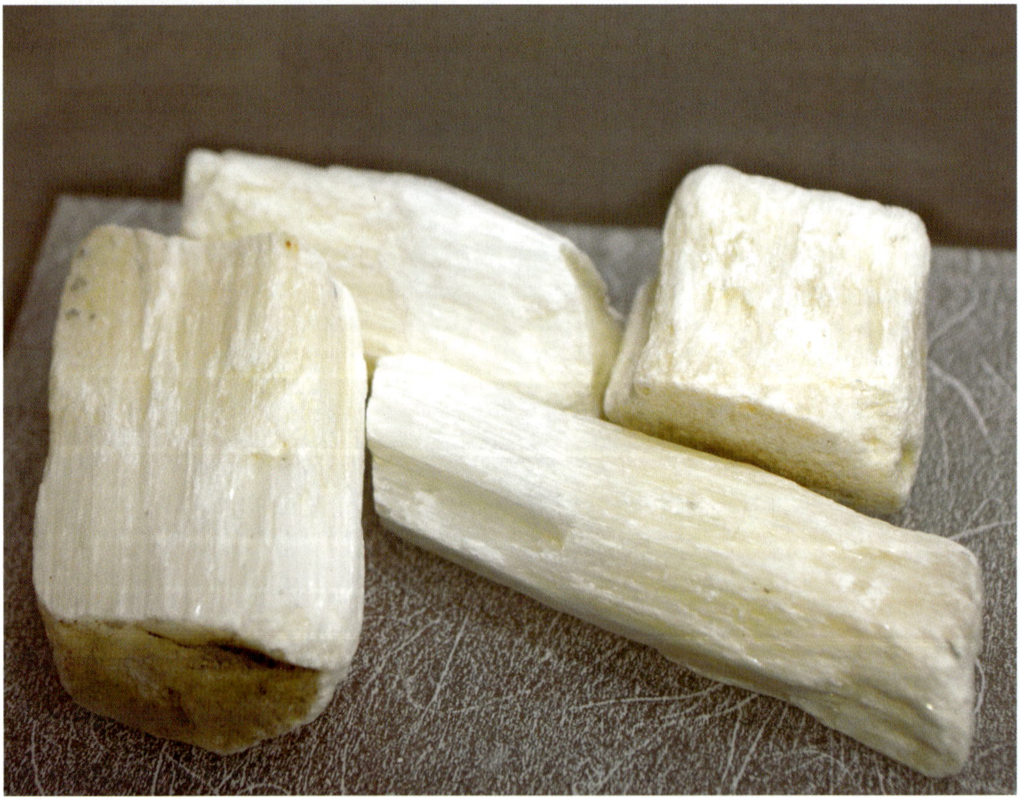

▲ 석고

- **기원** 이 약은 황산염광물 석고이다. 이 약은 정량할 때 황산칼슘수화물(CaSO₄ · 2H₂O : 172.17) 95.0% 이상을 함유한다.

- **한방 약미(藥味)와 약성(藥性)** 맛은 달고 성질은 차다.

- **한방 작용부위(귀경, 歸經)** 석고는 주로 위(胃), 폐경(肺經)에 들어가 작용한다.

| 약효 해설 |

- 가슴속이 달아오르면서 답답한 증상에 유효하다.
- 폐에 생긴 여러 가지 열증(熱證)으로 숨이 가쁘고 기침이 나는 증상을 치료한다.
- 치통, 갈증을 없애준다.
- 화상 치료에 효과가 있다.

| 동의보감 효능 |

석고(石膏)는 성질이 차고 맛은 맵고 달며 독이 없다. 유행병으로 머리가 아프고 몸에 열이 나는 것, 삼초(三焦)에 심하게 열이 나는 것, 피부에 열이 나고 입이 마르며 혀가 타고 목구멍에 열이 나는 데 주로 쓴다. 소갈을 멎게 하고 땀을 약간 내며 위의 화[胃火]를 끌 수 있다. 석고는 돌 옆에서 난다. 바둑알만 하고 완전히 흰 것이 가장 좋다. 옥처럼 밝으면서 결이 가늘고 희며 광택이 있는 것이 좋다. 누런 것은 임병(淋

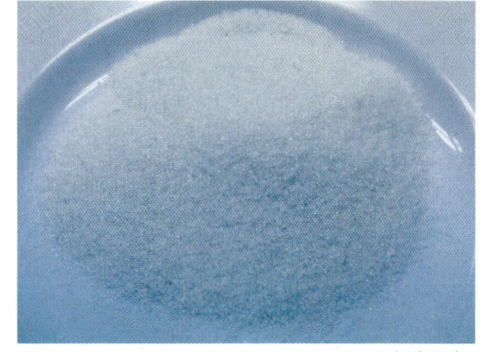

▲ 석고(가루)

病)을 일으킨다[본초]. 수태음경, 소양경, 족양명경에 들어간다. 족양명경의 열로 발열, 오열(惡熱), 조열(燥熱), 해질 무렵에 나는 조열(潮熱), 저절로 땀이 나는 것을 치료한다[탕액]. 찧고 갈아서 가루 내어 생감초 달인 물에 수비(水飛)한 후에 볕에 말려서 쓴다. 또는 불에 달군 후에 갈아 수비해서 쓴다[입문].

235

석곡

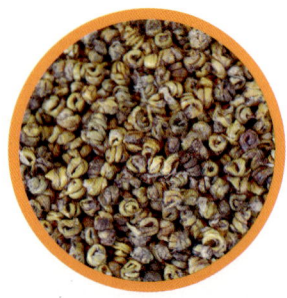

- 한자명: 石斛
- 라틴생약명: Dendrobii Caulis
- 이명 또는 영명: 두란(杜蘭)
- 식물명 및 학명: 금채석곡(金釵石斛), *Dendrobium nobile* Lindley
  환초석곡(環草石斛), *Dendrobium loddigesii* Rolfe.
  마편석곡(馬鞭石斛), *Dendrobium fimbriatum* Hook. var.
  oculatum Hook.
  황초석곡(黃草石斛), *Dendrobium chrysanthum* Wall. ex
  Lindley
  철피석곡(鐵皮石斛), *Dendrobium candidum* Wall. ex Lindley
- 과명: 난초과
- 약용부위: 줄기
- 식약처 공정서 및 조선시대 의서 수재:
  대한민국약전외한약(생약)규격집(KHP) 제4개정
  동의보감 탕액편의 풀부(部)
  방약합편의 석초(石草)편

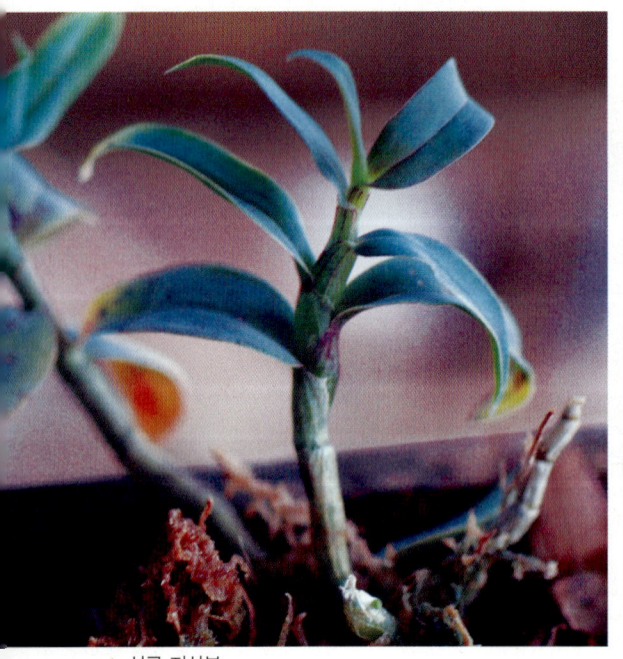

▲ 석곡 지상부

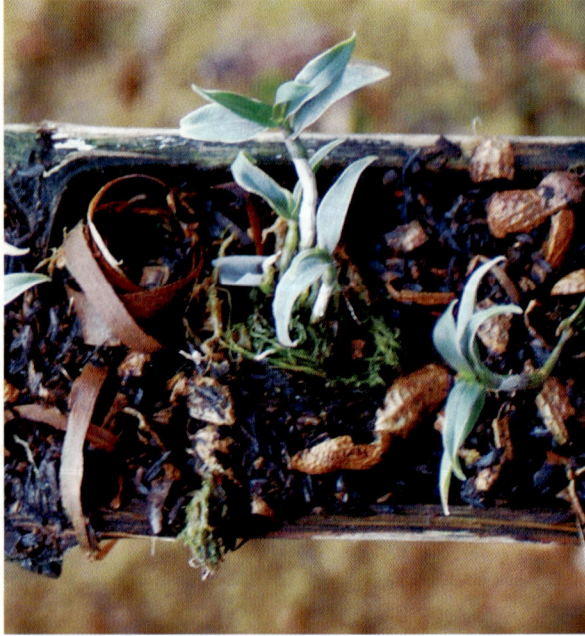

▲ 석곡 지상부

● **기원** 이 약은 금채석곡(金釵石斛) *Dendrobium nobile* Lindley, 환초석곡(環草石斛) *Dendrobium loddigesii* Rolfe., 마편석곡(馬鞭石斛) *Dendrobium fimbriatum* Hook. var. *oculatum* Hook., 황초석곡(黃草石斛) *Dendrobium chrysanthum* Wall. ex Lindley 또는 철피석곡(鐵皮石斛) *Dendrobium candidum* Wall. ex Lindley (난초과 Orchidaceae)의 줄기이다.

● **한방 약미(藥味)와 약성(藥性)** 맛은 달고 성질은 약간 차다.

● **한방 작용부위(귀경, 歸經)** 석곡은 주로 위(胃), 신경(腎經)에 들어가 작용한다.

| 약효 해설 |

• 눈이 어둡고 잘 보이지 않는 것을 증상을 치료한다.
• 가슴이 답답하고 갈증이 나는 증세에 사용한다.
• 몸이 허약하여 기침과 미열이 나고 식은땀이 흐르며 뼛속이 달아오르는 증상을 낫게 한다.
• 해열, 건위(健胃), 강장 작용이 있다.
• 석곡의 알칼로이드 성분은 기억력 손상을 완화하는 효능이 있다.

| 동의보감 효능 |

석곡(石斛)의 성질은 평(平)하고 맛이 달며[甘] 독이 없다. 허리와 다리가 연약한 것을 낫게 하고 몸과 마음이 허약하고 피로한 것을 보한다. 근육과 뼈를 튼튼하게 하고 신장[水藏]을 덥게 하며 신(腎)을 보하고 정(精)을 보충한다. 신기(腎氣)를 기르며 허리 아픈 것을 멎게 한다.

| 약용법 |

줄기 6~12g을 물 800mL에 넣고 달여서 반으로 나누어 아침저녁으로 마신다. 신선한 재료는 15~30g을 사용한다.

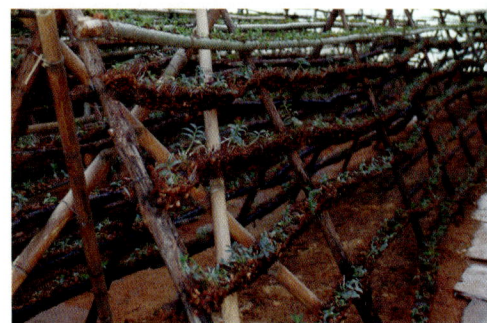
▲ 석곡 재배지

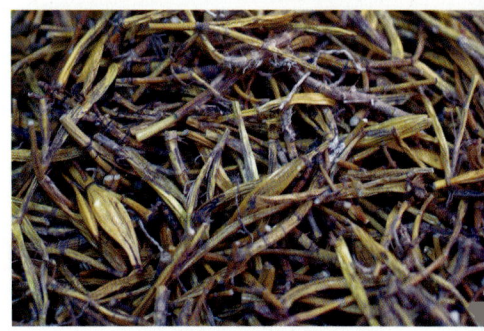
▲ 석곡(약재, 전형)

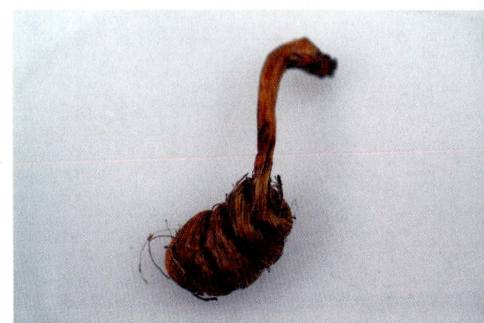
▲ 이환석곡. 철피석곡의 수염뿌리를 제거한 후 나선상이나 용수철 모양으로 구부려서 홍건(烘乾)한 것이다.

236

석룡자

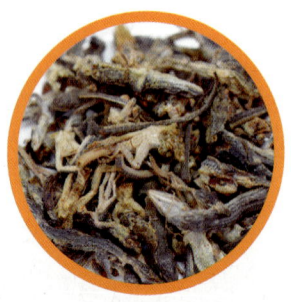

- 한자명: 石龍子
- 라틴생약명: Eumeces
- 이명 또는 영명: 석척(蜥蜴·石蜴), 수궁(守宮)
- 동물명 및 학명: 도마뱀, *Scincella laterale* laterale Say
  장수도마뱀, *Eumeces coreensis* Doi et Kamida
- 과명: 도마뱀과
- 약용부위: 몸체
- 식약처 공정서 및 조선시대 의서 수재:
  대한민국약전외한약(생약)규격집(KHP) 제4개정
  동의보감 탕액편의 벌레부(部)

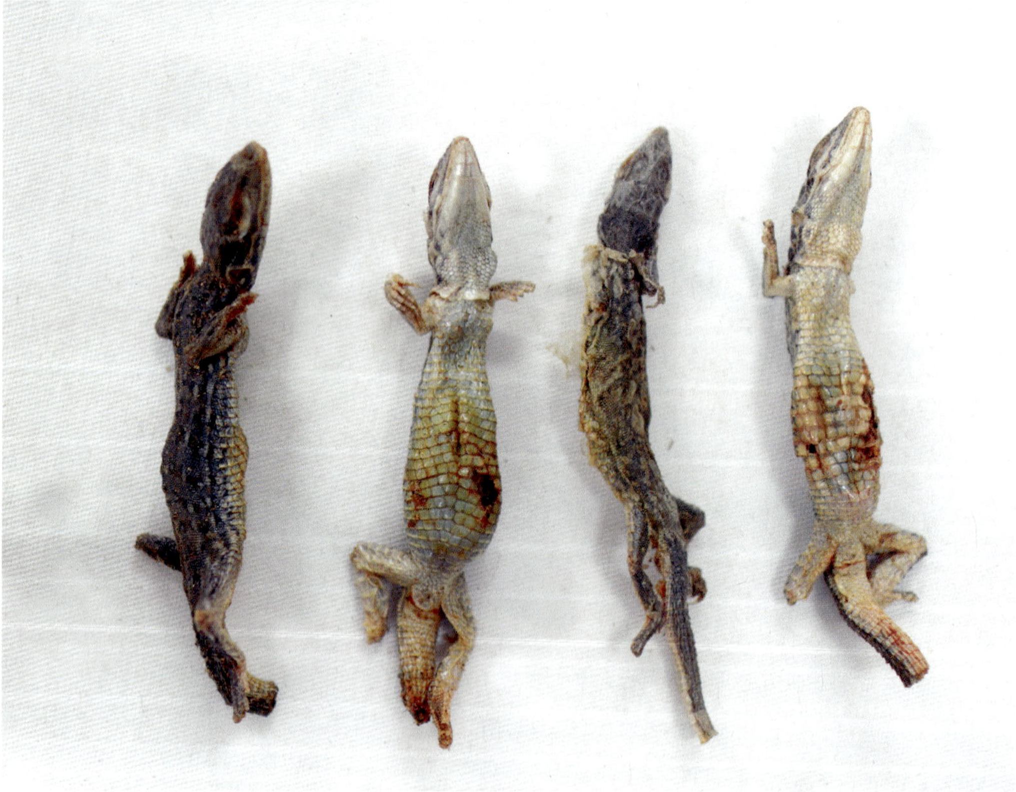

▲ 석룡자

- **기원** 이 약은 도마뱀 *Scincella laterale* laterale Say 또는 장수도마뱀 *Eumeces coreensis* Doi et Kamida (도마뱀과 Scincidae)의 몸체이다.

- **한방 약미(藥味)와 약성(藥性)** 맛은 짜고 성질은 차며 독이 약간 있다.

| 약효 해설 |
- 방광 결석에 의한 배뇨 곤란을 치료한다.
- 소변량이 줄거나 잘 나오지 않는 병증에 유효하다.
- 목이나 귀에 멍울이 생기는 병증에 사용한다.

| 동의보감 효능 |

석룡자(石龍子, 도마뱀)는 성질이 차고 맛은 짜며 독이 조금 있다. 오륭(五癃)에 주로 쓴다. 석림(石淋)을 깨뜨리고 소변을 잘 나오게 한다. 석척(蜥蜴)이라고도 한다. 약에 넣을 때는 냇가나 못에 사는 것을 써야 한다. 5가지 빛깔을 다 갖춘 것이 수컷이며 수컷이 좋다. 5가지 색깔을 다 갖추지 못한 것이 암컷인데 약효가 적다. 음력 5월에 잡는다. 음력 3~4월이나 8~9월에 잡는다고 한 곳도 있다. 불에 말려 쓴다[본초]. 모양이 작지만 용과 비슷하여 비바람을 불러일으킬 수 있다[입문]. 또 갈호(蝎虎), 언전(蝘蜓), 수궁(守宮)이라는 것이 있다. 이것들은 석룡자와 비슷하고 풀밭에 살지만 석룡자는 아니다[입문].

| 약용법 |

석룡자 1.5~3g을 불로 태워 가루로 만들어 복용한다. 외용할 때는 분말을 환부에 뿌린다.

237

석류

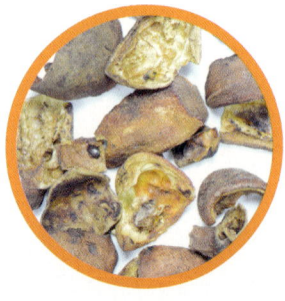

- 한자명: 石榴
- 라틴생약명: Granati Fructus
- 식물명 및 학명: 석류나무, *Punica granatum* Linné
- 과명: 석류나무과
- 약용부위: 열매
- 식약처 공정서 및 조선시대 의서 수재:
    대한민국약전외한약(생약)규격집(KHP) 제4개정
    동의보감 탕액편의 나무부
    방약합편의 산과(山果)편

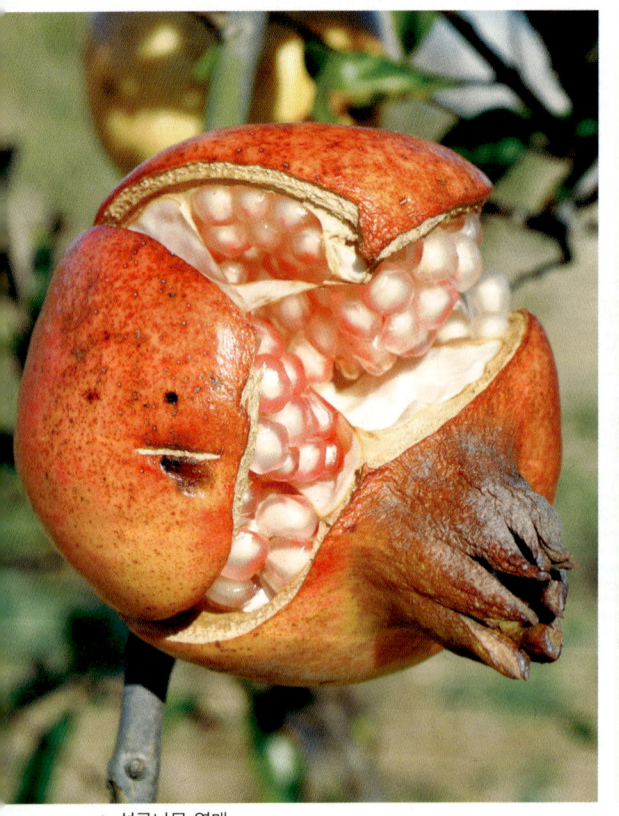

▲ 석류나무 열매

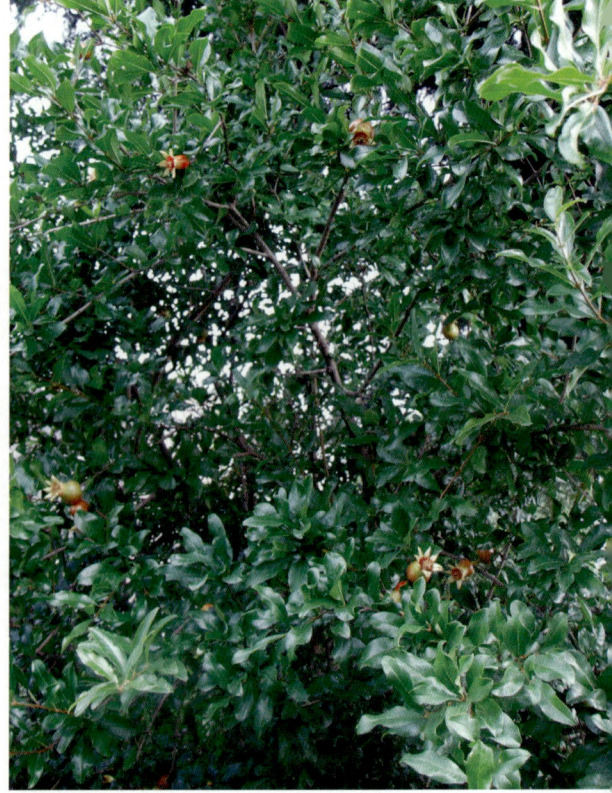

▲ 석류나무 지상부

474

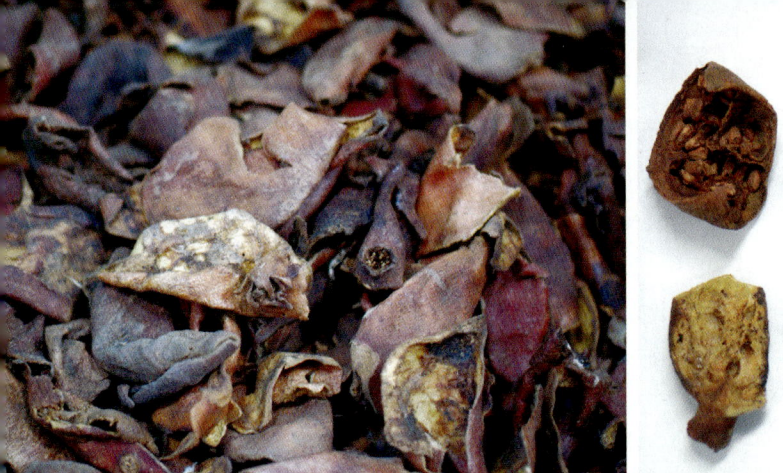

▲ 석류나무의 열매껍질(약재, 시장 판매품). 중국에서는 열
매껍질을 석류피라고 부른다.

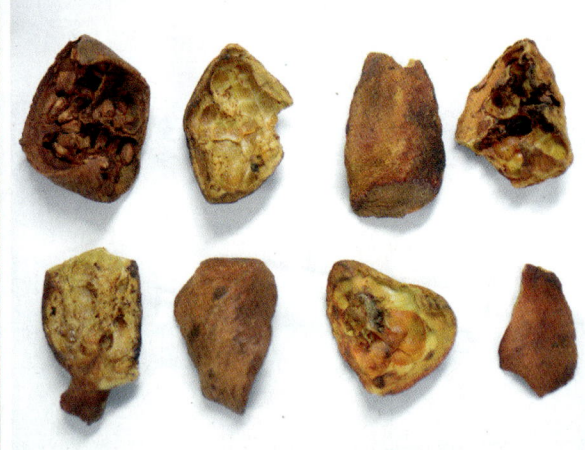

▲ 석류(약재, 절단)

● **기원** 이 약은 석류나무 *Punica granatum* Linné(석류나무과 Punicaceae)의 열매이다.

● **한방 약미(藥味)와 약성(藥性)** 맛은 시고 성질은 따뜻하다.

| **약효 해설** |

• 부정기 자궁출혈, 자궁에서 분비물이 나오는 증상을 치료한다.

• 오랜 설사를 멎게 한다.

• 진액(津液)을 생기게 하고 갈증을 없애는 효능이 있다.

• 살충 효능이 있다.

| **동의보감 효능** |

석류(石榴)의 성질은 따뜻하며[溫] 맛이 달고[甘] 시며 독이 없다. 목 안이 마르는 것과 갈증을 치
료한다. 폐(肺)를 손상시키니 많이 먹지 말아야 한다.

| **약용법** |

열매 6~9g을 물 800mL에 넣고 달여서 반으로 나누어 아침저녁으로 마신다.

238

석류피

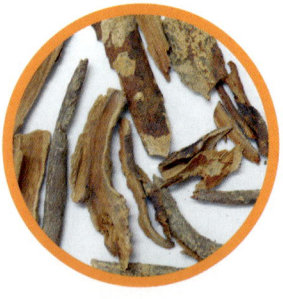

- 한자명: 石榴皮
- 라틴생약명: Granati Cortex
- 이명 또는 영명: Granate Bark
- 식물명 및 학명: 석류나무, *Punica granatum* Linné
- 과명: 석류나무과
- 약용부위: 줄기, 가지 및 뿌리의 껍질로 될 수 있는 대로 신선한 것
- 식약처 공정서 및 조선시대 의서 수재:
    대한민국약전외한약(생약)규격집(KHP) 제4개정
    동의보감 탕액편의 과일부

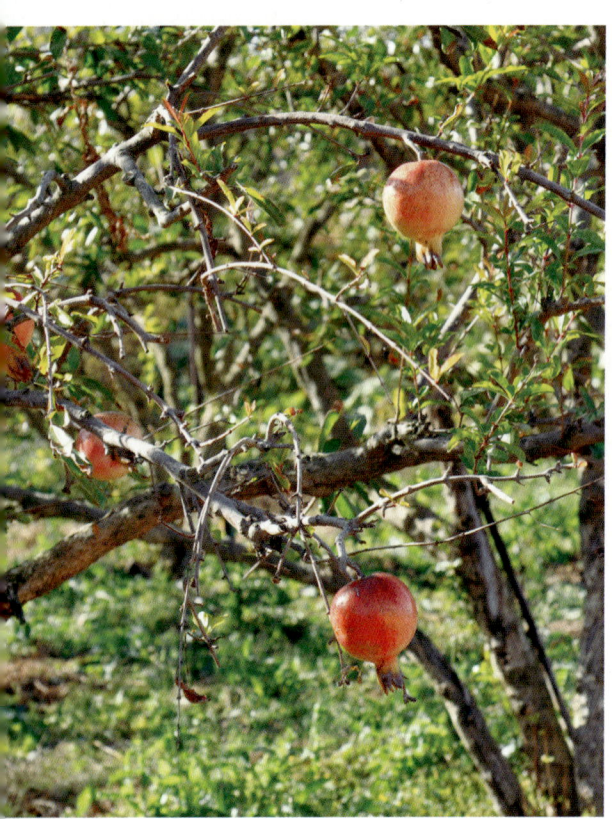

▲ 석류나무 줄기와 가지

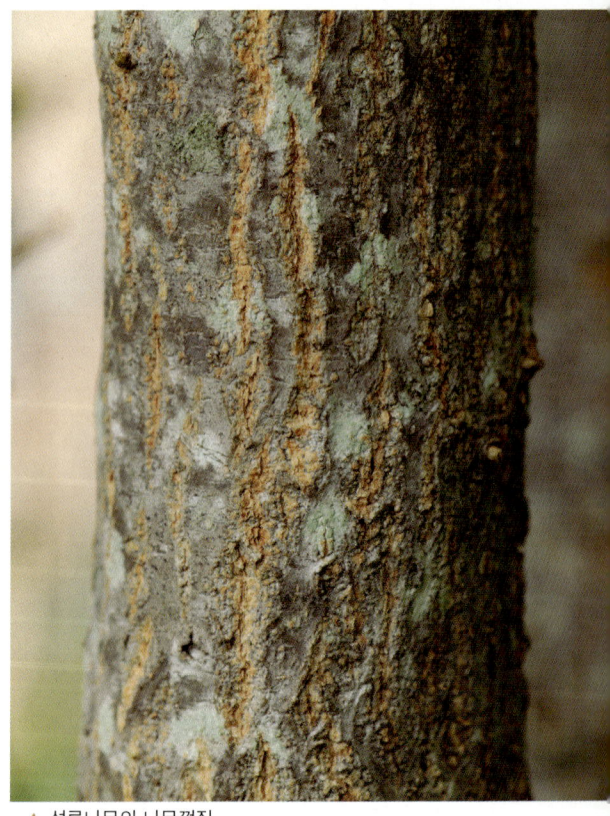

▲ 석류나무의 나무껍질

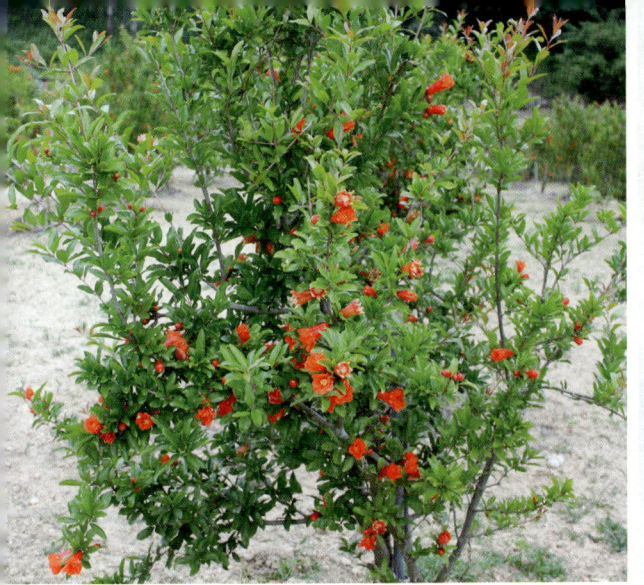

▲ 석류나무 수형

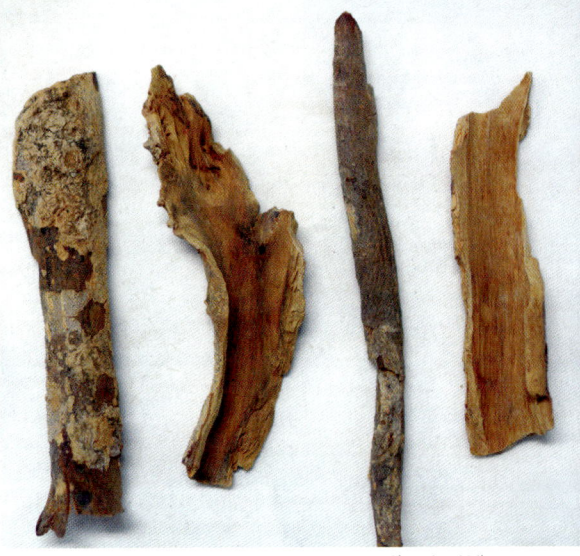

▲ 석류피(약재, 전형)

● **기원** 이 약은 석류나무 *Punica granatum* Linné(석류나무과 Punicaceae)의 줄기, 가지 및 뿌리의 껍질로 될 수 있는 대로 신선한 것을 쓴다.

● **한방 약미(藥味)와 약성(藥性)** 맛은 시고 떫으며 성질은 따뜻하다.

| **약효 해설** |

• 자궁에서 분비물이 나오는 증상을 치료한다.

• 오랜 설사를 멎게 한다.

• 살충작용이 있다.

| **동의보감 효능** |

동행근피(東行根皮, 동쪽으로 자란 석류나무의 뿌리껍질)는 회충과 촌백충을 없앤다[본초].

| **약용법** |

뿌리껍질 6~12g을 물 800mL에 넣고 달여서 반으로 나누어 아침저녁으로 마신다.

석송자

- 한자명: 石松子
- 라틴생약명: Lycopodium
- 이명 또는 영명: 석송(石松)
- 식물명 및 학명: 석송, *Lycopodium clavatum* Linné
- 과명: 석송과
- 약용부위: 포자
- 식약처 공정서 및 조선시대 의서 수재:
  대한민국약전외한약(생약)규격집(KHP) 제4개정

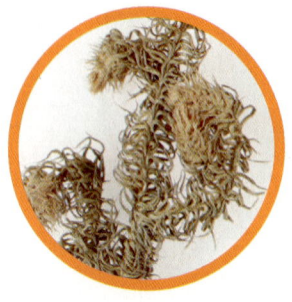

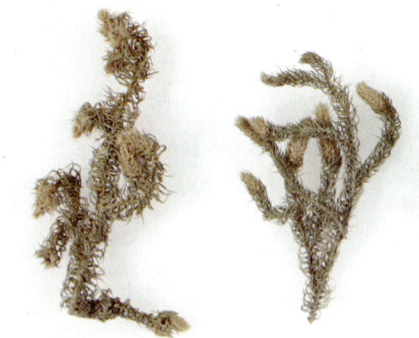

▲ 석송의 전초인 신근초. 이의 포자가 석송자이다.

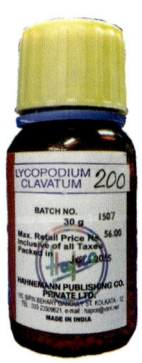

▲ 석송을 활용한 인도의 동종요법용 의약품(인도)

● **기원** 이 약은 석송 *Lycopodium clavatum* Linné(석송과 Lycopodiaceae)의 포자이다.

● **한방 약미(藥味)와 약성(藥性)** 맛은 쓰고 성질은 따뜻하다.

| **약효 해설** |

- 강장작용이 있다.
- 기침을 제거한다.
- 여성 호르몬과 유사한 약리작용이 있다.
- 피부염에 외용(外用)한다.

| **약용법** |

포자 적당량을 외용하거나 가루 또는 환(丸)으로 복용한다.

- 한자명: 石燕
- 라틴생약명: Fossilia Spiriferis
- 이명 또는 영명: 석연자(石燕子), 연자석(燕子石)
- 동물명 및 학명: 석연, *Cyrtiospirifera sinensis* Graban
- 과명: 석연과
- 약용부위: 화석
- 식약처 공정서 및 조선시대 의서 수재:
  대한민국약전외한약(생약)규격집(KHP) 제4개정
  동의보감 탕액편의 돌부(部)

석연

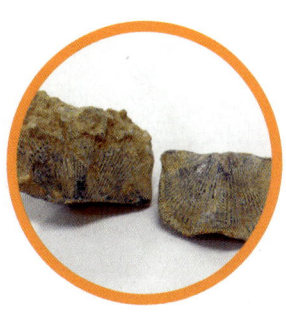

● **기원** 이 약은 석연 *Cyrtiospirifera sinensis* Graban 또는 기타 근연동물(석연과 Spiriferidae)의 화석이다.

● **한방 약미(藥味)와 약성(藥性)** 맛은 달고 짜며 성질은 서늘하다.

● **한방 작용부위(귀경, 歸經)** 석연은 주로 신(腎), 간(肝), 방광경(膀胱經)에 들어가 작용한다.

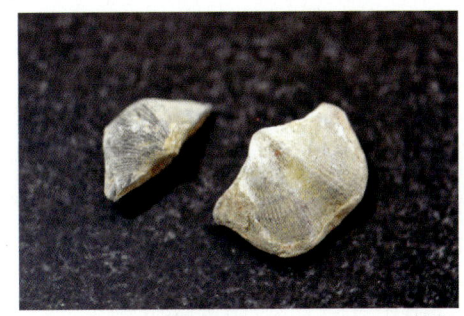

▲ 석연

| **약효 해설** |

• 소변이 나오지 않는 병증에 쓴다.
• 혈뇨(血尿)에 유효하다.
• 임병과 자궁에서 분비물이 나오는 증상을 낫게 한다.

| **동의보감 효능** |

석연(石燕)은 성질이 서늘하고 독이 없다. 소갈을 멎게 한다. 임병(淋病)과 난산(難産)에 주로 쓴다. 손에 쥐면 곧 출산하게 된다[手執之卽産]. 가막조개나 대합조개같이 생겼는데 돌처럼 단단하다. 불에 달구어 식초에 담근 후에 곱게 갈아서 쓴다[본초].

석예초

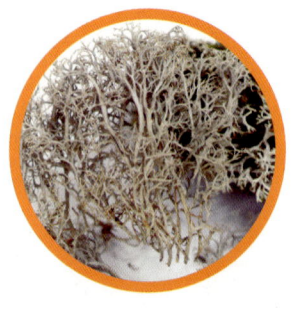

- **한자명**: 石蕊草
- **라틴생약명**: Cladoniae Herba
- **이명 또는 영명**: 석예(石蕊), 석화(石花)
- **식물명 및 학명**: 석예(石蕊), *Cladonia angiferina* Webb
- **과명**: 꽃이끼과
- **약용부위**: 전초
- **식약처 공정서 및 조선시대 의서 수재**:
    대한민국약전외한약(생약)규격집(KHP) 제4개정

● **기원** 이 약은 석예(石蕊) *Cladonia angiferina* Webb(꽃이끼과 Cladoniaceae)의 전초이다.

● **한방 약미(藥味)와 약성(藥性)** 맛은 달고 떫으며 성질은 서늘하다.

● **한방 작용부위(귀경, 歸經)** 석예초는 주로 심(心), 간경(肝經)에 들어가 작용한다.

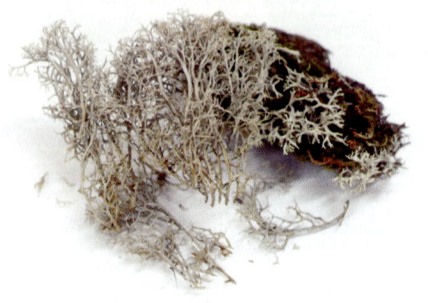

▲ 석예초(약재, 전형)

| **약효 해설** |

- 가슴이 답답하면서 열 나는 증상을 낫게 한다.
- 눈이 어두워져 잘 보이지 않는 병증에 사용한다.
- 현기증, 편두통, 두통, 황달을 치료한다.
- 열로 인한 소변곤란에 쓴다.
- 입안이 허는 병증에 유효하다.
- 각혈, 토혈을 멎게 한다.

| **약용법** |

전초 9~15g을 끓는 물에 넣어 복용한다.

석위

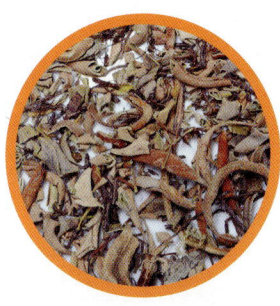

- **한자명**: 石韋
- **라틴생약명**: Pyrrosiae Folium
- **이명 또는 영명**: 석란(石蘭)
- **식물명 및 학명**: 석위, *Pyrrosia lingua*(Thunberg) Farwell
  애기석위, *Pyrrosia petiolosa* Ching
  세뿔석위, *Pyrrosia tricuspis* Tagawa
- **과명**: 고란초과
- **약용부위**: 잎
- **식약처 공정서 및 조선시대 의서 수재**:
  대한민국약전외한약(생약)규격집(KHP) 제4개정
  동의보감 탕액편의 풀부(部)

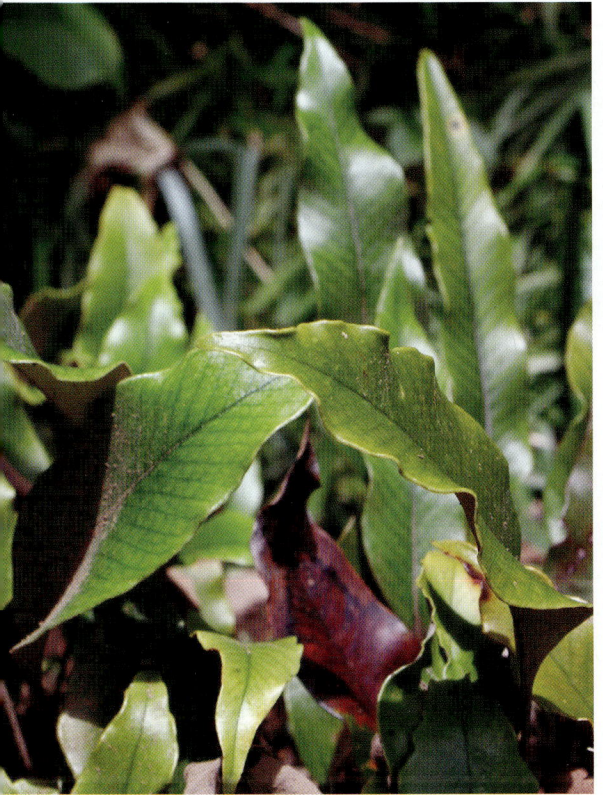

▲ 석위 잎

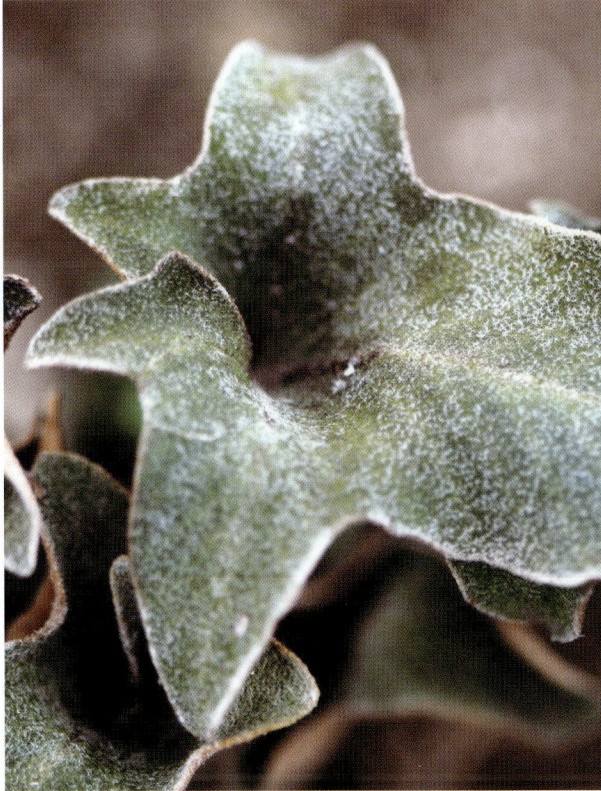

▲ 세뿔석위 잎

● **기원** 이 약은 석위 *Pyrrosia lingua*(Thunberg) Farwell 또는 애기석위 *Pyrrosia petiolosa* Ching 또는 세뿔석위 *Pyrrosia tricuspis* Tagawa (고란초과 Polypodiaceae)의 잎이다.

● **한방 약미(藥味)와 약성(藥性)** 맛은 달고 쓰며 성질은 약간 차다.

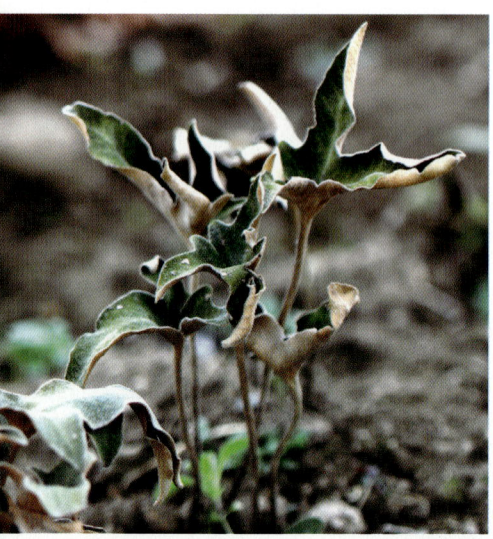

▲ 세뿔석위 지상부

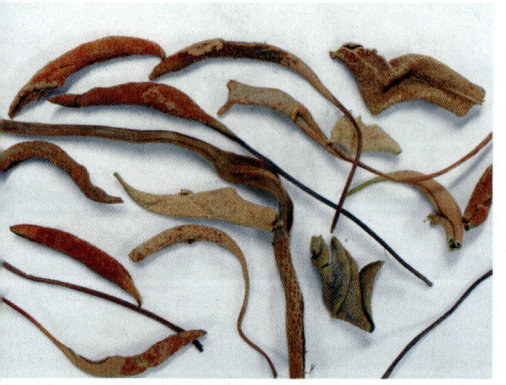

▲ 석위(약재, 절단)

● **한방 작용부위(귀경, 歸經)** 석위는 주로 폐(肺), 방광경(膀胱經)에 들어가 작용한다.

| 약효 해설 |

• 소변 볼 때 아프거나 시원하게 나가지 않는 병증을 치료한다.
• 요로결석, 신염에 유효하다.
• 여성의 부정기 자궁출혈에 사용한다.
• 각혈, 토혈, 혈뇨(血尿)에 쓴다.
• 만성 기관지염에 활용한다.

| 동의보감 효능 |

석위(石韋)의 성질은 평(平)하고(약간 차다[微寒]고도 한다) 맛은 쓰고 달며[苦甘] 독이 없다. 오림(五淋)과 오줌보에 열이 몰려 소변이 잘 나오지 않는 것, 방광에 열이 차서 소변이 찔끔찔끔 나오는 것, 소변이 저절로 나오는 것을 치료한다. 소변을 잘 나오게 한다.

| 약용법 |

잎 6~12g을 물 800mL에 넣고 달여서 반으로 나누어 아침저녁으로 마신다.

243

- 한자명: 石硫黃
- 라틴생약명: Sulfur
- 이명 또는 영명: 유황(硫黃), Sulphur
- 한약의 분류: 광물성 약재
- 식약처 공정서 및 조선시대 의서 수재:
    대한민국약전외한약(생약)규격집(KHP) 제4개정
    동의보감 탕액편의 돌부(部)
    방약합편의 금석(金石, 광석류)편

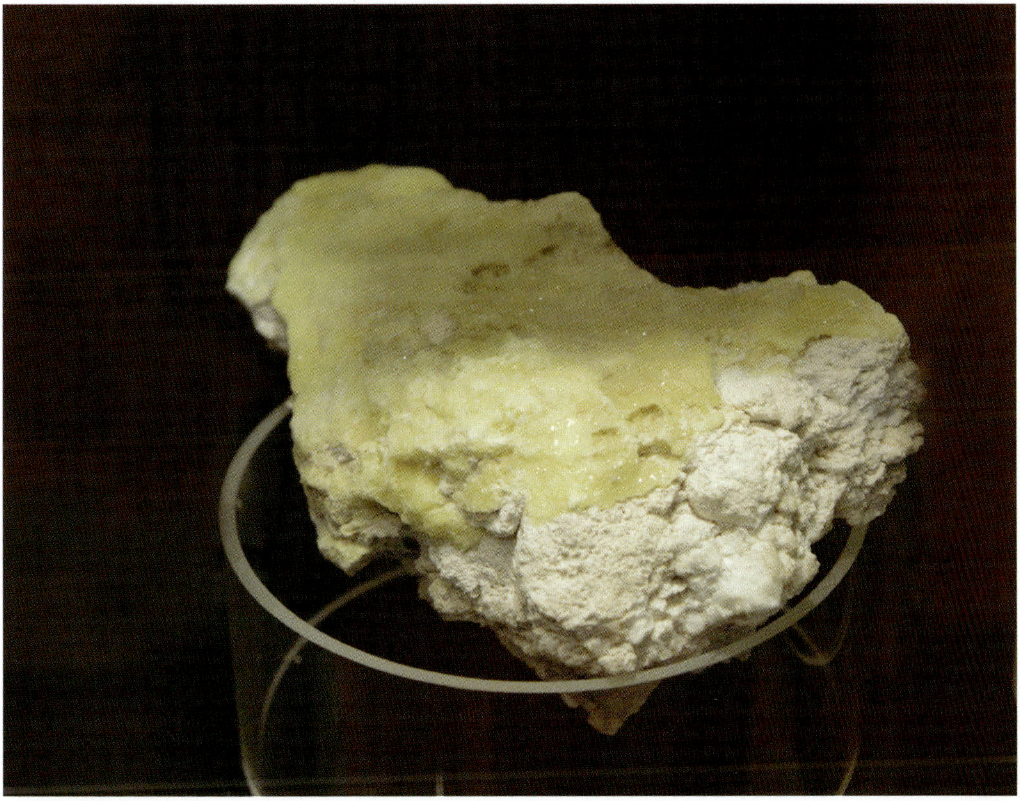

석유황

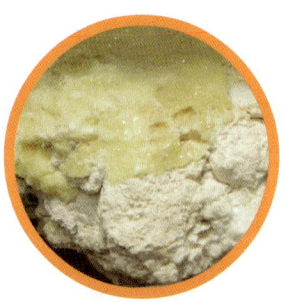

▲ 석유황

- **●기원** 이 약은 원소광물 유황이나 유황을 함유하는 물질을 가공하여 얻은 결정이다.

- **●한방 약미(藥味)와 약성(藥性)** 맛은 시고 성질은 따뜻하며 독이 있다.

- **●한방 작용부위(귀경, 歸經)** 석유황은 주로 신(腎), 대장경(大腸經)에 들어가 작용한다.

| 약효 해설 |

- 외용(外用)으로 피부 습진, 개선을 치료한다.
- 내복(內服)으로 발이 찬 증상에 사용한다.

| 동의보감 효능 |

석유황(石硫黃, 유황)은 성질이 아주 뜨겁고 맛은 시며 독이 있다. 명치의 적취(積聚)와 사기(邪氣), 냉기가 뭉친 것, 허리와 신(腎)의 오래된 냉증에 사용한다. 냉풍(冷風)으로 감각이 없는 것과 다리가 차고 아프며 힘이 없는 것을 낫게 한다. 근육과 뼈를 튼튼히 하고 성기능을 세게 하며 머리털이 빠지는 증상에 쓰인다. 악창(惡瘡), 음부의 감닉창을 없애고 개선충을 죽인다. 껍질을 갓 깨고 나온 거위 새끼[鵝子] 같은 색깔을 띤 것이 진품이다. 곤륜황(崑崙黃)이라고도 한다. 색깔이 붉은 것은 석정지(石亭脂)라고 한다[본초]. 누런 색이고 맑고 깨끗한 것이 좋다. 쓸 때는 녹여서 참기름에 넣거나 사내아이의 소변에 7일 동안 담갔다가 곱게 갈아 수비(水飛)해서 쓴다. 참새의 뇌수[雀腦髓]로 반죽하면 냄새가 나지 않는다[입문].

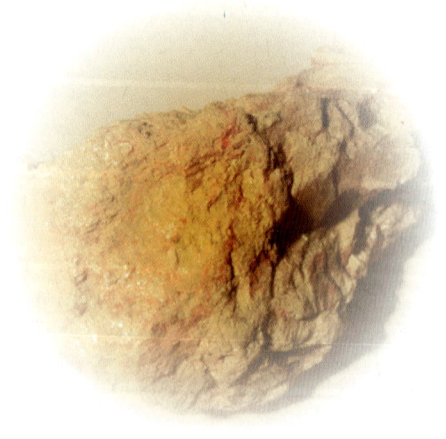

- 한자명: 石鐘乳
- 라틴생약명: Stalactitum
- 이명 또는 영명: 종유석(鐘乳石)
- 한약의 분류: 광물성 약재
- 식약처 공정서 및 조선시대 의서 수재:

　　대한민국약전외한약(생약)규격집(KHP) 제4개정
　　동의보감 탕액편의 돌부(部)
　　방약합편의 금석(金石, 광석류)편

석종유

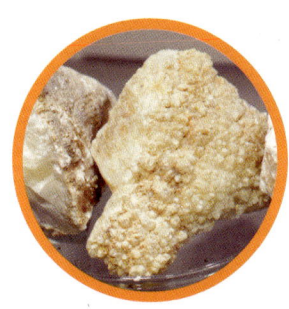

●**기원** 이 약은 탄산염광물 방해석의 종유상 집합체이다.

●**한방 약미(藥味)와 약성(藥性)** 맛은 달고 성질은 따뜻하다.

●**한방 작용부위(귀경, 歸經)** 석종유는 주로 폐(肺), 신(腎), 위경(胃經)에 들어가 작용한다.

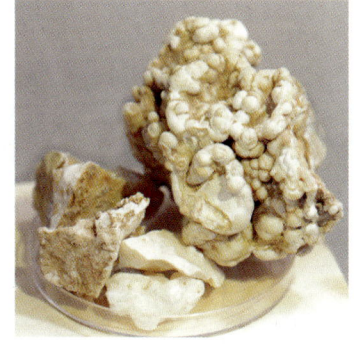

▲ 석종유

| 약효 해설 |

- 과로로 인한 천식, 기침을 낮게 한다.
- 발기부전을 치료한다.
- 유즙 분비를 촉진한다.
- 허리와 무릎에 냉감이 있는 통증을 없앤다.

| 동의보감 효능 |

석종유(石鐘乳, 종유석)는 성질이 따뜻하고 맛은 달며 독이 없다. 오로(五勞)와 칠상(七傷)을 보하고 오장(五藏)을 편안하게 한다. 몸에 있는 9개의 구멍을 잘 통하게 하고 허손된 것을 보한다. 눈을 밝게 하고 정(精)을 더해주며 음(陰)을 강하게 한다. 하초(下焦)가 손상되어 다리에 힘이 없고 시리면서 아픈 것을 치료한다.

석창포

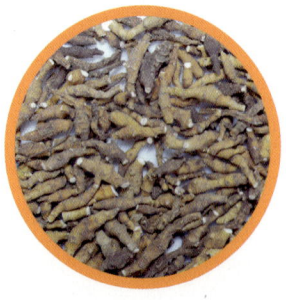

- 한자명: 石菖蒲
- 라틴생약명: Acori Graminei Rhizoma
- 식물명 및 학명: 석창포, *Acorus gramineus* Solander
- 과명: 천남성과
- 약용부위: 뿌리줄기
- 식약처 공정서 및 조선시대 의서 수재:
  대한민국약전외한약(생약)규격집(KHP) 제4개정
  동의보감 탕액편의 풀부(部)
  방약합편의 수초(水草)편

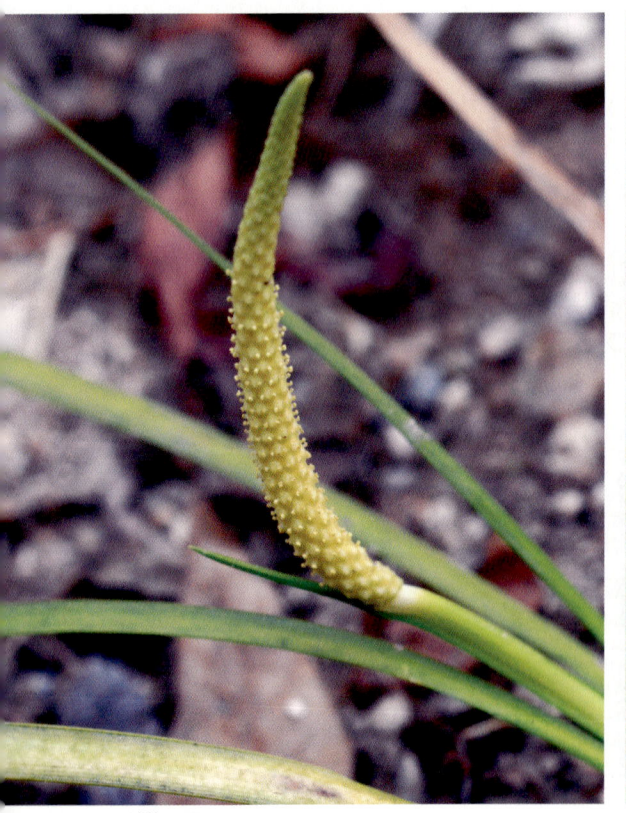

▲ 석창포 꽃

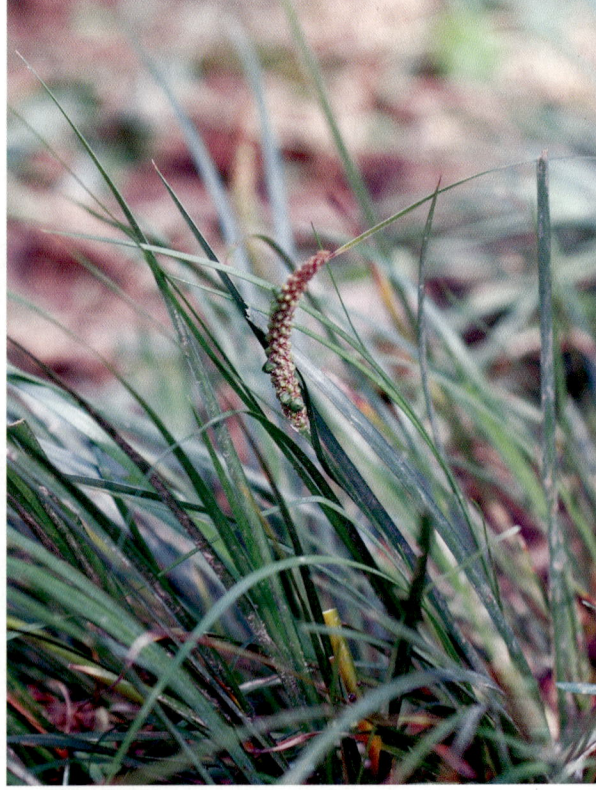

▲ 석창포 열매

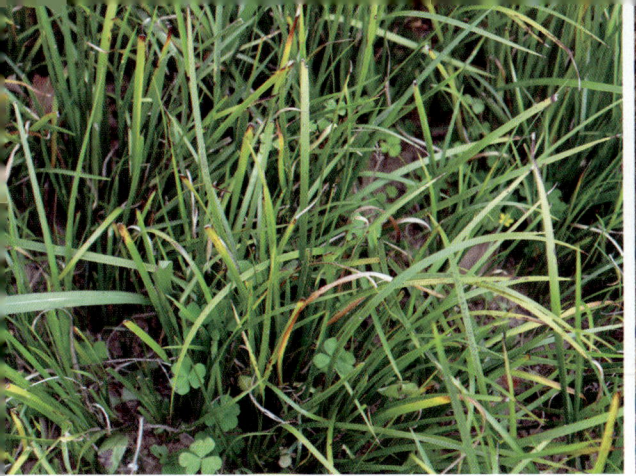

▲ 석창포 지상부

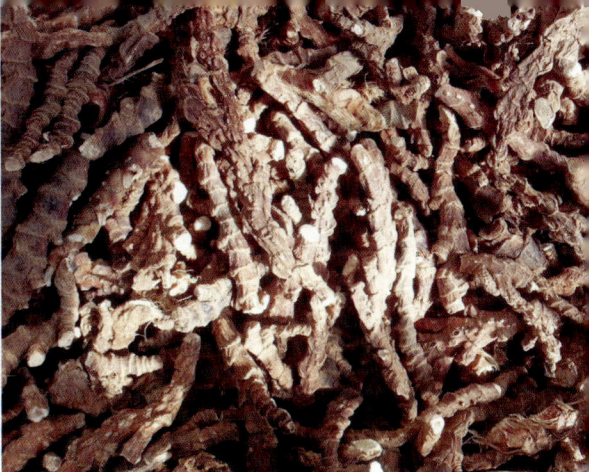

▲ 석창포(약재, 시장 판매품)

● **기원** 이 약은 석창포 *Acorus gramineus* Solander(천남성과 Araceae)의 뿌리줄기이다.

● **한방 약미(藥味)와 약성(藥性)** 맛은 맵고 쓰며 성질은 따뜻하다.

● **한방 작용부위(귀경, 歸經)** 석창포는 주로 심(心), 위경(胃經)에 들어가 작용한다.

| **약효 해설** |

• 정신이 혼미하거나 정신을 잃고 아픈 증상에 쓴다.

• 건망증과 숙면을 이루지 못하는 증상에 유효하다.

• 이명(耳鳴)과 소리를 잘 듣지 못하는 증상에 사용한다.

• 위통, 복통을 치료한다.

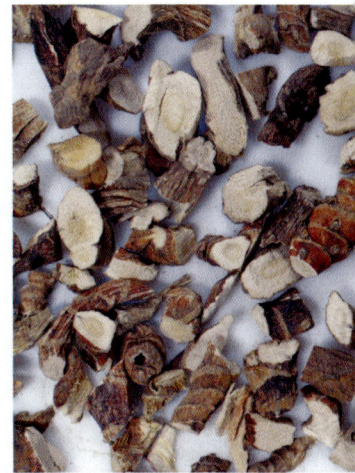

| **동의보감 효능** |

창포(菖蒲, 석창포)의 성질은 따뜻하고[溫](평(平)하다고도 한다) 맛이 매우며[辛] 독이 없다. 심의 구멍[心孔]을 열어주고 오장(五藏)을 보하며 몸에 있는 9개의 구멍을 잘 통하게 한다. 눈과 귀를 밝게 하며 목청을 좋게 한다. 풍습(風濕)으로 감각이 둔해진 것을 치료하며 뱃속의 벌레를 죽인다. 이와 벼룩을 없애며 건망증을 치료한다. 지혜롭게 하고[長智] 명치가 아픈 것을 낫게 한다.

▲ 석창포(약재, 절편)

| **약용법** |

뿌리줄기 3~10g을 물 800mL에 넣고 달여서 반으로 나누어 아침저녁으로 마신다.

246

선모

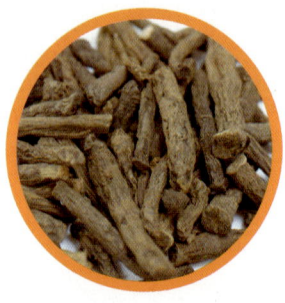

- 한자명: 仙茅
- 라틴생약명: Curculiginis Rhizoma
- 이명 또는 영명: 파라문삼(婆羅門參)
- 식물명 및 학명: 선모(仙茅), *Curculigo orchioides* Gaertner
- 과명: 수선화과
- 약용부위: 뿌리줄기
- 식약처 공정서 및 조선시대 의서 수재:
  대한민국약전외한약(생약)규격집(KHP) 제4개정
  방약합편의 산초(山草)편

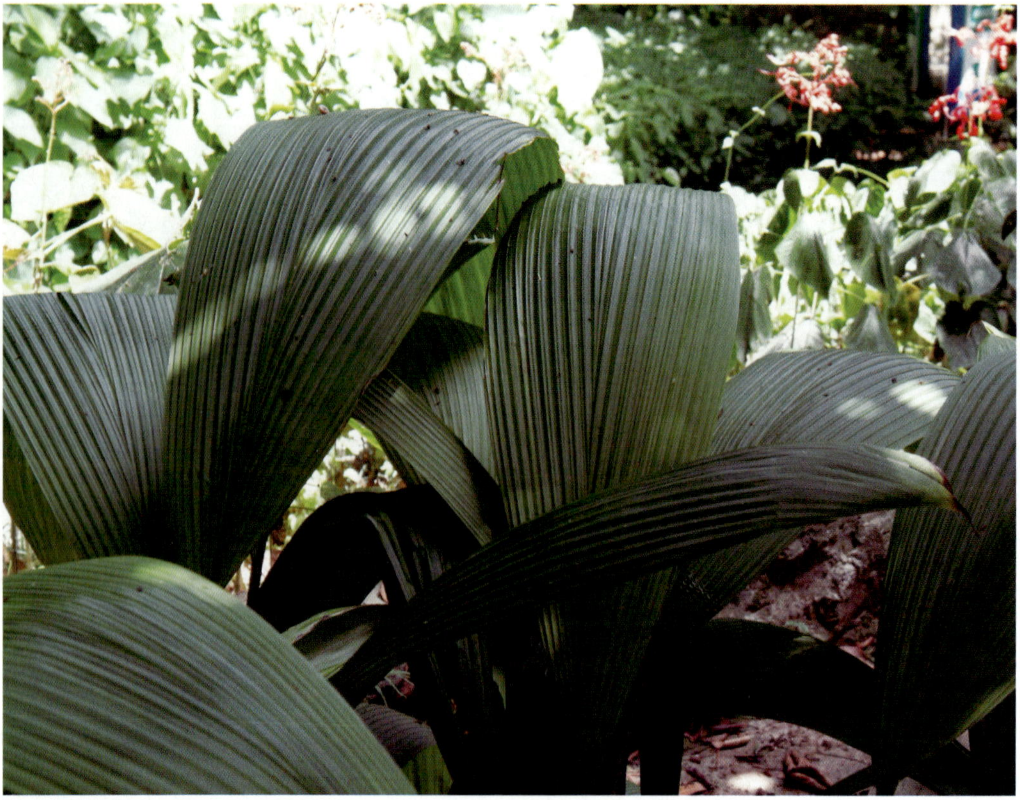

▲ 대엽선모(*Curculigo capitulata*) 잎

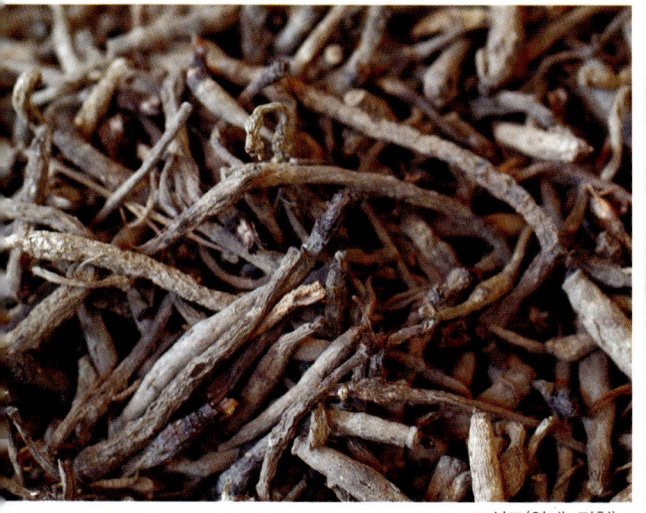

▲ 선모(약재, 전형)

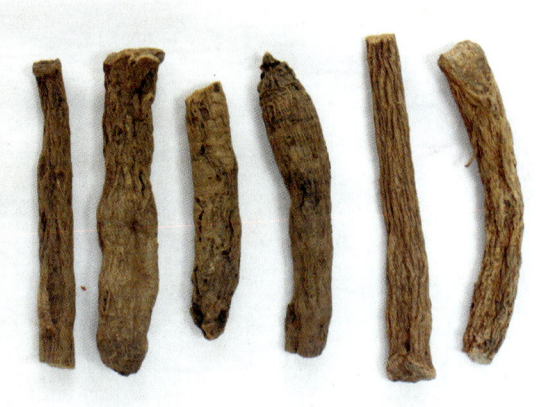

▲ 선모(약재, 절단)

● **기원** 이 약은 선모(仙茅) *Curculigo orchioides* Gaertner(수선화과 Amaryllidaceae)의 뿌리줄기이다.

● **한방 약미(藥味)와 약성(藥性)** 맛은 맵고 성질은 뜨거우며 독이 있다.

● **한방 작용부위(귀경, 歸經)** 선모는 주로 신(腎), 간(肝), 비경(脾經)에 들어가 작용한다.

| **약효 해설** |

• 양기 부족, 유뇨(遺尿)에 사용한다.

• 요실금을 치료한다.

• 근육과 뼈를 강하고 튼튼하게 한다.

• 허리와 무릎에 냉감이 있는 통증을 멎게 한다.

| **약용법** |

뿌리줄기 3~10g을 물 800mL에 넣고 달여서 반으로 나누어 아침저녁으로 마신다.

247

선복화

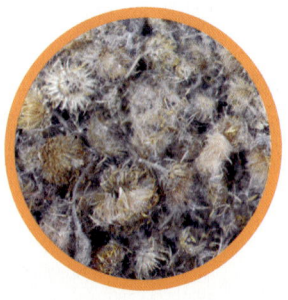

- 한자명: 旋覆花
- 라틴생약명: Inulae Flos
- 이명 또는 영명: 금불초(金佛草)
- 식물명 및 학명: 금불초, *Inula japonica* Thunberg
  구아선복화(歐亞旋覆花), *Inula britannica* Linné
- 과명: 국화과
- 약용부위: 꽃
- 식약처 공정서 및 조선시대 의서 수재:
  대한민국약전외한약(생약)규격집(KHP) 제4개정
  동의보감 탕액편의 풀부(部)
  방약합편의 습초(濕草)편

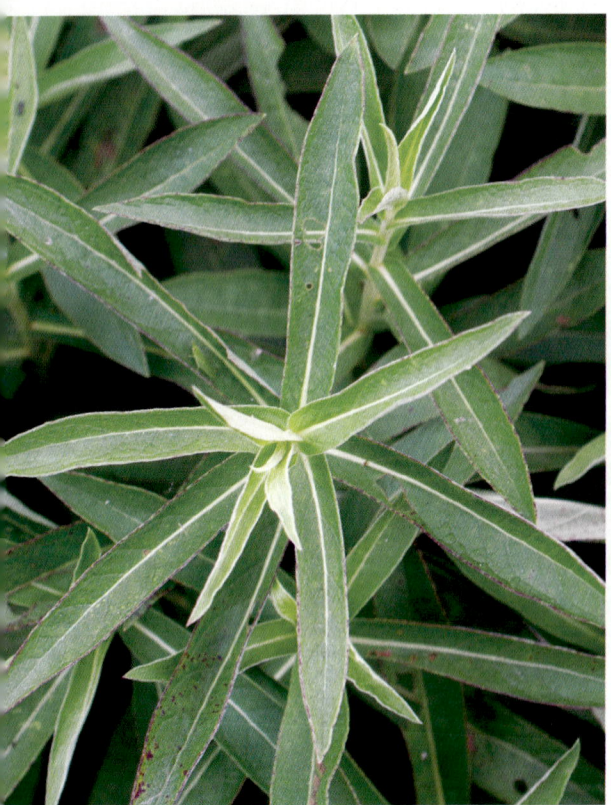

▲ 금불초 어린잎

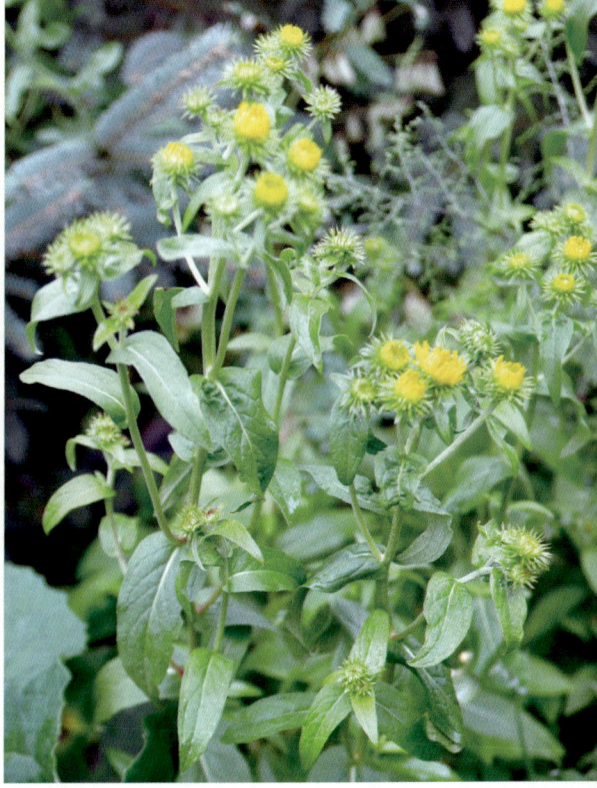

▲ 금불초 꽃

- **기원** 이 약은 금불초 *Inula japonica* Thunberg 또는 구아선복화(歐亞旋覆花) *Inula britannica* Linné(국화과 Compositae)의 꽃이다.

- **한방 약미(藥味)와 약성(藥性)** 맛은 쓰고 매우며 짜고 성질은 약간 따뜻하다.

- **한방 작용부위(귀경, 歸經)** 선복화는 폐(肺), 비(脾), 위(胃), 대장경(大腸經)에 들어가 작용한다.

| 약효 해설 |

- 숨이 차면서 기침을 하고 담(痰)이 많이 나오는 병증을 치료한다.
- 명치 밑이 그득하고 단단한 증상을 낫게 한다.
- 감기로 생긴 기침에 쓴다.
- 기(氣)를 내려주고 구토를 가라앉힌다.
- 이뇨작용이 있다.

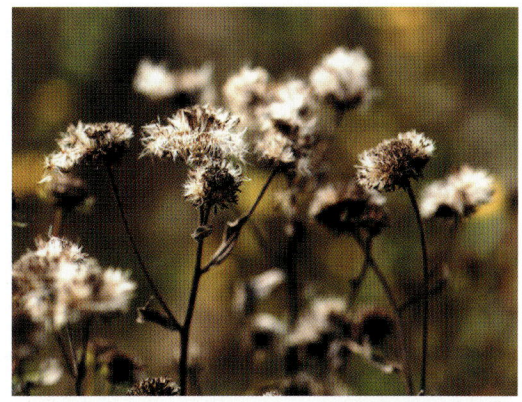

▲ 금불초 종자 결실

| 동의보감 효능 |

선복화(旋復花, 금불초)의 성질은 약간 따뜻하고[微溫] 맛은 짜며[鹹] 조금 독이 있다. 가슴에 잘 떨어지지 않는 가래와 침이 있고, 가슴과 옆구리에 담수(痰水)가 찬 것, 양 옆구리가 창만한 것을 낫게 한다. 식욕을 돋우고 속이 메슥메슥하여 토하려는 것을 멎게 한다. 방광에 쌓인 물을 내보내고 눈을 밝게 한다.

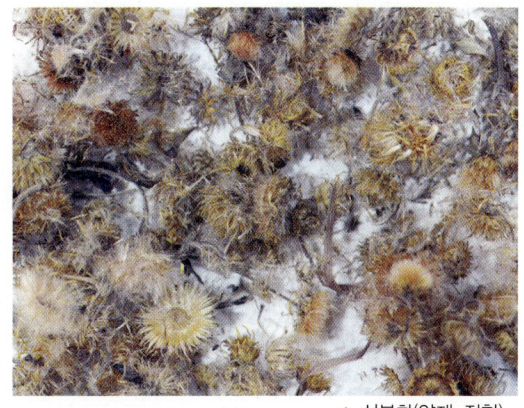

▲ 선복화(약재, 전형)

| 약용법 |

꽃 3~9g을 거즈에 싸서 물 800mL에 넣고 달여서 반으로 나누어 아침저녁으로 마신다.

248

선퇴

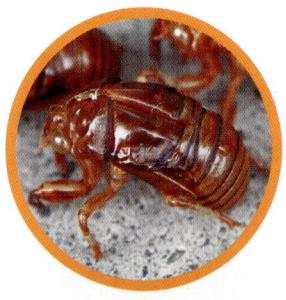

- 한자명: 蟬退
- 라틴생약명: Cicadidae Periostracum
- 이명 또는 영명: 선세(蟬蛻)
- 동물명 및 학명: 말매미, *Cryptotympana dubia*(Haupt)
  흑책(黑蚱), *Cryptotympana pustulata* Fabricius
- 과명: 매미과
- 약용부위: 성충이 될 때 나오는 허물
- 식약처 공정서 및 조선시대 의서 수재:
  대한민국약전외한약(생약)규격집(KHP) 제4개정
  동의보감 탕액편의 벌레부(部)
  방약합편의 화충(化蟲)편

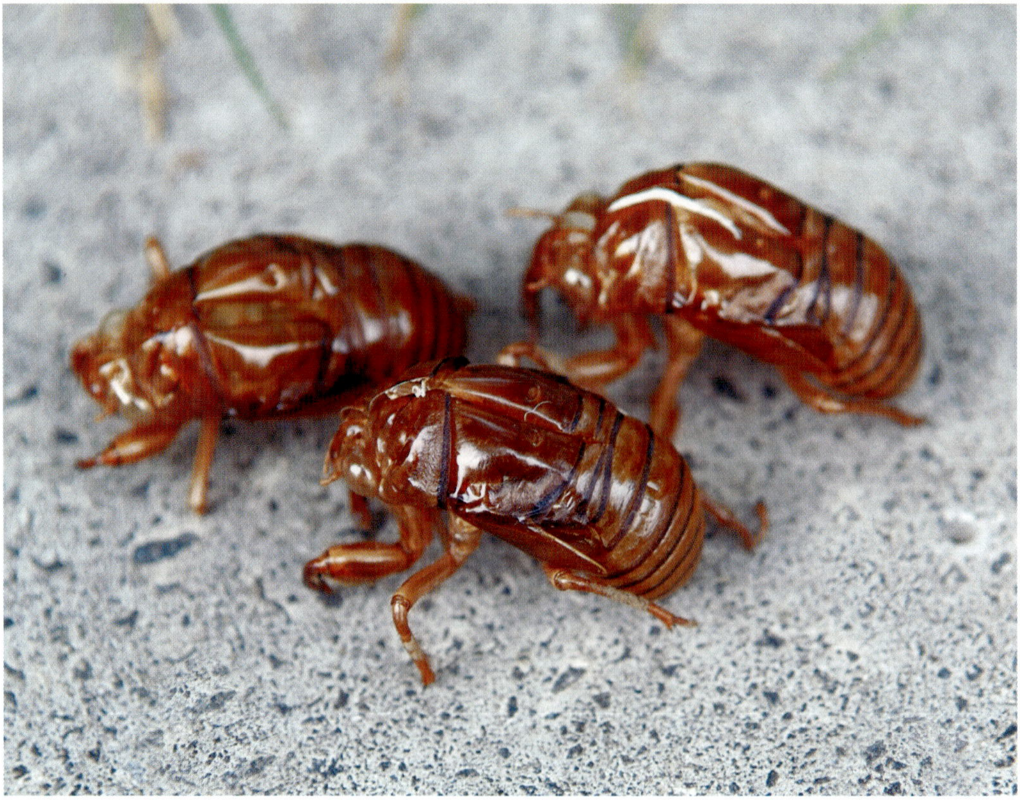

▲ 선퇴

- **기원** 이 약은 말매미 *Cryptotympana dubia*(Haupt) 또는 흑책(黑蚱) *Cryptotympana pustulata* Fabricius(매미과 Cicadidae)이 성충이 될 때 나오는 허물이다.

- **한방 약미(藥味)와 약성(藥性)** 맛은 달고 성질은 차다.

- **한방 작용부위(귀경, 歸經)** 선퇴는 주로 폐(肺), 간경(肝經)에 들어가 작용한다.

| 약효 해설 |

- 발열, 오한의 증상을 없앤다.
- 기침과 가래로 목소리가 쉬는 증상에 사용한다.
- 눈에 막이 낀 듯 가려서 잘 보이지 않는 것을 제거한다.
- 급성 발진성 질환으로 전신의 피부가 가려운 증상을 낫게 한다.
- 파상풍(破傷風, 근육의 경련성 마비와 동통을 동반한 근육수축을 일으키는 감염성 질환)을 치료한다.

| 동의보감 효능 |

선각(蟬殼, 매미 허물)은 소아가 간질이 있거나 말을 못하는 데 주로 쓴다. 눈이 어둡고 예막이 있어 사물이 보이지 않는 것을 치료한다. 또 두창(痘瘡)이 시원하게 내돋지 않는 것을 치료하니 매우 좋다. 오로지 소아의 여러 병을 치료한다[專主小兒諸疾]. 음력 5월에 채집한다[본초].

| 약용법 |

선퇴 3~6g을 물 800mL에 넣고 달여서 반으로 나누어 아침저녁으로 마신다.

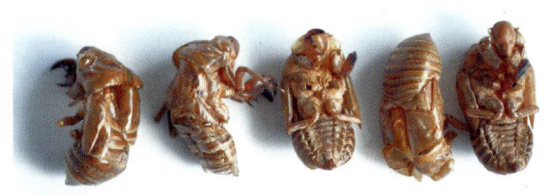

▲ 선퇴

249

섬서

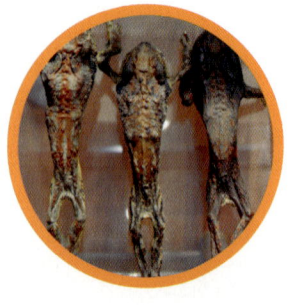

- 한자명: 蟾蜍
- 라틴생약명: Bufo
- 이명 또는 영명: 섬(蟾), 하마(蝦蟆), 건섬(乾蟾)
- 동물명 및 학명: 두꺼비, *Bufo bufo gargarizans* Cantor
  흑광섬서(黑眶蟾蜍), *Bufo melanostictus* Schneider
- 과명: 두꺼비과
- 약용부위: 독선의 분비물을 채취하고 남은 몸체로 내장을 제
  거하여 말린 것
- 식약처 공정서 및 조선시대 의서 수재:
  대한민국약전외한약(생약)규격집(KHP) 제4개정
  동의보감 탕액편의 벌레부(部)
  방약합편의 화충(化蟲)편

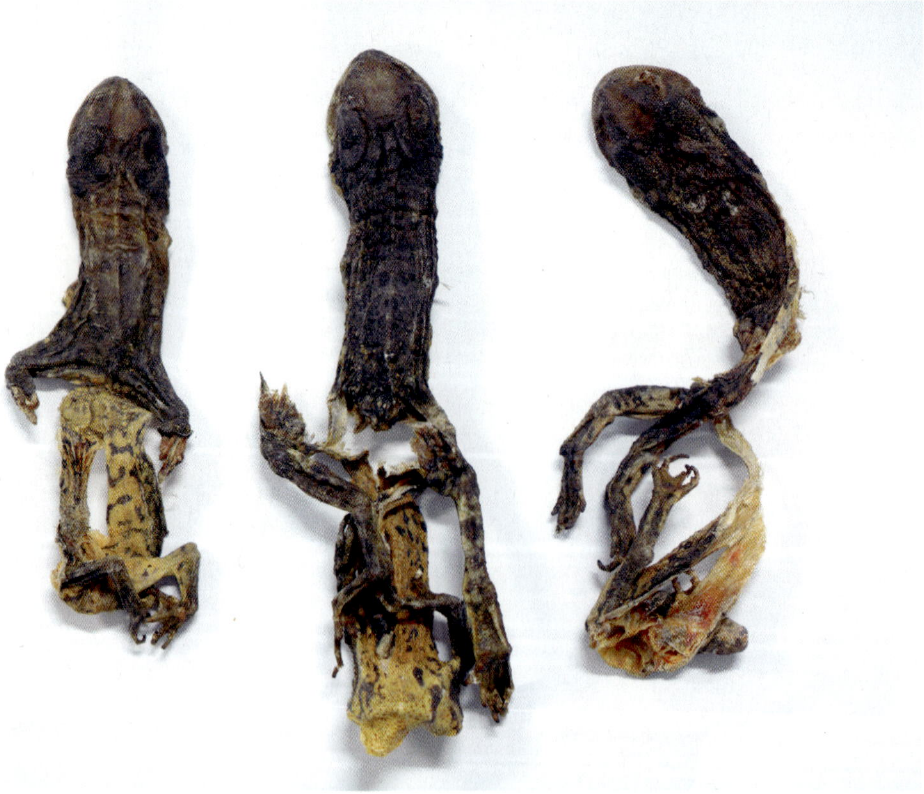

▲ 섬서

- **기원** 이 약은 두꺼비 *Bufo bufo gargarizans* Cantor 또는 흑광섬서(黑眶蟾蜍) *Bufo melanostictus* Schneider (두꺼비과 Bufonidae)의 독선의 분비물(섬수 · 蟾酥)을 채취하고 남은 몸체로 내장을 제거하여 말린 것이다.

- **한방 약미(藥味)와 약성(藥性)** 맛은 맵고 성질은 서늘하며 독이 있다.

- **한방 작용부위(귀경, 歸經)** 섬서는 주로 심(心), 간(肝), 비(脾), 폐경(肺經)에 들어가 작용한다.

| **약효 해설** |

- 몸이 붓는 증상을 치료한다.
- 복부팽만에 유효하다.
- 만성 기관지염에 사용한다.
- 소아가 비위(脾胃)의 기능장애로 여위는 증상을 낫게 한다.

| **동의보감 효능** |

섬여(蟾蜍, 섬서, 두꺼비)는 성질이 차고 맛은 매우며 독이 있다. 뱃속에 생긴 덩어리를 깨뜨리고 악창을 낫게 한다. 감충(疳蟲)을 죽인다. 미친 개에게 물린 것과 소아의 얼굴이 누렇고[面黃] 벽기(癖氣)가 있는 것을 치료한다. 섬여를 민간에서는 나흘마(癩疙麻) 또는 풍계(風雞)라고 부른다[정전]. 음력 5월에 잡아서 말리는데 동쪽으로 뛰던 것이 좋다. 껍질과 발톱을 제거하고 하룻동안 술에 담갔다가 그늘에 말린다. 다음에 연유[酥]에 굽거나 술에 구워 뼈를 제거하거나 약성이 남게 태워 쓴다[본초].

| **약용법** |

외용할 때는 섬서를 불에 태워 가루로 만들어 바른다. 내복할 경우에는 섬서 1마리를 달여서 복용하거나 또는 1~3g을 가루나 환(丸)으로 만들어 복용한다.

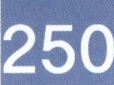

250

섬수

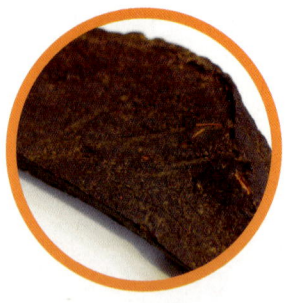

- 한자명: 蟾酥
- 라틴생약명: Bufonis Venenum
- 이명 또는 영명: Toad Venom
- 동물명 및 학명: 두꺼비, *Bufo bufo gargarizans* Cantor
  흑광섬서(黑眶蟾蜍), *Bufo melanostictus* Schneider
- 과명: 두꺼비과
- 약용부위: 독선(毒腺)의 분비물을 모은 것
- 식약처 공정서 및 조선시대 의서 수재:
  대한민국약전(KP) 제11개정
  동의보감 탕액편의 벌레부(部)

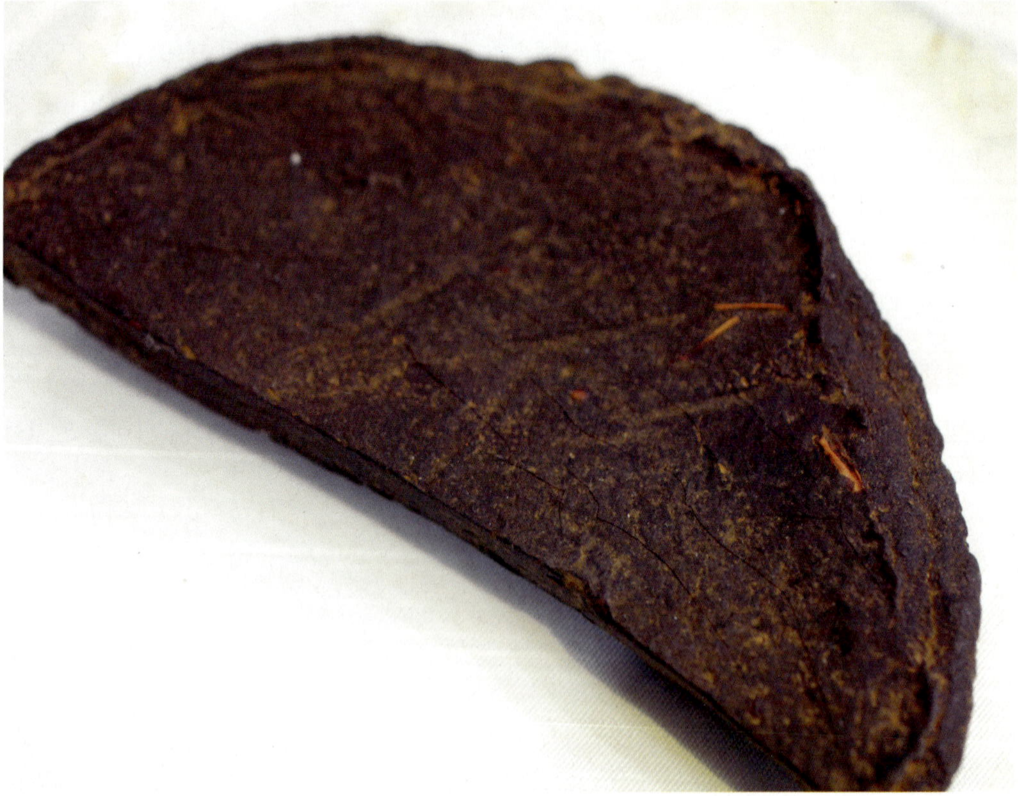

▲ 섬수

● **기원** 이 약은 두꺼비 *Bufo bufo gargarizans* Cantor 또는 흑광섬서(黑眶蟾蜍) *Bufo melanostictus* Schneider(두꺼비과 Bufonidae)의 독선(毒腺)의 분비물을 모은 것이다.

● **한방 약미(藥味)와 약성(藥性)** 맛은 맵고 성질은 따뜻하며 독이 있다.

● **한방 작용부위(귀경, 歸經)** 섬수는 주로 심경(心經)에 들어가 작용한다.

| 약효 해설 |

• 만성 골수염에 유효하다.
• 심장 쇠약, 충치통을 치료한다.
• 목 안이 붓고 아픈 증상을 없애준다.
• 더위를 먹어서 정신이 흐리고 맑지 않은 증상에 쓴다.
• 강심, 이뇨 작용이 있으며 강심약의 원료로 사용한다.
• 각종 피부질환의 치료에 활용한다.

| 동의보감 효능 |

미수(眉酥, 산 두꺼비 눈썹 사이를 째고 받은 흰 진)는 성질이 차고 독이 있다. 옹저(癰疽), 정창(丁瘡), 나력(瘰癧)과 온갖 악창(惡瘡)을 치료한다. 또 소아가 감병[疳瘦, 감수, 몸이 바짝 말라 뼈대만 앙상하게 남는 병증]으로 야위는 것과 치아가 벌레 먹어 아픈 것을 치료한다. 음력 5월에 산 두꺼비 눈썹 사이[活蟾眉間]를 째면 흰 진이 나온다. 이것을 섬수(蟾酥)라고 한다. 기름 먹인 종이에 감싸 그늘에서 말린다. 쓸 때는 사람 젖에 녹여 약에 넣는다[본초]. 사람 눈에 들어가게 하면 안 된다. 들어가면 눈이 멀게 된다[강목].

| 약용법 |

외용할 경우에는 섬수 적당량을 가루 내어 환부에 바른다. 내복할 때는 섬수 0.015~0.03g을 가루나 환(丸)으로 만들어 복용한다.

251

세네가

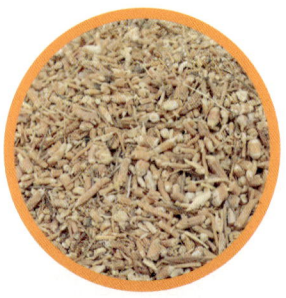

- 라틴생약명: Senegae Radix
- 이명 또는 영명: Senega
- 식물명 및 학명: 세네가, *Polygala senega* Linné
  넓은잎세네가, *Polygala senega* Linné var. *latifolia*
  Torrey et Gray
- 과명: 원지과
- 약용부위: 뿌리
- 식약처 공정서 및 조선시대 의서 수재:
  대한민국약전(KP) 제11개정

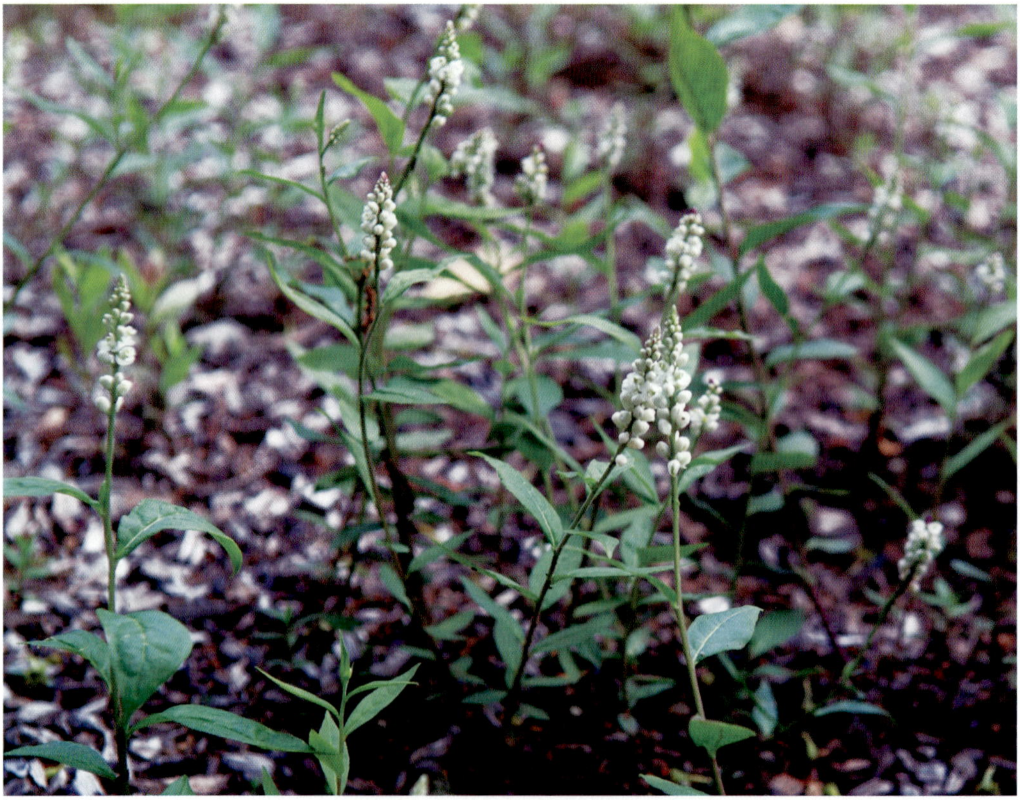

▲ 넓은잎세네가 지상부

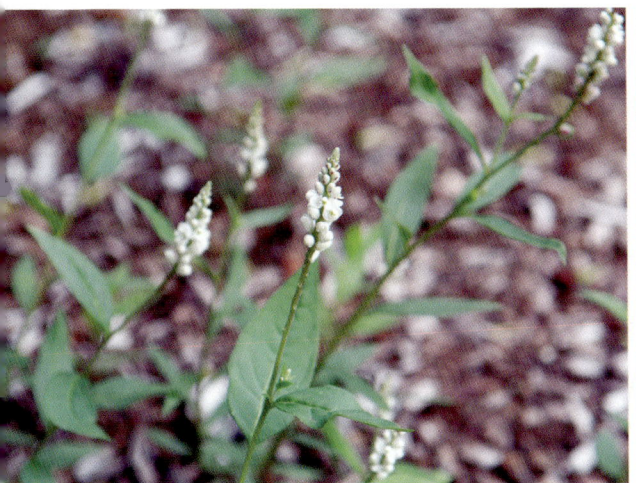

▲ 넓은잎세네가 꽃

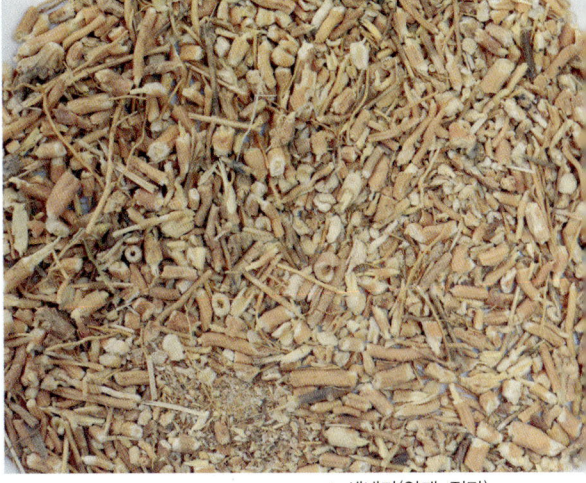

▲ 세네가(약재, 절단)

● **기원** 이 약은 세네가 *Polygala senega* Linné 또는 넓은잎세네가 *Polygala senega* Linné var. *latifolia* Torrey et Gray(원지과 Polygalaceae)의 뿌리이다.

| 약효 해설 |

• 진해, 거담약으로 기관지염, 폐렴에 사용한다.

• 원지와 비슷한 진해, 거담 작용이 있지만 그 작용은 원지보다 강하다.

• 항암의 약리작용이 있다.

| 약용법 |

뿌리 3~5g을 물 800mL에 넣고 달여서 반으로 나누어 아침저녁으로 마신다.

252

세신

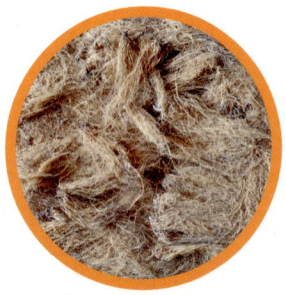

- 한자명: 細辛
- 라틴생약명: Asiasari Radix et Rhizoma
- 이명 또는 영명: Asiasarum Root and Rhizome
- 식물명 및 학명: 민족도리풀, *Asiasarum heterotropoides* F. Maekawa var. *mandshuricum* F. Maekawa
  서울족도리풀, *Asiasarum sieboldii* Miquel var. *seoulense* Nakai
- 과명: 쥐방울과
- 약용부위: 뿌리 및 뿌리줄기
- 식약처 공정서 및 조선시대 의서 수재:
  대한민국약전(KP) 제11개정
  동의보감 탕액편의 풀부(部)
  방약합편의 산초(山草)편

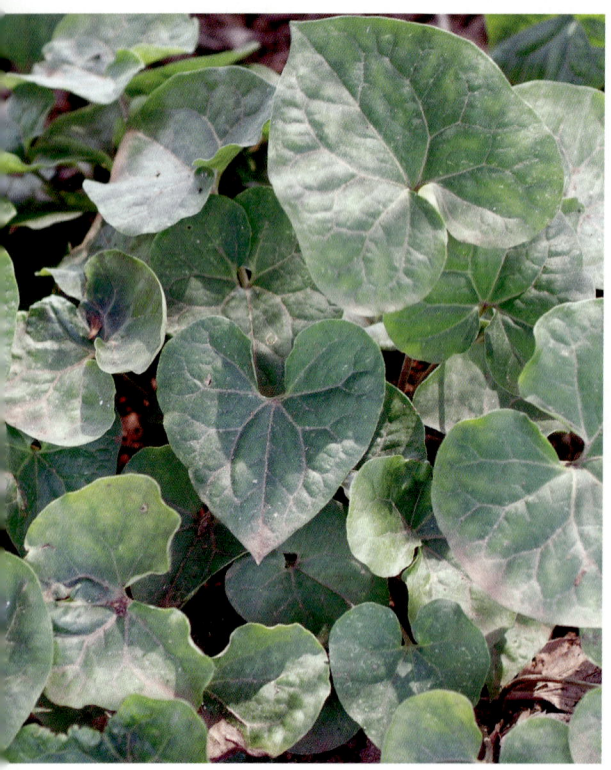

▲ 서울족도리풀 잎

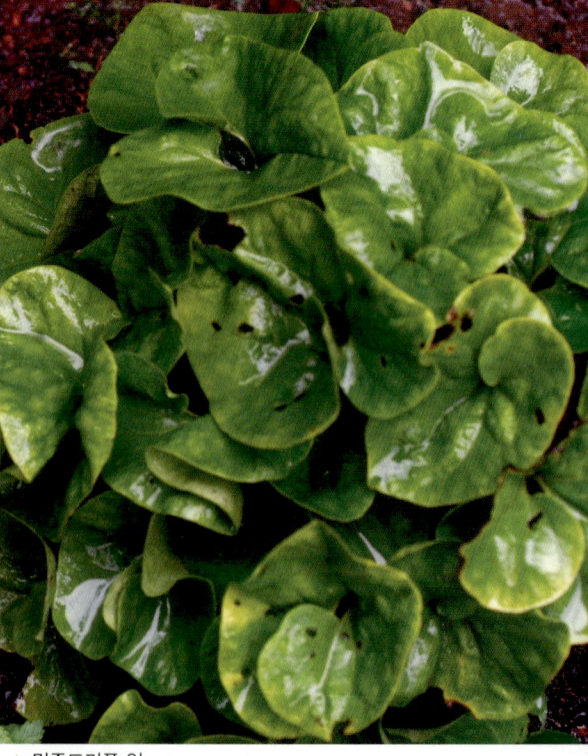

▲ 민족도리풀 잎

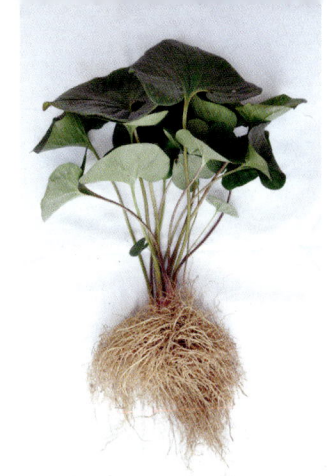

- **기원** 이 약은 민족도리풀 *Asiasarum heterotropoides* F. Maekawa var. *mandshuricum* F. Maekawa 또는 서울족도리풀 *Asiasarum sieboldii* Miquel var. *seoulense* Nakai (쥐방울과 Aristolochiaceae)의 뿌리 및 뿌리줄기이다.

- **한방 약미(藥味)와 약성(藥性)** 맛은 맵고 성질은 따뜻하다.

- **한방 작용부위(귀경, 歸經)** 세신은 주로 심(心), 폐(肺), 신경 (腎經)에 들어가 작용한다.

▲ 서울족도리풀의 전초(채취품)

| 약효 해설 |

- 팔다리를 잘 쓰지 못하고 마비되며 아픈 증상을 치료 한다.
- 담음(痰飮)으로 인해 발생하는 기침을 낫게 한다.
- 비염, 축농증에 사용한다.
- 두통, 치통에 효과가 있다.
- 해열, 이뇨 작용이 있다.

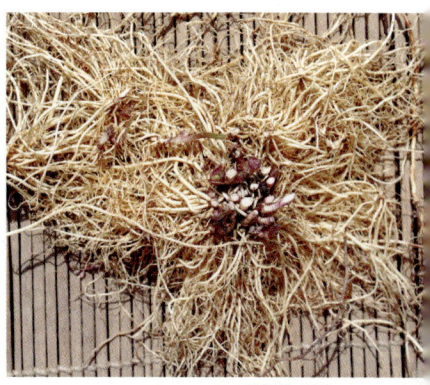

▲ 세척한 세신

| 동의보감 효능 |

세신(細辛)의 성질은 따뜻하고[溫] 맛이 매우 매우며[大辛](쓰고[苦] 맵다[辛]고도 한다) 독이 없다. 풍습(風濕)으로 저리고 아픈 데 쓰며 속을 따뜻하게 하고 기를 내린다. 목 안이 벌겋게 붓고 아프며 막힌 감이 있는 증상을 치료한다. 코가 막힌 것을 뚫어주며 담기(膽氣)를 더해준다. 두통[頭風]을 없애고 눈을 밝게 한다. 치통을 멎게 하고 담(痰)을 삭이며 땀을 나게 한다.

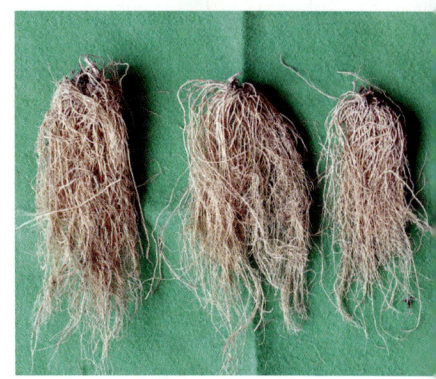

▲ 세신(약재, 전형)

| 약용법 |

뿌리 및 뿌리줄기 1.5~9g을 물 800mL에 넣고 달여서 반으로 나누어 아침저녁으로 마신다. 또는 1~3g을 분말로 하여 복용한다. 외용할 경우에는 적당량을 사용하며 가루 낸 분말을 코에 불어 넣거나 귀에 넣거나 또는 배꼽에 붙인다.

253

센나엽

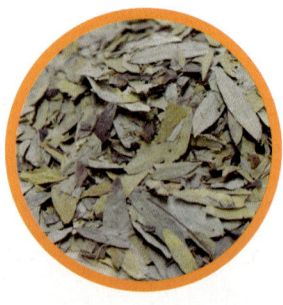

- 라틴생약명: Sennae Folium
- 이명 또는 영명: Senna Leaf
- 식물명 및 학명: 협엽번사(狹葉番瀉), *Cassia angustifolia* Vahl
  첨엽번사(尖葉番瀉), *Cassia acutifolia* Delile
- 과명: 콩과
- 약용부위: 작은잎
- 식약처 공정서 및 조선시대 의서 수재:
  대한민국약전(KP) 제11개정

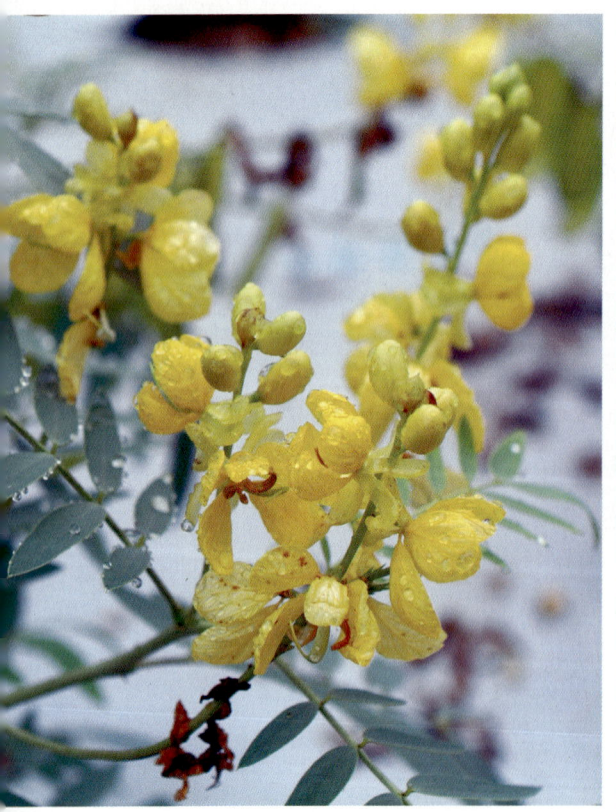

▲ 협엽번사의 꽃

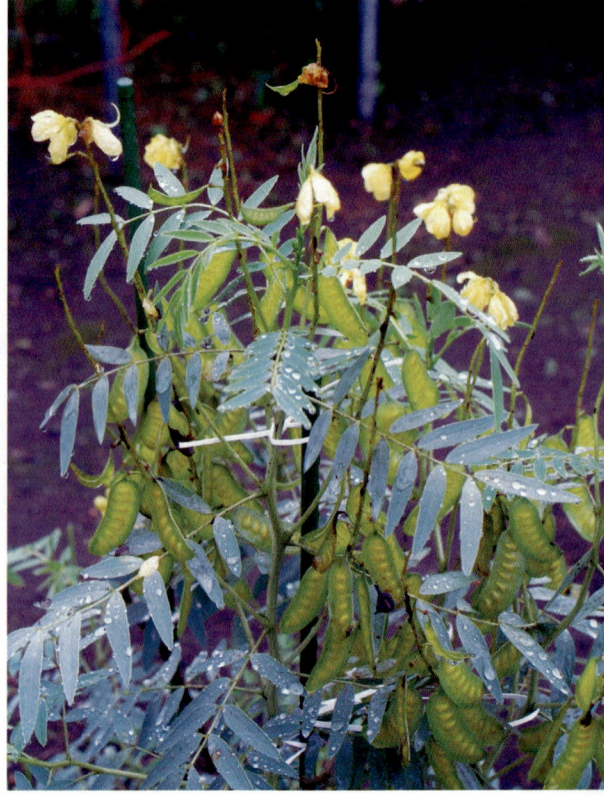

▲ 협엽번사 지상부

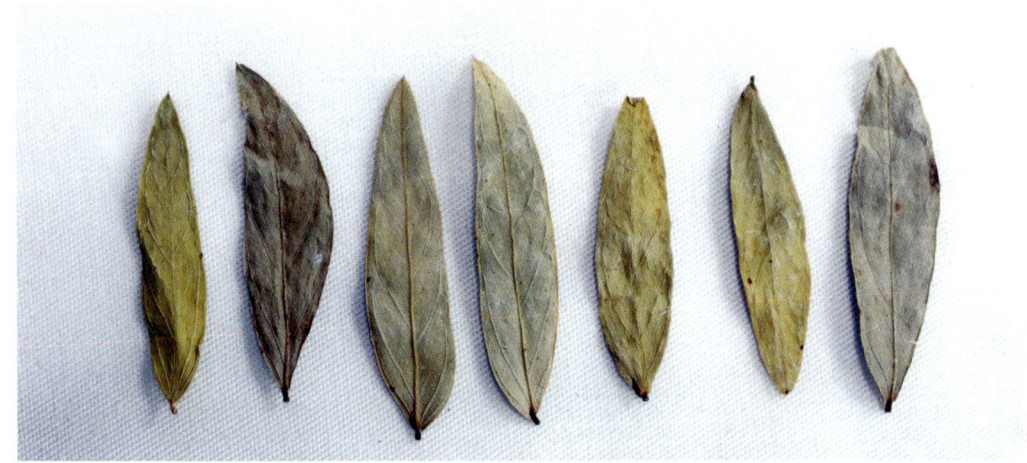

▲ 센나엽(약재, 전형)

● **기원** 이 약은 협엽번사(狹葉番瀉) *Cassia angustifolia* Vahl 또는 첨엽번사(尖葉番瀉) *Cassia acutifolia* Delile(콩과 Leguminosae)의 작은잎이다.

● **한방 약미(藥味)와 약성(藥性)** 맛은 달고 쓰며 성질은 차다.

● **한방 작용부위(귀경, 歸經)** 센나엽은 주로 대장경(大腸經)에 들어가 작용한다.

| 약효 해설 |

• 변비 복통을 제거한다.

• 몸이 붓고 배가 몹시 불러오면서 속이 그득한 증상을 치료한다.

• 소변이 잘 나가게 한다.

• 사하(瀉下)작용의 성분인 sennoside가 함유되어 있다.

| 약용법 |

잎 2~6g을 물 800mL에 넣고 달여서 반으로 나누어 아침저녁으로 마신다.

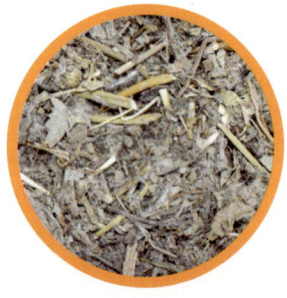

254

소계

- 한자명: 小薊
- 라틴생약명: Breeae Herba
- 식물명 및 학명: 조뱅이, *Breea segeta* Kitamura
  큰조뱅이, *Breea setosa* Kitamura
- 과명: 국화과
- 약용부위: 전초
- 식약처 공정서 및 조선시대 의서 수재:
  대한민국약전외한약(생약)규격집(KHP) 제4개정
  동의보감 탕액편의 풀부(部)
  방약합편의 습초편

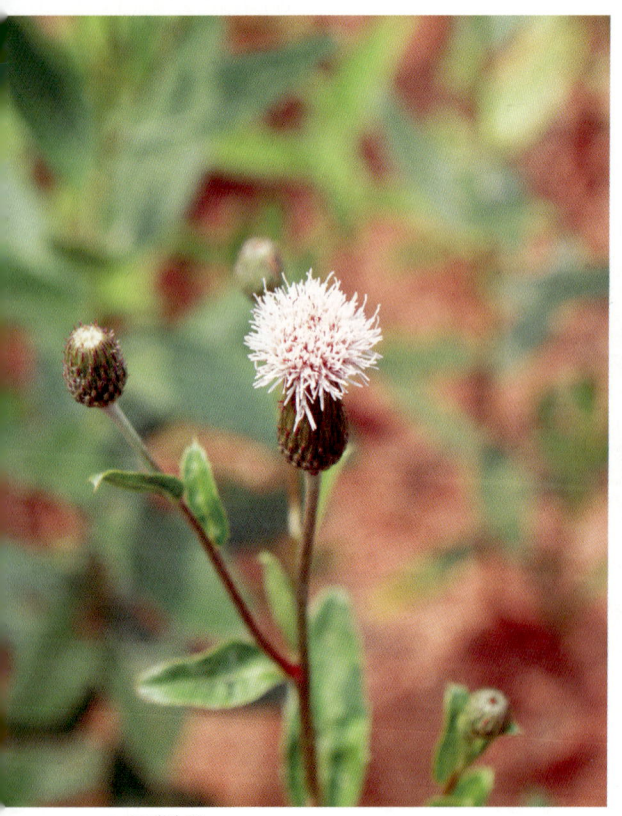

▲ 조뱅이 꽃

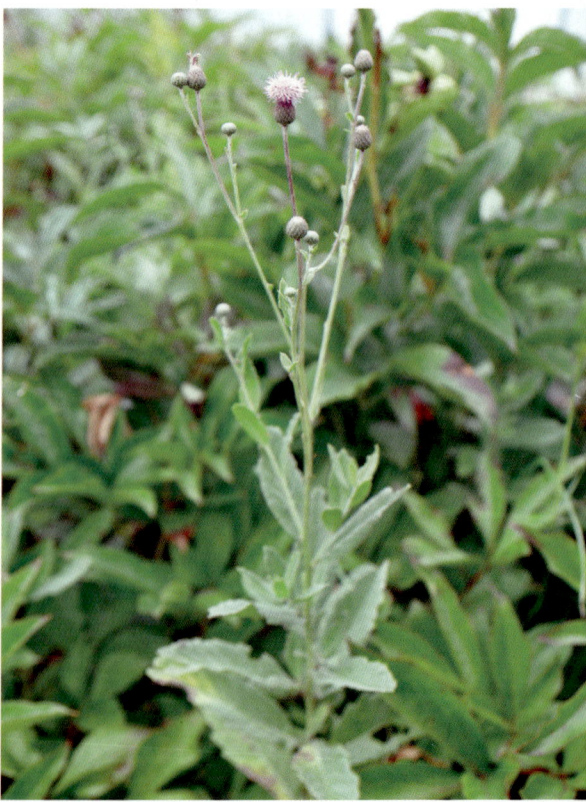

▲ 조뱅이 지상부

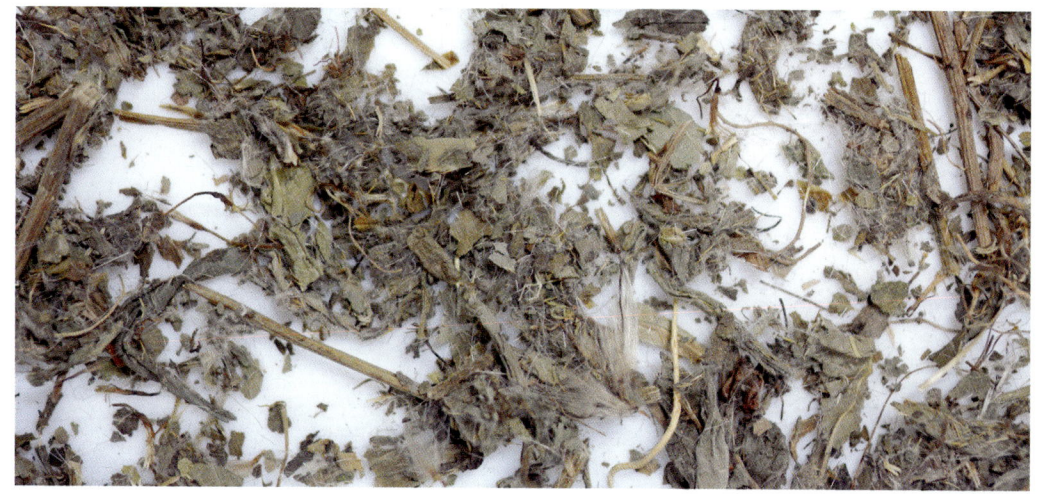

● **기원** 이 약은 조뱅이 *Breea segeta* Kitamura 또는 큰조뱅이 *Breea setosa* Kitamura(국화과 Compositae)의 전초이다.

● **한방 약미(藥味)와 약성(藥性)** 맛은 달고 쓰며 성질은 서늘하다.

● **한방 작용부위(귀경, 歸經)** 소계는 주로 심(心), 간경(肝經)에 들어가 작용한다.

| 약효 해설 |

• 혈뇨(血尿), 혈변(血便), 토혈, 코피, 외상 출혈을 치료한다.
• 간염, 황달에 유효하다.
• 여성의 부정기 자궁출혈에 쓴다.

| 동의보감 효능 |

소계(小薊, 조뱅이)의 성질은 서늘하고[凉] 독이 없다. 열독풍을 낮게 하고 오래된 어혈을 깨뜨린다. 갓 출혈된 것, 갑자기 하혈(下血)하는 것, 혈붕(血崩), 쇠붙이에 상하여 피 나는 것을 멎게 한다. 거미, 뱀, 전갈의 독을 풀어준다.

| 약용법 |

전초 5~12g을 물 800mL에 넣고 달여서 반으로 나누어 아침저녁으로 마신다.

소두구

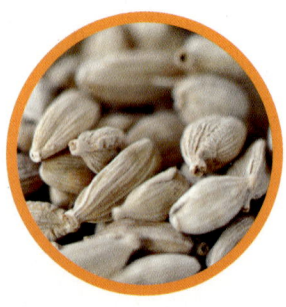

- 한자명: 小豆蔻
- 라틴생약명: Cardamomi Fructus
- 이명 또는 영명: Cardamon
- 식물명 및 학명: 소두구, *Elettaria cardamomum* Maton
- 과명: 생강과
- 약용부위: 잘 익은 열매
- 식약처 공정서 및 조선시대 의서 수재:
  대한민국약전(KP) 제11개정

● **기원** 이 약은 소두구 *Elettaria cardamomum* Maton(생강과 Zingiberaceae)의 잘 익은 열매이다. 쓸 때에는 씨만을 쓴다.

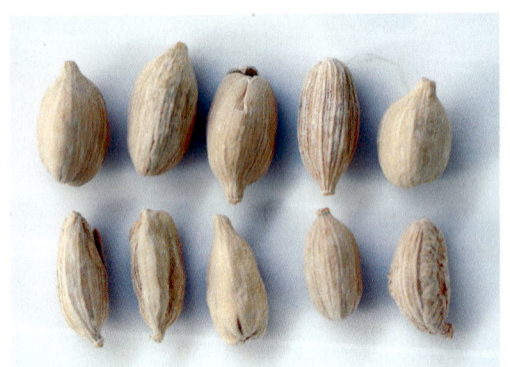

▲ 소두구(약재, 전형)

| 약효 해설 |

- 강장, 최음 작용이 있다.
- 담즙 분비 촉진작용이 있다.
- 식욕증진, 구강청량 효능이 있다.
- 방향성 건위제(芳香性 健胃劑)로 사용한다.
- '카더몬(cardamon)'으로 불리며 향신료로 사용한다.

- 한자명: 蘇木
- 라틴생약명: Sappan Lignum
- 이명 또는 영명: Sappan Wood
- 식물명 및 학명: 소목(蘇木), *Caesalpinia sappan* Linné
- 과명: 콩과
- 약용부위: 심재
- 식약처 공정서 및 조선시대 의서 수재:
  대한민국약전(KP) 제11개정
  동의보감 탕액편의 나무부
  방약합편의 교목(喬木, 줄기가 곧고 굵으며 높이 자라는 나무)편

소목

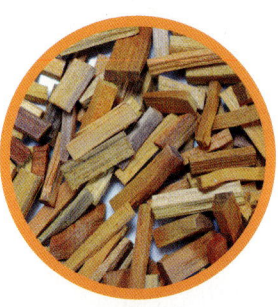

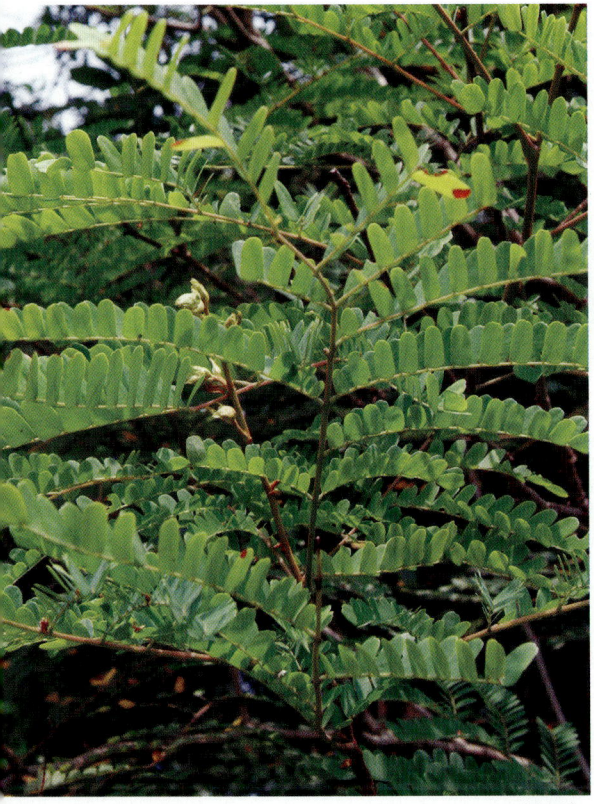

▲ 소목 잎

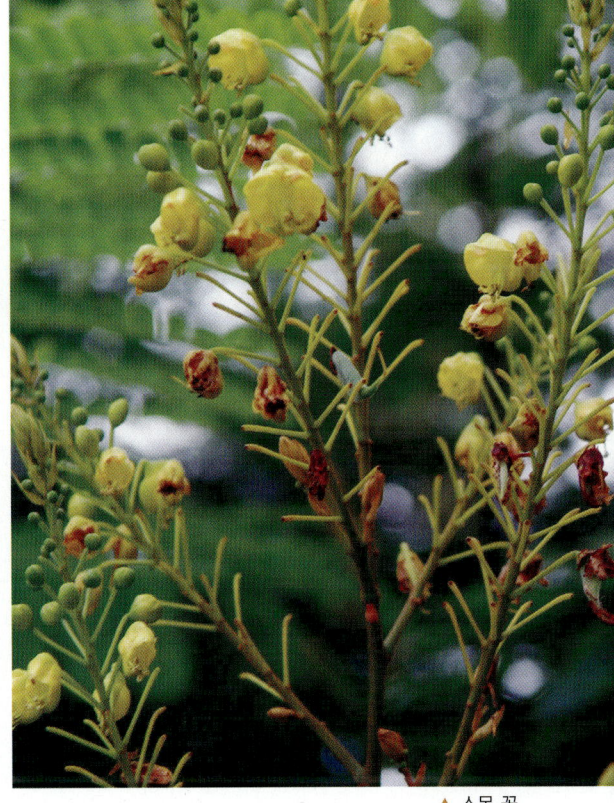

▲ 소목 꽃

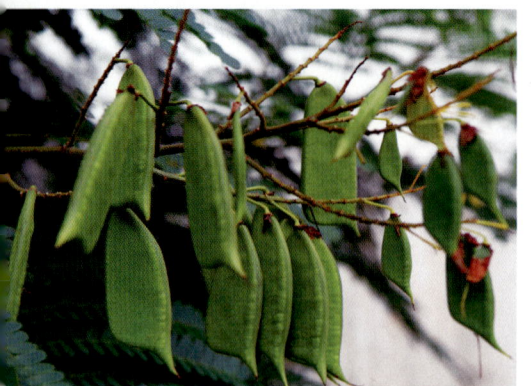

▲ 소목 열매

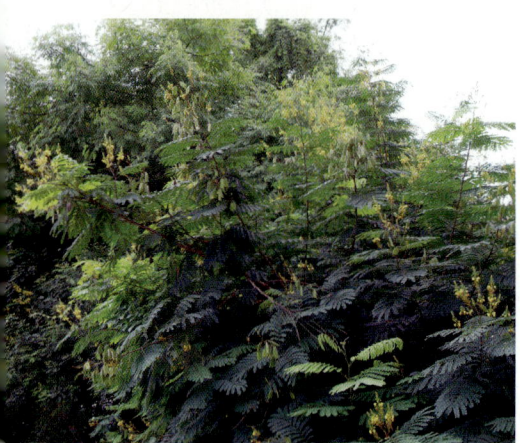

▲ 소목 수형

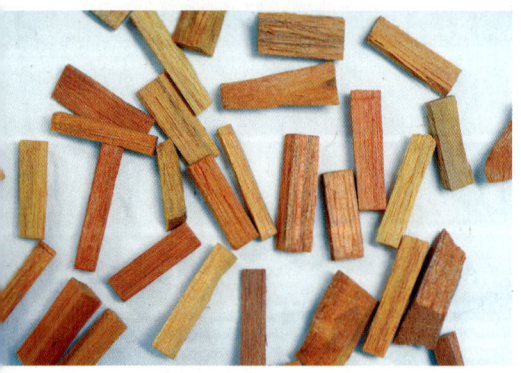

▲ 소목(약재, 절편)

● **기원** 이 약은 소목(蘇木) *Caesalpinia sappan* Linné(콩과 Leguminosae)의 심재이다.

● **한방 약미(藥味)와 약성(藥性)** 맛은 달고 짜며 성질은 평(平)하다.

● **한방 작용부위(귀경, 歸經)** 소목은 주로 심(心), 간(肝), 비경(脾經)에 들어가 작용한다.

| **약효 해설** |

• 산후(産後)에 머리가 아찔하고 어지러운 증상에 쓴다.

• 산후 어혈에 의한 창만동통에 사용한다.

• 가슴과 배가 찌르듯 아픈 증상을 낫게 한다.

• 이질, 파상풍(破傷風, 근육의 경련성 마비와 동통을 동반한 근육 수축을 일으키는 감염성 질환)을 치료한다.

• 천식에 유효하다.

| **동의보감 효능** |

소방목(蘇方木, 소목)의 성질은 평(平)하며(차다[寒]고도 한다) 맛은 달고[甘] 짜며[鹹] 독이 없다. 부인의 혈기통(血氣痛)으로 명치가 아픈 것, 산후에 어혈로 붓고 답답하면서 죽을 지경인 것, 여자가 피를 많이 흘려 이를 악물고 말을 하지 못하는 것을 치료한다. 옹종(癰腫)과 넘어지거나 다쳐서 생긴 어혈을 풀어준다. 고름을 빼내며 통증을 멎게 하고 어혈을 잘 깨뜨린다.

| **약용법** |

심재 3~9g을 물 800mL에 넣고 달여서 반으로 나누어 아침저녁으로 마신다.

- 한자명: 蘇合香
- 라틴생약명: Liquidambaris Storax
- 이명 또는 영명: 소합유(蘇合油)
- 식물명 및 학명: 소합향나무(蘇合香樹), *Liquidambar orientalis* Miller
- 과명: 조록나무과
- 약용부위: 수지(樹脂, 식물체로부터의 분비물 또는 상처로부터의 유출물)를 가공 정제하여 만든 것
- 식약처 공정서 및 조선시대 의서 수재:
  대한민국약전외한약(생약)규격집(KHP) 제4개정
  동의보감 탕액편의 나무부
  방약합편의 향목(香木, 향나무)편

소합향

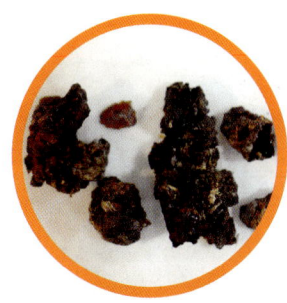

●**기원** 이 약은 소합향나무(蘇合香樹) *Liquidambar orientalis* Miller(조록나무과 Hamamelidaceae)의 수지를 가공 정제하여 만든 것이다.

●**한방 약미(藥味)와 약성(藥性)** 맛은 맵고 성질은 따뜻하다.

●**한방 작용부위(귀경, 歸經)** 소합향은 주로 심(心), 비경(脾經)에 들어가 작용한다.

| 약효 해설 |

• 정신이 아찔하여 까무러치는 증상을 치료한다.
• 기(氣)가 막혀 팔다리가 차고 심지어 기절하는 병증을 낫게 한다.
• 흉복부의 아주 심한 통증을 없앤다.

| 동의보감 효능 |

소합향(蘇合香)의 성질은 따뜻하고[溫] 맛은 달며[甘] 독이 없다. 주로 나쁜 기운을 물리치고 헛것에 들린 것을 없앤다. 학질(瘧疾), 고독(蠱毒)을 낫게 하며 삼충(三蟲)을 없애고 가위눌리지 않게 한다.

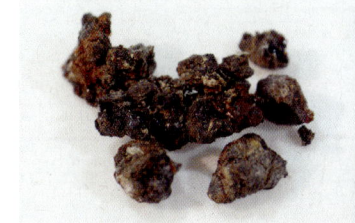

▲ 소합향

| 약용법 |

소합향 0.3~1g을 가루 또는 환(丸)으로 만들어 복용한다.

속단

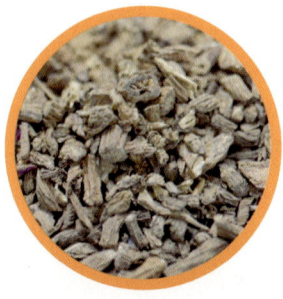

- 한자명: 續斷
- 라틴생약명: Dipsaci Radix
- 식물명 및 학명: 천속단(川續斷), *Dipsacus asperoides* C. Y. Cheng et T. M. Ai
- 과명: 산토끼꽃과
- 약용부위: 뿌리
- 식약처 공정서 및 조선시대 의서 수재:
  대한민국약전외한약(생약)규격집(KHP) 제4개정
  동의보감 탕액편의 풀부(部)
  방약합편의 습초(濕草)편

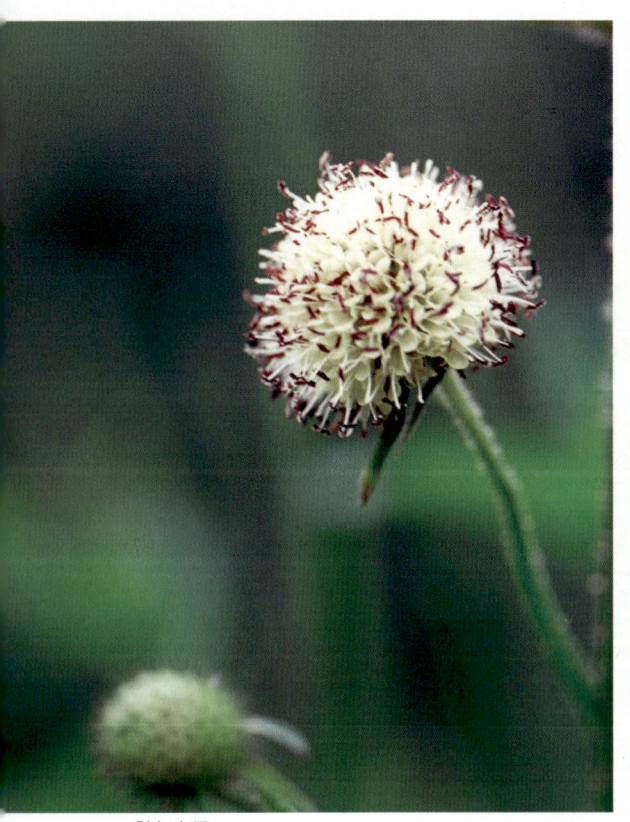

▲ 천속단 꽃

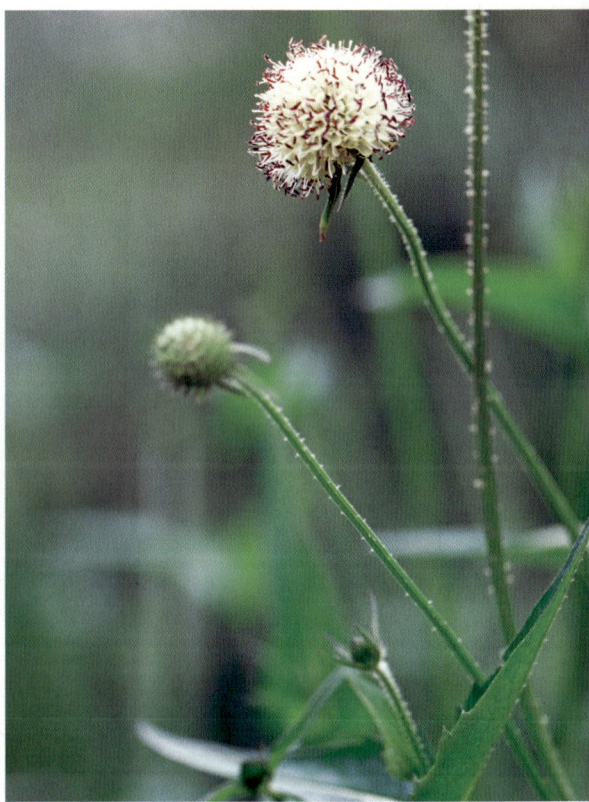

▲ 천속단 지상부

●**기원** 이 약은 천속단(川續斷) *Dipsacus asperoides* C. Y. Cheng et T. M. Ai(산토끼꽃과 Dipsacaceae)의 뿌리이다.

●**한방 약미(藥味)와 약성(藥性)** 맛은 쓰고 매우며 성질은 약간 따뜻하다.

●**한방 작용부위(귀경, 歸經)** 속단은 주로 간(肝), 신경(腎經)에 들어가 작용한다.

| **약효 해설** |

• 근육과 뼈를 강하고 튼튼하게 한다.

• 간장, 신장의 기능을 돕는다.

• 무의식중에 정액이 몸 밖으로 나오는 증상을 치료한다.

• 자궁에서 분비물이 나오는 증상을 낫게 한다.

• 타박상 치료에 활용한다.

| **동의보감 효능** |

속단(續斷)의 성질은 약간 따뜻하며[微溫] 맛이 쓰고[苦] 매우며[辛] 독이 없다. 경맥(經脈)을 잘 통하게 하고 근육과 뼈를 이어준다. 기를 도와주고 혈맥을 고르게 하며 산후의 모든 질병에 쓴다.

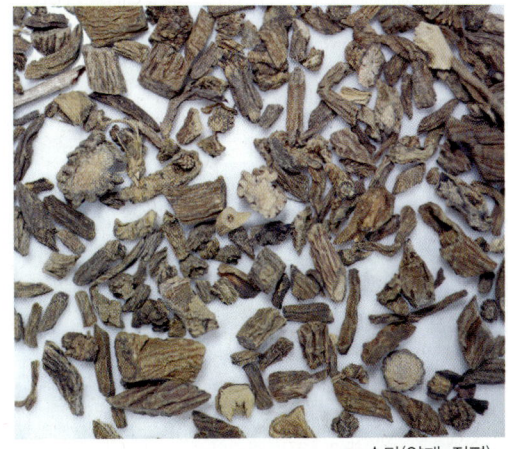

▲ 속단(약재, 절편)

| **약용법** |

뿌리 6~15g을 물 800mL에 넣고 달여서 반으로 나누어 아침저녁으로 마시거나 또는 가루나 환(丸)으로 만들어 복용한다. 외용할 경우에는 신선한 재료 적당량을 짓찧어서 상처 부위에 바른다.

259

속수자

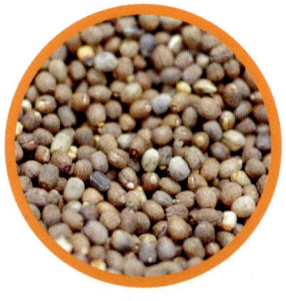

- **한자명**: 續隨子
- **라틴생약명**: Euphorbiae Lathyridis Semen
- **이명 또는 영명**: 천금자(千金子), Caper-Spurge
- **식물명 및 학명**: 속수자(續隨子), *Euphorbia lathyris* Linné
- **과명**: 대극과
- **약용부위**: 씨
- **식약처 공정서 및 조선시대 의서 수재**:
  대한민국약전외한약(생약)규격집(KHP) 제4개정
  동의보감 탕액편의 풀부(部)
  방약합편의 독초편

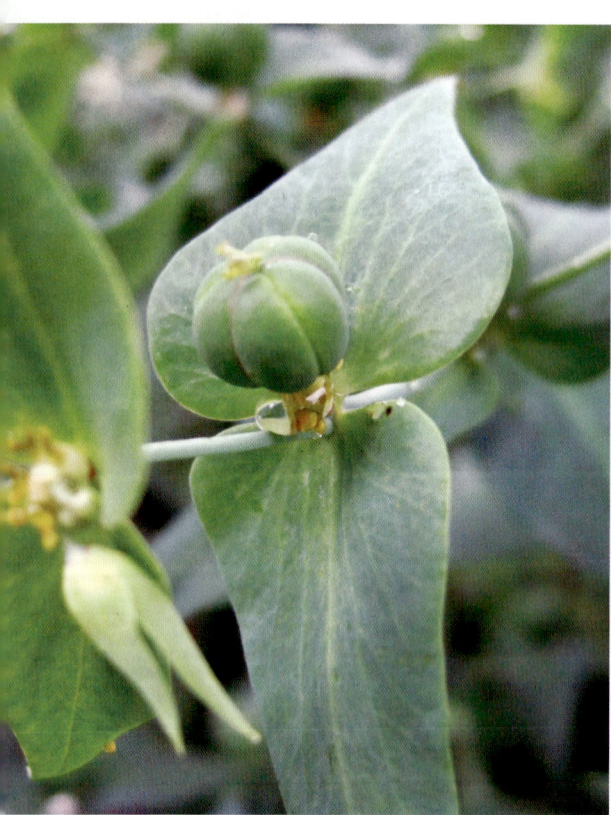

▲ 속수자 열매

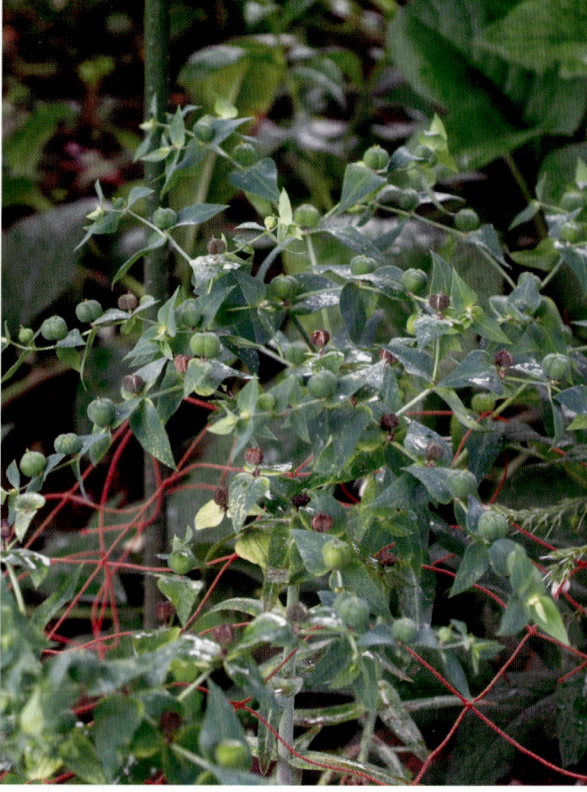

▲ 속수자 지상부

● **기원** 이 약은 속수자(續隨子) *Euphorbia lathyris* Linné(대극과 Euphorbiaceae)의 씨이다.

● **한방 약미(藥味)와 약성(藥性)** 맛은 맵고 성질은 따뜻하며 독이 있다.

● **한방 작용부위(귀경, 歸經)** 속수자는 주로 간(肝), 신(腎), 대장경(大腸經)에 들어가 작용한다.

| 약효 해설 |

• 몸이 붓고 배가 몹시 불러오면서 속이 그득한 증상을 치료한다.

• 대소변이 잘 나오게 한다.

• 무월경 증상에 유효하다.

• 어혈(瘀血)을 깨뜨리고 없애준다.

• 살충작용이 있다.

| 동의보감 효능 |

속수자(續隨子)의 성질은 따뜻하고[溫] 맛은 쓰며[苦] 독이 있다. 뱃속에 생긴 덩어리, 옆구리 부위에 덩어리가 생긴 것, 어혈, 고독(蠱毒)과 명치가 아픈 것을 낫게 한다. 대소장을 잘 통하게 하고 오래된 체기를 내리며 뱃속에 생긴 덩어리를 깨뜨린다.

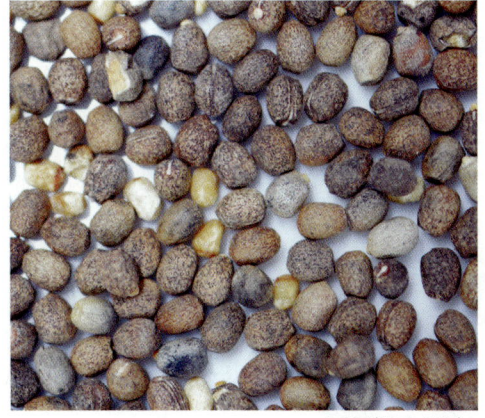
▲ 속수자(약재, 전형)

| 수치(修治) |

한방이론에 근거하여 약재를 가공처리함으로써 약재 본래의 성질을 변화시키는 제약기술의 일종으로 포제(炮製)라고도 함.

씨를 일정한 압력으로 눌러서 부스러뜨려 진흙 덩어리 모양으로 만든다. 기름을 흡수하는 종이나 베[布]에 씨를 싸서 찐다. 압착하고 기름을 제거하는 작업을 반복하여 기름이 완전히 제거된 다음 분말로 만들어 사용한다.

| 약용법 |

수치한 씨 1~2g을 가루 또는 환(丸)으로 만들어 복용한다. 외용할 때는 적당량을 짓찧어서 환부에 붙인다.

260

송화분

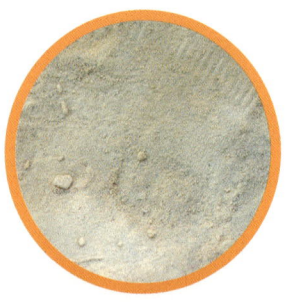

- 한자명: 松花粉
- 라틴생약명: Pini Pollen
- 이명 또는 영명: 송화(松花), 송황(松黃)
- 식물명 및 학명: 소나무, *Pinus densiflora* Siebold et Zuccarini
- 과명: 소나무과
- 약용부위: 꽃가루
- 식약처 공정서 및 조선시대 의서 수재:
  대한민국약전외한약(생약)규격집(KHP) 제4개정

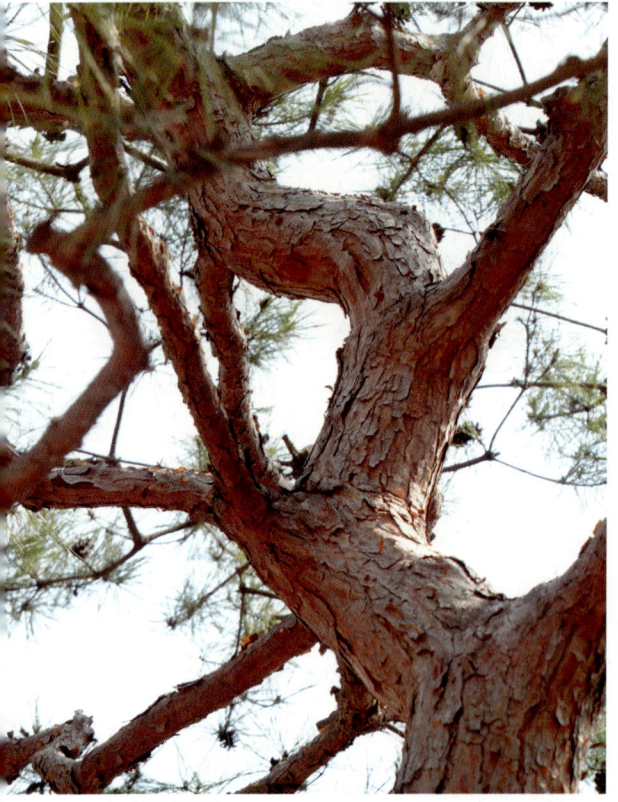

▲ 소나무 줄기

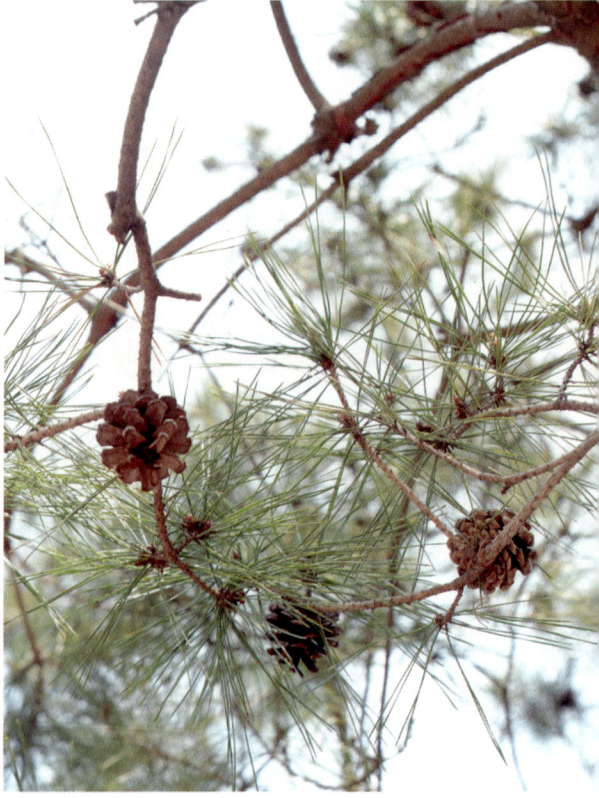

▲ 솔방울

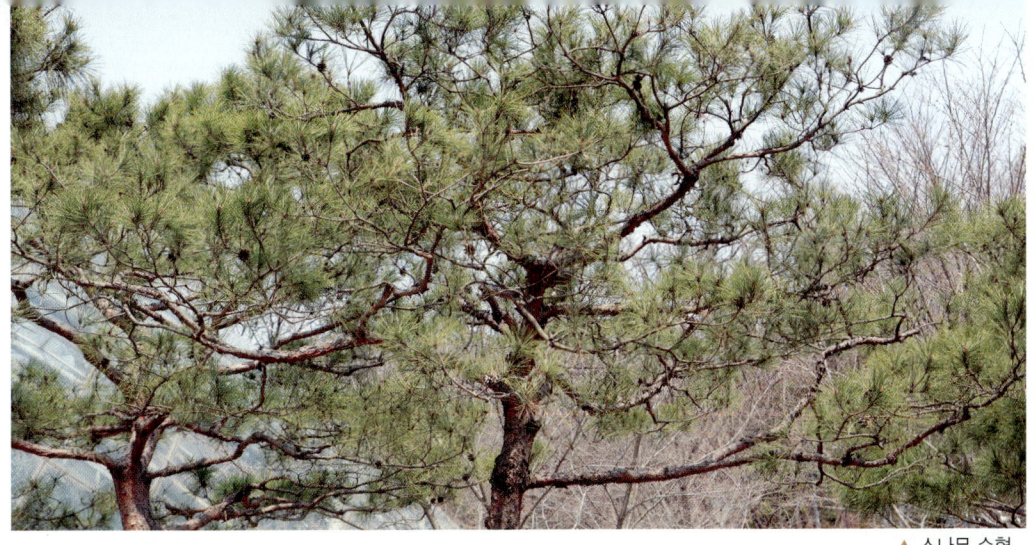

▲ 소나무 수형

- **기원** 이 약은 소나무 *Pinus densiflora* Siebold et Zuccarini 또는 기타 동속식물(소나무과 Pinaceae)의 꽃가루이다.

- **한방 약미(藥味)와 약성(藥性)** 맛은 달고 성질은 따뜻하다.

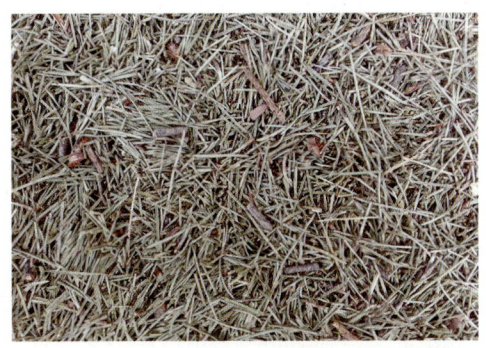

▲ 소나무 잎(채취품)

- **한방 작용부위(귀경, 歸經)** 송화분은 주로 간(肝), 비경(脾經)에 들어가 작용한다.

| **약효 해설** |

- 어지러운 증상에 쓴다.
- 오래된 이질을 낫게 한다.
- 외상 출혈에 사용한다.

| **약용법** |

꽃가루 3~9g을 물 800mL에 넣고 달여서 반으로 나누어 아침저녁으로 마시거나 외용으로 적당량 사용한다.

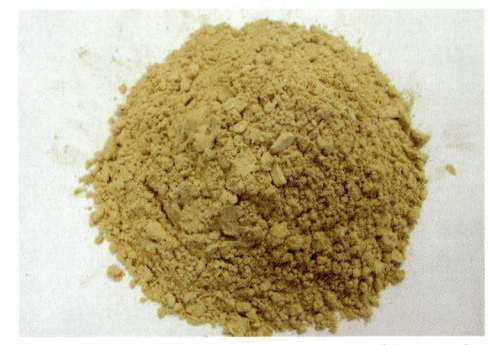

▲ 송화분(약재, 가루)

261

쇄양

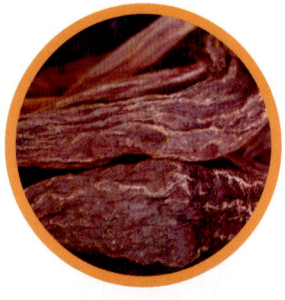

- 한자명: 鎖陽
- 라틴생약명: Cynomorii Herba
- 이명 또는 영명: Cynomorium Herb
- 식물명 및 학명: 쇄양(鎖陽), *Cynomorium songaricum* Ruprecht
- 과명: 쇄양과
- 약용부위: 육질경
- 식약처 공정서 및 조선시대 의서 수재:

  대한민국약전(KP) 제11개정

  동의보감 탕액편의 풀부(部)

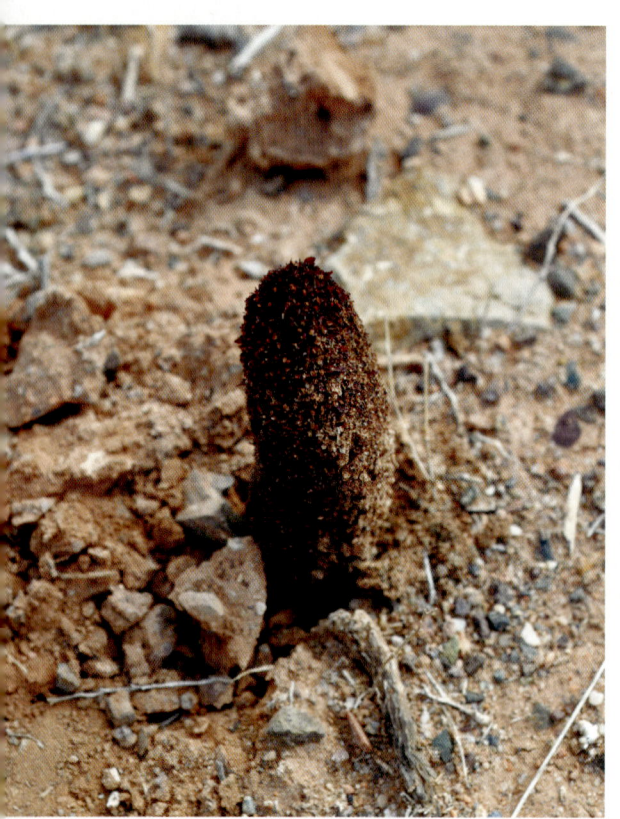

▲ 쇄양의 꽃대(키르기스스탄)

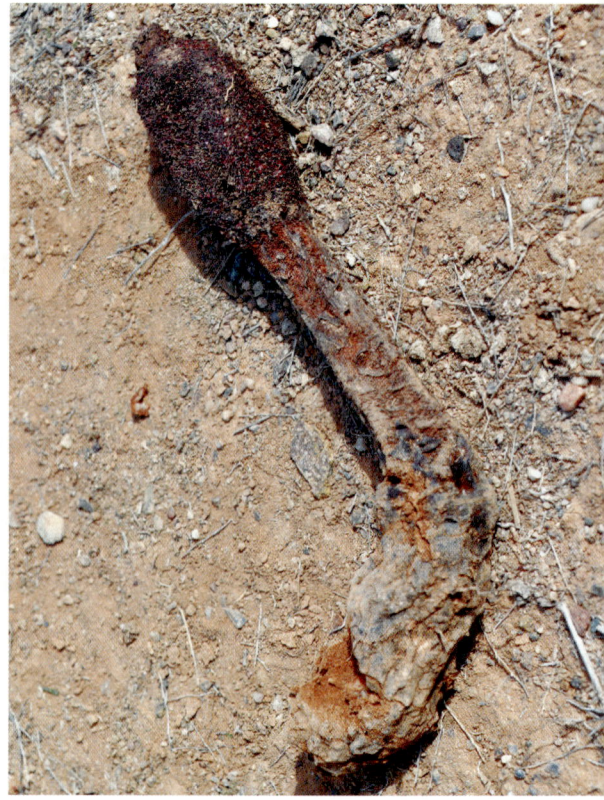

▲ 쇄양 전초(채취품, 전형, 키르기스스탄)

- **기원** 이 약은 쇄양(鎖陽) *Cynomorium songaricum* Ruprecht(쇄양과 Cynomoriaceae)의 육질경이다.

- **한방 약미(藥味)와 약성(藥性)** 맛은 달고 성질은 따뜻하다.

- **한방 작용부위(귀경, 歸經)** 쇄양은 주로 간(肝), 신(腎), 대장경(大腸經)에 들어가 작용한다.

| 약효 해설 |

- 양기 부족, 발기부전에 유효하다.
- 허리와 무릎을 쓰지 못하고 심하면 근육이 위축되는 병증에 사용한다.
- 혈뇨(血尿) 증상을 치료한다.
- 장(腸)의 진액이 부족하여 대변을 보기 어려운 증상에 좋다.

| 동의보감 효능 |

쇄양(瑣陽)의 성질은 따뜻하며[溫] 맛이 달고[甘] 차며[寒] 독이 없다. 무의식중에 정액이 몸 밖으로 나오는 것, 꿈을 꾸면서 정액이 배설되는 것을 멎게 하며 음을 보한다. 기가 허하여 대변이 마른 사람에게 좋다. 삶아서 죽으로 만들어 먹는다. 이것은 육종용의 뿌리이다.

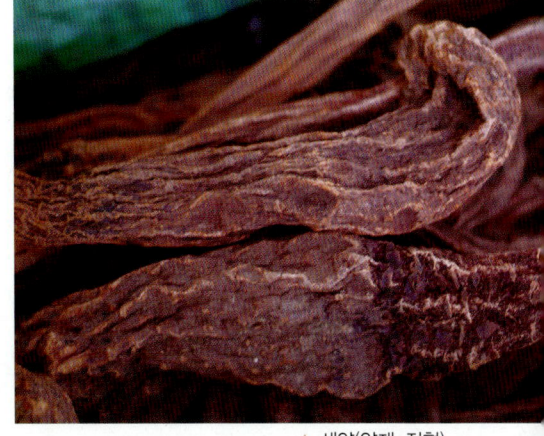

▲ 쇄양(약재, 전형)

| 약용법 |

쇄양 5~15g을 물 800mL에 넣고 달여서 반으로 나누어 아침저녁으로 마시거나 또는 가루나 환(丸)으로 만들어 복용한다.

262

수오등

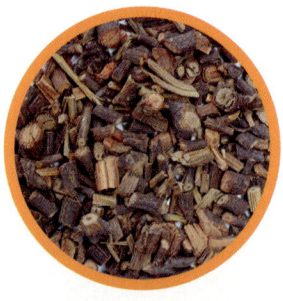

- 한자명: 首烏藤
- 라틴생약명: Polygoni Multiflori Caulis
- 이명 또는 영명: 야교등(夜交藤)
- 식물명 및 학명: 하수오, *Fallopia multiflora*(Thunberg ex Murray) Haraldson var. *multiflora*
- 과명: 마디풀과
- 약용부위: 덩굴줄기
- 식약처 공정서 및 조선시대 의서 수재:
  대한민국약전외한약(생약)규격집(KHP) 제4개정(추보)

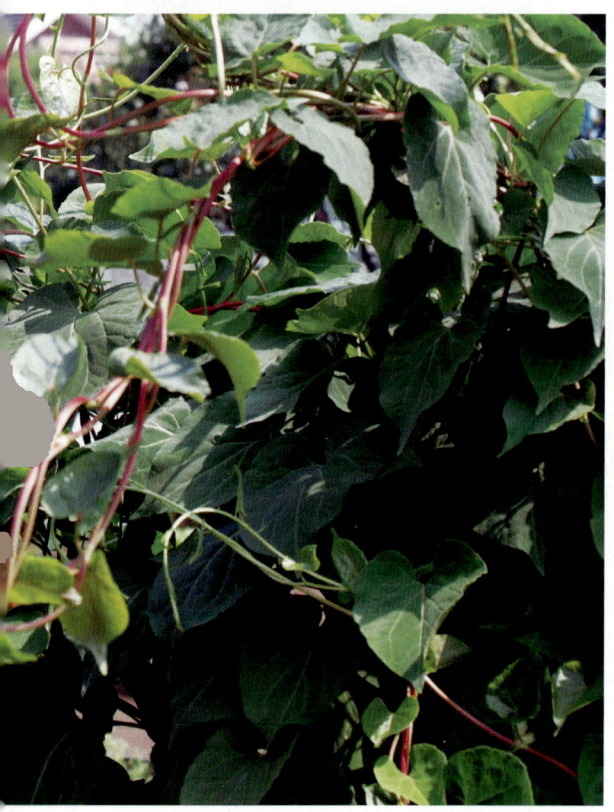

▲ 하수오 잎

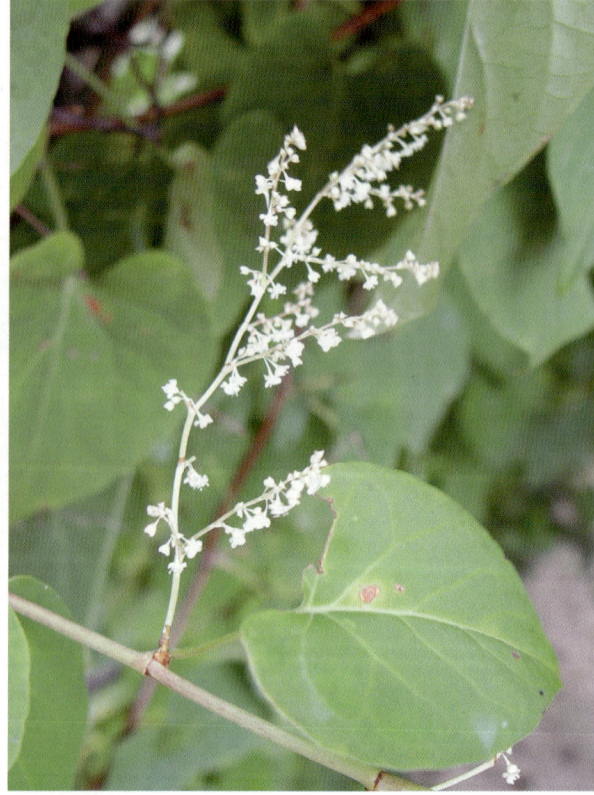

▲ 하수오 꽃

- **기원** 이 약은 하수오 *Fallopia multiflora*(Thunberg ex Murray) Haraldson var. *multiflora*(*Polygonum multiflorum* Thunberg)(마디풀과 Polygonaceae)의 덩굴 줄기이다.

- **한방 약미(藥味)와 약성(藥性)** 맛은 달고 성질은 평(平)하다.

- **한방 작용부위(귀경, 歸經)** 수오등은 주로 심(心), 간경(肝經)에 들어가 작용한다.

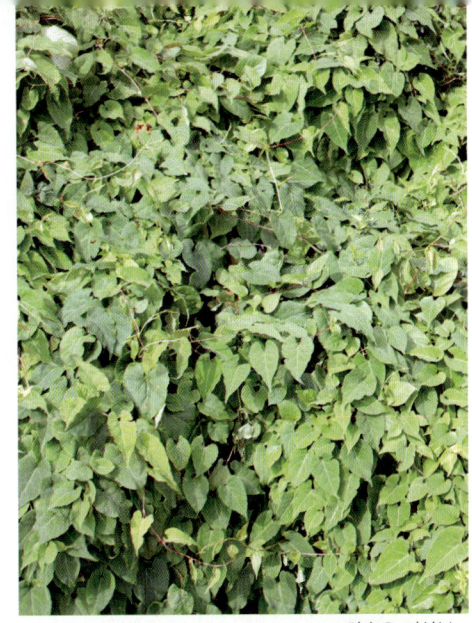
▲ 하수오 지상부

| **약효 해설** |

- 팔다리를 잘 쓰지 못하고 마비되며 아픈 증상을 낫게 한다.
- 근육과 피부의 감각이 둔해지거나 없어진 증상에 효과가 있다.
- 꿈이 많아 숙면을 취하지 못하여 피로감을 호소하는 수면장애에 사용한다.
- 피부 가려움증에 외용(外用)한다.

| **약용법** |

덩굴줄기 9~15g을 물 800mL에 넣고 달여서 반으로 나누어 아침저녁으로 마시거나 외용으로 적당량 사용한다.

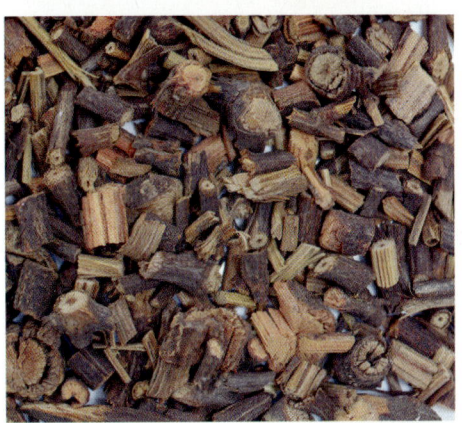
▲ 수오등(약재, 절편)

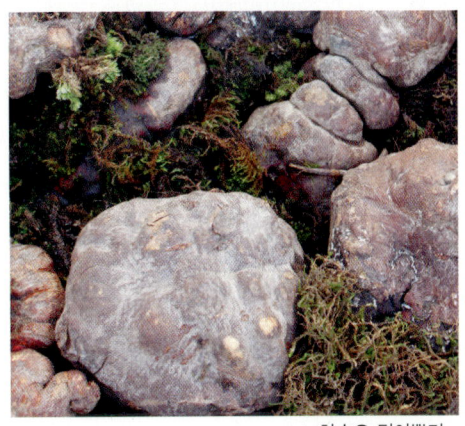
▲ 하수오 덩이뿌리

263

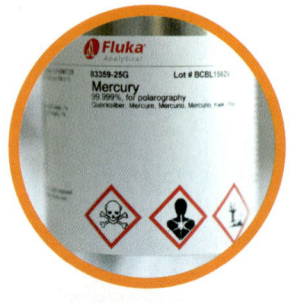

수은

〈대한민국약전외한약(생약)규격집(KHP) 제4개정에서 삭제한 품목〉

- **한자명**: 水銀
- **라틴생약명**: Hydrargyrum
- **이명 또는 영명**: 홍(汞), 영액(靈液), Mercury
- **한약의 분류**: 광물성 약재
- **식약처 공정서 및 조선시대 의서 수재**:

  대한약전외한약(생약)규격집(KHP) 제3개정

  동의보감 탕액편의 쇠부(部)

  방약합편의 금석(金石, 광석류)편

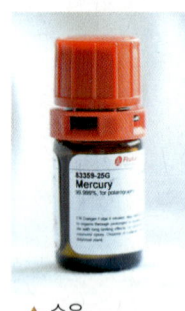

▲ 수은

- **기원** 이 약은 수은(Hg : 200.59) 99.6% 이상을 함유한다.

- **한방 약미(藥味)와 약성(藥性)** 맛은 맵고 성질은 차며 독이 있다.

- **한방 작용부위(귀경, 歸經)** 수은은 주로 심(心), 간(肝), 신경(腎經)에 들어가 작용한다.

| 약효 해설 |

• 살충작용이 있으며, 옴과 매독을 치료한다.

| 동의보감 효능 |

수은(水銀)은 성질이 차고 맛은 매우며 독이 있다. 마음을 안정시키고 풍사를 제거한다. 개선(疥癬), 과루(瘑瘻), 가양(痂瘍)에 사용한다. 머리에 비듬이 생기면서 머리카락이 빠지는 것과 여러 가지 악창(惡瘡)에 주로 쓴다. 낙태시키고 죽은 태아를 나오게 한다. 수은을 귓속에 넣으면 뇌를 다 녹여내고 살 속에 넣으면 전신의 관절이 오그라든다. 이런 환자들은 금으로 만든 물건을 불에 달구어 살에 찜질하면 수은이 나와 금에 붙게 된다. 이것은 금의 색이 흰색으로 바뀌는 것을 보면 알 수 있다. 수은을 과다하게 복용하면 다리가 위축되고 약하여 늘어지게 된다. 중독되었을 때는 술을 마시거나 돼지 비계를 먹거나 무쇠를 우려낸 물을 마시면 해독된다[본초]. 수은은 이(蝨)를 없애는 데 가장 효과가 좋다[속방].

264

수질

- 한자명: 水蛭
- 라틴생약명: Hirudo
- 이명 또는 영명: 관수질(寬水蛭), 마질(馬蛭)
- 동물명 및 학명: 참거머리, *Hirudo niponica* Whitman
  말거머리, *Whitmania pigra* Whitman
- 과명: 거머리과
- 약용부위: 몸체
- 식약처 공정서 및 조선시대 의서 수재:
  대한민국약전외한약(생약)규격집(KHP) 제4개정
  동의보감 탕액편의 벌레부(部)
  방약합편의 난충(卵蟲, 난류와 충류)편

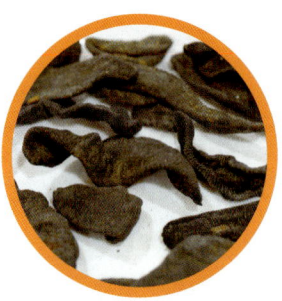

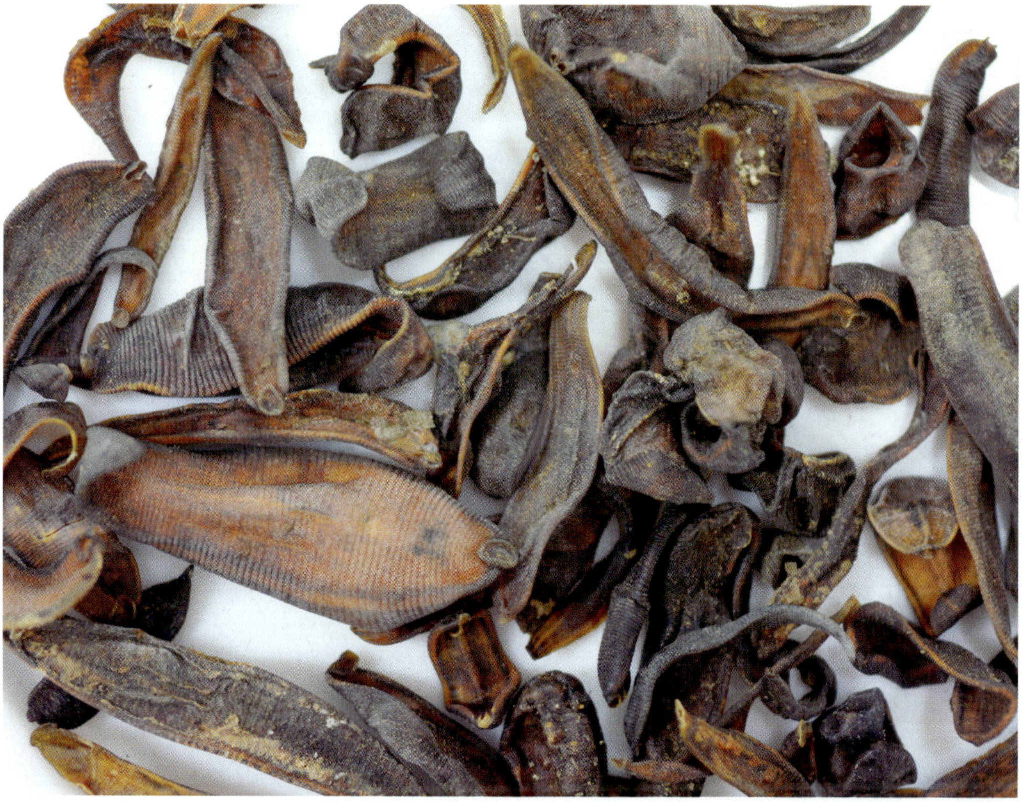

▲ 수질(참거머리)

- **기원** 이 약은 참거머리 *Hirudo niponica* Whitman 또는 말거머리 *Whitmania pigra* Whitman (거머리과 Hirudinidae)의 몸체이다.

- **한방 약미(藥味)와 약성(藥性)** 맛은 짜고 쓰며 성질은 평(平)하고 독이 약간 있다.

- **한방 작용부위(귀경, 歸經)** 수질은 주로 간경(肝經)에 들어가 작용한다.

| 약효 해설 |

- 무월경, 타박상을 치료한다.
- 어혈(瘀血)을 깨뜨린다.
- 급성 결막염에 대한 임상치료 결과가 있다.

| 동의보감 효능 |

수질(水蛭, 거머리)은 성질이 평(平)하고(약간 차다고도 한다) 맛은 짜고 쓰며 독이 있다. 어혈과 적취(積聚)를 치료하고 징결(癥結)을 깨뜨린다. 낙태시키고 소변을 잘 나오게 한다. 여자가 월경이 통하지 않아 혈로(血勞)가 되려는 것을 치료한다. 못에 사는데 음력 5~6월에 잡아 볕에 말린다. 마기(馬蜞) 또는 마황(馬蟥)이라고도 한다. 몸체가 긴 것도 있지만 작은 것이 좋다. 소, 말, 사람의 피를 빨아먹어

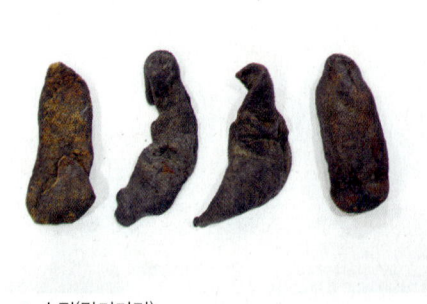

▲ 수질(말거머리)

서 배가 볼록해진 것이 더욱 좋다. 거머리를 잡으면 길게 늘여 배에 있는 알을 버린다. 거머리는 죽이기가 매우 어렵다. 불에 구운 지 몇 년이 지나도 물을 만나면 되살아난다고 한다[본초]. 쌀뜨물[米泔]에 하룻밤 담가두었다가 볕에 말린 다음 얇게 썰어서 석회와 함께 누렇게 볶아서 쓴다[득효].

| 약용법 |

수질 1~3g을 물 800mL에 넣고 달여서 반으로 나누어 아침저녁으로 마신다.

265

■ 한자명: 熟地黃

■ 라틴생약명: Rehmanniae Radix Preparata

■ 이명 또는 영명: Prepared Rehmannia Root

■ 식물명 및 학명: 지황, *Rehmannia glutinosa* Liboschitz ex Steudel

■ 과명: 현삼과

■ 약용부위: 뿌리를 포제 가공한 것

■ 식약처 공정서 및 조선시대 의서 수재:

　　대한민국약전(KP) 제11개정

　　동의보감 탕액편의 풀부(部)

　　방약합편의 습초(濕草)편

숙지황

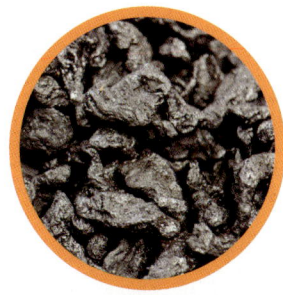

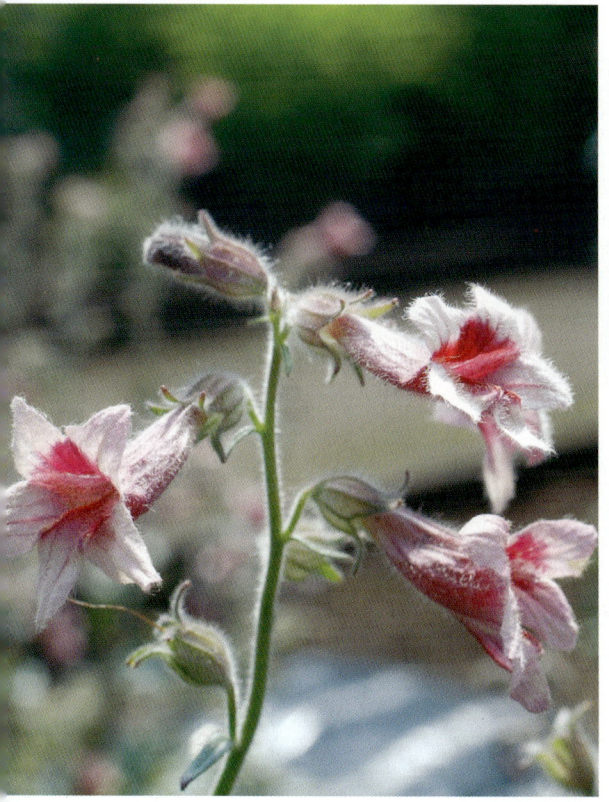

▲ 지황 꽃

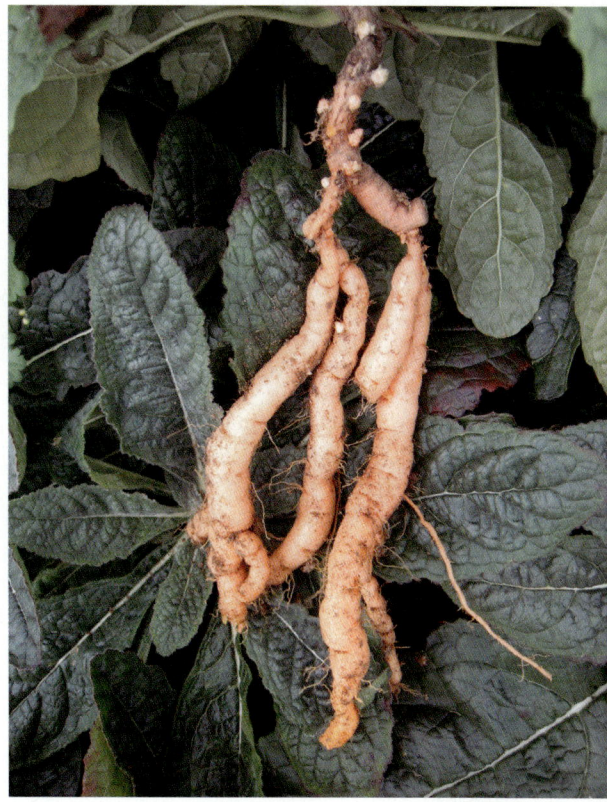

▲ 지황 생뿌리

● **기원** 이 약은 지황 *Rehmannia glutinosa* Liboschitz ex Steudel(현삼과 Scrophulariaceae)의 뿌리를 포제 가공한 것이다.

● **한방 약미(藥味)와 약성(藥性)** 맛은 달고 성질은 약간 따뜻하다.

● **한방 작용부위(귀경, 歸經)** 숙지황은 주로 간(肝), 신경(腎經)에 들어가 작용한다.

| 약효 해설 |

• 몸이 허약하여 기침과 미열이 나고 식은땀이 흐르며 뼛속이 달아오르는 증상을 낫게 한다.
• 허리와 무릎이 시큰거리고 힘이 없어지는 증상에 사용한다.
• 머리카락과 수염이 일찍 회백색으로 변하는 증상에 쓴다.
• 가슴이 두근거리면서 불안해하는 병증을 치료한다.
• 정신이 아찔아찔하여 어지러운 증상에 활용한다.
• 월경 불순, 당뇨병에 유효하다.
• 이명, 무의식중에 정액이 몸 밖으로 나오는 증상의 치료에 도움이 된다.
• 여성의 부정기 자궁출혈을 멎게 한다.

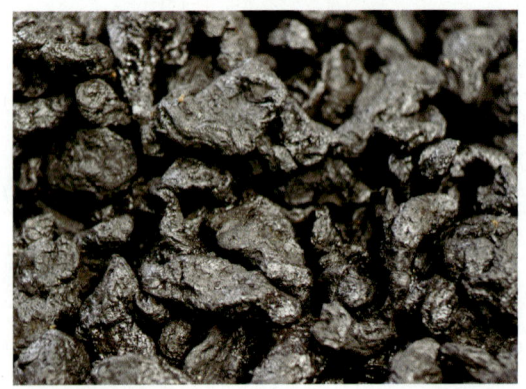
▲ 숙지황(약재, 전형)

| 동의보감 효능 |

숙지황(熟地黃)의 성질은 따뜻하고[溫] 맛이 달며[甘] 약간 쓰고[微苦] 독이 없다. 부족한 혈을 크게 보하고 수염과 머리카락을 검게 한다. 골수(骨髓)를 보충해주고 살찌게 하며 근육과 뼈를 튼튼하게 한다. 몸과 마음이 허약하고 피로한 것을 보하고 혈맥[血脈]을 잘 통하게 하며 기운을 더 나게 하고 눈과 귀를 밝게 한다.

| 약용법 |

숙지황 9~15g을 물 800mL에 넣고 달여서 반으로 나누어 아침저녁으로 마신다.

266

스코폴
리아근

- 한자명: 莨菪根(낭탕근)
- 라틴생약명: Scopoliae Rhizoma
- 이명 또는 영명: 낭탕근(莨菪根), Scopolia Rhizome
- 식물명 및 학명: 미치광이풀, *Scopolia japonica* Maximowicz
  Scopolia carniolica Jacquin
- 과명: 가지과
- 약용부위: 뿌리줄기
- 식약처 공정서 및 조선시대 의서 수재:
  대한민국약전(KP) 제11개정
  방약합편의 독초편(낭탕자, 莨菪子 수재)

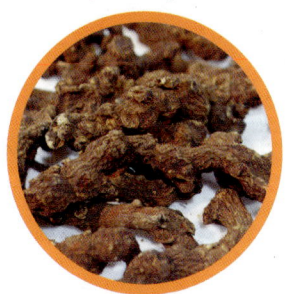

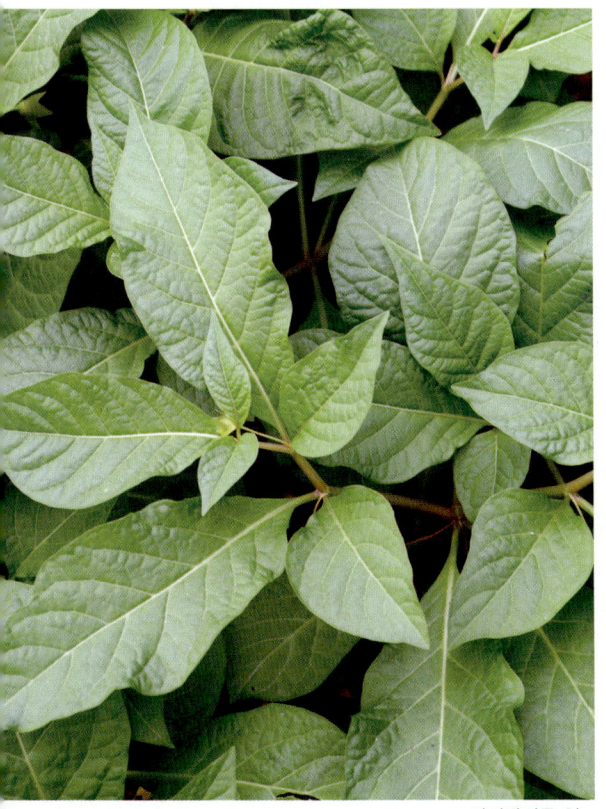

▲ 미치광이풀 잎

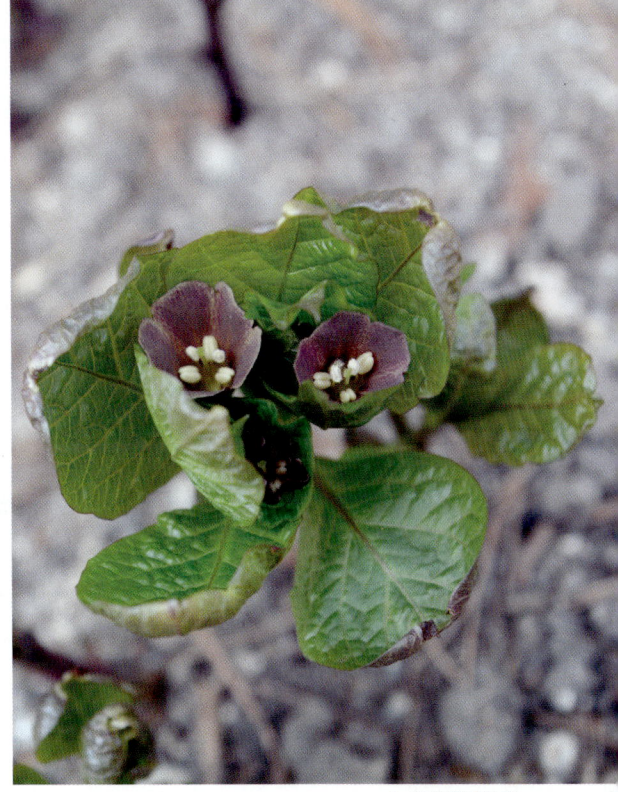

▲ 미치광이풀 꽃

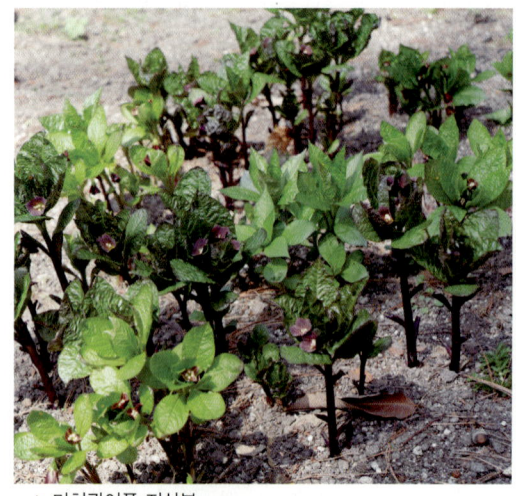

▲ 미치광이풀 지상부

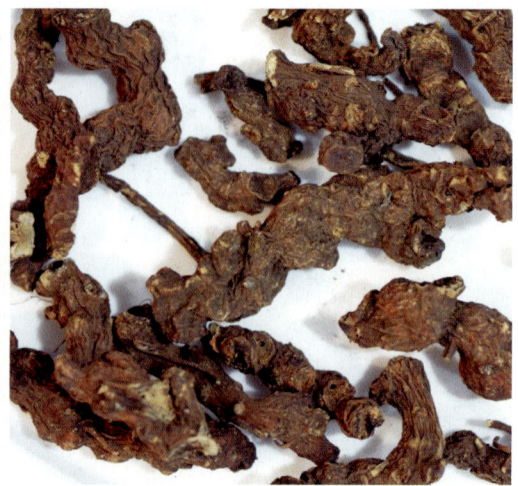

▲ 스코폴리아근(약재, 전형)

● **기원** 이 약은 미치광이풀 *Scopolia japonica* Maximowicz 또는 *Scopolia carniolica* Jacquin(가지과 Solanaceae)의 뿌리줄기이다.

● **한방 약미(藥味)와 약성(藥性)** 맛은 쓰고 성질은 차다.

| **약효 해설** |

• 진통, 진경 작용이 있다.
• 위통, 위경련, 십이지장 궤양에 사용한다.
• 주성분은 부교감신경 억제작용이 있다.
• 독성이 있으므로 주의해야 한다.

| **약용법** |

뿌리줄기 0.3~0.6g을 물에 넣고 달여서 아침저녁으로 마신다. 많이 복용할 경우 광분하게 되므로 사용 전에 전문의의 지시를 따라야 한다.

526

스코폴리아엽

〈대한민국약전외한약(생약)규격집(KHP) 제4개정에서 삭제한 품목〉

- 라틴생약명: Scopoliae Folium
- 이명 또는 영명: Scopolia Leaf
- 식물명 및 학명: 미치광이풀, *Scopolia japonica* Maximowiczi
- 과명: 가지과
- 약용부위: 꽃이 필 때의 잎
- 식약처 공정서 및 조선시대 의서 수재:

　대한약전외한약(생약)규격집(KHP) 제3개정

　방약합편의 독초편(낭탕자, 莨菪子 수재)

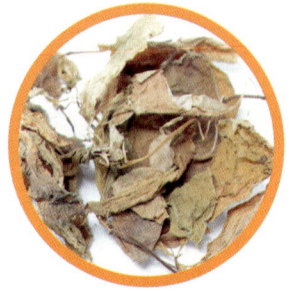

● **기원** 이 약은 미치광이풀 *Scopolia japonica* Maximowiczi 또는 기타 동속식물(가지과 Solanaceae)의 꽃이 필 때의 잎이다.

| **약효 해설** |

• 스코폴리아근(p. 526)과 유사하다.

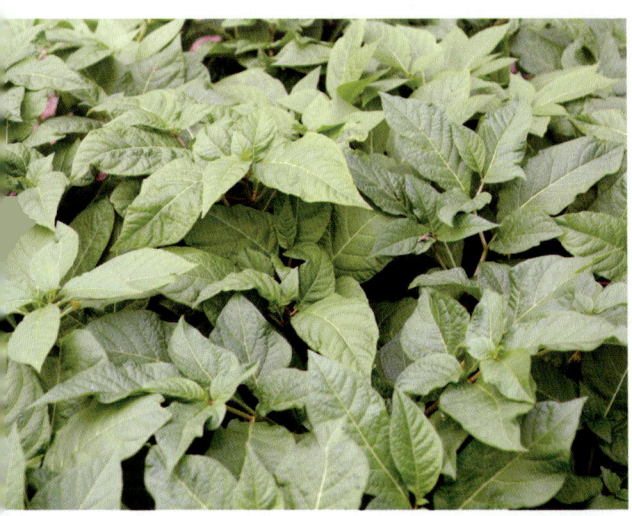

▲ 미치광이풀 잎

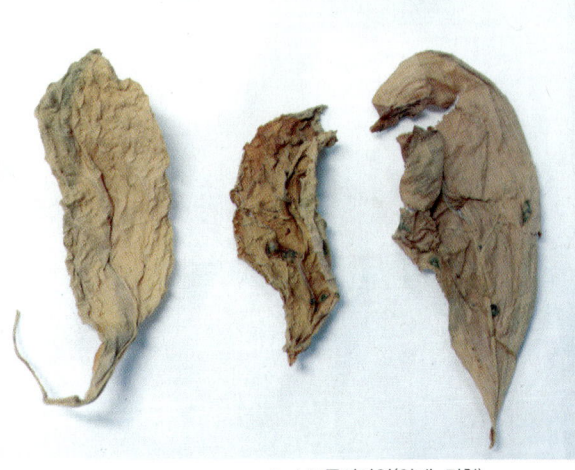

▲ 스코폴리아엽(약재, 전형)

스트로판투스

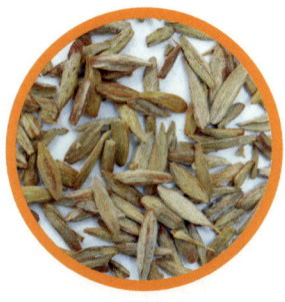

〈대한민국약전외한약(생약)규격집(KHP) 제4개정에서 삭제한 품목〉

- 라틴생약명: Strophanthi Semen
- 이명 또는 영명: Strophanthus Seed
- 식물명 및 학명: *Strophanthus kombe* Oliver
- 과명: 협죽도과
- 약용부위: 잘 익은 씨의 모관(毛冠)을 제거한 것
- 식약처 공정서 및 조선시대 의서 수재:
  대한약전외한약(생약)규격집(KHP) 제3개정

● **기원** 이 약은 *Strophanthus kombe* Oliver 또는 기타 동속식물(협죽도과 Apocynaceae)의 잘 익은 씨의 모관(毛冠)을 제거한 것이다.

| **약효 해설** |

- 심기능부전, 폐수종에 사용한다.
- 강심작용이 있다.
- 구토, 두통, 심부정맥의 독성 증상이 일어나며 대한민국약전외한약(생약)규격집 제4개정에서는 삭제되었다.
- 아프리카에서 화살독으로 사용되었다.

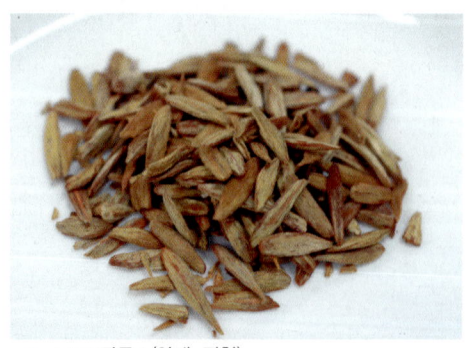

▲ 스트로판투스(약재, 전형)

- 한자명: 升麻
- 라틴생약명: Cimicifugae Rhizoma
- 이명 또는 영명: Cimicifuga Rhizome
- 식물명 및 학명: 승마, *Cimicifuga heracleifolia* Komarov
  촛대승마, *Cimicifuga simplex* Wormskjord
  눈빛승마, *Cimicifuga dahurica* Maximowicz
  황새승마, *Cimicifuga foetida* Linné
- 과명: 미나리아재비과
- 약용부위: 뿌리줄기
- 식약처 공정서 및 조선시대 의서 수재:
  대한민국약전(KP) 제11개정
  동의보감 탕액편의 풀부(部)
  방약합편의 산초(山草)편

승마

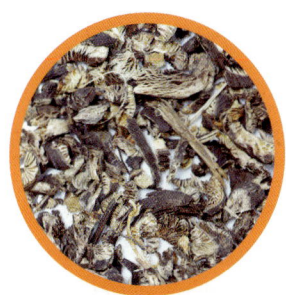

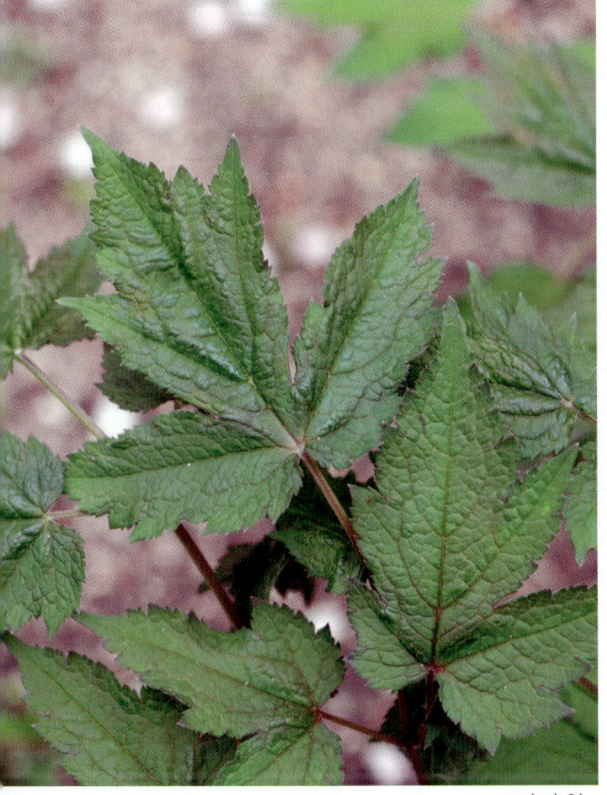

▲ 승마 잎

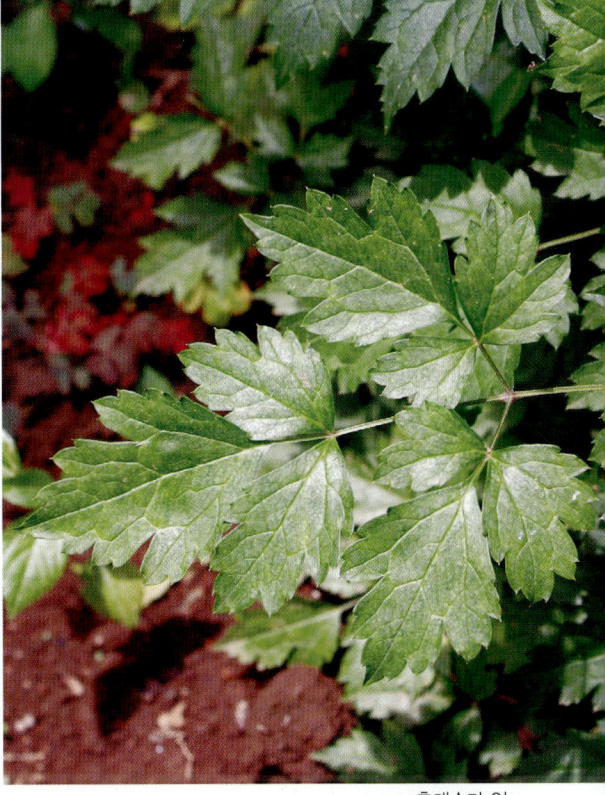

▲ 촛대승마 잎

●**기원** 이 약은 승마 *Cimicifuga heracleifolia* Komarov, 촛대승마 *Cimicifuga simplex* Wormskjord, 눈빛승마 *Cimicifuga dahurica* Maximowicz 또는 황새승마 *Cimicifuga foetida* Linné(미나리아재비과 Ranunculaceae)의 뿌리줄기이다.

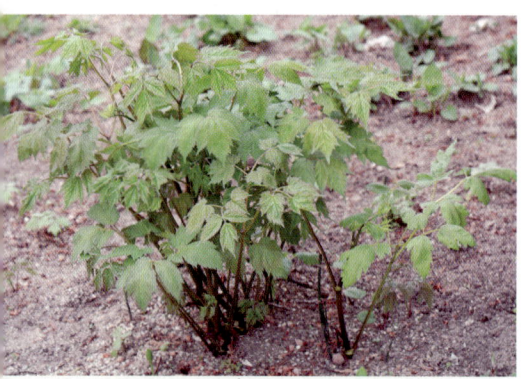
▲ 승마의 어린 지상부

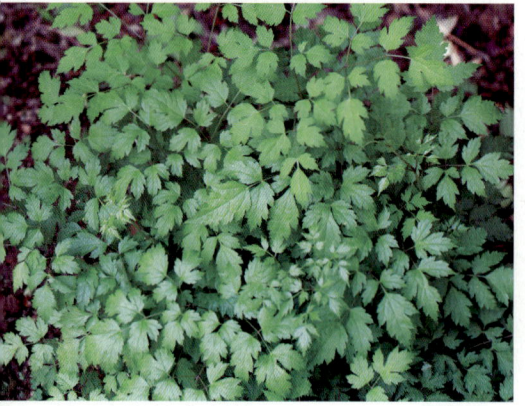
▲ 촛대승마 지상부

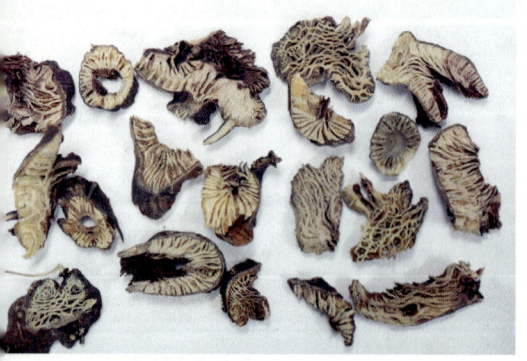
▲ 승마(약재, 절편)

●**한방 약미(藥味)와 약성(藥性)** 맛은 맵고 약간 달며 성질은 약간 차다.

●**한방 작용부위(귀경, 歸經)** 승마는 주로 폐(肺), 비(脾), 위(胃), 대장경(大腸經)에 들어가 작용한다.

| **약효 해설** |

• 입안이 허는 병증에 쓴다.
• 목 안이 붓고 아픈 증상을 낫게 한다.
• 두통, 치통에 유효하다.
• 만성 설사, 만성 이질, 탈항(脫肛)을 치료한다.
• 급성 전염병에 사용한다.

| **동의보감 효능** |

승마(升麻)의 성질은 평(平)하고(약간 차다고도[微寒] 한다) 맛이 달며[甘] 쓰고[苦] 독이 없다. 모든 독을 풀어주고 온갖 헛것에 들린 것을 없앤다. 급성 전염병과 장기(瘴氣)를 물리친다. 고독(蠱毒)과 풍으로 붓는 것[風腫], 여러 가지 독으로 목 안이 아픈 것, 입안이 헌 것을 치료한다[본초].

| **약용법** |

뿌리줄기 3~10g을 물 800mL에 넣고 달여서 반으로 나누어 아침저녁으로 마신다.

270

- 한자명: 蒔蘿子
- 라틴생약명: Anethi Fructus
- 식물명 및 학명: 시라(蒔蘿), *Anethum graveolens* Linné
- 과명: 산형과
- 약용부위: 열매
- 식약처 공정서 및 조선시대 의서 수재:
    대한민국약전외한약(생약)규격집(KHP) 제4개정
    방약합편의 방초(芳草, 향기가 좋은 풀)편

시라자

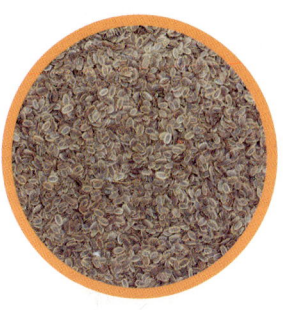

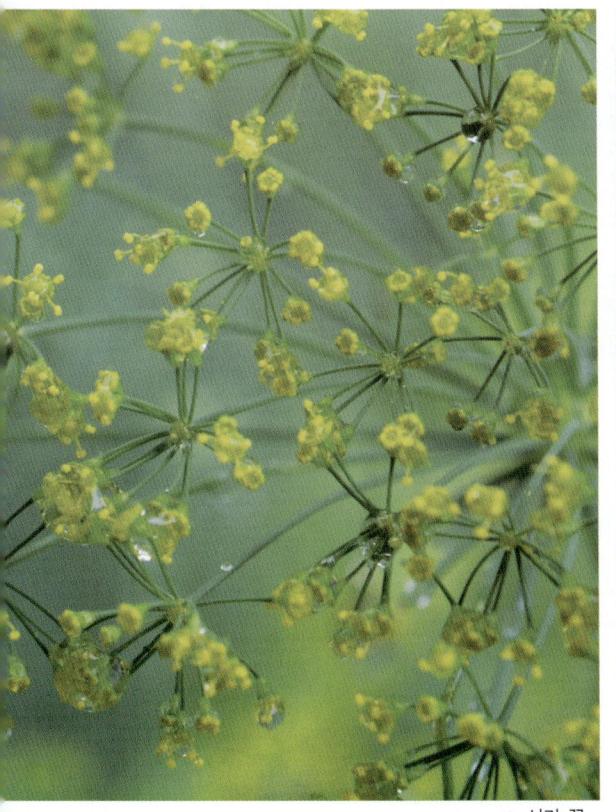

▲ 시라 꽃

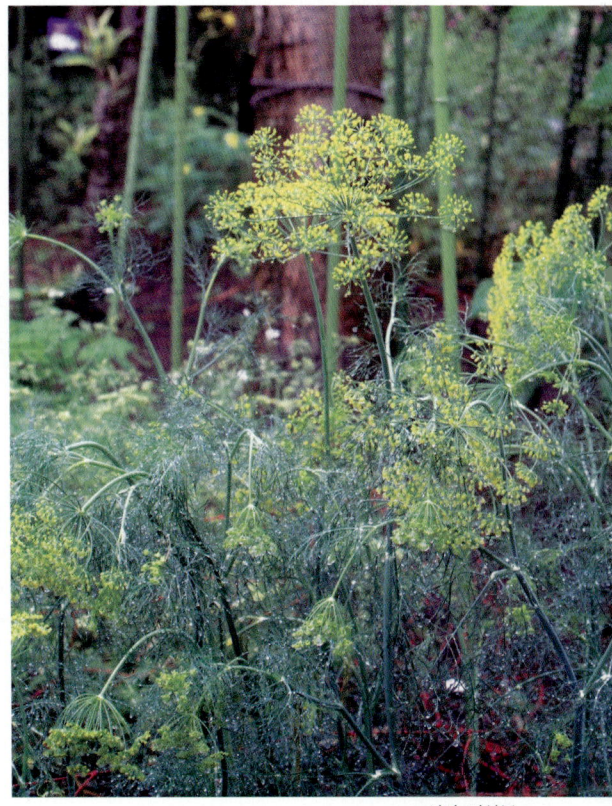

▲ 시라 지상부

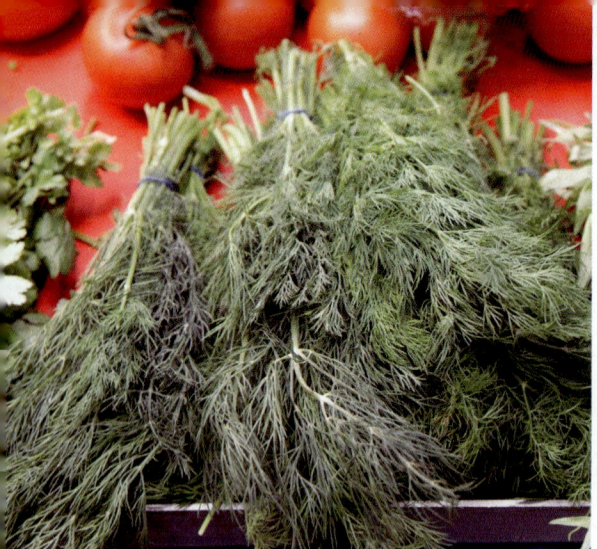
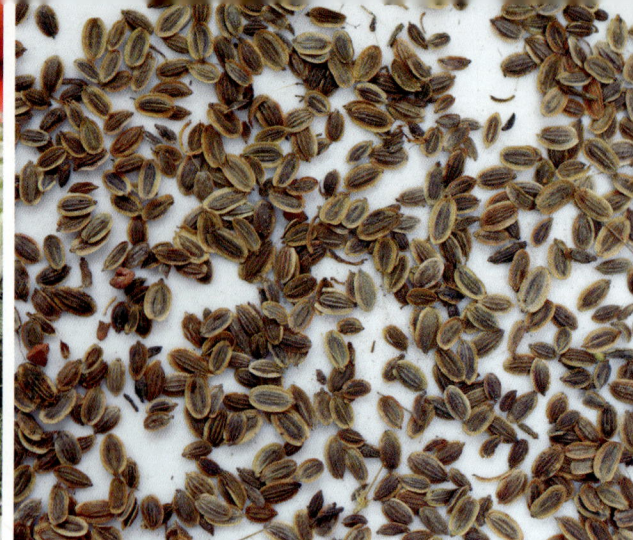

▲ 시라 잎(시장 판매용, 식용, 프랑스)   ▲ 시라자(약재, 전형)

● **기원** 이 약은 시라(蒔蘿) *Anethum graveolens* Linné(산형과 Umbelliferae)의 열매이다.

● **한방 약미(藥味)와 약성(藥性)** 맛은 맵고 성질은 따뜻하다.

● **한방 작용부위(귀경, 歸經)** 시라자는 주로 비(脾), 위(胃), 간(肝), 신경(腎經)에 들어가 작용한다.

| **약효 해설** |

• 위액 분비를 촉진하여 소화를 돕는다.

• 장염, 복통에 효과가 있다.

• 음낭이 차고 아픈 병증에 효과가 있다.

| **약용법** |

열매 1~5g을 물 800mL에 넣고 달여서 반으로 나누어 아침저녁으로 마시거나 또는 가루나 환(丸)으로 만들어 복용한다.

- **한자명**: 柿蒂
- **라틴생약명**: Kaki Calyx
- **이명 또는 영명**: 시정(柿丁)
- **식물명 및 학명**: 감나무, *Diospyros kaki* Thunberg
- **과명**: 감나무과
- **약용부위**: 열매에 붙어 있는 꽃받침
- **식약처 공정서 및 조선시대 의서 수재**:
  대한민국약전외한약(생약)규격집(KHP) 제4개정

시체

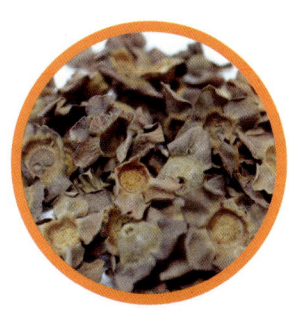

●**기원** 이 약은 감나무 *Diospyros kaki* Thunberg(감나무과 Ebenaceae)의 열매에 붙어 있는 꽃받침이다.

●**한방 약미(藥味)와 약성(藥性)** 맛은 쓰고 떫으며 성질은 평(平)하다.

●**한방 작용부위(귀경, 歸經)** 시체는 주로 위경(胃經)에 들어가 작용한다.

| **약효 해설** |

- 심한 트림, 구토를 멎게 한다.
- 음식물이 들어가면 토하는 증상에 효과가 있다.
- 딸꾹질을 멎게 한다.

| **약용법** |

꽃받침 5~10g을 물 800mL에 넣고 달여서 반으로 나누어 아침저녁으로 마신다.

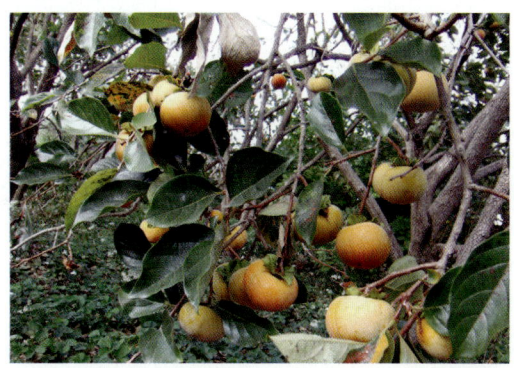

▲ 감 열매

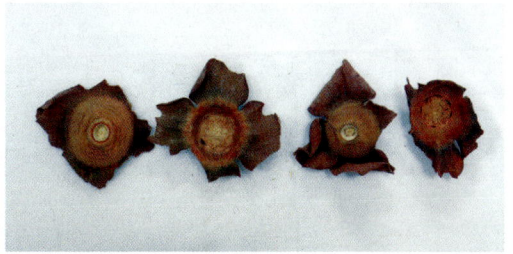

▲ 시체(약재, 전형)

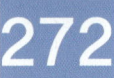

시호

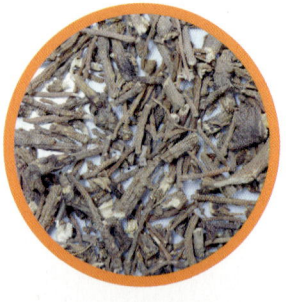

- 한자명: 柴胡
- 라틴생약명: Bupleuri Radix
- 이명 또는 영명: Bupleurum Root
- 식물명 및 학명: 시호, *Bupleurum falcatum* Linné
- 과명: 산형과
- 약용부위: 뿌리
- 식약처 공정서 및 조선시대 의서 수재:
    대한민국약전(KP) 제11개정
    동의보감 탕액편의 풀부(部)
    방약합편의 산초(山草)편

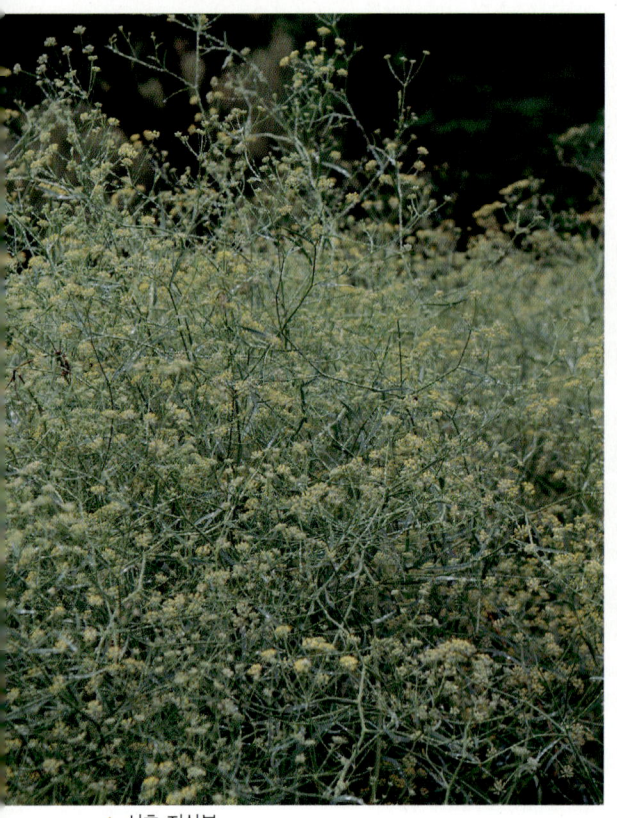

▲ 시호 지상부

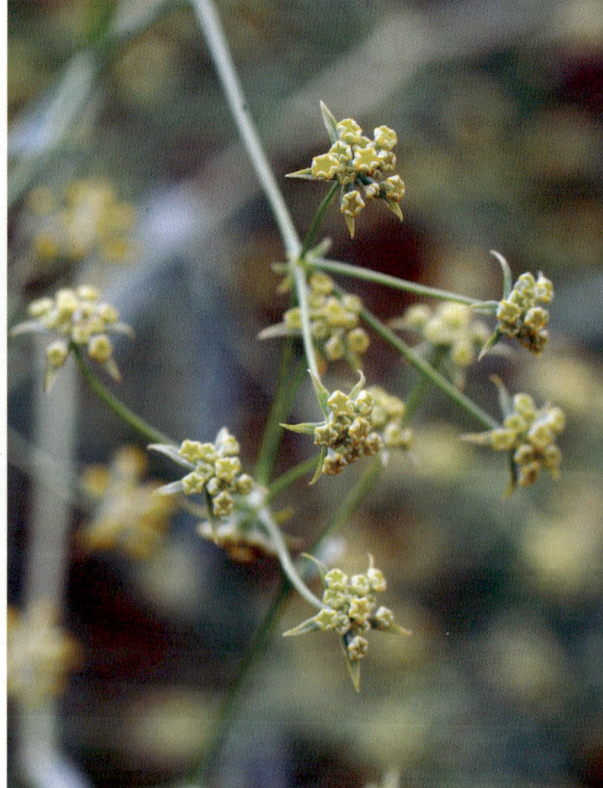

▲ 시호 꽃

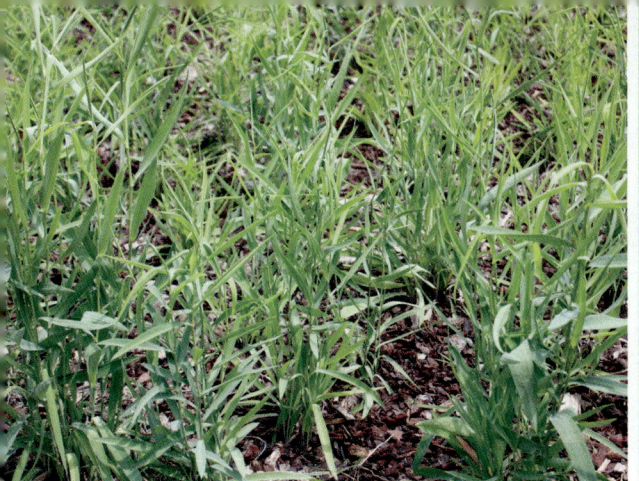

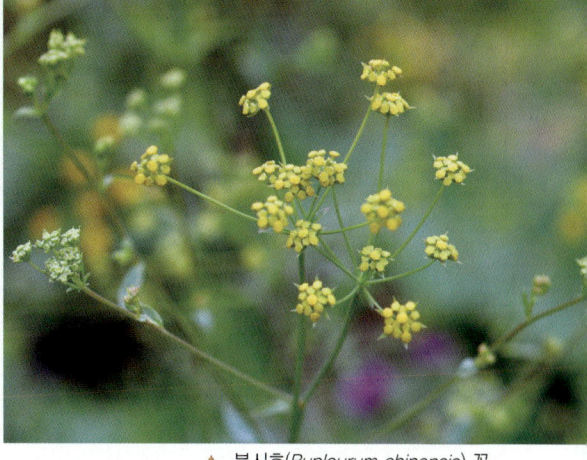

▲ 시호 지상부   ▲ 북시호(*Bupleurum chinensis*) 꽃

● **기원** 이 약은 시호 *Bupleurum falcatum* Linné 또는 그 변종(산형과 Umbelliferae)의 뿌리이다.

● **한방 약미(藥味)와 약성(藥性)** 맛은 쓰고 성질은 약간 차다.

● **한방 작용부위(귀경, 歸經)** 시호는 주로 간(肝), 담경(膽經)에 들어가 작용한다.

| **약효 해설** |

• 비교적 높은 열과 학질 치료에 사용한다.

• 두통, 현기증에 쓴다.

• 월경불순, 위(胃)하수, 자궁하수를 치료한다.

• 간세포 보호의 약리작용이 있다.

| **동의보감 효능** |

시호(柴胡)의 성질은 약간 차고[微寒](평(平)하다
고도 한다) 맛은 약간 쓰며[微苦](달다[甘]고도 하다)
독이 없다. 주로 상한(傷寒)에 추웠다 열이 났
다 하는 것, 유행성 질병 때 안팎의 열이 풀
리지 않을 때에 주로 쓴다. 관절이 아픈 것
을 치료한다. 몸과 마음이 허약하고 피로한
것과 추웠다 더웠다 하는 것을 낫게 한다.
몸살로 열이 있는 것과 이른 새벽에 나는 조

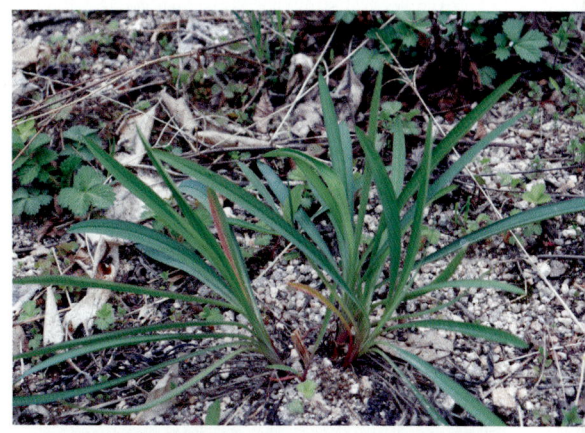

▲ 삼도시호(三島柴胡, *Bupleurum stenophyllum*)의 어린잎

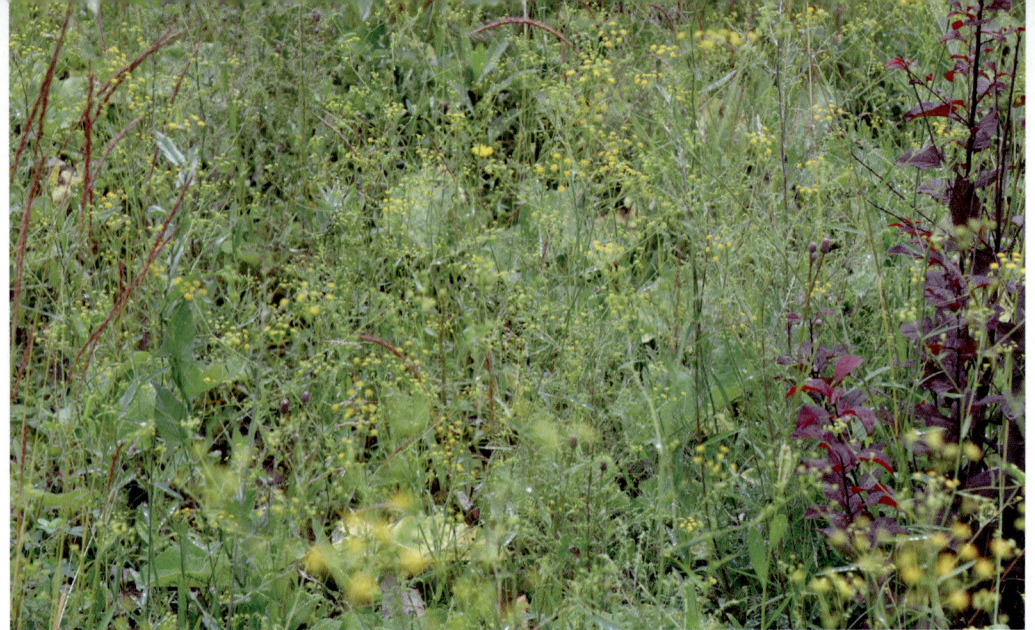

▲ 북시호(*Bupleurum chinensis*) 지상부

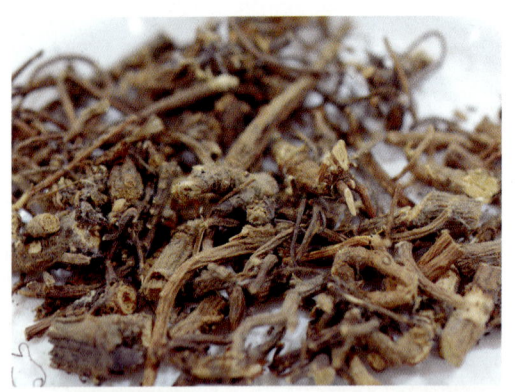

▲ 시호(약재, 절단)

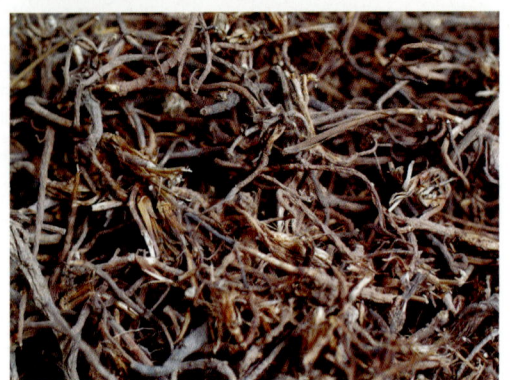

▲ 시호(약재, 시장 판매품)

열(潮熱)을 없앤다. 간화(肝火)를 잘 내리고 추웠다 더웠다 하는 학질과 가슴, 옆구리가 그득하면서 아픈 것을 낫게 한다.

| **약용법** |

뿌리 3~9g을 물 800mL에 넣고 달여서 반으로 나누어 아침저녁으로 마신다.

273

- 한자명: 植防風
- 라틴생약명: Peucedani Japonici Radix
- 식물명 및 학명: 갯기름나물, *Peucedanum japonicum* Thunberg
- 과명: 산형과
- 약용부위: 뿌리
- 식약처 공정서 및 조선시대 의서 수재:
  대한민국약전외한약(생약)규격집(KHP) 제4개정

식방풍

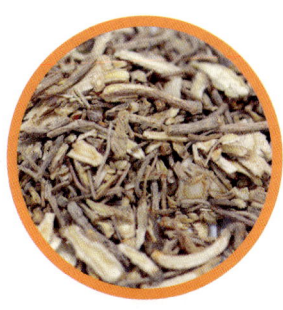

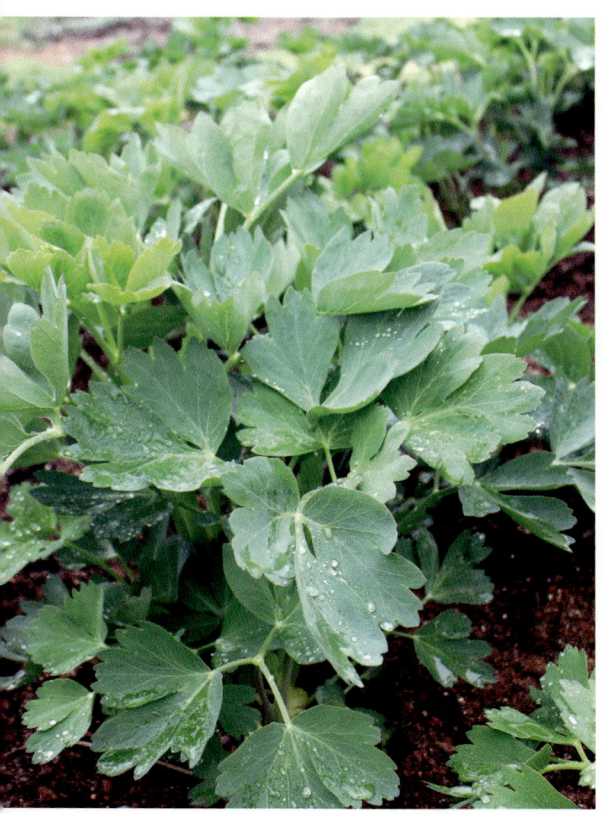

▲ 갯기름나물 잎

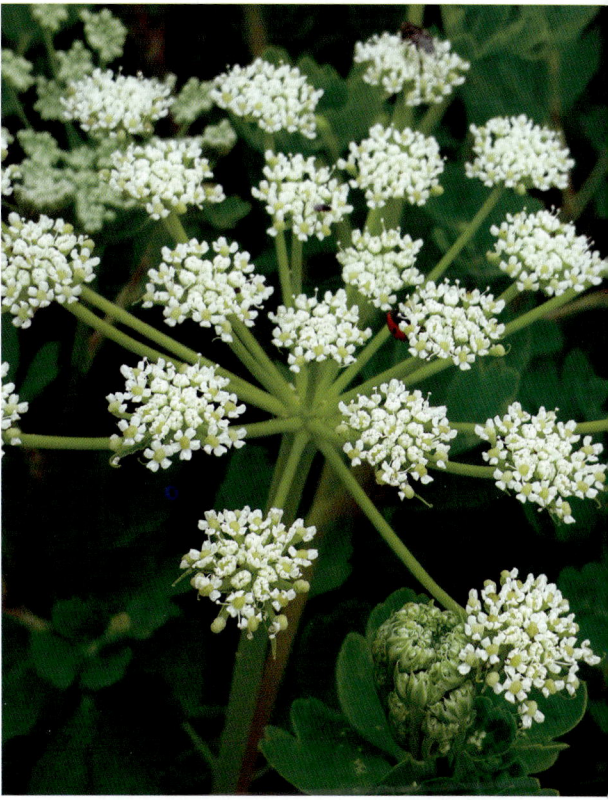

▲ 갯기름나물 꽃

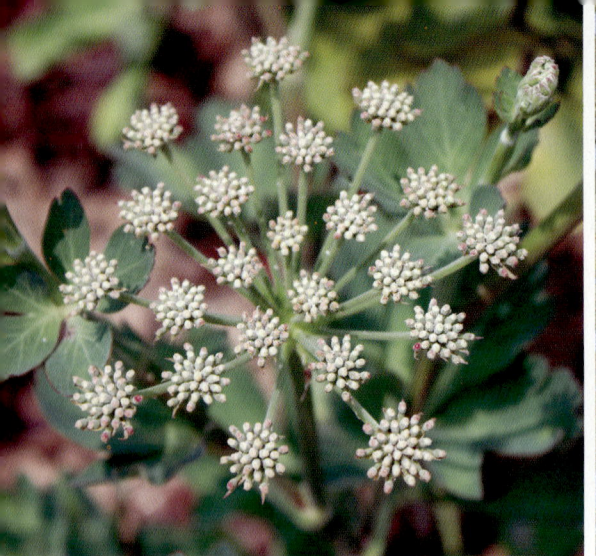
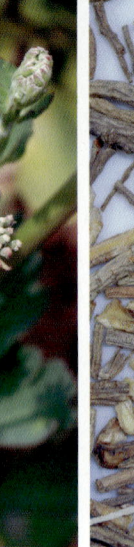

▲ 갯기름나물 열매　　　　　　　　　▲ 식방풍(약재, 절편)

● **기원**　이 약은 갯기름나물 *Peucedanum japonicum* Thunberg(산형과 Umbelliferae)의 뿌리이다.

● **한방 약미(藥味)와 약성(藥性)**　맛은 맵고 성질은 차며 독이 약간 있다.

● **한방 작용부위(귀경, 歸經)**　식방풍은 주로 폐(肺), 방광경(膀胱經)에 들어가 작용한다.

│ **약효 해설** │

• 폐에 생긴 열증(熱證)으로 기침이 나는 증상을 없앤다.

• 이뇨, 해독 작용이 있다.

• 요로 감염증 치료에 도움이 된다.

│ **약용법** │

뿌리 6~15g을 물 800mL에 넣고 달여서 반으로 나누어 아침저녁으로 마시거나 외용으로 적당량 사용한다.

- 한자명: 神麯
- 라틴생약명: Massa Medicata Fermentata
- 이명 또는 영명: 신국(神麴)
- 약용부위: 누룩균으로 발효시킨 누룩
- 식약처 공정서 및 조선시대 의서 수재:
  대한민국약전외한약(생약)규격집(KHP) 제4개정
  방약합편의 조양(造釀, 술, 간장, 식초류)편

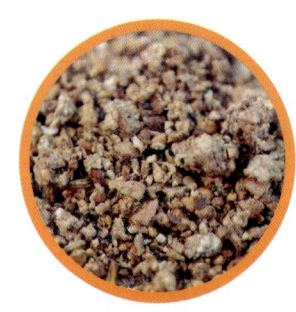

신곡

●**기원** 이 약은 밀가루 또는 밀기울에 팥가루, 으깬 살구씨, 개똥쑥즙, 도꼬마리즙, 버들여뀌즙 등의 재료를 반죽하여 누룩균으로 발효시킨 누룩이다.

●**한방 약미(藥味)와 약성(藥性)** 맛은 달고 매우며 성질은 따뜻하다.

●**한방 작용부위(귀경, 歸經)** 신곡은 주로 비(脾), 위경(胃經)에 들어가 작용한다.

| 약효 해설 |

- 소화불량에 사용한다.
- 가슴과 배가 불어나고 그득한 증상을 낮게 한다.
- 산후 어혈에 의한 복통에 유효하다.
- 구토, 설사에 쓴다.

| 약용법 |

신곡 7.5~15g을 물 800mL에 넣고 달여서 반으로 나누어 아침저녁으로 마시거나 또는 가루나 환(丸)으로 만들어 복용한다.

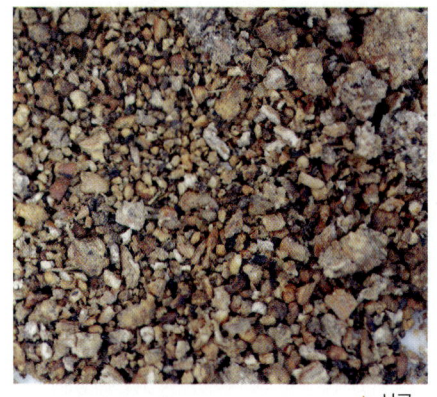

▲ 신곡

신근초

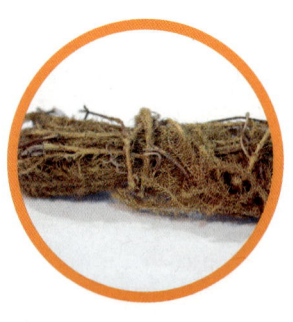

- 한자명: 伸筋草
- 라틴생약명: Lycopodii Herba
- 식물명 및 학명: 석송, *Lycopodium clavatum* Linné
- 과명: 석송과
- 약용부위: 전초
- 식약처 공정서 및 조선시대 의서 수재:
  대한민국약전외한약(생약)규격집(KHP) 제4개정

● **기원** 이 약은 석송 *Lycopodium clavatum* Linné(석송과 Lycopodiaceae)의 전초이다.

● **한방 약미(藥味)와 약성(藥性)** 맛은 쓰고 매우며 성질은 따뜻하다.

● **한방 작용부위(귀경, 歸經)** 신근초는 주로 간(肝), 비(脾), 신경(腎經)에 들어가 작용한다.

| **약효 해설** |

• 팔다리를 잘 쓰지 못하고 마비되며 아픈 증상을 치료한다.

• 관절을 구부리고 펴는 것이 어려운 증상을 낫게 한다.

• 기침, 가래 제거에 효과가 있다.

• 황달에 유효하다.

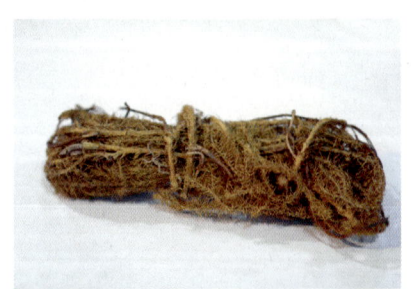

▲ 신근초(약재, 전형)

| **약용법** |

전초 3~12g을 물 800mL에 넣고 달여서 반으로 나누어 아침저녁으로 마신다.

신이

- 한자명: 辛荑
- 라틴생약명: Magnoliae Flos
- 이명 또는 영명: 목필화(木筆花), Magnolia Bud
- 식물명 및 학명: 망춘화, *Magnolia biondii* Pampanini
    백목련, *Magnolia denudata* Desrousseaux
    목련, *Magnolia kobus* De Candolle
    무당목련, *Magnolia sprengeri* Pampanini
- 과명: 목련과
- 약용부위: 꽃봉오리
- 식약처 공정서 및 조선시대 의서 수재:
    대한민국약전외한약(생약)규격집(KHP) 제4개정
    동의보감 탕액편의 나무부
    방약합편의 향목(香木, 향나무)편

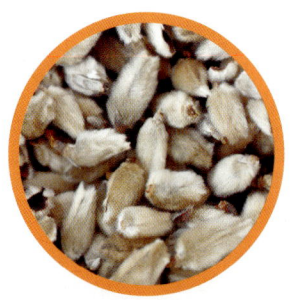

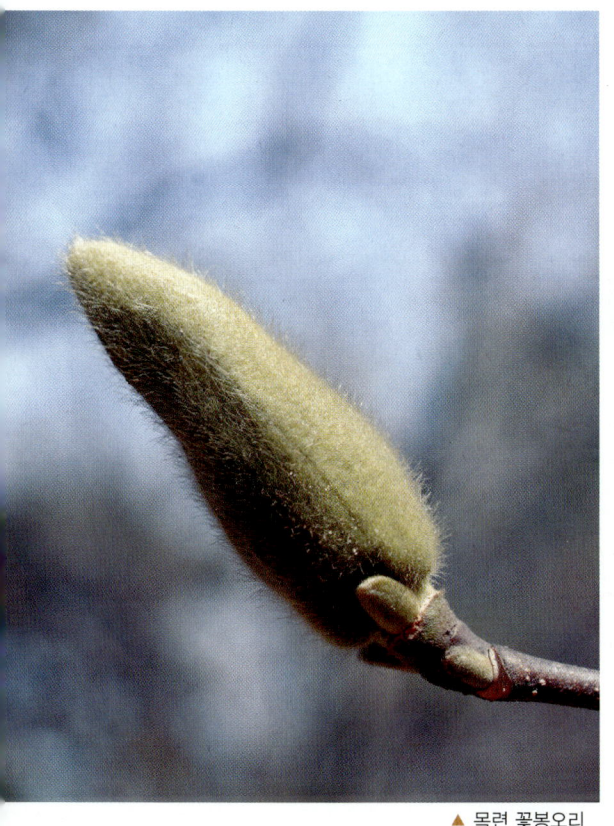

▲ 목련 꽃봉오리

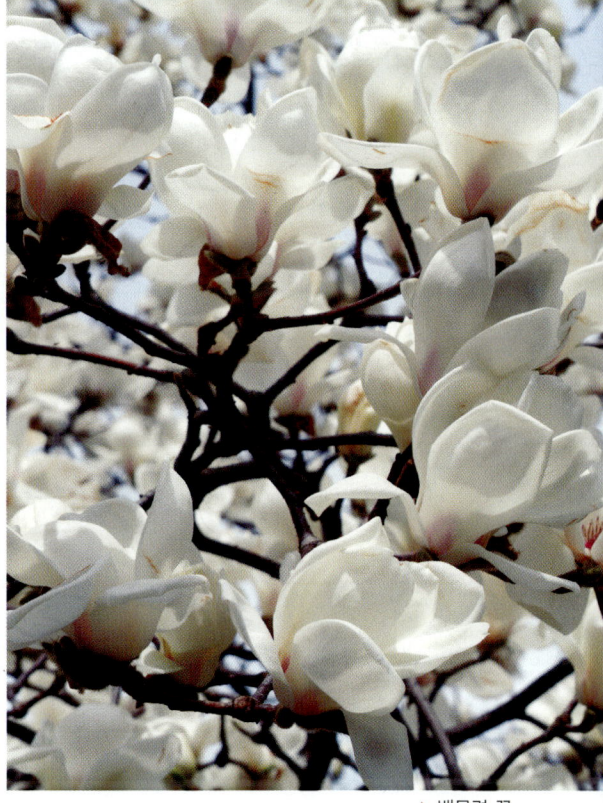

▲ 백목련 꽃

●**기원** 이 약은 망춘화 *Magnolia biondii* Pampanini, 백목련 *Magnolia denudata* Desrousseaux, 목련 *Magnolia kobus* De Candolle 및 무당목련 *Magnolia sprengeri* Pampanini(목련과 Magnoliaceae)의 꽃봉오리이다.

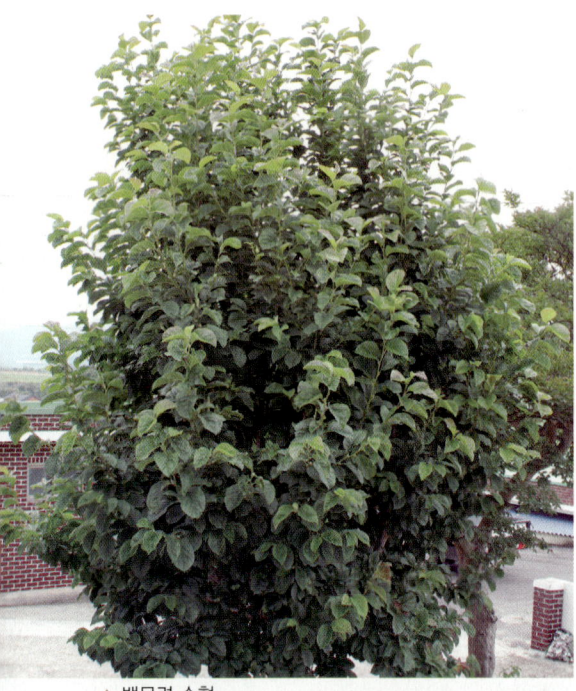

▲ 백목련 수형

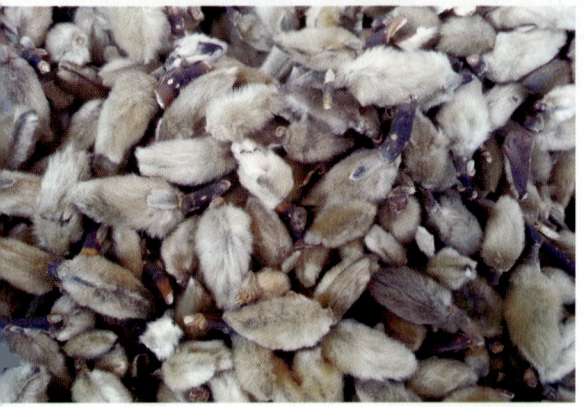

▲ 신이(약재, 전형)

●**한방 약미(藥味)와 약성(藥性)** 맛은 맵고 성질은 따뜻하다.

●**한방 작용부위(귀경, 歸經)** 신이는 주로 폐(肺), 위경(胃經)에 들어가 작용한다.

| **약효 해설** |

• 축농증, 코막힘을 치료한다.
• 두통, 치통을 없애준다.

| **동의보감 효능** |

신이(辛夷, 백목련의 꽃봉오리)의 성질은 따뜻하며[溫] 맛은 맵고[辛] 독이 없다. 풍으로 머리가 아픈 것과 얼굴 기미에 주로 쓴다. 코 막힌 것을 뚫어 콧물이 나오게 한다. 얼굴이 부으면서 치아까지 당기며 아픈 것을 치료한다. 눈을 밝게 하며 머리카락과 수염을 나게 한다. 기름을 만들어 얼굴에 바르면 광택이 난다.

| **약용법** |

꽃봉오리 3~10g을 거즈에 싸서 물 800mL에 넣고 달여서 반으로 나누어 아침저녁으로 마신다.

277

아교

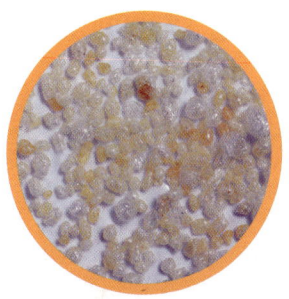

- 한자명: 阿膠
- 라틴생약명: Asini Corii Colla
- 동물명, 학명 및 과명: 당나귀, *Equus asinus* Linné(말과)
  소, *Bos taurus* Linné var. *domesticus* Gmelin(소과)
- 약용부위: 가죽을 물로 가열한 후 지방을 제거하고 농축 건조한
  교질(膠質)
- 식약처 공정서 및 조선시대 의서 수재:
  대한민국약전외한약(생약)규격집(KHP) 제4개정
  동의보감 탕액편의 짐승부(部)
  방약합편의 축(畜, 가축류)편

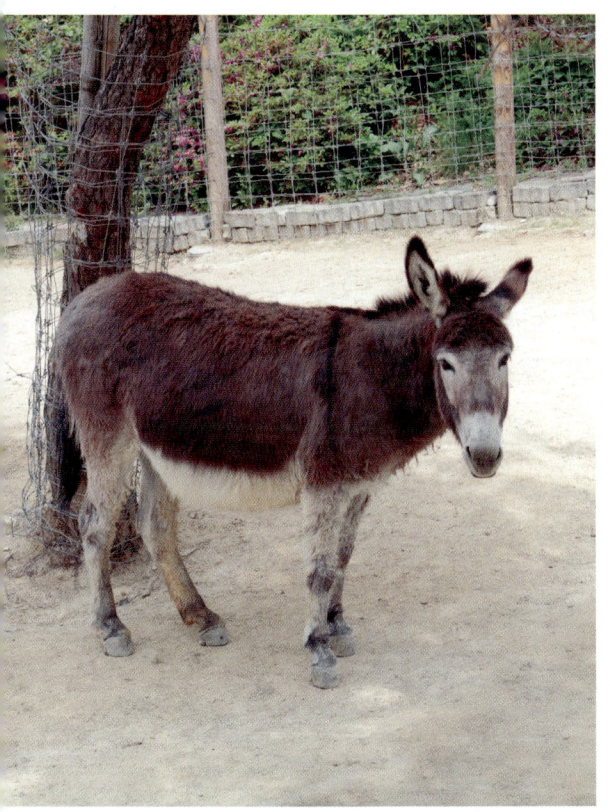

▲ 아교의 기원 동물인 당나귀(서울 어린이대공원)

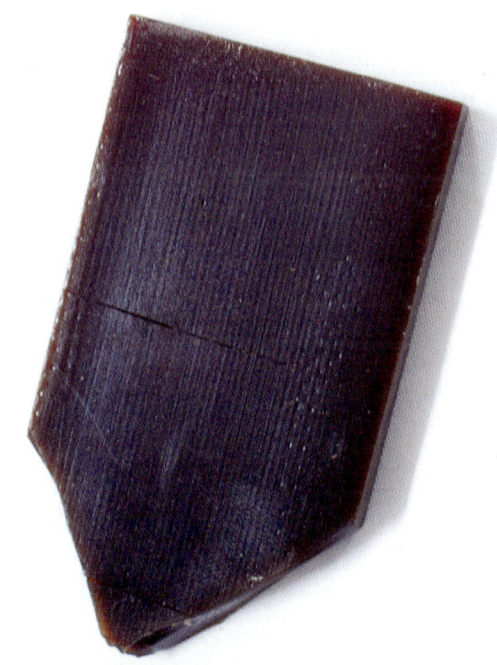

▲ 아교

● **기원** 이 약은 당나귀 *Equus asinus* Linné(말과 Equidae) 또는 소 *Bos taurus* Linné var. *domesticus*
Gmelin(소과 Bovidae)의 가죽을 물로 가열한 다음 추출하여 지방을 제거하고 농축 건조하여
만든 교질이다.

● **한방 약미(藥味)와 약성(藥性)** 맛은 달고 성질은 서늘하다.

● **한방 작용부위(귀경, 歸經)** 아교는 주로 폐(肺), 간(肝), 신경(腎經)에 들어가 작용한다.

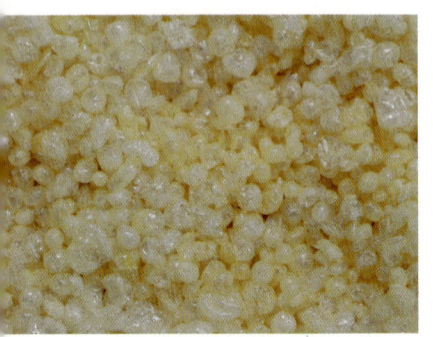

▲ 아교. 특히 아교를 잘게 썰어 구슬
모양으로 만들었다고 하여 아교주
(阿膠珠)라고도 한다.

| **약효 해설** |

• 과로로 인해 생긴 기침, 가래 제거에 효과가 있다.

• 가슴이 답답하여 잠을 잘 자지 못하는 증상에 쓴다.

• 월경불순, 자궁출혈을 치료한다.

• 토혈, 코피, 혈뇨(血尿), 혈변(血便)에 사용한다.

| **동의보감 효능** |

아교(阿膠, 당나귀 가죽으로 만든 교질)는 성질이 평(平)하면서 약간
따뜻하고 맛은 달며(달고 맵다고도 한다) 독이 없다. 허로(虛勞)
로 야위는 것, 허리와 배가 아픈 것, 사지가 쑤시고 아픈 것
에 주로 쓴다. 풍을 치료하고 허한 것을 보하며 간기(肝氣)를 돕는다. 설사, 이질, 기침과 여자
가 하혈하는 것을 멎게 하며 태아를 안정시킨다[본초]. 소가죽[牛皮]을 고아서 만든다. 나귀 가죽
[驢皮]으로 만든 아교가 풍을 치료하는 데 가장 좋다. 동아(東阿)에서 만들기 때문에 아교(阿膠)라
고 한다[본초]. 아현성(阿縣城) 북쪽 우물물로 만든 것이 진짜이다. 아수(阿水)는 제수(濟水)의 지류
이다. 맑으면서 낮은 곳으로 급하게 흘러가므로 탁한 담이 거슬러 오르는 것을 치료한다. 수
태음, 족소음, 족궐음에 들어간다. 오랜 기침과 오랜 이질 치료에 모두 좋다[입문]. 아교는 진품
을 얻기가 매우 어려우니 차라리 소가죽으로 만든 황명교(黃明膠)를 쓰는 것이 낫다. 진주조개
가루[蚌粉, 방분]와 같이 볶아서 쓴다[입문].

| **약용법** |

5~10g의 아교만 따로 끓여 약재 복용할 때 같이 내복한다. 아교를 볶아서 탕제(湯劑), 환제(丸
劑), 산제(散劑)로 사용한다.

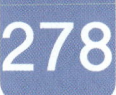

- **한자명**: 亞麻仁
- **라틴생약명**: Lini Semen
- **이명 또는 영명**: Linseed
- **식물명 및 학명**: 아마, *Linum usitatissimum* Linné
- **과명**: 아마과
- **약용부위**: 잘 익은 씨
- **식약처 공정서 및 조선시대 의서 수재**:
  대한민국약전(KP) 제11개정

아마인

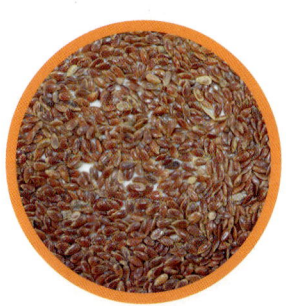

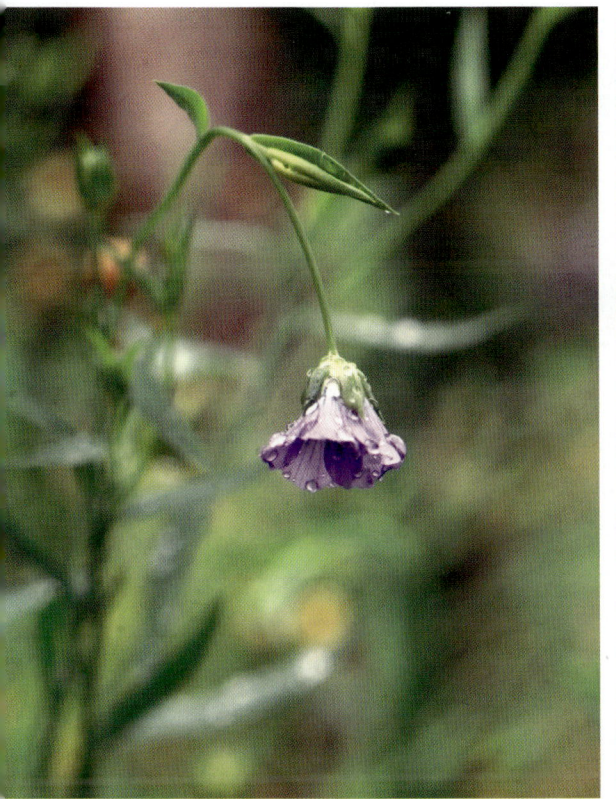

▲ 아마 꽃

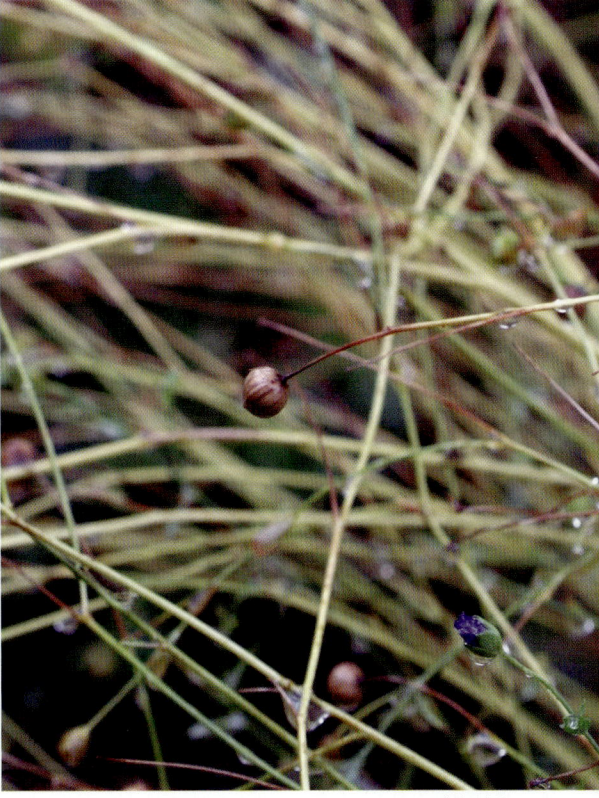

▲ 아마 열매

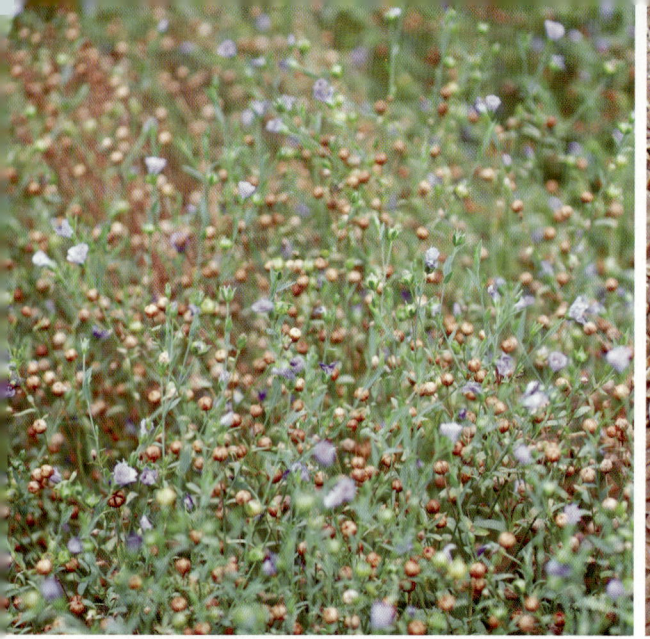

▲ 아마 지상부

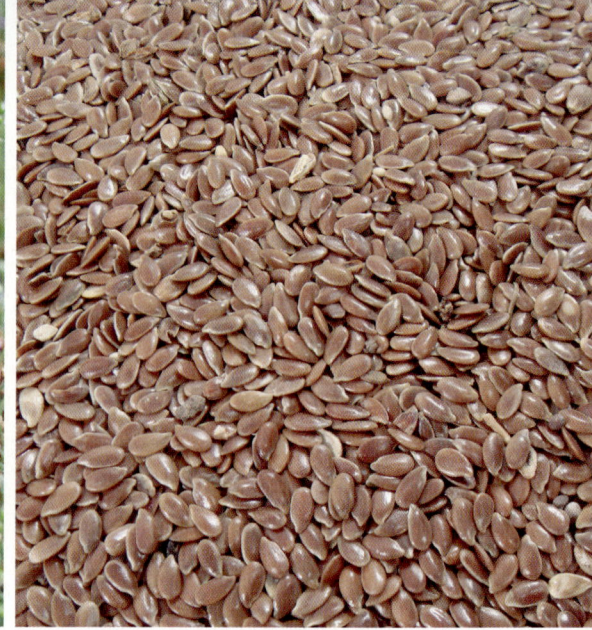

▲ 아마인(약재, 전형)

● **기원** 이 약은 아마 *Linum usitatissimum* Linné(아마과 Linaceae)의 잘 익은 씨이다.

● **한방 약미(藥味)와 약성(藥性)** 맛은 달고 성질은 평(平)하다.

● **한방 작용부위(귀경, 歸經)** 아마인은 주로 폐(肺), 간(肝), 대장경(大腸經)에 들어가 작용한다.

| **약효 해설** |

• 장(腸)의 진액이 부족하여 대변을 보기 어려운 증상에 사용한다.

• 탈모를 치료한다.

• 피부 건조, 가려움증에 쓴다.

| **약용법** |

씨 9~15g을 물 800mL에 넣고 달여서 반으로 나누어 아침저녁으로 마신다.

- 한자명: 阿仙藥
- 라틴생약명: Gambir
- 이명 또는 영명: Gambir
- 식물명 및 학명: 아선약나무, *Uncaria gambir* Roxburgh
- 과명: 꼭두서니과
- 약용부위: 잎 및 어린 가지에서 얻은 건조수성엑스
- 식약처 공정서 및 조선시대 의서 수재:
  대한민국약전(KP) 제11개정

아선약

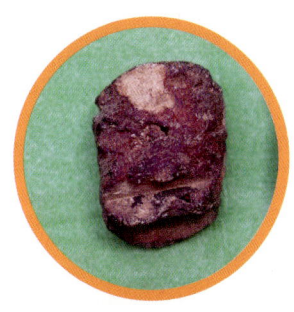

●**기원** 이 약은 아선약나무 *Uncaria gambir* Roxburgh(꼭두서니과 Rubiaceae)의 잎 및 어린 가지에서 얻은 건조수성엑스이다.

●**한방 약미(藥味)와 약성(藥性)** 맛은 쓰고 떫으며 성질은 서늘하다.

| 약효 해설 |

- 새로운 피부 조직의 재생을 촉진시킨다.
- 담열증(痰熱證)으로 기침이 나오는 증상을 치료한다.
- 여성의 부정기 자궁출혈을 멎게 한다.
- 코피, 각혈, 혈뇨(血尿), 혈변(血便)에 사용한다.
- 습진 치료에 활용한다.
- 수렴성 지사, 구강청량제로 쓴다.

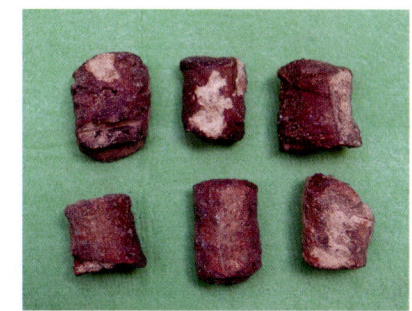

▲ 아선약

| 약용법 |

아선약 적당량을 외용한다. 내복할 경우에는 아선약 1~3g을 거즈에 싸서 달여 마시거나 가루나 환(丸)으로 만들어 복용한다.

아위

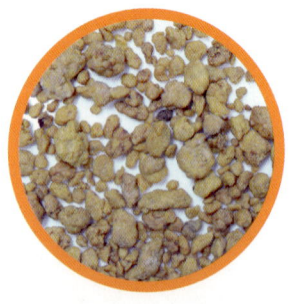

- 한자명: 阿魏
- 라틴생약명: Ferulae Resina
- 식물명 및 학명: 아위(阿魏), *Ferula assafoetida* Linné
- 과명: 산형과
- 약용부위: 줄기를 자른 부위에서 삼출된 수지(樹脂, 식물체로부터의 분비물 또는 상처로부터의 유출물)
- 식약처 공정서 및 조선시대 의서 수재:
   대한민국약전외한약(생약)규격집(KHP) 제4개정
   동의보감 탕액편의 풀부(部)
   방약합편의 향목(香木, 향나무)편

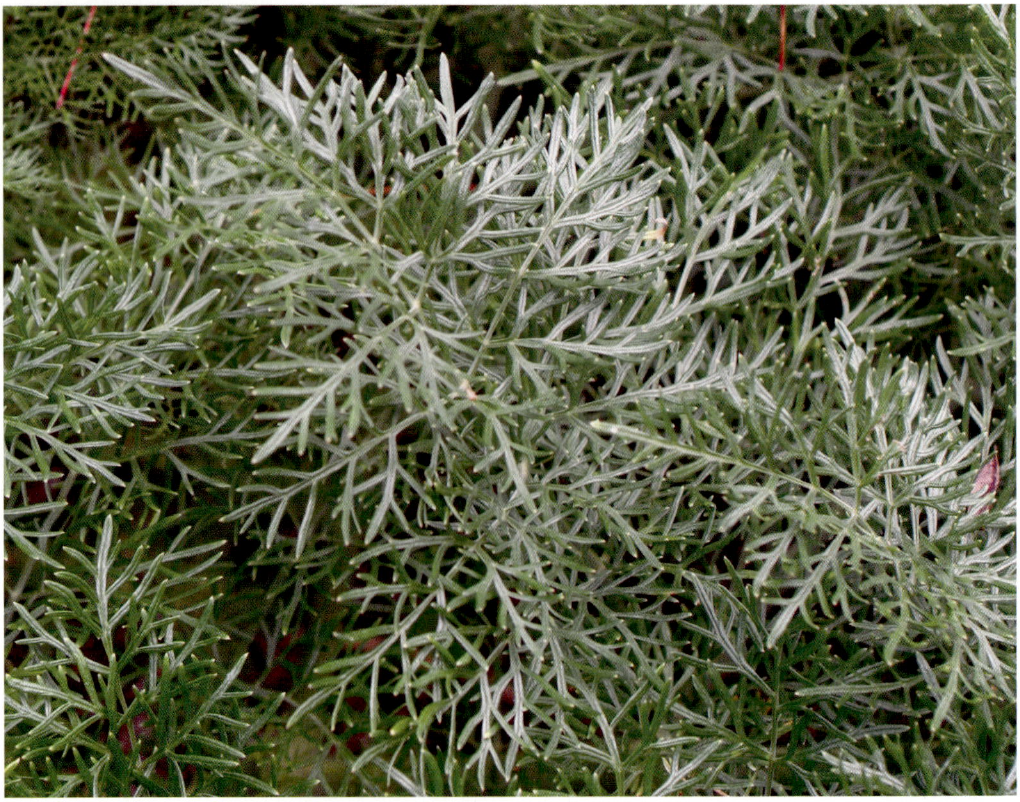

▲ 아위 잎

●**기원** 이 약은 아위(阿魏) *Ferula assafoetida* Linné 또는 기타 동속 근연식물(산형과 Umbelliferae)의 줄기를 자른 부위에서 삼출된 수지이다.

●**한방 약미(藥味)와 약성(藥性)** 맛은 쓰고 매우며 성질은 따뜻하다.

●**한방 작용부위(귀경, 歸經)** 아위는 주로 비(脾), 위경(胃經)에 들어가 작용한다.

| 약효 해설 |

• 말라리아, 이질을 치료한다.
• 몸이 찰 때 찬 음식을 먹으면 명치 끝이 아프고 심한 설사를 일으키는 증상에 사용한다.
• 식체(食滯)에 쓴다.

| 동의보감 효능 |

아위(阿魏)의 성질은 따뜻하고[溫](뜨겁다 [熱]고도 한다) 맛은 매우며[辛] 독이 없다. 폐결핵[傳尸, 전시]을 낮게 하며 나쁜 기운을 없앤다. 징가[癥]와 뱃속에 생긴 덩어리를 깨뜨리며 학질[瘧]을 낮게 하고 온갖 작은 곤충을 죽인다. 자체에서 강한 냄새가 나면서 다른 냄새를 없애는 묘한 약이다.

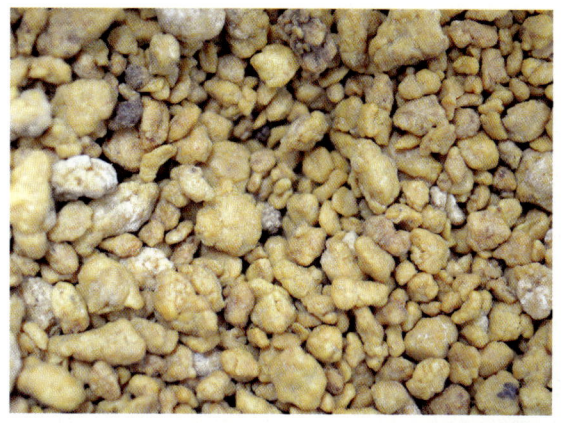

▲ 아위(약재, 전형)

| 약용법 |

아위 1~1.5g을 가루 또는 환(丸)으로 만들어 복용하거나 외용으로 적당량 사용한다.

281

아출

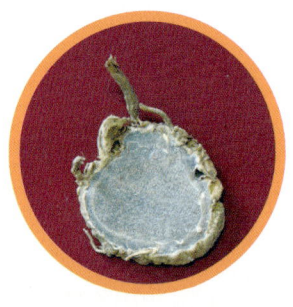

- 한자명: 莪朮
- 라틴생약명: Curcumae Rhizoma
- 이명 또는 영명: Zedoary
- 식물명 및 학명: 봉아출(蓬莪朮), *Curcuma phaeocaulis* Val.
  광서아출(廣西莪朮), *Curcuma kwangsiensis* S. G. Lee et C. F. Liang
  온울금(溫鬱金), *Curcuma wenyujin* Y. H. Chen et C. Ling
- 과명: 생강과
- 약용부위: 뿌리줄기를 그대로 또는 수증기로 쪄서 말린 것
- 식약처 공정서 및 조선시대 의서 수재:
  대한민국약전(KP) 제11개정
  동의보감 탕액편의 풀부(部)
  방약합편의 방초(芳草, 향기가 좋은 풀)편

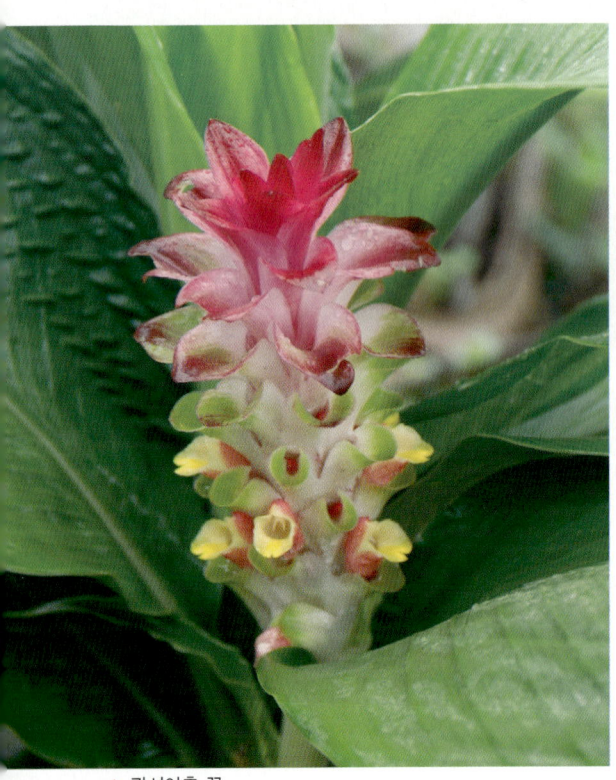

▲ 광서아출 꽃

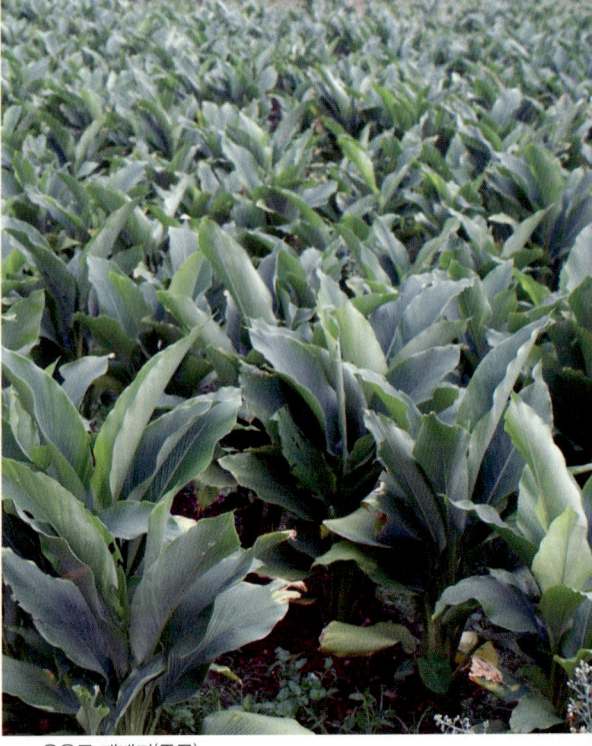

▲ 온울금 재배지(중국)

●**기원** 이 약은 봉아출(蓬莪朮) *Curcuma phaeocaulis* Val., 광서아출(廣西莪朮) *Curcuma kwangsiensis* S. G. Lee et C. F. Liang 또는 온울금(溫鬱金) *Curcuma wenyujin* Y. H. Chen et C. Ling(생강과 Zingiberaceae)의 뿌리줄기를 그대로 또는 수증기로 쪄서 말린 것이다.

●**한방 약미(藥味)와 약성(藥性)** 맛은 맵고 쓰며 성질은 따뜻하다.

●**한방 작용부위(귀경, 歸經)** 아출은 주로 간(肝), 비경(脾經)에 들어가 작용한다.

| 약효 해설 |

• 어혈이 정체되어 생기가 없고 통증이 심한 증상을 없앤다.
• 소화가 잘 안 되고 헛배가 부른 증상을 치료한다.
• 체한 음식을 제거하고 아픈 병증을 완화시킨다.
• 건위(健胃), 항종양의 약리작용이 있다.

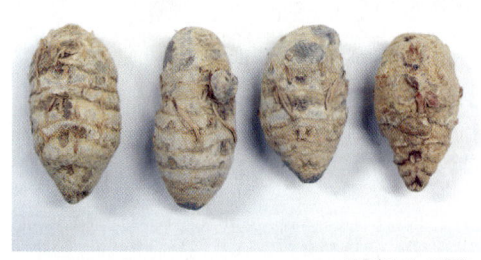

▲ 아출(약재, 전형)

| 동의보감 효능 |

봉아술(蓬莪茂, 봉출, 아출)의 성질은 따뜻하고[溫] 맛은 쓰며 맵고[苦辛] 독이 없다. 모든 기를 잘 돌게 하고 월경을 통하게 한다. 어혈을 깨뜨리고 명치 아픈 것을 멎게 한다. 옆구리 부위에 덩어리가 생긴 것을 깨뜨리고 아랫배에서 생긴 통증이 명치까지 치밀어 오르는 것을 낮게 한다.

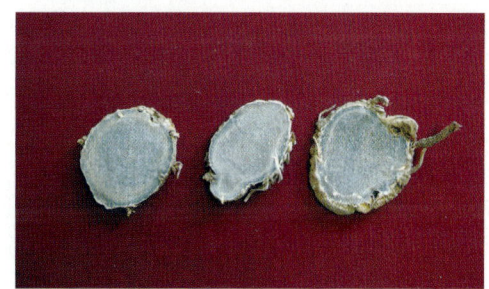

▲ 아출(약재, 절편)

| 약용법 |

뿌리줄기 6~9g을 물 800mL에 넣고 달여서 반으로 나누어 아침저녁으로 마신다.

282

안식향

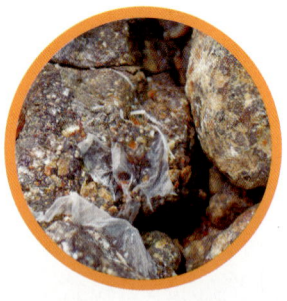

- 한자명: 安息香
- 라틴생약명: Benzoinum
- 이명 또는 영명: Benzoin
- 식물명 및 학명: 안식향나무, *Styrax benzoin* Dryander
  백화수(白花樹), *Styrax tonkinensis* Craib ex Hart
- 과명: 때죽나무과
- 약용부위: 수지(樹脂, 식물체로부터의 분비물 또는 상처로부터의 유출물)
- 식약처 공정서 및 조선시대 의서 수재:
  대한민국약전(KP) 제11개정
  동의보감 탕액편의 나무부
  방약합편의 향목(香木, 향나무)편

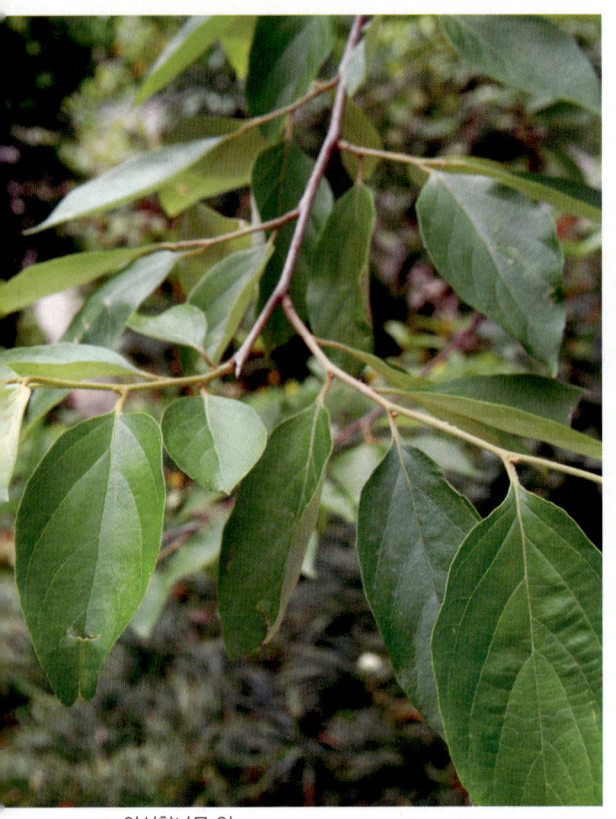

▲ 안식향나무 잎

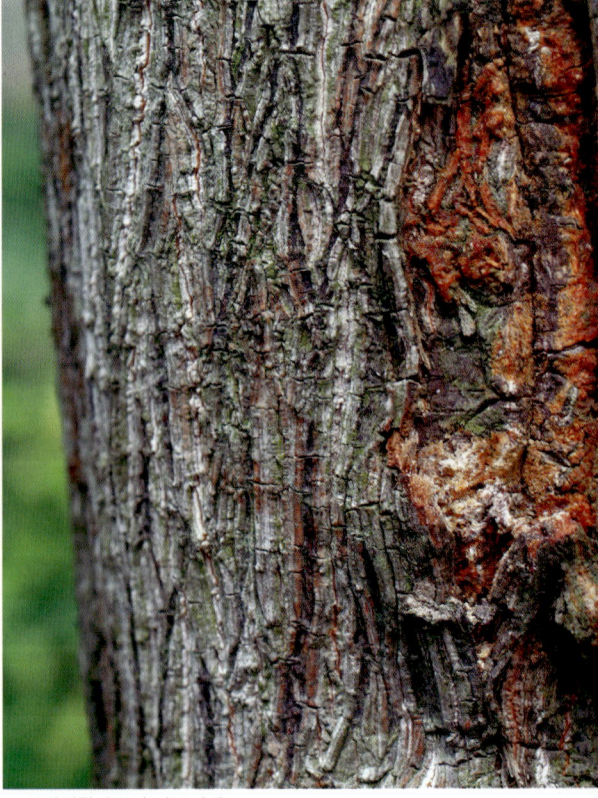

▲ 안식향나무의 나무껍질

- **기원** 이 약은 안식향나무 *Styrax benzoin* Dryander 또는 백화수(白花樹) *Styrax tonkinensis* Craib ex Hart.(때죽나무과 Styracaceae)에서 얻은 수지이다.

- **한방 약미(藥味)와 약성(藥性)** 맛은 맵고 쓰며 성질은 평(平)하다.

- **한방 작용부위(귀경, 歸經)** 안식향은 주로 심(心), 비경(脾經)에 들어가 작용한다.

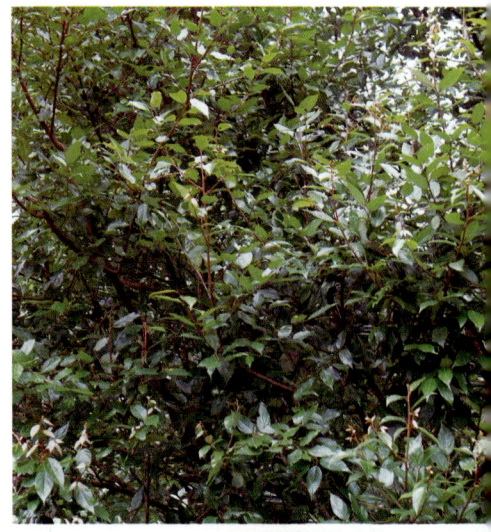
▲ 안식향나무 수형

| 약효 해설 |

- 뇌혈관장애로 인한 기억 상실, 의지력 약화를 치료한다.
- 가슴과 배의 통증을 없앤다.
- 갑작스레 졸도하여 정신이 혼몽할 때 유효하다.
- 산후(産後)에 정신이 흐리고 혼미해지는 증상에 사용한다.

| 동의보감 효능 |

안식향(安息香, 안식향나무 또는 백화수의 수지)의 성질은 평(平)하며 맛은 맵고[辛] 쓰며[苦] 독이 없다. 명치의 악기(惡氣)와 귀주(鬼疰)에 주로 쓴다. 나쁜 기운, 헛것에 들려 귀태(鬼胎)가 된 것을 치료한다. 고독(蠱毒), 급성 전염병[瘟疫. 온역]을 물리치며 신기통(腎氣痛), 구토하고 설사하는 것을 낫게 한다. 부인의 월경이 중단된 것, 산후 출혈이 심하여 정신이 흐리고 혼미해지는 증상을 치료한다.

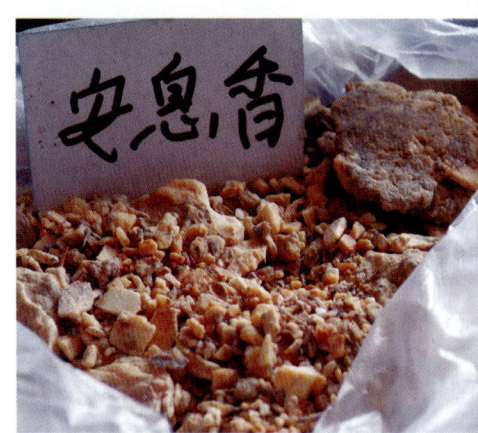
▲ 안식향(약재, 시장 판매품)

| 약용법 |

안식향 0.3~1.5g을 갈아서 복용하거나 또는 환(丸)으로 만들어 투여한다.

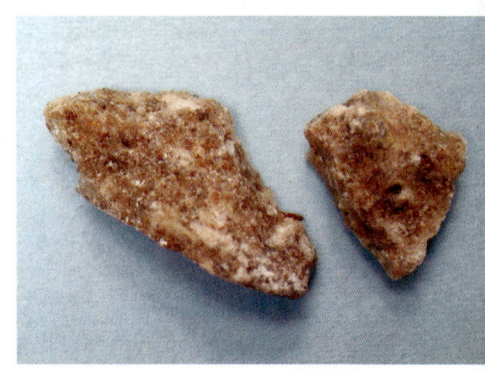
▲ 안식향(약재)

283

애엽

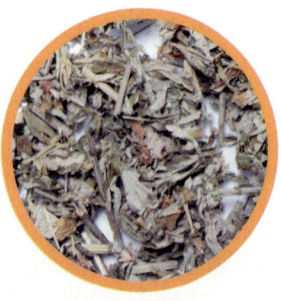

- 한자명: 艾葉
- 라틴생약명: Artemisiae Argyi Folium
- 식물명 및 학명: 황해쑥, *Artemisia argyi* Lev. et Vant

  쑥, *Artemisia princeps* Pampanini

  산쑥, *Artemisia montana* Pampani
- 과명: 국화과
- 약용부위: 잎 및 어린줄기
- 식약처 공정서 및 조선시대 의서 수재:

  대한민국약전외한약(생약)규격집(KHP) 제4개정

  동의보감 탕액편의 풀부(部)

  방약합편의 습초(濕草)편

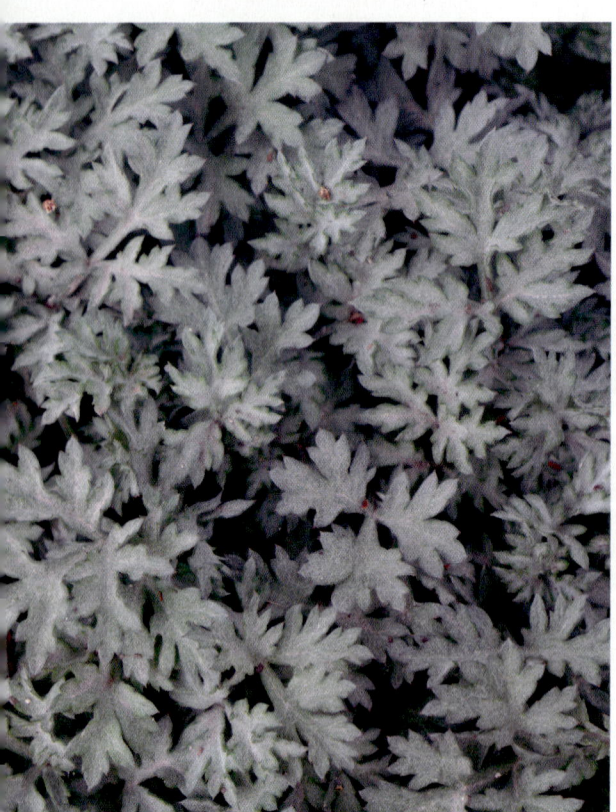

▲ 쑥의 어린잎

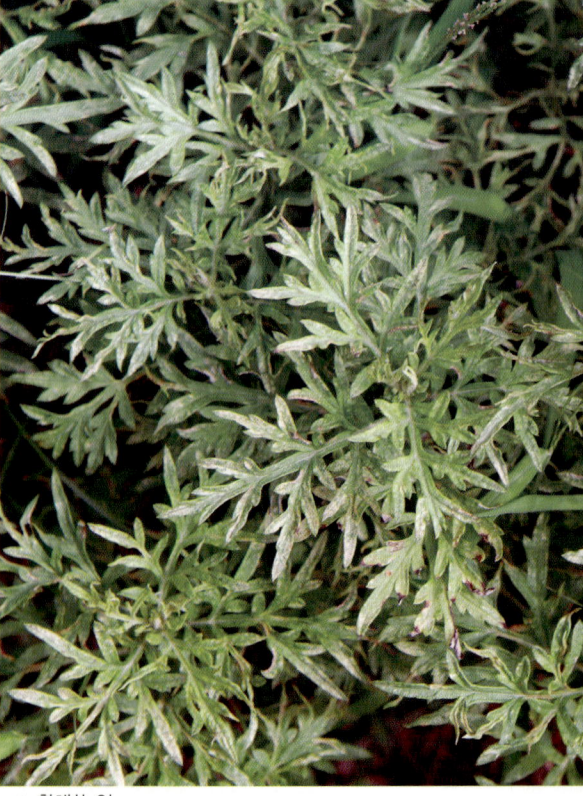

▲ 황해쑥 잎

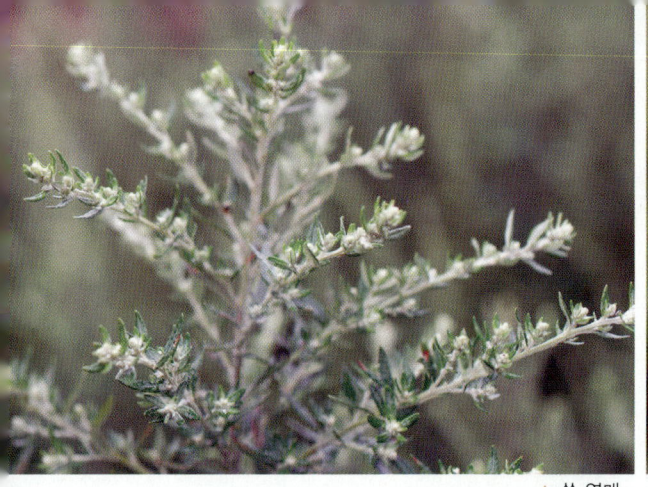
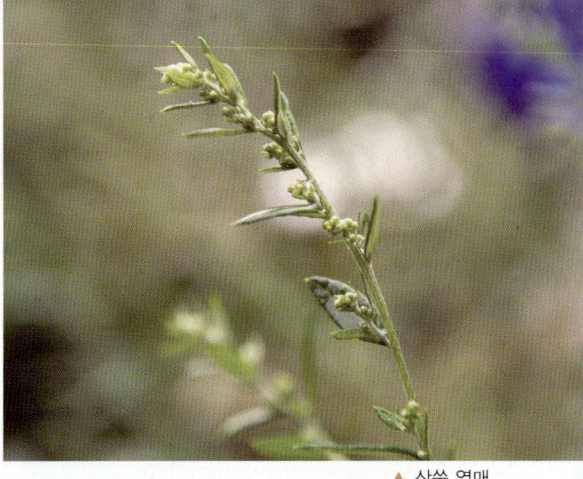

▲ 쑥 열매   ▲ 산쑥 열매

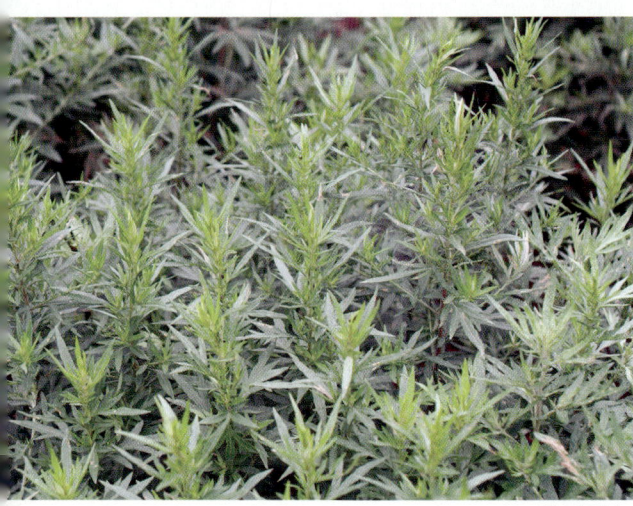
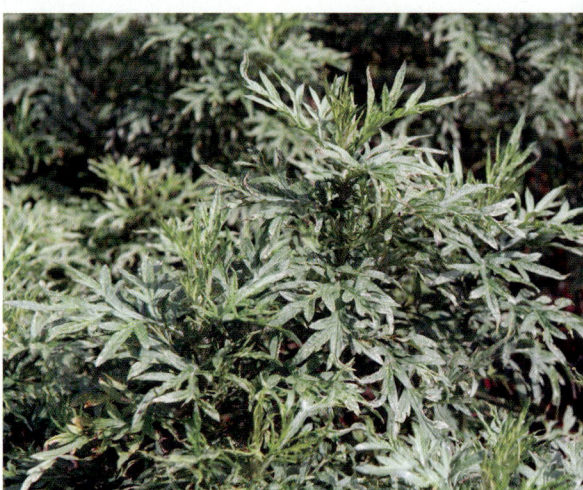

▲ 쑥 지상부   ▲ 황해쑥 지상부

● **기원** 이 약은 황해쑥 *Artemisia argyi* Lev. et Vant., 쑥 *Artemisia princeps* Pampanini 또는 산
　 쑥 *Artemisia montana* Pampani(국화과 Compositae)의 잎 및 어린줄기이다.

● **한방 약미(藥味)와 약성(藥性)** 맛은 맵고 쓰며 성질은 따뜻하고 독이 약간 있다.

● **한방 작용부위(귀경, 歸經)** 애엽은 주로 간(肝), 비(脾), 신경(腎經)에 들어가 작용한다.

| **약효 해설** |

• 임신 하혈, 월경과다, 자궁에서 나오는 분비물, 부정기 자궁출혈을 치료한다.
• 자궁이 차서 임신하지 못하는 증상에 활용한다.

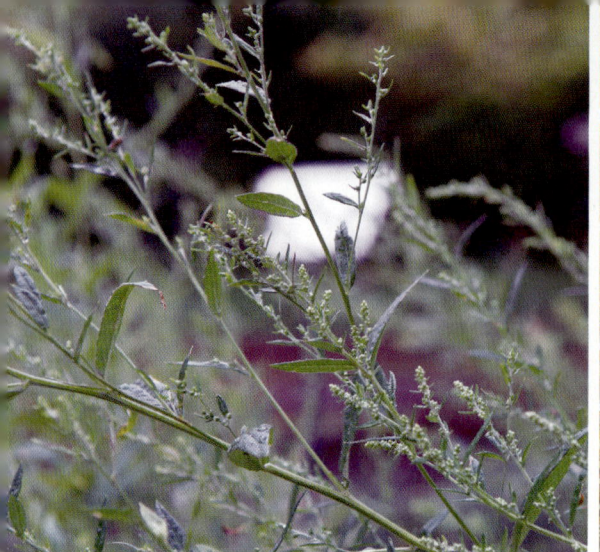
▲ 산쑥 지상부

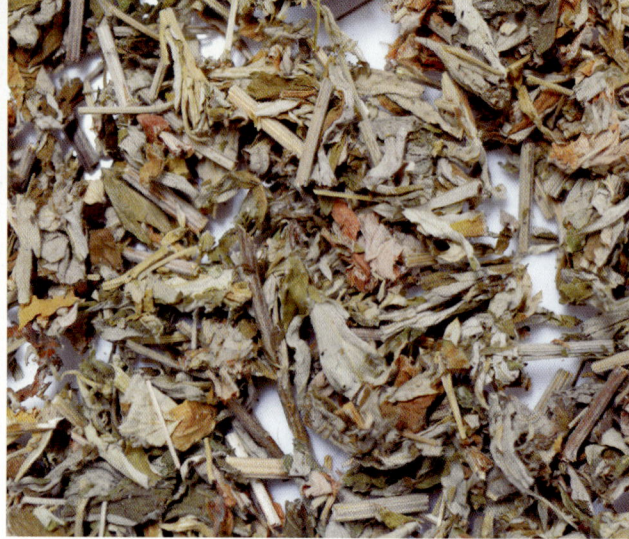
▲ 애엽(약재, 절단)

- 가슴과 배의 통증을 없앤다.
- 팔다리에 경련이 일어 뒤틀리는 것같이 아픈 증상에 사용한다.
- 오래된 설사, 이질에 유효하다.
- 토혈, 코피 치료에 효과가 있다.
- 습진에 외용(外用)한다.

| 동의보감 효능 |

애엽(艾葉, 약쑥 잎)의 성질은 따뜻하고[溫](뜨겁다[熱]고도 한다) 맛은 쓰며[苦] 독이 없다. 온갖 오래된 병과 여성의 부정기 자궁출혈을 낫게 한다. 안태(安胎)시키고 복통, 적리(赤痢)와 백리(白痢)를 치료한다. 오장치루(五藏痔瘻)로 피를 쏟는 것, 음부의 익창(䘌瘡)을 낫게 한다. 새살을 돋게 하며 바람과 찬 기운을 물리치고 임신이 잘 되게 한다.

| 약용법 |

잎 및 어린줄기 3~10g을 물 800mL에 넣고 달여서 반으로 나누어 아침저녁으로 마시거나 가루나 환(丸)으로 만들어 복용한다. 외용할 때는 적당량을 짓찧어서 환부에 붙인다.

284

- 한자명: 夜明砂
- 라틴생약명: Vespertilii Faeces
- 이명 또는 영명: 천서시(天鼠屎)
- 동물명 및 학명: 안주애기박쥐, *Vespertilio superans* Thomas
- 과명: 애기박쥐과
- 약용부위: 분변
- 식약처 공정서 및 조선시대 의서 수재:
  대한민국약전외한약(생약)규격집(KHP) 제4개정
  동의보감 탕액편의 새부(禽部)
  방약합편의 원금(原禽, 날짐승)편

야명사

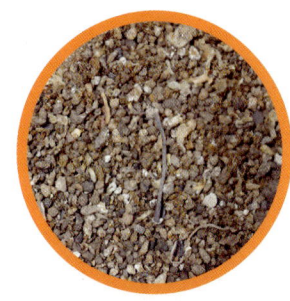

●**기원** 이 약은 안주애기박쥐 *Vespertilio superans* Thomas 또는 기타 동속근연동물(애기박쥐과 Vespertilionidae)의 분변이다.

●**한방 약미(藥味)와 약성(藥性)** 맛은 맵고 성질은 차다.

●**한방 작용부위(귀경, 歸經)** 야명사는 주로 간경(肝經)에 들어가 작용한다.

| 약효 해설 |
- 점차 눈이 잘 보이지 않아 나중에는 빛을 보지 못하는 병증을 치료한다.
- 눈이 충혈되면서 붓고 아픈 증상에 유효하다.
- 밤눈이 어두운 사람에게 효과가 있다.

| 동의보감 효능 |
복익분(伏翼糞, 박쥐 분변)은 야명사(夜明砂)라고 한다. 눈을 밝게 할 수 있고 내외장(內外障)을 치료한다. 또 볶아 먹으면 나력(瘰癧)을 치료한다[입문].

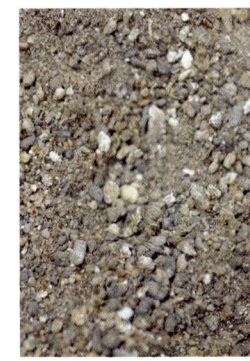

▲ 야명사

| 약용법 |
야명사 3~10g을 거즈로 싸서 800mL에 넣고 달여서 반으로 나누어 아침저녁으로 마신다. 또는 가루로 만들어 1회에 1~3g 복용한다. 외용할 때는 야명사 적당량을 사용한다.

285

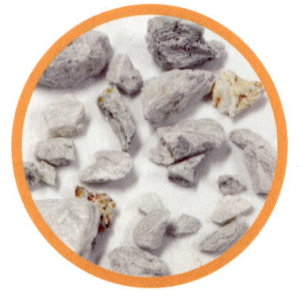

<대한민국약전외한약(생약)규격집(KHP) 제4개정에서 삭제한 품목>

- 한자명: 陽起石
- 라틴생약명: Actinolitum
- 이명 또는 영명: 양기석(羊起石)
- 한약의 분류: 광물성 약재
- 식약처 공정서 및 조선시대 의서 수재:
  대한약전외한약(생약)규격집(KHP) 제3개정
  동의보감 탕액편의 돌부(部)

양기석

●**기원** 이 약은 규산염광물 투각섬석 또는 그 이종 투섬석 석면이다. 이 약은 주로 투각섬석을 함유한다.

●**한방 약미(藥味)와 약성(藥性)** 맛은 짜고 성질은 따뜻하다.

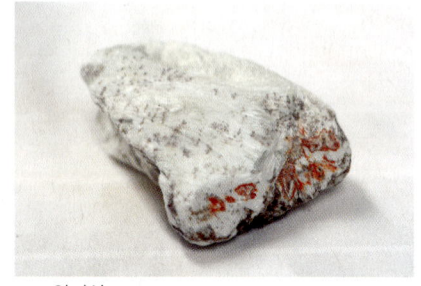

▲ 양기석

●**한방 작용부위(귀경, 歸經)** 양기석은 주로 신경(腎經)에 들어가 작용한다.

| **약효 해설** |

- 남자의 발기부전을 치료한다.
- 여성의 부정기 자궁출혈을 낫게 한다.
- 자궁이 찬 증상에 유효하다.

| **동의보감 효능** |

양기석(陽起石)은 성질이 따뜻하고 맛은 짜며 독이 없다. 자궁의 어혈, 징가(癥瘕), 덩어리 맺힌 것을 푼다. 배가 아픈 것, 자식 없는 것, 발기부전을 치료한다. 남자의 음경 끝이 찬 것, 음낭이 습하고 가려운 것을 치료한다. 땀 냄새를 없애고 몸이 붓는 것을 내리며 임신하게 한다[본초]. 양기(陽氣)를 돕는다. 낭아(狼牙)와 같으면서 희고 밝은 것이 좋다. 불에 달구었다가 식초에 담그기를 7번 반복한 후에 곱게 갈아 수비(水飛)해서 쓴다. 운모(雲母)의 뿌리이다[입문].

- 한자명: 羊蹄根
- 라틴생약명: Rumecis Radix
- 이명 또는 영명: 야대황(野大黃), 양제대황(羊蹄大黃)
- 식물명 및 학명: 참소리쟁이, *Rumex japonicus* Houttuyn.
  토대황, *Rumex chalepensis* Miller
- 과명: 여뀌과
- 약용부위: 뿌리
- 식약처 공정서 및 조선시대 의서 수재:
  대한민국약전외한약(생약)규격집(KHP) 제4개정
  동의보감 탕액편의 풀부(部)

양제근

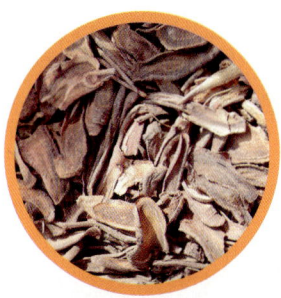

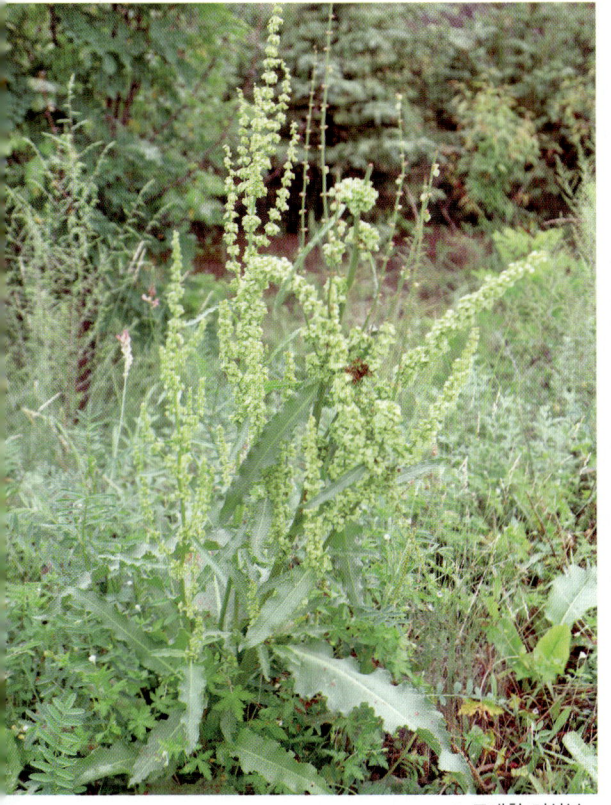

▲ 토대황 지상부

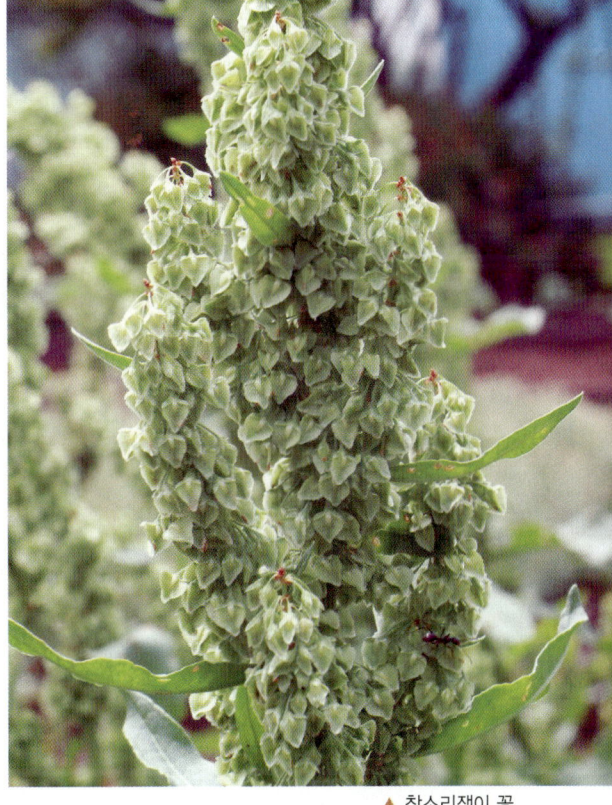

▲ 참소리쟁이 꽃

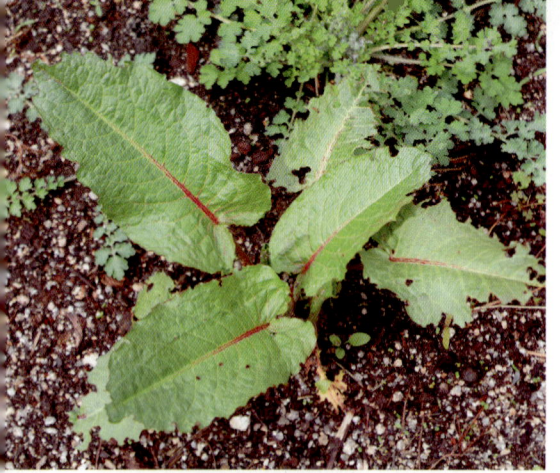

▲ 토대황(*Rumex aquaticus*)의 어린잎. 국립수목원 국가표준식물목록에서는 토대황의 학명을 *Rumex aquaticus*로 추천하고 있다.

● **기원** 이 약은 참소리쟁이 *Rumex japonicus* Houttuyn. 또는 토대황 *Rumex chalepensis* Miller(여뀌과 Polygonaceae)의 뿌리이다.

● **한방 약미(藥味)와 약성(藥性)** 맛은 쓰고 성질은 차다.

● **한방 작용부위(귀경, 歸經)** 양제근은 주로 심(心), 간(肝), 대장경(大腸經)에 들어가 작용한다.

| 약효 해설 |

• 여성의 부정기 자궁출혈을 치료한다.
• 황달, 변비에 유효하다.
• 토혈, 혈변(血便)을 멎게 한다.

| 동의보감 효능 |

양제근(羊蹄根, 소리쟁이 뿌리)의 성질은 차고[寒] 맛은 쓰며 맵고[苦辛] 독이 없다(조금 독이 있다고도 한다). 머리카락이 빠지는 것, 옴, 버짐, 큰 종기, 치질, 여성의 음부가 허는 것, 급성 피부염[浸淫瘡, 침음창]에 주로 쓴다. 여러 가지 충을 죽인다. 고독(蠱毒)을 낫게 하고 독성이 있는 종기에 붙인다. 곳곳에 있다[본초].

| 약용법 |

뿌리 9~15g을 물 800mL에 넣고 달여서 반으로 나누어 아침저녁으로 마시거나 외용으로 적당량 사용한다.

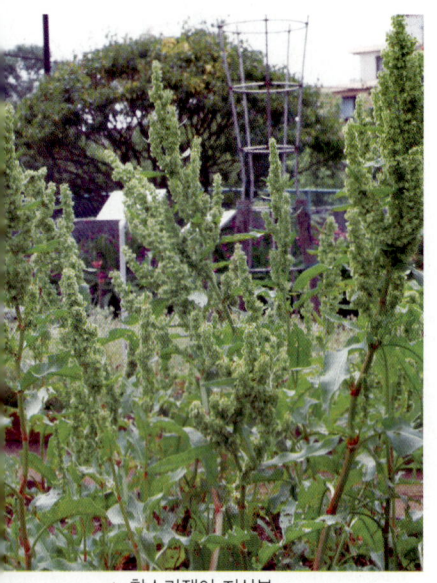

▲ 참소리쟁이 지상부

▲ 양제근(약재, 절편)

- 한자명: 魚膠
- 라틴생약명: Piscis Colla
- 이명 또는 영명: 표교(鰾膠), 어표(魚鰾)
- 동물명, 학명 및 과명: 대구, *Gadus macrocephalus*

  Tilesius(대구과)

  철갑상어, *Acipenser sinensis* Gray(상어과)
- 약용부위: 신선한 부레를 꺼내어 혈관 및 점막을 제거하고 씻은 다음 말려 편평하게 한 것
- 식약처 공정서 및 조선시대 의서 수재:

  대한민국약전외한약(생약)규격집(KHP) 제4개정

어교

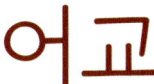

- **기원** 이 약은 대구 *Gadus macrocephalus* Tilesius(대구과 Gadidae), 철갑상어 *Acipenser sinensis* Gray(상어과 Acipenseridae) 또는 기타 근연동물의 신선한 부레를 꺼내어 혈관 및 점막을 제거하고 씻은 다음 말리어 편평하게 한 것이다.

- **한방 약미(藥味)와 약성(藥性)** 맛은 달고 성질은 평(平)하다.

- **한방 작용부위(귀경, 歸經)** 어교는 주로 신(腎), 간경(肝經)에 들어가 작용한다.

| 약효 해설 |

- 산후에 갑자기 넘어지며 발작이 일어나는 증상에 유효하다.
- 월경 기간이 아닌데도 대량의 출혈이 있는 증상을 낮게 한다.
- 토혈, 외상 출혈, 치질을 치료한다.
- 강장, 강정 작용이 있다.

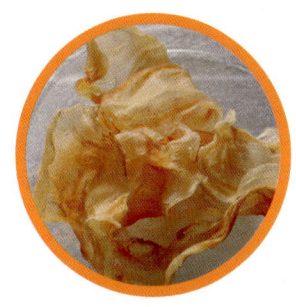

▲ 어교

| 약용법 |

어교 10~30g을 물 800mL에 넣고 달여서 반으로 나누어 아침저녁으로 마시거나 외용으로 적당량 사용한다.

어성초

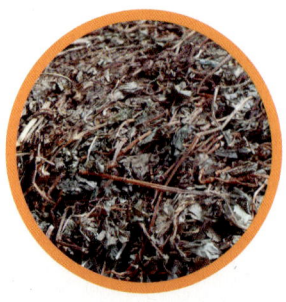

- 한자명: 魚腥草
- 라틴생약명: Houttuyniae Herba
- 이명 또는 영명: 즙채(蕺菜), 중약(重藥), 십약(十藥)
- 식물명 및 학명: 약모밀, *Houttuynia cordata* Thunberg
- 과명: 삼백초과
- 약용부위: 지상부
- 식약처 공정서 및 조선시대 의서 수재:
  대한민국약전외한약(생약)규격집(KHP) 제4개정
  동의보감 탕액편의 채소부

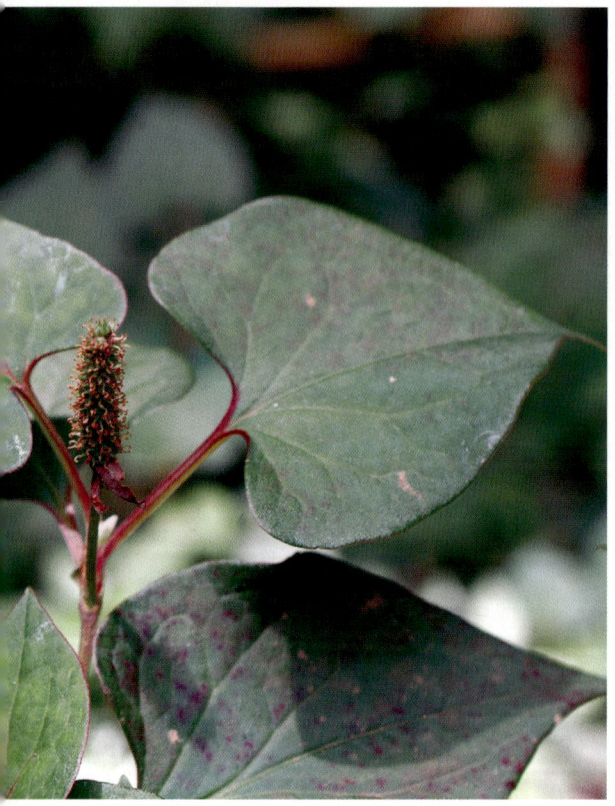

▲ 약모밀 잎

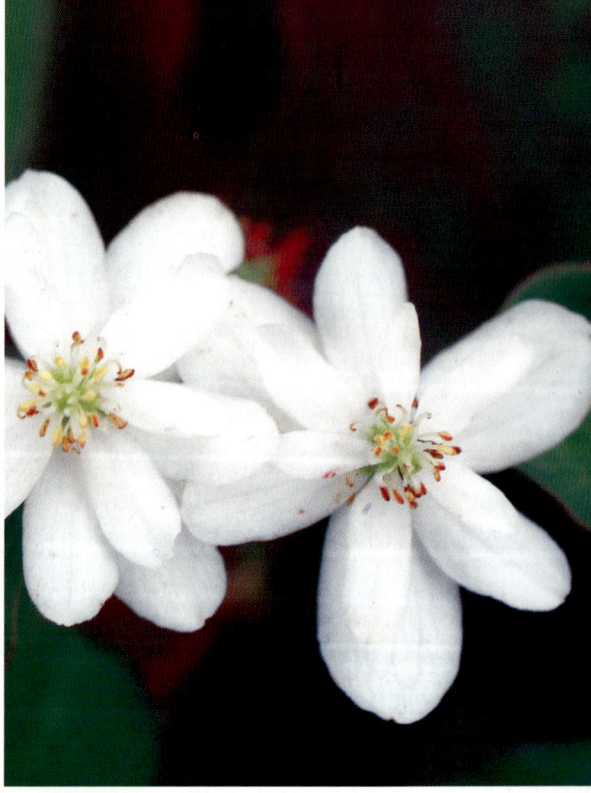

▲ 약모밀 꽃

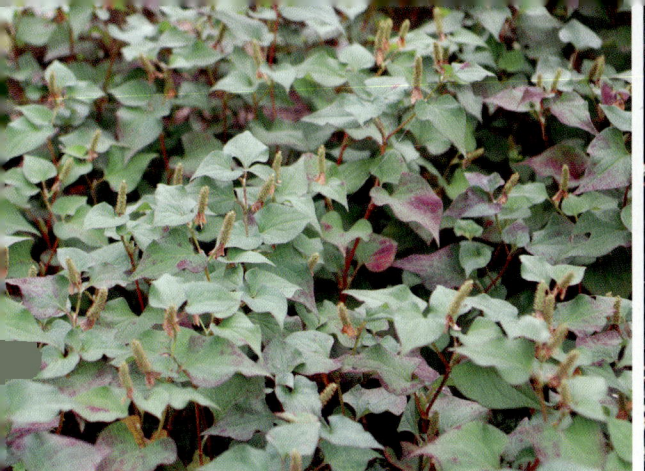
▲ 약모밀 지상부

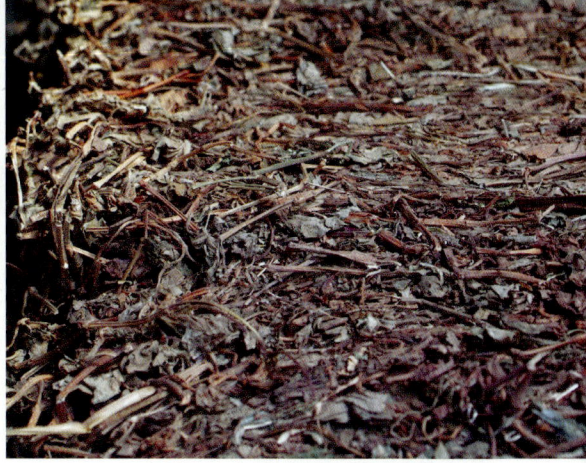
▲ 어성초(약재, 시장 판매품)

● **기원** 이 약은 약모밀 *Houttuynia cordata* Thunberg(삼백초과 Saururaceae)의 지상부이다.

● **한방 약미(藥味)와 약성(藥性)** 맛은 맵고 성질은 약간 차다.

● **한방 작용부위(귀경, 歸經)** 어성초는 주로 폐경(肺經)에 들어가 작용한다.

| **약효 해설** |

• 기관지염, 폐렴, 폐농양을 치료한다.

• 담열(痰熱)로 인해서 숨이 가쁘고 기침이 나오는 증상에 사용한다.

• 습진 치료에 도움이 된다.

• 소변 볼 때 아프거나 시원하게 나가지 않는 병증을 제거한다.

| **동의보감 효능** |

즙채(蕺菜, 약모밀)는 성질이 약간 따뜻하고[微溫] 맛이 매우며[辛] 독이 있다. 집게벌레[蠼螋, 구수]의 소변에 의해 생긴 헌데를 주로 쓴다.

| **약용법** |

지상부 15~25g을 물 800mL에 넣고 달여서 반으로 나누어 아침저녁으로 마신다. 오래 달이지 않으며 신선한 재료는 30~50g을 사용한다. 외용할 때는 적당량을 짓찧어서 환부에 붙인다.

289

여로

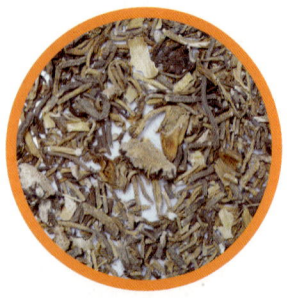

- **한자명**: 藜蘆
- **라틴생약명**: Veratri Rhizoma et Radix
- **이명 또는 영명**: 여로두(藜蘆頭)
- **식물명 및 학명**: 참여로, *Veratrum nigrum* Linné var. *ussuriense* Loes. fil
    박새, *Veratrum oxysepalum* Turcz
- **과명**: 백합과
- **약용부위**: 뿌리줄기와 뿌리
- **식약처 공정서 및 조선시대 의서 수재**:
    대한민국약전외한약(생약)규격집(KHP) 제4개정
    동의보감 탕액편의 풀부(部)
    방약합편의 독초편

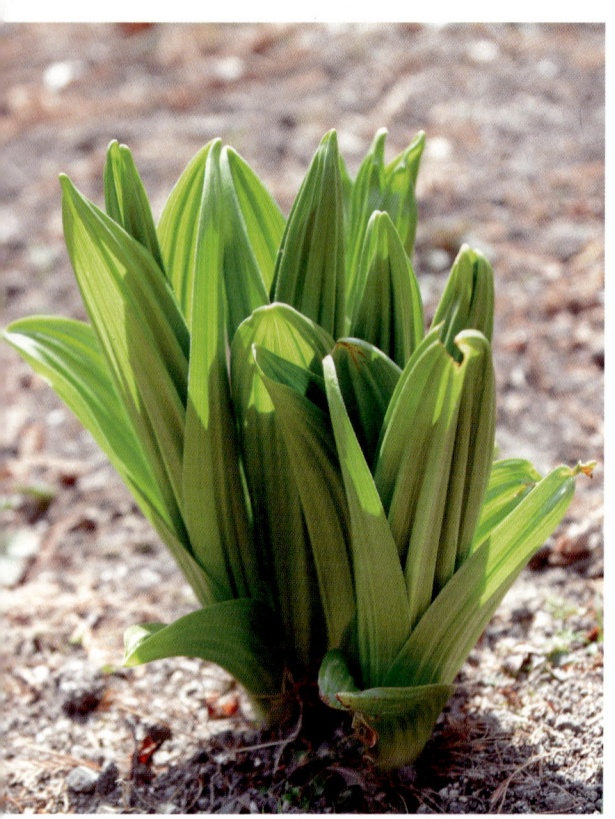

▲ 박새 어린잎

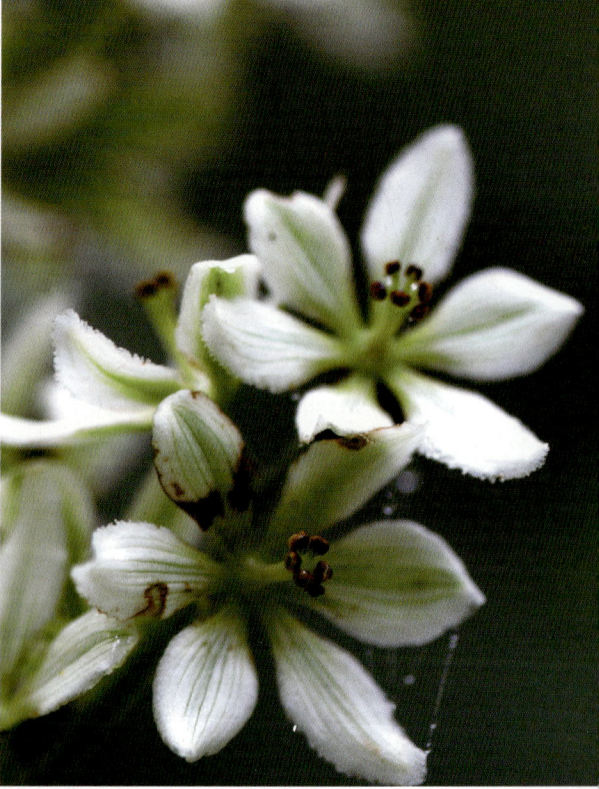

▲ 박새 꽃

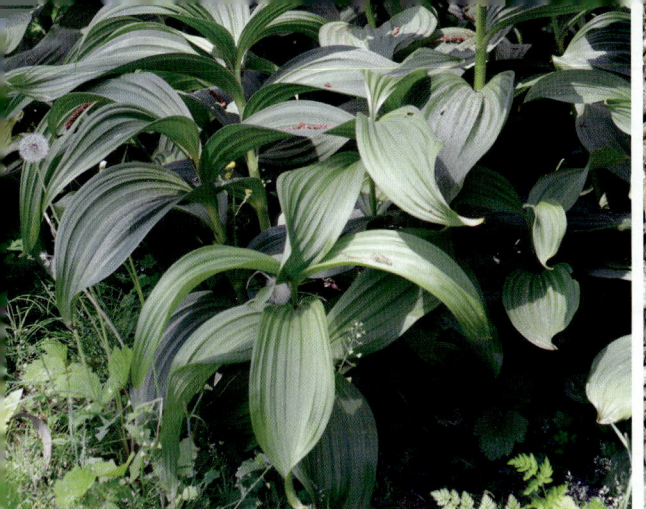

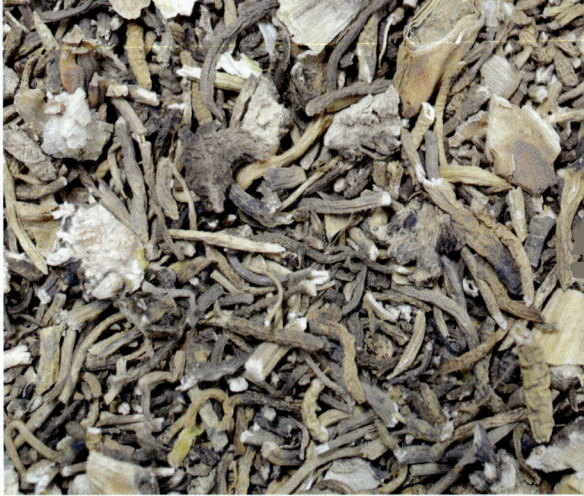

▲ 박새 지상부　　　　　　　　　　▲ 여로(약재, 절편)

● **기원** 이 약은 참여로 *Veratrum nigrum* Linné var. ussuriense Loes. fil. 또는 박새 Veratrum oxysepalum Turcz. (백합과 Liliaceae)의 뿌리줄기와 뿌리이다.

● **한방 약미(藥味)와 약성(藥性)** 맛은 맵고 쓰며 성질은 차고 독이 있다.

● **한방 작용부위(귀경, 歸經)** 여로는 주로 간(肝), 폐(肺), 위경(胃經)에 들어가 작용한다.

| 약효 해설 |
• 중풍으로 담(痰)이 뭉쳐 기(氣)가 막히는 병증에 사용한다.
• 오랫동안 낫지 않는 말라리아를 치료한다.
• 살충, 혈압 강하 작용이 있다.
• 감각 마비, 복통, 서맥(徐脈, 느린 맥박), 심장기능 이상과 같은 중독 증상이 나타날 수 있다.

| 동의보감 효능 |
여로(藜蘆, 박새 뿌리)의 성질은 차고[寒] 맛은 맵고 쓰며[辛苦] 독이 많다. 머리에 난 부스럼, 옴으로 가려운 것, 피부가 헐어 아프고 가려우며 벌겋게 부어 곪는 것, 버짐을 낫게 한다. 굳은살[死肌]을 없애며 여러 가지 벌레를 죽이고 가슴의 풍담(風痰)을 토하게 한다.

| 약용법 |
뿌리줄기와 뿌리 0.3~0.6g을 가루 또는 환(丸)으로 만들어 복용하거나 외용으로 적당량 사용한다. 독성이 있으므로 사용에 주의한다.

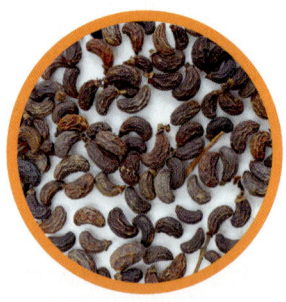

290

여정실

- 한자명: 女貞實
- 라틴생약명: Ligustri Fructus
- 이명 또는 영명: 여정자(女貞子), Ligustrum Fruit
- 식물명 및 학명: 당광나무, *Ligustrum lucidum* Aiton
  광나무, *Ligustrum japonicus* Thunb.
- 과명: 물푸레나무과
- 약용부위: 열매
- 식약처 공정서 및 조선시대 의서 수재:
  대한민국약전외한약(생약)규격집(KHP) 제4개정
  방약합편의 관목(灌木)편

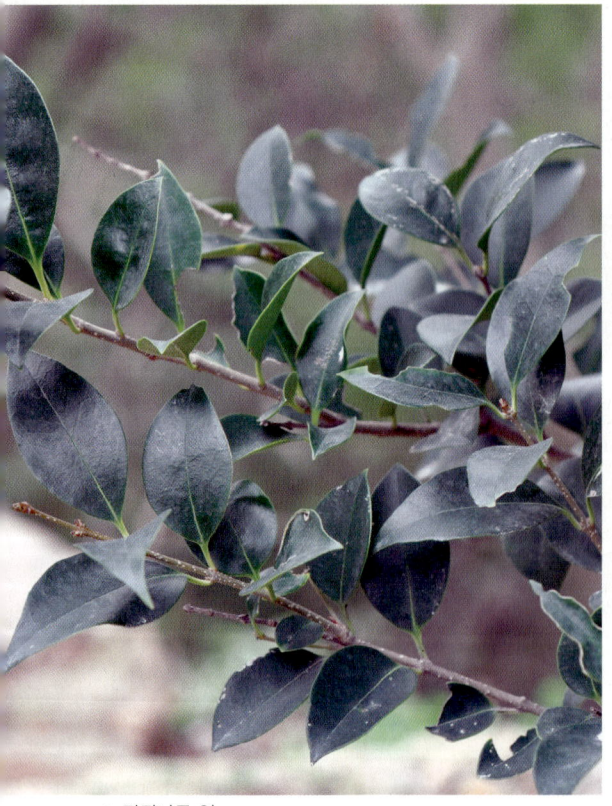

▲ 당광나무 잎

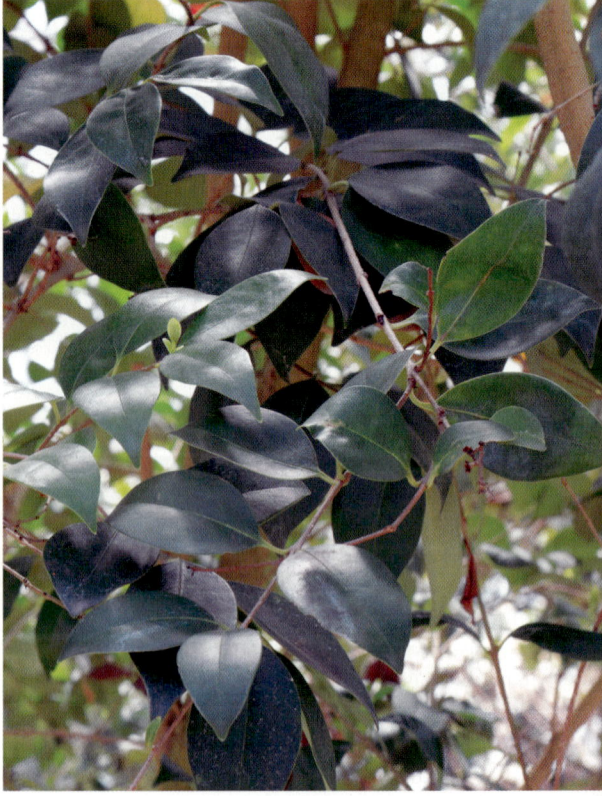

▲ 광나무 잎

- **기원** 이 약은 당광나무 *Ligustrum lucidum* Aiton 또는 광나무 *Ligustrum japonicus* Thunb.(물푸레나무과 Oleaceae)의 열매이다.

- **한방 약미(藥味)와 약성(藥性)** 맛은 달고 쓰며 성질은 서늘하다.

- **한방 작용부위(귀경, 歸經)** 여정실은 주로 간(肝), 신경(腎經)에 들어가 작용한다.

| 약효 해설 |

- 머리카락과 수염이 일찍 회백색으로 변하는 증상에 사용한다.
- 몸이 허약하여 기침과 미열이 나고 식은땀이 흐르며 뼛속이 달아 오르는 증상에 유효하다.
- 허리와 무릎을 강하게 한다.
- 어지럼증, 이명을 치료한다.
- 강심, 자양 작용이 있다.

| 약용법 |

열매 6~12g을 물 800mL에 넣고 달여서 반으로 나누어 아침저녁으로 마시거나 또는 환(丸)으로 만들어 복용한다. 외용할 때는 열매 적당량을 사용한다.

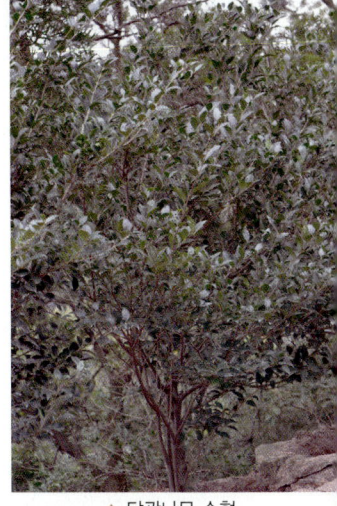

▲ 당광나무 수형

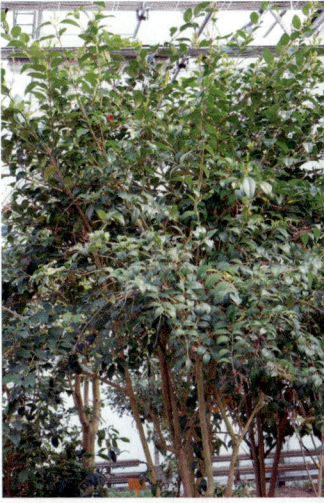

▲ 광나무 수형

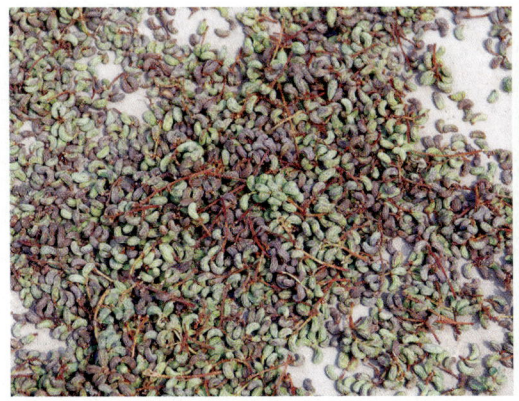

▲ 중국의 한약시장에서 건조 중인 여정실(약재)

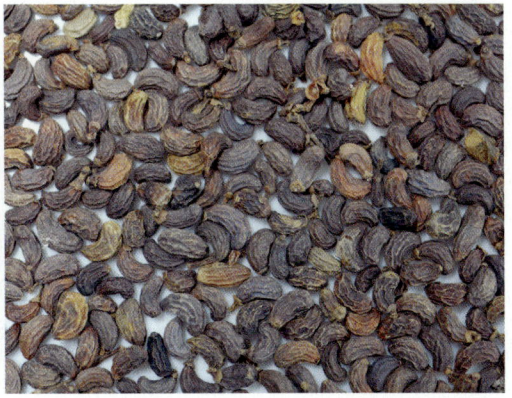

▲ 여정실(약재, 전형)

291

여지핵

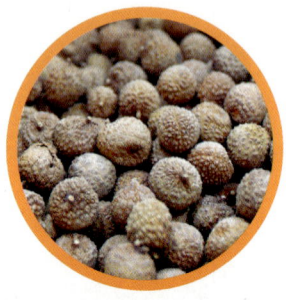

- 한자명: 荔枝核
- 라틴생약명: Litchi Semen
- 이명 또는 영명: 여지(荔枝)
- 식물명 및 학명: 여지, *Litchi chinensis* Sonnerat
- 과명: 무환자나무과
- 약용부위: 씨
- 식약처 공정서 및 조선시대 의서 수재:
    대한민국약전외한약(생약)규격집(KHP) 제4개정
    동의보감 탕액편의 과일부
    방약합편의 이과(夷果)편

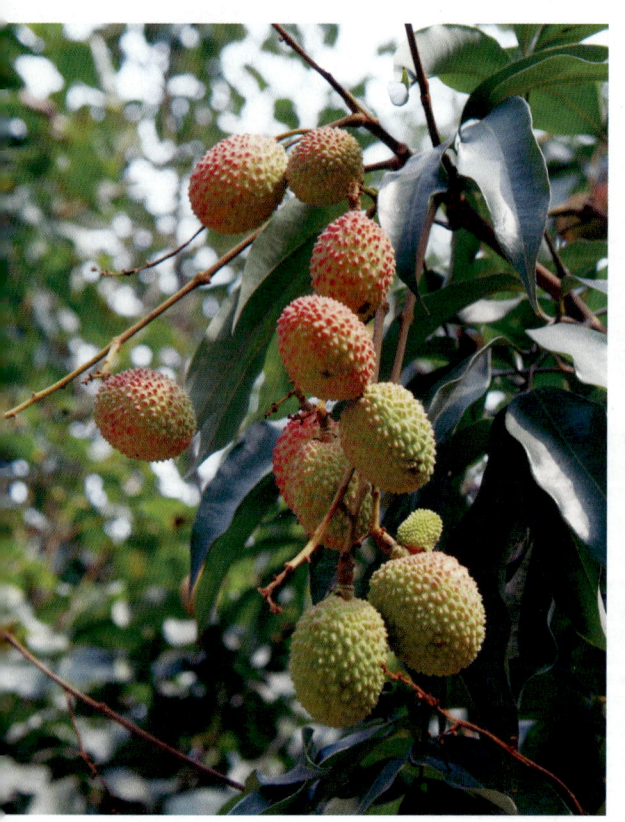

▲ 여지의 어린 열매

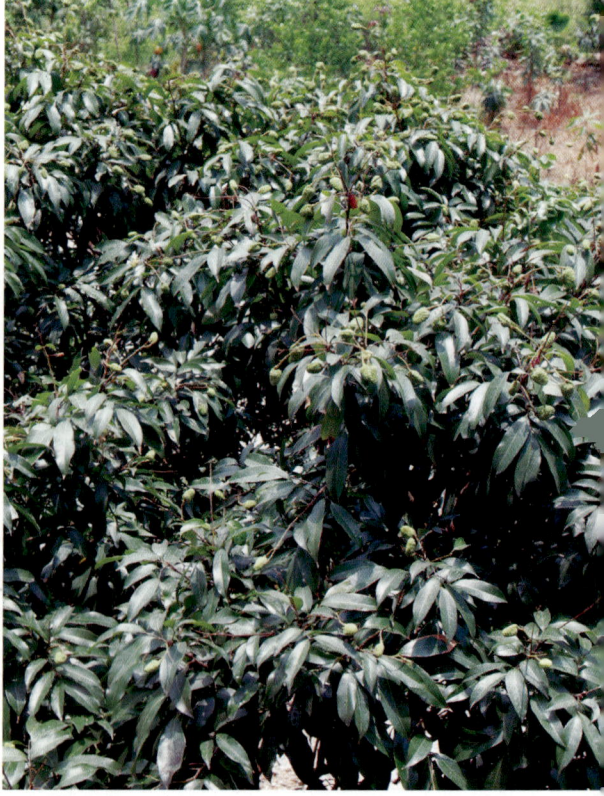

▲ 여지 수형

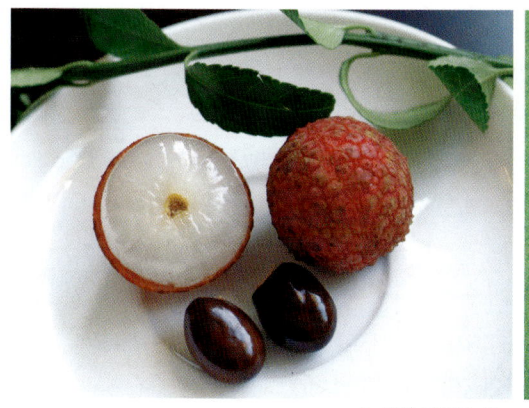
▲ 여지 열매와 씨

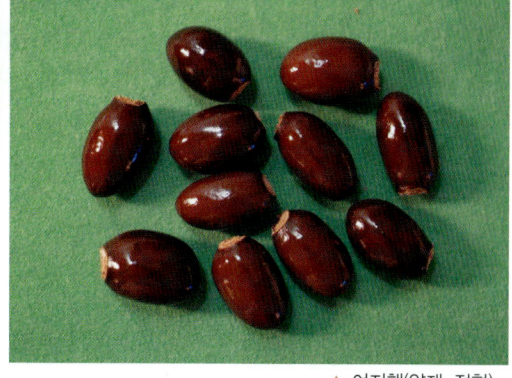
▲ 여지핵(약재, 전형)

● **기원** 이 약은 여지 *Litchi chinensis* Sonnerat(무환자나무과 Sapindaceae)의 씨이다.

● **한방 약미(藥味)와 약성(藥性)** 맛은 달고 약간 쓰며 성질은 따뜻하다.

● **한방 작용부위(귀경, 歸經)** 여지핵은 주로 간(肝), 신경(腎經)에 들어가 작용한다.

| 약효 해설 |

• 가슴이 답답하고 갈증이 나는 증상을 치료한다.

• 배꼽 주위가 짜는 듯이 아프고 손발이 차가워지는 병증을 낫게 한다.

• 복부에 통증이 오래 지속되는 증상에 유효하다.

• 고환이 붓고 아픈 증상에 사용한다.

| 동의보감 효능 |

여지(荔枝, 여지 과육)의 성질은 평(平)하고(약간 따뜻하다[微溫]고도 한다) 맛은 달며[甘](달면서 시다[甘酸]고도 한다) 독이 없다. 정신을 깨끗하게 하고 지혜를 도운다[益智]. 답답하고 목마른 것을 멎게 하고 안색을 좋게 한다.

여지핵(荔枝核, 여지 씨)은 가슴앓이[心痛]와 소장산기(小腸疝氣)를 치료한다. 태워서 가루를 낸 다음 따뜻한 술에 타 먹는다[입문].

| 약용법 |

씨 5~10g을 물 800mL에 넣고 달여서 반으로 나누어 아침저녁으로 마신다.

292

연교

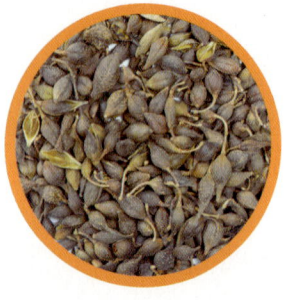

- 한자명: 連翹
- 라틴생약명: Forsythiae Fructus
- 이명 또는 영명: Forsythia Fruit
- 식물명 및 학명: 의성개나리, *Forsythia viridissima* Lindley
  연교(連翹), *Forsythia suspensa* Vahl
- 과명: 물푸레나무과
- 약용부위: 열매
- 식약처 공정서 및 조선시대 의서 수재:
  대한민국약전(KP) 제11개정
  동의보감 탕액편의 풀부(部)
  방약합편의 습초(濕草)편

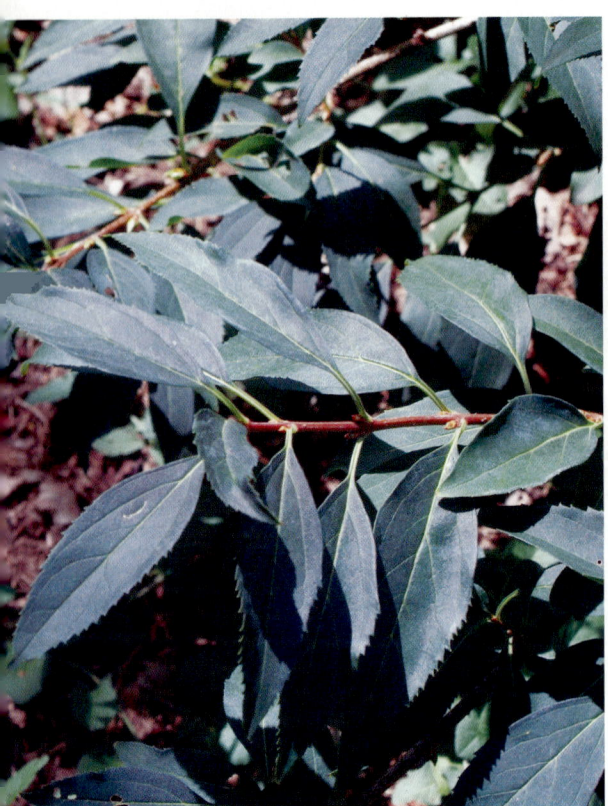

▲ 연교(*Forsythia suspensa* var. *sieboldii*) 잎

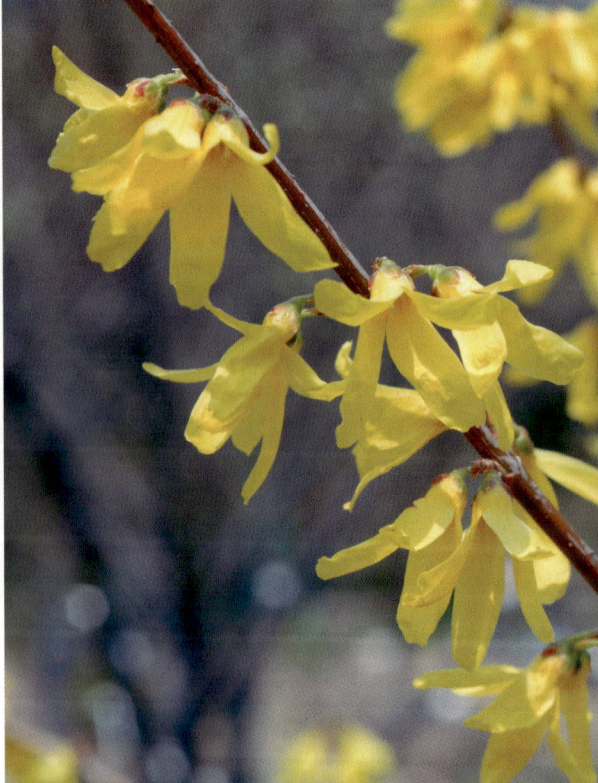

▲ 의성개나리 꽃

570

- **기원** 이 약은 의성개나리 *Forsythia viridissima* Lindley 또는 연교(連翹) *Forsythia suspensa* Vahl(물푸레나무과 Oleaceae)의 열매이다. 열매가 막 익기 시작하여 녹색 빛이 남아 있을 때 채취하여 쪄서 말린 것을 청교(靑翹)라 하고, 완전히 익었을 때 채취하여 말린 것을 노교(老翹)라 한다.

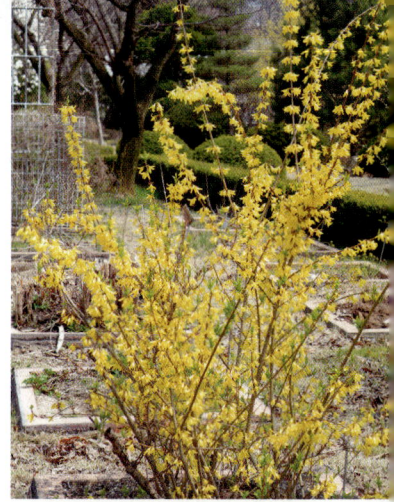
▲ 의성개나리 수형

- **한방 약미(藥味)와 약성(藥性)** 맛은 쓰고 성질은 약간 차다.

- **한방 작용부위(귀경, 歸經)** 연교는 주로 폐(肺), 심(心), 소장경(小腸經)에 들어가 작용한다.

| 약효 해설 |

- 열을 내리고 해독한다.
- 정신이 혼미하거나 정신을 잃는 증상을 치료한다.
- 높은 신열(身熱)로 인해 가슴에 열감과 갈증이 나는 증상을 낮게 한다.
- 염증성 질환, 피부병에 사용한다.
- 이뇨, 소염, 배농(排膿) 작용이 있다.

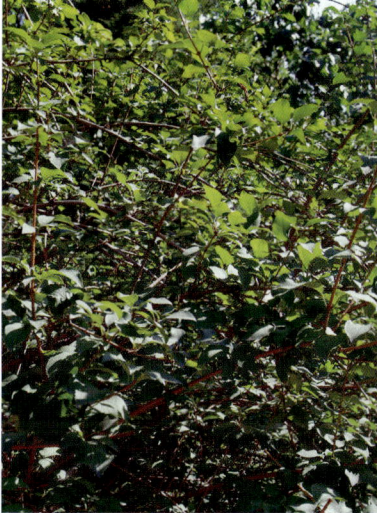
▲ 연교 지상부

| 동의보감 효능 |

연교(連翹, 의성개나리 열매)의 성질은 평(平)하고 맛은 쓰며[苦] 독이 없다. 나력(瘰癧), 옹종(癰腫), 피부가 헐어 아프고 가려우며 벌겋게 부어 곪는 것을 치료한다. 영류(癭瘤), 열이 뭉친 것[結熱], 고독(蠱毒)에 주로 쓴다. 고름을 빼내고 피부에 얇게 생긴 헌데를 낮게 하며 통증을 멎게 한다. 오림(五淋)과 소변이 나오지 않는 것을 치료하고 심(心)에 열이 있는 것을 없앤다.

| 약용법 |

열매 6~15g을 물 800mL에 넣고 달여서 반으로 나누어 아침 저녁으로 마신다.

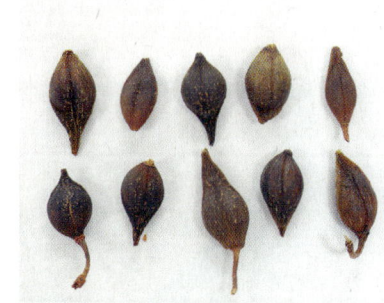
▲ 연교(약재, 전형)

293

연단

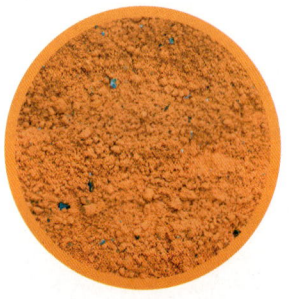

〈대한민국약전외한약(생약)규격집(KHP) 제4개정에서 삭제한 품목〉

■ 한자명: 鉛丹

■ 라틴생약명: Minium

■ 이명 또는 영명: 황단(黃丹)

■ 한약의 분류: 광물성 약재

■ 식약처 공정서 및 조선시대 의서 수재:

　　대한약전외한약(생약)규격집(KHP) 제3개정

　　동의보감 탕액편의 쇠부(部)

　　방약합편의 금석(金石, 광석류)편

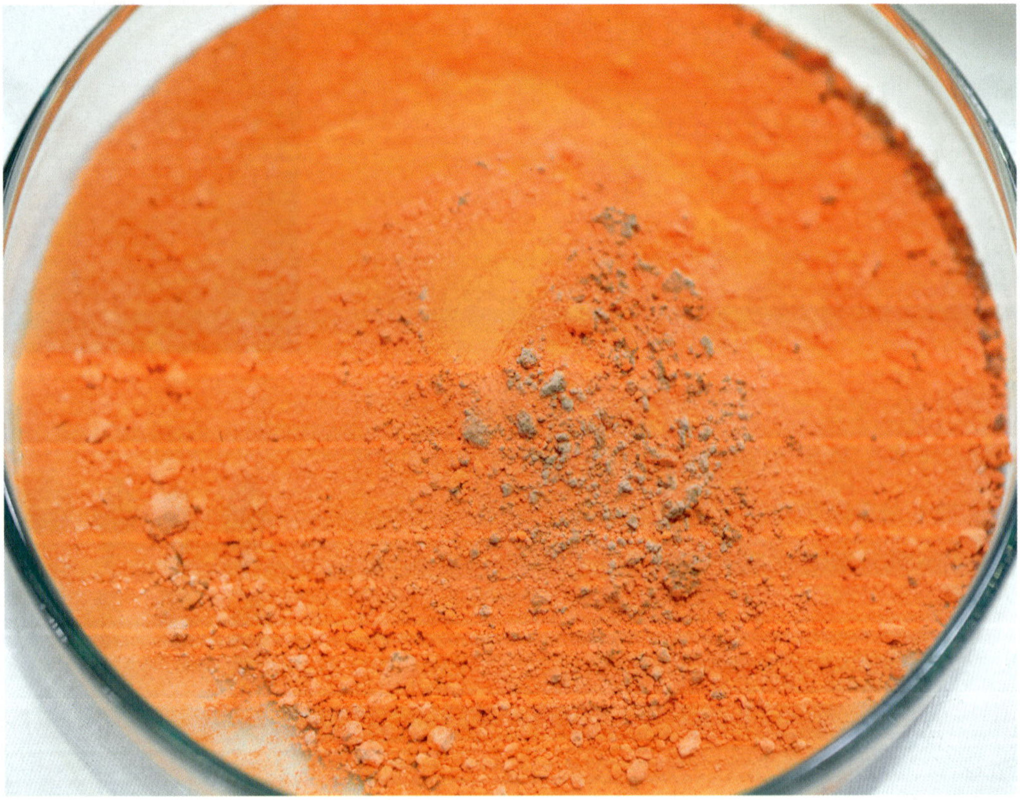

▲ 연단

- **기원** 이 약은 납(鉛)을 가공하여 만든 정제품으로 사산화연(Pb₃O₄ : 685.57) 95.0% 이상을 함유한다.

- **한방 약미(藥味)와 약성(藥性)** 맛은 맵고 짜며 성질은 차고 독이 있다.

- **한방 작용부위(귀경, 歸經)** 연단은 주로 심(心), 비(脾), 간경(肝經)에 들어가 작용한다.

| 약효 해설 |

- 새살이 돋아나게 한다.
- 입안이 허는 병증에 사용한다.
- 음식이 내려간 지 한참 만에 거꾸로 넘어오거나 속에서 한동안 묵었다가 토하는 병증에 쓴다.
- 통증을 완화시킨다.

| 동의보감 효능 |

황단(黃丹, 연단)은 성질이 약간 차고(서늘하다고도 한다) 맛은 매우며 독이 없다. 심신(心神)을 안정시킨다. 경간(驚癎)과 전질(癲疾)에 주로 쓴다. 독열(毒熱), 놀라서 가슴이 두근거리는 것, 미쳐 날뛰는 것을 없앤다. 토하는 것과 반위(反胃)를 치료하며 토혈(吐血)과 기침을 멎게 한다. 쇠붙이에 다친 상처와 불이나 뜨거운 물에 덴 것을 낫게 한다. 수염을 검어지게 한다. 고약을 만들어 쓰면 통증을 멎게 하고 새살이 돋게 한다. 연단(鉛丹)이라고도 하며 곧 황단이다. 연화(鉛華)라고도 한다. 납에서 만들어진다[본초]. 납을 볶아 단(丹)을 만들면 색이 황색이기 때문에 황단(黃丹)이라고 한다. 약에 넣을 때는 자주색으로 변할 정도로 볶아 곱게 간 후에 2번 수비(水飛)해서 쓴다[입문].

연자심

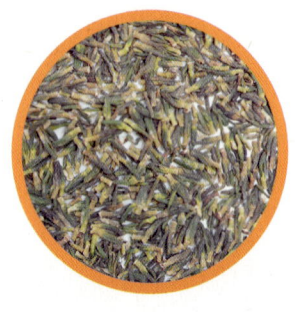

- 한자명: 蓮子心
- 라틴생약명: Nelumbinis Plumula
- 식물명 및 학명: 연꽃, *Nelumbo nucifera* Gaertner
- 과명: 수련과
- 약용부위: 잘 익은 씨 중의 어린잎 및 배근
- 식약처 공정서 및 조선시대 의서 수재:

  대한민국약전외한약(생약)규격집(KHP) 제4개정(추보)

●**기원** 이 약은 연꽃 *Nelumbo nucifera* Gaertner(수련과 Nymphaeaceae)의 잘 익은 씨 중의 어린 잎 및 배근이다.

●**한방 약미(藥味)와 약성(藥性)** 맛은 쓰고 성질은 차다.

●**한방 작용부위(귀경, 歸經)** 연자심은 주로 심(心), 신경(腎經)에 들어가 작용한다.

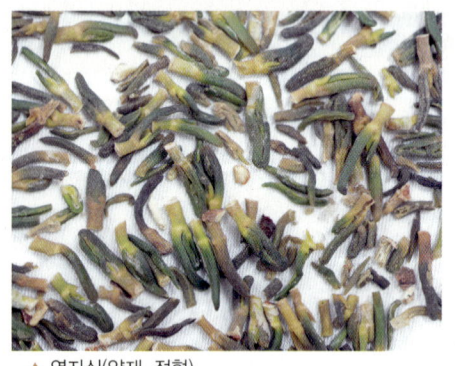

▲ 연자심(약재, 전형)

| 약효 해설 |

- 가슴속이 달아오르면서 답답하고 잠이 잘 오지 않는 증상에 사용한다.
- 정신이 맑지 못하거나 의식이 없으며 헛소리하는 증상 치료에 유효하다.
- 현기증에 효과가 있다.
- 무의식중에 정액이 몸 밖으로 나오는 증상에 쓴다.

| 약용법 |

연자심 2~5g을 물 800mL에 넣고 달여서 반으로 나누어 아침저녁으로 마신다.

연자육

- 한자명: 蓮子肉
- 라틴생약명: Nelumbinis Semen
- 이명 또는 영명: 연육(蓮肉), Nelumbo Seed
- 식물명 및 학명: 연꽃, *Nelumbo nucifera* Gaertner
- 과명: 수련과
- 약용부위: 잘 익은 씨로서 그대로 또는 연심을 제거한 것
- 식약처 공정서 및 조선시대 의서 수재:
  대한민국약전(KP) 제11개정
  동의보감 탕액편의 과일부
  방약합편의 수과(水果)편

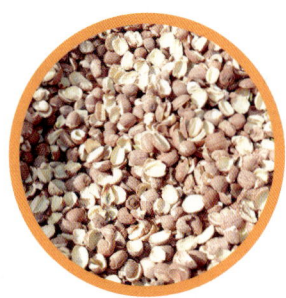

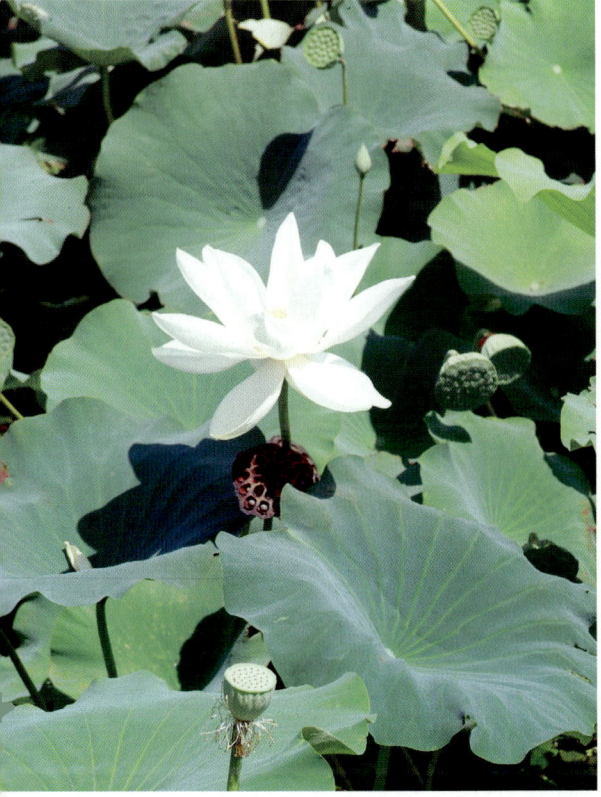

▲ 연꽃

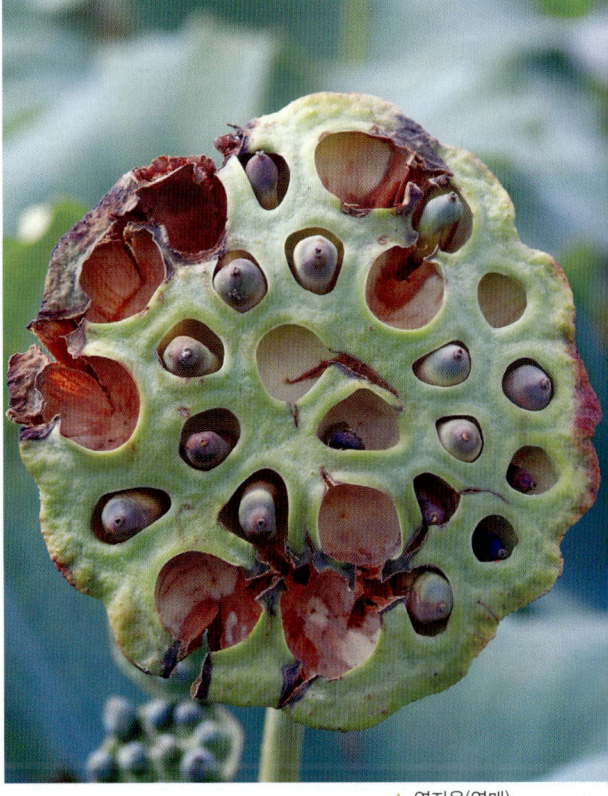

▲ 연자육(열매)

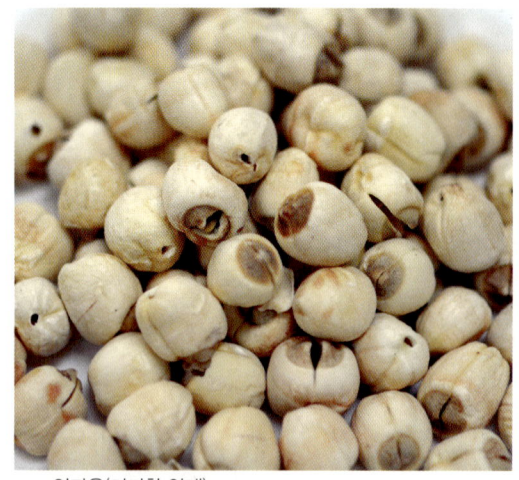

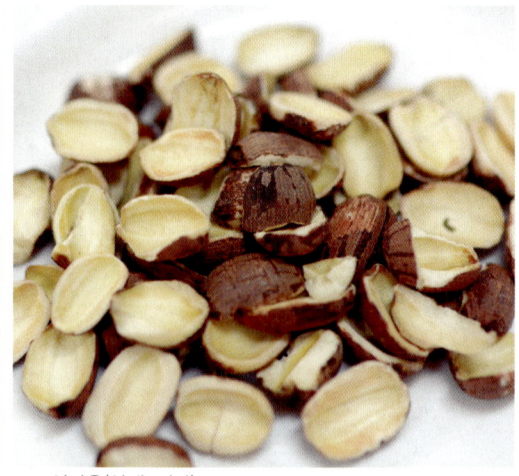

▲ 연자육(거피한 약재)　　　　　▲ 연자육(약재, 절단)

● **기원** 이 약은 연꽃 *Nelumbo nucifera* Gaertner(수련과 Nymphaeaceae)의 잘 익은 씨로서 그대로 또는 연심을 제거한 것이다.

● **한방 약미(藥味)와 약성(藥性)** 맛은 달고 떫으며 성질은 평(平)하다.

● **한방 작용부위(귀경, 歸經)** 연자육은 주로 비(脾), 신(腎), 심경(心經)에 들어가 작용한다.

| 약효 해설 |

• 가슴이 두근거리면서 불안하고 잠이 오지 않는 증상에 유효하다.
• 무의식중에 정액이 몸 밖으로 나오는 증상을 치료한다.
• 마음을 안정시키고 진정시킨다.
• 자궁출혈과 자궁에서 분비물이 나오는 증상에 사용한다.

| 동의보감 효능 |

연실(蓮實. 연밥)의 성질은 평(平)하고 차며[寒] 맛이 달고[甘] 독이 없다. 기력을 도와[養氣力] 온갖 병을 없애고 오장(五藏)을 보한다. 갈증과 이질[痢]을 멎게 하고 정신을 좋게 하며 마음을 안정시킨다. 많이 먹으면 기분이 좋아진다[본초].

| 약용법 |

씨 6~15g을 물 800mL에 넣고 달여서 반으로 나누어 아침저녁으로 마신다.

576

296

- 한자명: 連錢草
- 라틴생약명: Glechomae Herba
- 식물명 및 학명: 긴병꽃풀, *Glechoma grandis* Kuprianova var. *longituba* Kitagawa
- 과명: 꿀풀과
- 약용부위: 지상부
- 식약처 공정서 및 조선시대 의서 수재: 대한민국약전외한약(생약)규격집(KHP) 제4개정

연전초

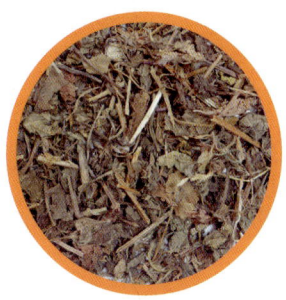

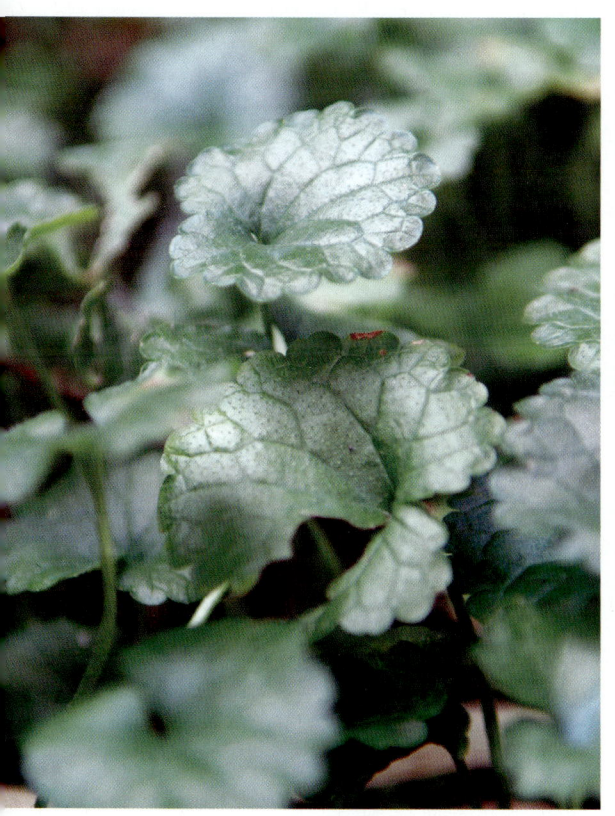

▲ 긴병꽃풀(*Glechoma longituba*) 잎

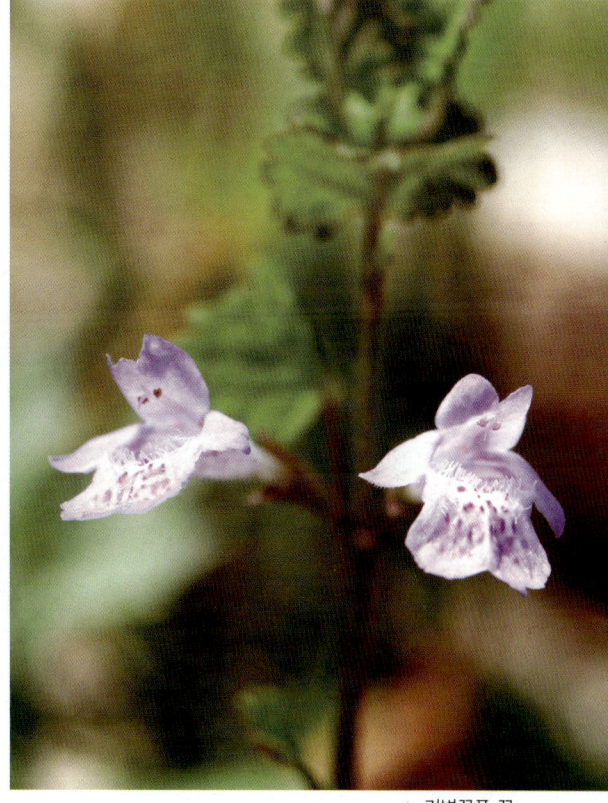

▲ 긴병꽃풀 꽃

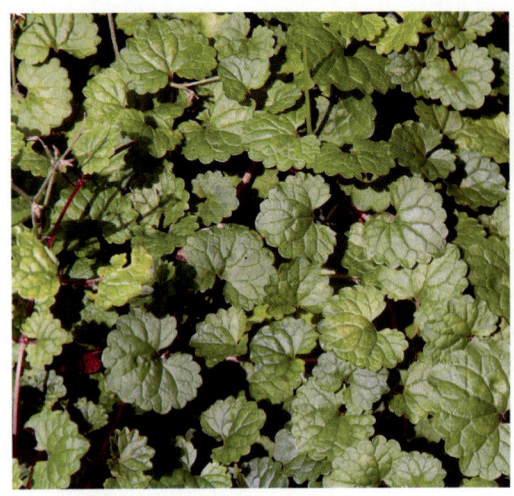
▲ 긴병꽃풀(*Glechoma longituba*) 재배지

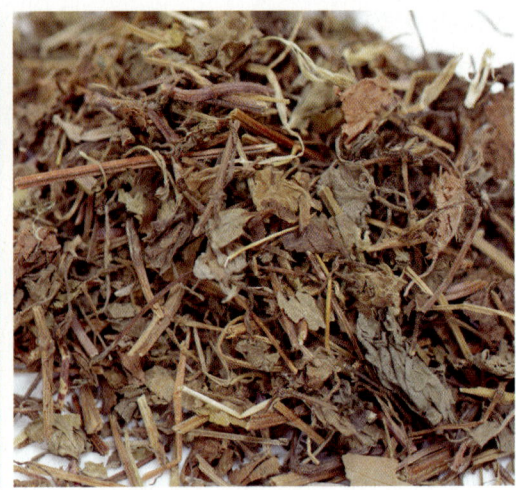
▲ 연전초(약재, 절단)

● **기원** 이 약은 긴병꽃풀 *Glechoma grandis* Kuprianova var. *longituba* Kitagawa(꿀풀과 Labiatae)의 지상부이다.

● **한방 약미(藥味)와 약성(藥性)** 맛은 맵고 약간 쓰며 성질은 약간 차다.

● **한방 작용부위(귀경, 歸經)** 연전초는 주로 간(肝), 신(腎), 방광경(膀胱經)에 들어가 작용한다.

| 약효 해설 |

• 소변 볼 때 아프거나 시원하게 나가지 않는 병증을 제거한다.

• 황달, 학질을 치료한다.

• 몸이 붓는 증상, 방광 결석에 사용한다.

• 열을 제거하고 해독한다.

| 약용법 |

지상부 15~30g을 물 800mL에 넣고 달여서 반으로 나누어 아침저녁으로 마신다. 외용으로 사용할 경우에는 신선한 재료를 적당량 짓찧어서 환부에 붙인다.

- 한자명: 列當
- 라틴생약명: Orobanchis Herba
- 이명 또는 영명: 초종용(草蓯蓉)
- 식물명 및 학명: 초종용, *Orobanche coerulescens* Stephani
  Orobanche pycnostachya Hance
- 과명: 열당과
- 약용부위: 전초
- 식약처 공정서 및 조선시대 의서 수재:
  대한민국약전외한약(생약)규격집(KHP) 제4개정

열당

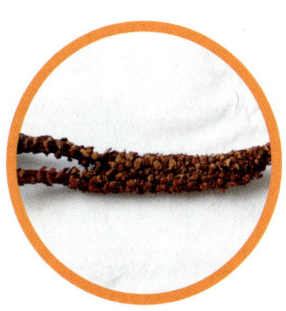

● **기원** 이 약은 초종용 *Orobanche coerulescens* Stephani 또는 *Orobanche pycnostachya* Hance(열당과 Orobanchaceae)의 전초이다.

● **한방 약미(藥味)와 약성(藥性)** 맛은 달고 성질은 따뜻하다.

● **한방 작용부위(귀경, 歸經)** 열당은 주로 신(腎), 간(肝), 대장경(大腸經)에 들어가 작용한다.

| **약효 해설** |

- 허리와 무릎이 차고 아픈 증상을 치료한다.
- 자궁이 차서 임신하지 못하는 증상에 활용한다.
- 양기 부족과 무의식중에 정액이 밖으로 나오는 증상에 유효하다.
- 근육과 뼈를 강하고 튼튼하게 한다.
- 장(腸)의 진액이 부족하여 대변을 보기 어려운 증상을 없앤다.

| **약용법** |

전초 3~9g을 물 800mL에 넣고 달여서 반으로 나누어 아침저녁으로 마시거나 술에 담가 복용한다. 외용할 때는 전초 적당량을 사용한다.

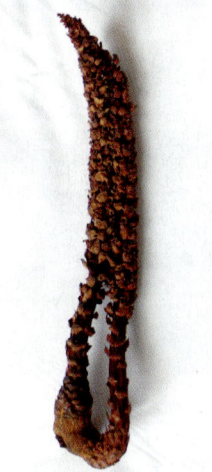

▲ 열당(약재, 전형)

영릉향

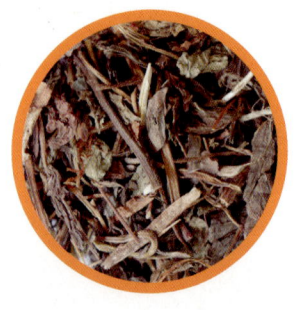

- 한자명: 零陵香
- 라틴생약명: Lysimachiae Foenum-Graeci Herba
- 이명 또는 영명: 영향초(靈香草)
- 식물명 및 학명: 영향풀(靈香草), *Lysimachia foenum-graeci* Hance
- 과명: 앵초과
- 약용부위: 전초
- 식약처 공정서 및 조선시대 의서 수재:
  대한민국약전외한약(생약)규격집(KHP) 제4개정
  동의보감 탕액편의 풀부(部)

●**기원** 이 약은 영향풀(靈香草) *Lysimachia foenum-graeci* Hance 또는 기타 동속 근연식물(앵초과 Primulaceae)의 전초이다.

●**한방 약미(藥味)와 약성(藥性)** 맛은 맵고 달며 성질은 평(平)하다.

●**한방 작용부위(귀경, 歸經)** 영릉향은 주로 폐(肺), 위경(胃經)에 들어가 작용한다.

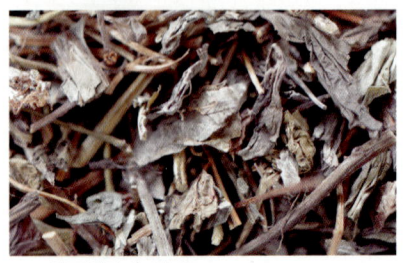

▲ 영릉향(약재, 절단)

| 약효 해설 |

- 감기, 두통, 치통을 없앤다.
- 목 안이 붓고 아픈 증상에 사용한다.
- 코막힘을 치료한다.
- 흉복부 팽만에 유효하다.

| 동의보감 효능 |

영릉향(零陵香, 영향풀)의 성질은 평(平)하고(따뜻하다[溫]고 한다) 맛은 달며[甘](맵다[辛]고도 한다) 독이 없다. 악기(惡氣)와 지나치게 놀라거나 정신을 잃게 되는 병에 주로 쓴다. 몸에서 향이 나게 한다.

| 약용법 |

전초 9~15g을 물 800mL에 넣고 달여서 반으로 나누어 아침저녁으로 마신다.

〈대한민국약전외한약(생약)규격집(KHP) 제4개정에서 삭제한 품목〉

- 한자명: 靈砂

- 라틴생약명: Vermilionum

- 이명 또는 영명: 기사(氣砂), 심홍(心紅), 이기단(二氣丹)

- 한약의 분류: 광물성 약재

- 식약처 공정서 및 조선시대 의서 수재:

   대한약전외한약(생약)규격집(KHP) 제3개정

   동의보감 탕액편의 쇠부(部)

   방약합편의 금석(金石, 광석류)편

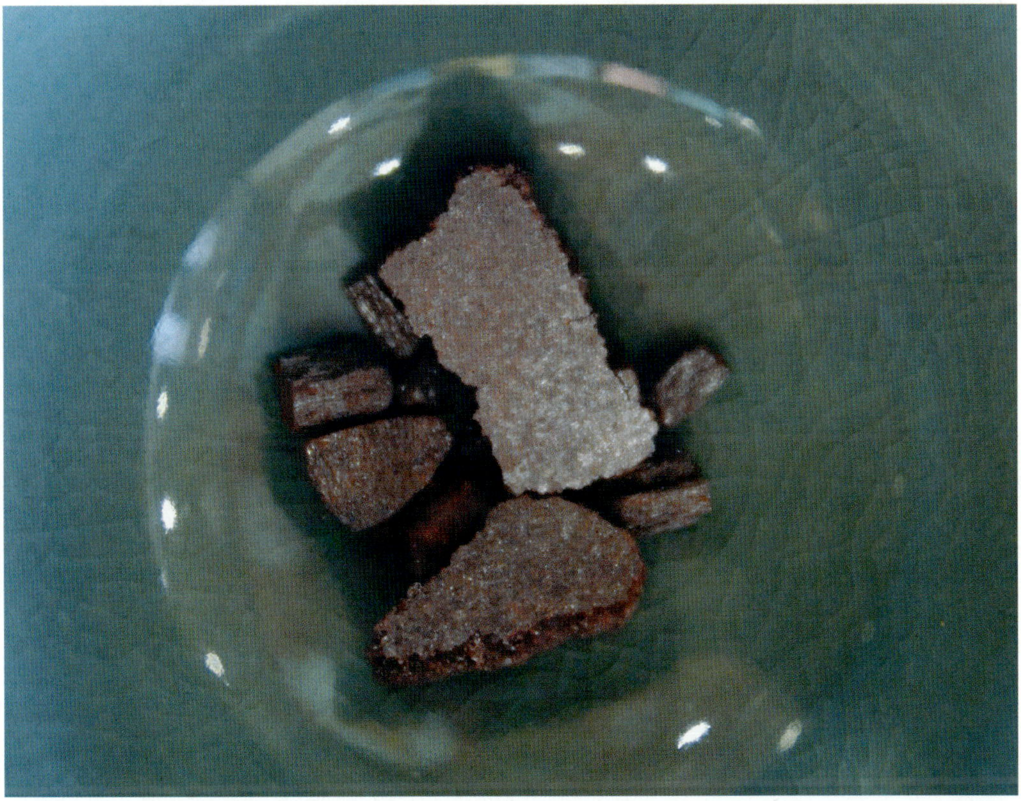

영사

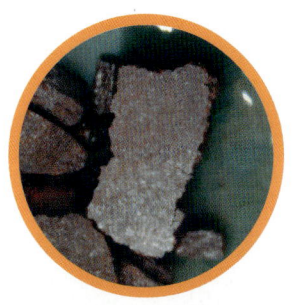

▲ 영사

●**기원** 이 약은 육방정계에 속하는 적색 황화제이수은의 결정으로 건조한 것을 정량할 때 적색 황화제이수은(HgS : 232.65) 98.0% 이상을 함유한다.

●**한방 약미(藥味)와 약성(藥性)** 맛은 달고 성질은 따뜻하며 독이 있다.

●**한방 작용부위(귀경, 歸經)** 영사는 주로 심(心), 위경(胃經)에 들어가 작용한다.

| **약효 해설** |

• 정신이 아찔아찔하여 어지러운 증상에 사용한다.

• 가슴이 뛰고 잘 놀라는 증상을 치료한다.

• 가슴과 배가 차면서 아픈 증상에 쓴다.

• 잠이 잘 오지 않고 무의식중에 정액이 몸 밖으로 나오는 증상에 유효하다.

| **동의보감 효능** |

영사(靈砂)는 성질이 따뜻하고 맛은 달며 독이 없다. 모든 고랭(痼冷)과 오장(五藏)의 온갖 병에 주로 쓴다. 가래침을 삭이고 기력을 돋운다. 혈맥(血脈)을 통하게 하고 눈을 밝게 한다. 답답한 것을 멎게 하고 나쁜 것을 물리치며 가슴이 두근거리는 것을 안정시킨다. 오랫동안 먹으면 정신이 맑아진다. 이기사(二氣砂)라고도 한다. 그 법제(法製) 방법은 다음과 같다. 수은 120g과 유황 40g을 합하여 곱게 갈아 볶아서 청사두(靑砂頭)를 만든 후에 냉각장치를 한 쇠를 녹이는 가마에 넣는다. 꺼냈을 때 바늘을 묶은 듯한 무늬가 있으면 완성된 것이다[본초].

영실

- **한자명**: 營實
- **라틴생약명**: Rosae Multiflorae Fructus
- **이명 또는 영명**: 영실자(營實子)
- **식물명 및 학명**: 찔레꽃, *Rosa multiflora* Thunberg
- **과명**: 장미과
- **약용부위**: 열매
- **식약처 공정서 및 조선시대 의서 수재**:
  대한민국약전외한약(생약)규격집(KHP) 제4개정
  동의보감 탕액편의 풀부(部)

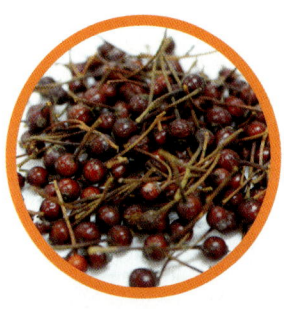

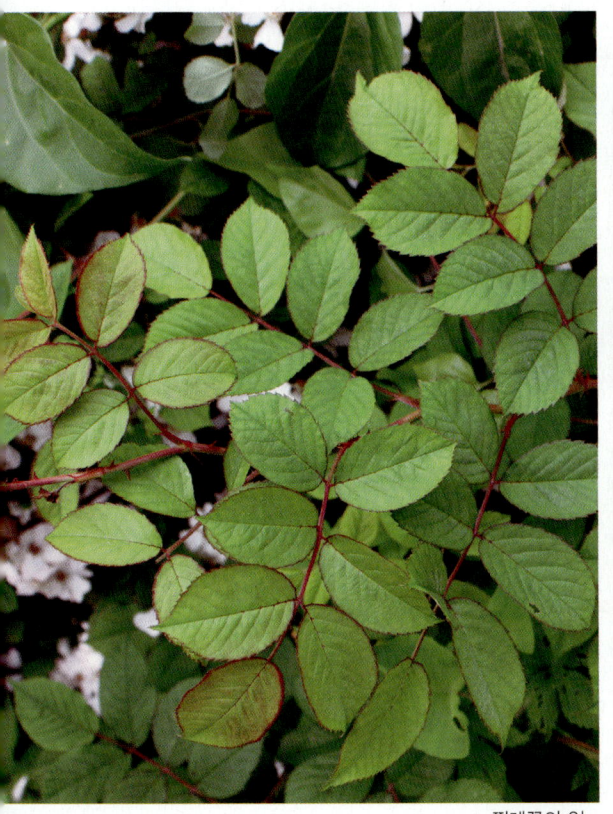

▲ 찔레꽃의 잎

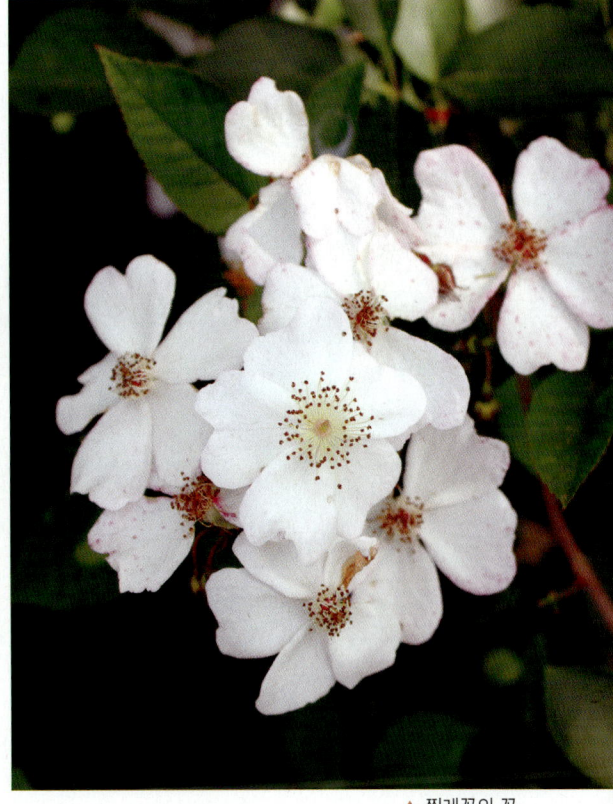

▲ 찔레꽃의 꽃

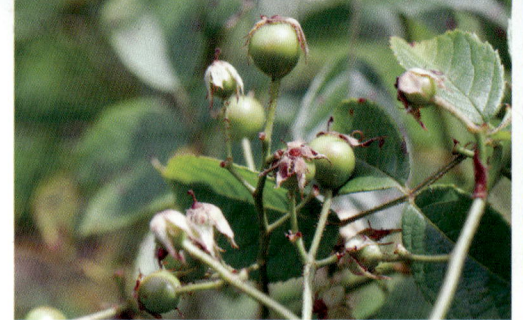

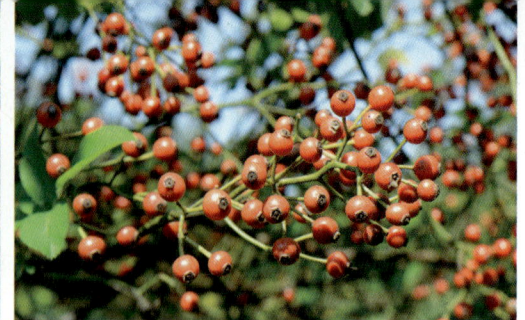

▲ 찔레꽃 열매　　　　　　　　　　　▲ 찔레꽃 열매

●**기원** 이 약은 찔레꽃 *Rosa multiflora* Thunberg(장미과 Rosaceae)의 열매이다.

●**한방 약미(藥味)와 약성(藥性)** 맛은 시고 성질은 서늘하다.

●**한방 작용부위(귀경, 歸經)** 영실은 주로 간(肝), 신(腎), 위경(胃經)에 들어가 작용한다.

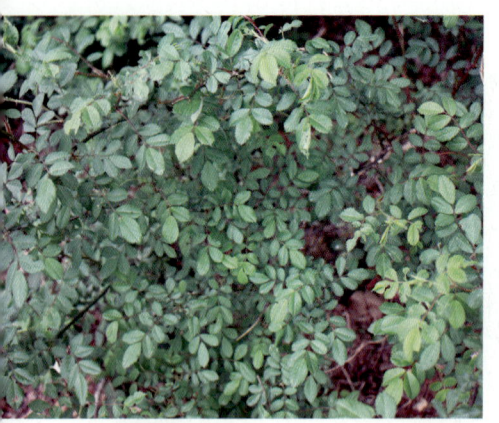

▲ 찔레꽃 지상부

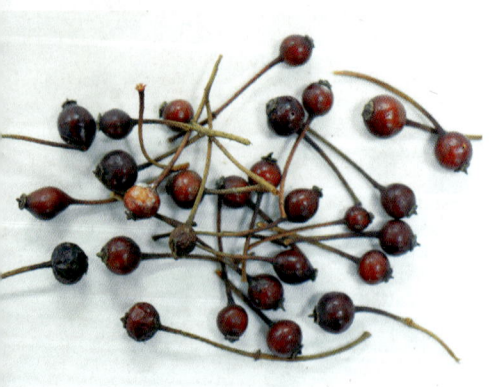

▲ 영실(약재, 전형)

| 약효 해설 |

• 팔다리를 잘 쓰지 못하고 마비되며 아픈 증상을 치료한다.
• 관절 부위가 부드럽지 않은 증상을 낫게 한다.
• 월경불순, 몸이 붓는 증상에 유효하다.

| 동의보감 효능 |

영실(營實, 찔레나무 열매)의 성질은 따뜻하고[溫](약간 차다고도[微寒] 한다) 맛이 시며[酸](쓰다고도[苦] 한다) 독이 없다. 옹저, 피부가 헐어 아프고 가려우며 벌겋게 부어 곪는 것을 낫게 한다. 패창(敗瘡), 여성 음부가 헌 것이 낫지 않는 것, 두창(頭瘡), 머리가 허옇게 빠지는데[白禿瘡, 백독창]에 쓴다.

| 약용법 |

열매 15~30g을 물 800mL에 넣고 달여서 반으로 나누어 아침저녁으로 마신다. 신선한 열매일 경우 2배로 증가시킨다. 외용할 때는 적당량을 짓찧어서 환부에 붙인다.

301

- 한자명: 羚羊角
- 라틴생약명: Gazellae seu Saigae Cornu
- 이명 또는 영명: Gazelle Horn, Antelope
- 동물명 및 학명: 영양, *Gazella subgutturosa*(Guldenstaedt)
  고비영양(高鼻羚羊), *Saiga tatarica* Linné
- 과명: 소과
- 약용부위: 뿔
- 식약처 공정서 및 조선시대 의서 수재:
  대한민국약전외한약(생약)규격집(KHP) 제4개정
  동의보감 탕액편의 짐승부(部)
  방약합편의 수(獸, 산짐승류)편

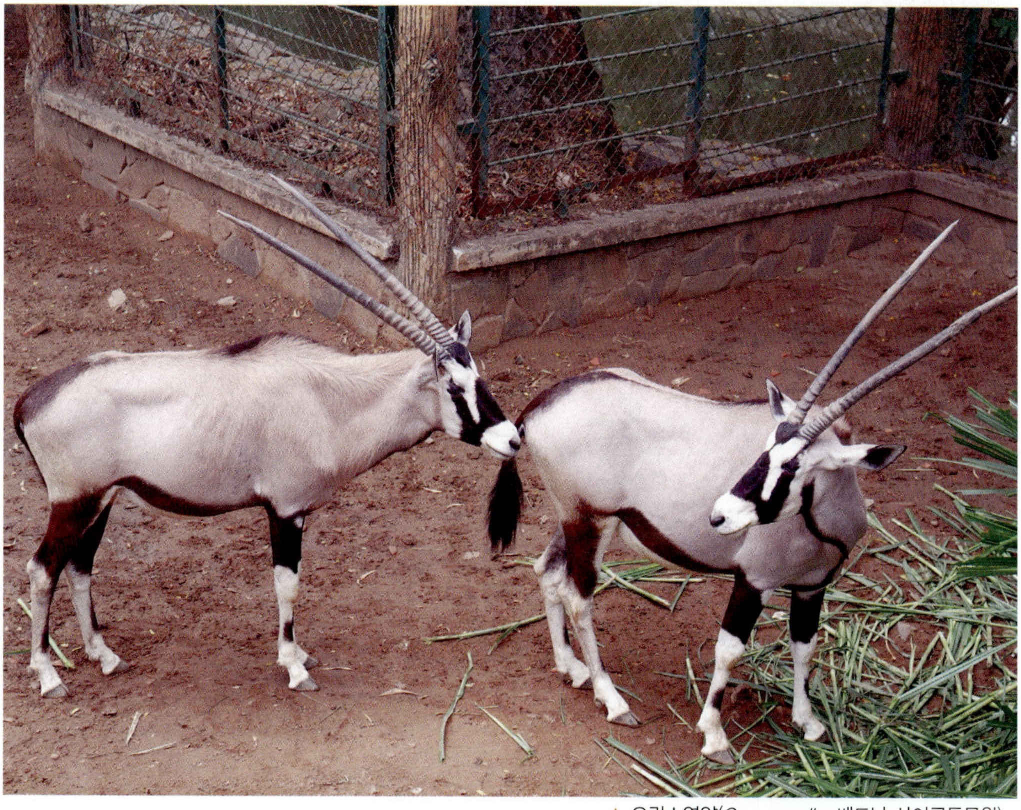

영양각

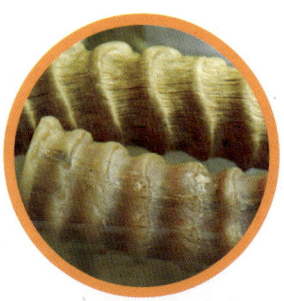

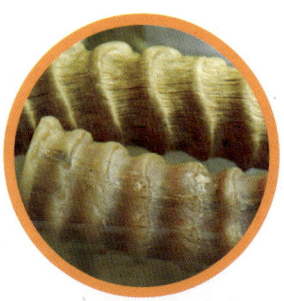

▲ 오릭스영양(*Oryx gazella*, 베트남 사이공동물원)

● **기원** 이 약은 영양 *Gazella subgutturosa*(Guldenstaedt) 또는 고비영양(高鼻羚羊) *Saiga tatarica* Linné(소과 Bovidae)의 뿔이다.

● **한방 약미(藥味)와 약성(藥性)** 맛은 짜고 성질은 차다.

● **한방 작용부위(귀경, 歸經)** 영양각은 주로 간(肝), 심경(心經)에 들어가 작용한다.

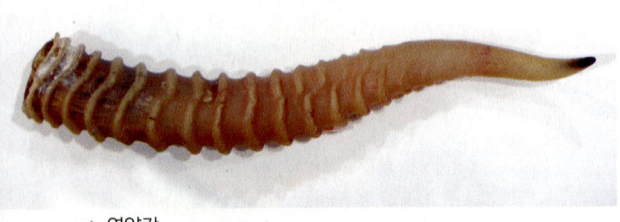
▲ 영양각

| 약효 해설 |

• 잘 놀라고 가슴이 두근거리는 증상에 사용한다.
• 두통, 현기증을 치료한다.
• 헛소리, 발광을 낮게 한다.

| 동의보감 효능 |

영양각(羚羊角, 영양의 뿔)은 중풍(中風)으로 근육에 경련이 이는 것, 열독풍에 상해 심하게 설사하는 것, 악풍(惡風)에 맞아 혼란해서 정신을 차리지 못하는 것을 치료한다. 마음을 안정시키고 놀라서 가슴이 두근거리는 것을 가라앉힌다. 늘 가위에 눌리지 않게 하고 눈을 밝게 하며 고독(蠱毒)과 악귀(惡鬼) 같은 상서롭지 못한 것을 물리친다. 열독리(熱毒痢)와 대변에 피가 섞여 나오는 이질을 치료한다[본초]. 뿔에 테가 매우 많다. 사람 손가락 너비의 간격마다 쭈글쭈글하게 뿔을 둘러싸고 있다. 뿔의 길이는 4~5촌이다. 쭈글쭈글한 테의 간격이 좁을수록 좋다. 아무 때나 자른다[본초]. 산양은 밤에 잘 때 뿔을 나무에 걸어서 땅에 닿지 않게 한다. 두 뿔의 가운데 홈이 깊고 예리하며 단단하고 작으면서 나무에 건 흔적이 있는 듯한 것이 진짜이다[본초]. 영양각은 궐음경을 운행하는 약이다. 궐음으로 들어가는 것이 매우 빨라서 간기(肝氣)를 서늘하게 한다[단심]. 진짜 뿔은 귓가에 대고 들어보면 '지지' 하고 소리가 나는데, 이런 것이 좋은 것이다[본초].

| 약용법 |

1~3g의 영양각만 단독으로 2시간 이상 달인다. 즙을 내거나 또는 분말로 만들어 매회 0.3~0.6g 복용한다.

- 한자명: 鈴蛙
- 라틴생약명: Bombina
- 이명 또는 영명: 금와(錦蛙)
- 동물명 및 학명: 무당개구리, *Bombina orientalis* Bouglenger
- 과명: 무당개구리과
- 약용부위: 몸체
- 식약처 공정서 및 조선시대 의서 수재:
  대한민국약전외한약(생약)규격집(KHP) 제4개정

영와

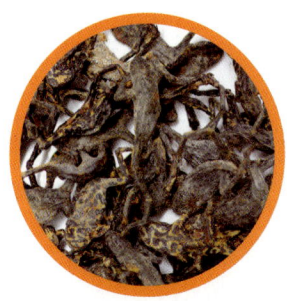

● **기원** 이 약은 무당개구리 *Bombina orientalis* Bouglenger (무당개구리과 Discoglossidae)의 몸체이다.

● **한방 약미(藥味)와 약성(藥性)** 맛은 맵고 쓰며 성질은 차다.

| **약효 해설** |

- 치질에 사용한다.
- 해독, 소종 작용이 있다.

| **약용법** |

영와 적당량을 외용한다.

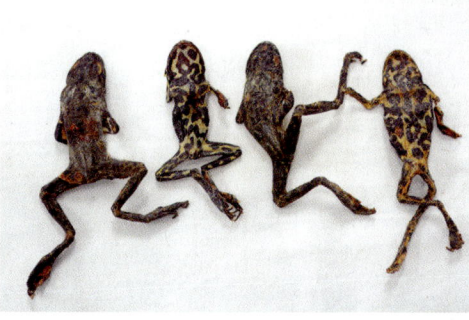

▲ 영와

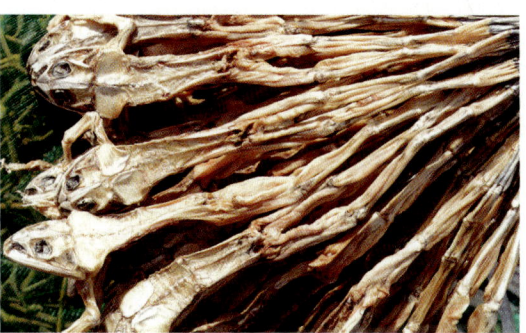

▲ 황소개구리. 무당개구리(영와)보다 크고 육질이 많다.

영지

■ 한자명: 靈芝

■ 라틴생약명: Ganoderma

■ 이명 또는 영명: 적지(赤芝), 흑지(黑芝), 청지(靑芝), 백지(白芝), 황지(黃芝), 자지(紫芝)

■ 식물명 및 학명: 영지, *Ganoderma lucidum* Karsten

■ 과명: 구멍장이버섯과

■ 약용부위: 자실체

■ 식약처 공정서 및 조선시대 의서 수재:
대한민국약전외한약(생약)규격집(KHP) 제4개정

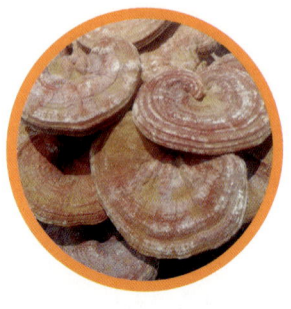

●**기원** 이 약은 영지 *Ganoderma lucidum* Karsten 또는 기타 근연종(구멍장이버섯과 Polyporaceae)의 자실체이다.

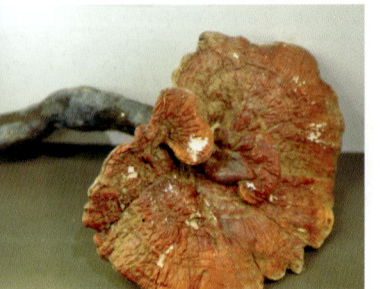

▲ 영지(약재, 전형)

●**한방 약미(藥味)와 약성(藥性)** 맛은 달고 성질은 평(平)하다.

●**한방 작용부위(귀경, 歸經)** 영지는 주로 심(心), 폐(肺), 간(肝), 신경(腎經)에 들어가 작용한다.

| **약효 해설** |

• 몸이 허약해서 나오는 기침, 천식을 치료한다.

• 어지럽고 잠이 잘 오지 않는 증상을 낫게 한다.

• 신경쇠약증, 소화불량에 유효하다.

• 숨이 차고 때로는 가슴이 답답하며 목에서 가래 끓는 소리가 나는 증상에 사용한다.

• 강장, 진정약으로 쓴다.

| **약용법** |

영지 6~12g을 물 800mL에 넣고 달여서 반으로 나누어 아침 저녁으로 마신다.

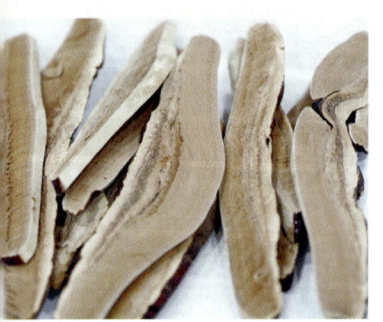

▲ 영지(약재, 절단)

304

- 한자명: 預知子
- 라틴생약명: Akebiae Fructus
- 이명 또는 영명: 임하부인(林下婦人), 팔월찰(八月札)
- 식물명 및 학명: 으름덩굴, *Akebia quinata* Decaisne
- 과명: 으름덩굴과
- 약용부위: 잘 익은 열매
- 식약처 공정서 및 조선시대 의서 수재:
  대한민국약전외한약(생약)규격집(KHP) 제4개정
  동의보감 탕액편의 풀부(部)

예지자

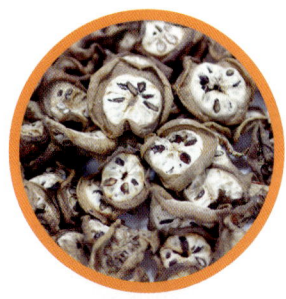

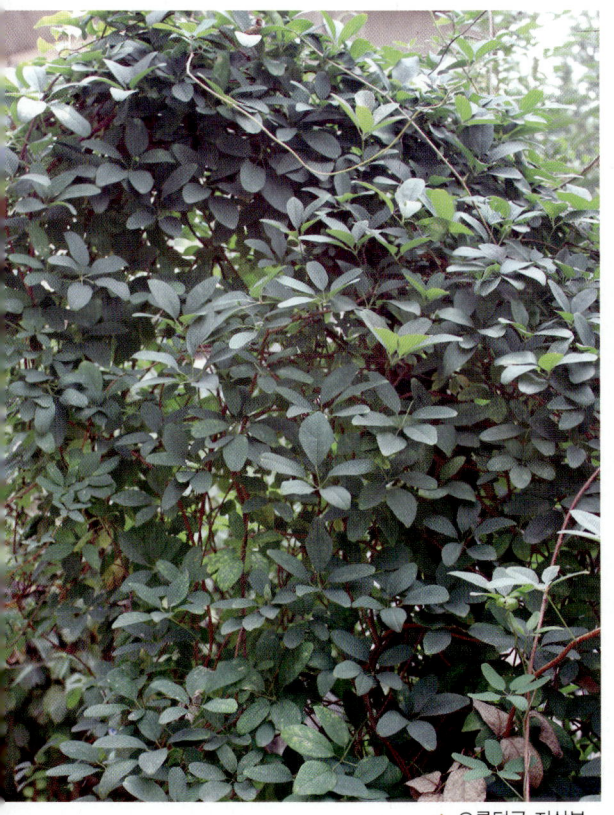

▲ 으름덩굴 지상부

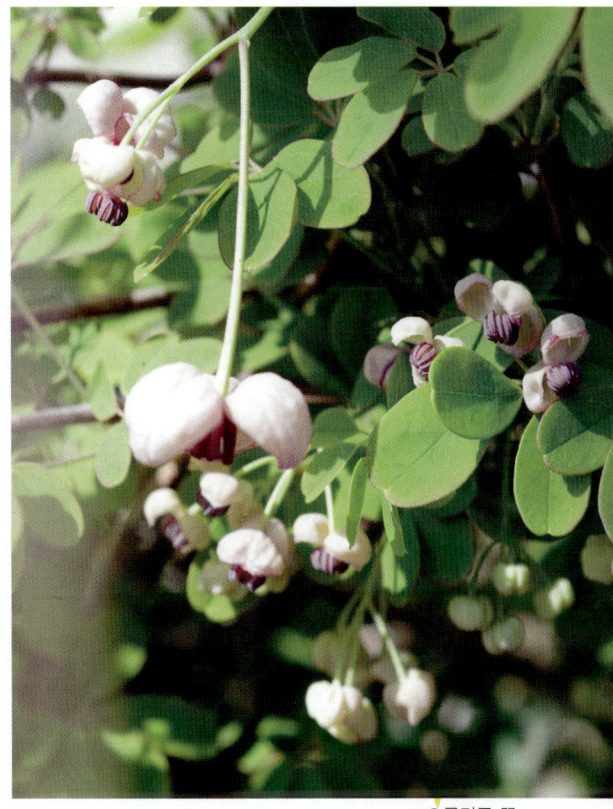

▲ 으름덩굴 꽃

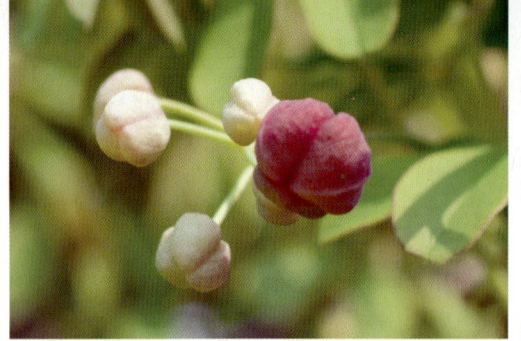
▲ 으름덩굴 꽃봉오리

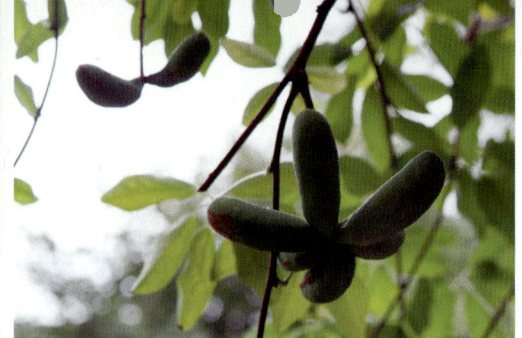
▲ 으름덩굴 열매

● **기원** 이 약은 으름덩굴 *Akebia quinata* Decaisne 또는 기타 동속 근연식물(으름덩굴과 Lardizabalaceae)의 잘 익은 열매이다.

● **한방 약미(藥味)와 약성(藥性)** 맛은 약간 쓰고 성질은 평(平)하다.

● **한방 작용부위(귀경, 歸經)** 예지자는 주로 간(肝), 위(胃), 방광경(膀胱經)에 들어가 작용한다.

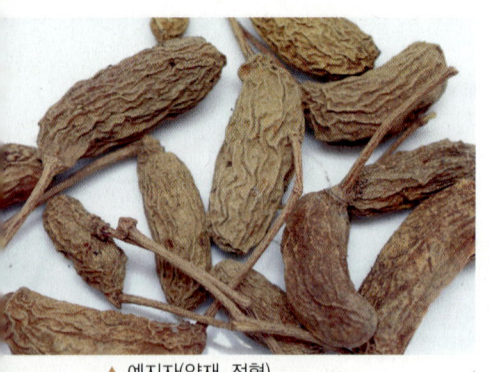
▲ 예지자(약재, 전형)

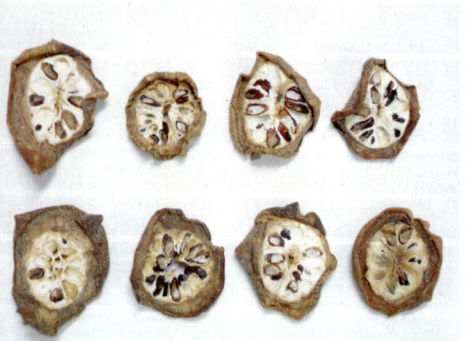
▲ 예지자(약재, 절편)

| 약효 해설 |

• 식욕부진, 요통(腰痛)을 치료한다.
• 고환이나 음낭이 커지면서 아프거나 아랫배가 아픈 병증에 유효하다.
• 대소변이 잘 나오지 않는 증상에 쓴다.

| 동의보감 효능 |

통초자(通草子, 으름덩굴 열매)는 연복자(燕覆子)라고 하는데 으름덩굴의 열매이다. 줄기는 목통 또는 통초라고도 한다. 음력 7~8월에 딴다. 성질은 차고[寒] 맛은 달다[甘]. 위열(胃熱)과 음식을 먹은 뒤 토하는 것에 주로 쓴다. 삼초(三焦)의 열을 내린다. 대소변을 잘 나오게 하며 마음을 느긋하게 하고 갈증을 풀어준다[본초].

| 약용법 |

열매 9~15g을 물 800mL에 넣고 달여서 반으로 나누어 아침저녁으로 마시거나 술로 담가 복용한다.

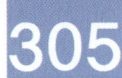

305

- 한자명: 五加皮
- 라틴생약명: Acanthopanacis Cortex
- 이명 또는 영명: Acanthopanax Root Bark
- 식물명 및 학명: 오갈피나무, *Acanthopanax sessiliflorum* Seeman
- 과명: 두릅나무과
- 약용부위: 뿌리껍질 및 줄기껍질
- 식약처 공정서 및 조선시대 의서 수재:
  대한민국약전(KP) 제11개정
  동의보감 탕액편의 나무부
  방약합편의 관목(灌木)편

오가피

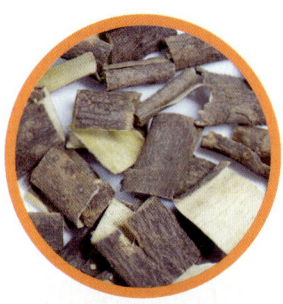

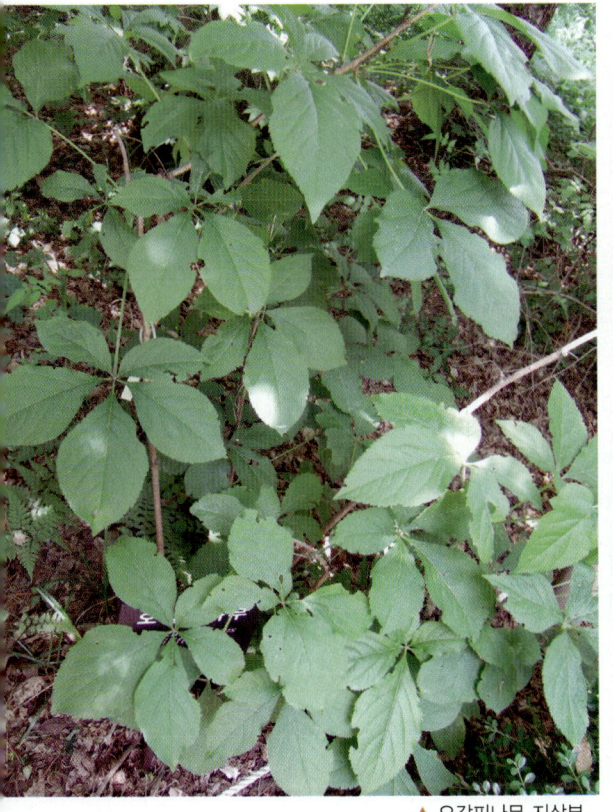

▲ 오갈피나무 지상부

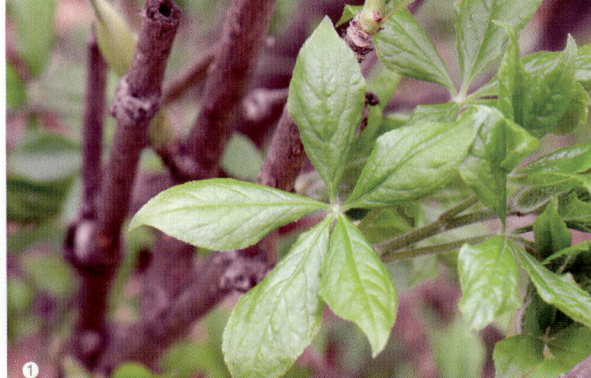

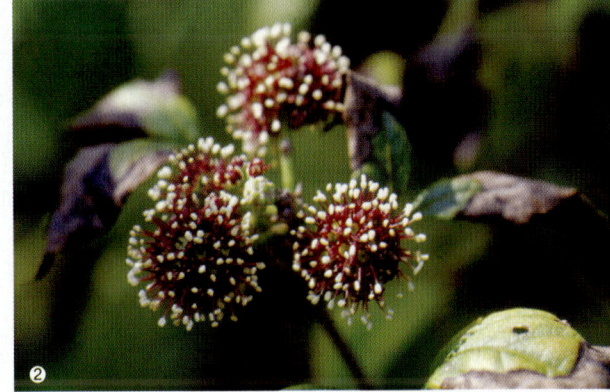

▲ ❶ 오갈피나무 잎 ❷ 오갈피나무 꽃

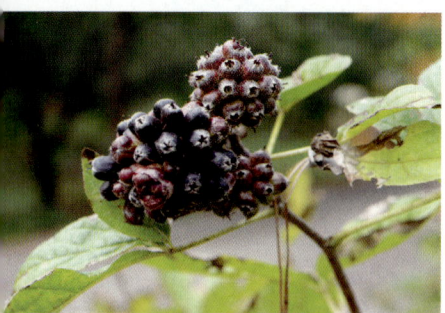

▲ 오갈피나무 열매

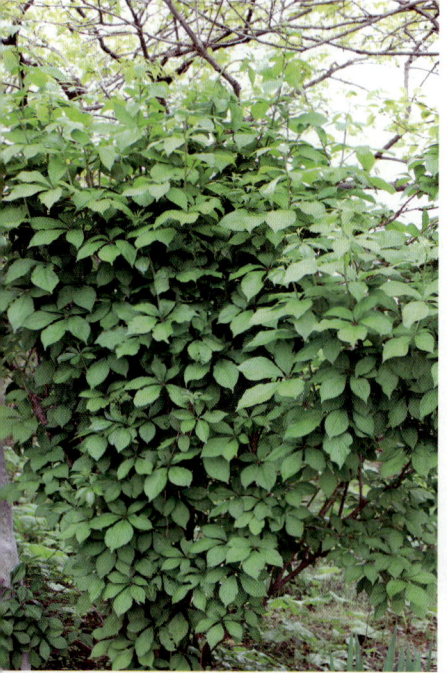

▲ 오갈피나무 수형

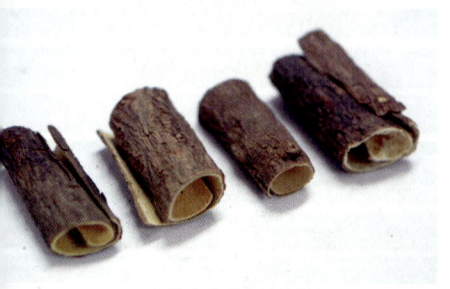

▲ 오가피(약재, 주피 미제거)

● **기원** 이 약은 오갈피나무 *Acanthopanax sessiliflorum* Seeman 또는 기타 동속식물(두릅나무과 Araliaceae)의 뿌리껍질 및 줄기껍질이다.

● **한방 약미(藥味)와 약성(藥性)** 맛은 맵고 쓰며 성질은 따뜻하다.

● **한방 작용부위(귀경, 歸經)** 오가피는 주로 간(肝), 신경(腎經)에 들어가 작용한다.

| **약효 해설** |

• 팔다리를 잘 쓰지 못하고 마비되며 아픈 증상에 유효하다.
• 근골(筋骨)이 저리고 힘이 없는 증상을 치료한다.
• 발기부전, 요통(腰痛) 치료에 쓴다.
• 몸이 붓는 증상에 사용한다.
• 강장, 강심 작용이 있다.

| **동의보감 효능** |

오가피(五加皮)의 성질은 따뜻하며[溫](약간 차다[微寒]고도 한다) 맛은 맵고 쓰며[辛苦] 독이 없다. 오로칠상(五勞七傷)을 보하며 기운을 돕고 정수를 보충한다. 근육과 뼈를 튼튼히 하고 의지를 강하게 한다. 남자의 발기부전과 여자의 음부 가려움증을 낫게 한다. 허리와 등뼈가 아픈 것, 두 다리가 아프고 저린 것, 관절이 당기는 것, 다리에 힘이 없어 늘어진 것을 낫게 한다. 소아가 3살이 되어도 걷지 못할 때에 오가피를 먹이면 걸을 수 있다.

| **약용법** |

뿌리껍질 및 줄기껍질 5~10g을 물 800mL에 넣고 달여서 반으로 나누어 아침저녁으로 마신다.

306

- 한자명: 蜈蚣

- 라틴생약명: Scolopendra

- 동물명 및 학명: 왕지네, *Scolopendra subspinipes mutilans* Linné Koch

- 과명: 왕지네과

- 약용부위: 몸체

- 식약처 공정서 및 조선시대 의서 수재:

  대한민국약전외한약(생약)규격집(KHP) 제4개정

  동의보감 탕액편의 벌레부(部)

  방약합편의 화충(化蟲)편

오공

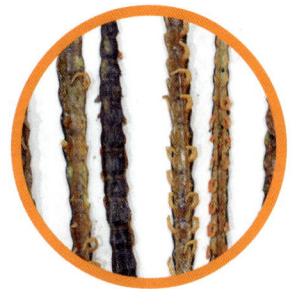

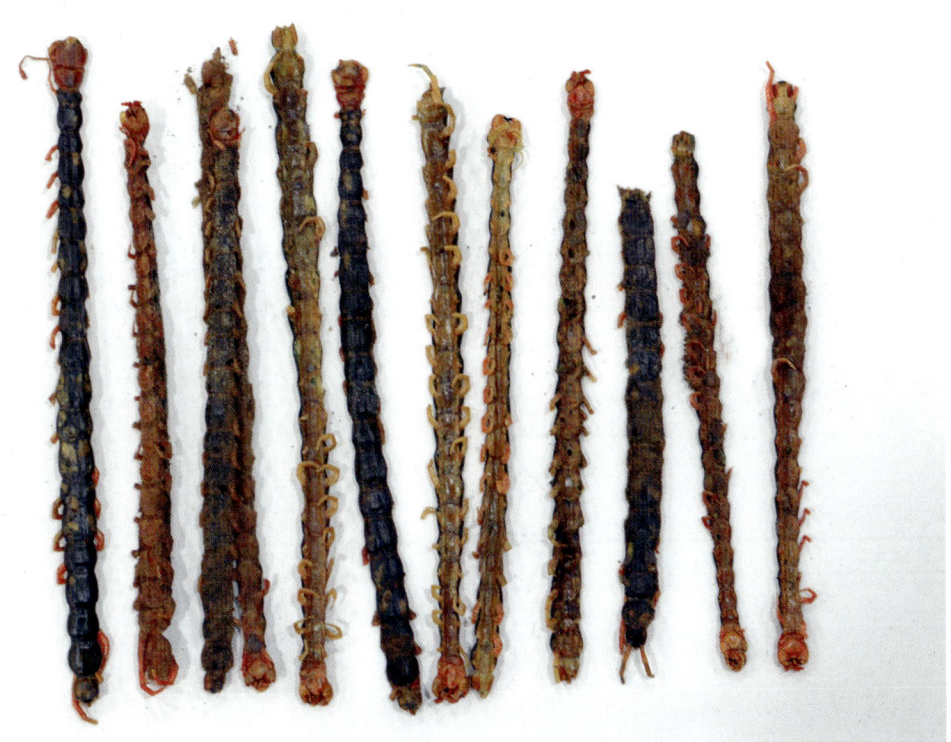

▲ 오공

- **기원** 이 약은 왕지네 *Scolopendra subspinipes mutilans* Linné Koch(왕지네과 Scolopendridae)의 몸체이다.

- **한방 약미(藥味)와 약성(藥性)** 맛은 맵고 성질은 따뜻하며 독이 있다.

- **한방 작용부위(귀경, 歸經)** 오공은 주로 간경(肝經)에 들어가 작용한다.

| 약효 해설 |

• 팔다리를 잘 쓰지 못하고 마비되며 아픈 증상에 사용한다.

• 반신불수 치료에 쓴다.

• 놀랐을 때 발작하는 간질을 치료한다.

• 파상풍(破傷風, 근육의 경련성 마비와 동통을 동반한 근육 수축을 일으키는 감염성 질환), 치루를 낫게 한다.

| 동의보감 효능 |

오공(蜈蚣, 지네)은 성질이 따뜻하고 맛은 매우며 독이 있다. 귀주(鬼疰), 고독(蠱毒), 요사스런 귀신, 뱀독에 주로 쓴다. 헛것이 오래되어 응축된 것을 물리치고 3가지 벌레[三蟲]를 제거한다. 온학(溫瘧), 명치가 맺힌 것, 징벽(癥癖)을 치료한다. 유산시키고 좋지 못한 피를 없앤다. 흙이나 돌 틈, 썩은 풀잎이 쌓인 곳, 지붕이나 벽 틈에 산다. 등은 검푸르면서 광택이 나고 다리는 붉으며 배 밑은 누렇다. 머리는 금색이고 다리가 많다. 머리와 다리가 모두 붉은 것이 좋다. 음력 7월에 잡아서 볕에 말리며 약에 넣을 때는 구워서 쓴다. 또 활유(蛞蝓)를 두려워한다. 활유가 오공에 닿기만 해도 죽는다. 그러므로 활유로 오공 독을 푼다[본초]. 생강즙을 발라 구워 머리와 다리를 제거하고 가루를 내어 쓴다[입문]. 천룡(天龍)이라고도 한다[유취].

| 약용법 |

오공 3~5g을 물 800mL에 넣고 달여서 반으로 나누어 아침저녁으로 마신다.

307

- 한자명: 五靈脂
- 라틴생약명: Trogopterorum Faeces
- 동물명 및 학명: 날쥐, *Trogopterus xanthipes*(Milne Edwards)
- 과명: 날쥐과
- 약용부위: 분변(糞便)
- 식약처 공정서 및 조선시대 의서 수재:
    대한민국약전외한약(생약)규격집(KHP) 제4개정
    동의보감 탕액편의 벌레부(部)
    방약합편의 원금(原禽, 날짐승)편

오령지

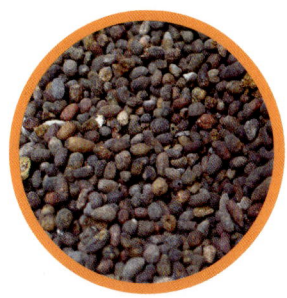

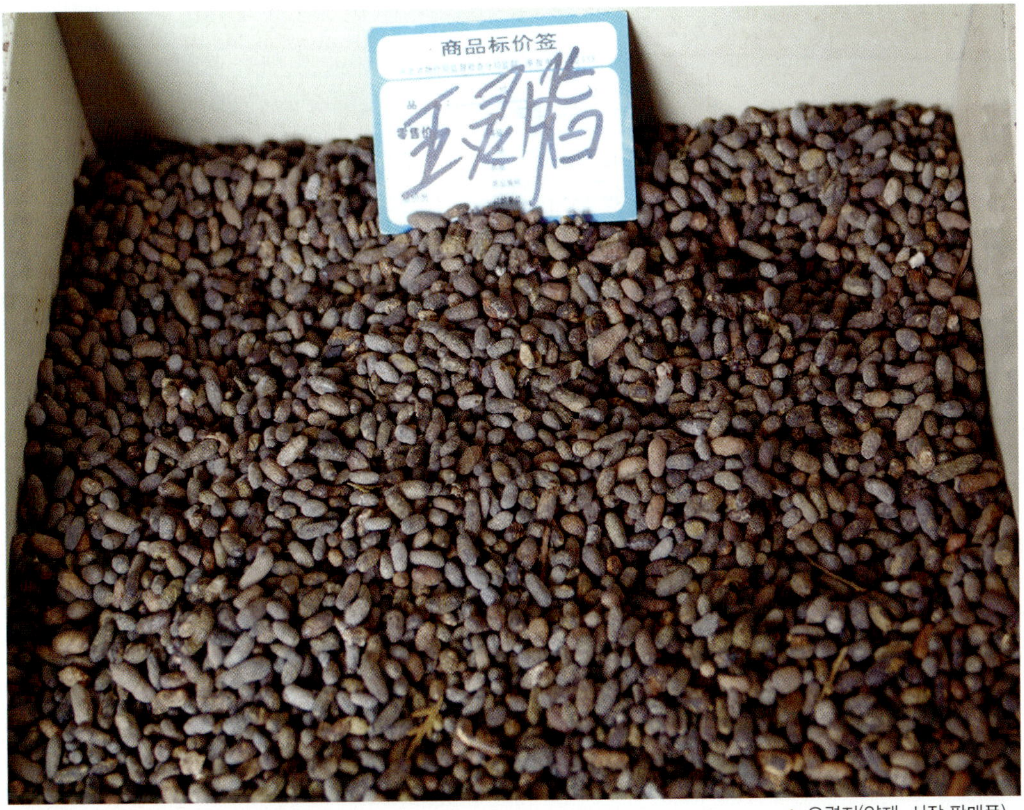

▲ 오령지(약재, 시장 판매품)

- **●기원** 이 약은 날쥐 *Trogopterus xanthipes*(Milne Edwards)(날쥐과 Petauristidae)의 분변(糞便)이다.

- **●한방 약미(藥味)와 약성(藥性)** 맛은 쓰고 달며 성질은 따뜻하다.

- **●한방 작용부위(귀경, 歸經)** 오령지는 주로 간(肝), 비경(脾經)에 들어가 작용한다.

| 약효 해설 |

- 기혈(氣血)이 허하여 가슴과 배가 아픈 증상을 낫게 한다.
- 산후에 혈액이 체내에 뭉쳐 배가 아픈 증상을 치료한다.
- 뱀, 전갈, 지네에게 물렸을 때 외용(外用)한다.

| 동의보감 효능 |

오령지(五靈脂, 날다람쥐의 말린 분변)는 성질이 따뜻하고 맛은 달며 독이 없다. 명치가 시리고 아픈 것을 치료한다. 혈맥(血脈)을 잘 통하게 하고 부인의 월경이 나오지 않는 것을 나오게 한다[본초]. 약 기운은 간으로 들어가기 때문에 피[血]를 잘 돌아다니게 하거나 멎게 하는 데 효과가 가장 빠르다. 부인이 혈기(血氣)로 찌르듯이 아픈 것을 치료한다. 효과가 매우 좋다[단심]. 모래나 돌이 섞인 것이 많기 때문에 먼저 술에 갈아 수비하여[酒研飛] 모래와 돌을 제거하고 써야 한다[본초]. 생것을 쓸 때는 술에 갈아 수비하여 모래와 돌을 버리고 써야 한다. 익혀서 쓸 때는 수비하여 연기가 나도록 볶아 가루를 내어 써야 한다[입문]. 명치에 굳은 피[死血]가 있어서 아픈 것을 없애는 데 가장 좋다[의감].

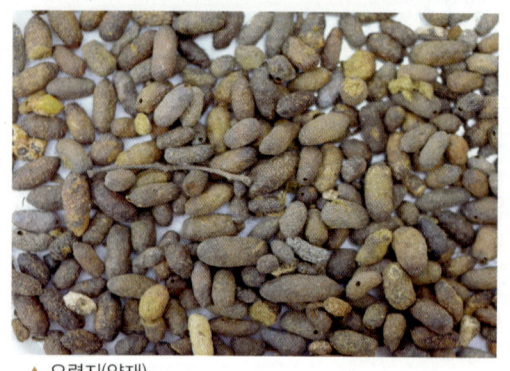

▲ 오령지(약재)

| 약용법 |

오령지 5~10g을 물 800mL에 넣고 달여서 반으로 나누어 아침저녁으로 마시거나 또는 가루나 환(丸)으로 만들어 복용한다. 외용할 때는 가루를 내어 환부에 붙인다.

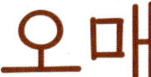

308

- 한자명: 烏梅
- 라틴생약명: Mume Fructus
- 이명 또는 영명: Mume Fruit
- 식물명 및 학명: 매실나무, *Prunus mume* Siebold et Zuccarini
- 과명: 장미과
- 약용부위: 덜 익은 열매로서 연기를 쪼인 것
- 식약처 공정서 및 조선시대 의서 수재:
  대한민국약전(KP) 제11개정
  동의보감 탕액편의 과일부
  방약합편의 오과(五果, 5가지 과일)편

오매

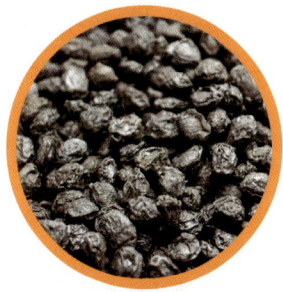

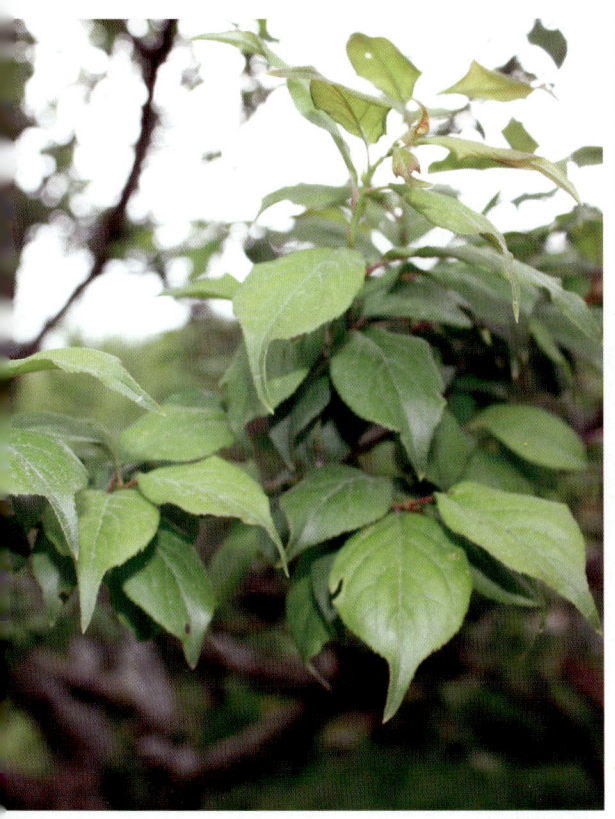

▲ 매실나무 잎

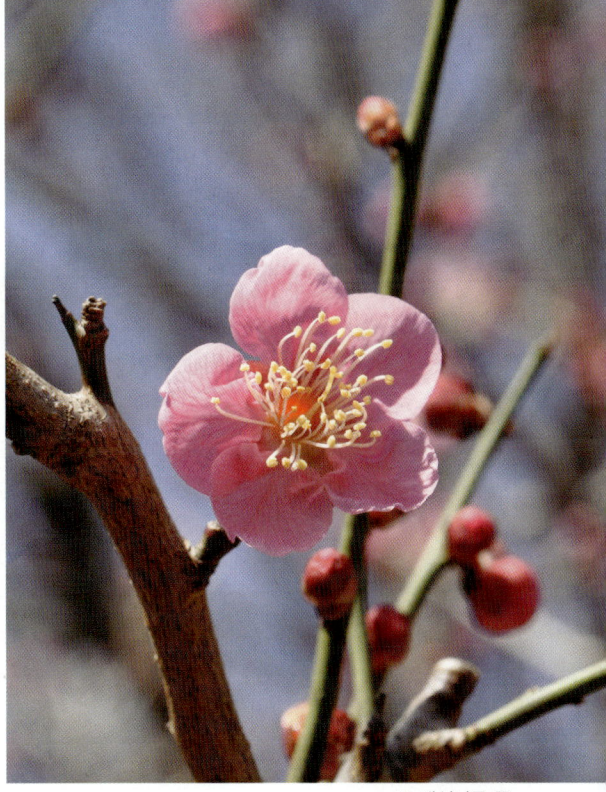

▲ 매실나무 꽃

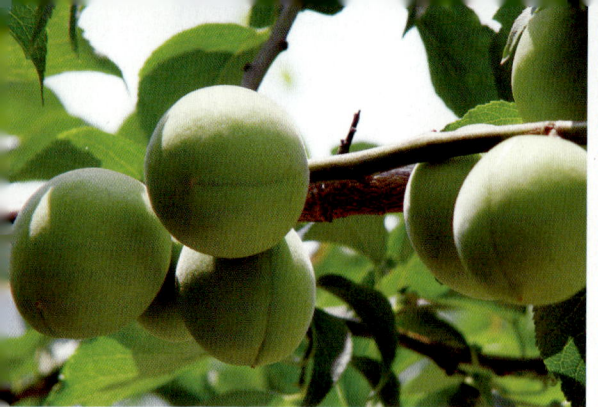
▲ 매실나무 열매

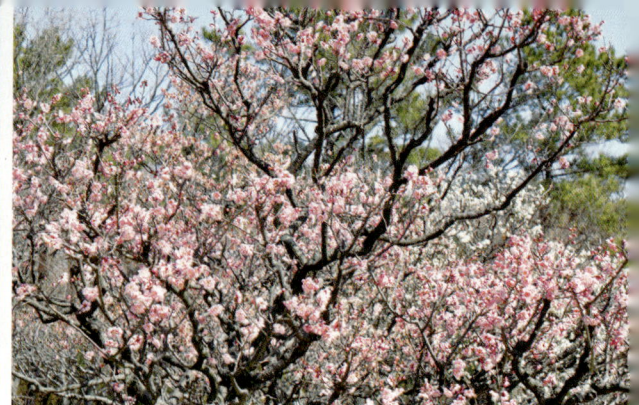
▲ 매실나무 수형

- **기원** 이 약은 매실나무 *Prunus mume* Siebold et Zuccarini(장미과 Rosaceae)의 덜 익은 열매로서 연기를 쪼인 것이다.

- **한방 약미(藥味)와 약성(藥性)** 맛은 시고 떫으며 성질은 평(平)하다.

- **한방 작용부위(귀경, 歸經)** 오매는 주로 간(肝), 비(脾), 폐(肺), 대장경(大腸經)에 들어가 작용한다.

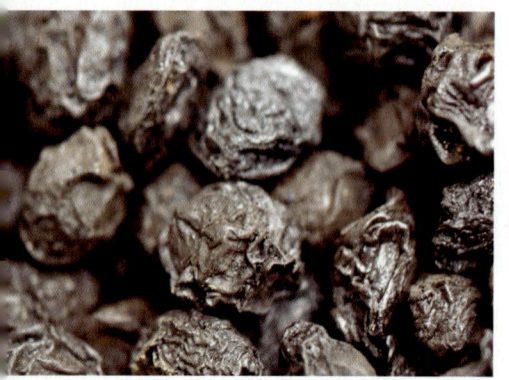
▲ 오매(약재, 전형)

| 약효 해설 |

• 폐(肺)의 기운을 수렴하여 기침을 멈추게 한다.
• 만성 설사와 만성 이질을 치료한다.

| 동의보감 효능 |

오매(烏梅, 덜 익은 푸른 매실을 연기에 쪼인 젓)의 성질은 따뜻하고[煖] 맛이 시며[酸] 독이 없다. 담(痰)을 삭이고 토하는 것과 갈증, 이질을 멎게 한다. 몸이 허약하여 기침과 미열이 나며 식은땀이 흐르고 뼛속이 달아오르는 증상을 치료한다. 술독을 풀어준다. 상한(傷寒)과 곽란(霍亂) 때 갈증이 나는 것을 치료한다. 검은 사마귀를 없애고 입이 마르면서 침을 자주 뱉는 것을 치료한다[본초].

| 약용법 |

오매 6~12g을 물 800mL에 넣고 달여서 반으로 나누어 아침저녁으로 마신다.

309

- 한자명: 五味子
- 라틴생약명: Schisandrae Fructus
- 이명 또는 영명: Schisandra Fruit
- 식물명 및 학명: 오미자, *Schisandra chinensis* Baillon
- 과명: 오미자과
- 약용부위: 잘 익은 열매
- 식약처 공정서 및 조선시대 의서 수재:

  대한민국약전(KP) 제11개정

  동의보감 탕액편의 풀부(部)

  방약합편의 만초(蔓草, 덩굴풀)편

오미자

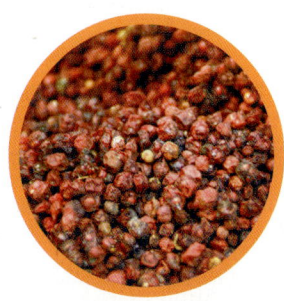

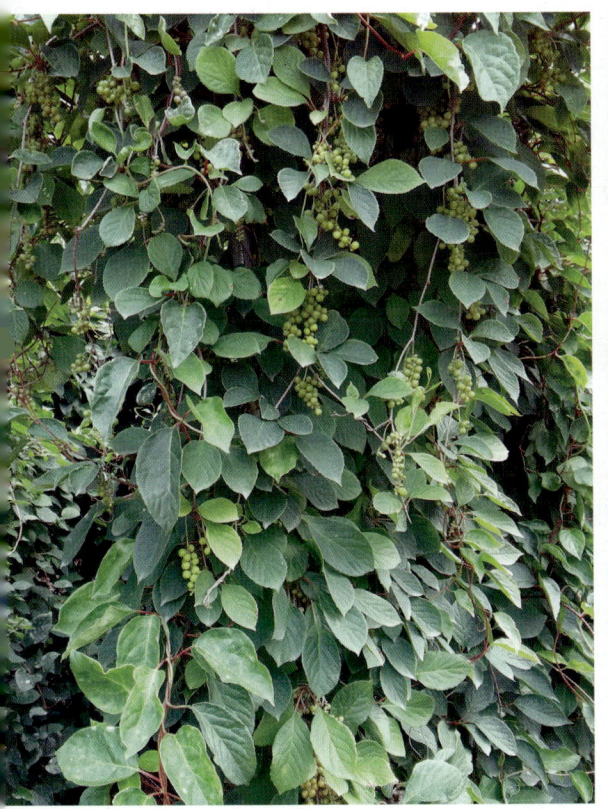

▲ 오미자 지상부

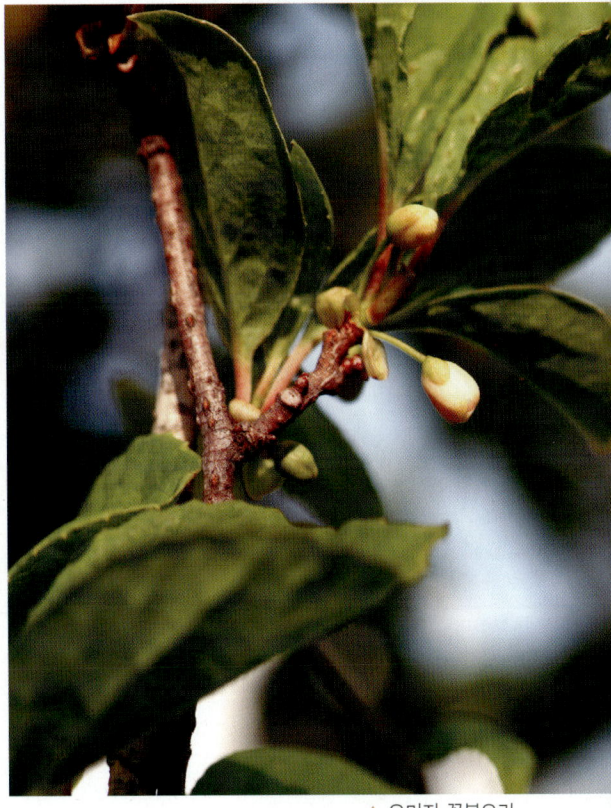

▲ 오미자 꽃봉오리

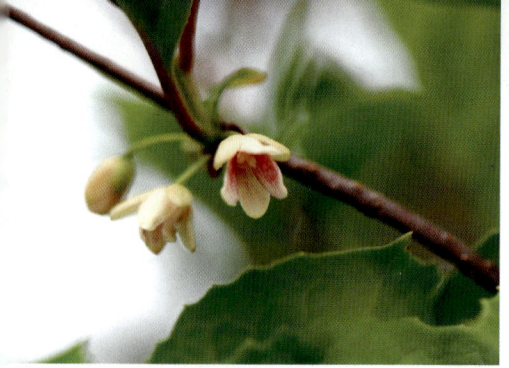
▲ 오미자 꽃

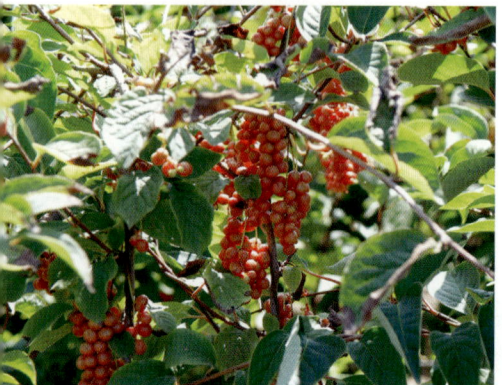
▲ 오미자 열매

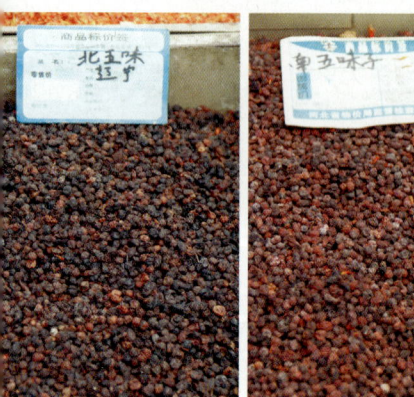
▲ 오미자(약재, 시장 판매품)

● **기원** 이 약은 오미자 *Schisandra chinensis* Baillon (오미자과 Schisandraceae)의 잘 익은 열매이다.

● **한방 약미(藥味)와 약성(藥性)** 맛은 시고 달며 성질은 따뜻하다.

● **한방 작용부위(귀경, 歸經)** 오미자는 주로 폐(肺), 심(心), 신경(腎經)에 들어가 작용한다.

| **약효 해설** |

• 오래된 기침, 설사, 이질을 치료한다.

• 마음을 안정시키고 진정시킨다.

• 가슴이 두근거리면서 불안하고 잠을 못 자는 증상을 낫게 한다.

• 몸이 허약하여 잠자는 사이에 또는 깨어 있는 상태에서 저절로 땀이 나는 증상에 사용한다.

• 무의식중에 정액이 몸 밖으로 나오는 증상의 치료에 효과가 있다.

• 소변이 저절로 나오면서 배뇨 횟수가 잦은 증상에 쓴다.

| **동의보감 효능** |

오미자(五味子)의 성질은 따뜻하고[溫] 맛이 시며[酸] (약간 쓰다[苦]고도 한다) 독이 없다. 허로(虛勞)로 몹시 야윈 것을 보하고 눈을 밝게 한다. 신[水藏]을 덥히고 양기를 세게 하며 남자의 정을 보하고 음경을 커지게 한다. 소갈증[消渴]을 멎게 하고 가슴이 답답하면서 열 나는 증상을 없앤다. 술독을 풀고 기침이 나면서 숨이 찬 것을 치료한다.

| **약용법** |

열매 2~6g을 물 800mL에 넣고 달여서 반으로 나누어 아침저녁으로 마신다.

600

310

- 한자명: 五倍子
- 라틴생약명: Galla Rhois
- 이명 또는 영명: Rhus Galls
- 동물명 및 학명: 오배자면충, *Schlechtendalia chinensis* Bell
- 과명: 면충과
- 약용부위: 숙주식물의 잎 위에 기생하여 만든 벌레집
- 숙주식물의 식물명, 학명 및 과명: 붉나무, *Rhus javanica* Linné(옻나무과)

  청부양(靑麩楊), *Rhus potaninii* Maximowicz (옻나무과)

  홍부양(紅麩楊), *Rhus punjabensis* Stew. var. *sinica* Rehder et Wilson(옻나무과)

- 식약처 공정서 및 조선시대 의서 수재:

  대한민국약전(KP) 제11개정

  동의보감 탕액편의 나무부

  방약합편의 난충(卵蟲, 난류와 충류)편

오배자

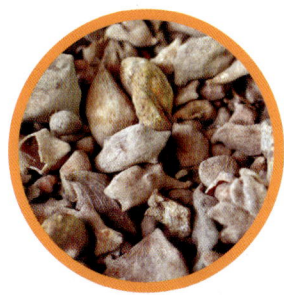

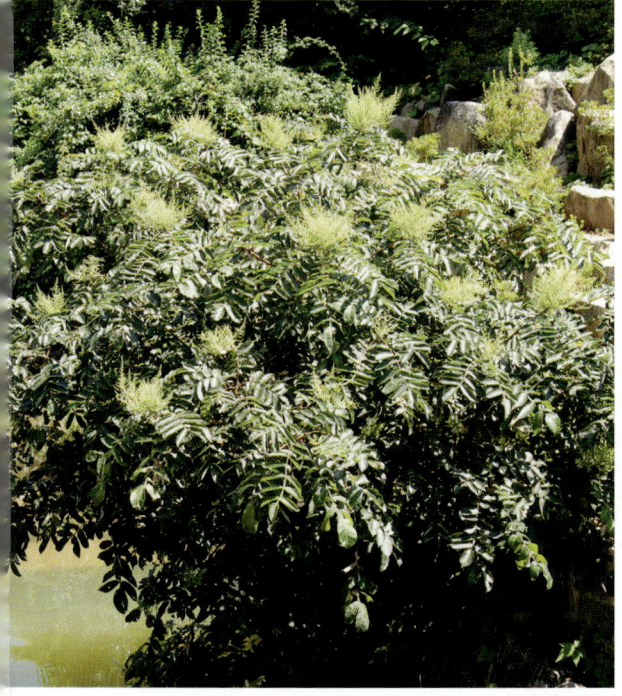

▲ 붉나무 수형

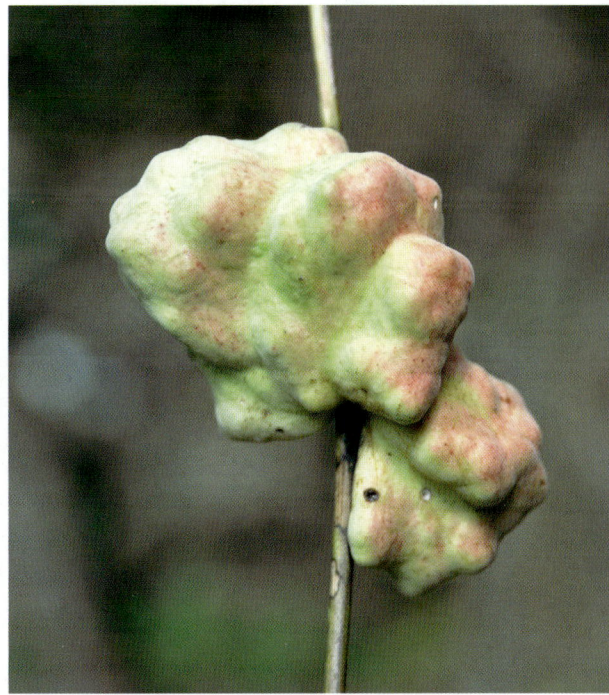

▲ 붉나무에 기생한 벌레집인 오배자

●**기원** 이 약은 붉나무 *Rhus javanica* Linné, 청부양(青麩楊) *Rhus potaninii* Maximowicz 또는 홍부양(紅麩楊) *Rhus punjabensis* Stew. var. *sinica* Rehder et Wilson(옻나무과 Anacardiaceae)의 잎 위에 주로 오배자면충 *Schlechtendalia chinensis* Bell(면충과 Pemphigidae)이 기생하여 만든 벌레집이다. 외형에 따라 두배(肚倍)와 각배(角倍)로 나뉜다.

●**한방 약미(藥味)와 약성(藥性)** 맛은 시고 떫으며 성질은 차다.

●**한방 작용부위(귀경, 歸經)** 오배자는 주로 폐(肺), 대장(大腸), 신경(腎經)에 들어가 작용한다.

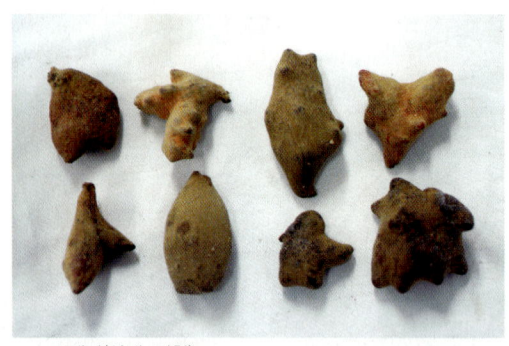

▲ 오배자(약재, 전형)

| 약효 해설 |

• 몸이 허약하여 잠자는 사이에 또는 깨어 있는 상태에서 저절로 땀이 나는 증상을 낫게 한다.
• 무의식중에 정액이 몸 밖으로 나오는 증상에 유효하다.
• 폐허(肺虛)에 의해 오래된 기침에 쓴다.
• 탈항(脫肛), 혈변(血便), 코피를 치료한다.
• 수렴, 지사 작용이 있다.
• 만성 설사와 만성 이질에 사용한다.

| 동의보감 효능 |

오배자(五倍子, 붉나무 잎에 오배자 면충이 기생하여 만든 벌레집)의 성질은 평(平)하며 맛은 쓰고[苦] 시며[酸] 독이 없다. 이뿌리가 드러나는 것, 감닉창을 낫게 한다. 폐에 풍독(風毒)이 있어 피부병[瘡癬, 창선]이 생기고 가려우며 고름이 나오는 것을 치료한다. 5가지 치질[五痔]로 계속 하혈(下血)하는 것, 소아의 얼굴과 코의 감창(疳瘡), 어른의 입안이 헌 것을 낫게 한다.

| 약용법 |

오배자 3~6g을 물 800mL에 넣고 달여서 반으로 나누어 아침저녁으로 마시거나 외용으로 적당량 사용한다.

311

- 한자명: 吳茱萸
- 라틴생약명: Evodiae Fructus
- 이명 또는 영명: Evodia Fruit
- 식물명 및 학명: 오수유(吳茱萸), *Evodia rutaecarpa* Bentham
  석호(石虎), *Evodia rutaecarpa* Bentham var. *officinalis* Huang
  소모오수유(疎毛吳茱萸), *Evodia rutaecarpa* Bentham var. *bodinieri* Huang
- 과명: 운향과
- 약용부위: 열매
- 식약처 공정서 및 조선시대 의서 수재:
  대한민국약전(KP) 제11개정
  동의보감 탕액편의 나무부
  방약합편의 향목(香木, 향나무)편

오수유

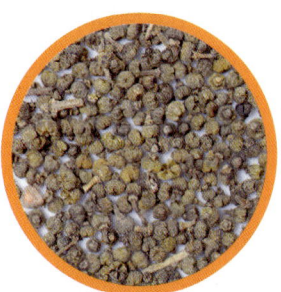

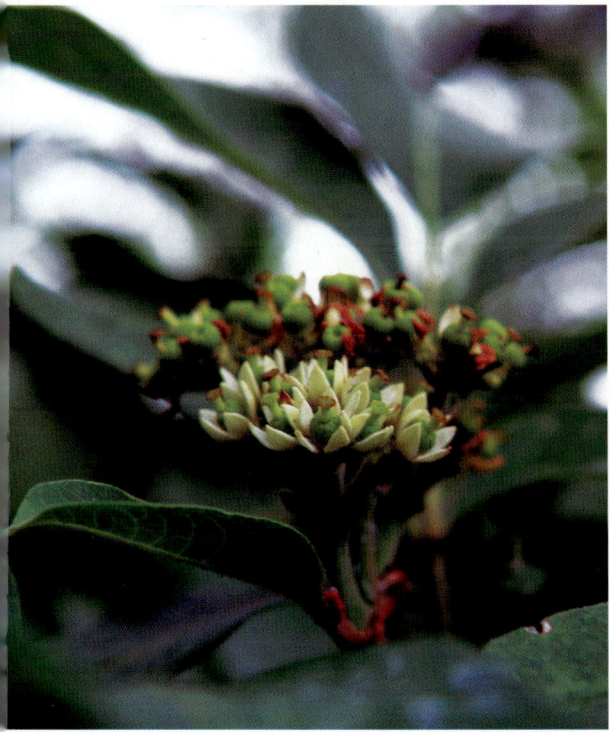

▲ 오수유 꽃

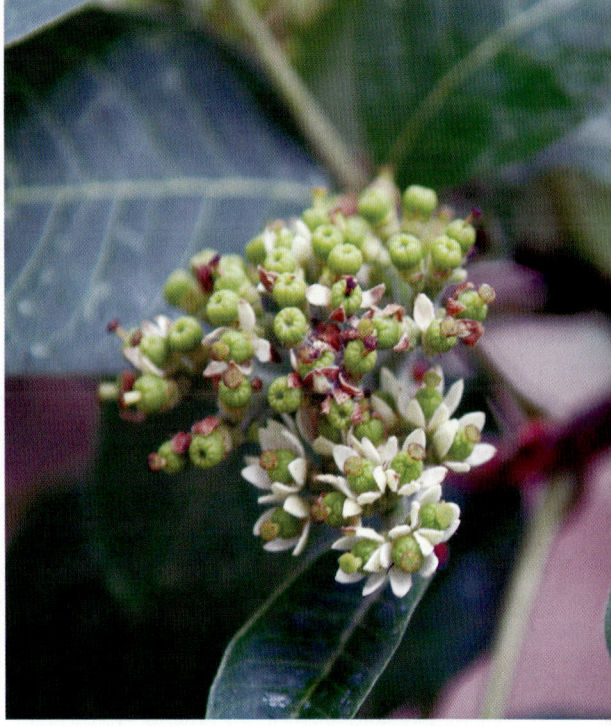

▲ 오수유의 열매와 꽃

● **기원** 이 약은 오수유(吳茱萸) *Evodia rutaecarpa* Bentham, 석호(石虎) *Evodia rutaecarpa* Bentham var. *officinalis* Huang 또는 소모오수유(疎毛吳茱萸) *Evodia rutaecarpa* Bentham var. *bodinieri* Huang(운향과 Rutaceae)의 열매로서 거의 익어 벌어지기 전에 채취한다.

● **한방 약미(藥味)와 약성(藥性)** 맛은 맵고 쓰며 성질은 뜨겁고 독이 약간 있다.

● **한방 작용부위(귀경, 歸經)** 오수유는 주로 간(肝), 비(脾), 위(胃), 신경(腎經)에 들어가 작용한다.

| **약효 해설** |

• 복부가 차고 아픈 증상에 유효하다.
• 갑자기 심하게 일어나는 간헐적 복통을 치료한다.
• 치통, 두통, 각기, 습진에 사용한다.

| **동의보감 효능** |

오수유(吳茱萸)의 성질은 뜨겁고[熱] 맛은 맵고[辛] 조금 독이 있다. 속을 따뜻하게 하고 기를 내리게 하며 통증을 멎게 한다. 명치에 찬 기운이 쌓여 쥐어짜듯 아픈 것, 여러 가지 찬 기운이

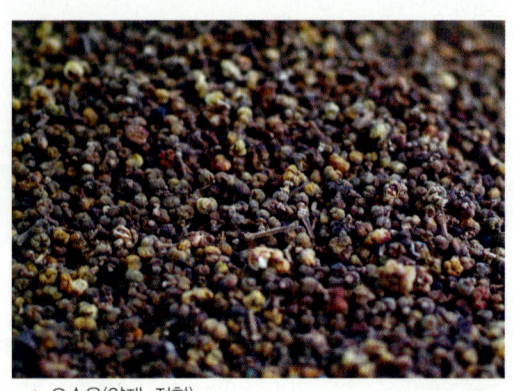

▲ 오수유(약재, 전형)

뭉쳐 없어지지 않는 것, 중악(中惡, 중풍의 일종)으로 명치가 아픈 것을 낫게 한다. 곽란(霍亂)으로 토하고 설사하며 근(筋)이 뒤틀리는 것을 치료한다. 담을 삭이고 뱃속에 생긴 덩어리와 옆구리 부위에 생긴 덩어리를 깨뜨린다. 습(濕)이나 혈(血)로 감각이 둔하고 저린 것[痲痺, 군비]을 없앤다. 신기(腎氣) 허약으로 인한 각기(脚氣), 위(胃) 속의 찬 기운을 낫게 한다.

| **약용법** |

열매 1.5~5g을 물 800mL에 넣고 달여서 반으로 나누어 아침저녁으로 마시거나 또는 가루나 환(丸)으로 만들어 복용한다. 외용할 때는 적당량을 가루 내어 환부에 붙인다.

312

- 한자명: 烏藥
- 라틴생약명: Linderae Radix
- 이명 또는 영명: Lindera Root
- 식물명 및 학명: 오약(烏藥), *Lindera strichnifolia* Fernandez-Villar
- 과명: 녹나무과
- 약용부위: 뿌리
- 식약처 공정서 및 조선시대 의서 수재:
    대한민국약전(KP) 제11개정
    동의보감 탕액편의 나무부
    방약합편의 향목(香木, 향나무)편

오약

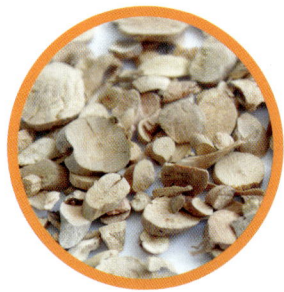

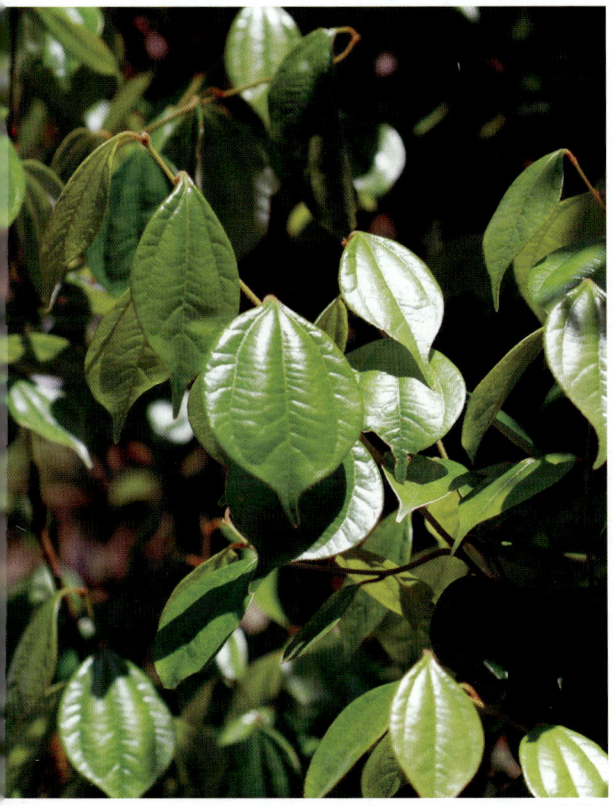

▲ 오약 잎

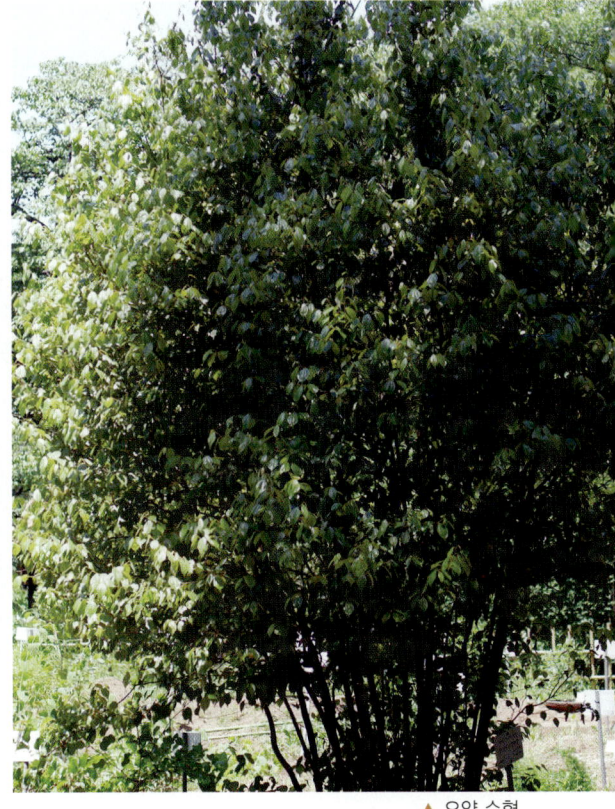

▲ 오약 수형

- **기원** 이 약은 오약(烏藥) *Lindera strichnifolia* Fernandez−Villar(녹나무과 Lauraceae)의 뿌리이다.

- **한방 약미(藥味)와 약성(藥性)** 맛은 맵고 성질은 따뜻하다.

- **한방 작용부위(귀경, 歸經)** 오약은 주로 폐(肺), 비(脾), 신(腎), 방광경(膀胱經)에 들어가 작용한다.

| 약효 해설 |

- 복부 부위가 부르고 그득하며 통증이 있는 증상을 치료한다.
- 소변이 자주, 또는 저절로 나오는 증상에 사용한다.
- 기(氣)가 거꾸로 치솟아서 숨이 가쁘고 급한 증상을 낮게 한다.
- 두통, 산후 복통에 유효하다.

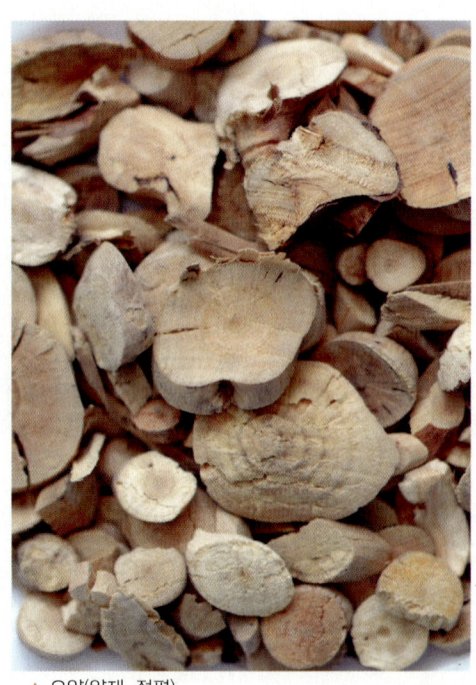

▲ 오약(약재, 절편)

| 동의보감 효능 |

오약(烏藥)의 성질은 따뜻하며[溫] 맛이 맵고[辛] 독이 없다. 온갖 기병을 치료하고 온갖 냉기를 없앤다. 중악(中惡, 중풍의 일종)으로 명치가 아픈 것과 시주(尸疰), 객오, 헛것에 들린 것을 낮게 한다. 방광과 신(腎) 사이의 냉기가 등뼈를 치고 올라오는 것을 치료한다. 음식이 체하여 구토하고 설사하는 것, 반위(反胃)로 음식을 토하는 것, 이질, 옹절(癰癤), 옴, 나병을 치료한다. 소변이 잦은 것과 부인의 혈기로 오는 통증[血氣痛]을 낮게 한다. 소아의 뱃속 충을 죽인다.

| 약용법 |

뿌리 6~10g을 물 800mL에 넣고 달여서 반으로 나누어 아침저녁으로 마신다.

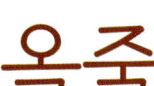

313

- 한자명: 玉竹
- 라틴생약명: Polygonati Odorati Rhizoma
- 이명 또는 영명: 위유(萎蕤)
- 식물명 및 학명: 둥굴레, *Polygonatum odoratum* Druce var. *pluriflorum* Ohwi
- 과명: 백합과
- 약용부위: 뿌리줄기
- 식약처 공정서 및 조선시대 의서 수재:
  대한민국약전외한약(생약)규격집(KHP) 제4개정

옥죽

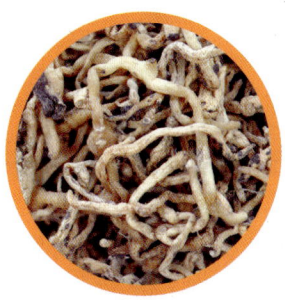

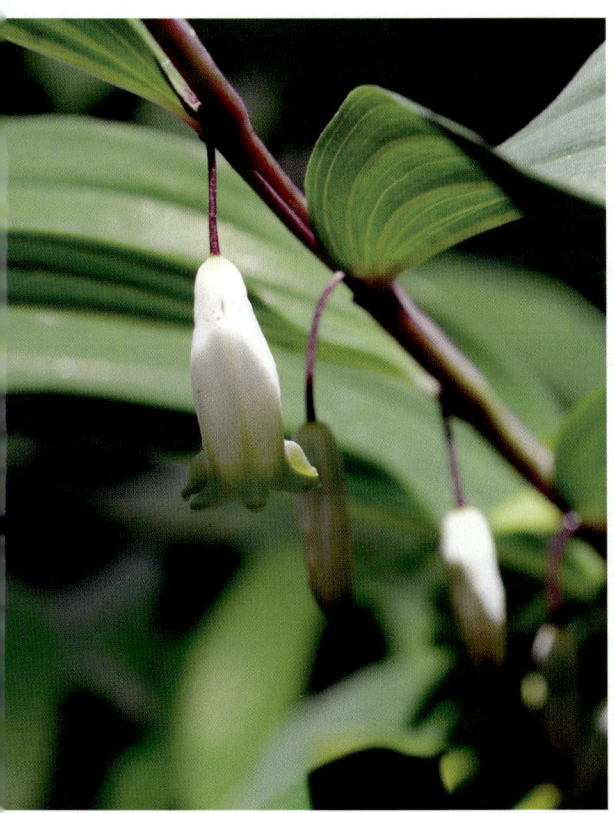

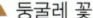
▲ 둥굴레 꽃

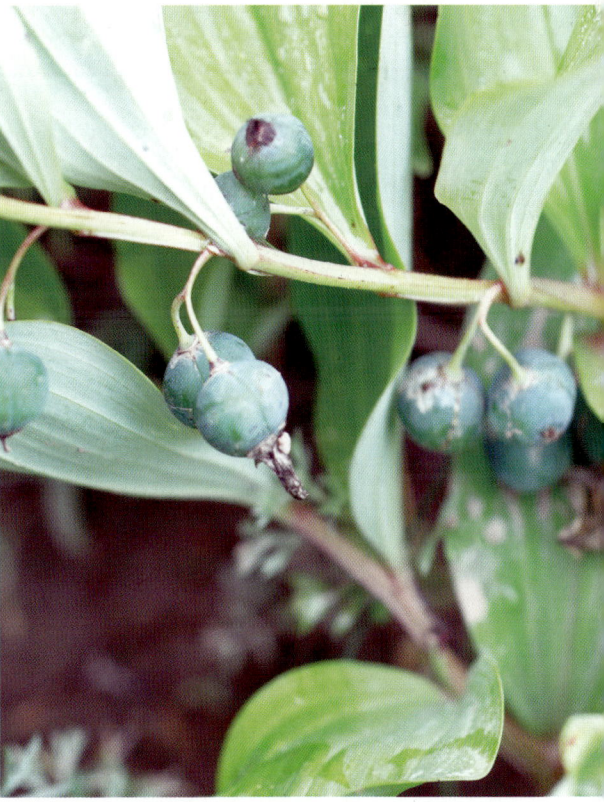
▲ 둥굴레 열매

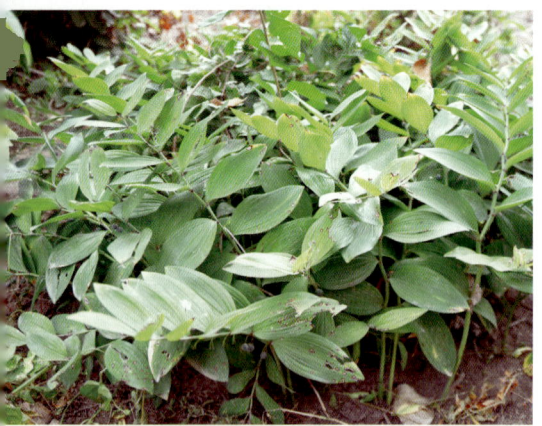

▲ 둥굴레 지상부

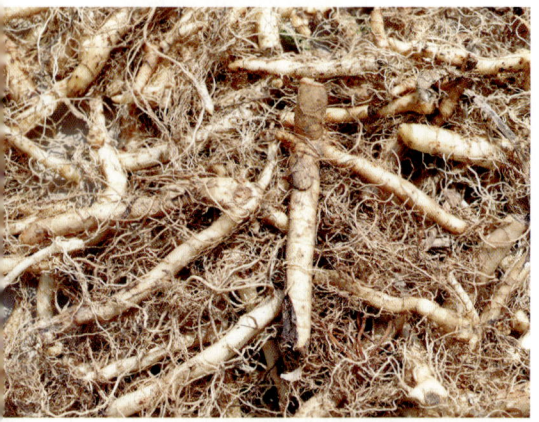

▲ 둥굴레 뿌리(채취품)

- **기원** 이 약은 둥굴레 *Polygonatum odoratum* Druce var. *pluriflorum* Ohwi 또는 기타 동속 근연식물(백합과 Liliaceae)의 뿌리줄기이다.

- **한방 약미(藥味)와 약성(藥性)** 맛은 달고 성질은 약간 차다.

- **한방 작용부위(귀경, 歸經)** 옥죽은 주로 폐(肺), 위경(胃經)에 들어가 작용한다.

| 약효 해설 |

• 마른기침에 사용한다.
• 인후가 건조하고 입안이 마르는 증상을 치료한다.
• 머리가 어지럽고 정신이 아찔아찔하여 어지러운 증상에 유효하다.

| 약용법 |

뿌리줄기 6~12g을 물 800mL에 넣고 달여서 반으로 나누어 아침저녁으로 마신다.

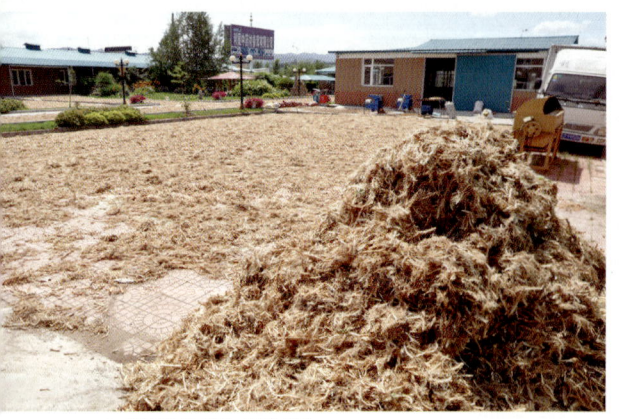

▲ 중국에서 건조 중인 옥죽

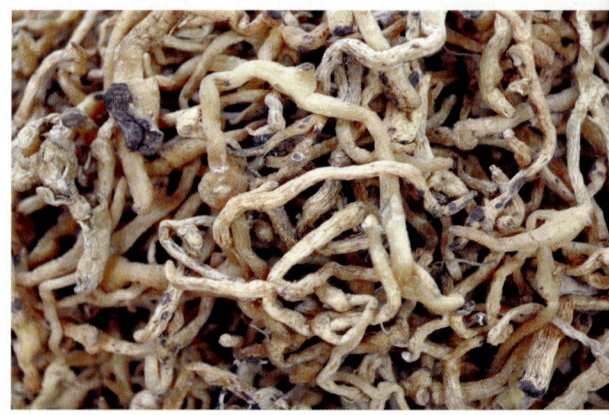

▲ 옥죽(약재, 전형)

314

옥촉 서예

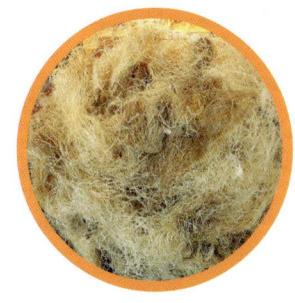

- 한자명: 玉蜀黍蕊
- 라틴생약명: Maydis Stigma
- 이명 또는 영명: 옥미수(玉米鬚)
- 식물명 및 학명: 옥수수, *Zea mays* Linné
- 과명: 벼과
- 약용부위: 암술대와 암술머리
- 식약처 공정서 및 조선시대 의서 수재:
  대한민국약전외한약(생약)규격집(KHP) 제4개정

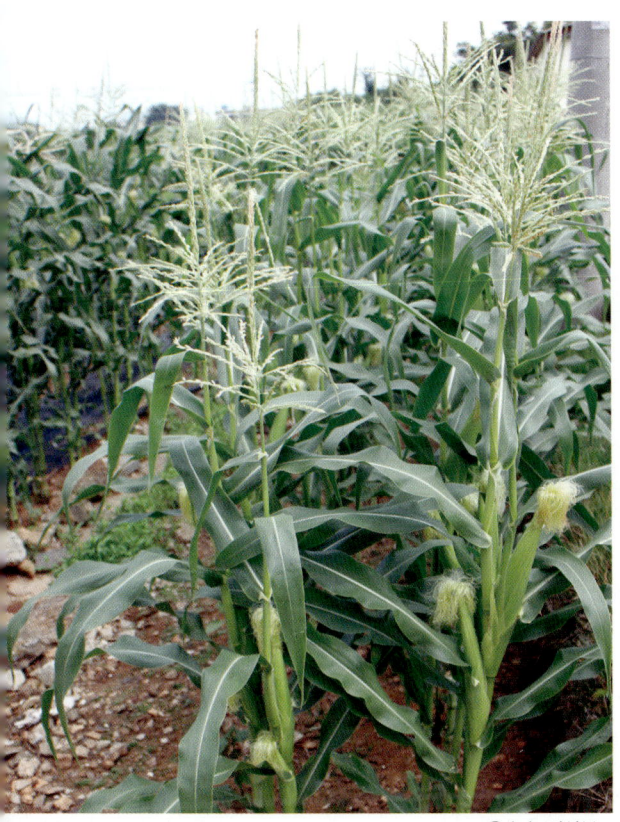

▲ 옥수수 지상부

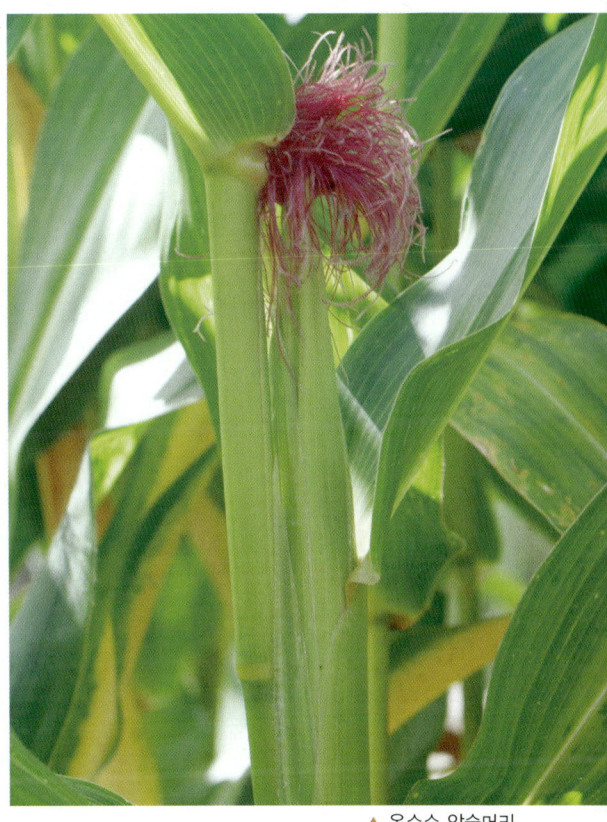

▲ 옥수수 암술머리

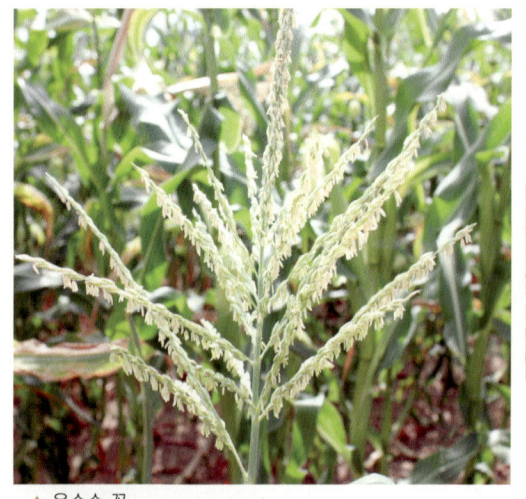

▲ 옥수수 꽃

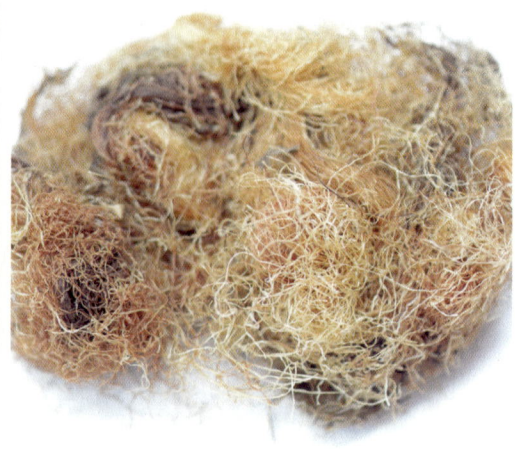

▲ 옥촉서예(약재, 전형)

● **기원** 이 약은 옥수수 *Zea mays* Linné(벼과 Gramineae)의 암술대와 암술머리이다.

● **한방 약미(藥味)와 약성(藥性)** 맛은 달고 싱거우며 성질은 평(平)하다.

● **한방 작용부위(귀경, 歸經)** 옥촉서예는 주로 신(腎), 위(胃), 간(肝), 담경(胆經)에 들어가 작용한다.

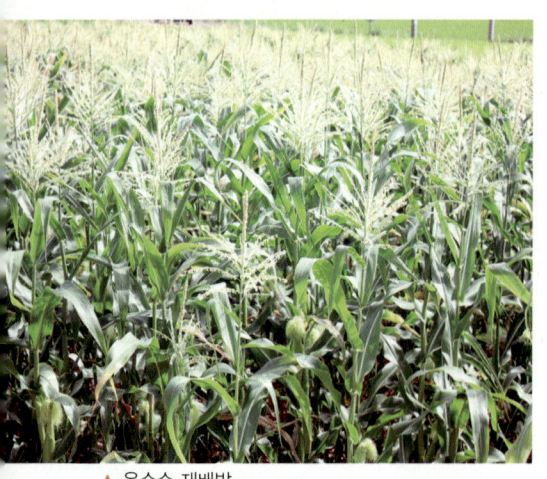

▲ 옥수수 재배밭

| **약효 해설** |

• 신염으로 몸이 부었을 때 사용한다.

• 황달, 담낭염, 담결석에 유효하다.

• 산후에 젖이 잘 나오지 않을 때 쓴다.

• 고혈압, 당뇨병 치료에 도움이 된다.

| **약용법** |

암술대와 암술머리 15~30g을 물 800mL에 넣고 달여서 반으로 나누어 아침저녁으로 마신다. 외용할 때는 옥촉서예 적당량을 사용하여 태운 연기를 흡입한다.

- 한자명: 瓦楞子
- 라틴생약명: Scapharcae seu Tegillarcae Concha
- 식물명 및 학명: 새꼬막, *Scapharca subcrenata*(Lischke)

  꼬막, *Tegillarca granosa*(Linné)

  피조개, *Scapharca broughtonii* Schrenck
- 과명: 돌조개과
- 약용부위: 껍질
- 식약처 공정서 및 조선시대 의서 수재:

  대한민국약전외한약(생약)규격집(KHP) 제4개정

와릉자

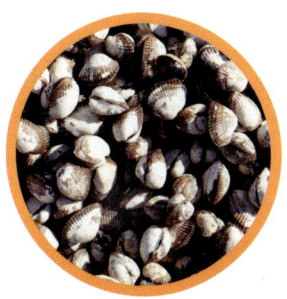

● **기원** 이 약은 새꼬막 *Scapharca subcrenata*(Lischke) 또는 꼬막 *Tegillarca granosa*(Linné) 또는 피조개 *Scapharca broughtonii* Schrenck(돌조개과 Arcidae)의 껍질이다.

● **한방 약미(藥味)와 약성(藥性)** 맛은 달고 짜며 성질은 평(平)하다.

● **한방 작용부위(귀경, 歸經)** 와릉자는 주로 간(肝), 폐(肺), 위경(胃經)에 들어가 작용한다.

| 약효 해설 |

• 위통, 속쓰림을 치료한다.
• 잇몸이 벌겋게 붓고 헐며 아픈 병증에 유효하다.

| 약용법 |

와릉자 9~15g을 잘게 부수어 달여 마시거나 또는 가루나 환(丸)으로 만들어 복용한다. 외용할 때는 적당량을 분말로 만들어 환부에 붙인다.

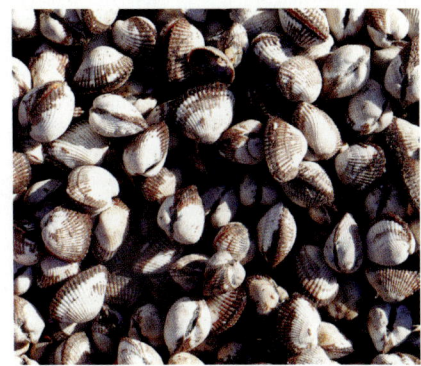

▲ 새꼬막

와송

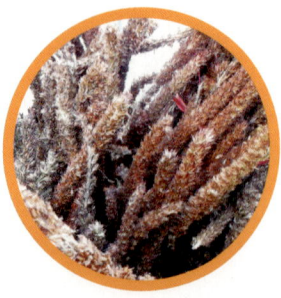

- 한자명: *瓦松*
- 라틴생약명: Orostachys Herba
- 식물명 및 학명: 바위솔, *Orostachys japonicus* A. Berger
- 과명: 돌나물과
- 약용부위: 전초
- 식약처 공정서 및 조선시대 의서 수재:

  대한민국약전외한약(생약)규격집(KHP) 제4개정

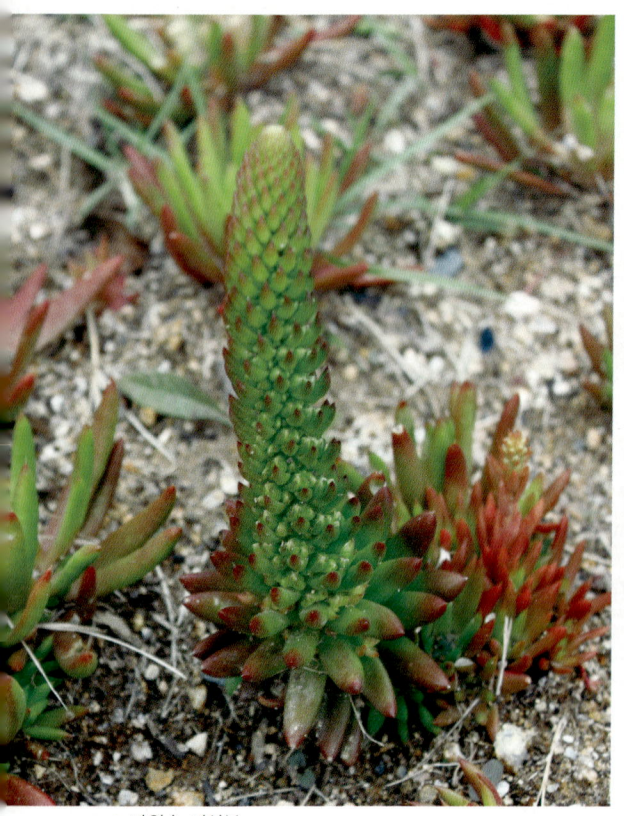

▲ 바위솔 지상부

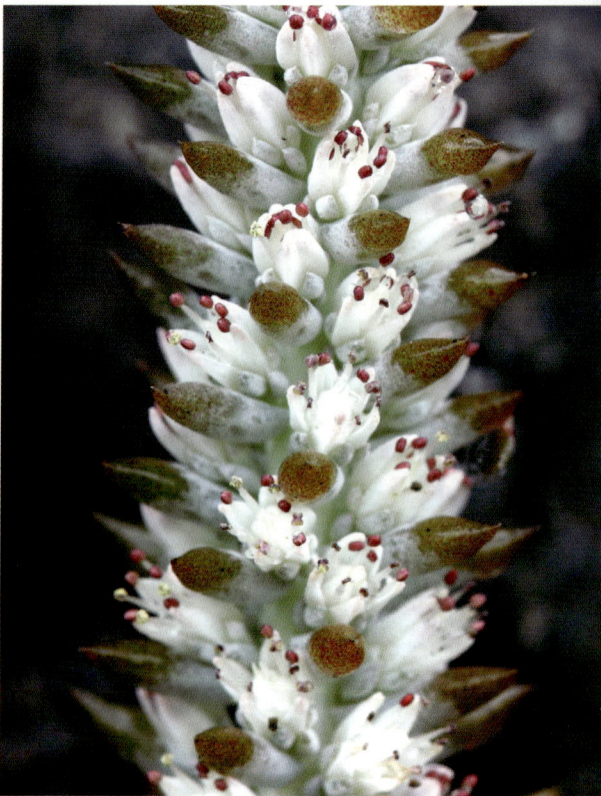

▲ 바위솔 꽃

●**기원** 이 약은 바위솔 *Orostachys japonicus* A. Berger 또는 기타 동속식물(돌나물과 Crassulaceae)의 전초이다.

●**한방 약미(藥味)와 약성(藥性)** 맛은 시고 쓰며 성질은 서늘하고 독이 있다.

●**한방 작용부위(귀경, 歸經)** 와송은 주로 간(肝), 폐경 (肺經)에 들어가 작용한다.

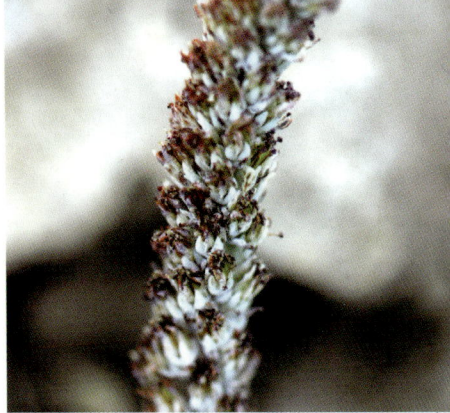
▲ 바위솔 종자 결실

| **약효 해설** |

• 간염, 폐렴, 말라리아를 치료한다.

• 월경불순을 낫게 한다.

• 소변이 우유와 같이 백탁(白濁)한 증상에 효과가 있다.

• 코피, 토혈, 혈변(血便)에 유효하다.

• 치질, 습진, 화상에 외용(外用)한다.

• 간독성 보호, 알콜 해독의 약리작용이 있다.

| **동의보감 효능** |

작엽하초(昨葉荷草, 바위솔)의 성질은 평(平)하고 맛은 시며 [酸] 독이 없다. 음식이 소화되지 않고 점액과 함께 나오는 설사병[水穀痢, 수곡리]과 대변에 피가 섞여 나오는 것을 낫게 한다. 오랜 기와 지붕 위에서 자란다. 멀리서 바라보면 소나무 비슷하기 때문에 일명 와송(瓦松)이라고도 한다. 음력 6월, 7월에 캐서 햇볕에 말린다[본초].

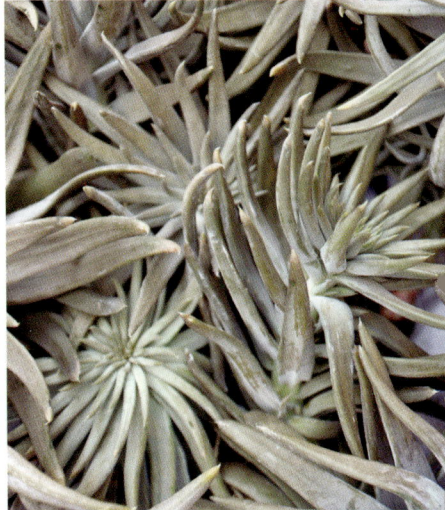
▲ 바위솔 싹

| **약용법** |

전초 5~15g을 물 800mL에 넣고 달여서 반으로 나누어 아침저녁으로 마시거나 또는 가루나 환(丸)으로 만들어 복용한다. 외용할 때는 적당량을 짓찧거나 가루를 내어 환부에 붙인다.

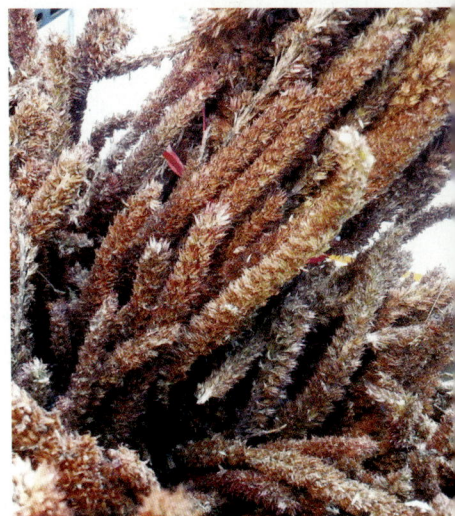
▲ 와송(약재, 전형)

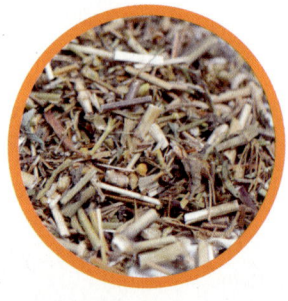

317

왕불류행

- 한자명: 王不留行
- 라틴생약명: Melandrii Herba
- 이명 또는 영명: 불류행(不留行), 왕불류(王不留)
- 식물명 및 학명: 장구채, *Melandrium firmum* Rohrbach
- 과명: 석죽과
- 약용부위: 열매가 익었을 때의 지상부
- 식약처 공정서 및 조선시대 의서 수재:
  대한민국약전외한약(생약)규격집(KHP) 제4개정
  동의보감 탕액편의 풀부(部)
  방약합편의 습초(濕草)편

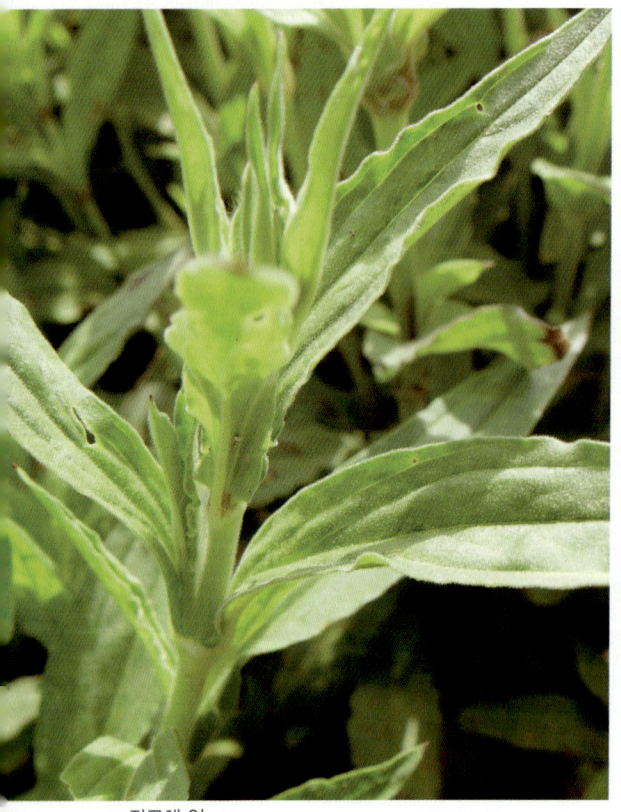

▲ 장구채 잎

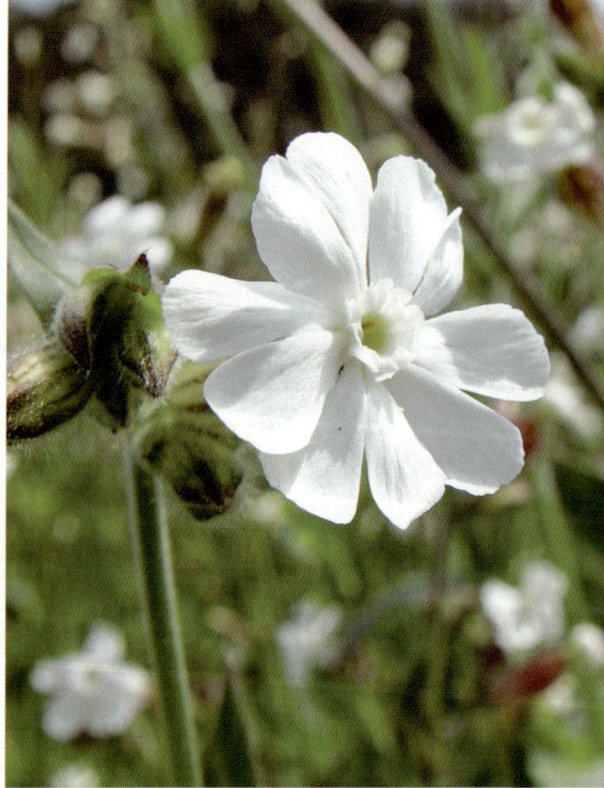

▲ 장구채 꽃

- **기원** 이 약은 장구채 *Melandrium firmum* Rohrbach(석죽과 Caryophyllaceae)의 열매가 익었을 때의 지상부이다.

- **한방 약미(藥味)와 약성(藥性)** 맛은 달고 싱거우며 성질은 서늘하다.

- **한방 작용부위(귀경, 歸經)** 왕불류행은 주로 소장(小腸), 간경(肝經)에 들어가 작용한다.

| 약효 해설 |

- 목 안이 붓고 아픈 증상을 치료한다.
- 소변량이 줄거나 잘 나오지 않는 병증에 유효하다.
- 월경불순, 중이염을 낫게 한다.

| 동의보감 효능 |

왕불류행(王不留行, 장구채)의 성질은 평(平)하고 맛은 쓰고 달며[苦甘] 독이 없다. 쇠붙이에 상하여 피가 나는 것을 멎게 하고 아픈 것을 멈추며 가시 박힌 것을 나오게 한다. 코피, 큰 종기, 피부가 헐어 아프고 가려우며 벌겋게 부어 곪는 것을 낫게 한다. 풍독(風毒)을 없애고 혈맥(血脈)을 통하게 하며 월경이 고르지 못한 것과 난산을 치료한다.

| 약용법 |

지상부 6~12g을 물 800mL에 넣고 달여서 반으로 나누어 아침저녁으로 마신다.

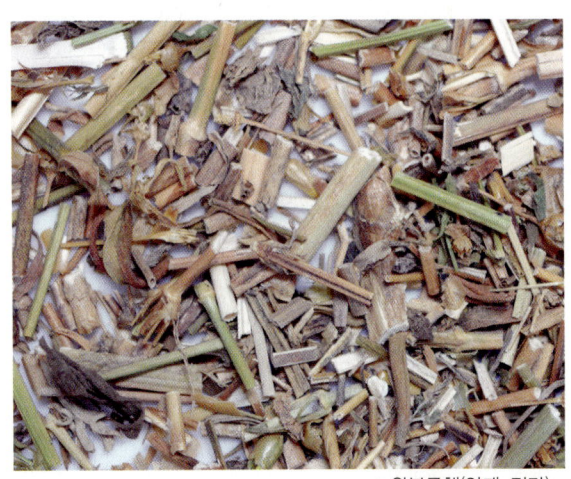

▲ 왕불류행(약재, 절단)

요사

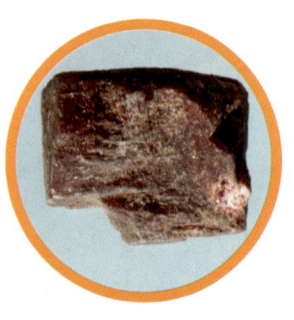

- 한자명: 硇砂
- 라틴생약명: Salammoniac
- 이명 또는 영명: 북정사(北庭砂)
- 한약의 분류: 광물성 약재
- 식약처 공정서 및 조선시대 의서 수재:
  대한민국약전외한약(생약)규격집(KHP) 제4개정

● **기원** 이 약은 할로겐화광물 요사 Salammoniac의 결정체 또는 이를 정제한 것이다. 이 약은 주로 염화암모늄(NH_4Cl : 53.49)을 함유한다.

● **한방 약미(藥味)와 약성(藥性)** 맛은 짜고 쓰며 맵고 성질은 따뜻하며 독이 있다.

● **한방 작용부위(귀경, 歸經)** 요사는 주로 간(肝), 비(脾), 위경(胃經)에 들어가 작용한다.

│ **약효 해설** │

• 음식을 먹고 일정한 시간이 경과한 후 먹은 것을 도로 토해내는 병증을 치료한다.
• 목 안이 붓고 아픈 병증에 사용한다.

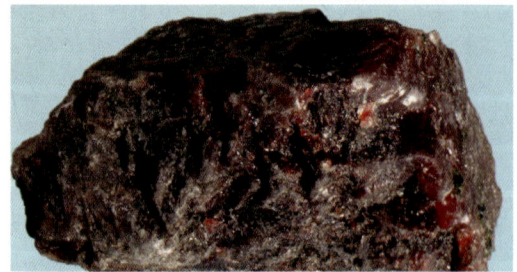

▲ 요사(자요사)

- 한자명: 龍骨
- 라틴생약명: Fossilia Ossis Mastodi
- 이명 또는 영명: Longgu
- 약용부위: 큰 포유동물의 화석화된 뼈
- 식약처 공정서 및 조선시대 의서 수재:
  대한민국약전(KP) 제11개정
  동의보감 탕액편의 짐승부(部)
  방약합편의 용(龍, 용류)편

용골

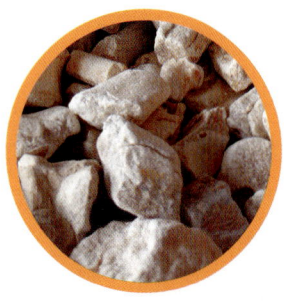

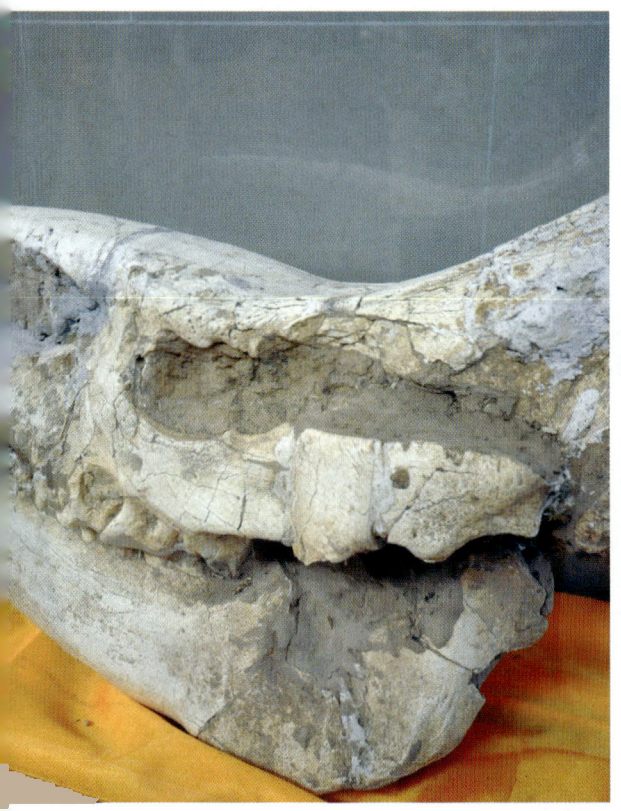

▲ 용골

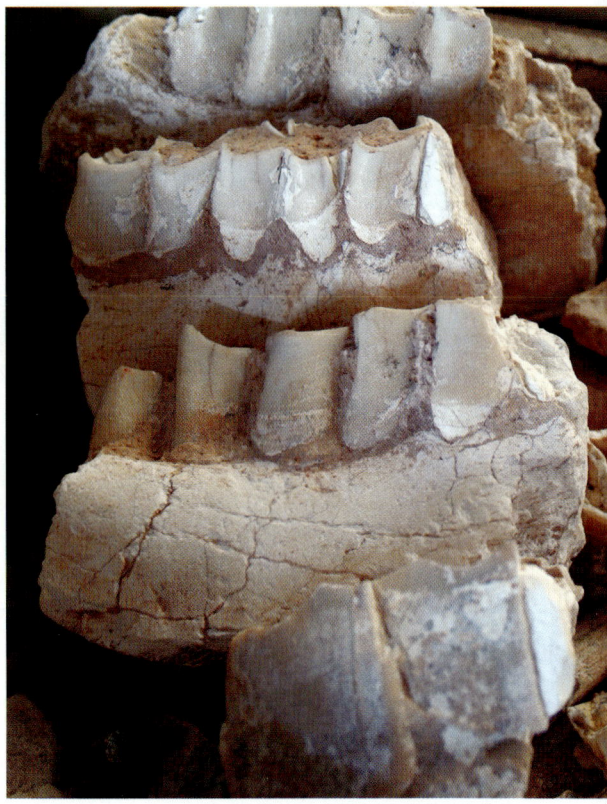

▲ 용치. 큰 포유동물의 이빨 화석이다.

● **기원** 이 약은 큰 포유동물의 화석화된 뼈로서 주로 탄산칼슘으로 구성되어 있다.

● **한방 약미(藥味)와 약성(藥性)** 맛은 떫고 달며 성질은 평(平)하다.

● **한방 작용부위(귀경, 歸經)** 용골은 주로 심(心), 간(肝), 신(腎), 대장경(大腸經)에 들어가 작용한다.

| 약효 해설 |

• 마음을 안정시킨다.

• 머리가 어지럽고 눈앞이 아찔한 증상을 낫게 한다.

• 잠잘 때 무의식중에 정액이 배출되는 병증에 유효하다.

• 혈변(血便), 자궁출혈, 토혈, 코피를 치료한다.

| 동의보감 효능 |

용골(龍骨, 큰 포유동물의 화석화된 뼈)은 성질이 평(平)하고(약간 차다고도 한다) 맛은 달며 독이 없다(독이 조금 있다고도 한다). 정신을 좋아지게 하고 혼백을 안정시킨다. 오장(五藏)을 편안하게 하고 사기를 쫓으며 심신(心神)을 안정시킨다. 설사와 이질을 멎게 하며 꿈을 꾸면서 정액이 나가는 것을 치료한다. 온갖 실혈(失血)을 멎게 하며 땀이 나지 않게 하고 소변이 많이 나가는 것을 막는다[본초]. 약에 넣을 때는 오색을 다 갖춘 것이 좋다. 황백색이 그 다음이며 검은 것이 제일 못하다[본초]. 흰 바탕에 비단 무늬가 있고 혀를 대면 착 달라붙는 것이 좋다[본초]. 용골은 삽제(澁劑)이다. 삽제는 새어나가는 것을 막고 기운을 튼튼하게 한다[탕액]. 불에 달구어 곱게 갈거나 술에 삶았다가 불에 쬐어 말려서 쓴다. 아무 때나 채취한다[본초].

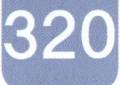

320

- 한자명: 龍葵
- 라틴생약명: Solani Nigri Herba
- 식물명 및 학명: 까마중, *Solanum nigrum* Linné
- 과명: 가지과
- 약용부위: 지상부
- 식약처 공정서 및 조선시대 의서 수재:
  대한민국약전외한약(생약)규격집(KHP) 제4개정
  동의보감 탕액편의 채소부
  방약합편의 습초(濕草)편

용규

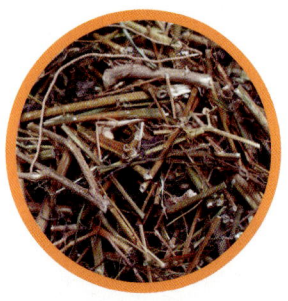

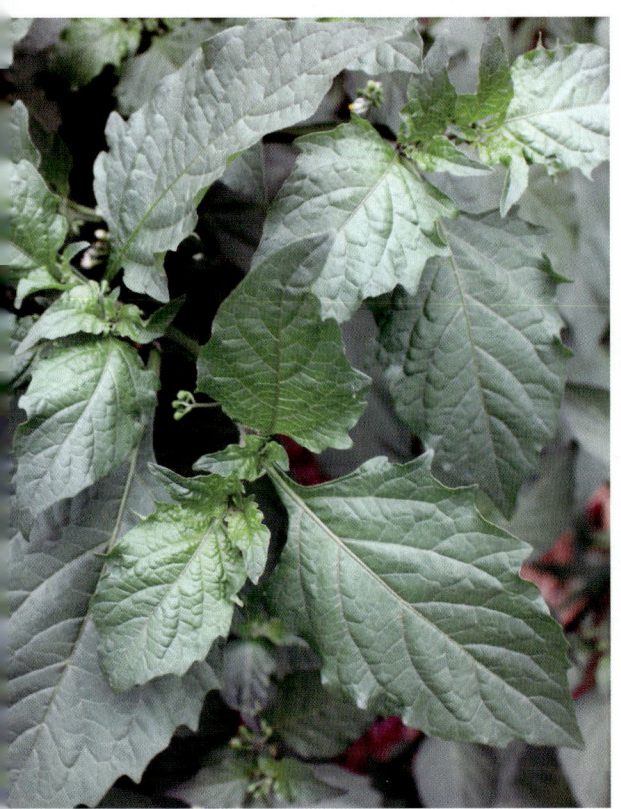

▲ 까마중 잎

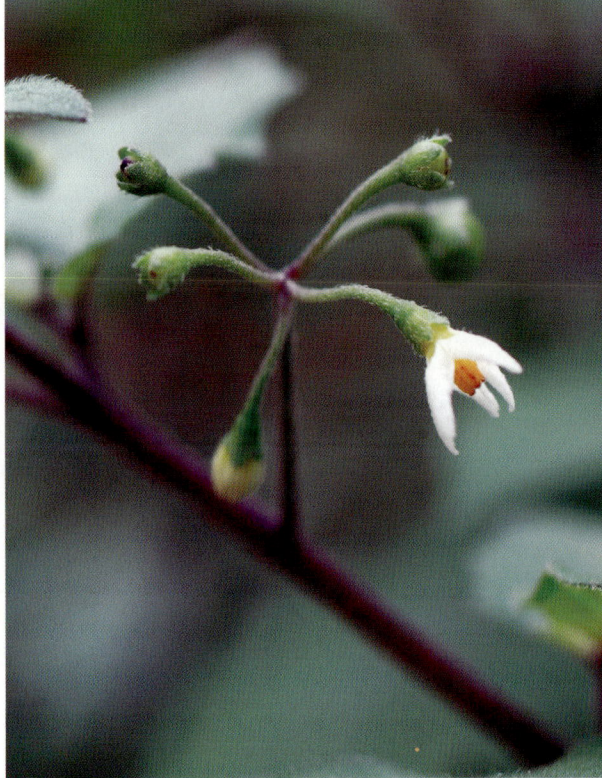

▲ 까마중(*Solanum nigrum* subsp. *nigrum*) 꽃

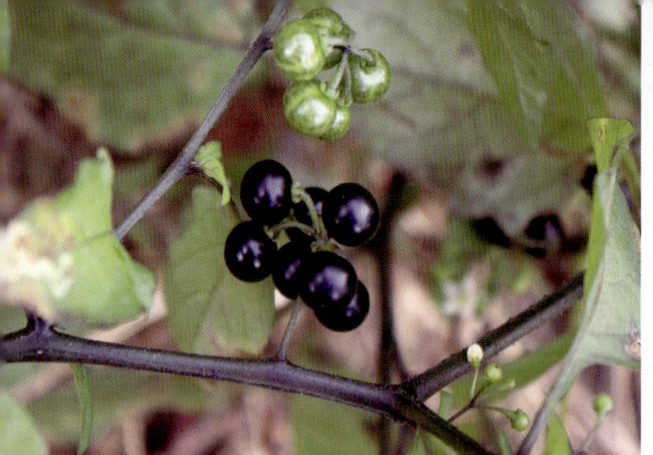

▲ 까마중 열매

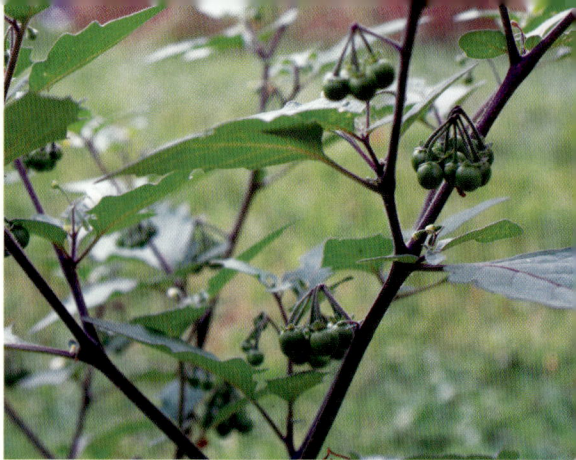

▲ 까마중(*Solanum nigrum* subsp. *nigrum*) 열매

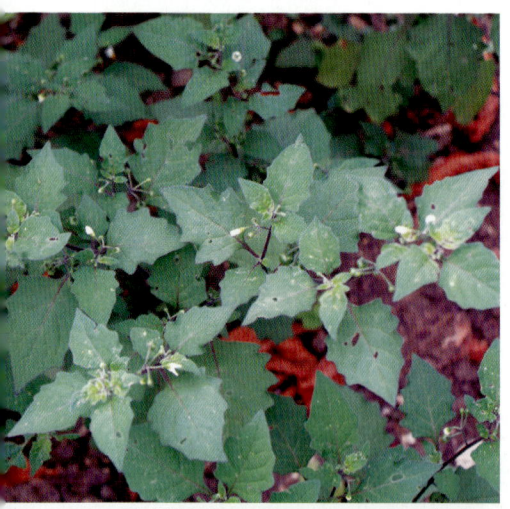

▲ 까마중(*Solanum nigrum* subsp. *nigrum*) 잎

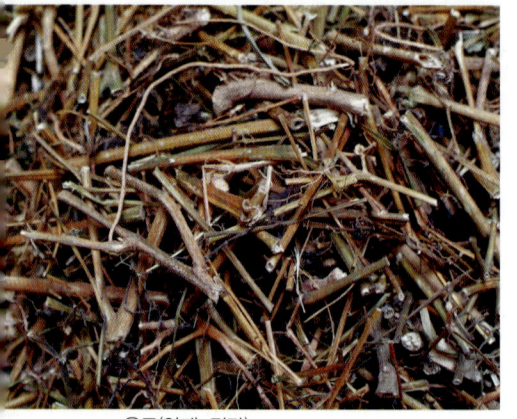

▲ 용규(약재, 절단)

● **기원** 이 약은 까마중 *Solanum nigrum* Linné(가지과 Solanaceae)의 지상부이다.

● **한방 약미(藥味)와 약성(藥性)** 맛은 쓰고 성질은 차다.

| 약효 해설 |

• 만성 기관지염과 신염(腎炎)으로 몸이 붓는 증상을 치료한다.

• 혈압강하 약리작용이 있다.

• 열을 내리고 해독한다.

| 동의보감 효능 |

용규(龍葵, 까마중)는 성질이 차고[寒] 맛이 쓰며[苦] 독이 없다. 피로를 풀어주고 잠을 적게 자게 하며 열로 부은 것[熱腫]을 없앤다.

| 약용법 |

지상부 15~30g을 물 800mL에 넣고 달여서 반으로 나누어 아침저녁으로 마신다. 외용할 때는 적당량을 짓찧어서 환부에 붙인다.

321

용뇌

- 한자명: 龍腦
- 라틴생약명: Bomeolum
- 이명 또는 영명: 빙편(氷片), Borneol
- 식물명 및 학명: 용뇌향(龍腦香), *Dryobalanops aromatica* Gaertner
- 과명: 용뇌향과
- 약용부위: 수간창구에서 흘러나온 수지(樹脂, 식물체로부터의 분비물 또는 상처로부터의 유출물) 또는 수간과 가지를 썰어 수증기로 증류하여 얻은 백색의 결정체
- 식약처 공정서 및 조선시대 의서 수재:
  대한민국약전외한약(생약)규격집(KHP) 제4개정
  동의보감 탕액편의 나무부
  방약합편의 향목(香木, 향나무)편

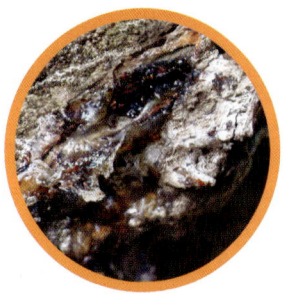

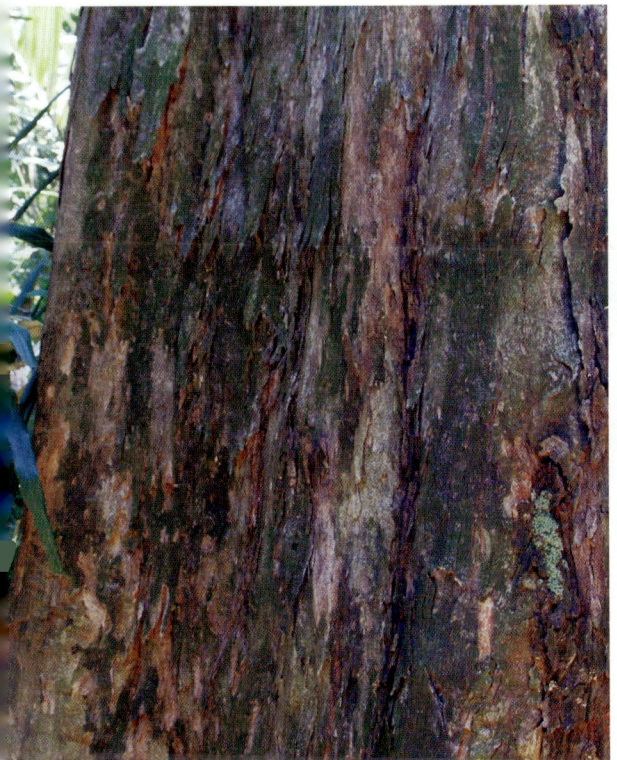

▲ 용뇌향 나무껍질(인도네시아)

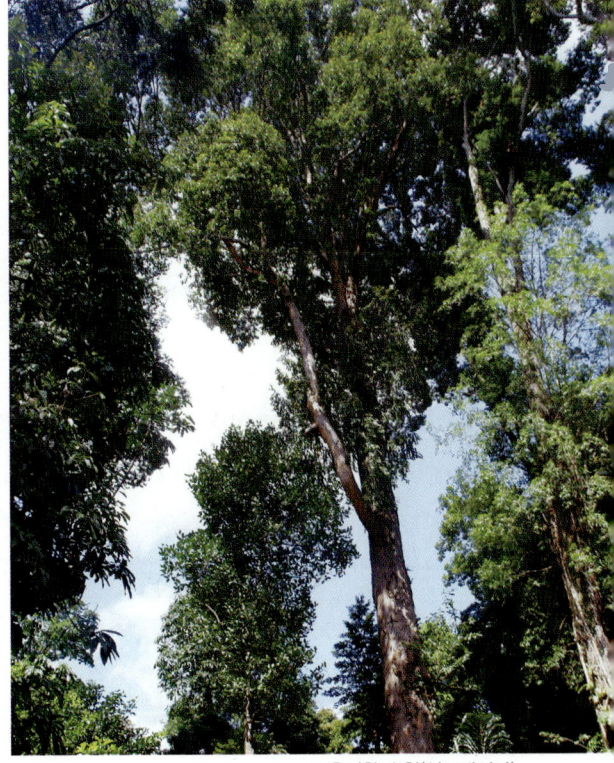

▲ 용뇌향 수형(인도네시아)

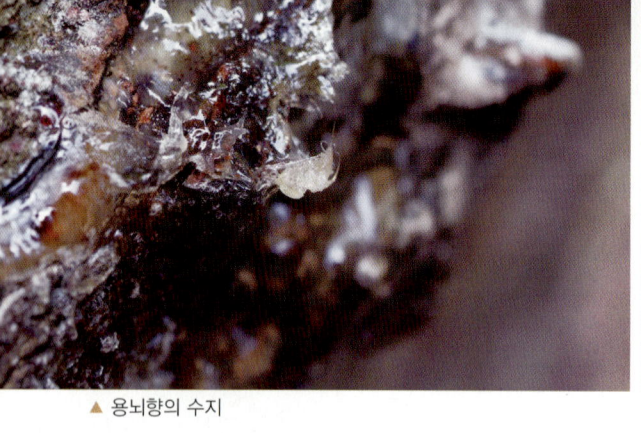

▲ 용뇌향의 수지

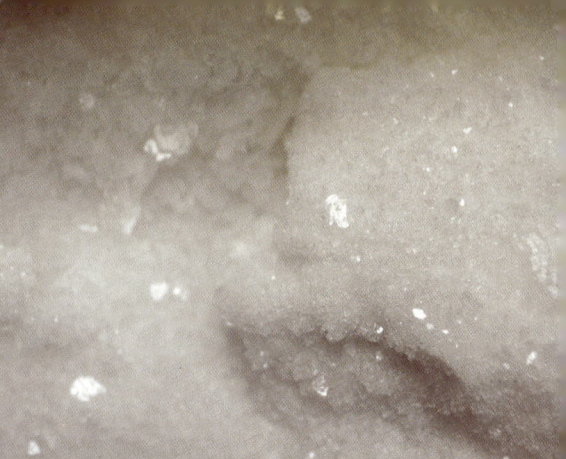

▲ 빙편(합성제품)

- **기원** 이 약은 용뇌향(龍腦香) *Dryobalanops aromatica* Gaertner(용뇌향과 Dipterocarpaceae)의 수간 창구에서 흘러나온 수지 또는 수간과 가지를 썰어 수증기로 증류하여 얻은 백색의 결정체이다.

- **한방 약미(藥味)와 약성(藥性)** 맛은 맵고 쓰며 성질은 서늘하다.

- **한방 작용부위(귀경, 歸經)** 용뇌는 주로 심(心), 폐경(肺經)에 들어가 작용한다.

| 약효 해설 |

• 열이 나고 정신이 혼미한 병증에 사용한다.
• 목 안이 붓고 아프며 무언가 막혀 있는 느낌이 드는 증상을 낫게 한다.
• 부종, 통증을 없애는 효능이 있다.

| 동의보감 효능 |

용뇌향(龍腦香. 용뇌향나무의 수지)의 성질은 약간 차며[微寒](따뜻하고[溫] 평(平)하다고도 한다) 맛은 맵고[辛] 쓰며[苦] 독이 없다. 눈에 생긴 내장과 외장[內外障]에 주로 쓴다. 눈을 밝게 하고 마음을 진정시킨다. 눈이 충혈되면서 부예(膚翳)가 생긴 것, 명치의 나쁜 기운을 치료한다. 풍습(風濕)으로 생긴 뱃속의 덩어리를 없애고 삼충(三蟲)을 죽이며 5가지 치질[五痔]을 낫게 한다.

| 약용법 |

용뇌 0.15~0.3g을 가루 또는 환(丸)으로 만들어 복용한다. 용뇌는 달이지 않는다. 외용할 때는 적당량을 분말로 만들어 뿌리거나 코에 넣거나 바른다.

322

- 한자명: 龍膽
- 라틴생약명: Gentianae Scabrae Radix et Rhizoma
- 이명 또는 영명: 초용담(草龍膽), Gentian Root and Rhizome
- 식물명 및 학명: 용담, *Gentiana scabra* Bunge

    과남풀, *Gentiana triflora* Pallas

    조엽용담(條葉龍膽), *Gentiana manshurica* Kitagawa
- 과명: 용담과
- 약용부위: 뿌리 및 뿌리줄기
- 식약처 공정서 및 조선시대 의서 수재:

    대한민국약전(KP) 제11개정

    동의보감 탕액편의 풀부(部)

    방약합편의 산초(山草)편

용담

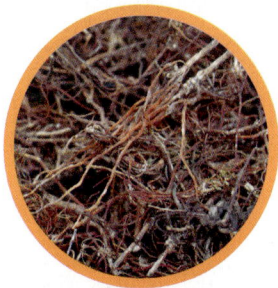

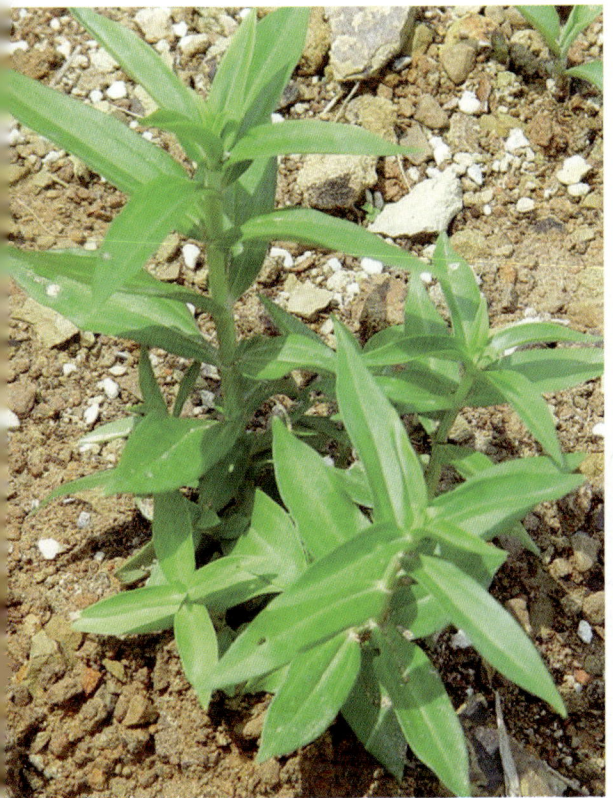

▲ 용담 어린잎

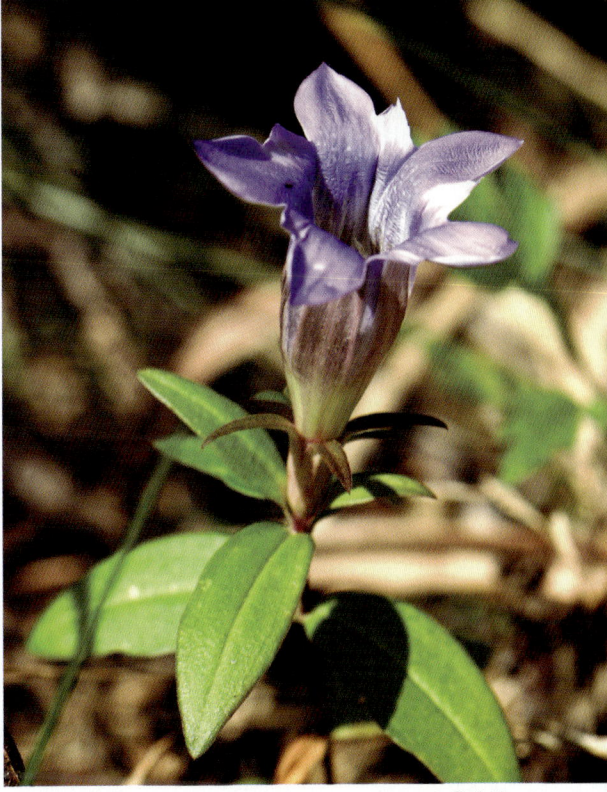

▲ 용담 꽃

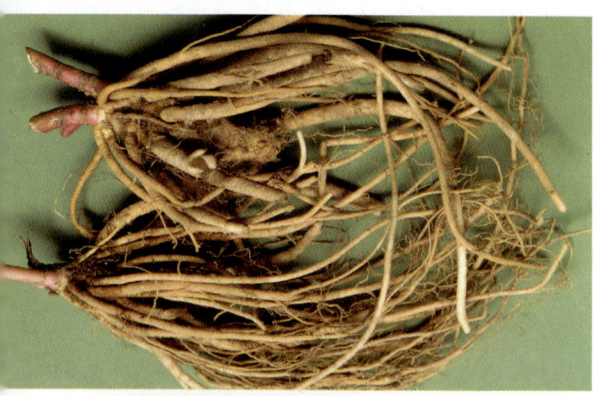

▲ 용담 생뿌리

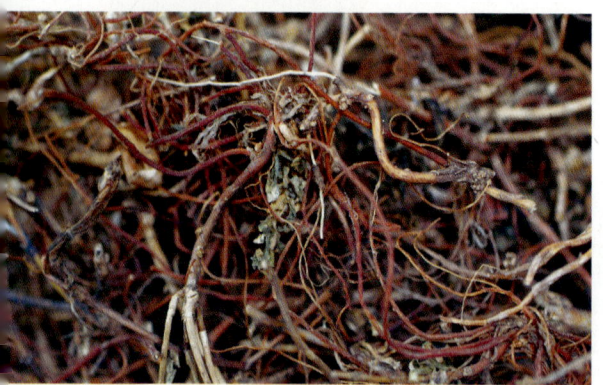

▲ 용담(약재, 전형)

●**기원** 이 약은 용담 *Gentiana scabra* Bunge, 과남풀 *Gentiana triflora* Pallas 또는 조엽용담 (條葉龍膽) *Gentiana manshurica* Kitagawa(용담과 Gentianaceae) 의 뿌리 및 뿌리줄기이다.

●**한방 약미(藥味)와 약성(藥性)** 맛은 쓰며 성질은 차다.

●**한방 작용부위(귀경, 歸經)** 용담은 주로 간(肝), 담경(膽經)에 들어가 작용한다.

| **약효 해설** |

• 음낭이 붓거나 음부가 가려운 증상을 치료한다.

• 자궁에서 분비물이 나오는 증상에 유효하다.

• 황달, 습진 치료에 효과가 있다.

• 두통, 인후통에 사용한다.

| **동의보감 효능** |

용담(龍膽)의 성질은 매우 차고[大寒] 맛이 쓰며[苦] 독이 없다. 위(胃) 속에 있는 열과 유행하는 급성 전염병, 열성 설사(熱泄), 이질을 치료한다. 간(肝)과 담(痰)의 기를 더해주고 놀라서 가슴이 두근거리는 것을 멎게 한다. 뼛속이 화끈거리며 사지(四肢)가 풀리거나 몹시 기운이 없는 것을 치료한다. 장(腸) 속의 작은 충을 제거하며 눈을 밝게 한다.

| **약용법** |

뿌리 및 뿌리줄기 3~6g을 물 800mL에 넣고 달여서 반으로 나누어 아침저녁으로 마신다.

323

- 한자명: 龍牙草
- 라틴생약명: Agrimoniae Herba
- 이명 또는 영명: 선학초(仙鶴草)
- 식물명 및 학명: 짚신나물, *Agrimonia pilosa* Ledebour
- 과명: 장미과
- 약용부위: 전초
- 식약처 공정서 및 조선시대 의서 수재:
  대한민국약전외한약(생약)규격집(KHP) 제4개정
  동의보감 탕액편의 풀부(部)

용아초

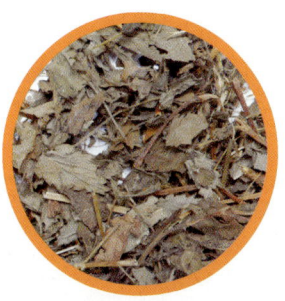

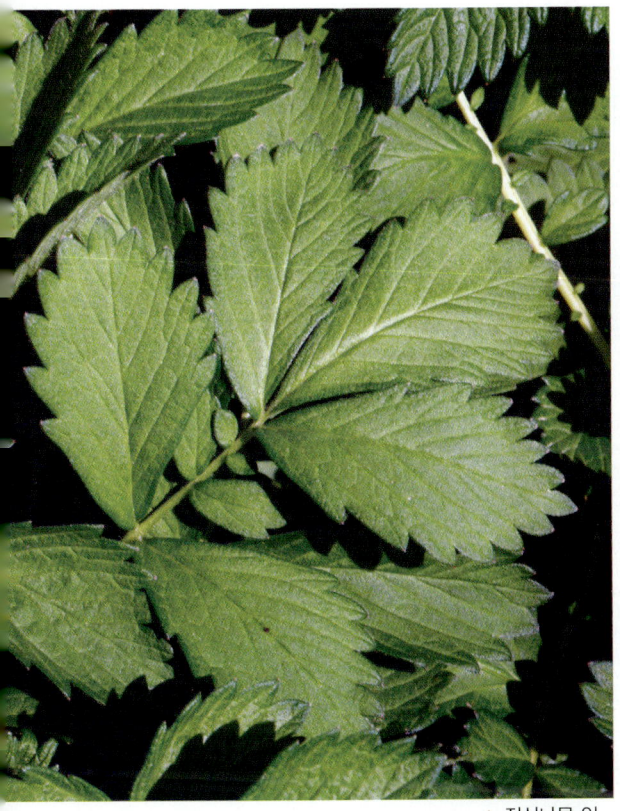

▲ 짚신나물 잎

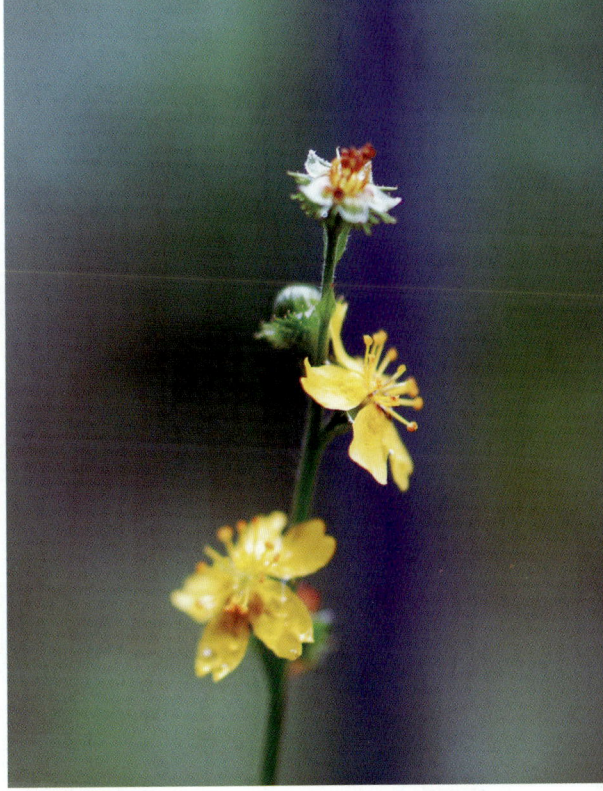

▲ 짚신나물 꽃

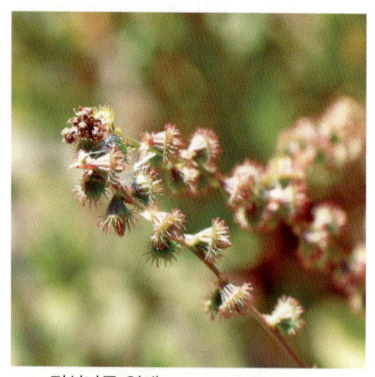

▲ 짚신나물 열매

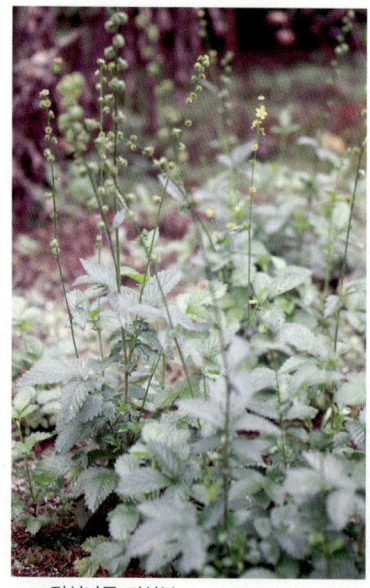

▲ 짚신나물 지상부

●**기원** 이 약은 짚신나물 *Agrimonia pilosa* Ledebour 또는 기타 동속식물(장미과 Rosaceae)의 전초이다.

●**한방 약미(藥味)와 약성(藥性)** 맛은 쓰고 떫으며 성질은 평(平)하다.

●**한방 작용부위(귀경, 歸經)** 용아초는 주로 심(心), 간경(肝經)에 들어가 작용한다.

| 약효 해설 |

• 혈뇨(血尿), 혈변(血便), 자궁출혈에 유효하다.
• 이질, 말라리아 치료에 도움이 된다.
• 자궁에서 나오는 분비물을 멎게 한다.

| 동의보감 효능 |

낭아(狼牙, 짚신나물)의 성질은 차고[寒] 맛은 쓰며 시고[苦酸] 독이 있다. 가려운 종기, 악성 창양[惡瘍], 치질을 낫게 한다. 촌백충 및 뱃속의 모든 충을 죽인다.

| 약용법 |

전초 6~12g을 물 800mL에 넣고 달여서 반으로 나누어 아침저녁으로 마시거나 외용으로 적당량 사용한다.

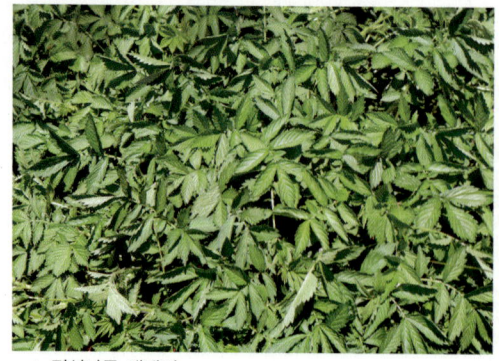

▲ 짚신나물 재배지

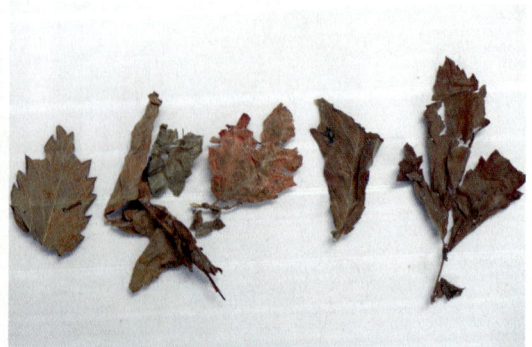

▲ 용아초(약재, 건조 잎)

324

- 한자명: 龍眼肉
- 라틴생약명: Longan Arillus
- 이명 또는 영명: Longan Arillus
- 식물명 및 학명: 용안(龍眼), *Dimocarpus longan* Loureiro
- 과명: 무환자과
- 약용부위: 헛씨껍질
- 식약처 공정서 및 조선시대 의서 수재:

  대한민국약전(KP) 제11개정

  동의보감 탕액편의 과일부

  방약합편의 이과(夷果)편

용안육

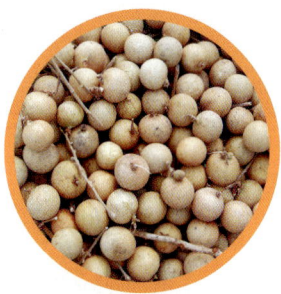

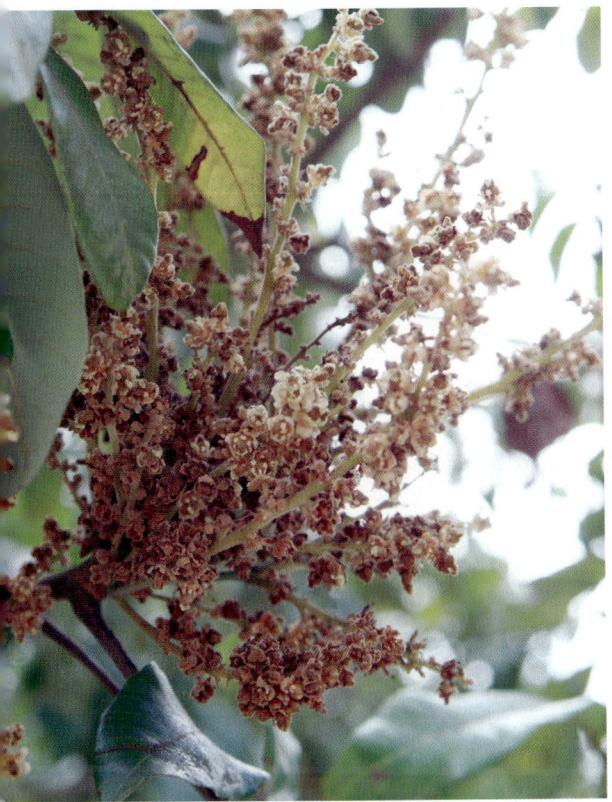

▲ 용안 꽃

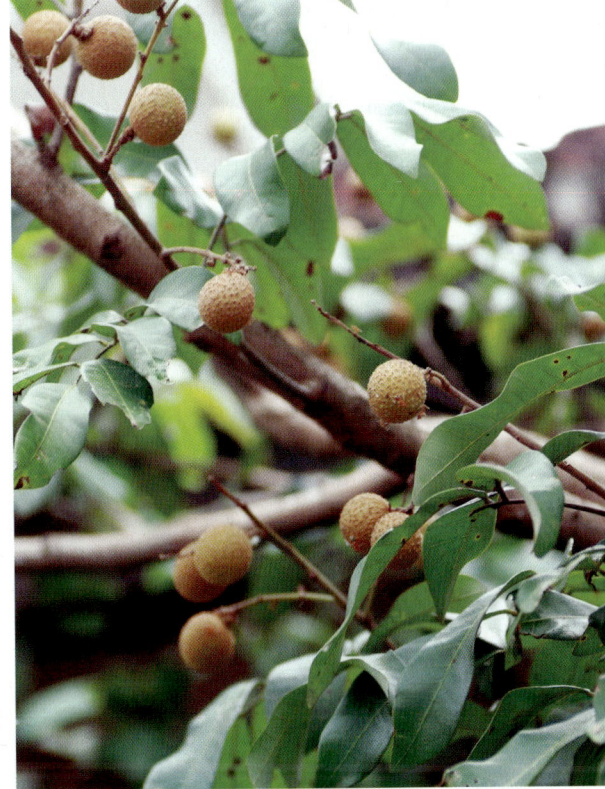

▲ 용안 열매

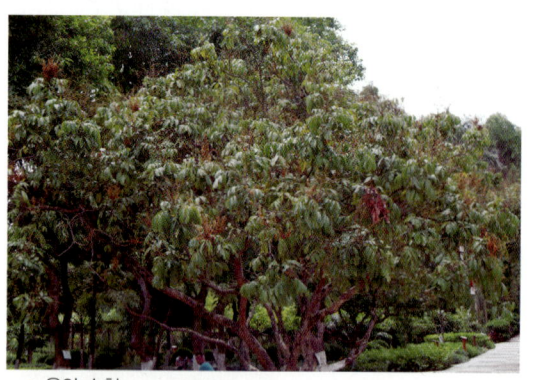

▲ 용안 수형

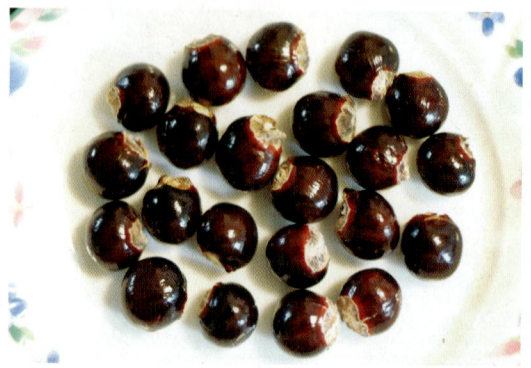

▲ 용안 씨

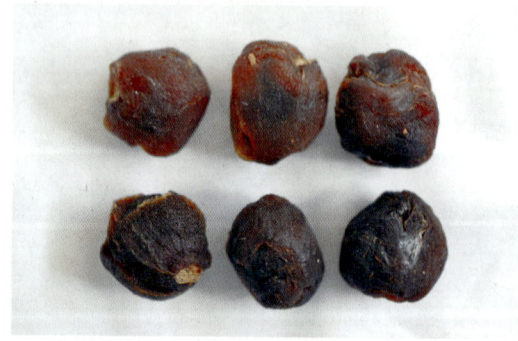

▲ 용안육(약재, 씨 미제거)

●**기원** 이 약은 용안(龍眼) *Dimocarpus longan* Loureiro(무환자과 Sapindaceae)의 헛씨껍질이다.

●**한방 약미(藥味)와 약성(藥性)** 맛은 달고 성질은 따뜻하다.

●**한방 작용부위(귀경, 歸經)** 용안육은 주로 심(心), 비경(脾經)에 들어가 작용한다.

| **약효 해설** |

• 잠이 잘 오지 않는 증세와 건망증을 치료한다.
• 가슴이 몹시 두근거리고 불안해하는 증상을 낫게 한다.
• 기혈(氣血) 부족에 사용한다.

| **동의보감 효능** |

용안(龍眼, 용안육)의 성질은 평(平)하고 맛은 달며[甘] 독이 없다. 오장(五藏)의 나쁜 기운을 없애고 마음을 안정하게 하며 고독(蠱毒)을 없애고 삼충(三蟲)을 죽인다.
용안핵(龍眼核, 용안 씨)은 연기가 나도록 태워 코에 쬐면 계속 콧물이 흐르던 것이 멎는다[입문].

| **약용법** |

헛씨껍질 9~15g을 물 800mL에 넣고 달여서 반으로 나누어 아침저녁으로 마신다.

325

- 한자명: 牛膽
- 라틴생약명: Bovis Fel
- 동물명 및 학명: 소, *Bos taurus domesticus* Gmelin
  물소, *Bubalus bubalis* Linné
- 과명: 소과
- 약용부위: 쓸개
- 식약처 공정서 및 조선시대 의서 수재:
  대한민국약전외한약(생약)규격집(KHP) 제4개정
  동의보감 탕액편의 짐승부(部)

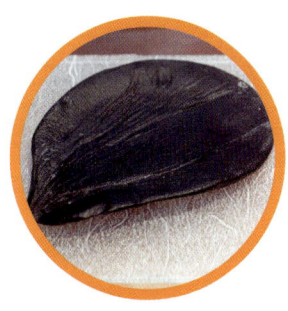

우담

● **기원** 이 약은 소 *Bos taurus domesticus* Gmelin 또는 물소 *Bubalus bubalis* Linné(소과 Bovidae)의 쓸개이다.

● **한방 약미(藥味)와 약성(藥性)** 맛은 쓰고 성질은 차다.

● **한방 작용부위(귀경, 歸經)** 우담은 주로 간(肝), 담(胆), 폐경(肺經)에 들어가 작용한다.

| 약효 해설 |

- 황달, 변비에 유효하다.
- 기침, 가래가 많을 때 사용한다.
- 가슴과 배에 열이 발생하고 목이 마르는 증상을 치료한다.

| 동의보감 효능 |

우담(膽, 소의 쓸개)은 성질이 아주 차고 맛은 쓰며 독이 없다. 눈을 밝게 하고 소갈(消渴)을 멎게 한다[본초].

| 약용법 |

우담 0.3~0.9g을 분말로 만들어 산제(散劑)나 환제(丸劑)로 복용한다. 외용할 때는 적당량을 사용한다.

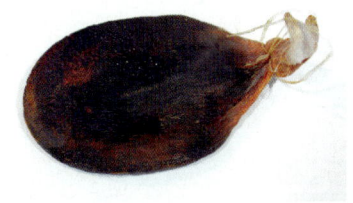

▲ 우담

326

우방근

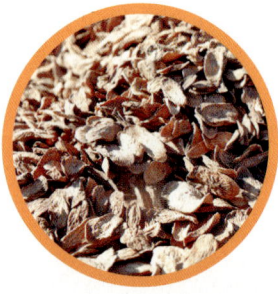

- 한자명: 牛蒡根
- 라틴생약명: Arctii Radix
- 이명 또는 영명: 악실근(惡實根), 서점근(鼠粘根)
- 식물명 및 학명: 우엉, *Arctium lappa* Linné
- 과명: 국화과
- 약용부위: 뿌리
- 식약처 공정서 및 조선시대 의서 수재:
  대한민국약전외한약(생약)규격집(KHP) 제4개정
  동의보감 탕액편의 풀부(部)

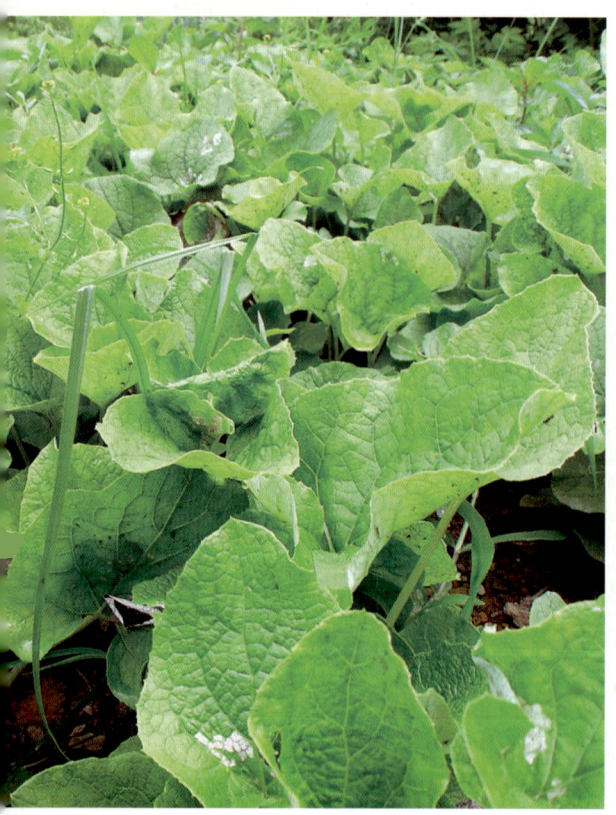

▲ 우엉 지상부

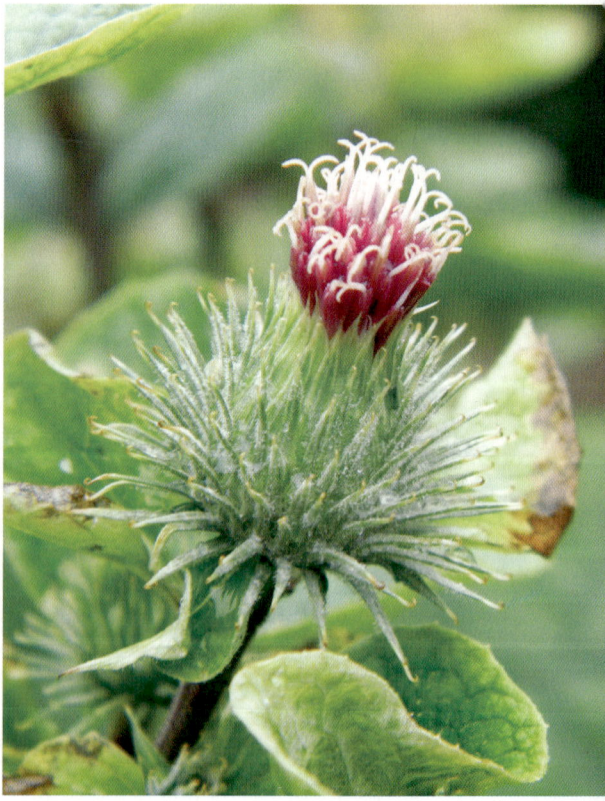

▲ 우엉 꽃

● **기원** 이 약은 우엉 *Arctium lappa* Linné(국화과 Compositae)의 뿌리이다.

● **한방 약미(藥味)와 약성(藥性)** 맛은 쓰고 약간 달며 성질은 서늘하다.

● **한방 작용부위(귀경, 歸經)** 우방근은 주로 폐(肺), 심경(心經)에 들어가 작용한다.

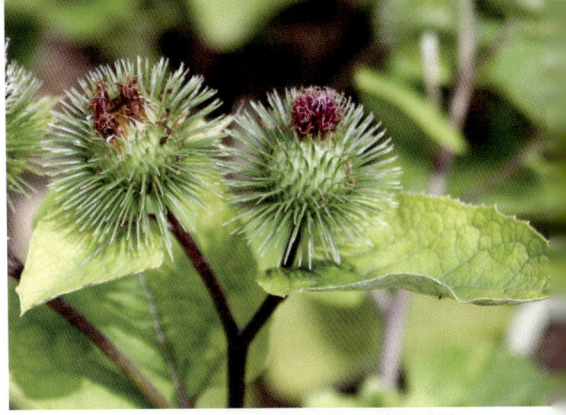
▲ 우엉 열매

| 약효 해설 |

• 두통, 기침, 가래 제거에 효과가 있다.
• 목 안이 붓고 아픈 증상을 치료한다.
• 류머티즘 관절염에 사용한다.

| 동의보감 효능 |

악실근경(惡實根莖, 우엉 뿌리와 줄기)은 상한(傷寒)이나 중풍(中風)으로 얼굴이 부은 것을 치료한다. 소갈(消渴)과 중열(中熱)을 낮게 한다[본초].

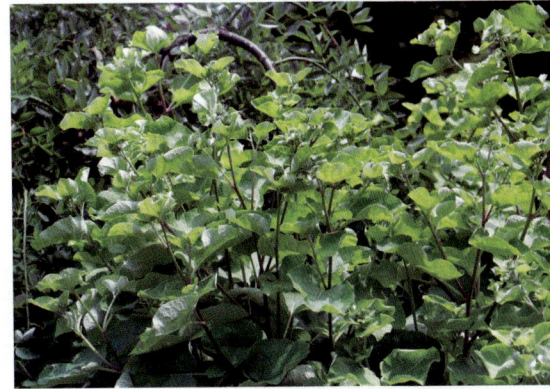
▲ 우엉 지상부

| 약용법 |

뿌리 6~15g을 물 800mL에 넣고 달여서 반으로 나누어 아침저녁으로 마신다. 외용할 때는 적당량을 짓찧거나 고약(膏藥)처럼 걸쭉하게 만들어 환부에 붙인다. 달인 물로 상처 부위를 씻기도 한다.

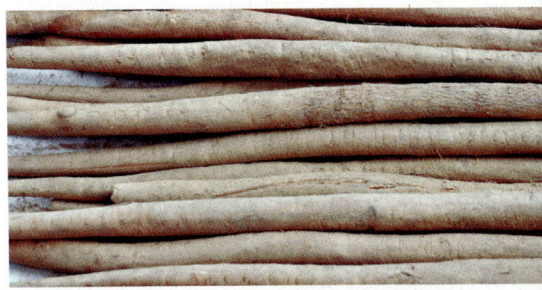
▲ 우엉 뿌리(채취품)

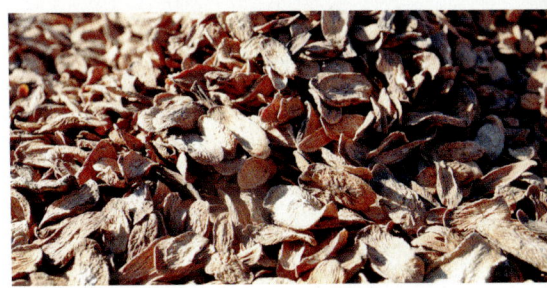
▲ 우방근(약재, 절편)

327

우방자

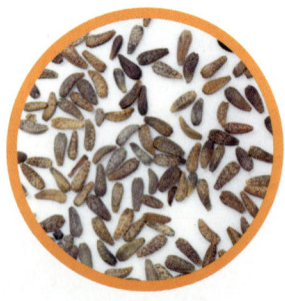

- 한자명: 牛蒡子
- 라틴생약명: Arctii Fructus
- 이명 또는 영명: Arctium Fruit
- 식물명 및 학명: 우엉, *Arctium lappa* Linné
- 과명: 국화과
- 약용부위: 잘 익은 열매
- 식약처 공정서 및 조선시대 의서 수재:
    대한민국약전(KP) 제11개정
    동의보감 탕액편의 풀부(部)
    방약합편의 습초(濕草)편

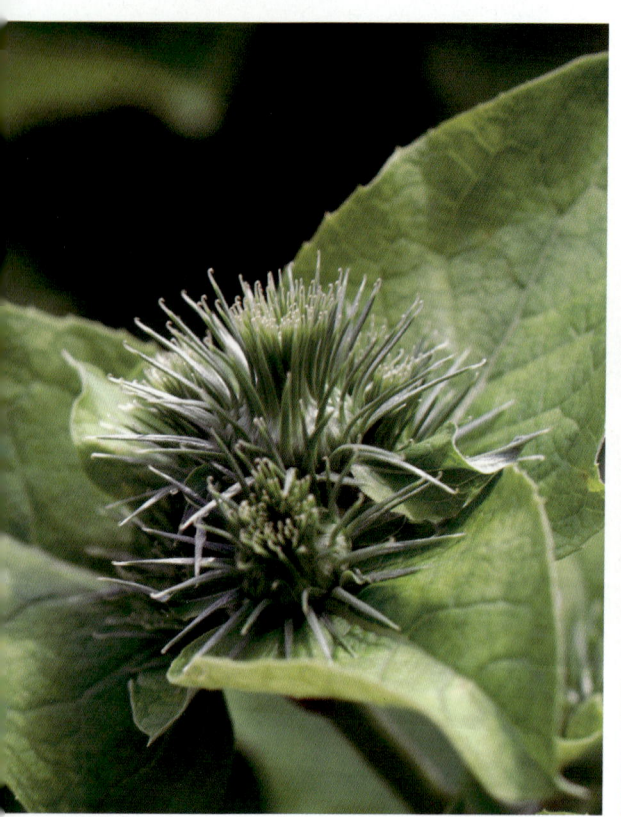

▲ 우엉 열매

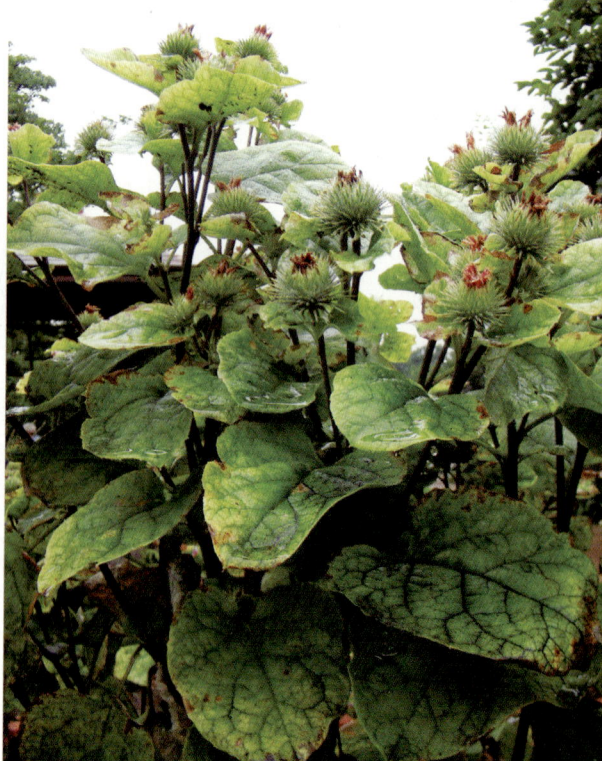

▲ 우엉 지상부

- **기원** 이 약은 우엉 *Arctium lappa* Linné(국화과 Compositae)의 잘 익은 열매이다.

- **한방 약미(藥味)와 약성(藥性)** 맛은 맵고 쓰며 성질은 차다.

- **한방 작용부위(귀경, 歸經)** 우방자는 주로 폐(肺), 위경(胃經)에 들어가 작용한다.

| 약효 해설 |

- 목이 붓고 아픈 증상을 치료한다.
- 가래가 많은 기침 증상에 유효하다.

| 동의보감 효능 |

악실(惡實, 우엉 씨)의 성질은 평(平)하고(따뜻하다[溫]고도 한다) 맛은 매우며[辛](달다[甘]고도 한다) 독이 없다. 눈을 밝게 하고 풍(風)에 상한 것을 낫게 한다[본초].

| 약용법 |

열매 6~12g을 물 800mL에 넣고 달여서 반으로 나누어 아침저녁으로 마신다.

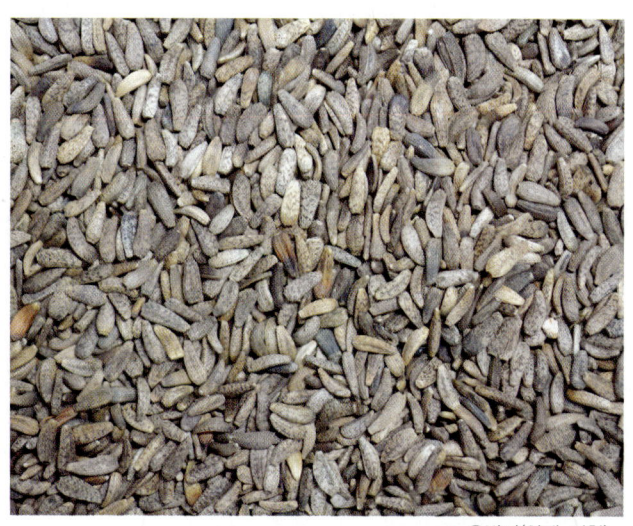

▲ 우방자(약재, 전형)

328

우슬

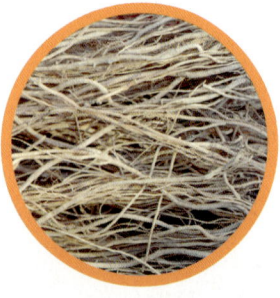

- 한자명: 牛膝
- 라틴생약명: Achyranthis Radix
- 이명 또는 영명: Achyranthes Root
- 식물명 및 학명: 쇠무릎, *Achyranthes japonica* Nakai
  우슬(牛膝), *Achyranthes bidentata* Blume
- 과명: 비름과
- 약용부위: 뿌리
- 식약처 공정서 및 조선시대 의서 수재:
  대한민국약전(KP) 제11개정
  동의보감 탕액편의 풀부(部)
  방약합편의 습초(濕草)편

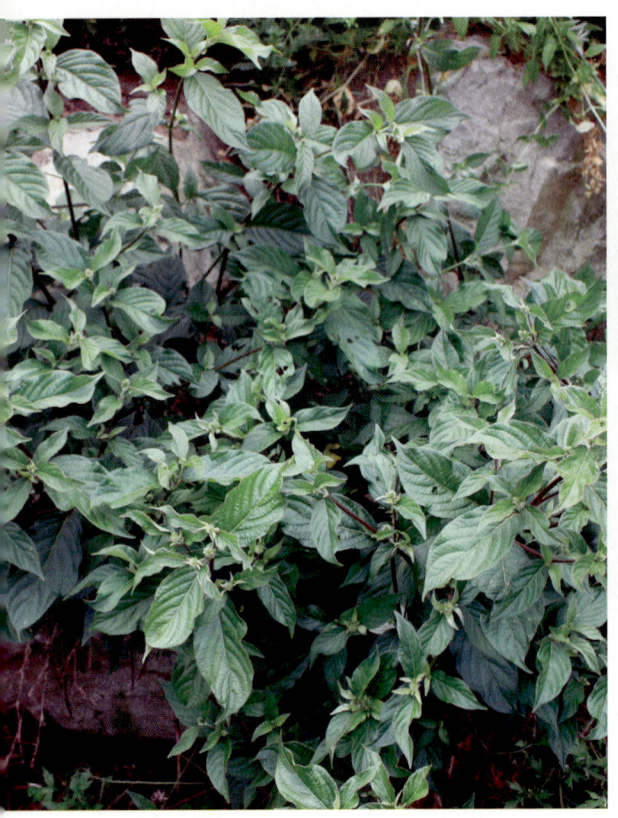

▲ 우슬 지상부

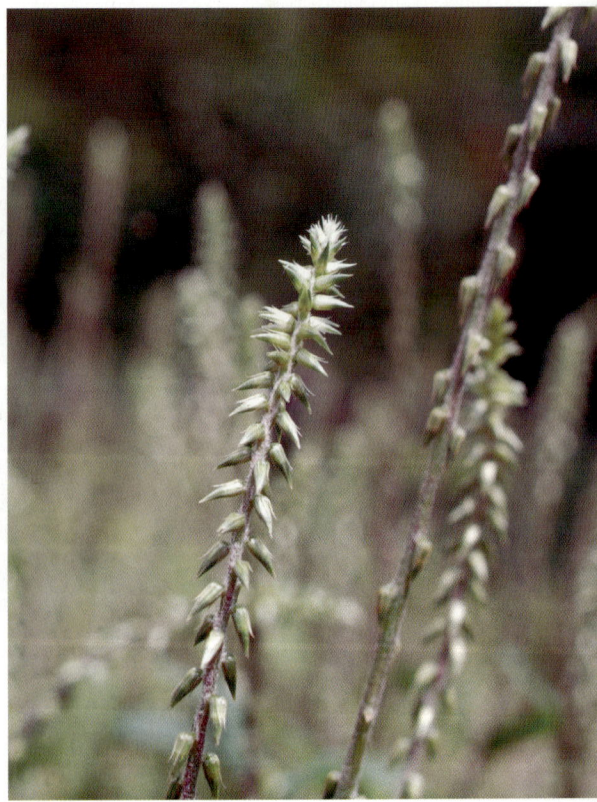

▲ 우슬 꽃

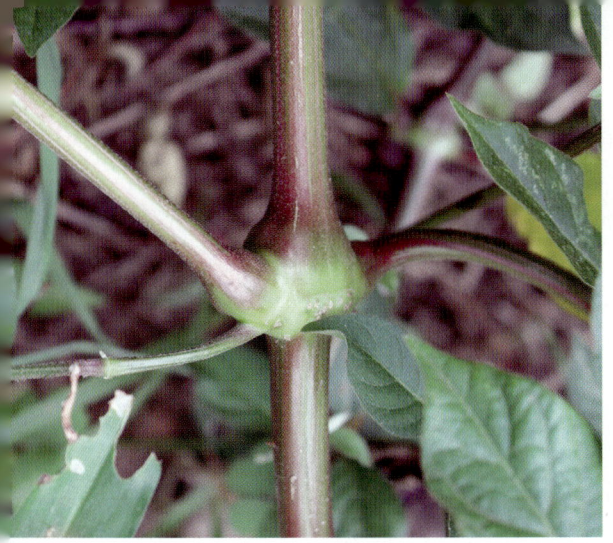

▲ 우슬 줄기

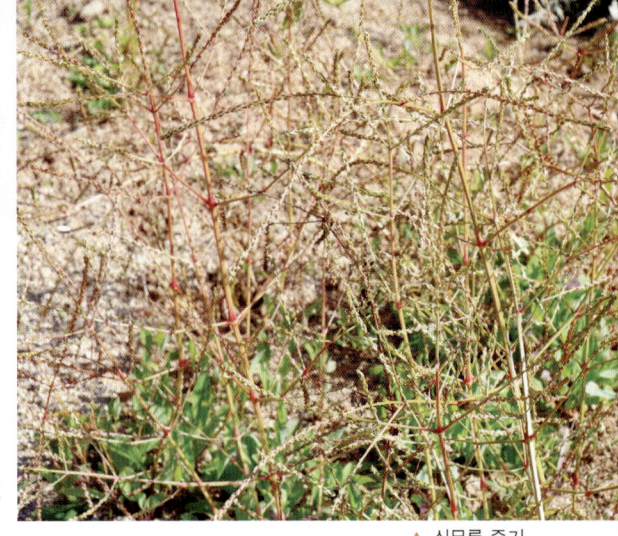

▲ 쇠무릎 줄기

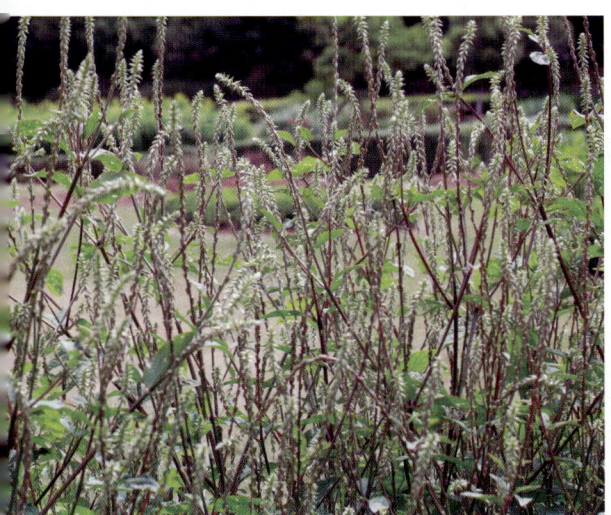

▲ 우슬 지상부

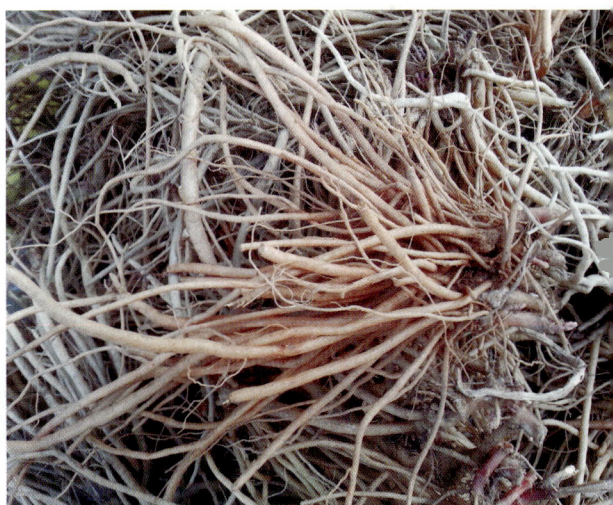

▲ 우슬 뿌리(채취품, 전형)

● **기원** 이 약은 쇠무릎 *Achyranthes japonica* Nakai 또는 우슬(牛膝) *Achyranthes bidentata* Blume(비름과 Amaranthaceae)의 뿌리이다.

● **한방 약미(藥味)와 약성(藥性)** 맛은 쓰고 달며 시고 성질은 평(平)하다.

● **한방 작용부위(귀경, 歸經)** 우슬은 주로 간(肝), 신경(腎經)에 들어가 작용한다.

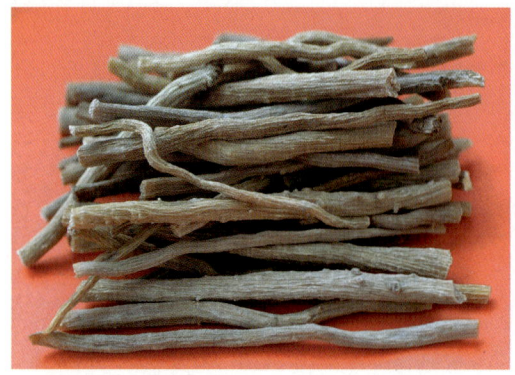
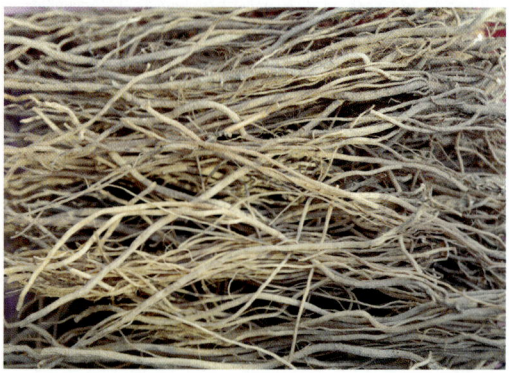

▲ 우슬(약재, 전형). 중국 허난성의 4대 회약(懷藥)의 하나인 회우슬이다.

▲ 우슬(약재, 전형)

| 약효 해설 |

• 근육과 뼈를 강하고 튼튼하게 한다.
• 허리와 무릎 부위가 시큰거리고 아픈 병증에 사용한다.
• 소변 볼 때 아프거나 시원하게 나가지 않는 병증을 낫게 한다.
• 산후 어혈에 의한 부종을 치료한다.
• 두통, 치통, 어지럼증 치료에 효과가 있다.

| 동의보감 효능 |

우슬(牛膝, 쇠무릎)의 성질은 평(平)하고 맛은 쓰며[苦] 시고[酸] 독이 없다. 주로 차고 습한 기운으로 팔다리의 근육이 약해져 마음대로 움직이지 못한 것을 낫게 한다. 뼈마디가 아프고 손발이 저린 것, 무릎이 아파 구부렸다 폈다 하지 못하는 것을 치료한다. 남자의 음소(陰消)증과 노인이 소변을 참지 못하는 데 주로 쓴다. 골수를 채우고 음기(陰氣)를 좋게 하며 머리카락이 희지 않게 한다. 발기부전과 허리, 등뼈가 아픈 것을 낫게 한다. 유산시키고 월경을 통하게 한다.

| 약용법 |

뿌리 5~12g을 물 800mL에 넣고 달여서 반으로 나누어 아침저녁으로 마신다.

329

- 한자명: 藕節
- 라틴생약명: Nelumbinis Rhizomatis Nodus
- 이명 또는 영명: 연근(蓮根)
- 식물명 및 학명: 연꽃, *Nelumbo nucifera* Gaertner
- 과명: 수련과
- 약용부위: 뿌리줄기의 마디
- 식약처 공정서 및 조선시대 의서 수재:
    대한민국약전외한약(생약)규격집(KHP) 제4개정
    동의보감 탕액편의 과일부
    방약합편의 수과(水果)편

우절

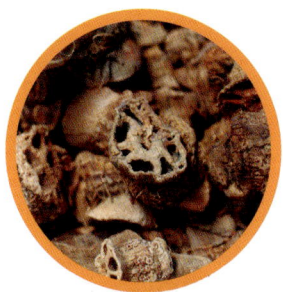

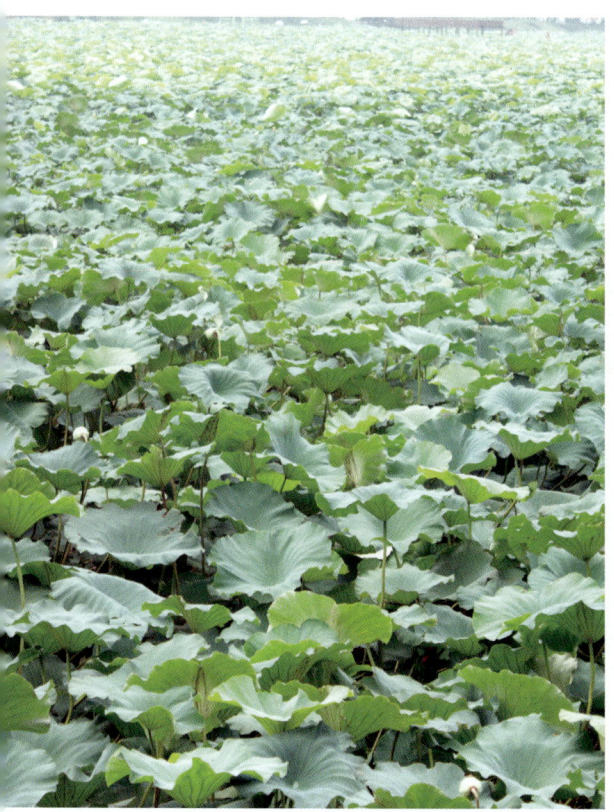

▲ 연꽃밭

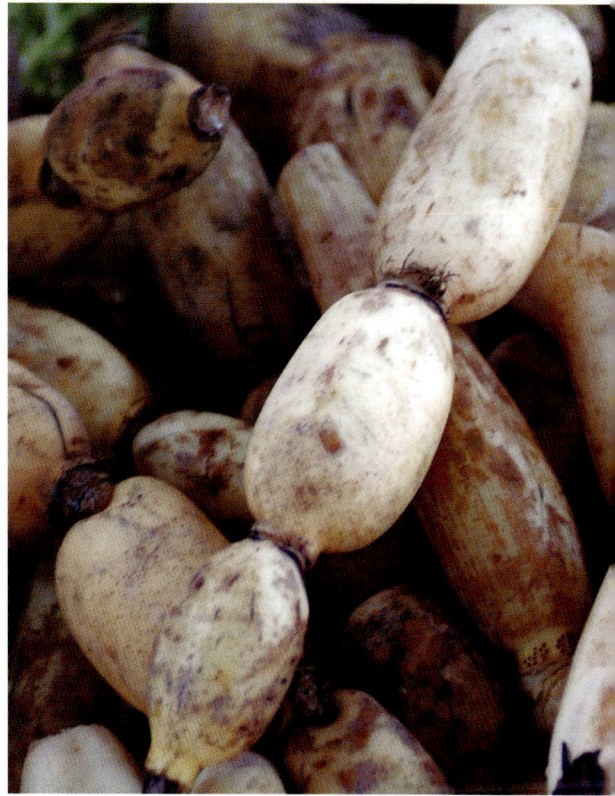

▲ 연꽃 뿌리줄기의 마디

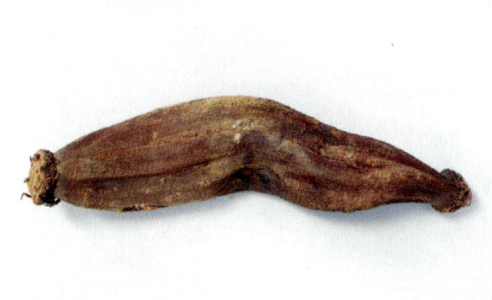

▲ 우절(약재, 전형)

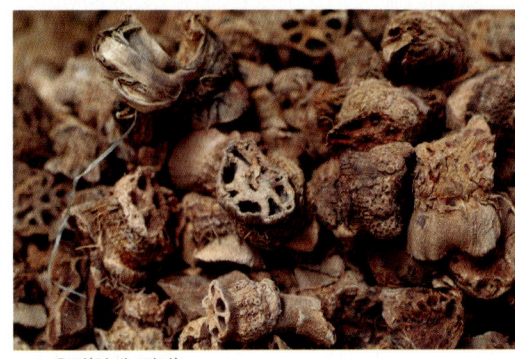

▲ 우절(약재, 절단)

● **기원** 이 약은 연꽃 Nelumbo nucifera Gaertner(수련과 Nymphaeaceae)의 뿌리줄기의 마디이다.

● **한방 약미(藥味)와 약성(藥性)** 맛은 달고 떫으며 성질은 평(平)하다.

● **한방 작용부위(귀경, 歸經)** 우절은 주로 간(肝), 폐(肺), 위경(胃經)에 들어가 작용한다.

| 약효 해설 |

• 혈변(血便), 토혈을 치료한다.
• 월경 주기가 아닌데도 갑자기 출혈이 있는 병증에 사용한다.
• 소변이 껄끄럽고 아프면서 피가 섞여 나오는 증상에 유효하다.

| 동의보감 효능 |

우즙(藕汁, 연근을 짜낸 즙)은 성질이 따뜻하고[溫] 맛은 달며[甘] 독이 없다. 우(藕)라는 것은 연뿌리 이다. 토혈(吐血)을 멎게 하고 어혈(瘀血)을 풀어준다. 생것으로 먹으면 곽란(霍亂) 후에 허하여 생 기는 갈증을 치료한다. 쪄서 먹으면 오장(五藏)을 크게 보하고 하초(下焦)를 튼튼하게 한다. 연뿌 리와 꿀을 함께 먹으면 배에 살이 붙으면서도 충(蟲)이 생기지 않는다. 답답한 것을 없애고 설 사를 멎게 한다. 술독을 풀고 식후나 병을 앓고 난 뒤에 열 나고 목마른 것을 멎게 한다.
우절(연뿌리 마디)은 성질이 차므로[冷] 열독을 풀고 어혈을 깨뜨린다.

| 약용법 |

뿌리줄기의 마디 9~15g을 물 800mL에 넣고 달여서 반으로 나누어 아침저녁으로 마신다.

330

- 한자명: 牛黃
- 라틴생약명: Bovis Calculus
- 이명 또는 영명: Cattle Gallstone
- 동물명 및 학명: 소, *Bos taurus* Linné var. *domesticus* Gmelin
- 과명: 소과
- 약용부위: 담낭 중에 생긴 결석
- 식약처 공정서 및 조선시대 의서 수재:

  대한민국약전(KP) 제11개정

  동의보감 탕액편의 짐승부(部)

  방약합편의 축(畜, 가축류)편

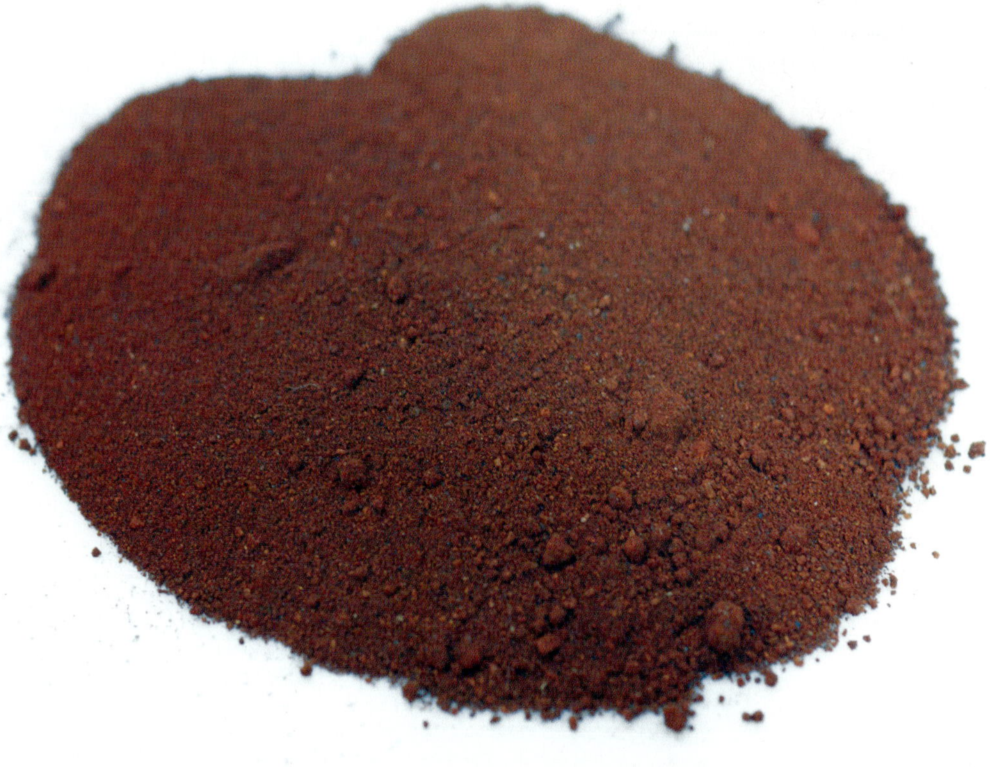

우황

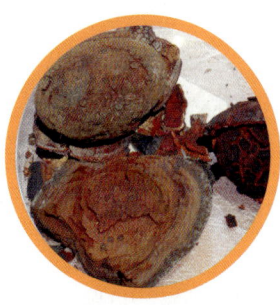

▲ 우황(가루)

- **기원** 이 약은 소 *Bos taurus* Linné var. *domesticus* Gmelin(소과 Bovidae)의 담낭 중에 생긴 결석이다.

- **한방 약미(藥味)와 약성(藥性)** 맛은 달고 성질은 서늘하다.

- **한방 작용부위(귀경, 歸經)** 우황은 주로 심(心), 간경(肝經)에 들어가 작용한다.

| 약효 해설 |

- 열병(熱病)으로 정신이 혼미한 병증에 사용한다.
- 목 안이 붓고 아픈 증상에 유효하다.
- 강심, 진경, 진정 작용이 있다.

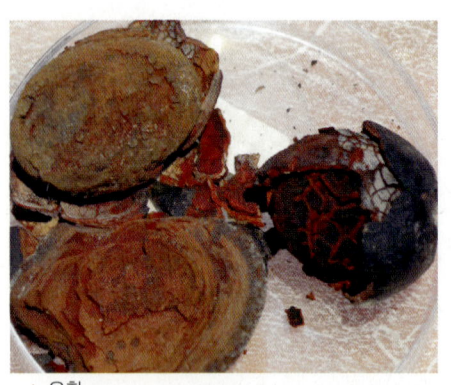
▲ 우황

| 동의보감 효능 |

우황(牛黃, 소 담낭에 생긴 결석)은 성질이 평(平)하고(서늘하다고도 한다) 맛은 쓰며(달다고도 한다) 독이 조금 있다(독이 없다고도 한다). 정신을 안정시키고 사기(邪氣)와 헛것(鬼)을 쫓아낸다. 미쳐 날뛰면서 두통과 현기증이 있는 증상을 낫게 한다. 놀라서 가슴이 두근거리는 것과 중악(中惡, 중풍의 일종)에 주로 사용한다. 소아의 온갖 병을 치료한다[본초]. 소에서 얻어 100일 동안 그늘에서 말리고 햇빛과 달빛을 쬐지 않도록 한다[본초]. 우황의 기운은 간(肝)에 들어가서 근(筋)을 치료한다[강목]. 우황은 가짜가 많다. 손톱에 문질러보아 손톱 속까지 누렇게 물드는 것이 진짜이다[본초]. 큰 소리로 울부짖다가 토한 것을 생황(生黃)이라고 하는데 가장 얻기 어렵다. 요즘에는 다 도살장에서 나오는데 소의 담낭[牛肝膽] 속에서 얻어낸다[본초].

| 약용법 |

우황을 분말로 만들어 1회 1.5~3g을 산제(散劑)나 환제(丸劑)로 복용한다. 외용할 때는 적당량을 사용한다.

331

- 한자명: 郁李仁
- 라틴생약명: Pruni Japonicae Semen
- 식물명 및 학명: 이스라지, *Prunus japonica* Thunb.
  양이스라지나무, *Prunus humillis* Bunge
- 과명: 장미과
- 약용부위: 씨
- 식약처 공정서 및 조선시대 의서 수재:
  대한민국약전외한약(생약)규격집(KHP) 제4개정
  동의보감 탕액편의 나무부
  방약합편의 관목(灌木)편

욱리인

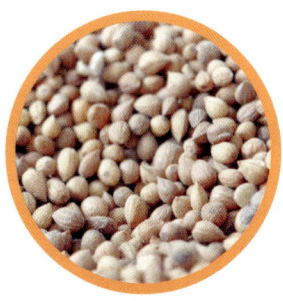

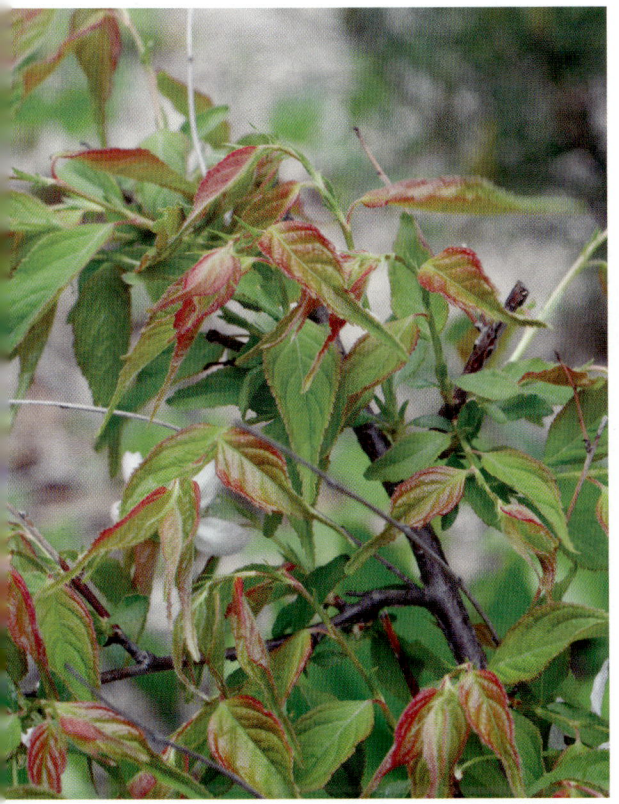

▲ 이스라지 잎

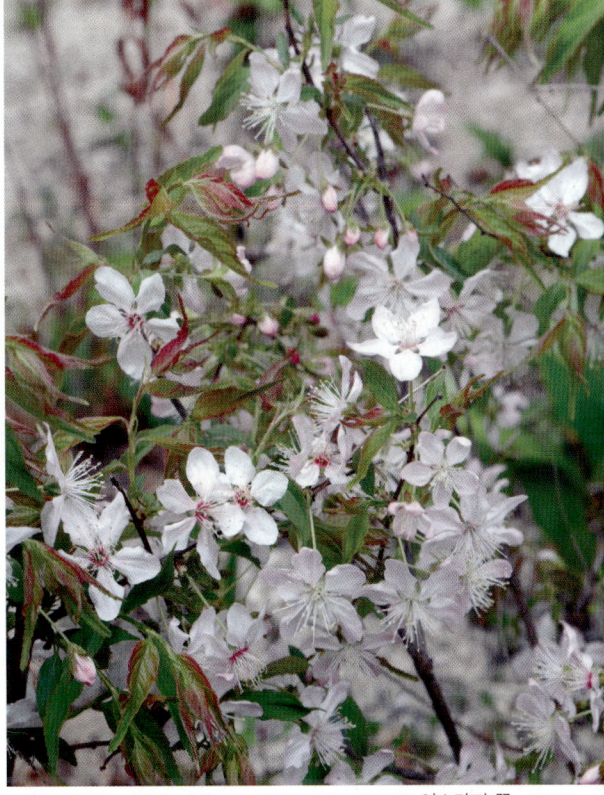

▲ 이스라지 꽃

- **기원** 이 약은 이스라지 *Prunus japonica* Thunb. 또는 양이스라지나무 *Prunus humillis* Bunge (장미과 Rosaceae)의 씨이다.

- **한방 약미(藥味)와 약성(藥性)** 맛은 맵고 쓰며 달고 성질은 평(平)하다.

- **한방 작용부위(귀경, 歸經)** 욱리인은 주로 비(脾), 대장(大腸), 소장경(小腸經)에 들어가 작용한다.

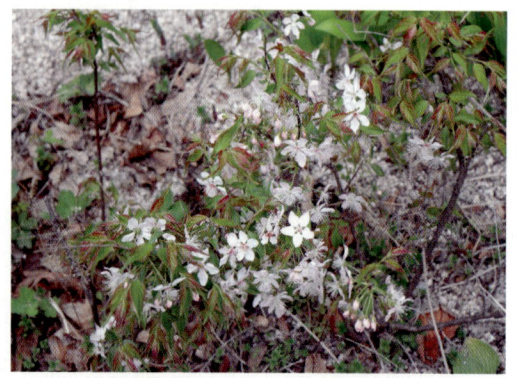

▲ 이스라지 지상부

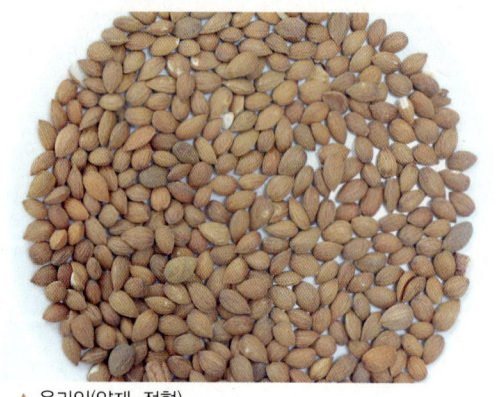

▲ 욱리인(약재, 전형)

| **약효 해설** |

- 장(腸)을 부드럽게 하여 대변이 잘 나오게 한다.
- 음식이 소화되지 않고 오랫동안 정체되는 증상에 유효하다.
- 소변이 잘 나오지 않거나 몸이 붓는 증상을 치료한다.

| **동의보감 효능** |

욱리인(郁李仁, 이스라지 씨)의 성질은 평(平)하며 맛은 쓰고[苦] 매우며[辛] 독이 없다. 전신이 붓는 데 주로 쓴다. 소변을 잘 나오게 한다. 장(腸)에 기가 맺힌 것을 낫게 한다. 소변이 잘 나오지 않는 것, 구토가 멎지 않는 것이 동시에 나타나는 것을 치료한다. 방광을 잘 통하게 하며 오장(五臟)이 갑자기 아픈 것을 치료한다. 허리와 다리의 차가운 고름을 빠지게 하고 숙식(宿食)을 소화시키며 기를 내린다.

| **약용법** |

씨 6~10g을 물 800mL에 넣고 달여서 반으로 나누어 아침저녁으로 마신다.

642

332

운대자

- 한자명: 蕓薹子
- 라틴생약명: Brassicae Campestris Semen
- 이명 또는 영명: 유채자(油菜子)
- 식물명 및 학명: 유채, *Brassica campestris* subsp. *napus* var. *nippo-oleifera* Makino
- 과명: 십자화과
- 약용부위: 씨
- 식약처 공정서 및 조선시대 의서 수재:
  대한민국약전외한약(생약)규격집(KHP) 제4개정
  동의보감 탕액편의 채소부

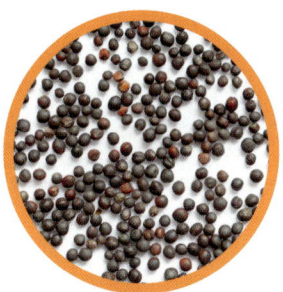

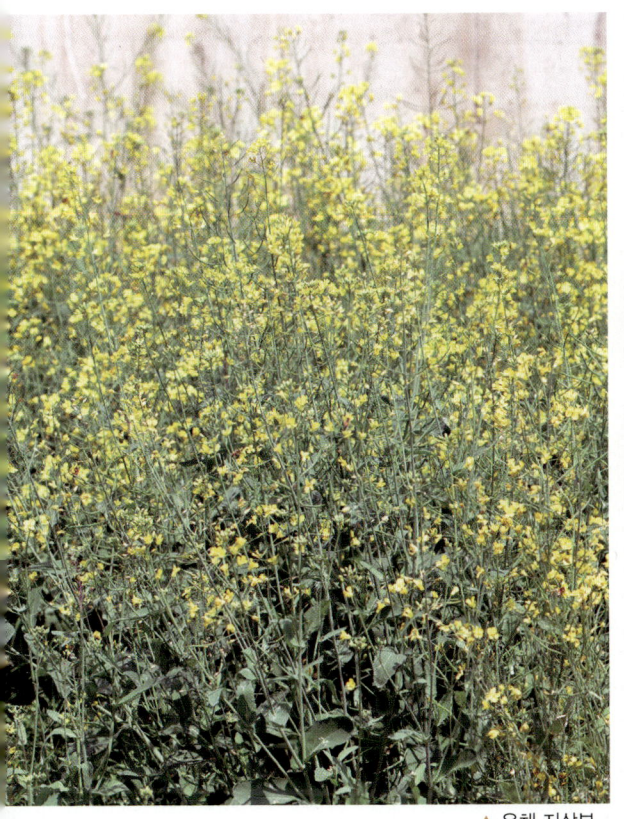

▲ 유채 지상부

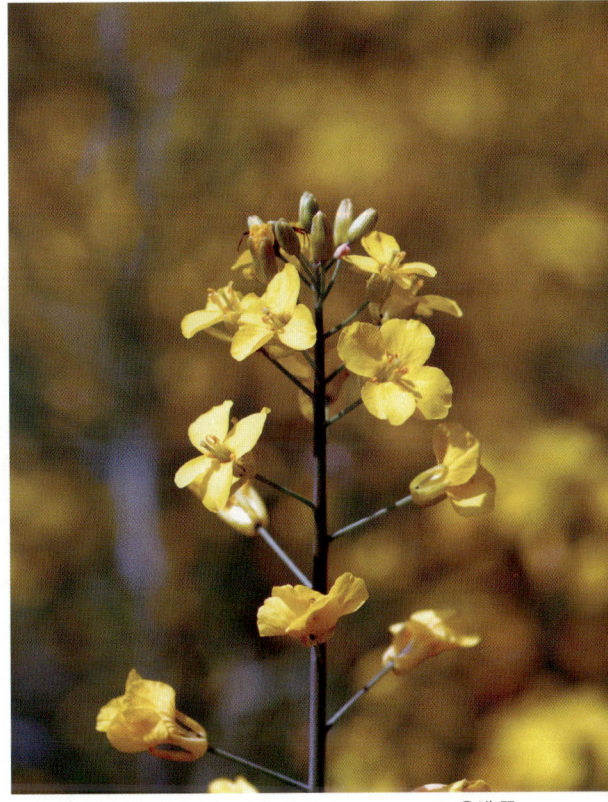

▲ 유채 꽃

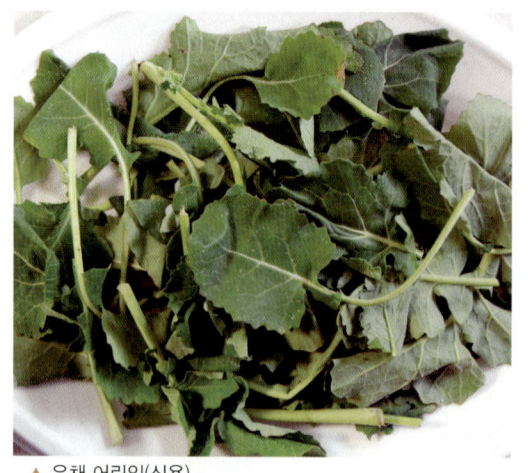

▲ 유채 어린잎(식용)

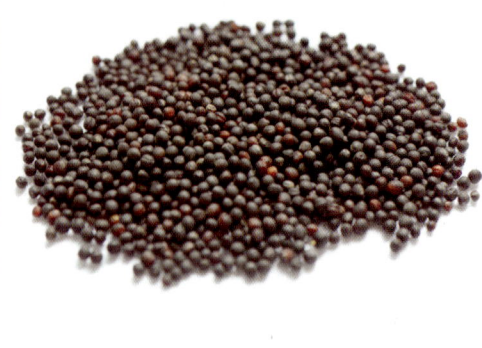

▲ 운대자(약재, 전형)

● **기원** 이 약은 유채 *Brassica campestris* subsp. *napus* var. *nippo-oleifera* Makino(십자화과 Cruciferae)의 씨이다.

● **한방 약미(藥味)와 약성(藥性)** 맛은 맵고 달며 성질은 평(平)하다.

● **한방 작용부위(귀경, 歸經)** 운대자는 주로 간(肝), 대장경(大腸經)에 들어가 작용한다.

| **약효 해설** |

• 어혈로 인한 복통을 치료한다.

• 변비, 대변에 피가 섞이는 이질에 유효하다.

• 젖멍울을 낫게 한다.

| **동의보감 효능** |

운대자(芸薹子, 유채 씨)는 기름을 짜서 머리에 바르면 머리카락이 길게 자라고 검어진다[본초].

| **약용법** |

씨 5~10g을 물 800mL에 넣고 달여서 반으로 나누어 아침저녁으로 마시거나 또는 가루나 환(丸)으로 만들어 복용한다. 외용할 때는 적당량을 가루로 만들어 환부에 붙인다.

644

- 한자명: 雲母
- 라틴생약명: Muscovitum
- 이명 또는 영명: 운모석(雲母石)
- 한약의 분류: 광물성 약재
- 식약처 공정서 및 조선시대 의서 수재:
  대한민국약전외한약(생약)규격집(KHP) 제4개정
  동의보감 탕액편의 돌부(部)
  방약합편의 금석(金石, 광석류)편

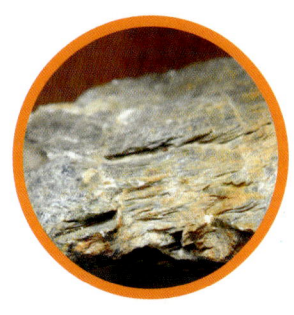

운모

●**기원** 이 약은 규산염광물 백운모이다.

●**한방 약미(藥味)와 약성(藥性)** 맛은 달고 성질은 따뜻하다.

●**한방 작용부위(귀경, 歸經)** 운모는 주로 심(心), 간(肝), 폐경(肺經)에 들어가 작용한다.

| **약효 해설** |

- 가슴이 두근거리면서 불안한 증상에 유효하다.
- 잠이 잘 오지 않는 증상을 치료한다.
- 습진 치료에 효과가 있다.

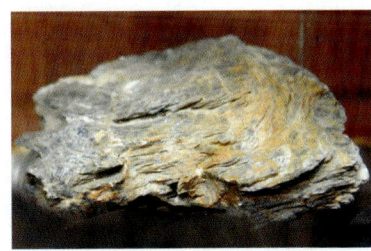
▲ 운모

| **동의보감 효능** |

운모(雲母)는 성질이 평(平)하고 맛은 달며 독이 없다. 오로(五勞)와 칠상(七傷)으로 허손되어 기운이 없는 것을 낫게 한다. 오장을 편안하게 하고 정액을 보충한다. 눈을 밝게 하고 중초를 보하며 이질을 멎게 한다. 곳곳에 있다. 색이 희고 투명하며 매미 날개처럼 얇고 가벼운 것이 좋다[본초]. 불에 달구어 벌겋게 된 것을 식초에 7차례 담근 후에 갈아서 수비(水飛)해서 볕에 말려 분같이 곱게 가루 내어 약으로 쓴다[입문].

울금

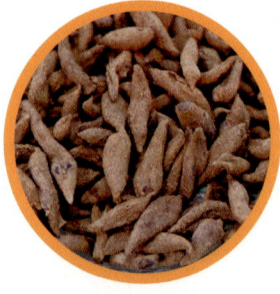

- 한자명: 鬱金
- 라틴생약명: Curcumae Radix
- 이명 또는 영명: Curcuma Root
- 식물명 및 학명: 온울금(溫鬱金), *Curcuma wenyujin* Y. H. Chen et C. Ling

  강황(薑黃), *Curcuma longa* Linné

  광서아출(廣西莪朮), *Curcuma kwangsiensis* S. G. Lee et C. F. Liang

  봉아출(蓬莪朮), *Curcuma phaeocaulis* Val.
- 과명: 생강과
- 약용부위: 덩이뿌리로서 그대로 또는 주피를 제거하고 쪄서 말린 것
- 식약처 공정서 및 조선시대 의서 수재:

  대한민국약전(KP) 제11개정

  동의보감 탕액편의 풀부(部)

  방약합편의 방초(芳草, 향기가 좋은 풀)편

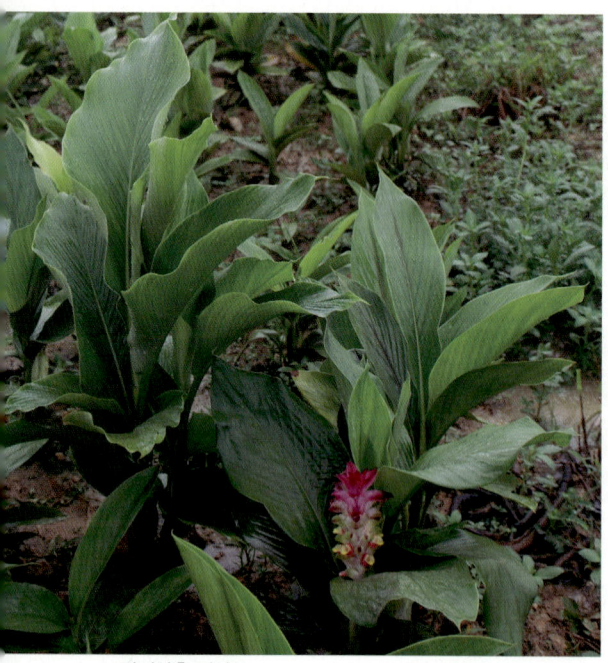

▲ 광서아출 지상부

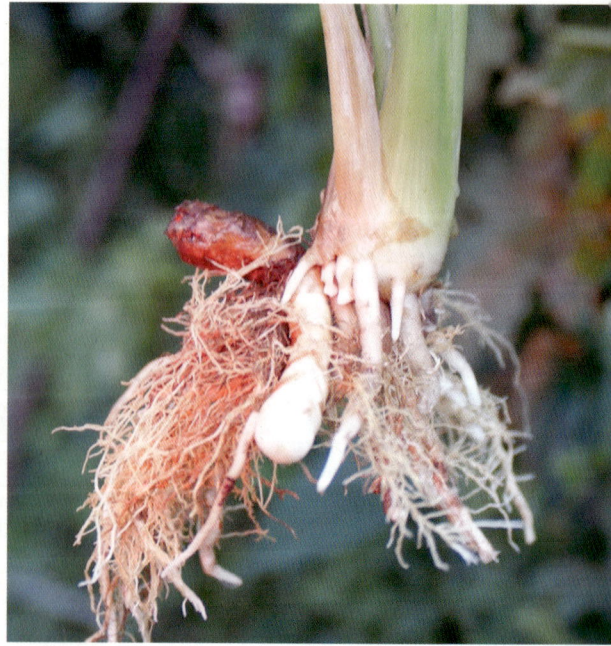

▲ 온울금 지하부

- **기원** 이 약은 온울금(溫鬱金) *Curcuma wenyujin* Y. H. Chen et C. Ling. 강황(薑黃) *Curcuma longa* Linné, 광서아출(廣西莪朮) *Curcuma kwangsiensis* S. G. Lee et C. F. Liang 또는 봉아출(蓬莪朮) *Curcuma phaeocaulis* Val.(생강과 Zingiberaceae)의 덩이뿌리로서 그대로 또는 주피를 제거하고 쪄서 말린 것이다.

- **한방 약미(藥味)와 약성(藥性)** 맛은 맵고 쓰며 성질은 차다.

- **한방 작용부위(귀경, 歸經)** 울금은 주로 간(肝), 심(心), 폐경(肺經)에 들어가 작용한다.

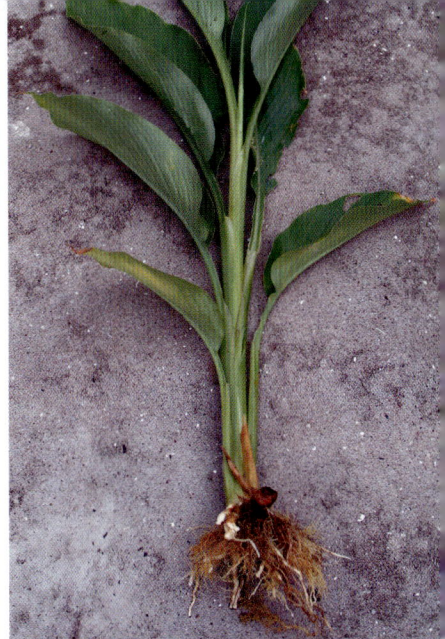

▲ 온울금 전초

| **약효 해설** |

- 열병(熱病)으로 정신이 혼미한 병증에 유효하다.
- 가슴이 막히는 듯하면서 아픈 증상에 쓴다.
- 가슴과 양 옆구리의 찌르는 듯한 통증을 없애준다.
- 유방이 팽창하면서 아픈 병증에 사용한다.
- 담(膽)의 기능을 원활하게 하여 황달을 치료한다.
- 토혈, 코피, 혈뇨(血尿)를 멎게 한다.

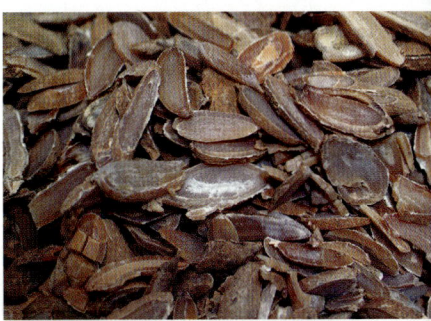

▲ 울금(약재, 절편)

| **동의보감 효능** |

울금(鬱金)의 성질은 차며[寒] 맛은 맵고 쓰며[辛苦] 독이 없다. 피가 엉기어 맺혀서 생긴 덩어리를 없앤다. 기를 내리고 소변에 피가 섞여 나오는 임증, 혈뇨(血尿)를 낫게 한다. 쇠붙이에 다친 상처를 치료하고 혈기로 가슴이 아픈 것을 낫게 한다[본초].

| **약용법** |

덩이뿌리 3~10g을 물 800mL에 넣고 달여서 반으로 나누어 아침저녁으로 마신다.

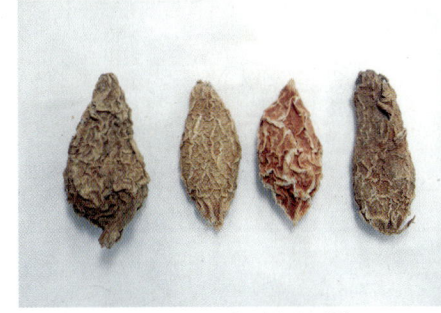

▲ 울금(약재, 전형)

335

웅담

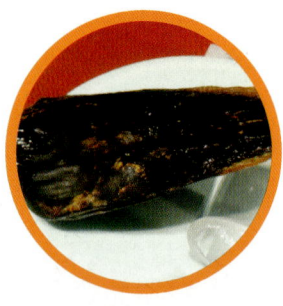

- 한자명: 熊膽
- 라틴생약명: Ursi Fel
- 동물명 및 학명: 불곰, *Ursus arctos* Linné
- 과명: 곰과
- 약용부위: 담즙을 말린 것
- 식약처 공정서 및 조선시대 의서 수재:

  대한민국약전외한약(생약)규격집(KHP) 제4개정

  동의보감 탕액편의 짐승부(部)

  방약합편의 수(獸, 산짐승류)편

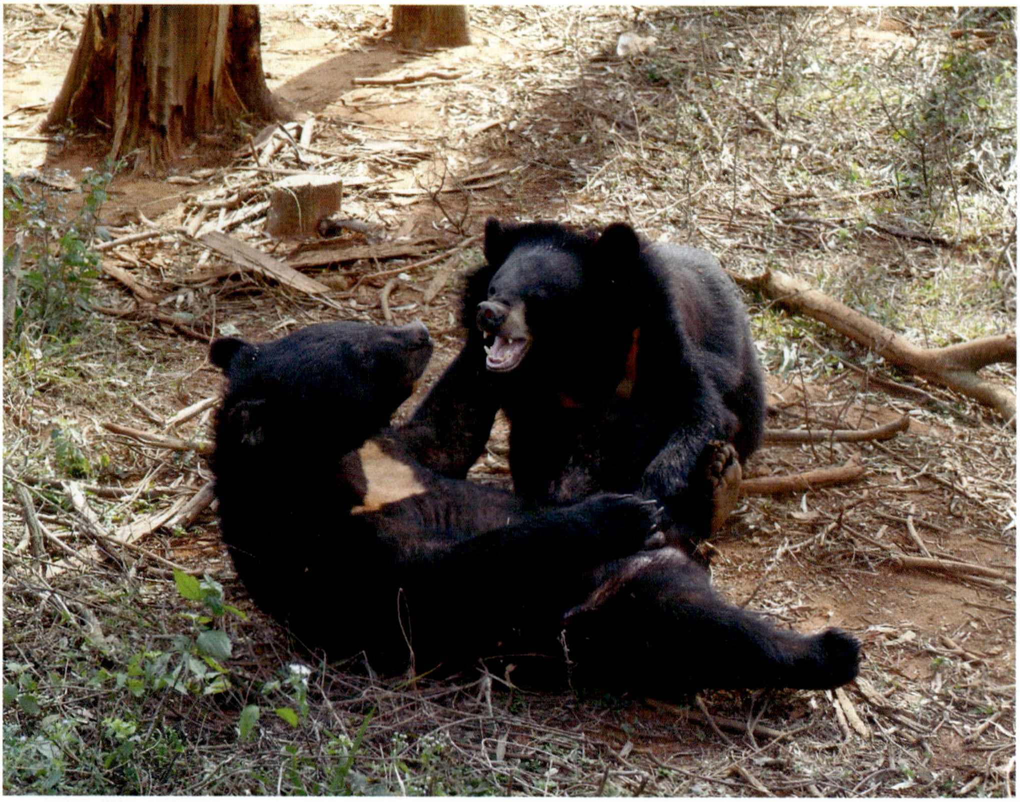

▲ 곰(중국 하이난동물원)

● **기원** 이 약은 불곰 *Ursus arctos* Linné 또는 기타 근연동물(곰과 Ursidae)의 담즙을 말린 것이다.

● **한방 약미(藥味)와 약성(藥性)** 맛은 쓰고 성질은 차다.

● **한방 작용부위(귀경, 歸經)** 웅담은 주로 간(肝), 담(膽), 심(心), 위경(胃經)에 들어가 작용한다.

| **약효 해설** |

• 간염, 간경변 치료에 효과가 있다.
• 이담(利膽), 진통, 진경 작용이 있다.
• 목 안이 벌겋게 붓고 아프며 막힌 감이 있는 증상을 낫게 한다.
• 눈 충혈에 쓴다.

| **동의보감 효능** |

웅담(膽, 곰의 쓸개)은 성질이 차고 맛은 쓰며 독이 없다. 열병, 황달, 오랜 이질[久痢], 감닉창[疳蝕], 가슴앓이, 주오(疰忤), 소아오감(五疳)에 주로 쓴다. 벌레를 죽이고 악창(惡瘡)을 치료한다[본초]. 눈에 넣으면 예막을 없애고 눈먼 것을 치료한다[입문]. 채취해서 그늘에서 말린다. 가짜가 많다. 좁쌀[粟]만큼 떼서 따뜻한 물에 넣어서 시험한다. 한 줄기 띠를 이루어 흩어지지 않는 것이 진짜다[본초].

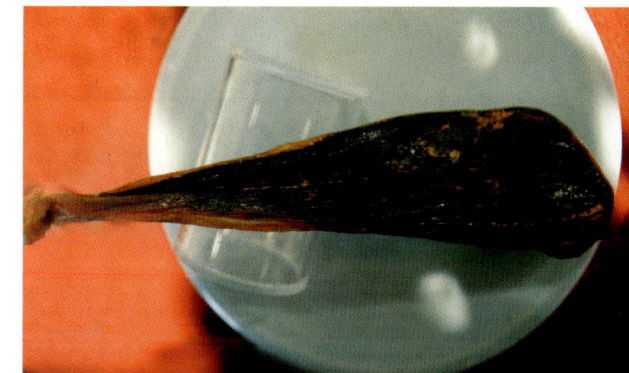

▲ 웅담

| **약용법** |

웅담 0.2~0.5g을 가루 또는 환(丸)으로 만들어 복용한다. 외용할 때는 적당량을 분말로 하여 피부에 바르거나 또는 멸균 제제로 하여 눈에 넣는다.

웅황

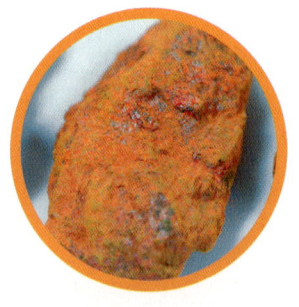

〈대한민국약전외한약(생약)규격집(KHP) 제4개정에서 삭제한 품목〉

- 한자명: 雄黃
- 라틴생약명: Realgar
- 이명 또는 영명: 석웅황(石雄黃)
- 한약의 분류: 광물성 약재
- 식약처 공정서 및 조선시대 의서 수재:
    대한약전외한약(생약)규격집(KHP) 제3개정
    방약합편의 금석(金石, 광석류)편

● **기원** 이 약은 황화광물 계관석이다.

● **한방 약미(藥味)와 약성(藥性)** 맛은 맵고 성질은 따뜻하며 독이 있다.

● **한방 작용부위(귀경, 歸經)** 웅황은 주로 간(肝), 대장경(大腸經)에 들어가 작용한다.

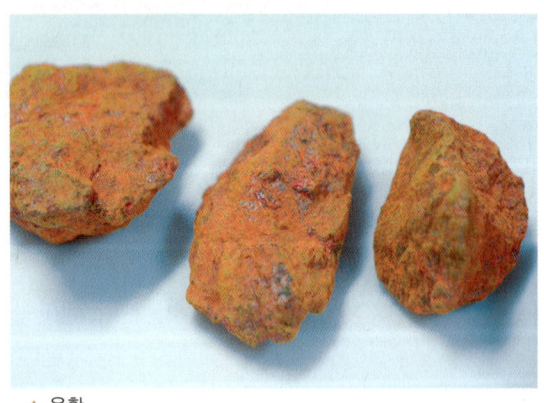

▲ 웅황

| **약효 해설** |

- 화농성 질환에 쓴다.
- 학질을 낮게 한다.
- 목이 메어 숨을 못 쉬고 삼키지도 못 하는 병증을 치료한다.

- **한자명**: 遠志
- **라틴생약명**: Polygalae Radix
- **이명 또는 영명**: Polygala Root
- **식물명 및 학명**: 원지, *Polygala tenuifolia* Willdenow
- **과명**: 원지과
- **약용부위**: 뿌리
- **식약처 공정서 및 조선시대 의서 수재**:
    대한민국약전(KP) 제11개정
    동의보감 탕액편의 풀부(部)
    방약합편의 산초(山草)편

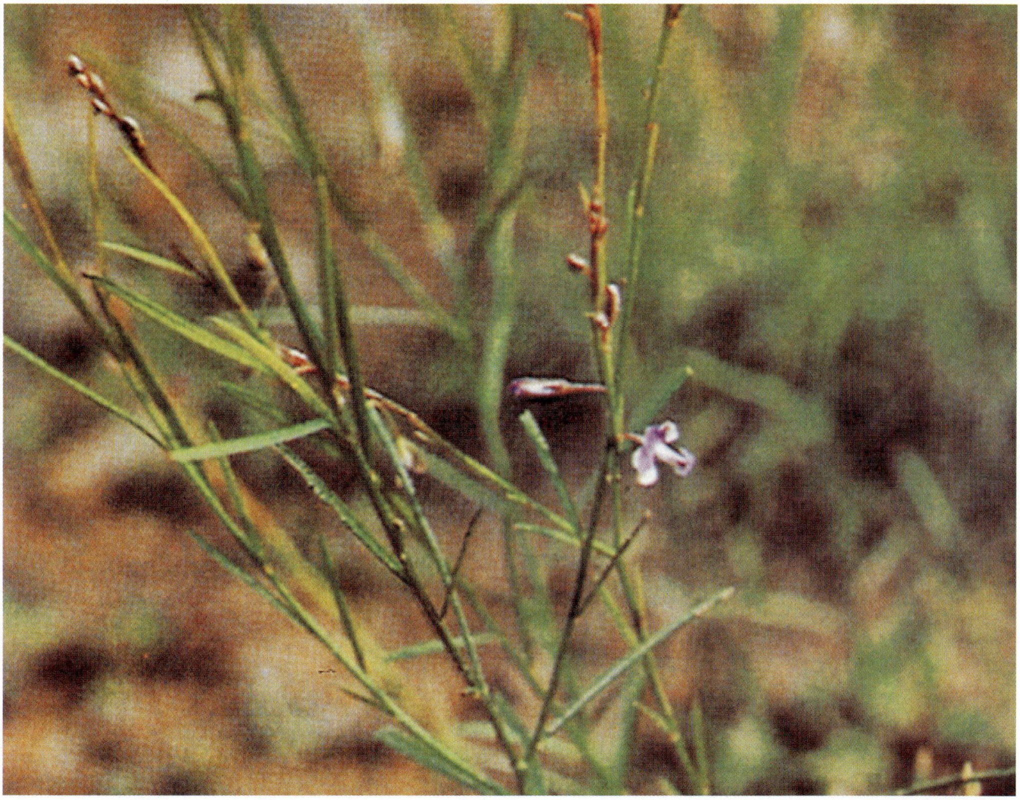

원지

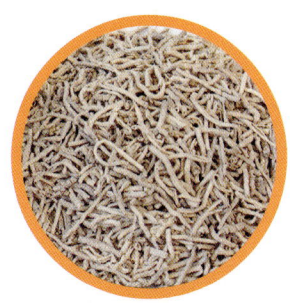

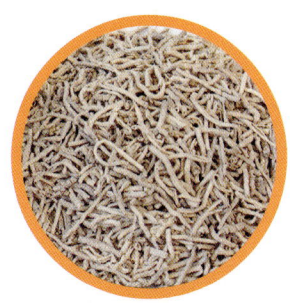

▲ 원지 꽃과 줄기

- **기원** 이 약은 원지 *Polygala tenuifolia* Willdenow(원지과 Polygalaceae)의 뿌리이다.

- **한방 약미(藥味)와 약성(藥性)** 맛은 쓰고 매우며 성질은 따뜻하다.

- **한방 작용부위(귀경, 歸經)** 원지는 주로 심(心), 신(腎), 폐경(肺經)에 들어가 작용한다.

| **약효 해설** |

- 마음을 안정시킨다.
- 건망증, 무의식중에 정액이 몸 밖으로 나오는 증상을 낫게 한다.
- 가래, 기침을 없애고 종기를 제거한다.
- 유방이 팽창하면서 아픈 증상에 사용한다.

| **동의보감 효능** |

원지(遠志)의 성질은 따뜻하고[溫] 맛이 쓰며[苦] 독이 없다. 지혜를 돕고 귀와 눈을 밝게 하며 건망증을 없애고 의지를 강하게 한다. 심기(心氣)를 안정시키고 놀라서 가슴이 두근거리는 것을 멎게 한다. 건망증을 치료하고 정신을 안정시킬 뿐 아니라 정신을 흐리지 않게 한다[療健忘, 安魂魄, 令人不迷惑].

| **약용법** |

뿌리 3~10g을 물 800mL에 넣고 달여서 반으로 나누어 아침저녁으로 마신다.

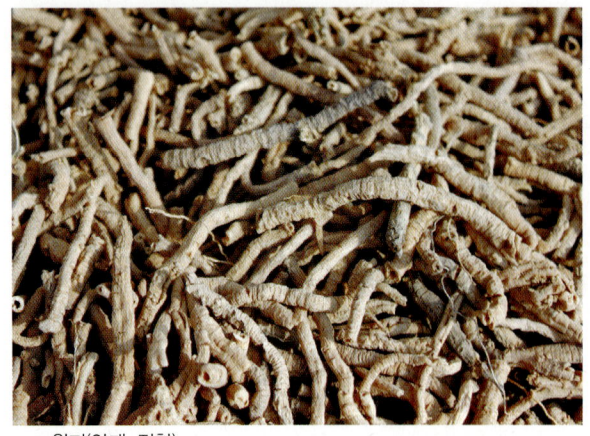

▲ 원지(약재, 전형)

338

- 한자명: 芫花
- 라틴생약명: Genkwae Flos
- 식물명 및 학명: 팥꽃나무, *Daphne genkwa* Siebold et Zuccarini
- 과명: 팥꽃나무과
- 약용부위: 꽃봉오리
- 식약처 공정서 및 조선시대 의서 수재:
  대한민국약전외한약(생약)규격집(KHP) 제4개정
  동의보감 탕액편의 나무부
  방약합편의 독초편

원화

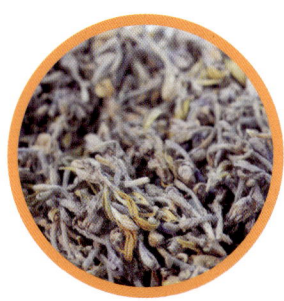

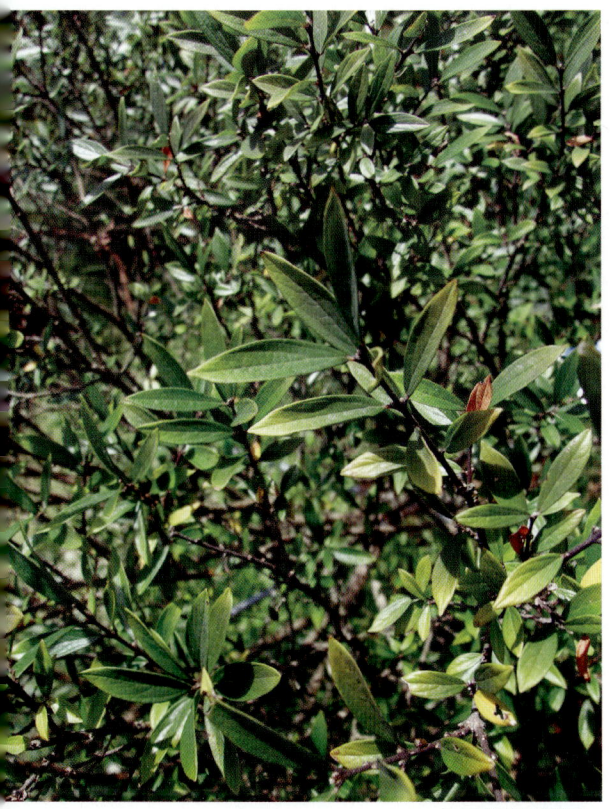

▲ 팥꽃나무 지상부

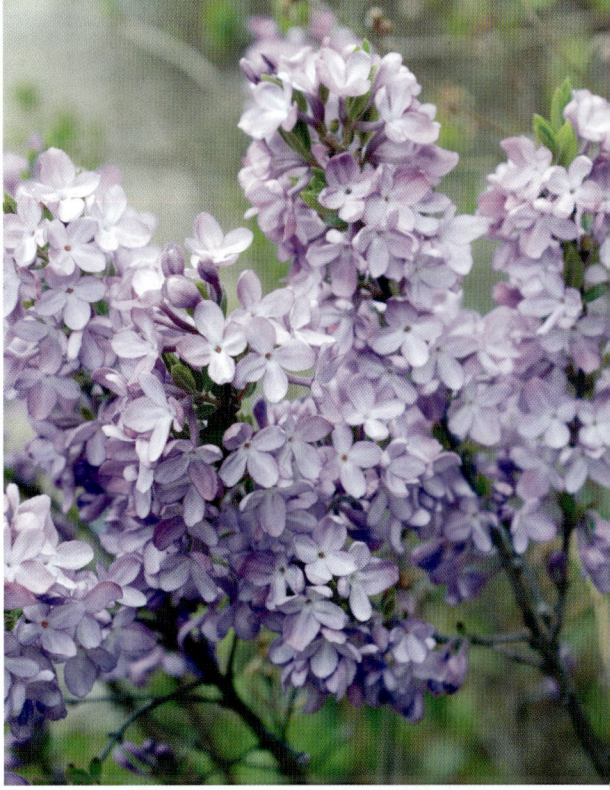

▲ 팥꽃나무 꽃

- **기원** 이 약은 팥꽃나무 *Daphne genkwa* Siebold et Zuccarini(팥꽃나무과 Thymeleaceae)의 꽃봉오리이다.

- **한방 약미(藥味)와 약성(藥性)** 맛은 쓰고 매우며 성질은 따뜻하고 독이 있다.

- **한방 작용부위(귀경, 歸經)** 원화는 주로 폐(肺), 비(脾), 신경(腎經)에 들어가 작용한다.

| 약효 해설 |

- 몸이 붓고 배가 몹시 불러오면서 속이 그득한 증상에 효과가 있다.
- 기가 치밀어 올라 숨이 차고 기침하는 증상에 사용한다.
- 가슴과 배에 물이 차는 증상을 치료한다.
- 가래, 기침에 유효하며 대소변을 잘 나오게 한다.

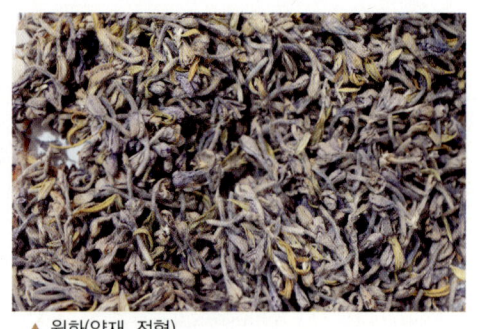

▲ 원화(약재, 전형)

| 동의보감 효능 |

원화(芫花, 팥꽃나무)의 성질은 따뜻하며[溫] 맛은 맵고[辛] 쓰며[苦] 독이 있다(독이 많다고도 한다). 명치의 창만을 치료하고 몸이 붓는 것을 가라앉힌다. 한담(寒痰)으로 자주 침 뱉는 것, 기침, 학질[瘧瘕, 장학], 고독(蠱毒)을 치료한다. 피부가 헐어 아프고 가려우며 벌겋게 부어 곪는 것을 낫게 한다. 팔다리를 잘 쓰지 못하고 마비되며 아픈 것을 치료한다. 벌레, 물고기, 고기의 독을 풀어준다.

| 수치(修治) |

한방이론에 근거하여 약재를 가공처리함으로써 약재 본래의 성질을 변화시키는 제약기술의 일종으로 포제(炮製)라고도 함.

이물질을 제거한 후 원화 500g에 식초 125g의 비율로 혼합한 다음 볶는다. 이때 불기운은 약하고 천천히 타게 하며 식초가 원화에 모두 흡입될 때까지 볶은 후 음건하여 사용한다.

| 약용법 |

수치한 꽃봉오리 1.5~3g을 물 800mL에 넣고 달여서 반으로 나누어 아침저녁으로 마신다. 또는 매일 한 번 0.6~1g의 가루약을 복용한다. 외용할 때는 적당량을 갈아서 환부에 붙인다.

339

위령선

- ■ 한자명: 威靈仙
- ■ 라틴생약명: Clematidis Radix
- ■ 이명 또는 영명: 철선련(鐵線連)
- ■ 식물명 및 학명: 으아리, *Clematis mandshurica* Ruprecht
  가는잎사위질빵, *Clematis hexapetala* Pallas
  위령선(威靈仙), *Clematis chinensis* Osbeck
- ■ 과명: 미나리아재비과
- ■ 약용부위: 뿌리 및 뿌리줄기
- ■ 식약처 공정서 및 조선시대 의서 수재:
  대한민국약전외한약(생약)규격집(KHP) 제4개정
  동의보감 탕액편의 풀부(部)
  방약합편의 만초(蔓草, 덩굴풀)편

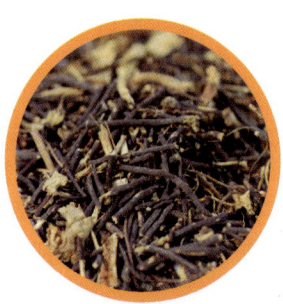

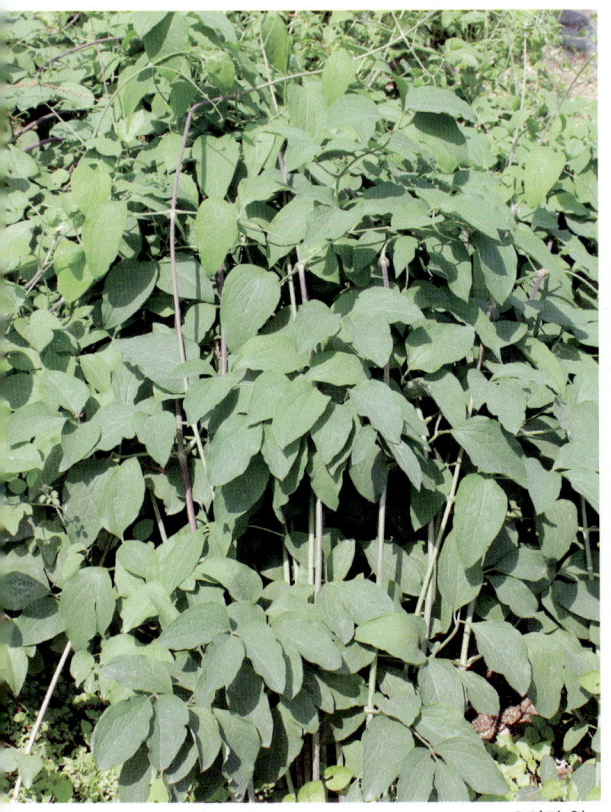

▲ 으아리 잎

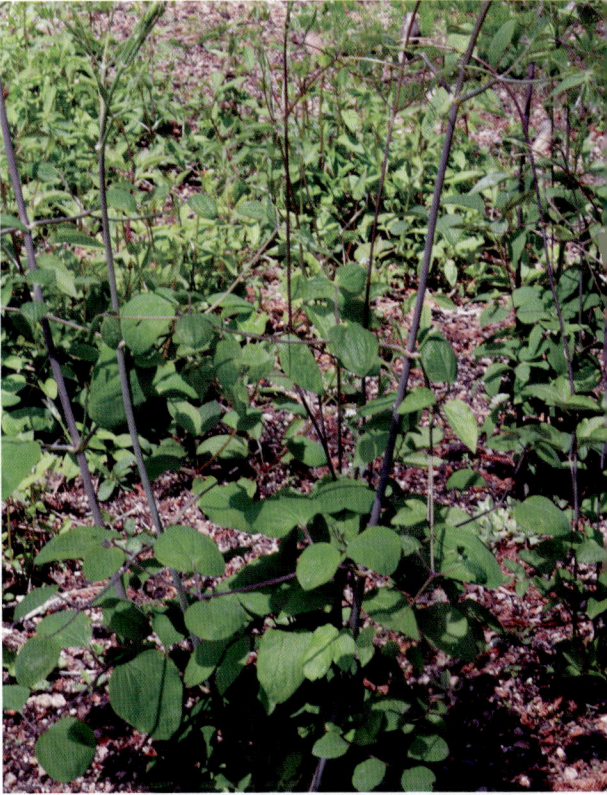

▲ 으아리(*Clematis terniflora* var. *mandshurica*) 지상부

- **기원** 이 약은 으아리 *Clematis mandshurica* Ruprecht, 가는잎사위질빵 *Clematis hexapetala* Pallas 또는 위령선(威靈仙) *Clematis chinensis* Osbeck(미나리아재비과 Ranunculaceae)의 뿌리 및 뿌리줄기이다.

- **한방 약미(藥味)와 약성(藥性)** 맛은 맵고 짜며 성질은 따뜻하다.

- **한방 작용부위(귀경, 歸經)** 위령선은 주로 방광경(膀胱經)에 들어가 작용한다.

| 약효 해설 |

- 관절을 구부리고 펴는 것이 어려운 증상을 치료한다.
- 팔다리를 잘 쓰지 못하고 마비되며 아픈 증상을 낫게 한다.
- 편도염, 각기병에 유효하다.

| 동의보감 효능 |

위령선(威靈仙, 으아리)은 여러 가지 풍을 없앤다. 오장(五藏)을 잘 통하게 하고 뱃속이 차가워 막힌 것을 낫게 한다. 가슴에 있는 담수(痰水), 뱃속에 생긴 덩어리, 옆구리 부위에 생긴 덩어리를 치료한다. 방광에 고인 고름과 나쁜 물[惡水], 허리와 무릎이 시리고 아픈 것을 낫게 한다. 오래 먹으면 급성 전염병[瘟疫, 온역]과 학질에 걸리지 않는다.

| 약용법 |

뿌리 및 뿌리줄기 6~10g을 물 800mL에 넣고 달여서 반으로 나누어 아침저녁으로 마신다.

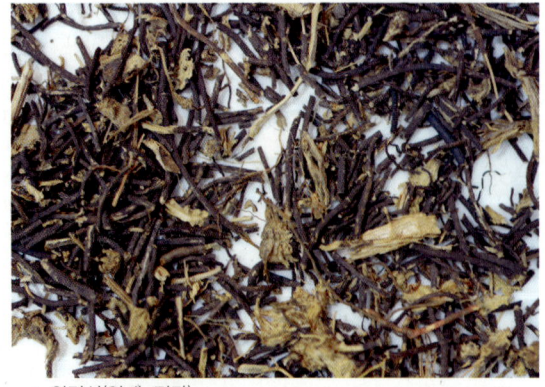

▲ 위령선(약재, 절단)

340

- 한자명: 委陵菜
- 라틴생약명: Potentillae Herba
- 이명 또는 영명: 근두채(根頭菜)
- 식물명 및 학명: 딱지꽃, *Potentilla chinensis* Seringe
- 과명: 장미과
- 약용부위: 전초
- 식약처 공정서 및 조선시대 의서 수재:
  대한민국약전외한약(생약)규격집(KHP) 제4개정

위릉채

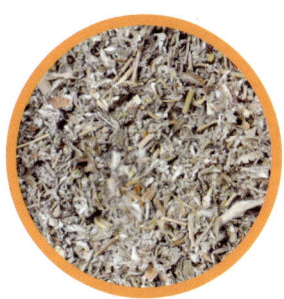

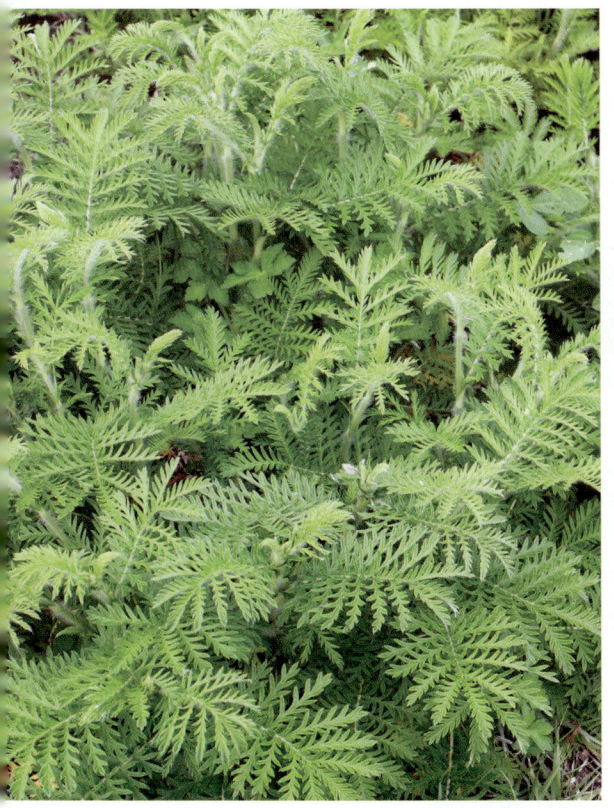

▲ 딱지꽃 지상부

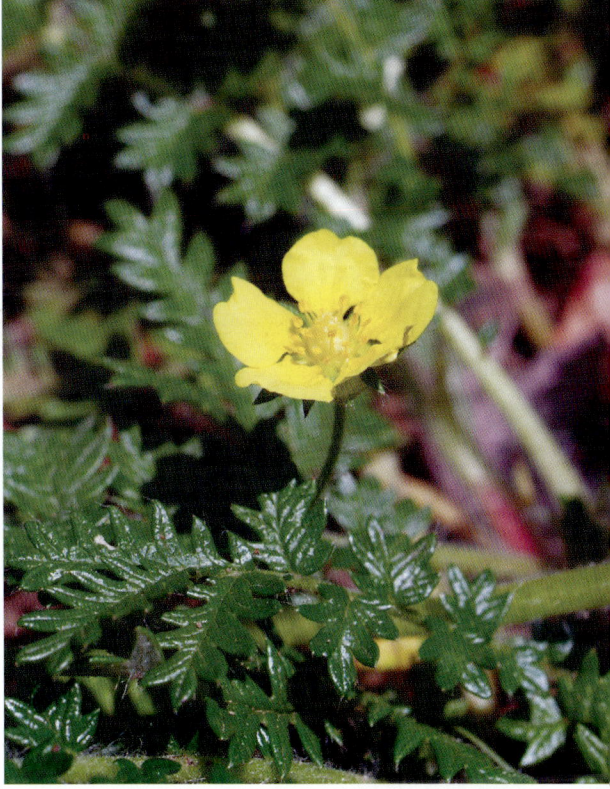

▲ 딱지꽃의 꽃

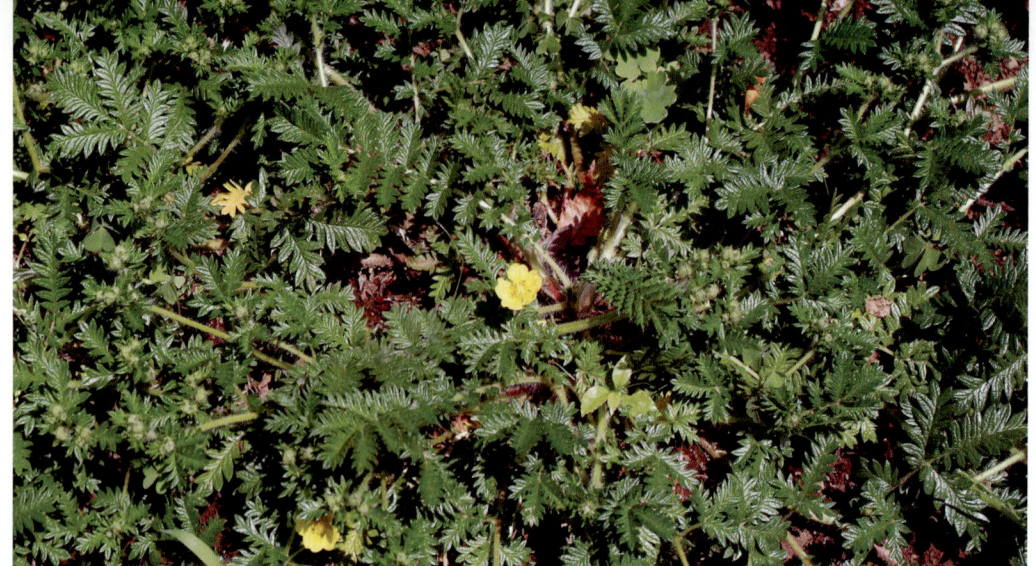
▲ 딱지꽃 지상부

● **기원** 이 약은 딱지꽃 *Potentilla chinensis* Seringe (장미과 Rosaceae)의 전초이다.

● **한방 약미(藥味)와 약성(藥性)** 맛은 쓰고 성질은 차다.

● **한방 작용부위(귀경, 歸經)** 위릉채는 주로 간(肝), 대장경(大腸經)에 들어가 작용한다.

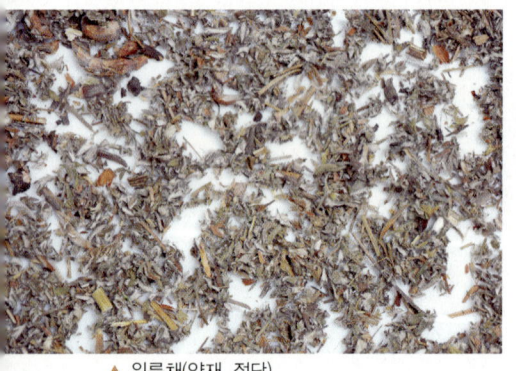
▲ 위릉채(약재, 절단)

| 약효 해설 |

• 류머티즘으로 인해 근골(筋骨) 부위가 쑤시고 아픈 증상을 치료한다.
• 반신불수 치료에 도움이 된다.
• 오래된 이질(痢疾)로 설사가 그치지 않는 증상에 사용한다.
• 대변에 피가 나오는 이질로 배가 아픈 증상을 낫게 한다.
• 자궁출혈, 혈뇨(血尿)에 쓴다.
• 피부병 치료에 활용한다.

| 약용법 |

전초 9~15g을 물 800mL에 넣고 달여서 반으로 나누어 아침저녁으로 마시거나 외용으로 적당량 사용한다.

658

- 한자명: 劉寄奴
- 라틴생약명: Artemisiae Anomalae Herba
- 식물명 및 학명: 기호(奇蒿), *Artemisia anomala* S. Moore
- 과명: 국화과
- 약용부위: 전초
- 식약처 공정서 및 조선시대 의서 수재:
  대한민국약전외한약(생약)규격집(KHP) 제4개정
  동의보감 탕액편의 풀부(部)

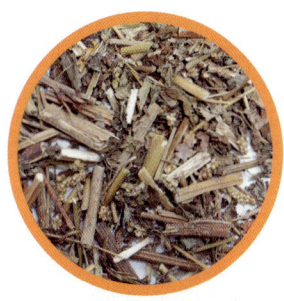

유기노

341

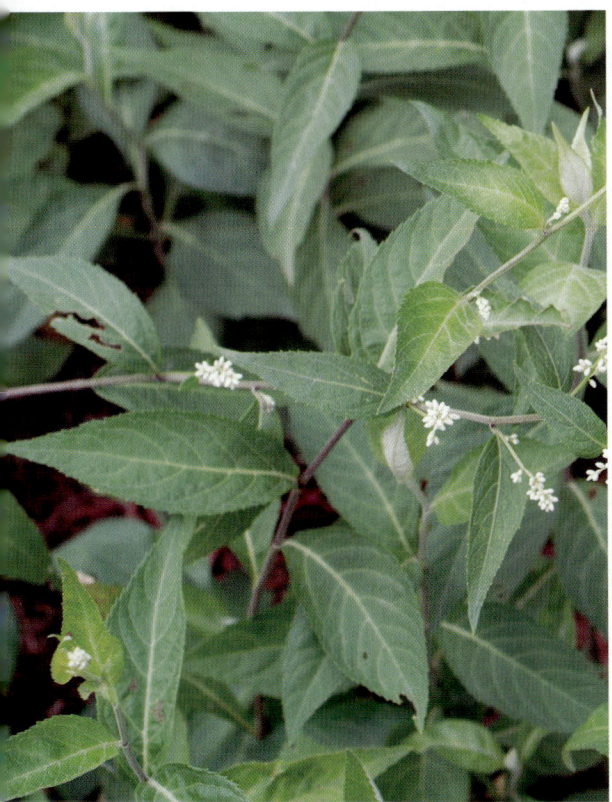

▲ 기호 잎

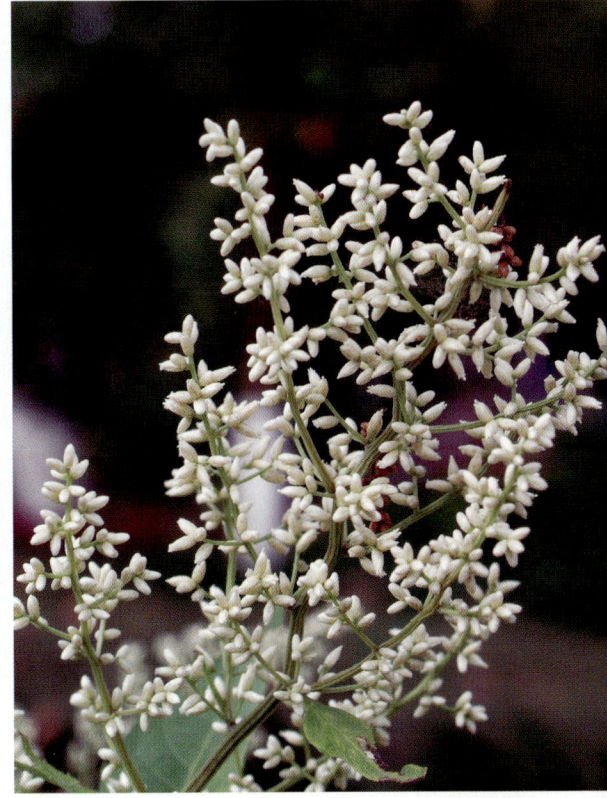

▲ 기호 꽃

- **기원** 이 약은 기호(奇蒿) *Artemisia anomala* S. Moore(국화과 Compositae)의 전초이다.

- **한방 약미(藥味)와 약성(藥性)** 맛은 맵고 약간 쓰며 성질은 따뜻하다.

- **한방 작용부위(귀경, 歸經)** 유기노는 주로 심(心), 간(肝), 비경(脾經)에 들어가 작용한다.

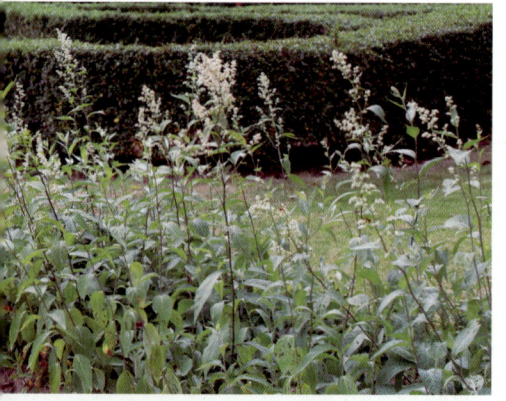
▲ 기호 지상부

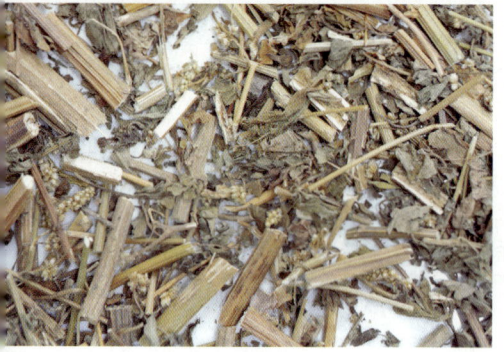
▲ 유기노(약재, 절단)

| 약효 해설 |

- 음식이 소화되지 않고 쌓여 배가 아픈 병증을 치료한다.
- 팔다리를 잘 쓰지 못하고 마비되며 아픈 증상에 사용한다.
- 산후 어혈에 유효하다.
- 혈변(血便), 혈뇨(血尿)에 쓴다.
- 설사, 이질에 효과가 있다.

| 동의보감 효능 |

유기노초(劉寄奴草, 기호)의 성질은 따뜻하고[溫] 맛은 쓰며[苦] 독이 없다. 어혈을 깨뜨리고 배가 몹시 부르며 속이 그득한 감을 주는 증상을 낫게 한다. 월경을 잘 통하게 하고 뱃속에 생긴 덩어리를 풀어준다. 송나라 고조(高祖) 유유(劉裕)의 어릴 때 이름이 기노(寄奴)였는데 그가 쇠붙이에 상하여 피 흘리는 것을 이 풀로 치료하여 신기하게 나았기 때문에 유기노(劉寄奴)라고 부른다[입문].

| 약용법 |

전초 5~10g을 물 800mL에 넣고 달여서 반으로 나누어 아침저녁으로 마시거나 또는 가루나 환(丸)으로 만들어 복용한다. 외용할 경우에는 적당량을 짓찧어서 환부에 붙인다.

660

342

- 한자명: 楡白皮
- 라틴생약명: Ulmi Cortex
- 식물명 및 학명: 왕느릅나무, *Ulmus macrocarpa* Hance
- 과명: 느릅나무과
- 약용부위: 주피를 제거한 수피
- 식약처 공정서 및 조선시대 의서 수재:

    대한민국약전외한약(생약)규격집(KHP) 제4개정

    동의보감 탕액편의 나무부

    방약합편의 교목(喬木, 줄기가 곧고 굵으며 높이 자라는 나무)편

유백피

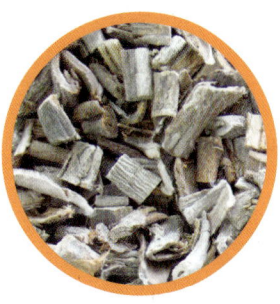

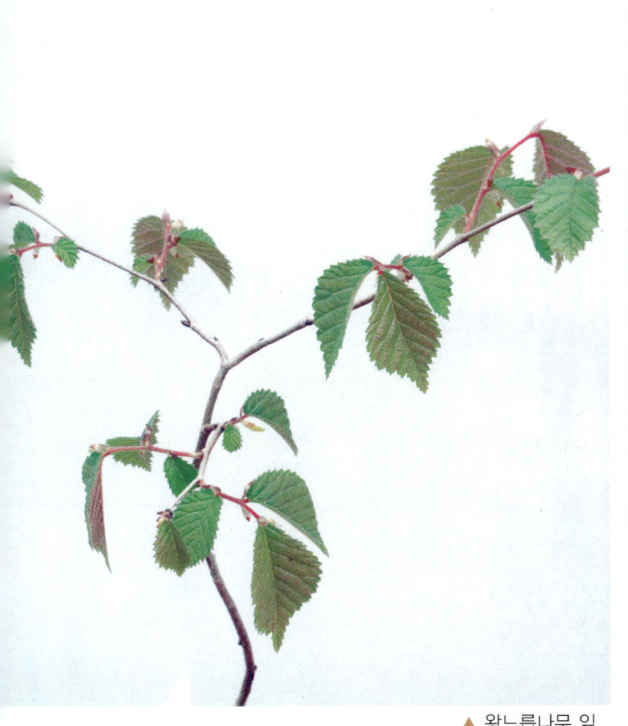

▲ 왕느릅나무 잎

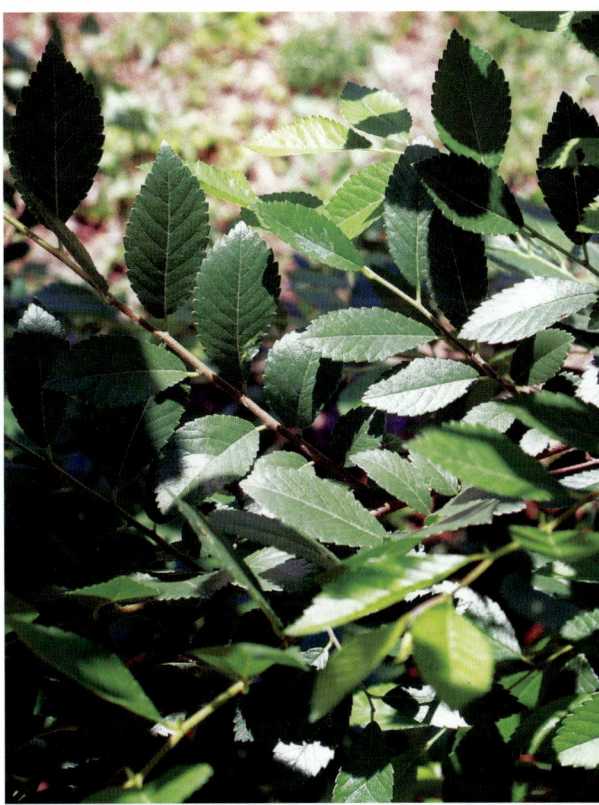

▲ 참느릅나무(*Ulmus parvifolia*) 잎

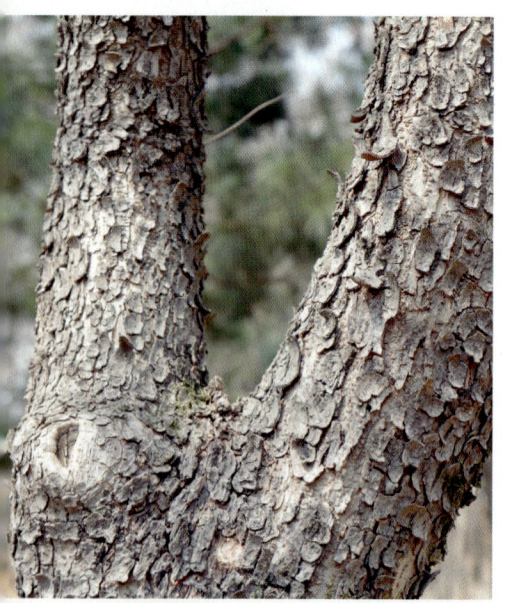
▲ 참느릅나무(*Ulmus parvifolia*)의 나무껍질

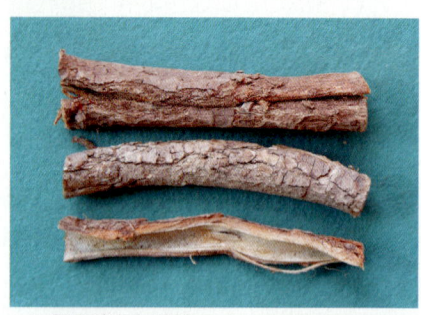
▲ 유백피(약재, 전형)

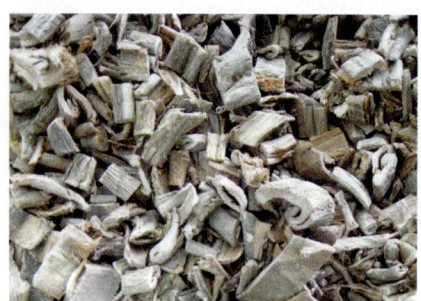
▲ 유백피(약재, 절편)

● **기원** 이 약은 왕느릅나무 *Ulmus macrocarpa* Hance(느릅나무과 Ulmaceae)의 주피를 제거한 수피이다.

● **한방 약미(藥味)와 약성(藥性)** 맛은 달고 성질은 약간 쓰다.

● **한방 작용부위(귀경, 歸經)** 유백피는 주로 폐(肺), 비(脾), 방광경(膀胱經)에 들어가 작용한다.

| **약효 해설** |

• 잠이 잘 오지 않는 증상에 사용한다.
• 소변이 잘 나오지 않는 병증에 유효하다.
• 몸이 붓는 증상을 치료한다.
• 가래가 많은 기침을 낫게 한다.
• 피부가 빨갛게 부어오르는 피부질환에 쓴다.

| **동의보감 효능** |

유피(榆皮, 느릅나무 껍질)의 성질은 평(平)하고 맛이 달며[甘] 독이 없다. 성질이 미끌미끌하여 대소변이 나오지 않는 데 주로 쓰인다. 소변을 잘 나오게 하고 위와 대·소장[腸胃]의 나쁜 열 기운을 없애며 부은 것을 가라앉힌다. 오림(五淋)을 잘 통하게 하고 불면증, 코 고는 것[鼾, 후]을 치료한다.

| **약용법** |

나무껍질 9~15g을 물 800mL에 넣고 달여서 반으로 나누어 아침저녁으로 마시거나 또는 가루로 만들어 복용한다. 외용할 때는 적당량을 짓찧거나 또는 분말로 만들어 환부에 붙인다.

343

유향

- 한자명: 乳香
- 라틴생약명: Olibanum
- 식물명 및 학명: 유향나무, *Boswellia carterii* Birdwood
- 과명: 감람과
- 약용부위: 줄기에 상처를 내어 얻은 수지(樹脂, 식물체로부터의 분비물 또는 상처로부터의 유출물)
- 식약처 공정서 및 조선시대 의서 수재:
    대한민국약전외한약(생약)규격집(KHP) 제4개정
    동의보감 탕액편의 나무부
    방약합편의 향목(香木, 향나무)편

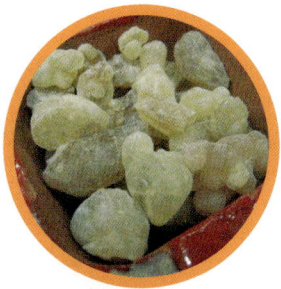

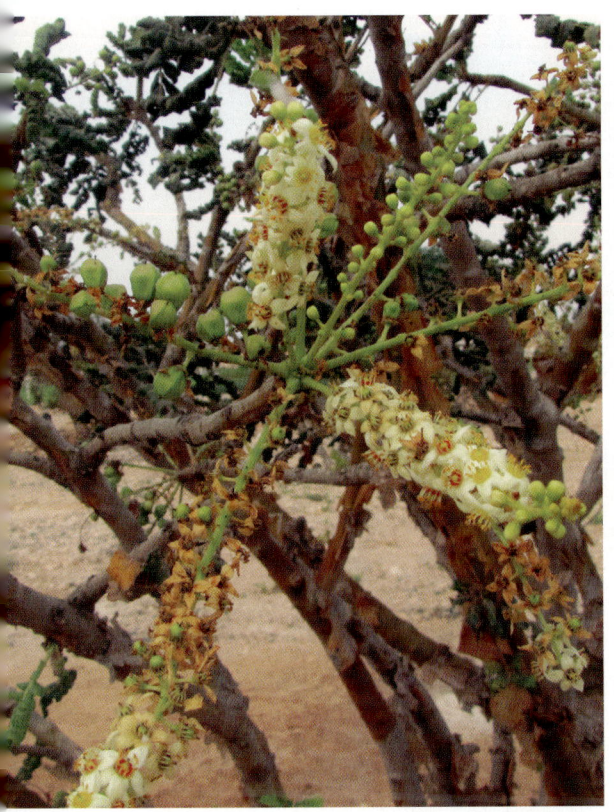

▲ 유향나무 꽃(오만)

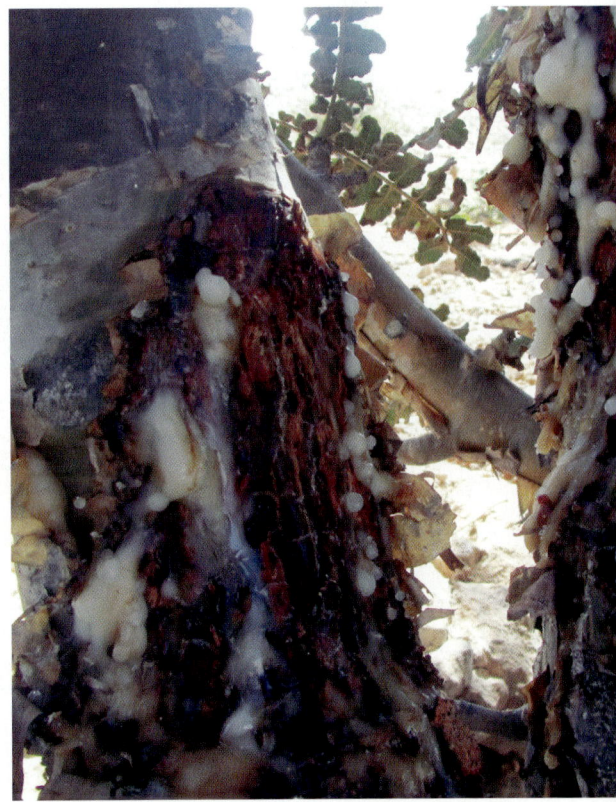

▲ 유향나무 수지(오만)

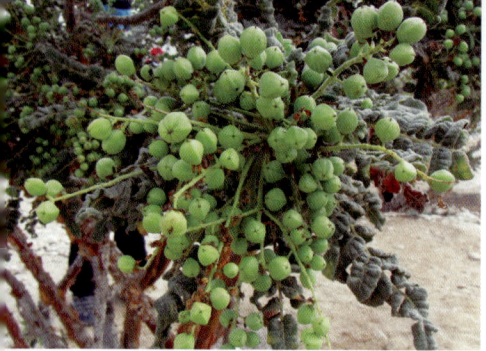

▲ 유향나무 열매(오만)

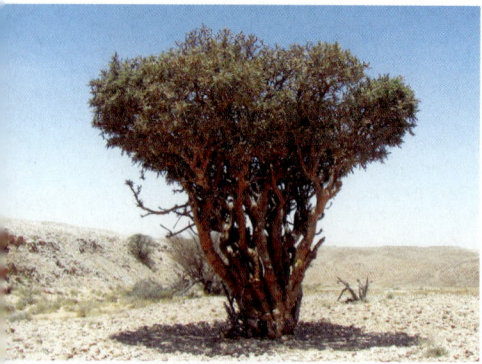

▲ 유향나무 수형(오만)

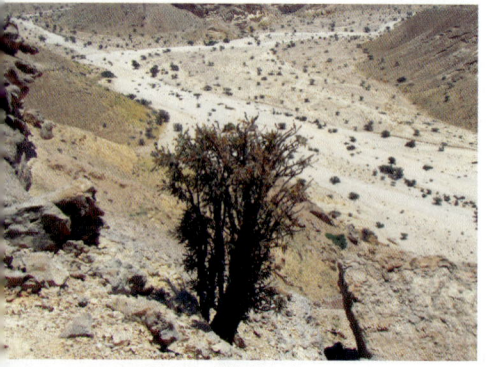

▲ 유향나무 자생지(오만)

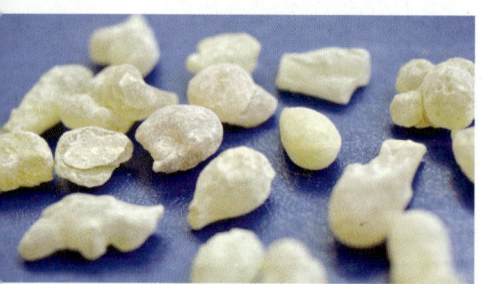

▲ 유향(약재)

●**기원** 이 약은 유향나무 *Boswellia carterii* Birdwood 또는 기타 동속 근연식물(감람과 Burseraceae)의 줄기에 상처를 내어 얻은 수지이다.

●**한방 약미(藥味)와 약성(藥性)** 맛은 맵고 쓰며 성질은 따뜻하다.

●**한방 작용부위(귀경, 歸經)** 유향은 주로 심(心), 간(肝), 비경(脾經)에 들어가 작용한다.

| 약효 해설 |

• 산후 어혈통에 유효하다.
• 류머티즘 관절염을 치료한다.
• 가슴이 막히는 듯하면서 아픈 증상에 쓴다.
• 진통, 소염약으로 월경통, 타박상에 사용한다.

| 동의보감 효능 |

유향(乳香, 유향나무의 수지)의 성질은 뜨겁고[熱](따뜻하다[溫]고도 한다) 맛은 매우며[辛] 약간 독이 있다. 풍수독(風水毒)으로 부은 데 주로 쓴다. 나쁜 기운을 없애고 명치가 아픈 것과 주기(疰氣)를 낮게 한다. 귀머거리, 중풍으로 이를 악무는 것, 부인의 혈기증(血氣證)을 치료한다. 여러 가지 헌데를 안에서 삭도록 하고 대장의 설사[泄]와 이질[澼, 벽]을 멎게 한다.

| 약용법 |

유향 3~5g을 물에 넣고 달여서 아침저녁으로 마시거나 또는 가루나 환(丸)으로 만들어 복용한다. 외용할 때는 유향을 가루로 하여 환부에 바른다.

344

- 한자명: 肉桂
- 라틴생약명: Cinnamomi Cortex
- 이명 또는 영명: Cinnamon Bark
- 식물명 및 학명: 육계(肉桂), *Cinnamomum cassia* Presl
- 과명: 녹나무과
- 약용부위: 줄기껍질로서 그대로 또는 주피를 약간 제거한 것
- 식약처 공정서 및 조선시대 의서 수재:

    대한민국약전(KP) 제11개정

    동의보감 탕액편의 나무부

    방약합편의 향목(香木, 향나무)편

육계

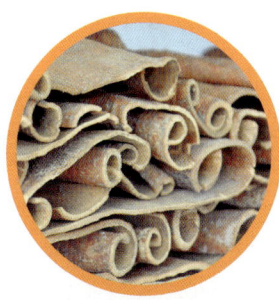

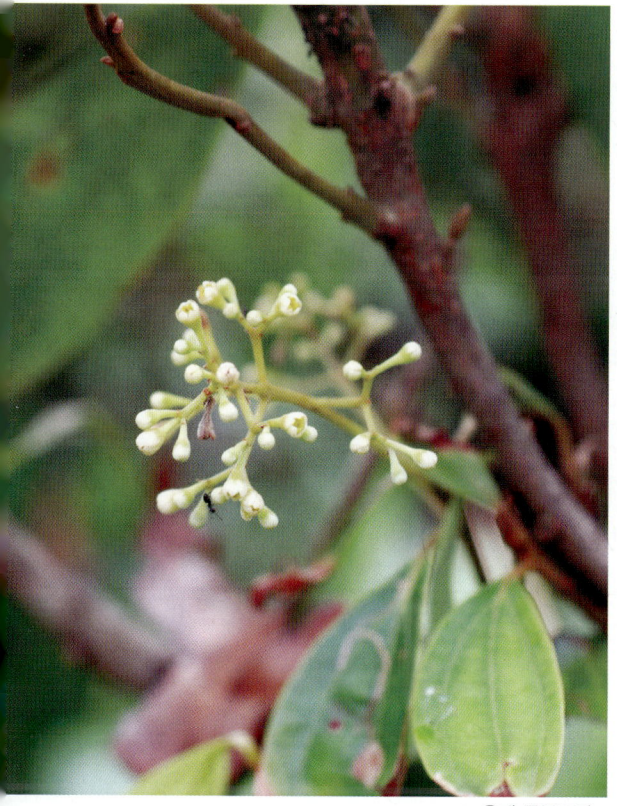

▲ 육계 꽃봉오리

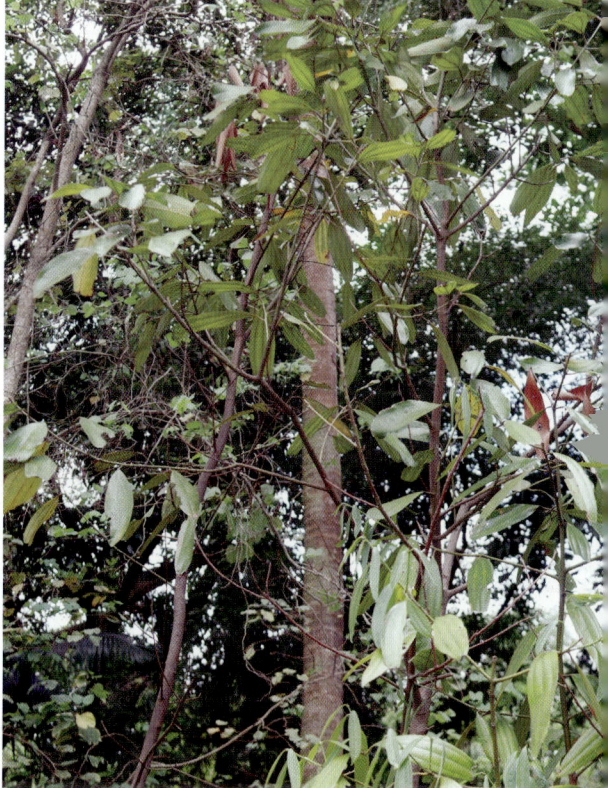

▲ 육계 수형(중국)

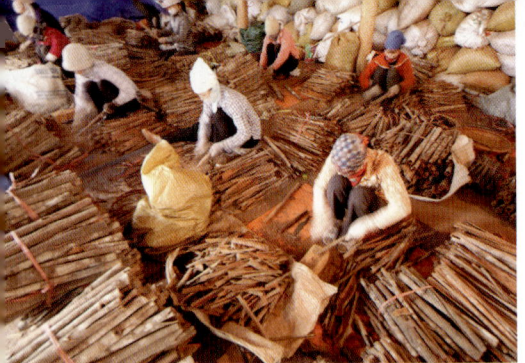
▲ 가공 중인 육계(베트남)

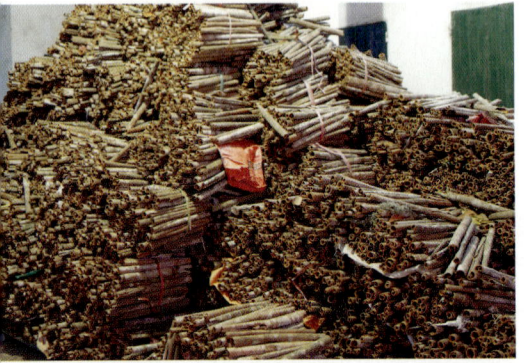
▲ 육계(약재) 저장 창고(베트남)

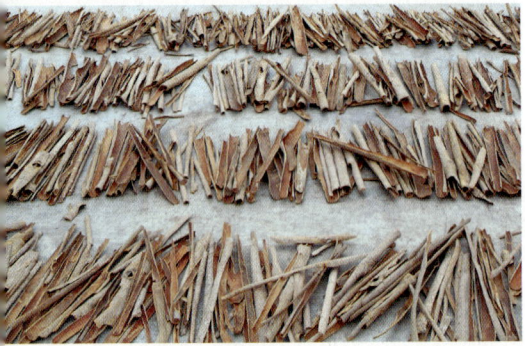
▲ 건조 중인 육계(베트남)

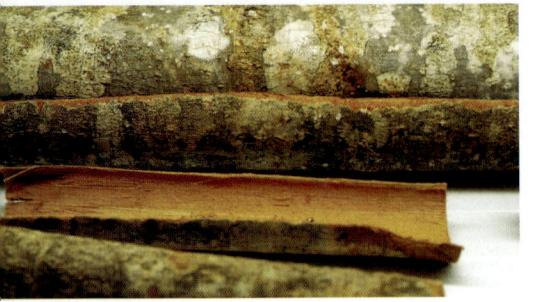
▲ 육계(약재, 전형)

● **기원** 이 약은 육계(肉桂) *Cinnamomum cassia* Presl(녹나무과 Lauraceae)의 줄기껍질로서 그대로 또는 주피를 약간 제거한 것이다.

● **한방 약미(藥味)와 약성(藥性)** 맛은 맵고 달며 성질은 매우 뜨겁다.

● **한방 작용부위(귀경, 歸經)** 육계는 주로 신(腎), 비(脾), 심(心), 간경(肝經)에 들어가 작용한다.

| **약효 해설** |

• 양기 부족에 사용한다.

• 허리, 무릎이 차고 아픈 증상을 치료한다.

• 가슴과 배가 차면서 아픈 증상을 낮게 한다.

• 정신이 아찔아찔하여 어지러운 증상에 유효하다.

• 눈의 충혈 제거에 효과가 있다.

| **동의보감 효능** |

육계(肉桂)는 신(腎)을 잘 보하므로 장(藏)이나 하초(下焦)를 치료하는 약으로 쓴다. 수족소음경에 들어간다. 자주색이면서 두꺼운 것이 좋다. 거친 껍질을 긁어버리고 쓴다[입문].

| **약용법** |

줄기껍질 1~5g을 물 800mL에 넣고 달여서 반으로 나누어 아침저녁으로 마신다.

345

- 한자명: 肉豆蔲
- 라틴생약명: Myristicae Semen
- 이명 또는 영명: Nutmeg
- 식물명 및 학명: 육두구(肉豆蔲), *Myristica fragrans* Houttuyn
- 과명: 육두구과
- 약용부위: 잘 익은 씨로서 씨껍질을 제거한 것
- 식약처 공정서 및 조선시대 의서 수재:
  대한민국약전(KP) 제11개정
  동의보감 탕액편의 풀부(部)
  방약합편의 방초(芳草, 향기가 좋은 풀)편

육두구

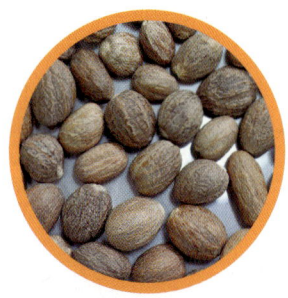

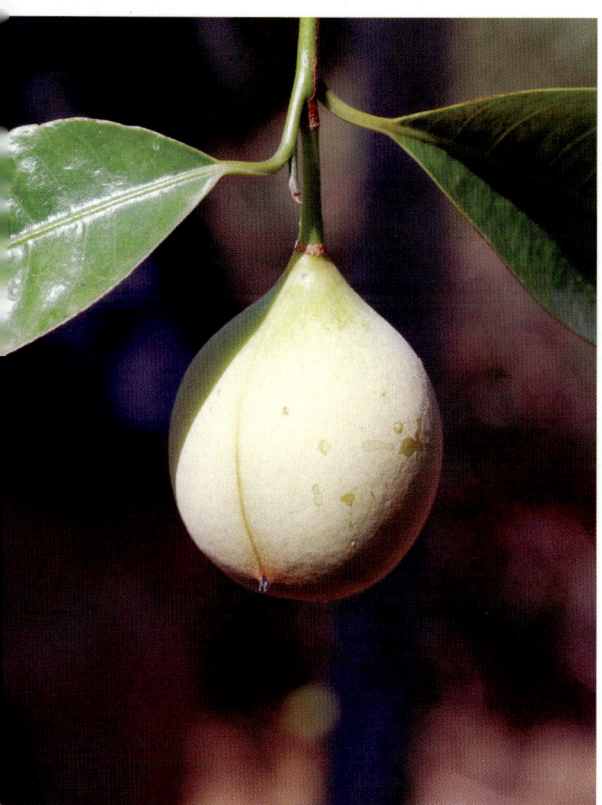

▲ 육두구 열매

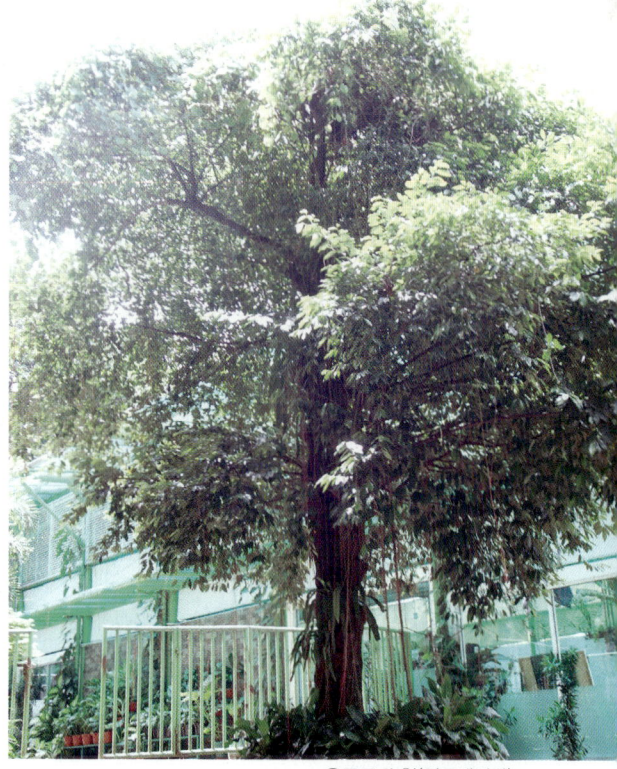

▲ 육두구 수형(인도네시아)

● **기원** 이 약은 육두구(肉豆蔲) *Myristica fragrans* Houttuyn(육두구과 Myristicaceae)의 잘 익은 씨로서 씨껍질을 제거한 것이다.

● **한방 약미(藥味)와 약성(藥性)** 맛은 맵고 성질은 따뜻하다.

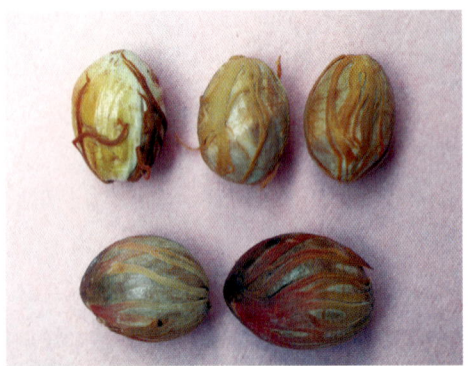

▲ 메이스가 붙어 있는 육두구(약재)

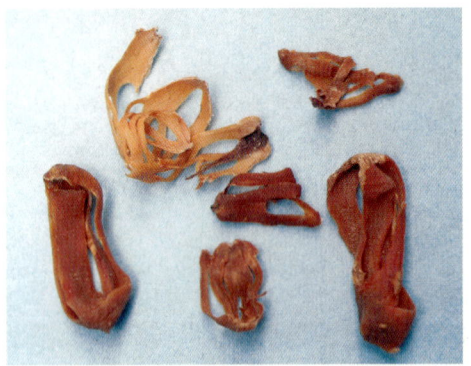

▲ 육두구 씨 껍질(가종피)인 메이스

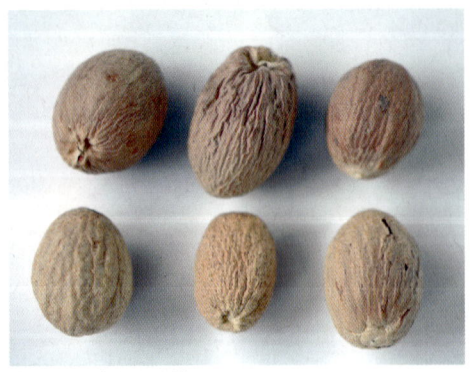

▲ 육두구(약재, 전형)

● **한방 작용부위(귀경, 歸經)** 육두구는 주로 비(脾), 위(胃), 대장경(大腸經)에 들어가 작용한다.

| **약효 해설** |

• 식욕부진, 복부팽만에 효과가 있다.

• 소화를 촉진시키고 장을 튼튼하게 한다.

• 설사가 오랫동안 멈추지 않는 증상을 치료한다.

• 장내 가스를 배출하며 건위(健胃)작용이 있다.

• 육두구 씨를 둘러싸고 있는 가종피(假種皮, 씨 표면을 덮고 있는 특수한 부속물) 말린 것을 메이스(mace)라고 한다. 이 메이스는 육두구 씨(nutmeg)와 함께 향신료로도 사용한다.

| **동의보감 효능** |

육두구(肉豆蔲)의 성질은 따뜻하고[溫] 맛은 맵고[辛](쓰다[苦]고도 한다) 독이 없다. 중초를 고르게 하고 기운을 내리며 설사와 이질을 멈추게 한다. 식욕을 돋우고 소화가 잘 되게 한다. 소아가 젖을 토하는 것을 낫게 한다.

| **약용법** |

씨 3~10g을 물 800mL에 넣고 달여서 반으로 나누어 아침저녁으로 마신다.

346

- 한자명: 肉蓯蓉
- 라틴생약명: Cistanchis Herba
- 식물명 및 학명: 육종용(肉蓯蓉), *Cistanche deserticola* Y. C. Ma
- 과명: 열당과
- 약용부위: 육질경(肉質莖)
- 식약처 공정서 및 조선시대 의서 수재:

    대한민국약전외한약(생약)규격집(KHP) 제4개정

    동의보감 탕액편의 풀부(部)

    방약합편의 산초(山草)편

육종용

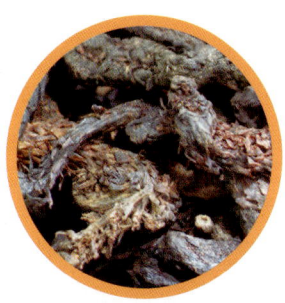

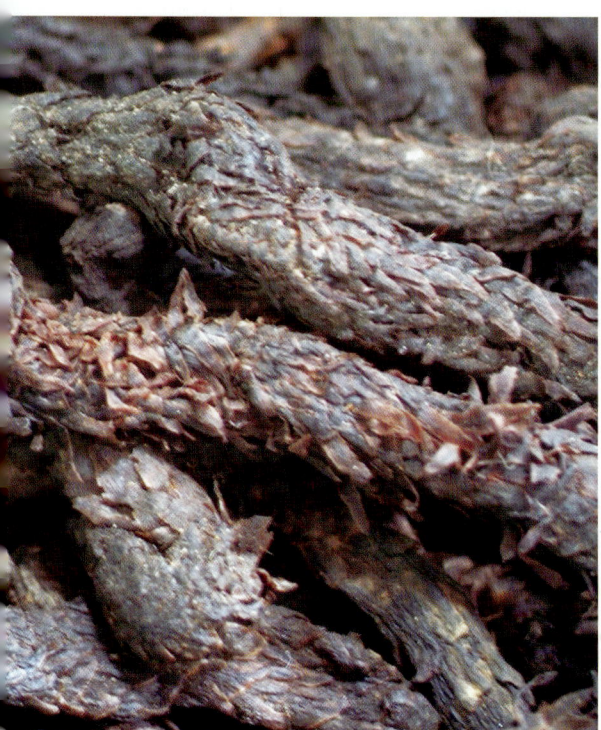

▲ 육종용(약재, 전형). 이것은 함종용이다. 가을에 채취
한 것은 유성(油性)이 많아 잘 마르지 않으므로 비대
한 것은 소금에 절여 말리는데 이렇게 말린 것을 함
종용이라 한다.

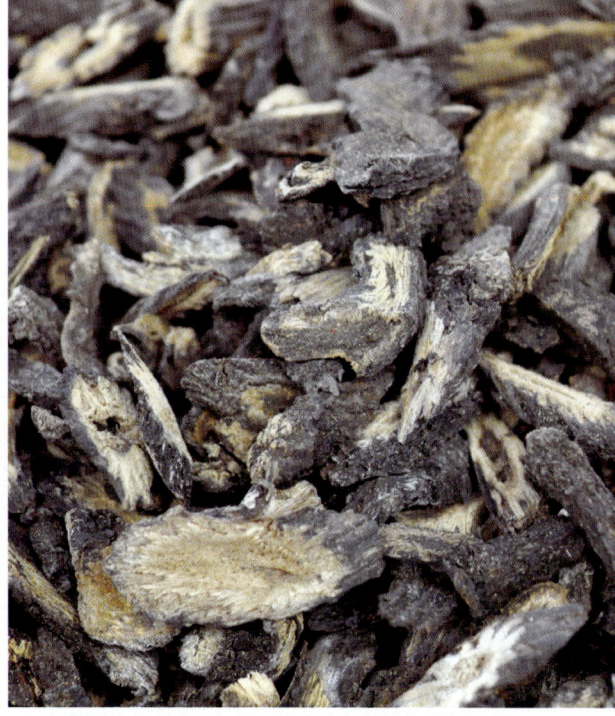

▲ 육종용(약재, 절편). 이것은 담종용이다. 봄철에 채취한 것은
채취 후 통상 모래땅에 반은 묻고 반은 노출시켜 햇볕에 쬐
면서 말리는데 이렇게 말린 것을 담종용이라 한다.

- **기원** 이 약은 육종용(肉蓯蓉) *Cistanche deserticola* Y. C. Ma 또는 기타 동속 근연식물(열당과 Orobanchaceae)의 육질경(肉質莖)이다.

- **한방 약미(藥味)와 약성(藥性)** 맛은 달고 짜며 성질은 따뜻하다.

- **한방 작용부위(귀경, 歸經)** 육종용은 주로 신(腎), 대장경(大腸經)에 들어가 작용한다.

| 약효 해설 |

• 남자의 양기 부족과 무의식중에 정액이 나오는 증상을 치료한다.

• 여자의 불임증과 자궁에서 분비물이 나오는 증상에 사용한다.

• 근골(筋骨)에 힘이 없는 증상에 유효하다.

• 대장의 진액이 줄어들어 대변이 굳어지는 증상을 낫게 한다.

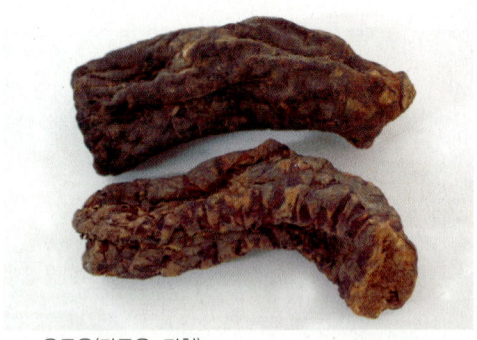
▲ 육종용(담종용. 전형)

| 동의보감 효능 |

육종용(肉蓯蓉)의 성질은 약간 따뜻하며[微溫] 맛이 달고[甘] 시며[酸] 짜고[鹹] 독이 없다. 오로칠상(五勞七傷)을 치료한다. 음경 속이 추웠다 더웠다 하면서 아픈 것을 없앤다. 양기를 세게 하고 정기를 더해서 아이를 많이 낳게 한다. 남자의 양기가 끊어져서 발기가 안 되는 것과 여자의 음기가 끊어져서 아이를 낳지 못하는 것을 치료한다. 오장(五藏)을 적시고 살찌게 하며 허리와 무릎을 따뜻하게 한다. 남자의 몽설(夢泄)과 유정(遺精), 요혈(尿血), 유뇨(遺尿), 자궁에서 분비물이 나오는 것, 음부가 아픈 데 쓴다.

| 약용법 |

육종용 10~15g을 물 800mL에 넣고 달여서 반으로 나누어 아침저녁으로 마시거나 또는 가루나 환(丸)으로 만들어 복용한다. 술로 담가 마셔도 좋다.

347

- 한자명: 葎草
- 라틴생약명: Humuli Herba
- 식물명 및 학명: 한삼덩굴, *Humulus japonicus* Siebold et Zuccarini
- 과명: 뽕나무과
- 약용부위: 지상부
- 식약처 공정서 및 조선시대 의서 수재:
  대한민국약전외한약(생약)규격집(KHP) 제4개정
  동의보감 탕액편의 풀부(部)

율초

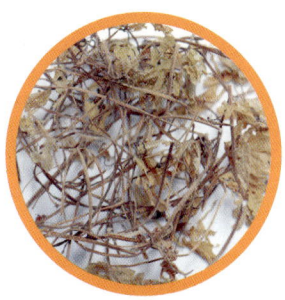

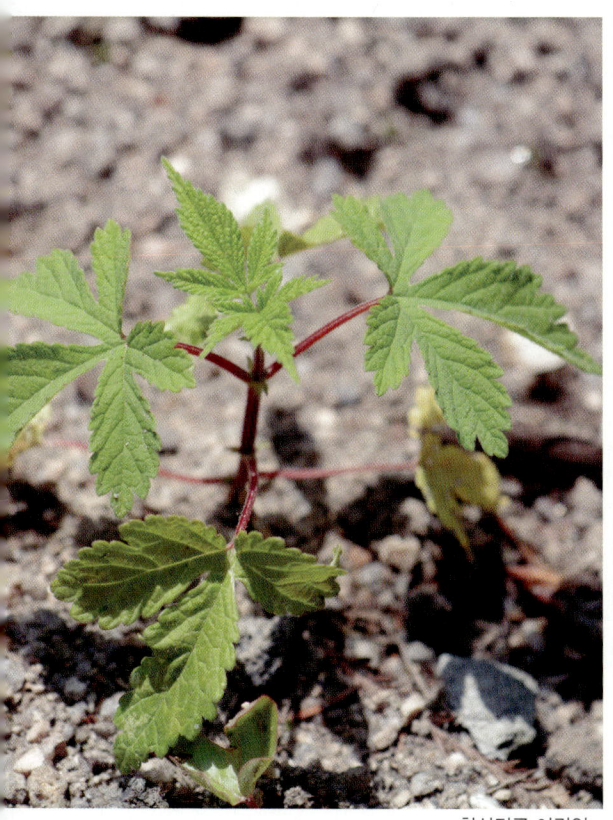

▲ 한삼덩굴 어린잎

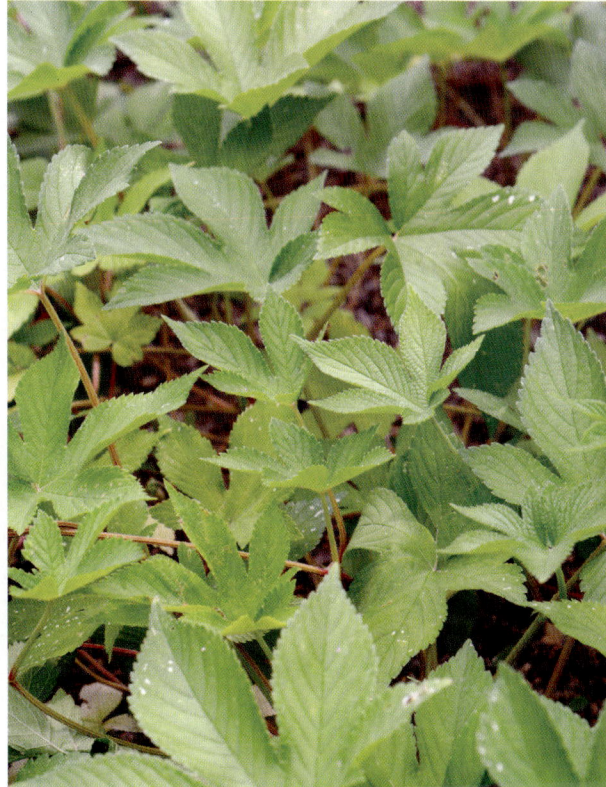

▲ 한삼덩굴 지상부

- **기원** 이 약은 한삼덩굴 *Humulus japonicus* Siebold et Zuccarini(뽕나무과 Moraceae)의 지상부이다.

- **한방 약미(藥味)와 약성(藥性)** 맛은 달고 쓰며 성질은 차다.

- **한방 작용부위(귀경, 歸經)** 율초는 주로 폐(肺), 신경(腎經)에 들어가 작용한다.

| **약효 해설** |

- 피부 가려움증을 낫게 한다.
- 소변이 잘 나오지 않거나 몸이 붓는 증상에 유효하다.
- 폐에 열사(熱邪)가 침범하여 생긴 기침을 없앤다.
- 폐결핵, 폐렴 치료에 효과가 있다.

| **동의보감 효능** |

율초(葎草, 한삼덩굴)의 성질은 차고[寒] 맛은 달며[甘] 독이 없다. 오림(五淋)을 낫게 하며 이질[水痢], 학질을 없앤다. 나병의 부스럼[癩瘡, 나창]에 주로 쓴다.

| **약용법** |

지상부 10~15g을 물 800mL에 넣고 달여서 반으로 나누어 아침저녁으로 마신다. 신선한 재료는 30~60g을 사용한다. 외용할 때는 적당량을 짓찧어서 환부에 붙인다.

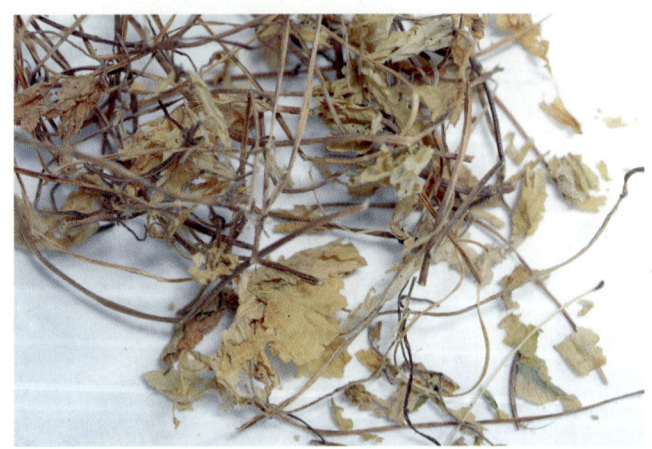

▲ 율초(약재, 전형)

- 한자명: 銀箔
- 라틴생약명: Argentum
- 이명 또는 영명: 은박지(銀箔紙)
- 한약의 분류: 광물성 약재
- 식약처 공정서 및 조선시대 의서 수재:
  대한민국약전외한약(생약)규격집(KHP) 제4개정
  동의보감 탕액편의 쇠부(部)
  방약합편의 금석(金石, 광석류)편(은설, 銀屑 수재)

은박

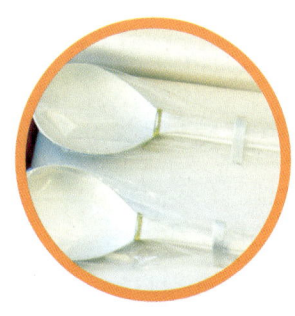

● **기원** 이 약은 원소광물 자연은을 압착하여 만든 박편이다. 이 약은 정량할 때 은(Ag : 107.87) 99.0% 이상을 함유한다.

● **한방 약미(藥味)와 약성(藥性)** 맛은 맵고 성질은 평(平)하다.

● **한방 작용부위(귀경, 歸經)** 은박은 주로 심(心), 간경(肝經)에 들어가 작용한다.

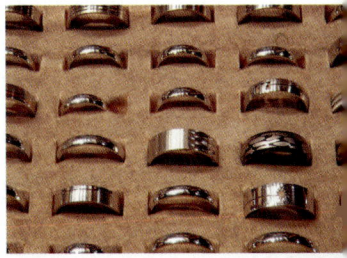
▲ 은반지

| 약효 해설 |

- 가슴이 두근거리면서 불안해하는 증상에 사용한다.
- 불면증을 치료한다.
- 놀랐을 때 발작하는 간질에 유효하다.

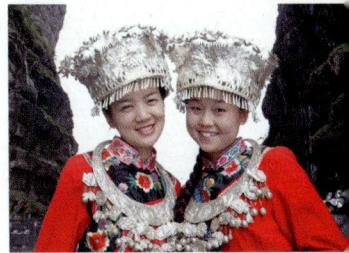
▲ 머리 장식으로 사용된 은(중국)

| 동의보감 효능 |

은설(銀屑, 은가루)은 성질이 평(平)하고 맛은 매우며 독이 있다. 오장(五藏)을 편안하게 하고 심신을 안정시킨다. 놀라서 가슴이 두근거리는 것을 멎게 하고 사기(邪氣)를 제거하는 데 주로 쓴다. 소아가 놀라면 발작되는 간질, 전질(癲疾), 광기로 미쳐 날뛰는 것을 치료한다. 의사들이 은가루를 쓸 때는 잘 만들어놓은 은박을 써야 한다. 금가루, 은가루는 모두 냉(冷)을 깨뜨리고 풍을 없앤다. 은은 주석[錫]을 싫어한다[본초].

은시호

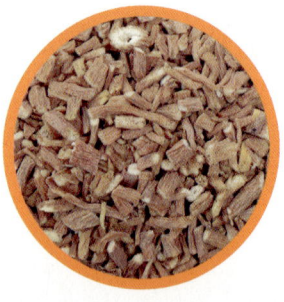

- 한자명: 銀柴胡
- 라틴생약명: Stellariae seu Gypsophilae Radix
- 식물명 및 학명: 은시호(銀柴胡), *Stellaria dichotoma* Linné var. *lanceolata* Bge
  대나물, *Gypsophila oldhamiana* Miquel
- 과명: 석죽과
- 약용부위: 뿌리
- 식약처 공정서 및 조선시대 의서 수재:
  대한민국약전외한약(생약)규격집(KHP) 제4개정

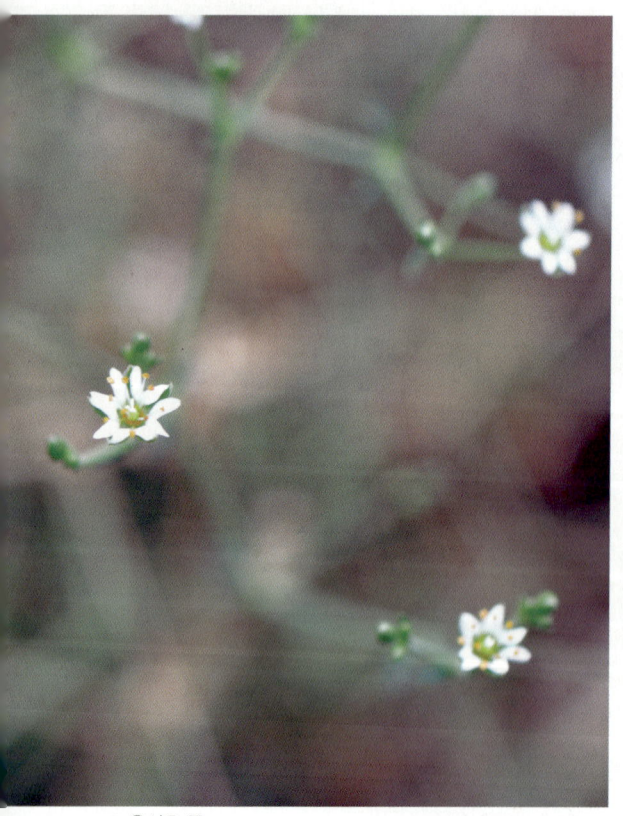

▲ 은시호 꽃

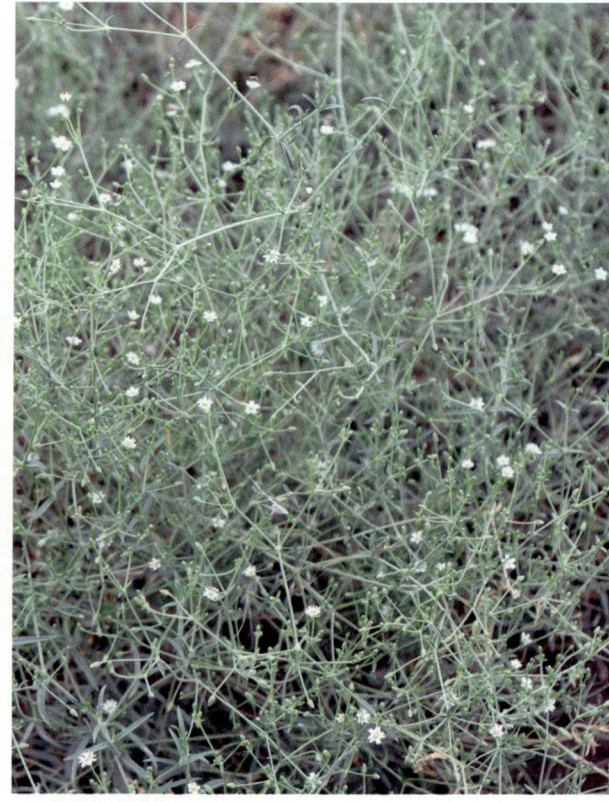

▲ 은시호 지상부

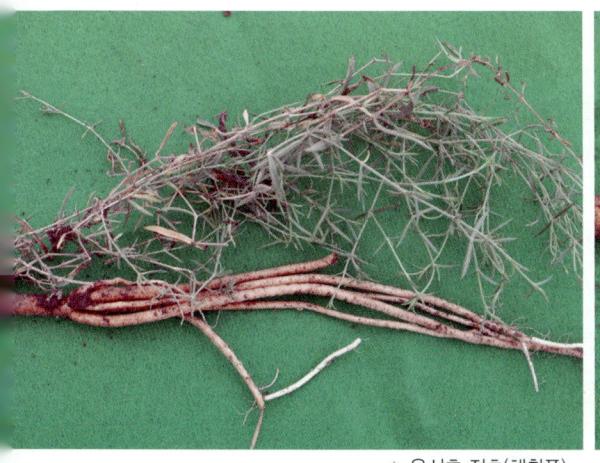

▲ 은시호 전초(채취품)

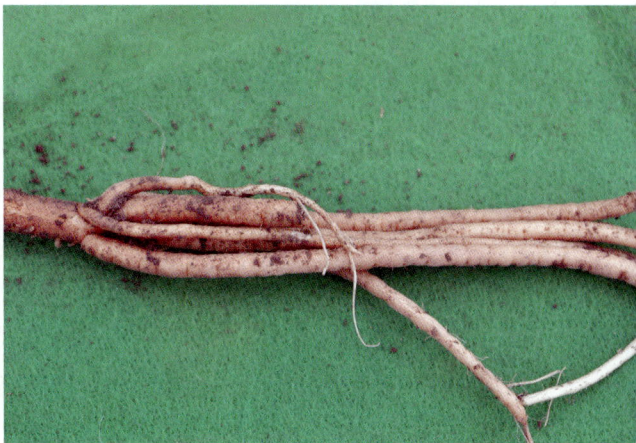

▲ 은시호 뿌리(채취품)

● **기원** 이 약은 은시호(銀柴胡) *Stellaria dichotoma* Linné var. *lanceolata* Bge 또는 대나물 *Gypsophila oldhamiana* Miquel(석죽과 Caryophyllaceae)의 뿌리이다.

● **한방 약미(藥味)와 약성(藥性)** 맛은 달고 성질은 약간 차다.

● **한방 작용부위(귀경, 歸經)** 은시호는 주로 간(肝), 위경(胃經)에 들어가 작용한다.

| **약효 해설** |

• 음식 조절을 하지 못하여 어린아이에게 생기는 열증(熱症)에 유효하다.

• 기침이 나고 미열과 식은땀이 나며 뼛골이 쑤시는 증상에 쓴다.

| **약용법** |

뿌리 3~10g을 물 800mL에 넣고 달여서 반으로 나누어 아침저녁으로 마신다.

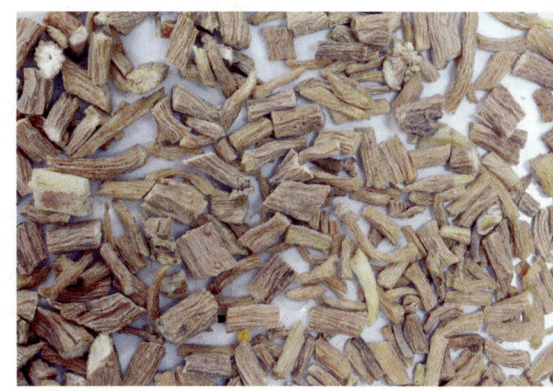

▲ 은시호(약재, 절단)

350

은행엽

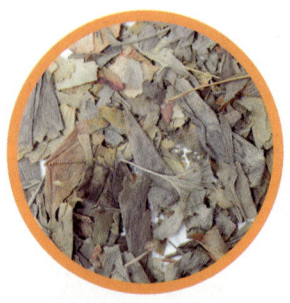

- 한자명: 銀杏葉
- 라틴생약명: Ginkgo Folium
- 이명 또는 영명: Ginkgo Leaf
- 식물명 및 학명: 은행나무, *Ginkgo biloba* Linné
- 과명: 은행나무과
- 약용부위: 잎
- 식약처 공정서 및 조선시대 의서 수재:
  대한민국약전(KP) 제11개정

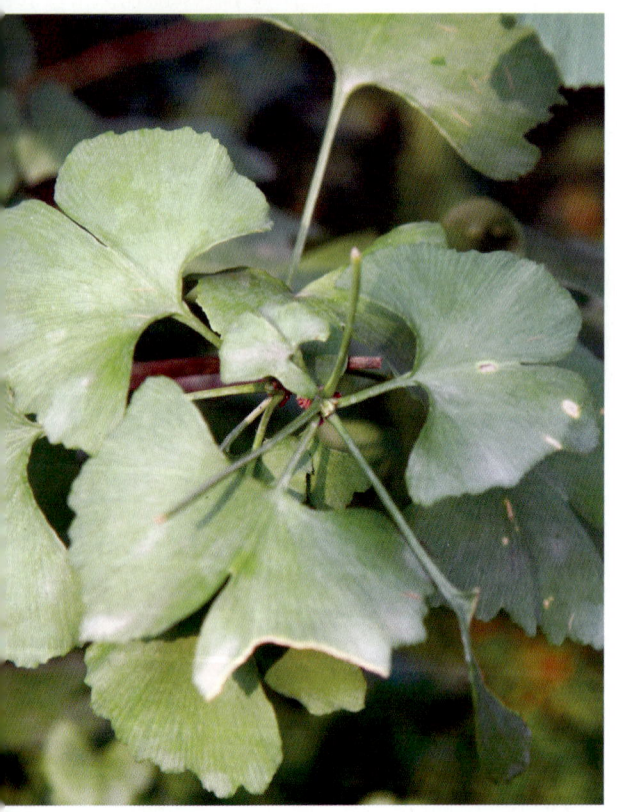

▲ 은행나무 잎

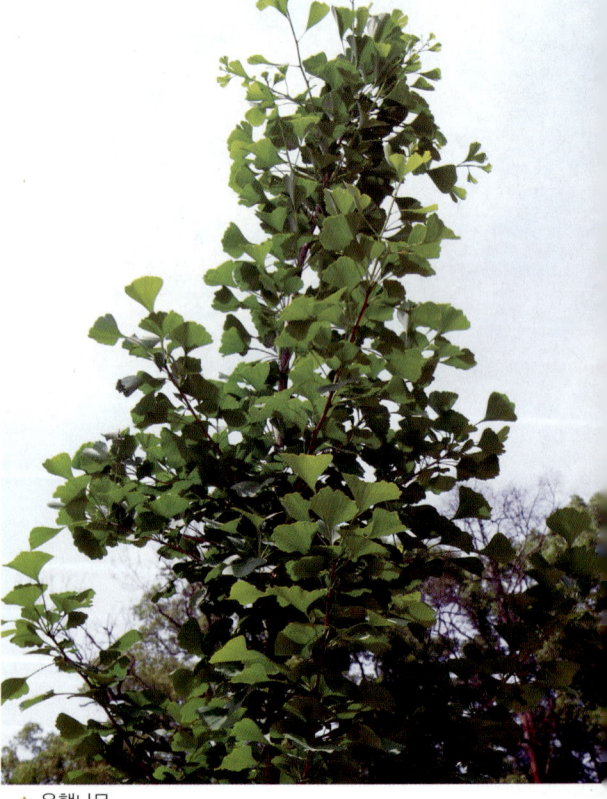

▲ 은행나무

- **기원** 이 약은 은행나무 *Ginkgo biloba* Linné(은행나무과 Ginkgoaceae)의 잎이다.

- **한방 약미(藥味)와 약성(藥性)** 맛은 달고 쓰며 떫고 성질은 평(平)하다.

- **한방 작용부위(귀경, 歸經)** 은행엽은 주로 심(心), 폐경(肺經)에 들어가 작용한다.

| **약효 해설** |

- 가슴이 막히는 듯하면서 아픈 병증에 유효하다.
- 천식, 가래, 기침 제거에 사용한다.
- 자궁에서 분비물이 나오는 증상, 소변이 뿌연 증상을 치료한다.
- 고지혈증 개선 효과가 있다.

| **약용법** |

잎 9~12g을 물 800mL에 넣고 달여서 반으로 나누어 아침저녁으로 마신다.

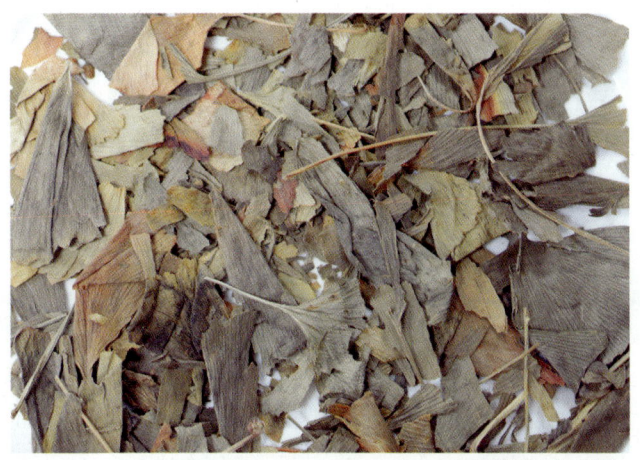

▲ 은행엽(약재, 전형)

351

음양곽

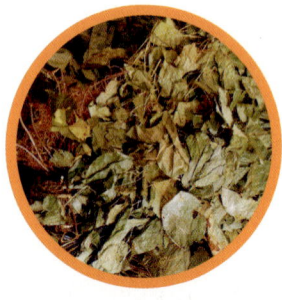

- 한자명: 淫羊藿
- 라틴생약명: Epimedii Herba
- 이명 또는 영명: Epimedium Herb
- 식물명 및 학명: 삼지구엽초, *Epimedium koreanum* Nakai
  음양곽(淫羊藿), *Epimedium brevicornum* Maximowicz
  유모음양곽(柔毛淫羊藿), *Epimedium pubescens* Maximowicz
  무산음양곽(巫山淫羊藿), *Epimedium wushanense* T. S. Ying
  전엽음양곽(箭葉淫羊藿), *Epimedium sagittatum* Maximowicz
- 과명: 매자나무과
- 약용부위: 지상부
- 식약처 공정서 및 조선시대 의서 수재:
  대한민국약전(KP) 제11개정
  동의보감 탕액편의 풀부(部)
  방약합편의 산초(山草)편

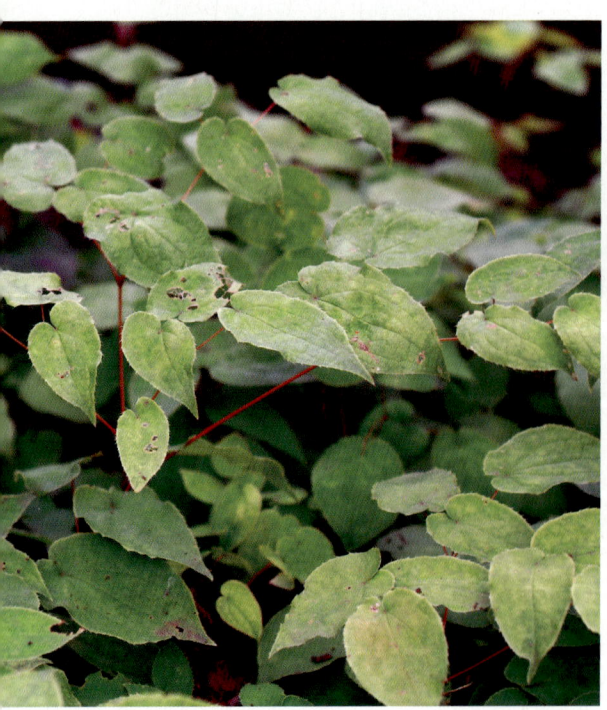

▲ 음양곽(*Epimedium grandiflorum* var. *thunbergianum*) 잎

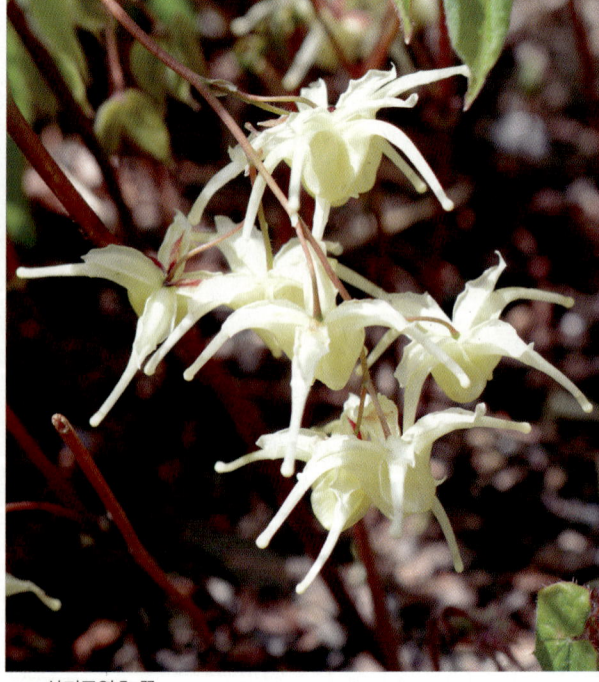

▲ 삼지구엽초 꽃

- **기원** 이 약은 삼지구엽초 *Epimedium koreanum* Nakai, 음양곽(淫羊藿) *Epimedium brevicornum* Maximowicz, 유모음양곽(柔毛淫羊藿) *Epimedium pubescens* Maximowicz, 무산음양곽(巫山淫羊藿) *Epimedium wushanense* T. S. Ying 또는 전엽음양곽(箭葉淫羊藿) *Epimedium sagittatum* Maximowicz(매자나무과 Berberidaceae)의 지상부이다.

- **한방 약미(藥味)와 약성(藥性)** 맛은 맵고 달며 성질은 따뜻하다.

- **한방 작용부위(귀경, 歸經)** 음양곽은 주로 간(肝), 신경(腎經)에 들어가 작용한다.

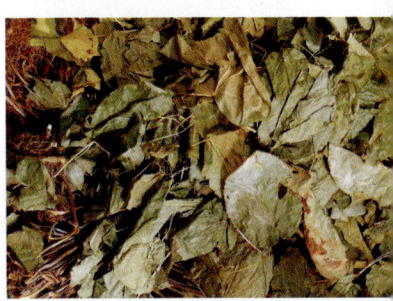
▲ 삼지구엽초 지상부

▲ 음양곽(약재, 전형)

| 약효 해설 |

• 발기부전과 무의식중에 정액이 몸 밖으로 나오는 증상에 사용한다.
• 근육과 뼈를 강하고 튼튼하게 한다.
• 반신불수 치료에 도움이 된다.
• 팔다리를 잘 쓰지 못하고 마비되며 아픈 증상을 낫게 한다.

| 동의보감 효능 |

음양곽(淫羊藿, 삼지구엽초)의 성질은 따뜻하고[溫](평(平)하다고도 한다) 독이 없다. 모든 풍랭증(風冷證)과 몸과 마음이 허약하고 피로한 것을 낫게 하며 허리와 무릎에 힘을 더해준다. 남자의 양기(陽氣)가 다하여 발기가 안 되는 것, 여자의 음기가 다하여 아이를 낳지 못하는 데 쓴다. 노인의 정신이 혼미한 것, 중년의 건망증을 치료한다. 발기부전과 음경 속이 아픈 것을 치료한다. 기력을 도와주고 근육과 뼈를 튼튼하게 한다. 남자가 오래 먹으면 자식을 낳게 할 수 있다. 나력(瘰癧)을 없애고 음부가 헐었을 때 이것을 달인 물로 씻으면 벌레가 나온다.

| 약용법 |

지상부 3~9g을 물 800mL에 넣고 달여서 반으로 나누어 아침저녁으로 마신다. 또는 술로 담그거나 가루나 환(丸)으로 만들어 복용한다. 외용할 때는 적당량을 사용한다.

352

의이인

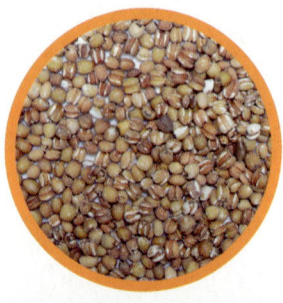

- 한자명: 薏苡仁
- 라틴생약명: Coicis Semen
- 이명 또는 영명: Coix Seed
- 식물명 및 학명: 율무, *Coix lacryma-jobi* Linné var. *ma-yuen* Stapf
- 과명: 벼과
- 약용부위: 잘 익은 씨로서 씨껍질을 제거한 것
- 식약처 공정서 및 조선시대 의서 수재:
  대한민국약전(KP) 제11개정
  동의보감 탕액편의 곡식부
  방약합편의 직속(稷粟, 기장과 조류)편

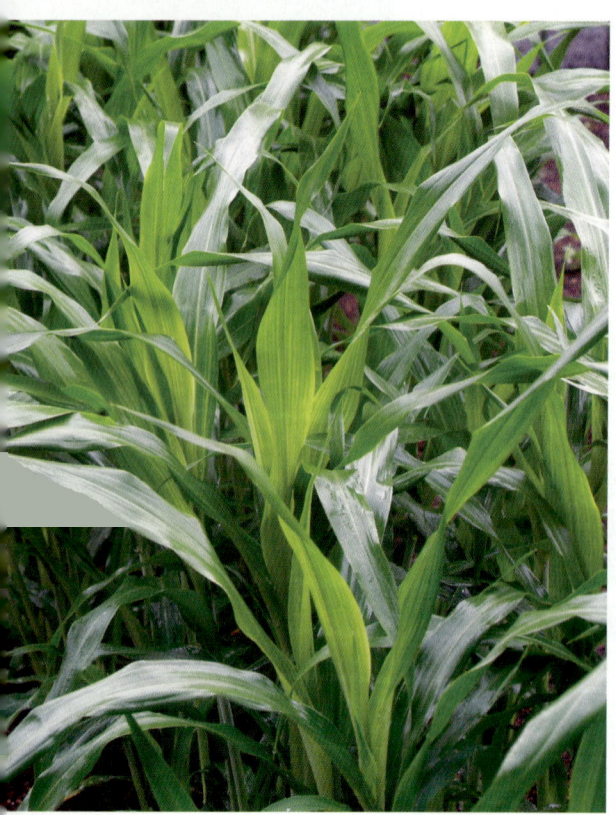

▲ 율무 잎

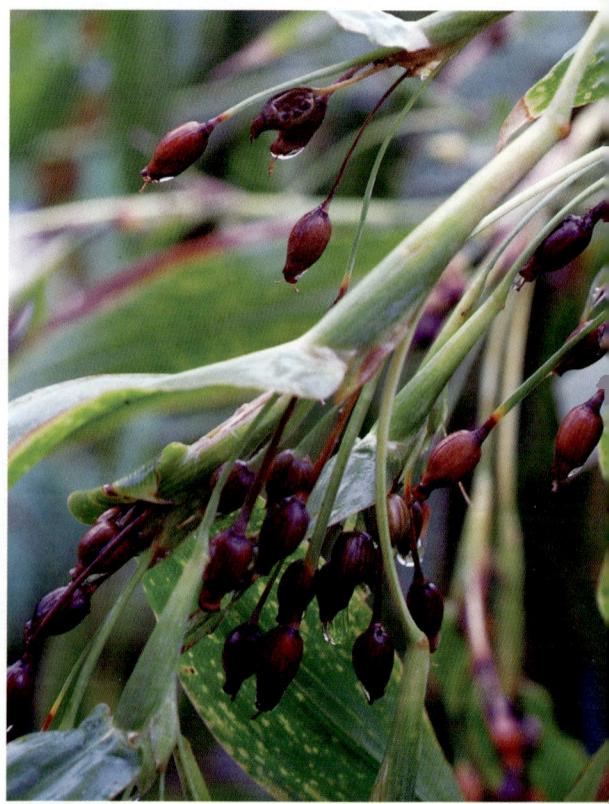

▲ 율무 열매

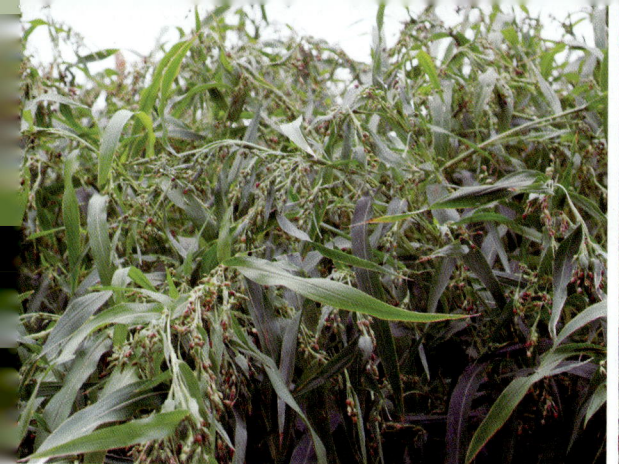

▲ 율무 지상부

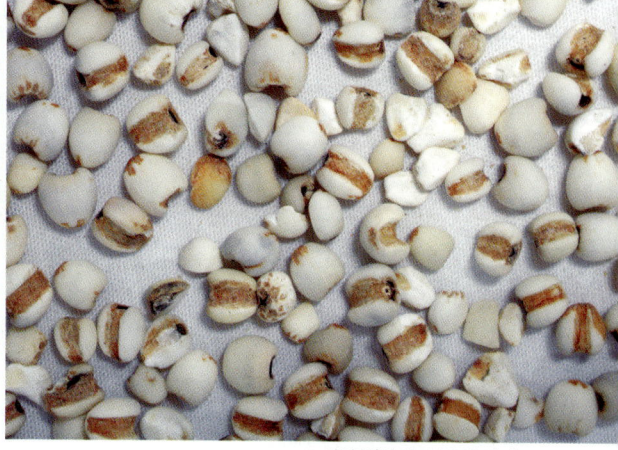

▲ 의이인(약재, 씨껍질 제거)

- ●**기원** 이 약은 율무 *Coix lacryma-jobi* Linné var. *ma-yuen* Stapf(벼과 Gramineae)의 잘 익은 씨로서 씨껍질을 제거한 것이다.

- ●**한방 약미(藥味)와 약성(藥性)** 맛은 달고 싱거우며 성질은 서늘하다.

- ●**한방 작용부위(귀경, 歸經)** 의이인은 주로 비(脾), 위(胃), 폐경(肺經)에 들어가 작용한다.

| **약효 해설** |

• 소변이 잘 나오지 않거나 몸이 붓는 증상을 치료한다.

• 각기, 설사에 유효하다.

• 배농(排膿), 소염, 자양 작용이 있다.

| **동의보감 효능** |

의이인(薏苡仁, 율무)은 성질이 약간 차고[微寒](평(平)하다고도 한다) 맛이 달며[甘] 독이 없다. 폐열(肺熱)로 진액이 소모되어 기침하고 숨 차는 것을 낫게 한다. 폐기(肺氣)로 인해 생기는 피고름을 토하고 기침하는 데 주로 쓴다. 또 팔다리를 잘 쓰지 못하고 마비되며 아픈 것과 근맥(筋脈)이 당기는 것을 낫게 한다. 다리에 힘이 없고 점차 다리의 피부가 마르고 살이 여위며 마비감이 있고 저린 것을 치료한다. 다리와 무릎이 붓고 잘 걷지 못하는 증상에 사용한다[본초].

| **약용법** |

씨 9~30g을 물 800mL에 넣고 달여서 반으로 나누어 아침저녁으로 마신다.

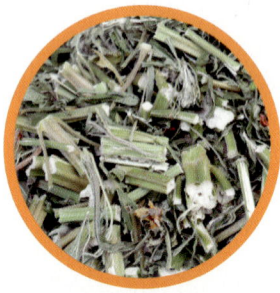

353

익모초

- 한자명: 益母草
- 라틴생약명: Leonuri Herba
- 이명 또는 영명: Leonurus Herb
- 식물명 및 학명: 익모초, *Leonurus japonicus* Houttuyn
- 과명: 꿀풀과
- 약용부위: 지상부로서 꽃이 피기 전 또는 꽃이 필 때 채취한 것
- 식약처 공정서 및 조선시대 의서 수재:
  대한민국약전(KP) 제11개정
  동의보감 탕액편의 풀부(部)
  방약합편의 습초(濕草)편

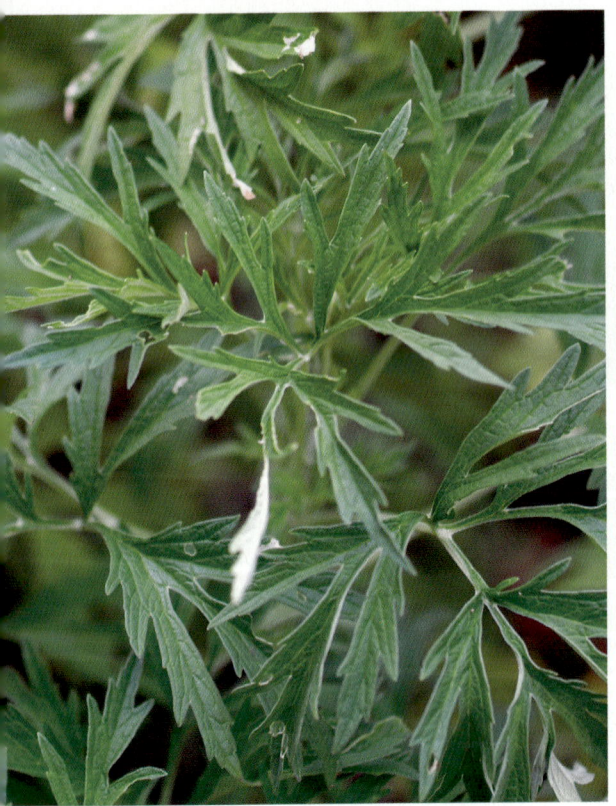

▲ 익모초 잎

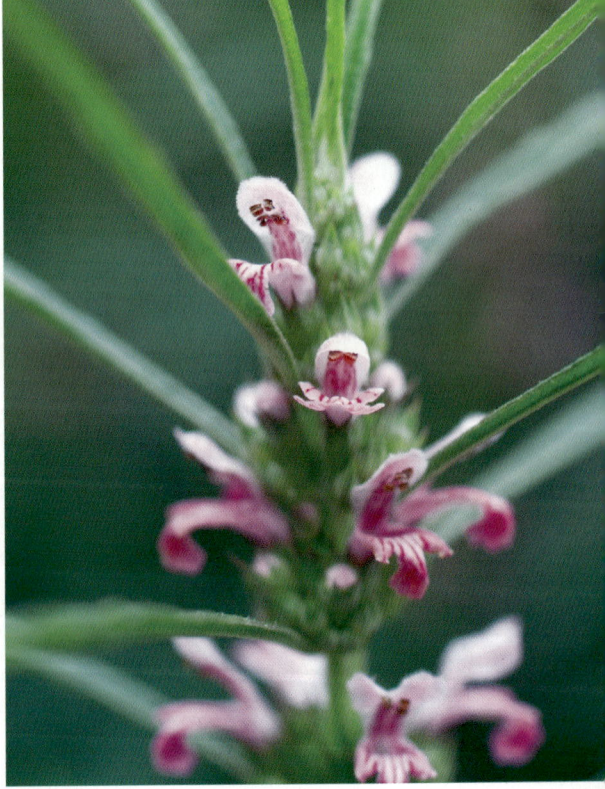

▲ 익모초 꽃

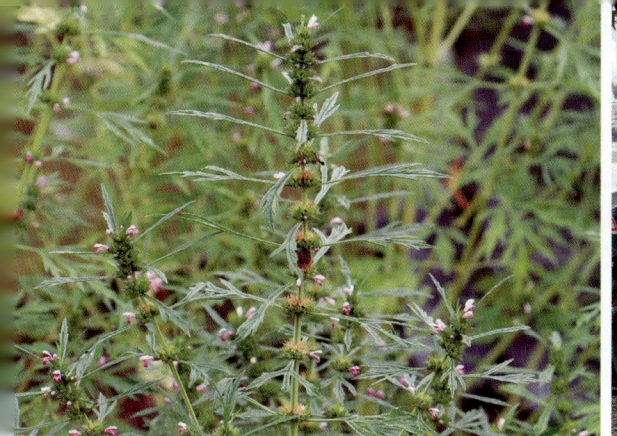

▲ 익모초 지상부

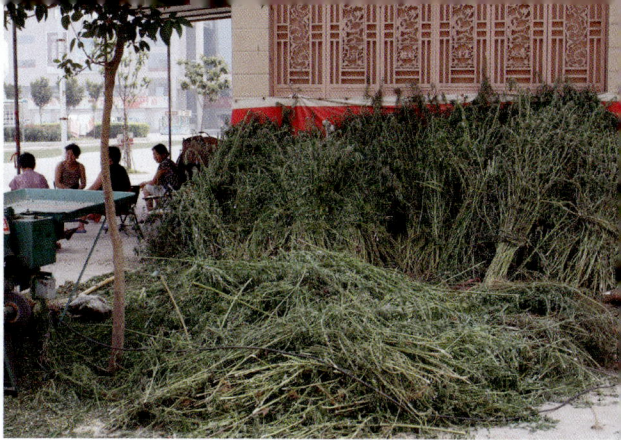

▲ 중국의 한약시장에서 건조 중인 익모초

● **기원** 이 약은 익모초 *Leonurus japonicus* Houttuyn(꿀풀과 Labiatae)의 지상부로서 꽃이 피기 전 또는 꽃이 필 때 채취한 것이다.

● **한방 약미(藥味)와 약성(藥性)** 맛은 쓰고 매우며 성질은 약간 차다.

● **한방 작용부위(귀경, 歸經)** 익모초는 주로 간(肝), 심포(心包), 방광경(膀胱經)에 들어가 작용한다.

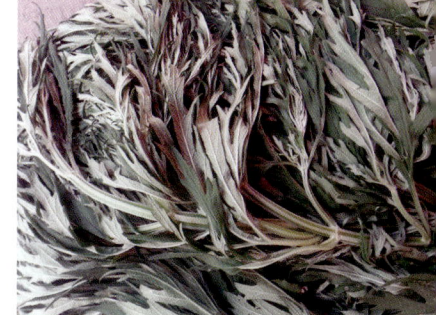

▲ 익모초 잎(채취품)

| **약효 해설** |

• 월경불순, 어혈복통에 유효하다.

• 소변이 잘 나오지 않거나 몸이 붓는 증상에 사용한다.

• 혈뇨(血尿)를 치료한다.

| **동의보감 효능** |

충위경엽(茺蔚莖葉, 익모초 줄기와 잎)은 출산 전후의 여러 병을 잘 치료하여 익모(益母)라 한다. 임신이 되게 하고 월경을 고르게 한다. 효과를 보지 않는 경우가 없기 때문에 부인의 선약(仙藥)이라고 한다[입문].

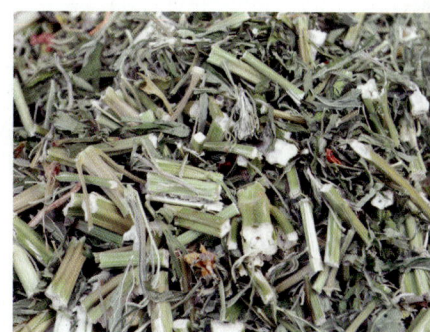

▲ 익모초(약재, 절단)

| **약용법** |

지상부 9~30g을 물 800mL에 넣고 달여서 반으로 나누어 아침저녁으로 마신다.

354

익지

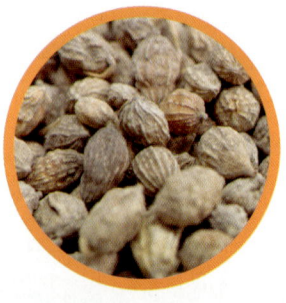

- **한자명**: 益智
- **라틴생약명**: Alpiniae Oxyphyllae Fructus
- **이명 또는 영명**: Bitter Cardamon
- **식물명 및 학명**: 익지(益智), *Alpinia oxyphylla* Miquel
- **과명**: 생강과
- **약용부위**: 열매
- **식약처 공정서 및 조선시대 의서 수재**:
  대한민국약전(KP) 제11개정
  동의보감 탕액편의 나무부
  방약합편의 방초(芳草, 향기가 좋은 풀)편

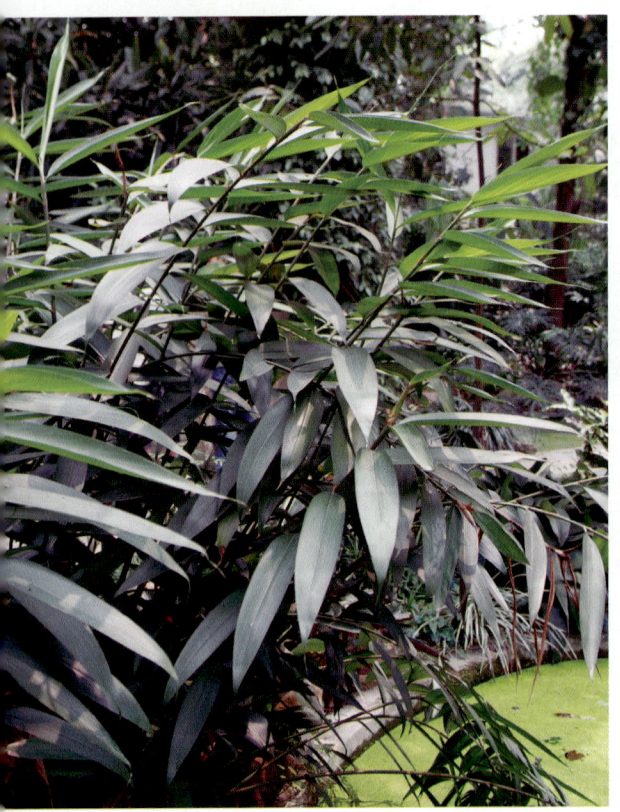

▲ 익지 잎

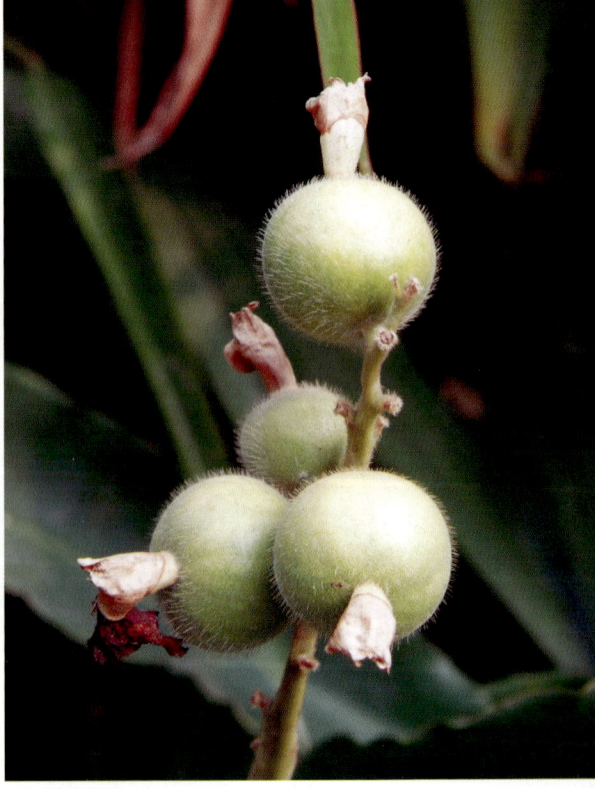

▲ 익지 열매

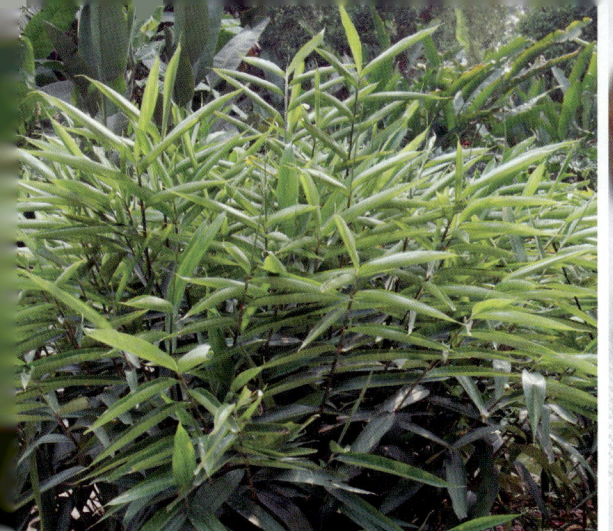
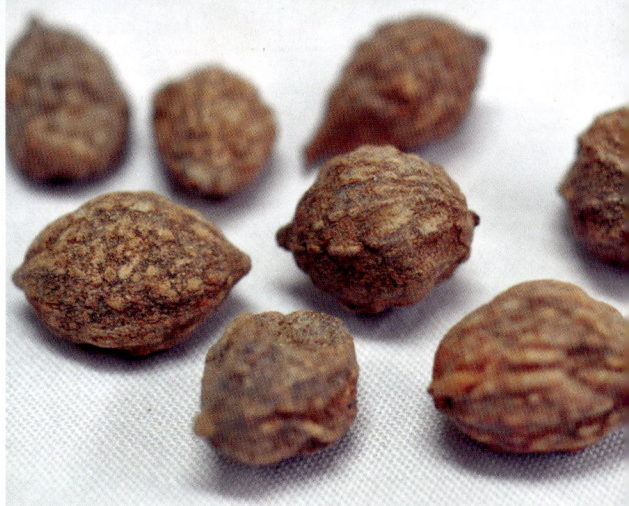

▲ 익지 지상부　　　　　　　　　　　　　　　▲ 익지(약재, 전형)

● **기원**　이 약은 익지(益智) *Alpinia oxyphylla* Miquel(생강과 Zingiberaceae)의 열매이다.

● **한방 약미(藥味)와 약성(藥性)**　맛은 맵고 성질은 따뜻하다.

● **한방 작용부위(귀경, 歸經)**　익지는 주로 비(脾), 신경(腎經)에 들어가 작용한다.

| 약효 해설 |

• 몽정과 무의식중에 정액이 몸 밖으로 나오는 증상을 낫게 한다.

• 야간의 다뇨를 치료하고 소변 횟수를 줄인다.

• 기운을 돕고 정신을 안정시킨다.

• 침을 많이 흘리지 않게 한다.

• 건위(健胃), 항염증, 항종양의 약리작용이 있다.

| 동의보감 효능 |

익지자(益智子, 익지)의 성질은 따뜻하며[溫] 맛은 맵고[辛] 독이 없다. 정[精]이 절로 새어나가는 데 주로 쓴다. 소변을 줄이고 침을 흘리지 않게 한다. 기운을 돕고 정신을 안정시키며 모든 기를 고르게 한다.

| 약용법 |

열매 3~10g을 물 800mL에 넣고 달여서 반으로 나누어 아침저녁으로 마신다.

355

인도
사목

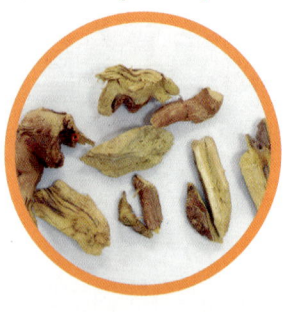

- 한자명: 印度蛇木
- 라틴생약명: Rauvolfiae Radix
- 식물명 및 학명: 인도사목, *Rauvolfia serpentina* Bentham
- 과명: 협죽도과
- 약용부위: 뿌리
- 식약처 공정서 및 조선시대 의서 수재:
  대한민국약전외한약(생약)규격집(KHP) 제4개정

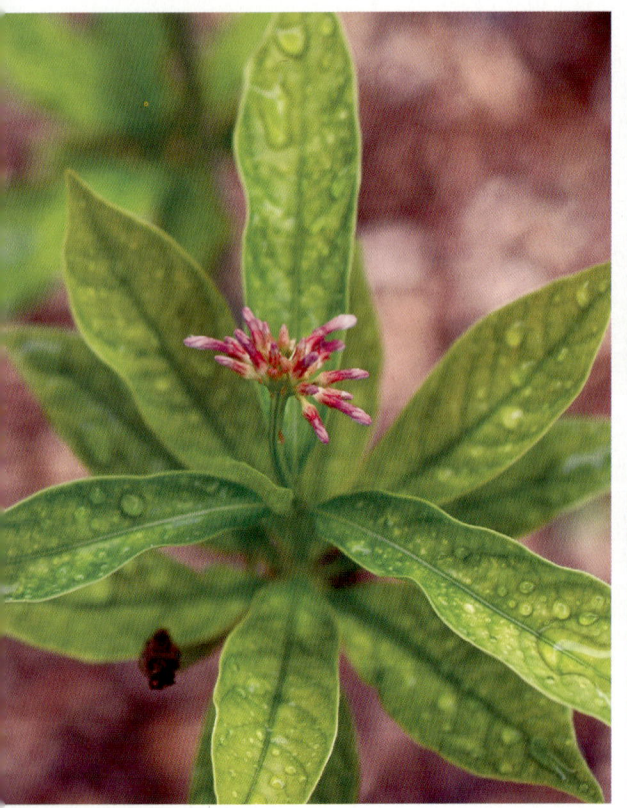

▲ 인도사목 잎과 꽃봉오리

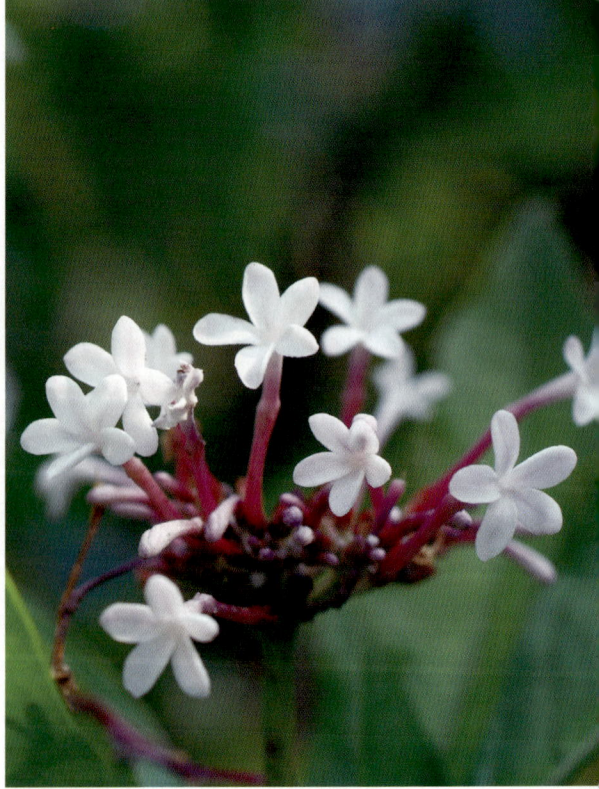

▲ 인도사목 꽃

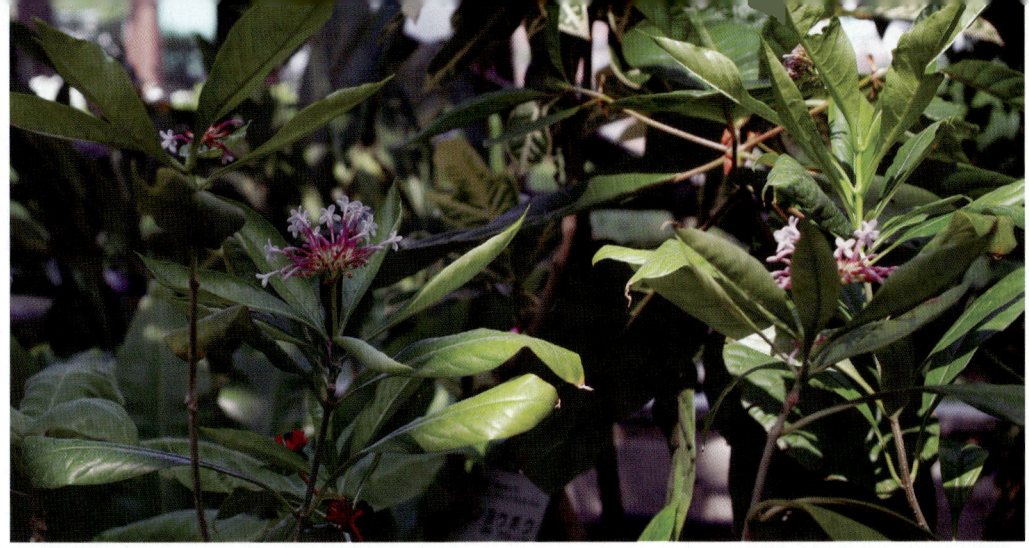

▲ 인도사목

● **기원** 이 약은 인도사목 *Rauvolfia serpentina* Bentham(협죽도과 Apocynaceae)의 뿌리이다.

● **한방 약미(藥味)와 약성(藥性)** 맛은 쓰고 성질은 서늘하다.

● **한방 작용부위(귀경, 歸經)** 인도사목은 주로 간경(肝經)에 들어가 작용한다.

| **약효 해설** |

• 혈압강하, 정신안정 작용이 있다.

• 인도사목의 주요 알칼로이드 성분인 reserpine 은 교감신경 말단에서 신경전달물질인 catecholamine을 유리, 고갈시켜 혈압강하, 심장박동수 감소 및 진정작용을 나타낸다.

• 스위스의 제약회사 연구원들은 혈압강하제를 개발하기 위해 인도사목을 연구했으나 미국의 연구원들은 이 식물을 정신병 치료약으로 개발하였다.

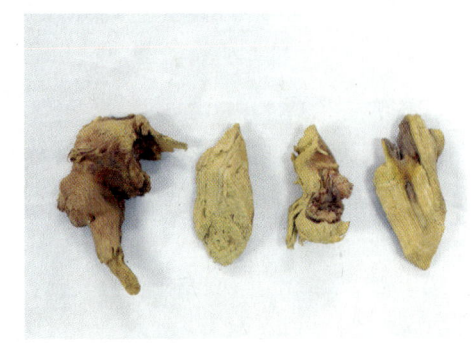

▲ 인도사목(약재, 절편)

| **약용법** |

뿌리 9~15g을 물 800mL에 넣고 달여서 반으로 나누어 아침저녁으로 마신다.

356

인동

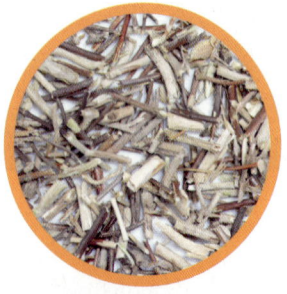

- 한자명: 忍冬
- 라틴생약명: Lonicerae Folium et Caulis
- 이명 또는 영명: Lonicera Leaf and Stem
- 식물명 및 학명: 인동덩굴, *Lonicera japonica* Thunberg
- 과명: 인동과
- 약용부위: 잎 및 덩굴성 줄기
- 식약처 공정서 및 조선시대 의서 수재:

  대한민국약전(KP) 제11개정

  동의보감 탕액편의 풀부(部)

  방약합편의 만초(蔓草, 덩굴풀)편

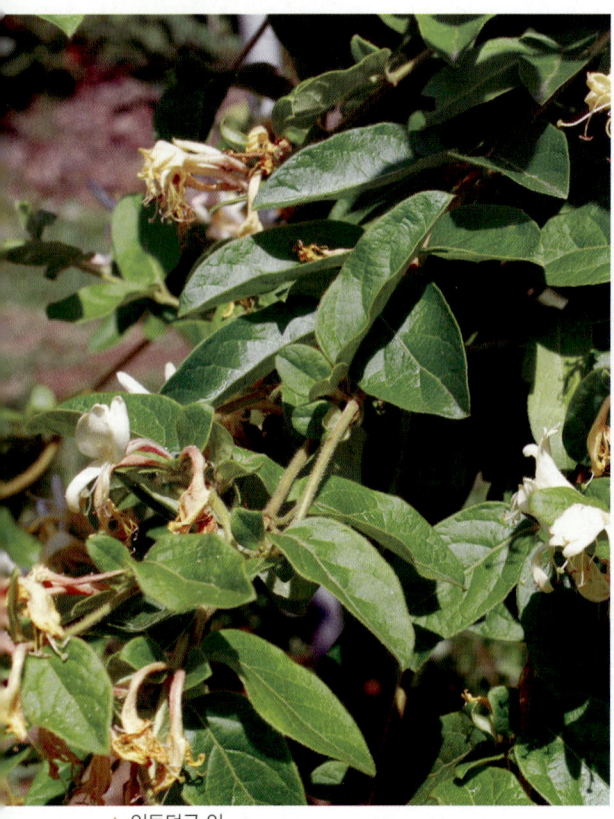

▲ 인동덩굴 잎

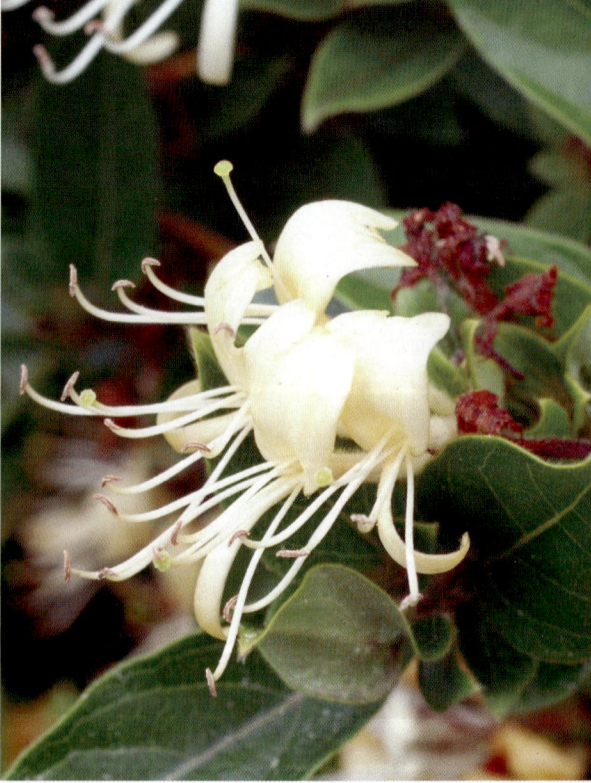

▲ 인동덩굴 꽃

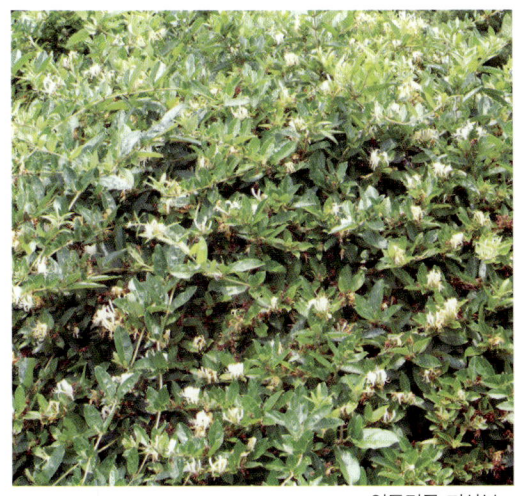
▲ 인동덩굴 지상부

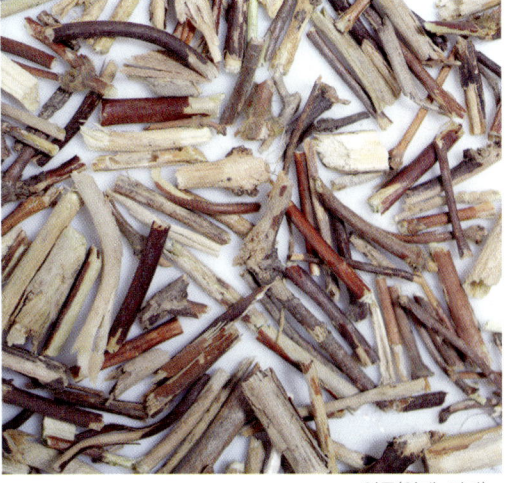
▲ 인동(약재, 절단)

● **기원** 이 약은 인동덩굴 *Lonicera japonica* Thunberg(인동과 Caprifoliaceae)의 잎 및 덩굴성 줄기
이다.

● **한방 약미(藥味)와 약성(藥性)** 맛은 달고 성질은 차다.

● **한방 작용부위(귀경, 歸經)** 인동은 주로 폐(肺), 위경(胃經)에 들어가 작용한다.

| **약효 해설** |

• 고열이 날 때 유효하다.

• 팔다리를 잘 쓰지 못하고 마비되며 아픈 병증에 사용한다.

• 전염성 간염 치료에 효과가 있다.

| **동의보감 효능** |

인동(忍冬, 인동)의 성질은 약간 차고[微寒] 맛이 달며[甘] 독이 없다. 추웠다 열이 나면서 몸이 붓
는 것 그리고 열독(熱毒), 대변에 피가 섞여 나오는 이질에 쓴다. 오시(五尸)를 치료한다.

| **약용법** |

잎 및 덩굴성 줄기 9~30g을 물 800mL에 넣고 달여서 반으로 나누어 아침저녁으로 마신다.

357

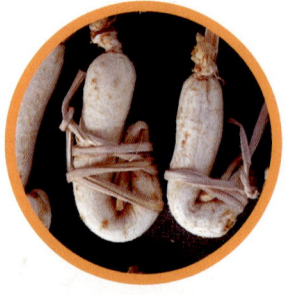

인삼

- 한자명: 人蔘
- 라틴생약명: Ginseng Radix
- 이명 또는 영명: Ginseng
- 식물명 및 학명: 인삼, *Panax ginseng* C. A. Meyer
- 과명: 두릅나무과
- 약용부위: 뿌리로서 그대로 또는 가는 뿌리와 코르크층을 제거한 것
- 식약처 공정서 및 조선시대 의서 수재:
    대한민국약전(KP) 제11개정
    동의보감 탕액편의 풀부(部)
    방약합편의 산초(山草)편

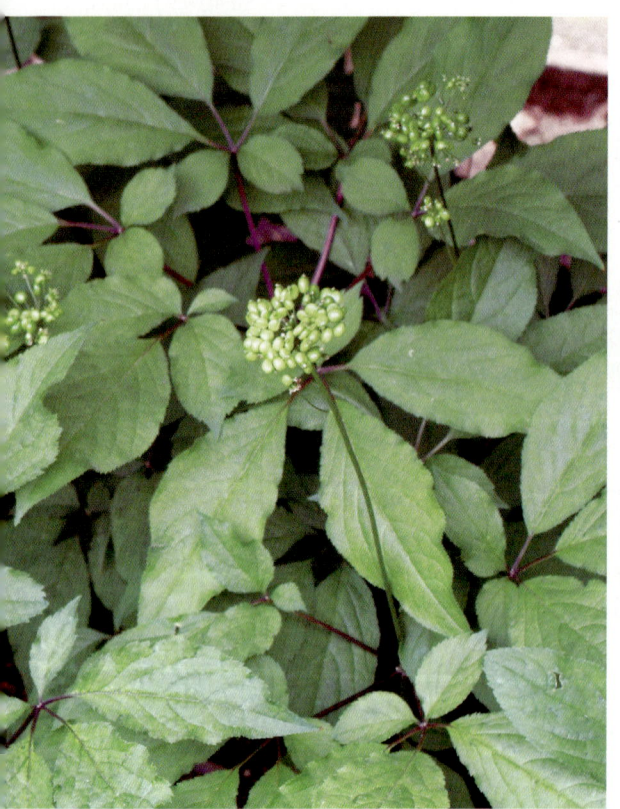

▲ 인삼의 미숙 열매

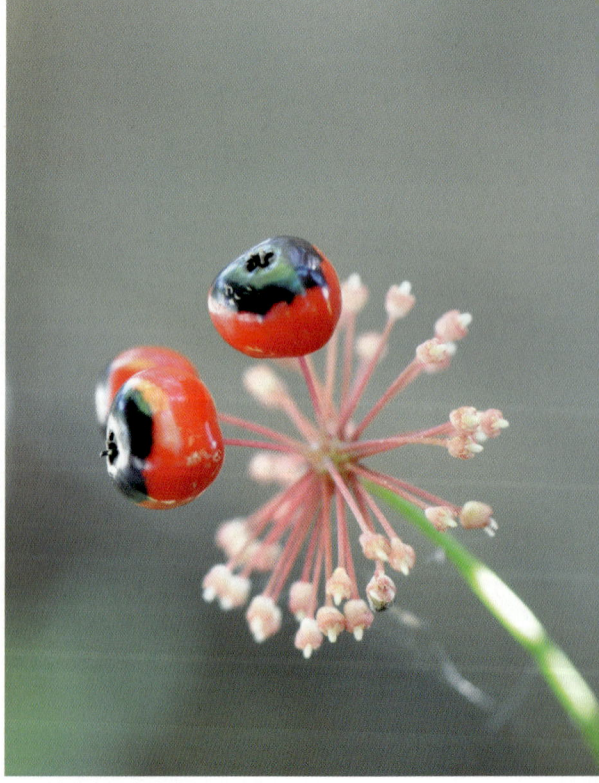

▲ 인삼의 꽃과 열매

690

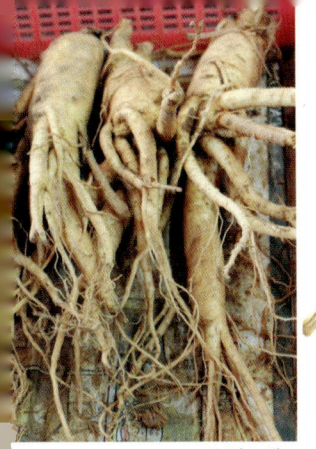
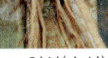
▲ 인삼(수삼)

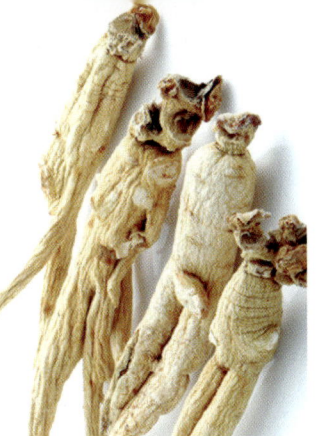
▲ 인삼(건삼)

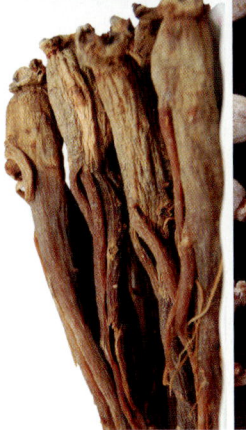
▲ 인삼(홍삼)

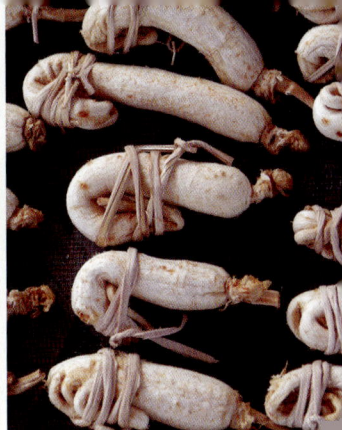
▲ 인삼(곡삼)

● **기원** 이 약은 인삼 *Panax ginseng* C. A. Meyer(두릅나무과 Araliaceae)의 뿌리로서 그대로 또는 가는 뿌리와 코르크층을 제거한 것이다.

● **한방 약미(藥味)와 약성(藥性)** 맛은 달고 약간 쓰며 성질은 약간 따뜻하다.

● **한방 작용부위(귀경, 歸經)** 인삼은 주로 비(脾), 폐(肺), 심(心), 신경(腎經)에 들어가 작용한다.

| 약효 해설 |

• 원기를 보충해주며 신체허약과 피로 증상에 유효하다.
• 마음을 안정시키며 건망증, 현기증을 치료한다.
• 빈뇨증, 자궁출혈에 사용한다.
• 자양강장, 면역증강 작용이 있다.

| 동의보감 효능 |

인삼(人蔘)의 성질은 약간 따뜻하고[微溫] 맛이 달며[甘](약간 쓰다고도 한다) 독이 없다. 주로 오장(五藏)의 기(氣)가 부족한 데 쓴다. 정신을 안정시키고 눈을 밝게 한다. 심규[心]를 열어주고 지혜를 더한다[益智]. 몸과 마음이 허약하고 피로한 것을 치료한다. 곽란(霍亂)으로 구토하고 딸꾹질[嘔噦. 구홰]하는 것을 멎게 한다. 폐열(肺熱)로 진액이 소모되어 기침하고 숨 차는 것, 고름을 토하는 것을 치료하고 담(痰)을 삭인다.

| 약용법 |

뿌리 3~9g을 물 800mL에 넣고 달여서 반으로 나누어 아침저녁으로 마신다.

358

인진호

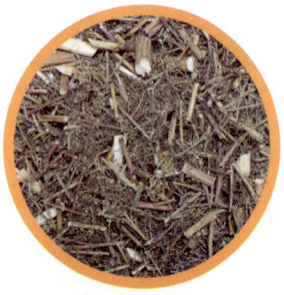

- 한자명: 茵蔯蒿
- 라틴생약명: Artemisiae Capillaris Herba
- 이명 또는 영명: 인진(茵蔯)
- 식물명 및 학명: 사철쑥, *Artemisia capillaris* Thunberg
- 과명: 국화과
- 약용부위: 지상부
- 식약처 공정서 및 조선시대 의서 수재:
  - 대한민국약전외한약(생약)규격집 제4개정
  - 동의보감 탕액편의 풀부(部)
  - 방약합편의 습초(濕草)편

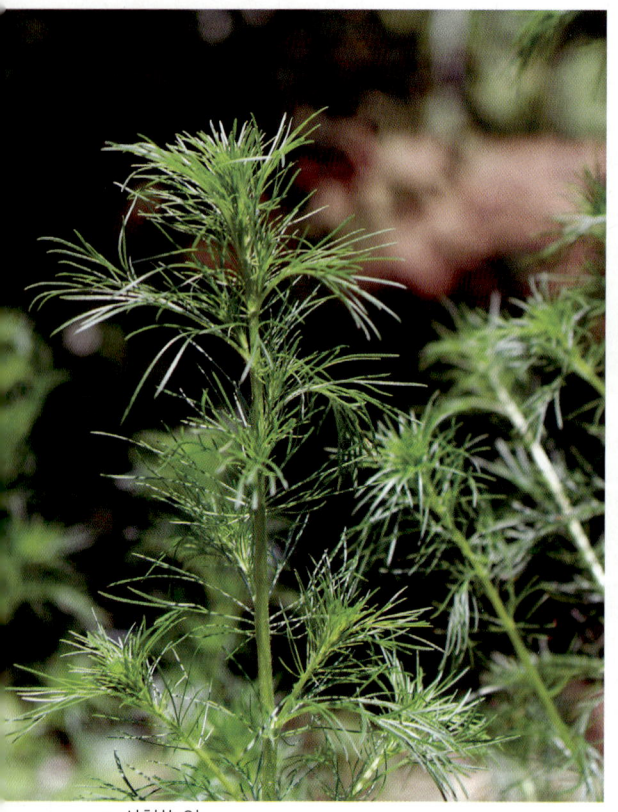

▲ 사철쑥 잎

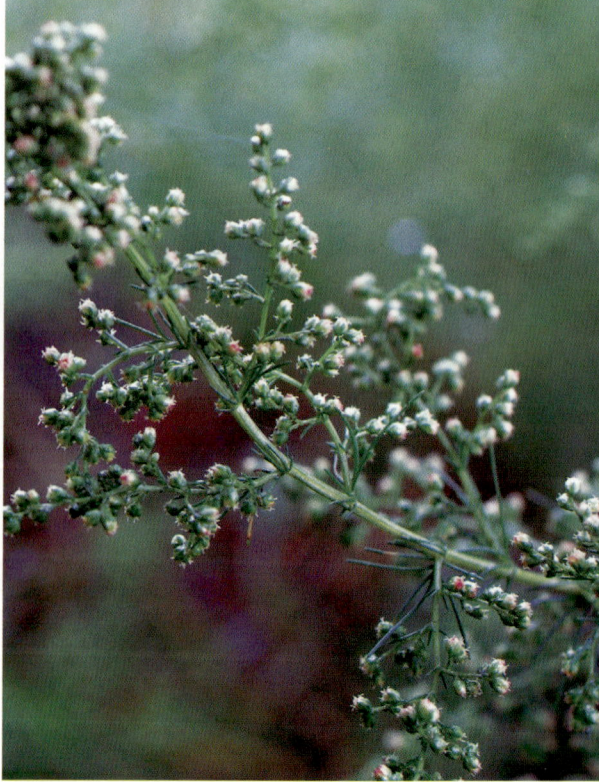

▲ 사철쑥 꽃

- **기원** 이 약은 사철쑥 *Artemisia capillaris* Thunberg(국화과 Compositae)의 지상부이다. 봄에 채취한 것을 '면인진(綿茵蔯)'이라 하고, 가을에 채취한 것을 '인진호(茵蔯蒿)'라 한다.

- **한방 약미(藥味)와 약성(藥性)** 맛은 쓰고 매우며 성질은 약간 차다.

- **한방 작용부위(귀경, 歸經)** 인진호는 주로 비(脾), 위(胃), 간(肝), 담경(膽經)에 들어가 작용한다.

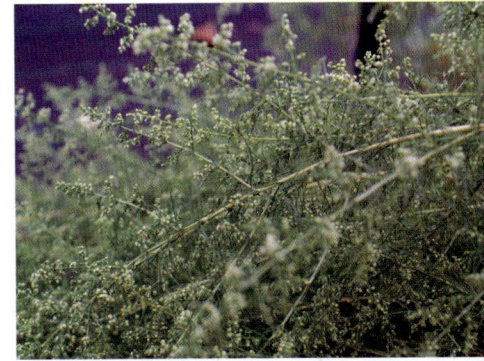
▲ 사철쑥 열매

| 약효 해설 |
- 황달, 전염성 간염, 담낭염에 사용한다.
- 이담(利膽), 간세포 보호 작용이 있다.
- 소변이 잘 나오지 않는 증상을 치료한다.

| 동의보감 효능 |
인진호(茵蔯蒿, 사철쑥)의 성질은 약간 차고[微寒](서늘하다[凉]고도 한다) 맛은 쓰고 매우며[苦辛] 독이 없다(조금 독이 있다고도 한다). 열이 뭉쳐 생긴 황달(黃疸)로 온몸이 노랗게 되고 소변이 잘 나오지 않는 것을 낫게 한다. 유행병으로 열이 몹시 나면서 발광[狂]하는 것, 머리가 아픈 것과 학질[瘴瘧, 장학]을 낫게 한다.

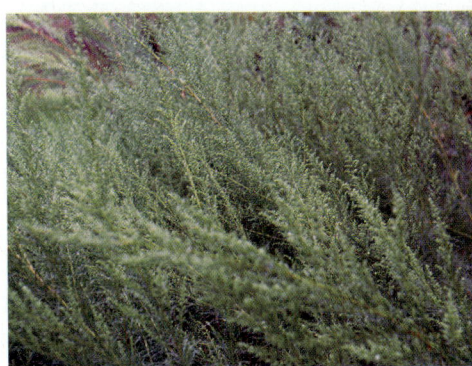
▲ 사철쑥 지상부

| 약용법 |
지상부 6~15g을 물 800mL에 넣고 달여서 반으로 나누어 아침저녁으로 마시거나 외용으로 적당량 사용한다.

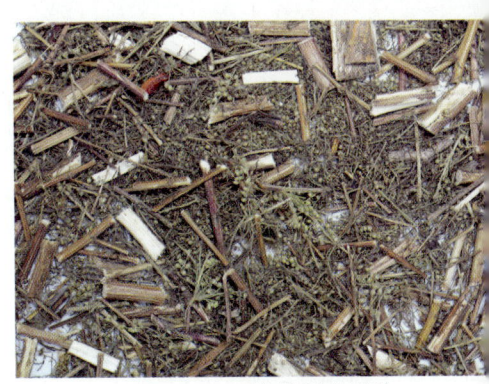
▲ 인진호(약재, 절단)

359

일당귀

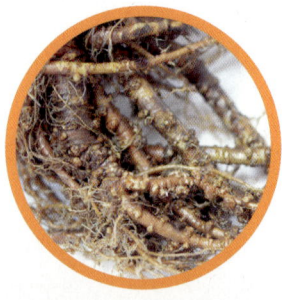

- 한자명: 日當歸
- 라틴생약명: Japonicae Angelicae Radix
- 이명 또는 영명: Angelica Root
- 식물명 및 학명: *Angelica acutiloba* Kitagawa

    Angelica acutiloba Kitagawa var. *sugiyamae* Hikino
- 과명: 산형과
- 약용부위: 뿌리를 건조한 것
- 식약처 공정서 및 조선시대 의서 수재:

    대한민국약전외한약(생약)규격집(제4개정)

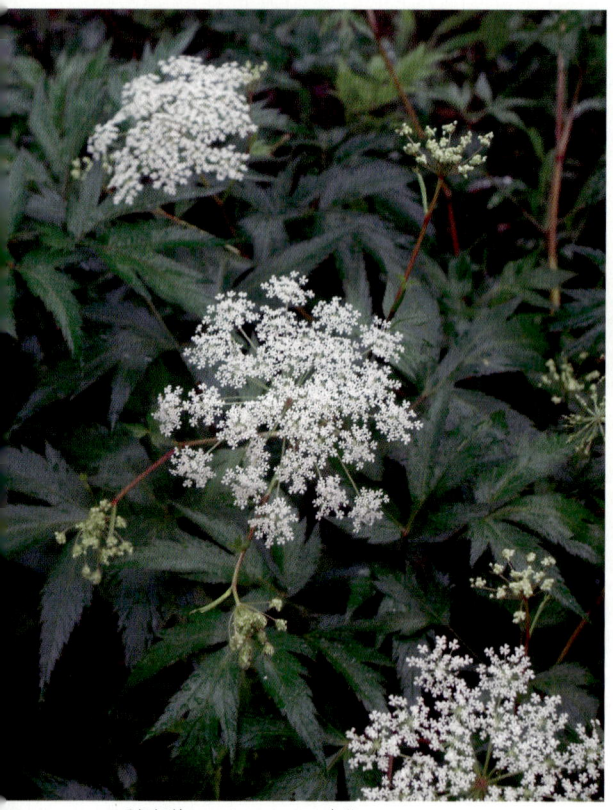

▲ 일당귀(*Angelica acutiloba*) 꽃

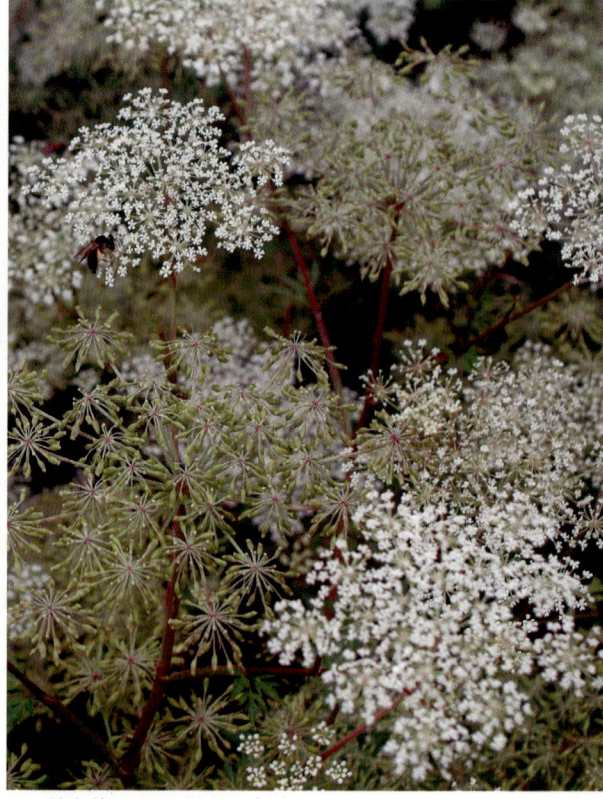

▲ 일당귀(*Angelica acutiloba*) 열매

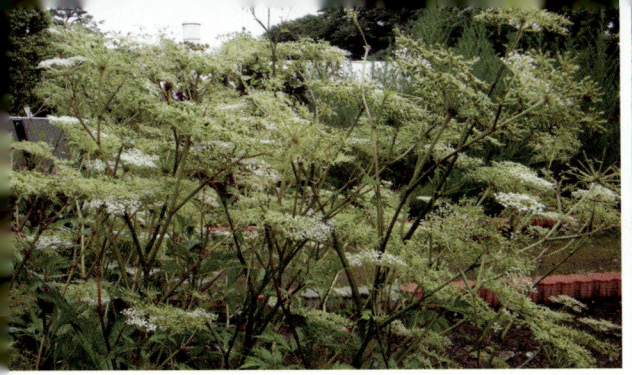

▲ 일당귀(*Angelica acutiloba*) 지상부

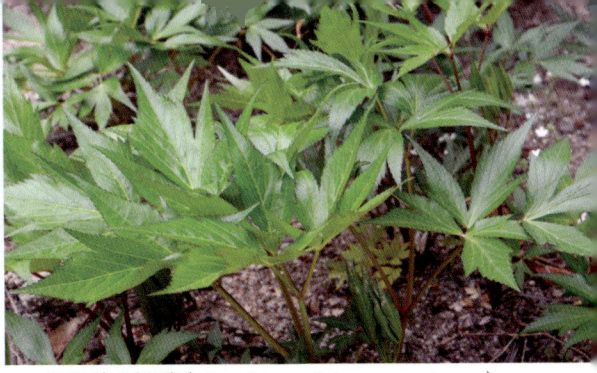

▲ 일당귀(북해도당귀, *Angelica acutiloba* var. *sugiyamae*)
어린잎

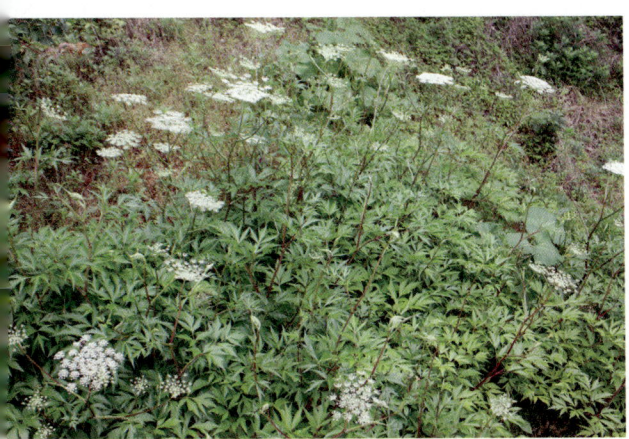

▲ 일당귀(*Angelica acutiloba*) 지상부

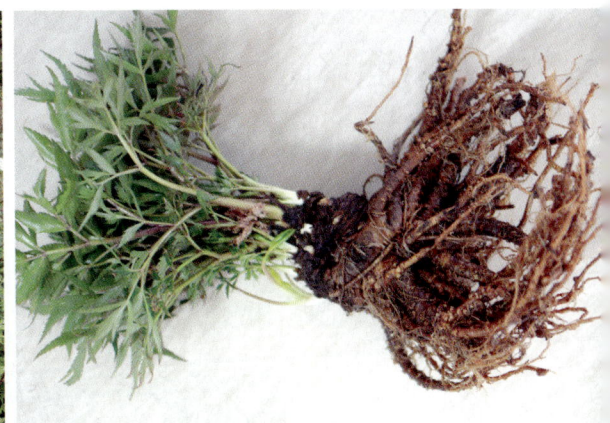

▲ 일당귀(*Angelica acutiloba*) 전초(채취품)

● **기원** 이 약은 *Angelica acutiloba* Kitagawa 또는 *Angelica acutiloba* Kitagawa var. *sugiyamae*
Hikino(산형과 Umbelliferae)의 뿌리를 건조한 것이다.

● **한방 약미(藥味)와 약성(藥性)** 맛은 맵고 달며 성질은 따뜻하다.

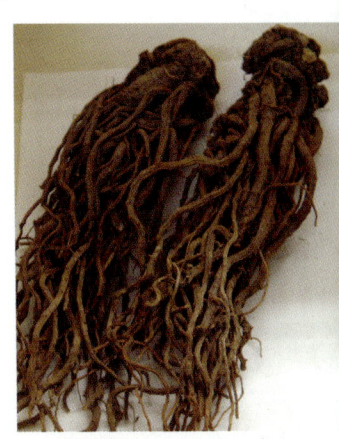

▲ 일당귀(*Angelica acutiloba*)의
뿌리(약재, 전형)

| **약효 해설** |

• 월경불순에 사용한다.

• 장(腸)의 진액이 부족하여 대변을 보기 어려운 증상에 쓴다.

• 산후복통 치료에 효과가 있다.

| **약용법** |

뿌리 10~30g을 물 800mL에 넣고 달여서 반으로 나누어 아침저
녁으로 마신다.

360

임자

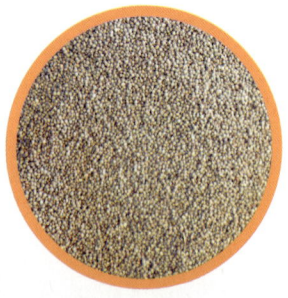

- 한자명: 荏子
- 라틴생약명: Perillae Japonicae Semen
- 식물명 및 학명: 들깨, *Perilla frutescens* Britton var. *japonica* Hara
- 과명: 꿀풀과
- 약용부위: 씨
- 식약처 공정서 및 조선시대 의서 수재:
    대한민국약전외한약(생약)규격집(KHP) 제4개정
    동의보감 탕액편의 채소부
    방약합편의 마맥도(麻麥稻, 삼, 보리, 벼류)편

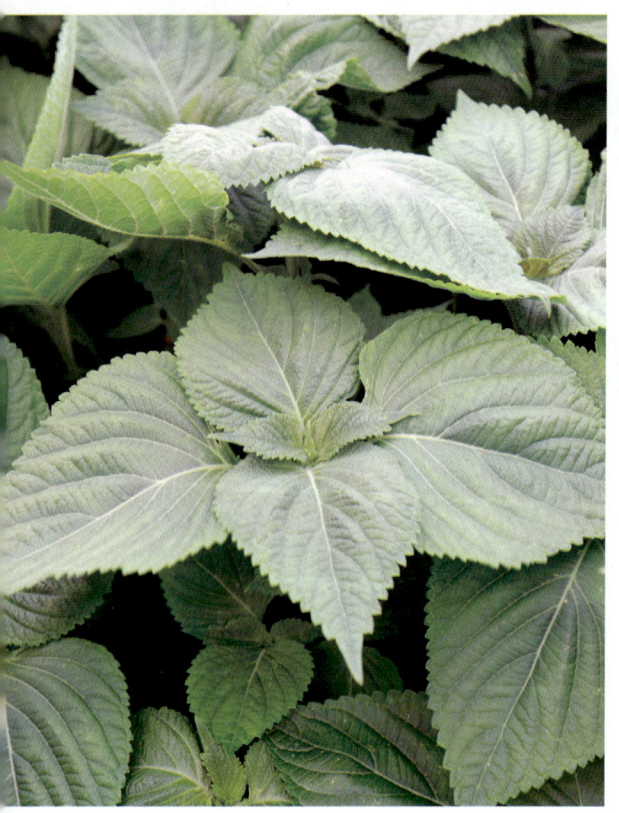

▲ 들깨 잎

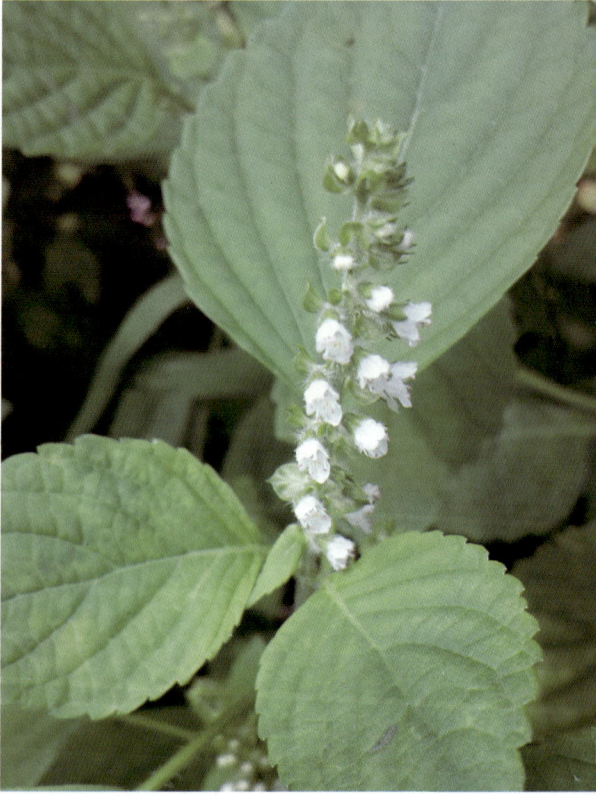

▲ 들깨 꽃

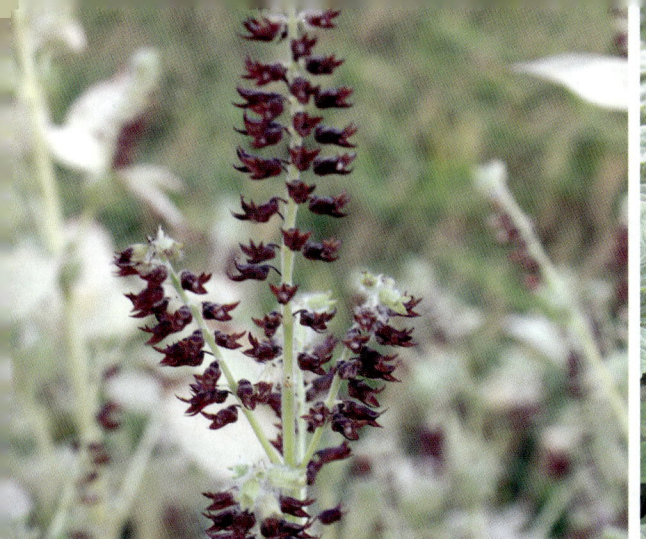

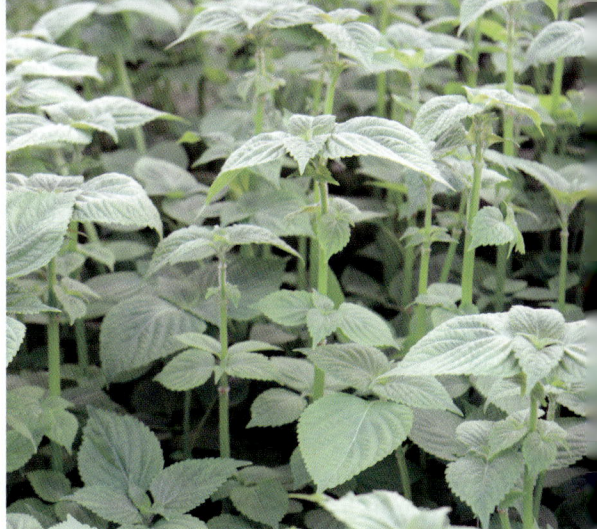

▲ 들깨 열매   ▲ 들깨 지상부

● **기원** 이 약은 들깨 *Perilla frutescens* Britton var. *japonica* Hara(꿀풀과 Labiatae)의 씨이다.

● **한방 약미(藥味)와 약성(藥性)** 맛은 맵고 성질은 따뜻하다.

● **한방 작용부위(귀경, 歸經)** 임자는 주로 폐(肺), 위(胃), 대장경(大腸經)에 들어가 작용한다.

| **약효 해설** |

• 기침을 하면서 기운이 치밀어 올라 숨이 차는 증상을 낮게 한다.

• 가래가 심한 천식에 사용한다.

• 위장의 기 순환이 막혀서 생기는 변비를 치료한다.

• 대장암 예방작용이 있다.

| **동의보감 효능** |

임자(荏子, 들깨)는 성질이 따뜻하고[溫] 맛이 매우며[辛] 독
이 없다. 기를 내리고 기침과 갈증을 멎게 한다. 폐(肺)를
적셔주고 중초를 보하며[補中] 정수(精髓)를 보충해준다.

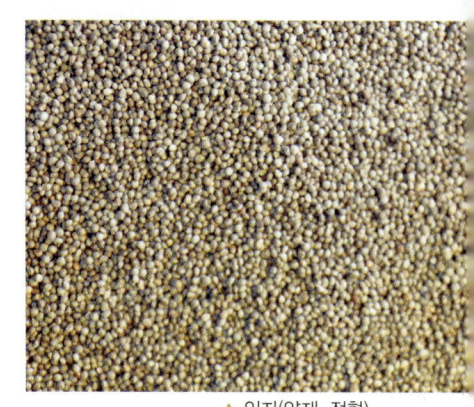

▲ 임자(약재, 전형)

| **약용법** |

씨 5~10g을 물 800mL에 넣고 달여서 반으로 나누어
아침저녁으로 마신다.

361

자근

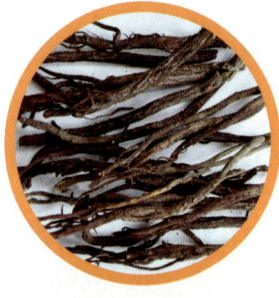

- 한자명: 紫根
- 라틴생약명: Lithospermi Radix
- 이명 또는 영명: Lithospermum Root
- 식물명 및 학명: 지치, *Lithospermum erythrorhizon* Siebold et Zuccarini

  신강자초(新疆紫草), *Arnebia euchroma* Johnst

  내몽자초(內蒙紫草), *Arnebia guttata* Bunge
- 과명: 지치과
- 약용부위: 뿌리
- 식약처 공정서 및 조선시대 의서 수재:

  대한민국약전(KP) 제11개정

  동의보감 탕액편의 풀부(部)

  방약합편의 산초(山草)편

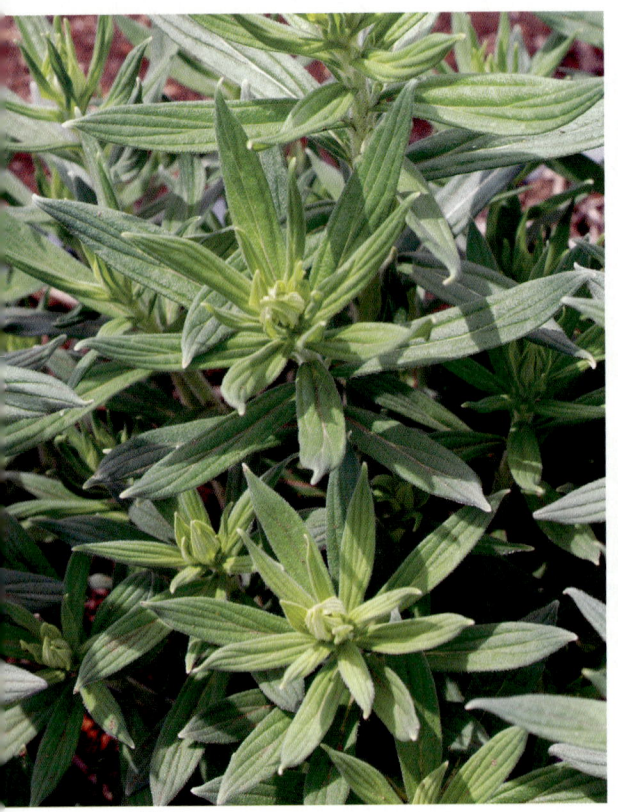

▲ 지치 잎

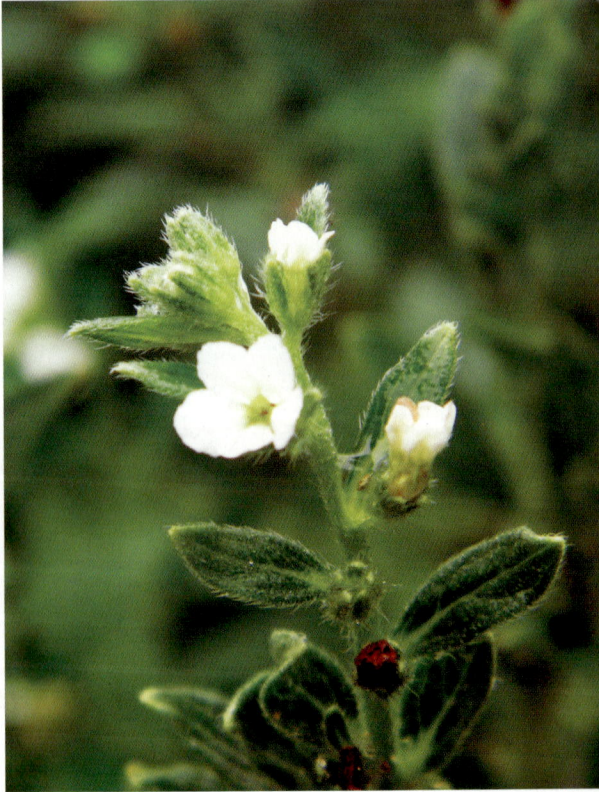

▲ 지치 꽃

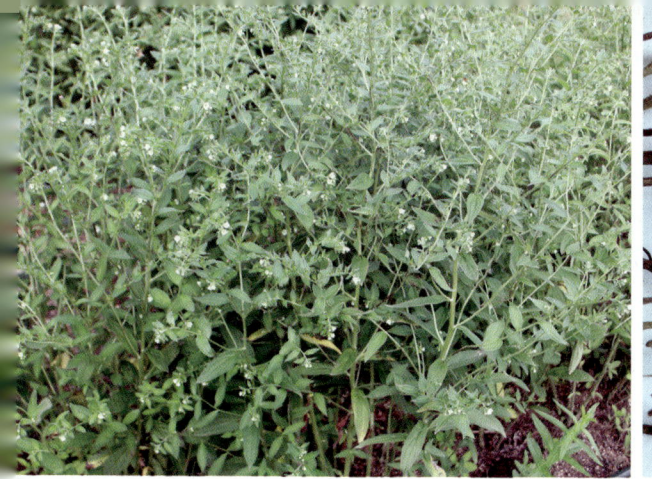

▲ 지치 지상부

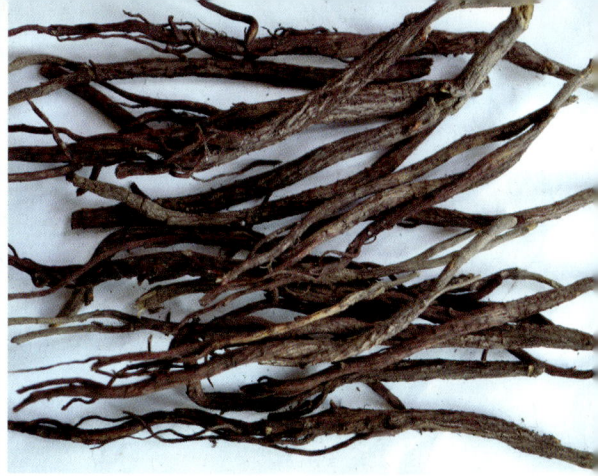

▲ 자근(약재, 전형)

- **기원** 이 약은 지치 *Lithospermum erythrorhizon* Siebold et Zuccarini, 신강자초(新疆紫草) *Arnebia euchroma* Johnst. 또는 내몽자초(內蒙紫草) *Arnebia guttata* Bunge(지치과 Boraginaceae) 의 뿌리이다.

- **한방 약미(藥味)와 약성(藥性)** 맛은 달고 짜며 성질은 차다.

- **한방 작용부위(귀경, 歸經)** 자근은 주로 심(心), 간경(肝經)에 들어가 작용한다.

| **약효 해설** |

- 혈뇨(血尿), 토혈, 코피에 유효하다.
- 습진, 화상, 피부가 빨갛게 부어오르는 질환을 치료한다.

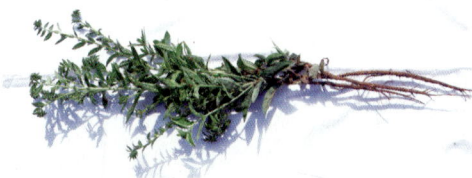

▲ 지치 전초(채취품)

| **동의보감 효능** |

자초(紫草, 지치)는 성질이 차고[寒](평(平)하다고도 한다) 맛은 쓰며[苦](달다[甘]고도 한다) 독이 없다. 5가지 황달[五疸]에 주로 쓴다. 소변을 잘 나오게 하고 배가 붓거나 불러 올라 그득한 것을 내린다. 피부가 헐어 아프고 가려우며 벌겋게 부어 곪는 것, 와창(癌瘡), 버짐[癬], 여드름[面皰, 면사], 소아의 홍역과 마마를 낫게 한다.

| **약용법** |

뿌리 5~10g을 물 800mL에 넣고 달여서 반으로 나누어 아침저녁으로 마시거나 외용으로 적당량 사용한다.

362

자단향

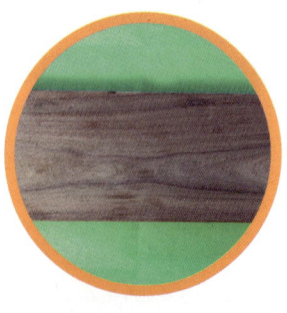

- **한자명**: 紫檀香
- **라틴생약명**: Santalini Lignum Rubrum
- **이명 또는 영명**: 자단(紫檀)
- **식물명 및 학명**: 자단(紫檀), *Pterocarpus santalinus* Linné
- **과명**: 콩과
- **약용부위**: 나무줄기의 심재
- **식약처 공정서 및 조선시대 의서 수재**:
  대한민국약전외한약(생약)규격집(KHP) 제4개정
  동의보감 탕액편의 나무부

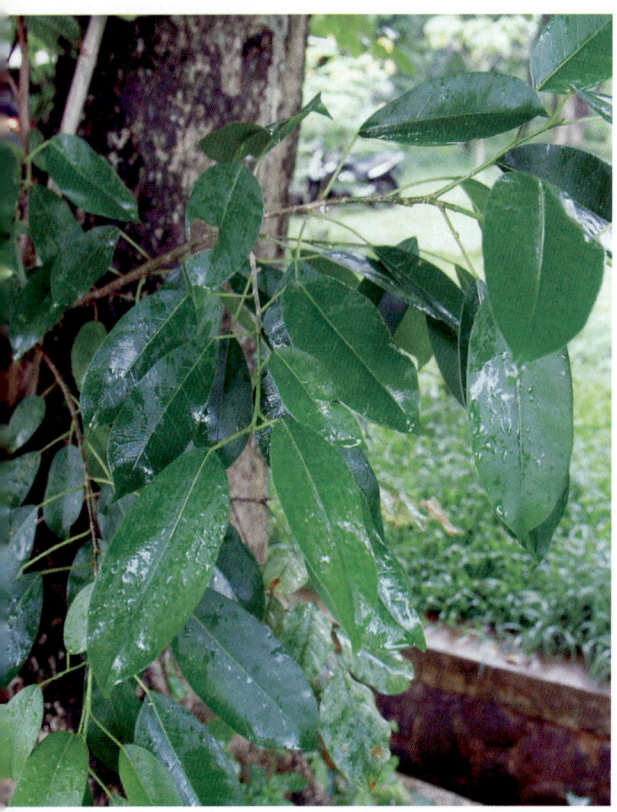

▲ 인도자단(*Pterocarpus indicus*) 잎

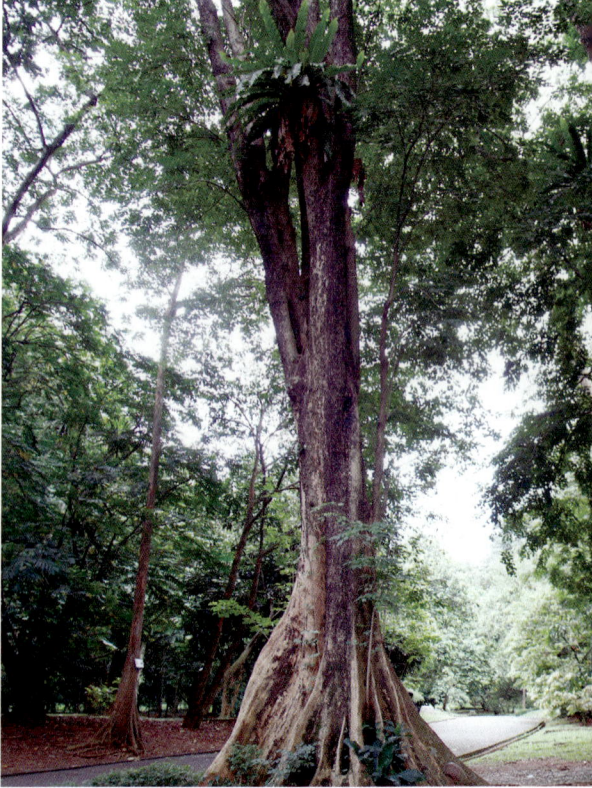

▲ 인도자단(*Pterocarpus indicus*) 수형(인도네시아)

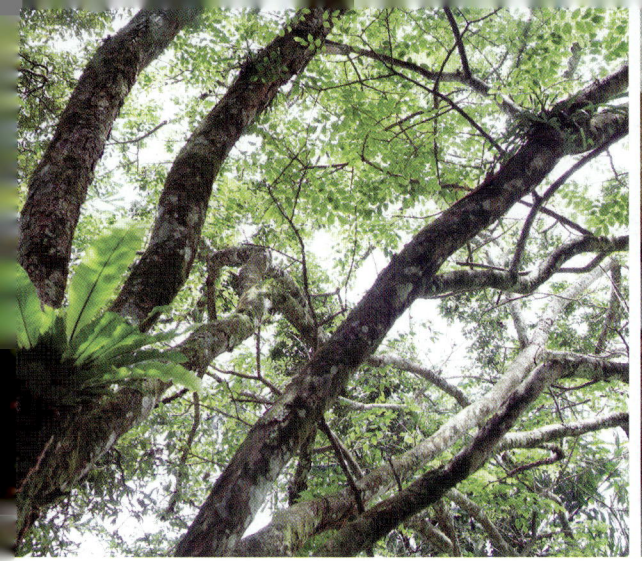
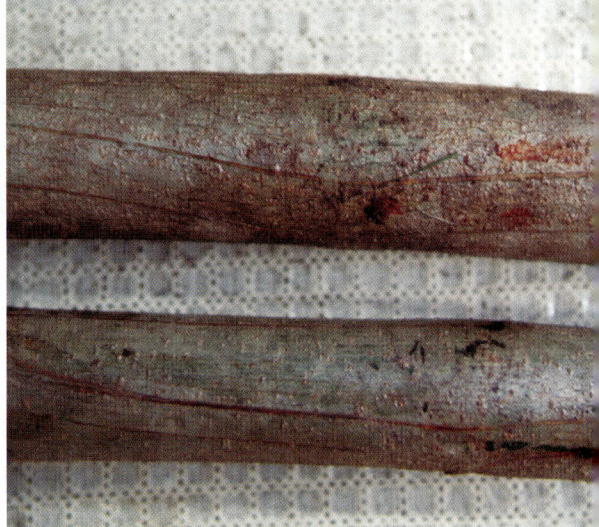

▲ 인도자단(*Pterocarpus indicus*) 지상부(인도네시아)　　　　▲ 인도자단 줄기(채취품, 인도네시아)

● **기원** 이 약은 자단(紫檀) *Pterocarpus santalinus* Linné(콩과 Leguminosae)의 나무줄기의 심재이다.

● **한방 약미(藥味)와 약성(藥性)** 맛은 짜고 성질은 평(平)하다.

● **한방 작용부위(귀경, 歸經)** 자단향은 주로 간경(肝經)에 들어가 작용한다.

| 약효 해설 |

• 두통, 심복통(心腹痛)에 사용한다.

• 소변이 시원스럽지 않고 방울지어 떨어지며 아랫배가 아픈 증상을 낮게 한다.

• 지혈하며 통증을 가라앉히는 효능이 있다.

| 동의보감 효능 |

자단향(紫檀香)의 성질은 따뜻하며[溫] 맛은 맵고[辛] 독이 없다. 악독(惡毒), 풍독(風毒), 음식이 체하여 구토하고 설사하는 것, 명치 아래가 아픈 것, 중악(中惡, 중풍의 일종), 헛것에 들린 것을 낮게 한다. 일명 자진단(紫眞檀)이라고도 한다[본초].

| 약용법 |

자단향 3~6g을 물 800mL에 넣고 달여서 반으로 나누어 아침저녁으로 마시거나 또는 가루나 환(丸)으로 만들어 복용한다. 외용할 때는 적당량을 분말로 만들어 환부에 붙인다.

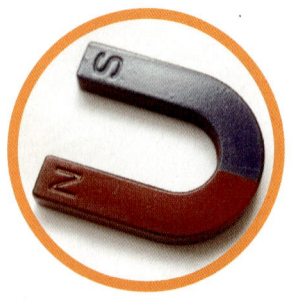

363

자석

■ 한자명: 磁石

■ 라틴생약명: Magenetitum

■ 이명 또는 영명: 모자석(毛磁石), 지남석(指南石), 영자석(靈磁石)

■ 한약의 분류: 광물성 약재

■ 식약처 공정서 및 조선시대 의서 수재:

　　대한민국약전외한약(생약)규격집(KHP) 제4개정

　　동의보감 탕액편의 돌부(部)

　　방약합편의 금석(金石, 광석류)편

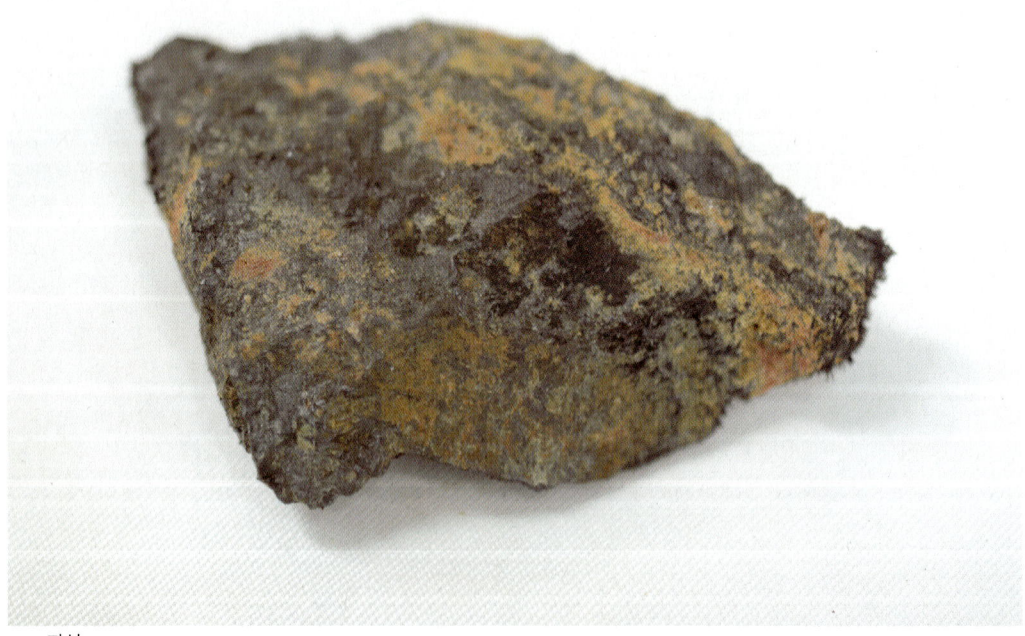

▲ 자석

● **기원** 이 약은 석산화광물 자철석 Magnetite이다. 이 약은 주로 사삼화삼철$(Fe_3O_4 : 231.53)$을 함유한다.

● **한방 약미(藥味)와 약성(藥性)** 맛은 짜고 성질은 차다.

● **한방 작용부위(귀경, 歸經)** 자석은 주로 간(肝), 심(心), 신경(腎經)에 들어가 작용한다.

| **약효 해설** |

• 머리가 어지러워 주위가 빙빙 도는 것 같은 증상에 유효하다.
• 귀울림 현상을 치료한다.
• 물체가 흐리게 보이고 꽃 같은 것이 반짝이며 나타나는 증상을 낫게 한다.

| **동의보감 효능** |

자석(磁石, 지남석)은 성질이 차고 맛은 맵고 짜며 독이 없다. 신장(腎臟)을 보하고 뼈의 기운[骨氣]을 튼튼하게 한다. 정(精)을 보태고 답답함을 없앤다. 귀가 먹은 것을 치료하고 관절을 부드럽게 한다. 옹종(癰腫), 서루(鼠瘻)와 목에 생긴 멍울, 목구멍이 아픈 것을 치료한다. 자석을 담금질한 물을 마시면 임신하게 된다. 색이 검으면서 단단하고 무거우며 3~4개의 침을 연달아 끌어당길 수 있는 것이 좋다. 10여 개의 침을 연달아 끌어당기거나 600g~1,200g 되는 칼이나 그릇을 끌어당기고 돌려도 떨어지지 않는 것이 진품이다[본초]. 불에 벌겋게 달구어 식초에 담그기를 9번 반복한 후에 곱게 갈아 수비(水飛)해서 쓴다. 또는 담금질한 물을 마신다[입문].

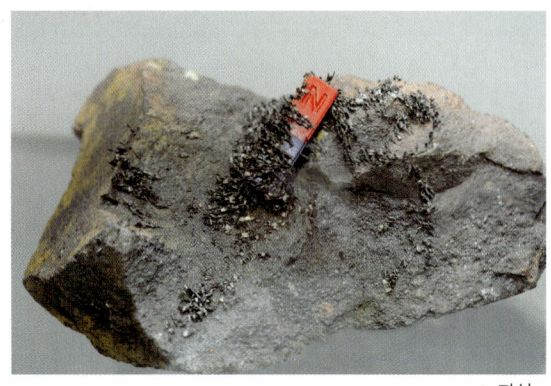

▲ 자석

자석
단쉬

- 한자명: 磁石煅淬
- 라틴생약명: Magenetitum Preparatum
- 이명 또는 영명: 단쉬자석(煅淬磁石)
- 한약의 분류: 광물성 약재
- 식약처 공정서 및 조선시대 의서 수재:
  대한민국약전외한약(생약)규격집(KHP) 제4개정

● **기원** 이 약은 자석을 포제법의 단쉬법(煅淬法)에 따라 가공한 것으로, 주로 사산화삼철(Fe_3O_4 : 231.53)을 함유한다.

| 약효 해설 |

자석 p.703 참고

| 동의보감 효능 |

자석 p.703 참고

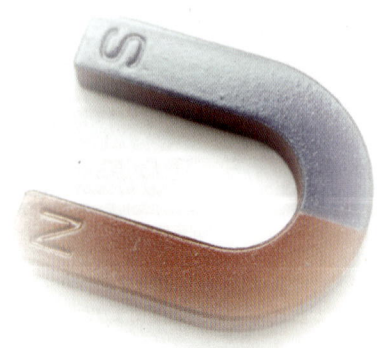

- 한자명: 紫石英
- 라틴생약명: Fluoritum
- 이명 또는 영명: 형석(螢石), Fluorite
- 한약의 분류: 광물성 약재
- 식약처 공정서 및 조선시대 의서 수재:
    대한민국약전외한약(생약)규격집(KHP) 제4개정
    동의보감 탕액편의 돌부(部)

자석영

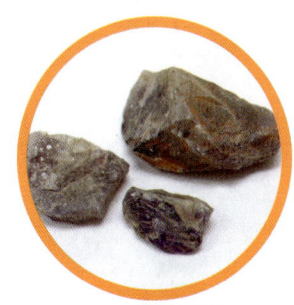

▲ 자석영(약재)

● **기원** 이 약은 할로겐화광물 형석이다. 이 약은 주로 플루오르화칼슘(CaF_2 : 78.07)을 함유한다.

● **한방 약미(藥味)와 약성(藥性)** 맛은 달고 성질은 따뜻하다.

● **한방 작용부위(귀경, 歸經)** 자석영은 주로 신(腎), 심(心), 폐경(肺經)에 들어가 작용한다.

| 약효 해설 |

- 잠이 잘 오지 않는 증상에 유효하다.
- 마음을 안정시킨다.

| 동의보감 효능 |

자석영(紫石英, 자수정)은 성질이 따뜻하고 맛은 달고 매우며 독이 없다. 심기(心氣)가 부족한 것을 보하고 놀라서 가슴이 두근거리는 것을 진정시킨다. 정신을 안정시키고 폐기(肺氣)를 기르며 하초(下焦)를 진정시키고 소갈(消渴)을 멎게 한다. 여자의 불임을 치료하고 옹종(癰腫)을 깨뜨리며 얼굴을 윤기 있게 한다. 옅은 자주색이고 투명하다. 크기에 관계 없이 모가 5개 나 있고 양쪽 꼭지는 화살촉 같다. 곳곳에 있다. 달여서 그 물을 마시며 성질은 따뜻하고 독이 없다. 백석영(白石英)에 비해 2배나 힘이 세다[본초]. 수소음경과 족궐음경에 들어간다. 불에 달구었다가 식초에 담그기를 7번 반복한 후에 곱게 갈아 수비(水飛)하여 쓴다. 석영에는 5가지 색깔이 있는데 흰색과 자주색만 약으로 쓴다[입문].

자석영
단쉬

- 한자명: 紫石英煅淬
- 라틴생약명: Fluoritum Preparatum
- 이명 또는 영명: Fluorite Calcinated
- 한약의 분류: 광물성 약재
- 식약처 공정서 및 조선시대 의서 수재:
  대한민국약전외한약(생약)규격집(KHP) 제4개정

● **기원** 이 약은 자석영을 포제법의 단쉬법(煅淬法)에 따라 가공한 것이다.

| **약효 해설** |

자석영 p.705 참고

| **동의보감 효능** |

자석영 p.705 참고

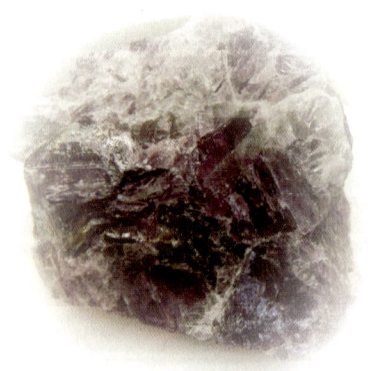

- 한자명: 紫蘇葉
- 라틴생약명: Perillae Folium
- 이명 또는 영명: Perilla Leaf
- 식물명 및 학명: 차즈기, *Perilla frutescens* Britton var. *acuta* Kudo
   주름소엽, *Perilla frutescens* Britton var. *crispa* Decaisne
- 과명: 꿀풀과
- 약용부위: 잎 및 끝가지
- 식약처 공정서 및 조선시대 의서 수재:
   대한민국약전(KP) 제11개정
   동의보감 탕액편의 채소부
   방약합편의 방초(芳草, 향기가 좋은 풀)편

자소엽

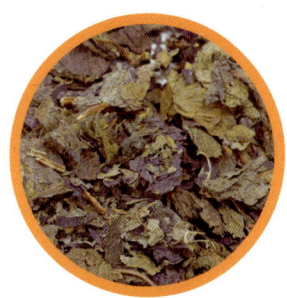

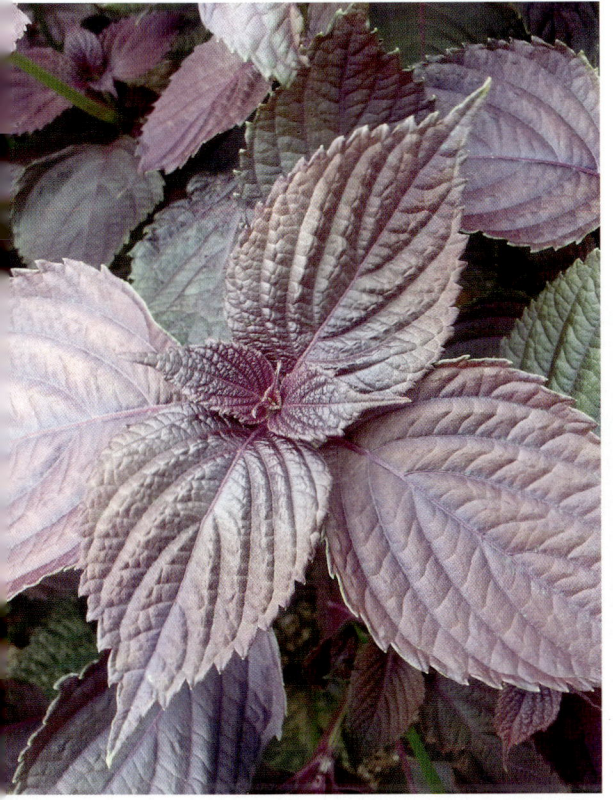

▲ 차즈기 잎

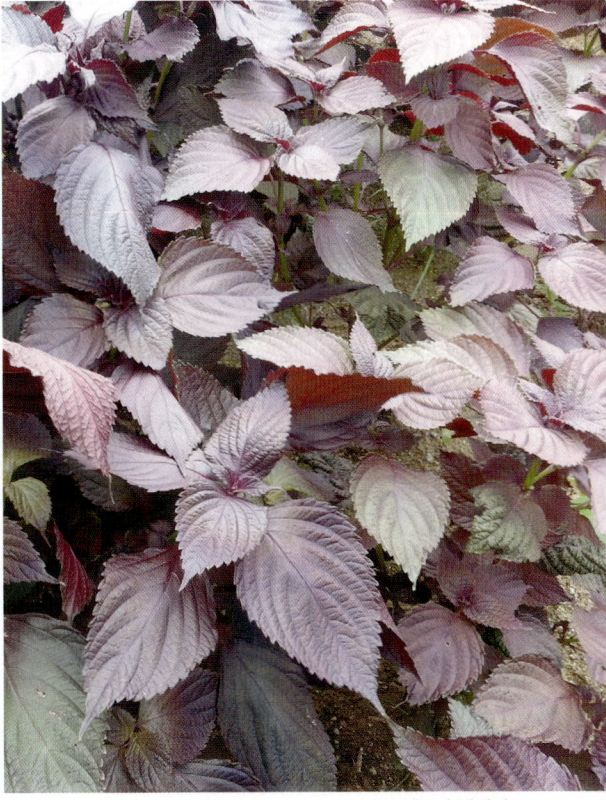

▲ 차즈기 재배지

●**기원** 이 약은 차즈기 *Perilla frutescens* Britton var. *acuta* Kudo 또는 주름소엽 *Perilla frutescens* Britton var. *crispa* Decaisne(꿀풀과 Labiatae)의 잎 및 끝가지이다.

●**한방 약미(藥味)와 약성(藥性)** 맛은 맵고 성질은 따뜻하다.

●**한방 작용부위(귀경, 歸經)** 자소엽은 주로 폐(肺), 비경(脾經)에 들어가 작용한다.

| **약효 해설** |

• 오한, 열, 가래가 많은 기침에 유효하다.
• 구취 방지, 식욕증진 작용이 있다.
• 항균작용이 있다.

| **동의보감 효능** |

자소(紫蘇, 차즈기)는 성질이 따뜻하고[溫] 맛이 매우며[辛] 독이 없다. 배가 몹시 부르며 속이 그득한 감을 주는 증상을 치료한다. 음식이 체하여 구토하고 설사하는 것을 멎게 한다. 각기를 치료하고 대소장을 잘 통하게 한다. 온갖 냉기(冷氣)를 없애고 풍한으로 겉에 사기가 있는 것을 흩는다. 또 가슴에 있는 담(痰)과 기운을 내려가게 한다.

| **약용법** |

잎 및 끝가지 5~10g을 물 800mL에 넣고 달여서 반으로 나누어 아침저녁으로 마신다.

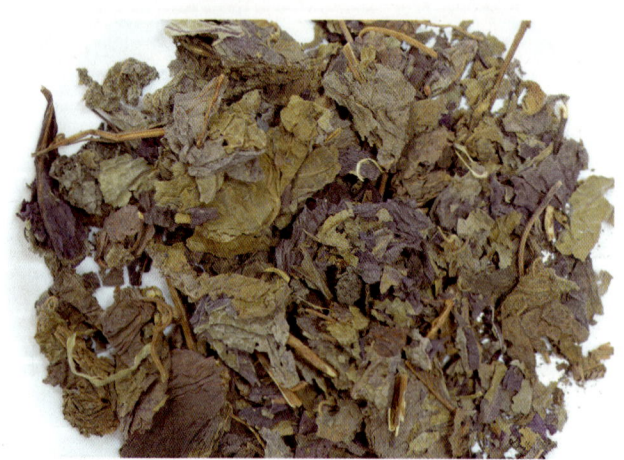

▲ 자소엽(약재, 전형)

368

- 한자명: 紫蘇子
- 라틴생약명: Perillae Fructus
- 이명 또는 영명: 소자(蘇子), Perilla fruit
- 식물명 및 학명: 차즈기, *Perilla frutescens* L. Britton var. *acuta*(Thunb.) Kudo

  주름소엽, *Perilla frutescens* Britton var. *crispa* Decne
- 과명: 꿀풀과
- 약용부위: 열매
- 식약처 공정서 및 조선시대 의서 수재:

  대한민국약전외한약(생약)규격집(KHP) 제4개정

  동의보감 탕액편의 채소부

  방약합편의 방초(芳草, 향기가 좋은 풀)편

자소자

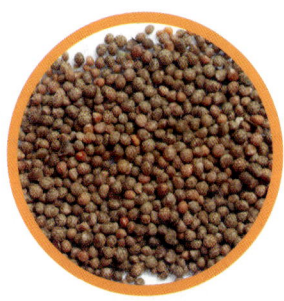

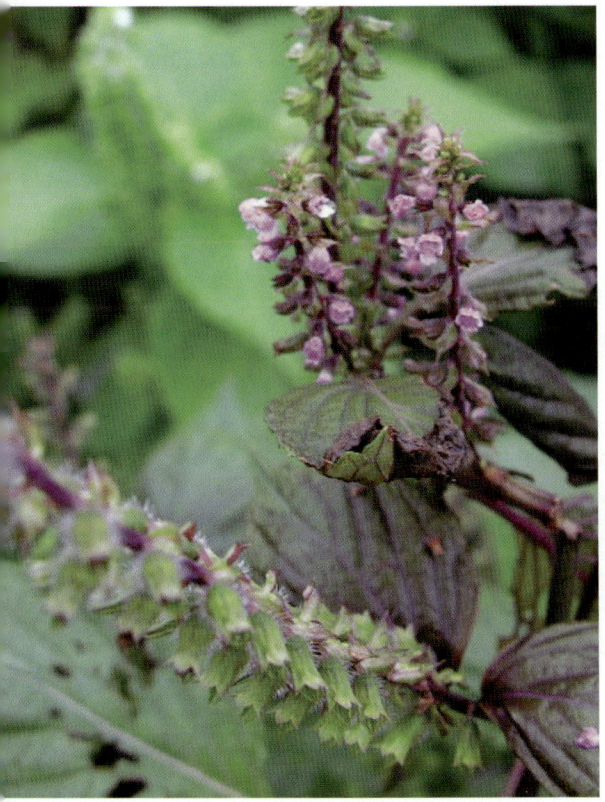

▲ 차즈기 꽃

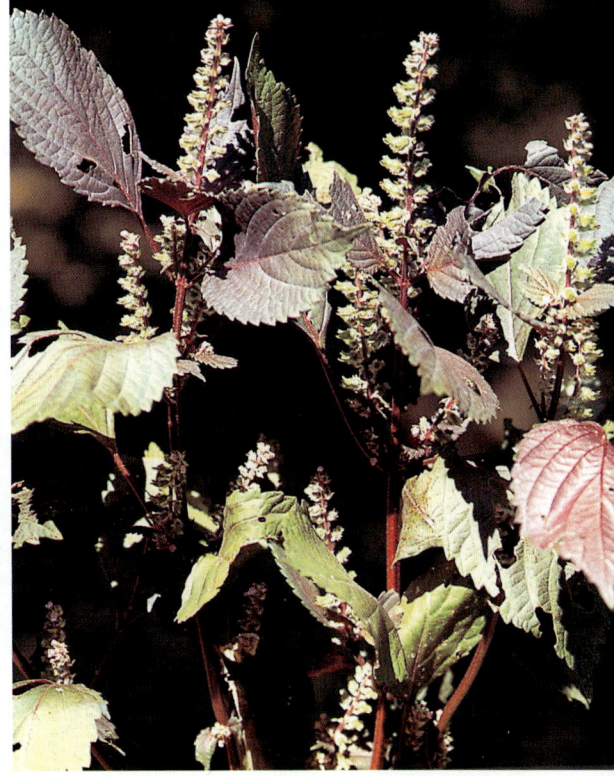

▲ 차즈기 지상부

- **기원** 이 약은 차즈기 *Perilla frutescens* L. Britton var. *acuta*(Thunb.) Kudo 또는 주름소엽 *Perilla frutescens* Britton var. *crispa* Decne. (꿀풀과 Labiatae)의 열매이다.

- **한방 약미(藥味)와 약성(藥性)** 맛은 맵고 성질은 따뜻하다.

- **한방 작용부위(귀경, 歸經)** 자소자는 주로 폐경(肺經)에 들어가 작용한다.

| 약효 해설 |

- 기침할 때 숨은 가쁘나 가래 끓는 소리가 없는 증상에 사용한다.
- 장(腸)의 진액이 부족하여 대변을 보기 어려운 증상을 치료한다.

| 동의보감 효능 |

자소자(紫蘇子, 차즈기 씨)는 기운이 치밀어 오르며 딸꾹질을 하는 증상에 주로 쓴다. 중초를 조화롭게 하고 오장(五臟)을 보하며 기운을 내린다. 곽란(霍亂)과 음식을 먹은 뒤 토하는 것을 멎게 한다. 대소변을 잘 나오게 하고 기침을 멎게 한다. 심(心)과 폐(肺)를 적셔주고 담기(痰氣)를 삭인다. 폐기(肺氣)로 숨이 찬 것도 치료한다. 귤피와 함께 쓰는 것이 좋다. 약간 볶아서 쓴다[본초].

| 약용법 |

열매 3~10g을 물 800mL에 넣고 달여서 반으로 나누어 아침저녁으로 마신다.

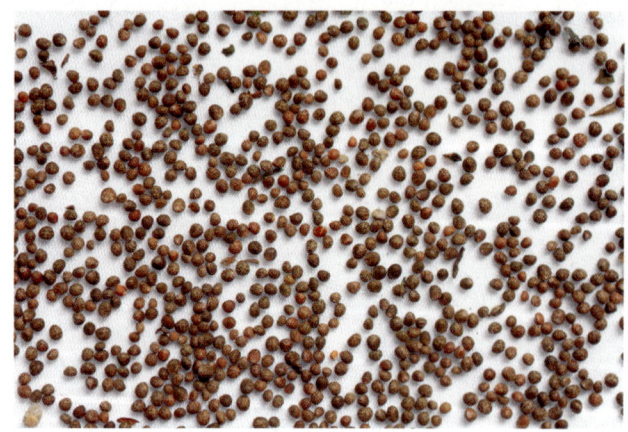

▲ 자소자(약재, 전형)

- 한자명: 梓實
- 라틴생약명: Catalpae Fructus
- 이명 또는 영명: Catalpa Fruit
- 식물명 및 학명: 개오동, *Catalpa ovata* G. Don
- 과명: 능소화과
- 약용부위: 열매
- 식약처 공정서 및 조선시대 의서 수재:
  대한민국약전외한약(생약)규격집(KHP) 제4개정

자실

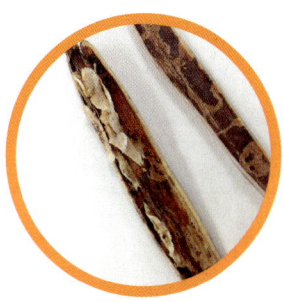

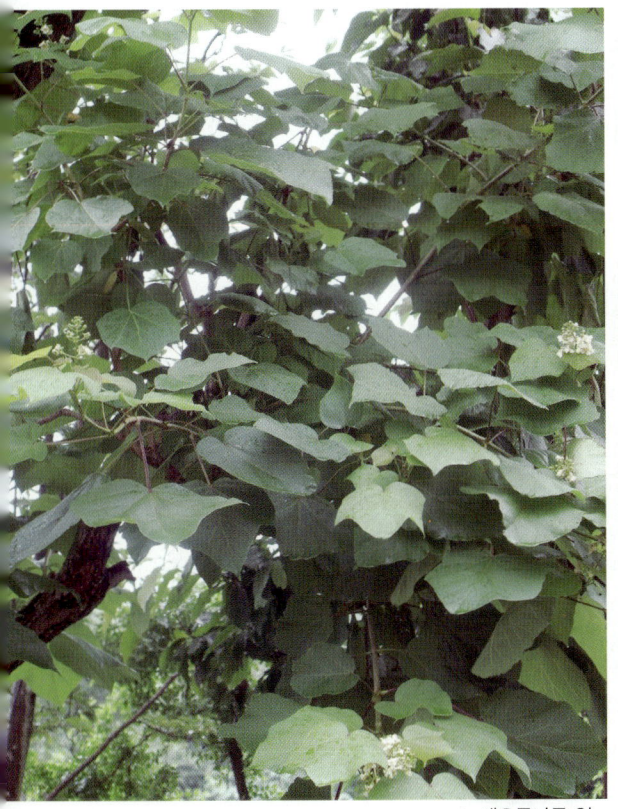

▲ 개오동나무 잎

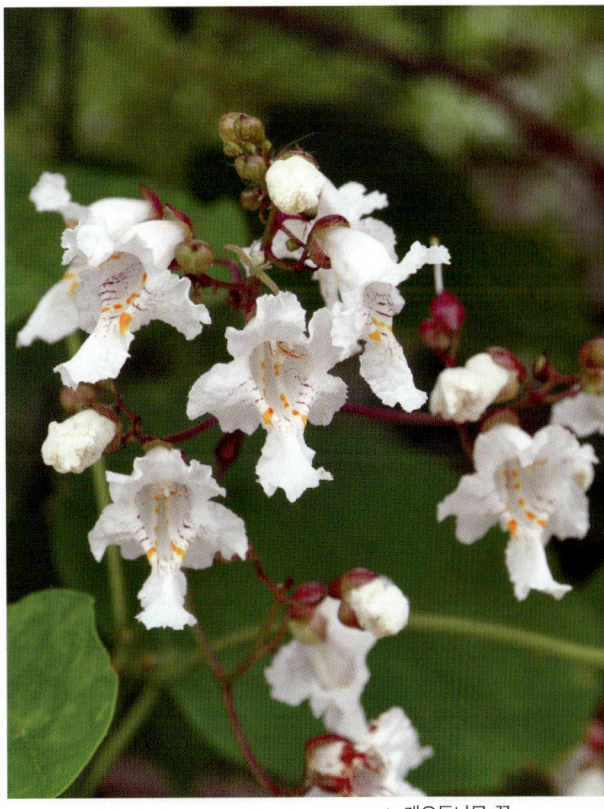

▲ 개오동나무 꽃

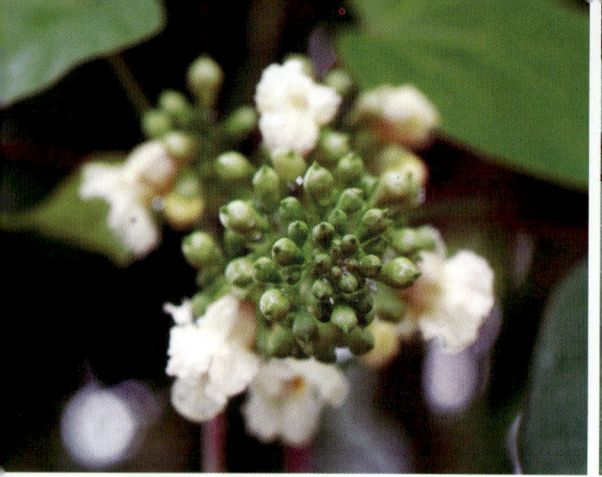

▲ 개오동나무 꽃봉오리

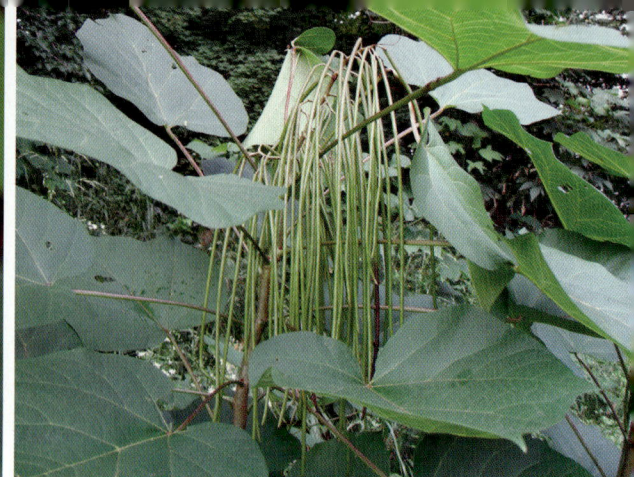

▲ 개오동나무 열매

● **기원** 이 약은 개오동 *Catalpa ovata* G. Don(능소화과 Bigoniaceae)의 열매이다.

● **한방 약미(藥味)와 약성(藥性)** 맛은 달고 성질은 평(平)하다.

| 약효 해설 |

• 소변량이 줄거나 잘 나오지 않는 병증에 유효하다.
• 복수(腹水)를 치료한다.

| 약용법 |

열매 9~15g을 물 800mL에 넣고 달여서 반으로 나누어 아침저녁으로 마신다.

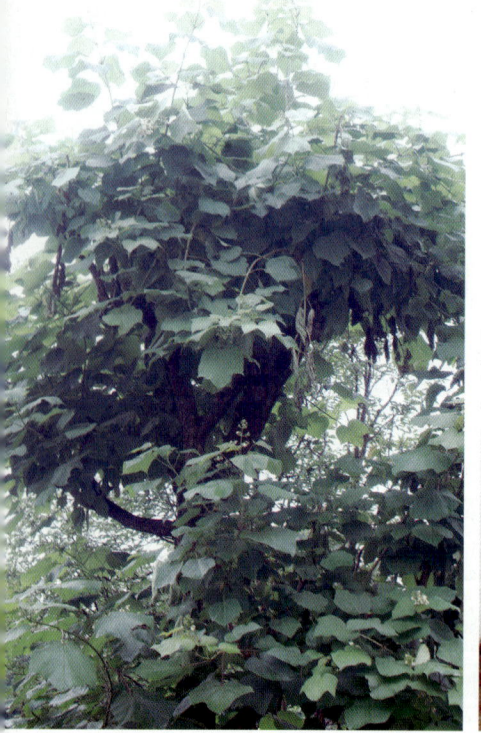

▲ 개오동나무 수형

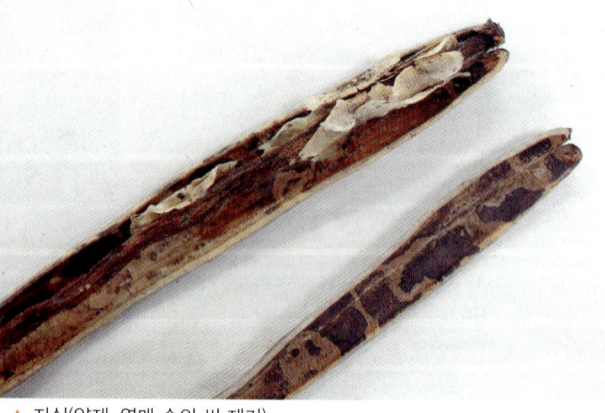

▲ 자실(약재, 열매 속의 씨 제거)

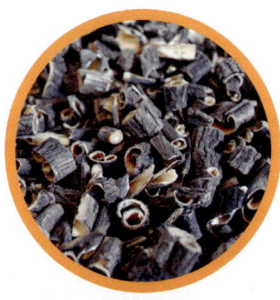

- 한자명: 刺五加
- 라틴생약명: Acanthopanacis Senticosi Radix et Rhizoma
- 식물명 및 학명: 가시오갈피나무, *Acanthopanax senticosos* Harms
- 과명: 두릅나무과
- 약용부위: 뿌리 및 뿌리줄기
- 식약처 공정서 및 조선시대 의서 수재:
  대한민국약전외한약(생약)규격집(KHP) 제4개정

370

자오가

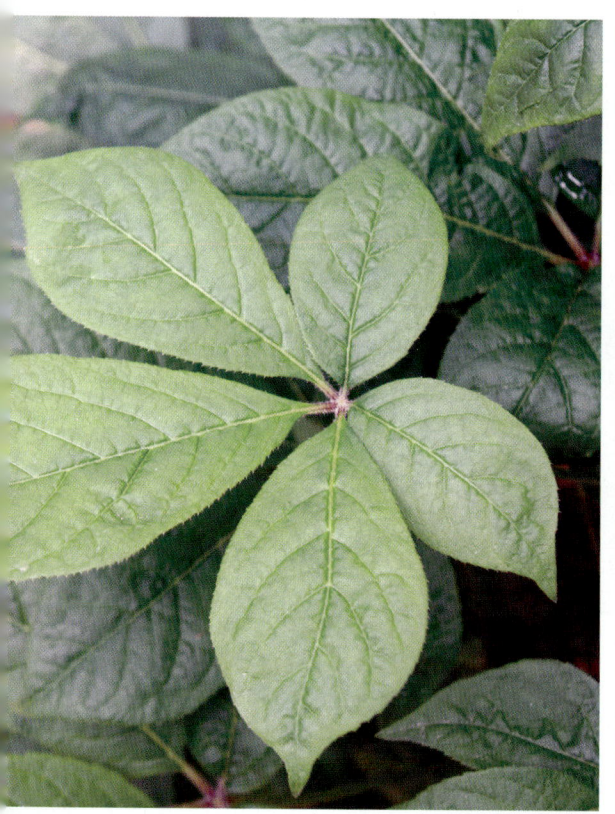

▲ 가시오갈피나무 잎

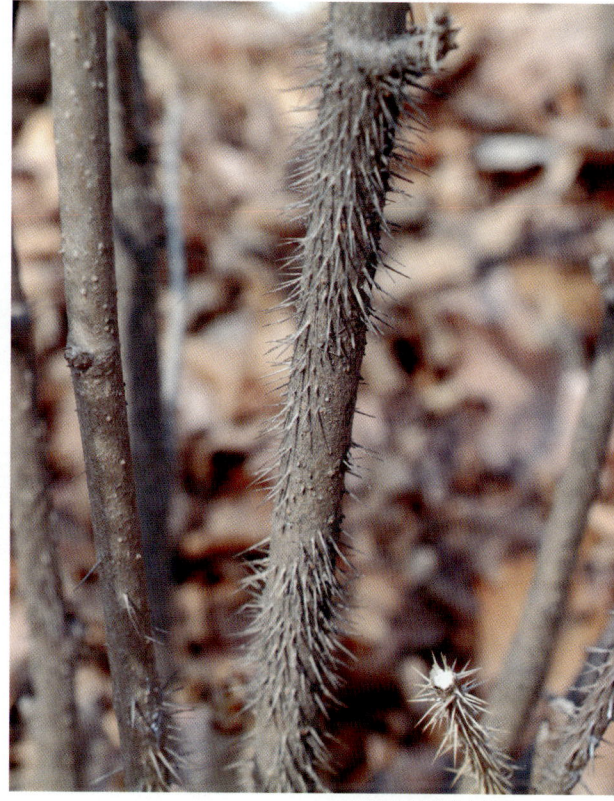

▲ 가시오갈피나무 줄기

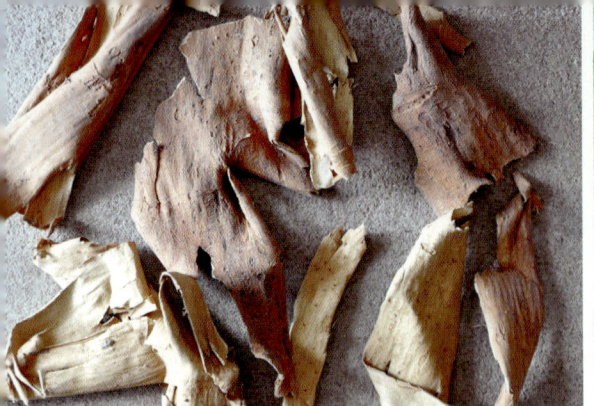

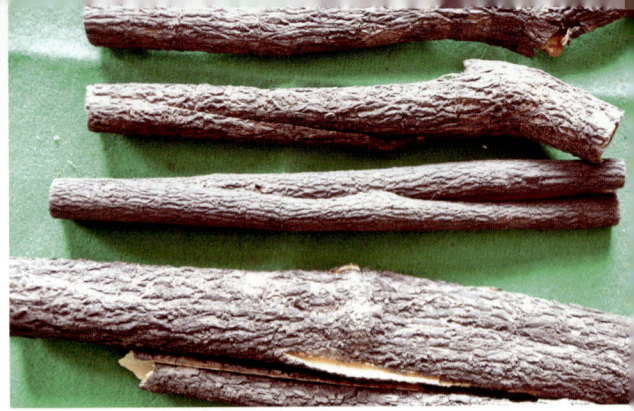

▲ 가시오갈피나무 껍질의 내피

▲ 가시오갈피나무의 줄기껍질(전형)

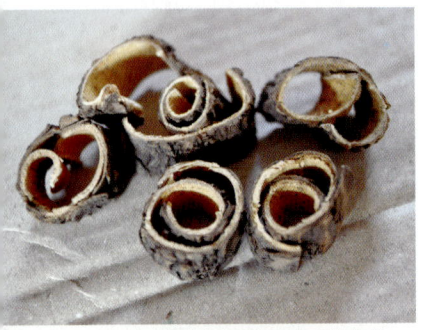

▲ 가시오갈피나무의 줄기껍질(절단)

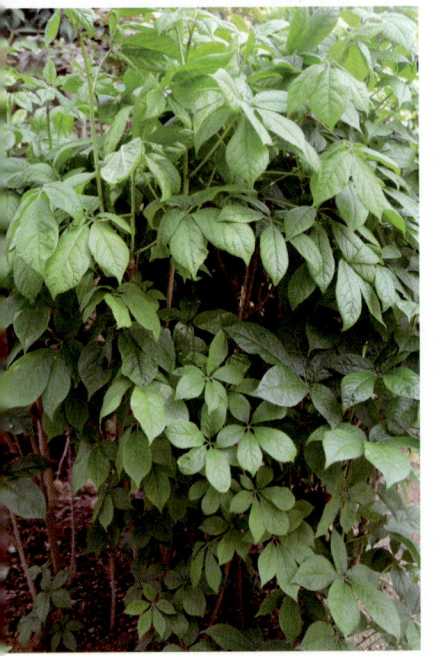

▲ 가시오갈피나무 수형

● **기원** 이 약은 가시오갈피나무 *Acanthopanax senticosos* Harms(두릅나무과 Araliaceae)의 뿌리 및 뿌리줄기이다.

● **한방 약미(藥味)와 약성(藥性)** 맛은 맵고 약간 쓰며 성질은 따뜻하다.

● **한방 작용부위(귀경, 歸經)** 자오가는 주로 비(脾), 신(腎), 심경(心經)에 들어가 작용한다.

| **약효 해설** |

• 신체가 허약할 때 기력을 높인다.

• 잠이 잘 오지 않고 꿈이 많아서 숙면을 취하지 못하는 증상에 사용한다.

• 오랫동안 낫지 않는 기침을 치료한다.

• 발기부전에 유효하다.

• 요통(腰痛), 각기, 식욕부진 치료에 효과가 있다.

| **약용법** |

뿌리 및 뿌리줄기 9~27g을 물 800mL에 넣고 달여서 반으로 나누어 아침저녁으로 마신다.

371

- 한자명: 自然銅
- 라틴생약명: Pyritum
- 이명 또는 영명: 산골(山骨), 석수연(石髓鉛), Pyrite
- 한약의 분류: 광물성 약재
- 식약처 공정서 및 조선시대 의서 수재:
    대한민국약전외한약(생약)규격집(KHP) 제4개정
    동의보감 탕액편의 쇠부(部)
    방약합편의 금석(金石, 광석류)편

자연동

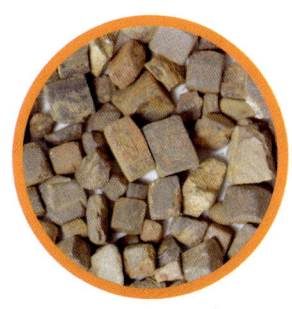

● **기원** 이 약은 황화광물 황철석이다. 이 약은 주로 이황화철(FeS2 : 119.98)을 함유한다.

● **한방 약미(藥味)와 약성(藥性)** 맛은 맵고 성질은 평(平)하다.

● **한방 작용부위(귀경, 歸經)** 자연동은 주로 간경(肝經)에 들어가 작용한다.

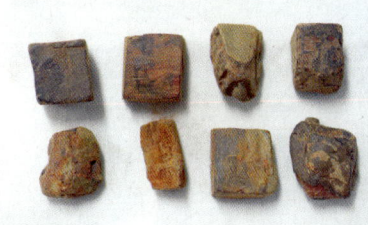

▲ 자연동

| 약효 해설 |

• 타박상, 근육 파열, 골절 치료에 효과가 있다.

| 동의보감 효능 |

자연동(自然銅)은 성질이 평(平)하고(서늘하다고도 한다) 맛은 매우며 독이 없다. 마음을 안정시키고 놀라서 두근거리는 것을 멎게 한다. 부러져 다친 것을 치료하고 어혈을 흩어지게 한다. 통증을 멎게 하고 고름을 빼며 어혈을 깨뜨리고 근육과 뼈가 부러진 것을 잇는다. 곳곳에 있다. 광석을 제련해서 만든 것이 아니기 때문에 자연동이라고 한다. 근육과 뼈를 이어주는 데 매우 좋다[본초]. 채취했을 때 모양이 모가 나거나 둥글거나 하여 일정하지 않고 색은 구리 같은 청황색이다. 이것을 태우면 푸른 불꽃이 일면서 유황 같은 냄새가 난다. 쓸 때는 불에 달구어 식초에 담그기를 9번 반복한 후에 수비(水飛)해서 쓴다[입문]. 자연동을 민간에서는 뼈 붙이는 약[接骨之藥]으로 알고 있다. 불로 제련하면 독이 있어서 많이 쓸 수 없으니 조심해야 한다[단심].

372

자완

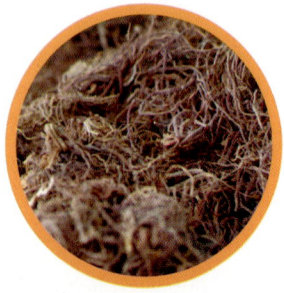

- 한자명: 紫菀
- 라틴생약명: Asteris Radix et Rhizoma
- 이명 또는 영명: Aster Root and Rhizome
- 식물명 및 학명: 개미취, *Aster tataricus* Linné fil.
- 과명: 국화과
- 약용부위: 뿌리
- 식약처 공정서 및 조선시대 의서 수재:
    대한민국약전(KP) 제11개정
    동의보감 탕액편의 풀부(部)
    방약합편의 습초(濕草)편

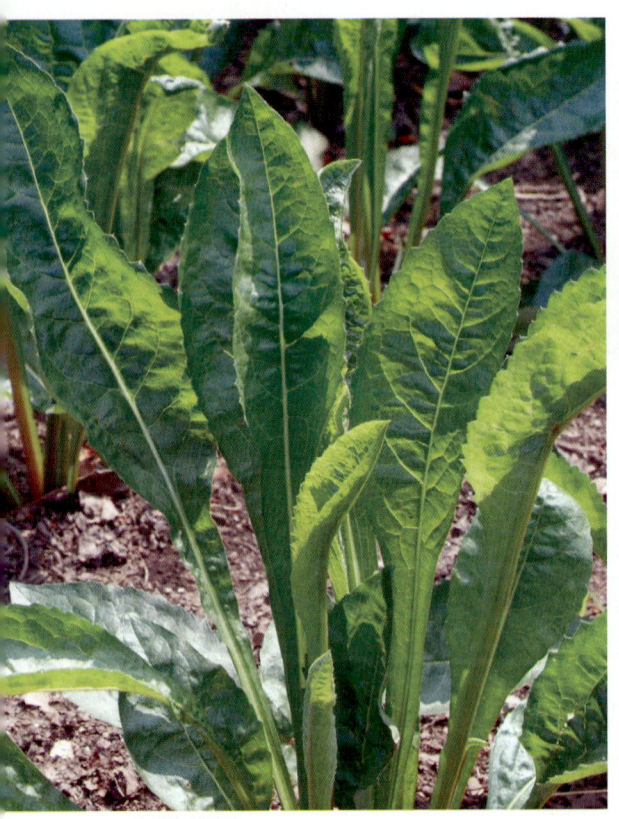

▲ 개미취 어린잎

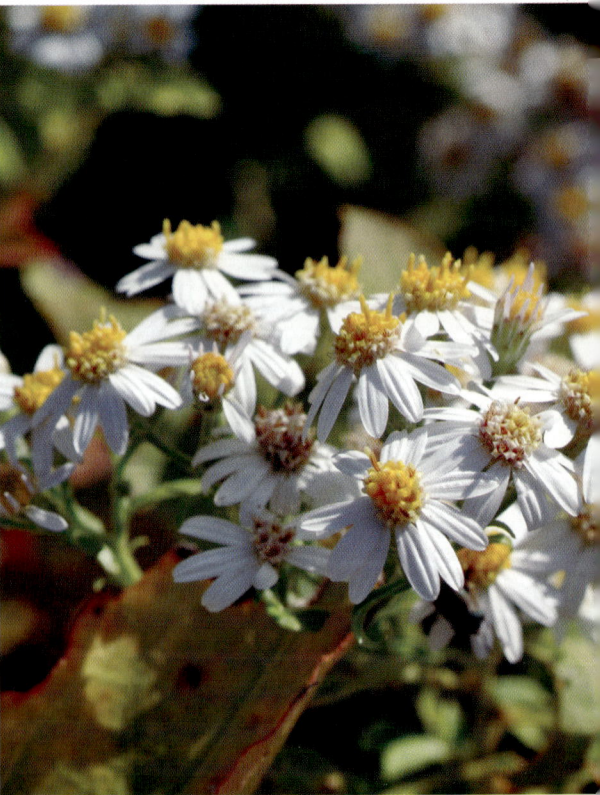

▲ 개미취 꽃

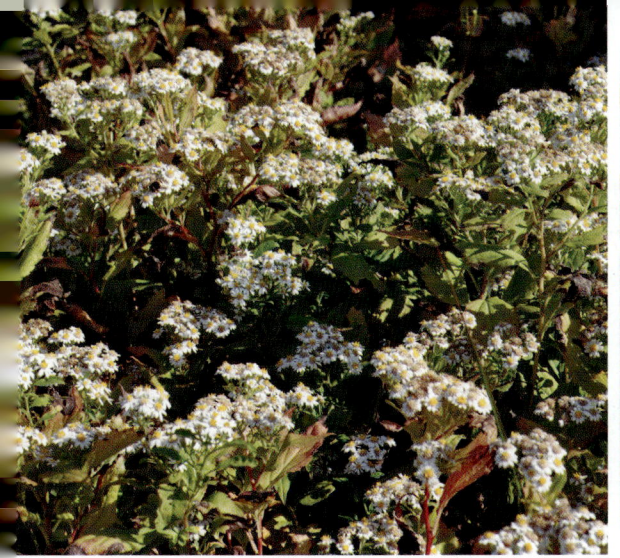

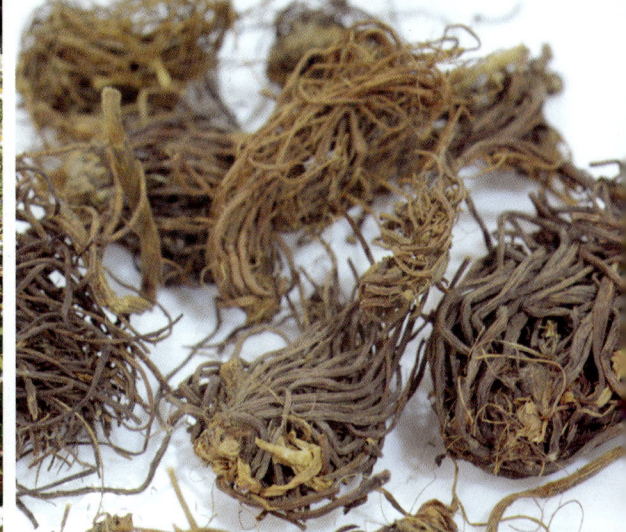

▲ 개미취 지상부　　　　　　　　　　　　　▲ 자완(약재, 전형)

● **기원**　이 약은 개미취 *Aster tataricus* Linné fil.(국화과 Compositae)의 뿌리이다.

● **한방 약미(藥味)와 약성(藥性)**　맛은 맵고 쓰며 성질은 따뜻하다.

● **한방 작용부위(귀경, 歸經)**　자완은 주로 폐경(肺經)에 들어가 작용한다.

| **약효 해설** |

• 오래된 기침과 가래 제거에 유효하다.
• 해수(咳嗽)가 오래되어 폐를 손상시켜 가래에 피가 섞여 나오는 증상을 치료한다.
• 소변이 잘 나오지 않는 증상에 사용한다.

| **동의보감 효능** |

자완(紫菀, 개미취)의 성질은 따뜻하고[溫](평(平)하다고도 한다) 맛은 쓰고 매우며[苦辛] 독이 없다. 폐열(肺熱)로 진액(津液)이 소모되어 피부가 거칠고 위축되는 것을 낫게 한다. 토혈(吐血)을 치료하고 담을 삭이며 갈증을 멎게 한다. 딸꾹질하면서 기가 치미는 것, 기침하며 피고름을 뱉는 것, 추웠다 열이 났다 하는 것, 기가 몰리는 것을 낫게 한다. 피부를 윤기나게 하며 골수(骨髓)를 채운다. 다리가 위축되고 약하여 늘어지는 것을 치료한다.

| **약용법** |

뿌리 5~10g을 물 800mL에 넣고 달여서 반으로 나누어 아침저녁으로 마신다.

자충

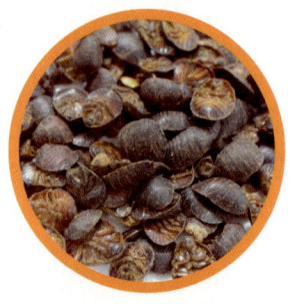

- 한자명: 䗪蟲
- 라틴생약명: Eupolyphaga
- 이명 또는 영명: 토별충(土鼈蟲)
- 동물명 및 학명: 지별(地鼈), *Eupolyphaga sinensis* Walker
  기지별(冀地鼈), *Steleophaga plancyi*(Boleny)
- 과명: 바퀴과
- 약용부위: 암벌레의 몸체
- 식약처 공정서 및 조선시대 의서 수재:
  대한민국약전외한약(생약)규격집(KHP) 제4개정

● **기원** 이 약은 지별(地鼈) *Eupolyphaga sinensis* Walker 또는 기지별(冀地鼈) *Steleophaga plancyi*(Boleny)(바퀴과 Blattidae)의 암벌레의 몸체이다.

● **한방 약미(藥味)와 약성(藥性)** 맛은 짜고 성질은 차며 독이 약간 있다.

● **한방 작용부위(귀경, 歸經)** 자충은 주로 간경(肝經)에 들어가 작용한다.

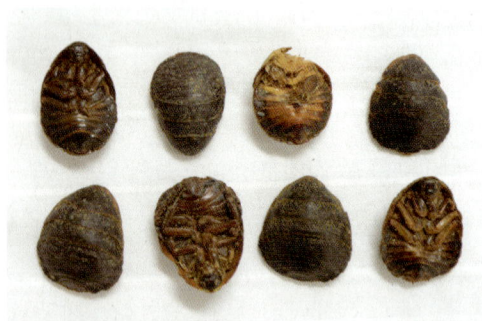

▲ 자충(등 부분과 배 부분)

| 약효 해설 |

- 골절상, 산후 어혈 복통(腹痛)에 유효하다.
- 월경 이상에 쓴다.

| 약용법 |

자충 3~10g을 물 800mL에 넣고 달여서 반으로 나누어 아침저녁으로 마신다.

자화지정

- 한자명: 紫花地丁
- 라틴생약명: Violae Herba
- 식물명 및 학명: 제비꽃, *Viola mandshurica* Baker
  호제비꽃, *Viola yedoensis* Makino
- 과명: 제비꽃과
- 약용부위: 전초
- 식약처 공정서 및 조선시대 의서 수재:
  대한민국약전외한약(생약)규격집(KHP) 제4개정

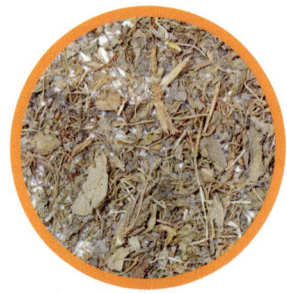

● **기원** 이 약은 제비꽃 *Viola mandshurica* Baker 또는 호제비
꽃 *Viola yedoensis* Makino(제비꽃과 Violaceae)의 전초이다.

● **한방 약미(藥味)와 약성(藥性)** 맛은 쓰고 매우며 성질은 차다.

● **한방 작용부위(귀경, 歸經)** 자화지정은 주로 심(心), 간경(肝經)
에 들어가 작용한다.

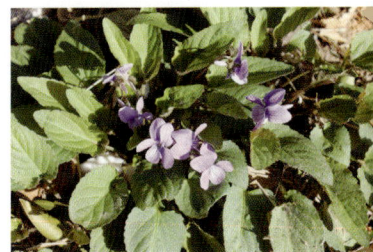

▲ 제비꽃 지상부

| **약효 해설** |

• 피부가 빨갛게 부어오르는 질환을 치료한다.

• 눈이 충혈되면서 붓고 아픈 증상에 사용한다.

• 황달, 이질, 설사에 유효하다.

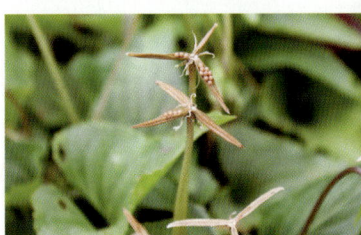

▲ 제비꽃 종자 결실

| **약용법** |

전초 15~30g을 물 800mL에 넣고 달여서 반으로 나누어 아침
저녁으로 마신다. 외용할 때는 신선한 전초 적당량을 짓찧어서
환부에 붙인다.

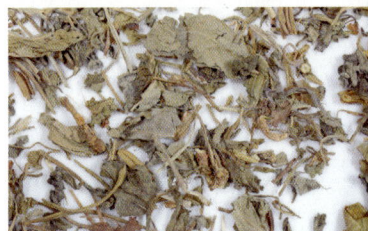

▲ 자화지정(약재, 절단)

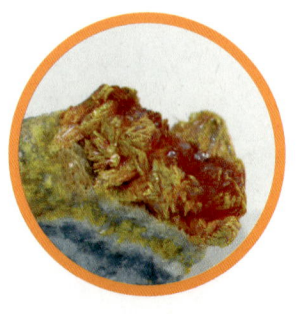

375

자황

〈대한민국약전외한약(생약)규격집(KHP) 제4개정에서 삭제한 품목〉

- 한자명: 雌黃
- 라틴생약명: Orpimentum
- 이명 또는 영명: 자황정(雌黃精), Orpiment
- 한약의 분류: 광물성 약재
- 식약처 공정서 및 조선시대 의서 수재:

  대한약전외한약(생약)규격집(KHP) 제3개정

  동의보감 탕액편의 돌부(部)

●**기원** 이 약은 천연석으로 덩어리 모양이며 황색을 띠는 광물이다.

●**한방 약미(藥味)와 약성(藥性)** 맛은 맵고 쓰며 성질은 따뜻하고 독이 있다.

●**한방 작용부위(귀경, 歸經)** 자황은 주로 간(肝), 위경(胃經)에 들어가 작용한다.

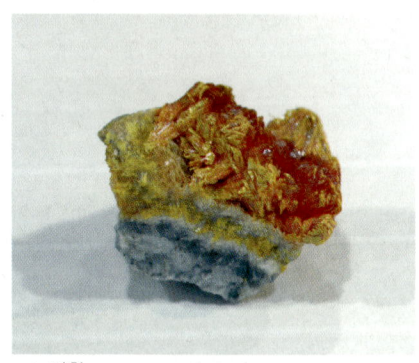

▲ 자황

| **약효 해설** |

- 살충, 거담 작용이 있다.
- 학질에 쓴다.
- 목이 메어 숨을 못 쉬고 삼키지도 못하는 병증에 사용한다.

| **약용법** |

자황(雌黃)은 악창(惡瘡)과 나병에 주로 쓴다. 불에 달구어 식힌 후에 곱게 갈아 쓴다[입문].

작약

- 한자명: 芍藥
- 라틴생약명: Paoniae Radix
- 이명 또는 영명: Peony Root
- 식물명 및 학명: 작약, *Paeonia lactiflora* Pallas
- 과명: 작약과
- 약용부위: 뿌리
- 식약처 공정서 및 조선시대 의서 수재:
  대한민국약전(KP) 제11개정
  동의보감 탕액편의 풀부(部)
  방약합편의 방초(芳草, 향기가 좋은 풀)편

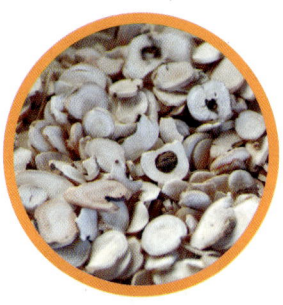

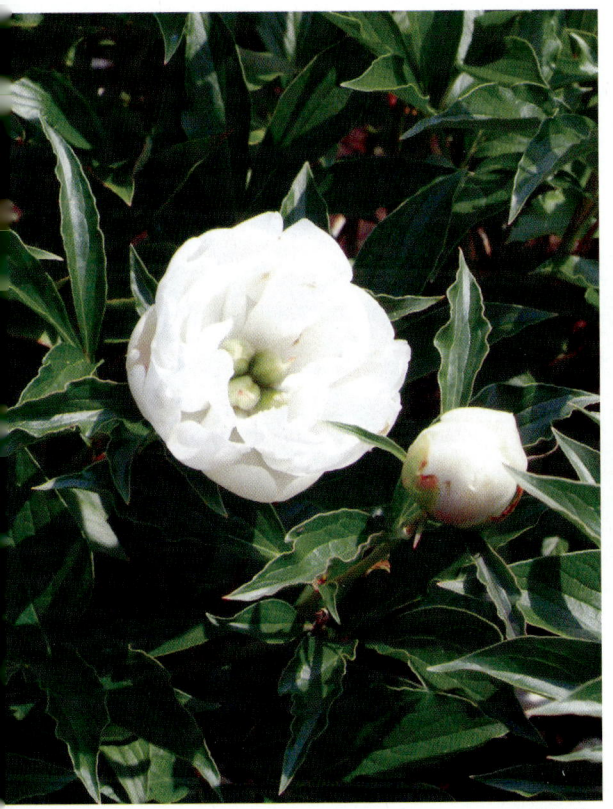

▲ 작약 꽃

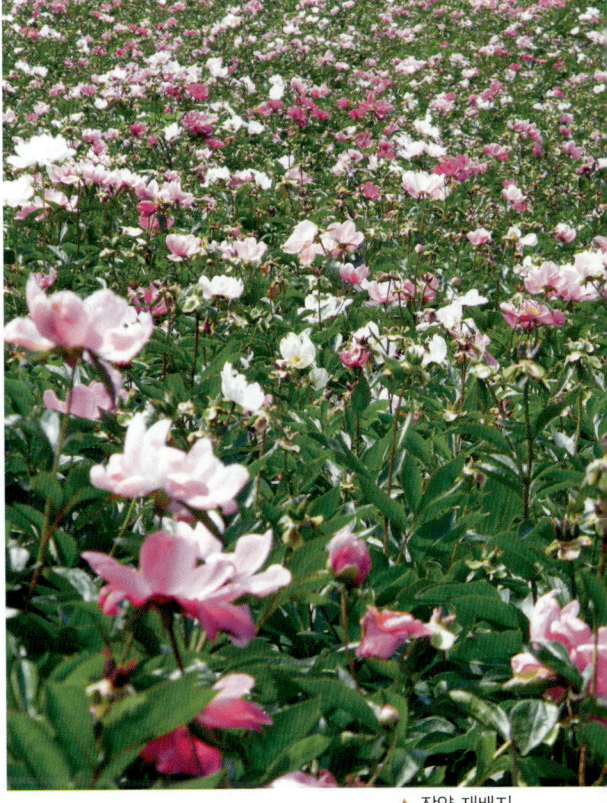

▲ 작약 재배지

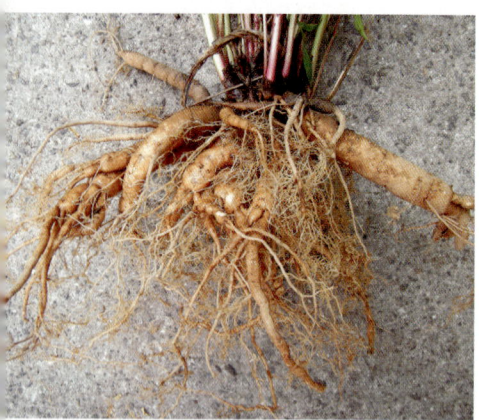

▲ 작약 뿌리(채취품)

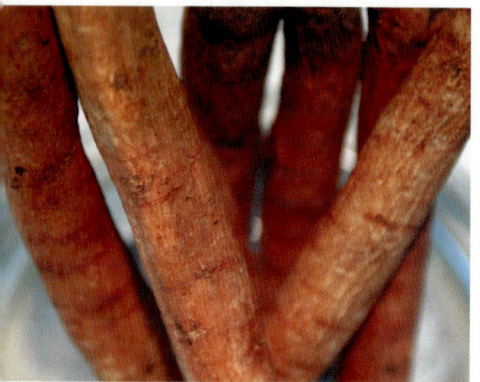

▲ 작약(약재, 전형)

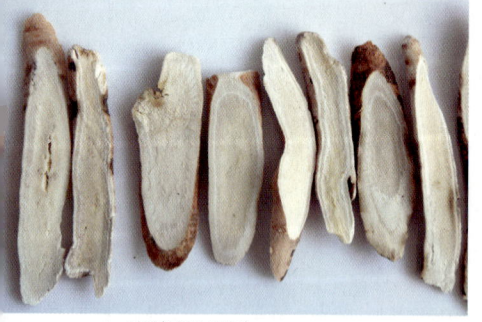

▲ 작약(약재, 절편)

●**기원** 이 약은 작약 *Paeonia lactiflora* Pallas 또는 기타 동속 근연식물(작약과 Paeoniaceae)의 뿌리이다.

●**한방 약미(藥味)와 약성(藥性)** 맛은 쓰고 시며 성질은 약간 차다.

●**한방 작용부위(귀경, 歸經)** 작약은 주로 간(肝), 비경(脾經)에 들어가 작용한다.

| 약효 해설 |

• 월경불순, 복통에 유효하다.
• 부정기 자궁출혈, 자궁에서 분비물이 나오는 증상에 사용한다.
• 몸이 허약하여 잠자는 사이에 또는 깨어 있는 상태에서 저절로 땀이 많이 나는 상태를 치료한다.
• 정신이 아찔아찔하여 어지러운 증상을 낫게 한다.
• 진경, 진정, 혈소판 응집 억제 작용이 있다.

| 동의보감 효능 |

작약(芍藥)의 성질은 평(平)하고 약간 차다[微寒]. 맛은 쓰고 시며[苦酸] 조금 독이 있다. 혈비(血痺)를 없애고 혈맥(血脈)을 잘 통하게 하며 속을 느긋하게 한다. 어혈을 깨뜨리며 옹종(癰腫)을 삭인다. 복통(腹痛)을 멈추고 어혈과 고름을 없앤다. 여자의 모든 병과 산전산후의 온갖 질환에 쓴다. 월경을 통하게 하고 치질[腸風, 장풍]로 피를 쏟는 것, 항문 주위에 구멍이 생긴 병증, 등에 나는 큰 종기[發背], 눈이 충혈되고 눈에 군살이 자라는[目赤努[肉], 목적노육] 데 쓰며 눈을 밝게 한다.

| 약용법 |

뿌리 6~15g을 물 800mL에 넣고 달여서 반으로 나누어 아침저녁으로 마신다.

377

- 한자명: 蠶沙
- 라틴생약명: Bombycis Faeces
- 이명 또는 영명: 잠분(蠶糞)
- 동물명 및 학명: 누에, *Bombyx mori*(Linné)
- 과명: 누에과
- 약용부위: 분변(糞便)
- 식약처 공정서 및 조선시대 의서 수재:
  대한민국약전외한약(생약)규격집(KHP) 제4개정
  동의보감 탕액편의 벌레부(部)

잠사

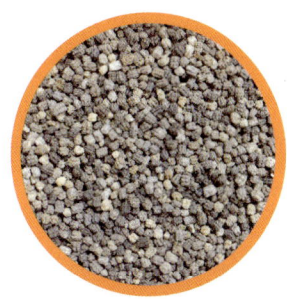

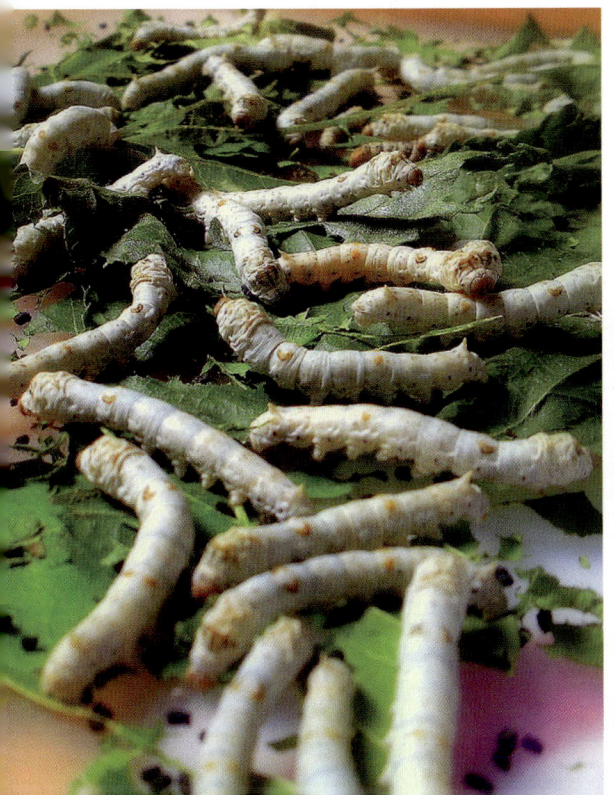

▲ 누에

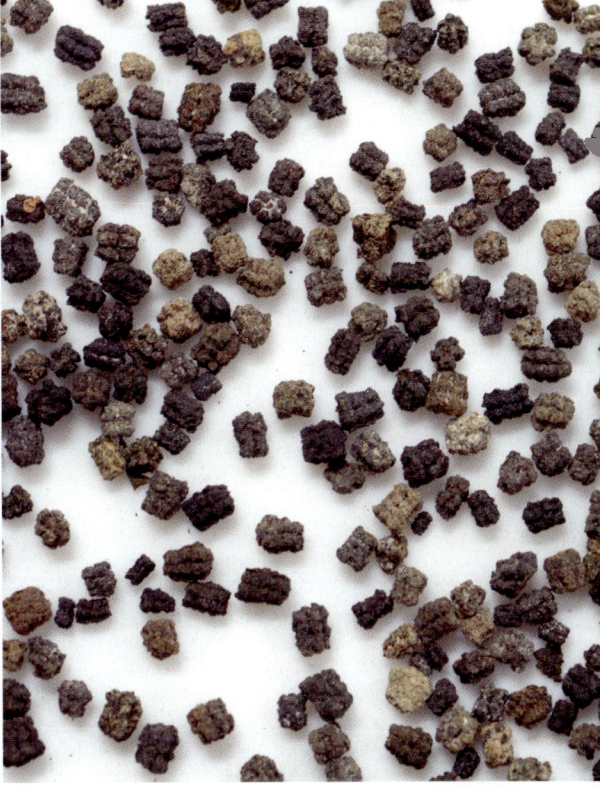

▲ 잠사

- **기원** 이 약은 누에 *Bombyx mori*(Linné)(누에과 Bombycidae)의 분변(糞便)이다.

- **한방 약미(藥味)와 약성(藥性)** 맛은 달고 매우며 성질은 따뜻하다.

- **한방 작용부위(귀경, 歸經)** 잠사는 주로 간(肝), 비(脾), 위경(胃經)에 들어가 작용한다.

| 약효 해설 |

- 여성의 부정기 자궁출혈, 혈뇨(血尿)에 유효하다.
- 팔다리를 잘 쓰지 못하고 마비되며 아픈 증상을 치료한다.
- 구토와 설사가 같이 나타나면서 쥐가 나는 병증을 낫게 한다.

| 동의보감 효능 |

잠사(蠶沙, 말린 누에의 분변)는 누에의 분변이다. 성질이 따뜻하고 독이 없다. 몸과 팔다리가 마비되고 감각과 동작이 자유롭지 못한 증상, 그리고 뱃속에서 꾸르륵꾸르륵 소리가 나는 증상을 치료한다. 마명간(馬鳴肝)이라고도 한다. 깨끗하게 모아 볕에 말린 후에 누렇게 볶아 쓴다. 음력 5월에 모은 것이 좋다. 술에 담근 후에 먹는다. 뜨겁게 볶아 아픈 곳에 찜질하기도 한다[본초].

| 약용법 |

잠사 10~15g을 거즈에 넣고 물 800mL로 달여서 반으로 나누어 아침저녁으로 마시거나 또는 가루나 환(丸)으로 만들어 복용한다.

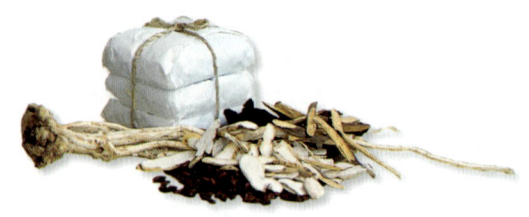

378

- 한자명: 樟腦
- 라틴생약명: Camphorum
- 식물명 및 학명: 녹나무, *Cinnamomum camphora*(L.) Nees et Ebermair
- 과명: 녹나무과
- 약용부위: 목부, 가지 또는 잎을 절단하여 얻은 장뇌유(樟腦油)의 결정체
- 식약처 공정서 및 조선시대 의서 수재:
  대한민국약전외한약(생약)규격집(KHP) 제4개정
  동의보감 탕액편의 나무부

장뇌

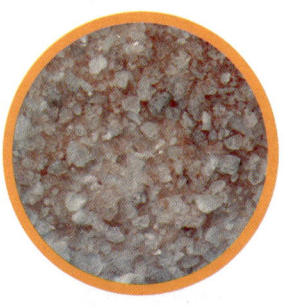

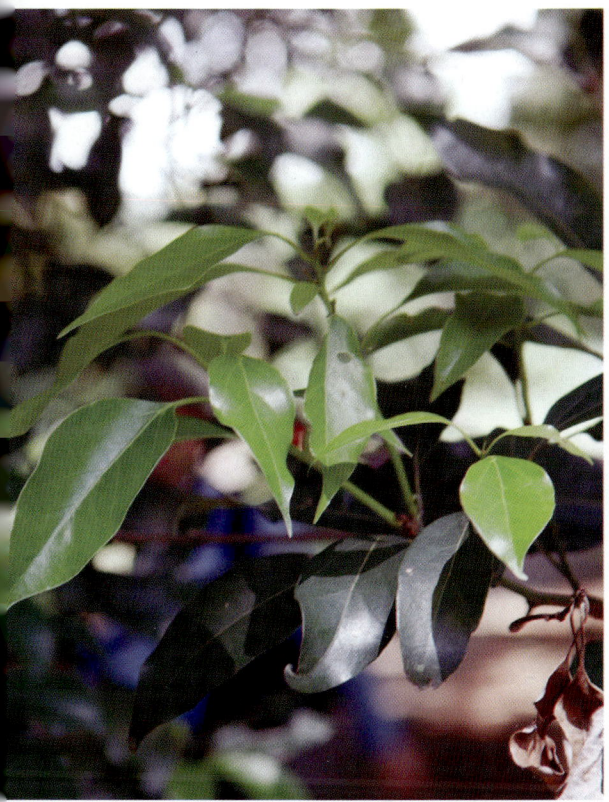

▲ 녹나무 잎

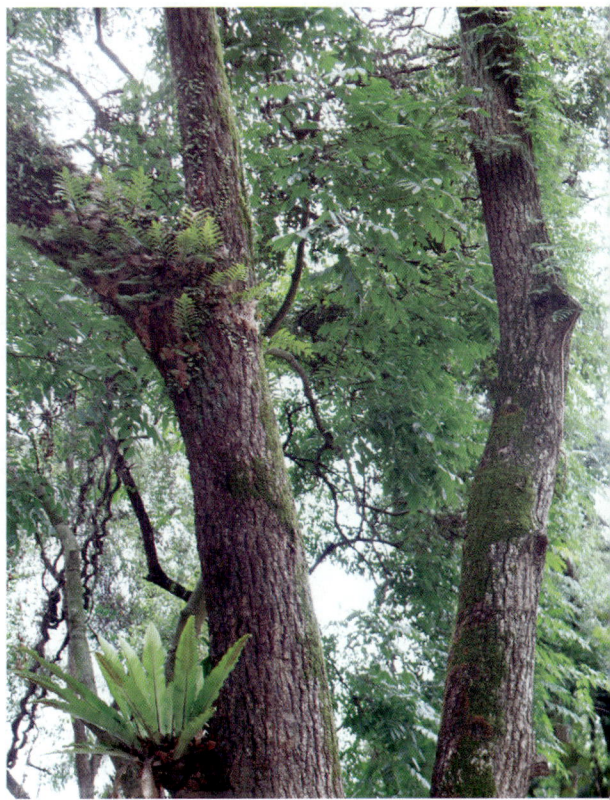

▲ 녹나무 수형

●**기원** 이 약은 녹나무 *Cinnamomum camphora*(L.) Nees et Ebermair(녹나무과 Lauraceae)의 목부, 가지 또는 잎을 절단하여 수증기로 증류하여 얻은 장뇌유(樟腦油)를 냉각시켜 석출한 결정체이다.

●**한방 약미(藥味)와 약성(藥性)** 맛은 맵고 성질은 뜨거우며 독이 약간 있다.

●**한방 작용부위(귀경, 歸經)** 장뇌는 주로 심(心), 비경(脾經)에 들어가 작용한다.

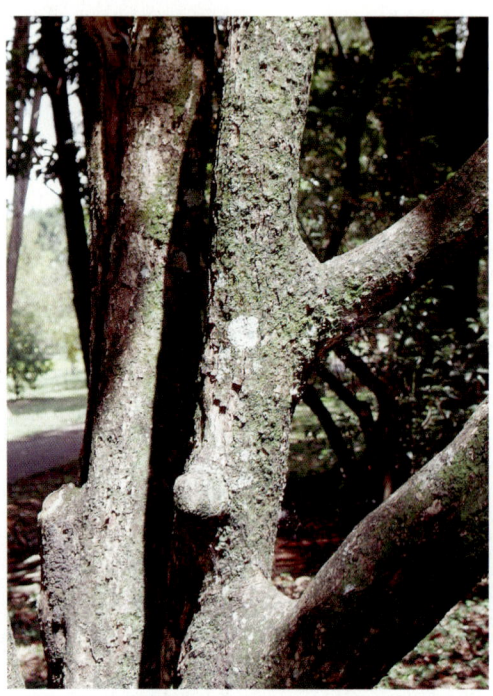

▲ 녹나무 나무껍질(인도네시아)

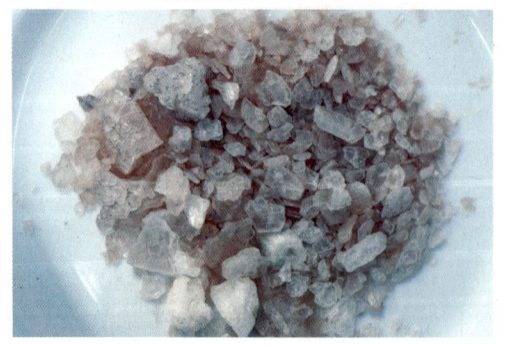

▲ 장뇌

| 약효 해설 |

• 열병(熱病)으로 정신이 혼미한 병증을 치료한다.
• 치통에 유효하다.
• 발열과 오한으로 눈이 붉어지는 증상에 유효하다.

| 동의보감 효능 |

장뇌(樟腦, 녹나무의 목부, 가지, 잎을 절단하여 수증기로 증류하여 얻은 장뇌유를 냉각시켜 석출한 결정체)는 녹나무에서 나오는 수지로 만든 것이다. 옴과 버짐, 나병으로 열 나는 데 붙인다. 향료로도 쓴다. 일명 소뇌(昭腦)라고도 한다[입문].

| 약용법 |

장뇌 0.06~0.15g을 가루 또는 환(丸)으로 만들어 복용하거나 외용으로 적당량 사용한다.

379

저담

- 한자명: 猪膽
- 라틴생약명: Suis Fel
- 이명 또는 영명: Pig Bile
- 동물명 및 학명: 멧돼지, *Sus scrofa* Linné
  돼지, *Sus scrofa domestica* Brisson
- 과명: 멧돼지과
- 약용부위: 담즙
- 식약처 공정서 및 조선시대 의서 수재:
  대한민국약전외한약(생약)규격집(KHP) 제4개정
  동의보감 탕액편의 짐승부(部)

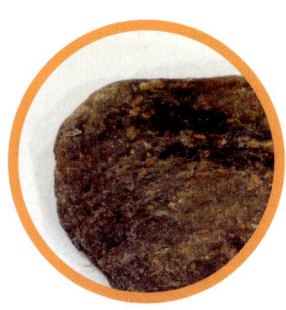

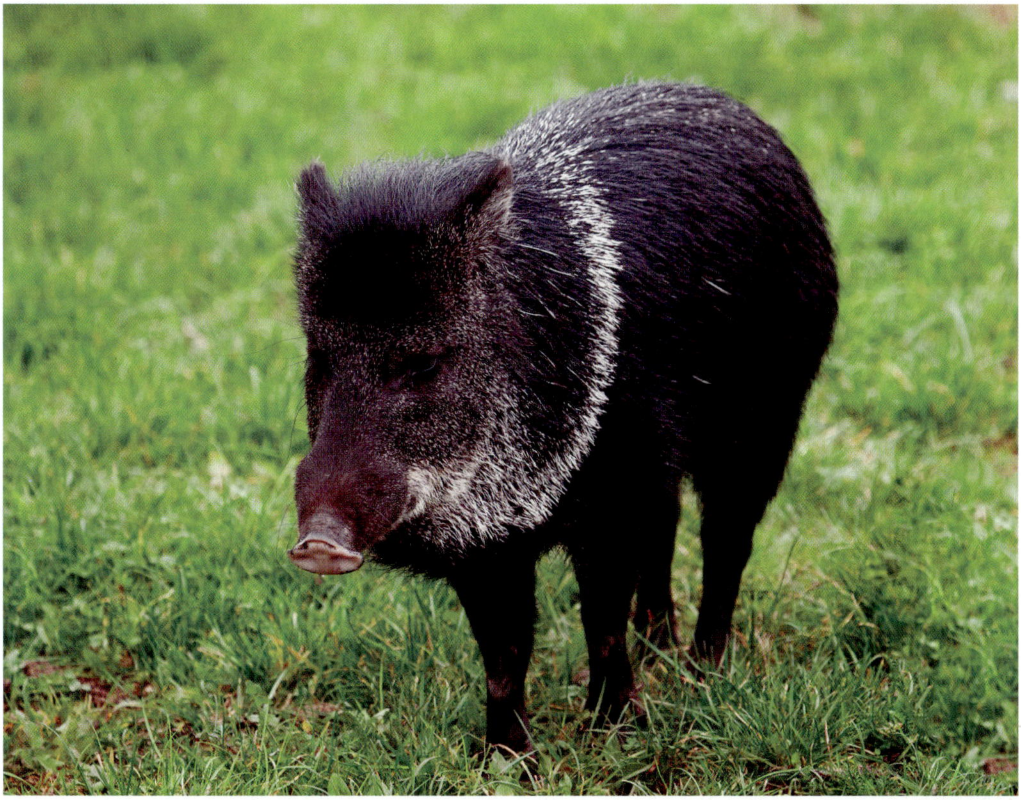

▲ 멧돼지

- **기원** 이 약은 멧돼지 *Sus scrofa* Linné 또는 돼지 *Sus scrofa domestica* Brisson(멧돼지과 Suidae) 의 담즙이다.

- **한방 약미(藥味)와 약성(藥性)** 맛은 쓰고 성질은 차다.

- **한방 작용부위(귀경, 歸經)** 저담은 주로 간(肝), 담(胆), 폐(肺), 대장경(大腸經)에 들어가 작용 한다.

| **약효 해설** |

- 목 안이 막혀 통하지 않는 것을 낫게 한다.
- 귓속에서 온갖 고름이 흘러나오는 병을 치료한다.
- 기침, 눈의 충혈 제거에 유효하다.
- 황달, 백일해, 변비 치료에 좋다.

| **동의보감 효능** |

저담(膽, 돼지의 쓸개)은 성질이 약간 차고(아주 차다고도 한다) 맛은 쓰다. 상한(寒熱)에 열로 목마른 것, 몸이 허약하여 기침과 미열이 나며 식은땀이 흐르고 뼛속이 달아오르는 증상을 낫게 한다. 대

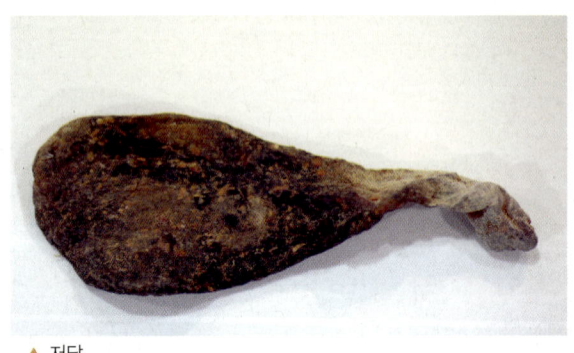

▲ 저담

변이 나오지 않는 것, 습닉(濕䘌)으로 피고름이 멎지 않는 것을 치료한다. 소아의 오감(五疳)에도 쓰고 충을 죽인 다[본초]. 마른 것을 눅여 대변이 잘 나 오게 한다. 약 기운은 심(心)에 들어가 서 맥(脈)을 통하게 한다[입문]. 성질은 차며 맛은 쓰고 짜서 사람의 소변과 같다[탕액].

| **약용법** |

저담 6~9g을 물 800mL에 넣고 달여서 반으로 나누어 아침저녁으로 마신다. 또는 가루나 환 (丸)으로 만들어 복용한다. 외용할 때는 적당량을 도포하거나 멸균하여 눈에 넣는다.

380

■ 한자명: 猪苓

■ 라틴생약명: Polyporus

■ 이명 또는 영명: Polyporus Sclerotium

■ 식물명 및 학명: 저령(猪苓), *Polyporus umbellatus* Fries

■ 과명: 구멍장이버섯과

■ 약용부위: 균핵

■ 식약처 공정서 및 조선시대 의서 수재:

　대한민국약전(KP) 제11개정

　동의보감 탕액편의 나무부

　방약합편의 우목(寓木, 기생목)편

저령

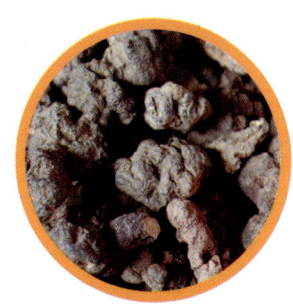

● **기원** 이 약은 저령(猪苓) *Polyporus umbellatus* Fries(구멍장이버섯과 Polyporaceae)의 균핵이다.

● **한방 약미(藥味)와 약성(藥性)** 맛은 달고 싱거우며 성질은 평(平)하다.

● **한방 작용부위(귀경, 歸經)** 저령은 주로 신(腎), 방광경(膀胱經)에 들어가 작용한다.

| 약효 해설 |

• 소변량이 줄거나 잘 나오지 않는 병증, 그리고 몸이 붓는 증상에 유효하다.

• 소변이 자주 나오고 탁하며 요도에서 고름 같은 물질이 나오는 병증에 사용한다.

• 자궁에서 분비물이 나오는 증상과 설사를 멎게 한다.

| 동의보감 효능 |

저령(猪苓, 저령의 균핵)의 성질은 평(平)하며 맛은 달고[甘] 독이 없다. 몸의 일부가 붓는 것과 배가 그득한 데 주로 쓴다. 소변을 잘 나오게 하고 임병(淋病)과 오랜 학질을 낫게 한다.

| 약용법 |

저령 6~12g을 물 800mL에 넣고 달여서 반으로 나누어 아침 저녁으로 마신다.

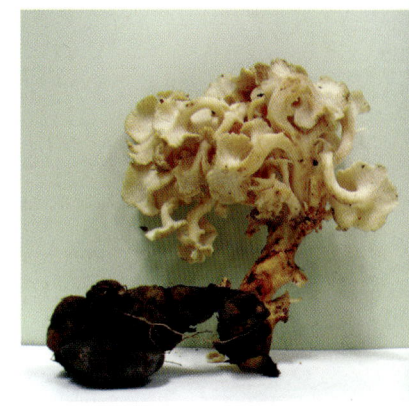

▲ 저령(약재, 전형)

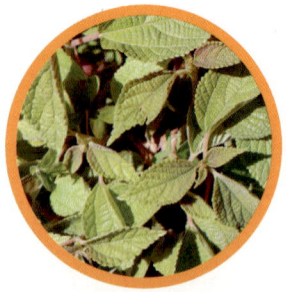

381

저마근

- 한자명: 苧麻根
- 라틴생약명: Boehmeriae Radix
- 이명 또는 영명: 저근(苧根), 저마(苧麻)
- 식물명 및 학명: 모시풀, *Boehmeria nivea* Gaud.
- 과명: 쐐기풀과
- 약용부위: 뿌리
- 식약처 공정서 및 조선시대 의서 수재:
  대한민국약전외한약(생약)규격집(KHP) 제4개정
  동의보감 탕액편의 풀부(部)
  방약합편의 습초(濕草)편

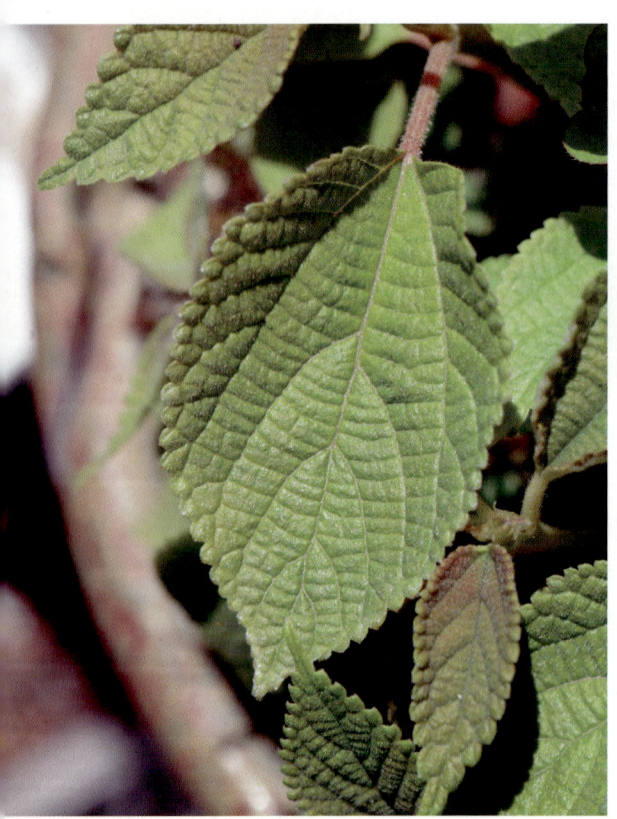

▲ 모시풀 잎

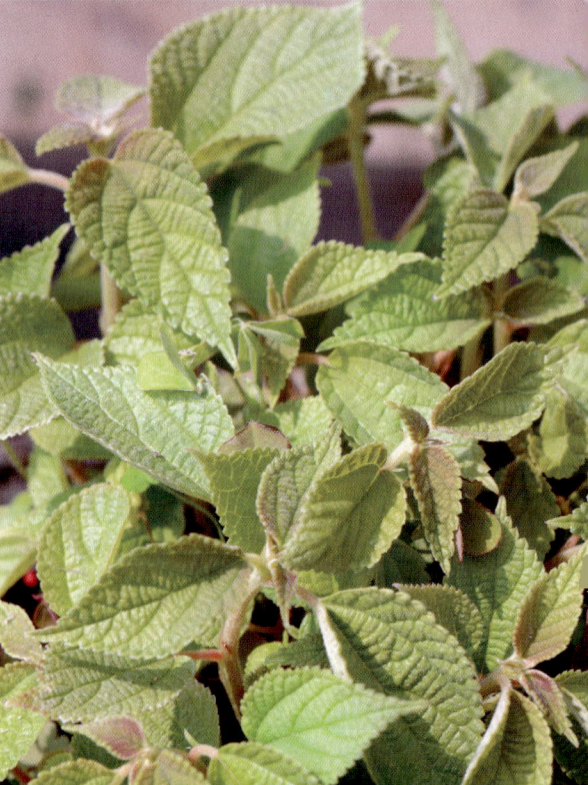

▲ 모시풀 어린 지상부

- **●기원** 이 약은 모시풀 *Boehmeria nivea* Gaud.(쐐기풀과 Urticaceae)의 뿌리이다.

- **●한방 약미(藥味)와 약성(藥性)** 맛은 달고 성질은 차다.

- **●한방 작용부위(귀경, 歸經)** 저마근은 주로 간(肝), 심(心), 방광경(膀胱經)에 들어가 작용한다.

| 약효 해설 |

- 혈변(血便), 토혈, 각혈에 쓴다.
- 여성의 부정기 자궁출혈에 사용한다.
- 임신 중에 태아가 빈번하게 움직여서 배가 아프고 당기는 느낌이 있으며 심하면 질에서 약 간의 출혈이 나는 증상의 치료에 도움이 된다.

| 동의보감 효능 |

저근(苧根, 모시풀 뿌리)의 성질은 차고[寒](평(平)하다고도 한다) 맛은 달며[甘] 독이 없다. 소아의 단독[赤丹], 독 성이 있는 종기[毒腫], 임신 중 하혈하는 것, 출산 전 후에 가슴에 열이 있어서 답답한 것을 낮게 한다. 오림(五淋)을 없앤다. 유행성 열병으로 몹시 갈증이 나고 미쳐 날뛰는 것, 독약을 묻힌 화살, 뱀, 벌레 에 물린 것을 치료한다[본초].

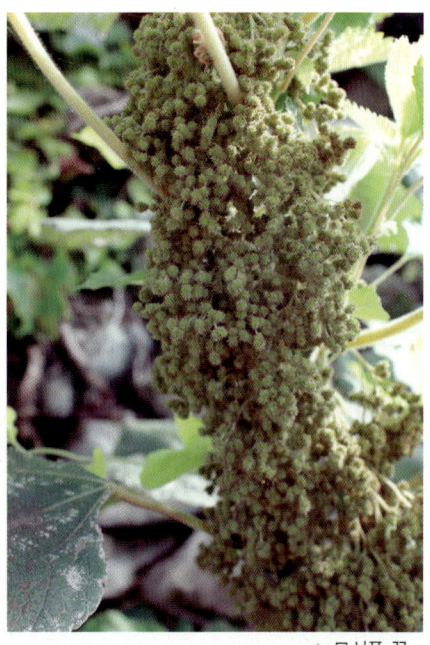

▲ 모시풀 꽃

| 약용법 |

뿌리 5~30g을 물 800mL에 넣고 달여서 반으로 나누어 아침저녁으로 마신다. 외용할 때는 신선한 재료 적당량을 짓찧어서 환부에 붙인다.

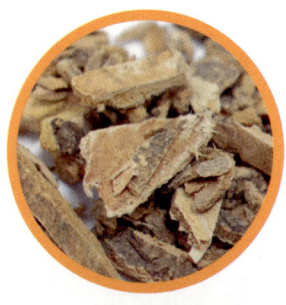

382

저백피

- 한자명: 樗白皮
- 라틴생약명: Ailanthi Radicis Cortex
- 이명 또는 영명: 저근백피(樗根白皮)
- 식물명 및 학명: 가죽나무, *Ailanthus altissima* Swingle
- 과명: 소태나무과
- 약용부위: 주피를 제거한 수피 또는 근피
- 식약처 공정서 및 조선시대 의서 수재:

    대한민국약전외한약(생약)규격집(KHP) 제4개정

    동의보감 탕액편의 나무부

    방약합편의 교목(喬木, 줄기가 곧고 굵으며 높이 자라는 나무)편

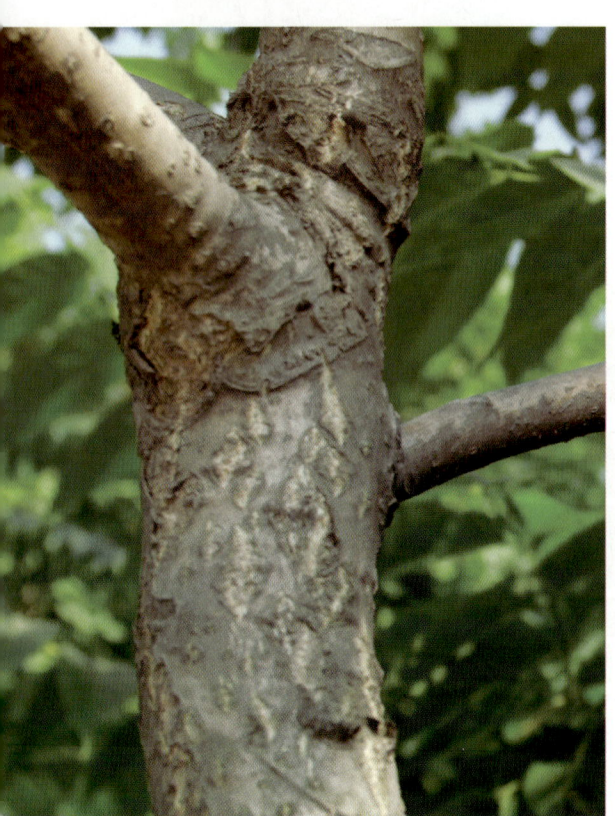

▲ 가죽나무 나무껍질

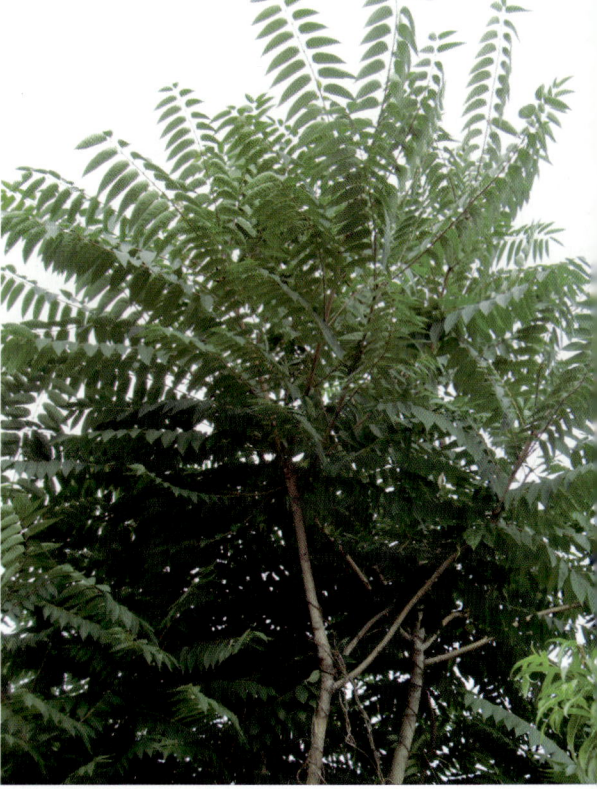

▲ 가죽나무 수형

- **기원** 이 약은 가죽나무 *Ailanthus altissima* Swingle(소태나무과 Simarubaceae)의 주피를 제거한 수피 또는 근피이다.

- **한방 약미(藥味)와 약성(藥性)** 맛은 쓰고 떫으며 성질은 차다.

- **한방 작용부위(귀경, 歸經)** 저백피는 주로 대장(大腸), 위(胃), 간경(肝經)에 들어가 작용한다.

| 약효 해설 |
- 만성 설사, 이질을 치료한다.
- 혈변(血便), 여성의 부정기 자궁출혈, 자궁에서 분비물이 나오는 증상에 유효하다.
- 항바이러스, 항결핵균 작용이 있다.

| 동의보감 효능 |

저근백피(樗根白皮, 가죽나무 뿌리껍질)의 성질은 서늘하며[凉] 맛은 쓰고[苦] 조금 독이 있다. 적리(赤痢), 백리(白痢), 만성 이질, 설사, 치질과 장풍(腸風)으로 피가 계속해서 나오는 데 주로 쓴다. 코와 입 속의 감충을 죽이고 옴, 감닉창을 제거한다. 귀주(鬼疰), 폐결핵[傳尸, 전시], 고독(蠱毒)으로 하혈(下血)하는 데 쓰고 소변을 줄일 수 있다.

| 약용법 |

수피 또는 근피 6~9g을 물 800mL에 넣고 달여서 반으로 나누어 아침저녁으로 마신다.

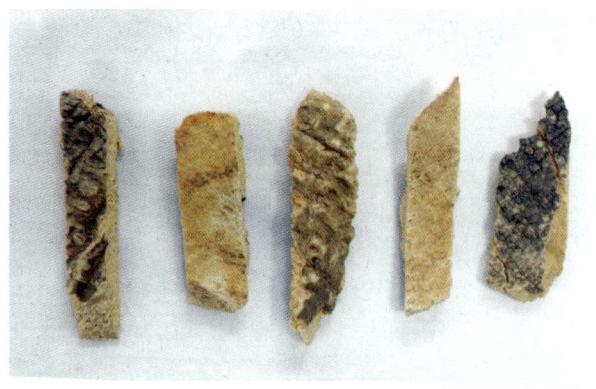

▲ 저백피(약재, 절편)

383

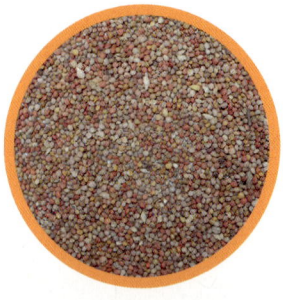

저실자

- 한자명: 楮實子
- 라틴생약명: Broussonetiae Fructus
- 식물명 및 학명: 꾸지나무, *Broussonetia papyrifera*(L.) Ventenat

  닥나무, *Broussonetia kazinoki* Siebold
- 과명: 뽕나무과
- 약용부위: 열매
- 식약처 공정서 및 조선시대 의서 수재:

  대한민국약전외한약(생약)규격집(KHP) 제4개정

  동의보감 탕액편의 나무부

  방약합편의 관목(灌木)편

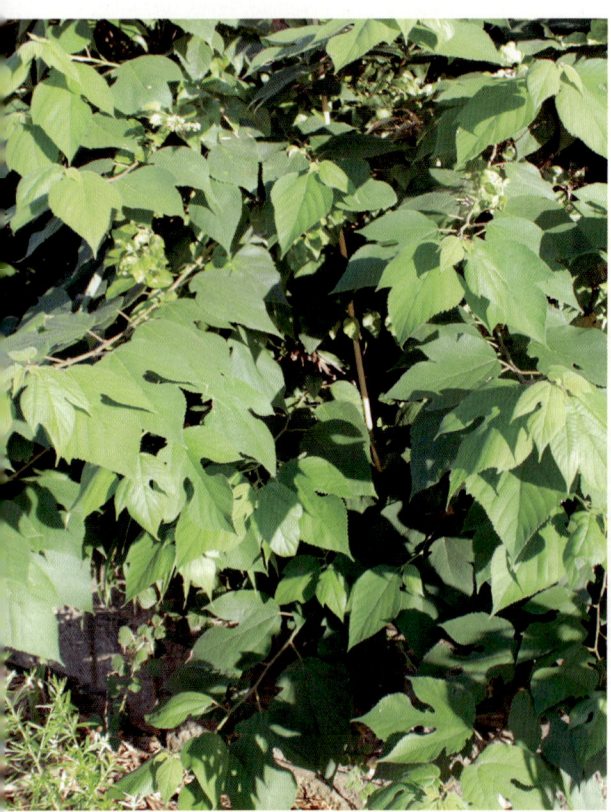

▲ 꾸지나무

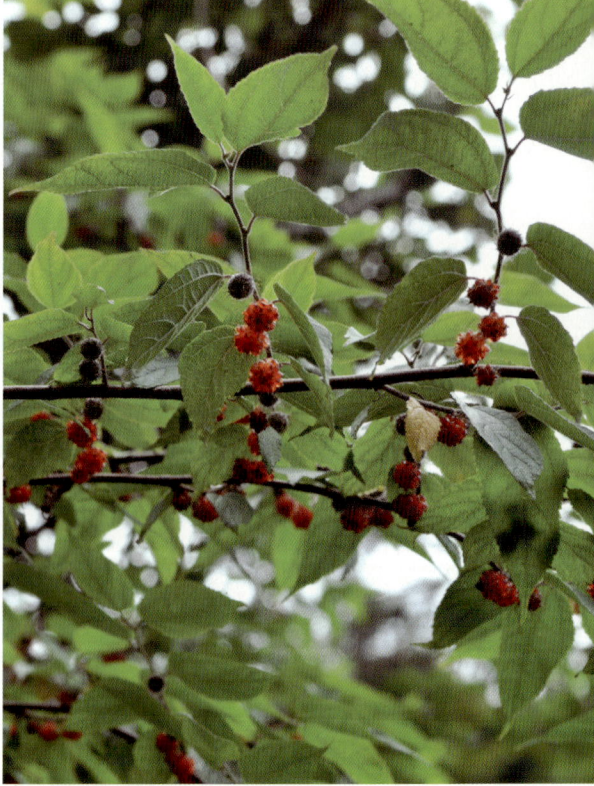

▲ 닥나무 열매

● **기원** 이 약은 꾸지나무 *Broussonetia papyrifera*(L.) Ventenat 또는 닥나무 *Broussonetia kazinoki* Siebold(뽕나무과 Moraceae)의 여문 열매이다.

● **한방 약미(藥味)와 약성(藥性)** 맛은 달고 성질은 차다.

● **한방 작용부위(귀경, 歸經)** 저실자는 주로 간(肝), 신경(腎經)에 들어가 작용한다.

| 약효 해설 |

• 현기증이 나고 머리가 어지러운 증상을 치료한다.
• 눈이 어두워 잘 보이지 않는 병증에 사용한다.
• 몸이 붓고 배가 몹시 불러오면서 속이 그득한 증상에 유효하다.
• 이뇨작용이 있다.

| 동의보감 효능 |

저실(楮實, 닥나무·꾸지나무 열매)의 성질은 차며[寒] 맛이 달고[甘] 독이 없다. 발기부전에 주로 쓴다. 근육과 뼈를 튼튼하게 하며 양기(陽氣)를 돕는다. 몸과 마음이 허약하고 피로한 것을 보하며 허리와 무릎을 따뜻하게 한다. 또한 안색을 좋게 하며[益顏色] 피부를 탄력 있게 하고 눈을 밝게 한다.

| 약용법 |

열매 6~12g을 물 800mL에 넣고 달여서 반으로 나누어 아침저녁으로 마신다.

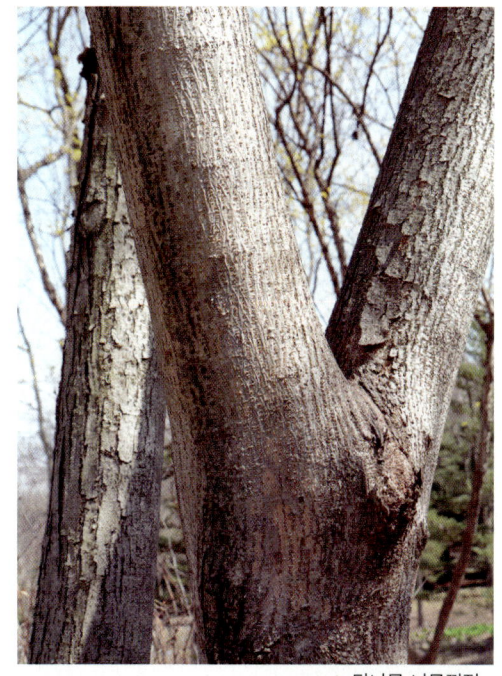

▲ 닥나무 나무껍질

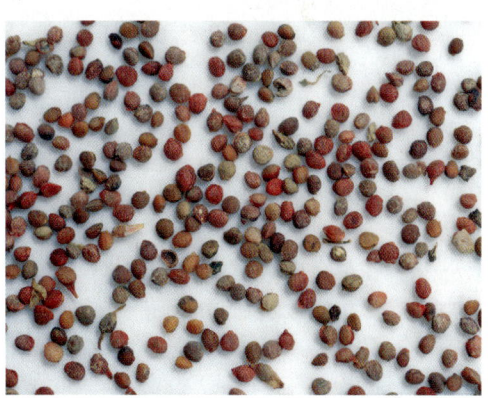

▲ 저실자(약재, 전형)

384

적석지

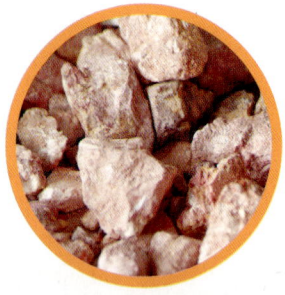

- 한자명: 赤石脂
- 라틴생약명: Halloysitum Rubrum
- 이명 또는 영명: 적석토(赤石土), Halloysite
- 한약의 분류: 광물성 약재
- 식약처 공정서 및 조선시대 의서 수재:

  대한민국약전외한약(생약)규격집(KHP) 제4개정

  동의보감 탕액편의 돌부(部)

  방약합편의 금석(金石, 광석류)편

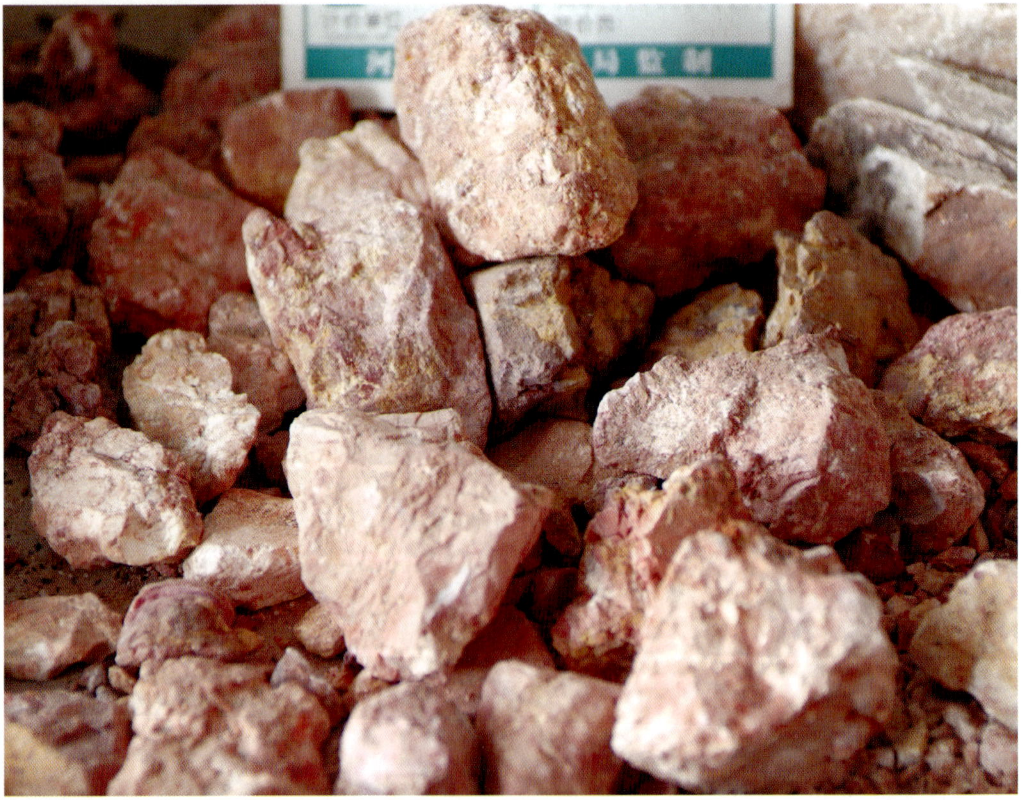

▲ 적석지(약재, 시장 판매품)

- **기원** 이 약은 규산염광물 다수고령토이다. 이 약은 주로 규산알루미늄수화물[Al₄(Si₄O₁₀)(OH)₈ · 4H₂O]을 함유한다.

- **한방 약미(藥味)와 약성(藥性)** 맛은 달고 시며 떫고 성질은 따뜻하다.

- **한방 작용부위(귀경, 歸經)** 적석지는 주로 대장(大腸), 위경(胃經)에 들어가 작용한다.

| 약효 해설 |

- 혈변(血便), 탈항(脫肛)에 유효하다.
- 부정기 자궁출혈과 자궁에서 분비물이 나오는 증상을 치료한다.

| 동의보감 효능 |

적석지(赤石脂)는 성질이 아주 따뜻하고 맛은 달고 시고 매우며 독이 없다. 배 아픈 것과 적백리에 주로 쓴다. 소변이 잘 나오는 것을 막고 오장(五藏)이 허한 것을 보한다. 심기(心氣)를 도우며 눈을 밝게 하고 정(精)을 보탠다. 옹저(癰疽), 창(瘡), 치질, 여성의 부정기 자궁출혈을 낫게 한다. 난산(産難)과 태반이 나오지 않는 것을 치료한다. 색과 결이 선명하고 끈적끈적해서 혀를 대면 달라붙는 것이 좋다[본초]. 붉은 것과 흰 것의 2가지가 있다. 붉은 것은 소장에 들어가고 흰 것은 대장에 들어간다. 『경』에서 "떫은 맛은 새어나가는 것을 막을 수 있다"고 했는데 적석지가 바로 수렴하는 약이다[단심]. 불에 벌겋게 달구어 찬 곳에서 식혀 곱게 갈아 3차례 수비(水飛)한 후 볕에 말려 쓴다[입문].

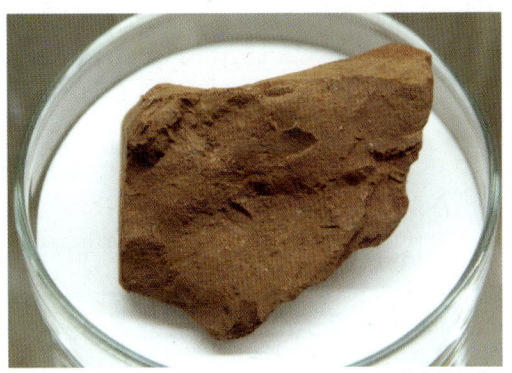

▲ 적석지(약재)

적석지 단쉬

- 한자명: 赤石脂煆淬
- 라틴생약명: Halloysitum Rubrum Preparatum
- 이명 또는 영명: 단쉬적석지(煆淬赤石脂)
- 한약의 분류: 광물성 약재
- 식약처 공정서 및 조선시대 의서 수재:
  대한민국약전외한약(생약)규격집(KHP) 제4개정

●**기원** 이 약은 적석지를 포제법의 단쉬법(煆淬法)에 따라 가공한 것으로, 주로 규산알루미늄 수화물[$Al_4(Si_4O_{10})(OH)_8 \cdot 4H_2O$]을 함유한다.

| **약효 해설** |

적석지 p.737 참고

| **동의보감 효능** |

적석지 p.737 참고

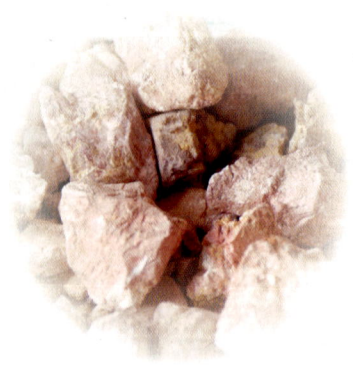

- **한자명**: 赤小豆
- **라틴생약명**: Vignae Angularis Semen
- **이명 또는 영명**: 적두(赤豆)
- **식물명 및 학명**: 팥, *Vigna angularis* Ohwi & H. Ohashi
  덩굴팥, *Vigna umbellata* Ohwi & H. Ohashi
- **과명**: 콩과
- **약용부위**: 씨
- **식약처 공정서 및 조선시대 의서 수재**:
  대한민국약전외한약(생약)규격집(KHP) 제4개정
  동의보감 탕액편의 곡식부
  방약합편의 숙두(菽豆, 두류)편

적소두

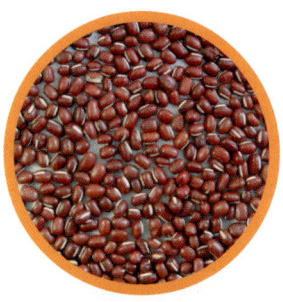

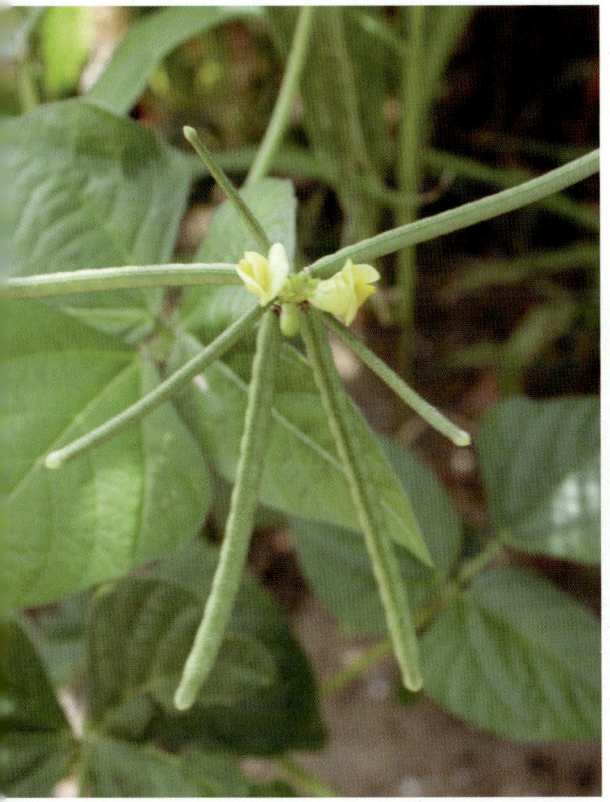

▲ 팥 꽃

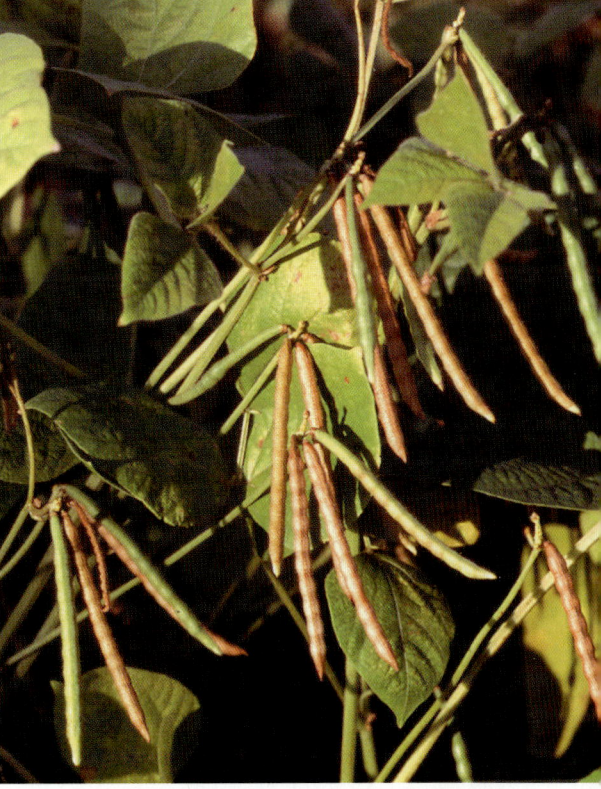

▲ 팥의 열매

- **기원** 이 약은 팥 *Vigna angularis* Ohwi & H. Ohashi 또는 덩굴팥 *Vigna umbellata* Ohwi & H. Ohashi(콩과 Leguminosae)의 씨이다.

- **한방 약미(藥味)와 약성(藥性)** 맛은 달고 시며 성질은 평(平)하다.

- **한방 작용부위(귀경, 歸經)** 적소두는 주로 심(心), 소장경(小腸經)에 들어가 작용한다.

| 약효 해설 |

- 몸이 붓고 배가 몹시 불러오면서 속이 그득한 증상을 치료한다.
- 혈변(血便), 황달에 사용한다.
- 팔다리를 잘 쓰지 못하고 마비되며 아픈 증상에 유효하다.

| 동의보감 효능 |

적소두(赤小豆, 붉은 팥)는 성질이 평(平)하고(약간 차다[微寒]고도 하고 따뜻하다[溫]고도 한다) 맛이 달면서 시고[甘酸] 독이 없다. 물을 빠지게 하며 옹종(癰腫)과 피고름을 나가게 한다. 소갈(消渴)을 치료하고 설사를 멎게 하며 소변을 잘 나오게 한다. 몸이 붓는 것과 배가 몹시 부르며 속이 그득한 감을 주는 것을 낫게 한다[본초].

| 약용법 |

씨 9~30g을 물 800mL에 넣고 달여서 반으로 나누어 아침저녁으로 마신다. 외용할 때는 적당량을 가루로 만들어 환부에 붙인다.

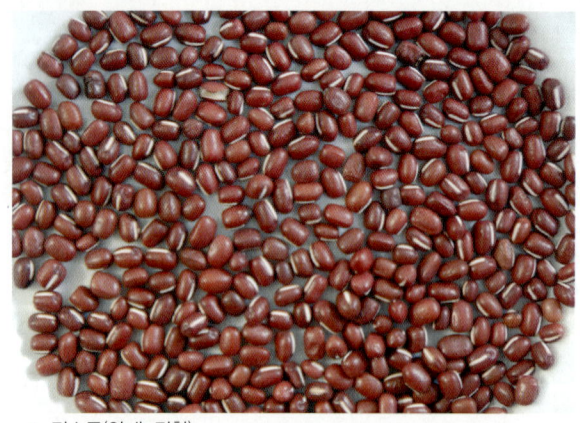

▲ 적소두(약재, 전형)

387

- 한자명: 赤箭
- 라틴생약명: Gastrodiae Herba
- 식물명 및 학명: 천마, *Gastrodia elata* Blume
- 과명: 난초과
- 약용부위: 지상부
- 식약처 공정서 및 조선시대 의서 수재:
  대한민국약전외한약(생약)규격집(KHP) 제4개정
  동의보감 탕액편의 풀부(部)
  방약합편의 산초(山草)편

적전

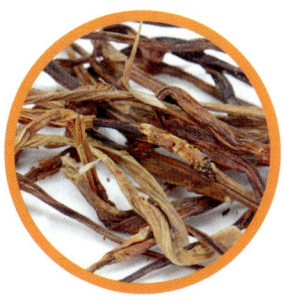

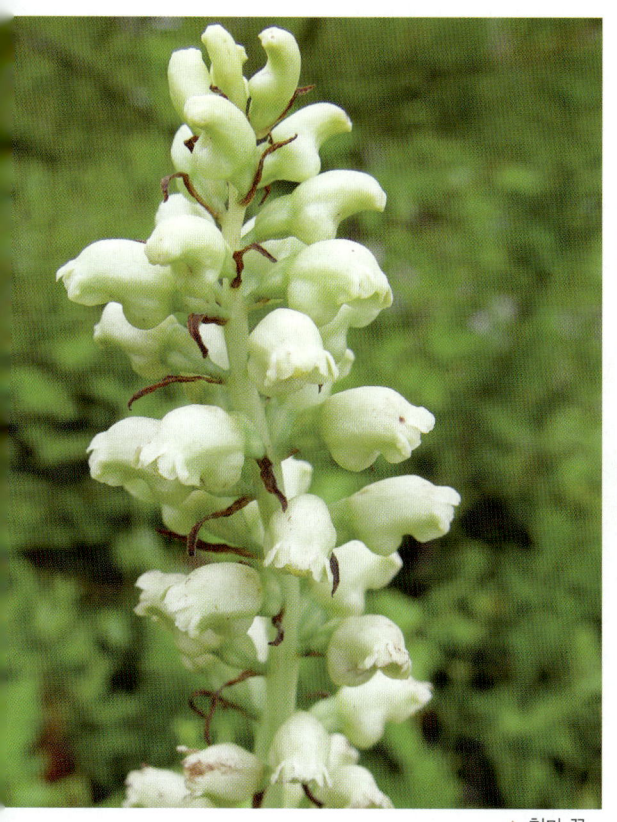

▲ 천마 꽃

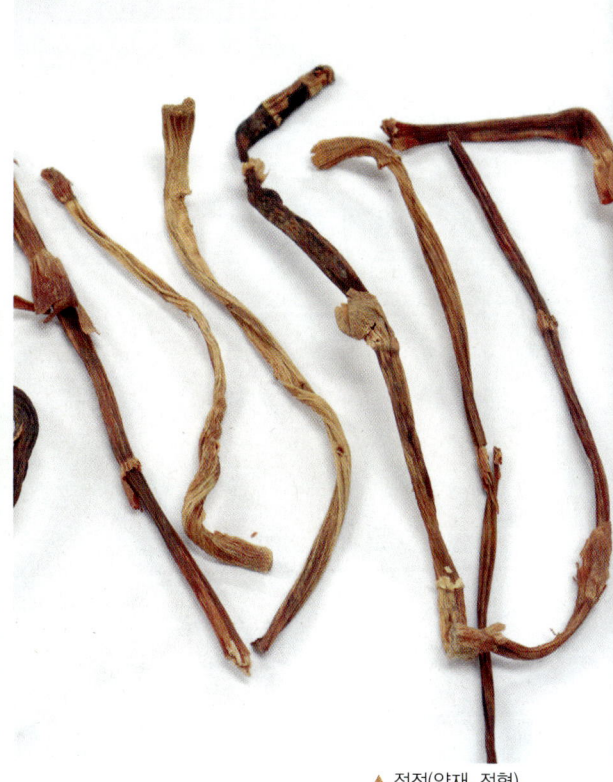

▲ 적전(약재, 전형)

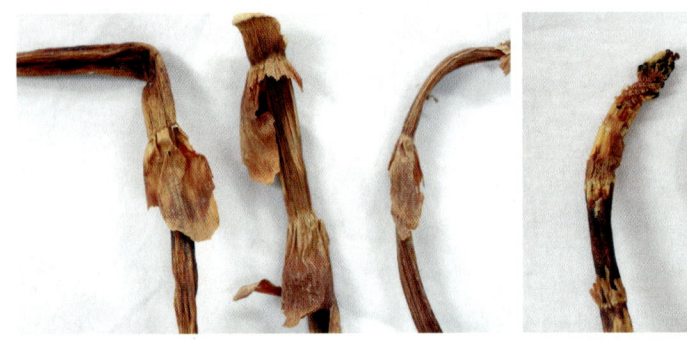

▲ 적전(약재, 잎 부분)　　　　　　　　　▲ 적전(약재, 꽃 부분)

●**기원** 이 약은 천마 *Gastrodia elata* Blume(난초과 Orchidaceae)의 지상부이다.

●**한방 약미(藥味)와 약성(藥性)** 맛은 맵고 쓰며 성질은 따뜻하다.

| **약효 해설** |

• 짓찧어 붙이면 열독(熱毒)으로 인한 부스럼을 치료한다.

| **동의보감 효능** |

적전(赤箭, 천마 싹)의 성질은 따뜻하고[溫] 맛이 매우며[辛] 독이 없다. 헛것에 들린 것, 고독(蠱毒),
나쁜 기운을 없애며 옹종(癰腫)을 삭인다. 고환이나 음낭이 커지면서 아프거나 아랫배가 땅기
며 아픈 병증을 치료한다.

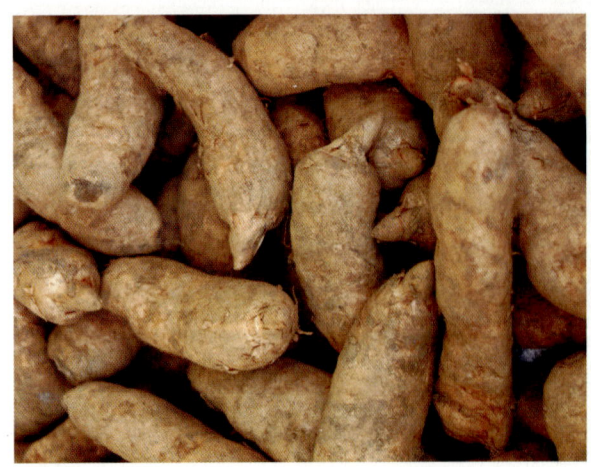

▲ 천마 덩이줄기

388

- **한자명**: 全蝎
- **라틴생약명**: Scorpio
- **이명 또는 영명**: 전충(全虫)
- **동물명 및 학명**: 감갈, *Buthus martensii* Karsch
- **과명**: 전갈과
- **약용부위**: 몸체를 끓는 물이나 끓는 소금물에 잠깐 담그었다가 말린 것
- **식약처 공정서 및 조선시대 의서 수재**:
  대한민국약전외한약(생약)규격집(KHP) 제4개정
  동의보감 탕액편의 벌레부(部)
  방약합편의 난충(卵蟲, 난류와 충류)편

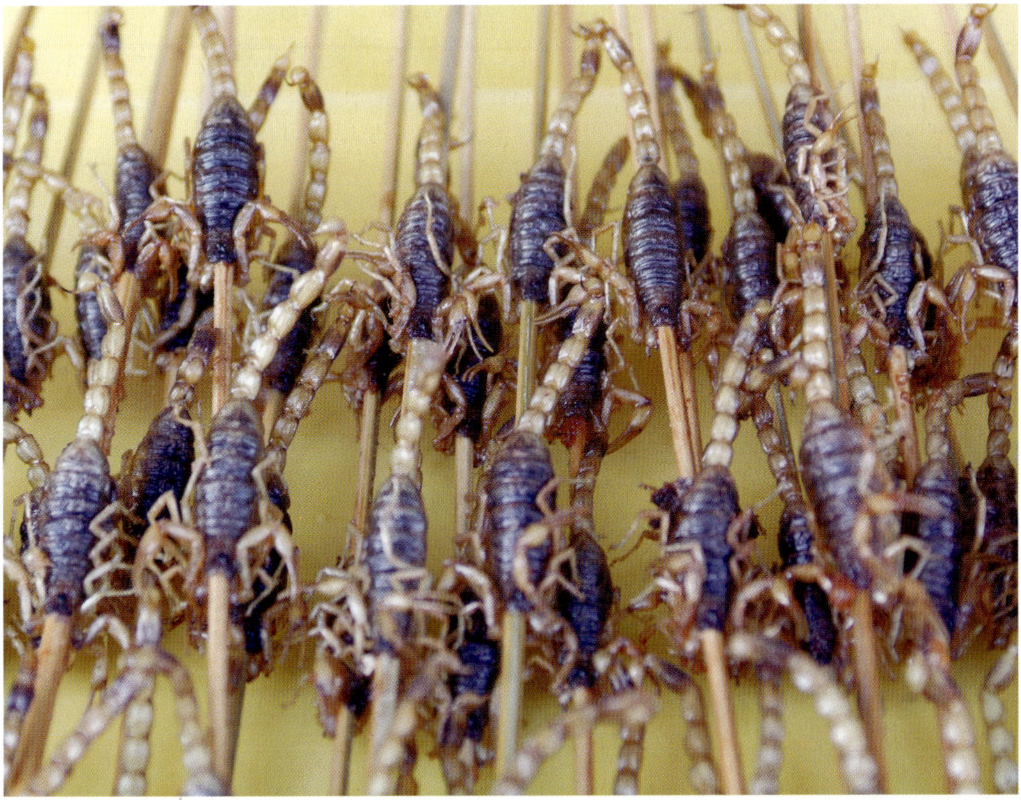

전갈

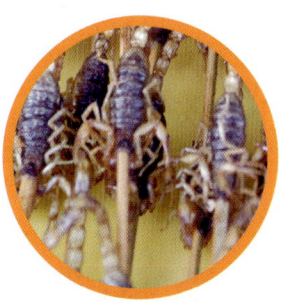

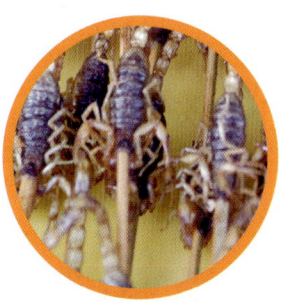

▲ 전갈(시장 판매품, 식용)

- **●기원** 이 약은 감갈 *Buthus martensii* Karsch(전갈과 Buthidae)의 몸체를 끓는 물이나 끓는 소금 물에 잠깐 담그었다가 말린 것이다.

- **●한방 약미(藥味)와 약성(藥性)** 맛은 맵고 성질은 평(平)하며 독이 있다.

- **●한방 작용부위(귀경, 歸經)** 전갈은 주로 간경(肝經)에 들어가 작용한다.

| 약효 해설 |

• 중풍, 반신불수, 안면신경마비에 유효하다.

• 팔다리를 잘 쓰지 못하고 마비되며 아픈 증상을 치료한다.

• 편두통과 두통에 사용한다.

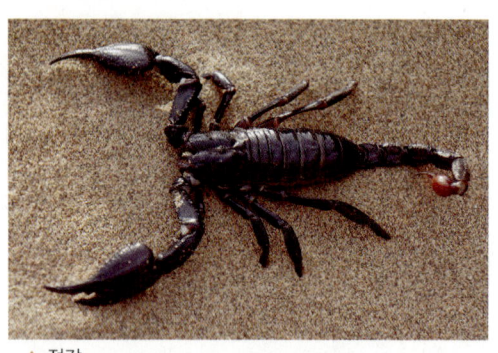
▲ 전갈

| 동의보감 효능 |

갈(蝎, 전갈)은 성질이 평(平)하고 맛은 달고 매우며 독이 있다. 온갖 풍과 중풍(中風)으로 생긴 구안와사를 낫게 한다. 어린아이가 말할 나이가 되어도 말을 잘 하지 못하는 증상[語遲, 어지]을 치료한다. 어린아이의 수족이 늘어지고 당기는 것[手足抽掣, 수족추철], 소아의 경풍(驚風)을 낫게 한다. 청주(靑州)에서 나는데 형태가 단단하고 작은 것이 좋다. 아무 때나 잡는다. 몸통 전체를 쓰기도 하고 꼬리만 쓰기도 한다. 꼬리 부분의 약효가 더 강하다. 물로 뱃속에 있는 모래를 제거하고 볶아 쓴다. 전갈의 앞 부분을 석(螫)이라 하고 뒷부분을 채(蠆)라고 하는데 물리면 독이 가장 심하다[본초]. 우리나라에 서는 창덕궁 후원과 황주(黃州)에서 가끔 발견된다. 중국과의 무역 때 도중에 놓친 것이 번식한 것이다[속방].

| 약용법 |

전갈 3~6g을 물 800mL에 넣고 달여서 반으로 나누어 아침저녁으로 마신다.

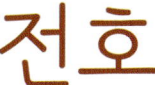

- 한자명: 前胡
- 라틴생약명: Peucedani Radix
- 이명 또는 영명: 전호(全胡)
- 식물명 및 학명: 백화전호(白花前胡), *Peucedanum praeruptorum* Dunn
    바디나물, *Angelica decursiva* Franchet et Savatier(= *Peucedanum decursivum* Maximowicz)
- 과명: 산형과
- 약용부위: 뿌리
- 식약처 공정서 및 조선시대 의서 수재:
    대한민국약전외한약(생약)규격집(KHP) 제4개정
    동의보감 탕액편의 풀부(部)
    방약합편의 산초(山草)편

전호

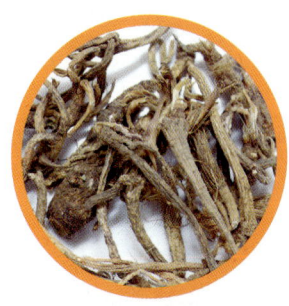

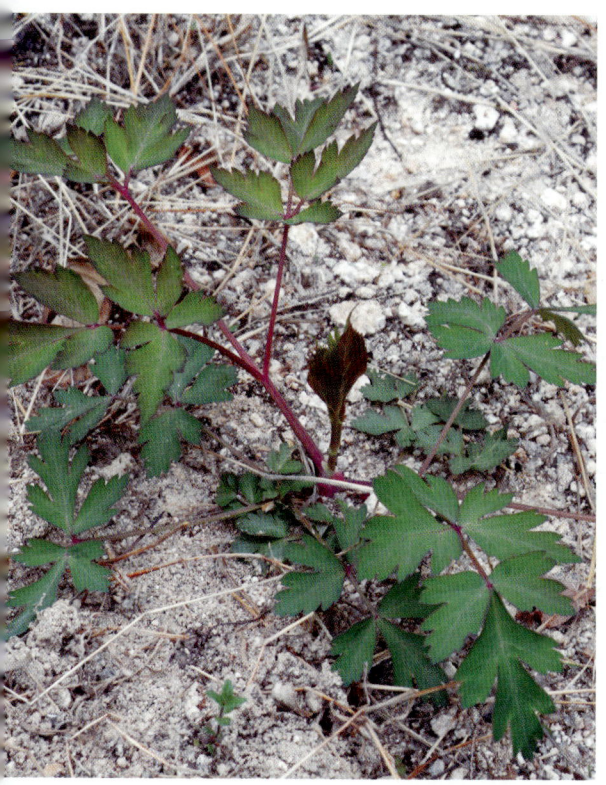

▲ 백화전호 어린 지상부

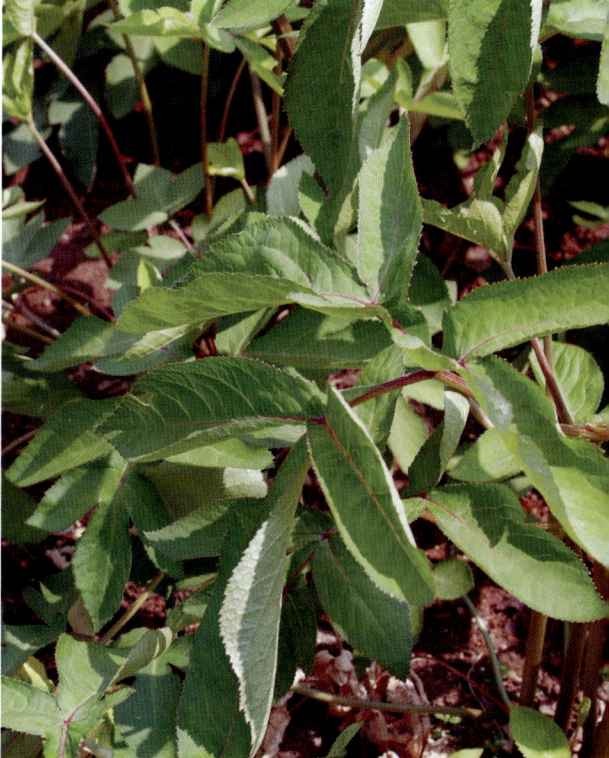

▲ 바디나물 잎

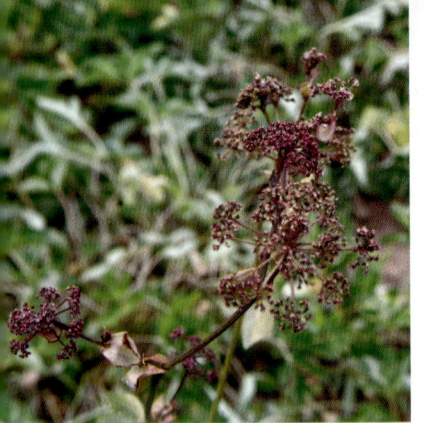
▲ 바디나물 열매

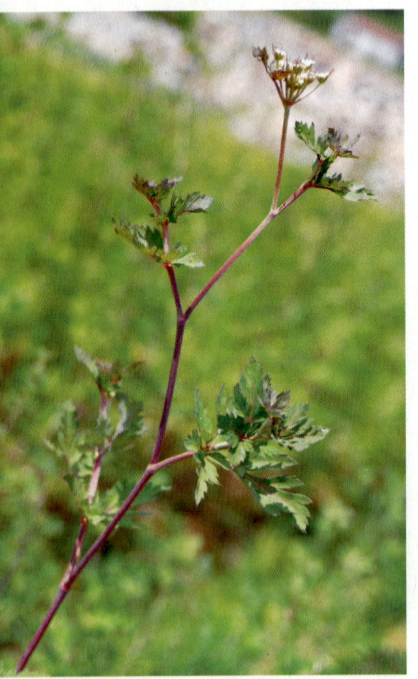
▲ 백화전호 지상부

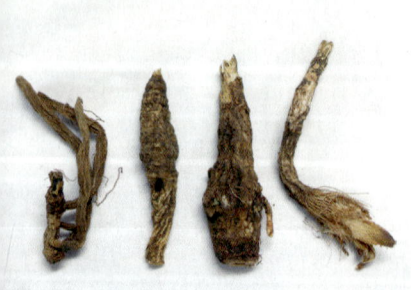
▲ 백화전호(약재, 전형)

● **기원** 이 약은 백화전호(白花前胡) *Peucedanum praeruptorum* Dunn 또는 바디나물 *Angelica decursiva* Franchet et Savatier(= *Peucedanum decursivum* Maximowicz)(산형과 Umbelliferae)의 뿌리이다.

● **한방 약미(藥味)와 약성(藥性)** 맛은 쓰고 매우며 성질은 약간 차다.

● **한방 작용부위(귀경, 歸經)** 전호는 주로 폐경(肺經)에 들어가 작용한다.

| **약효 해설** |

• 열독(熱毒)에 의한 기침을 제거한다.

• 가래가 많은 기침에 쓴다.

• 해열, 진통 작용이 있다.

| **동의보감 효능** |

전호(前胡, 바디나물 뿌리)의 성질은 약간 차며[微寒] 맛은 달고 매우며[甘辛] 독이 없다. 몸과 마음이 허약하고 피로한 것을 치료하고 온갖 기운을 내린다. 가슴과 옆구리에 담(痰)이 있어 그득한 것, 속이 막힌 것, 명치에 기가 몰린 것을 낫게 한다. 담이 실한 것을 삭이고 기를 내려서 기침을 멈추게 한다. 식욕을 돋우고 소화를 잘 시킨다.

| **약용법** |

뿌리 3~10g을 물 800mL에 넣고 달여서 반으로 나누어 아침저녁으로 마신다.

390

- **한자명**: 浙貝母
- **라틴생약명**: Fritillariae Thunbergii Bulbus
- **이명 또는 영명**: Fritillaria Thunbergii Bulb
- **식물명 및 학명**: 중국패모[浙貝母], *Fritillaria thunbergii* Miquel
- **과명**: 백합과
- **약용부위**: 비늘줄기
- **식약처 공정서 및 조선시대 의서 수재**:
  대한민국약전(KP) 제11개정
  동의보감 탕액편의 풀부(部)
  방약합편의 산초(山草)편

절패모

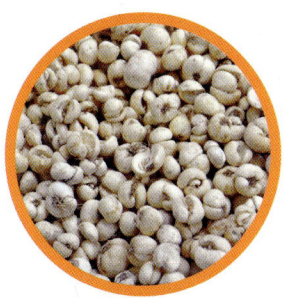

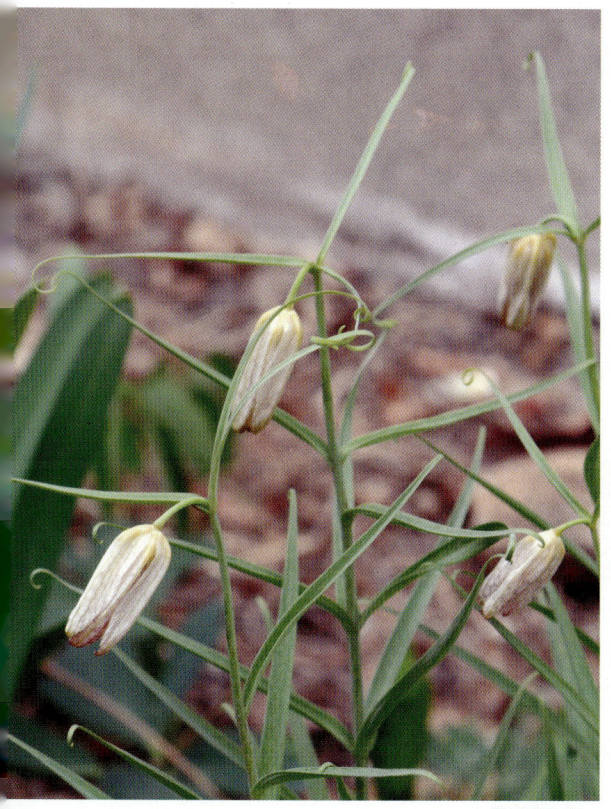

▲ 중국패모 꽃

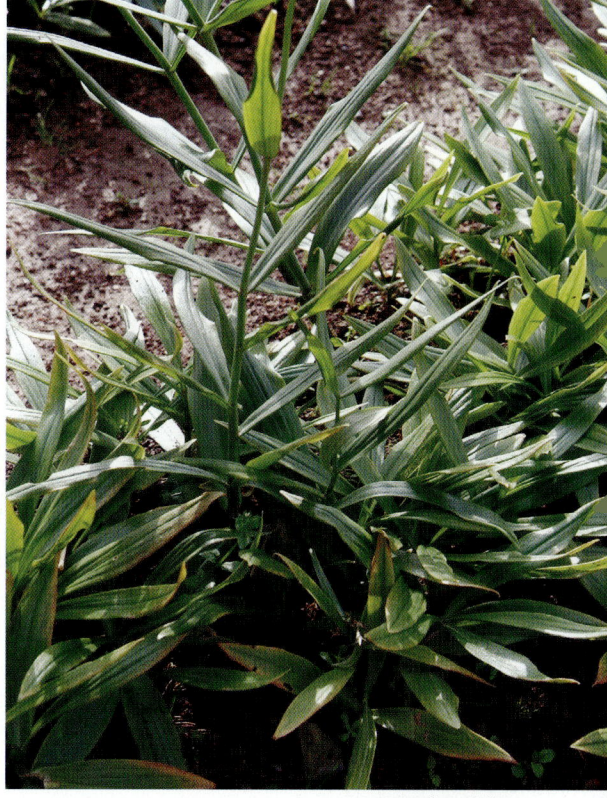

▲ 중국패모 지상부

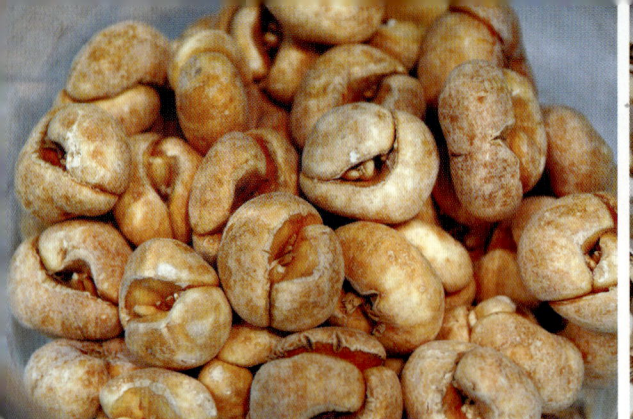

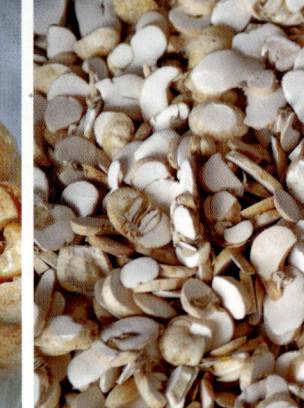

▲ 절패모(약재, 전형)　　　　　　　　　▲ 절패모(약재, 절편)

●**기원**　이 약은 중국패모[浙貝母] *Fritillaria thunbergii* Miquel(백합과 Liliaceae)의 비늘줄기이다. 이 약은 크고 심아(芯芽)를 제거한 것을 대패(大貝)라 부르고, 작고 심아를 제거하지 않은 것을 주패(珠貝)라 부르며, 심아를 제거하고 두껍게 쪼갠 것을 절패편(浙貝片)이라 부른다.

●**한방 약미(藥味)와 약성(藥性)**　맛은 쓰고 성질은 차다.

●**한방 작용부위(귀경, 歸經)**　절패모는 주로 폐(肺), 심경(心經)에 들어가 작용한다.

| **약효 해설** |

• 담화(痰火)로 인한 기침을 없애준다.
• 발열과 오한으로 생긴 기침 제거에 효과가 있다.

| **동의보감 효능** |

패모(貝母, 절패모, 중국패모)의 성질은 평(平)하고(약간 차다[微寒]고도 한다) 맛은 맵고 쓰며[辛苦] 독이 없다. 담을 삭이고 심과 폐를 부드럽게 한다. 폐열(肺熱)로 진액이 소모되어 기침하고 숨 차는 것을 낫게 한다. 폐에 고름이 생긴 병증, 가래에 피고름이 섞여 나오는 것을 치료한다. 속이 답답한 것[煩]을 없애고 갈증을 멎게 하며 쇠붙이에 다친 상처를 치료한다. 피부가 헐어 아프고 가려우며 벌겋게 부어 곪는 것을 낫게 한다. 연교와 같이 쓰면 목덜미 아래에 생긴 영류(癭瘤)를 낫게 한다.

| **약용법** |

비늘줄기 5~10g을 물 800mL에 넣고 달여서 반으로 나누어 아침저녁으로 마신다.

391

- 한자명: 接骨木
- 라틴생약명: Sambuci Lignum
- 식물명 및 학명: 딱총나무, *Sambucus williamsii* var. *coreana* Nakai
- 과명: 인동과
- 약용부위: 줄기 및 가지
- 식약처 공정서 및 조선시대 의서 수재:
  대한민국약전외한약(생약)규격집(KHP) 제4개정
  동의보감 탕액편의 풀부(部)

접골목

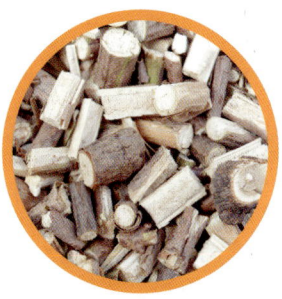

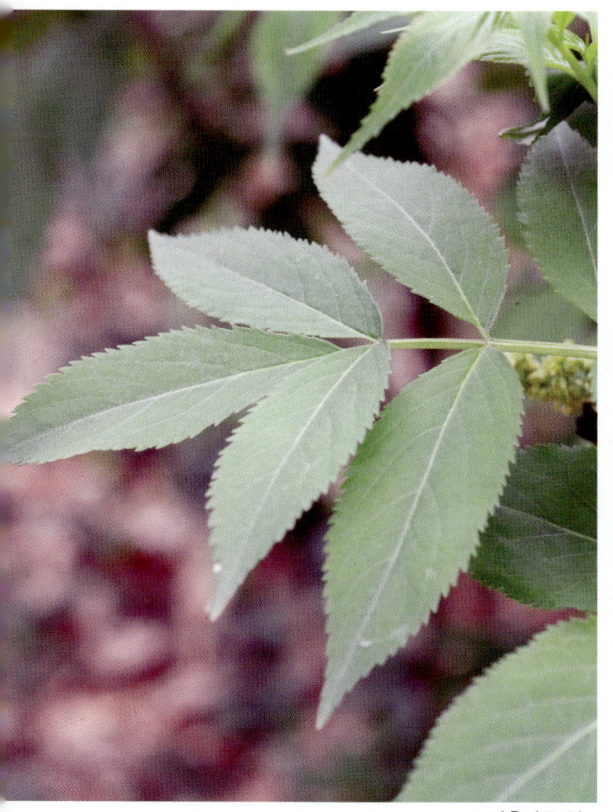

▲ 딱총나무 잎

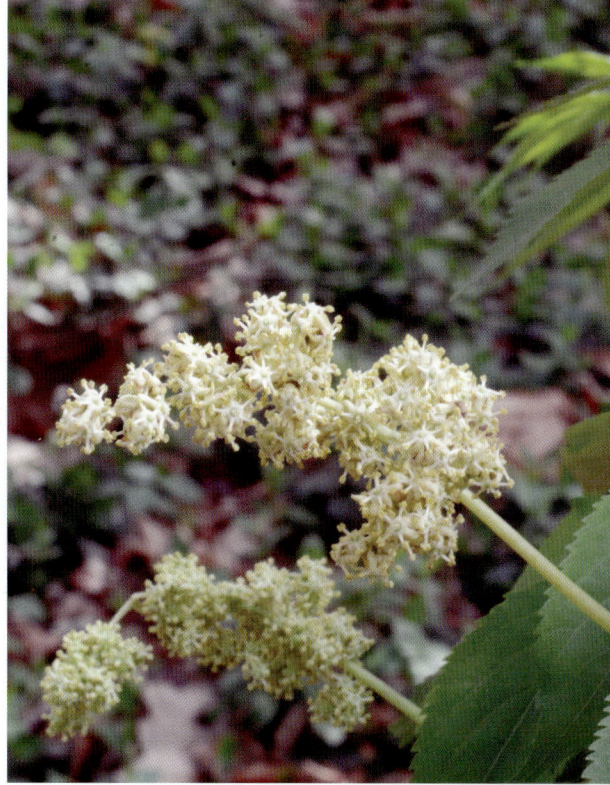

▲ 딱총나무 꽃

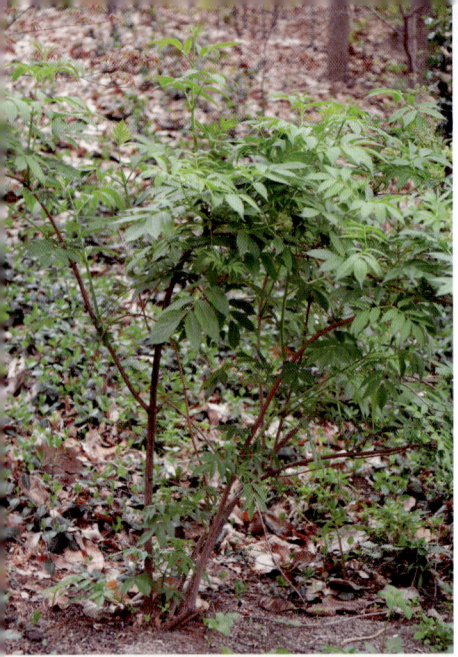

▲ 딱총나무 수형

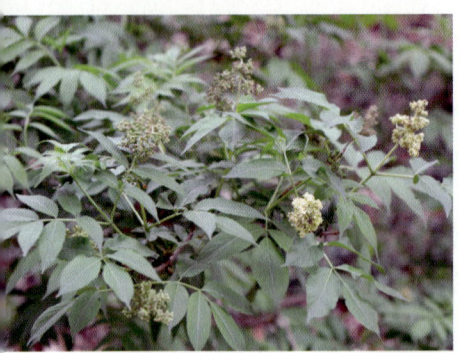

▲ 딱총나무 지상부

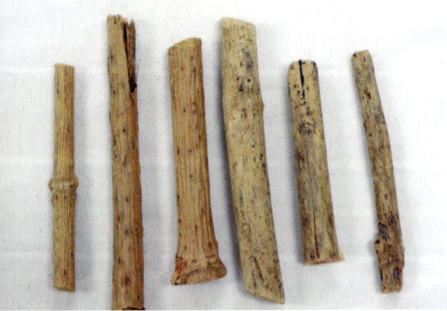

▲ 접골목(약재, 절단)

● **기원** 이 약은 딱총나무 *Sambucus williamsii* var. *coreana* Nakai 또는 동속 근연식물(인동과 Caprifoliaceae)의 줄기 및 가지이다.

● **한방 약미(藥味)와 약성(藥性)** 맛은 달고 쓰며 성질은 평(平)하다.

● **한방 작용부위(귀경, 歸經)** 접골목은 주로 간경(肝經)에 들어가 작용한다.

| 약효 해설 |

• 팔다리를 잘 쓰지 못하고 마비되며 아픈 증상을 치료한다.
• 골절상에 유효하다.
• 급만성 신염 치료에 도움이 된다.
• 산후 빈혈, 타박상에 의한 부종을 낮게 한다.

| 동의보감 효능 |

삭조(蒴藋, 접골목)의 성질은 따뜻하고[溫] (서늘하다[凉]고도 한다) 맛은 시며[酸] 독이 있다. 풍으로 가려운 것, 두드러기와 몸이 가려운 것, 과라(瘑癩)를 치료한다. 몸과 팔다리가 마비되고 감각과 동작이 자유롭지 못한 것을 낮게 한다.

| 약용법 |

줄기 및 가지 15~30g을 물 800mL에 넣고 달여서 반으로 나누어 아침저녁으로 마시거나 또는 가루나 환(丸)으로 만들어 복용한다. 외용할 때는 적당량을 짓찧어서 환부에 붙인다.

392

- 한자명: 丁公藤
- 라틴생약명: Erycibae Caulis
- 식물명 및 학명: 정공등(丁公藤), *Erycibe obtusifolia* Bentham
  광엽정공등(光葉丁公藤), *Erycibe schmidtii* Craib
- 과명: 메꽃과
- 약용부위: 덩굴줄기
- 식약처 공정서 및 조선시대 의서 수재:
  대한민국약전외한약(생약)규격집(KHP) 제4개정
  동의보감 탕액편의 나무부
  방약합편의 만초(蔓草, 덩굴풀)편

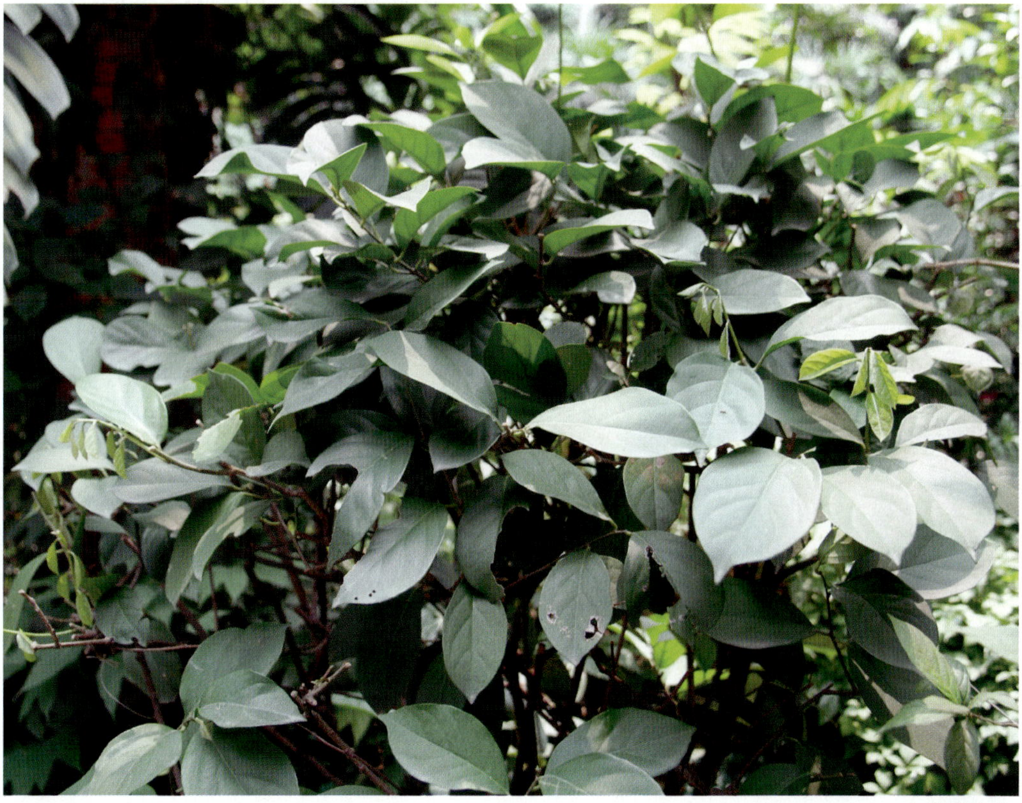

정공등

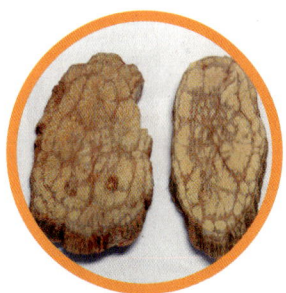

▲ 정공등 잎

● **기원** 이 약은 정공등(丁公藤) *Erycibe obtusifolia* Bentham 또는 광엽정공등(光葉丁公藤) *Erycibe schmidtii* Craib(메꽃과 Convolvulaceae)의 덩굴줄기이다.

● **한방 약미(藥味)와 약성(藥性)** 맛은 매우며 성질은 따뜻하고 독이 약간 있다.

● **한방 작용부위(귀경, 歸經)** 정공등은 주로 간(肝), 비(脾), 위경(胃經)에 들어가 작용한다.

| 약효 해설 |

• 반신불수 치료에 사용한다.
• 팔다리를 잘 쓰지 못하고 마비되며 아픈 증상을 치료한다.
• 외상으로 붓고 통증이 생기는 증상에 유효하다.

| 동의보감 효능 |

정공등(丁公藤)의 성질은 따뜻하며[溫] 맛은 맵고[辛] 독이 없다. 풍증(風血)에 주로 쓴다. 늙어서 쇠약한 것을 보하며 발기를 돕고 허리와 다리를 튼튼하게 한다. 뼈마디가 아프고 손발이 저린 증상을 낫게 한다. 흰머리를 검게 하고 풍사를 몰아낸다.

| 약용법 |

덩굴줄기 3~6g을 물 800mL에 넣고 달여서 반으로 나누어 아침저녁으로 마시거나 술에 담가 복용한다. 외용할 때는 적당량 사용한다.

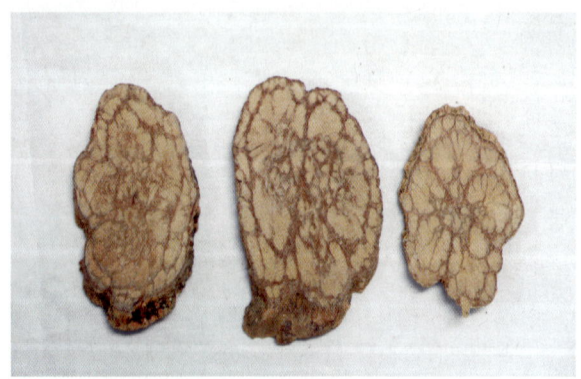

▲ 정공등(약재, 절편)

393

정력자

- 한자명: 葶藶子
- 라틴생약명: Lepidii seu Descurainiae Semen
- 이명 또는 영명: 정력(丁藶)
- 식물명 및 학명: 다닥냉이, *Lepidium apetalum* Willdenow
  재쑥, *Descurainia sophia* Webb ex Prantl
- 과명: 십자화과
- 약용부위: 씨
- 식약처 공정서 및 조선시대 의서 수재:
  대한민국약전외한약(생약)규격집(KHP) 제4개정
  동의보감 탕액편의 풀부(部)
  방약합편의 습초(濕草)편

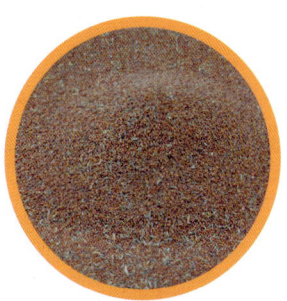

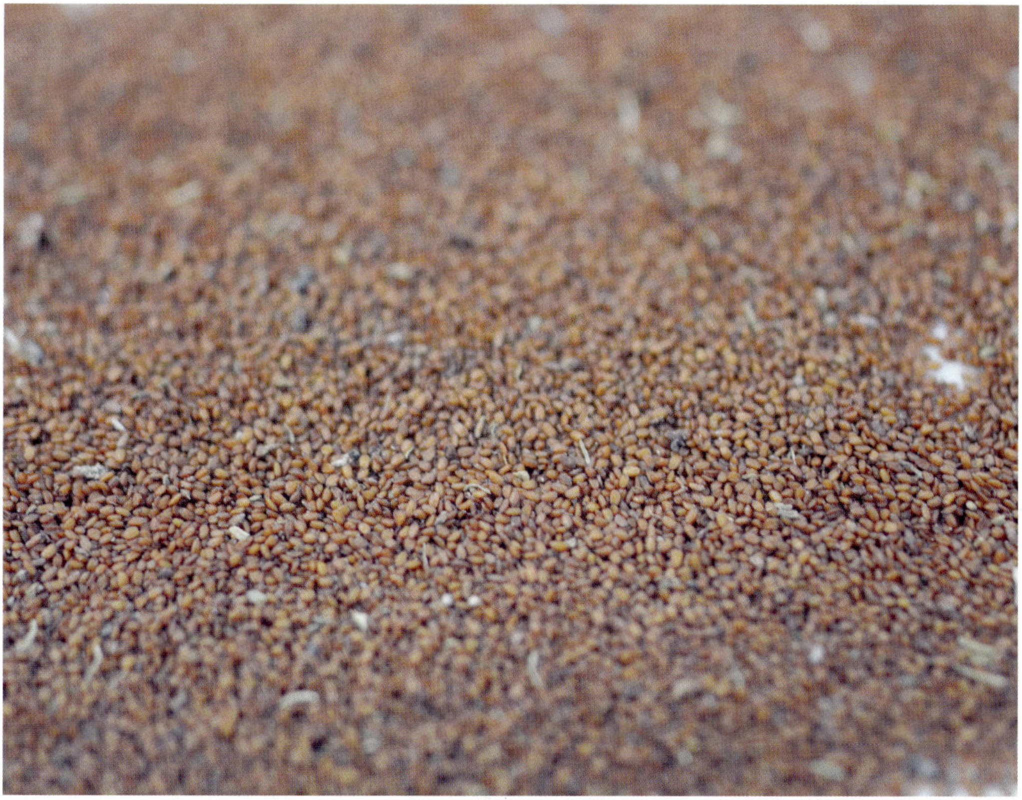

▲ 정력자(약재, 전형)

- **기원** 이 약은 다닥냉이 *Lepidium apetalum* Willdenow 또는 재쑥 *Descurainia sophia* Webb ex Prantl(십자화과, cruciferae)의 씨이다.

- **한방 약미(藥味)와 약성(藥性)** 맛은 맵고 쓰며 성질은 매우 차다.

- **한방 작용부위(귀경, 歸經)** 정력자는 주로 폐(肺), 방광경(膀胱經)에 들어가 작용한다.

| 약효 해설 |

- 소변량이 줄거나 잘 나오지 않는 증상에 효과가 있다.
- 수종(水腫)으로 배가 부르며 속이 그득하여 답답한 증상을 치료한다.
- 숨이 차고 기침하면서 담(痰)이 많이 나오는 병증을 낫게 한다.
- 가슴과 옆구리가 단단하면서 그득한 증상에 사용한다.

| 동의보감 효능 |

정력자(葶藶子, 다닥냉이 씨)의 성질은 차고[寒] 맛은 매우며 쓰고[辛苦] 독이 없다. 폐에 고름이 차서 숨이 가빠지고 기침하는 것을 낫게 한다. 숨이 찬 것을 진정시키고 가슴 속 담음(痰飮)을 삭인다. 피부에 물이 차오르는 것, 얼굴과 눈이 붓는 것을 낫게 하고 소변을 잘 나오게 한다.

| 약용법 |

씨 3~10g을 거즈에 싸서 물 800mL에 넣고 달인 후 반으로 나누어 아침저녁으로 마신다.

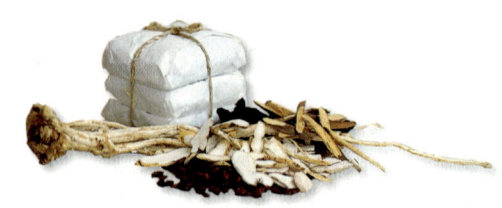

- 한자명: 檉柳
- 라틴생약명: Tamarics Cacumen
- 이명 또는 영명: 서하류
- 식물명 및 학명: 위성류, *Tamarix juniperina* Bunge
- 과명: 위성류과
- 약용부위: 어린가지와 잎
- 식약처 공정서 및 조선시대 의서 수재:
  대한민국약전외한약(생약)규격집(KHP) 제4개정

정류

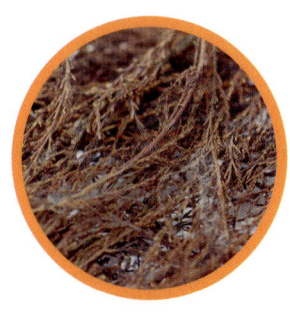

● **기원** 이 약은 위성류 *Tamarix juniperina* Bunge(위성류과 Tamaricaceae)의 어린가지와 잎이다.

● **한방 약미(藥味)와 약성(藥性)** 맛은 달고 매우며 성질은 평(平)하다.

● **한방 작용부위(귀경, 歸經)** 정류는 주로 폐(肺). 위(胃), 심경(心經)에 들어가 작용한다.

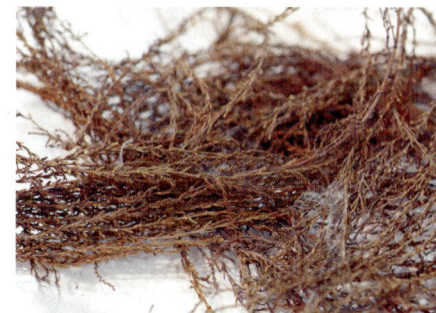

▲ 정류(약재, 전형)

| **약효 해설** |

- 류머티즘 관절염의 통증에 유효하다.
- 숨이 찬 증세를 치료한다.
- 발진을 잘 돋게 한다.
- 피부 가려움증을 없앤다.

| **약용법** |

어린가지와 잎 10~15g을 물 800mL에 넣고 달여서 반으로 나누어 아침저녁으로 마시거나 또는 가루로 만들어 복용한다. 외용할 때는 적당량 달인 물로 닦아내거나 씻어낸다.

정제부자

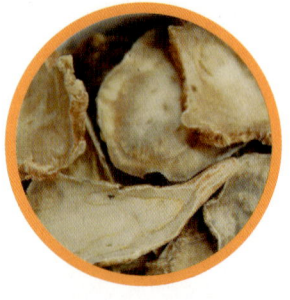

- 한자명: 精製附子
- 라틴생약명: Pulvis Aconiti Tuberis Purificatum
- 이명 또는 영명: 가공부자(加工附子)
- 식물명 및 학명: 오두(烏頭), *Aconitum carmichaeli* Debeaux
- 과명: 미나리아재비과
- 약용부위: 뿌리를 가공 정제한 것
- 식약처 공정서 및 조선시대 의서 수재:
  대한민국약전외한약(생약)규격집(KHP) 제4개정

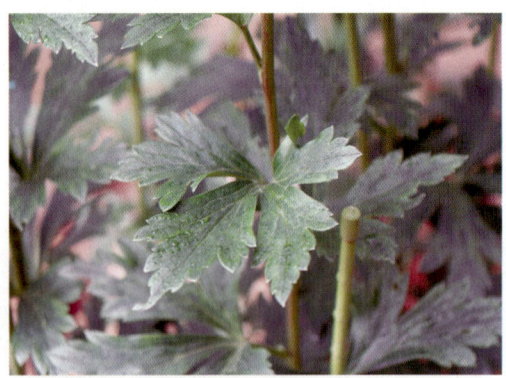

▲ 오두 잎

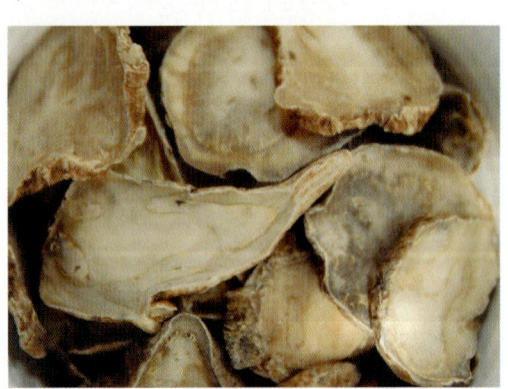

▲ 부자(약재, 절편)

● **기원**　이 약은 오두(烏頭) *Aconitum carmichaeli* Debeaux 또는 기타 동속 근연식물(미나리아재비과　Ranunculaceae)의 뿌리를 가공 정제한 것이다.

| **약효 해설** |

부자 p.394 참고

| **동의보감 효능** |

부자 p.394 참고

- 한자명: 丁香
- 라틴생약명: Syzygii Flos
- 이명 또는 영명: 정자(丁子), Clove
- 식물명 및 학명: 정향(丁香), *Syzygium aromaticum* Merrill et Perry
- 과명: 정향나무과
- 약용부위: 꽃봉오리
- 식약처 공정서 및 조선시대 의서 수재:
  대한민국약전(KP) 제11개정
  동의보감 탕액편의 나무부
  방약합편의 향목(香木, 향나무)편

정향

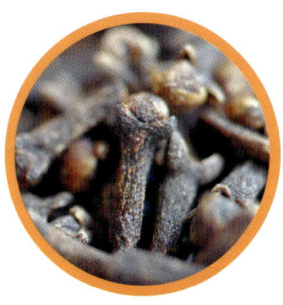

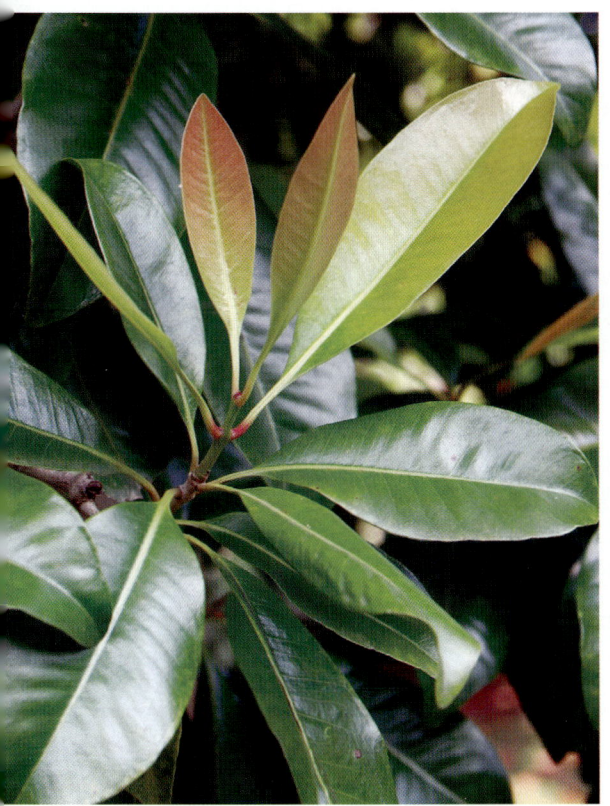

▲ 정향 잎

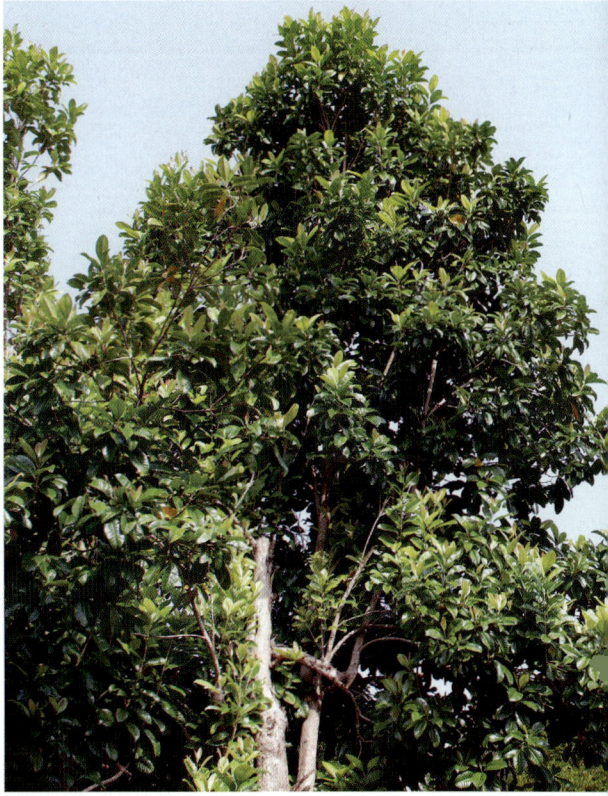

▲ 정향 수형

●**기원** 이 약은 정향(丁香) *Syzygium aromaticum* Merrill et Perry(정향나무과 Myrtaceae)의 꽃봉오리이다.

●**한방 약미(藥味)와 약성(藥性)** 맛은 맵고 성질은 따뜻하다.

●**한방 작용부위(귀경, 歸經)** 정향은 주로 비(脾), 위(胃), 폐(肺), 신경(腎經)에 들어가 작용한다.

| **약효 해설** |

• 복부가 차고 아픈 증상에 효과가 있다.

• 신(腎)이 허약하여 생기는 발기부전을 치료한다.

• 허리와 무릎이 시큰거리고 찬 증상을 낫게 한다.

• 소화불량, 급만성 위장염에 사용한다.

• 치통 완화, 구취방지 작용이 있다.

• 구토, 설사, 이질에 쓴다.

• 향신료로 이용한다. 'clover'로 통용되는 이 향신료는 향이 강해 아주 적은 양을 사용해야 한다.

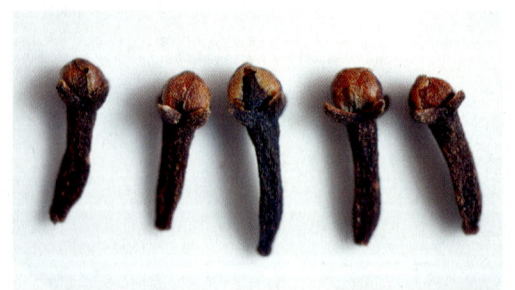

▲ 정향(약재, 전형)

| **동의보감 효능** |

정향(丁香)의 성질은 따뜻하며[溫] 맛은 맵고[辛] 독이 없다. 비위(脾胃)를 따뜻하게 하고 음식이 체하여 구토하고 설사하는 것을 멎게 한다. 신기(腎氣), 분돈기(奔豚氣), 찬 기운으로 배가 아픈 것, 음낭이 아픈 것을 낫게 한다. 또한 성기능을 높이고 허리와 무릎을 따뜻하게 한다. 음식을 먹은 뒤 토하는 것을 낫게 한다. 술독을 없애며 풍독으로 부어오른 것을 삭인다. 잇몸이 곪아 썩는 병[齒疳, 치감]을 낫게 하며 여러 가지 향기를 낸다.

| **약용법** |

꽃봉오리 2~5g을 물 800mL에 넣고 달여서 반으로 나누어 아침저녁으로 마시거나 또는 가루나 환(丸)으로 만들어 복용한다. 외용할 때는 적당량을 분말로 하여 붙인다.

397

- 한자명: 薺苨

- 라틴생약명: Adenophorae Remotiflori Radix

- 식물명 및 학명: 모싯대, *Adenophora remotiflorus* Miquel

- 과명: 초롱꽃과

- 약용부위: 뿌리

- 식약처 공정서 및 조선시대 의서 수재:

    대한민국약전외한약(생약)규격집(KHP) 제4개정

    동의보감 탕액편의 채소부

    방약합편의 산초(山草)편

제니

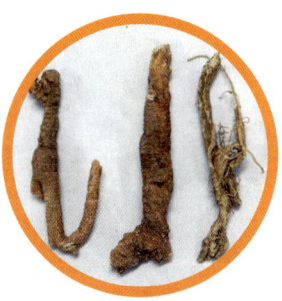

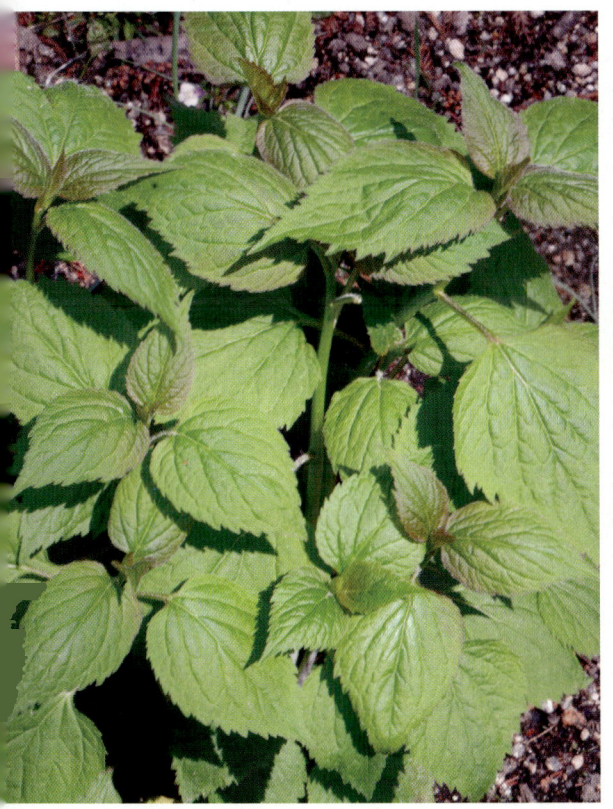

▲ 모싯대 어린잎

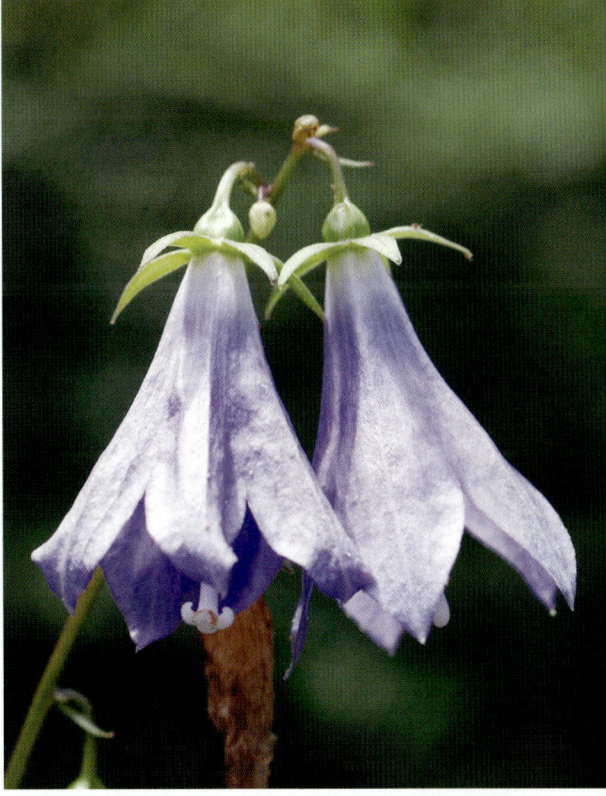

▲ 모싯대 꽃

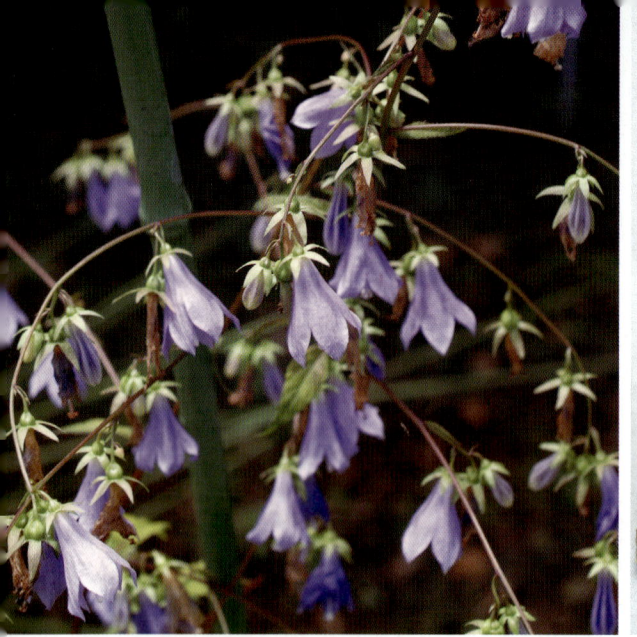

▲ 모싯대 지상부

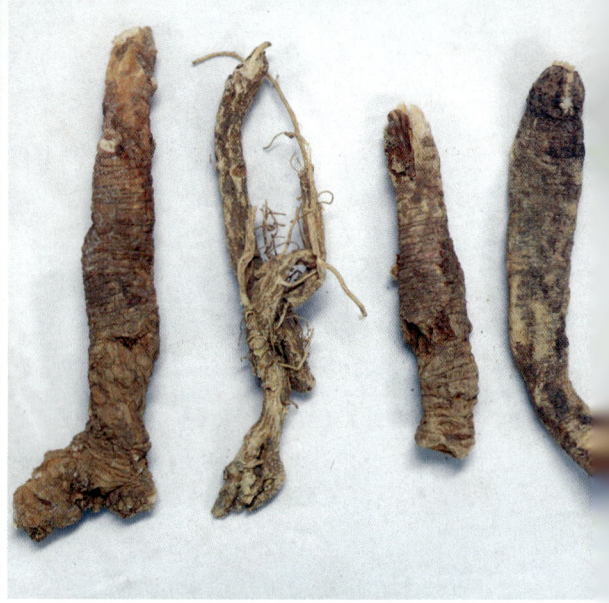

▲ 제니(약재, 전형)

●**기원** 이 약은 모싯대 *Adenophora remotiflorus* Miquel(초롱꽃과 Campanulaceae)의 뿌리이다.

●**한방 약미(藥味)와 약성(藥性)** 맛은 달고 성질은 차다.

●**한방 작용부위(귀경, 歸經)** 제니는 주로 폐(肺), 비경(脾經)에 들어가 작용한다.

| **약효 해설** |

• 폐의 진액 부족으로 생긴 기침에 유효하다.

• 목 안이 붓고 아픈 증상을 치료한다.

• 약물 중독에 사용한다.

| **동의보감 효능** |

제니(薺苨. 모싯대)는 성질이 차고[寒] 맛이 달며[甘] 독이 없다. 온갖 약독(藥毒)을 풀고 고독(蠱毒)을 없앤다. 뱀이나 벌레에 물린 것을 치료한다. 독화살에 맞은 데[毒箭傷. 독전상]에 붙인다.

| **약용법** |

뿌리 5~10g을 물 800mL에 넣고 달여서 반으로 나누어 아침저녁으로 마신다. 외용할 때는 적당량을 짓찧어서 환부에 붙인다.

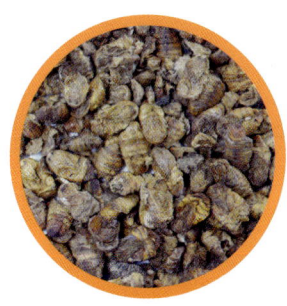

398

제조

- 한자명: 蠐螬
- 라틴생약명: Holotrichia
- 이명 또는 영명: 비제(蜚蠐), 금구자(金龜子)
- 동물명 및 학명: 참검정풍뎅이, *Holotrichia diomphalia* Bates
- 과명: 검정풍뎅이과
- 약용부위: 유충
- 식약처 공정서 및 조선시대 의서 수재:
  대한민국약전외한약(생약)규격집(KHP) 제4개정
  동의보감 탕액편의 벌레부(部)

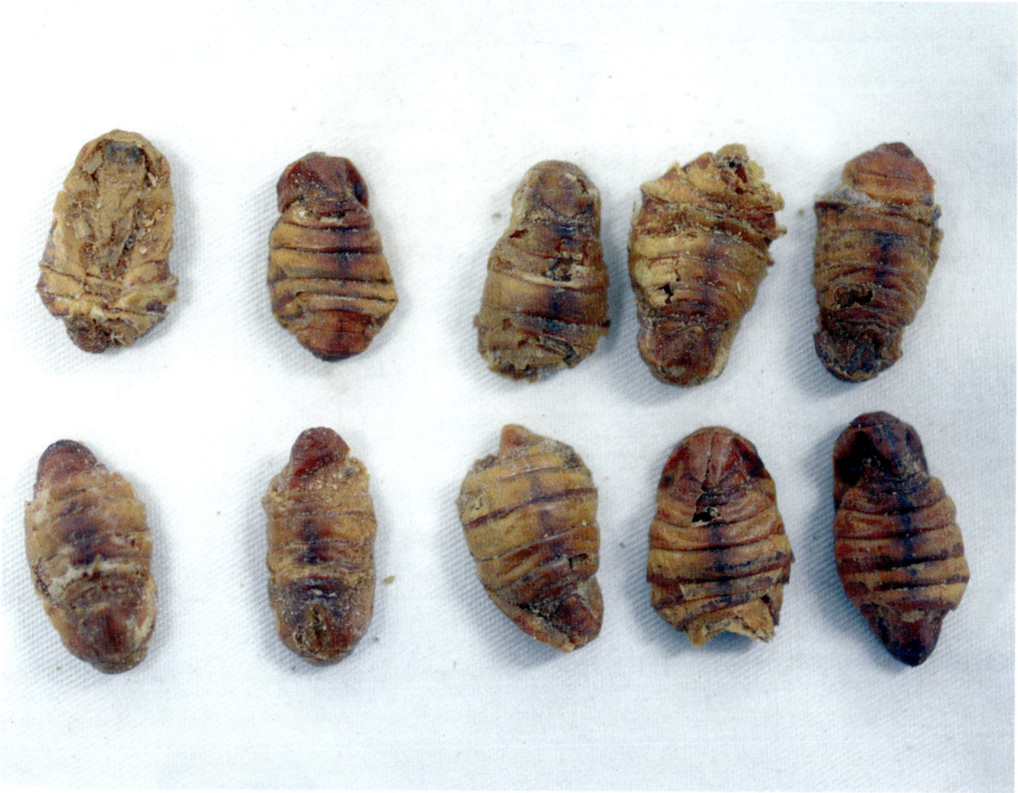

▲ 제조

- ●**기원** 이 약은 참검정풍뎅이 *Holotrichia diomphalia* Bates 또는 기타 근연곤충(검정풍뎅이과 Melolothidae)의 유충이다.

- ●**한방 약미(藥味)와 약성(藥性)** 맛은 짜고 성질은 약간 따뜻하며 독이 있다.

- ●**한방 작용부위(귀경, 歸經)** 제조는 주로 간경(肝經)에 들어가 작용한다.

| **약효 해설** |

- 목 안이 벌겋게 붓고 아프며 막힌 감이 있는 증상을 치료한다.
- 파상풍(破傷風, 근육의 경련성 마비와 동통을 동반한 근육수축을 일으키는 감염성 질환)과 피부가 빨갛게 부어오르는 질환에 유효하다.

| **동의보감 효능** |

제조(蠐螬, 굼벵이)는 성질이 약간 차고 맛은 짜며 독이 있다. 악혈(惡血), 혈어(血瘀), 비기(痺氣), 눈의 군살, 청예(靑瞖), 백막(白膜) 및 뼈가 부러졌거나 삔 것, 쇠붙이에 상한 후에 새살이 잘 돋지 않는 데 쓴다. 젖이 나오게 한다. 집 근처의 두엄을 쌓아둔 곳에서 아무 때나 잡는다. 누워 다니는 것이 좋다. 굼벵이는 등으로 다니는 것이 다리로 다니는 것보다 빠르다[본초]. 뽕나무[桑]나 버드나무(柳) 속에 살고 안팎이 깨끗한 것이 좋다. 두엄에 사는 것은 창저(瘡疽)에만 붙일 수 있다. 잡아 그늘에서 말리고 찹쌀과 함께 볶는다. 찹쌀이 그을면 꺼내어 입 주위와 몸통의 검은 것을 버리고 쓴다[입문]. 등으로 다니지 않는 것은 좋은 굼벵이가 아니다[속방].

| **약용법** |

제조 2~5g을 물 800mL에 넣고 달여서 반으로 나누어 아침저녁으로 마시거나 또는 가루나 환(丸)으로 만들어 복용한다. 외용할 때는 적당량을 분말로 만들어 환부에 붙인다.

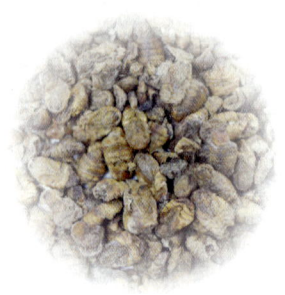

- 한자명: 皂角刺
- 라틴생약명: Gleditsiae Spina
- 이명 또는 영명: Gleditsia Spine
- 식물명 및 학명: 주엽나무, *Gleditsia japonica* Miquel var. *koraiensis* Nakai
  조각자나무, *Gleditsia sinensis* Lamark
- 과명: 콩과
- 약용부위: 가시
- 식약처 공정서 및 조선시대 의서 수재:
  대한민국약전(KP) 제11개정
  동의보감 탕액편의 나무부
  방약합편의 교목(喬木, 줄기가 곧고 굵으며 높이 자라는 나무)편

399

조각자

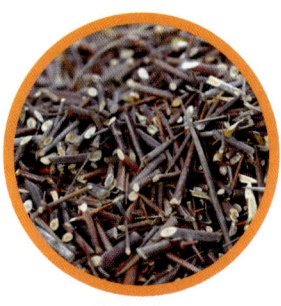

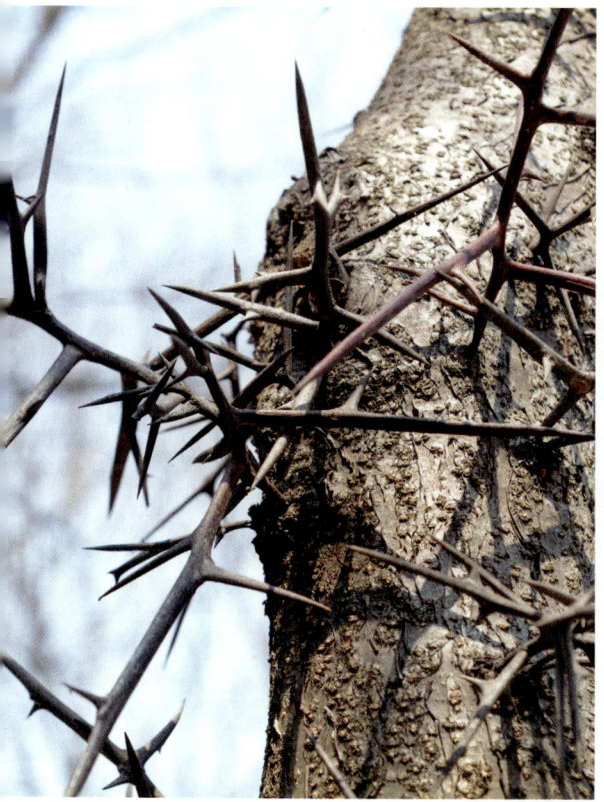

▲ 주엽나무 가시

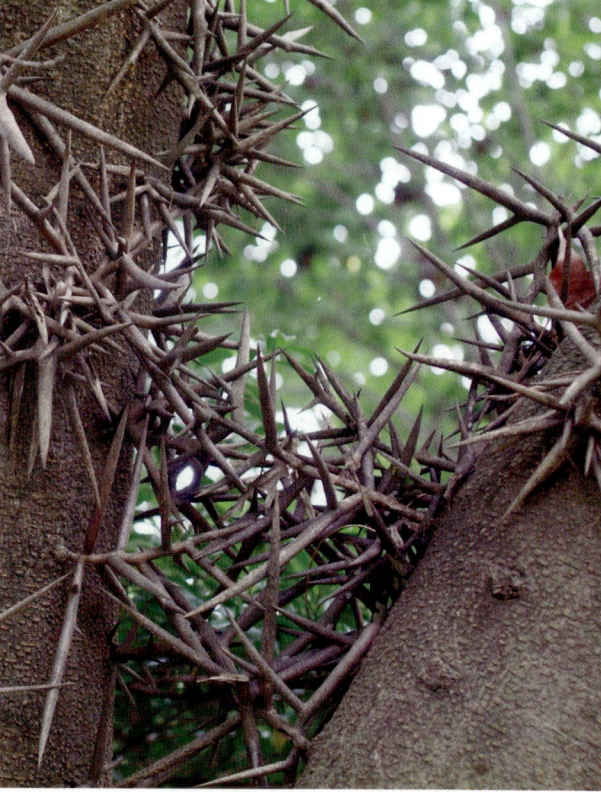

▲ 조각자나무 가시

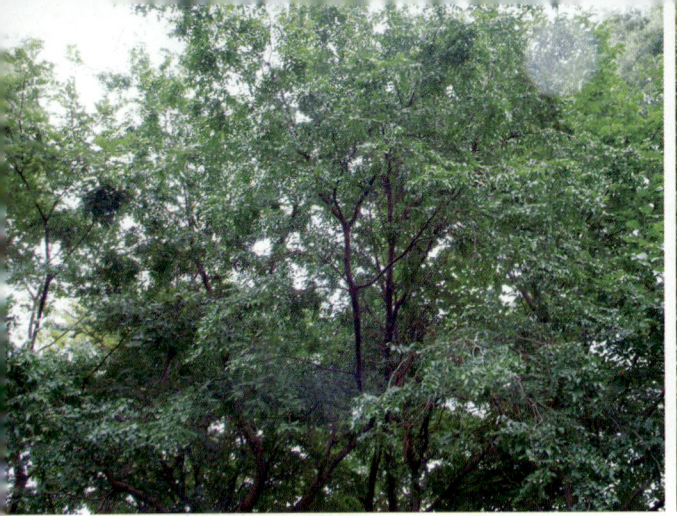

▲ 조각자나무 수형

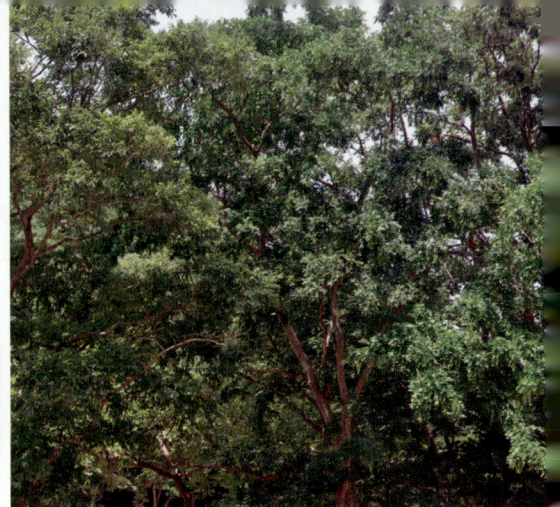

▲ 주엽나무 수형

● **기원** 이 약은 주엽나무 *Gleditsia japonica* Miquel var. *koraiensis* Nakai 또는 조각자나무 *Gleditsia sinensis* Lamark(콩과 Leguminosae)의 가시이다.

● **한방 약미(藥味)와 약성(藥性)** 맛은 맵고 성질은 따뜻하다.

● **한방 작용부위(귀경, 歸經)** 조각자는 주로 간(肝), 위경(胃經)에 들어가 작용한다.

| **약효 해설** |

• 태아를 분만한 후 태반이 잘 나오지 않는 증상에 유효하다.

• 출산 후 유즙 분비량이 없는 증상을 치료한다.

• 배농(排膿), 거담, 살충 작용이 있다.

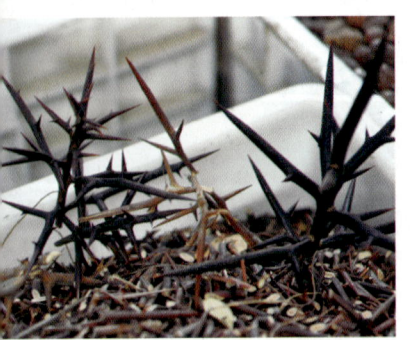

▲ 조각자(약재, 시장 판매품)

| **동의보감 효능** |

조각자(皂角刺, 주엽나무 가시)는 일명 천정(天丁)이라고도 한다. 옹저가 아직 터지지 않았을 때는 터지게 할 수 있다. 이미 터진 뒤에는 터진 부위로 약 기운을 끌고 가기 때문에 피부가 헐어 곪는 것과 나병[癩風, 여풍]에 중요한 약이다[입문].

| **약용법** |

가시 3~10g을 물 800mL에 넣고 달여서 반으로 나누어 아침저녁으로 마시거나 외용으로 적당량 사용한다.

400

- 한자명: 釣鉤藤
- 라틴생약명: Uncariae Ramulus cum Uncus
- 이명 또는 영명: 구등(鉤藤)
- 식물명 및 학명: 화구등(華鉤藤), *Uncaria sinensis* Havil
- 과명: 꼭두서니과
- 약용부위: 가시가 달린 어린 가지
- 식약처 공정서 및 조선시대 의서 수재:
  - 대한민국약전외한약(생약)규격집(KHP) 제4개정
  - 동의보감 탕액편의 나무부
  - 방약합편의 만초(蔓草, 덩굴풀)편

조구등

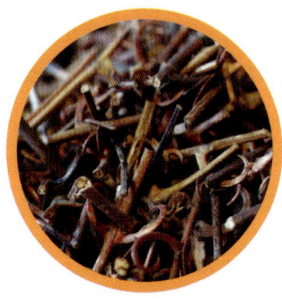

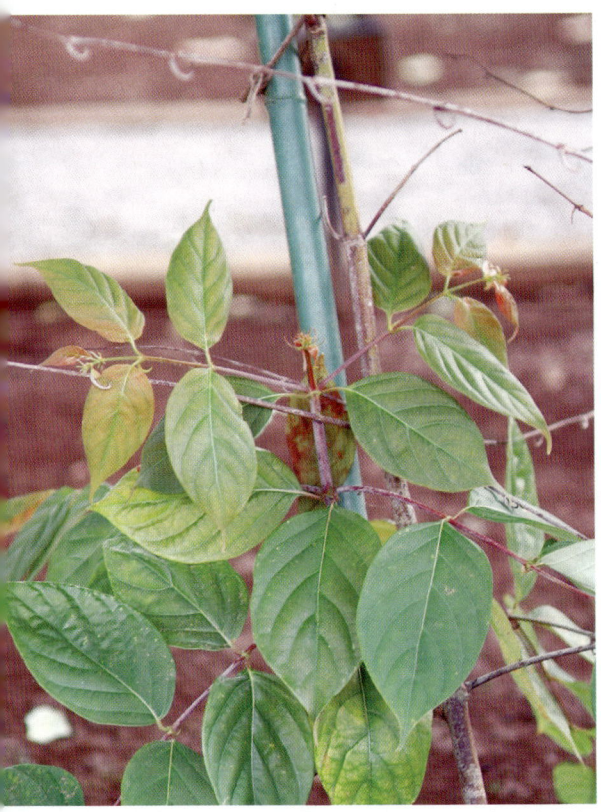

▲ 조등(*Uncaria rhynchophylla*) 가시와 잎

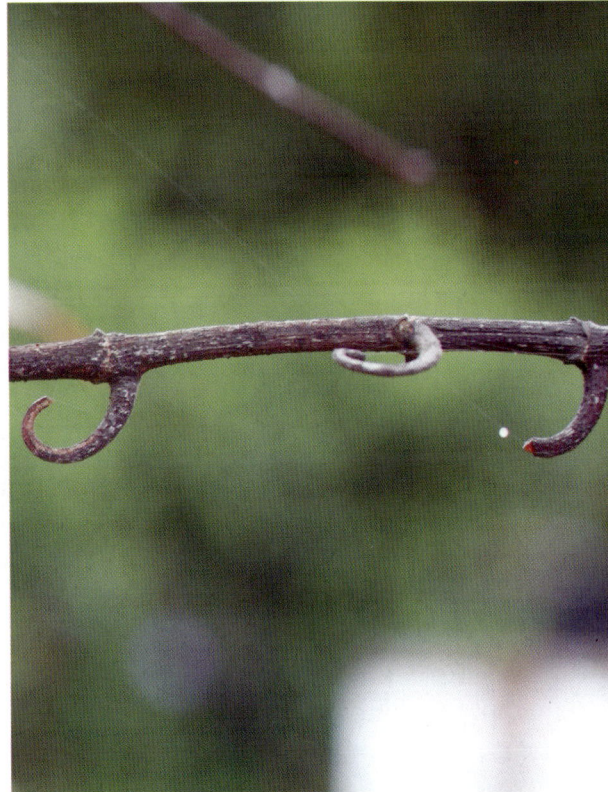

▲ 조등(*Uncaria rhynchophylla*) 가시

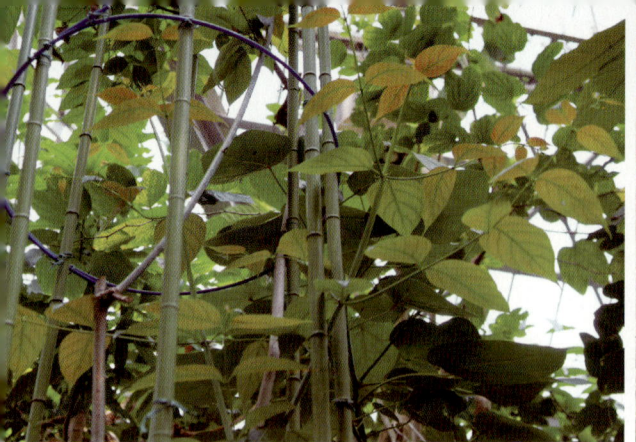

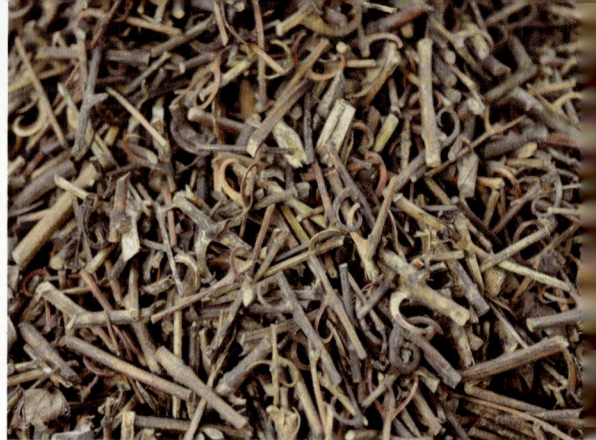

▲ 조등(*Uncaria rhynchophylla*) 지상부　　　　▲ 조구등(약재, 전형)

●**기원**　이 약은 화구등(華鉤藤) *Uncaria sinensis* Havil 또는 기타 동속 근연식물(꼭두서니과 Rubiaceae)의 가시가 달린 어린 가지이다.

●**한방 약미(藥味)와 약성(藥性)**　맛은 달고 성질은 서늘하다.

●**한방 작용부위(귀경, 歸經)**　조구등은 주로 간(肝), 심포경(心包經)에 들어가 작용한다.

│ **약효 해설** │

• 머리가 아프고 정신이 아찔아찔하여 어지러운 증상에 사용한다.

• 임신 말기 또는 해산 때 의식을 잃고 전신 경련이 일어나는 위급한 병증에 유효하다.

• 어린아이가 갑자기 의식을 잃고 경련이 나타나는 증상에 도움이 된다.

• 어린아이가 낮에는 조용하다가 밤이 되면 불안해지고 계속 우는 증상에 쓴다.

• 고혈압 치료에 효과가 있다.

│ **동의보감 효능** │

조등(釣藤, 조구등)의 성질은 차며[寒](평(平)하다고도 한다) 맛은 쓰고[苦](달다[甘]고도 한다) 독이 없다. 소아가 놀랐을 때 발작하는 간질, 객오(客忤), 갓난아이가 놀라는 것을 낫게 한다. 오로지 소아가 열이 나다가 놀라는 증상을 치료한다.

│ **약용법** │

가시가 달린 어린 가지 6~30g을 물 800mL에 넣고 달여서 반으로 나누어 아침저녁으로 마신다. 너무 오래 끓이지 않아야 한다. 또는 가루나 환(丸)으로 만들어 복용한다.

766

401

■ 한자명: 皂莢

■ 라틴생약명: Gleditsiae Fructus

■ 식물명 및 학명: 조각자나무, *Gleditsia sinensis* Lamark

주엽나무, *Gleditsia japonica* Miquel

■ 과명: 콩과

■ 약용부위: 열매

■ 식약처 공정서 및 조선시대 의서 수재:

대한민국약전외한약(생약)규격집(KHP) 제4개정

동의보감 탕액편의 나무부

방약합편의 교목(喬木, 줄기가 곧고 굵으며 높이 자라는 나무)편

조협

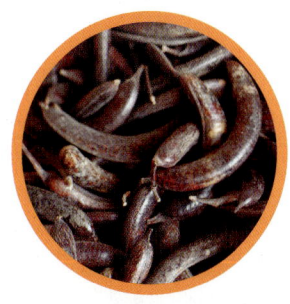

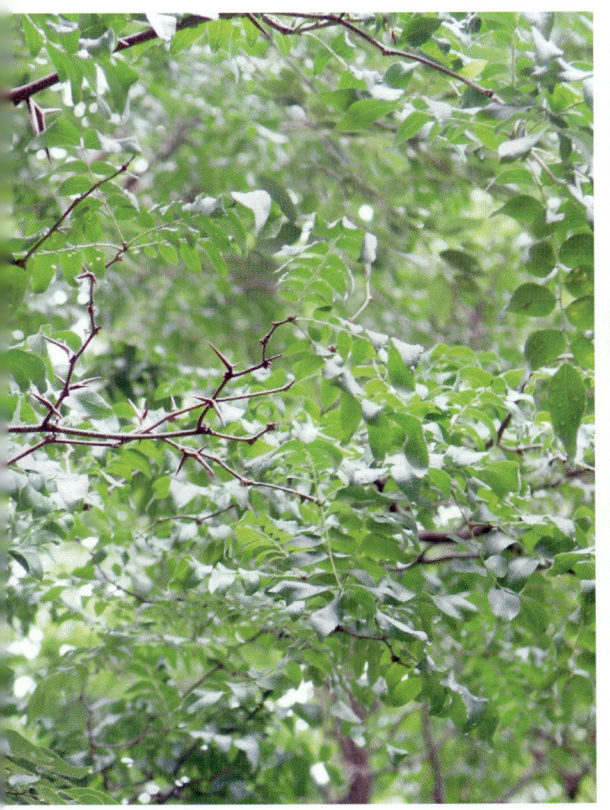

▲ 조각자나무 잎

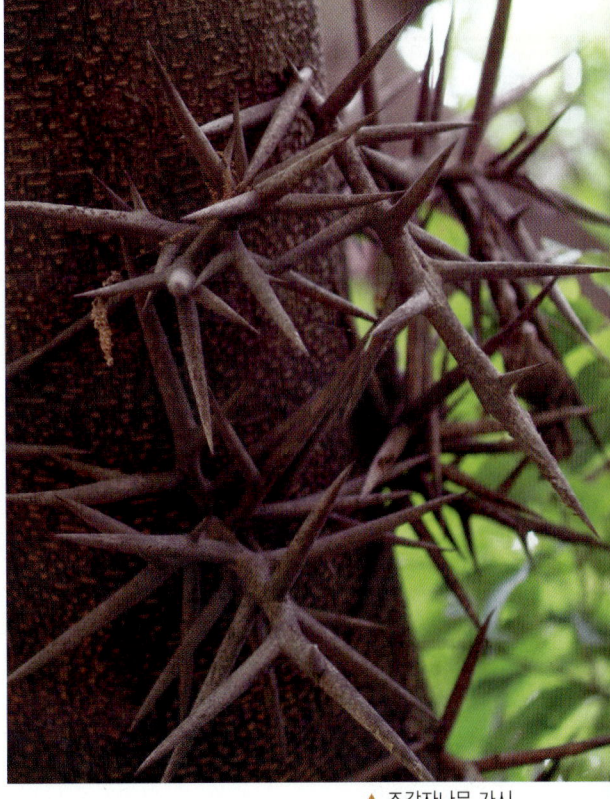

▲ 조각자나무 가시

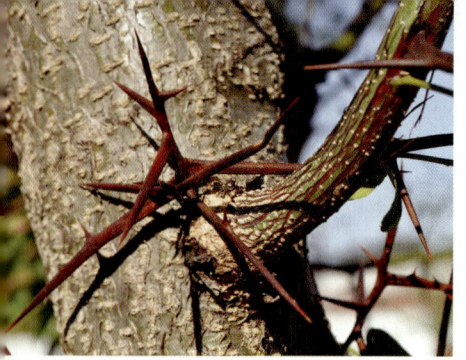
▲ 주엽나무 가시

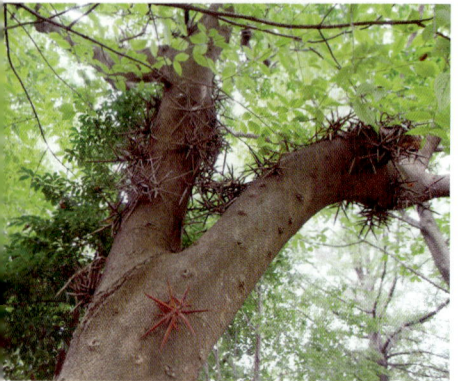
▲ 조각자나무 수형

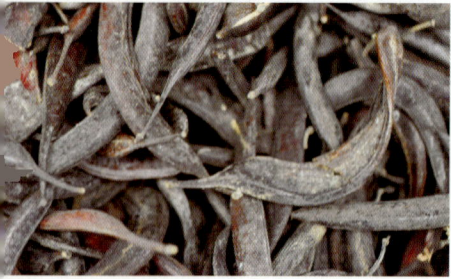
▲ 조각자나무의 발육되지 않은 열매인
저아조(猪芽皂)

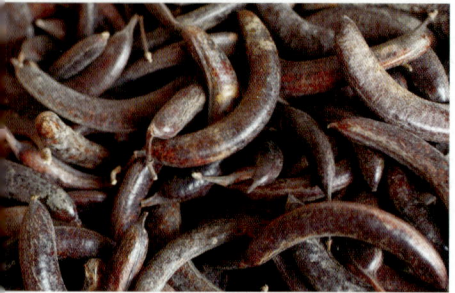
▲ 조협(약재, 전형)

● **기원** 이 약은 조각자나무 *Gleditsia sinensis* Lamark 또는 주엽나무 *Gleditsia japonica* Miquel (콩과 Leguminosae)의 열매이다.

● **한방 약미(藥味)와 약성(藥性)** 맛은 맵고 짜며 성질은 따뜻하고 독이 있다.

● **한방 작용부위(귀경, 歸經)** 조협은 주로 폐(肺), 간(肝), 위(胃), 대장경(大腸經)에 들어가 작용한다.

| 약효 해설 |

• 정신이 혼미한 병증에 사용한다.
• 중풍으로 인한 안면신경마비에 유효하다.
• 목 안이 붓고 아프며 막힌 감이 있는 증상을 치료한다.
• 강한 거담, 살충 작용이 있다.
• 대소변을 잘 나오게 한다.

| 동의보감 효능 |

조협(皂莢, 주엽나무, 조각자나무 열매)의 성질은 따뜻하며[溫] 맛은 맵고[辛] 짜며[鹹] 조금 독이 있다. 관절을 잘 통하게 하고 두통[頭風]을 제거한다. 몸에 있는 9개의 구멍을 잘 통하게 하고 담연(痰涎)을 삭게 한다. 기침을 멎게 하고 배가 몹시 부르며 속이 그득한 감을 주는 증상을 치료한다. 뱃속에 생긴 단단한 덩어리를 깨뜨리고 유산시킬 수 있다. 중풍으로 입을 악다무는 것을 낫게 하며 노채충(勞瘵蟲)을 죽인다.

| 약용법 |

열매 1~3g을 물 800mL에 넣고 달여서 반으로 나누어 아침저녁으로 마시거나 또는 가루나 환(丸)으로 만들어 복용한다. 외용할 때는 적당량을 사용한다.

402

- 한자명: 種大黃
- 라틴생약명: Rhei Undulatai Rhizoma
- 이명 또는 영명: Undulatum Rhubarb
- 식물명 및 학명: 종대황, *Rheum undulatum* Linné
- 과명: 여뀌과
- 약용부위: 뿌리줄기
- 식약처 공정서 및 조선시대 의서 수재:
  대한민국약전외한약(생약)규격집(KHP) 제4개정

종대황

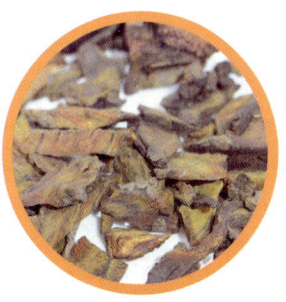

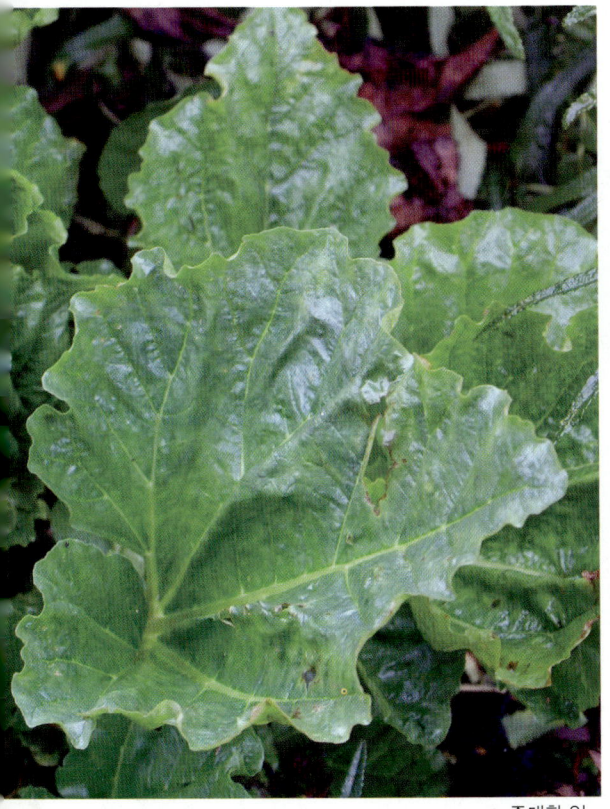

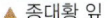
▲ 종대황 잎

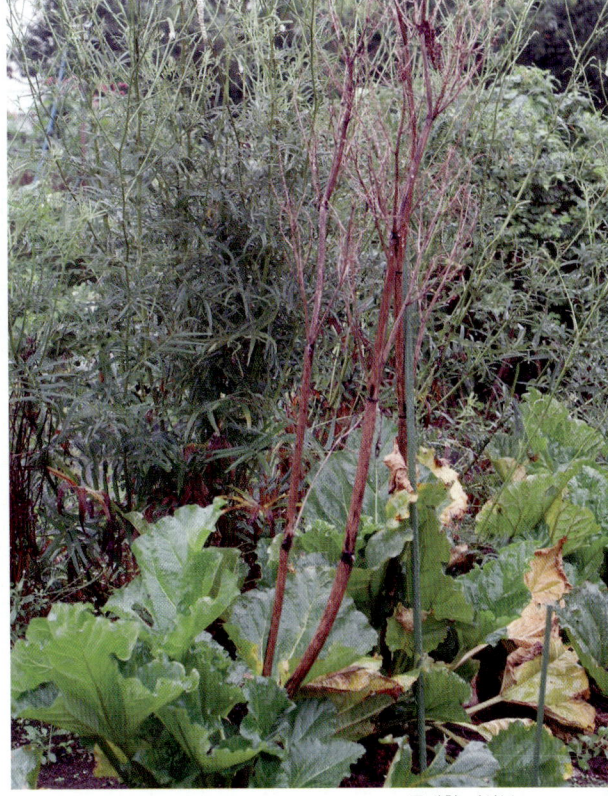
▲ 종대황 지상부

● **기원** 이 약은 종대황 *Rheum undulatum* Linné(여뀌과 Polygonaceae)의 뿌리줄기이다. 뿌리줄기를 그대로 또는 껍질을 깎아서 모양을 다듬거나 또는 그대로 가로로 자르거나 세로로 쪼개어 말린 것이다.

● **한방 약미(藥味)와 약성(藥性)** 맛은 쓰고 성질은 차다.

| **약효 해설** |

• 열(熱)이 심하여 생긴 화(火)를 없애고 대변을 잘 보게 하는 작용이 있다.

• 위(胃)의 운동을 활발하게 하여 타액과 위액 분비를 촉진함으로써 소화를 돕는다.

• 종대황(種大黃)을 대황 대신으로 사용하면 안 된다.

| **약용법** |

뿌리줄기 6~10g을 물 800mL에 넣고 달여서 반으로 나누어 아침저녁으로 마신다.

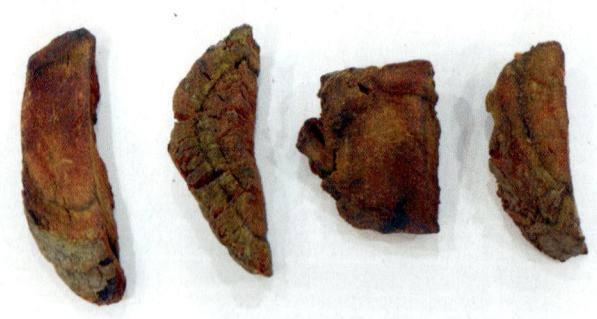

▲ 종대황(약재, 절편)

403

- 한자명: 棕櫚皮
- 라틴생약명: Trachycarpi Petiolus
- 식물명 및 학명: 종려(棕櫚), *Trachycarpus fortunei* Wendland
- 과명: 야자과
- 약용부위: 잎자루가 오래 묵어 이루어진 헛줄기의 겉껍질
- 식약처 공정서 및 조선시대 의서 수재:
    대한민국약전외한약(생약)규격집(KHP) 제4개정
    동의보감 탕액편의 나무부
    방약합편의 교목(喬木, 줄기가 곧고 굵으며 높이 자라는 나무)편

종려피

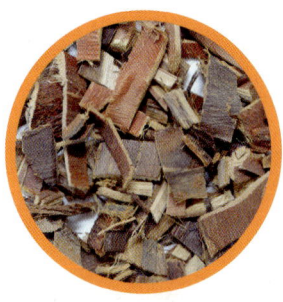

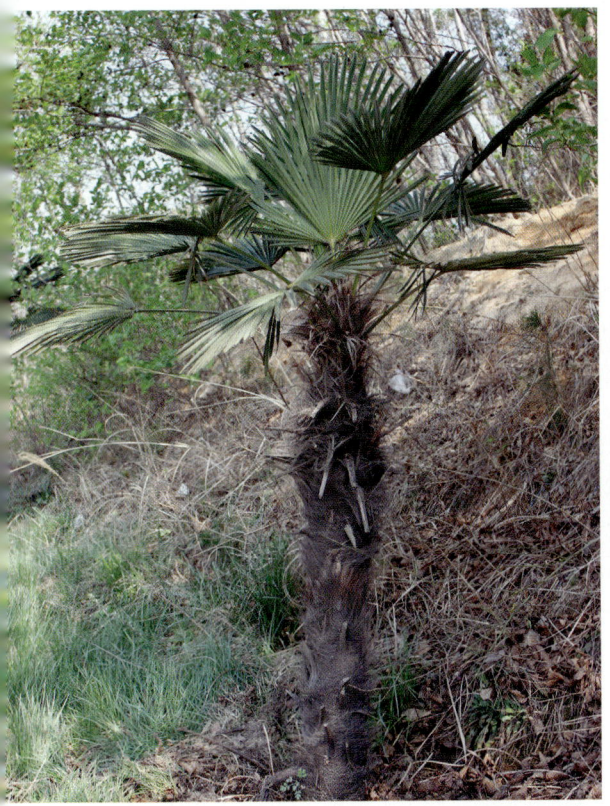

▲ 종려나무 수형

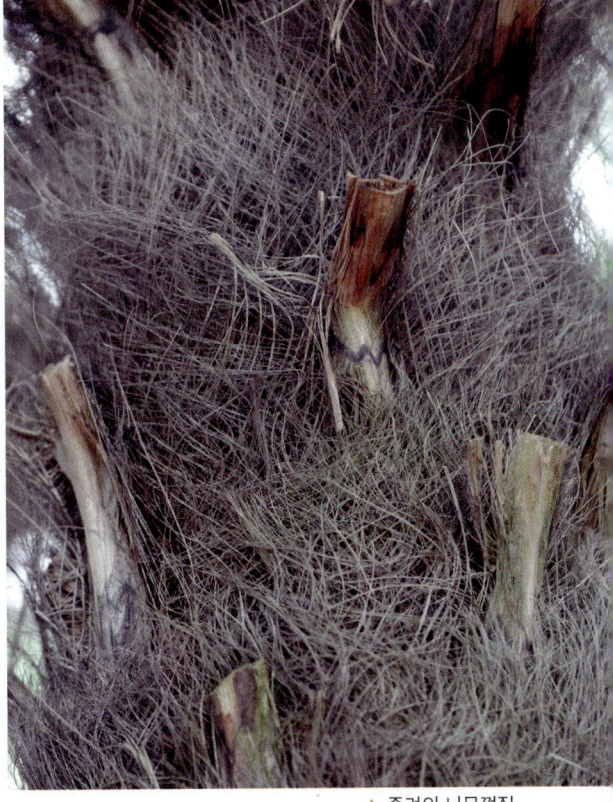

▲ 종려의 나무껍질

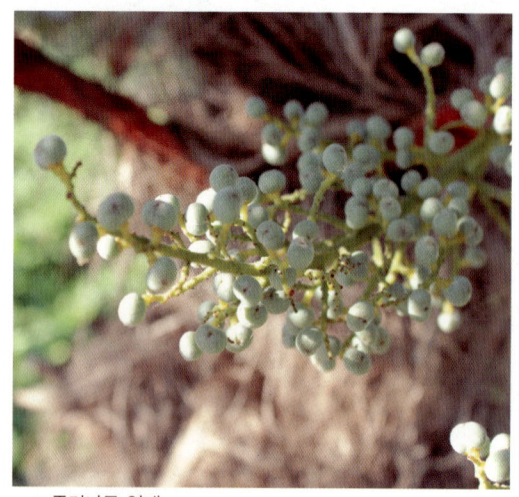

▲ 종려나무 열매

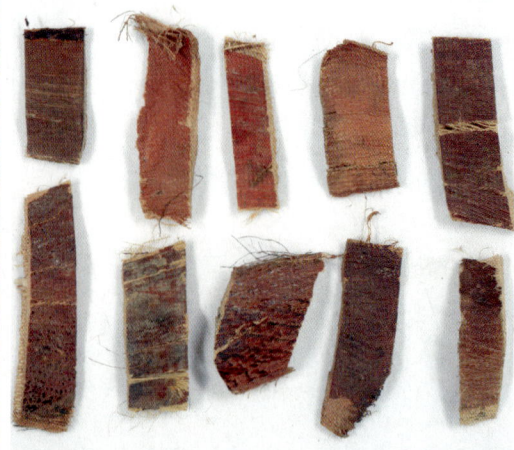

▲ 종려피(약재, 절편)

● **기원** 이 약은 종려(棕櫚) *Trachycarpus fortunei* Wendland 또는 기타 동속식물(야자과 Palmae)의 잎자루가 오래 묵어 이루어진 헛줄기의 겉껍질이다.

● **한방 약미(藥味)와 약성(藥性)** 맛은 쓰고 떫으며 성질은 평(平)하다.

● **한방 작용부위(귀경, 歸經)** 종려피는 주로 폐(肺), 간(肝), 대장경(大腸經)에 들어가 작용한다.

| 약효 해설 |

• 혈변(血便), 혈뇨(血尿), 토혈, 코피를 멎게 한다.
• 부정기 자궁출혈이 나오는 증상을 치료한다.

| 동의보감 효능 |

종려피(棕櫚皮, 종려나무)의 성질은 평(平)하며 독이 없다. 코피가 심한 것, 피를 토하는 것, 치질[腸風, 장풍], 적백이질, 부정기 자궁출혈, 자궁에서 나오는 분비물을 멎게 한다.

| 약용법 |

수치(修治)한 종려피 3~9g을 물 800mL에 넣고 달여서 반으로 나누어 아침저녁으로 마신다.

404

- 한자명: 朱砂
- 라틴생약명: Cinnabaris
- 이명 또는 영명: 진사(辰砂), Cinnabar
- 한약의 분류: 광물성 약재
- 식약처 공정서 및 조선시대 의서 수재:
  대한민국약전외한약(생약)규격집(KHP) 제4개정
  동의보감 탕액편의 돌부(部)
  방약합편의 금석(金石, 광석류)편

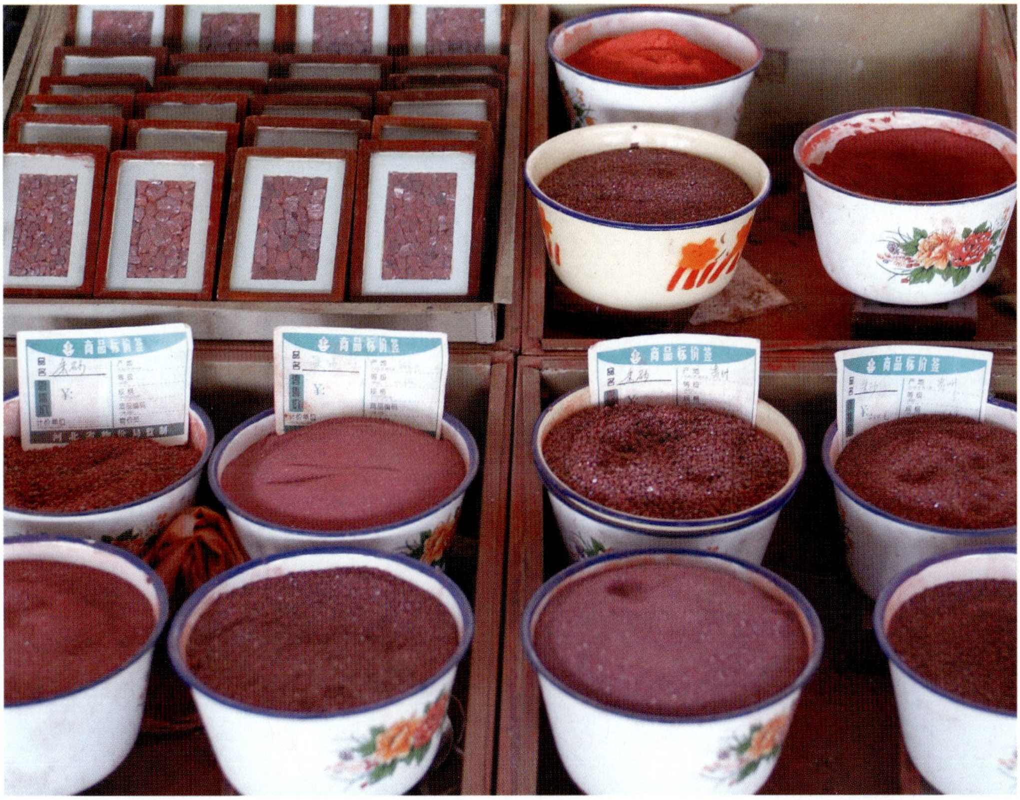

주사

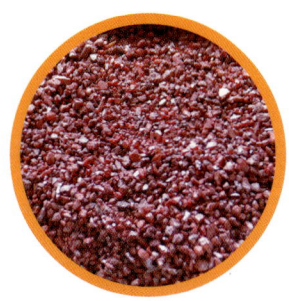

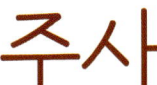

▲ 주사(시장 판매품)

● **기원** 이 약은 황화광물 진사로 주로 황화수은으로 구성되어 있다. 이 약은 정량할 때 황화수은(HgS : 232.66)을 96.0% 이상 함유한다.

● **한방 약미(藥味)와 약성(藥性)** 맛은 달고 성질은 약간 차며 독이 있다.

● **한방 작용부위(귀경, 歸經)** 주사는 주로 심경(心經)에 들어가 작용한다.

| **약효 해설** |

• 불규칙하거나 빠른 심장 박동이 느껴지는 증상에 유효하다.

• 불안하고 잠을 이루지 못하는 증상에 사용한다.

• 소아가 갑자기 의식을 잃고 경련이 나타나는 증상을 치료한다.

| **동의보감 효능** |

주사(朱砂)는 성질이 약간 차고(서늘하다고도 한다) 맛은 달며 독이 없다(약간 독이 있다고도 한다). 온갖 병에 주로 쓴다. 정신을 좋게 하고 안정시킨다. 눈을 밝게 하며 얼굴에 윤기가 돌게 하고 혈맥(血脈)을 통하게 한다. 마음과 정신을 안정시키고 정신을 흐리게 하는 사기와 악귀를 몰아낸다. 중악(中惡, 중풍의 일종)으로 명치가 아픈 것을 치료한다. 개루(疥瘻) 같은 여러 가지 헌데와 군살[息肉]을 없애며 심폐(心肺)를 적셔준다. 오랫동안 먹으면 정신을 좋게 하고 늙지 않으며 몸이 가벼워진다. 주사는 생으로 쓰는 것이 효과가 좋다. 불에 단련한 주사는 조금씩 복용해야 병을 일으키지 않는다. 어떤 사람이 불에 달군 주사를 몇 알 복용한 후에 심한 열이 나면서 며칠 후에 죽었다고 한다. 생주사(生朱砂)는 갓난아이에게도 먹일 수 있지만 불에 달구어 그 성질이 변한 주사는 사람을 죽일 수 있으니 주의해야 한다[본초]. 주사를 곱게 가루 내어 수비(水飛)한 후에 재를 담은 그릇에 두꺼운 종이를 깔고 그 종이 위에 수비한 주사를 놓아 말려서 쓴다[입문].

405

- 한자명: 竹瀝
- 라틴생약명: Bambusae Sulcus
- 식물명 및 학명: 솜대, *Phyllostachys nigra* Munro var. *henonis* Stapf
  왕대, *Phyllostachys bambusoides* Sieb. et Zucc
- 과명: 벼과
- 약용부위: 줄기에 열을 가할 때 유출되는 즙액(汁液)
- 식약처 공정서 및 조선시대 의서 수재:
  대한민국약전외한약(생약)규격집(KHP) 제4개정
  동의보감 탕액편의 나무부
  방약합편의 포목(苞木)편

죽력

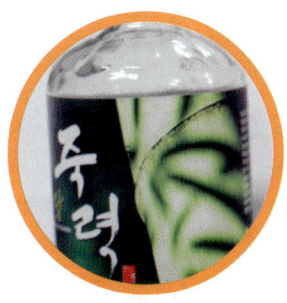

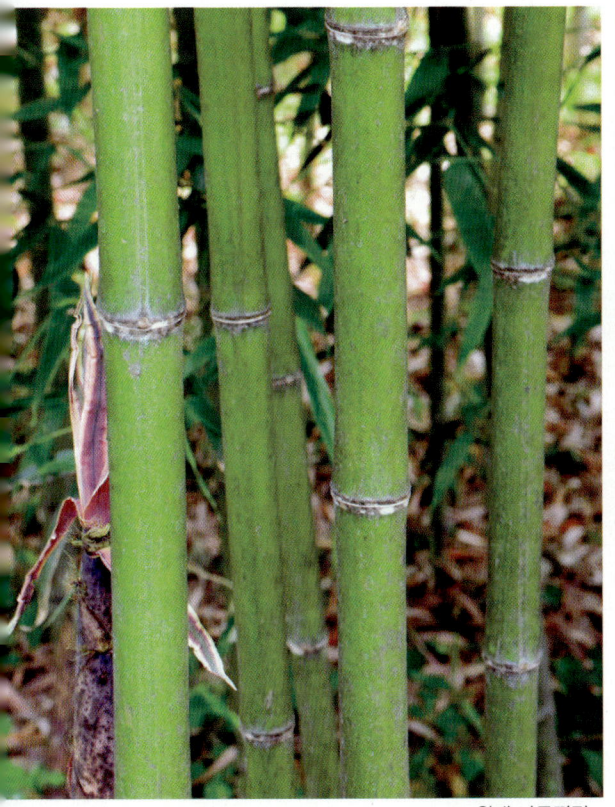

▲ 왕대 나무껍질

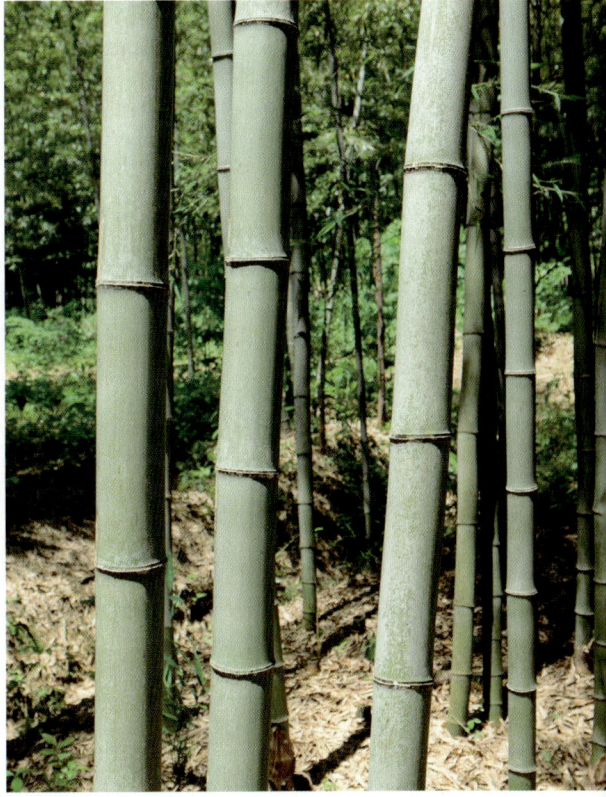

▲ 솜대 나무껍질

- **기원** 이 약은 솜대 *Phyllostachys nigra* Munro var. *henonis* Stapf 또는 왕대 *Phyllostachys bambusoides* Sieb. et Zucc.(벼과 Gramineae)의 줄기에 열을 가할 때 유출되는 즙액이다.

- **한방 약미(藥味)와 약성(藥性)** 맛은 달고 쓰며 성질은 차다.

- **한방 작용부위(귀경, 歸經)** 죽력은 주로 심(心), 간(肝), 폐경(肺經)에 들어가 작용한다.

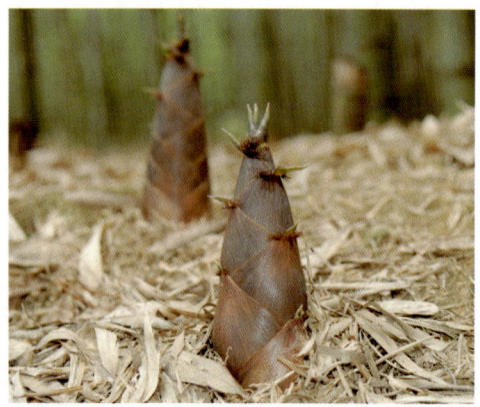

▲ 솜대 죽순

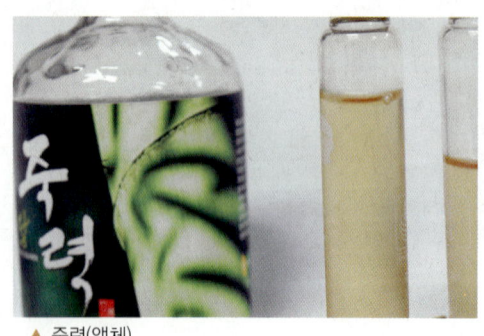

▲ 죽력(액체)

| 약효 해설 |

- 중풍으로 담(痰)이 가슴 속 깊은 곳을 막아 정신이 혼미해지는 병증에 쓰인다.
- 어린아이가 깜짝깜짝 놀라고 경련이 일어나며 까무러치는 병에 유효하다.
- 고열이 나며 가슴이 답답하여 입안이 마르고 갈증이 나는 병증을 치료한다.
- 열병(熱病)으로 가래가 많은 기침에 사용한다.
- 파상풍(破傷風, 근육의 경련성 마비와 동통을 동반한 근육 수축을 일으키는 감염성 질환)을 낫게 한다.

| 동의보감 효능 |

죽력(竹瀝, 대나무 진)은 갑자기 중풍에 걸린 것과 가슴 속이 몹시 달아오르는 데 주로 쓴다. 속이 답답한 것, 갑자기 중풍으로 소리를 내지 못하거나 말 못하는 것, 담열(痰熱)로 정신을 잃는 것을 치료하며 소갈(消渴)을 멎게 한다. 근육의 경련성 마비와 동통을 동반한 근육 수축을 일으키는 감염성 질환, 산후발열(産後發熱), 소아가 놀랐을 때 발작하는 간질, 모든 위급한 병을 낫게 한다.

| 약용법 |

죽력 30~60g에 끓는 물을 부어 섞은 후 마신다. 또는 환제(丸劑)나 고약(膏藥)에 넣어 사용한다. 외용할 때는 적당량을 바른다.

406

- ■ **한자명**: 竹茹
- ■ **라틴생약명**: Phyllostachyos Caulis in Taeniam
- ■ **식물명 및 학명**: 솜대, *Phyllostachys nigra* Munro var. *henosis* Stapf

  왕대, *Phyllostachys bambusoides* Siebold et Zuccarini
- ■ **과명**: 벼과
- ■ **약용부위**: 겉껍질을 제거한 중간층
- ■ **식약처 공정서 및 조선시대 의서 수재**:

  대한민국약전외한약(생약)규격집(KHP) 제4개정

  동의보감 탕액편의 나무부

  방약합편의 포목(苞木)편

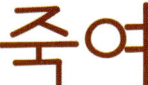

죽여

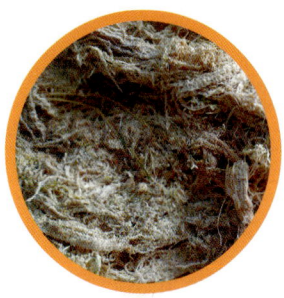

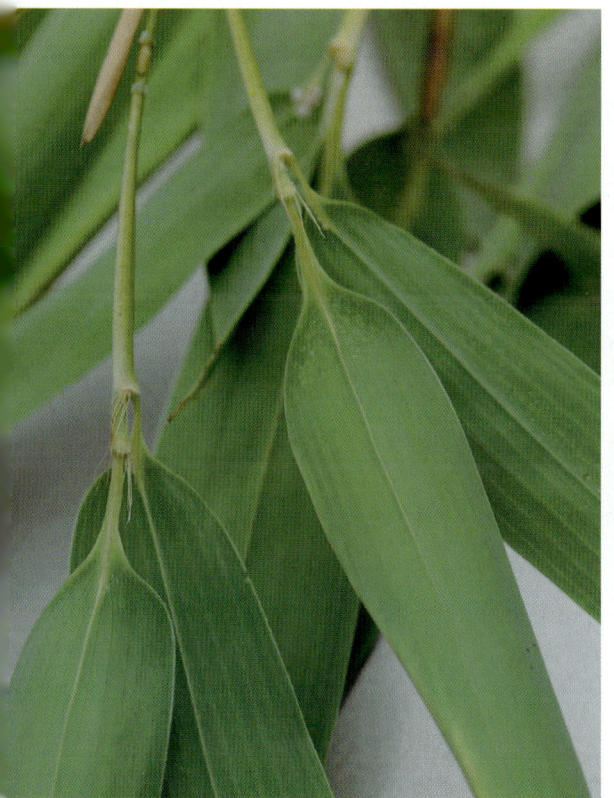

▲ 솜대 잎

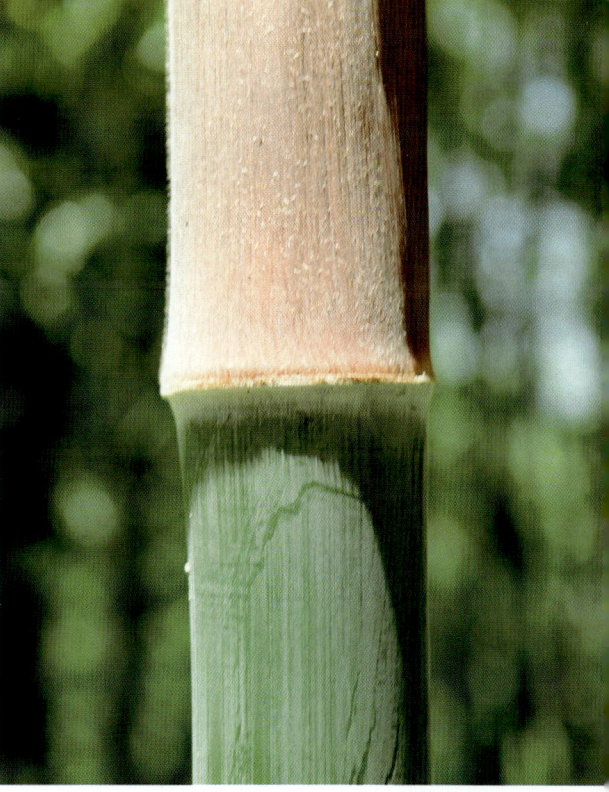

▲ 솜대 나무껍질

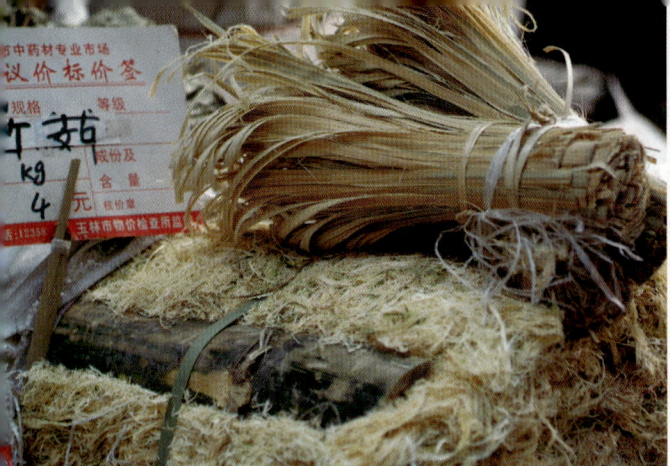
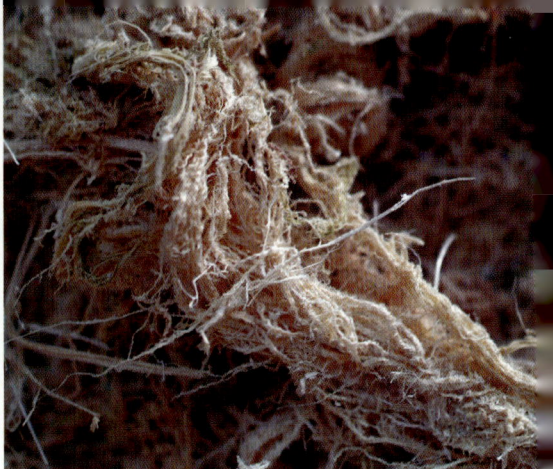

▲ 죽여(다발 모양의 약재, 시장 판매품)　　　　　▲ 죽여(약재)

● **기원**　이 약은 솜대 *Phyllostachys nigra* Munro var. *henosis* Stapf, 왕대 *Phyllostachys bambusoides* Siebold et Zuccarini 또는 기타 동속 근연식물(벼과 Gramineae)의 겉껍질을 제거한 중간층이다.

● **한방 약미(藥味)와 약성(藥性)**　맛은 달고 성질은 약간 차다.

● **한방 작용부위(귀경, 歸經)**　죽여는 주로 폐(肺), 위(胃), 심(心), 담경(胆經)에 들어가 작용한다.

| **약효 해설** |

• 속에 열이 있어 가슴이 답답하여 잠을 못 자는 증상에 사용한다.
• 임신 중에 태아가 안정하지 못하고 움직이는 증상에 유효하다.
• 폐에 생긴 열로 기침이 나는 증상을 치료한다.
• 토혈, 혈뇨(血尿), 부정기 자궁출혈에 쓴다.

| **동의보감 효능** |

죽여(竹茹, 대나무 속껍질)는 구토, 딸꾹질에 주로 쓴다. 폐위로 피를 토하는 것, 가래나 침에 피가 섞여 나오는 것, 코피, 여성의 부정기 자궁출혈을 멎게 한다. 즉 푸른 대나무 껍질을 긁어낸 것이다[본초].

| **약용법** |

죽여 5~10g을 물 800mL에 넣고 달여서 반으로 나누어 아침저녁으로 마신다.

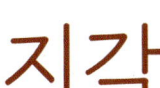

- 한자명: 枳殼
- 라틴생약명: Aurantii Fructus Immaturus
- 이명 또는 영명: 지각(只殼)
- 식물명 및 학명: 광귤나무, *Citrus aurantium* Linné
  하귤, *Citrus natsudaidai* Hayata
- 과명: 운향과
- 약용부위: 덜 익은 열매
- 식약처 공정서 및 조선시대 의서 수재:
  대한민국약전외한약(생약)규격집(KHP) 제4개정
  동의보감 탕액편의 나무부
  방약합편의 관목(灌木)편

지각

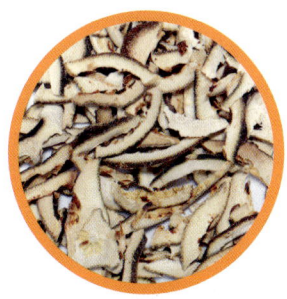

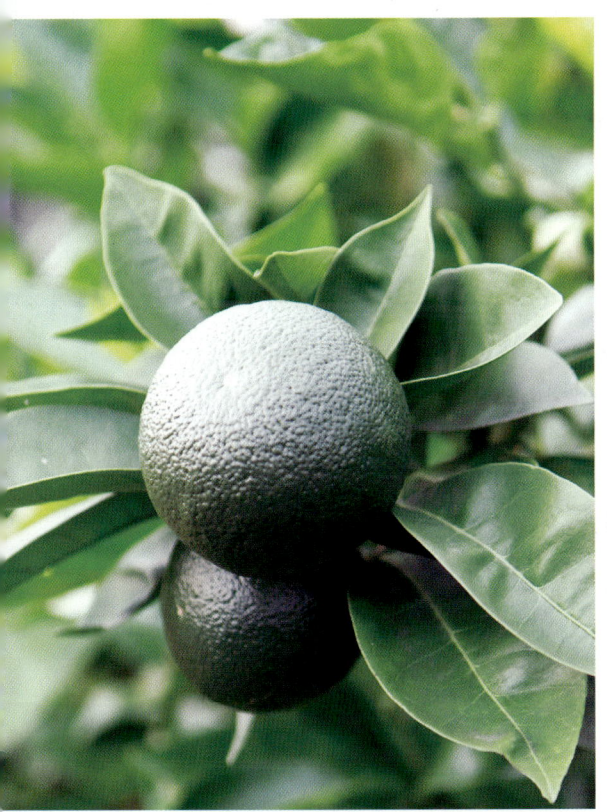

▲ 광귤나무(*Citrus aurantium* var. *daidai*)의 미숙 열매

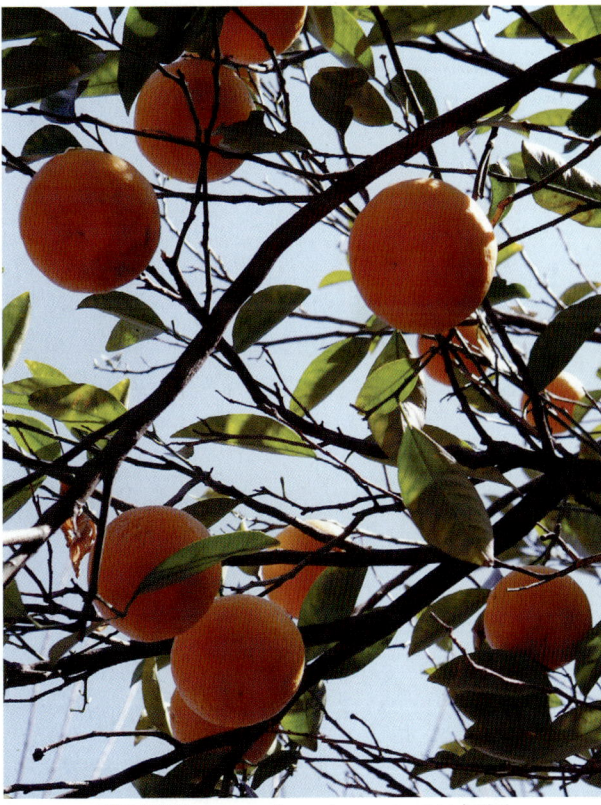

▲ 광귤나무(*Citrus aurantium* subsp. *natsudaidai*) 열매

● **기원** 이 약은 광귤나무 *Citrus aurantium* Linné, 하귤 *Citrus natsudaidai* Hayata 또는 그 재배 변종(운향과 Rutaceae)의 덜 익은 열매이다.

● **한방 약미(藥味)와 약성(藥性)** 맛은 쓰고 맵고 시며 성질은 약간 차다.

● **한방 작용부위(귀경, 歸經)** 지각은 주로 비(脾), 위경(胃經)에 들어가 작용한다.

| **약효 해설** |

• 소화불량과 복부 부위가 부르고 그득한 증상에 유효하다.

• 가슴이 막히는 듯하면서 아픈 증상을 치료한다.

• 자궁이 처져서 밑으로 내려온 증상에 사용한다.

• 변비 치료에 도움이 된다.

| **동의보감 효능** |

지각(枳殼, 탱자나무의 성숙 열매)의 성질은 차고[寒](혹은 약간 차다[微寒]고도 한다) 맛이 쓰며[苦] 시고[酸](쓰고[苦] 맵다[辛]고도 한다) 독이 없다. 폐기(肺氣)가 막혀 기침하는 데 주로 쓴다. 가슴에 몰려 있는 담(痰)을 흩고 대소장을 잘 통하게 한다. 배가 몹시 부르며 속이 그득한 감을 주는 증상을 없앤다. 소변이 잘 나오지 않는 것과 구토가 멎지 않는 것이 동시에 나타나는 증상을 열어준다. 담을 삭이고 물을 몰아내며[逐水] 징벽(癥癖)과 기가 맺힌 것을 깨뜨린다. 풍으로 가렵고 마비된 것을 풀며 치질[腸風, 장풍], 치종(痔腫)을 낫게 한다.

| **약용법** |

열매 3~10g을 물 800mL에 넣고 달여서 반으로 나누어 아침저녁으로 마신다.

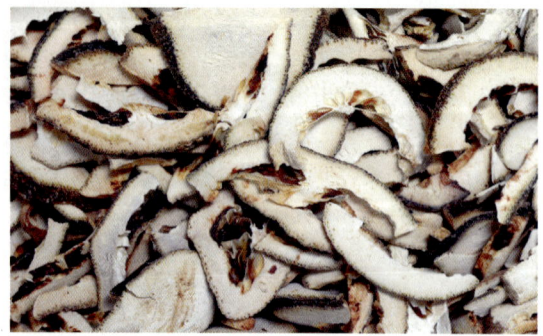

▲ 지각(약재, 절편)

408

- 한자명: 地骨皮
- 라틴생약명: Lycii Radicis Cortex
- 이명 또는 영명: Lycium Root Bark
- 식물명 및 학명: 구기자나무, *Lycium chinense* Miller
  영하구기(寧夏枸杞), *Lycium barbarum* Linné
- 과명: 가지과
- 약용부위: 뿌리껍질
- 식약처 공정서 및 조선시대 의서 수재:
  대한민국약전(KP) 제11개정
  동의보감 탕액편의 나무부
  방약합편의 관목(灌木)편

지골피

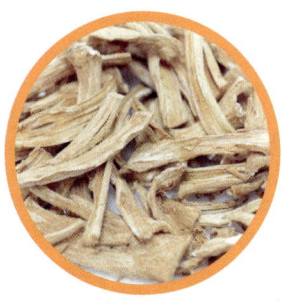

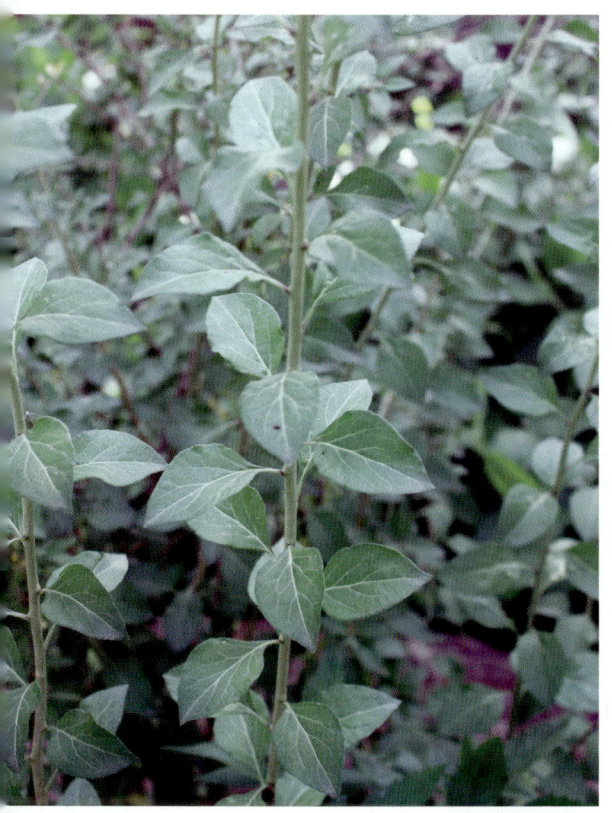

▲ 구기자나무 잎

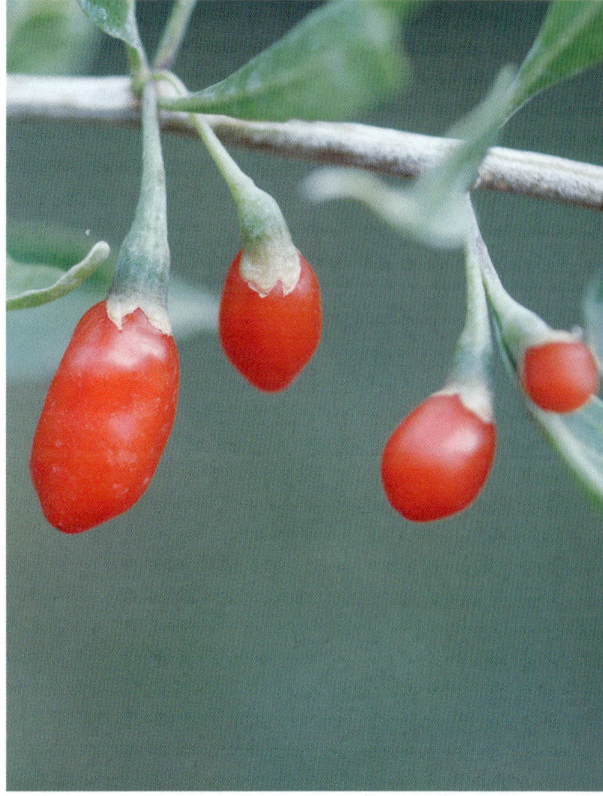

▲ 구기자나무 열매

● **기원** 이 약은 구기자나무 *Lycium chinense* Miller 또는 영하구기(寧夏枸杞) *Lycium barbarum* Linné (가지과 Solanaceae)의 뿌리껍질이다.

● **한방 약미(藥味)와 약성(藥性)** 맛은 달고 성질은 차다.

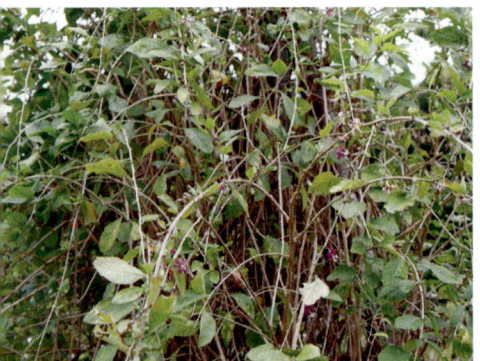
▲ 구기자나무 지상부

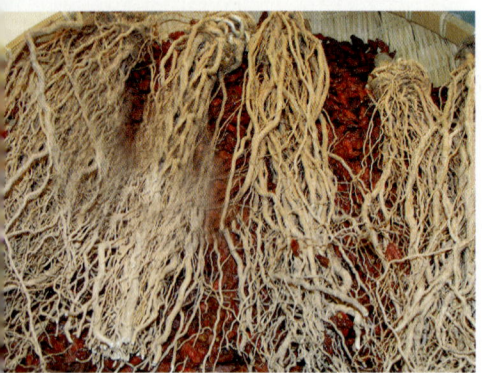
▲ 구기자나무 뿌리(채취품)

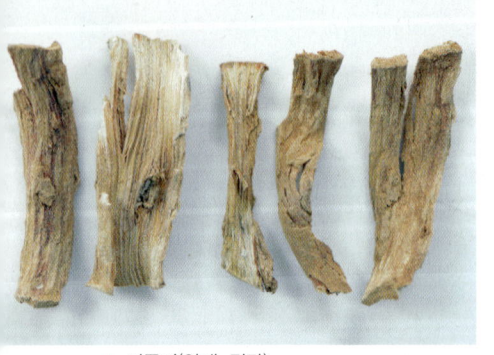
▲ 지골피(약재, 절단)

● **한방 작용부위(귀경, 歸經)** 지골피는 주로 폐(肺), 간(肝), 신경(腎經)에 들어가 작용한다.

| **약효 해설** |

• 가래, 기침 제거에 효과가 있다.
• 몸이 허약해서 식은땀이 나는 증상에 사용한다.
• 어린아이가 음식 조절을 못해서 생기는 증상을 낫게 한다.
• 폐에 생긴 여러 가지 열증(熱證)으로 기침이 나는 증상을 치료한다.
• 혈뇨(血尿), 토혈에 유효하다.
• 고혈압, 당뇨병 치료에 도움이 된다.

| **동의보감 효능** |

지골피(地骨皮, 구기자의 뿌리껍질)는 족소음경과 수소양경에 들어가서 몸이 허약하여 식은땀이 흐르고 뼛속이 달아오르는 것을 낫게 한다. 피부의 열을 잘 풀어준다[탕액].

| **약용법** |

뿌리껍질 9~15g을 물 800mL에 넣고 달여서 반으로 나누어 아침저녁으로 마신다.

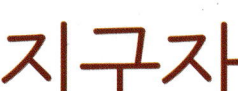

409

- 한자명: 枳椇子
- 라틴생약명: Hoveniae Semen seu Fructus
- 이명 또는 영명: 목밀(木密)
- 식물명 및 학명: 헛개나무, *Hovenia dulcis* Thunb.
- 과명: 갈매나무과
- 약용부위: 열매자루가 달린 열매 또는 씨
- 식약처 공정서 및 조선시대 의서 수재:
  대한민국약전외한약(생약)규격집(KHP) 제4개정
  방약합편의 향목(香木, 향나무)편

지구자

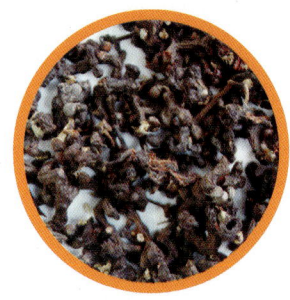

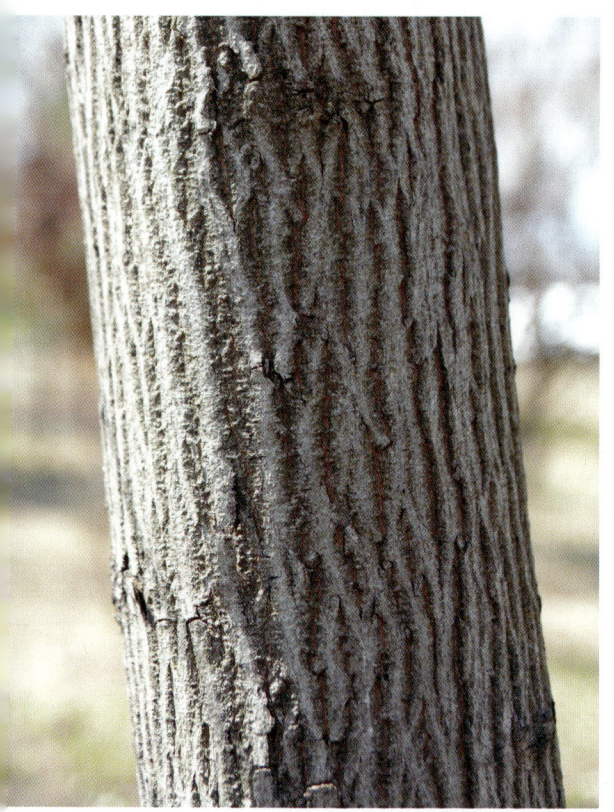

▲ 헛개나무의 나무껍질

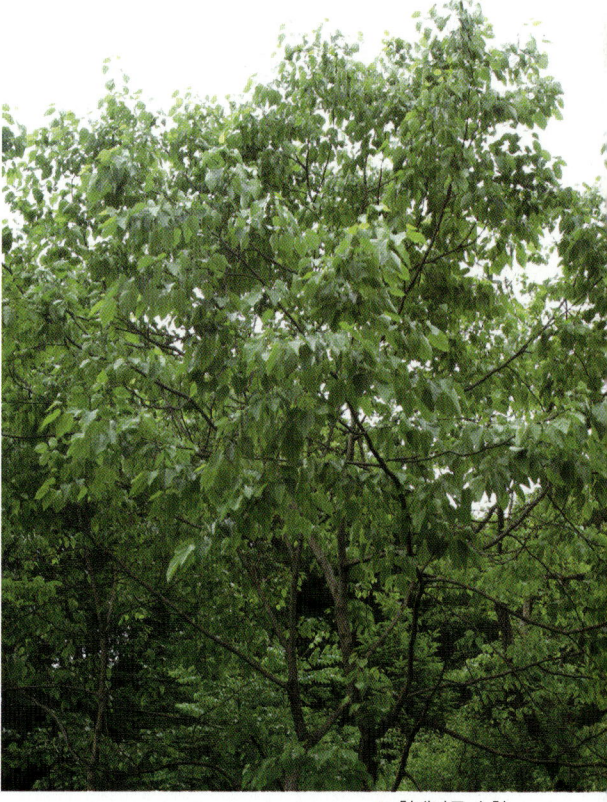

▲ 헛개나무 수형

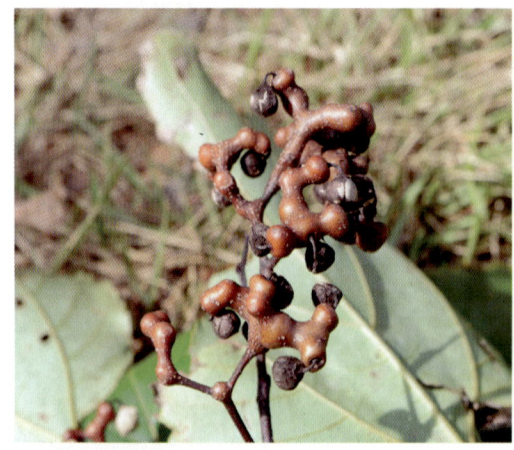
▲ 헛개나무 열매

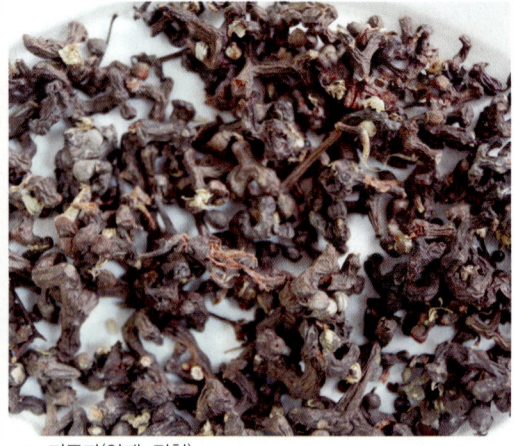
▲ 지구자(약재, 전형)

● **기원** 이 약은 헛개나무 *Hovenia dulcis* Thunb.(갈매나무과 Rhamnaceae)의 열매자루가 달린 열매 또는 씨이다.

● **한방 약미(藥味)와 약성(藥性)** 맛은 달고 성질은 평(平)하다.

● **한방 작용부위(귀경, 歸經)** 지구자는 주로 위경(胃經)에 들어가 작용한다.

| 약효 해설 |

• 가슴이 답답하고 열이 나는 증상에 유효하다.
• 숙취를 풀어주는 효능이 있다.
• 대소변이 잘 나오지 않는 증상을 치료한다.

| 약용법 |

열매 또는 씨 6~15g을 물 800mL에 넣고 달여서 반으로 나누어 아침저녁으로 마신다.

■ 한자명: 地龍

■ 라틴생약명: Lumbricus

■ 이명 또는 영명: 구인(蚯蚓)

■ 동물명, 학명 및 과명: *Pericaeta communisma* Gate et

Hatai(낚시지렁이과)

갈색지렁이, *Allolobophora caliginosa* var. *trapezoides*

Anton(낚시지렁이과)

Pheretima aspergillum E. Perrier(지렁이과)

■ 약용부위: 몸체

■ 식약처 공정서 및 조선시대 의서 수재:

대한민국약전외한약(생약)규격집(KHP) 제4개정

동의보감 탕액편의 벌레부(部)

방약합편의 화충(化蟲)편

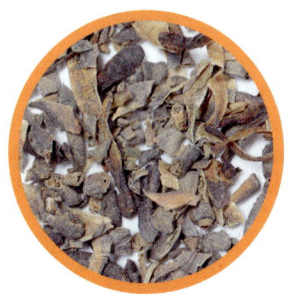

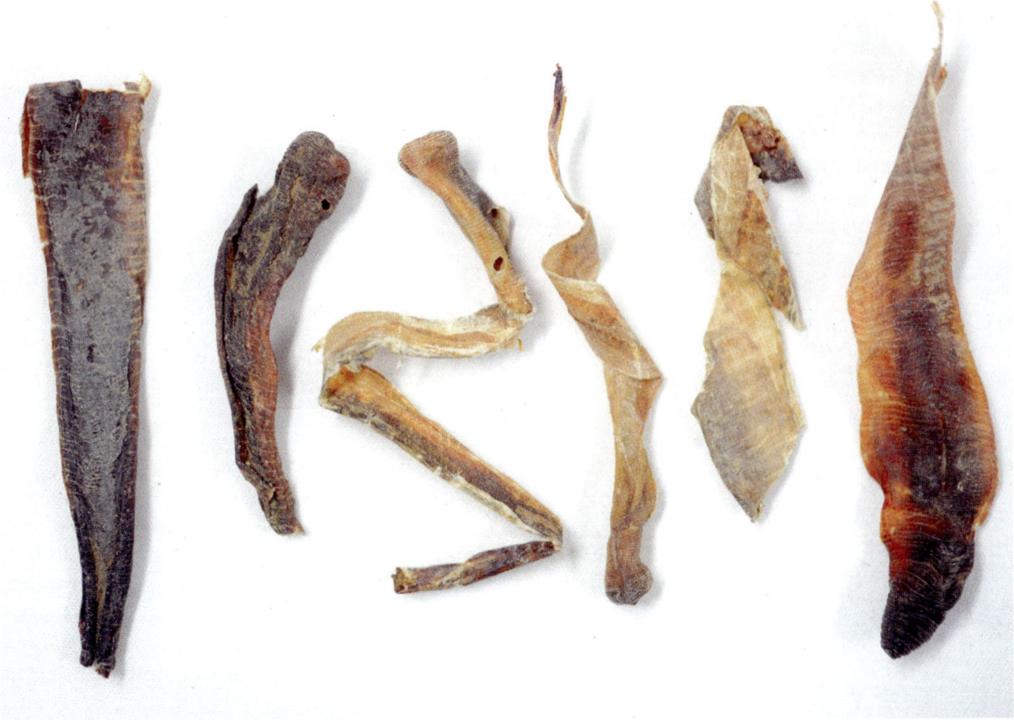

410

지룡

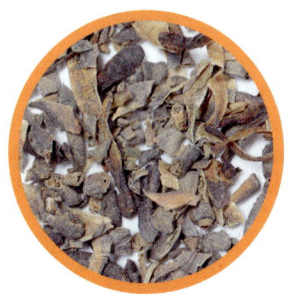

▲ 지룡

●**기원** 이 약은 *Pericaeta communisma* Gate et Hatai, 갈색지렁이 *Allolobophora caliginosa* var. *trapezoides* Anton(낚시지렁이과 Lumbricidae) 및 *Pheretima aspergillum* E. Perrier(지렁이과 Megascolecidae) 또는 기타 동속 근연동물의 몸체이다.

●**한방 약미(藥味)와 약성(藥性)** 맛은 짜고 성질은 차다.

●**한방 작용부위(귀경, 歸經)** 지룡은 주로 간(肝), 비(脾), 방광경(膀胱經)에 들어가 작용한다.

| **약효 해설** |

• 고열로 정신이 혼미한 병증을 치료한다.

• 반신불수, 관절통에 사용한다.

• 가래, 기침 제거에 효과가 있다.

• 소변량이 적고 몸이 붓는 증상에 유효하다.

| **동의보감 효능** |

구인(蚯蚓, 지렁이)은 성질이 차고 맛은 짜며 독이 없다(독이 조금 있다고도 한다). 배고픈 것 같으나 먹으면 속이 더부룩하고 토하거나 먹은 것이 소화되지 않는 증상을 낫게 한다. 고독(蠱毒)에 사용하며 삼충(三蟲)을 없애고 장충(長蟲)을 죽인다. 상한(傷寒)에 잠복한 열로 인한 광병(狂病), 황달, 유행성 열병을 치료한다. 목 안이 벌겋게 붓고 아프며 막힌 감이 있는 증상을 낫게 한다. 뱀이나 벌레에 물린 것을 치료한다. 지룡(地龍)이라고도 한다. 목둘레가 흰 것이 늙은 것인데 이것을 써야 한다. 3월에 잡아 흙을 제거하고 볕에 말린 후에 약간 볶아서 가루를 내어 쓴다. 산 것을 잡아 흙을 제거하고 소금을 뿌리면 조금 지나 물이 된다. 이것을 지룡즙(地龍汁)이라고 한다. 길을 가던 사람이 밟아 죽인 지렁이를 천인답(千人踏)이라고 하는데 약에 넣을 때는 태워서 쓴다[본초]. 성질이 차서 열독(熱毒)을 잘 푼다. 신장풍(腎藏風)과 하주병(下疰病)에 없으면 안 되는 약이다. 반드시 소금 끓인 물에 타서 먹어야 한다[단심].

| **약용법** |

지룡 5~10g을 물 800mL에 넣고 달여서 반으로 나누어 아침저녁으로 마신다.

786

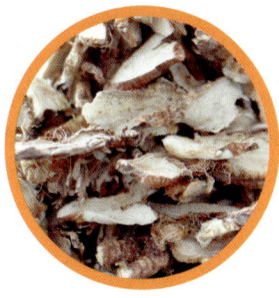

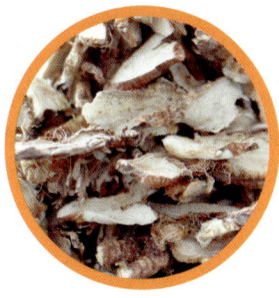

411

- 한자명: 知母
- 라틴생약명: Anemarrhenae Rhizoma
- 이명 또는 영명: Anemarrhena Rhizome
- 식물명 및 학명: 지모, *Anemarrhena asphodeloides* Bunge
- 과명: 백합과
- 약용부위: 뿌리줄기
- 식약처 공정서 및 조선시대 의서 수재:
    대한민국약전(KP) 제11개정
    동의보감 탕액편의 풀부(部)
    방약합편의 산초(山草)편

지모

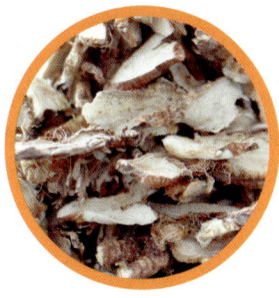

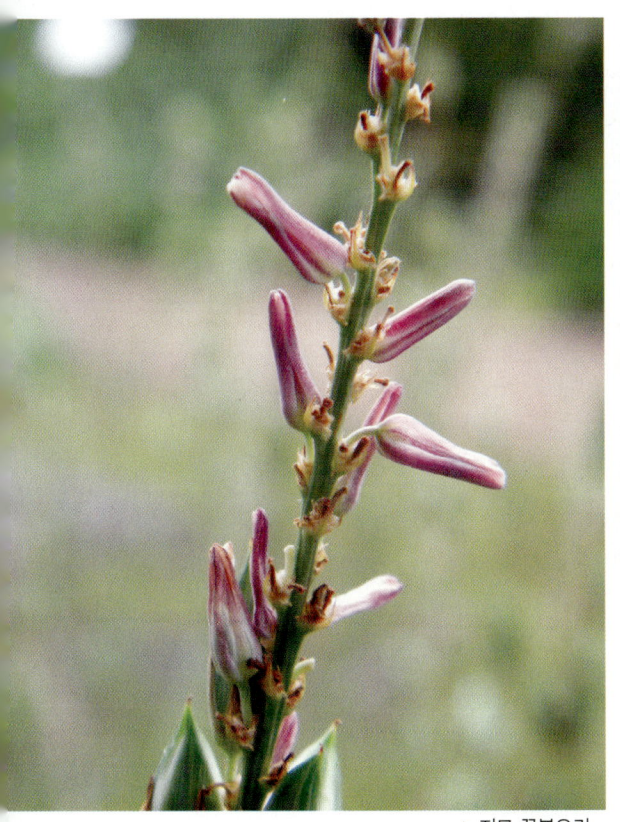

▲ 지모 꽃봉오리

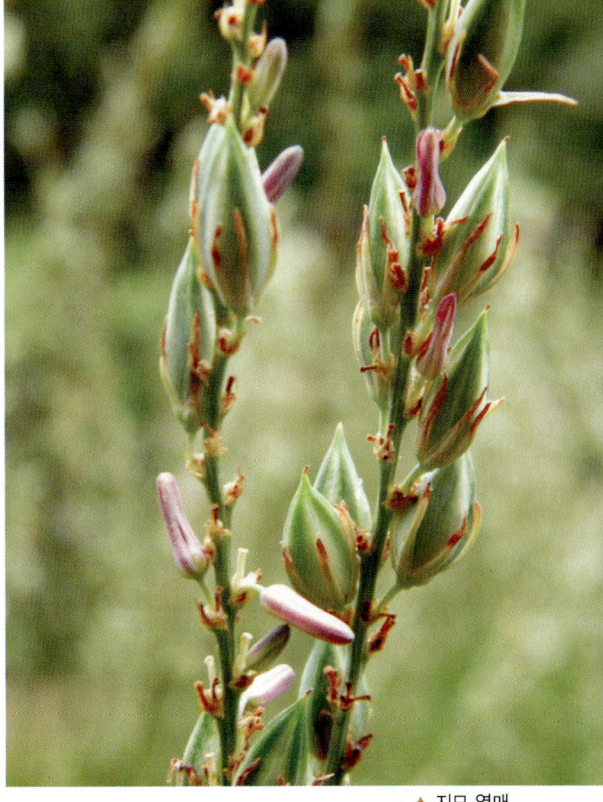

▲ 지모 열매

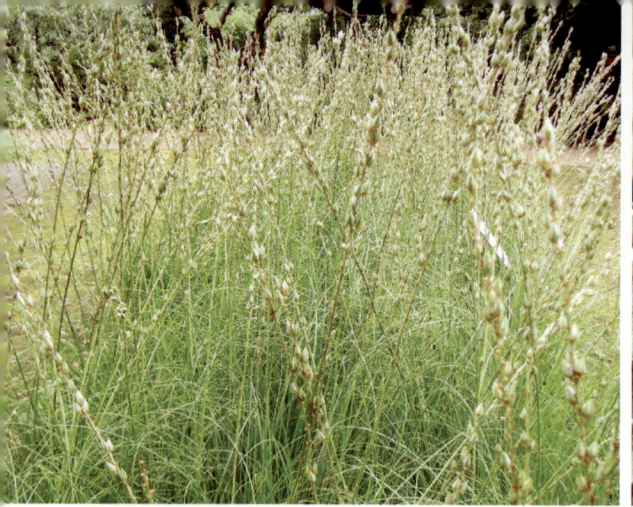
▲ 지모 지상부

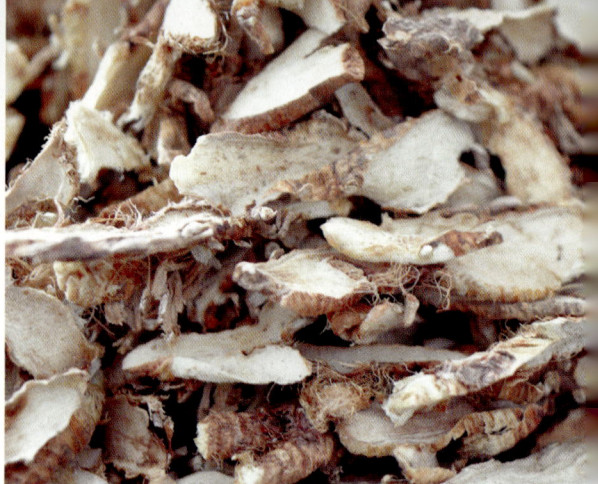
▲ 지모(약재, 절편)

- **기원** 이 약은 지모 *Anemarrhena asphodeloides* Bunge(백합과 Liliaceae)의 뿌리줄기이다.

- **한방 약미(藥味)와 약성(藥性)** 맛은 쓰고 달며 성질은 차다.

- **한방 작용부위(귀경, 歸經)** 지모는 주로 폐(肺), 위(胃), 신경(腎經)에 들어가 작용한다.

| 약효 해설 |

• 고열로 가슴이 답답하고 입이 마르며 갈증이 나는 병증을 치료한다.

• 폐열로 인해 마른기침이 나는 증상에 사용한다.

• 대장의 진액이 줄어들어 대변이 굳어진 증상에 유효하다.

• 해열, 이뇨, 진경 작용이 있다.

| 동의보감 효능 |

지모(知母)의 성질은 차고[寒](평(平)하다고도 한다) 맛은 쓰며[苦](달다[甘]고도 한다) 독이 없다. 몸이 허약하여 미열이 나며 식은땀이 흐르고 뼛속이 달아오르는 증상을 낫게 한다. 신(腎)의 기운이 부족할 때 주로 쓴다. 소갈(消渴)을 멎게 하고 오랜 학질과 황달(黃疸)을 치료한다. 소장을 통하게 하며 담을 삭이고 기침을 멎게 하며 심폐(心肺)를 적셔준다. 산후에 충분한 휴식을 취하지 못해서 몸이 허약해지는 것을 치료한다.

| 약용법 |

뿌리줄기 6~12g을 물 800mL에 넣고 달여서 반으로 나누어 아침저녁으로 마신다.

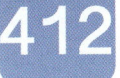
- 한자명: 地膚子
- 라틴생약명: Kochiae Fructus
- 이명 또는 영명: Kochia Fruit
- 식물명 및 학명: 댑싸리, *Kochia scoparia* Schrader
- 과명: 명아주과
- 약용부위: 잘 익은 열매
- 식약처 공정서 및 조선시대 의서 수재:
    대한민국약전(KP) 제11개정
    동의보감 탕액편의 풀부(部)
    방약합편의 습초(濕草)편

지부자

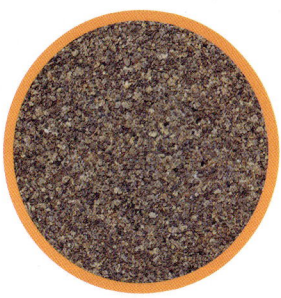

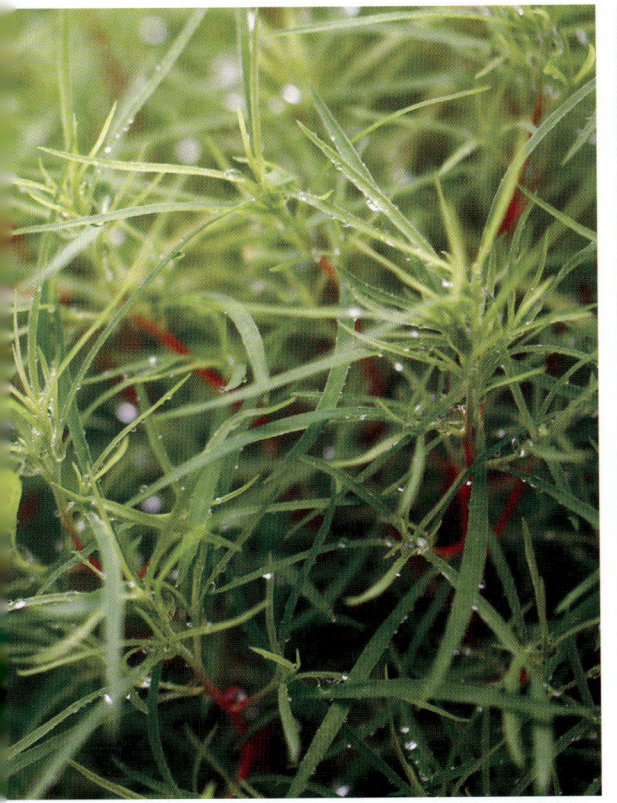

▲ 댑싸리 잎

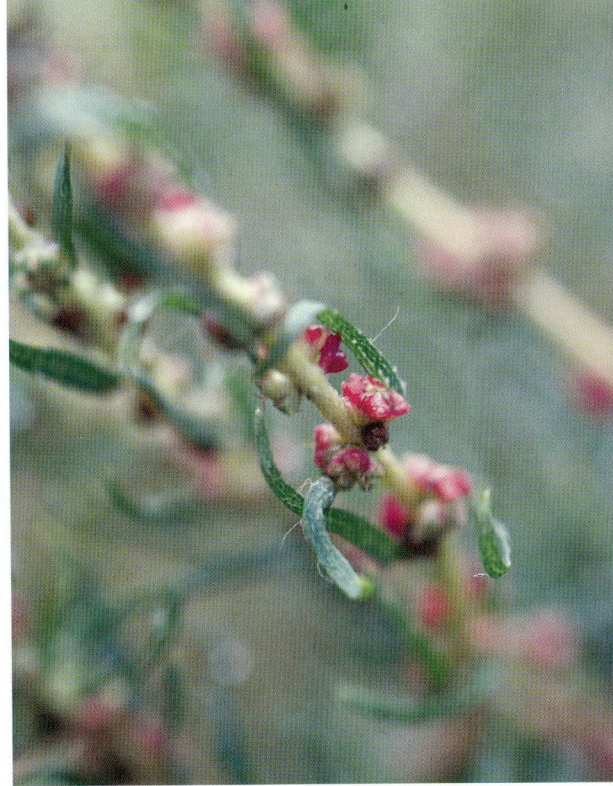

▲ 댑싸리 꽃

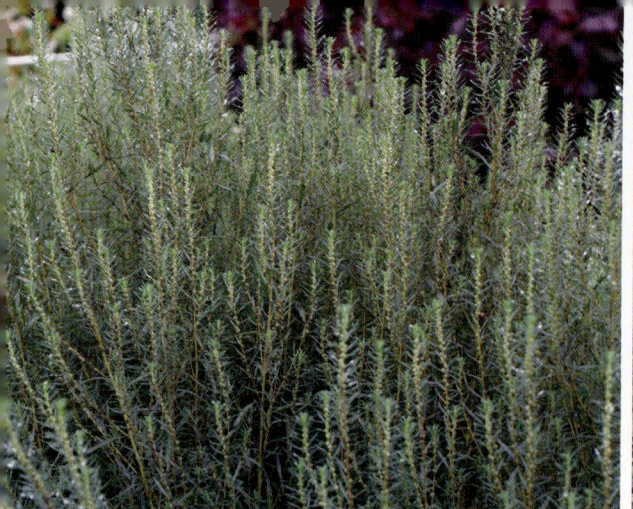

▲ 댑싸리 지상부

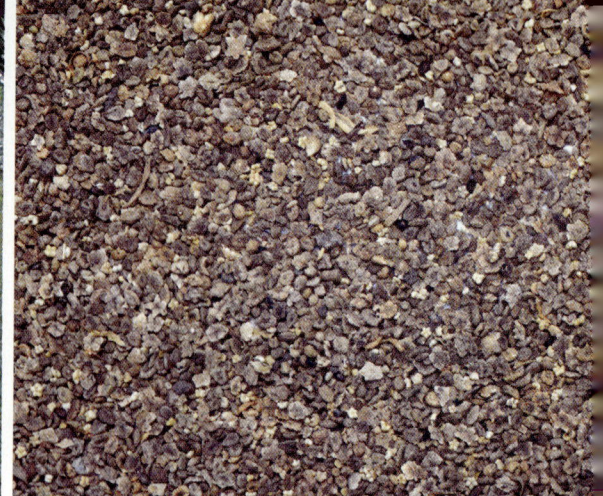

▲ 지부자(약재, 전형)

●**기원** 이 약은 댑싸리 *Kochia scoparia* Schrader(명아주과 Chenopodiaceae)의 잘 익은 열매이다.

●**한방 약미(藥味)와 약성(藥性)** 맛은 맵고 쓰며 성질은 차다.

●**한방 작용부위(귀경, 歸經)** 지부자는 주로 신(腎), 방광경(膀胱經)에 들어가 작용한다.

| **약효 해설** |

• 소변이 잘 나오지 않는 증상에 유효하다.

• 습진, 피부 가려움증을 치료한다.

• 자궁에서 분비물이 나오는 증상을 치료한다.

| **동의보감 효능** |

지부자(地膚子, 댑싸리 열매)의 성질은 차고[寒] 맛이 쓰며[苦] 독이 없다. 방광에 열이 있을 때 주로 쓴다. 소변을 잘 나오게 하고 음낭이 붓는 것, 열이 있는 단독(丹毒)으로 부은 것을 치료한다.

| **약용법** |

열매 9~15g을 물 800mL에 넣고 달여서 반으로 나누어 아침저녁으로 마신다.

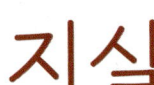

- 한자명: 枳實
- 라틴생약명: Ponciri Fructus Immaturus
- 이명 또는 영명: Poncirus Immature Fruit
- 식물명 및 학명: 탱자나무, *Poncirus trifoliata* Rafinesque
- 과명: 운향과
- 약용부위: 익지 않은 열매
- 식약처 공정서 및 조선시대 의서 수재:
    대한민국약전(KP) 제11개정
    동의보감 탕액편의 나무부
    방약합편의 관목(灌木)편

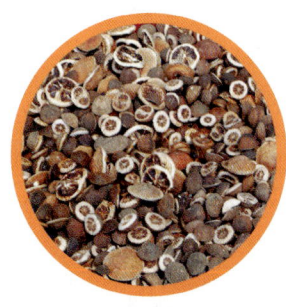

지실

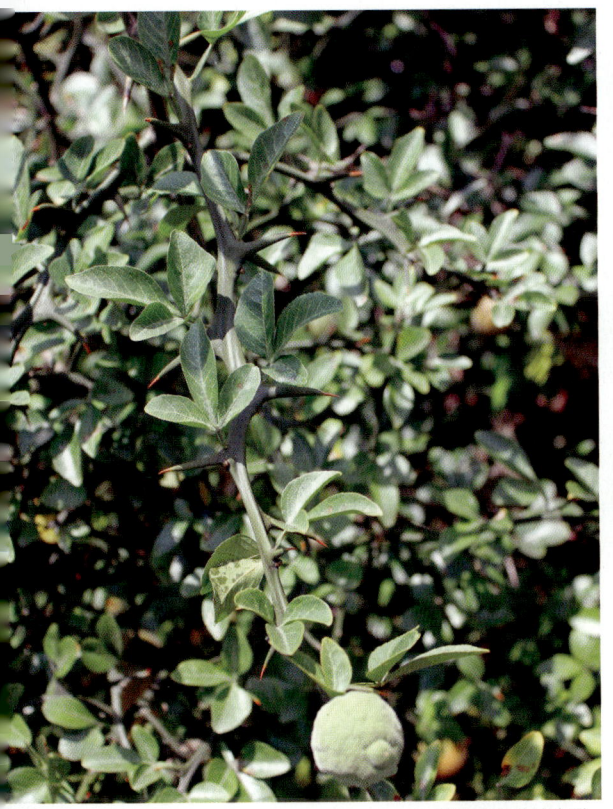

▲ 탱자나무 가시와 잎

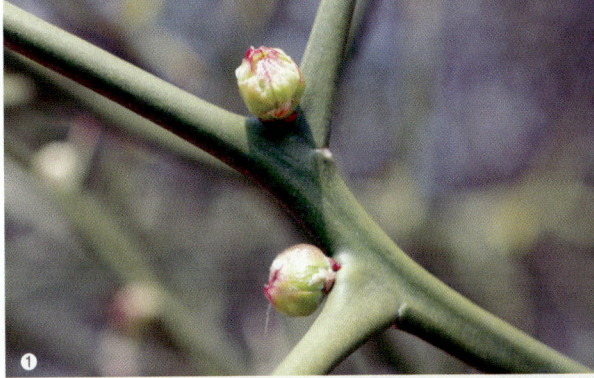

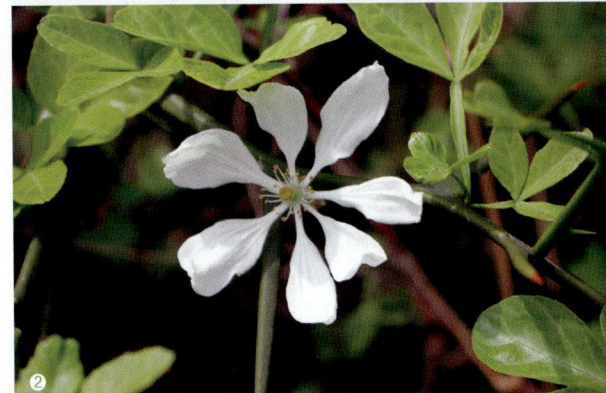

▲ ❶ 탱자나무 꽃봉오리 ❷ 탱자나무 꽃

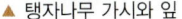

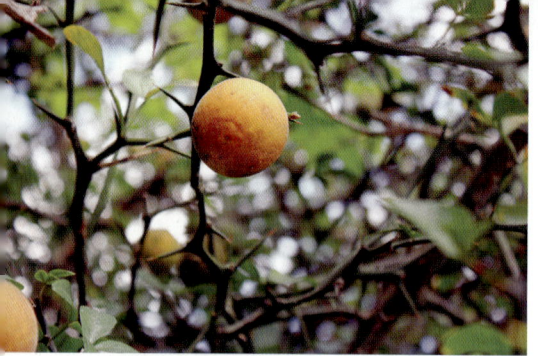

▲ 탱자나무 열매

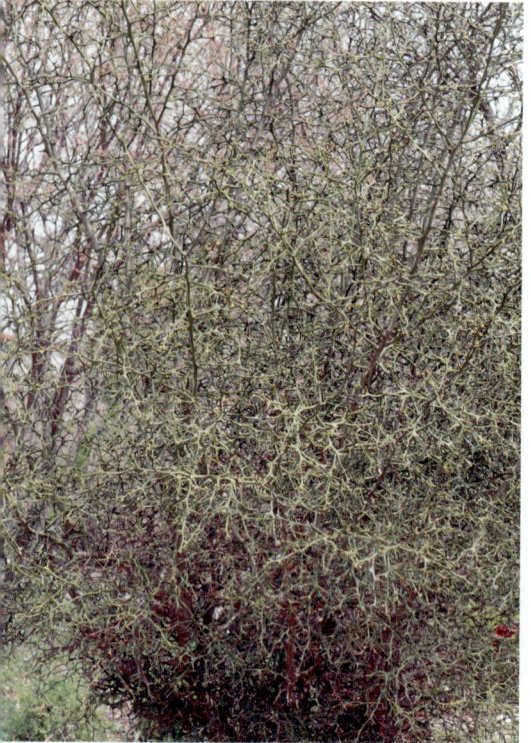

▲ 탱자나무 수형

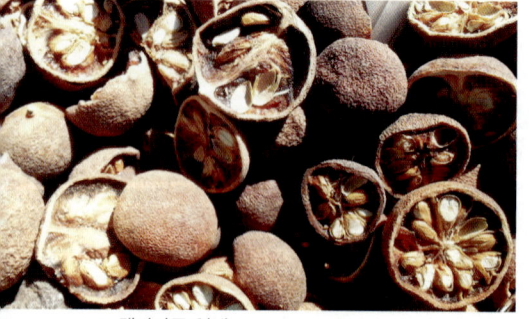

▲ 탱자나무 열매

- ●**기원** 이 약은 탱자나무 *Poncirus trifoliata* Rafinesque(운향과 Rutaceae)의 익지 않은 열매이다.

- ●**한방 약미(藥味)와 약성(藥性)** 맛은 쓰고 매우며 성질은 차다.

- ●**한방 작용부위(귀경, 歸經)** 지실은 주로 비(脾), 위(胃), 대장경(大腸經)에 들어가 작용한다.

| 약효 해설 |

- 방향성 고미건위제로 소화불량에 쓴다.
- 가슴이 막히는 듯하면서 아픈 증상에 유효하다.
- 위(胃)하수, 자궁하수, 탈항(脫肛)을 치료한다.
- 변비, 몸이 붓는 증상에 유효하다.

| 동의보감 효능 |

지실(枳實. 탱자나무의 어린 열매)의 성질은 차며[寒](약간 차다[微寒]고도 한다) 맛은 쓰고[苦] 시며[酸](쓰고[苦] 맵다[辛]고도 한다) 독이 없다. 피부가 심하게 가려운 데 주로 쓴다. 담(痰)이 옆구리로 가서 옆구리가 아픈 것을 치료한다. 배가 몹시 부르며 속이 그득한 감을 주는 것, 명치가 답답하고 아픈 것을 낫게 하고 오랜 식체를 삭인다.

| 약용법 |

열매 3~10g을 물 800mL에 넣고 달여서 반으로 나누어 아침저녁으로 마시거나 또는 가루나 환(丸)으로 만들어 복용한다. 외용할 때는 적당량 사용한다.

792

414

■ 한자명: 地楡

■ 라틴생약명: Sanguisorbae Radix

■ 이명 또는 영명: 옥시(玉豉)

■ 식물명 및 학명: 오이풀, *Sanguisorba officinalis* Linné

　　　장엽지유(長葉地楡), *Sanguisorba officinalis* Linné var.

　　　longifolia(Bert.) Yu et Li

■ 과명: 장미과

■ 약용부위: 뿌리

■ 식약처 공정서 및 조선시대 의서 수재:

　　　대한민국약전외한약(생약)규격집(KHP) 제4개정

　　　동의보감 탕액편의 풀부(部)

　　　방약합편의 산초(山草)편

지유

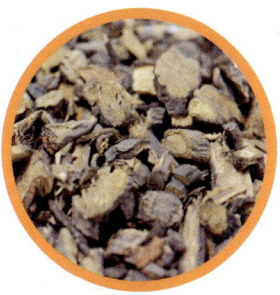

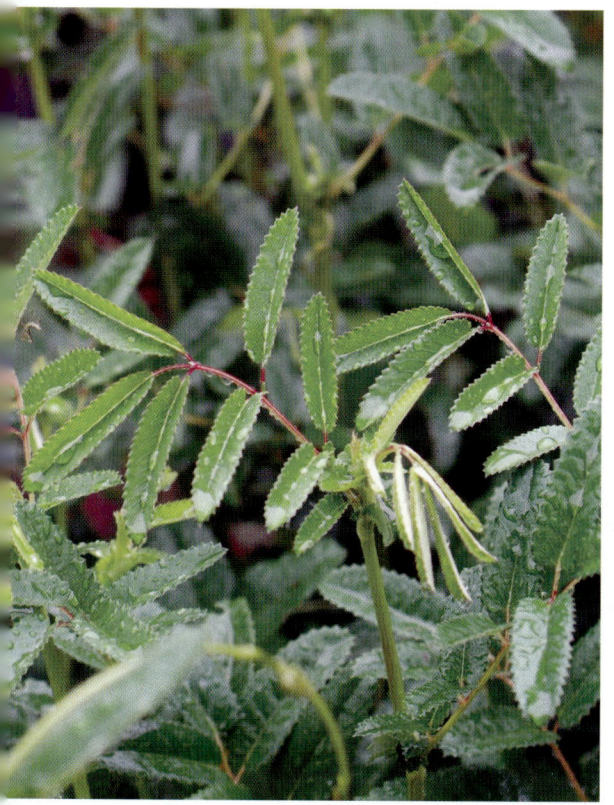

▲ 오이풀 잎

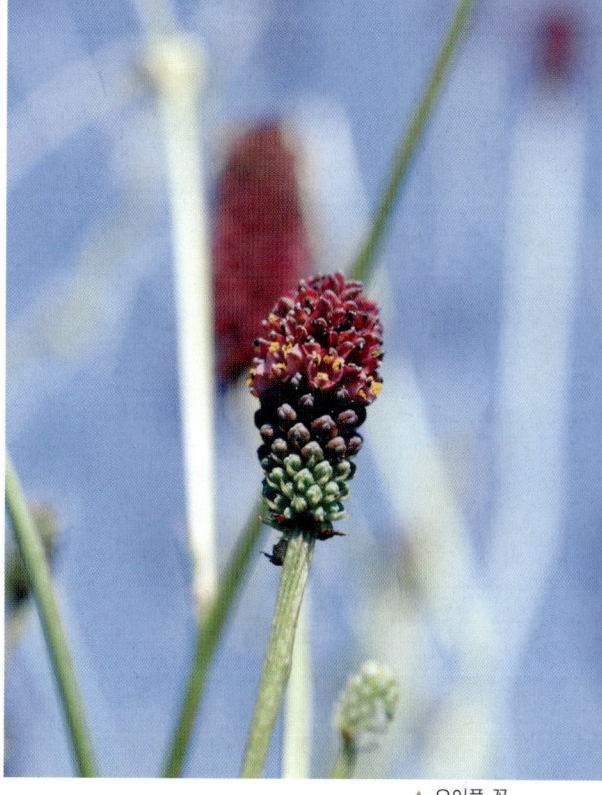

▲ 오이풀 꽃

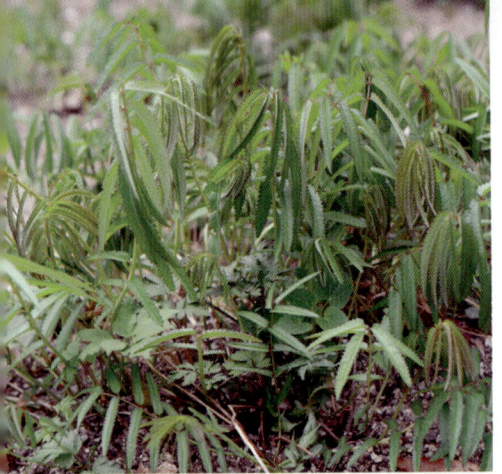

▲ 긴오이풀(*Sanguisorba longifolia*) 지상부

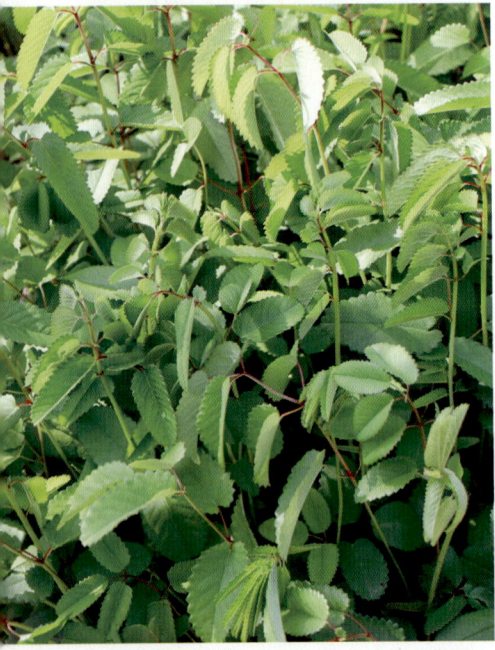

▲ 오이풀 지상부

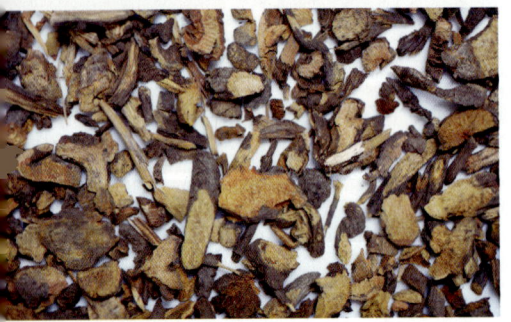

▲ 지유(약재, 절편)

● **기원**　이 약은 오이풀 *Sanguisorba officinalis* Linné 또는 장엽지유(長葉地楡) *Sanguisorba officinalis* Linné var. *longifolia*(Bert.) Yu et Li (장미과 Rosaceae)의 뿌리이다.

● **한방 약미(藥味)와 약성(藥性)**　맛은 쓰고 시고 떫으며 성질은 약간 차다.

● **한방 작용부위(귀경, 歸經)**　지유는 주로 간(肝), 대장경(大腸經)에 들어가 작용한다.

| 약효 해설 |

• 치질 출혈, 혈변(血便), 하혈, 각혈을 치료한다.
• 여성의 부정기 자궁출혈을 멎게 한다.
• 습진, 피부염에 유효하다.
• 수렴작용이 있다.

| 동의보감 효능 |

지유(地楡, 오이풀 뿌리)의 성질은 약간 차고[微寒](평(平)하다고도 한다) 맛은 쓰고 달며 시고[苦甘酸] 독이 없다. 부인의 칠상(七傷), 자궁에서 분비물이 나오는 것, 산후에 어혈로 아픈 것을 낫게 한다. 대변에 피가 섞어 나오는 것을 멎게 하고 고름을 빼내며[排, 배] 쇠붙이에 다친 것을 낫게 한다.

| 약용법 |

뿌리 9~15g을 물 800mL에 넣고 달여서 반으로 나누어 아침저녁으로 마신다. 외용할 때는 분말로 만들어 환부에 붙인다.

415

지황

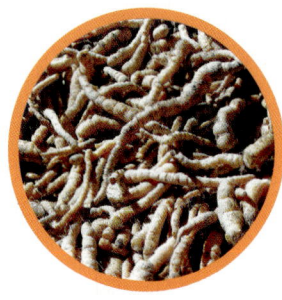

- 한자명: 地黃
- 라틴생약명: Rehmanniae Radix
- 이명 또는 영명: Rehmannia Root
- 식물명 및 학명: 지황, *Rehmannia glutinosa* Liboschitz ex Steudel
- 과명: 현삼과
- 약용부위: 뿌리
- 식약처 공정서 및 조선시대 의서 수재:
  대한민국약전(KP) 제11개정
  방약합편의 습초편

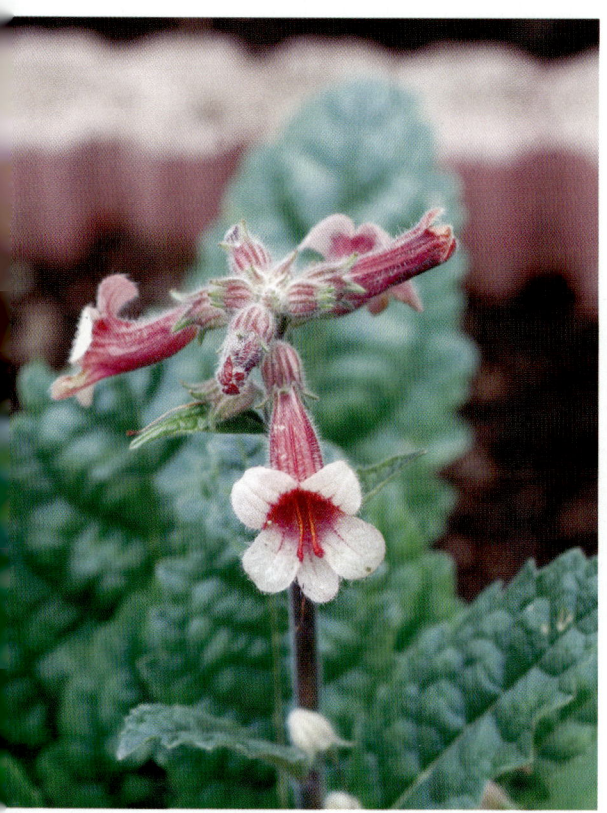

▲ 지황(*Rehmannia glutinosa* var. *purpurea*) 꽃

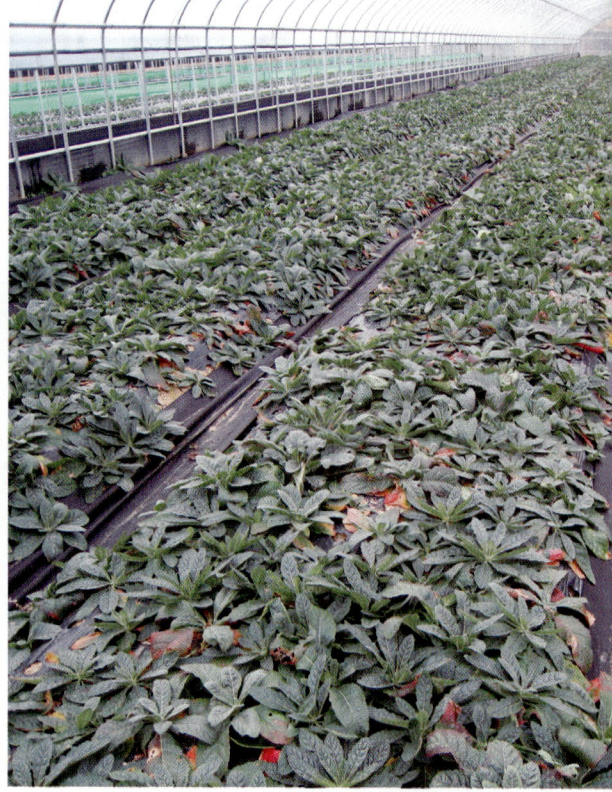

▲ 지황 재배지

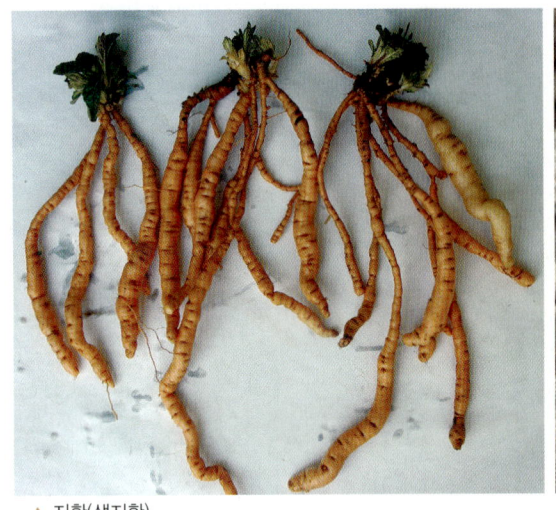
▲ 지황(생지황)

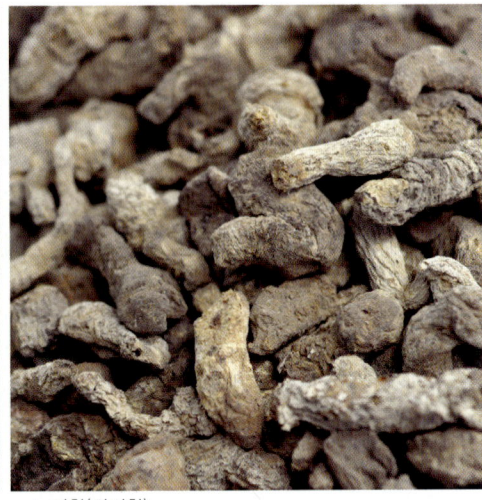
▲ 지황(건지황)

●**기원** 이 약은 지황 *Rehmannia glutinosa* Liboschitz ex Steudel(현삼과 Scrophulariaceae)의 뿌리이다.

●**한방 약미(藥味)와 약성(藥性)** 맛은 달고 성질은 차다.

●**한방 작용부위(귀경, 歸經)** 지황은 주로 심(心), 간(肝), 신경(腎經)에 들어가 작용한다.

| **약효 해설** |

• 몸이 허약하여 기침과 미열이 나고 식은땀이 흐르며 뼛속이 달아오르는 증상에 사용한다.

• 토혈, 하혈, 생리불순에 유효하다.

• 당뇨병 치료, 변비 치료에 도움이 된다.

| **동의보감 효능** |

생지황 p.464 참고

| **약용법** |

생지황 p.464 참고

416

- 한자명: 秦艽
- 라틴생약명: Gentianae Macrophyllae Radix
- 식물명 및 학명: 큰잎용담, *Gentiana macrophylla* Pallas
  마화진교(麻花秦艽), *Gentiana straminea* Maxim
  조경진교(粗莖秦艽), *Gentiana crassicaulis* Duthie ex Burk
  소진교(小秦艽), *Gentiana dahurica* Fisch
- 과명: 용담과
- 약용부위: 뿌리
- 식약처 공정서 및 조선시대 의서 수재:
  대한민국약전외한약(생약)규격집(KHP) 제4개정
  동의보감 탕액편의 풀부(部)
  방약합편의 산초(山草)편

진교

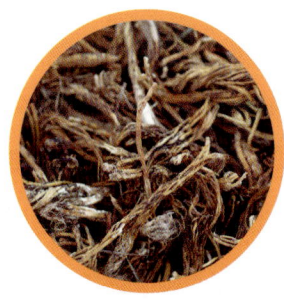

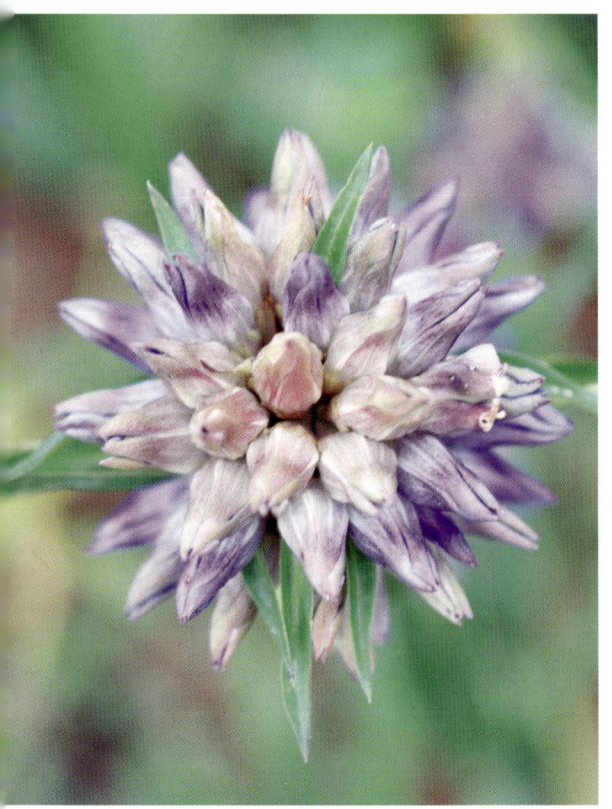

▲ 소진교 꽃

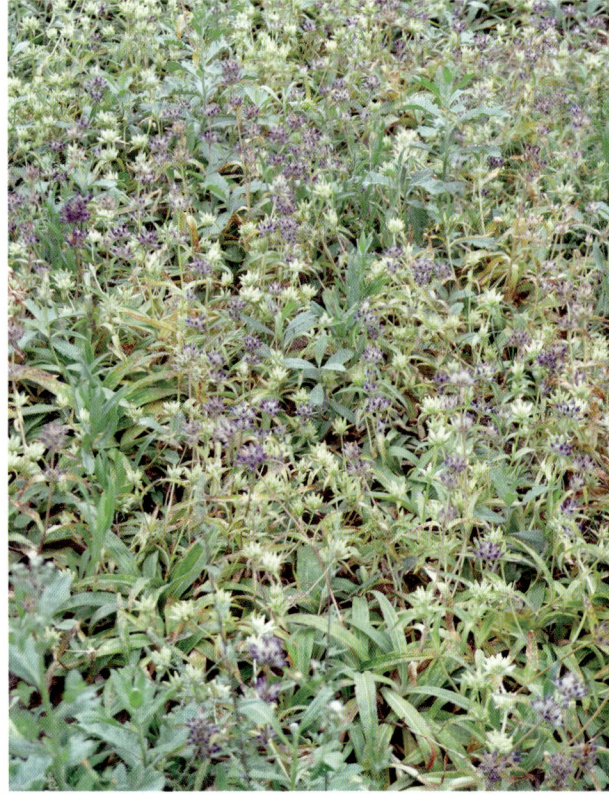

▲ 소진교 재배지

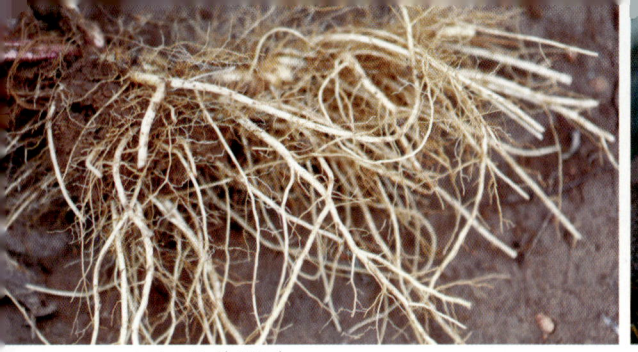

▲ 소진교 뿌리(채취품)

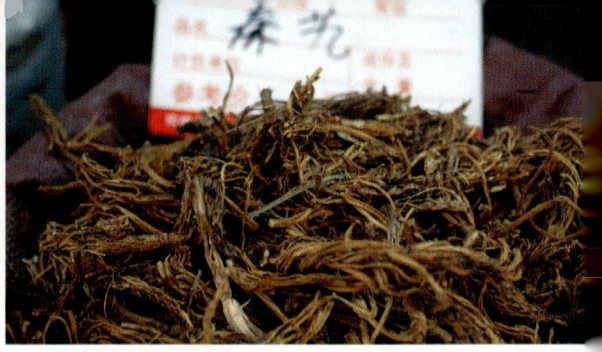

▲ 진교(약재, 시장 판매품)

● **기원** 이 약은 큰잎용담 *Gentiana macrophylla* Pallas, 마화진교(麻花秦艽) *Gentiana straminea* Maxim, 조경진교(粗莖秦艽) *Gentiana crassicaulis* Duthie ex Burk 또는 소진교(小秦艽) *Gentiana dahurica* Fisch.(용담과 Gentianaceae)의 뿌리이다.

● **한방 약미(藥味)와 약성(藥性)** 맛은 맵고 쓰며 성질은 평(平)하다.

● **한방 작용부위(귀경, 歸經)** 진교는 주로 간(肝), 위(胃), 담경(膽經)에 들어가 작용한다.

| **약효 해설** |

• 팔다리를 잘 쓰지 못하고 마비되며 아픈 증상에 쓴다.

• 뼈마디가 시리고 아픈 병증에 사용한다.

• 반신불수 치료에 도움이 된다.

• 황달에 유효하다.

• 해열, 진통, 이뇨 작용이 있다.

| **동의보감 효능** |

진교(秦艽)의 성질은 평(平)하며 약간 따뜻하고[微溫](서늘하다[冷]고도 한다) 맛은 쓰고 매우며[苦辛] 독이 없다. 풍한습(風寒濕)으로 뼈마디가 아프고 손발이 저린 증상에 주로 쓴다. 갓 생긴 것이든 오래된 것이든 상관없이 풍병[風]으로 전신이 당기고 사지관절이 아픈 것을 낫게 한다. 주황(酒黃), 황달(黃疸), 몸이 허약하여 뼛속이 후끈후끈 달아오르는 증상을 치료하고 대소변을 잘 나오게 한다.

| **약용법** |

뿌리 3~10g을 물 800mL에 넣고 달여서 반으로 나누어 아침저녁으로 마신다.

798

417

- 한자명: 珍珠
- 라틴생약명: Margarita
- 이명 또는 영명: 진주(眞珠), Pearl
- 동물명 및 학명: 진주조개, *Pinctada fucada* martensii(Dunker)
  (진주조개과)
    삼각범방(三角帆蚌), *Hyriopsis cumingii*(Lea)(진주조개과)
    대칭이, *Cristaria plicata* (Leach)(석패과)
- 약용부위: 구슬
- 식약처 공정서 및 조선시대 의서 수재:
    대한민국약전외한약(생약)규격집(KHP) 제4개정
    동의보감 탕액편의 구슬부(部)
    방약합편의 방합(蚌蛤, 조개류)편

진주

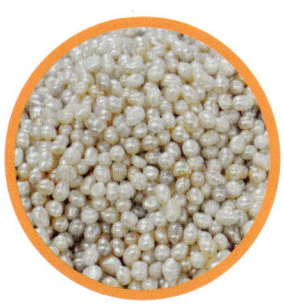

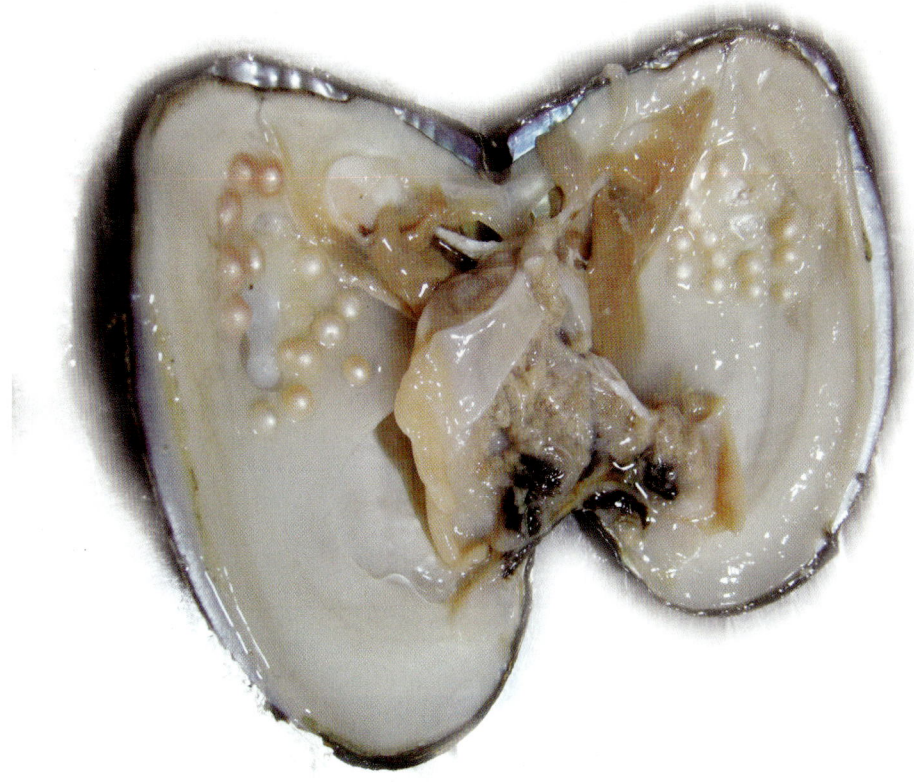

▲ 진주조개에서 생성된 진주

●**기원** 이 약은 진주조개 *Pinctada fucada* martensii(Dunker) 또는 그 근연동물(진주조개과 Pteridae), 삼각범방(三角帆蚌) *Hyriopsis cumingii* (Lea) 또는 대칭이 *Cristaria plicata* (Leach)(석패과 Unionidae)가 자극을 받아 생성한 구슬(진주)이다.

●**한방 약미(藥味)와 약성(藥性)** 맛은 달고 짜며 성질은 차다.

●**한방 작용부위(귀경, 歸經)** 진주는 주로 심(心), 간경(肝經)에 들어가 작용한다.

│ **약효 해설** │

• 잠이 잘 오지 않는 증상에 유효하다.

• 마음을 안정시키고 진정시킨다.

• 눈 안이 흰 구름이나 안개처럼 흐려지는 병증에 사용한다.

│ **동의보감 효능** │

진주(眞珠)는 성질이 차고 독이 없다. 마음과 정신을 안정시키고 눈을 밝게 한다. 얼굴을 젊어지게 하고 귀가 먹은 것을 치료한다. 손발의 피부가 거친 것을 치료한다. 바다진주조개[大海蚌蛤]나 전복[石決明] 속에 있다. 약으로 쓸 때는 온전한 새것을 써야 한다. 구멍을 뚫어 꿰매지 않은 것이 좋다. 약에 넣을 때는 반드시 오래 갈아 분처럼 가루를 내어야 복용할 수 있다[본초].

│ **약용법** │

진주를 갈아서 매회 0.3~1g을 복용한다. 가루나 환(丸)으로 복용하며 탕제(湯劑)로 이용하지 않는다. 외용할 때는 적당량을 분말로 만들어 바르거나 멸균하여 눈에 넣는다.

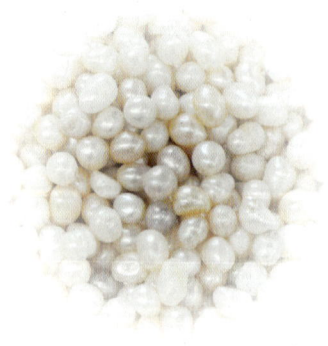

418

- 한자명: 陳皮
- 라틴생약명: Citri Unshius Pericarpium
- 이명 또는 영명: Citrus Unshiu Peel
- 식물명 및 학명: 귤나무, *Citrus unshiu* Markovich
  Citrus reticulata Blanco
- 과명: 운향과
- 약용부위: 잘 익은 열매껍질
- 식약처 공정서 및 조선시대 의서 수재:
  대한민국약전(KP) 제11개정
  동의보감 탕액편의 과일부
  방약합편의 산과(山果)편

귤나무
진피

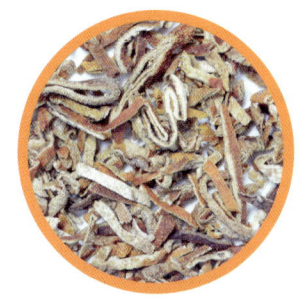

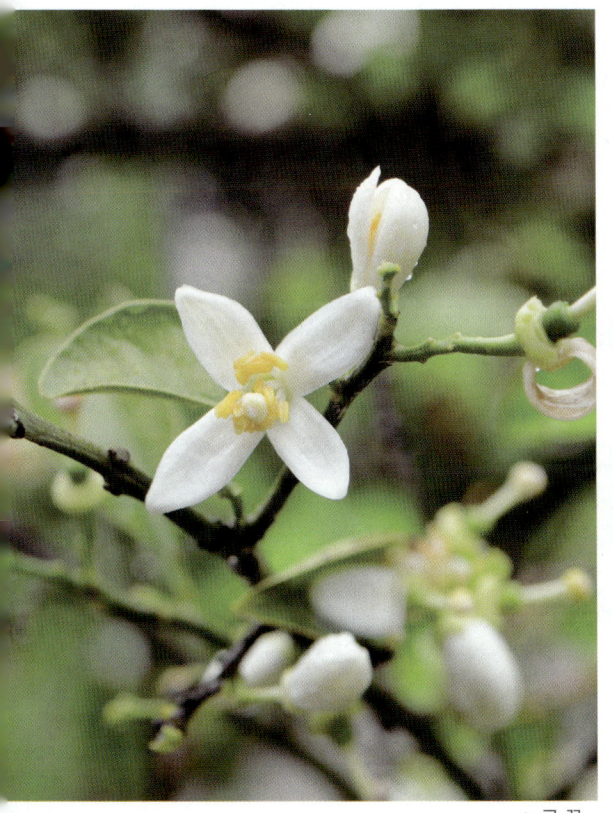

▲ 귤 꽃

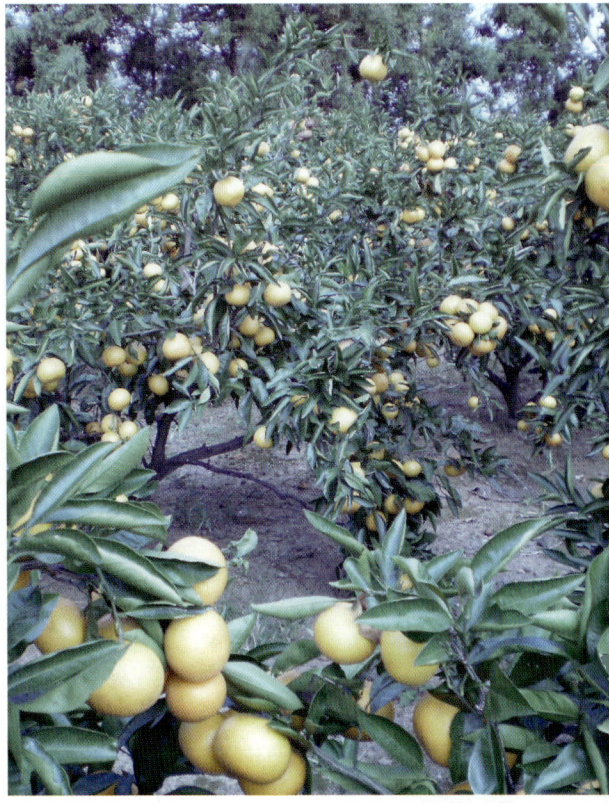

▲ 귤나무 수형

- **기원** 이 약은 굴나무 *Citrus unshiu* Markovich 또는 *Citrus reticulata* Blanco(운향과 Rutaceae)의 잘 익은 열매껍질이다.

- **한방 약미(藥味)와 약성(藥性)** 맛은 쓰고 매우며 성질은 따뜻하다.

- **한방 작용부위(귀경, 歸經)** 진피는 주로 폐(肺), 비경(脾經)에 들어가 작용한다.

| 약효 해설 |

- 가래가 많은 기침을 치료한다.
- 비위(脾胃)가 허하여 음식을 조금밖에 먹지 못하고 토하며 설사하는 증상에 유효하다.

| 동의보감 효능 |

굴피(橘皮, 굴껍질)는 성질이 따뜻하며[溫] 맛은 쓰고 매우며[苦辛] 독이 없다. 가슴에 기가 뭉친 것을 치료한다. 식욕을 돋우며 이질을 멎게 하고 가래침을 없앤다. 기운이 위로 치미는 것과 기침에 주로 쓴다. 속이 메슥메슥하여 토하려는 것을 멎게 한다. 대소변을 잘 나오게 한다.

| 약용법 |

열매껍질 3~10g을 물 800mL에 넣고 달여서 반으로 나누어 아침저녁으로 마신다.

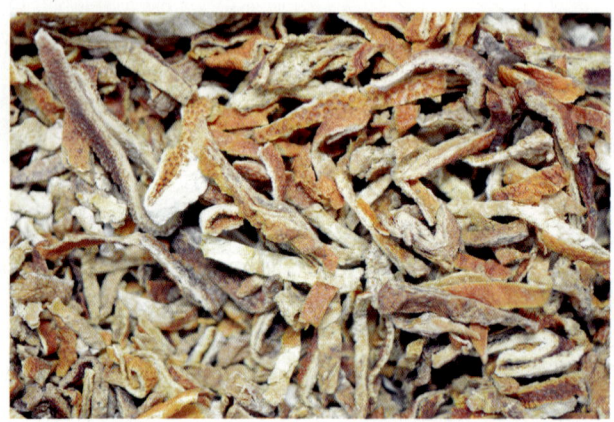

▲ 진피(약재, 절편)

419

- 한자명: 秦皮
- 라틴생약명: Fraxini Cortex
- 식물명 및 학명: 물푸레나무, *Fraxinus rhynchophylla* Hance
- 과명: 물푸레나무과
- 약용부위: 줄기껍질 또는 가지껍질
- 식약처 공정서 및 조선시대 의서 수재:

  대한민국약전외한약(생약)규격집(KHP) 제4개정

  동의보감 탕액편의 나무부

  방약합편의 교목(喬木, 줄기가 곧고 굵으며 높이 자라는 나무)편

물푸레나무
진피

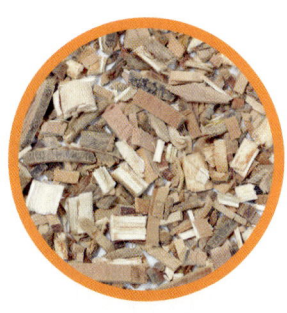

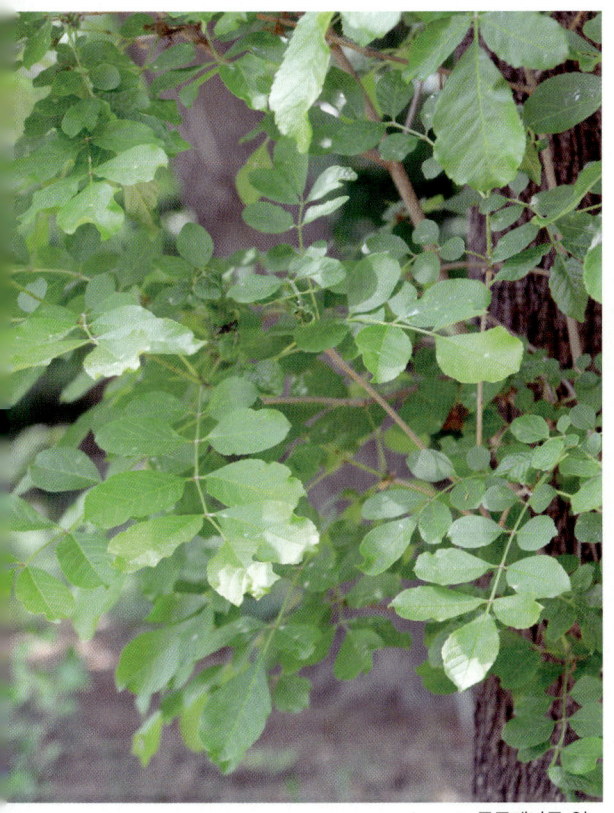

▲ 물푸레나무 잎

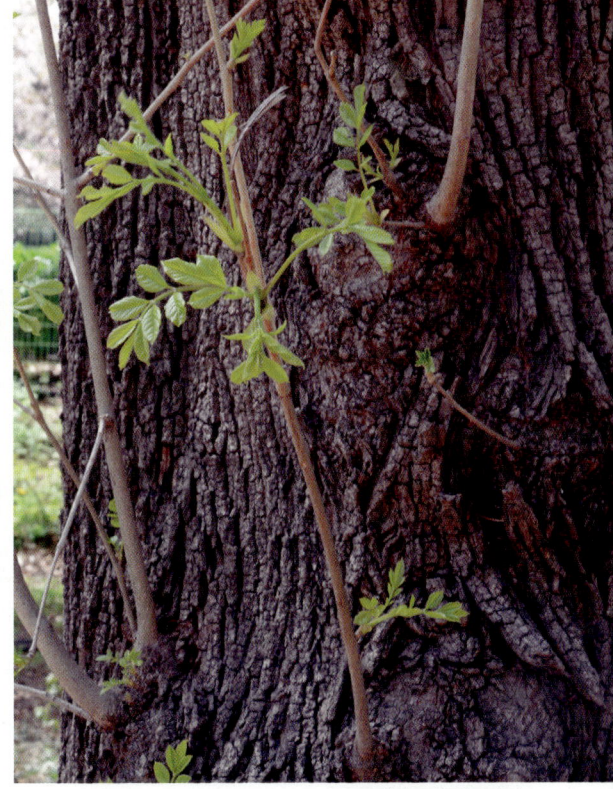

▲ 물푸레나무의 나무껍질

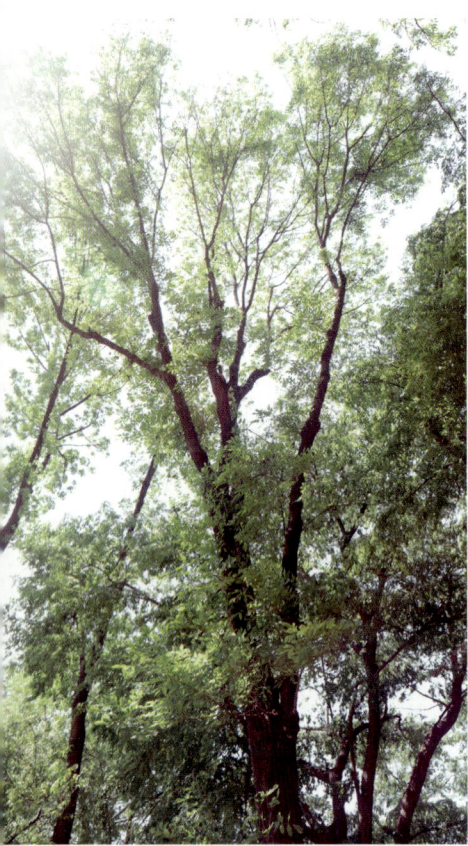

▲ 물푸레나무 수형

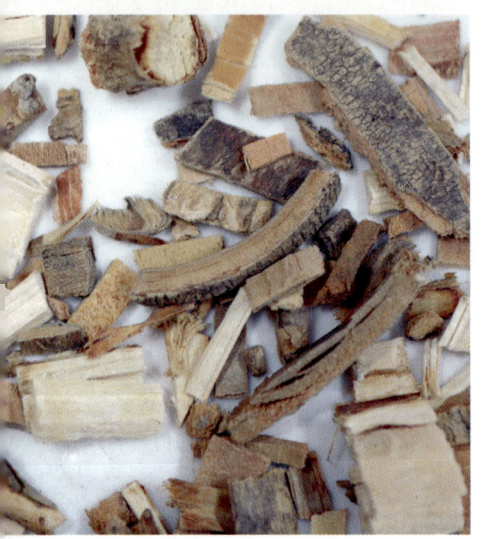

▲ 진피(약재, 절편)

● **기원** 이 약은 물푸레나무 *Fraxinus rhynchophylla* Hance 또는 동속 근연식물(물푸레나무과 Oleaceae)의 줄기껍질 또는 가지껍질이다.

● **한방 약미(藥味)와 약성(藥性)** 맛은 쓰고 매우며 성질은 따뜻하다.

● **한방 작용부위(귀경, 歸經)** 진피는 주로 폐(肺), 비경(脾經)에 들어가 작용한다.

| **약효 해설** |

• 눈이 충혈되면서 붓고 아픈 증상에 사용한다.
• 각막이 뿌옇게 흐려지고 시력장애가 생기는 증상을 치료한다.
• 세균성 이질, 장염, 적백대하에 유효하다.
• 만성 기관지염을 낫게 한다.

| **동의보감 효능** |

진피(秦皮, 물푸레나무 껍질)의 성질은 차며[寒] 맛은 쓰고 [苦] 독이 없다. 간열(肝熱)이 오래되어 두 눈이 벌겋게 부으면서 아픈 것과 바람을 쏘이면 눈물이 멎지 않는 데 주로 쓴다. 눈 속의 푸르거나 흰 예막을 없앤다. 눈을 씻으면 정기를 보하고 눈을 밝게 한다. 열이 나면서 설사하는 것, 자궁에서 분비물이 나오는 것, 소아의 열(熱)을 겸한 간질을 치료한다.

| **약용법** |

줄기껍질 또는 가지껍질 6~12g을 물 800mL에 넣고 달여서 반으로 나누어 아침저녁으로 마시거나 외용으로 적당량 사용한다.

420

- 한자명: 蒺藜子
- 라틴생약명: Tribuli Fructus
- 이명 또는 영명: Tribulus Fruit
- 식물명 및 학명: 남가새, *Tribulus terrestris* Linné
- 과명: 남가새과
- 약용부위: 잘 익은 열매
- 식약처 공정서 및 조선시대 의서 수재:
  대한민국약전(KP) 제11개정
  동의보감 탕액편의 풀부(部)
  방약합편의 습초(濕草)편

질려자

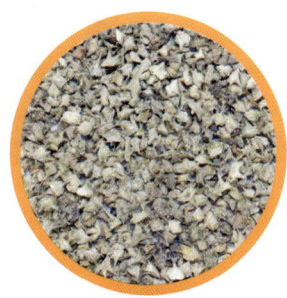

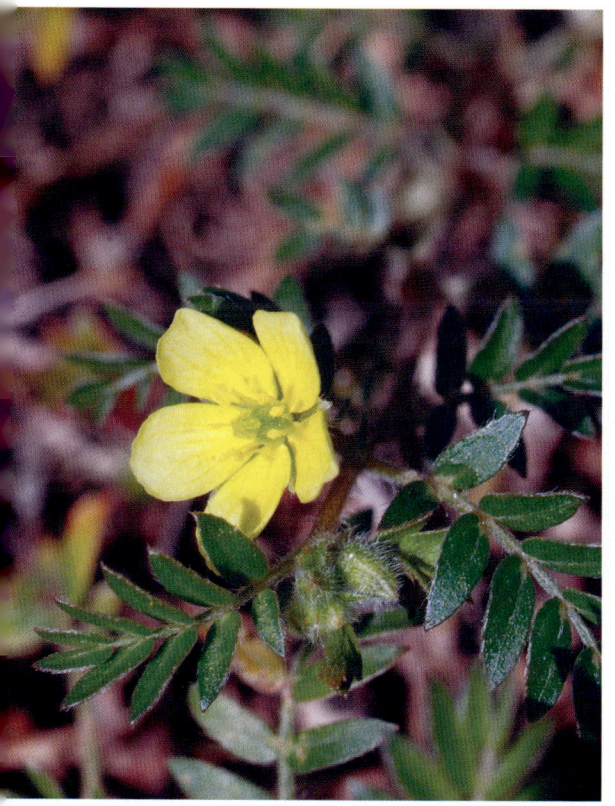

▲ 남가새 꽃

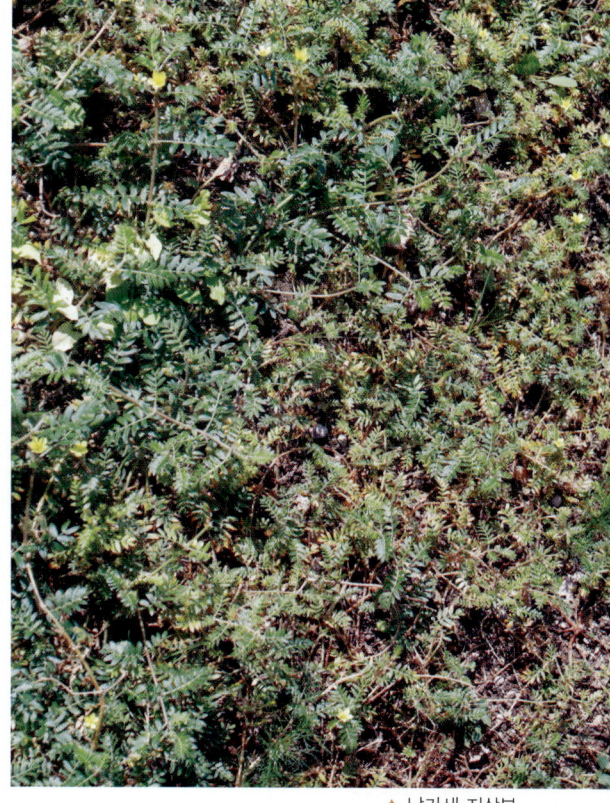

▲ 남가새 지상부

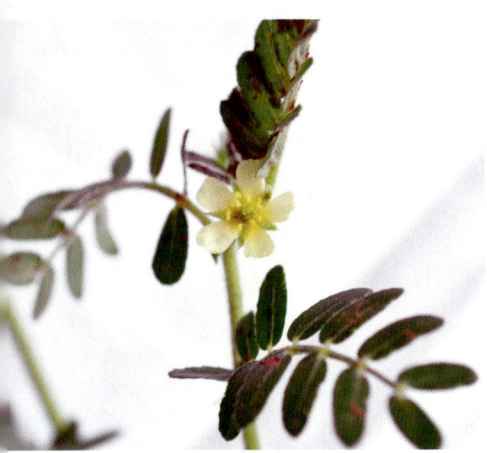

▲ 남가새 꽃(채취품)

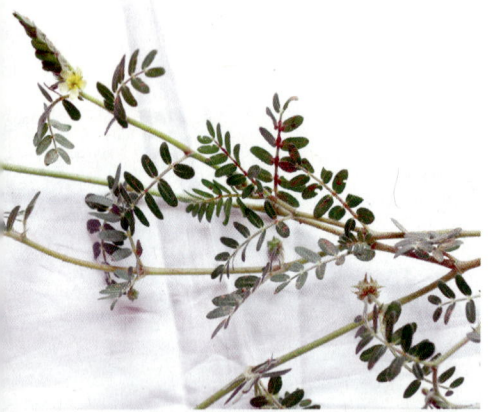

▲ 남가새 지상부(채취품)

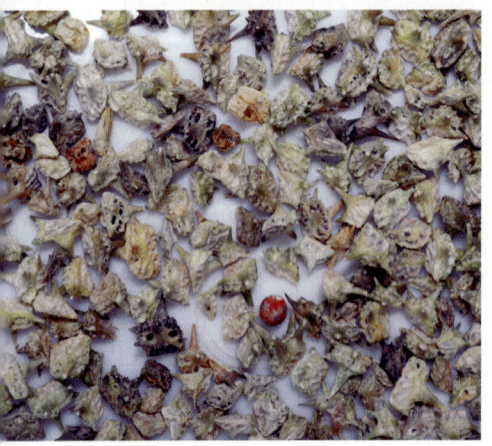

▲ 질려자(약재, 전형)

- **기원** 이 약은 남가새 *Tribulus terrestris* Linné(남가새과 Zygophyllaceae)의 잘 익은 열매이다.

- **한방 약미(藥味)와 약성(藥性)** 맛은 맵고 쓰며 성질은 약간 따뜻하고 독이 약간 있다.

- **한방 작용부위(귀경, 歸經)** 질려자는 주로 간경(肝經)에 들어가 작용한다.

| 약효 해설 |

- 머리가 아프고 정신이 아찔아찔하여 어지러운 증상을 낫게 한다.
- 눈이 충혈되고 막 같은 것이 생기는 장애를 치료한다.
- 가슴과 양쪽 옆구리가 불러오고 아픈 병증에 사용한다.
- 가려움증을 없앤다.

| 동의보감 효능 |

백질녀(白蒺藜, 꽃이 흰 남가새 열매)의 성질은 따뜻하며[溫] 맛이 쓰고[苦] 매우며[辛] 독이 없다. 온갖 풍증, 몸이 풍으로 가려운 것, 두통, 폐위로 고름을 토하는 것에 주로 쓴다. 신[水藏]이 차서 소변이 많은 것과 아랫배에서 생긴 통증이 명치까지 치밀어 오르는 것을 낫게 한다. 신기(腎氣)와 자궁이 정상 위치로부터 아래쪽으로 내려온 것을 치료한다.

| 약용법 |

열매 6~10g을 물 800mL에 넣고 달여서 반으로 나누어 아침저녁으로 마신다.

421

차전자

- 한자명: 車前子
- 라틴생약명: Plantaginis Semen
- 이명 또는 영명: Plantago Seed
- 식물명 및 학명: 질경이, *Plantago asiatica* Linné
  털질경이, *Plantago depressa* Willdenow
- 과명: 질경이과
- 약용부위: 잘 익은 씨
- 식약처 공정서 및 조선시대 의서 수재:
  대한민국약전(KP) 제11개정
  동의보감 탕액편의 풀부(部)
  방약합편의 습초(濕草)편

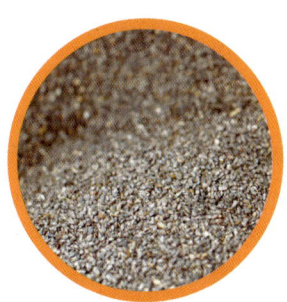

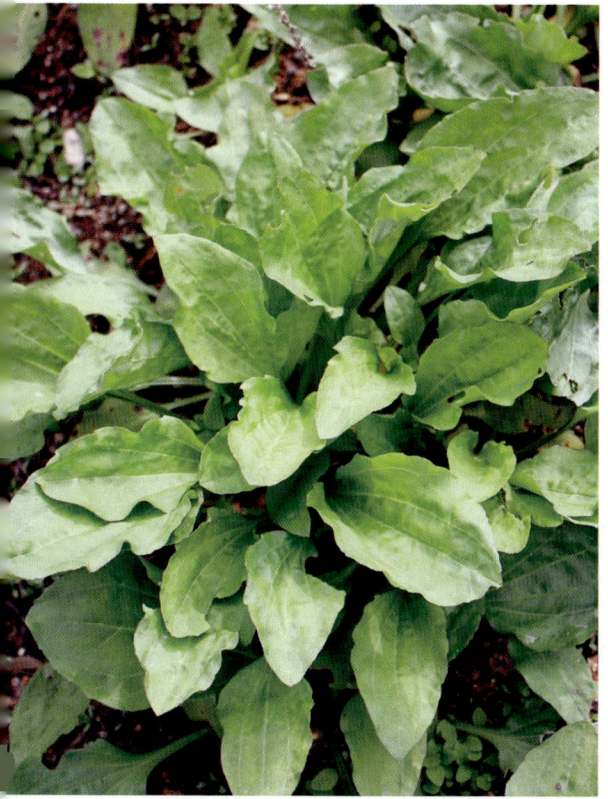

▲ 질경이 잎

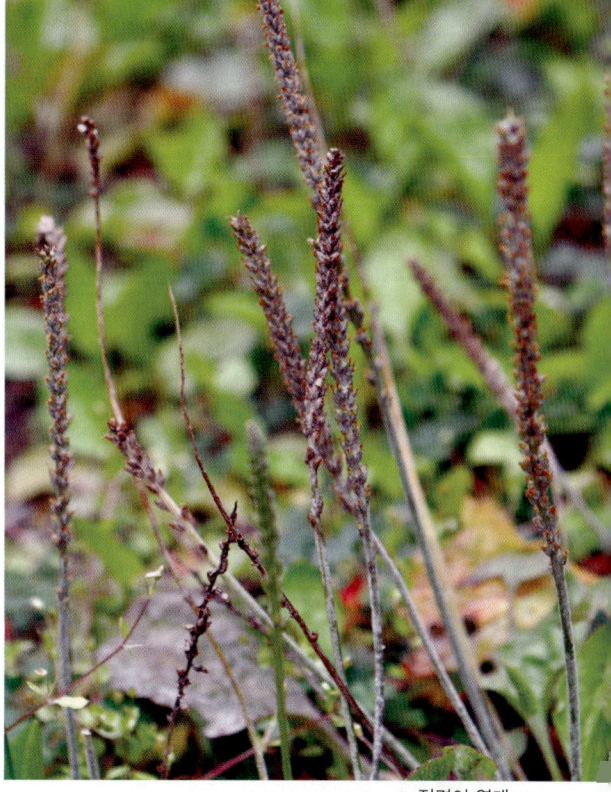

▲ 질경이 열매

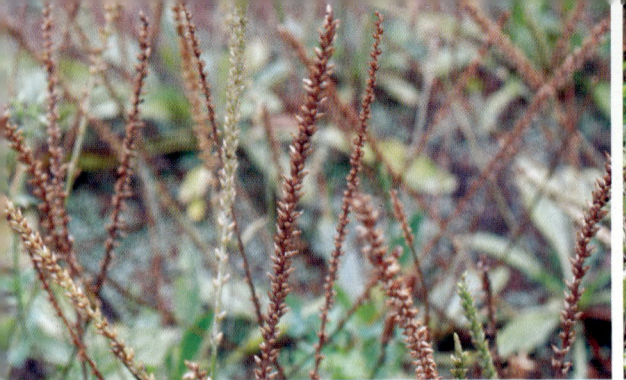

▲ 털질경이 열매

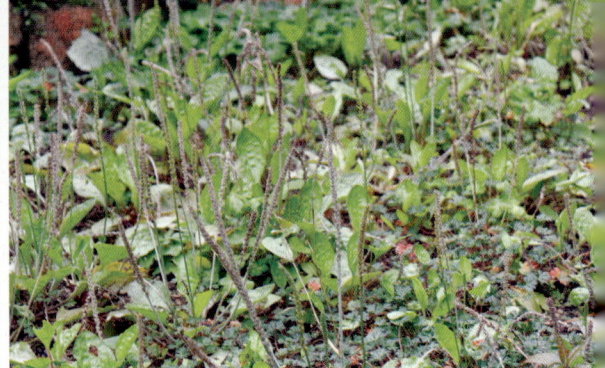

▲ 질경이 지상부

- **●기원** 이 약은 질경이 *Plantago asiatica* Linné 또는 털질경이 *Plantago depressa* Willdenow (질경이과 Plantaginaceae)의 잘 익은 씨이다.

- **●한방 약미(藥味)와 약성(藥性)** 맛은 달고 성질은 차다.

- **●한방 작용부위(귀경, 歸經)** 차전자는 주로 간(肝), 신(腎), 폐(肺), 소장경(小腸經)에 들어가 작용한다.

| **약효 해설** |

- 소변 볼 때 아프거나 시원하게 나가지 않는 병증을 치료한다.
- 눈이 충혈되면서 붓고 아픈 증상에 유효하다.
- 몸이 붓고 배가 몹시 불러오면서 속이 그득한 증상에 유효하다.
- 가래가 많은 기침 제거에 효과가 있다.

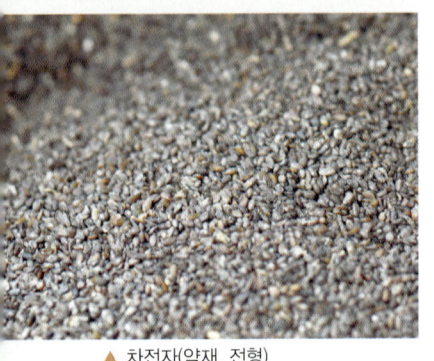

▲ 차전자(약재, 전형)

| **동의보감 효능** |

차전자(車前子, 질경이 씨)의 성질은 차며[寒](평(平)하다고도 한다) 맛이 달고[甘] 짜며[鹹] 독이 없다. 주로 기륭(氣癃)에 쓰며 오림(五淋)을 통하게 한다. 소변을 잘 나오게 하며 소변이 찔끔찔끔 나오는 것을 통하게 한다. 눈을 밝게 하고 간의 풍열(風熱)과 풍독(風毒)이 눈을 쳐서 눈이 붉고 아픈 것, 장예(障臀)를 치료한다.

| **약용법** |

씨 9~15g을 거즈에 싸서 물 800mL에 넣고 달여서 반으로 나누어 아침저녁으로 마신다.

808

422

- 한자명: 車前草
- 라틴생약명: Plantaginis Herba
- 식물명 및 학명: 질경이, *Plantago asiatica* Linné
  털질경이, *Plantago depressa* Willdeno
- 과명: 질경이과
- 약용부위: 전초
- 식약처 공정서 및 조선시대 의서 수재:
  대한민국약전외한약(생약)규격집(KHP) 제4개정(추보)
  동의보감 탕액편의 풀부(部)

차전초

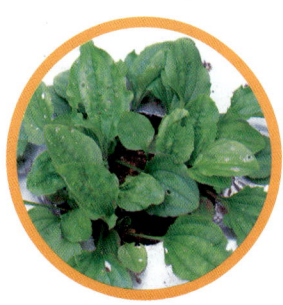

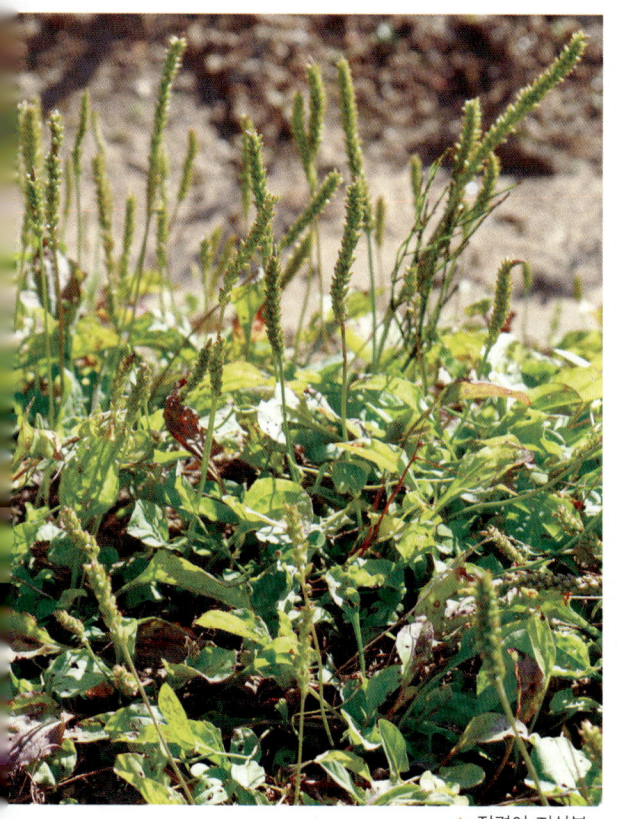

▲ 질경이 지상부

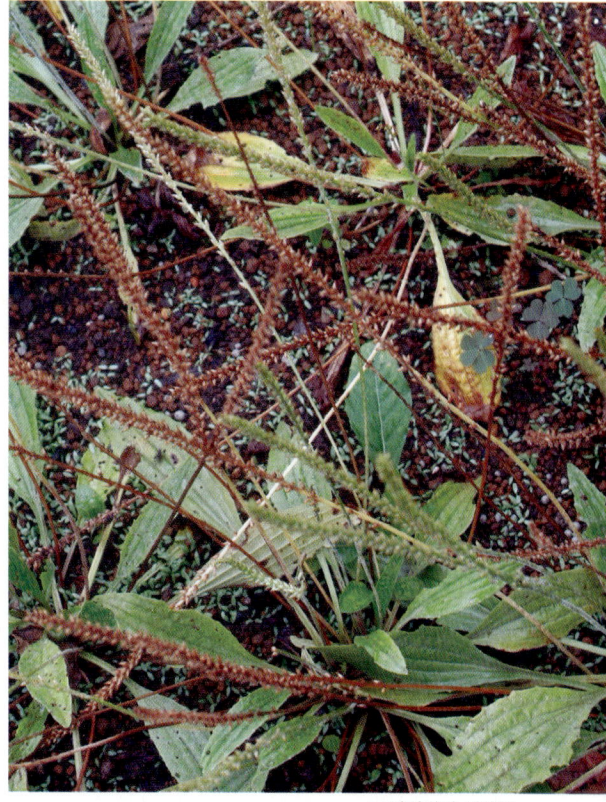

▲ 털질경이 지상부

● **기원** 이 약은 질경이 *Plantago asiatica* Linné 또는 털질경이 *Plantago depressa* Willdeno (질경이과 Plantaginaceae)의 전초이다.

● **한방 약미(藥味)와 약성(藥性)** 맛은 달고 성질은 차다.

● **한방 작용부위(귀경, 歸經)** 차전초는 주로 간(肝), 신(腎), 폐(肺), 소장경(小腸經)에 들어가 작용한다.

| **약효 해설** |

• 담열증(痰熱證)으로 기침이 나오는 증상을 없앤다.
• 목 안이 붓고 아픈 증상에 쓴다.
• 간열(肝熱)로 인해 눈이 붉게 되는 증상을 낫게 한다.
• 몸이 부으며 소변량이 적은 증상에 사용한다.
• 혈뇨(血尿), 코피를 멎게 한다.

| **동의보감 효능** |

차전엽과 차전근(車前葉, 根, 질경이 잎과 뿌리)은 주로 코피, 혈뇨(血尿), 소변에 피가 섞여 나오는 임증[血淋]에 쓰는데 즙을 내어 먹는다[본초].

| **약용법** |

전초 9~30g을 물 800mL에 넣고 달여서 반으로 나누어 아침저녁으로 마신다.

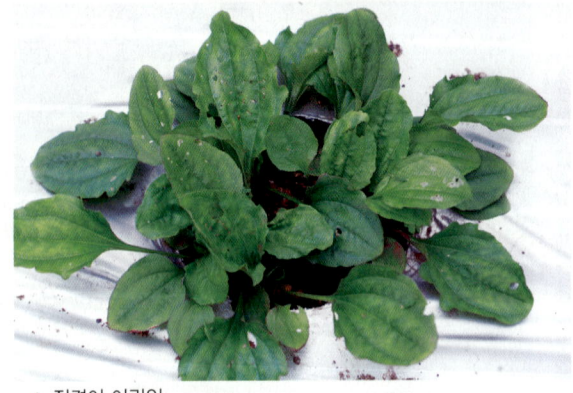

▲ 질경이 어린잎

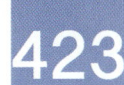

423

- 한자명: 蒼耳子
- 라틴생약명: Xanthii Fructus
- 이명 또는 영명: Xanthium Fruit
- 식물명 및 학명: 도꼬마리, *Xanthium strumarium* Linné
- 과명: 국화과
- 약용부위: 잘 익은 열매
- 식약처 공정서 및 조선시대 의서 수재:
  대한민국약전(KP) 제11개정
  동의보감 탕액편의 풀부(部)
  방약합편의 습초(濕草)편

창이자

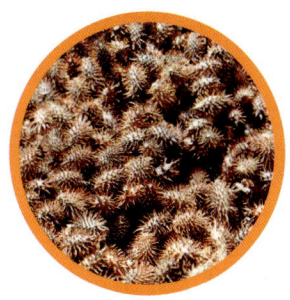

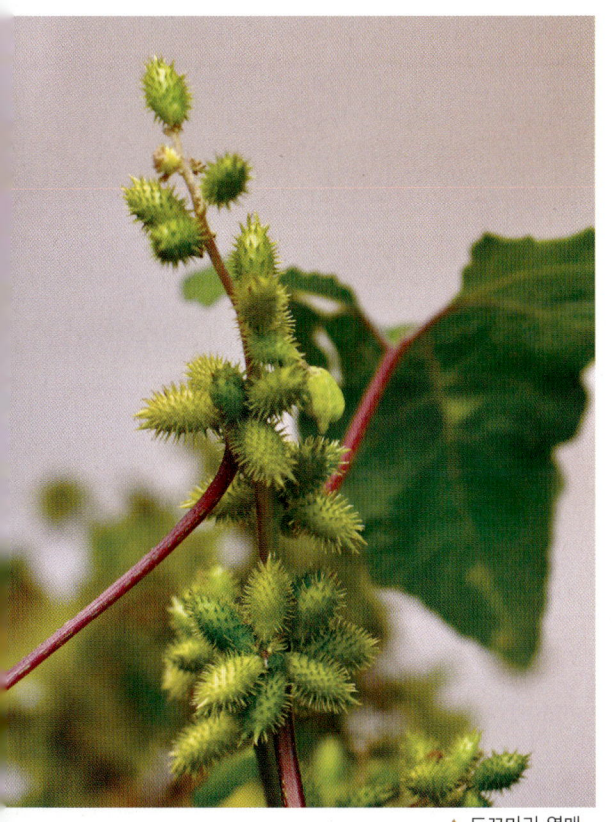

▲ 도꼬마리 열매

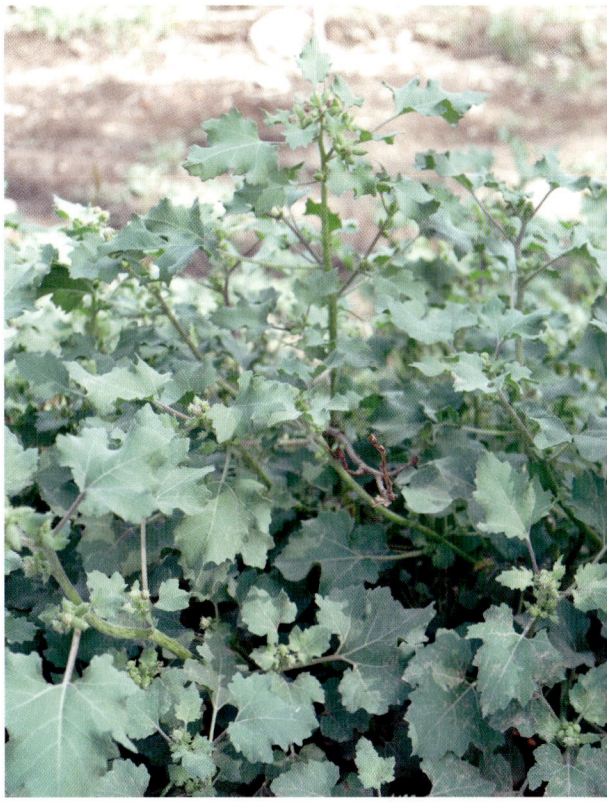

▲ 도꼬마리 지상부

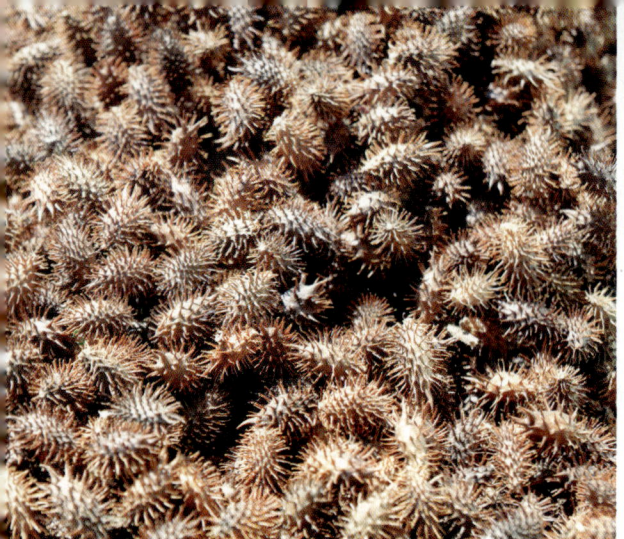

▲ 창이자(약재, 전형)

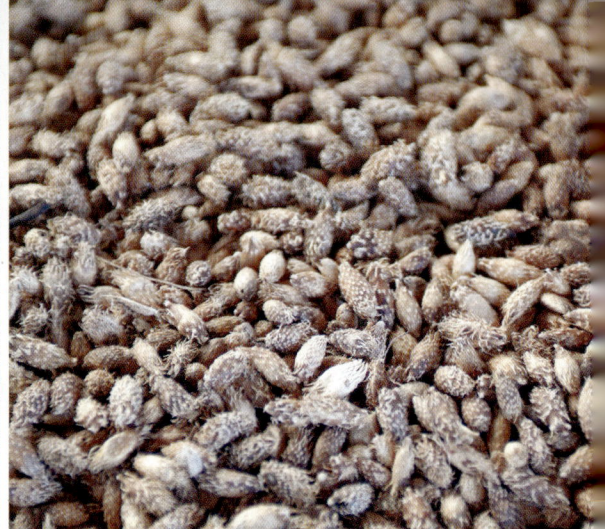

▲ 창이자(가시를 제거한 약재, 전형)

- **기원** 이 약은 도꼬마리 *Xanthium strumarium* Linné(국화과 Compositae)의 잘 익은 열매이다.

- **한방 약미(藥味)와 약성(藥性)** 맛은 쓰고 달며 맵고 성질은 따뜻하며 독이 약간 있다.

- **한방 작용부위(귀경, 歸經)** 창이자는 주로 폐(肺), 간경(肝經)에 들어가 작용한다.

| 약효 해설 |

- 코가 막히고 호흡이 불편한 증상에 사용한다.
- 팔다리를 잘 쓰지 못하고 마비되며 아픈 증상을 치료한다.
- 감기로 인한 두통, 치통을 없애준다.
- 습진, 개선에 유효하다.

| 동의보감 효능 |

사이실(枲耳實, 도꼬마리 열매)의 성질은 따뜻하고[溫] 맛은 쓰며 달고[苦甘] 독이 없다. 간(肝)의 열을 없애며 눈을 밝게 한다. 약에 넣을 때는 절구에 찧어서 가시를 없애고 약간 볶아서 쓴다. 일명 도인두(道人頭)라고도 한다[본초].

| 약용법 |

열매 3~10g을 물 800mL에 넣고 달여서 반으로 나누어 아침저녁으로 마시거나 또는 가루나 환(丸)으로 만들어 복용한다. 외용할 때는 적당량을 짓찧어서 환부에 붙인다.

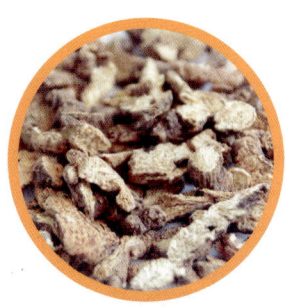

- 한자명: 蒼朮
- 라틴생약명: Atractylodis Rhizoma
- 이명 또는 영명: Atractylodes Rhizome
- 식물명 및 학명: 모창출(茅蒼朮), *Atractylodes lancea* De Candlle
  북창출(北蒼朮), *Atractylodes chinensis* Koidzumi
- 과명: 국화과
- 약용부위: 뿌리줄기
- 식약처 공정서 및 조선시대 의서 수재:
  대한민국약전(KP) 제11개정
  동의보감 탕액편의 풀부(部)
  방약합편의 산초(山草)편

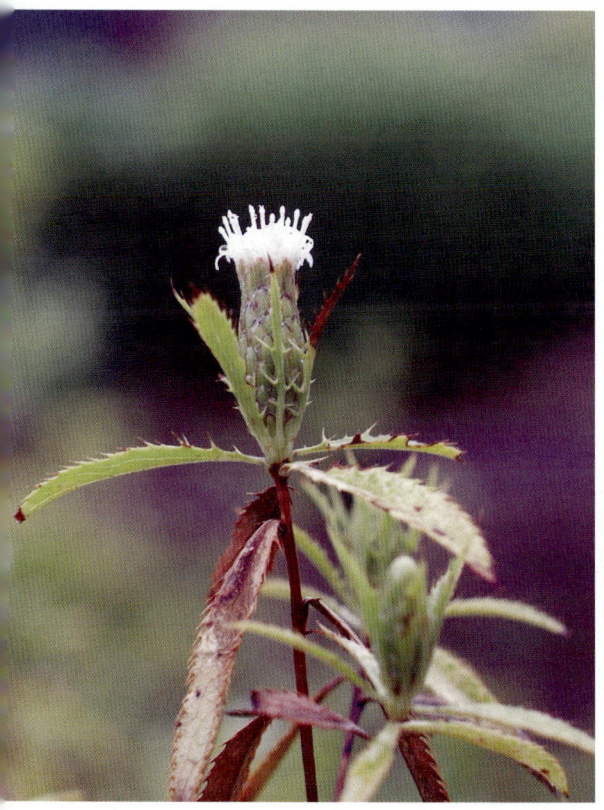

▲ 북창출 꽃

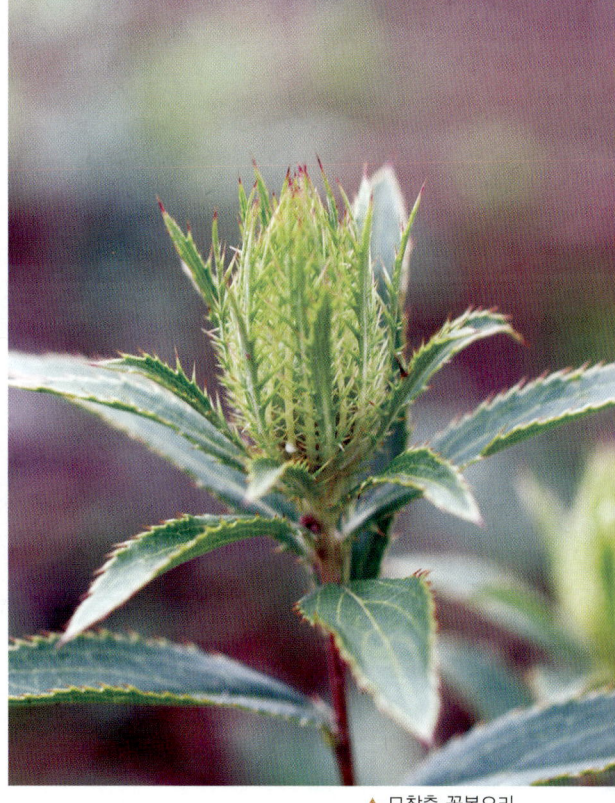

▲ 모창출 꽃봉오리

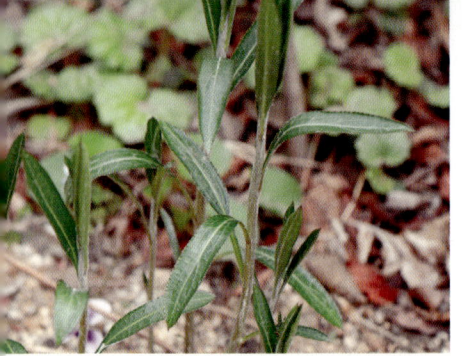
▲ 모창출 어린잎

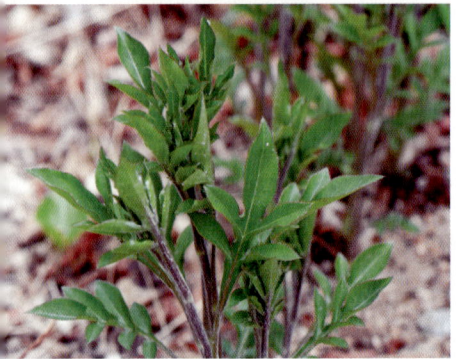
▲ 북창출 어린잎

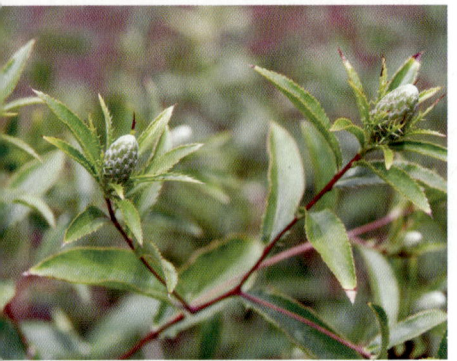
▲ 북창출 열매

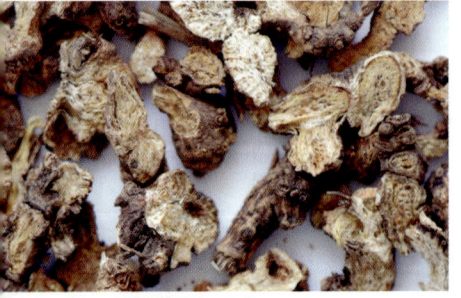
▲ 창출(약재, 절단)

● **기원** 이 약은 모창출(茅蒼朮) *Atractylodes lancea* De Candlle 또는 북창출(北蒼朮) *Atractylodes chinensis* Koidzumi(국화과 Compositae)의 뿌리줄기이다.

● **한방 약미(藥味)와 약성(藥性)** 맛은 맵고 쓰며 성질은 따뜻하다.

● **한방 작용부위(귀경, 歸經)** 창출은 주로 비(脾), 위(胃), 간경(肝經)에 들어가 작용한다.

| 약효 해설 |

• 식욕부진과 복부 부위가 부르고 그득한 증상에 사용한다.
• 몸이 붓는 증상, 설사를 치료한다.
• 관절염에 유효하다.
• 야맹증, 눈이 흐린 증상에 사용한다.

| 동의보감 효능 |

창출(蒼朮, 모창출, 북창출의 뿌리줄기)의 성질은 따뜻하며[溫] 맛이 쓰고[苦] 매우며[辛] 독이 없다. 상중하의 습으로 인한 병[上中下濕疾]을 치료한다. 속을 편안하게 하고 땀을 내게 한다. 고여 있는 담음(痰飮), 옆구리 부위에 덩어리가 생긴 것, 기괴(氣塊), 산람장기(山嵐瘴氣)를 깨뜨린다. 풍한습(風寒濕)으로 뼈마디가 아프고 손발이 저린 증상을 치료한다. 곽란(霍亂)으로 토하고 설사하는 것이 멎지 않는 것을 낫게 한다. 몸이 붓는 것과 배가 몹시 부르며 속이 그득한 감을 주는 증상을 없앤다.

| 약용법 |

뿌리줄기 3~9g을 물 800mL에 넣고 달여서 반으로 나누어 아침저녁으로 마신다.

425

- 한자명: 川骨
- 라틴생약명: Nupharis Rhizoma
- 이명 또는 영명: 평봉초(萍蓬草)
- 식물명 및 학명: 개연꽃, *Nuphar japonicum* De Candole
- 과명: 수련과
- 약용부위: 뿌리줄기
- 식약처 공정서 및 조선시대 의서 수재:
  대한민국약전외한약(생약)규격집(KHP) 제4개정

천골

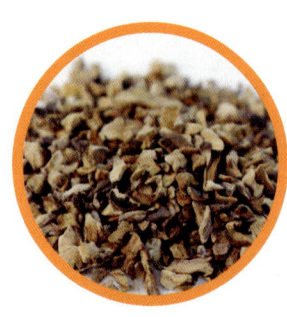

● **기원** 이 약은 개연꽃 *Nuphar japonicum* De Candole(수련과 Nymphaeaceae)의 뿌리줄기이다.

● **한방 약미(藥味)와 약성(藥性)** 맛은 달고 성질은 평(平)하다.

● **한방 작용부위(귀경, 歸經)** 천골은 주로 비(脾), 폐(肺), 간경(肝經)에 들어가 작용한다.

| 약효 해설 |

- 병후쇠약, 월경불순을 치료한다.
- 소화불량에 유효하다.
- 수면 중에 식은땀이 나는 증상을 낫게 한다.

| 약용법 |

뿌리줄기 9~15g을 물 800mL에 넣고 달여서 반으로 나누어 아침저녁으로 마신다.

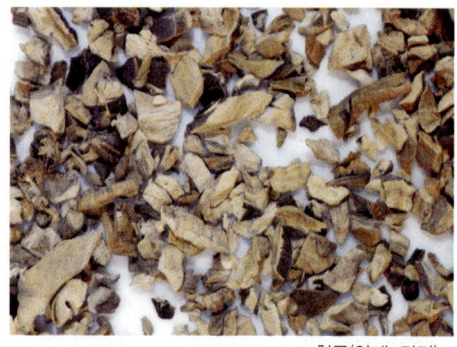

▲ 천골(약재, 절편)

426

천궁

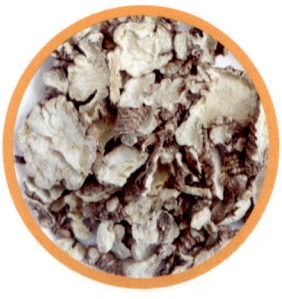

- 한자명: 川芎
- 라틴생약명: Cnidii Rhizoma
- 이명 또는 영명: Cnidium Rhizome
- 식물명 및 학명: 천궁, *Cnidium officinale* Makino
  중국천궁(中國川芎), *Ligusticum chuanxiong* Hort
- 과명: 산형과
- 약용부위: 뿌리줄기로서 그대로 또는 끓는 물에 데친 것
- 식약처 공정서 및 조선시대 의서 수재:
  대한민국약전(KP) 제11개정
  동의보감 탕액편의 풀부(部)
  방약합편의 방초(芳草, 향기가 좋은 풀)편

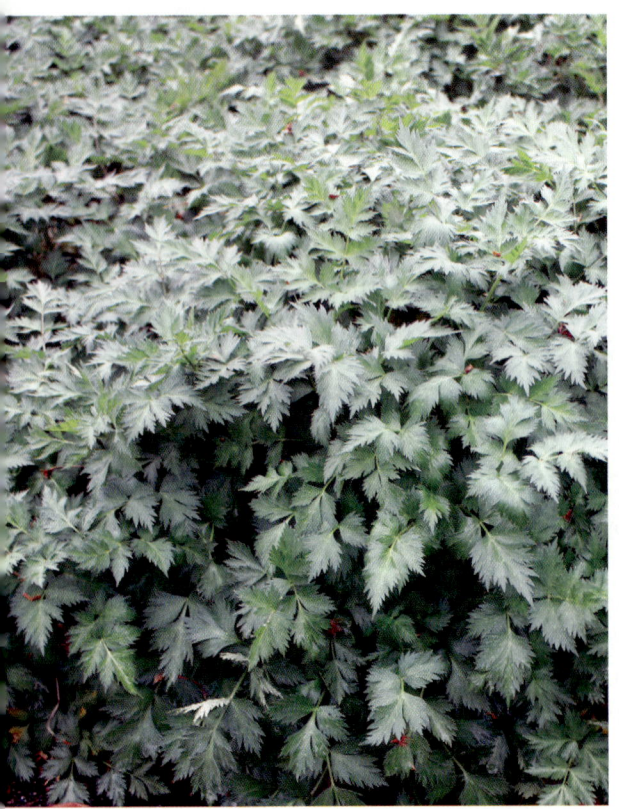

▲ 천궁 잎

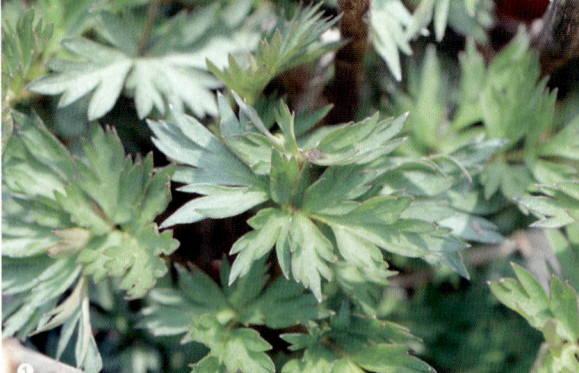

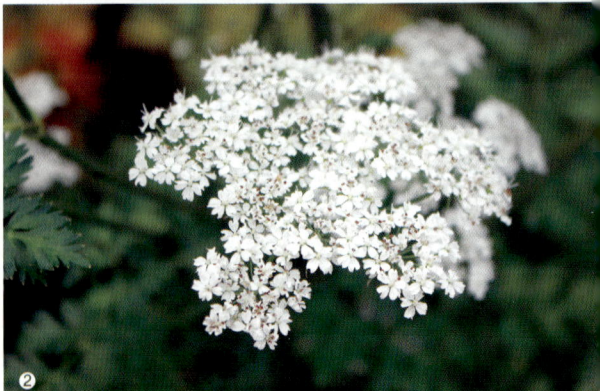

▲ ❶ 중국천궁의 어린잎 ❷ 천궁 꽃

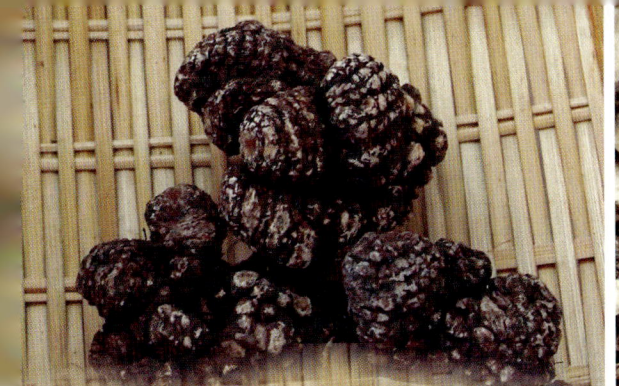

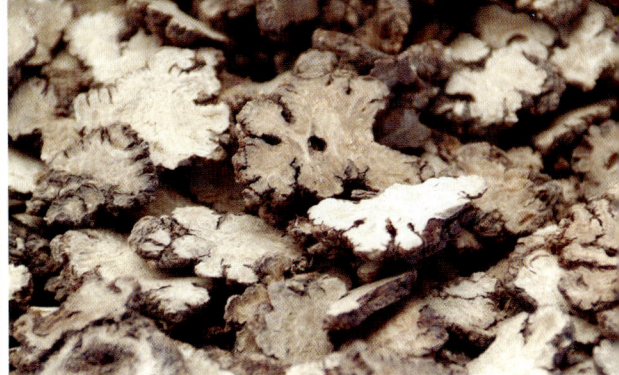

▲ 천궁(일천궁, 전형)　　　　　　　　　　　▲ 천궁(중국천궁, 절편)

● **기원**　이 약은 천궁 *Cnidium officinale* Makino 또는 중국천궁(中國川芎) *Ligusticum chuanxiong* Hort.(산형과 Umbelliferae)의 뿌리줄기로서 그대로 또는 끓는 물에 데친 것이다.

● **한방 약미(藥味)와 약성(藥性)**　맛은 매우며 성질은 따뜻하다.

● **한방 작용부위(귀경, 歸經)**　천궁은 주로 간(肝), 담(膽), 심포경(心包經)에 들어가 작용한다.

| 약효 해설 |

• 혈액순환을 촉진시켜 기를 잘 돌게 하고 통증을 제거한다.
• 팔다리를 잘 쓰지 못하고 마비되며 아픈 증상을 치료한다.
• 가슴이 막히는 듯하면서 아픈 병증을 낫게 한다.
• 앞가슴과 양쪽 옆구리의 찌르는 듯한 통증을 없앤다.
• 월경불순, 난산(難産)에 사용한다.
• 추위로 인한 근육의 마비 증상에 쓴다.

| 동의보감 효능 |

궁궁(芎藭, 천궁)의 성질은 따뜻하고[溫] 맛이 매우며[辛] 독이 없다. 모든 풍병, 기병, 노손(勞損), 혈병을 치료한다. 오래된 어혈을 깨뜨리고 피를 만든다. 토혈(吐血), 코피, 혈뇨(血尿), 혈변(血便)을 멎게 한다. 바람과 찬 기운이 뇌에 들어가 머리가 아프고 눈물이 나는 것을 치료한다. 명치와 옆구리가 차고 아픈 것을 낫게 한다.

| 약용법 |

뿌리줄기 3~10g을 물 800mL에 넣고 달여서 반으로 나누어 아침저녁으로 마신다.

427

천남성

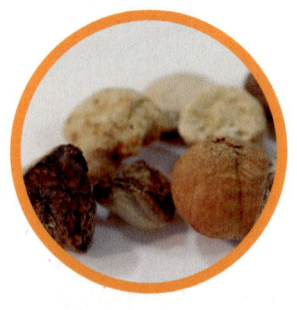

- 한자명: 天南星
- 라틴생약명: Arisaematis Rhizoma
- 이명 또는 영명: Arisaema Rhizome
- 식물명 및 학명: 둥근잎천남성, *Arisaema amurense* Maximowicz

  천남성(天南星), *Arisaema erubescens* Schott

  두루미천남성, *Arisaema heterophyllum* Blume
- 과명: 천남성과
- 약용부위: 덩이뿌리로서 주피를 완전히 제거한 것
- 식약처 공정서 및 조선시대 의서 수재:

  대한민국약전(KP) 제11개정

  동의보감 탕액편의 풀부(部)

  방약합편의 독초편

● **기원** 이 약은 둥근잎천남성 *Arisaema amurense* Maximowicz, 천남성(天南星) *Arisaema erubescens* Schott 또는 두루미천남성 *Arisaema heterophyllum* Blume(천남성과 Araceae)의 덩이뿌리로서 주피를 완전히 제거한 것이다.

● **한방 약미(藥味)와 약성(藥性)** 맛은 쓰고 매우며 성질은 따뜻하고 독이 있다.

● **한방 작용부위(귀경, 歸經)** 천남성은 주로 폐(肺), 간(肝), 비경(脾經)에 들어가 작용한다.

| **약효 해설** |

- 안면신경 마비, 반신불수에 유효하다.
- 인후염, 외상에 의한 골절을 치료한다.
- 가래가 많은 기침에 사용한다.
- 진경, 진정 작용이 있다.
- 독성이 있어 유의해야 한다.

| **동의보감 효능** |

천남성(天南星)의 성질은 평(平)하고 맛은 쓰며 맵고[苦辛] 독이 있다. 중풍에 주로 쓴다. 담을 삭

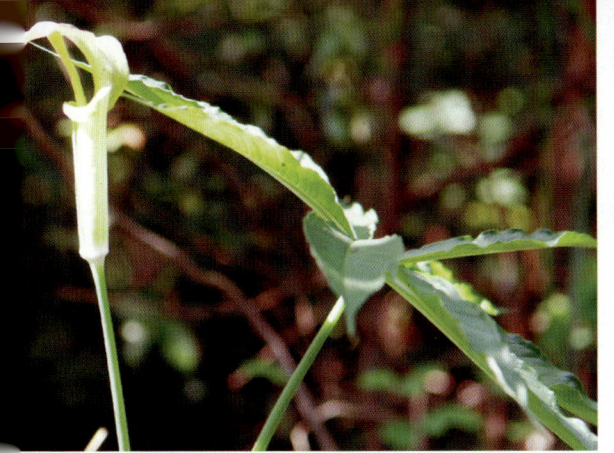

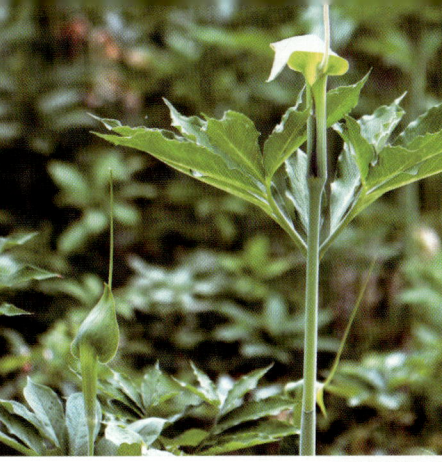

▲ 천남성 지상부   ▲ 두루미천남성 지상부

이며 가슴을 잘 통하게 한다. 옹종(癰腫)을 삭이고 유산시키며 또 근육의 경련성 마비와 동통을 동반한 근육수축을 일으키는 감염성 질환을 낫게 한다.

| 수치(修治) |

한방이론에 근거하여 약재를 가공처리함으로써 약재 본래의 성질을 변화시키는 제약기술의 일종으로 포제 (炮製)라고도 함.

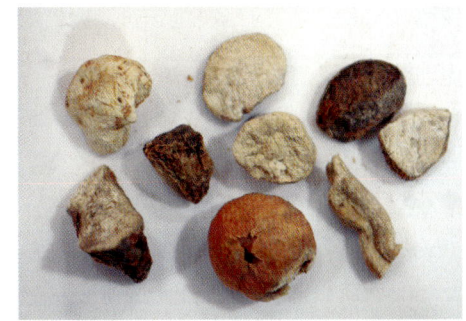

▲ 천남성(약재, 절편)

생천남성(生天南星): 이물질을 제거하고 씻은 다음 건조한다.

제천남성(製天南星): 정선한 천남성을 찬물에 담가 매일 2~3회 물을 갈아준다. 흰 거품이 나오게 되면 백반수(白礬水)에 하루 정도 담갔다가 다시 물을 갈아준다. 함량은 천남성 100kg에 백반 2kg 비율이다. 다음에 천남성을 쪼개어 맛을 보아서 아린 맛이 없으면 꺼낸다. 생강편(生薑片)과 백반을 넣고 적당량의 물로 끓인 후 여기에 천남성을 넣고 다시 끓인다. 내부의 건심(乾心)이 없어지면 꺼내서 생강편을 제거하고 어느 정도 말린 후 얇은 조각으로 썰어 건조한다.

| 약용법 |

수치한 덩이뿌리 3~9g을 물 800mL에 넣고 달여서 반으로 나누어 아침저녁으로 마신다. 다른 약재와 함께 끓일 때는 천남성은 나중에 넣는다. 또는 가루나 환(丸)으로 만들어 복용한다. 외용할 때는 분말을 식초나 술에 담가 바른다.

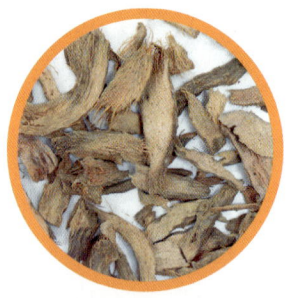

428

천년건

- 한자명: 千年健
- 라틴생약명: Homalomenae Rhizoma
- 식물명 및 학명: 천년건(千年健), *Homalomena occulta* Schott
- 과명: 천남성과
- 약용부위: 뿌리줄기
- 식약처 공정서 및 조선시대 의서 수재:

  대한민국약전외한약(생약)규격집(KHP) 제4개정(추보)

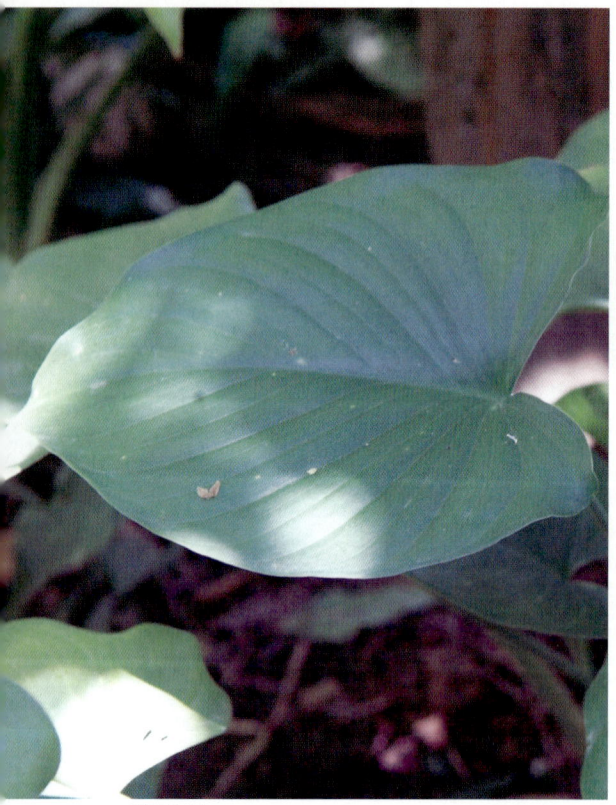

▲ 천년건 잎

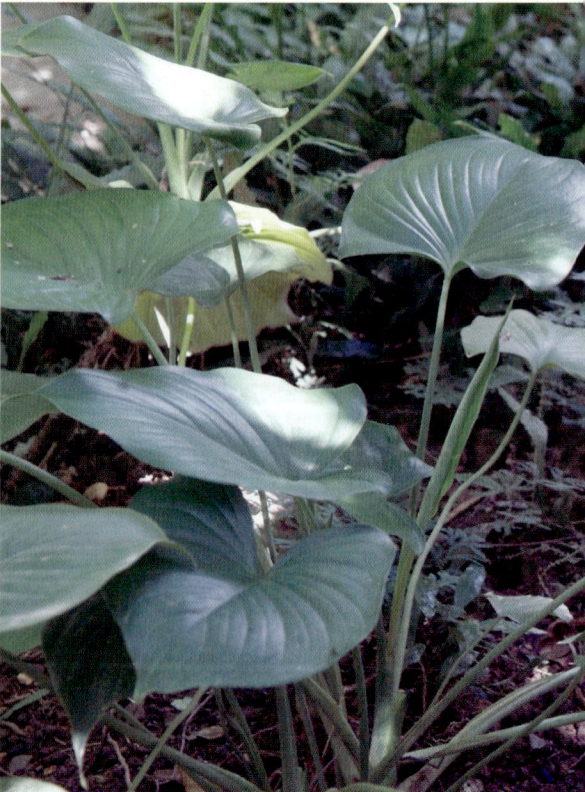

▲ 천년건 지상부

820

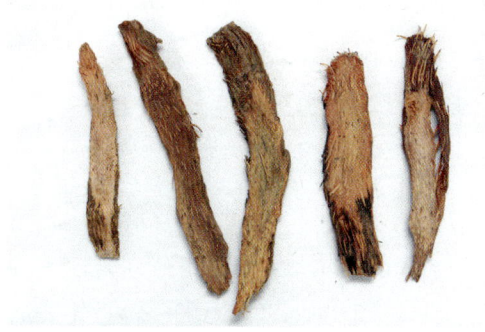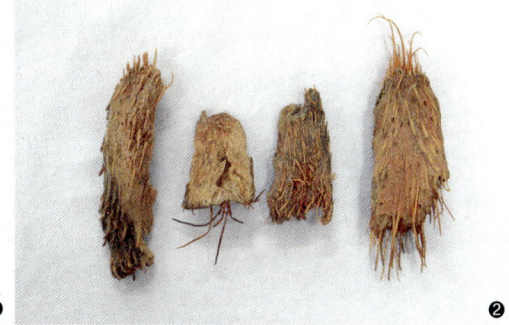

▲ ❶❷ 천년건(약재, 절편)

● **기원** 이 약은 천년건(千年健) *Homalomena occulta* Schott(천남성과 Araceae)의 뿌리줄기이다.

● **한방 약미(藥味)와 약성(藥性)** 맛은 쓰고 매우며 성질은 따뜻하다.

● **한방 작용부위(귀경, 歸經)** 천년건은 주로 간(肝), 신경(腎經)에 들어가 작용한다.

| **약효 해설** |

• 근육과 골격을 튼튼히 하는 효능이 있다.

• 류머티즘 관절염 치료에 도움이 된다.

• 손발이 굳어서 마음대로 쓰지 못하거나 감각이 둔해지는 증상에 쓴다.

• 허리와 무릎에 냉감이 있는 통증에 사용한다.

• 위통을 낫게 한다.

| **약용법** |

뿌리줄기 5~10g을 물 800mL에 넣고 달여서 반으로 나누어 아침저녁으로 마신다.

429

천련자

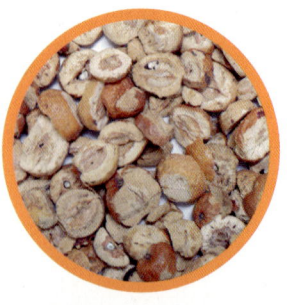

- 한자명: 川楝子
- 라틴생약명: Meliae Fructus
- 이명 또는 영명: 금령자(金鈴子)
- 식물명 및 학명: 천련(川楝), *Melia toosendan* Siebold et Zuccarini

  멀구슬나무, *Melia azedarach* Linné
- 과명: 멀구슬나무과
- 약용부위: 열매
- 식약처 공정서 및 조선시대 의서 수재:

  대한민국약전외한약(생약)규격집(KHP) 제4개정

  동의보감 탕액편의 나무부

  방약합편의 교목(喬木, 줄기가 곧고 굵으며 높이 자라는 나무)편

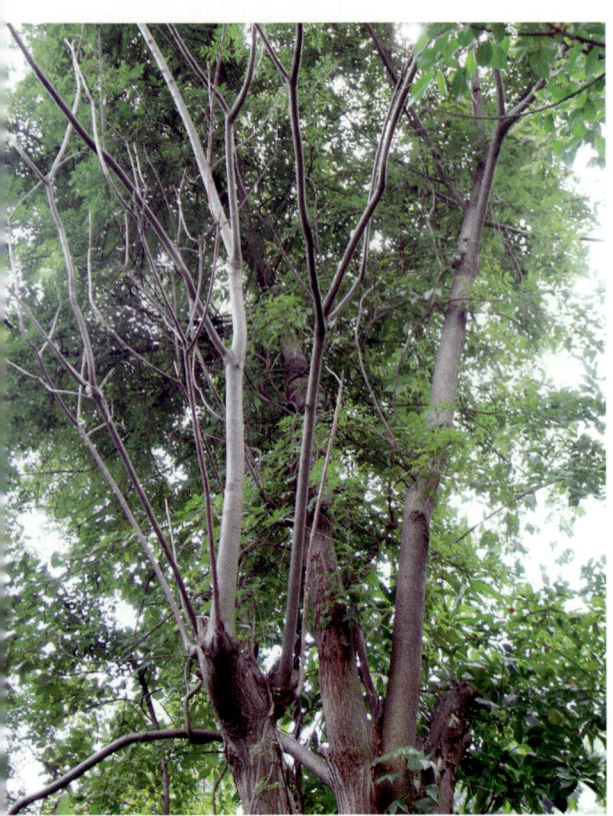

▲ 멀구슬나무 수형

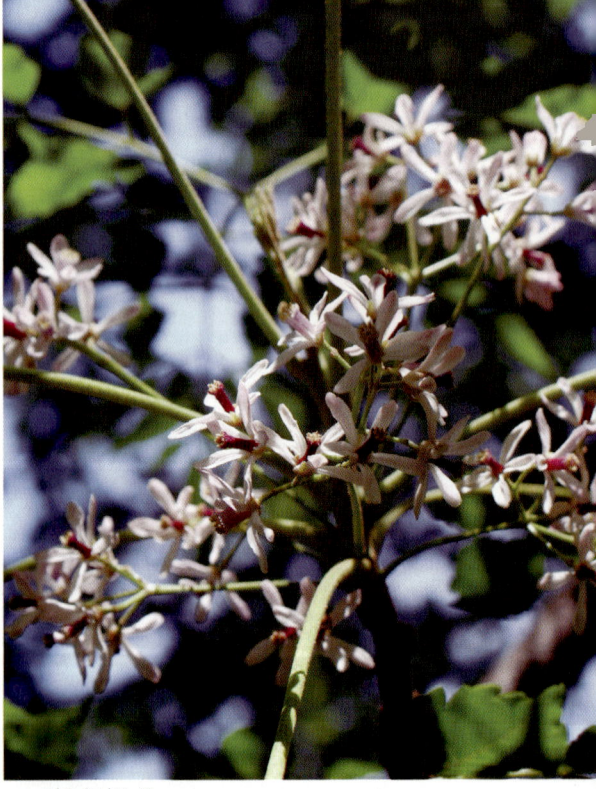

▲ 멀구슬나무 꽃

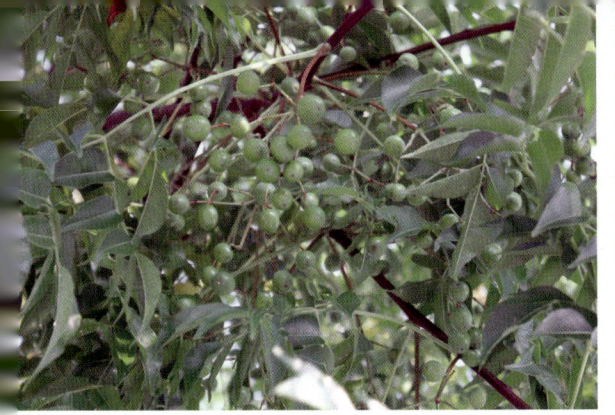

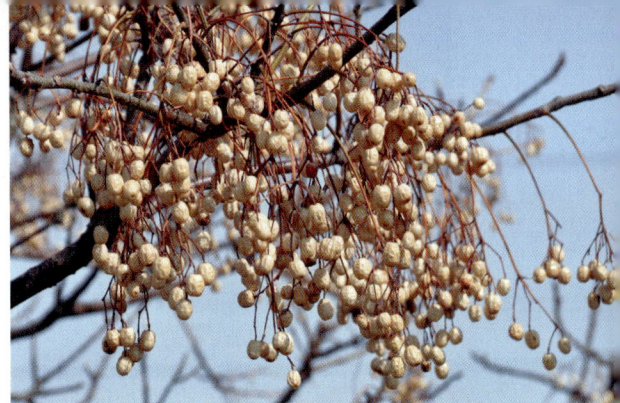

▲ 멀구슬나무 열매   ▲ 멀구슬나무 익은 열매

● **기원** 이 약은 천련(川楝) *Melia toosendan* Siebold et Zuccarini 또는 멀구슬나무 *Melia azedarach* Linné(멀구슬나무과 Meliaceae)의 열매이다.

● **한방 약미(藥味)와 약성(藥性)** 맛은 쓰고 성질은 차며 독이 약간 있다.

● **한방 작용부위(귀경, 歸經)** 천련자는 주로 간(肝), 소장(小腸), 방광경(膀胱經)에 들어가 작용한다.

| **약효 해설** |

• 복부 부위가 부르고 그득하며 통증이 있는 증상에 사용한다.

• 고환이나 음낭이 커지면서 아랫배가 아픈 증상에 유효하다.

• 회충으로 인한 복통을 치료한다.

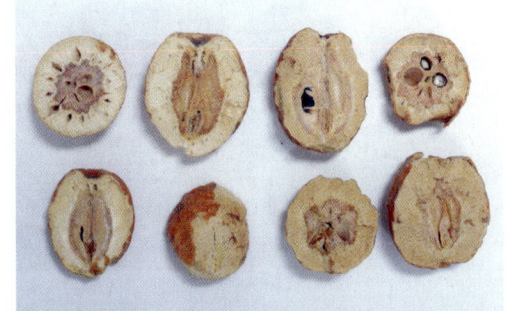

▲ 천련자(약재, 절편)

| **동의보감 효능** |

연실(楝實, 멀구슬나무 열매)의 성질은 차고[寒] 맛이 쓰며[苦] 독이 없다. 온병(溫病), 상한(傷寒)으로 열이 심하고 답답해 미칠 것 같은 데 주로 쓴다. 소변을 잘 나오게 하고 삼충(三蟲)을 죽이며 옴과 헌데를 치료한다.

| **약용법** |

열매 5~10g을 물 800mL에 넣고 달여서 반으로 나누어 아침저녁으로 마시거나 외용으로 적당량 사용한다.

430

천마

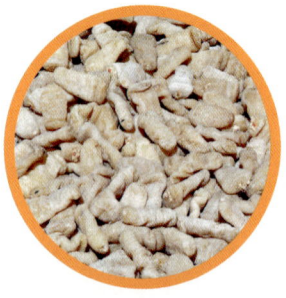

- 한자명: 天麻
- 라틴생약명: Gastrodiae Rhizoma
- 이명 또는 영명: Gastrodia Rhizome
- 식물명 및 학명: 천마, *Gastrodia elata* Blume
- 과명: 난초과
- 약용부위: 덩이줄기
- 식약처 공정서 및 조선시대 의서 수재:
    대한민국약전(KP) 제11개정
    동의보감 탕액편의 풀부(部)
    방약합편의 산초(山草)편

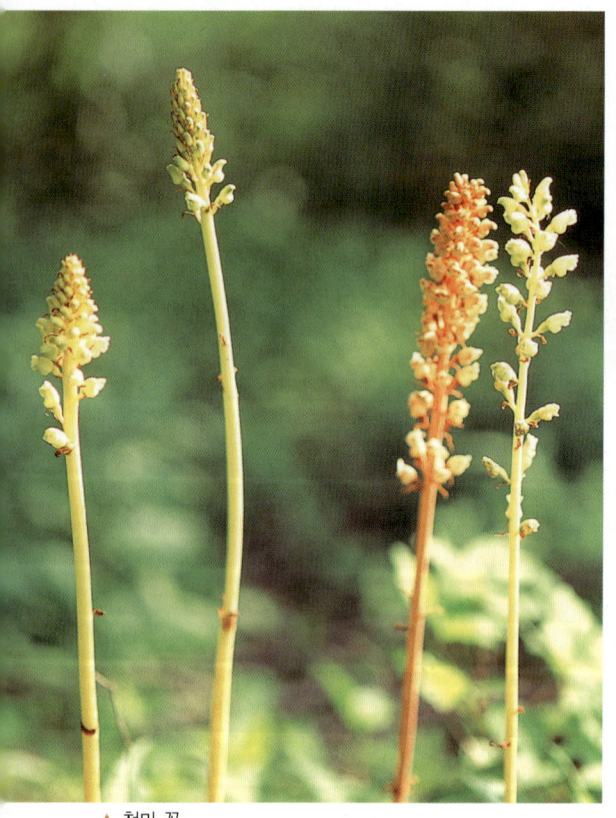

▲ 천마 꽃

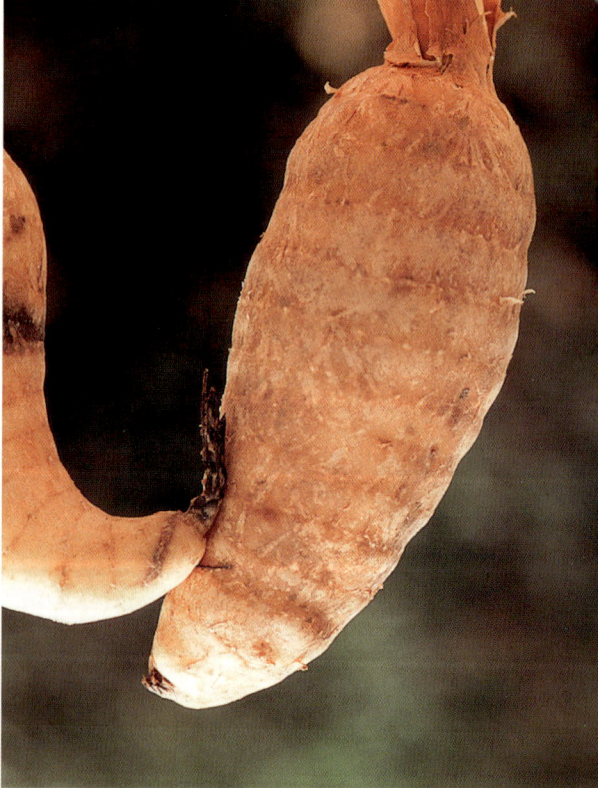

▲ 천마 덩이줄기(채취품)

- **기원** 이 약은 천마 *Gastrodia elata* Blume(난초과 Orchidaceae)의 덩이줄기이다.

- **한방 약미(藥味)와 약성(藥性)** 맛은 달고 성질은 평(平)하다.

- **한방 작용부위(귀경, 歸經)** 천마는 주로 간경(肝經)에 들어가 작용한다.

| 약효 해설 |

- 반신불수 치료에 효과가 있다.
- 머리가 아프고 정신이 아찔아찔하여 어지러운 증상을 치료한다.
- 팔다리가 저리고 아프며 잘 쓰지 못하는 증상에 사용한다.
- 어린아이가 깜짝깜짝 놀라고 경련이 일어나는 병에 유효하다.

| 동의보감 효능 |

천마(天麻)의 성질은 평(平)하고(차다[寒]고도 한다) 맛은 쓰며[苦](달다[甘]고도 한다) 독이 없다. 팔다리를 잘 쓰지 못하고 마비되며 아픈 것, 사지에 경련이 이는 것, 소아 풍간(風癎)과 경풍(驚風)을 낮게 한다. 어지럼증, 풍간으로 말을 잘 하지 못하는 것, 잘 놀라며 정신이 온전치 못한 것을 치료한다. 근육과 뼈를 강하게 하며 허리와 무릎을 부드럽게 한다.

| 약용법 |

덩이줄기 3~10g을 물 800mL에 넣고 달여서 반으로 나누어 아침저녁으로 마신다. 또는 가루나 환(丸)으로 만들어 매회 1~1.5g을 복용한다.

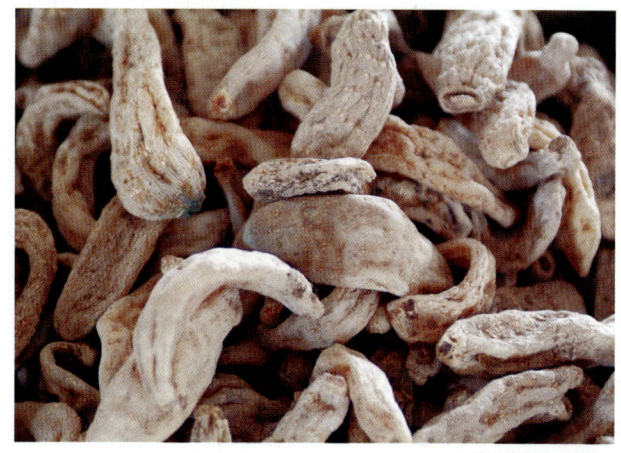

▲ 천마(약재, 전형)

431

천문동

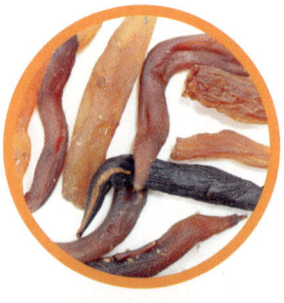

- 한자명: 天門冬
- 라틴생약명: Asparagi Tuber
- 이명 또는 영명: Asparagus Tuber
- 식물명 및 학명: 천문동, *Asparagus cochinchinensis* Merrill
- 과명: 백합과
- 약용부위: 덩이뿌리로서 뜨거운 물로 삶거나 찐 뒤에 겉껍질을 제거하고 말린 것
- 식약처 공정서 및 조선시대 의서 수재:
  대한민국약전(KP) 제11개정
  동의보감 탕액편의 풀부(部)
  방약합편의 만초(蔓草, 덩굴풀)편

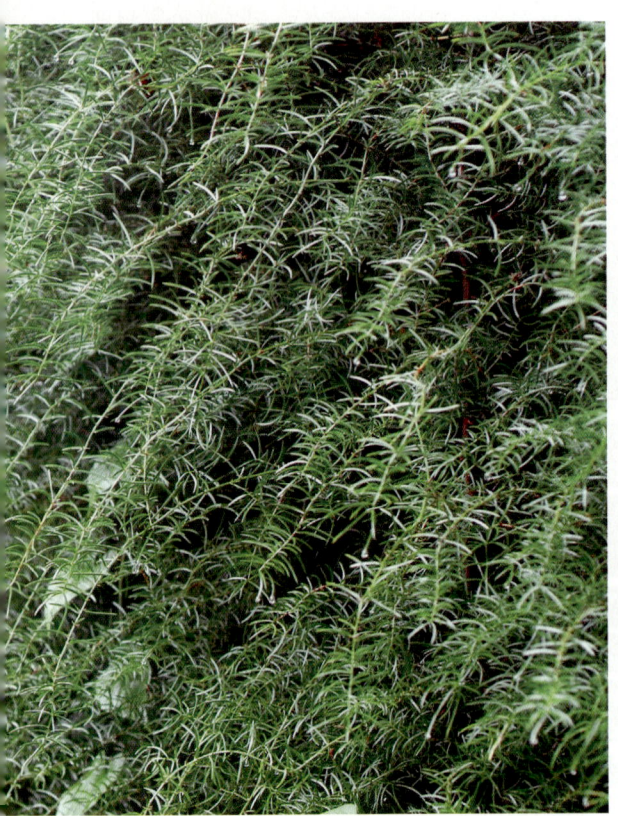

▲ 천문동 잎

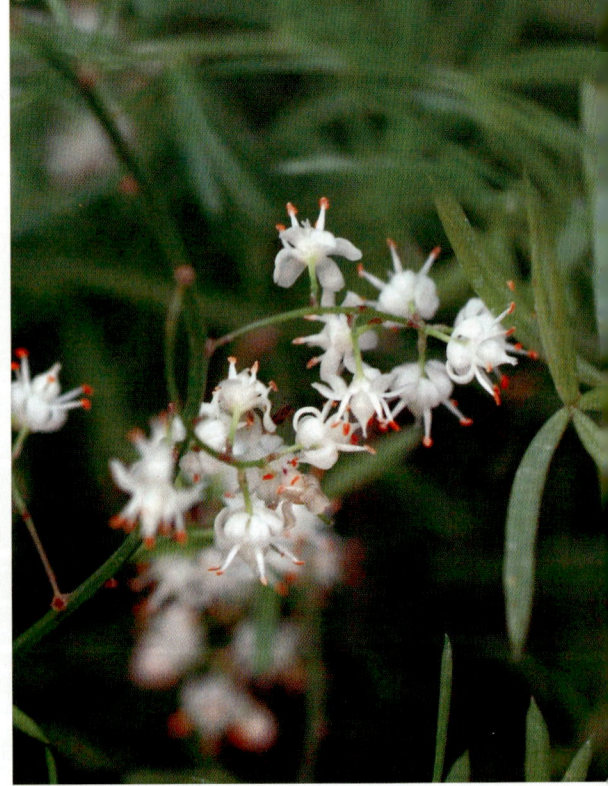

▲ 천문동 꽃

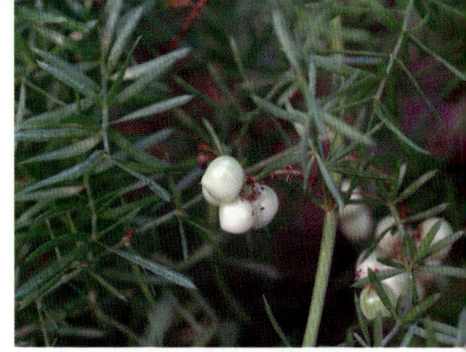

▲ 천문동 열매

- **기원** 이 약은 천문동 *Asparagus cochinchinensis* Merrill(백합과 Liliaceae)의 덩이뿌리로서 뜨거운 물로 삶거나 찐 뒤에 겉껍질을 제거하고 말린 것이다.

- **한방 약미(藥味)와 약성(藥性)** 맛은 달고 쓰며 성질은 차다.

- **한방 작용부위(귀경, 歸經)** 천문동은 주로 폐(肺), 신경(腎經)에 들어가 작용한다.

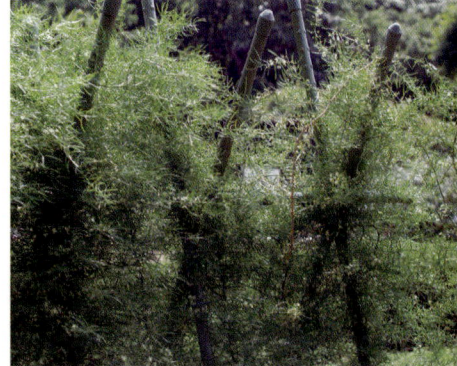

▲ 천문동 지상부

| 약효 해설 |

• 폐에 생긴 여러 가지 열증(熱證)으로 마른기침이 나는 증상을 치료한다.

• 인후의 부종 및 동통에 유효하다.

• 열병(熱病)으로 가슴이 답답하고 입이 마르며 갈증이 나는 병증에 쓴다.

• 당뇨 치료에 도움이 된다.

| 동의보감 효능 |

천문동(天門冬)의 성질은 차며[寒] 맛이 쓰고[苦] 달며[甘] 독이 없다. 폐에 숨이 가쁘고 기침하는 것을 치료한다. 담(痰)을 삭이고 피를 토하는 것을 멎게 한다. 폐열(肺熱)로 진액이 소모되어 기침하고 숨 차는 것을 치료한다. 신기(腎氣)를 통하게 하고 마음을 진정시키며 소변이 잘 나오게 한다. 성질이 차면서도 보할 수 있다[冷而能補]. 삼충(三蟲)을 죽이며 안색을 좋게 하고 소갈증[消渴]을 멎게 하며 오장(五藏)을 적셔준다.

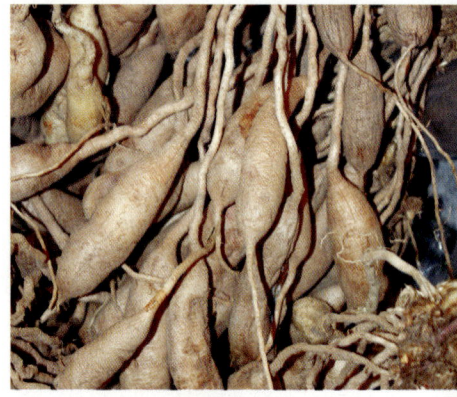

▲ 천문동 덩이뿌리(채취품)

| 약용법 |

덩이뿌리 6~12g을 물 800mL에 넣고 달여서 반으로 나누어 아침저녁으로 마신다.

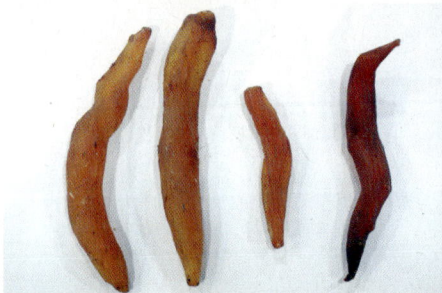

▲ 천문동(약재, 전형)

432

천산갑

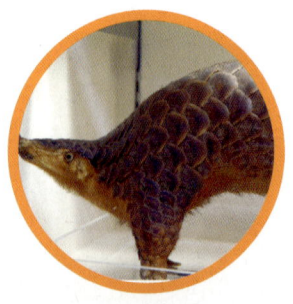

- 한자명: 穿山甲
- 라틴생약명: Manitis Squama
- 이명 또는 영명: 능리갑(鯪鯉甲)
- 동물명 및 학명: 천산갑, *Manis pentadactyla* Linné
- 과명: 천산갑과
- 약용부위: 비늘과 껍데기
- 식약처 공정서 및 조선시대 의서 수재:
  대한민국약전외한약(생약)규격집(KHP) 제4개정
  동의보감 탕액편의 벌레부(部)
  방약합편의 용(龍, 용류)편

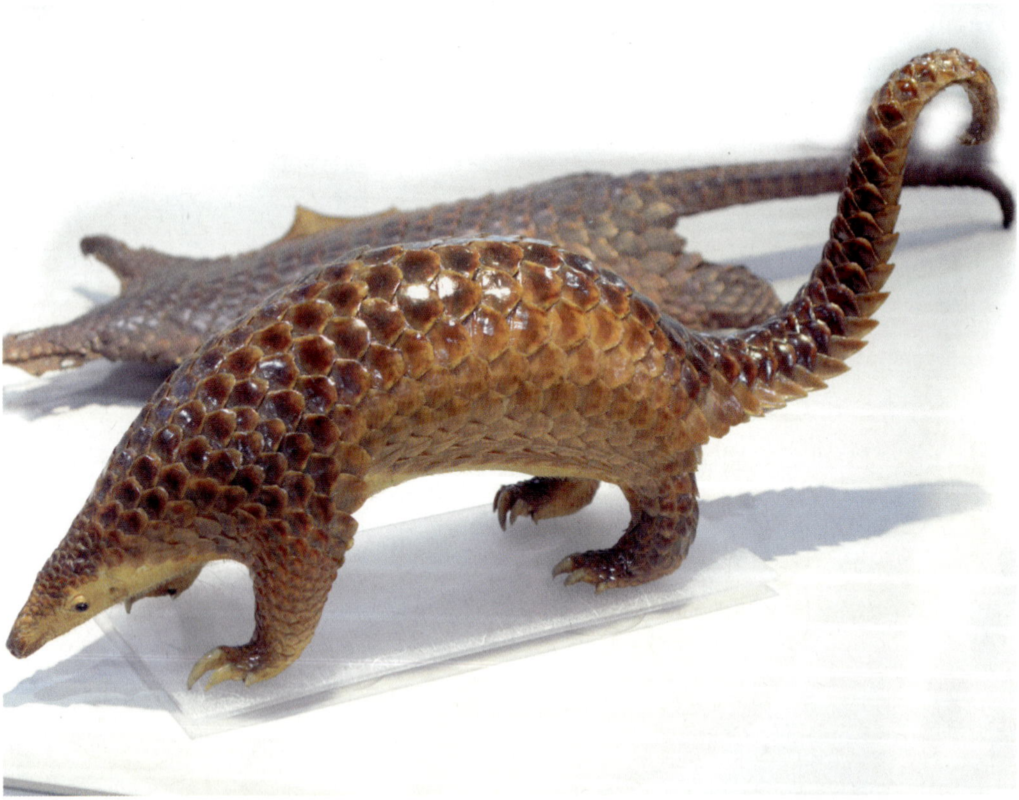

▲ 천산갑

- **기원** 이 약은 천산갑 *Manis pentadactyla* Linné 또는 기타 동속 근연동물(천산갑과 Manidae)의 인갑(鱗甲, 비늘과 껍데기)이다.

- **한방 약미(藥味)와 약성(藥性)** 맛은 짜고 성질은 약간 차다.

- **한방 작용부위(귀경, 歸經)** 천산갑은 주로 간(肝), 위경(胃經)에 들어가 작용한다.

| 약효 해설 |

- 산후에 젖이 잘 나오지 않는 증상에 유효하다.
- 팔다리가 저리고 아프며 잘 쓰지 못하는 증상을 치료한다.
- 월경불순에 쓴다.

| 동의보감 효능 |

천산갑(穿山甲)은 성질이 약간 차고 독이 있다. 5가지 사기[五邪], 귀신 들린 것, 놀라서 울거나 슬퍼서 우는 것, 소아가 놀라는 증상에 주로 쓴다. 산람장학(山嵐瘴瘧), 치루(痔瘻), 악창(惡瘡)을 치료한다. 능리갑(鯪鯉甲)이라고도 하는데 땅 뚫기를 좋아하여 천산갑(穿山甲)이라고도 한다. 모양이 잉어 비슷하면서 네 다리가 있다. 뭍과 물에서 모두 살 수 있다. 아무 때나 잡는다. 얇게 썰어 진주조개 가루[蚌粉, 방분]와 함께 볶아 구슬처럼 만든 후에 가루를 내어 쓴다[본초].

| 약용법 |

천산갑 3~9g을 물 800mL에 넣고 달여서 반으로 나누어 아침저녁으로 마신다. 수치(修治) 후에 사용한다. 또는 가루로 만들어 복용한다. 외용할 때는 적당량을 분말로 만들어 환부에 붙인다.

433

천오

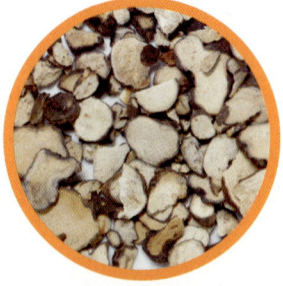

- 한자명: 川烏
- 라틴생약명: Aconiti Tuber
- 이명 또는 영명: Aconite
- 식물명 및 학명: 오두(烏頭), *Aconitum carmichaeli* Debeaux
- 과명: 미나리아재비과
- 약용부위: 모근의 덩이뿌리
- 식약처 공정서 및 조선시대 의서 수재:
  대한민국약전외한약(생약)규격집(KHP) 제4개정
  동의보감 탕액편의 풀부(部)
  방약합편의 독초편

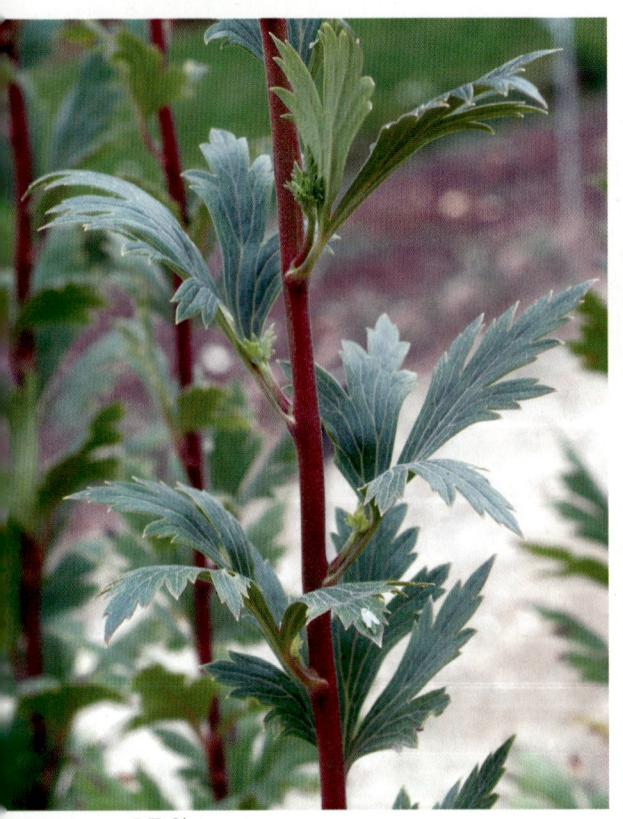

▲ 오두 잎

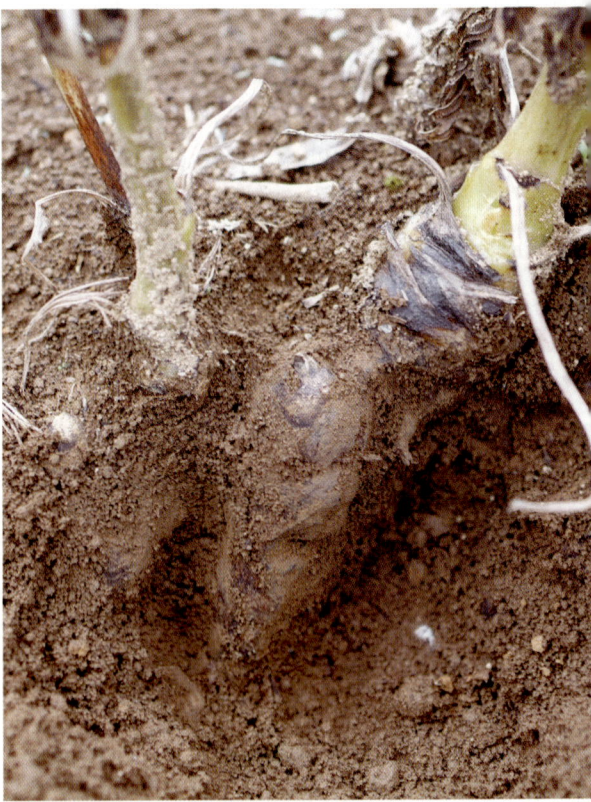

▲ 오두 뿌리

- **기원** 이 약은 오두(烏頭) *Aconitum carmichaeli* Debeaux(미나리아재비과 Ranunculaceae)의 모근의 덩이뿌리이다.

- **한방 약미(藥味)와 약성(藥性)** 맛은 맵고 쓰며 성질은 뜨겁고 독성이 매우 크다.

- **한방 작용부위(귀경, 歸經)** 천오는 주로 심(心), 간(肝), 신(腎), 비경(脾經)에 들어가 작용한다.

| 약효 해설 |

- 사지경련, 반신불수, 오래도록 낫지 않는 두통에 사용한다.
- 가슴과 배가 차면서 아픈 증상에 유효하다.
- 독성이 있으므로 조심해야 한다.

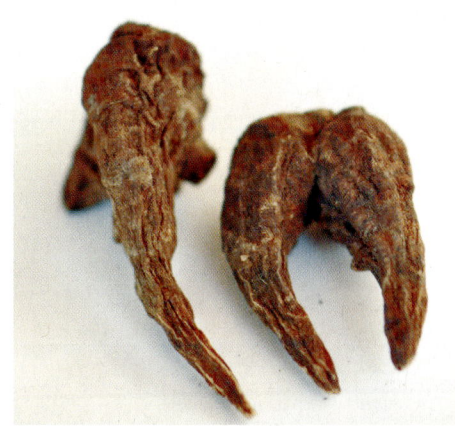

▲ 천오(약재, 전형)

| 동의보감 효능 |

오두(烏頭)의 성질은 매우 뜨겁고[大熱] 맛은 매우며 달고 [辛甘] 독이 없다. 풍, 한, 습으로 뼈마디가 아프고 손발이 저린 증상을 낫게 한다. 가슴 속에 있는 냉담(冷痰)을 삭이고 명치가 몹시 아픈 것을 멎게 한다. 뱃속에 생긴 덩어리를 깨뜨리고 유산시킨다.

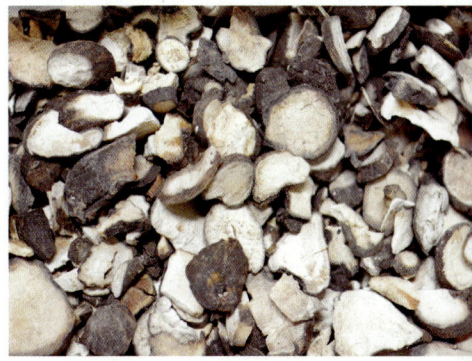

▲ 천오(약재, 절편)

| 수치(修治) |

한방이론에 근거하여 약재를 가공처리함으로써 약재 본래의 성질을 변화시키는 제약기술의 일종으로 포제(炮製)라고도 함.

이물질을 제거하고 씻은 후 햇볕에서 말린다. 오두(烏頭)를 찬물에 넣고 하루 2~3회 물을 갈아준다. 이때 맛을 보아 혀의 마비감이 적어지면 꺼낸다. 다음 흑두(黑豆)를 오두와 같은 양으로 넣고 물을 부어 오두 내부의 백심(白心)이 없어질 때까지 삶은 후 건조한다.

| 약용법 |

수치한 모근의 덩이뿌리 3~9g을 물 800mL에 넣고 달여서 반으로 나누어 아침저녁으로 마신다. 독성이 강하므로 필히 수치한 후 사용한다. 외용할 때는 적당량을 사용한다.

434

천초근

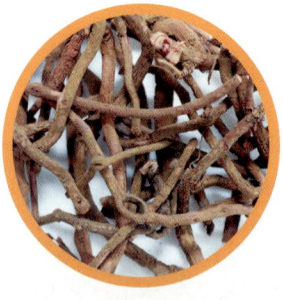

- 한자명: 茜草根
- 라틴생약명: Rubiae Radix
- 이명 또는 영명: 천초(茜草), 홍천근(紅茜根), Madder Root
- 식물명 및 학명: 꼭두서니, *Rubia akane* Nakai
- 과명: 꼭두서니과
- 약용부위: 뿌리
- 식약처 공정서 및 조선시대 의서 수재:
  대한민국약전외한약(생약)규격집(KHP) 제4개정
  동의보감 탕액편의 풀부(部)
  방약합편의 만초(蔓草, 덩굴풀)편

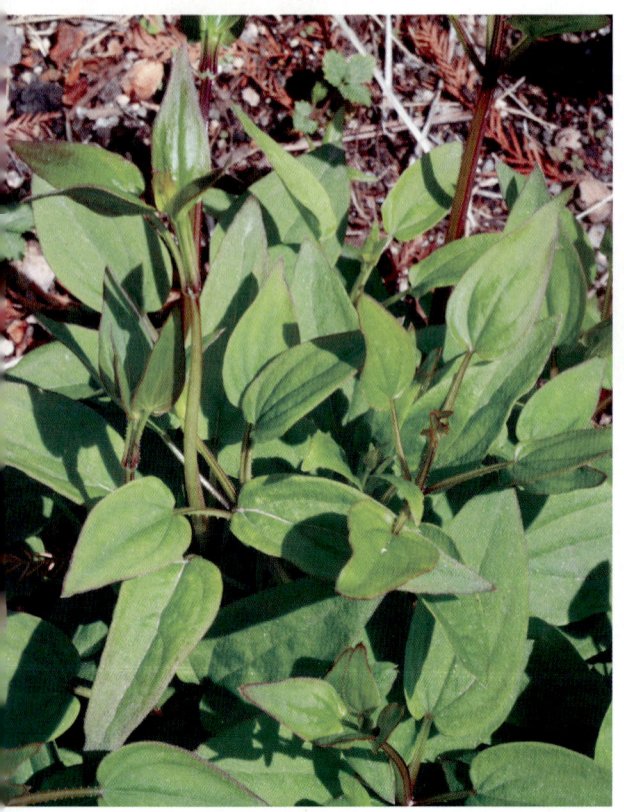

▲ 꼭두서니 잎

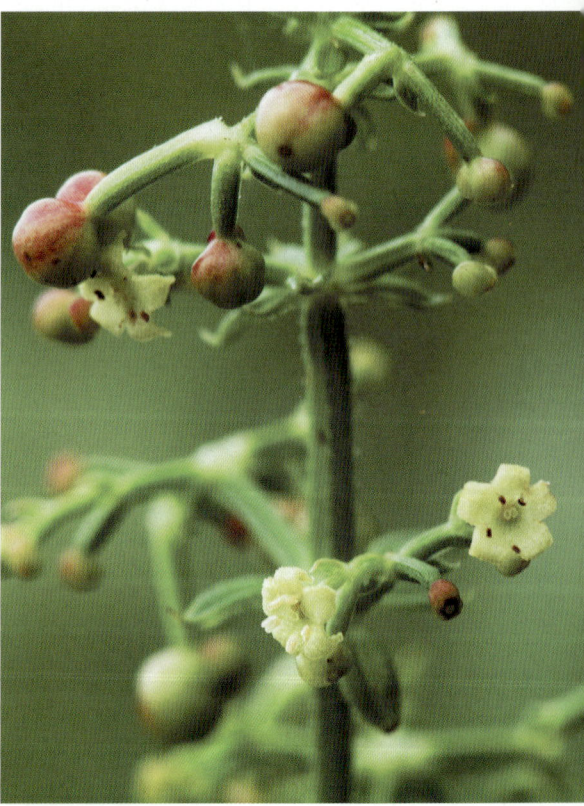

▲ 꼭두서니 꽃과 열매

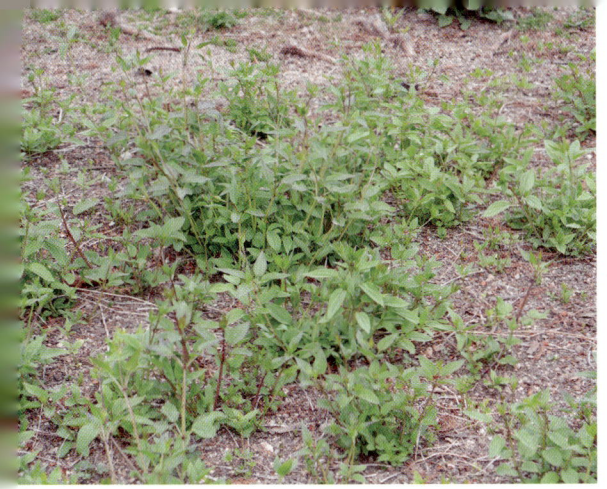

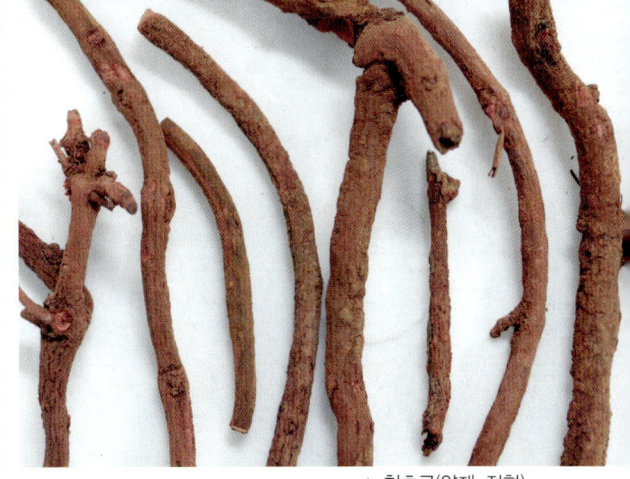

▲ 꼭두서니 재배지   ▲ 천초근(약재, 전형)

● **기원** 이 약은 꼭두서니 *Rubia akane* Nakai 또는 기타 동속 근연식물(꼭두서니과 Rubiaceae)의 뿌리이다.

● **한방 약미(藥味)와 약성(藥性)** 맛은 쓰고 성질은 차다.

● **한방 작용부위(귀경, 歸經)** 천초근은 주로 간(肝), 심경(心經)에 들어가 작용한다.

| **약효 해설** |

• 각혈, 토혈, 혈뇨(血尿), 혈변(血便)에 유효하다.
• 산후복통, 부정기 자궁출혈에 사용한다.
• 팔다리가 저리고 아프며 잘 쓰지 못하는 증상을 치료한다.
• 황달, 만성 기관지염에 쓴다.

| **동의보감 효능** |

천근(茜根, 꼭두서니 뿌리)의 성질은 차고[寒] 맛이 달며[甘] 독이 없다. 육극(六極)으로 심폐(心肺)를 상하여 피를 토하거나 대변으로 피를 쏟는 데 쓴다. 코피, 토혈(吐血), 혈변(血便), 혈뇨(血尿), 여성의 부정기 자궁출혈, 하혈(下血)을 멎게 한다. 피부에 얇게 생긴 헌데를 치료하며 고독(蠱毒)을 없앤다.

| **약용법** |

뿌리 10~15g을 물 800mL에 넣고 달여서 반으로 나누어 아침저녁으로 마신다. 또는 가루, 환(丸)으로 만들거나 술로 담가 복용한다.

435

천축황

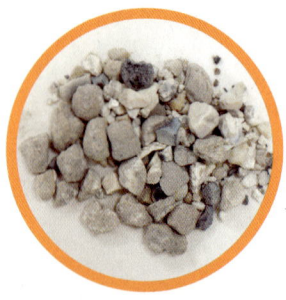

- 한자명: 天竺黃
- 라틴생약명: Bambusae Concretio Silicea
- 이명 또는 영명: 축황(竺黃)
- 식물명 및 학명: 왕대, *Phyllostachys bambusoides* Siebold et Zuccarinii

  청피죽(靑皮竹), *Bambusus textilis*

  화사노죽(華思勞竹), *Schizostachyrum chinense*
- 과명: 벼과
- 약용부위: 마디 속에 생긴 덩어리나 작은 알맹이
- 식약처 공정서 및 조선시대 의서 수재:

  대한민국약전외한약(생약)규격집(KHP) 제4개정

  동의보감 탕액편의 나무부

  방약합편의 포목(苞木)편

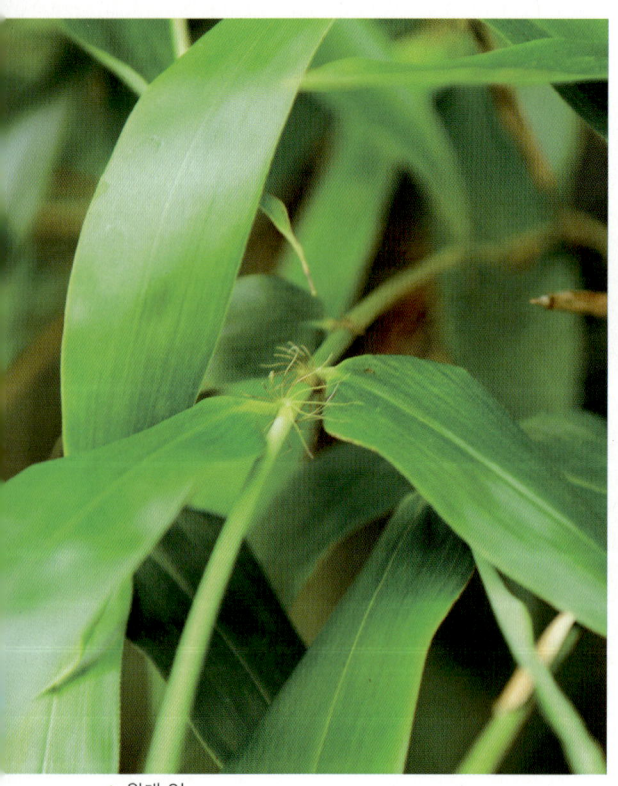

▲ 왕대 잎

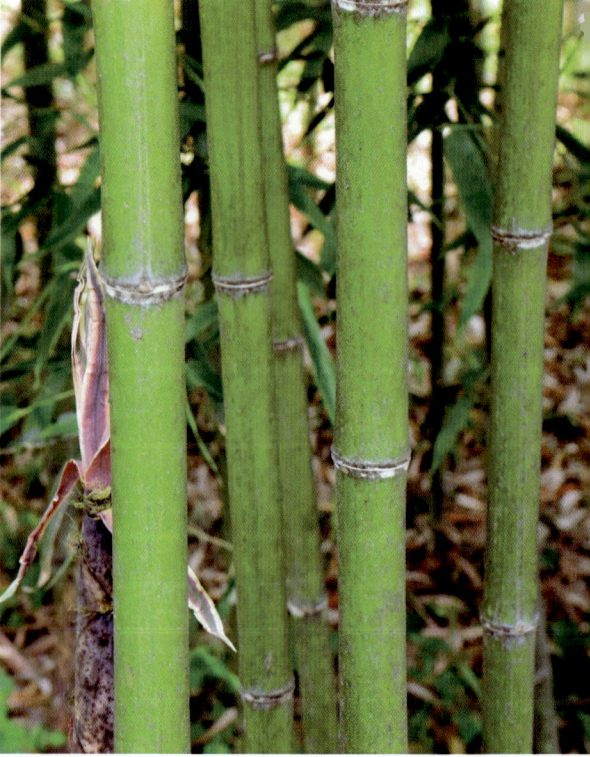

▲ 왕대 나무껍질

● **기원** 이 약은 왕대 *Phyllostachys bambusoides* Siebold et Zuccarinii 또는 청피죽(靑皮竹) *Bambusus* textilis 또는 화사노죽(華思勞竹) *Schizostachyrum chinense*(벼과 Gramineae)의 마디 속에 생긴 덩어리나 작은 알맹이이다.

● **한방 약미(藥味)와 약성(藥性)** 맛은 달고 성질은 차다.

● **한방 작용부위(귀경, 歸經)** 천축황은 주로 심(心), 간경(肝經)에 들어가 작용한다.

| **약효 해설** |

• 정신이 혼미한 병증에 유효하다.
• 소아가 갑자기 의식을 잃고 경련이 나타나는 증상을 치료한다.
• 갓난아이가 낮에는 조용하다가 밤이 되면 불안해하고 계속 우는 병증에 쓴다.

| **동의보감 효능** |

천축황(天竺黃, 왕대 마디 속에 생긴 덩어리)의 성질은 차며[寒](평(平)하다고도 한다) 맛은 달고[甘] 독이 없다. 중풍으로 담(痰)으로 막혀 갑자기 목소리가 나오지 않고 말을 하지 못하는 것을 치료한다. 여러 가지 풍열(風熱)을 없앤다. 어린아이가 놀라고 경련이 일어나며 까무러치는 것, 천조(天弔), 객오(客忤), 간질에 사용한다. 쇠붙이에 다친 상처를 치료한다.

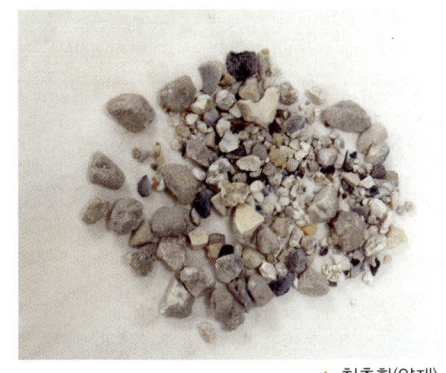
▲ 천축황(약재)

| **약용법** |

천축황 3~9g을 가루나 환(丸)으로 만들어 복용한다.

천패모

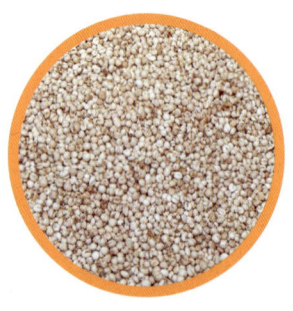

- 한자명: 川貝母
- 라틴생약명: Fritillariae Cirrhosae Bulbus
- 이명 또는 영명: Fritillaria Bulb
- 식물명 및 학명: 천패모(川貝母), *Fritillaria cirrhosa* D. Don
  암자패모(暗紫貝母), *Fritillaria unibracteata* Hsiao et K. C. Hsia
  감숙패모(甘肅貝母), *Fritillaria prezewalskii* Maximowicz
  사사패모(梭砂貝母), *Fritillaria delavayi* Franchet
- 과명: 백합과
- 약용부위: 비늘줄기
- 식약처 공정서 및 조선시대 의서 수재:
  대한민국약전(KP) 제11개정

●**기원** 이 약은 천패모(川貝母) *Fritillaria cirrhosa* D. Don, 암자패모(暗紫貝母) *Fritillaria unibracteata* Hsiao et K. C. Hsia, 감숙패모(甘肅貝母) *Fritillaria prezewalskii* Maximowicz 또는 사사패모(梭砂貝母) *Fritillaria delavayi* Franchet(백합과 Liliaceae)의 비늘줄기이다. 성상에 따라 송패(松貝) 및 청패(靑貝)로 구분한다.

●**한방 약미(藥味)와 약성(藥性)** 맛은 쓰고 달며 성질은 약간 차다.

●**한방 작용부위(귀경, 歸經)** 천패모는 주로 폐(肺), 심경(心經)에 들어가 작용한다.

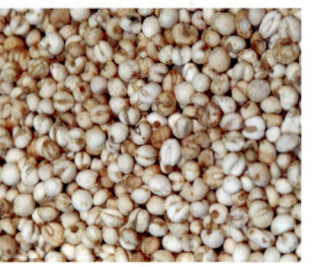

▲ 천패모(약재, 전형)

| **약효 해설** |
- 가래가 적으면서 마른기침을 하는 증상에 유효하다.
- 해산을 한 후에 양쪽 젖이 아랫배까지 늘어지고 몹시 아픈 병에 사용한다.
- 편도선염, 급성 유선염, 젖멍울을 치료한다.

| **약용법** |

비늘줄기 3~9g을 물 800mL에 넣고 달여서 반으로 나누어 아침저녁으로 마신다. 또는 비늘줄기 1~1.5g을 분말로 만들어 복용한다. 외용할 때는 적당량을 가루 내어 환부에 붙인다.

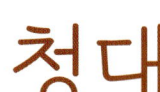

- 한자명: 靑黛
- 라틴생약명: Indigo Pulverata Levis
- 이명 또는 영명: 쪽, Indigo
- 식물명 및 학명: 쪽, *Persicaria tinctoria* H. Gross
  마람(馬藍), *Baphicacanthus cusia*(Nees) Bremek.
- 과명: 여뀌과
- 약용부위: 잎을 발효시켜 얻은 가루
- 식약처 공정서 및 조선시대 의서 수재:
  대한민국약전외한약(생약)규격집(KHP) 제4개정
  동의보감 탕액편의 풀부(部)
  방약합편의 습초(濕草)편

청대

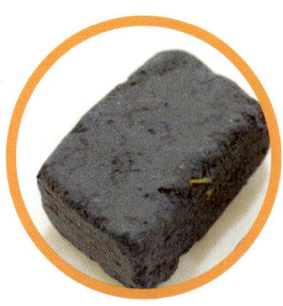

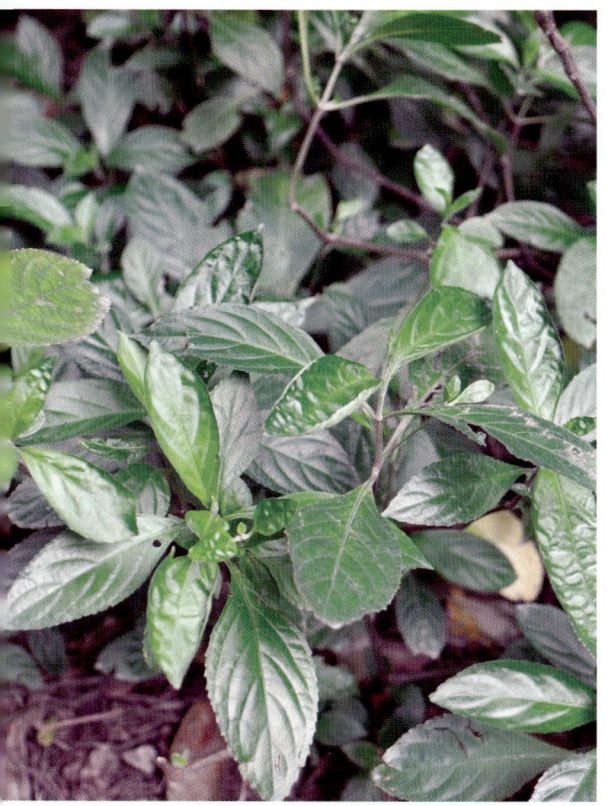

▲ 마람 잎

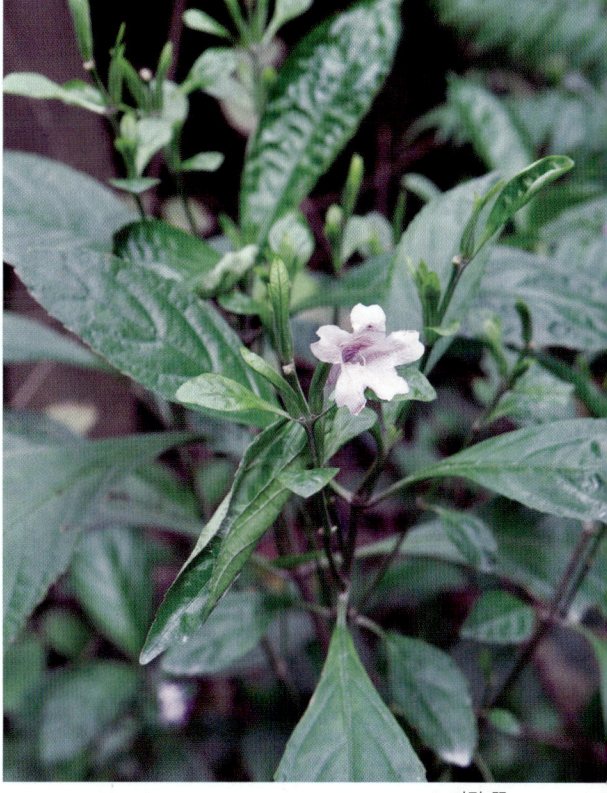

▲ 마람 꽃

●**기원** 이 약은 쪽 *Persicaria tinctoria* H. Gross 또는 마람(馬藍) *Baphicacanthus cusia*(Nees) Bremek.(여뀌과 Polygonaceae)의 잎을 발효시켜 얻은 가루이다.

●**한방 약미(藥味)와 약성(藥性)** 맛은 짜고 성질은 차다.

●**한방 작용부위(귀경, 歸經)** 청대는 주로 간경(刊經)에 들어가 작용한다.

| **약효 해설** |

• 가슴이 아프면서 기침할 때 피가 나오는 증상에 사용한다.

• 입안이 허는 병증을 치료한다.

• 목 안이 벌겋게 붓고 아프며 막힌 감이 있는 인후병에 효과가 있다.

• 소아가 갑자기 의식을 잃고 경련이 나타나는 증상에 쓴다.

| **동의보감 효능** |

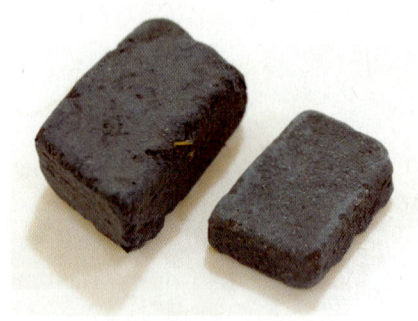

▲ 청대(약재, 덩어리)

청대(靑黛, 쪽을 가공하여 만든 약재)의 성질은 차고[寒] 맛이 짜며[鹹] 독이 없다[無毒]. 온갖 약독, 유행병으로 머리가 아프고 추웠다 열이 나는 것에 쓴다. 열이 많이 날 때 피부나 점막에 생기는 물집, 악종(惡腫), 쇠붙이에 다친 상처, 하혈(下血)하는 것, 뱀과 개 등에 물린 독을 치료한다. 소아가 감열(疳熱)로 야위는 것을 낫게 하고 벌레를 죽인다. 청대는 쪽으로 만든다. 쪽으로 만든 것이라야 약에 넣어 쓸 수 있다[본초]. 청대는 나쁜 벌레들을 죽여서 물이 되게 한다[단심]. 열독, 충적(蟲積), 감리(疳痢) 등을 치료하고 오장(五藏)에 몰린 답답하여 괴로운 화증(火證)을 없애며 간기(肝氣)를 덜어낸다[의감]. 파란색이다. 옛사람이 눈썹을 그리는 데 썼기 때문에 대(黛)라고 한다. 즉 전화(靛花)이다[입문].

| **약용법** |

청대 분말 1.5~6g을 가루약이나 환제(丸劑)로 복용한다. 외용할 때는 가루 적당량을 환부에 붙인다.

〈대한민국약전외한약(생약)규격집(KHP) 제4개정에서 삭제한 품목〉

- 한자명: 靑礞石
- 라틴생약명: Chloritum
- 이명 또는 영명: 녹니석(綠泥石), 몽석(礞石), Chlorite·Muscovite Schist
- 한약의 분류: 광물성 약재
- 식약처 공정서 및 조선시대 의서 수재:
  대한약전외한약(생약)규격집(KHP) 제3개정
  동의보감 탕액편의 돌부(部)
  방약합편의 금석(金石, 광석류)편

청몽석

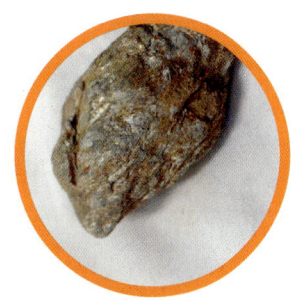

● **기원** 이 약은 변질암류 흑운모편암(黑雲母片岩) 또는 녹니석(綠泥石)화한 흑운모편암(黑雲母片岩)이다.

● **한방 약미(藥味)와 약성(藥性)** 맛은 달고 짜며 성질은 평(平)하다.

● **한방 작용부위(귀경, 歸經)** 청몽석은 주로 폐(肺), 심(心), 간경(肝經)에 들어가 작용한다.

| **약효 해설** |

• 기침하며 숨이 가쁜 증상에 사용한다.
• 초조하고 가슴이 답답한 증상에 유효하다.

| **동의보감 효능** |

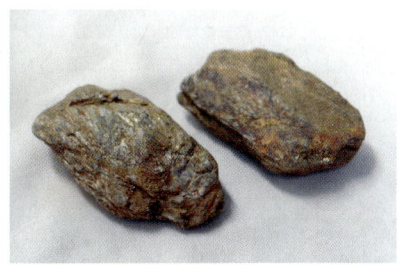

▲ 청몽석

청몽석(靑礞石)은 식적이 소화되지 않고 장부에 머물러 있는 것, 오랜 식체[宿食], 징괴(癥塊), 소아가 식적으로 야위는 것을 치료한다. 망사(硇砂), 파두, 대황, 삼릉(三稜)과 함께 쓰면 좋다[본초]. 푸른색이고 단단하며 작은 황금별 무늬가 있다. 잘 가라앉는 성질이 있으니 염초(焰硝)와 함께 쓰면 습열(濕熱)과 담적(痰積)을 대장을 통하여 내보낸다. 청몽석과 염초를 같은 양으로 항아리에 넣고 소금기 있는 진흙으로 항아리 입구를 봉한다. 하룻동안 달구었다 꺼내어 곱게 갈아서 쓴다[입문].

청상자

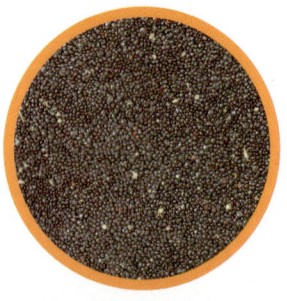

- 한자명: 靑葙子
- 라틴생약명: Celosiae Semen
- 식물명 및 학명: 개맨드라미, *Celosia argentea* Linné
- 과명: 비름과
- 약용부위: 씨
- 식약처 공정서 및 조선시대 의서 수재:

    대한민국약전외한약(생약)규격집(KHP) 제4개정

    동의보감 탕액편의 풀부(部)

    방약합편의 습초(濕草)편

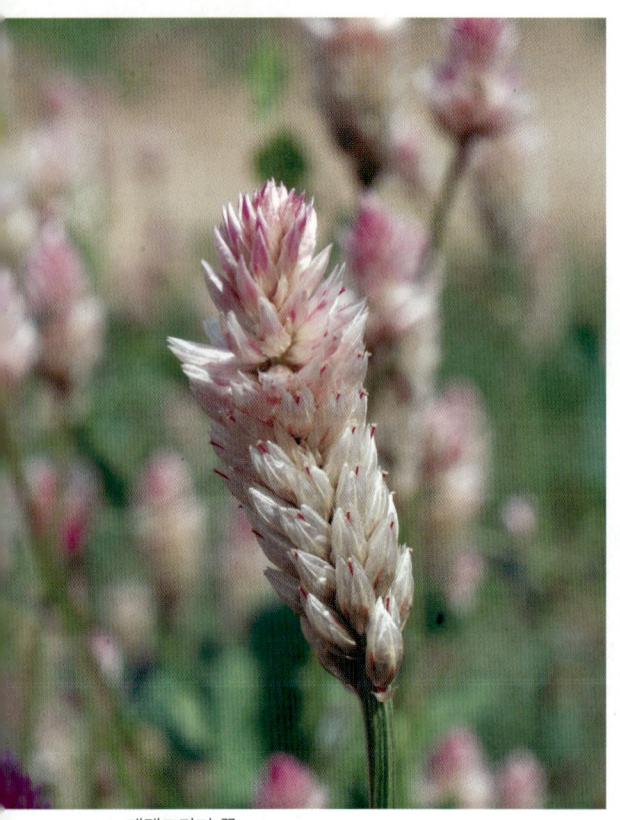

▲ 개맨드라미 꽃

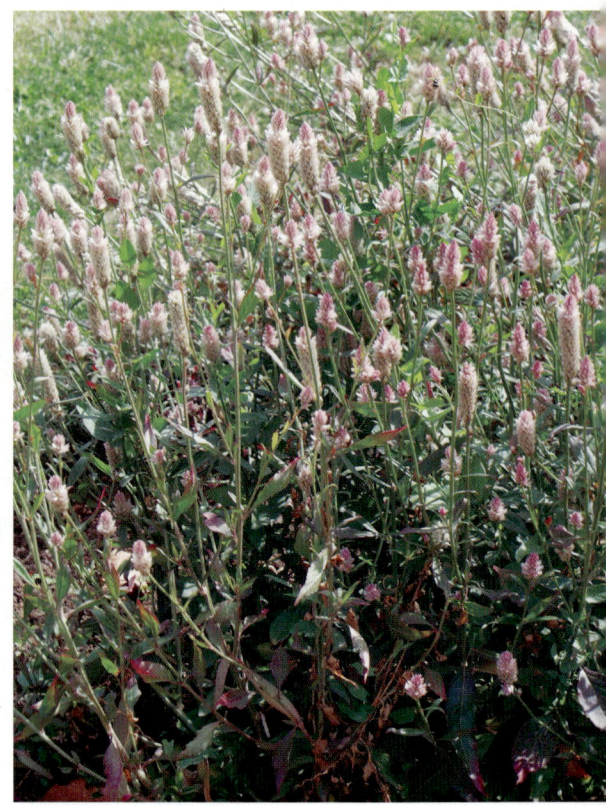

▲ 개맨드라미 지상부

●**기원** 이 약은 개맨드라미 *Celosia argentea* Linné(비름과 Amaranthaceae)의 씨이다.

●**한방 약미(藥味)와 약성(藥性)** 맛은 쓰고 성질은 약간 차다.

●**한방 작용부위(귀경, 歸經)** 청상자는 주로 간경(肝經)에 들어가 작용한다.

| 약효 해설 |

• 각막이 뿌옇게 흐려지는 증상에 사용한다.

• 물체가 뚜렷이 보이지 않는 증상을 치료한다.

• 간열(肝熱)로 인해 눈이 붉게 된 증상에 유효하다.

• 간화(肝火)가 치밀어 올라 정신이 아찔아찔하고 어지러운 증상을 낫게 한다.

| 동의보감 효능 |

청상자(青箱子, 개맨드라미 씨)의 성질은 약간 차고[微寒] 맛은 쓰며[苦] 독이 없다. 간의 열독(熱毒)이 눈으로 치고 올라와서 눈이 충혈되고 눈이 잘 보이지 않는 것을 낫게 한다. 예막이 생기고 부은 것을 치료한다. 풍으로 몸이 가려운 것을 낫게 하고 삼충(三蟲)을 죽인다. 악창(惡瘡)과 음부가 헌 것을 치료한다. 귀와 눈을 밝게 하고 간의 기운을 진정시킨다.

| 약용법 |

씨 9~15g을 물 800mL에 넣고 달여서 반으로 나누어 아침저녁으로 마신다.

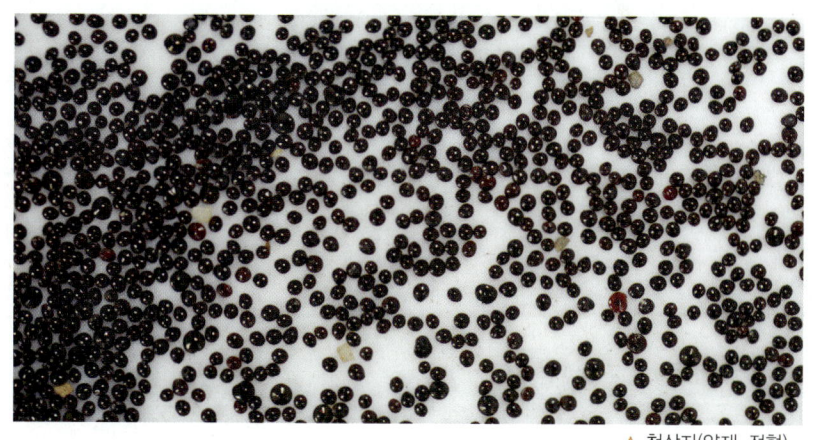

▲ 청상자(약재, 전형)

440

청피

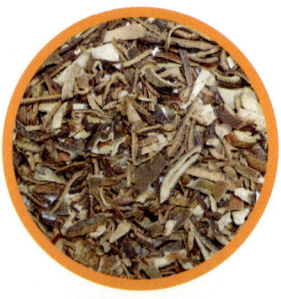

- 한자명: 靑皮
- 라틴생약명: Citri Unshius Pericarpium Immaturus
- 이명 또는 영명: Citrii Unshiu Immature Peel
- 식물명 및 학명: 귤나무, *Citrus unshiu* Markovich
  Citrus reticulata Blanco
- 과명: 운향과
- 약용부위: 덜 익은 열매껍질
- 식약처 공정서 및 조선시대 의서 수재:
  대한민국약전(KP) 제11개정
  동의보감 탕액편의 과일부
  방약합편의 산과(山果)편

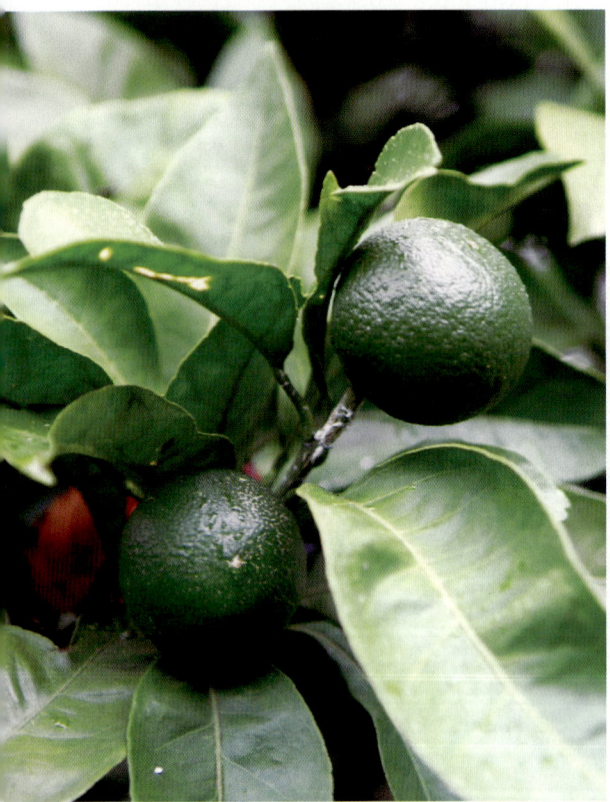

▲ 귤나무(*Citrus unshiu*) 열매

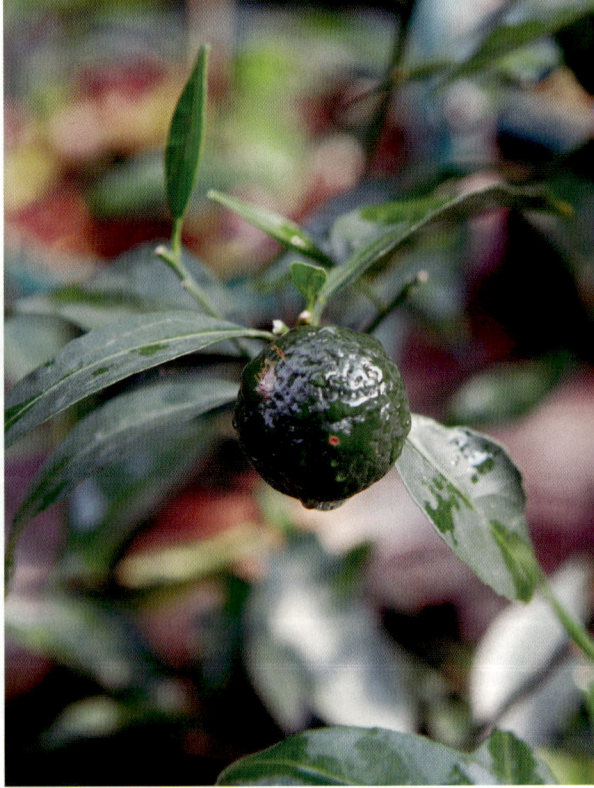

▲ 귤나무(*Citrus reticulata*) 열매

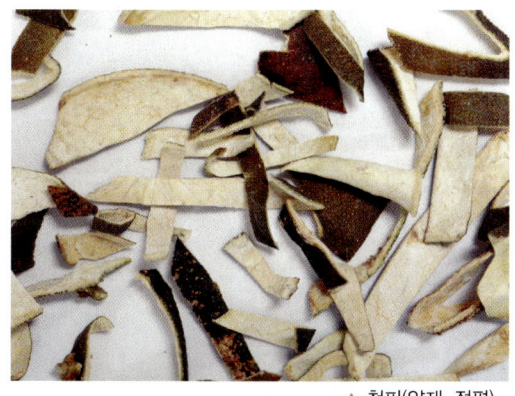
▲ 청피(약재, 절편)

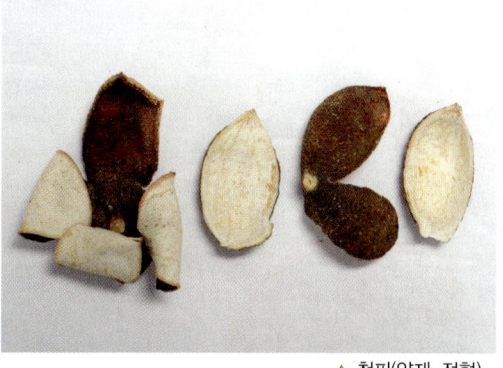
▲ 청피(약재, 전형)

● **기원** 이 약은 귤나무 *Citrus unshiu* Markovich 또는 *Citrus reticulata* Blanco(운향과 Rutaceae)
의 덜 익은 열매껍질이다.

● **한방 약미(藥味)와 약성(藥性)** 맛은 쓰고 매우며 성질은 따뜻하다.

● **한방 작용부위(귀경, 歸經)** 청피는 주로 간(肝), 담(胆), 위경(胃經)에 들어가 작용한다.

| **약효 해설** |

• 음식이 소화되지 않고 오랫동안 정체되어 막히는 증상에 유효하다.
• 복부 부위가 부르고 그득하고 통증이 있는 증상을 치료한다.
• 고환이나 음낭이 커지면서 아랫배가 아픈 병증에 사용한다.

| **동의보감 효능** |

청귤피(靑橘皮, 푸른 귤껍질)의 성질은 따뜻하고[溫] 맛은 쓰며[苦] 독이 없다. 기(氣)가 막힌 것에 주
로 사용한다. 음식을 소화시킨다. 뭉쳐서 맺힌 것과 가슴에 기(氣)가 막힌 것을 깨뜨린다[본초].

| **약용법** |

열매껍질 3∼105g을 물 800mL에 넣고 달여서 반으로 나누어 아침저녁으로 마신다.

441

청호

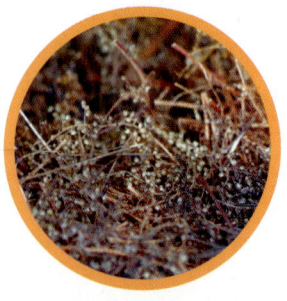

- 한자명: 靑蒿
- 라틴생약명: Artemisiae Annuae Herba
- 식물명 및 학명: 개똥쑥, *Artemisia annua* Linné
  개사철쑥, *Artemisia apiacea* Hance
- 과명: 국화과
- 약용부위: 지상부
- 식약처 공정서 및 조선시대 의서 수재:
  대한민국약전외한약(생약)규격집(KHP) 제4개정
  동의보감 탕액편의 풀부(部)
  방약합편의 습초(濕草)편

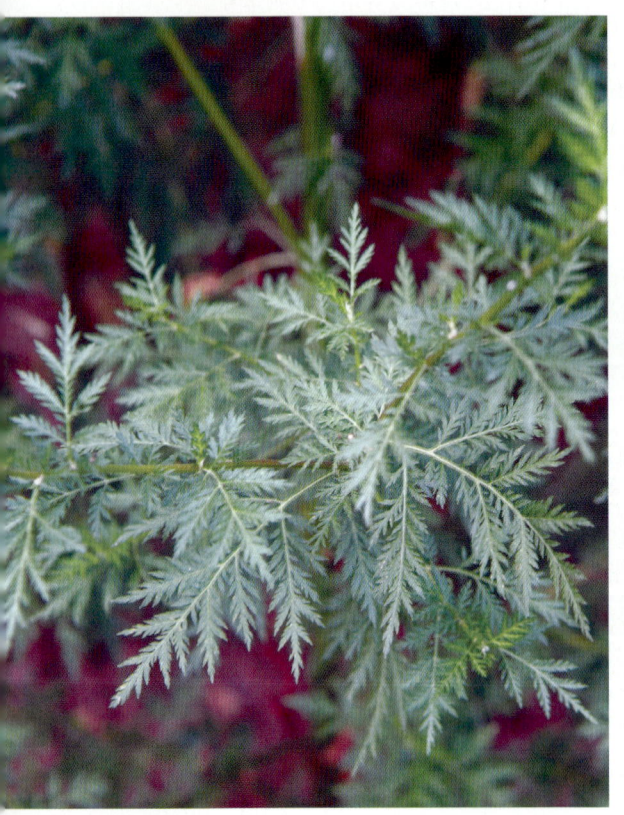

▲ 개똥쑥 잎

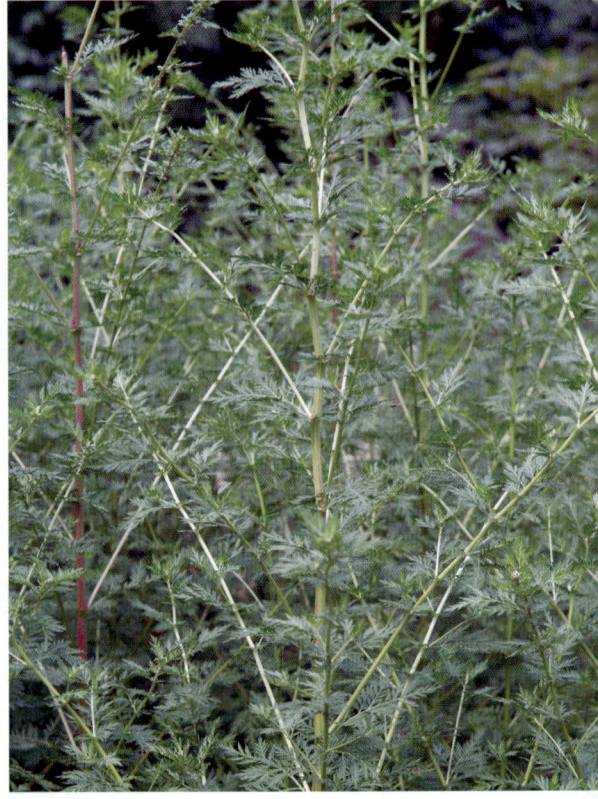

▲ 개똥쑥 지상부

- **기원** 이 약은 개똥쑥 *Artemisia annua* Linné 또는 개사철쑥 *Artemisia apiacea* Hance(국화과 Compositae)의 지상부이다.

- **한방 약미(藥味)와 약성(藥性)** 맛은 쓰고 매우며 성질은 차다.

- **한방 작용부위(귀경, 歸經)** 청호는 주로 간(肝), 담경(胆經)에 들어가 작용한다.

| 약효 해설 |

- 밤에 열이 나고 아침에 추위를 타는 증상에 유효하다.
- 기침, 미열이 나고 식은땀이 나며 몸이 점차 여위는 병증에 사용한다.
- 말라리아로 인한 오한, 발열이 나는 증상을 치료한다.
- 황달 치료에 도움이 된다.

| 동의보감 효능 |

초호(草蒿, 개사철쑥, 개똥쑥)는 허로를 낫게 하고 식은땀[盜汗]을 멎게 한다. 관절 사이의 열을 없애고 눈을 밝게 한다. 중초를 보하고 기를 도와주며 안색을 좋게 한다. 새치[蒜髮, 산발]를 없애고 열황(熱黃), 나쁜 기운, 귀독(鬼毒)을 없앤다.

| 약용법 |

지상부 6~15g을 물 800mL에 넣고 달여서 반으로 나누어 아침저녁으로 마신다. 너무 오래 끓이지 않으며 신선한 재료는 2배를 사용한다. 또는 가루나 환(丸)으로 만들어 복용한다. 외용할 때는 적당량을 가루 내어 환부에 뿌리며 신선한 재료는 짓찧어서 붙인다.

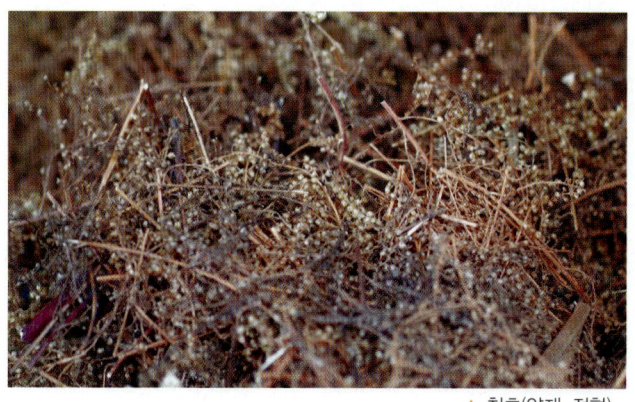

▲ 청호(약재, 전형)

442

초과

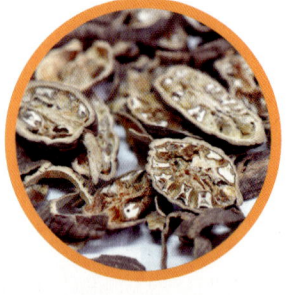

- **한자명**: 草果
- **라틴생약명**: Amomi Tsao-ko Fructus
- **이명 또는 영명**: Amomum Tsao-ko Fruit
- **식물명 및 학명**: 초과(草果), *Amomum tsao-ko* Crevost et Lemaire
- **과명**: 생강과
- **약용부위**: 잘 익은 열매
- **식약처 공정서 및 조선시대 의서 수재**:
  대한민국약전(KP) 제11개정
  동의보감 탕액편의 풀부(部)
  방약합편의 방초(芳草, 향기가 좋은 풀)편

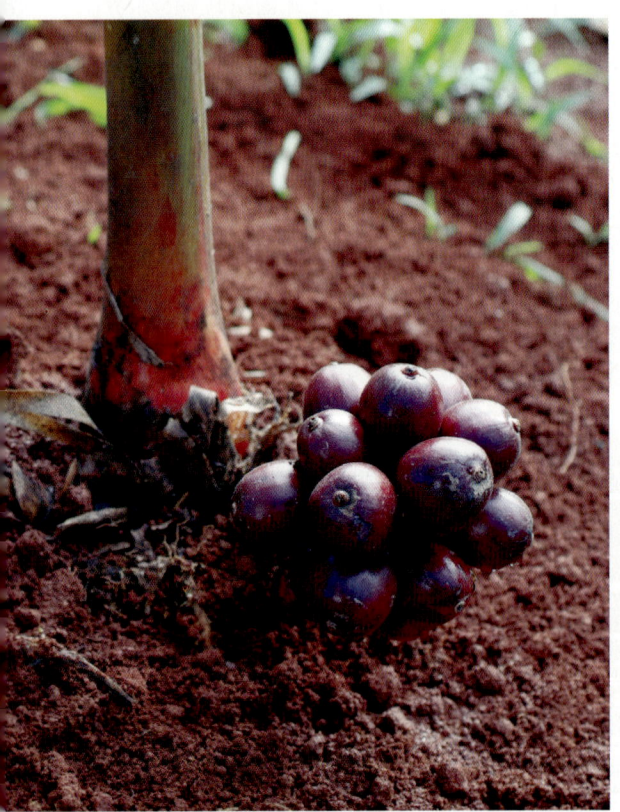

▲ 초과 열매

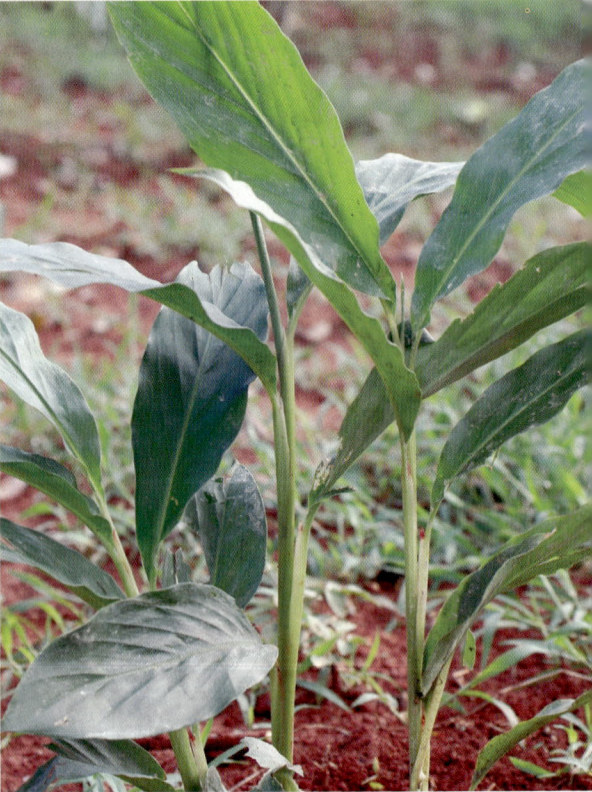

▲ 초과 지상부

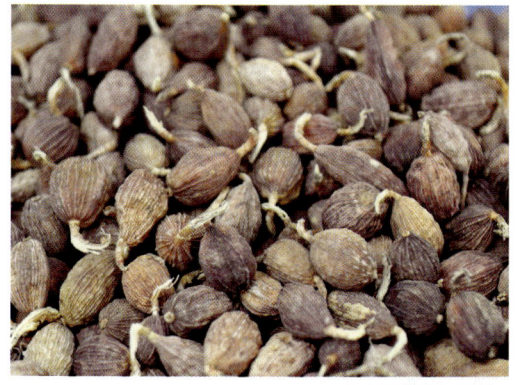

▲ 초과(약재, 전형)

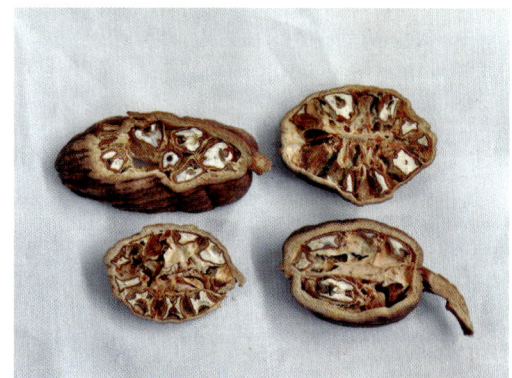

▲ 초과(약재, 단면)

● **기원** 이 약은 초과(草果) *Amomum tsao-ko* Crevost et Lemaire(생강과 Zingiberaceae)의 잘 익은 열매이다.

● **한방 약미(藥味)와 약성(藥性)** 맛은 맵고 성질은 따뜻하다.

● **한방 작용부위(귀경, 歸經)** 초과는 주로 비(脾), 위경(胃經)에 들어가 작용한다.

| 약효 해설 |

• 복부 부위가 부르고 그득한 증상에 사용한다.
• 말라리아로 인한 오한, 발열 증상에 유효하다.
• 음식이 소화되지 않고 오랫동안 정체되는 증상에 쓴다.
• 음식물이 들어가면 토하는 증상과 설사를 치료한다.

| 동의보감 효능 |

초과(草果)의 성질은 따뜻하고[溫] 맛은 매우며[辛] 독이 없다. 모든 찬 기운을 없앤다. 비위(脾胃)를 따뜻하게 하고 구토를 멎게 한다. 배가 불러 오른 것을 가라앉히고 학모(瘧母)를 낫게 하며 체한 것을 내리게 한다. 술독과 과일을 먹고 뱃속에 덩어리가 생긴 것을 없애며[解酒毒果積] 산람장기를 물리치고 급성 전염병[瘟疫, 온역]을 낫게 한다.

| 약용법 |

열매 3~6g을 물 800mL에 넣고 달여서 반으로 나누어 아침저녁으로 마신다.

443

초두구

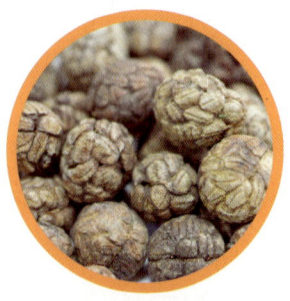

- 한자명: 草豆蔻
- 라틴생약명: Alpiniae Katsumadai Semen
- 이명 또는 영명: Alpina Katsumadai Seed
- 식물명 및 학명: 초두구(草豆蔻), *Alpinia katsumadai* Hayata
- 과명: 생강과
- 약용부위: 씨로서 열매껍질을 제거한 것
- 식약처 공정서 및 조선시대 의서 수재:

    대한민국약전(KP) 제11개정

    동의보감 탕액편의 풀부(部)

    방약합편의 방초(芳草, 향기가 좋은 풀)편

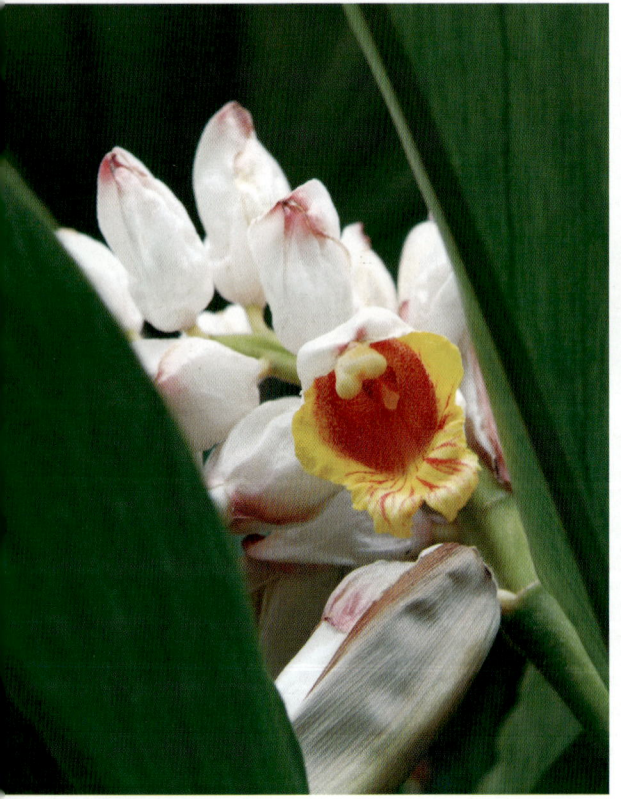

▲ 초두구 꽃

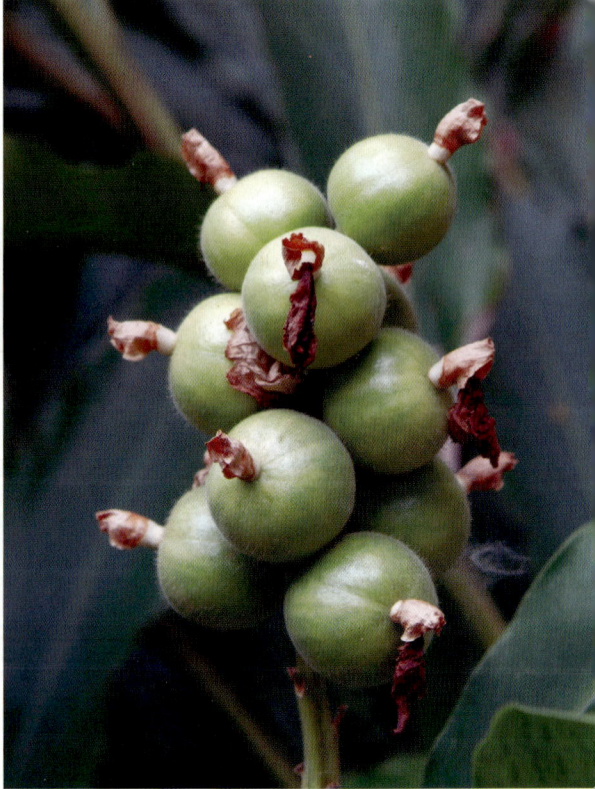

▲ 초두구 열매

- **기원** 이 약은 초두구(草豆蔲) *Alpinia katsumadai* Hayata(생강과 Zingiberaceae)의 씨로서 열매껍질을 제거한 것이다.

- **한방 약미(藥味)와 약성(藥性)** 맛은 매우며 성질은 따뜻하다.

- **한방 작용부위(귀경, 歸經)** 초두구는 주로 비(脾), 위경(胃經)에 들어가 작용한다.

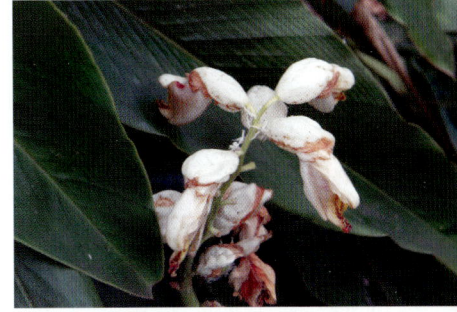

▲ 해남초두구(*Alpinia hainanensis*) 꽃

| 약효 해설 |

- 복부 부위가 부르고 그득하며 통증이 있는 증상에 유효하다.
- 식욕부진에 사용한다.
- 입 냄새 제거에 좋다.
- 각기, 구토, 말라리아 치료에 효과가 있다.

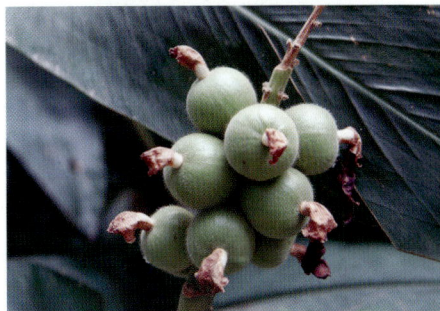

▲ 해남초두구(*Alpinia hainanensis*) 열매

| 동의보감 효능 |

초두구(草豆蔲)의 성질은 뜨겁고 맛은 매우며[辛] 독이 없다. 모든 냉기에 주로 쓴다. 속을 따뜻하게 하며 기를 내린다. 명치가 아픈 것, 음식으로 체하여 구토하고 설사하는 것을 멎게 한다. 입안의 냄새를 없앤다.

| 약용법 |

씨 3~6g을 물 800mL에 넣고 달여서 반으로 나누어 아침저녁으로 마신다.

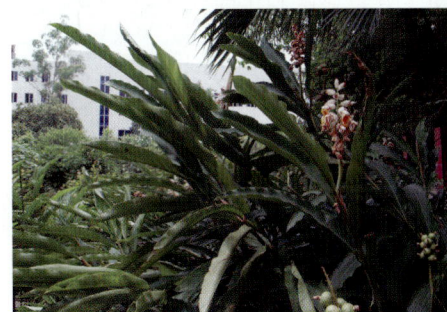

▲ 초두구 지상부

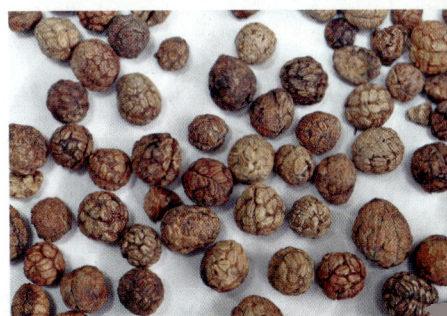

▲ 초두구(약재, 전형)

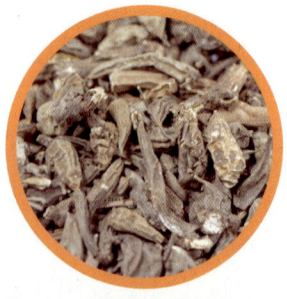

444

초오

- 한자명: 草烏
- 라틴생약명: Aconiti Kusnezoffii Tuber
- 이명 또는 영명: 토부자(土附子), Korean Aconite Root
- 식물명 및 학명: 이삭바꽃, *Aconitum kusnezoffii* Reichb.
  놋젓가락나물, *Aconitum ciliare* Decaisne
  세잎돌쩌귀, *Aconitum triphyllum* Nakai
- 과명: 미나리아재비과
- 약용부위: 덩이뿌리
- 식약처 공정서 및 조선시대 의서 수재:
  대한민국약전외한약(생약)규격집(KHP) 제4개정
  동의보감 탕액편의 풀부(部)
  방약합편의 독초편

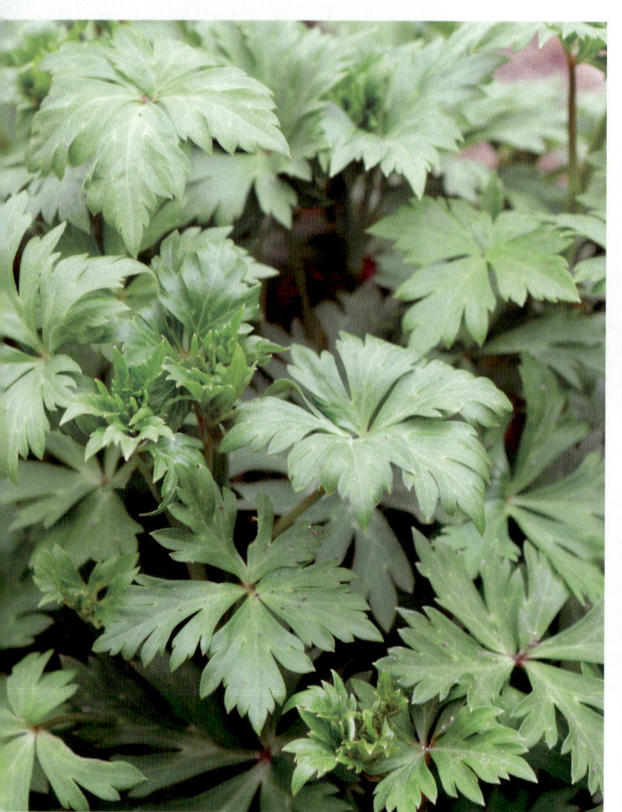

▲ 세잎돌쩌귀 잎

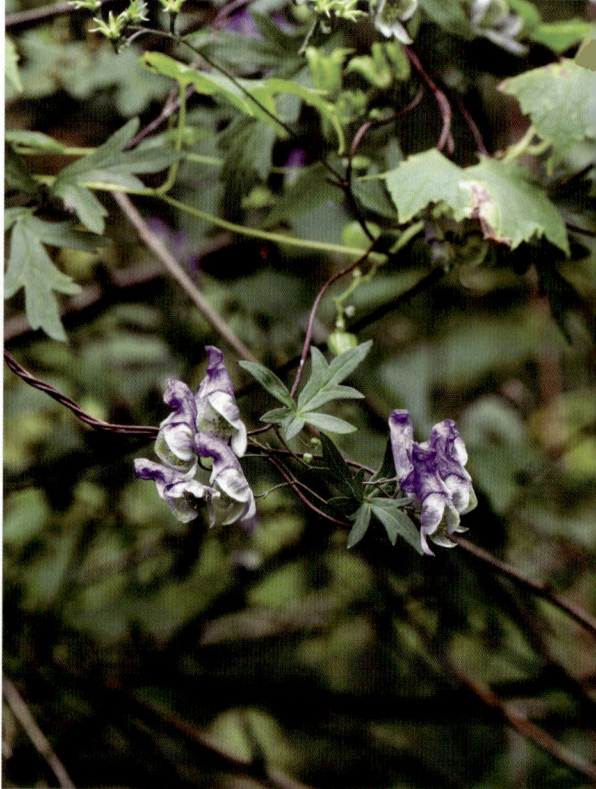

▲ 놋젓가락나물 꽃

● **기원** 이 약은 이삭바꽃 *Aconitum kusnezoffii* Reichb., 놋젓가락나물 *Aconitum ciliare* Decaisne 또는 기타 세잎돌쩌귀 *Aconitum triphyllum* Nakai(미나리아재비과 Ranunculaceae)의 덩이뿌리이다.

● **한방 약미(藥味)와 약성(藥性)** 맛은 맵고 쓰며 성질은 뜨겁고 독성은 매우 크다.

● **한방 작용부위(귀경, 歸經)** 초오는 주로 심(心), 간(肝), 신(腎), 비경(脾經)에 들어가 작용한다.

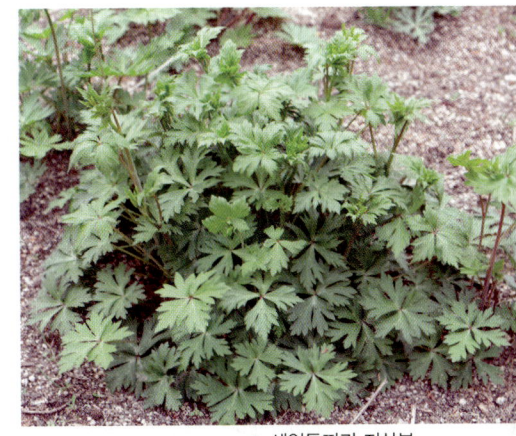

▲ 세잎돌쩌귀 지상부

| 약효 해설 |

• 두통, 수족마비, 구안와사에 효과가 있다.
• 관절 부위의 통증 제거에 좋다.
• 가슴과 배가 차면서 아픈 증상을 낫게 한다.
• 감각을 무뎌지게 함으로써 통증을 가라앉힌다.

| 동의보감 효능 |

초오(草烏, 바꽃)의 성질은 약간 따뜻하고[微溫] 맛은 쓰며 달고[苦甘] 독이 많다. 팔다리를 잘 쓰지 못하고 마비되며 아픈 것을 치료한다. 파상풍(破傷風, 근육의 경련성 마비와 동통을 동반한 근육수축을 일으키는 감염성 질환)에 쓰면 땀이 난다.

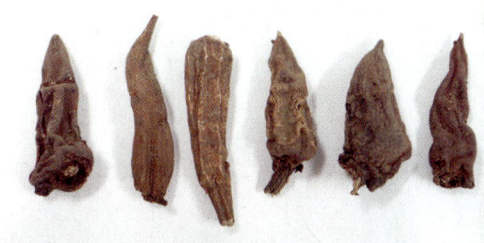

▲ 초오(약재, 전형)

| 수치(修治) |

한방이론에 근거하여 약재를 가공처리함으로써 약재 본래의 성질을 변화시키는 제약기술의 일종으로 포제(炮製)라고도 함.

이물질을 제거한 다음 포제(炮製)하여 사용한다.

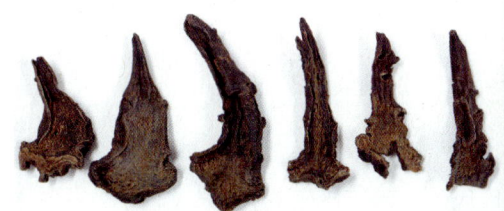

▲ 초오(약재, 절편)

| 약용법 |

수치한 덩이뿌리 3~6g을 물 800mL에 넣고 달여서 반으로 나누어 아침저녁으로 마시거나 또는 가루나 환(丸)으로 만들어 복용한다. 외용할 때는 적당량을 분말로 하여 환부에 붙인다.

445

촉규화

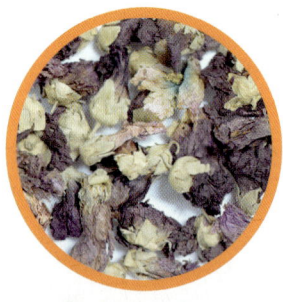

- **한자명**: 蜀葵花
- **라틴생약명**: Althaeae Flos
- **이명 또는 영명**: 백촉규화(白蜀葵花), Althaea Flower
- **식물명 및 학명**: 접시꽃, *Althaea rosea* Cavanil
- **과명**: 아욱과
- **약용부위**: 꽃
- **식약처 공정서 및 조선시대 의서 수재**:
    대한민국약전외한약(생약)규격집(KHP) 제4개정
    동의보감 탕액편의 채소부
    방약합편의 습초(濕草)편

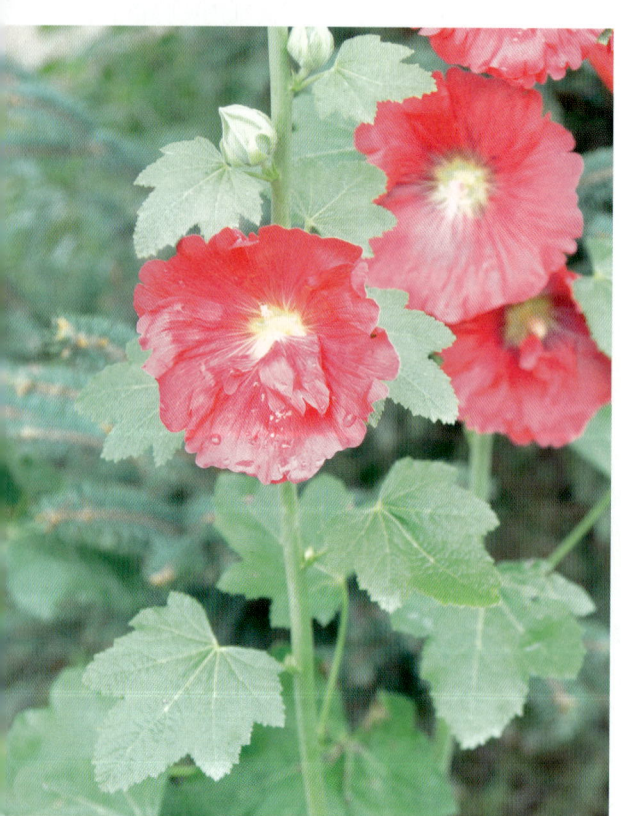

▲ 접시꽃의 꽃

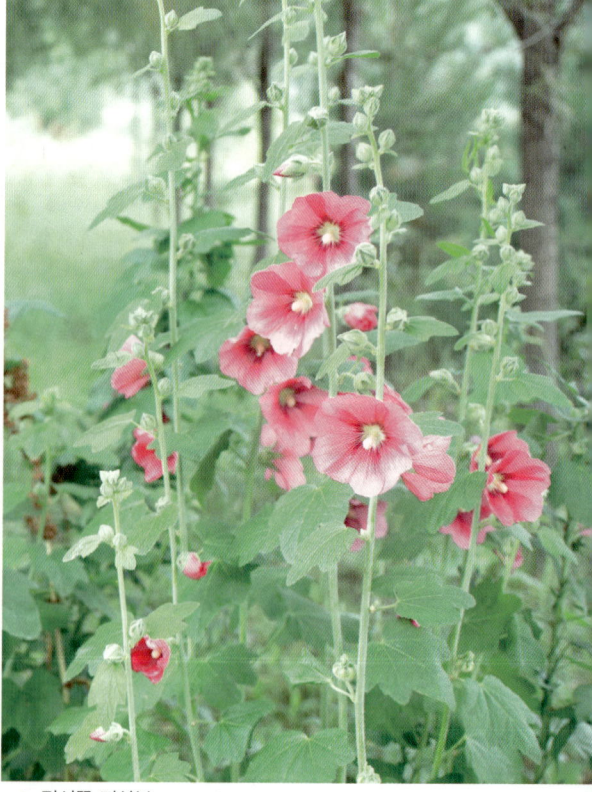

▲ 접시꽃 지상부

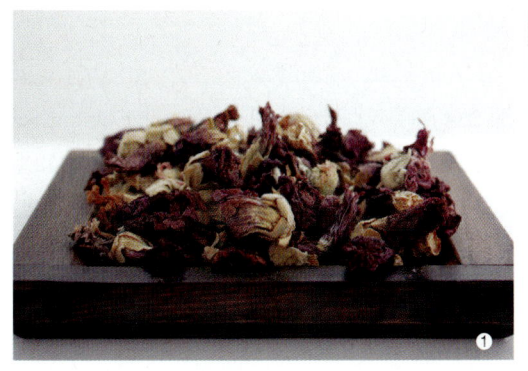
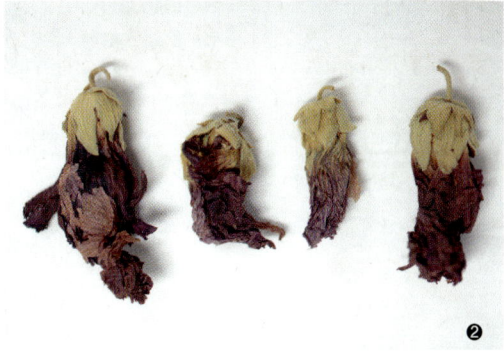

▲ ❶❷ 촉규화(약재, 전형)

●**기원** 이 약은 접시꽃 *Althaea rosea* Cavanil(아욱과 Malvaceae)의 꽃이다.

●**한방 약미(藥味)와 약성(藥性)** 맛은 달고 짜며 성질은 서늘하다.

| **약효 해설** |

• 월경과다, 자궁에서 분비물이 나오는 증상을 치료한다.

• 토혈, 코피, 대소변 불통을 낫게 한다.

• 말라리아 치료에 도움이 된다.

| **동의보감 효능** |

홍촉규화(紅蜀葵花, 접시꽃의 꽃)는 붉은 꽃과 흰 꽃이 있다. 붉은 꽃은 적대하[赤帶]를 치료하고 흰 꽃은 백대하[白帶]를 치료한다. 붉은 꽃은 혈병[血]을 치료하고 흰 꽃은 기병[氣]을 치료한다[본초].

| **약용법** |

꽃 3~9g을 물 800mL에 넣고 달여서 반으로 나누어 아침저녁으로 마시거나 또는 1~3g을 분말로 만들어 복용한다. 외용할 때는 적당량을 가루로 만들어 환부에 뿌리며 신선한 재료는 짓찧어서 상처 부위에 붙인다.

446

총백

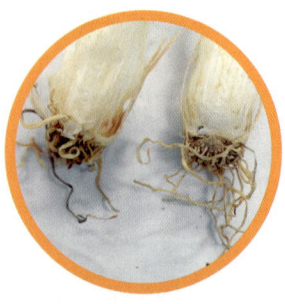

- 한자명: 葱白
- 라틴생약명: Allii Fistulosi Bulbus
- 이명 또는 영명: 파뿌리, Ciboule Root, Fistular Onion Stalk
- 식물명 및 학명: 파, *Allium fistulosum* Linné
- 과명: 백합과
- 약용부위: 신선한 비늘줄기
- 식약처 공정서 및 조선시대 의서 수재:

  대한민국약전외한약(생약)규격집(KHP) 제4개정

  동의보감 탕액편의 채소부

  방약합편의 훈신채(葷辛菜, 매운맛이 나는 채소)편

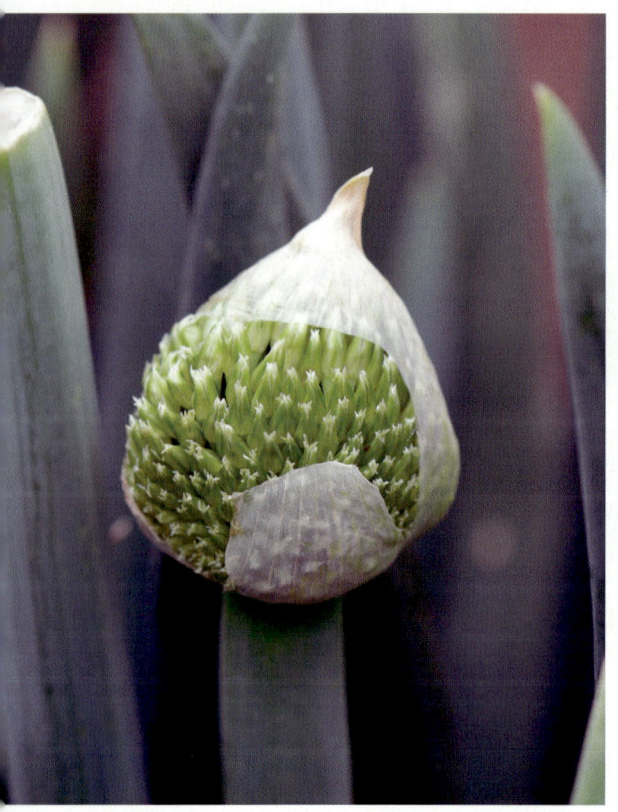

▲ 파 꽃

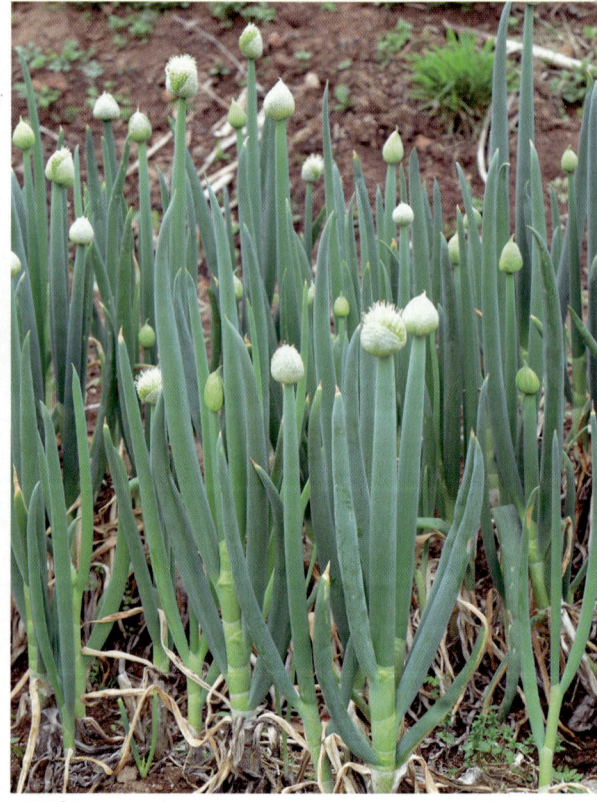

▲ 파

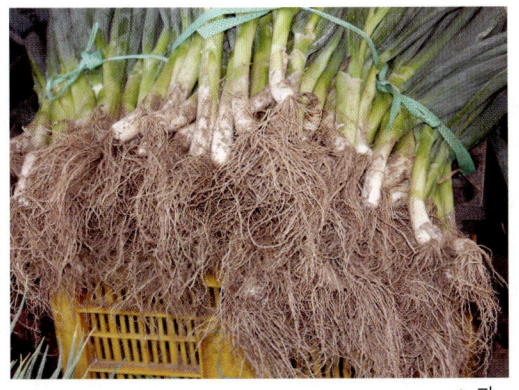

▲ 파

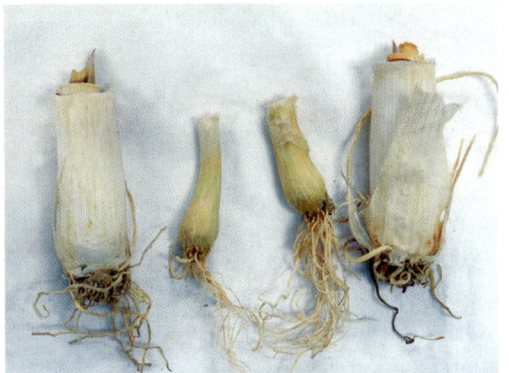

▲ 총백(약재, 전형)

● **기원** 이 약은 파 *Allium fistulosum* Linné(백합과 Liliaceae)의 신선한 비늘줄기이다.

● **한방 약미(藥味)와 약성(藥性)** 맛은 맵고 성질은 따뜻하다.

● **한방 작용부위(귀경, 歸經)** 총백은 주로 폐(肺), 위경(胃經)에 들어가 작용한다.

| 약효 해설 |

• 열이 나고 추운 증상에 쓴다.
• 소화불량, 사지냉증에 효과가 있다.
• 두통, 대소변 불통, 이질, 부스럼을 치료한다.

| 동의보감 효능 |

총백(蔥白, 파의 흰 밑)은 성질이 서늘하고[凉](평(平)하다고도 한다) 맛이 매우며[辛] 독이 없다. 상한(傷寒)으로 추웠다 열이 나는 것, 중풍으로 얼굴과 눈이 붓는 것에 쓴다. 목 안이 벌겋게 붓고 아프며 막힌 감이 있는 증상을 치료한다. 태아를 편안하게 하며 눈을 밝게 한다. 간에 있는 나쁜 기운을 없애며 오장(五藏)을 고르게 한다. 온갖 약독(藥毒)을 없애고 대소변을 잘 나오게 한다. 아랫배에서 생긴 통증이 명치까지 치밀어 오르는 증상을 낫게 한다. 각기를 치료한다.

| 약용법 |

비늘줄기 9~15g을 물 800mL에 넣고 달여서 반으로 나누어 아침저녁으로 마시거나 술에 담가 복용한다. 외용할 때는 적당량을 짓찧어서 환부에 붙인다.

447

충위자

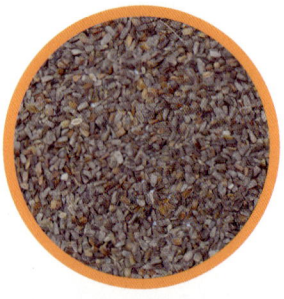

- 한자명: 茺蔚子
- 라틴생약명: Leonuri Semen
- 이명 또는 영명: 익모초자(益母草子), Motherwort Seed
- 식물명 및 학명: 익모초, *Leonurus japonicus* Houtt
- 과명: 꿀풀과
- 약용부위: 씨
- 식약처 공정서 및 조선시대 의서 수재:
  대한민국약전외한약(생약)규격집(KHP) 제4개정
  동의보감 탕액편의 풀부(部)
  방약합편의 습초(濕草)편

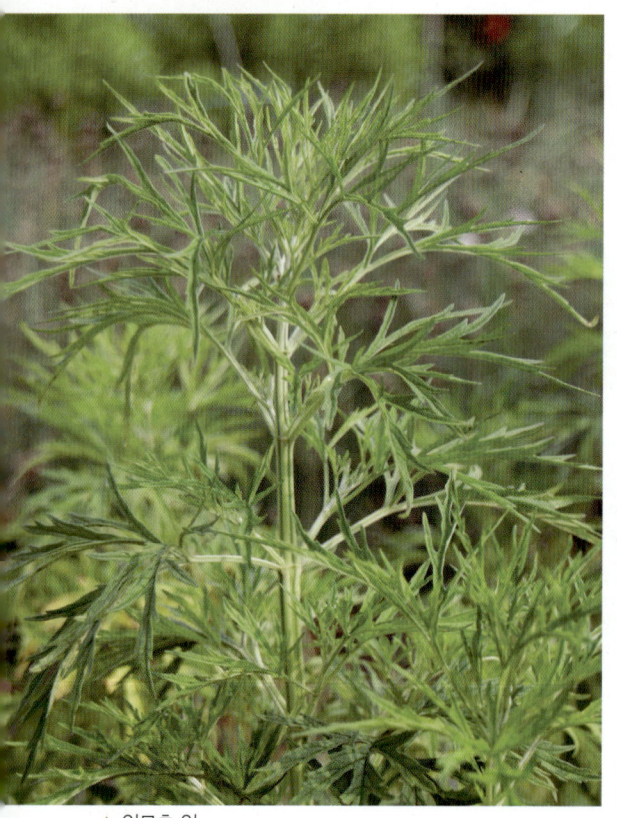

▲ 익모초 잎

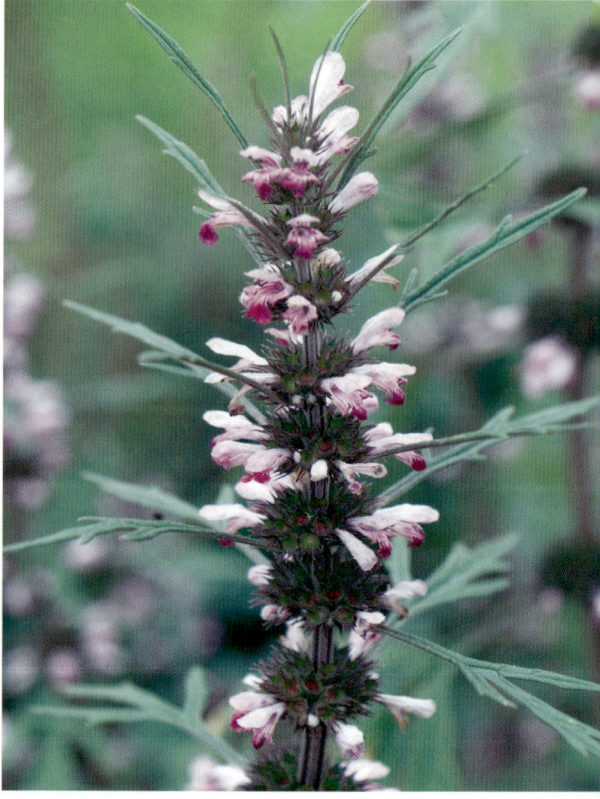

▲ 익모초 꽃

- **기원** 이 약은 익모초 *Leonurus japonicus* Houtt.(꿀풀과 Labiatae)의 씨이다.

- **한방 약미(藥味)와 약성(藥性)** 맛은 달고 매우며 성질은 약간 차고 독이 약간 있다.

- **한방 작용부위(귀경, 歸經)** 충위자는 주로 간경(肝經)에 들어가 작용한다.

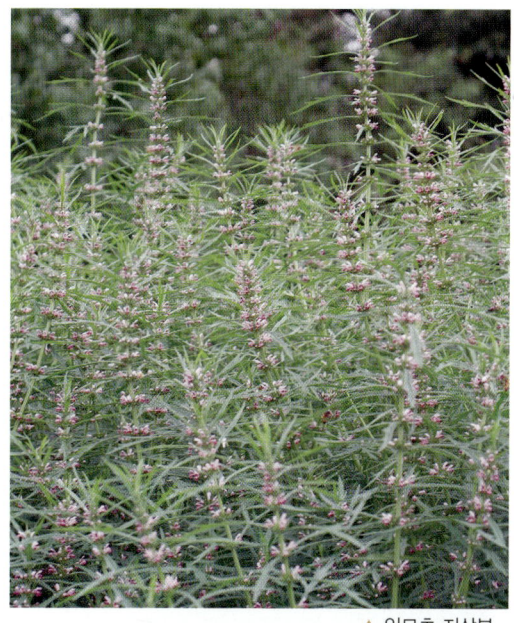
▲ 익모초 지상부

| 약효 해설 |
- 현기증이 나고 머리가 어지러운 증상에 사용한다.
- 눈이 충혈되면서 붓고 아픈 증상에 유효하다.
- 눈에 막 같은 것이 생기는 장애를 치료한다.
- 월경불순, 산후 어혈통을 낫게 한다.

| 동의보감 효능 |
충위자(茺蔚子, 충울자, 익모초 씨)의 성질은 약간 따뜻하며[微溫](약간 차다고도[微寒] 한다) 맛이 맵고[辛] 달며[甘] 독이 없다. 주로 눈을 밝게 하고 정(精)을 보하며 부종을 없앤다.

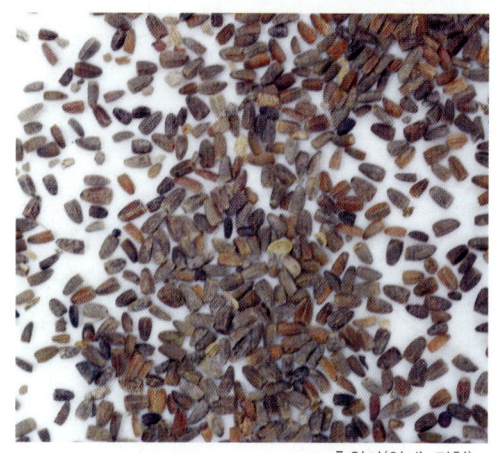
▲ 충위자(약재, 전형)

| 약용법 |
씨 6~9g을 물 800mL에 넣고 달여서 반으로 나누어 아침저녁으로 마시거나 또는 가루나 환(丸)으로 만들어 복용한다.

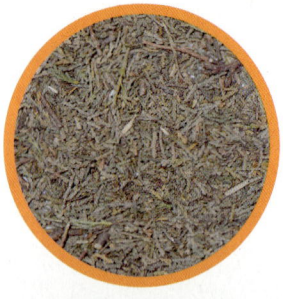

448

측백엽

- 한자명: 側柏葉
- 라틴생약명: Thujae Orientalis Folium
- 이명 또는 영명: 백엽(栢葉)
- 식물명 및 학명: 측백나무, *Thuja orientalis* Linné
- 과명: 측백나무과
- 약용부위: 어린 가지와 잎
- 식약처 공정서 및 조선시대 의서 수재:
    대한민국약전외한약(생약)규격집(KHP) 제4개정
    동의보감 탕액편의 나무부
    방약합편의 향목(香木, 향나무)편

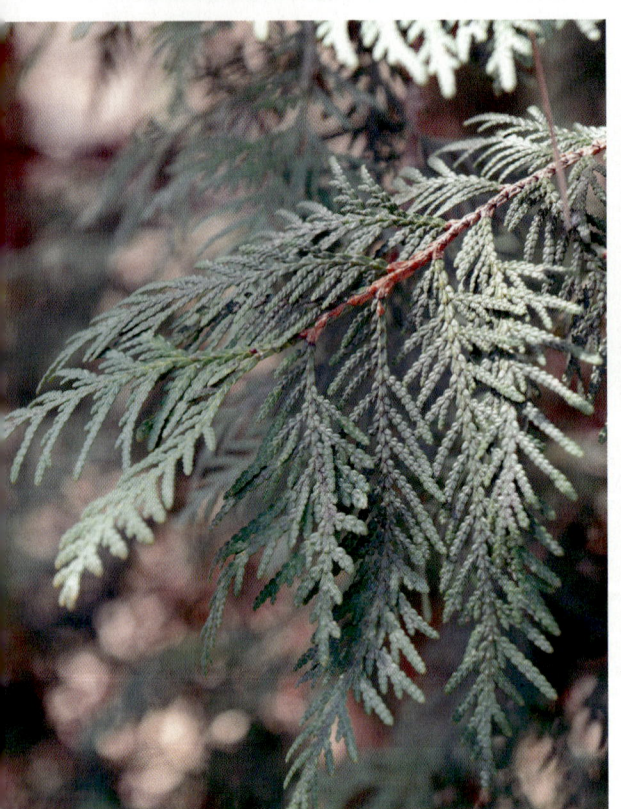

▲ 서양측백나무(*Thuja occidentalis*) 잎

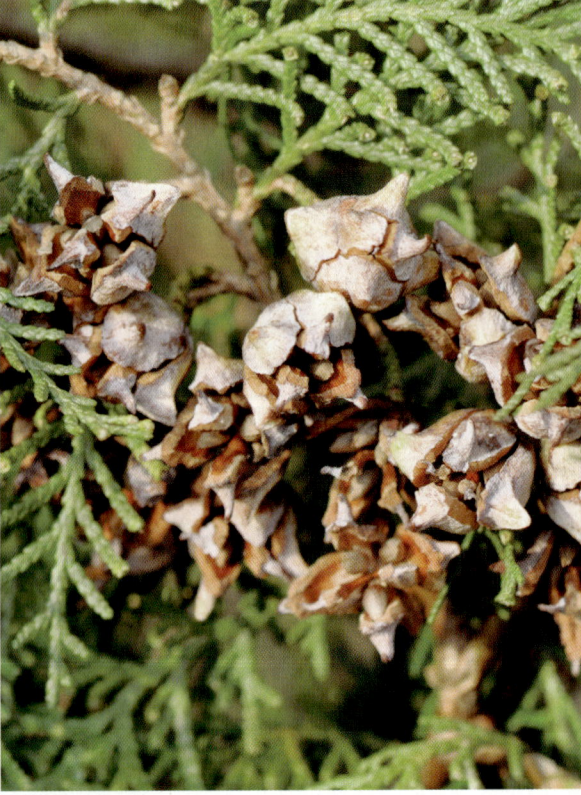

▲ 측백나무 열매

● **기원** 이 약은 측백나무 *Thuja orientalis* Linné(측백나무과 Curpressaceae)의 어린 가지와 잎이다.

● **한방 약미(藥味)와 약성(藥性)** 맛은 쓰고 떫으며 성질은 약간 차다.

● **한방 작용부위(귀경, 歸經)** 측백엽은 주로 폐(肺), 간(肝), 대장경(大腸經)에 들어가 작용한다.

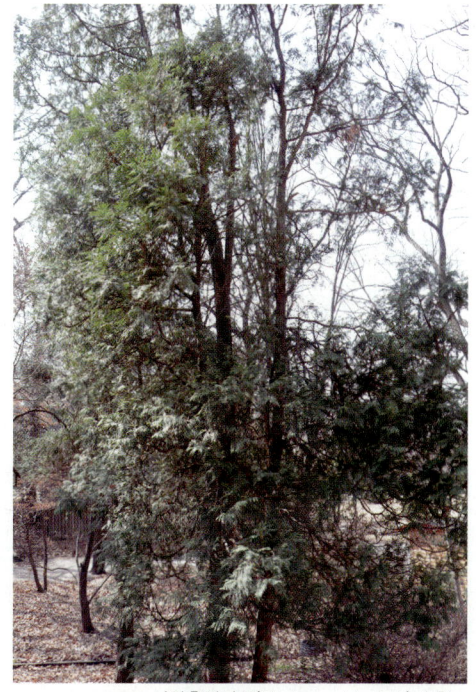

▲ 서양측백나무(*Thuja occidentalis*) 수형

| 약효 해설 |

• 가래가 많은 기침을 제거한다.
• 관절염으로 저리고 아픈 증상에 유효하다.
• 여성의 부정기 자궁출혈이 멈추지 않는 증상에 사용한다.
• 각혈, 토혈, 코피를 멈추게 한다.
• 고혈압, 화상 치료에 효과가 있다.

| 동의보감 효능 |

백엽(栢葉, 측백나무 잎)의 맛은 쓰고[苦] 매우며[辛] 성질은 떫다[澁]. 모두 한 방향으로 납작하게 자란다. 토혈(吐血), 코피, 대변에 피가 섞여 나오는 이질을 낮게 한다. 음(陰)을 보하는 중요한 약이다. 각 계절에 해당하는 방향의 잎을 따서 그늘에 말린다. 약에 넣을 때에는 쪄서 쓴다[본초].

| 약용법 |

어린 가지와 잎 6~15g을 물 800mL에 넣고 달여서 반으로 나누어 아침저녁으로 마시거나 또는 가루나 환(丸)으로 만들어 복용한다. 외용할 때는 적당량을 짓찧어서 환부에 붙이거나 분말로 만들어 상처 부위에 뿌린다.

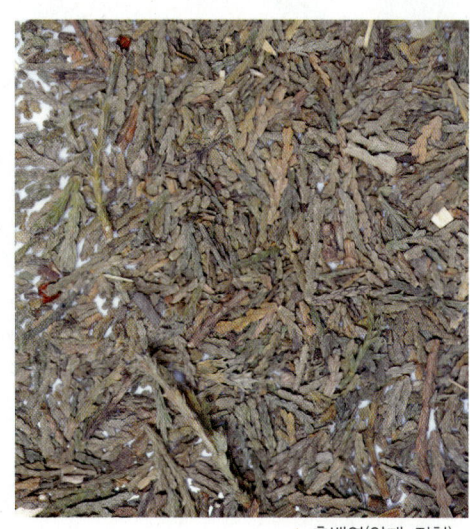

▲ 측백엽(약재, 전형)

449

치자

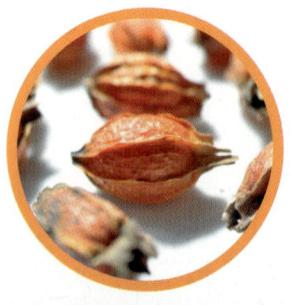

- 한자명: 梔子
- 라틴생약명: Gardeniae Fructus
- 이명 또는 영명: Gardenia Fruit
- 식물명 및 학명: 치자나무, *Gardenia jasminoides* Ellis
- 과명: 꼭두서니과
- 약용부위: 잘 익은 열매로서 그대로 또는 끓는 물에 데치거나 찐 것
- 식약처 공정서 및 조선시대 의서 수재:
  대한민국약전(KP) 제11개정
  동의보감 탕액편의 나무부
  방약합편의 관목(灌木)편

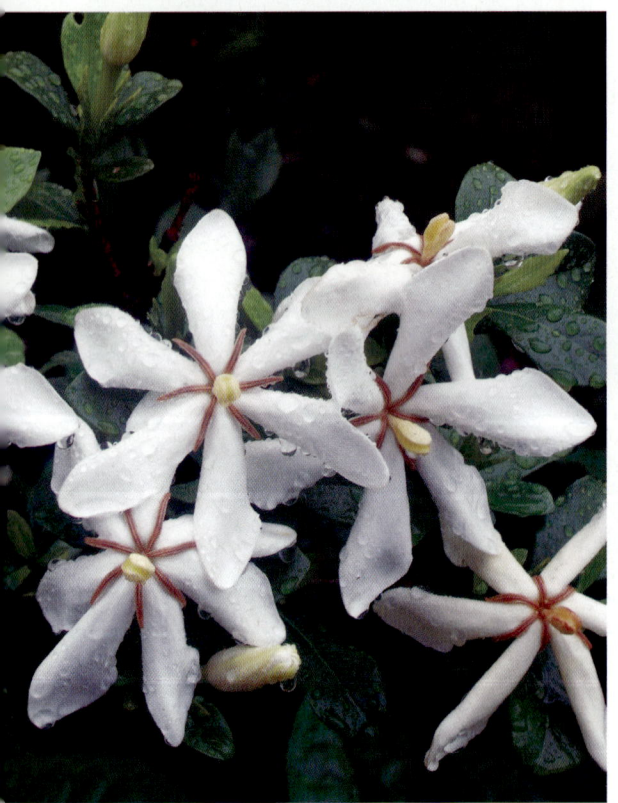

▲ 치자나무 꽃

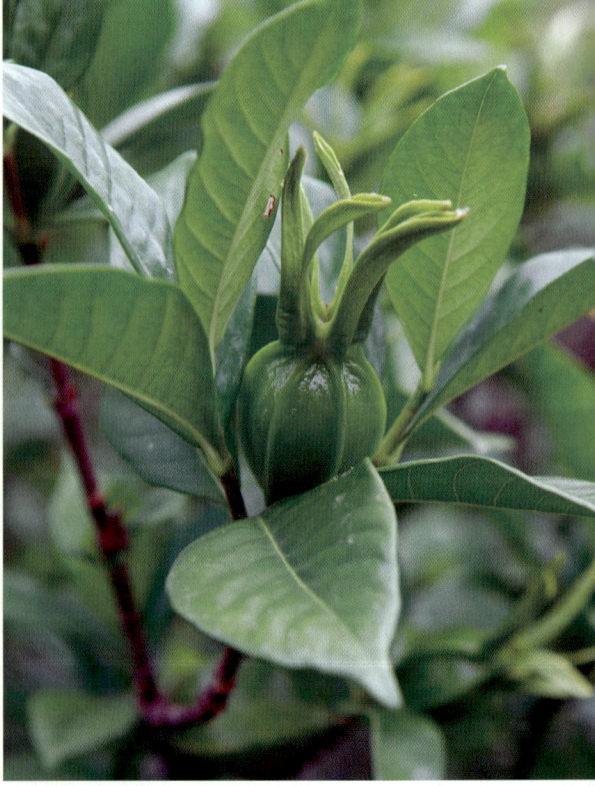

▲ 치자나무 열매

● **기원** 이 약은 치자나무 *Gardenia jasminoides* Ellis(꼭두서니과 Rubiaceae)의 잘 익은 열매로서 그대로 또는 끓는 물에 데치거나 찐 것이다.

● **한방 약미(藥味)와 약성(藥性)** 맛은 쓰고 성질은 차다.

● **한방 작용부위(귀경, 歸經)** 치자는 주로 심(心), 간(肝), 삼초경(三焦經)에 들어가 작용한다.

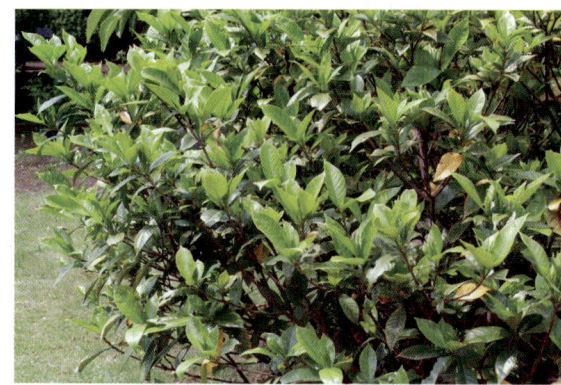

▲ 치자나무 지상부

| 약효 해설 |

• 간화(肝火)로 눈이 충혈되는 증상에 유효하다.

• 열병(熱病)으로 가슴이 답답한 증상을 낫게 한다.

• 습열(濕熱)이 원인이 되는 황달과 당뇨병을 치료한다.

• 토혈, 혈뇨(血尿)에 효과가 있다.

• 부정기 자궁출혈을 멈추게 한다.

• 이담(利膽), 간기능 강화 작용이 있다.

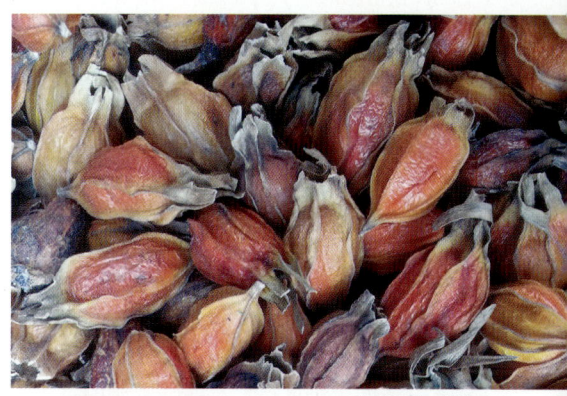

▲ 치자(약재, 전형)

| 동의보감 효능 |

치자(梔子, 치자나무)의 성질은 차며[寒] 맛이 쓰고[苦] 독이 없다. 가슴, 대소장, 위(胃)에 심한 열이 있는 것과 가슴이 답답하고 괴로운 데[煩悶, 번민] 주로 쓴다. 열독풍(熱毒風)을 없애고 오림(五淋)을 잘 통하게 하며 소변을 잘 나오게 한다. 5가지 황달[五疸]을 낫게 하며 소갈(消渴)을 멎게 한다. 입안이 마르는 것, 눈이 벌겋게 붓고 아픈 것, 얼굴이 벌개지는 것, 코끝이 빨갛게 되는 것(酒齄鼻, 주사비), 나병 등의 피부병을 치료한다. 자충(蟅蟲)의 독을 없앤다.

| 약용법 |

열매 5~10g을 물 800mL에 넣고 달여서 반으로 나누어 아침저녁으로 마시거나 또는 가루나 환(丸)으로 만들어 복용한다. 외용할 때는 적당량을 분말로 하여 환부에 붙인다.

칠피

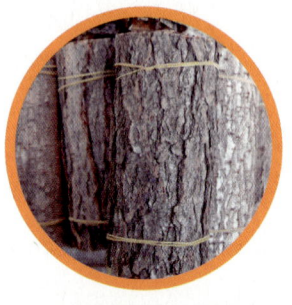

- 한자명: 漆皮
- 라틴생약명: Rhois Vernicifluae Cortex
- 식물명 및 학명: 옻나무, *Rhus verniciflua* Stokes
- 과명: 옻나무과
- 약용부위: 줄기껍질
- 식약처 공정서 및 조선시대 의서 수재:
  대한민국약전외한약(생약)규격집(KHP) 제4개정

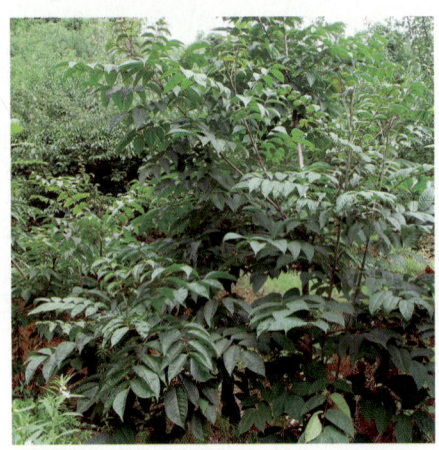

▲ 옻나무 수형

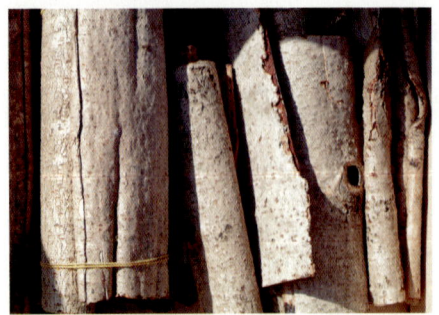

▲ 칠피(약재, 전형)

● **기원** 이 약은 옻나무 *Rhus verniciflua* Stokes(옻나무과 Anacardiaceae)의 줄기껍질이다.

● **한방 약미(藥味)와 약성(藥性)** 맛은 맵고 성질은 따뜻하며 독이 약간 있다.

| **약효 해설** |
• 접골작용이 있어 골절에 사용한다.

| **동의보감 효능** |
외용할 때는 줄기껍질 적당량을 짓찧어서 환부에 붙인다.

- 한자명: 沈香
- 라틴생약명: Aquilariae Lignum
- 이명 또는 영명: 침수향(沈水香), Aloe Wood
- 식물명 및 학명: 침향나무, *Aquilaria agallocha* Roxburgh
- 과명: 팥꽃나무과
- 약용부위: 수지(樹脂, 식물체로부터의 분비물 또는 상처로부터의 유출물)가 침착된 수간목
- 식약처 공정서 및 조선시대 의서 수재:
    대한민국약전외한약(생약)규격집(KHP) 제4개정
    동의보감 탕액편의 나무부
    방약합편의 향목(香木, 향나무)편

침향

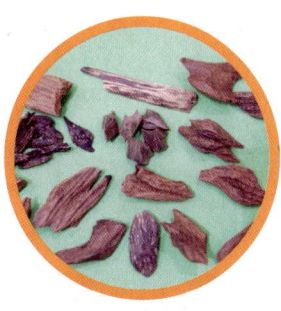

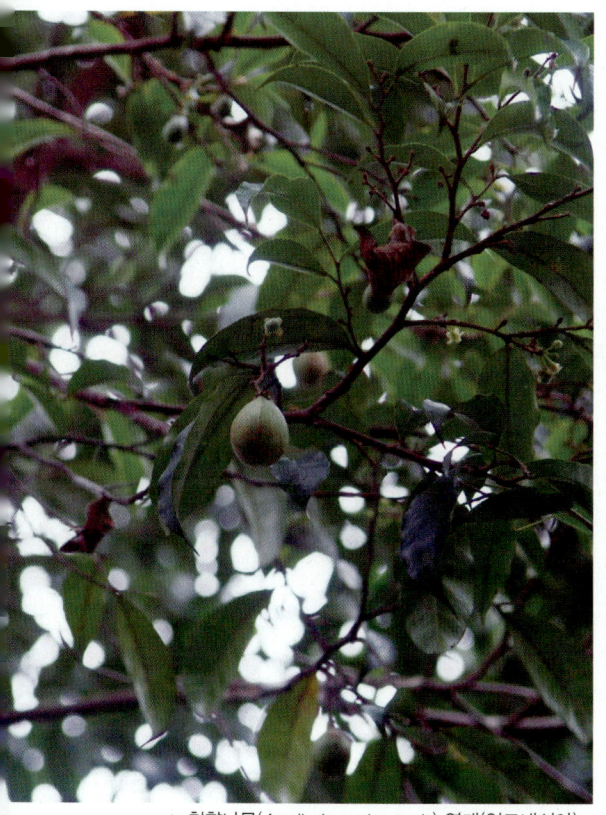

▲ 침향나무(*Aquilaria malacensis*) 열매(인도네시아)

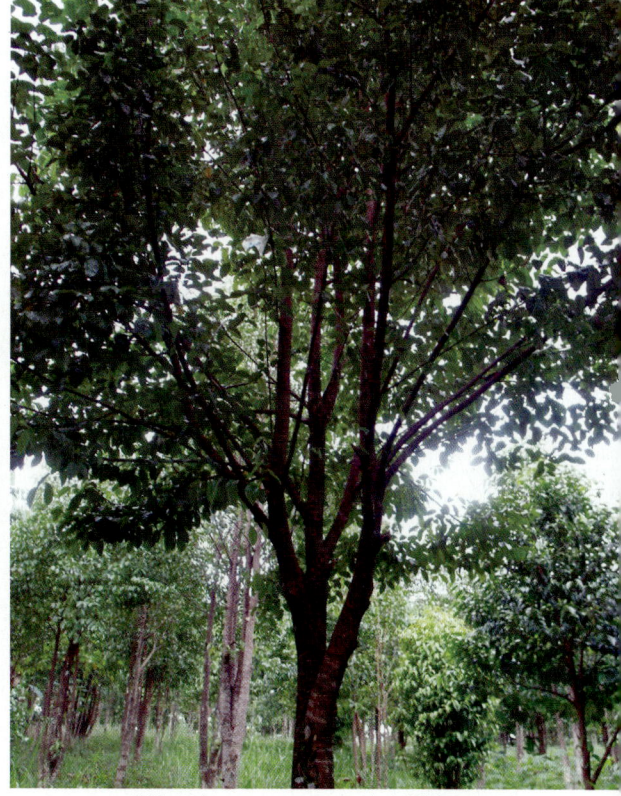

▲ 침향나무(*Aquilaria malacensis*) 수형(인도네시아)

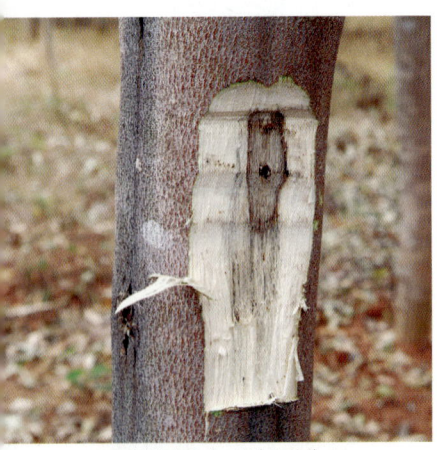
▲ 침향나무 수간목(베트남)

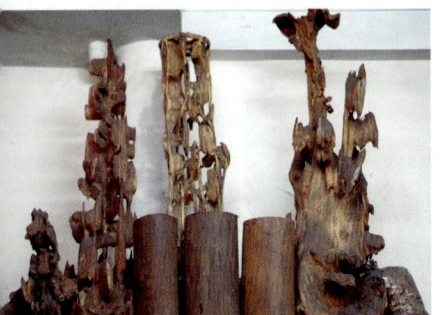
▲ 침향(약재, 전형, 베트남)

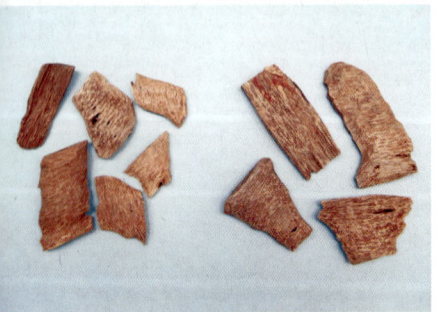
▲ 침향(약재, 절단, 인도네시아)

● **기원** 이 약은 침향나무 *Aquilaria agallocha* Roxburgh (팥꽃나무과 Thymeleaceae)의 수지가 침착된 수간목이다.

● **한방 약미(藥味)와 약성(藥性)** 맛은 맵고 쓰며 성질은 따뜻하다.

● **한방 작용부위(귀경, 歸經)** 침향은 주로 신(腎), 비(脾), 위경(胃經)에 들어가 작용한다.

| **약효 해설** |

• 복부가 차고 아픈 증상에 유효하다.

• 기가 치밀어 올라 발생한 천식을 치료한다.

• 허리와 무릎이 연약하고 무력한 증상의 치료에 효과가 있다.

• 소변이 잘 나오지 않고 잔뇨감이 있는 증상에 쓴다.

• 소화불량, 식욕부진에 좋은 효과를 나타낸다.

• 진정, 해독, 건위(健胃)약으로 사용한다.

| **동의보감 효능** |

침향(沈香, 침향나무의 수지가 침착된 수간목)의 성질은 뜨겁고[熱] 맛은 매우며[辛](쓰다[苦]고도 한다) 독이 없다. 풍수(風水)로 심하게 부은 데 주로 쓴다. 나쁜 기운을 없애고 명치가 아픈 것을 멎게 한다. 신정(腎精)을 돕고 성기능을 높인다[益精壯陽]. 찬바람으로 마비된 것, 곽란(霍亂)으로 구토하고 설사하는 것, 근(筋)이 뒤틀리는 것을 치료한다.

| **약용법** |

침향 2~5g을 물 800mL에 넣고 달여서 반으로 나누어 아침저녁으로 마신다. 다른 약과 함께 달일 때는 침향을 나중에 넣는다. 또는 0.5~1g을 가루로 만들어 복용한다.

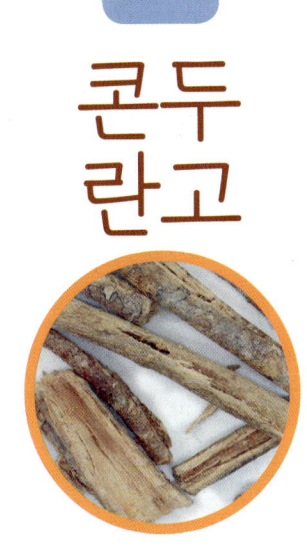

■ 라틴생약명: Condurango Cortex

■ 이명 또는 영명: Condurango

■ 식물명 및 학명: 콘두란고나무, *Marsdenia condurango* Reichenbach fil.

■ 과명: 박주가리과

■ 약용부위: 줄기껍질

■ 식약처 공정서 및 조선시대 의서 수재:
　　대한민국약전(KP) 제11개정

452

콘두 란고

●**기원** 이 약은 콘두란고나무 *Marsdenia condurango* Reichenbach fil.(박주가리과 Asclepiadaceae) 의 줄기껍질이다.

| **약효 해설** |

• 식욕 증진작용이 있다.

• 쓴맛으로 인해 위(胃) 운동을 활발하게 하여 타액과 위액 분비를 촉진하는 작용이 있다.

| **약용법** |

줄기껍질 2~4g을 물 800mL에 넣고 달여서 반으로 나누어 아침저녁으로 마신다.

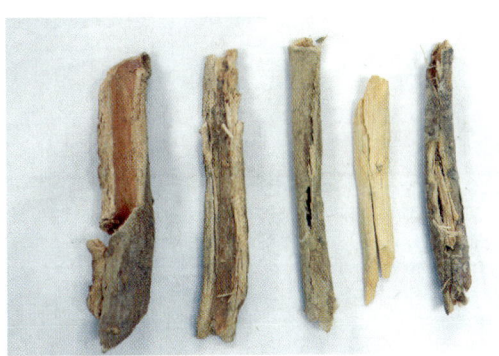

▲ 콘두란고(약재, 절단)

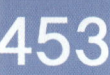
콘두란고유동엑스

- 이명 또는 영명: Condurango Fluid Extract
- 식약처 공정서 및 조선시대 의서 수재:
  대한민국약전(KP) 제11개정

| 약효 해설 |

- 콘두란고 p.865 참고

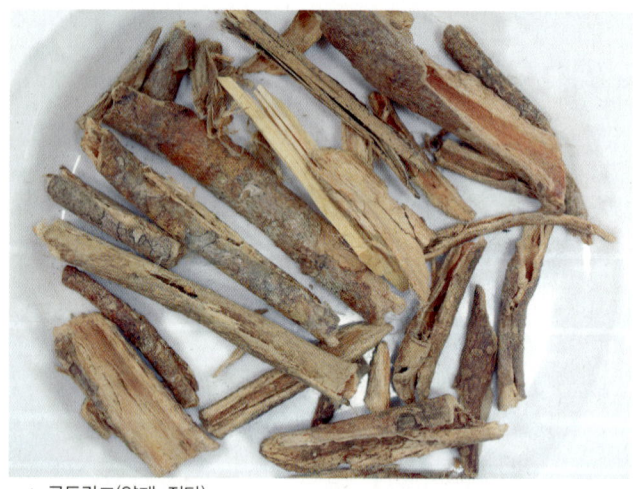

▲ 콘두란고(약재, 절단)

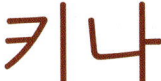

〈대한민국약전외한약(생약)규격집(KHP) 제4개정에서 삭제한 품목〉

- 한자명: 規邦皮
- 라틴생약명: Cinchonae Cortex
- 이명 또는 영명: Cinchona Bark
- 식물명 및 학명: 키나나무, *Cinchona succirubra* Pavon et Klotzsch
- 과명: 꼭두서니과
- 약용부위: 줄기껍질
- 식약처 공정서 및 조선시대 의서 수재: 대한약전외한약(생약)규격집(KHP) 제3개정

키나

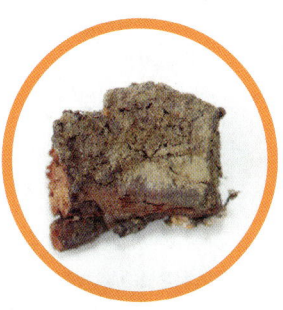

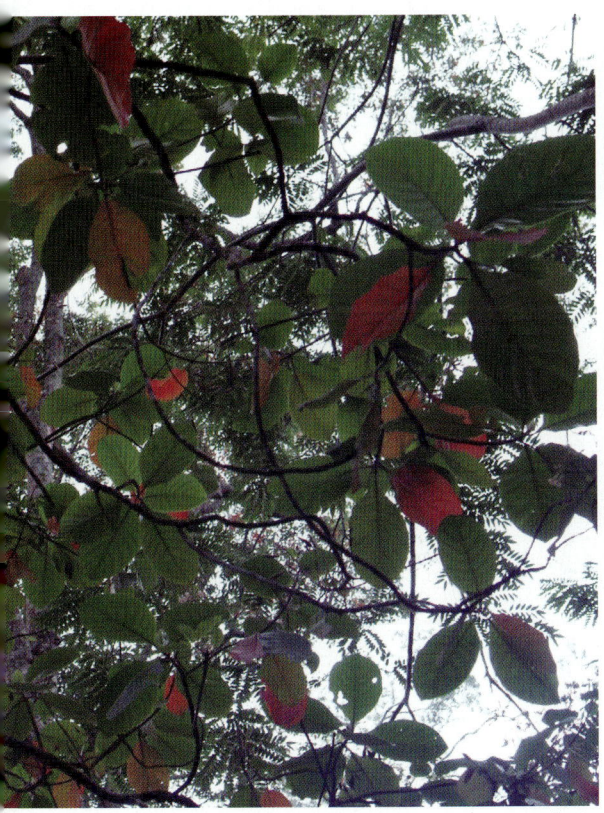

▲ 키나나무(Red cinchona, *Cinchona pubescens*) 잎
(인도네시아)

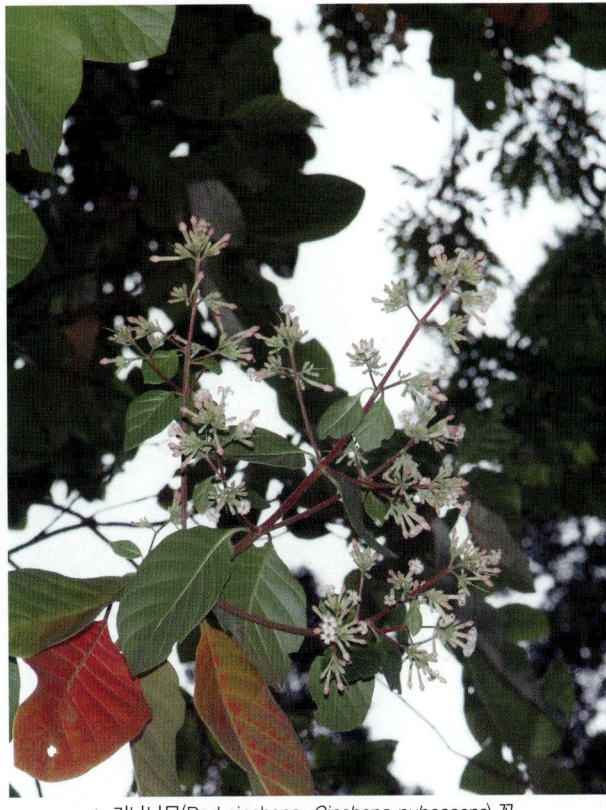

▲ 키나나무(Red cinchona, *Cinchona pubescens*) 꽃
(인도네시아)

● **기원** 이 약은 키나나무 *Cinchona succirubra* Pavon et Klotzsch 또는 기타 동속식물(꼭두서니과 Rubiaceae)의 줄기껍질이다.

● **한방 약미(藥味)와 약성(藥性)** 맛은 쓰고 성질은 차다.

● **한방 작용부위(귀경, 歸經)** 키나는 주로 간(肝), 담경(膽經)으로 들어가 작용한다.

| **약효 해설** |

• 말라리아 치료작용이 있다.

• 통증을 멎게 하고 열을 내린다.

• 숙취를 푸는 효능이 있다.

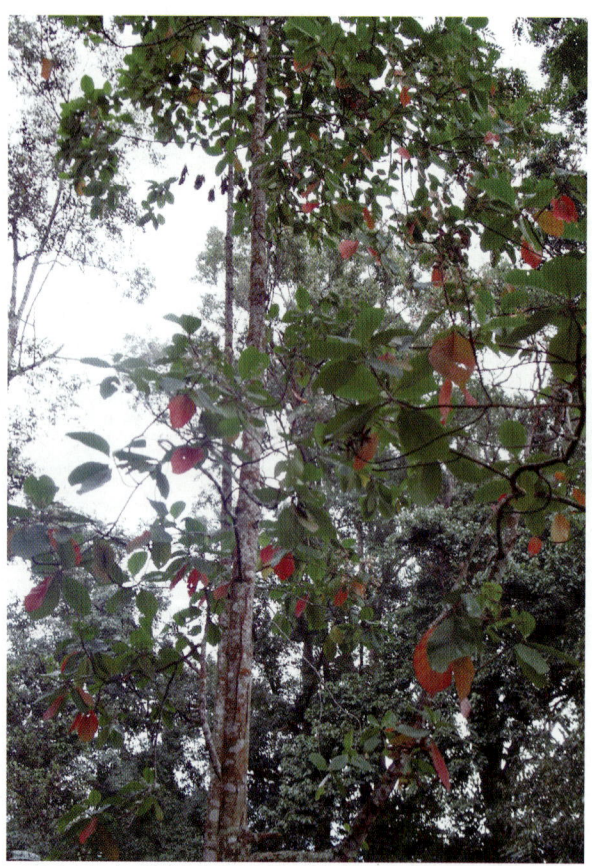

| **약용법** |

줄기껍질 3~6g을 물 800mL에 넣고 달여서 반으로 나누어 아침저녁으로 마시거나 또는 가루로 만들어 복용한다.

▲ 키나나무(Red cinchona, *Cinchona pubescens*) 수형(인도네시아)

868

455

탈지 맥각

〈대한민국약전외한약(생약)규격집(KHP) 제4개정에서 삭제한 품목〉

- 한자명: 脫脂麥角
- 라틴생약명: Ergota Preparata
- 이명 또는 영명: Absorbent Ergot
- 동물명 및 학명: 맥각균, *Claviceps purpurea* Tulsane
- 과명: 맥각균과
- 약용부위: 숙주식물의 화저에 기생하여 생긴 균핵을 절단하거나 가루로 만들어 탈지, 건조한 것
- 숙주식물의 식물명, 학명 및 과명: 호밀, *Secale cereale* L.(벼과)
- 식약처 공정서 및 조선시대 의서 수재:

    대한약전외한약(생약)규격집(KHP) 제3개정

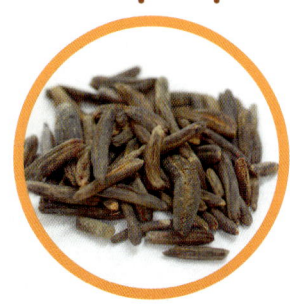

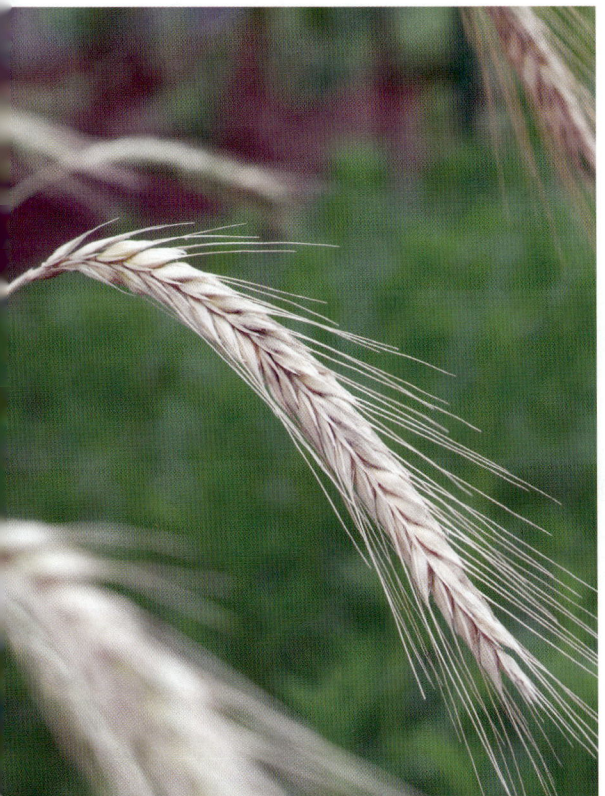

▲ 호밀 열매

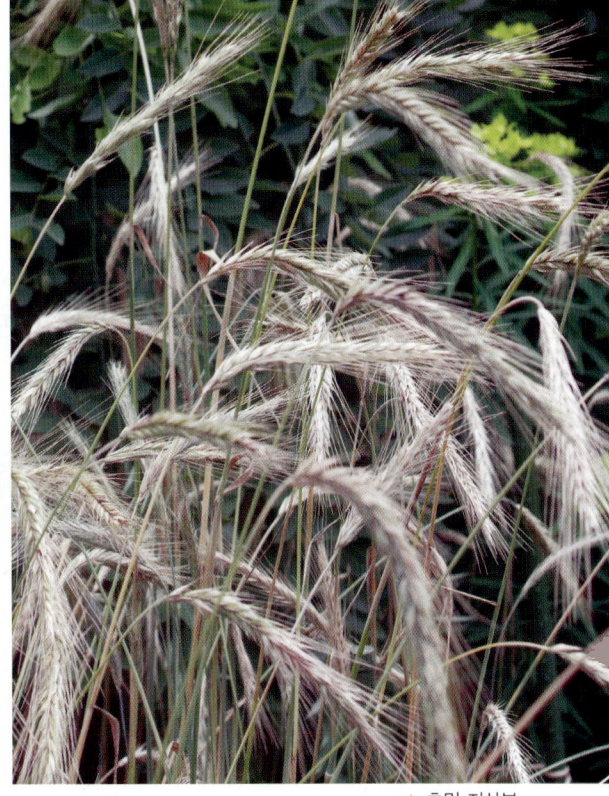

▲ 호밀 지상부

● **기원** 이 약은 호밀 *Secale cereale* L. (벼과 Gramineae) 또는 기타 벼과 식물의 화저에 맥각균 *Claviceps purpurea* Tulsane (맥각균과 Hypocreaceae)이 기생하여 생긴 균핵을 절단하거나 가루로 만들어 탈지, 건조한 것이다.

● **한방 약미(藥味)와 약성(藥性)** 맛은 쓰고 매우며 성질은 평(平)하고 독이 있다.

| **약효 해설** |

• 자궁 수축작용이 있다.

• 산후 출혈이 그치지 않을 때 유효하다.

• 편두통을 낫게 한다.

• 구토, 설사, 맥박 저하, 실신, 연수흥분(미주신경성 심장박동수 감소, 호흡 증가, 경련), 연수마비 등의 독성 증상이 나타날 수 있다.

• 맥각은 지방을 많이 함유하므로 부패 또는 충해를 받기 쉽다. 그러므로 지방을 제거하여 건조하고 차가운 곳에 저장한다.

| **약용법** |

맥각은 소량에서는 연수(延髓, 뇌의 한 부분)를 흥분시키고 대량에서는 연수를 마비시켜 사망에 이르게 하기도 한다. 따라서 투여에 유의해야 한다.

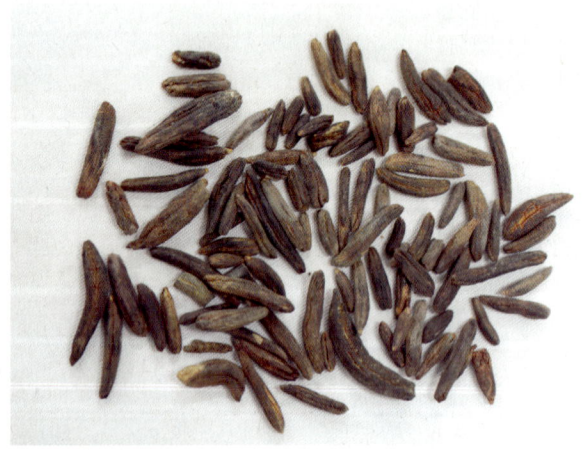

▲ 맥각(약재)

456

- 한자명: 澤蘭
- 라틴생약명: Lycopi Herba
- 이명 또는 영명: Lycopus Herb
- 식물명 및 학명: 쉽싸리, *Lycopus lucidus* Turczaininov
- 과명: 꿀풀과
- 약용부위: 꽃이 피기 전의 지상부
- 식약처 공정서 및 조선시대 의서 수재:
    대한민국약전(KP) 제11개정
    동의보감 탕액편의 풀부(部)
    방약합편의 방초(芳草, 향기가 좋은 풀)편

택란

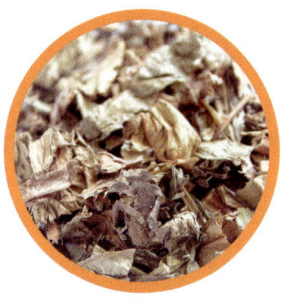

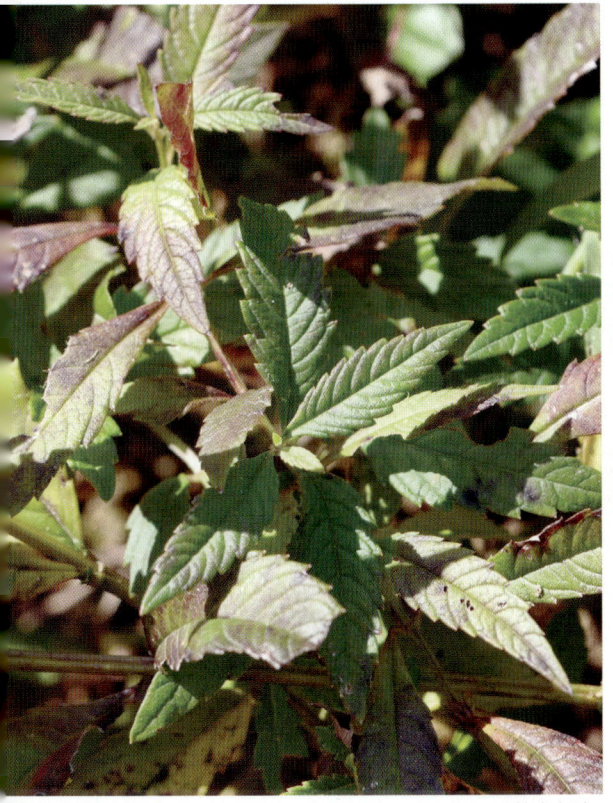

▲ 쉽싸리 잎

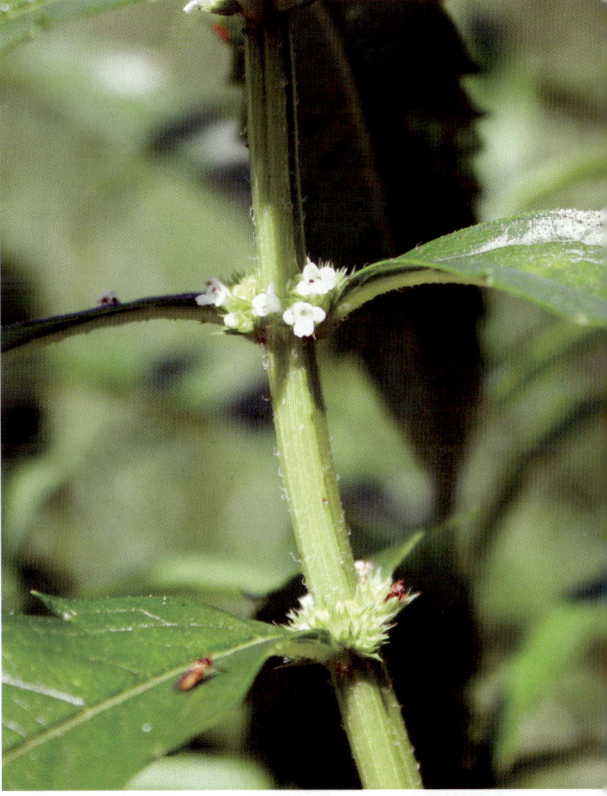

▲ 쉽싸리 꽃

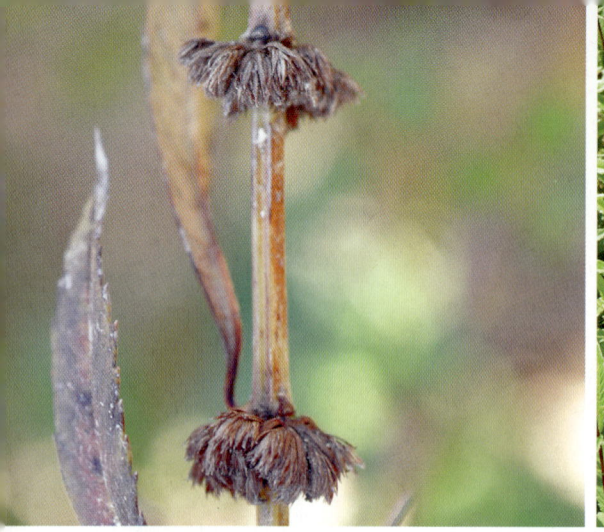

▲ 쉽싸리 줄기

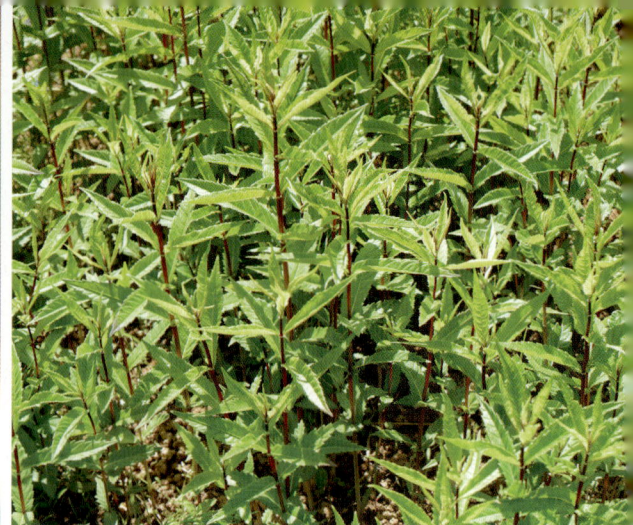

▲ 쉽싸리 지상부

● **기원** 이 약은 쉽싸리 *Lycopus lucidus* Turczaininov(꿀풀과 Labiatae)의 꽃이 피기 전의 지상부이다.

● **한방 약미(藥味)와 약성(藥性)** 맛은 쓰고 매우며 성질은 약간 따뜻하다.

● **한방 작용부위(귀경, 歸經)** 택란은 주로 간(肝), 비경(脾經)에 들어가 작용한다.

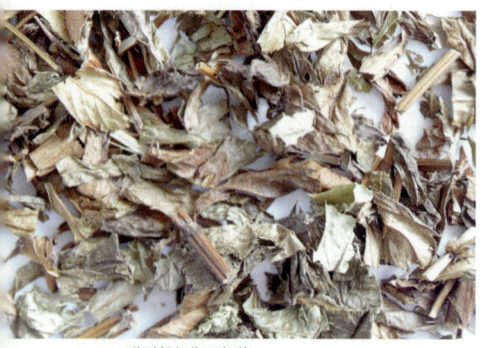

▲ 택란(약재, 절단)

| **약효 해설** |

• 생리통, 산후 복통에 유효하다.
• 월경불순에 사용한다.
• 타박상, 전신 부종을 치료한다.

| **동의보감 효능** |

택란(澤蘭, 쉽싸리)의 성질은 약간 따뜻하고[微溫] 맛은 쓰고 달며[苦甘](맵다[辛]고도 한다) 독이 없다. 산전산후(産前産後)의 여러 가지 질병과 산후에 배가 아픈 것, 잦은 출산으로 피가 부족하고 기력이 쇠약하고 몸이 차가워진 것, 허로병이 생겨 야윈 것을 낫게 한다. 쇠붙이에 다친 것, 옹종(癰腫)을 치료한다. 타박상으로 생긴 어혈을 풀어준다.

| **약용법** |

지상부 6~12g을 물 800mL에 넣고 달여서 반으로 나누어 아침저녁으로 마신다.

457

- 한자명: 澤瀉
- 라틴생약명: Alismatis Rhizoma
- 이명 또는 영명: Alisma Rhizome
- 식물명 및 학명: 질경이택사, *Alisma orientale* Juzepzuk
- 과명: 택사과
- 약용부위: 덩이줄기로서 잔뿌리 및 주피를 제거한 것
- 식약처 공정서 및 조선시대 의서 수재:

  대한민국약전(KP) 제11개정

  동의보감 탕액편의 풀부(部)

  방약합편의 수초(水草)편

택사

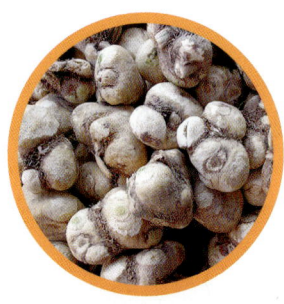

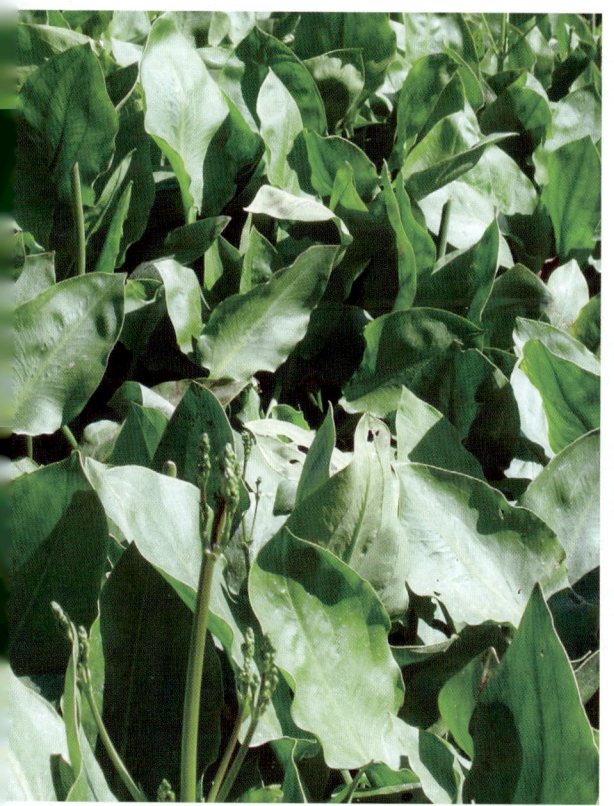

▲ 택사 잎

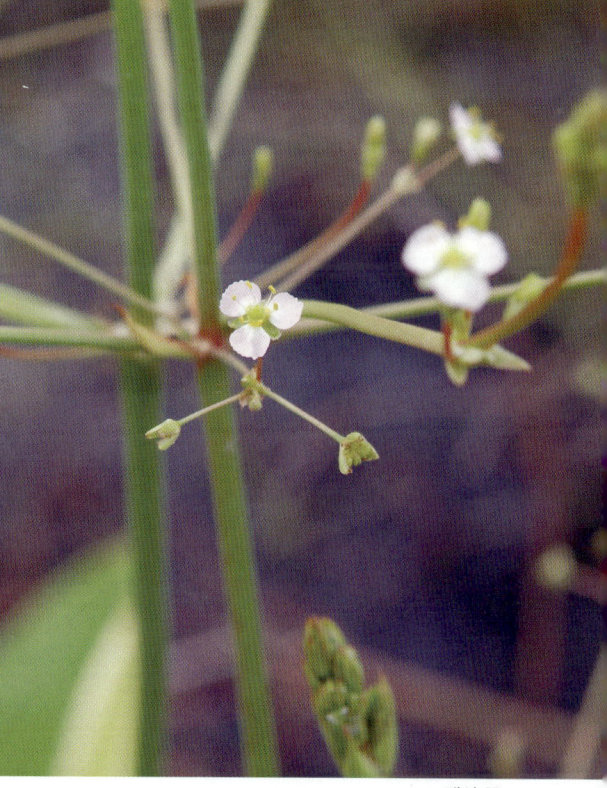

▲ 택사 꽃

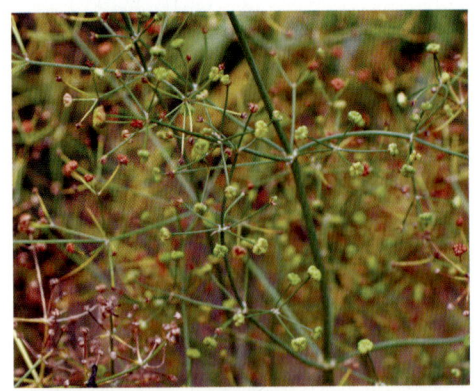
▲ 택사 열매

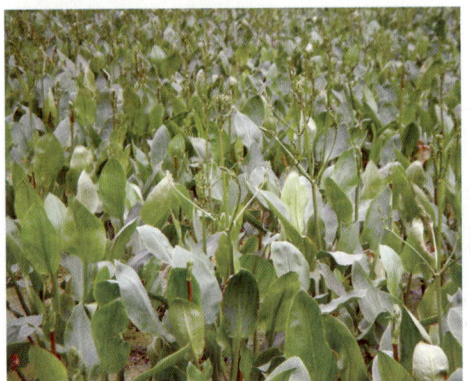
▲ 택사 재배지

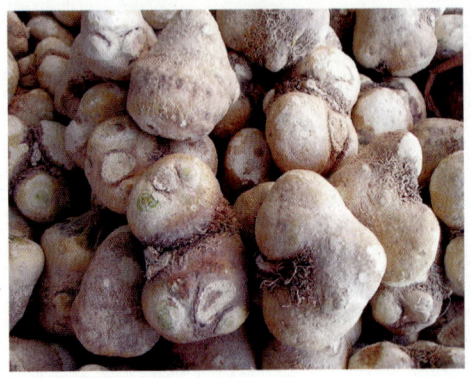
▲ 택사(약재, 전형)

● **기원** 이 약은 질경이택사 *Alisma orientale Juzepzuk*(택사과 Alismataceae)의 덩이줄기로서 잔뿌리 및 주피를 제거한 것이다.

● **한방 약미(藥味)와 약성(藥性)** 맛은 달고 싱거우며 성질은 차다.

● **한방 작용부위(귀경, 歸經)** 택사는 주로 신(腎), 방광경(膀胱經)에 들어가 작용한다.

| **약효 해설** |

• 소변이 잘 나오지 않는 증상에 사용한다.

• 몸이 붓고 배가 몹시 불러오면서 속이 그득한 증상에 효과가 있다.

• 담음(痰飮)으로 정신이 어지러운 증상을 치료한다.

• 고지혈증 치료에 도움이 된다.

| **동의보감 효능** |

택사(澤瀉)의 성질은 차며[寒] 맛이 달고[甘] 짜며[鹹] 독이 없다. 방광에 몰린 소변을 잘 나오게 하며 오림(五淋)을 치료한다. 방광의 열을 없애며 소변과 소장을 잘 통하게 하고 소변이 찔끔찔끔 새는 것을 멎게 한다.

| **약용법** |

덩이줄기 6~10g을 물 800mL에 넣고 달여서 반으로 나누어 아침저녁으로 마신다.

458

- 한자명: 吐根
- 라틴생약명: Ipecacuanhae Radix et Rhizoma
- 이명 또는 영명: Ipecac
- 식물명 및 학명: 리오토근, *Cephaelis ipecacuanha* A. Richard

  카르타게나토근, *Cephaelis acuminata* Karsten
- 과명: 꼭두서니과
- 약용부위: 뿌리 및 뿌리줄기
- 식약처 공정서 및 조선시대 의서 수재:

  대한민국약전(KP) 제11개정

토근

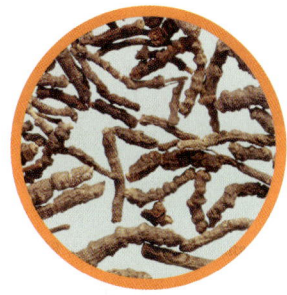

● **기원** 이 약은 리오토근 *Cephaelis ipecacuanha* A. Richard 또는 카르타게나토근 *Cephaelis acuminata* Karsten(꼭두서니과 Rubiaceae)의 뿌리 및 뿌리줄기이다.

| **약효 해설** |

• 구토를 유발하고 가래를 없앤다.

• 항아메바 작용이 있다.

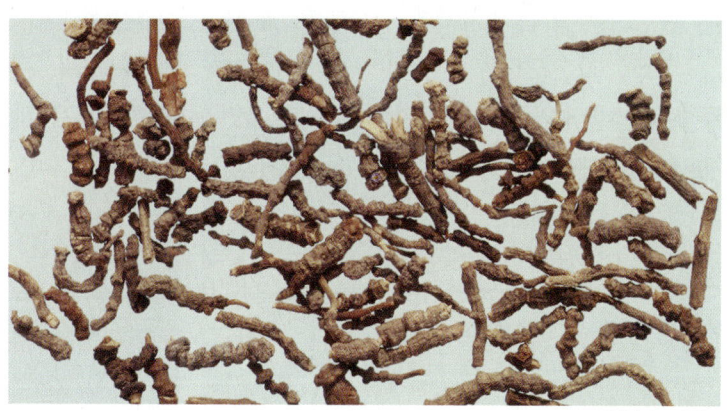

▲ 토근(약재, 전형)

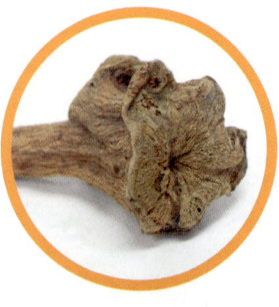

459

토목향

- 한자명: 土木香
- 라틴생약명: Inulae Heleni Radix
- 식물명 및 학명: 토목향, *Inula helenium* Linné
- 과명: 국화과
- 약용부위: 뿌리
- 식약처 공정서 및 조선시대 의서 수재:
  대한민국약전외한약(생약)규격집(KHP) 제4개정

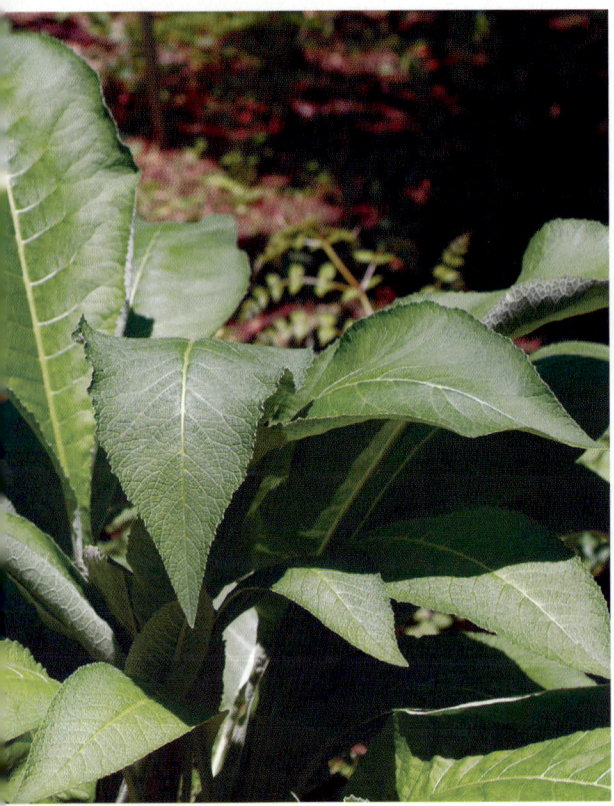

▲ 토목향 어린잎

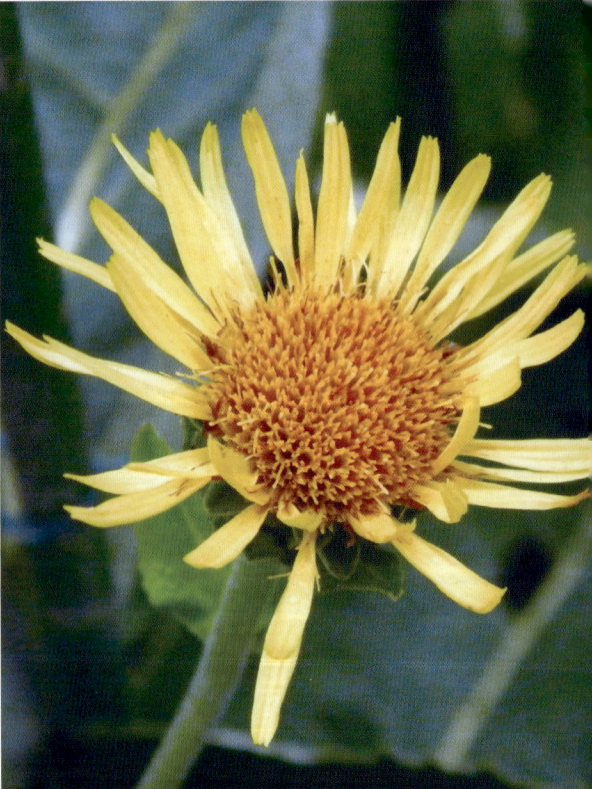

▲ 토목향 꽃

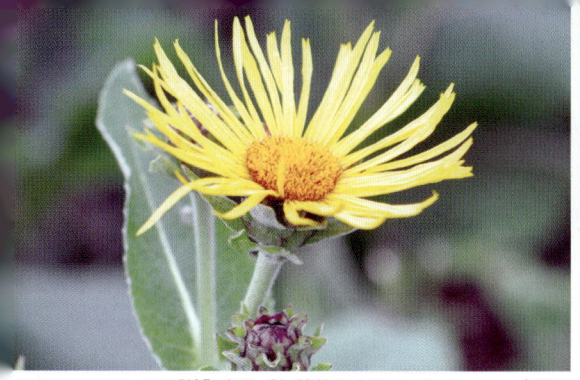

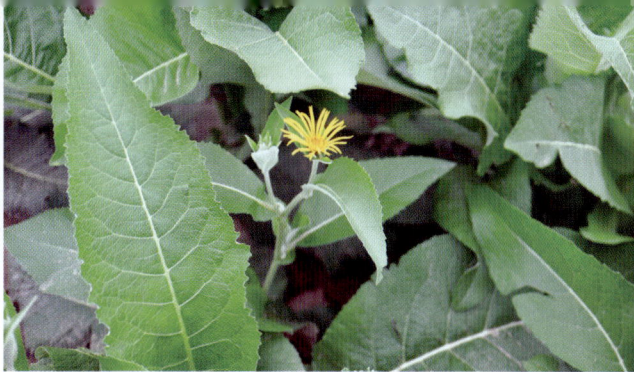

▲ 목향(총상토목향, 總狀土木香, *Inula racemosa*) 꽃　　　▲ 목향(총상토목향, 總狀土木香, *Inula racemosa*) 지상부

●**기원**　이 약은 토목향 *Inula helenium* Linné(국화과 Compositae)의 뿌리이다.

●**한방 약미(藥味)와 약성(藥性)**　맛은 맵고 쓰며 성질은 따뜻하다.

●**한방 작용부위(귀경, 歸經)**　토목향은 주로 간(肝), 비경 (脾經)에 들어가 작용한다.

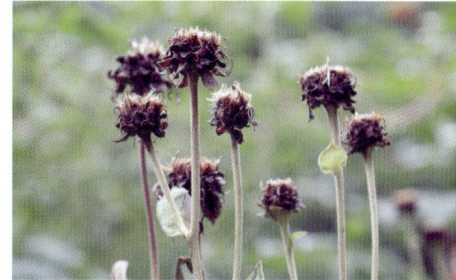

▲ 토목향 열매

| **약효 해설** |

• 복부 부위가 부르고 그득하며 통증이 있는 증상을 치료한다.

• 가슴과 양 옆구리가 뻐어 힘줄이나 살결이 손상된 병증에 사용한다.

• 임신 중에 태아가 안정하지 못하고 움직이는 증상 에 유효하다.

• 구토, 설사에 쓴다.

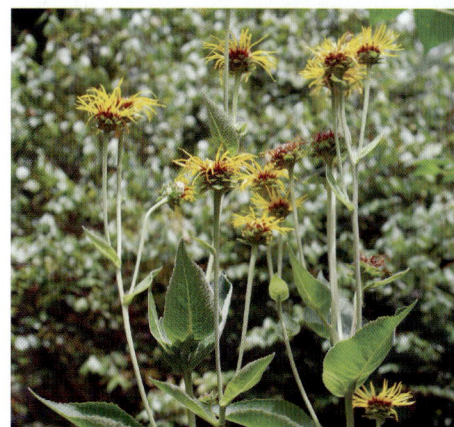

▲ 토목향 지상부

| **약용법** |

뿌리 3~9g을 물 800mL에 넣고 달여서 반으로 나누어 아침저녁으로 마시거나 또는 가루나 환(丸)으로 만들어 복용한다.

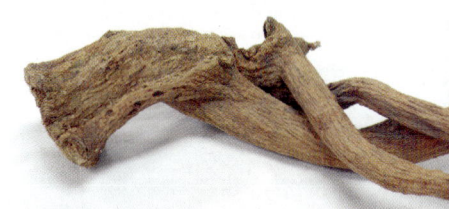

▲ 토목향(약재, 전형)

토복령

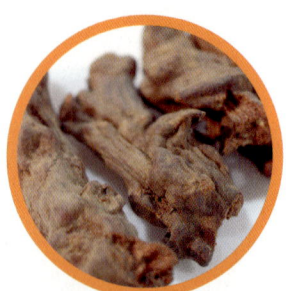

▲ 토복령(광엽발계, 약재, 전형)

- 한자명: 土茯苓
- 라틴생약명: Smilacis Rhizoma
- 이명 또는 영명: 산귀래(山歸來)
- 식물명 및 학명: 청미래덩굴, *Smilax china* Linné
  광엽발계(光葉菝葜), *Smilax glabra* Roxburgh
- 과명: 백합과
- 약용부위: 뿌리줄기
- 식약처 공정서 및 조선시대 의서 수재:
  대한민국약전외한약(생약)규격집(KHP) 제4개정
  방약합편의 만초(蔓草, 덩굴풀)편

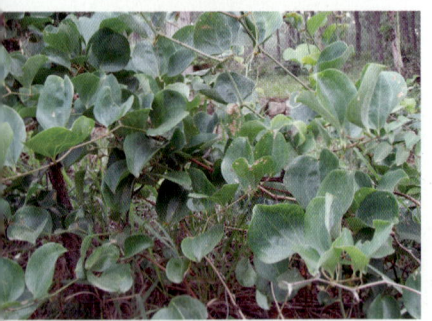

▲ 청미래덩굴 잎

▲ 토복령(청미래덩굴, 약재, 전형)

● **기원** 이 약은 청미래덩굴 *Smilax china* Linné 또는 광엽발계(光葉菝葜) *Smilax glabra* Roxburgh(백합과 Liliaceae)의 뿌리줄기이다.

● **한방 약미(藥味)와 약성(藥性)** 맛은 달고 싱거우며 성질은 평(平)하다.

● **한방 작용부위(귀경, 歸經)** 토복령은 주로 간(肝), 위경(胃經)에 들어가 작용한다.

| 약효 해설 |

- 날씨가 나쁘거나 환절기에 근육과 뼈가 쑤시고 아픈 증상을 치료한다.
- 자궁에서 분비물이 많이 나오는 증상에 사용한다.
- 소변이 자주 나오면서 아픈 증상과 임질에 유효하다.

| 약용법 |

청미래덩굴의 뿌리줄기는 10~15g, 광엽발계의 뿌리줄기는 15~60g을 물 800mL에 넣고 달여서 반으로 나누어 아침저녁으로 마신다. 외용할 때는 적당량을 분말로 만들어 환부에 붙인다.

- 한자명: 菟絲子
- 라틴생약명: Cuscutae Semen
- 이명 또는 영명: 금사초(金絲草)
- 식물명 및 학명: 갯실새삼, *Cuscuta chinensis* Lamark
- 과명: 메꽃과
- 약용부위: 씨
- 식약처 공정서 및 조선시대 의서 수재:
    대한민국약전외한약(생약)규격집(KHP) 제4개정
    동의보감 탕액편의 풀부(部)
    방약합편의 만초(蔓草, 덩굴풀)편

토사자

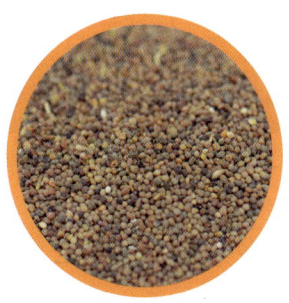

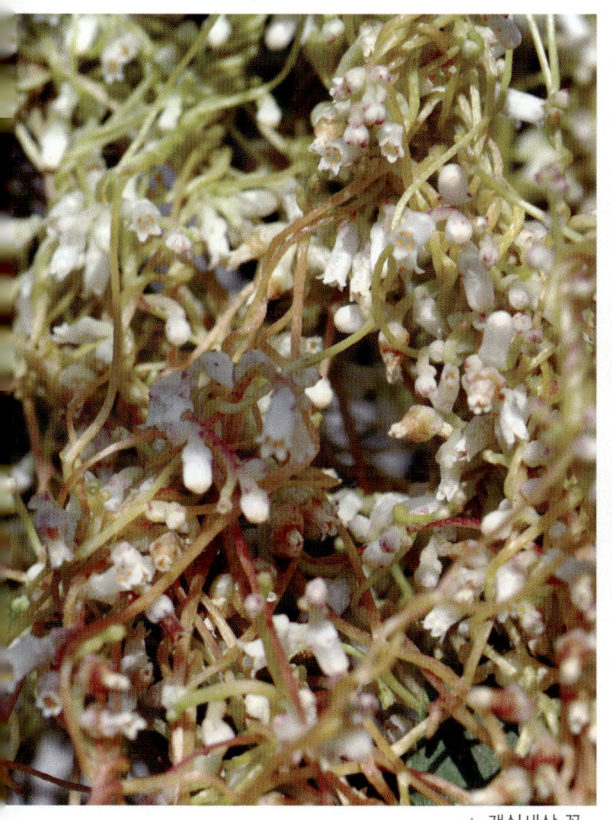

▲ 갯실새삼 꽃

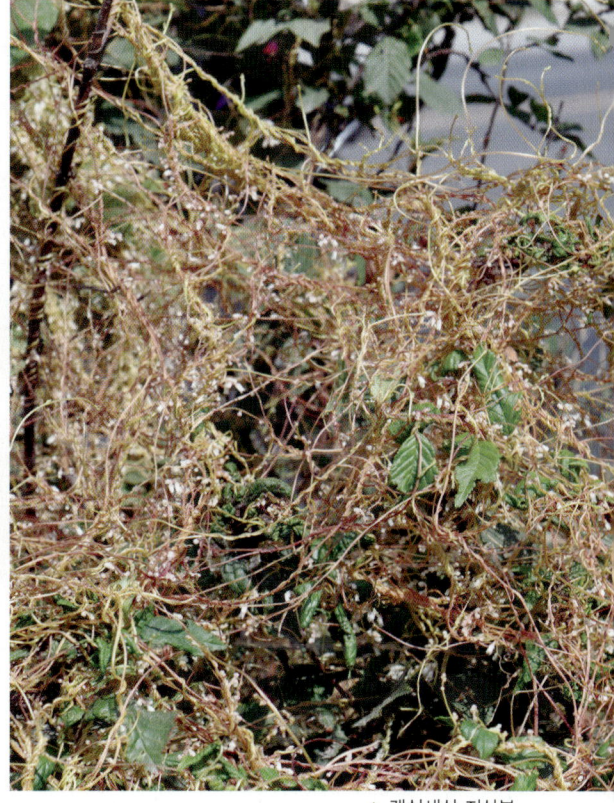

▲ 갯실새삼 지상부

● **기원** 이 약은 갯실새삼 *Cuscuta chinensis* Lamark(메꽃과 Convolvulaceae)의 씨이다.

● **한방 약미(藥味)와 약성(藥性)** 맛은 맵고 달며 성질은 평(平)하다.

● **한방 작용부위(귀경, 歸經)** 토사자는 주로 간(肝), 신(腎), 비경(脾經)에 들어가 작용한다.

| **약효 해설** |

• 발기부전과 무의식중에 정액이 나오는 증상에 유효하다.

• 소변이 저절로 나와 자주 소변을 보는 증상을 치료한다.

• 눈이 어두워 잘 보이지 않는 병증에 사용한다.

• 임신 중에 태아가 안정하지 못하고 움직이는 증상에 쓴다.

| **동의보감 효능** |

토사자(兎絲子, 새삼 씨)의 성질은 평(平)하며 맛이 맵고[辛] 달며[甘] 독이 없다. 주로 음경 속이 차가워서 정액이 저절로 나오는 것, 소변이 찔끔찔끔 나오는 것을 치료한다. 입이 쓰고 마르며 갈증이 나는 데 쓴다. 정액을 돕고 골수를 채워주며[添精益髓] 허리가 아프고 무릎이 찬 것을 낮게 한다.

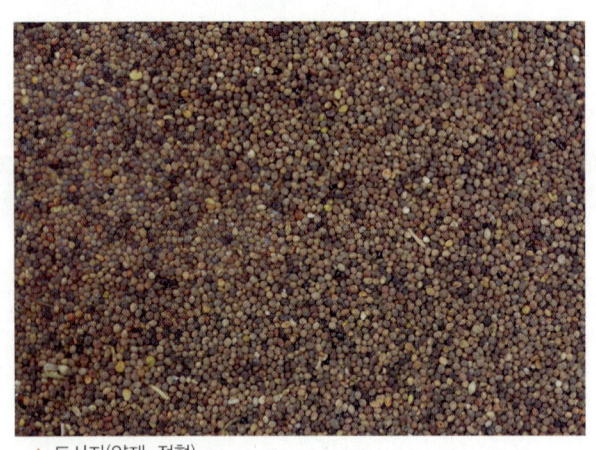

▲ 토사자(약재, 전형)

| **약용법** |

씨 6~12g을 물 800mL에 넣고 달여서 반으로 나누어 아침저녁으로 마시거나 외용으로 적당량 사용한다.

462

■ 한자명: 通草

■ 라틴생약명: Tetrapanacis Medulla

■ 식물명 및 학명: 통탈목, *Tetrapanax papyriferus* K. Koch

■ 과명: 두릅나무과

■ 약용부위: 줄기의 수(髓, 연한 조직으로 구성되어 있는 비섬유상 세포)

■ 식약처 공정서 및 조선시대 의서 수재:

　　대한민국약전외한약(생약)규격집(KHP) 제4개정

　　동의보감 탕액편의 풀부(部)

　　방약합편의 만초(蔓草, 덩굴풀)편

통초

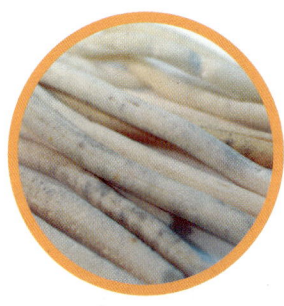

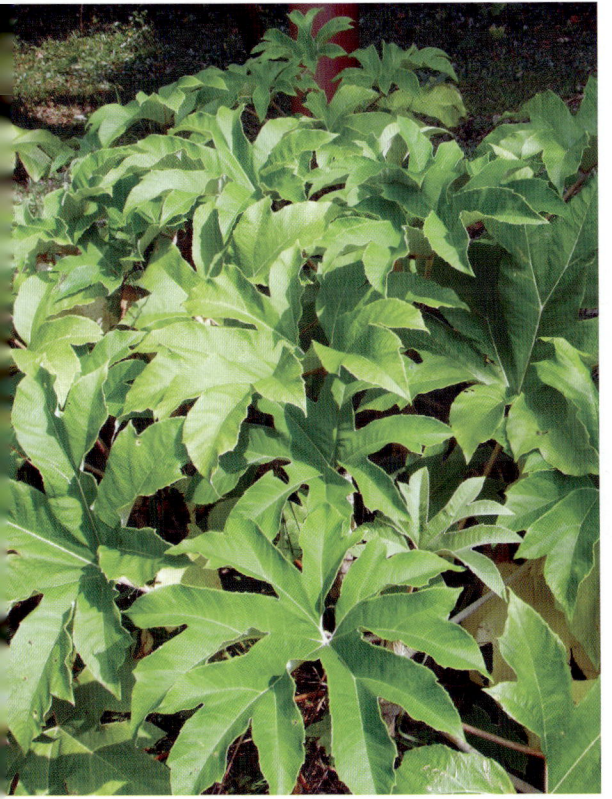

▲ 통탈목의 잎

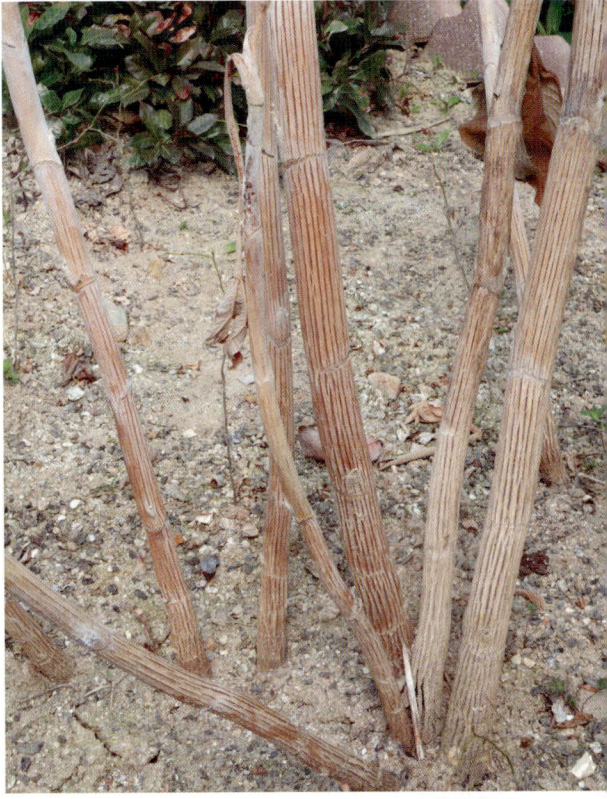

▲ 통탈목 줄기

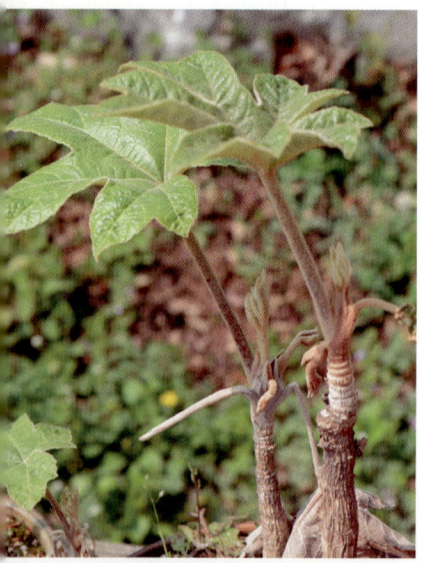

▲ 통탈목의 어린 나무

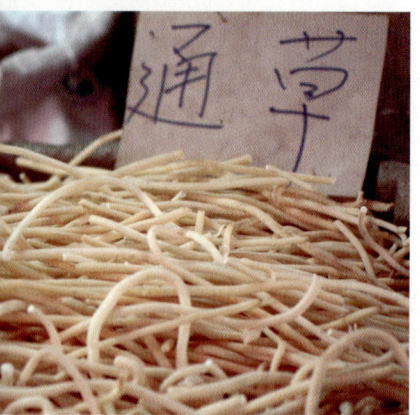

▲ 통초(약재, 시장 판매품)

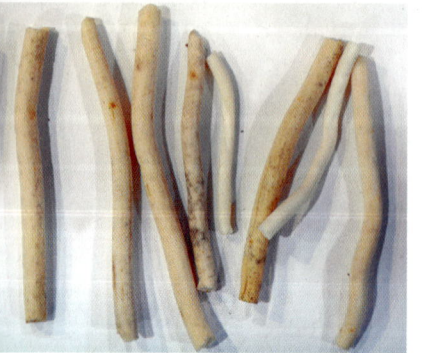

▲ 통초(약재, 전형)

● **기원** 이 약은 통탈목 *Tetrapanax papyriferus* K. Koch(두릅나무과 Araliaceae)의 줄기의 수(髓)이다.

● **한방 약미(藥味)와 약성(藥性)** 맛은 달고 싱거우며 성질은 약간 차다.

● **한방 작용부위(귀경, 歸經)** 통초는 주로 폐(肺), 위경(胃經)에 들어가 작용한다.

| **약효 해설** |

• 산후에 젖이 잘 나오지 않는 증상에 활용한다.

• 소변이 시원하게 나오지 않고 찔끔거리며 양이 적고 붉은 증상을 치료한다.

• 임질에 유효하다.

• 황달과 자궁에서 분비물이 나오는 증상에 사용한다.

| **동의보감 효능** |

통초(通草, 통탈목, 으름덩굴)의 성질은 평(平)하고(약간 차다[微寒]고도 한다) 맛은 맵고 달며[辛甘] 독이 없다. 5가지 임병[五淋]을 낫게 하고 소변을 잘 나오게 한다. 소변이 잘 나오지 않는 것과 구토가 멎지 않는 것이 동시에 나타나는 증상을 낫게 한다. 몸이 붓는 것을 낫게 하며 가슴이 답답하면서 열 나는 증상을 없앤다. 몸에 있는 9개의 구멍을 잘 통하게 한다. 목소리를 잘 나오게 하고 비달(脾疸)로 잠을 많이 자는 것을 낫게 한다. 유산시키고 삼충(三蟲)도 죽인다.

| **약용법** |

줄기의 수(髓) 3~5g을 물 800mL에 넣고 달여서 반으로 나누어 아침저녁으로 마신다.

463

트라가칸타

- 라틴생약명: Tragacantha
- 식물명 및 학명: *Astragalus gummifer* Labillardiere
- 과명: 콩과
- 약용부위: 줄기에서 얻은 분비물
- 식약처 공정서 및 조선시대 의서 수재:
  대한민국약전외한약(생약)규격집(KHP) 제4개정

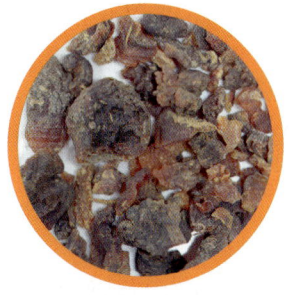

● **기원** 이 약은 *Astragalus gummifer* Labillardiere 또는 기타 동속식물(콩과 Leguminosae)의 줄기에서 얻은 분비물이다.

| **약효 해설** |

• 화장품의 원료로 활용한다.
• 부형제(賦形劑), 점활제(粘滑劑), 붕해제(崩解劑)로 사용한다.

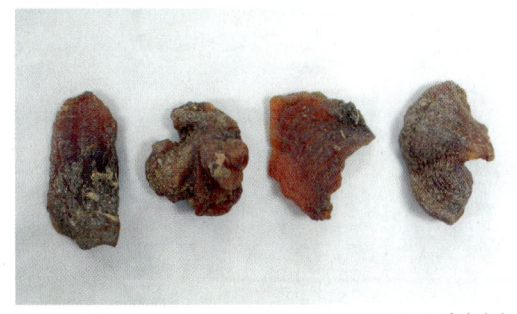

▲ 트라가칸타

464

파극천

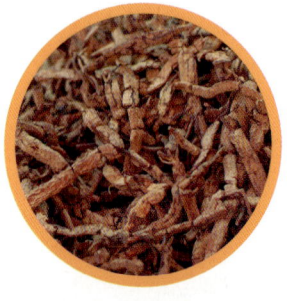

- 한자명: 巴戟天
- 라틴생약명: Morindae Radix
- 이명 또는 영명: Morinda Root
- 식물명 및 학명: 파극천(巴戟天), *Morinda officinalis* How
- 과명: 꼭두서니과
- 약용부위: 뿌리로서 수염뿌리를 제거하고 납작하게 눌러서 말린 것
- 식약처 공정서 및 조선시대 의서 수재:
    대한민국약전(KP) 제11개정
    동의보감 탕액편의 풀부(部)
    방약합편의 산초(山草)편

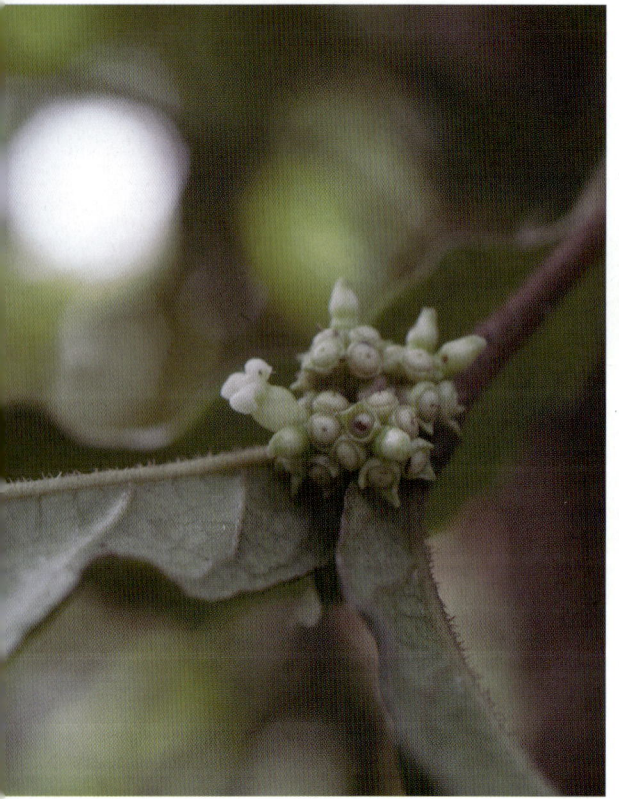

▲ 파극천 꽃

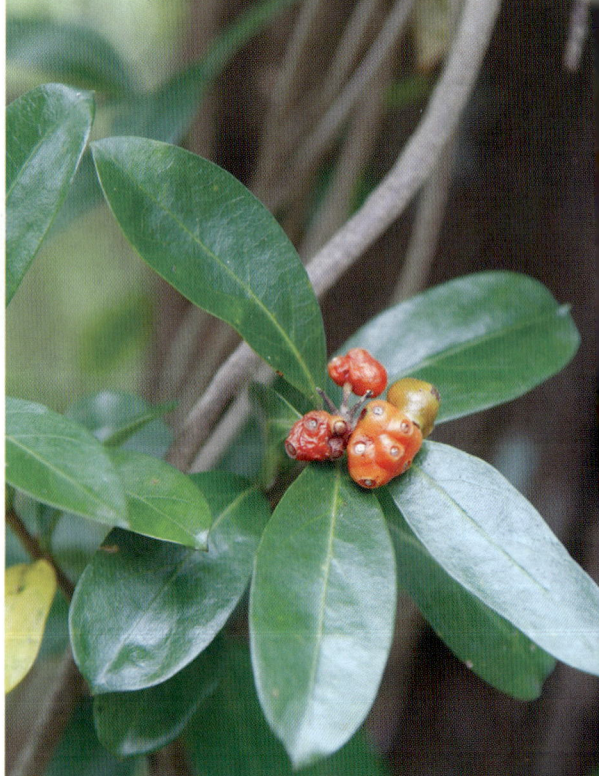

▲ 파극천 열매

● **기원** 이 약은 파극천(巴戟天) *Morinda officinalis* How(꼭두서니과 Rubiaceae)의 뿌리로서 수염뿌리를 제거하고 납작하게 눌러서 말린 것이다.

● **한방 약미(藥味)와 약성(藥性)** 맛은 달고 매우며 성질은 약간 따뜻하다.

● **한방 작용부위(귀경, 歸經)** 파극천은 주로 신(腎), 간경(肝經)에 들어가 작용한다.

| **약효 해설** |

- 관절염으로 저리고 아픈 증상을 치료한다.
- 허리와 무릎이 시큰거리고 힘이 없어지는 증상을 낫게 한다.
- 근육과 뼈를 강하고 튼튼하게 한다.
- 발기부전이거나 무의식중에 정액이 나오는 증상에 유효하다.
- 자궁이 차서 임신하지 못하는 증상에 활용한다.
- 아랫배가 차가운 느낌이 나며 아픈 증상에 사용한다.
- 월경불순에 쓴다.

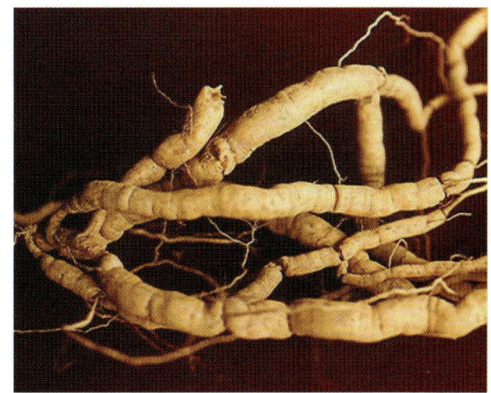

▲ 파극천 뿌리(채취품)

| **동의보감 효능** |

파극천(巴戟天)의 성질은 약간 따뜻하며[微溫] 맛이 맵고[辛] 달며[甘] 독이 없다. 꿈을 꾸면서 정액이 배설되는 증상에 쓴다. 또한 음위(陰痿)로 발기되지 않는 것을 치료하고 정(精)을 더해주므로 남자에게 좋다.

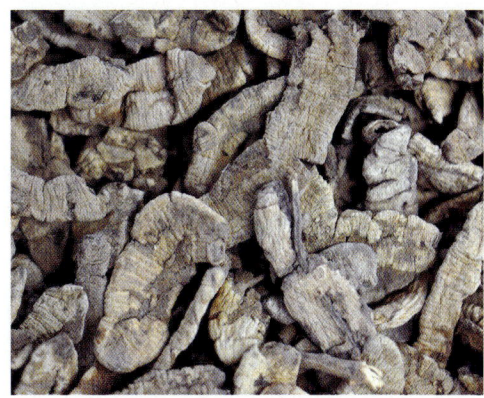

▲ 파극천(약재, 전형)

| **약용법** |

뿌리 3~10g을 물 800mL에 넣고 달여서 반으로 나누어 아침저녁으로 마신다.

465

파두

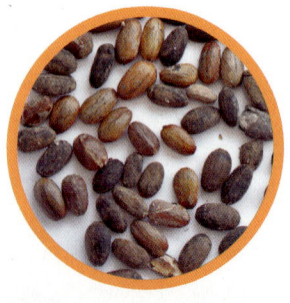

- 한자명: 巴豆
- 라틴생약명: Crotonis Semen
- 이명 또는 영명: Croton Seed
- 식물명 및 학명: 파두(巴豆), *Croton tiglium* Linné
- 과명: 대극과
- 약용부위: 씨
- 식약처 공정서 및 조선시대 의서 수재:
    대한민국약전(KP) 제11개정
    동의보감 탕액편의 나무부
    방약합편의 교목(喬木, 줄기가 곧고 굵으며 높이 자라는 나무)편

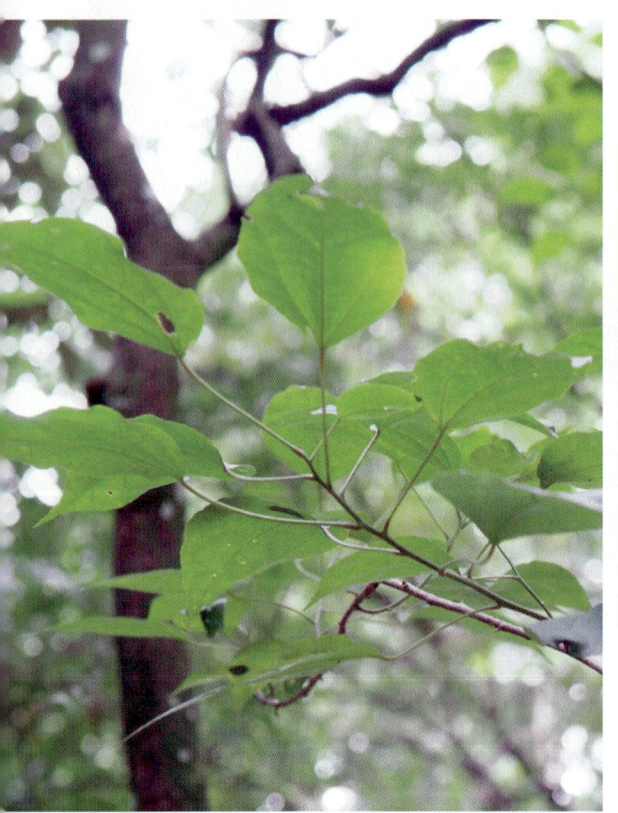

▲ 파두 잎

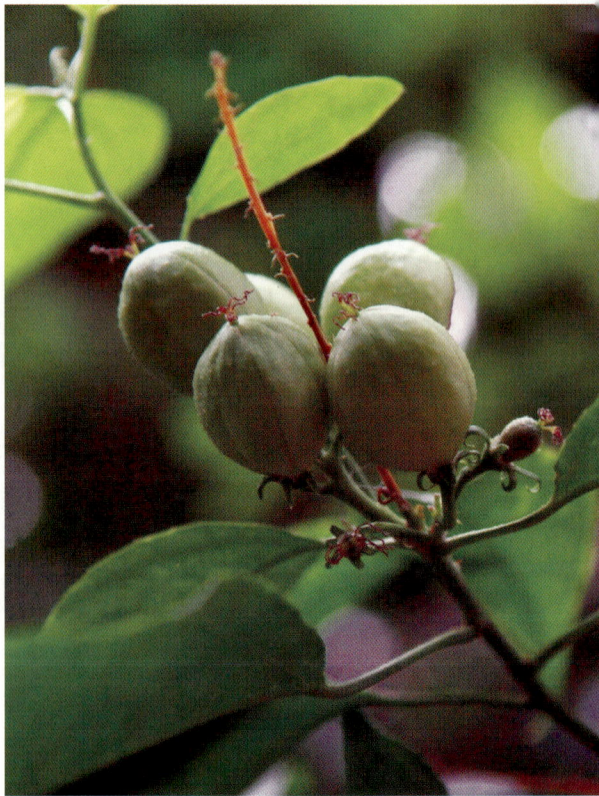

▲ 파두 열매

● **기원** 이 약은 파두(巴豆) *Croton tiglium* Linné(대극과 Euphorbiaceae)의 씨이다. 이 약은 씨껍질을 벗겨서 쓴다.

● **한방 약미(藥味)와 약성(藥性)** 맛은 맵고 성질은 뜨거우며 독성이 매우 크다.

● **한방 작용부위(귀경, 歸經)** 파두는 주로 위(胃), 대장경(大腸經)에 들어가 작용한다.

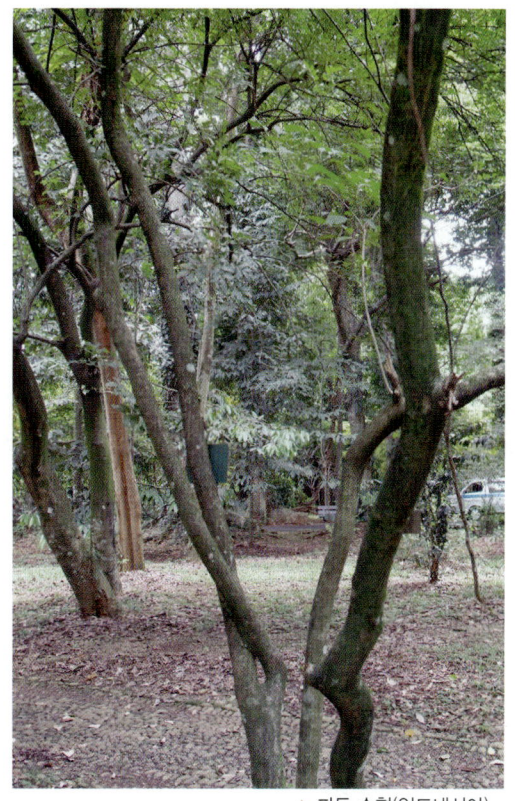
▲ 파두 수형(인도네시아)

| 약효 해설 |

• 강한 하제(下劑)로서 심한 변비, 특히 다른 종류의 하제가 무효한 경우에만 쓴다.

• 가슴과 배가 불러 오르고 아픈 증상에 유효하다.

• 목이 메어 숨을 못 쉬고 삼키지도 못하는 병증을 치료한다.

• 숨이 차면서 가슴 속이 그득하고 답답한 증상을 낫게 한다.

• 파두 기름은 피부자극약의 연고로 만들어 동상 예방에 사용한다.

• 파두 기름 20여 방울을 복용할 경우 사망할 수 있으니 유의해야 한다.

| 동의보감 효능 |

파두(巴豆)의 성질은 뜨겁고[熱](생으로 쓰면 따뜻하고[溫] 익혀 쓰면 차다[寒]고도 한다) 맛은 맵고[辛] 독이 많다. 오장육부를 씻어내어 튼튼하게 하고 막힌 것을 통하게 하여 대소변을 잘 나오게 한다. 징가(癥瘕), 뱃속에 생긴 덩어리, 담(痰)이 옆구리로 가서 옆구리가 아픈 것, 물이 오랫동안 머물러 있는 것을 없앤다. 10가지 수병(水病)을 치료하고 귀주(鬼疰), 고독(蠱毒)을 없앤다. 피부가 헐어 아프고 가려우며 벌겋게 부어 곪는 것, 군살을 없애며 유산시킨다. 또한 벌레, 물고기 및 반묘(斑猫)의 독을 없애고 뱃속의 벌레를 죽인다.

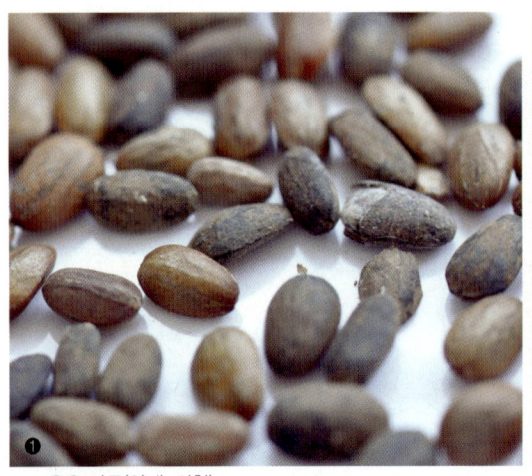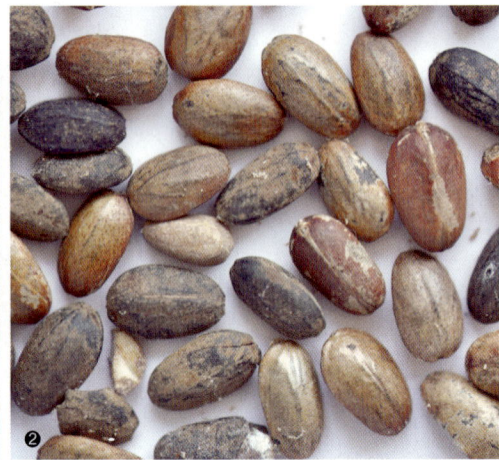

▲ ❶❷ 파두(약재, 전형)

| **수치**(修治) |

한방이론에 근거하여 약재를 가공처리함으로써 약재 본래의 성질을 변화시키는 제약기술의 일종으로 포제(炮製)라고도 함.

정선한 파두를 짓찧어 기름을 흡수하는 종이에 여러 겹 싸서 열을 조금 가하면서 건조한다. 그 다음 압력을 가해서 기름을 빼낸다. 이틀에 1번씩 이 종이를 바꿔가면서 6~7회 반복한다. 기름이 나오지 않으면 잘게 깨뜨려서 사용한다.

| **약용법** |

수치한 씨 0.1~0.3g을 가루나 환(丸)으로 만들어 복용한다. 외용할 때는 적당량을 주머니에 싸서 찧어서 기름을 짜서 사용한다. 파두에는 독성 단백질인 크로틴(crotin) 성분이 들어 있으며 파두 기름은 자궁출혈, 용혈작용 등 독성이 강하므로 사용 시 주의가 필요하다.

466

- 한자명: 板藍根
- 라틴생약명: Isatidis Radix
- 식물명 및 학명: 숭람(菘藍), *Isatis indigotica* Fortune
- 과명: 십자화과
- 약용부위: 뿌리
- 식약처 공정서 및 조선시대 의서 수재:
  대한민국약전외한약(생약)규격집(KHP) 제4개정

판람근

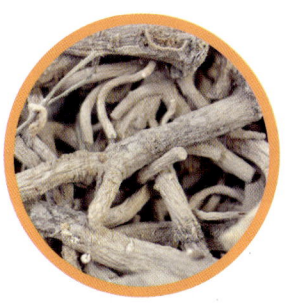

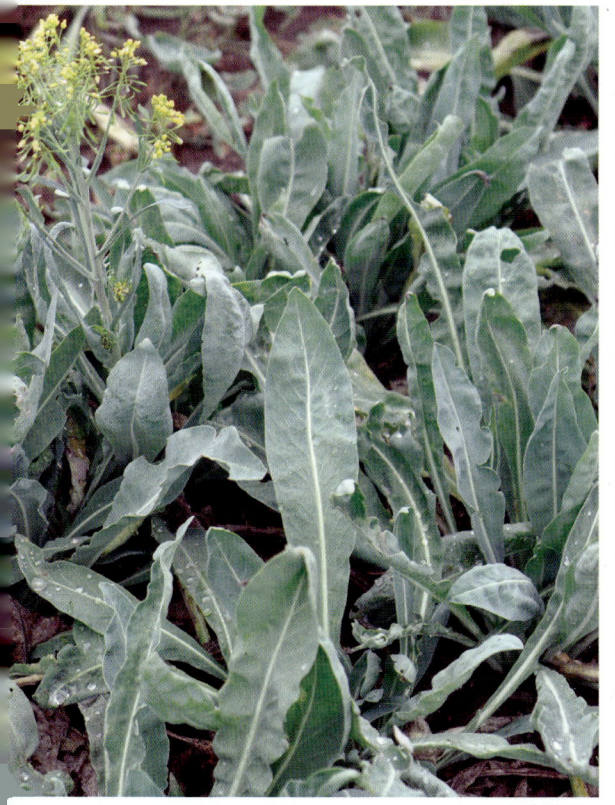

▲ 숭람 잎

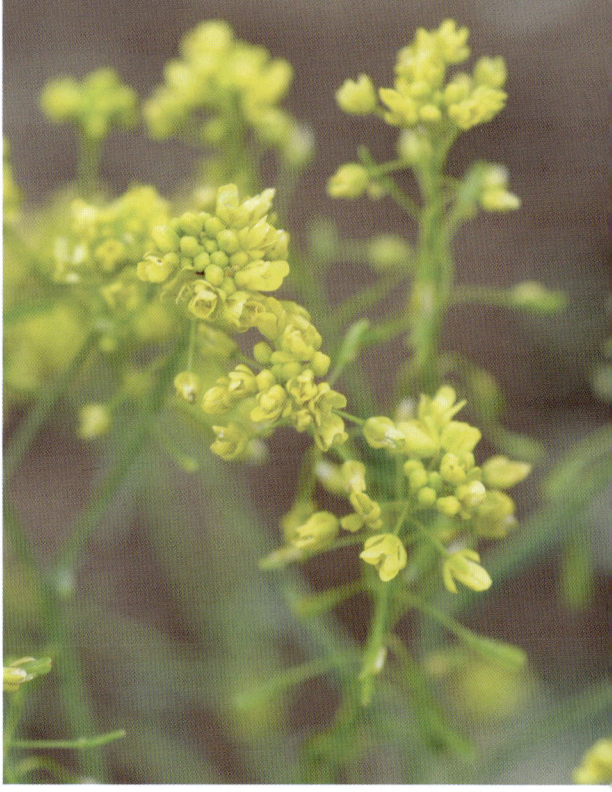

▲ 숭람 꽃

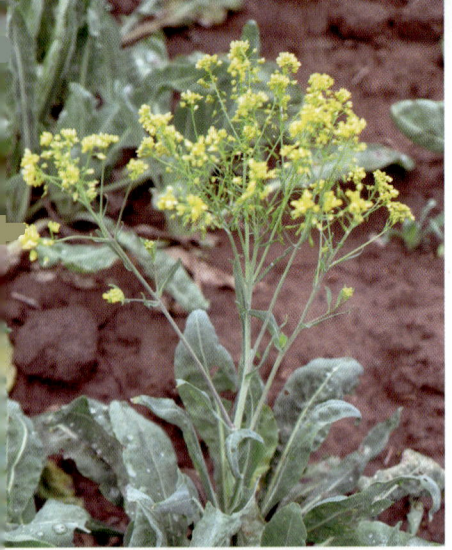

▲ 숭람 지상부

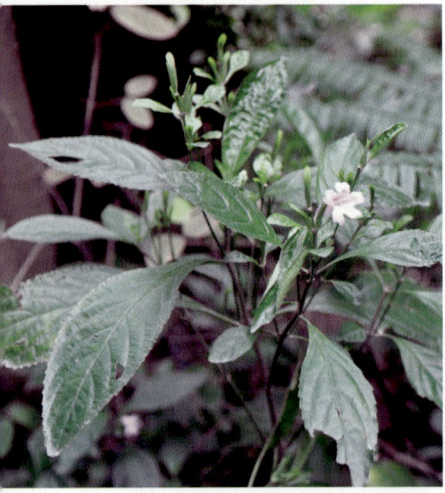

▲ 마람(*Baphicacanthus cusia*)의 지상부.
중국에서는 마람의 뿌리와 뿌리줄기를
남판람근으로 부른다.

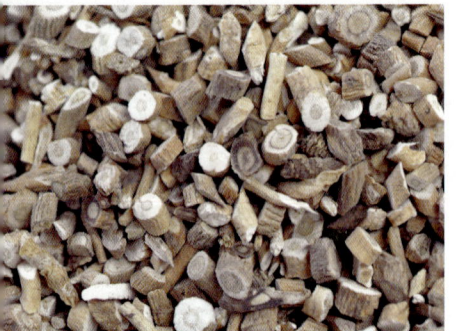

▲ 판람근(약재, 절편)

- **기원** 이 약은 숭람(菘藍) *Isatis indigotica* Fortune(십자화과 Cruciferae)의 뿌리이다.

- **한방 약미(藥味)와 약성(藥性)** 맛은 쓰고 성질은 차다.

- **한방 작용부위(귀경, 歸經)** 판람근은 주로 심(心), 위경(胃經)에 들어가 작용한다.

| 약효 해설 |

- 오슬오슬 추우면서 열이 높고 머리가 아픈 증상에 활용한다.
- 목 안이 붓고 아프며 막힌 감이 있는 증상을 치료한다.
- 간염에 쓴다.
- 피부가 빨갛게 부어오르는 증상에 사용한다.
- 참고: 『중국약전』에서는 마람(馬藍) *Baphicacanthus cusia*(Nees) Bremek의 뿌리와 뿌리줄기를 남판람근(南板藍根)의 기원식물로 수재하고 있다.

| 약용법 |

뿌리 9~15g을 물 800mL에 넣고 달여서 반으로 나누어 아침저녁으로 마신다.

890

467

- 한자명: 八角茴香
- 라틴생약명: Illici Veri Fructus
- 이명 또는 영명: Star Anis Fruit
- 식물명 및 학명: 팔각회향(八角茴香), *Illicium verum* Hook. fil.
- 과명: 붓순나무과
- 약용부위: 열매로서 그대로 또는 끓는 물에 데쳐서 말린 것
- 식약처 공정서 및 조선시대 의서 수재:
  대한민국약전(KP) 제11개정

팔각회향

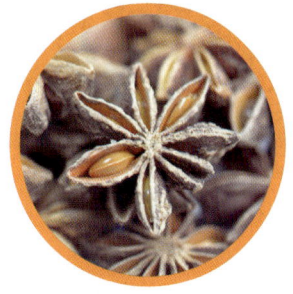

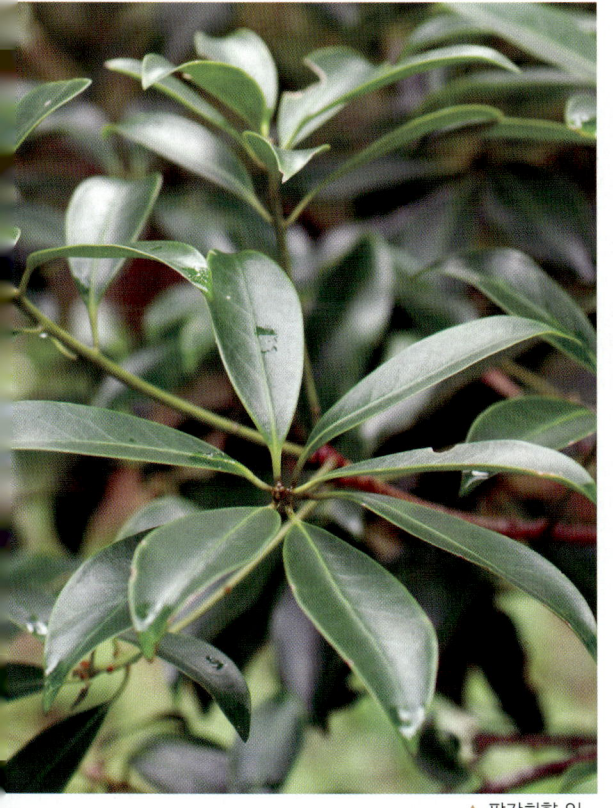

▲ 팔각회향 잎

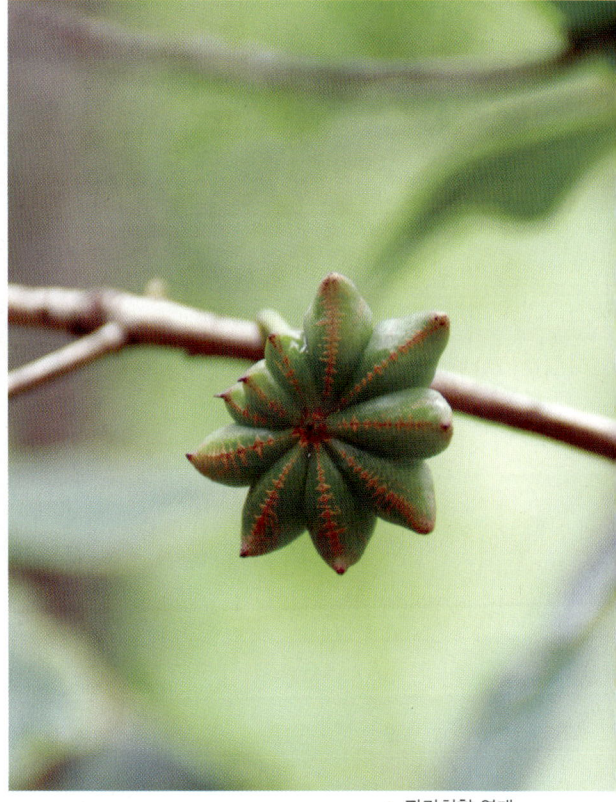

▲ 팔각회향 열매

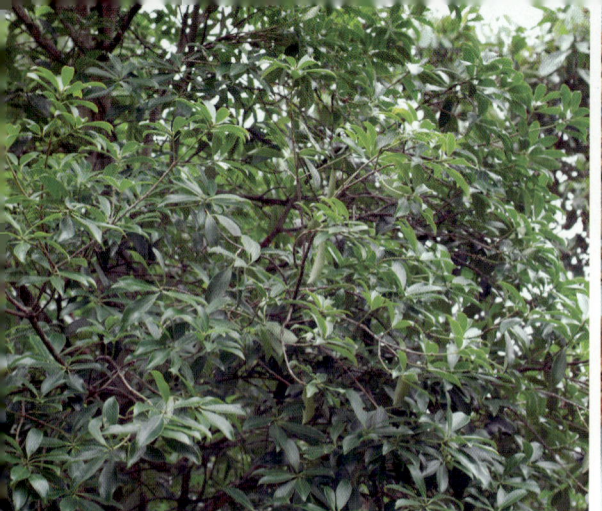

▲ 팔각회향 수형

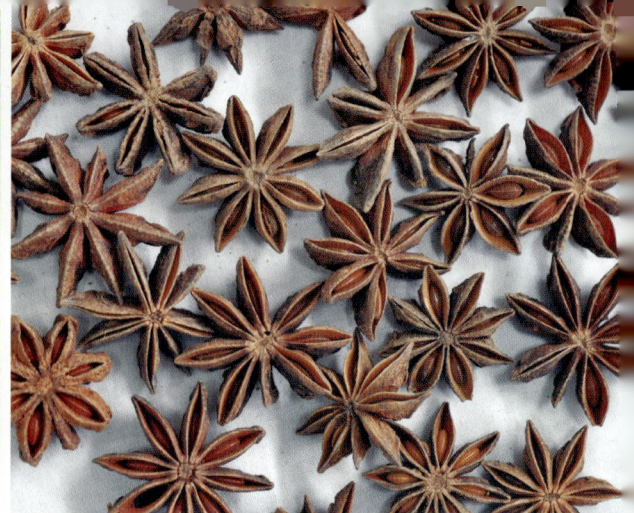

▲ 팔각회향(약재, 전형)

● **기원** 이 약은 팔각회향(八角茴香) *Illicium verum* Hook. fil.(붓순나무과 Illiciaceae)의 열매로서 그대로 또는 끓는 물에 데쳐서 말린 것이다.

● **한방 약미(藥味)와 약성(藥性)** 맛은 맵고 성질은 따뜻하다.

● **한방 작용부위(귀경, 歸經)** 팔각회향은 주로 간(肝), 신(腎), 비(脾), 위경(胃經)에 들어가 작용한다.

| **약효 해설** |

• 배꼽 주위가 짜는 듯이 아프고 손발이 차가워지는 병증에 유효하다.

• 복부가 차고 아픈 증상에 효과가 있다.

• 허리와 무릎의 냉감 있는 통증을 없애준다.

• 건위(健胃), 구풍(驅風), 항균 작용이 있다.

| **약용법** |

열매 3~6g을 물 800mL에 넣고 달여서 반으로 나누어 아침저녁으로 마시거나 가루 또는 환(丸)으로 만들어 복용한다. 외용할 때는 적당량을 분말로 만들어 환부에 붙인다.

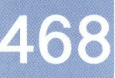

- 한자명: 佩蘭
- 라틴생약명: Eupatorii Herba
- 식물명 및 학명: 벌등골나물, *Eupatorium fortunei* Turcz
- 과명: 국화과
- 약용부위: 지상부
- 식약처 공정서 및 조선시대 의서 수재:
  대한민국약전외한약(생약)규격집(KHP) 제4개정

패란

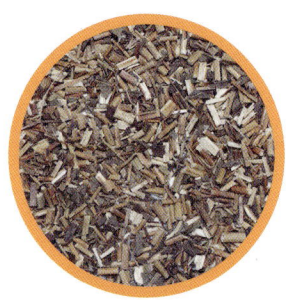

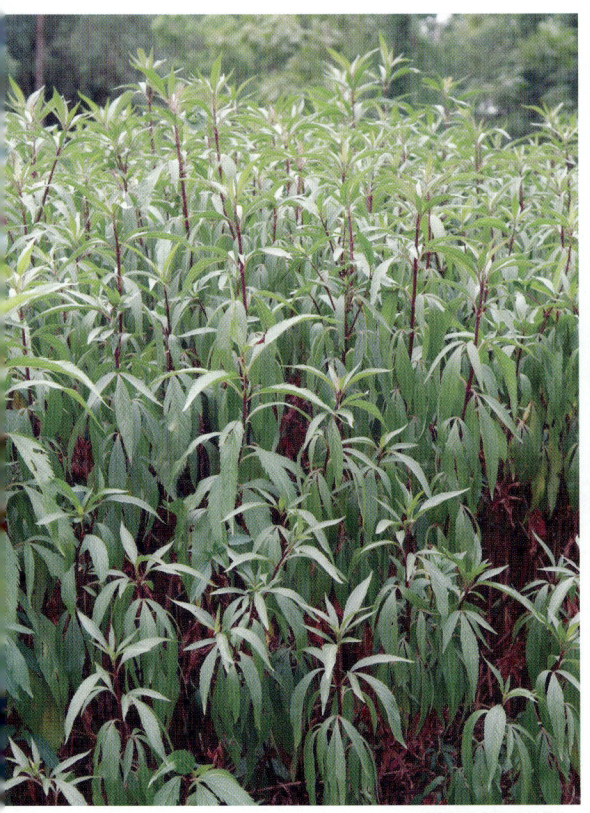

▲ 벌등골나물 지상부

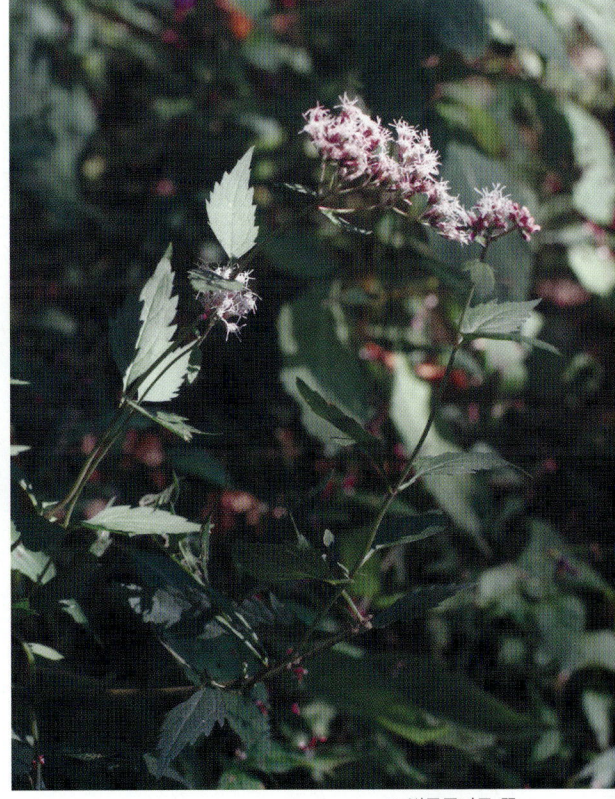

▲ 벌등골나무 꽃

● **기원** 이 약은 벌등골나물 *Eupatorium fortunei* Turcz.(국화과 Compositae)의 지상부이다.

● **한방 약미(藥味)와 약성(藥性)** 맛은 맵고 성질은 평(平)하다.

● **한방 작용부위(귀경, 歸經)** 패란은 주로 비(脾), 위(胃), 폐경(肺經)에 들어가 작용한다.

| **약효 해설** |

• 입 냄새 제거에 효과가 있다.

• 침을 많이 흘리는 증상에 유효하다.

• 열이 나고 권태감을 느끼는 증상에 사용한다.

• 소화불량, 월경불순을 치료한다.

| **약용법** |

지상부 3~10g을 물 800mL에 넣고 달여서 반으로 나누어 아침저녁으로 마신다.

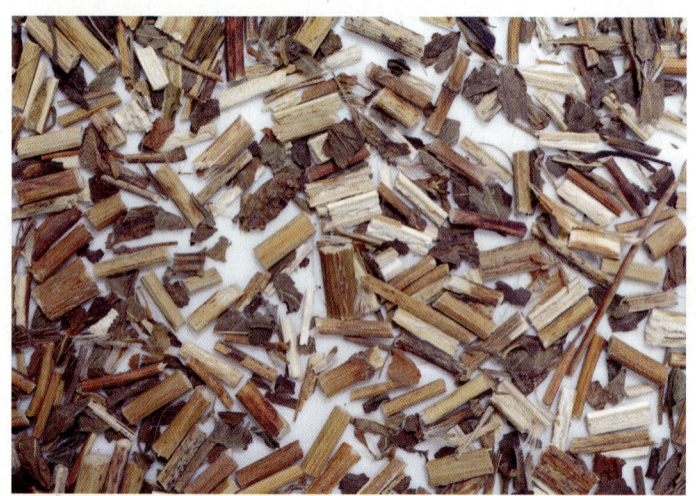

▲ 패란(약재, 절단)

469

패장

- 한자명: 敗醬
- 라틴생약명: Patriniae Radix
- 이명 또는 영명: 녹장근(鹿醬根)
- 식물명 및 학명: 뚝깔, *Patrinia villosa* Jussieu
  마타리, *Patrinia scabiosaefolia* Fischer ex Link
- 과명: 마타리과
- 약용부위: 뿌리
- 식약처 공정서 및 조선시대 의서 수재:
  대한민국약전외한약(생약)규격집(KHP) 제4개정
  동의보감 탕액편의 풀부(部)

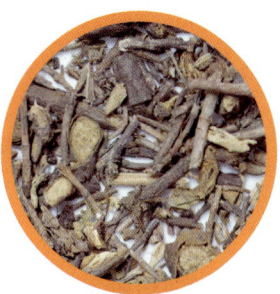

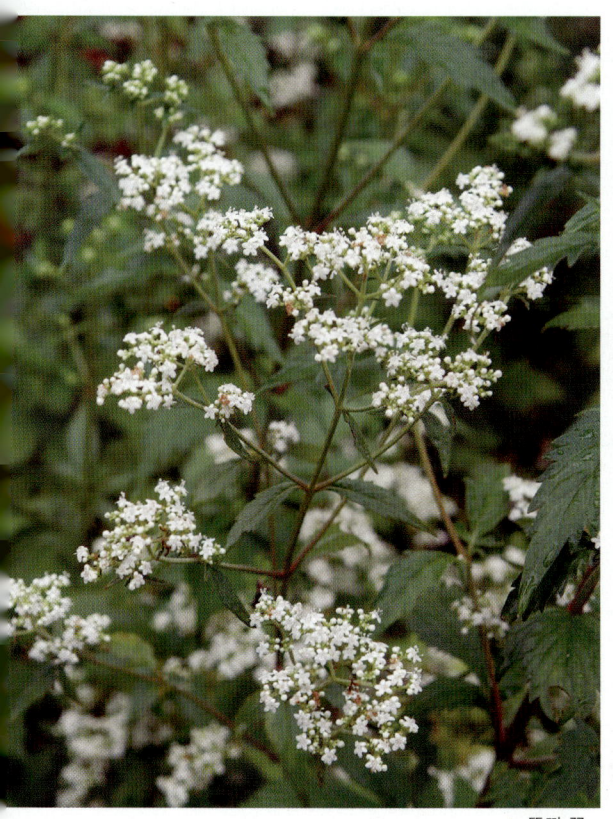

▲ 뚝깔 꽃

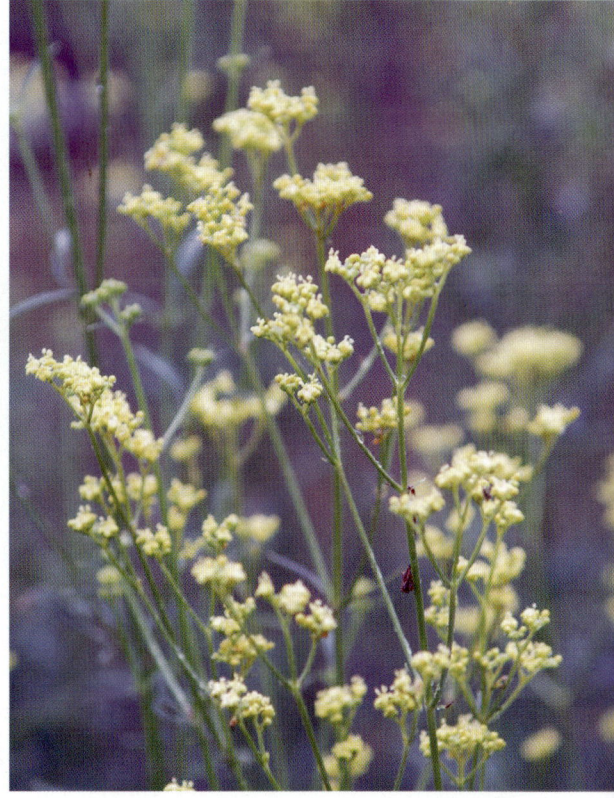

▲ 마타리 꽃

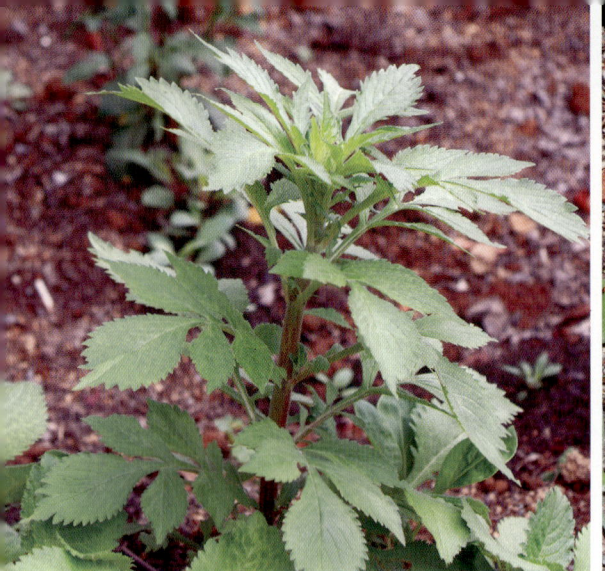

▲ 뚝깔 어린잎

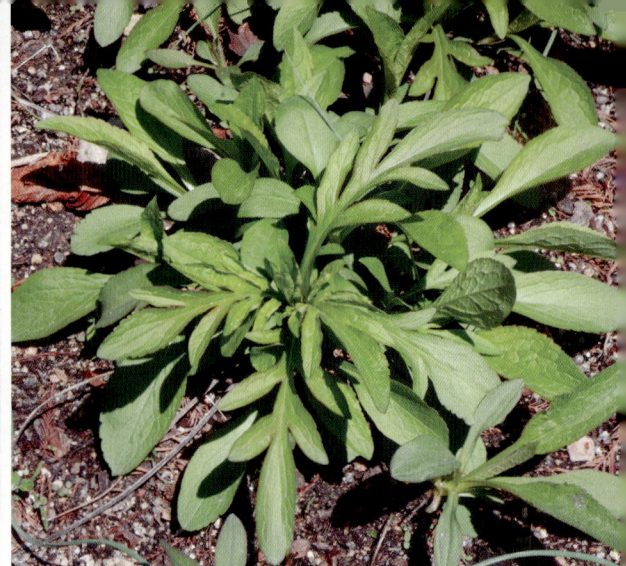

▲ 마타리 어린잎

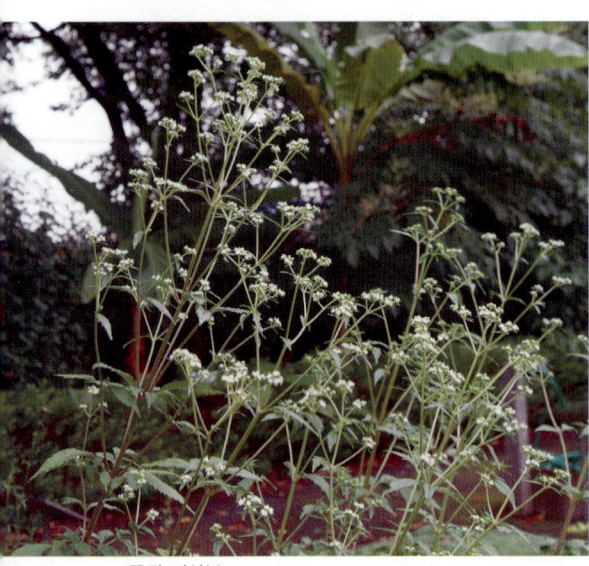

▲ 뚝깔 지상부

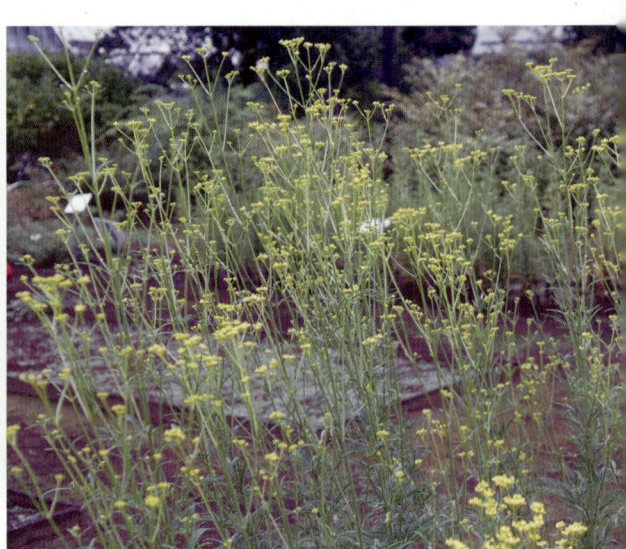

▲ 마타리 지상부

- ●**기원** 이 약은 뚝깔 *Patrinia villosa* Jussieu 또는 마타리 *Patrinia scabiosaefolia* Fischer ex Link(마타리과 Valerianaceae)의 뿌리이다.

- ●**한방 약미(藥味)와 약성(藥性)** 맛은 맵고 쓰며 성질은 약간 차다.

- ●**한방 작용부위(귀경, 歸經)** 패장은 주로 위(胃), 대장(大腸), 간경(肝經)에 들어가 작용한다.

| 약효 해설 |

• 산후의 어혈복통 치료에 좋다.

• 자궁에서 분비물이 나오는 증상과 설사에 유효하다.

• 눈이 충혈되면서 붓고 아픈 증상에 사용한다.

• 소염, 배농(排膿) 작용이 있다.

| 동의보감 효능 |

패장(敗醬, 마타리)의 성질은 평(平)하고(약간 차다[微寒]고도 한다) 맛은 쓰고 짜며[苦鹹] 독이 없다. 어혈이 여러 해 된 것을 깨뜨리고 고름을 삭여 물로 변화시킨다. 산후의 온갖 병을 낫게 하고 분만을 촉진하고 유산시킨다. 심한 열로 창(瘡)이 생긴 것, 창양(瘡瘍), 옴과 버짐, 단독을 치료한다. 눈이 충혈된 것, 예장[眼障], 예막[眼膜], 눈에 군살이 돋아난 것, 귓속에서 온갖 고름이 흘러나오는 것을 치료한다. 또 고름을 빼내고 병적으로 생긴 작은 구멍을 아물게 한다.

| 약용법 |

뿌리 10~15g을 물 800mL에 넣고 달여서 반으로 나누어 아침저녁으로 마신다. 외용할 때는 신선한 재료 적당량을 짓찧어서 환부에 붙인다.

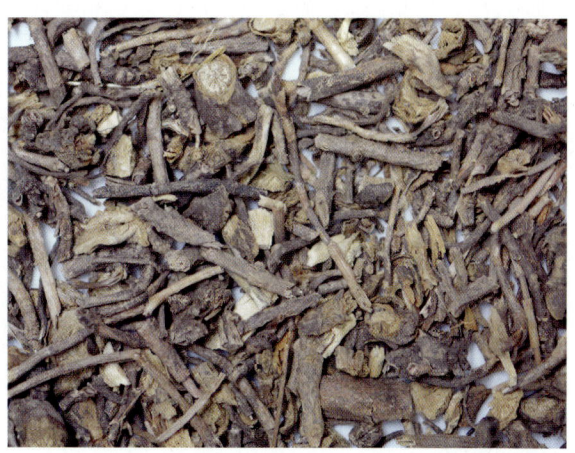

▲ 패장(약재, 절단)

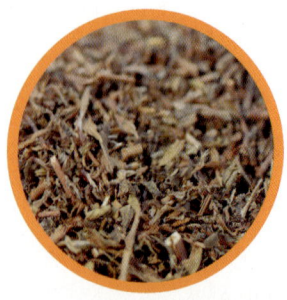

470

편축

- 한자명: 萹蓄
- 라틴생약명: Polygoni Avicularis Herba
- 이명 또는 영명: 편죽(萹竹)
- 식물명 및 학명: 마디풀, *Polygonum aviculare* Linné
- 과명: 여뀌과
- 약용부위: 전초
- 식약처 공정서 및 조선시대 의서 수재:
  대한민국약전외한약(생약)규격집(KHP) 제4개정
  동의보감 탕액편의 풀부(部)
  방약합편의 습초(濕草)편

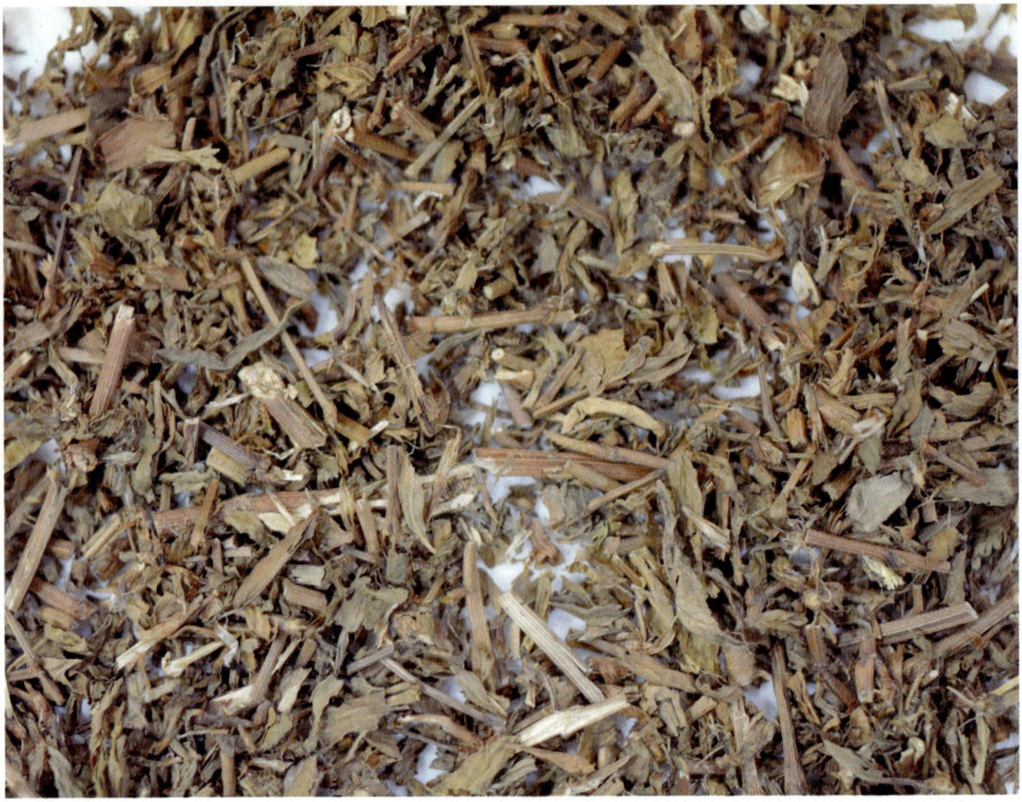

▲ 편축(약재, 절단)

- **기원** 이 약은 마디풀 *Polygonum aviculare* Linné(여뀌과 Polygonaceae)의 전초이다.

- **한방 약미(藥味)와 약성(藥性)** 맛은 쓰고 성질은 약간 차다.

- **한방 작용부위(귀경, 歸經)** 편축은 주로 방광경(膀胱經)에 들어가 작용한다.

| 약효 해설 |

- 소변을 조금씩 자주 보거나, 소변이 잘 나오지 않으며 아픈 증상에 유효하다.
- 자궁에서 분비물이 계속 나오며 가려운 증상을 낫게 한다.
- 임증, 황달, 피부 습진을 치료한다.
- 회충을 제거한다.

| 동의보감 효능 |

편축(萹蓄, 마디풀)의 성질은 평(平)하고 맛은 쓰며[苦](달다[甘]고도 한다) 독이 없다. 가려운 종기, 치질을 낫게 한다. 삼충(三蟲)을 죽이며 회충으로 인한 통증을 없앤다. 열로 생긴 임증(淋證)을 낫게 하며 소변을 잘 나오게 한다.

| 약용법 |

전초 9~15g을 물 800mL에 넣고 달여서 반으로 나누어 아침저녁으로 마신다. 외용으로 적당량 사용한다.

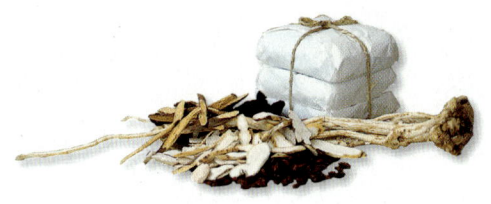

471

포공영

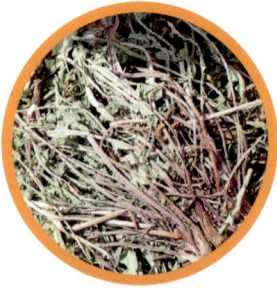

- 한자명: 蒲公英
- 라틴생약명: Taraxaci Herba
- 이명 또는 영명: 황화지정(黃花地丁), Dandelion
- 식물명 및 학명: 민들레, *Taraxacum platycarpum* H. Dahlstedt

  서양민들레, *Taraxacum officinale* Weber

  털민들레, *Taraxacum mongolicum* Handel-Mazzetti

  흰민들레, *Taraxacum coreanum* Nakai
- 과명: 국화과
- 약용부위: 전초
- 식약처 공정서 및 조선시대 의서 수재:

  대한민국약전외한약(생약)규격집(KHP) 제4개정

  동의보감 탕액편의 풀부(部)

  방약합편의 습초(濕草)편

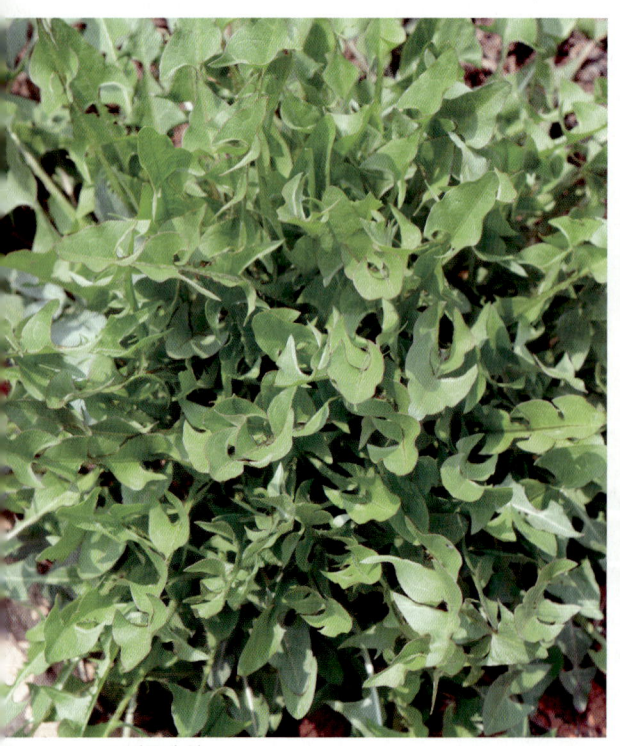

▲ 민들레 잎

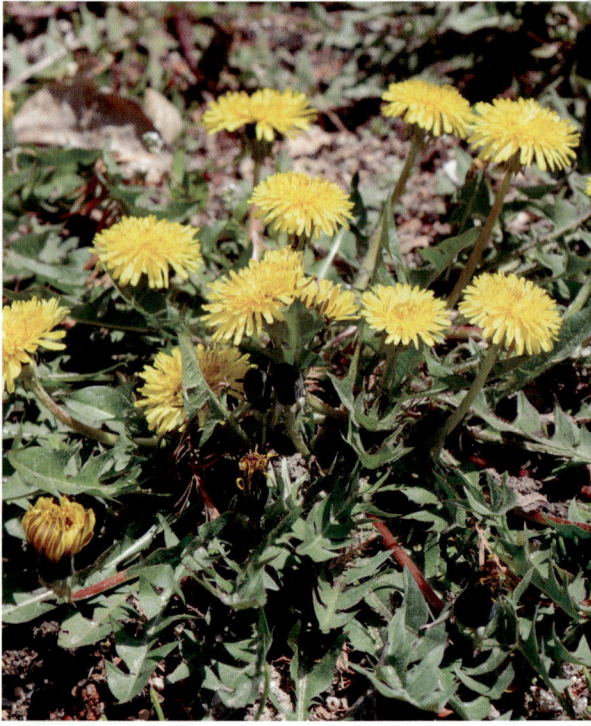

▲ 민들레 꽃

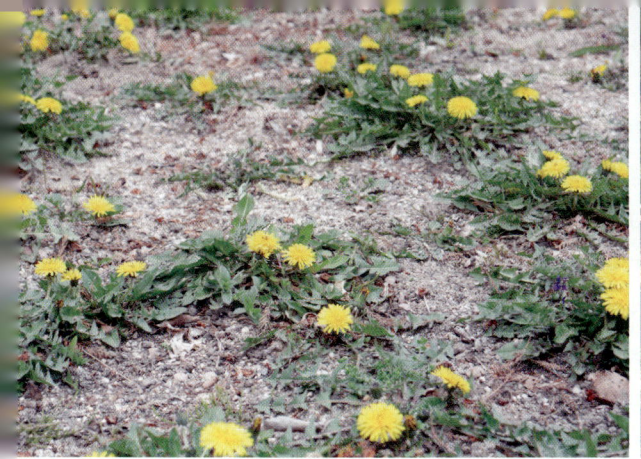

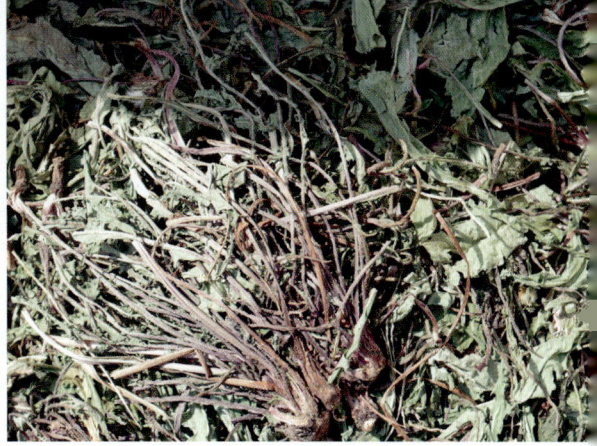

▲ 민들레 재배지   ▲ 포공영(약재, 전형)

- **기원**　이 약은 민들레 *Taraxacum platycarpum* H. Dahlstedt, 서양민들레 *Taraxacum officinale* Weber, 털민들레 *Taraxacum mongolicum* Handel-Mazzetti, 흰민들레 *Taraxacum coreanum* Nakai(국화과 Compositae)의 전초이다.

- **한방 약미(藥味)와 약성(藥性)**　맛은 쓰고 달며 성질은 차다.

- **한방 작용부위(귀경, 歸經)**　포공영은 주로 간(肝), 위경(胃經)에 들어가 작용한다.

| 약효 해설 |

- 눈이 충혈되면서 붓고 아픈 증상에 유효하다.
- 목 안이 붓고 아픈 증상에 사용한다.
- 젖멍울을 낫게 한다.
- 위염, 장염, 간염, 담낭염을 치료한다.
- 감기 발열, 요로 감염 치료에 쓴다.

| 동의보감 효능 |

포공초(蒲公草, 민들레)의 성질은 평(平)하고 맛은 달며[甘] 독이 없다. 부인의 젖에 옹종(癰腫)이 생긴 것을 없애준다.

| 약용법 |

전초 10~30g을 물 800mL에 넣고 달여서 반으로 나누어 아침저녁으로 마시며 60g까지 사용할 수 있다. 또는 가루로 만들어 복용한다. 외용할 때는 적당량을 짓찧어서 환부에 붙인다.

472

포황

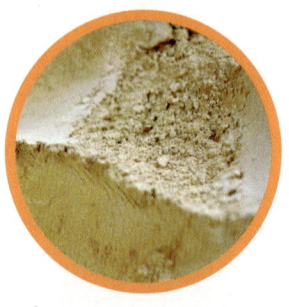

- **한자명**: 蒲黃
- **라틴생약명**: Typhae Pollen
- **이명 또는 영명**: 향포(香蒲)
- **식물명 및 학명**: 부들, *Typha orientalis* Presl
- **과명**: 부들과
- **약용부위**: 꽃가루
- **식약처 공정서 및 조선시대 의서 수재**:

    대한민국약전외한약(생약)규격집(KHP) 제4개정

    동의보감 탕액편의 풀부(部)

    방약합편의 수초(水草)편

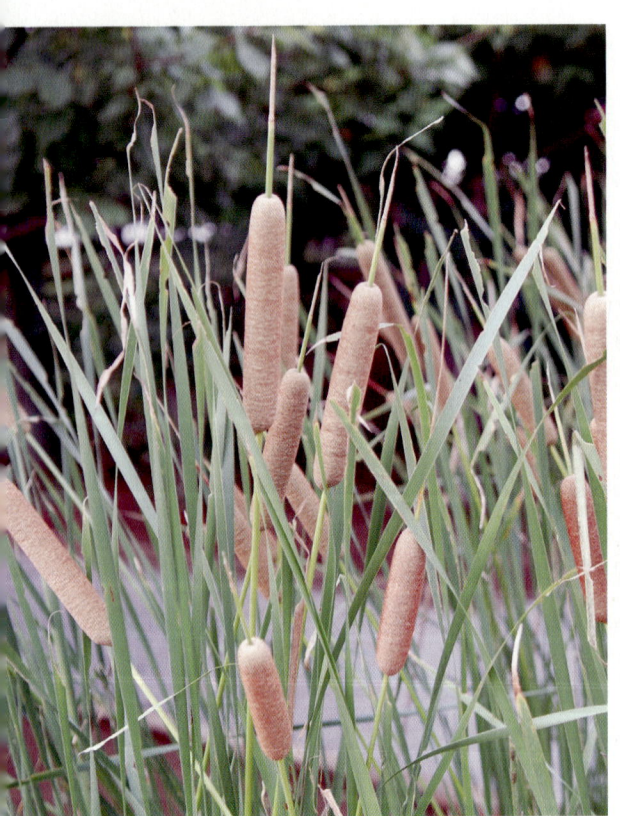

▲ 애기부들(*Typha angustata*) 지상부

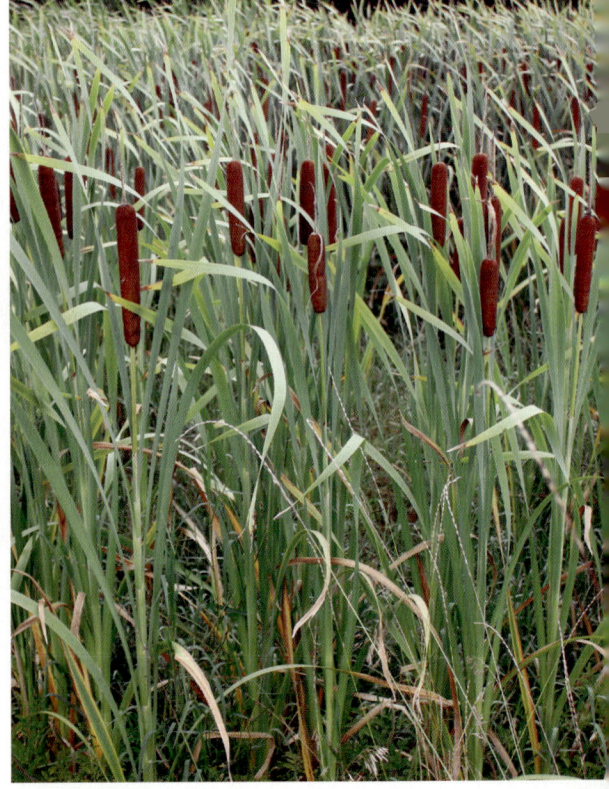

▲ 부들 지상부

● **기원** 이 약은 부들 *Typha orientalis* Presl 또는 기타 동속식물(부들과 Typhaceae)의 꽃가루이다.

● **한방 약미(藥味)와 약성(藥性)** 맛은 달고 성질은 평(平)하다.

● **한방 작용부위(귀경, 歸經)** 포황은 주로 간(肝), 심포경(心包經)에 들어가 작용한다.

| 약효 해설 |

• 소변이 껄끄럽고 아프면서 피가 섞여 나오는 증상에 유효하다.
• 여성의 부정기 자궁출혈을 멎게 한다.
• 토혈, 각혈, 외상출혈에 활용한다.
• 외상으로 붓고 통증이 생기는 증상을 치료한다.

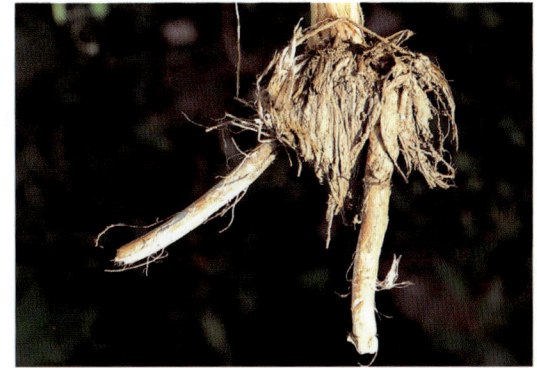

▲ 부들 지하부

| 동의보감 효능 |

포황(蒲黃, 부들 꽃가루)의 성질은 평(平)하고 맛이 달며[甘] 독이 없다. 몸에 있는 9개의 구멍에서 피가 나오는 것을 멎게 하고 어혈을 없앤다. 대변에 피가 섞여 나오는 것, 여성의 부정기 자궁출혈, 자궁에서 분비물이 나오는 것, 아침통[兒枕急痛], 하혈(下血), 유산을 치료한다.

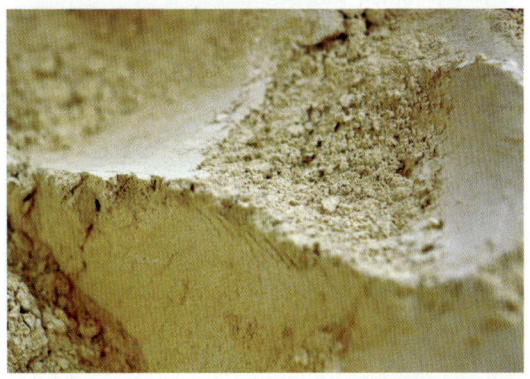

▲ 포황(약재, 가루)

| 약용법 |

꽃가루 9~15g을 거즈에 넣고 물 800mL 로 달여서 반으로 나누어 아침저녁으로 마시거나 또는 가루나 환(丸)으로 복용한다. 외용할 때는 적당량의 가루를 환부에 붙인다.

473

피마자

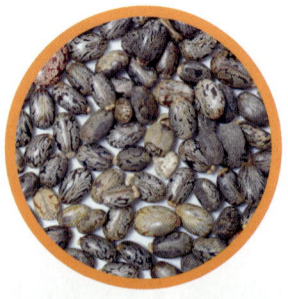

- 한자명: 蓖麻子
- 라틴생약명: Ricini Semen
- 이명 또는 영명: 비마자(草麻子)
- 식물명 및 학명: 피마자, *Ricinus communis* Linné
- 과명: 대극과
- 약용부위: 씨
- 식약처 공정서 및 조선시대 의서 수재:
  대한민국약전외한약(생약)규격집(KHP) 제4개정
  동의보감 탕액편의 풀부(部)
  방약합편의 독초편

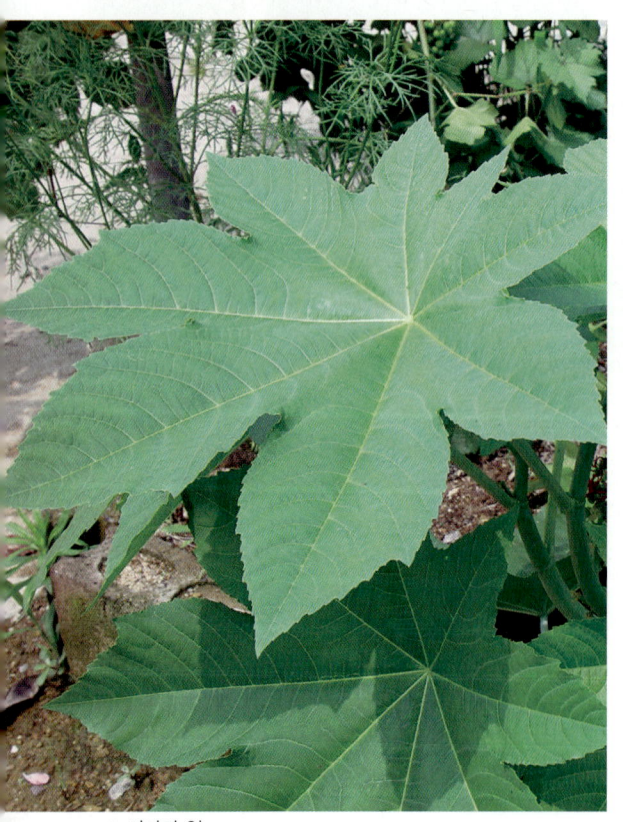

▲ 피마자 잎

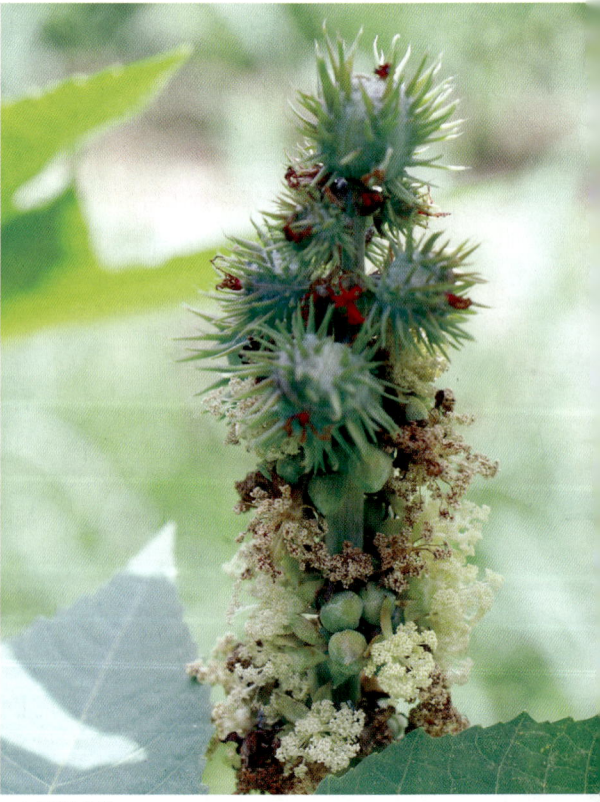

▲ 피마자 꽃

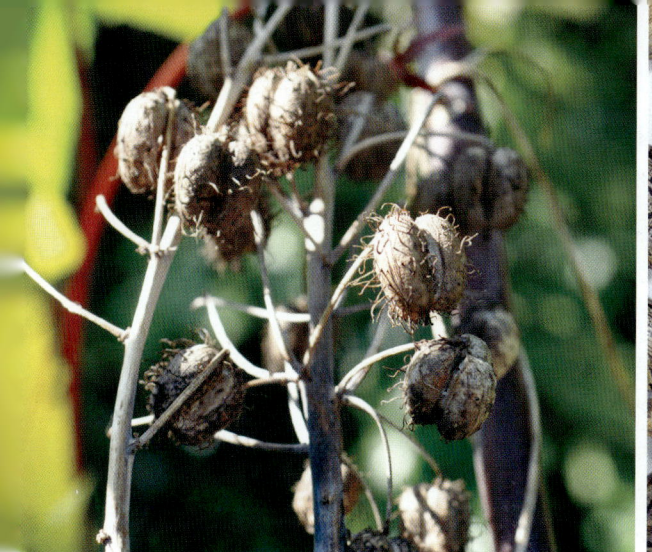

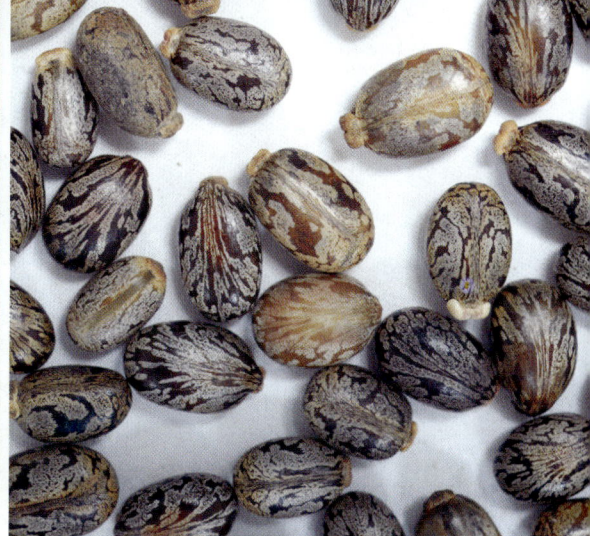

▲ 피마자 열매　　　　　　　　　　　　　　　　　　▲ 피마자(약재, 전형)

● **기원** 이 약은 피마자 *Ricinus communis* Linné(대극과 Euphorbiaceae)의 씨이다.

● **한방 약미(藥味)와 약성(藥性)** 맛은 달고 매우며 성질은 평(平)하고 독이 있다.

● **한방 작용부위(귀경, 歸經)** 피마자는 주로 대장(大腸), 폐경(肺經)에 들어가 작용한다.

| 약효 해설 |

• 대변이 딱딱하게 말라 굳은 증상에 유효하다.

• 몸이 붓고 배가 몹시 불러오면서 속이 그득한 증상을 치료한다.

• 구안와사, 타박상에 사용한다.

| 동의보감 효능 |

비마자(萆麻子, 아주까리)의 성질은 평(平)하고 맛은 달고 매우며[甘辛] 조금 독이 있다. 수창(水脹)으로 배가 그득한 것을 낫게 하고 출산을 쉽게 한다. 헌데와 상한 데, 옴, 문둥병을 낫게 한다. 수징(水癥), 부종(浮腫), 시주(尸疰), 악기(惡氣)를 없앤다.

| 약용법 |

씨 2~5g을 물 800mL에 넣고 달여서 반으로 나누어 아침저녁으로 마시거나 외용으로 적당량 사용한다.

474

필발

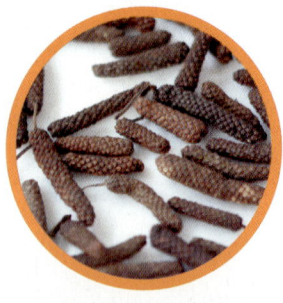

- **한자명**: 蓽撥
- **라틴생약명**: Piperis Longi Fructus
- **이명 또는 영명**: 필발(畢撥)
- **식물명 및 학명**: 필발(蓽撥), *Piper longum* Linné
- **과명**: 후추과
- **약용부위**: 덜 익은 열매
- **식약처 공정서 및 조선시대 의서 수재**:

  대한민국약전외한약(생약)규격집(KHP) 제4개정

  동의보감 탕액편의 풀부(部)

  방약합편의 방초(芳草, 향기가 좋은 풀)편

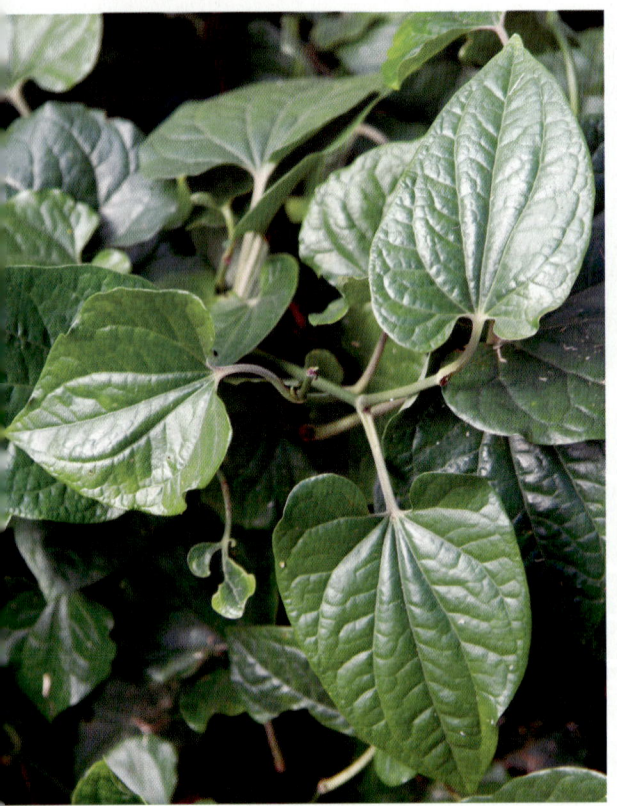

▲ 필발 잎

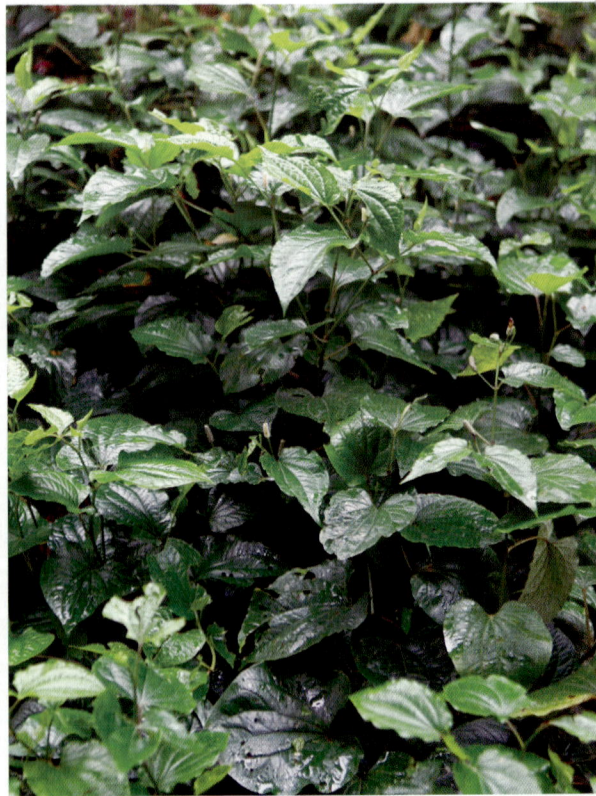

▲ 필발 지상부

- **기원** 이 약은 필발 *Piper longum* Linné(후추과 Piperaceae)의 덜 익은 열매이다.

- **한방 약미(藥味)와 약성(藥性)** 맛은 맵고 성질은 뜨겁다.

- **한방 작용부위(귀경, 歸經)** 필발은 주로 위(胃), 대장경(大藏經)에 들어가 작용한다.

| 약효 해설 |

- 복부가 차고 아픈 증상에 유효하다.
- 가슴이 막히는 듯하면서 아픈 병증에 사용한다.
- 구토, 식욕감퇴, 설사 치료에 효과가 있다.
- 두통, 치통, 축농증을 치료한다.

| 동의보감 효능 |

필발(蓽撥)의 성질은 매우 따뜻하며[大溫] 맛은 맵고[辛] 독이 없다. 위(胃)의 찬 기운을 없애고 고환이 부어오르면서 몹시 아픈 것, 옆구리 부위에 생긴 덩어리를 없앤다. 음식이 체하여 구토하고 설사하는 것을 낫게 한다. 냉기(冷氣), 혈기(血氣)로 가슴이 아픈 것을 치료한다. 음식을 소화시키고 비린내를 없앤다.

| 약용법 |

열매 1~3g을 물 800mL에 넣고 달여서 반으로 나누어 아침저녁으로 마시거나 또는 가루나 환(丸)으로 만들어 복용한다. 외용으로 적당량 사용한다.

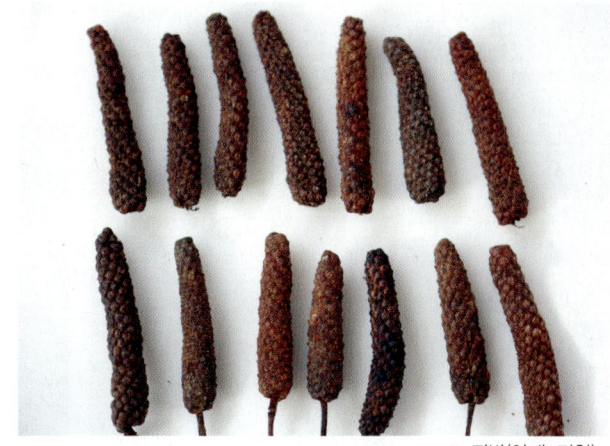

▲ 필발(약재, 전형)

475

필징가

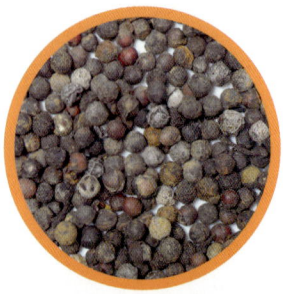

- 한자명: 蓽澄茄
- 라틴생약명: Cubebae Fructus
- 이명 또는 영명: 징가(澄茄)
- 식물명, 학명 및 과명: 필징가(蓽澄茄), *Piper cubeba* Linné(후추과)
  산계초(山鷄椒), *Litsea cubeba* Persoon c.(녹나무과)
- 약용부위: 덜 익은 열매
- 식약처 공정서 및 조선시대 의서 수재:
  대한민국약전외한약(생약)규격집(KHP) 제4개정
  동의보감 탕액편의 나무부
  방약합편의 만초(蔓草, 덩굴풀)편

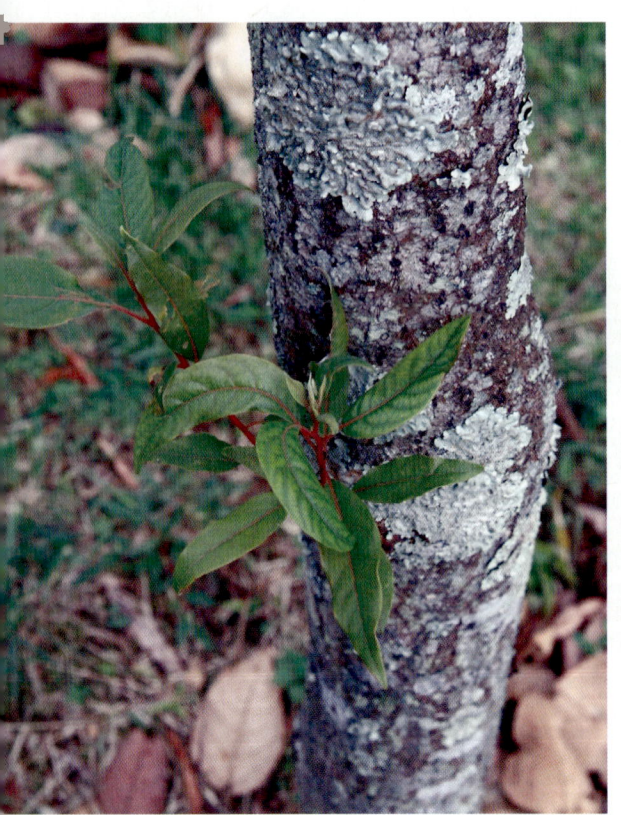

▲ 산계초 잎과 나무껍질(인도네시아)

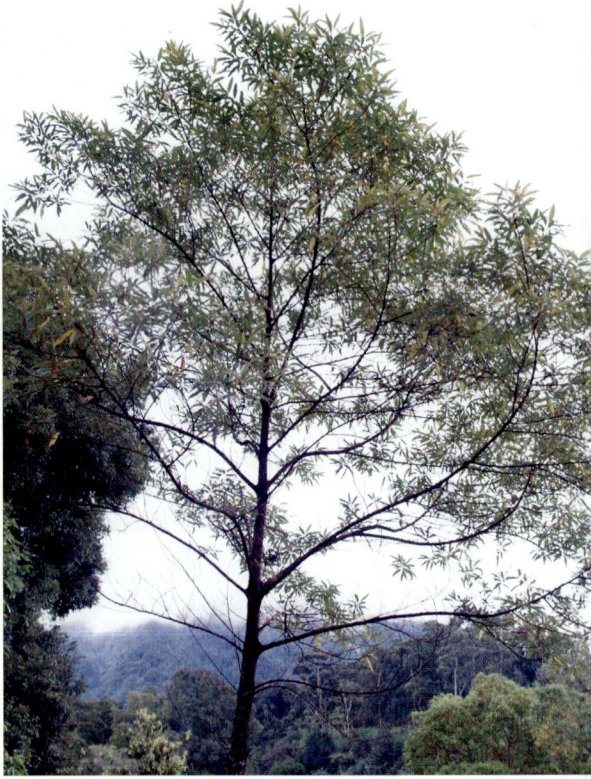

▲ 산계초 수형(인도네시아)

- ●**기원** 이 약은 필징가(蓽澄茄) *Piper cubeba* Linné(후추과 Piperaceae) 또는 산계초(山鷄椒) *Litsea cubeba* Persoon c.(녹나무과 Lauraceae)의 덜 익은 열매이다.

- ●**한방 약미(藥味)와 약성(藥性)** 맛은 맵고 성질은 따뜻하다.

- ●**한방 작용부위(귀경, 歸經)** 필징가는 주로 비(脾), 위(胃), 신(腎), 방광경(膀胱經)에 들어가 작용한다.

| **약효 해설** |

• 복부가 차고 아픈 증상에 유효하다.
• 배꼽 주위가 짜는 듯이 아프고 손발이 차가워지는 병증에 사용한다.
• 소화불량과 음식물이 들어가면 토하는 병증을 치료한다.

| **동의보감 효능** |

필징가(蓽澄茄)의 성질은 따뜻하며[溫] 맛은 맵고[辛] 독이 없다. 기를 내리고 소화시키는 데 주로 쓴다. 곽란(霍亂)으로 설사하고 배가 아픈 것, 신기(腎氣)와 방광이 차서[冷] 아픈 것을 낫게 한다. 머리를 염색할 수 있고 몸에서 향기가 나게 한다.

| **약용법** |

열매 1~3g을 물 800mL에 넣고 달여서 반으로 나누어 아침저녁으로 마신다.

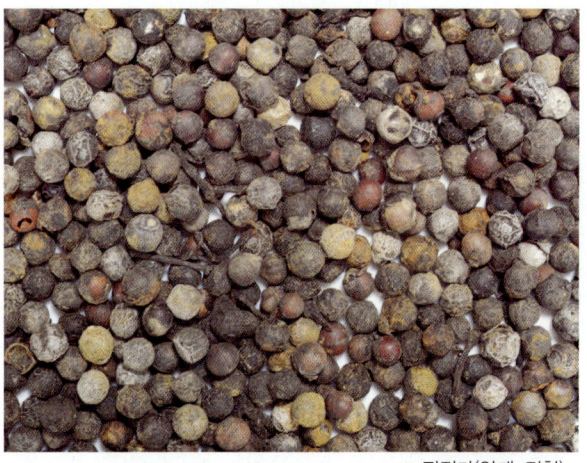

▲ 필징가(약재, 전형)

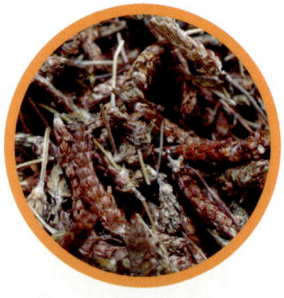

476

하고초

- 한자명: 夏枯草
- 라틴생약명: Prunellae Spica
- 이명 또는 영명: Prunella Spike
- 식물명 및 학명: 꿀풀, *Prunella vulgaris* Linné var. *lilacina* Nakai

  하고초(夏枯草), *Prunella vulgaris* Linné
- 과명: 꿀풀과
- 약용부위: 꽃대(花穗)
- 식약처 공정서 및 조선시대 의서 수재:

  대한민국약전(KP) 제11개정

  동의보감 탕액편의 풀부(部)

  방약합편의 습초(濕草)편

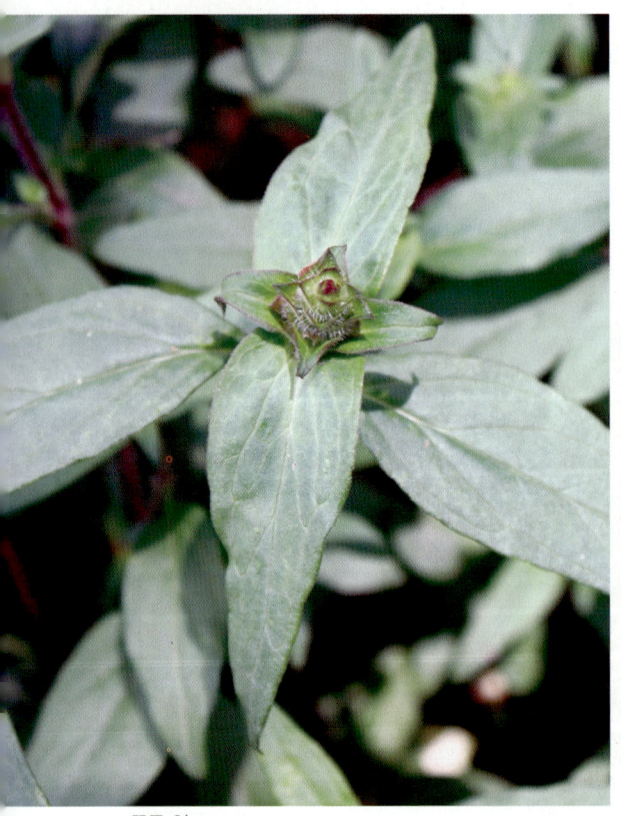

▲ 꿀풀 잎

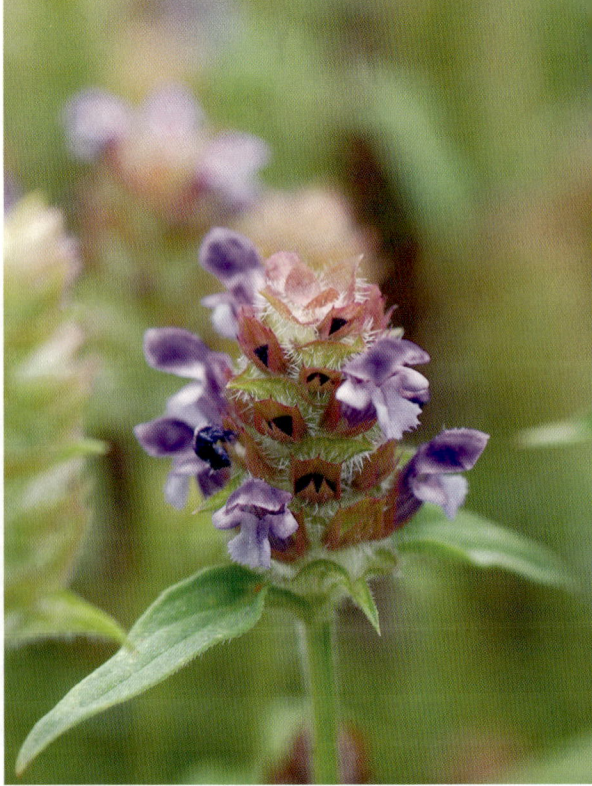

▲ 꿀풀 꽃

● **기원** 이 약은 꿀풀 *Prunella vulgaris* Linné var. *lilacina*
　　Nakai 또는 하고초(夏枯草) *Prunella vulgaris* Linné(꿀풀과
　　Labiatae)의 꽃대[花穗]이다.

● **한방 약미(藥味)와 약성(藥性)** 맛은 맵고 쓰며 성질은 차다.

● **한방 작용부위(귀경, 歸經)** 하고초는 주로 간(肝), 담경(膽經)
　　에 들어가 작용한다.

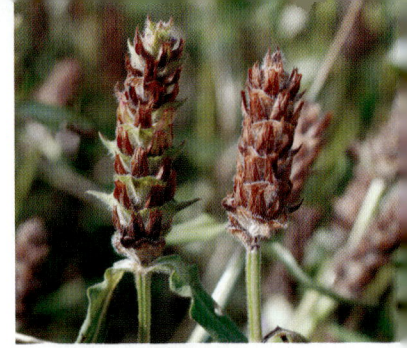
▲ 하고초 꽃대

| **약효 해설** |

• 눈이 충혈되면서 붓고 아픈 증상에 유효하다.
• 머리가 아프고 정신이 흐리고 혼미해지는 증상을 없앤다.
• 유방이 팽창하면서 터질 듯이 아픈 병증에 사용한다.
• 각혈과 자궁에서 분비물이 나오는 증상을 치료한다.

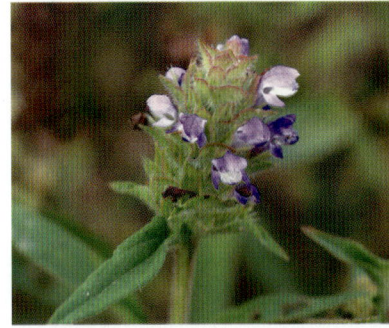
▲ 하고초 꽃

| **동의보감 효능** |

하고초(夏枯草, 꿀풀)의 성질은 차고[寒] 맛은 쓰며 맵고[苦辛] 독이
없다. 추웠다 열이 났다 하는 것, 나력(瘰癧), 서루(鼠瘻), 머리의
피부질환을 치료한다. 뱃속에 생긴 덩어리를 깨뜨리고 영류로
기가 몰린 것을 흩으며 눈 아픈 것[目疼, 목동]을 낫게 한다.

| **약용법** |

꽃대 9~15g을 물 800mL에 넣고 달여서 반으로 나누어 아침
저녁으로 마신다.

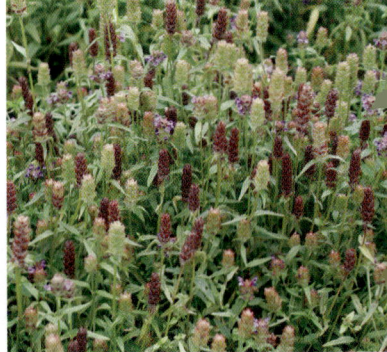
▲ 꿀풀 지상부

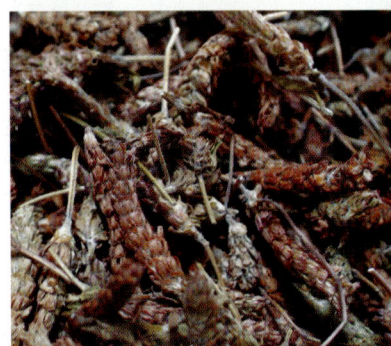
▲ 하고초(약재, 전형)

하르파고
피툼근

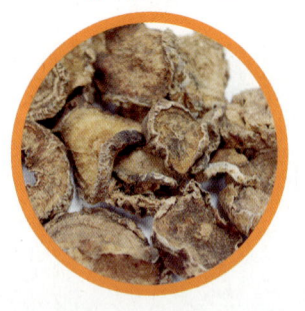

- 라틴생약명: Harpagophyti Radix
- 이명 또는 영명: 악마의 발톱
- 식물명 및 학명: *Harpagophytum* procumbens DC
- 과명: 참깨과
- 약용부위: 뿌리
- 식약처 공정서 및 조선시대 의서 수재:
  대한민국약전외한약(생약)규격집(KHP) 제4개정

●**기원** 이 약은 *Harpagophytum procumbens* DC.(참깨과 Pedalidaceae)의 뿌리이다.

| **약효 해설** |

- 무릎의 통증 치료에 도움이 된다.
- 소염작용이 있다.

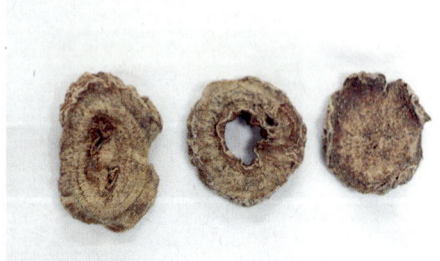

▲ 하르파고피툼근(약재, 절단)

- 한자명: 何首烏
- 라틴생약명: Polygoni Multiflori Radix
- 이명 또는 영명: Polygonum Multiflorum Root
- 식물명 및 학명: 하수오, *Polygonum multiflorum* Thunberg
- 과명: 여뀌과
- 약용부위: 덩이뿌리
- 식약처 공정서 및 조선시대 의서 수재:
  대한민국약전(KP) 제11개정
  방약합편의 만초(蔓草, 덩굴풀)편

하수오

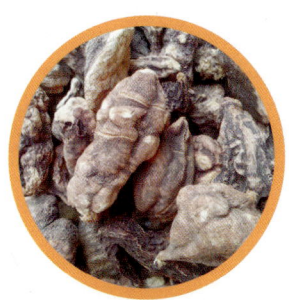

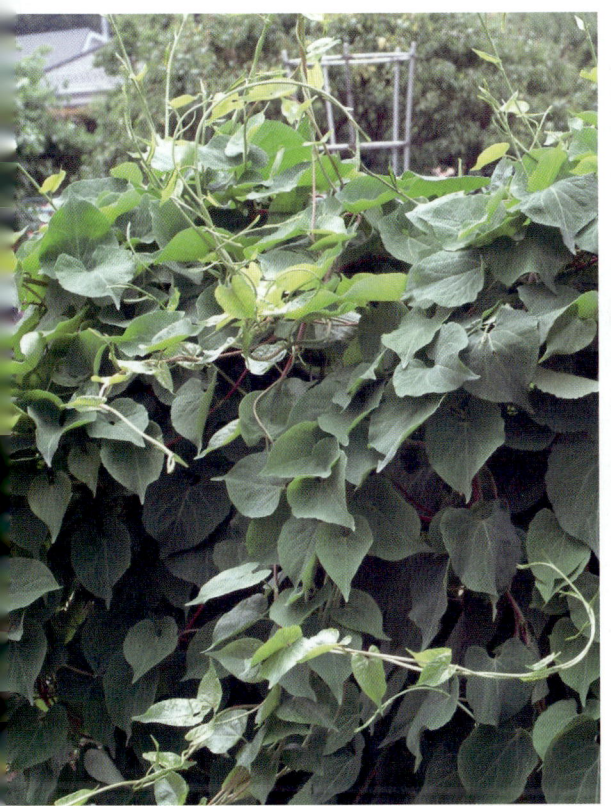

▲ 하수오 지상부

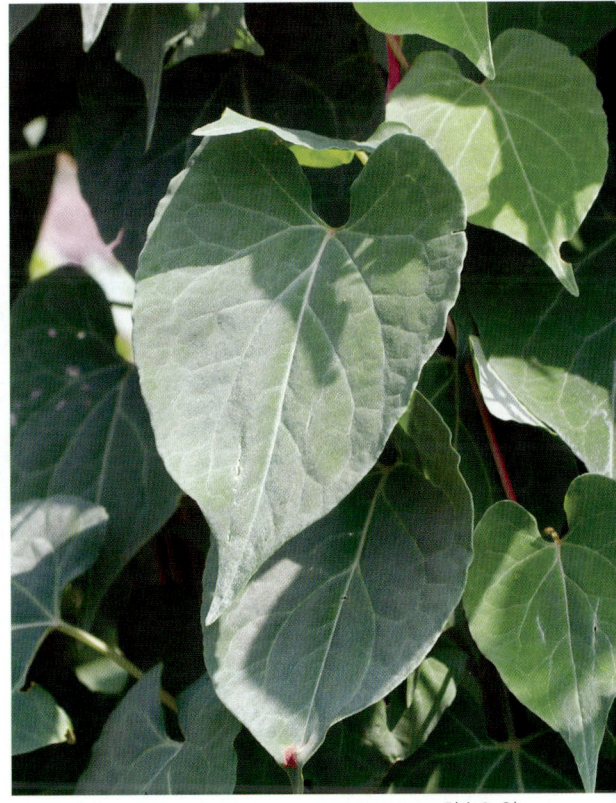

▲ 하수오 잎

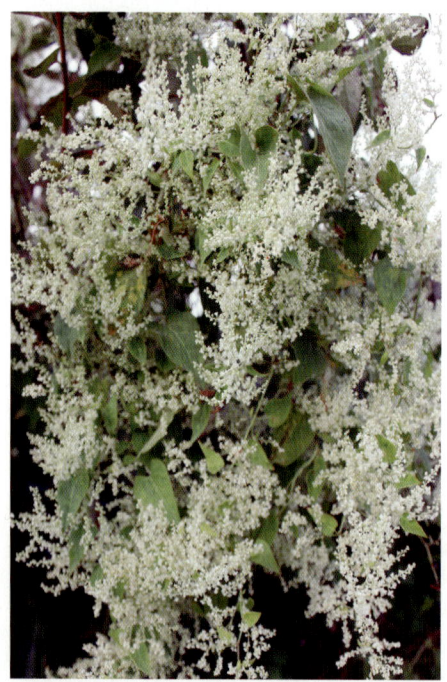

▲ 하수오 꽃

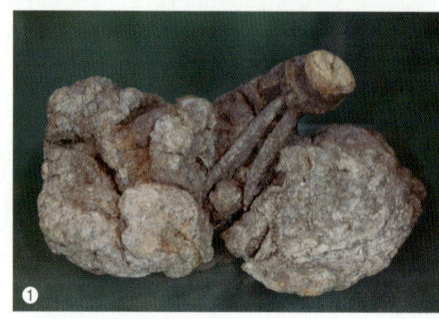

❶

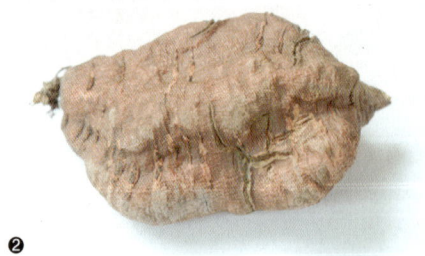

❷

▲ ❶❷ 하수오(약재, 전형)

● **기원** 이 약은 하수오 *Polygonum multiflorum* Thunberg(여뀌과 Polygonaceae)의 덩이뿌리이다.

● **한방 약미(藥味)와 약성(藥性)** 맛은 쓰고 달고 떫으며 성질은 약간 따뜻하다.

● **한방 작용부위(귀경, 歸經)** 하수오는 주로 간 (肝), 심(心), 신경(腎經)에 들어가 작용한다.

| **약효 해설** |

• 가슴이 두근거리면서 불안하고 잠을 못 자는 증상에 쓴다.

• 현기증을 치료한다.

• 나이는 많지 않으나 머리카락과 수염이 회백색 으로 변하는 증상에 유효하다.

• 무의식중에 정액이 나오는 증상, 대량의 자궁 출혈을 낫게 한다.

• 만성 간염, 치질 치료에 효과가 있다.

| **약용법** |

덩이뿌리 10~20g을 물 800mL에 넣고 달여서 반으로 나누어 아침저녁으로 마신다. 또는 술에 담그거나 가루나 환(丸)으로 만들어 복용한다. 외용할 때는 적당량을 분말로 만들어 환부에 붙 인다.

479

- 한자명: 荷葉
- 라틴생약명: Nelumbinis Folium
- 이명 또는 영명: 하엽체(荷葉體)
- 식물명 및 학명: 연꽃, *Nelumbo nucifera* Gaertner
- 과명: 수련과
- 약용부위: 잎
- 식약처 공정서 및 조선시대 의서 수재:
  대한민국약전외한약(생약)규격집(KHP) 제4개정
  동의보감 탕액편의 과일부

하엽

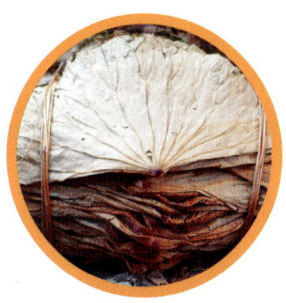

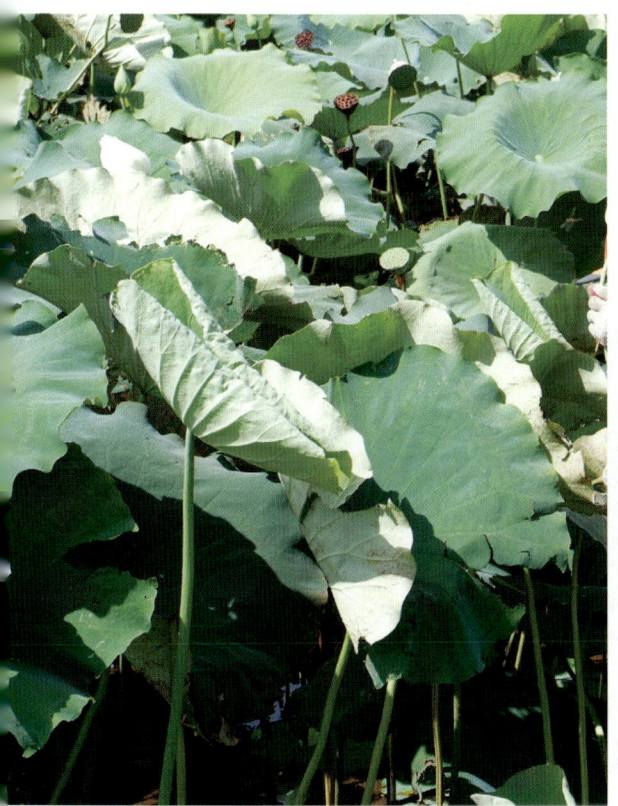

▲ 연꽃의 잎

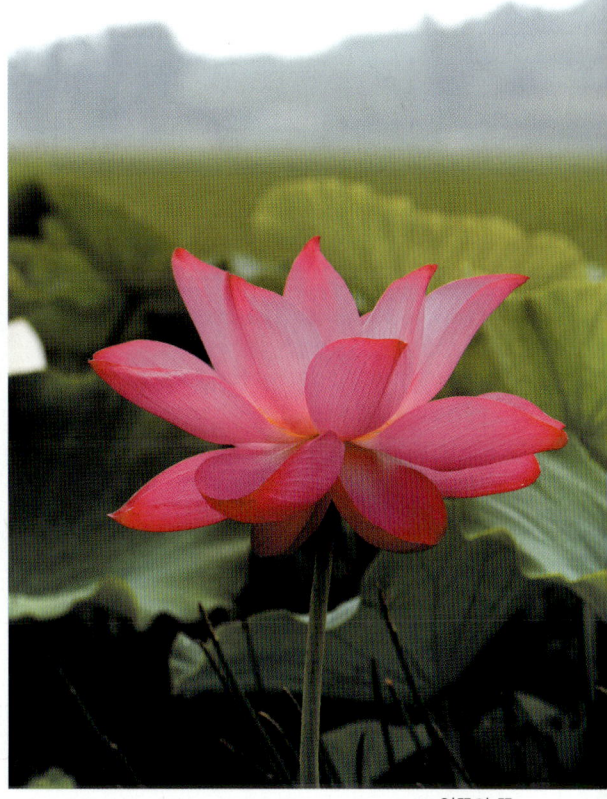

▲ 연꽃의 꽃

● **기원** 이 약은 연꽃 *Nelumbo nucifera* Gaertner(수련과 Nymphaeaceae)의 잎이다.

● **한방 약미(藥味)와 약성(藥性)** 맛은 쓰고 성질은 평(平)하다.

● **한방 작용부위(귀경, 歸經)** 하엽은 주로 간(肝), 비(脾), 위경(胃經)에 들어가 작용한다.

| **약효 해설** |

• 여름철에 설사하고 가슴이 답답하며 입이 마르고 갈증이 나는 증상에 쓴다.
• 산후(産後)에 머리가 아찔하고 어지러운 증상에 유효하다.
• 혈변(血便)과 함께 여성의 성기로부터 비정상적으로 피가 나오는 증상에 사용한다.
• 토혈, 코피를 멎게 한다.

| **동의보감 효능** |

하엽(荷葉, 연잎)은 갈증을 멎게 하고 태반을 나오게 하며 버섯 중독[蕈毒, 심독]을 푼다. 혈창(血脹)으로 배가 아픈 것을 치료한다.

| **약용법** |

잎 3~10g을 물 800mL에 넣고 달여서 반으로 나누어 아침저녁으로 마신다. 신선한 재료는 15~30g을 사용한다. 또는 가루나 환(丸)으로 만들어 복용한다. 외용할 때는 적당량을 짓찧어서 환부에 붙인다.

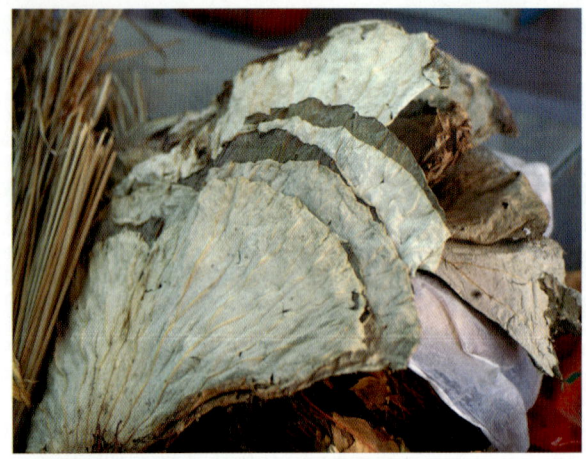

▲ 하엽(약재, 전형)

480

- 한자명: 鶴虱
- 라틴생약명: Carpesii Fructus
- 식물명 및 학명: 담배풀, *Carpesium abrotanoides* Linné
- 과명: 국화과
- 약용부위: 열매
- 식약처 공정서 및 조선시대 의서 수재:
  - 대한민국약전외한약(생약)규격집(KHP) 제4개정
  - 동의보감 탕액편의 풀부(部)
  - 방약합편의 습초(濕草)편

학슬

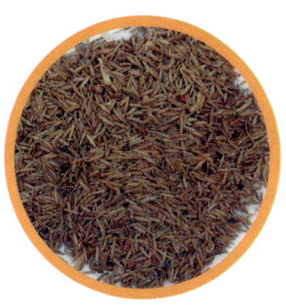

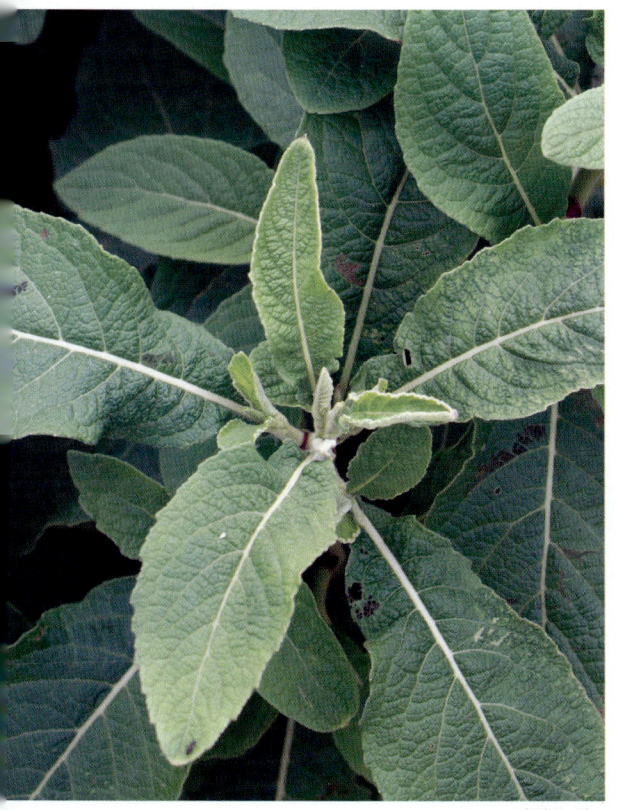

▲ 담배풀 잎

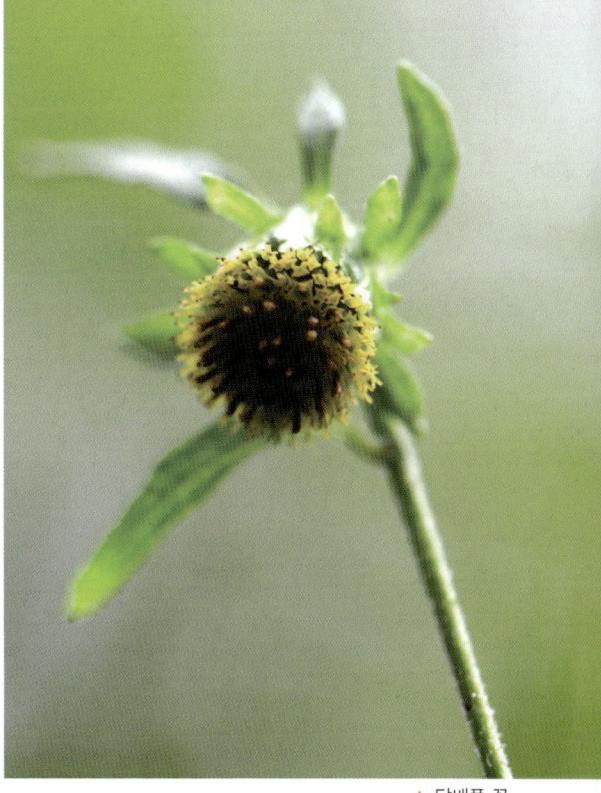

▲ 담배풀 꽃

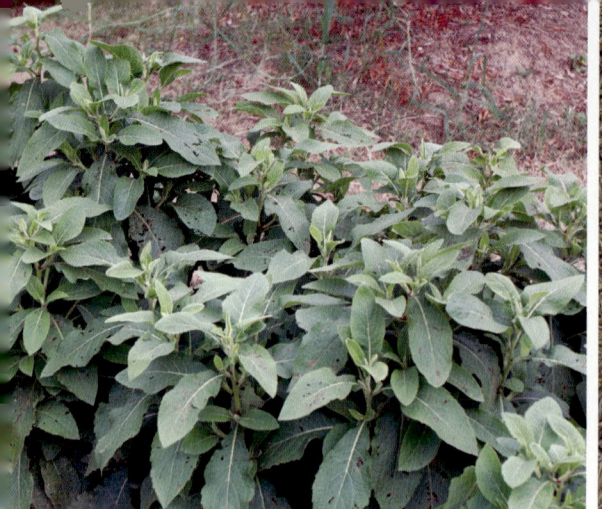

▲ 담배풀 지상부

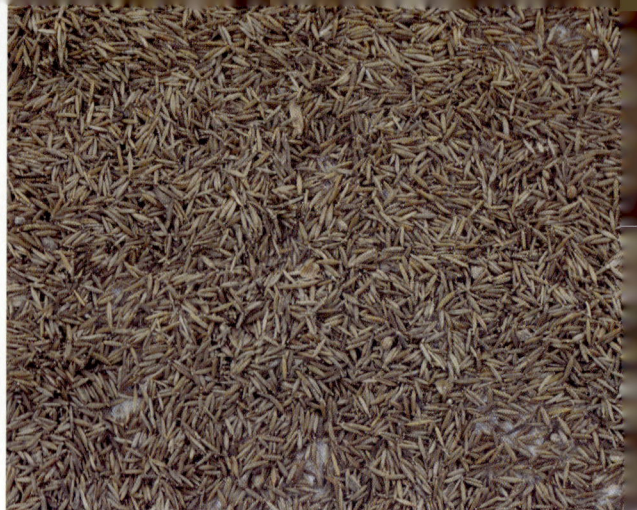

▲ 학슬(약재, 전형)

● **기원** 이 약은 담배풀 *Carpesium abrotanoides* Linné(국화과 Compositae)의 열매이다.

● **한방 약미(藥味)와 약성(藥性)** 맛은 쓰고 매우며 성질은 평(平)하고 독이 약간 있다.

● **한방 작용부위(귀경, 歸經)** 학슬은 주로 비(脾), 위경(胃經)에 들어가 작용한다.

| **약효 해설** |

• 기생충에 의해서 일어나는 복통을 치료한다.
• 소아가 비위(脾胃)의 기능장애로 여위는 증상에 유효하다.

| **동의보감 효능** |

학슬(鶴虱, 담배풀 열매)의 성질은 평(平)하고(서늘하다[凉]고도 한다) 맛은 쓰며[苦] 조금 독이 있다. 오장(五藏)에 있는 충과 회충을 죽이며 학질을 낫게 한다. 피부가 헐어 아프고 가려우며 벌겋게 부어 곪는 데 붙인다.

| **약용법** |

열매 3~9g을 물 800mL에 넣고 달여서 반으로 나누어 아침저녁으로 마신다.

918

481

- 한자명: 旱蓮草
- 라틴생약명: Ecliptae Herba
- 이명 또는 영명: 묵한련(墨旱蓮)
- 식물명 및 학명: 한련초, *Eclipta prostrata* Linné
- 과명: 국화과
- 약용부위: 전초
- 식약처 공정서 및 조선시대 의서 수재:
  대한민국약전외한약(생약)규격집(KHP) 제4개정
  동의보감 탕액편의 풀부(部)
  방약합편의 습초(濕草)편

한련초

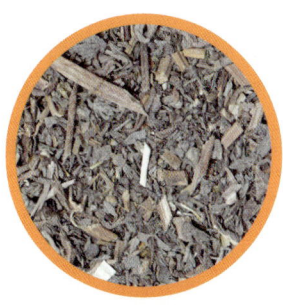

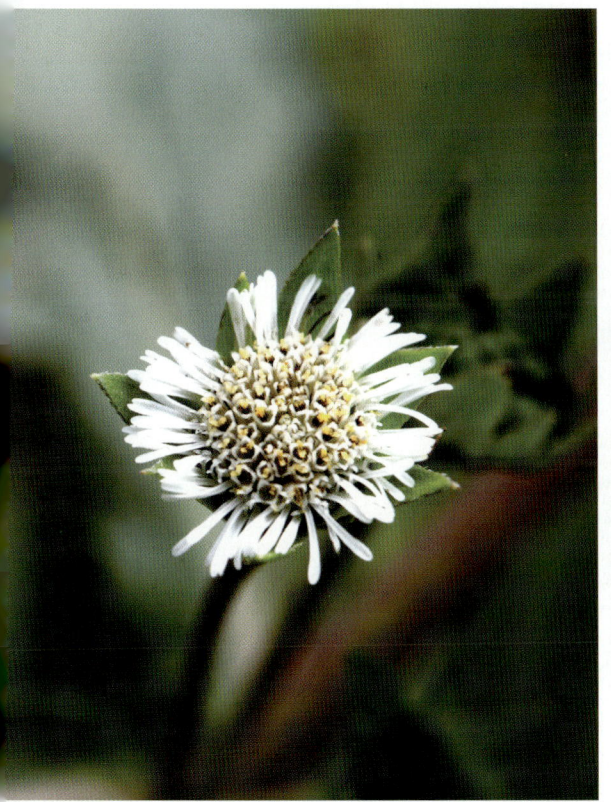

▲ 한련초 꽃

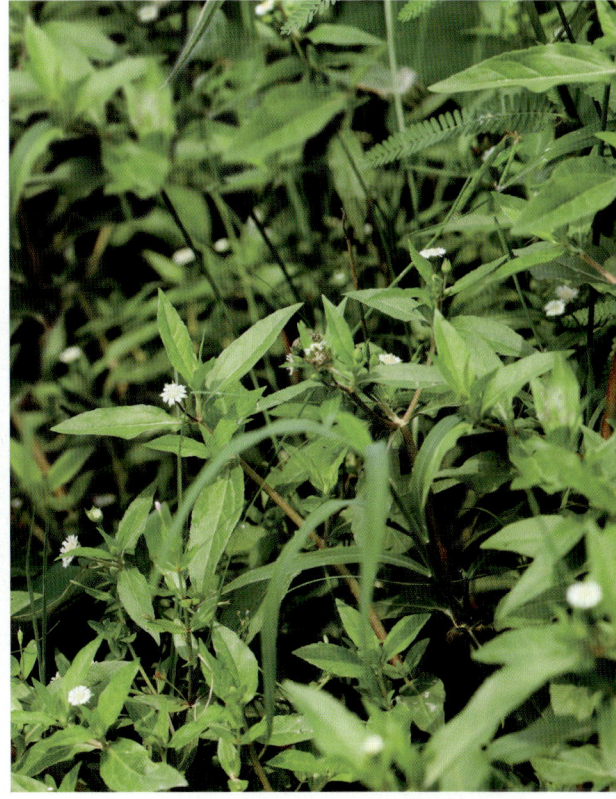

▲ 한련초 지상부

● **기원** 이 약은 한련초 *Eclipta prostrata* Linné(국화과 Compositae)의 전초이다.

● **한방 약미(藥味)와 약성(藥性)** 맛은 달고 시며 성질은 차다.

● **한방 작용부위(귀경, 歸經)** 한련초는 주로 신(腎), 간경(肝經)에 들어가 작용한다.

| **약효 해설** |

• 나이는 많지 않으나 머리카락과 수염이 회백색으로 변하는 것을 막는다.

• 어지러움증과 이명 증상을 없앤다.

• 허리와 무릎이 시큰거리고 힘이 없어지는 증상에 유효하다.

• 여성의 부정기 자궁출혈을 치료한다.

• 토혈, 혈뇨(血尿), 혈변(血便)을 멎게 한다.

| **동의보감 효능** |

예장(鱧腸, 한련초)의 성질은 평(平)하고 맛은 달며[甘] 시고[酸] 독이 없다. 대변에 피가 섞여 나오는 이질, 침이나 뜸을 놓은 자리가 헐어 터져서 피가 나오는 것을 낮게 한다. 수염과 머리카락을 자라게 하며 모든 헌데에 붙인다.

| **약용법** |

전초 6~12g을 물 800mL에 넣고 달여서 반으로 나누어 아침저녁으로 마신다.

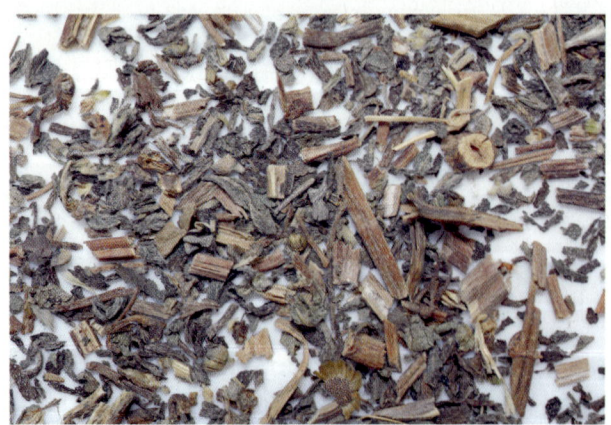

▲ 한련초(약재, 절단)

482

한속단

- 한자명: 韓續斷
- 라틴생약명: Phlomidis Radix
- 식물명 및 학명: 한속단, *Phlomis umbrosa* Turczaninow
- 과명: 꿀풀과
- 약용부위: 뿌리
- 식약처 공정서 및 조선시대 의서 수재:
  대한민국약전외한약(생약)규격집(KHP) 제4개정

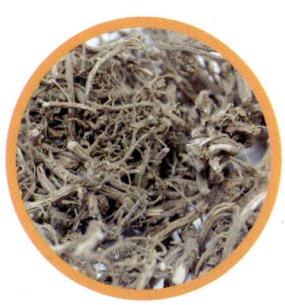

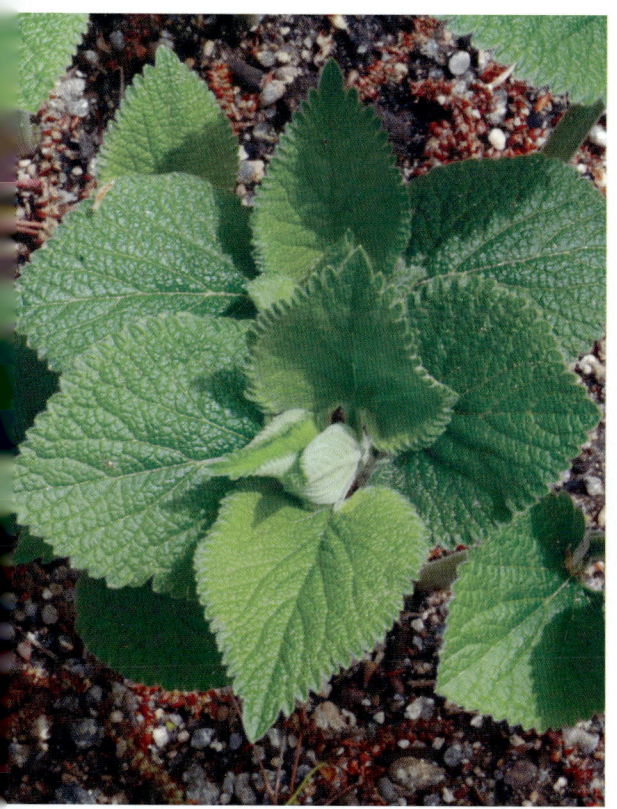

▲ 한속단 어린잎

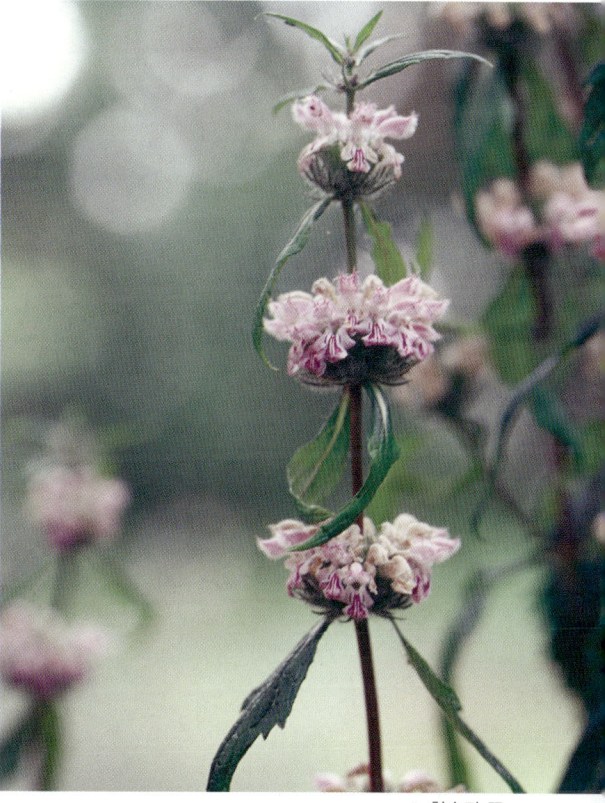

▲ 한속단 꽃

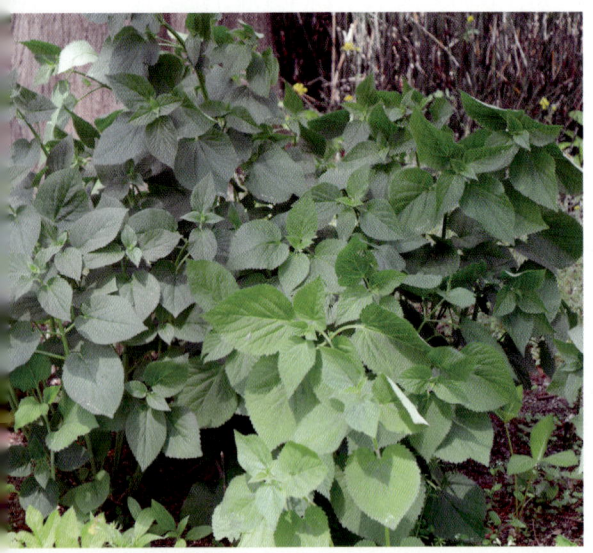

▲ 한속단 지상부

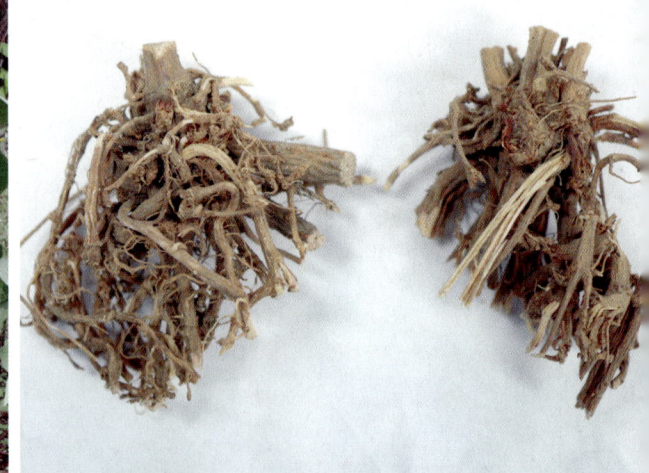

▲ 한속단(약재, 전형)

●**기원** 이 약은 한속단 *Phlomis umbrosa* Turczaninow(꿀풀과 Labiatae)의 뿌리이다.

●**한방 약미(藥味)와 약성(藥性)** 맛은 맵고 성질은 평(平)하다.

| 약효 해설 |

• 감기와 가래가 많은 기침의 제거에 효과가 있다.

• 관절염으로 저리고 아픈 증상에 사용한다.

• 강장, 진통, 항알러지 작용이 있다.

| 약용법 |

뿌리 3~10g을 물 800mL에 넣고 달여서 반으로 나누어 아침저녁으로 마신다.

- 한자명: 寒水石
- 라틴생약명: Glauberite
- 이명 또는 영명: 북한수석(北寒水石), 응수석(凝水石), 백수석(白水石), Calcitum
- 한약의 분류: 광물성 약재
- 식약처 공정서 및 조선시대 의서 수재:
  대한민국약전외한약(생약)규격집(KHP) 제4개정
  동의보감 탕액편의 돌부(部)

한수석

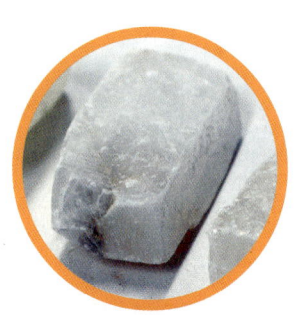

● **기원** 이 약은 황산염광물 석고이다. 이 약은 주로 황산칼슘수화물($CaSO_4 \cdot 2H_2O$: 172.17)을 함유한다.

● **한방 약미(藥味)와 약성(藥性)** 맛은 짜고 매우며 성질은 차다.

● **한방 작용부위(귀경, 歸經)** 한수석은 주로 심(心), 위(胃), 신경(腎經)에 들어가 작용한다.

| **약효 해설** |

- 열을 내리고 대소변을 잘 나오게 한다.
- 출혈, 화상을 치료한다.
- 몸이 붓는 증상에 사용한다.

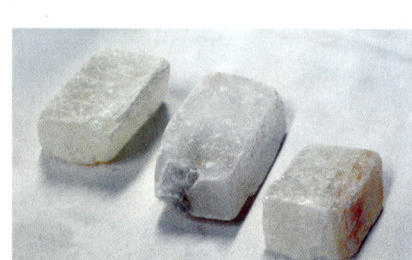

▲ 한수석

| **동의보감 효능** |

한수석[寒水石, 망초의 정체(晶體)]은 성질이 차고 맛은 맵고 달며 독이 없다. 오장(五藏)에 있는 열(熱), 위(胃)에 있는 열, 몸에 있는 열, 답답하고 그득한 증상, 살갗이 타들어가는 듯한 증상에 주로 쓴다. 갈증을 멎게 하고 몸이 붓는 증상을 가라앉힌다. 응수석(凝水石), 작석(鵲石)이라고도 한다. 색깔이 운모(雲母)와 비슷하고 쪼갤 수 있는 것이 좋다. 소금의 정수[鹽之精]이다[본초]. 불에 달군 후에 곱게 갈아 수비(水飛)해서 쓴다[입문].

한인진

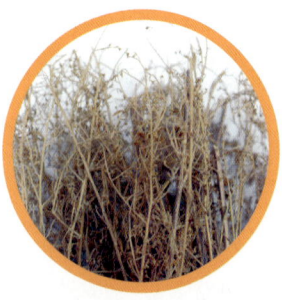

- 한자명: 韓茵蔯
- 라틴생약명: Artemisiae Iwayomogii Herba
- 식물명 및 학명: 더위지기, *Artemisia iwayomogi* Kitamura
- 과명: 국화과
- 약용부위: 지상부
- 식약처 공정서 및 조선시대 의서 수재:
  대한민국약전외한약(생약)규격집(KHP) 제4개정

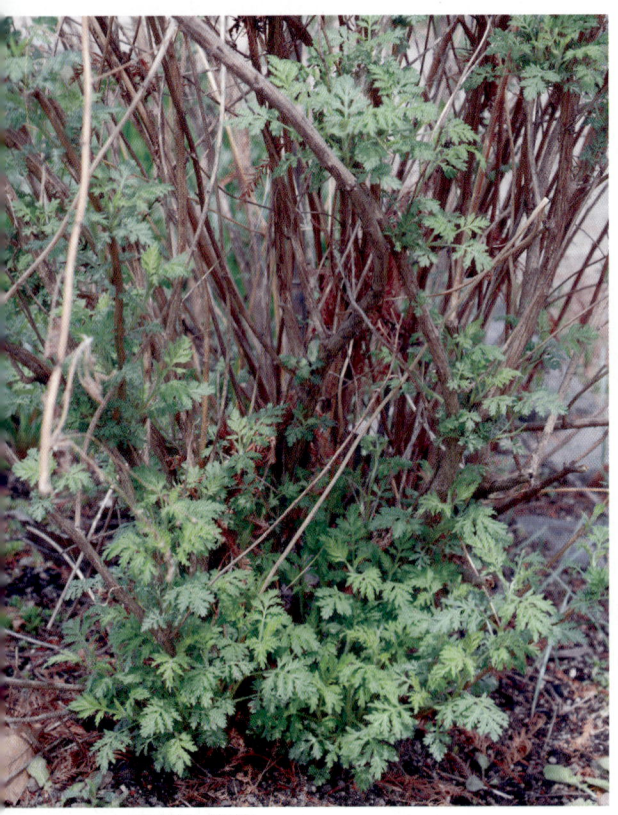

▲ 더위지기 어린잎

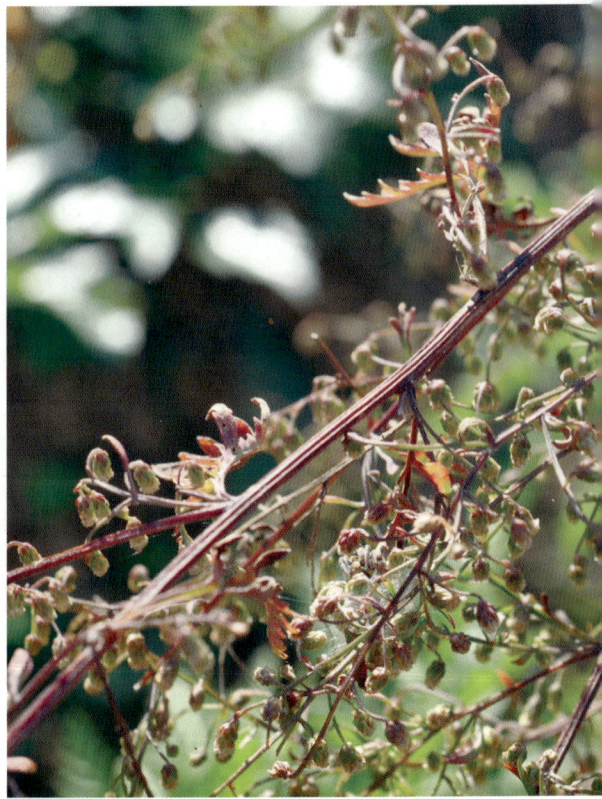

▲ 더위지기 열매

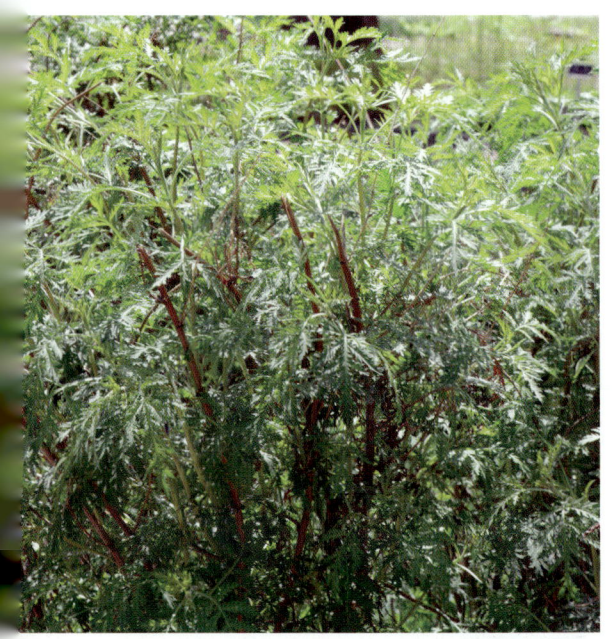

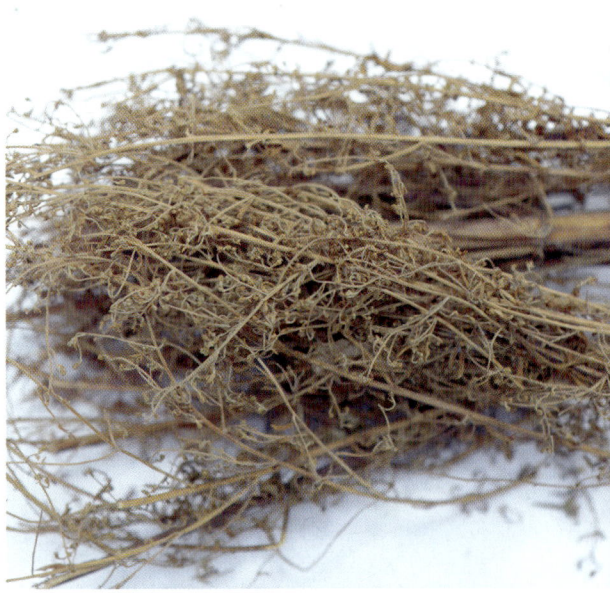

▲ 더위지기 지상부   ▲ 한인진(약재, 전형)

● **기원** 이 약은 더위지기 *Artemisia iwayomogi* Kitamura(국화과 Compositae)의 지상부이다.

| **약효 해설** |

• 황달, 소변이 잘 나오지 않는 증상을 치료한다.

• 이담(利膽)작용이 있다.

• 인진호(茵蔯蒿)의 대용으로 쓴다.

| **동의보감 효능** |

인진호 p.691 참고

| **약용법** |

인진호 p.691 참고

485

합개

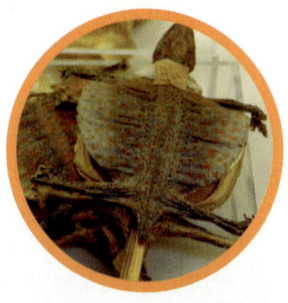

- 한자명: 蛤蚧
- 라틴생약명: Gecko
- 이명 또는 영명: 합해(蛤蟹)
- 동물명 및 학명: 합개, *Gekko gecko* Linné
- 과명: 도마뱀붙이과
- 약용부위: 내장을 제거한 몸체
- 식약처 공정서 및 조선시대 의서 수재:
  대한민국약전외한약(생약)규격집(KHP) 제4개정
  동의보감 탕액편의 벌레부(部)
  방약합편의 용(龍, 용류)편

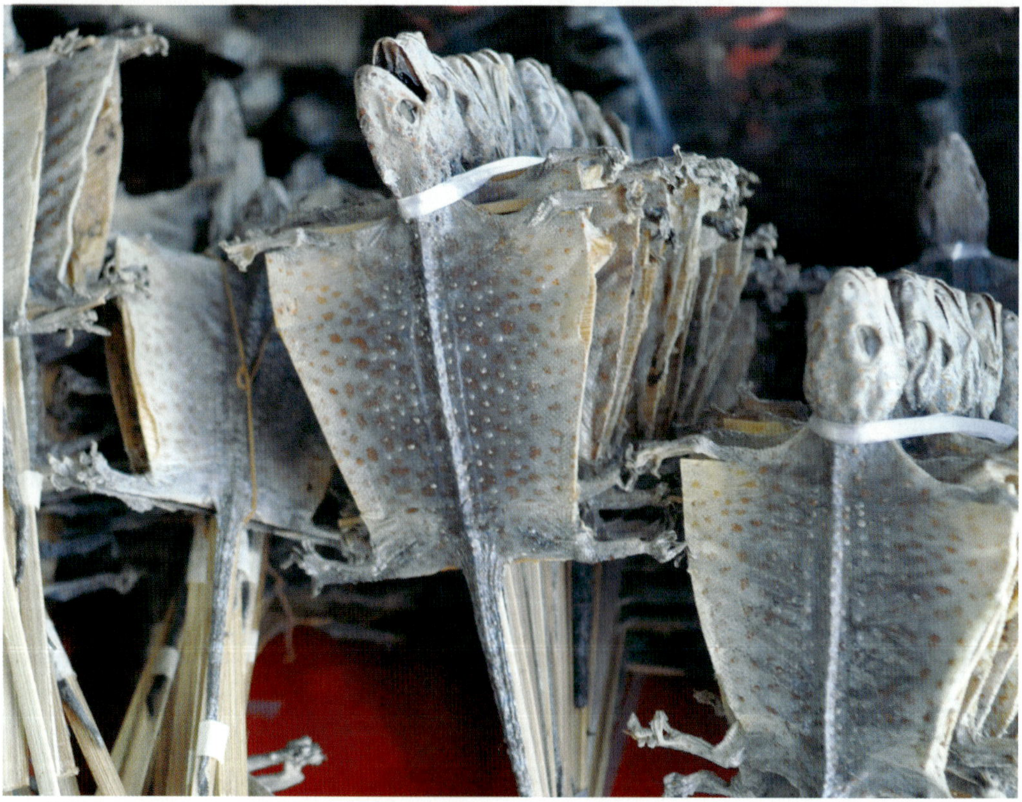

▲ 합개

- **기원** 이 약은 합개 *Gekko gecko* Linné(도마뱀붙이과 Gekkonidae)의 내장을 제거한 몸체이다.

- **한방 약미(藥味)와 약성(藥性)** 맛은 짜고 성질은 평(平)하다.

- **한방 작용부위(귀경, 歸經)** 합개는 주로 폐(肺), 신경(腎經)에 들어가 작용한다.

| 약효 해설 |

- 발기부전이거나 발기되더라도 단단하지 않은 증상을 치료한다.
- 무의식중에 정액이 나오는 증상에 유효하다.
- 정기(精氣)가 허약하여 천식이 생기고 호흡이 빠르고 급박한 증상을 낫게 한다.

| 동의보감 효능 |

합개(蛤蚧, 도마뱀)는 성질이 평(平)하고 맛은 짜며 독이 조금 있다(독이 없다고도 한다). 폐기(肺氣)를 치료하고 기침을 멎게 한다. 월경을 통하게 하고 석림(石淋)을 내리며 소변을 잘 나오게 한다. 머리는 개구리와 비슷하고 등에는 가는 비늘이 있다. 몸통은 짧고 꼬리는 길다. 약효는 오로지 꼬리에만 있다. 연유[酥]에 구워서 쓴다[본초]. 영남에서 난다. 아침저녁으로 '합개' 하는 소리를 내면서 운다[본초].

| 약용법 |

합개 3~6g을 물 800mL에 넣고 달여서 반으로 나누어 아침저녁으로 마신다. 또는 가루, 환(丸)으로 만들거나 술로 담가 복용한다.

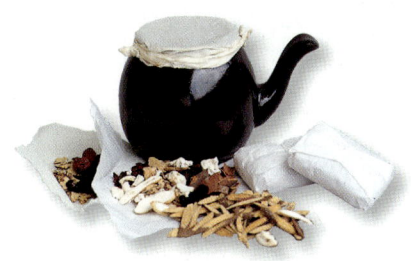

486

합환피

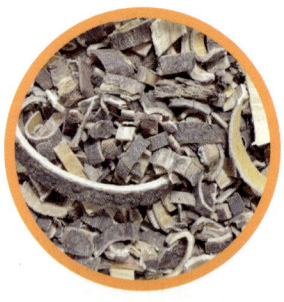

- 한자명: 合歡皮
- 라틴생약명: Albizziae Cortex
- 이명 또는 영명: 야합피(夜合皮)
- 식물명 및 학명: 자귀나무, *Albizzia julibrissin* Durazzini
- 과명: 콩과
- 약용부위: 줄기껍질
- 식약처 공정서 및 조선시대 의서 수재:
    대한민국약전외한약(생약)규격집(KHP) 제4개정
    동의보감 탕액편의 나무부

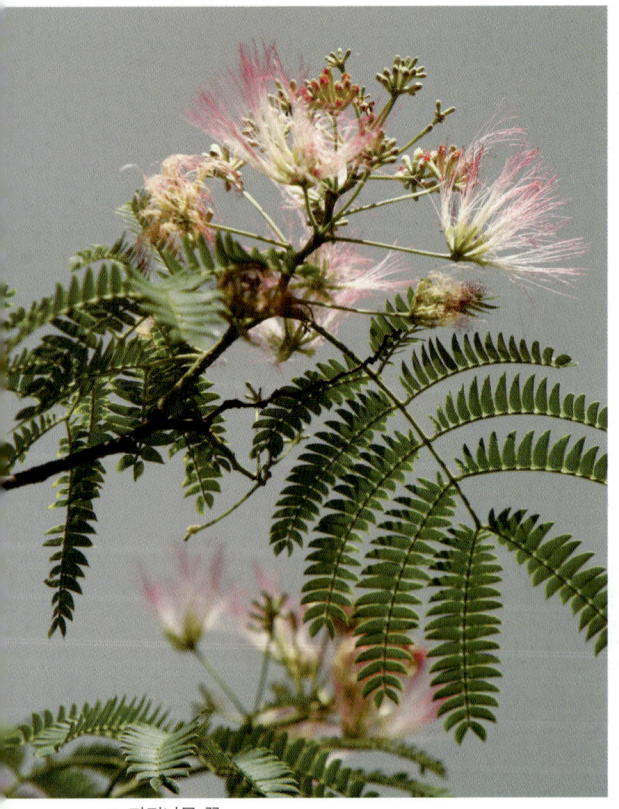

▲ 자귀나무 꽃

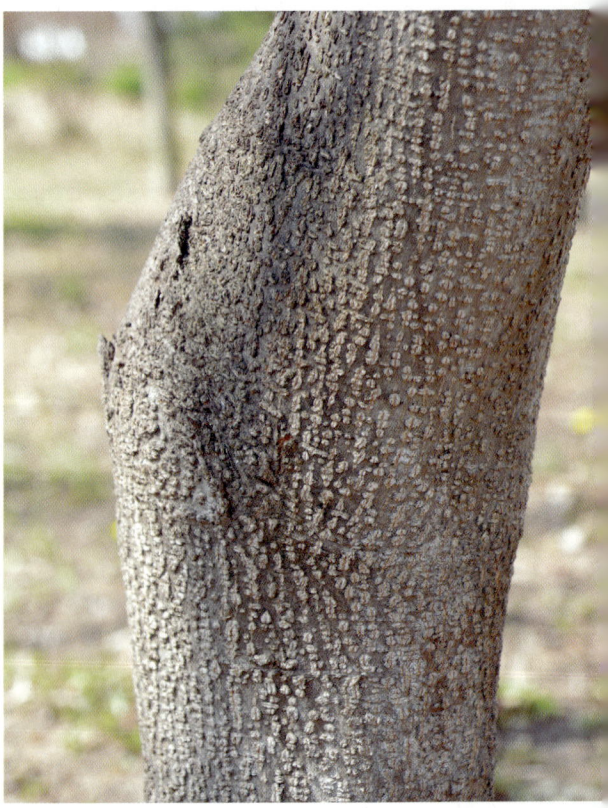

▲ 자귀나무의 나무껍질

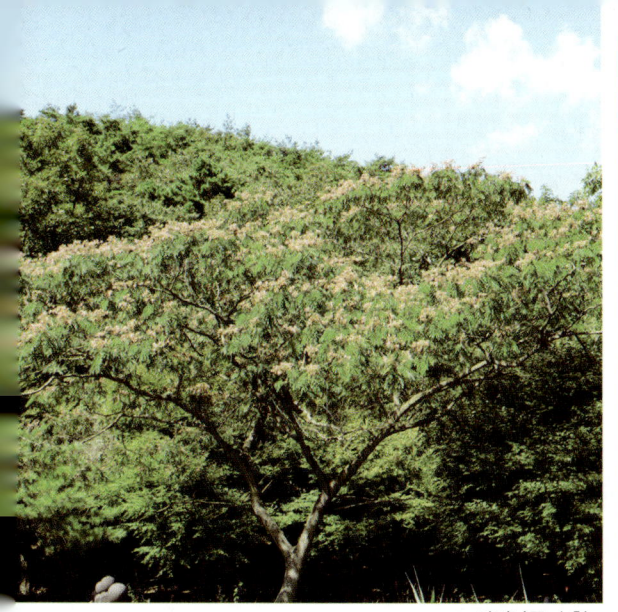

▲ 자귀나무 수형

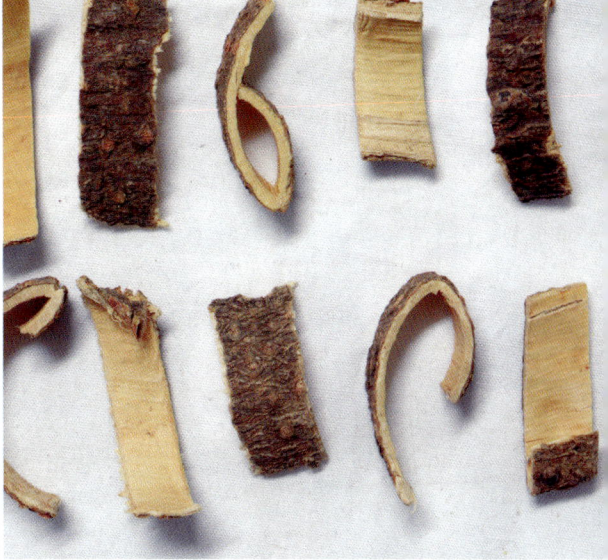

▲ 합환피(약재, 절편)

●**기원** 이 약은 자귀나무 *Albizzia julibrissin* Durazzini(콩과 Leguminosae)의 줄기껍질이다.

●**한방 약미(藥味)와 약성(藥性)** 맛은 달고 성질은 평(平)하다.

●**한방 작용부위(귀경, 歸經)** 합환피는 주로 심(心), 간(肝), 폐경(肺經)에 들어가 작용한다.

| 약효 해설 |

• 심신 불안, 불면증에 사용한다.
• 타박상에 효과가 있다.

| 동의보감 효능 |

합환피(合歡皮. 자귀나무 껍질)의 성질은 평(平)하며 맛은 달고[甘] 독이 없다. 주로 오장(五藏)을 편안하게 하고 마음을 안정시키며 근심을 없애고 즐겁게 한다.

| 약용법 |

줄기껍질 6~12g을 물 800mL에 넣고 달여서 반으로 나누어 아침저녁으로 마신다. 외용할 때는 적당량을 분말로 만들어 환부에 붙인다.

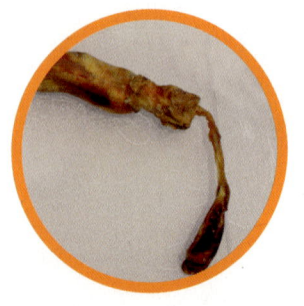

487

- 한자명: 海狗腎
- 라틴생약명: Callorhini Testis et Penis
- 이명 또는 영명: 골눌(骨肭), 해구(海狗)
- 동물명 및 학명: 물개, *Callorhinus ursinus* Linné(=*Otaria ursinus* Gray)
- 과명: 물개과
- 약용부위: 음경과 고환을 건조한 것
- 식약처 공정서 및 조선시대 의서 수재:
  대한민국약전외한약(생약)규격집(KHP) 제4개정
  동의보감 탕액편의 짐승부(部)
  방약합편의 수(獸, 산짐승류)편

해구신

● **기원** 이 약은 물개 *Callorhinus ursinus* Linné(= Otaria ursinus Gray)(물개과 Otariidae)의 음경과 고환을 건조한 것이다.

● **한방 약미(藥味)와 약성(藥性)** 맛은 짜고 성질은 뜨겁다.

● **한방 작용부위(귀경, 歸經)** 해구신은 주로 간(肝), 신경(腎經)에 들어가 작용한다.

| **약효 해설** |

• 발기부전, 조루를 치료한다.

• 정액이 무의식중에 나오는 증상에 유효하다.

• 가슴과 배가 차면서 아픈 증상을 낫게 한다.

• 허리와 무릎이 저리고 연약해지는 병증에 쓴다.

| **동의보감 효능** |

올눌제(膃肭臍, 물개의 음경과 고환, 해구신)는 성질이 아주 뜨겁고[뜨겁다고도 한다] 맛은 짜며 독이 없다. 오로칠상(五勞七傷), 신기(腎氣)가 쇠약한 것, 발기부전이거나 힘이 없는 것, 얼굴이 까무잡잡하고 정(精)이 찬 것, 남자가 신정(腎精)이 쇠약해진 것, 성생활 과도로 신로(腎勞)가 되어 야윈 것에 주로 쓴다. 또 귀신에 홀린 것, 여우에 홀린 것, 꿈에 헛것과 성교하는 것, 나쁜 사기에 맞은 것을 치료한다. 양기(陽氣)를 도와 허리와 무릎을 따뜻하게 한다. 신라(新羅)의 물개 음경인데 고환

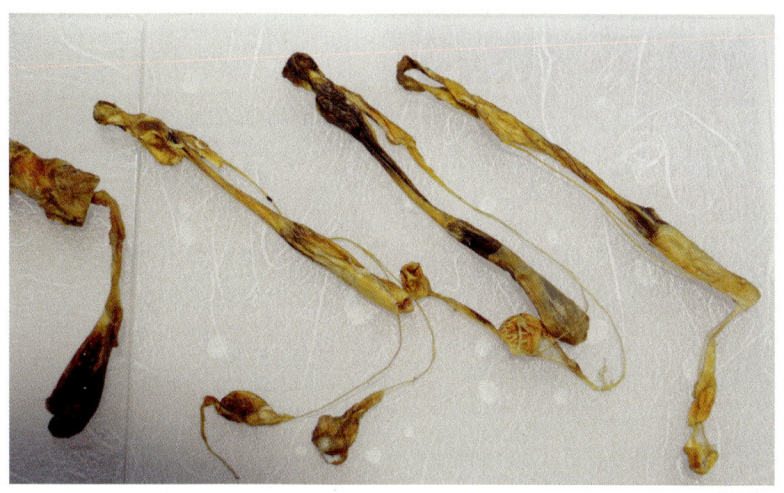

▲ 해구신

이 달린 채로 딴다. 배꼽은 홍자색이다. 생식기의 가죽 위에는 살이 붙어 있고 누런 털 3가닥이 한 구멍에서 나 있다. 생식기를 따 그늘에서 100일 동안 말린 후 밀폐된 그릇 속에 보관해 두면 늘 새것처럼 축축하다. 아무 때나 잡는다[본초]. 생식기에는 홍자색 반점이 나 있고 두 겹의 얇은 막[薄膜]이 고환을 싸고 있다[입문]. 술에 하룻동안 담갔다가 종이에 싸서 약한 불로 향이 날 때까지 구운 다음 얇게 썰어 이것만 찧어서 쓴다[본초]. 화톳불에 구워서 털을 없애고 술에 하룻동안 담갔다가 약한 불로 향이 날 때까지 굽는다. 그 다음 얇게 썰어서 따로 가루를 내어 쓴다. 진품이 없으면 누런 개의 음경[黃狗腎] 3개를 해구신 1개 대신 쓸 수 있다[입문]. 진품을 감별하는 법은 다음과 같다. 자고 있는 개 옆에 놔두면 개가 갑자기 놀라서 미친 듯이 날뛰는 것이 좋다. 또 섣달 바람 부는 곳에서 사발에 물을 담아 담가두어도 얼지 않는 것이 진짜다[본초]. 요즘에는 강원도 평해군(平海郡)에서 나는데 매우 귀해 구하기 어렵다[속방].

| 약용법 |

해구신 3~9g을 물 800mL에 넣고 달여서 반으로 나누어 아침저녁으로 마신다. 또는 분말로 만들거나 술로 담가 복용한다.

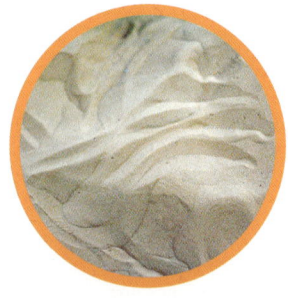

해금사

- 한자명: 海金沙
- 라틴생약명: Lygodii Spora
- 이명 또는 영명: 해금사(海金砂)
- 식물명 및 학명: 실고사리, *Lygodium japonicum* Swartz
- 과명: 실고사리과
- 약용부위: 포자
- 식약처 공정서 및 조선시대 의서 수재:
  대한민국약전외한약(생약)규격집(KHP) 제4개정
  동의보감 탕액편의 흙부(部)
  방약합편의 습초(濕草)편

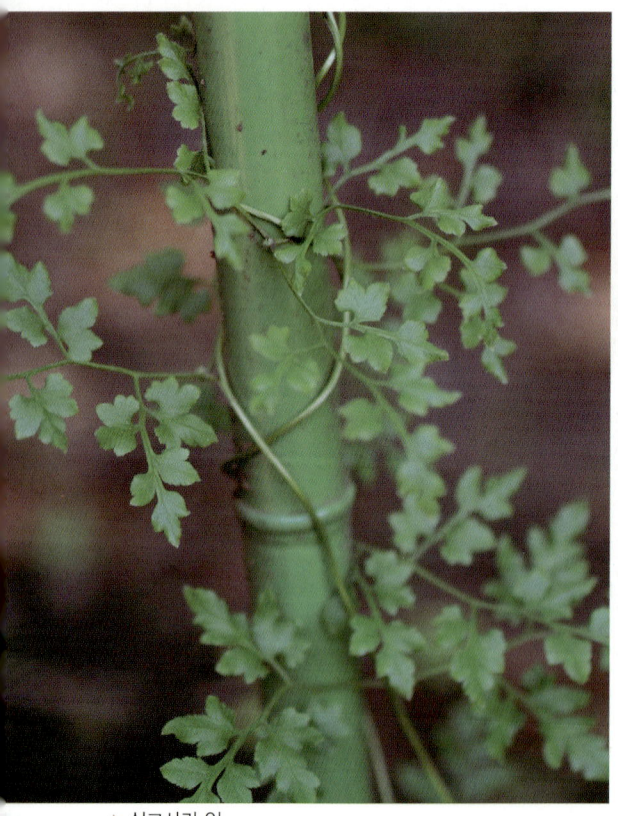

▲ 실고사리 잎

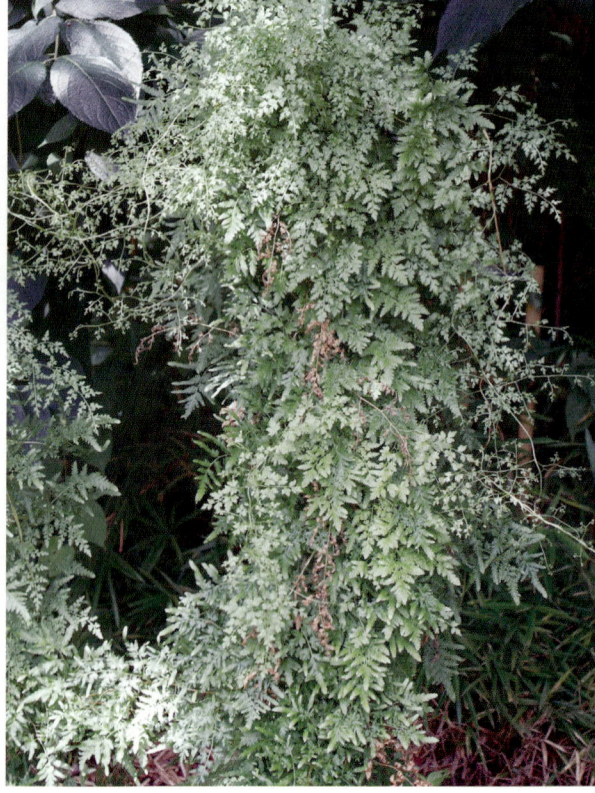

▲ 실고사리 지상부

● **기원** 이 약은 실고사리 *Lygodium japonicum* Swartz(실고사리과 Schizaeaceae)의 포자이다.

● **한방 약미(藥味)와 약성(藥性)** 맛은 달고 짜며 성질은 차다.

● **한방 작용부위(귀경, 歸經)** 해금사는 주로 방광(膀胱), 소장경(小腸經)에 들어가 작용한다.

| 약효 해설 |

- 방광 결석에 의한 배뇨 곤란을 치료한다.
- 소변 나올 때 껄끄럽고 아프면서 피가 섞여 나오는 증상에 유효하다.
- 목구멍이 붓고 아픈 증상에 사용한다.
- 자궁에서 분비물이 나오는 증상을 낫게 한다.
- 토혈, 코피, 혈뇨(血尿), 외상출혈을 멎게 한다.

| 동의보감 효능 |

해금사(海金沙, 실고사리 포자)는 소장을 잘 통하게 한다. 이 풀은 막 나올 때도 조그맣고 1~2자 높이까지만 자란다. 음력 7월에 베어 볕에 말린 후, 종이를 깔고 이 풀을 쳐서 종이 위에 떨어지는 포자를 모아 쓴다[본초].

| 약용법 |

포자 6~15g을 거즈에 담아 물 800mL에 넣고 달여서 반으로 나누어 아침저녁으로 마신다.

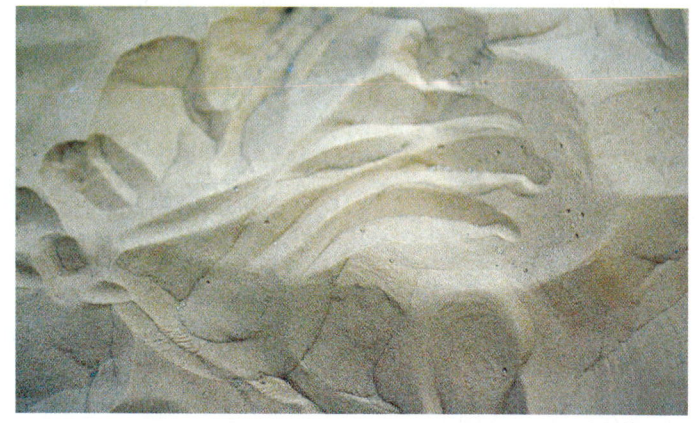

▲ 해금사(가루)

489

해대

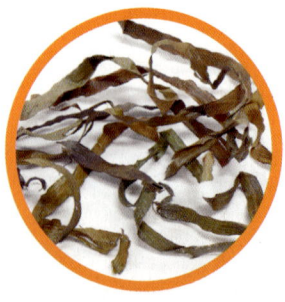

- ■ 한자명: *海帶*
- ■ 라틴생약명: Zosterae Herba
- ■ 식물명 및 학명: 거머리말, *Zostera marina* Linné
- ■ 과명: 거머리말과
- ■ 약용부위: 전초
- ■ 식약처 공정서 및 조선시대 의서 수재:
    대한민국약전외한약(생약)규격집(KHP) 제4개정
    동의보감 탕액편의 채소부
    방약합편의 수초(水草)편

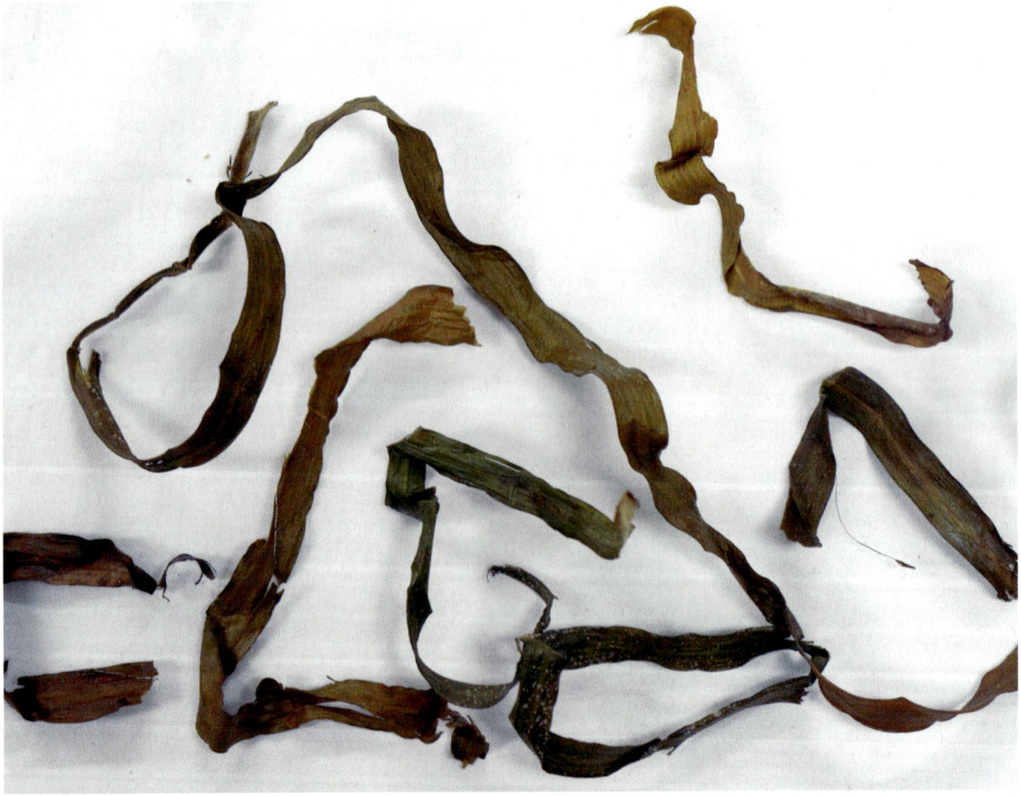

▲ 해대

● **기원** 이 약은 거머리말 *Zostera marina* Linné(거머리말과 Zosteraceae)의 전초이다.

● **한방 약미(藥味)와 약성(藥性)** 맛은 짜고 성질은 차다.

| **약효 해설** |

• 몸이 붓는 증상과 각기를 치료한다.
• 아랫배가 화끈거리며 아프고 요도로 흰 점액이 나오는 증상을 낫게 한다.
• 소변이 잘 나오게 한다.

| **동의보감 효능** |

해대(海帶, 거머리말)는 고환이나 음낭이 커지면서 아프거나 아랫배가 켕기며 아픈 병증을 치료한다. 물을 빼내고 영류(癭瘤)와 기(氣)가 뭉친 것을 치료한다. 굳은 것을 연하게 한다. 동해에서 난다. 바닷말[海藻] 비슷하며 거칠고 길다[본초].

| **약용법** |

해대 5~10g을 물 800mL에 넣고 달여서 반으로 나누어 아침저녁으로 마시거나 또는 가루나 환(丸)으로 만들어 복용한다.

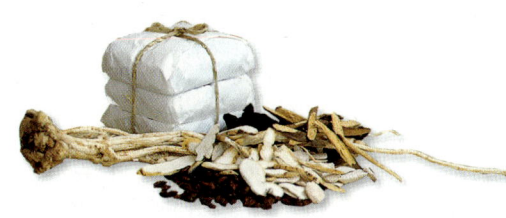

490

해동피

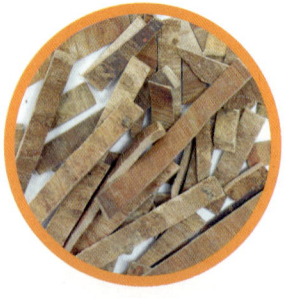

- 한자명: *海桐皮*
- 라틴생약명: Kalopanacis Cortex
- 이명 또는 영명: 자동피(刺桐皮), Kalopanax Bark
- 식물명 및 학명: 음나무, *Kalopanax pictus* Nakai
- 과명: 두릅나무과
- 약용부위: 줄기껍질
- 식약처 공정서 및 조선시대 의서 수재:
    대한민국약전(KP) 제11개정
    동의보감 탕액편의 나무부
    방약합편의 교목(喬木, 줄기가 곧고 굵으며 높이 자라는 나무)편

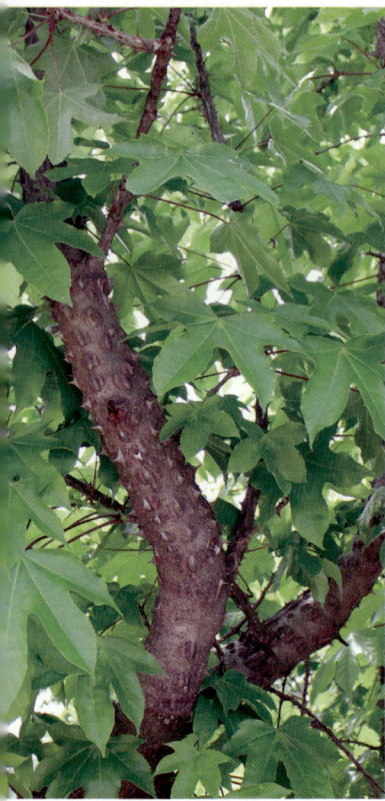

▲ 음나무

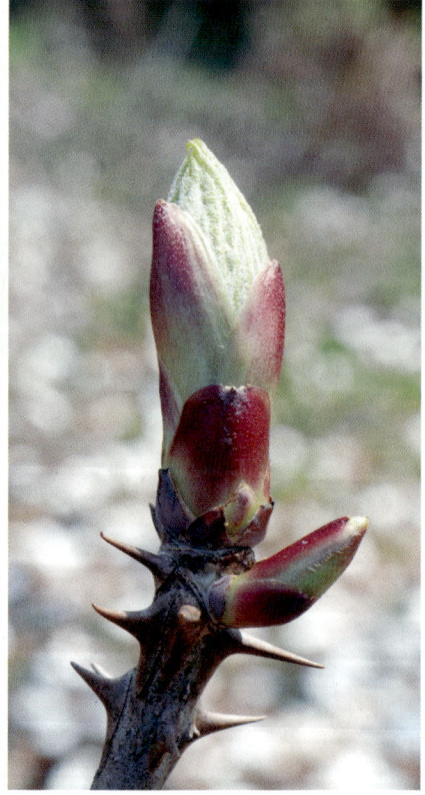

▲ 음나무 싹

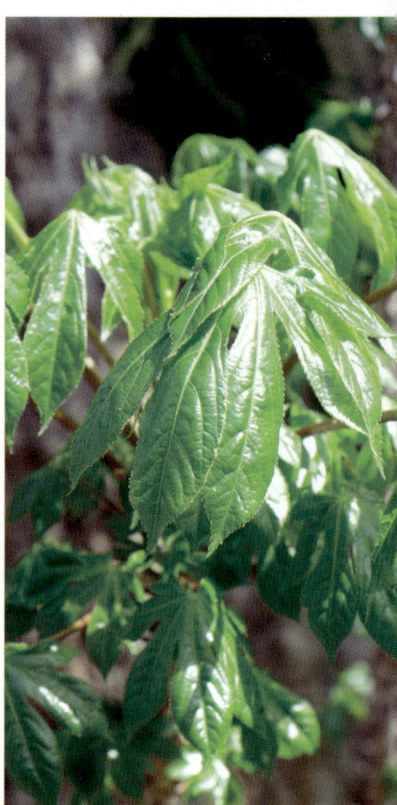

▲ 음나무 어린잎

● **기원** 이 약은 음나무 *Kalopanax pictus* Nakai
(두릅나무과 Araliaceae)의 줄기껍질이다.

● **한방 약미(藥味)와 약성(藥性)** 맛은 맵고 쓰며
성질은 서늘하다.

| **약효 해설** |

• 팔다리를 잘 쓰지 못하고 마비되며 아픈 증상
에 유효하다.

• 팔다리와 피부의 감각기능이 제대로 발휘되
지 못하는 병증을 치료한다.

• 골절, 타박상, 치통에 사용한다.

• 입안이 허는 병증에 효과가 있다.

| **동의보감 효능** |

해동피(海桐皮, 음나무 껍질)의 성질은 평(平)하며(따뜻
하다[溫]고도 한다) 맛은 쓰고[苦] 독이 없다. 허리나
다리를 쓰지 못하는 것, 마비되고 아픈 것을 낫
게 한다. 적백이질, 중악(中惡, 중풍의 일종), 음식이
체하여 구토하고 설사하는 것을 낫게 한다. 감
닉, 옴, 버짐, 치통 및 눈이 충혈된 것을 치료한
다. 풍증을 없앤다.

| **약용법** |

줄기껍질 9~15g을 물 800mL에 넣고 달여서 반
으로 나누어 아침저녁으로 마신다. 외용할 때는
적당량을 짓찧어서 환부에 붙이거나 분말로 만
들어 상처 부위에 뿌린다.

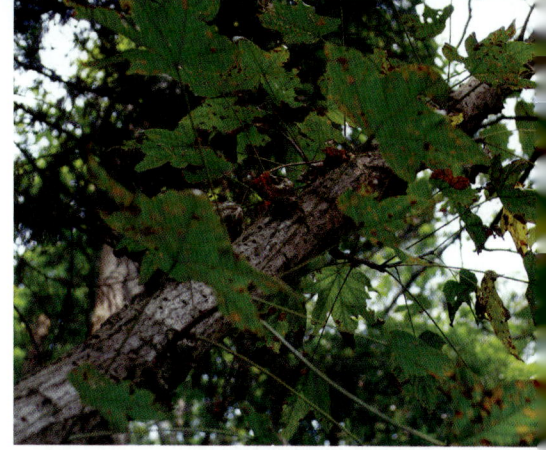
▲ 음나무 줄기와 잎

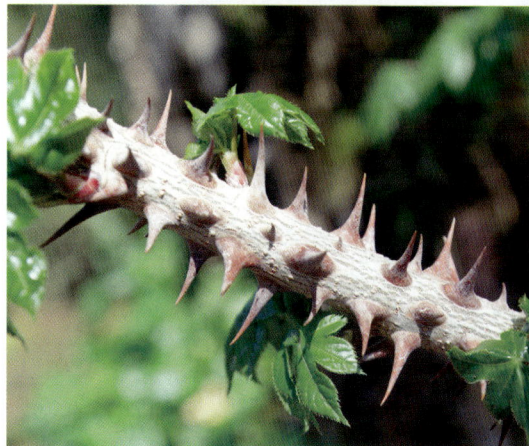
▲ 음나무 가시

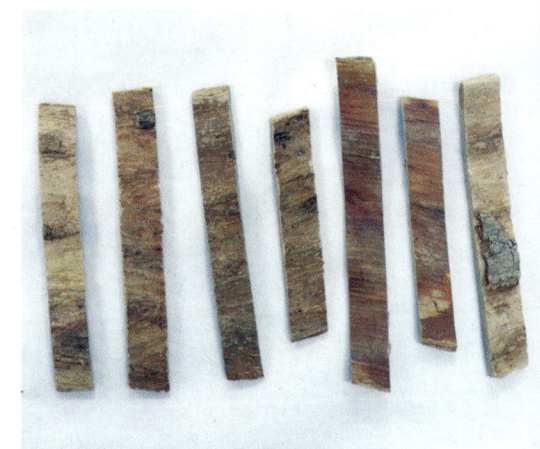
▲ 해동피(약재, 절편)

491

해마

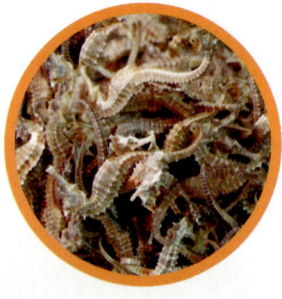

- **한자명**: 海馬
- **라틴생약명**: Hippocampus
- **이명 또는 영명**: 수마(水馬), 마두어(馬頭魚)
- **동물명 및 학명**: 해마, *Hippocampus coronatus* Temminick et Schlegel
- **과명**: 실고기과
- **약용부위**: 동물체
- **식약처 공정서 및 조선시대 의서 수재**:
  대한민국약전외한약(생약)규격집(KHP) 제4개정
  동의보감 탕액편의 벌레부(部)
  방약합편의 무인어(無鱗魚, 비늘 없는 물고기류)편

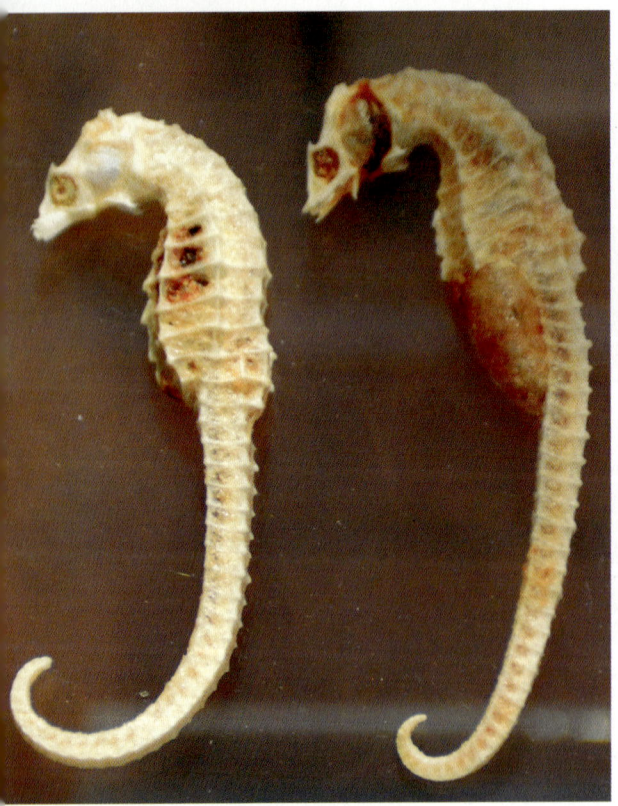

▲ 해마

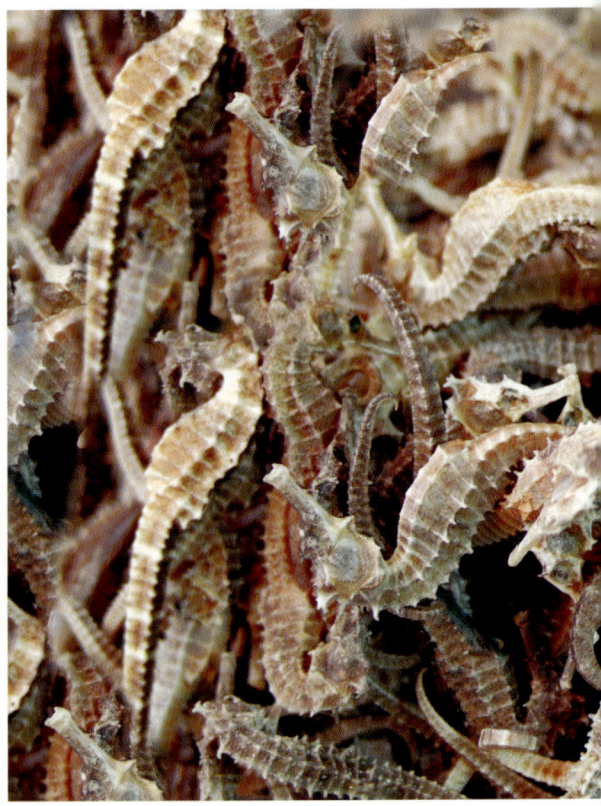

▲ 해마

- **기원** 이 약은 해마 *Hippocampus coronatus* Temminick et Schlegel(실고기과 Syngnathidae) 또는 기타 동속 근연동물의 동물체이다.

- **한방 약미(藥味)와 약성(藥性)** 맛은 달고 짜며 성질은 따뜻하다.

- **한방 작용부위(귀경, 歸經)** 해마는 주로 간(肝), 신경(腎經)에 들어가 작용한다.

| 약효 해설 |

- 발기부전과 무의식중에 정액이 나오는 증상에 유효하다.
- 자궁이 차서 임신하지 못하는 증상에 활용한다.
- 정기(精氣)가 허약하여 생기는 천식을 치료한다.
- 소변이 저절로 나오는 증상과 난산(難産)에 효과가 있다.

| 동의보감 효능 |

해마(海馬)는 성질이 평(平)하고 따뜻하며 독이 없다. 난산(難産)에 주로 쓴다. 부인이 난산일 때 이것을 손에 쥐면 양처럼 순산하게 된다. 생물 중에서 양이 가장 쉽게 출산한다. 출산할 때 이것을 차고 있거나 손에 쥐고 있으면 좋다. 수마(水馬)라고도 하는데 남해에서 산다. 크기는 수궁(守宮)만 하다. 머리는 말과 비슷하고 등은 새우같이 굽었다. 그 색은 황갈색이며 새우의 한 종류이다. 잡아서 볕에 말리며 암컷과 수컷 한 쌍을 짝지어 쓴다[본초].

| 약용법 |

해마 3~9g을 물 800mL에 넣고 달여서 반으로 나누어 아침저녁으로 마시거나 또는 가루를 내어 1~1.5g을 복용한다. 외용할 때는 적당량을 분말로 만들어 환부에 붙인다.

492

해방풍

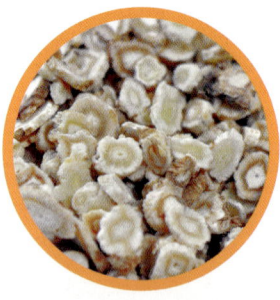

- 한자명: 海防風
- 라틴생약명: Glehniae Radix
- 이명 또는 영명: 빈방풍(濱防風), 북사삼(北沙參), Glehnia Root
- 식물명 및 학명: 갯방풍, *Glehnia littoralis* Fr. Schmidt ex Miquel
- 과명: 산형과
- 약용부위: 뿌리
- 식약처 공정서 및 조선시대 의서 수재: 대한민국약전(KP) 제11개정

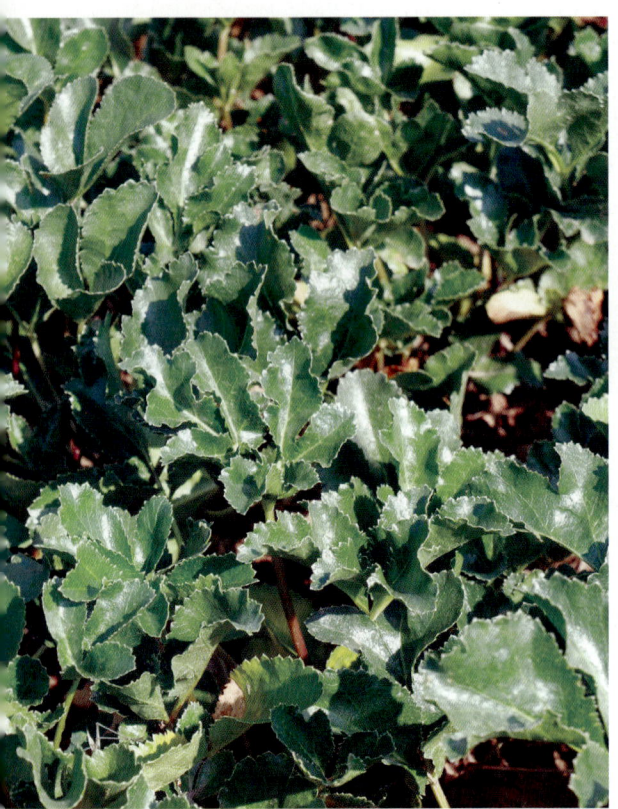

▲ 갯방풍 잎

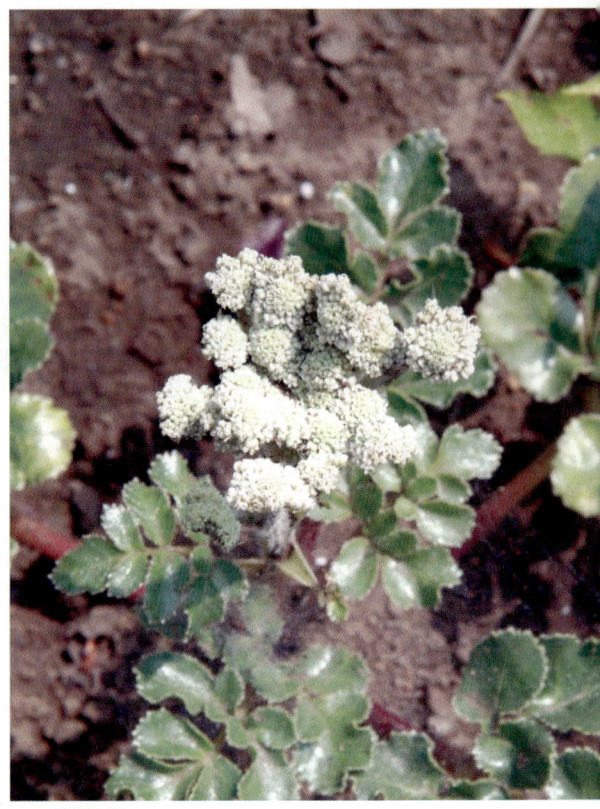

▲ 갯방풍 꽃

- **기원** 이 약은 갯방풍 *Glehnia littoralis* Fr. Schmidt ex Miquel(산형과 Umbelliferae)의 뿌리이다.

- **한방 약미(藥味)와 약성(藥性)** 맛은 달고 약간 쓰며 성질은 약간 차다.

- **한방 작용부위(귀경, 歸經)** 해방풍은 주로 폐(肺), 위경(胃經)에 들어가 작용한다.

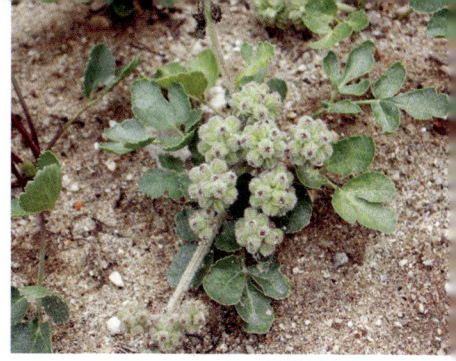

▲ 갯방풍 열매

| 약효 해설 |

- 폐의 열로 생기는 마른기침을 제거한다.
- 가래에 피가 섞여 나오는 증상에 유효하다.
- 목이 마르고 갈증을 느끼는 증상에 쓴다.
- 메스꺼움, 구토, 소화장애를 치료한다.

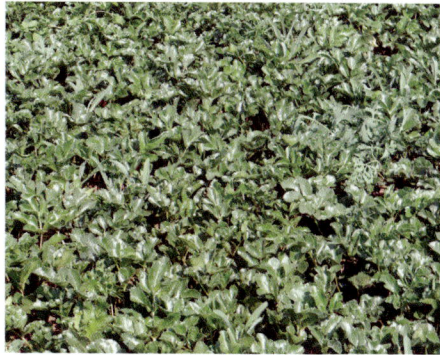

▲ 갯방풍 재배지

| 약용법 |

뿌리 5~12g을 물 800mL에 넣고 달여서 반으로 나누어 아침저녁으로 마신다.

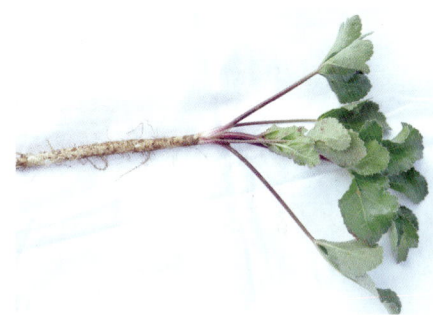

▲ 갯방풍 전초(채취품)

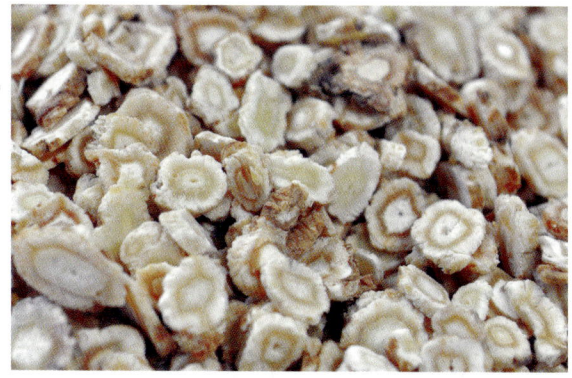

▲ 해방풍(약재, 절편)

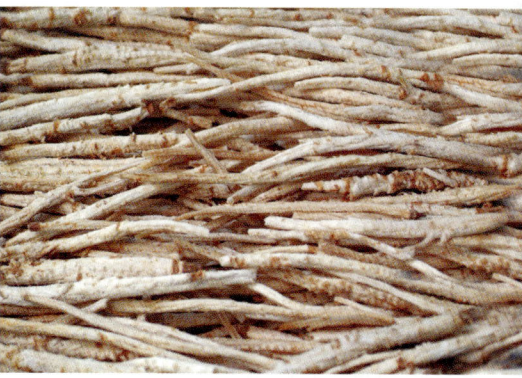

▲ 해방풍(약재, 전초)

해백

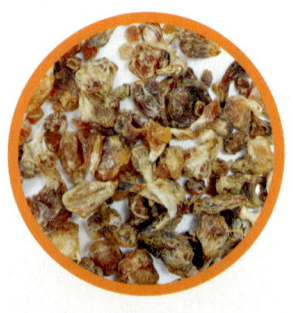

- 한자명: 薤白
- 라틴생약명: Allii Macrostemi Bulbus
- 이명 또는 영명: 소근산(小根蒜), 해백두(薤白頭)
- 식물명 및 학명: 산달래, *Allium macrostemon* Bunge
  염부추, *Allium bakeri* Regel
- 과명: 백합과
- 약용부위: 뿌리줄기
- 식약처 공정서 및 조선시대 의서 수재:
  대한민국약전외한약(생약)규격집(KHP) 제4개정

● **기원** 이 약은 산달래 *Allium macrostemon* Bunge 또는 염부추 *Allium bakeri* Regel(백합과 Liliaceae)의 뿌리줄기이다.

● **한방 약미(藥味)와 약성(藥性)** 맛은 맵고 쓰며 성질은 따뜻하다.

● **한방 작용부위(귀경, 歸經)** 해백은 주로 심(心), 폐(肺), 위(胃), 대장경(大腸經)에 들어가 작용한다.

| 약효 해설 |

• 가슴이 막히는 듯하면서 아픈 증상에 사용한다.
• 복부 부위가 부르고 통증이 있는 증상에 유효하다.

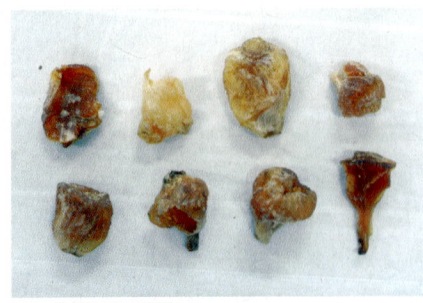
▲ 해백(약재, 전형)

• 설사를 한 뒤에도 뒤가 시원하지 않은 증상을 낫게 한다.
• 마른 구토와 이질을 치료한다.

| 약용법 |

뿌리줄기 5~10g을 물 800mL에 넣고 달여서 반으로 나누어 아침저녁으로 마신다.

- 한자명: 海浮石
- 라틴생약명: Pumex
- 이명 또는 영명: 부석(浮石)
- 한약의 분류: 광물성 약재
- 식약처 공정서 및 조선시대 의서 수재:
  대한민국약전외한약(생약)규격집(KHP) 제4개정
  동의보감 탕액편의 돌부(部)

해부석

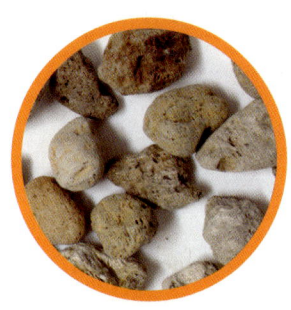

● **기원** 이 약은 산화광물로 화산에서 분출된 암석이 응고하여 이루어진 구멍이 많은 가벼운 광물이다.

● **한방 약미(藥味)와 약성(藥性)** 맛은 짜고 성질은 차다.

● **한방 작용부위(귀경, 歸經)** 해부석은 주로 폐(肺), 신경(腎經)에 들어가 작용한다.

| **약효 해설** |

- 진해, 거담 작용이 있다.
- 임증(淋證)으로 아랫배가 몹시 그득하고 소변을 눌 때 아픈 증상을 치료한다.

| **동의보감 효능** |

수포석(水泡石)은 성질이 평(平)하고 독이 없다. 갈증을 멎게 하고 임병(淋病)을 치료하며 눈의 예막을 없앤다. 부석(浮石)이라고도 하니 물거품이 오래되어 돌로 된 것이다. 곱게 갈아 수비해서 쓴다[본초].

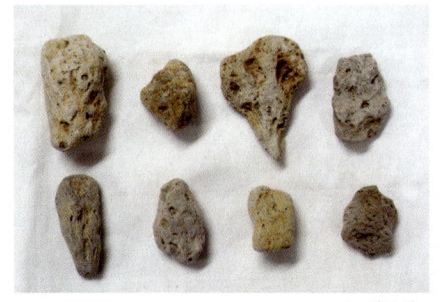

▲ 해부석

해분

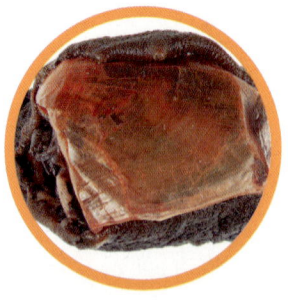

■ 한자명: 海粉

■ 라틴생약명: Notarchi Leachii Ovum

■ 이명 또는 영명: 홍해분(紅海粉)

■ 동물명 및 학명: 군소, *Notarchus leachii freeri*(Griftin)

■ 과명: 군소과

■ 약용부위: 알을 긁어모은 덩어리

■ 식약처 공정서 및 조선시대 의서 수재:

대한민국약전외한약(생약)규격집(KHP) 제4개정

동의보감 탕액편의 벌레부(部)

방약합편의 방합(蚌蛤, 조개류)편

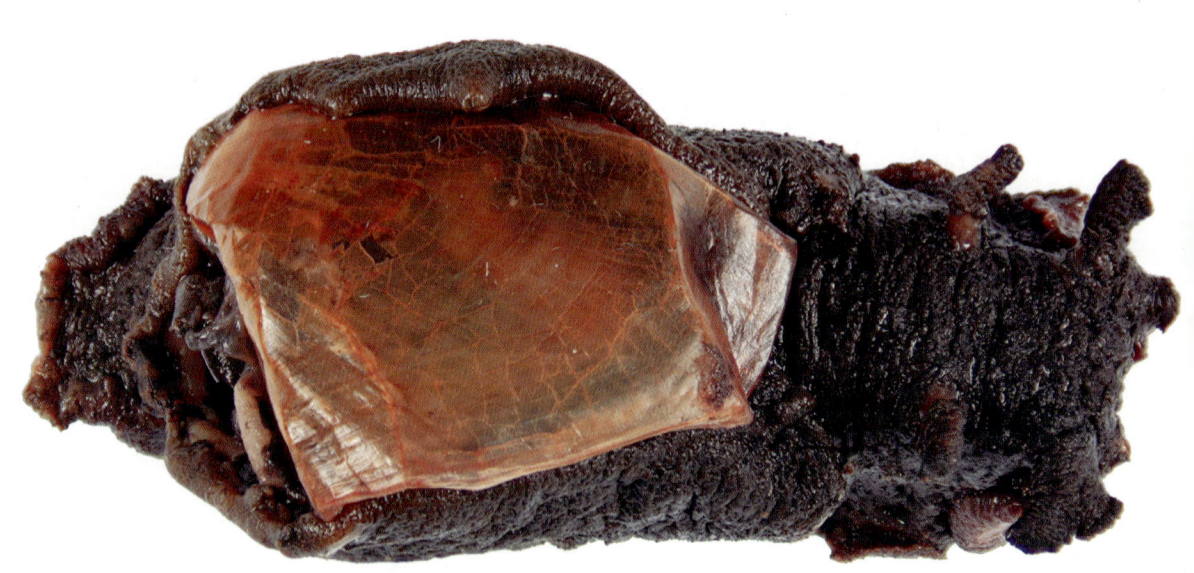

▲ 해분의 기원동물인 군소

- **기원** 이 약은 군소 *Notarchus leachii freeri*(Griftin)(군소과 Aplysiidae)가 얕은 바닷가에서 실[絲]같이 낳은 알을 긁어모은 덩어리이다.

- **한방 약미(藥味)와 약성(藥性)** 맛은 달고 짜며 성질은 차다.

- **한방 작용부위(귀경, 歸經)** 해분은 주로 폐(肺), 신경(腎經)에 들어가 작용한다.

| 약효 해설 |

• 폐(肺)의 진액이 말라서 숨이 차고 기침하는 증상을 치료한다.

• 굳은 부위를 유연하게 하고 가래를 제거한다.

• 코피를 멎게 한다.

| 동의보감 효능 |

해분(海粉)은 조기(燥氣)가 폐를 상하여 생기는 병증을 치료한다. 열담(熱痰)을 내릴 수 있고 습담(濕痰)을 말릴 수 있다. 마른 담[塊痰]을 연하게 할 수 있고 오랫동안 잘 낫지 않는 담(痰)을 삭힐 수 있다. 짠맛이 단단한 것을 무르게 하기 때문이다. 환약(丸藥)에만 넣어 쓴다.

| 약용법 |

해분 30~60g을 물 800mL에 넣고 달여서 반으로 나누어 아침저녁으로 마시거나 또는 가루나 환(丸)으로 만들어 복용한다.

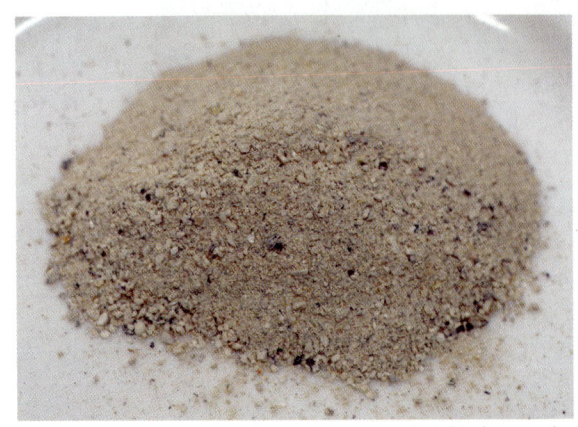
▲ 해분의 위품인 합분(조갯가루)

해삼

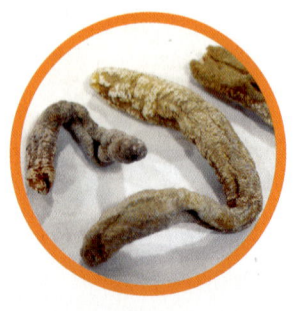

- 한자명: 海蔘
- 라틴생약명: Stichopus
- 이명 또는 영명: 자삼(刺蔘), Sea Cucumber
- 동물명 및 학명: 돌기해삼, *Stichopus japonicus* Selenka
- 과명: 돌기해삼과
- 약용부위: 몸체
- 식약처 공정서 및 조선시대 의서 수재:

  대한민국약전외한약(생약)규격집(KHP) 제4개정

  방약합편의 방합(蚌蛤, 조개류)편

● **기원** 이 약은 돌기해삼 *Stichopus japonicus* Selenka 또는 기타 근연동물(돌기해삼과 Stichopodidae)의 몸체이다.

● **한방 약미(藥味)와 약성(藥性)** 맛은 달고 짜며 성질은 평(平)하다.

● **한방 작용부위(귀경, 歸經)** 해삼은 주로 신(腎), 폐경(肺經)에 들어가 작용한다.

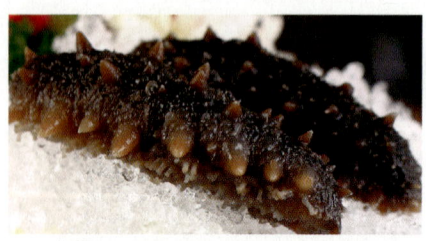

▲ 해삼류

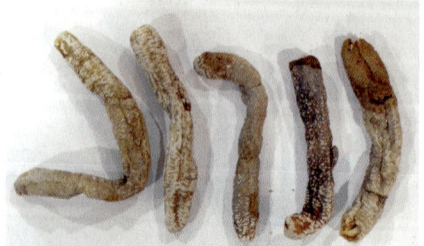

▲ 해삼(건조품)

| **약효 해설** |

• 발기부전과 몽정에 효과가 있다.

• 소변 때문에 수시로 화장실을 들락거리는 증상에 유효하다.

• 장(腸)의 진액이 부족하여 대변을 보기 어려운 증상에 사용한다.

| **약용법** |

해삼 15~30g을 물에 넣고 끓여 먹거나 9~15g을 가루나 환(丸)으로 만들어 복용한다. 외용할 때는 적당량을 분말로 만들어 환부에 붙인다.

- 한자명: 海松子
- 라틴생약명: Pini Koraiensis Semen
- 이명 또는 영명: 송자인(松子仁)
- 식물명 및 학명: 잣나무, *Pinus koraiensis* Siebold et Zuccarini
- 과명: 소나무과
- 약용부위: 씨
- 식약처 공정서 및 조선시대 의서 수재:
    대한민국약전외한약(생약)규격집(KHP) 제4개정
    동의보감 탕액편의 과일부
    방약합편의 이과(荑果)편

해송자

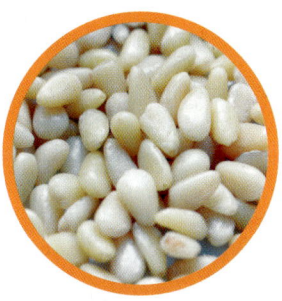

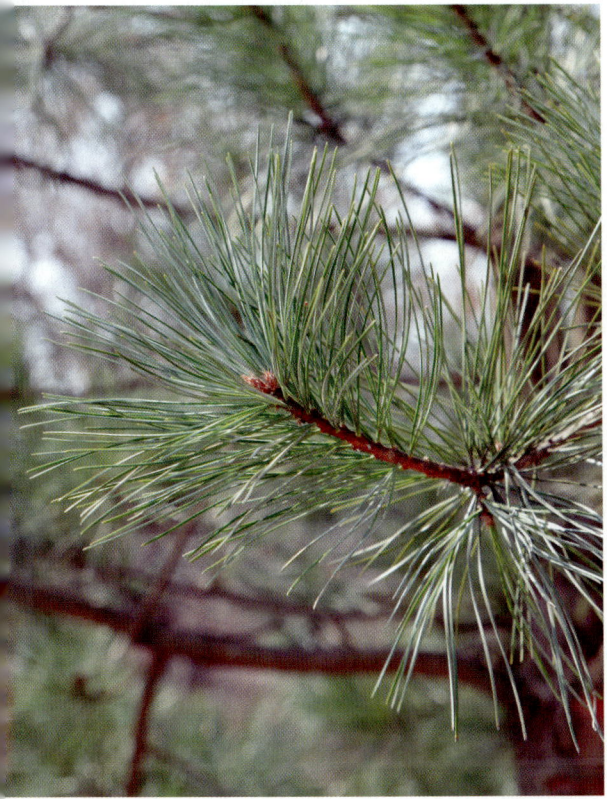

▲ 잣나무 잎

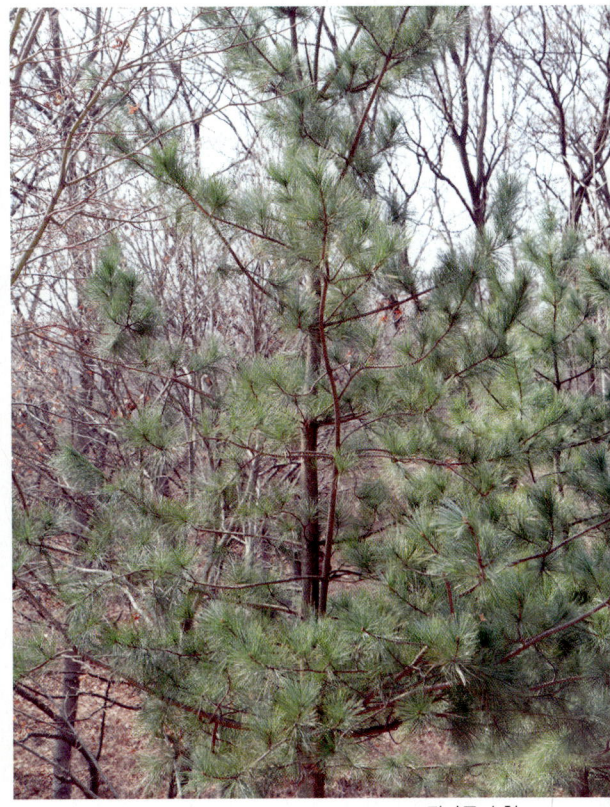

▲ 잣나무 수형

● **기원** 이 약은 잣나무 *Pinus koraiensis* Siebold et Zuccarini(소나무과 Pinaceae)의 씨이다.

● **한방 약미(藥味)와 약성(藥性)** 맛은 달고 성질은 약간 따뜻하다.

● **한방 작용부위(귀경, 歸經)** 해송자는 주로 간(肝), 폐(肺), 대장경(大腸經)에 들어가 작용한다.

| **약효 해설** |

• 산후(産後) 뼈마디에 바람이 들어오는 것 같고 시린 감이 있는 증상에 유효하다.

• 팔다리를 잘 쓰지 못하고 마비되며 아픈 증상에 효과가 있다.

• 폐가 건조하여 생기는 마른기침에 사용한다.

• 관절염, 변비, 토혈을 치료한다.

• 현기증 치료에 도움이 된다.

| **동의보감 효능** |

해송자(海松子, 잣)의 성질은 조금 따뜻하고[小溫] 맛이 달며[甘] 독이 없다. 산후(産後)에 뼈마디에 바람이 들어오는 것 같고 시린 감이 있는 증상, 몸과 팔다리가 마비되고 감각과 동작이 자유롭지 못한 증상, 어지럼증을 치료한다. 피부를 윤기 있게 하고 오장(五藏)을 살찌우며 야위고 기운이 없는 것을 보한다[본초].

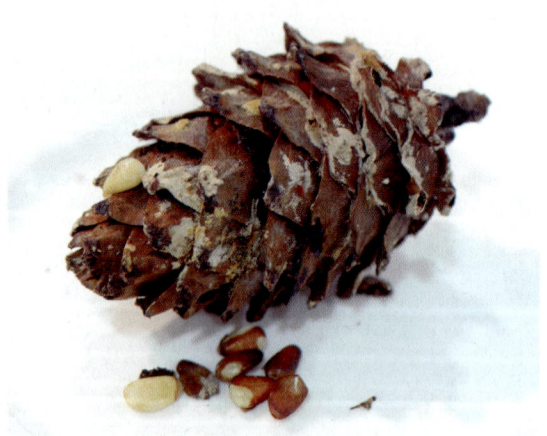

▲ 잣나무 열매와 해송자(종피가 있는 약재)

| **약용법** |

씨 10~15g을 물 800mL에 넣고 달여서 반으로 나누어 아침저녁으로 마시거나 또는 환(丸)으로 만들어 복용한다.

- 한자명: 海人草
- 라틴생약명: Digenea
- 이명 또는 영명: Digenea
- 식물명 및 학명: 해인초, *Digenea simplex* C. Agardh
- 과명: 해인초과
- 약용부위: 전조(全藻)
- 식약처 공정서 및 조선시대 의서 수재:
  대한민국약전외한약(생약)규격집(KHP) 제4개정

해인초

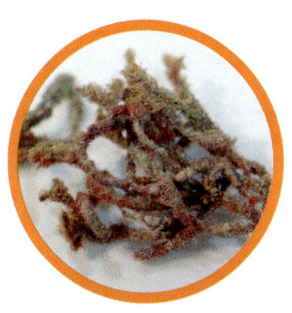

● **기원** 이 약은 해인초 *Digenea simplex* C. Agardh(해인초과 Rhodomelaceae)의 전조(全藻)이다.

● **한방 약미(藥味)와 약성(藥性)** 맛은 짜고 성질은 평(平)하다.

| **약효 해설** |

• 회충 구제(驅除)작용이 있다.

| **약용법** |

해인초 5~10g을 물 800mL에 넣고 달여서 반으로 나누어 아침저녁으로 마신다.

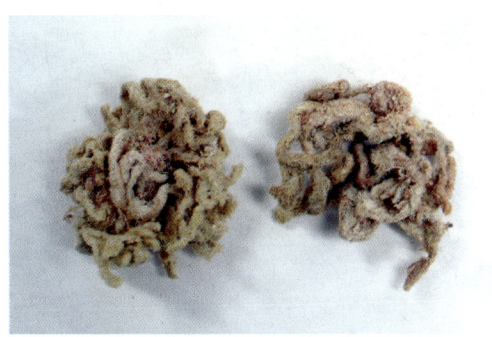

▲ 해인초(약재, 전형)

해조

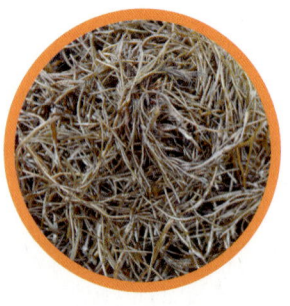

- 한자명: 海藻
- 라틴생약명: Sargassum
- 식물명 및 학명: 톳, *Hijikia fusiforme* Okamura
  알쏭이모자반, *Sargassum pallidum* C. Agardh
- 과명: 해마조과
- 약용부위: 전조(全藻)
- 식약처 공정서 및 조선시대 의서 수재:
  대한민국약전외한약(생약)규격집(KHP) 제4개정
  동의보감 탕액편의 채소부
  방약합편의 수초(水草)편

● **기원** 이 약은 톳 *Hijikia fusiforme* Okamura 또는 알쏭이모자반 *Sargassum pallidum* C. Agardh(해마조과 Sargassaceae)의 전조(全藻)이다.

● **한방 약미(藥味)와 약성(藥性)** 맛은 쓰고 짜며 성질은 차다.

● **한방 작용부위(귀경, 歸經)** 해조는 주로 폐(肺), 위(胃), 신경(腎經)에 들어가 작용한다.

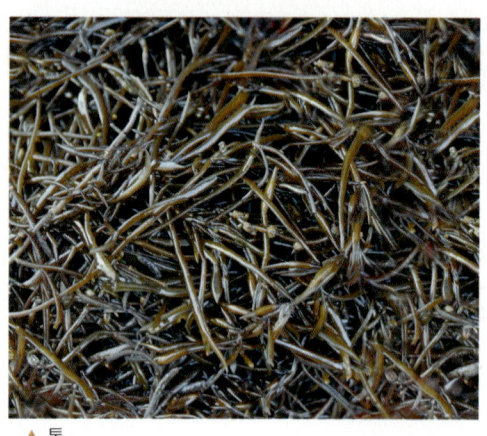

▲ 톳

| **약효 해설** |

- 소변이 적게 나오고 몸이 붓는 증상에 유효하다.
- 소화불량, 만성 기관지염을 치료한다.
- 고환(睾丸)이 붓고 통증이 있는 증상에 활용한다.

| **약용법** |

해조 6~12g을 물 800mL에 넣고 달여서 반으로 나누어 아침저녁으로 마시거나 외용으로 적당량 사용한다.

- 한자명: 海螵蛸
- 라틴생약명: Sepiae Endoconcha
- 이명 또는 영명: 오적골(烏賊骨)
- 동물명 및 학명: 참갑오징어, *Sepia esculenta* Hoyle
  무침오적(無針烏賊), *Sepiella maindroni* de Rochebrune
- 과명: 갑오징어과
- 약용부위: 골상내각(骨狀內殼)
- 식약처 공정서 및 조선시대 의서 수재:
  대한민국약전외한약(생약)규격집(KHP) 제4개정
  동의보감 탕액편의 물고기부(部)
  방약합편의 무인어(無鱗魚, 비늘 없는 물고기류)편

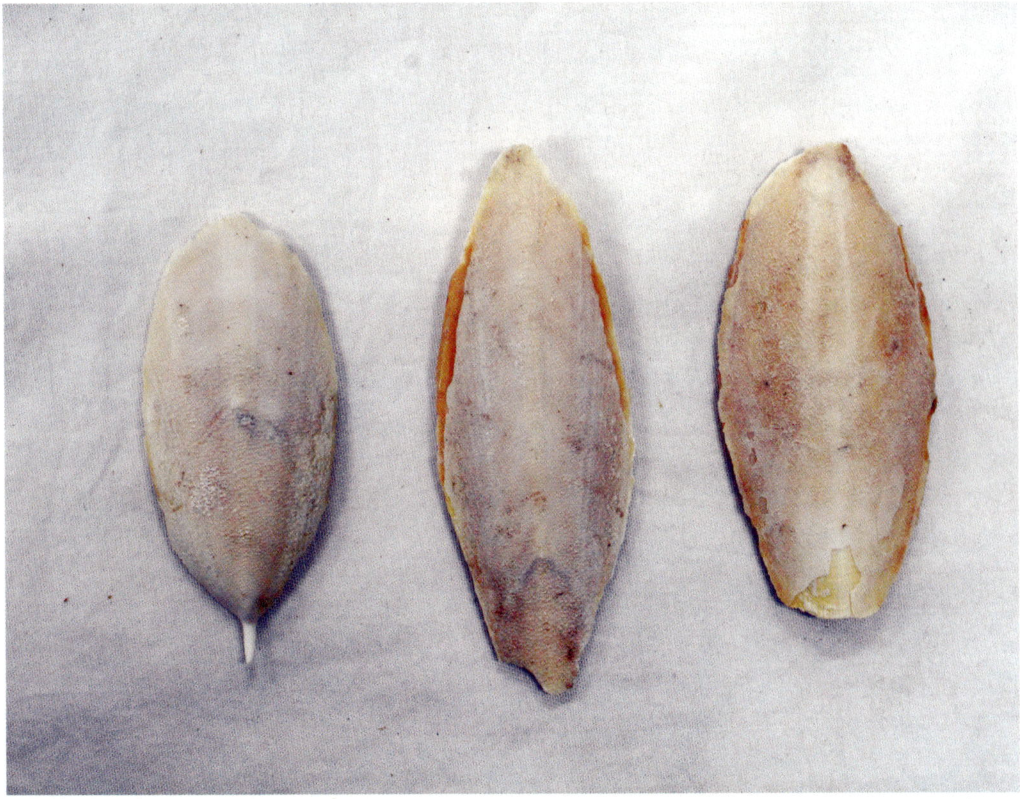

해표초

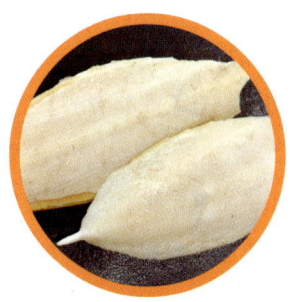

▲ 해표초

- **기원** 이 약은 참갑오징어 *Sepia esculenta* Hoyle 또는 무침오적(無針烏賊) *Sepiella maindroni* de Rochebrune(갑오징어과 Sepiidae)의 골상내각(骨狀內殼)이다.

- **한방 약미(藥味)와 약성(藥性)** 맛은 짜고 떫으며 성질은 따뜻하다.

- **한방 작용부위(귀경, 歸經)** 해표초는 주로 비(脾), 신경(腎經)에 들어가 작용한다.

| 약효 해설 |

- 위산과다를 치료한다.
- 여성의 부정기 자궁출혈과 자궁에서 분비물이 나오는 증상에 쓴다.
- 무의식중에 정액이 나오는 증상을 낫게 한다.
- 혈변(血便), 토혈을 멎게 한다.

| 동의보감 효능 |

오적어골(烏賊魚骨, 갑오징어뼈)은 성질이 약간 따뜻하고 맛은 짜며 독이 없다(독이 조금 있다고도 한다). 부인이 조금씩 하혈(下血)하는 것에 주로 쓴다. 귀가 먹은 것과 뜨거운 눈물이 흘러내리는 것[眼中熱淚]을 치료한다. 또 혈붕(血崩)과 가슴앓이를 치료하고 충을 죽인다. 뼈를 해표초(海螵蛸)라고 한다. 물에 2시간 동안 끓여 누렇게 되면 껍질을 벗기고 곱게 간 다음 수비(水飛)해서 볕에 말려 쓴다[입문]. 물에 떠 있으면 까마귀가 와서 죽은 줄 알고 쫀다. 이때 몸을 말아 까마귀를 물에 끌고 들어가 잡아먹기 때문에 오적(烏賊)이라고도 한다. 뼈가 없는 것은 유어(柔魚)라고 한다[본초].

| 약용법 |

해표초 10~30g을 물 800mL에 넣고 달여서 반으로 나누어 아침저녁으로 마시거나 또는 1.5~3g을 분말로 복용한다. 외용할 때는 적당량을 가루로 만들어 환부에 붙인다.

501

■ 한자명: 海風藤

■ 라틴생약명: Piperis Kadsurae Caulis

■ 식물명 및 학명: 바람등칡, *Piper kadsura*(Choisy) Ohwi

■ 과명: 후추과

■ 약용부위: 덩굴줄기

■ 식약처 공정서 및 조선시대 의서 수재:

  대한민국약전외한약(생약)규격집(KHP) 제4개정(추보)

해풍등

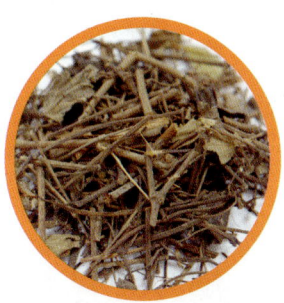

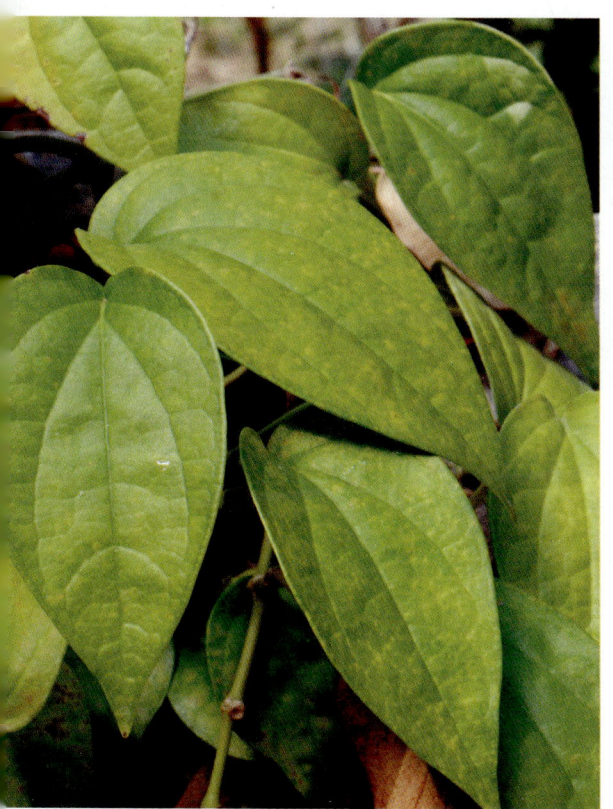

▲ 바람등칡 잎

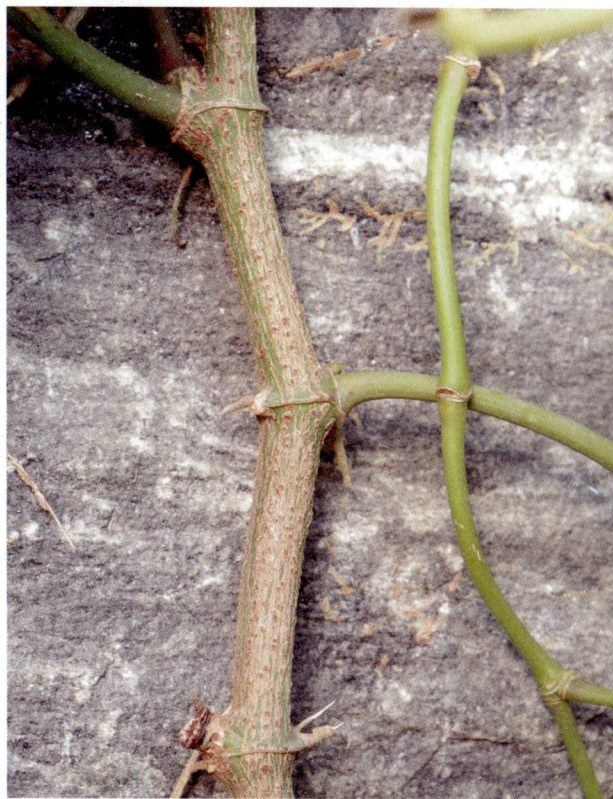

▲ 바람등칡 덩굴줄기

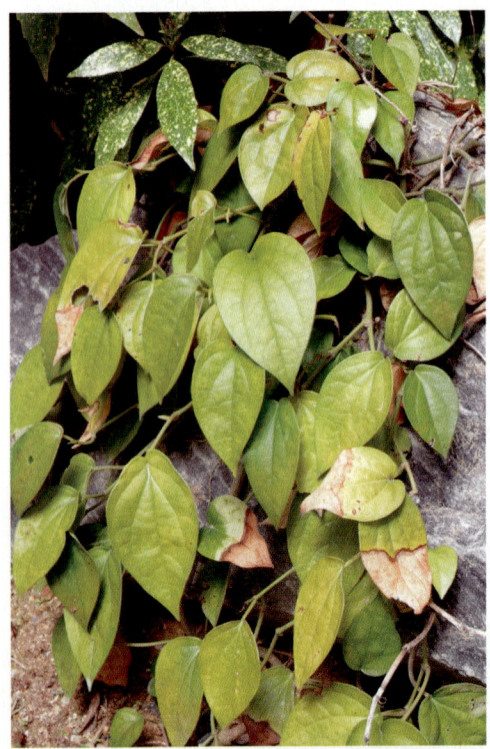
▲ 바람등칡 지상부

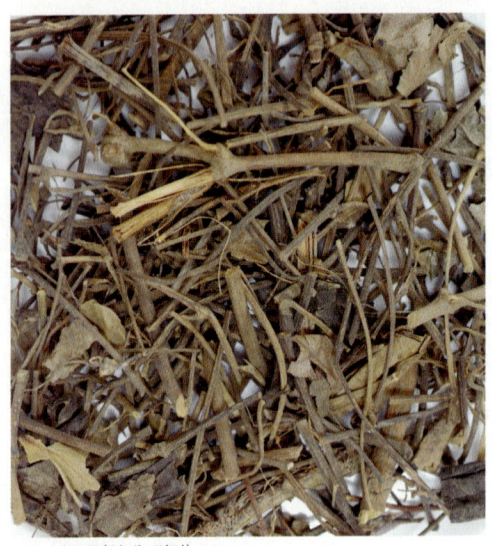
▲ 해풍등(약재, 절단)

● **기원** 이 약은 바람등칡 *Piper kadsura*(Choisy) Ohwi(후추과 Piperaceae)의 덩굴줄기이다.

● **한방 약미(藥味)와 약성(藥性)** 맛은 맵고 쓰며 성질은 약간 따뜻하다.

● **한방 작용부위(귀경, 歸經)** 해풍등은 주로 간경(肝經)에 들어가 작용한다.

| **약효 해설** |

• 관절을 구부리고 펴는 것이 어려운 증상을 낮게 한다.
• 팔다리의 뼈마디가 아플 때 사용한다.
• 수족마비 증상의 치료에 효과가 있다.
• 복부가 차고 아픈 증상에 사용한다.
• 몸이 붓는 증상에 쓴다.

| **약용법** |

덩굴줄기 6~12g을 물 800mL에 넣고 달여서 반으로 나누어 아침저녁으로 마신다.

502

행인

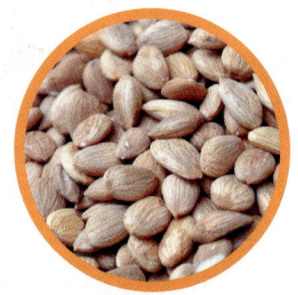

- ■ 한자명: 杏仁
- ■ 라틴생약명: Armeniacae Semen
- ■ 이명 또는 영명: Apricot Kernel
- ■ 식물명 및 학명: 살구나무, *Prunus armeniaca* Linné var. *ansu* Maximowicz

  개살구나무, *Prunus mandshurica* Koehne var. *glabra* Nakai

  시베리아살구, *Prunus sibirica* Linné

  아르메니아살구, *Prunus armeniaca* Linné
- ■ 과명: 장미과
- ■ 약용부위: 잘 익은 씨
- ■ 식약처 공정서 및 조선시대 의서 수재:

  대한민국약전(KP) 제11개정

  동의보감 탕액편의 과일부

  방약합편의 오과(五果, 다섯가지 과일)편

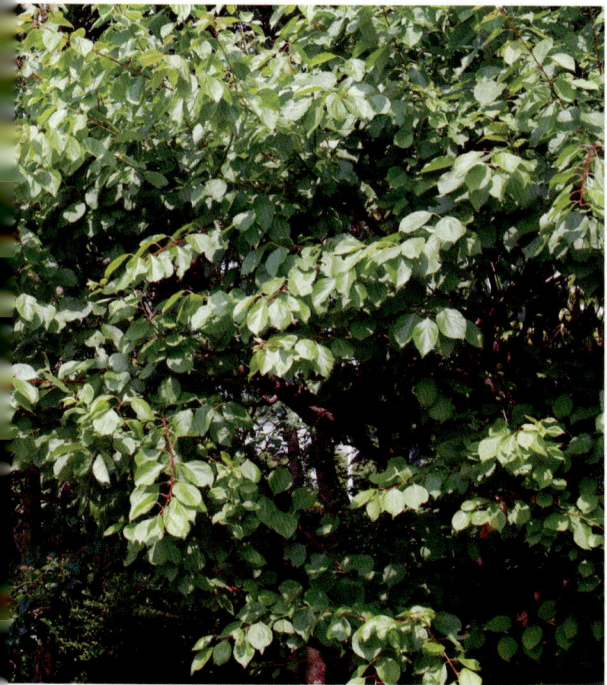

▲ 살구나무 잎

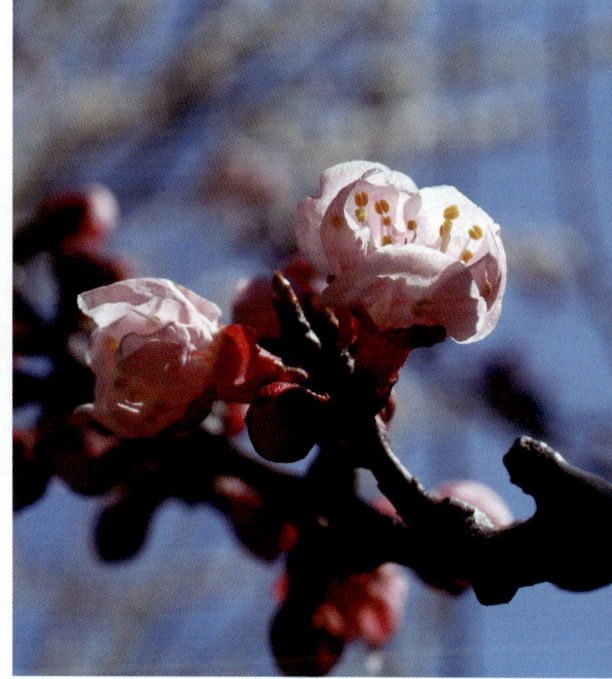

▲ 살구나무 꽃

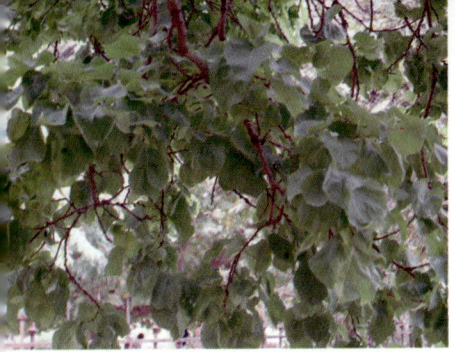
▲ 아르메니아살구의 잎(프랑스)

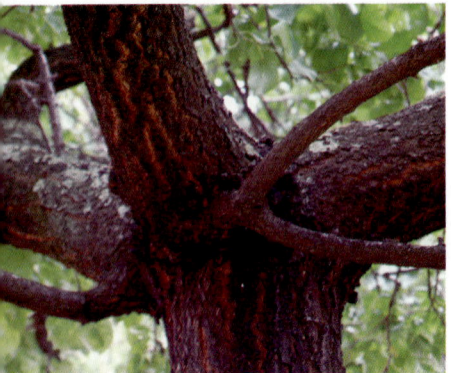
▲ 아르메니아살구의 나무껍질(프랑스)

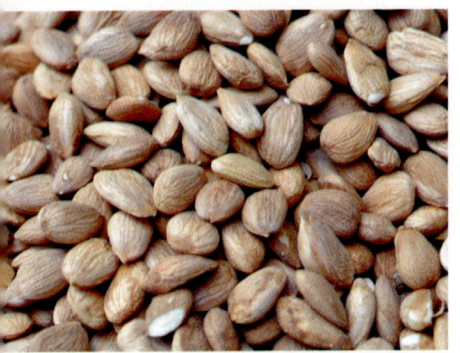
▲ 행인(약재, 전형, 키르기스스탄)

●**기원** 이 약은 살구나무 *Prunus armeniaca* Linné var. *ansu* Maximowicz, 개살구나무 *Prunus mandshurica* Koehne var. *glabra* Nakai, 시베리아살구 *Prunus sibirica* Linné 또는 아르메니아살구 *Prunus armeniaca* Linné(장미과 Rosaceae)의 잘 익은 씨이다.

●**한방 약미(藥味)와 약성(藥性)** 맛은 쓰고 성질은 약간 따뜻하며 독이 약간 있다.

●**한방 작용부위(귀경, 歸經)** 행인은 주로 폐(肺), 대장경(大腸經)에 들어가 작용한다.

| **약효 해설** |

• 기침할 때 숨은 가쁘나 가래 끓는 소리가 없는 증상에 쓰인다.
• 가슴이 더부룩하면서 가래가 많은 증상에 유효하다.
• 대장의 진액이 줄어들어 대변이 굳어진 증상을 치료한다.
• 거담, 진해 작용이 있다.
• 행인의 청산배당체 성분인 amygdalin이 미량의 청산을 생성하면서 진해작용을 나타낸다.

| **동의보감 효능** |

행핵인(杏核仁, 살구 씨)의 성질은 따뜻하며[溫] 맛이 달고[甘] 쓰며[苦] 독이 있다(조금 독이 있다고도 한다). 기침을 하면서 기운이 치밀어 올라 숨이 차는 증상을 낫게 한다. 폐기(肺氣)로 숨이 가쁜 것[喘促, 천촉]을 치료한다. 땀을 약간 나가게 하며 개의 독[狗毒]을 푼다.

| **약용법** |

씨 3~10g을 물 800mL에 넣고 달여서 반으로 나누어 아침저녁으로 마시거나 또는 가루나 환(丸)으로 만들어 복용한다. 외용할 때는 적당량을 짓찧어서 환부에 붙인다.

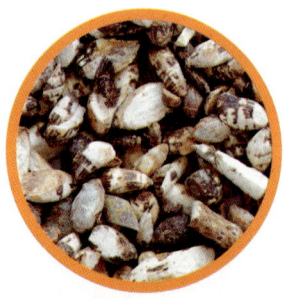

503

- **한자명**: 香附子
- **라틴생약명**: Cyperi Rhizoma
- **이명 또는 영명**: Cyperus Rhizome
- **식물명 및 학명**: 향부자, *Cyperus rotundus* Linné
- **과명**: 사초과
- **약용부위**: 뿌리줄기로서 가는 뿌리를 제거한 것
- **식약처 공정서 및 조선시대 의서 수재**:

  대한민국약전(KP) 제11개정

  동의보감 탕액편의 풀부(部)

  방약합편의 방초(芳草, 향기가 좋은 풀)편

향부자

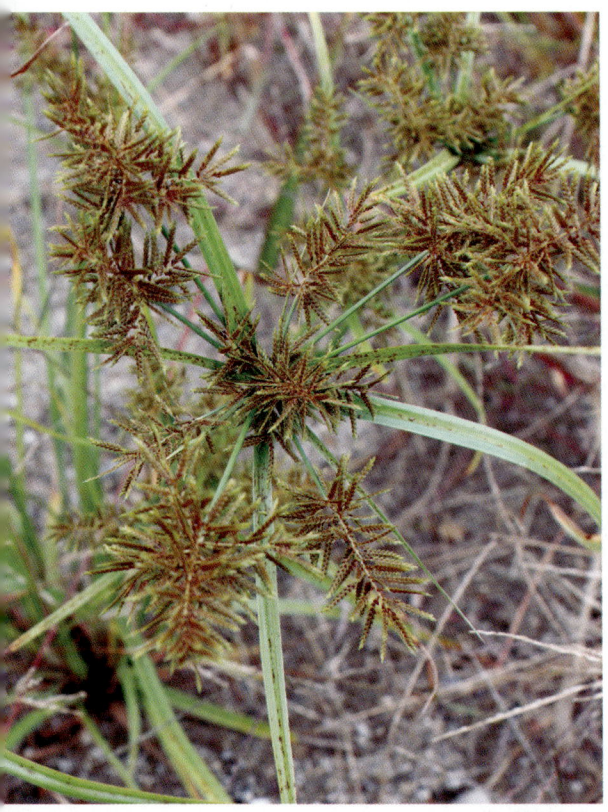

▲ 향부자 꽃

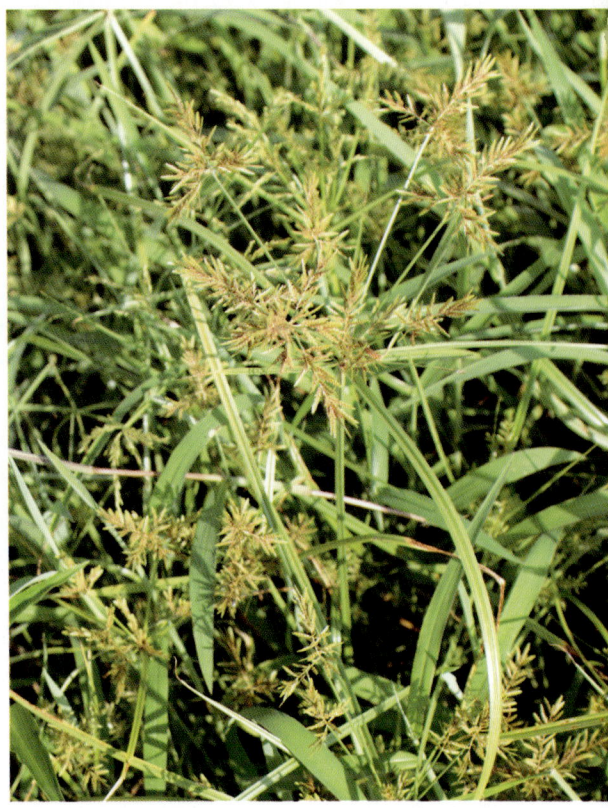

▲ 향부자 지상부

●**기원** 이 약은 향부자 *Cyperus rotundus* Linné(사초과 Cyperaceae)의 뿌리줄기로서 가는 뿌리를 제거한 것이다.

●**한방 약미(藥味)와 약성(藥性)** 맛은 맵고 약간 쓰며 약간 달고 성질은 평(平)하다.

●**한방 작용부위(귀경, 歸經)** 향부자는 주로 간(肝), 비(脾), 삼초경(三焦經)에 들어가 작용한다.

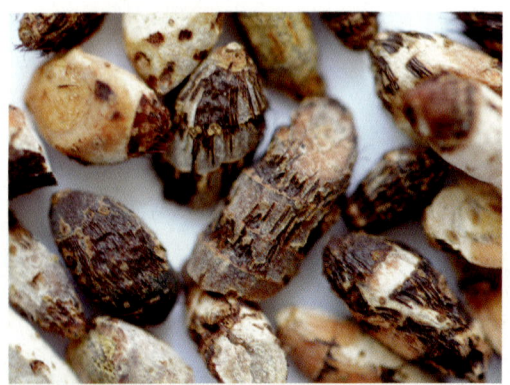

▲ 향부자(향부미, 전형). 이것은 마디에 갈색이면서 털 모양인 섬유를 제거한 향부미(香附米)이다.

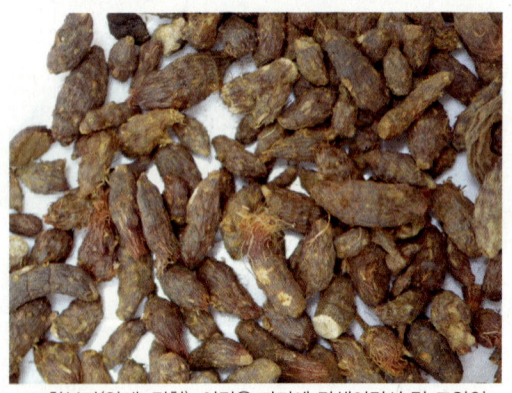

▲ 향부자(약재, 전형). 이것은 마디에 갈색이면서 털 모양인 섬유를 제거하지 않은 모향부(毛香附)이다.

| **약효 해설** |

• 가슴과 배가 창만(脹滿)하고 아픈 증상을 치료한다.

• 유방이 팽창하면서 아픈 병증에 유효하다.

• 양 옆구리가 창만하거나 가슴이 답답하고 상쾌하지 못한 증상을 낫게 한다.

• 월경불순에 활용한다.

• 고환이나 음낭이 커지면서 아픈 증상에 사용한다.

| **동의보감 효능** |

사초근(莎草根, 향부자)의 성질은 약간 차고[微寒] 맛은 달며[甘] 독이 없다. 기를 강하게 내리고 가슴의 열을 없앤다. 오래 먹으면 기운이 나고 상쾌하게 하며 속이 답답한 것을 풀어준다. 통증을 멈추며 월경을 고르게 하고 숙식(宿食)을 내려가게 한다.

| **약용법** |

뿌리줄기 6~10g을 물 800mL에 넣고 달여서 반으로 나누어 아침저녁으로 마신다.

504

- 한자명: 香薷
- 라틴생약명: Elsholtziae Herba
- 식물명 및 학명: 향유, *Elsholtzia ciliata* Hylander
- 과명: 꿀풀과
- 약용부위: 꽃필 때의 전초
- 식약처 공정서 및 조선시대 의서 수재:

  대한민국약전외한약(생약)규격집(KHP) 제4개정

  동의보감 탕액편의 채소부

  방약합편의 방초(芳草, 향기가 좋은 풀)편

향유

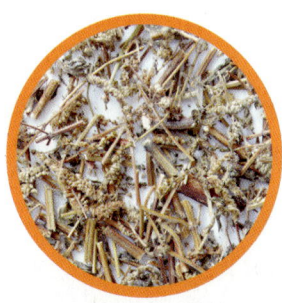

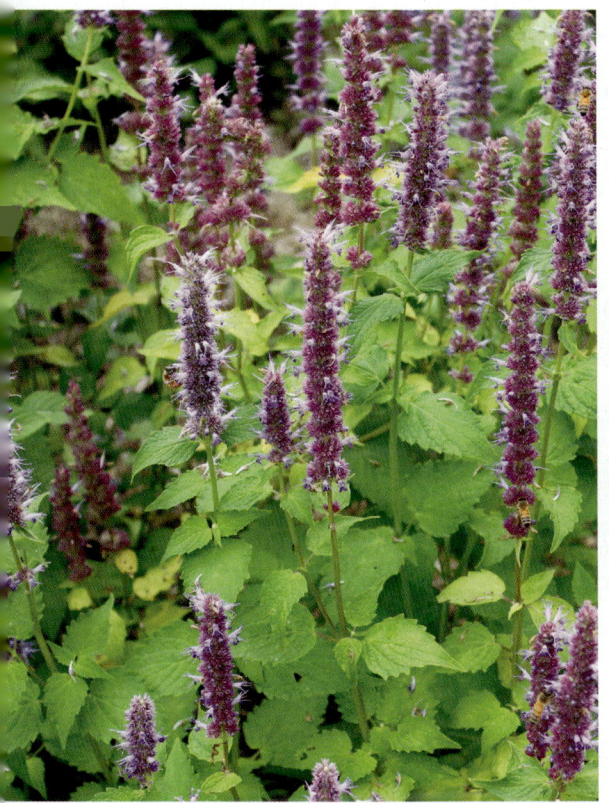

▲ 향유 지상부

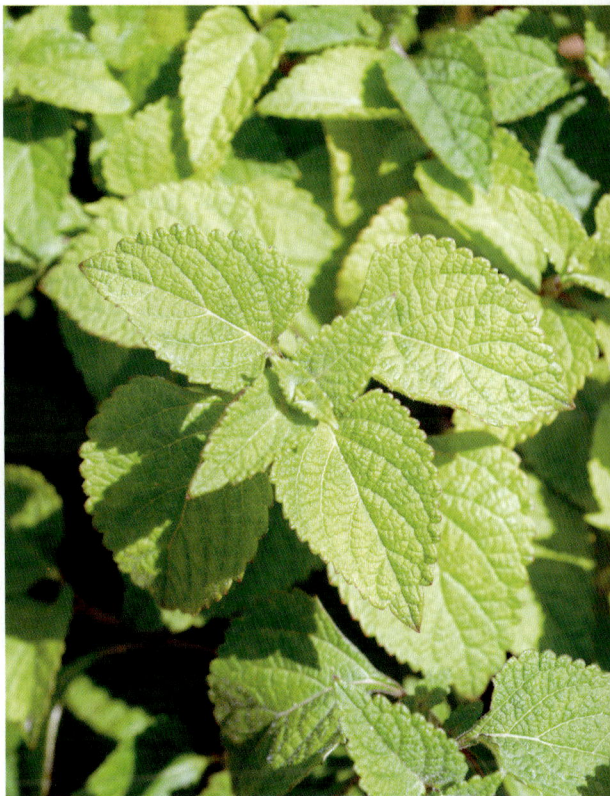

▲ 꽃향유(*Elscholztia splendens*) 어린잎

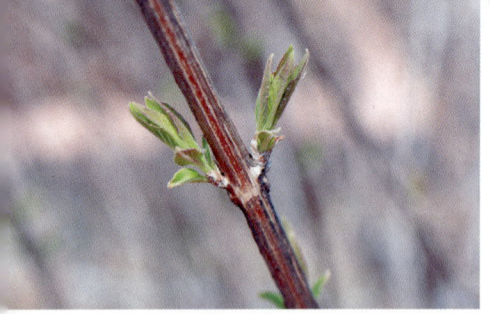

▲ 향유 어린잎

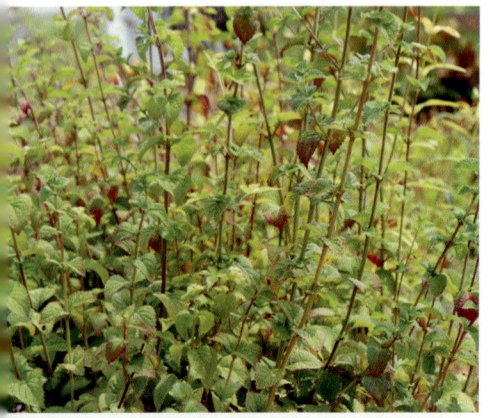

▲ 꽃향유(*Elscholztia splendens*) 지상부

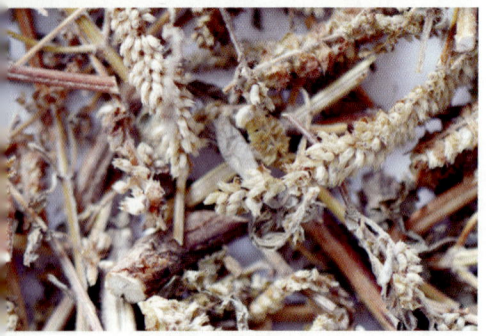

▲ 향유(약재, 절단)

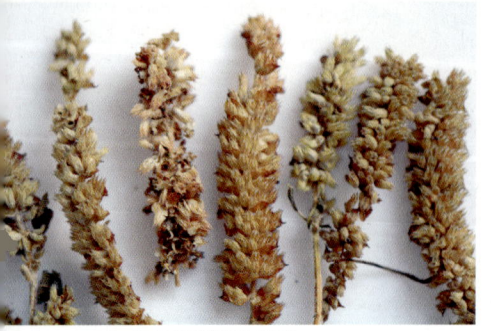

▲ 향유 꽃대(약재, 전형)

- **기원** 이 약은 향유 *Elsholtzia ciliata* Hylander 또는 기타 동속식물(꿀풀과 Labiatae)의 꽃필 때의 전초이다.

- **한방 약미(藥味)와 약성(藥性)** 맛은 맵고 성질은 약간 따뜻하다.

- **한방 작용부위(귀경, 歸經)** 향유는 주로 폐(肺), 위경(胃經)에 들어가 작용한다.

| **약효 해설** |

- 여름철 감기에 유효하다.
- 여름철 무더울 때 갑자기 어지럽고 토하며 가슴이 답답하고 얼굴이 창백한 증상에 사용한다.
- 소변량이 줄거나 잘 나오지 않는 병증을 치료한다.
- 설사, 습진에 쓴다.

| **동의보감 효능** |

향유(香薷)는 성질이 약간 따뜻하고[微溫] 맛이 매우며[辛] 독이 없다. 곽란(霍亂)으로 배가 아프면서 토하고 설사하는 데 주로 쓴다. 몸이 부은 것을 내리게 하고 더위 먹은 것을 낫게 한다. 위기(胃氣)를 따뜻하게 하고 가슴이 답답하면서 열 나는 것을 없앤다.

| **약용법** |

전초 9~15g을 물 800mL에 넣고 달여서 반으로 나누어 아침저녁으로 마신다. 신선한 재료는 2배를 사용한다. 외용할 때는 적당량을 짓찧어서 환부에 붙인다.

505

- 한자명: 玄參
- 라틴생약명: Scrophulariae Radix
- 이명 또는 영명: Scrophularia Root
- 식물명 및 학명: 현삼, *Scrophularia buergeriana* Miquel
  중국현삼(中國玄參), *Scrophularia ningpoensis* Hemsley
- 과명: 현삼과
- 약용부위: 뿌리
- 식약처 공정서 및 조선시대 의서 수재:
  대한민국약전(KP) 제11개정
  동의보감 탕액편의 풀부(部)
  방약합편의 산초(山草)편

현삼

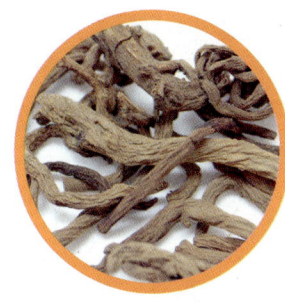

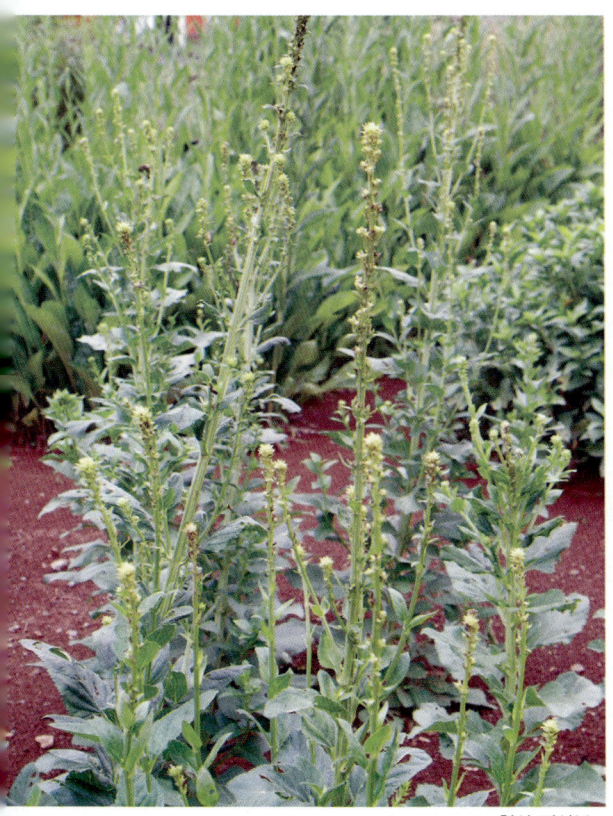

▲ 현삼 지상부

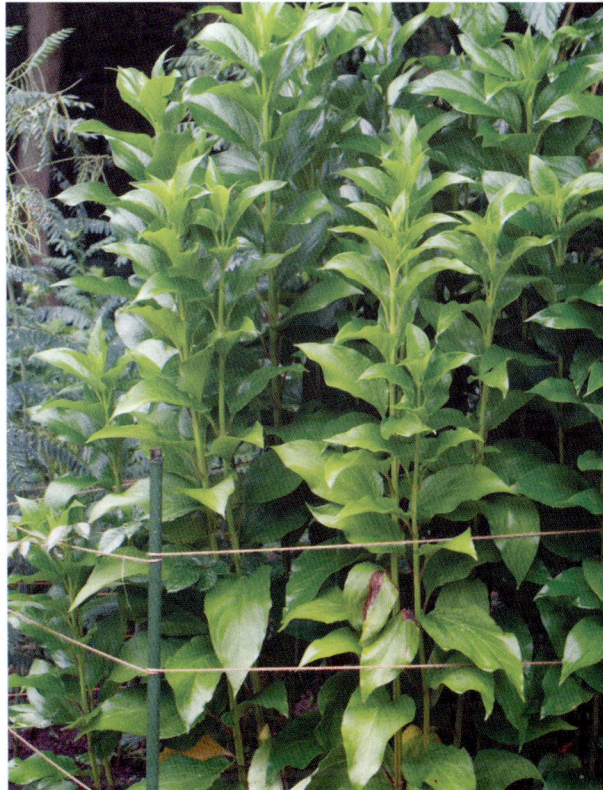

▲ 중국현삼 지상부

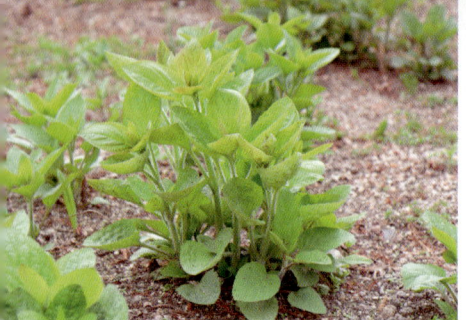

▲ 현삼 어린잎

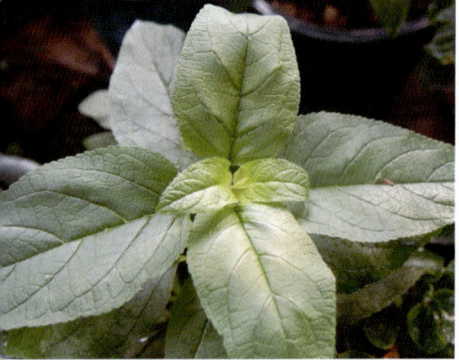

▲ 중국현삼 어린잎

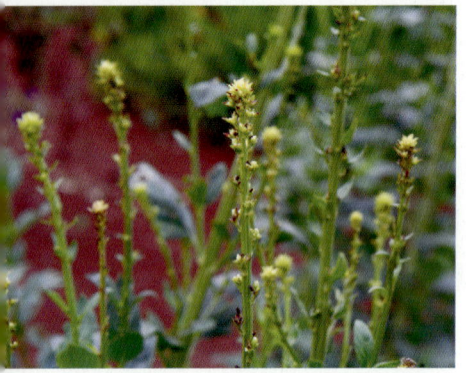

▲ 현삼 꽃

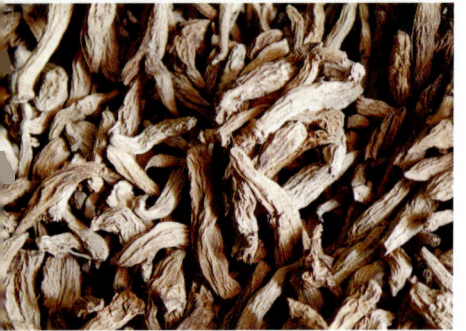

▲ 현삼(약재, 전형)

●**기원** 이 약은 현삼 *Scrophularia buergeriana* Miquel 또는 중국현삼(中國玄蔘) *Scrophularia ningpoensis* Hemsley(현삼과 Scrophulariaceae)의 뿌리이다.

●**한방 약미(藥味)와 약성(藥性)** 맛은 달고 쓰며 짜고 성질은 약간 차다.

●**한방 작용부위(귀경, 歸經)** 현삼은 주로 폐(肺), 위(胃), 신경(腎經)에 들어가 작용한다.

| **약효 해설** |

• 심신이 피로하고 허약하고 뼛속이 후끈후끈 달아오르는 증세에 활용한다.

• 눈이 충혈되는 증상을 낫게 한다.

• 목 안이 붓고 아픈 병증에 사용한다.

• 잠잘 때 또는 깨어 있을 때 저절로 땀이 많이 흐르는 증상에 유효하다.

• 불면증을 치료한다.

• 열성(熱性) 질병으로 생긴 발진을 낫게 한다.

| **동의보감 효능** |

현삼(玄蔘)의 성질은 약간 차고[微寒] 맛은 쓰며 짜고[苦鹹] 독이 없다. 열독과 얼굴이 붓는 증상을 낫게 한다. 몸과 마음이 허약하고 피로한 것을 치료한다. 몸이 허약하여 뼛속이 후끈후끈 달아오르는 증상과 전시사기(傳尸邪氣)를 없앤다. 독성이 있는 종기를 삭이고 영류(瘿瘤), 나력(瘰癧)을 흩으며 신(腎)의 기운을 돕고 눈을 밝게 한다.

| **약용법** |

뿌리 9~15g을 물 800mL에 넣고 달여서 반으로 나누어 아침저녁으로 마신다.

- 한자명: 玄精石
- 라틴생약명: Glauberitum
- 이명 또는 영명: 음정석(陰精石)
- 한약의 분류: 광물성 약재
- 식약처 공정서 및 조선시대 의서 수재:
  대한민국약전외한약(생약)규격집(KHP) 제4개정
  동의보감 탕액편의 돌부(部)

현정석

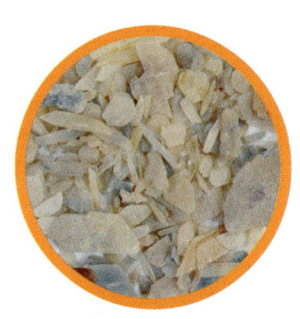

●**기원** 이 약은 오랜 세월에 걸쳐 뭉쳐진 함수황산칼슘을 주성분으로 한 광석이다.

●**한방 약미(藥味)와 약성(藥性)** 맛은 짜고 성질은 차다.

●**한방 작용부위(귀경, 歸經)** 현정석은 주로 신경(腎經)에 들어가 작용한다.

| **약효 해설** |

- 고열이 나며 가슴이 답답하고 입안이 마르며 갈증이 나는 병증에 유효하다.
- 눈이 붉고 흐릿하여 잘 보이지 않는 증상에 사용한다.
- 목 안이 헐어서 아픈 병에 쓴다.

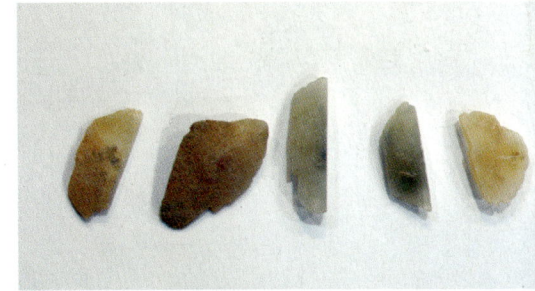

▲ 현정석

| **동의보감 효능** |

태음현정석(太陰玄精石)은 성질이 차고 맛은 짜며 독이 없다. 명치의 여러 질환에 주로 쓴다. 기(氣)를 내리고 열을 없앤다. 푸른색이고 거북의 등 같이 생긴 것이 좋다. 곱게 갈아 수비(水飛)해서 볕에 말려 쓴다[입문].

현초

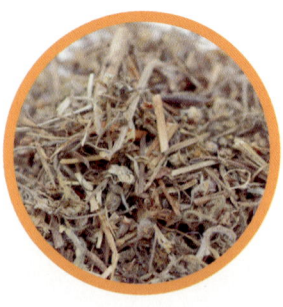

- **한자명**: 玄草
- **라틴생약명**: Geranii Herba
- **이명 또는 영명**: 노관초(老鸛草), Geranium Herb
- **식물명 및 학명**: 이질풀, *Geranium thunbergii* Siebold et Zuccarini
- **과명**: 쥐손이풀과
- **약용부위**: 지상부로서 꽃이 피기 전 또는 꽃이 필 때 채취한 것
- **식약처 공정서 및 조선시대 의서 수재**: 대한민국약전(KP) 제11개정

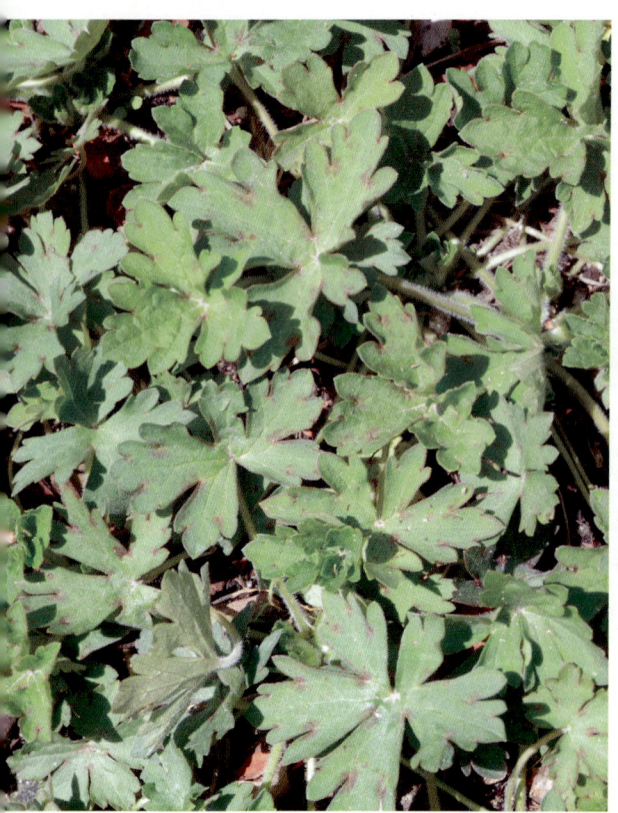

▲ 이질풀 어린잎

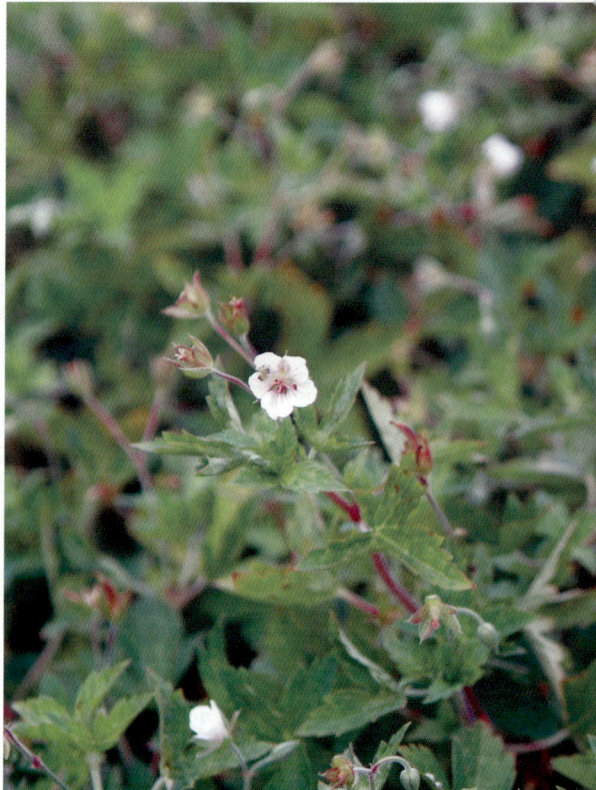

▲ 이질풀 꽃

● **기원** 이 약은 이질풀 *Geranium thunbergii* Siebold et Zuccarini 또는 기타 동속 근연식물 (쥐손이풀과 Geraniaceae)의 지상부로서 꽃이 피기 전 또는 꽃이 필 때 채취한 것이다.

● **한방 약미(藥味)와 약성(藥性)** 맛은 맵고 쓰며 성질은 평(平)하다.

● **한방 작용부위(귀경, 歸經)** 현초는 주로 간(肝), 신(腎), 비경(脾經)에 들어가 작용한다.

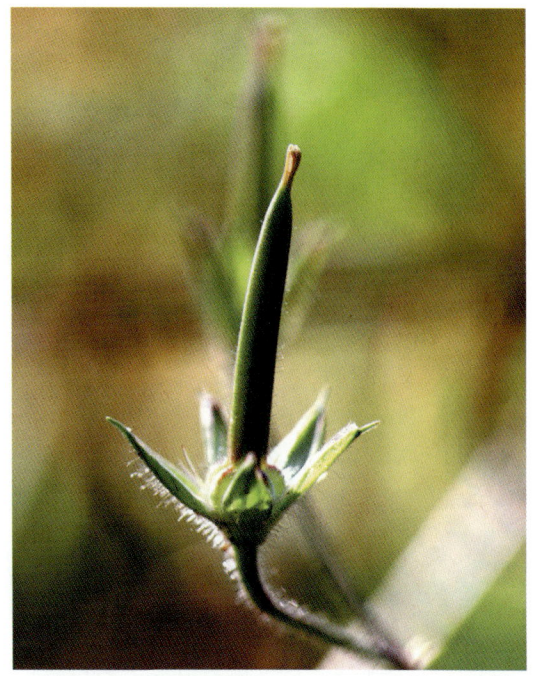

▲ 이질풀 종자 결실

| **약효 해설** |

• 팔다리의 근육에 경련이 일어 당기면서 뻣뻣해 펴지 못하는 증상을 낫게 한다.
• 팔다리를 잘 쓰지 못하고 마비되며 아픈 증상에 사용한다.
• 근육과 뼈가 시큰거리고 아픈 증상에 쓴다.
• 설사, 이질에 유효하다.
• 건위(健胃), 정장, 살균 작용이 있다.

| **약용법** |

지상부 9~15g을 물 800mL에 넣고 달여서 반으로 나누어 아침저녁으로 마신다.

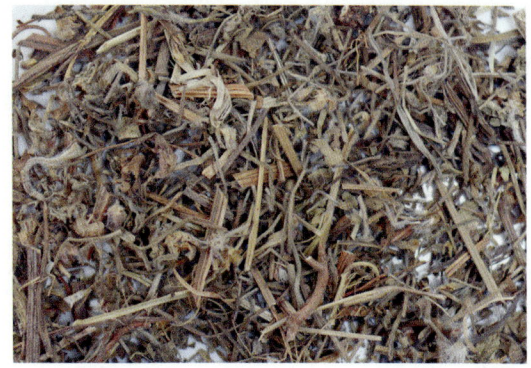

▲ 현초(약재, 절단)

508

현호색

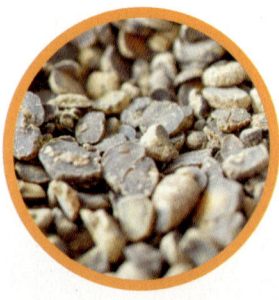

- 한자명: 玄胡索
- 라틴생약명: Corydalis Tuber
- 이명 또는 영명: Corydalis Tuber
- 식물명 및 학명: 들현호색, *Corydalis ternata* Nakai

  연호색(延胡索), *Corydalis yanhusuo* W.T.Wang
- 과명: 양귀비과
- 약용부위: 덩이줄기
- 식약처 공정서 및 조선시대 의서 수재:

  대한민국약전(KP) 제11개정

  동의보감 탕액편의 풀부(部)

  방약합편의 산초(山草)편

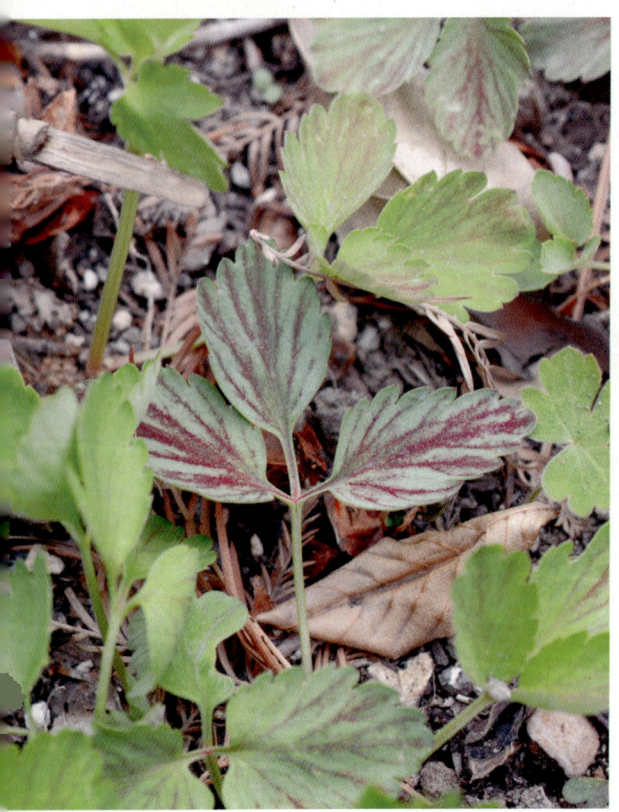

▲ 들현호색 잎

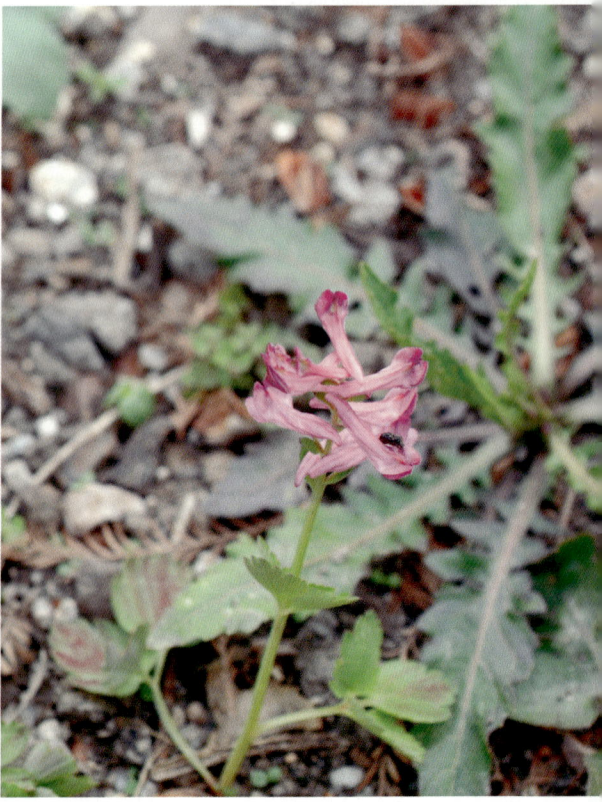

▲ 들현호색 꽃

- **기원** 이 약은 들현호색 *Corydalis ternata* Nakai 또는 연호색(延胡索) *Corydalis yanhusuo* W. T. Wang(양귀비과 Papaveraceae)의 덩이줄기이다.

- **한방 약미(藥味)와 약성(藥性)** 맛은 맵고 쓰며 성질은 따뜻하다.

- **한방 작용부위(귀경, 歸經)** 현호색은 주로 간(肝), 비경(脾經)에 들어가 작용한다.

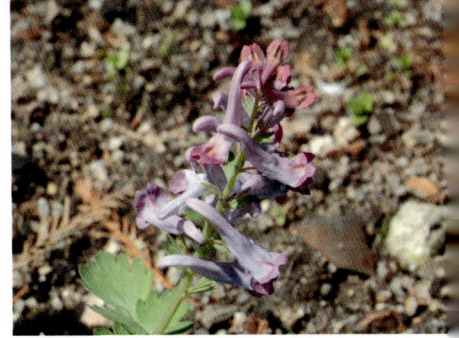
▲ 현호색(*Corydalis remota*) 꽃

| 약효 해설 |

• 복부, 양 옆구리의 통증 제거에 쓴다.
• 가슴이 막히는 듯하면서 아픈 증상에 유효하다.
• 산후(産後)에 머리가 아찔하고 어지러운 증상이 나는 것을 치료한다.
• 월경불순, 여성의 부정기 자궁출혈에 사용한다.
• 외상 또는 넘어져서 붓고 아픈 증상을 낫게 한다.

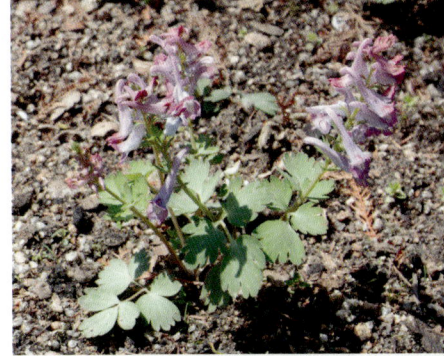
▲ 현호색(*Corydalis remota*) 지상부

| 동의보감 효능 |

현호색(玄胡索)의 성질은 따뜻하고[溫] 맛은 매우며[辛](쓰다[苦]고도 한다) 독이 없다. 산후에 혈로 인한 여러 가지 병을 낫게 한다. 월경이 고르지 못한 것, 뱃속에 있는 덩어리, 여성의 부정기 자궁출혈, 산후에 출혈이 심하여 정신이 흐리고 혼미해지는 증상을 낫게 한다. 다쳐서 멍든 것을 치료하고 유산시킨다. 뱃속에 생긴 덩어리, 옆구리 부위에 생긴 덩어리, 어혈을 깨뜨린다. 기병(氣病), 가슴앓이, 아랫배가 아픈 것을 낫게 하는 데 효과가 좋다.

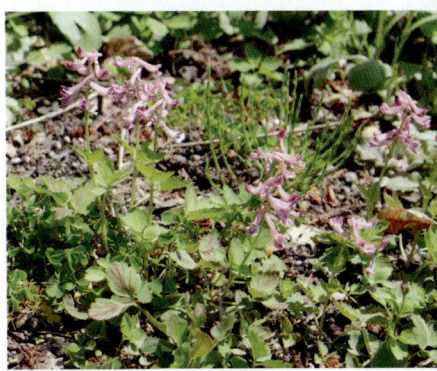
▲ 들현호색 지상부

| 약용법 |

덩이줄기 3~10g을 물 800mL에 넣고 달여서 반으로 나누어 아침저녁으로 마신다. 또는 가루나 환(丸)으로 만들어 복용한다.

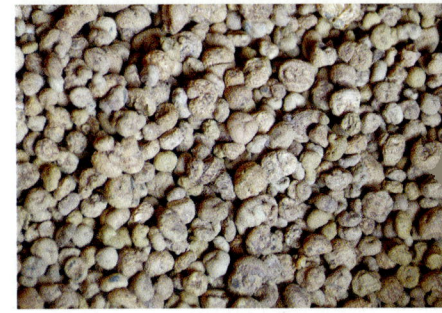
▲ 현호색(약재, 전형)

509

혈갈

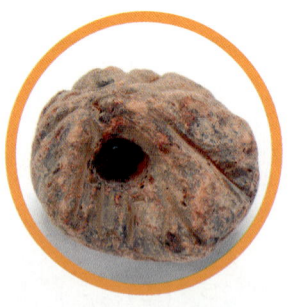

- 한자명: 血竭
- 라틴생약명: Draconis Sanguis
- 식물명 및 학명: 기린갈(麒麟竭), *Daemonorops draco* Blume
- 과명: 종려과
- 약용부위: 열매에서 삼출된 수지(樹脂, 식물체로부터의 분비물 또는 상처로부터의 유출물)를 가열 압착하여 만든 덩어리
- 식약처 공정서 및 조선시대 의서 수재:
    대한민국약전외한약(생약)규격집(KHP) 제4개정
    동의보감 탕액편의 나무부
    방약합편의 향목(香木, 향나무)편

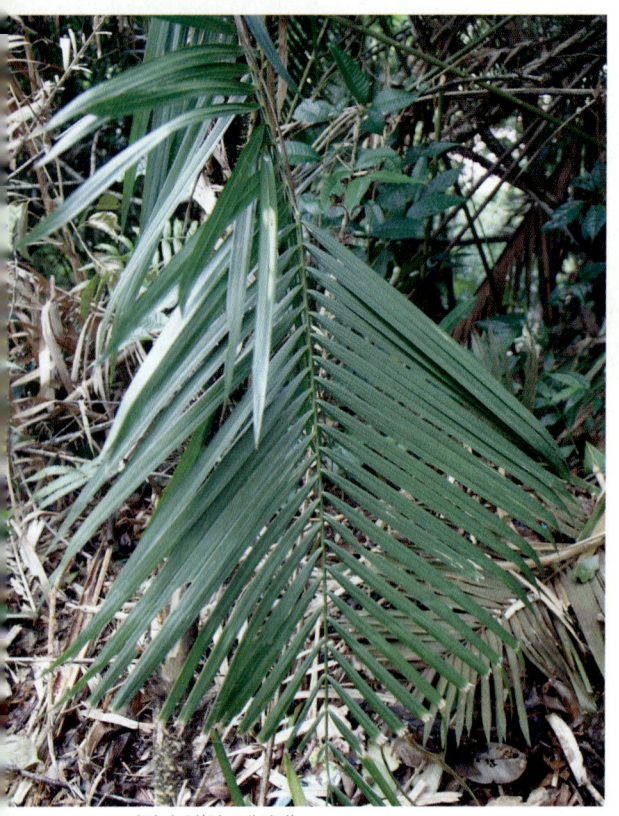

▲ 기린갈 잎(인도네시아)

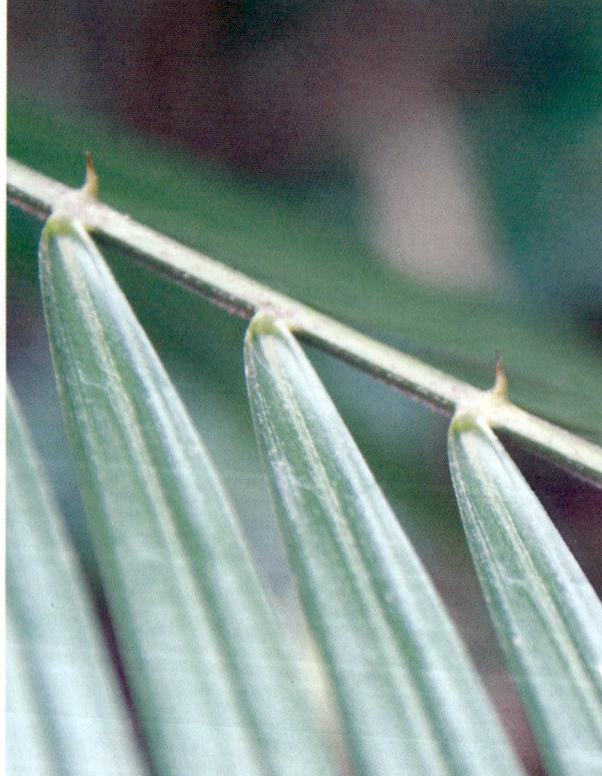

▲ 기린갈 줄기의 가시(인도네시아)

- **기원** 이 약은 기린갈(麒麟竭) *Daemonorops draco* Blume 또는 기타 동속식물(종려과 Palmae)의 열매에서 삼출된 수지를 가열 압착하여 만든 덩어리이다.

- **한방 약미(藥味)와 약성(藥性)** 맛은 달고 짜며 성질은 평(平)하다.

- **한방 작용부위(귀경, 歸經)** 혈갈은 주로 심(心), 간경(肝經)에 들어가 작용한다.

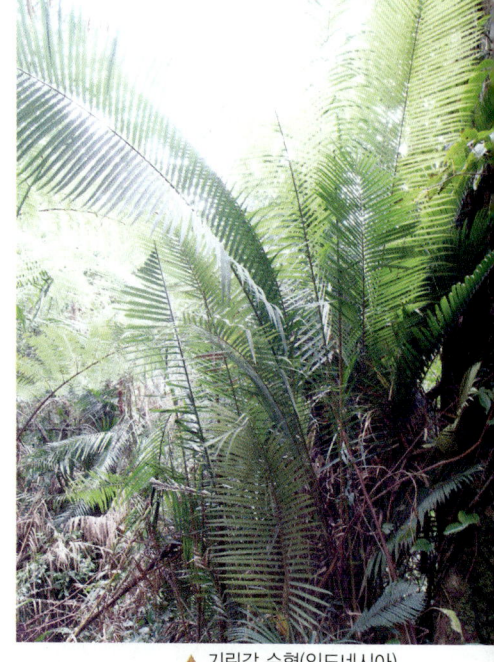

▲ 기린갈 수형(인도네시아)

| 약효 해설 |

- 새로운 피부 조직의 재생을 촉진시킨다.
- 외상출혈이 멎지 않는 증상을 치료한다.
- 타박상으로 인한 어혈을 풀어준다.
- 피부 궤양이 오래도록 치유되지 않을 때 사용한다.
- 치루에 동통으로 참기 어려울 때 환부에 혈갈 가루를 외용(外用)한다.

| 동의보감 효능 |

혈갈(血竭, 기린갈 열매에서 삼출된 수지를 가열 압착하여 만든 덩어리)은 피부가 헐어 아프고 가려우며 벌겋게 부어 곪는 것과 개선에 주로 쓴다. 쇠붙이에 다친 상처를 치료한다. 지혈시키고 진통시키며 살을 돋게 한다. 다만 성질이 급하기 때문에 많이 사용할 수 없다. 많이 사용하면 오히려 고름이 생기게 된다.

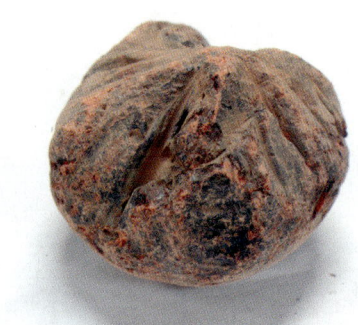

▲ 혈갈(약재)

| 약용법 |

혈갈 1~1.5g을 분말로 내어 내복한다. 또는 산제(散劑) 또는 환제(丸劑)로 복용한다. 외용할 때는 분말 적당량을 환부에 붙인다.

510

형개

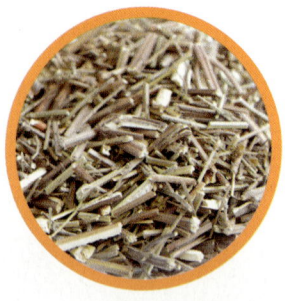

- 한자명: 荊芥
- 라틴생약명: Schizonepetae Spica
- 이명 또는 영명: Schizonepeta Spike
- 식물명 및 학명: 형개, *Schizonepeta tenuifolia* Briquet
- 과명: 꿀풀과
- 약용부위: 꽃이삭(花穗)
- 식약처 공정서 및 조선시대 의서 수재:
    - 대한민국약전(KP) 제11개정
    - 동의보감 탕액편의 채소부
    - 방약합편의 방초(芳草, 향기가 좋은 풀)편

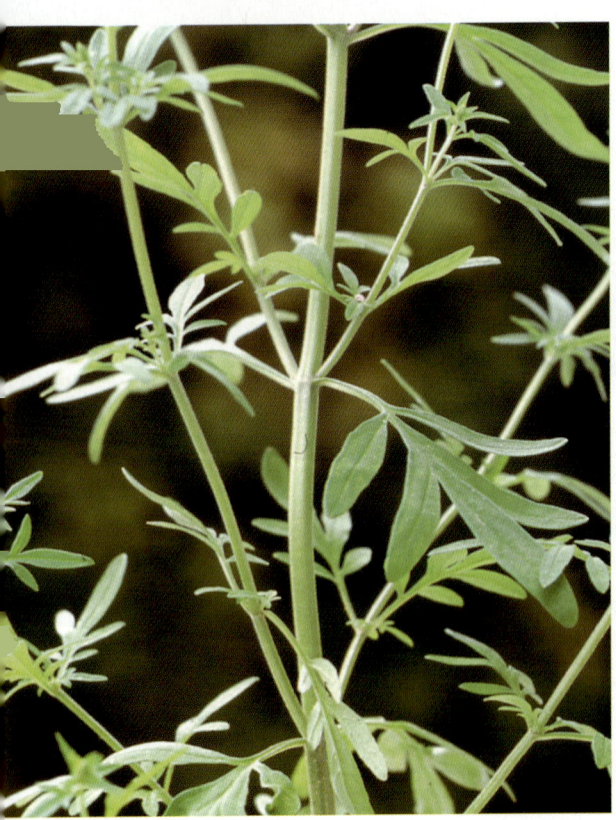

▲ 형개 잎

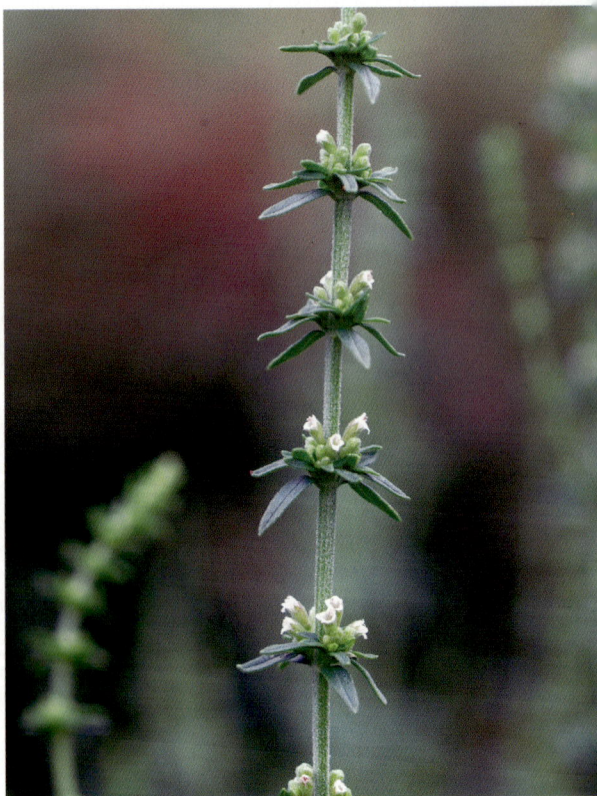

▲ 형개 꽃

● **기원** 이 약은 형개 *Schizonepeta tenuifolia* Briquet(꿀풀과 Labiatae)의 꽃이삭(花穂)이다.

● **한방 약미(藥味)와 약성(藥性)** 맛은 맵고 성질은 약간 따뜻하다.

● **한방 작용부위(귀경, 歸經)** 형개는 주로 폐(肺), 간경(肝經)에 들어가 작용한다.

| 약효 해설 |

• 감기 발열, 두통, 기침을 제거한다.
• 목 안이 붓고 아픈 증상에 사용한다.
• 눈이 참기 어려울 정도로 가려운 증세에 쓴다.
• 산후(産後)에 머리가 아찔하고 어지러운 증상을 치료한다.
• 여성의 부정기 자궁출혈에 유효하다.
• 혈변(血便), 코피, 토혈을 멎게 한다.

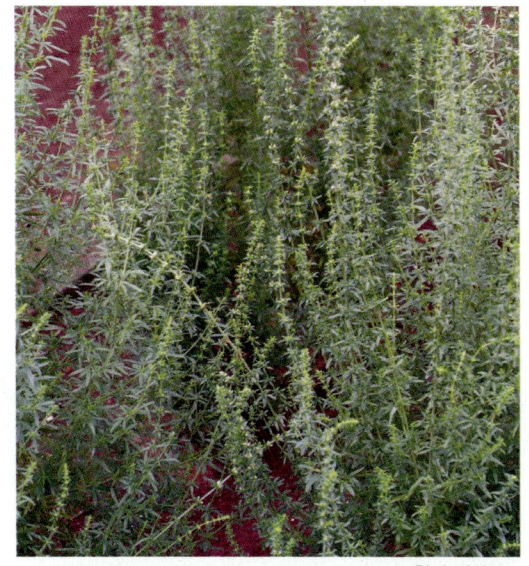

▲ 형개 지상부

| 동의보감 효능 |

형개(荊芥)는 성질이 따뜻하고[溫] 맛이 매우 면서[辛] 쓰며[苦] 독이 없다. 악풍(惡風), 적풍(賊風), 온몸에 감각이 없는 것, 상한(傷寒)으로 머리가 아픈 것, 근육과 뼈가 욱신욱신 쑤시는 것을 치료한다. 혈로(血勞), 풍기(風氣)에 효과가 있으며 나력(瘰癧), 창양(瘡瘍)을 낫게 한다.

| 약용법 |

꽃이삭 5~10g을 물 800mL에 넣고 달여서 반으로 나누어 아침저녁으로 마신다.

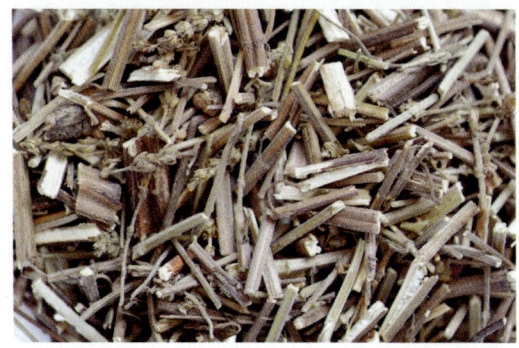

▲ 형개(약재, 절단)

511

호도

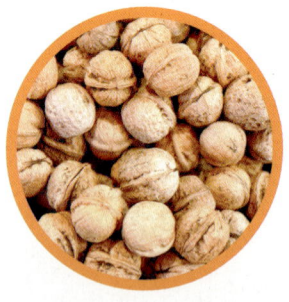

- 한자명: 胡桃
- 라틴생약명: Juglandis Semen
- 이명 또는 영명: 핵도(核挑)
- 식물명 및 학명: 호도나무, *Juglans regia* Linné
- 과명: 가래나무과
- 약용부위: 씨
- 식약처 공정서 및 조선시대 의서 수재:

  대한민국약전외한약(생약)규격집(KHP) 제4개정

  동의보감 탕액편의 과일부

  방약합편의 산과(山果)편

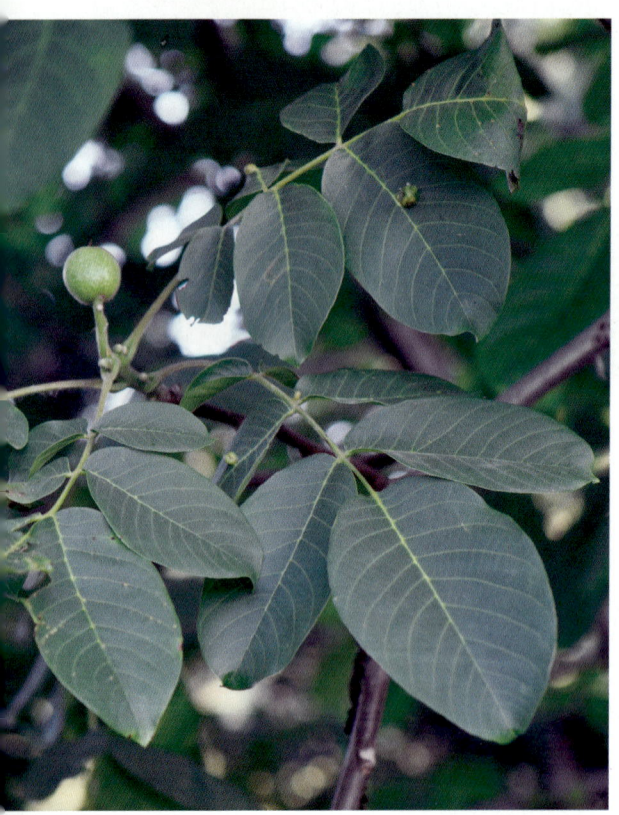

▲ 호도나무 잎

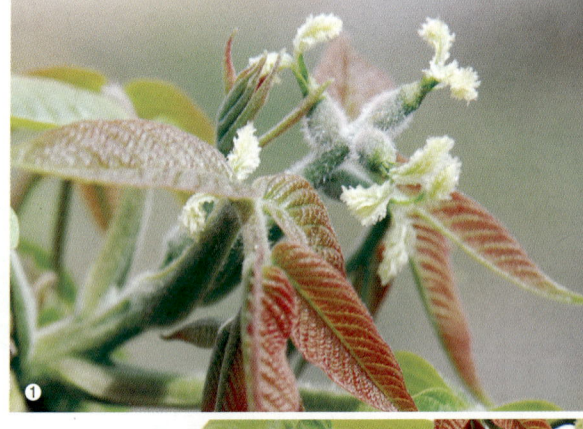

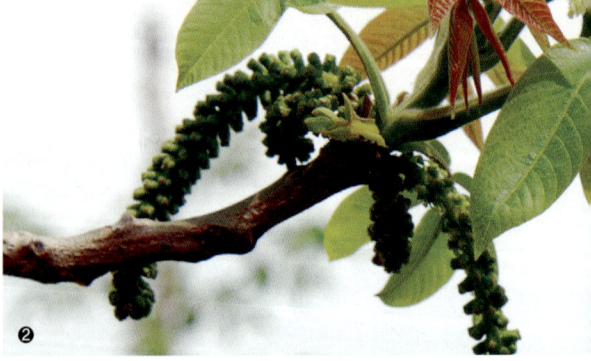

▲ ❶ 호도나무 암꽃 ❷ 호도나무 수꽃

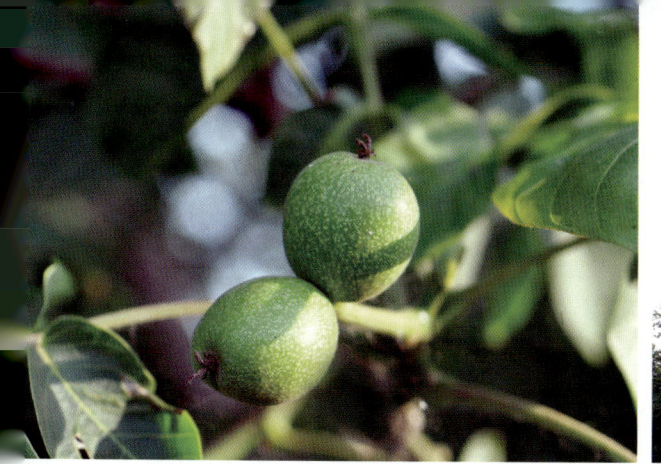

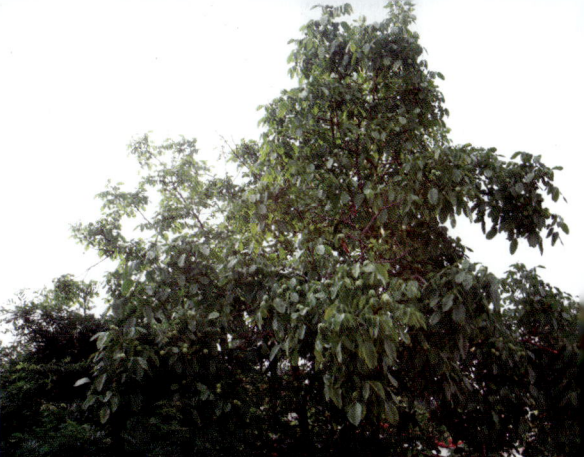

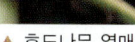
▲ 호도나무 열매

▲ 호도나무 수형

● **기원**　이 약은 호도나무 *Juglans regia* Linné(가래나무과 Juglandaceae)의 씨이다.

● **한방 약미(藥味)와 약성(藥性)**　맛은 달고 성질은 따뜻하다.

● **한방 작용부위(귀경, 歸經)**　호도는 주로 신(腎), 폐(肺), 대장경(大腸經)에 들어가 작용한다.

| 약효 해설 |

- 요통(腰痛)과 다리가 약해지는 증상을 치료한다.
- 발기부전, 유정, 유뇨(遺尿)에 유효하다.
- 대장의 진액이 줄어들어 대변이 굳어지는 증상에 사용한다.
- 기침, 천식을 낮게 한다.

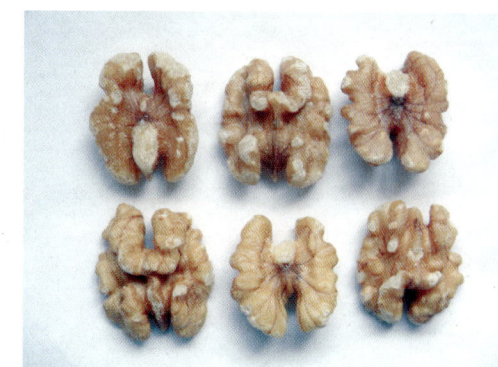
▲ 호도(종인)

| 동의보감 효능 |

호도(胡桃, 호두)의 성질은 평(平)하며(뜨겁다[熱]고도 한다) 맛이 달고[甘] 독이 없다. 경맥(經脈)을 통하게 하고 혈맥(血脈)을 윤활하게 한다. 귀밑머리[鬢髮, 빈발]를 검게 하고 몸을 살찌게 하고 튼튼하게 한다.

| 약용법 |

씨 9~15g을 물 800mL에 넣고 달여서 반으로 나누어 아침저녁으로 마시거나 또는 가루나 환(丸)으로 만들어 복용한다. 외용할 때는 적당량을 분말로 만들어 환부에 붙인다.

512

호동루

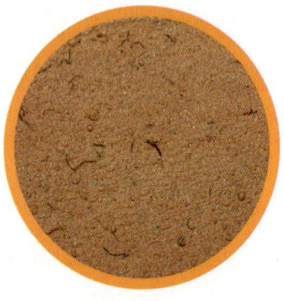

- 한자명: 胡桐淚
- 라틴생약명: Resina Populi
- 이명 또는 영명: 호동진(胡桐津), 호동감(胡桐鹼)
- 식물명 및 학명: 호양(胡楊), *Populus diversifolia* Schrenk
- 과명: 버드나무과
- 약용부위: 수지(樹脂, 식물체로부터의 분비물 또는 상처로부터의 유출물)가 땅속에 오랫동안 묻혀서 이루어진 것
- 식약처 공정서 및 조선시대 의서 수재:
  대한민국약전외한약(생약)규격집(KHP) 제4개정
  동의보감 탕액편의 나무부
  방약합편의 향목(香木, 향나무)편

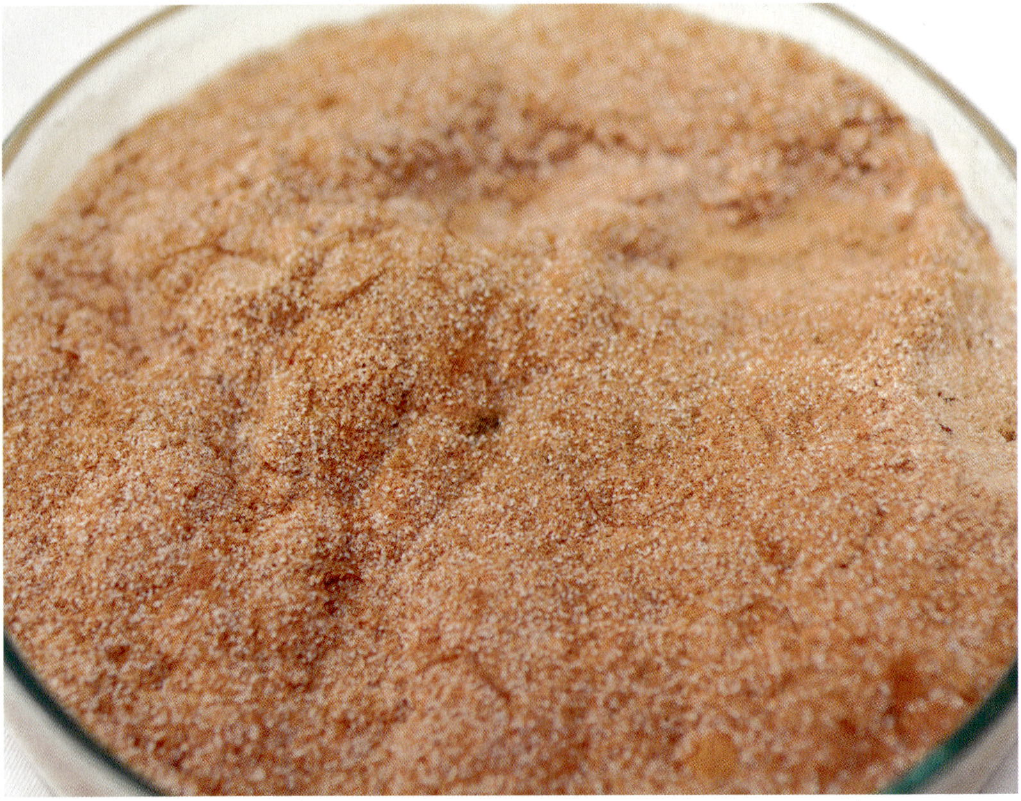

▲ 호동루

974

- **기원** 이 약은 호양(胡楊) *Populus diversifolia* Schrenk(버드나무과 Salicaceae)의 수지가 땅속에 오랫동안 묻혀서 이루어진 것이다.

- **한방 약미(藥味)와 약성(藥性)** 맛은 쓰고 짜며 성질은 차다.

- **한방 작용부위(귀경, 歸經)** 호동루는 주로 폐(肺), 위경(胃經)에 들어가 작용한다.

| 약효 해설 |

- 목 안이 붓고 아픈 증상에 유효하다.
- 잇몸이 벌겋게 붓고 헐며 아픈 병증을 낫게 한다.
- 치통, 위통, 중이염에 사용한다.

| 동의보감 효능 |

호동루(胡桐淚, 호양나무 수지)의 성질은 매우 차며[大寒] 맛은 짜고[鹹] 쓰며[苦] 독이 없다. 심한 열독으로 명치가 답답하고 그득한 데 주로 쓴다. 풍열(風熱)로 치아가 아픈 것을 멎게 하고 소나 말의 급황병(急黃病)을 낫게 한다.

| 약용법 |

호동루 6~10g을 물 800mL에 넣고 달여서 반으로 나누어 아침저녁으로 마시거나 또는 가루나 환(丸)으로 만들어 복용한다. 외용할 때는 적당량을 사용한다.

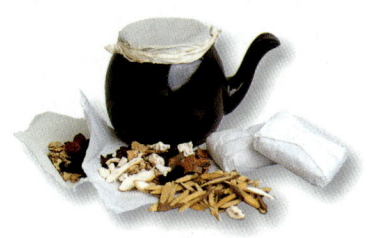

513

호로파

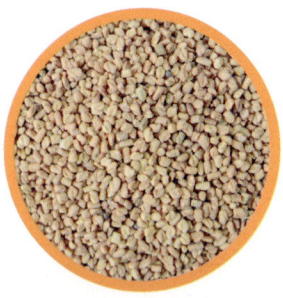

- 한자명: 胡蘆巴
- 라틴생약명: Trigonellae Semen
- 이명 또는 영명: 호파(胡巴)
- 식물명 및 학명: 호로파(胡蘆巴), *Trigonella foenum-graecum* Linné
- 과명: 콩과
- 약용부위: 씨
- 식약처 공정서 및 조선시대 의서 수재:
    대한민국약전외한약(생약)규격집(KHP) 제4개정
    동의보감 탕액편의 풀부(部)
    방약합편의 습초(濕草)편

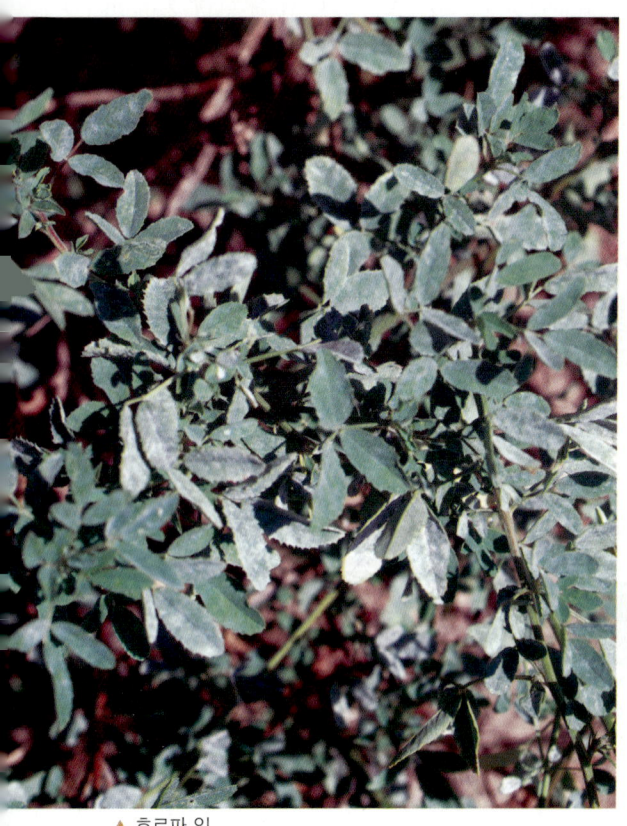

▲ 호로파 잎

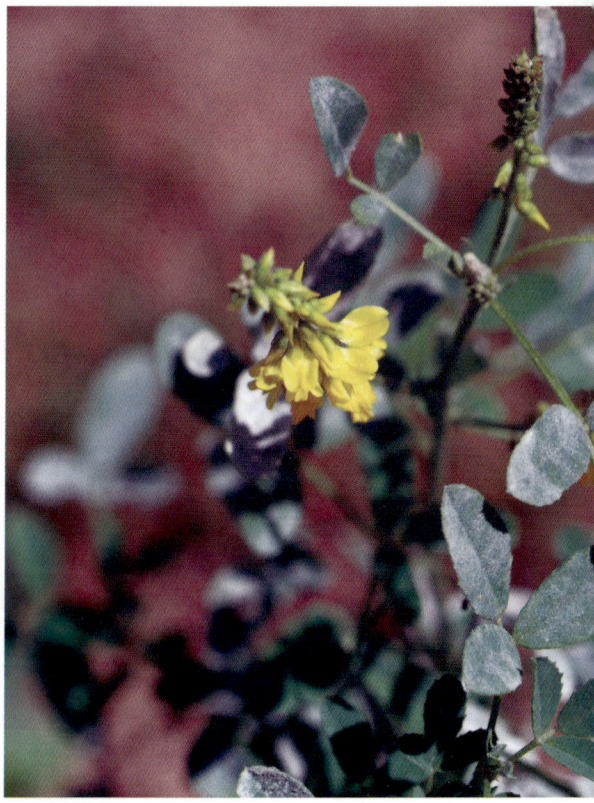

▲ 호로파 꽃

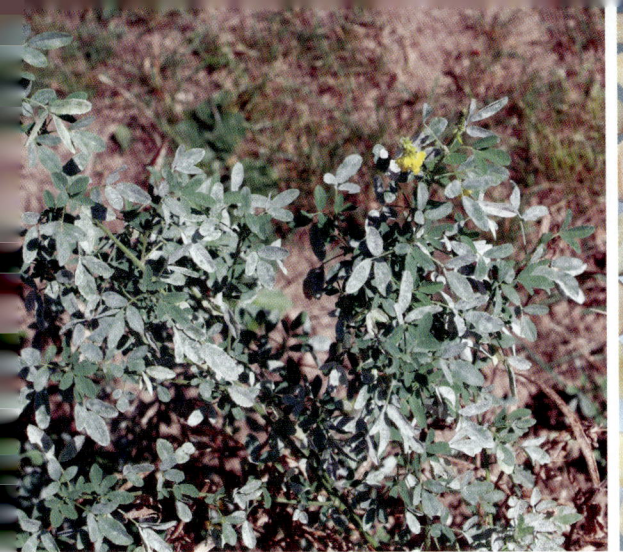

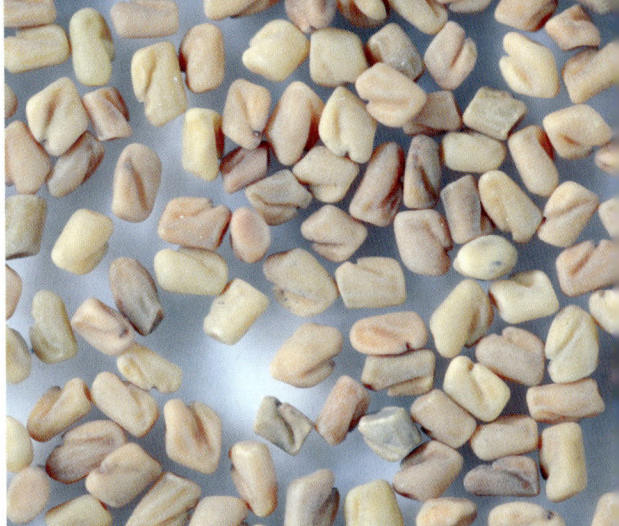

▲ 호로파 지상부   ▲ 호로파(약재, 전형)

● **기원** 이 약은 호로파(胡蘆巴) *Trigonella foenum−graecum* Linné(콩과 Leguminosae)의 씨이다.

● **한방 약미(藥味)와 약성(藥性)** 맛은 쓰고 성질은 따뜻하다.

● **한방 작용부위(귀경, 歸經)** 호로파는 주로 신경(腎經)에 들어가 작용한다.

│ **약효 해설** │

• 아랫배가 차가운 느낌이 나며 아픈 증상을 풀어준다.

• 배꼽 주위가 짜는 듯이 아프고 손발이 차가워지는 것에 효과가 있다.

• 다리가 연약해지고 힘이 없으며 감각이 둔해지는 증상에 쓴다.

• 건강기능식품으로 혈당 상승 억제에 도움을 줄 수 있다.

│ **동의보감 효능** │

호로파(胡蘆巴)의 성질은 따뜻하고[溫] 맛은 쓰며[苦] 독이 없다. 신(腎)이 허하고 찬 것, 배가 몹시 부르며 속이 그득한 감을 주는 것, 안색이 검푸른 것을 치료한다. 또 신의 기운이 부족한 것을 돕는 데 가장 요긴하다고 한 곳도 있다.

│ **약용법** │

씨 5~10g을 물 800mL에 넣고 달여서 반으로 나누어 아침저녁으로 마신다.

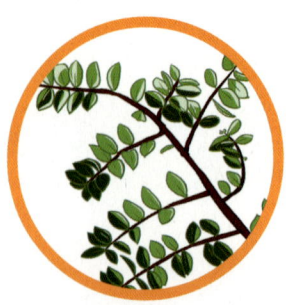
▲ 호미초 잎

514

<대한약전외한약(생약)규격집(KHP) 제3개정에서 삭제한 품목>

- 한자명: 虎尾草
- 라틴생약명: Embeliae Radix
- 이명 또는 영명: 당귀등(當歸藤)
- 식물명 및 학명: 호미초, *Embelia parviflora* Wall.
- 과명: 자금우과
- 약용부위: 뿌리
- 식약처 공정서 및 조선시대 의서 수재:

   2011년 개정한 대한약전외한약(생약)규격집(KHP) 제3개정에서 삭제한 품목임

● **기원** 이 약은 호미초 *Embelia parviflora* Wall. (자금우과 Myrsinaceae)의 뿌리이다.

● **한방 약미(藥味)와 약성(藥性)** 맛은 쓰고 떫으며 성질은 따뜻하다.

| 약효 해설 |

• 월경불순, 빈혈, 산후허약증에 유효하다.

• 타박상, 골절을 치료한다.

• 허리와 대퇴 부위가 시큰거리고 아픈 병증에 쓴다.

| 약용법 |

뿌리 15~30g을 물 800mL에 넣고 달여서 반으로 나누어 아침저녁으로 마신다. 외용할 때는 신선한 재료를 적당량 짓찧어서 환부에 붙인다.

515

- 한자명: 馬錢子
- 라틴생약명: Strychni Semen
- 이명 또는 영명: Nux Vomica
- 식물명 및 학명: 마전(馬錢), *Strychnos nux-vomica* Linné
- 과명: 마전과
- 약용부위: 잘 익은 씨
- 식약처 공정서 및 조선시대 의서 수재:
  대한민국약전(KP) 제11개정

호미카

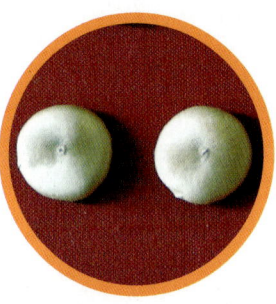

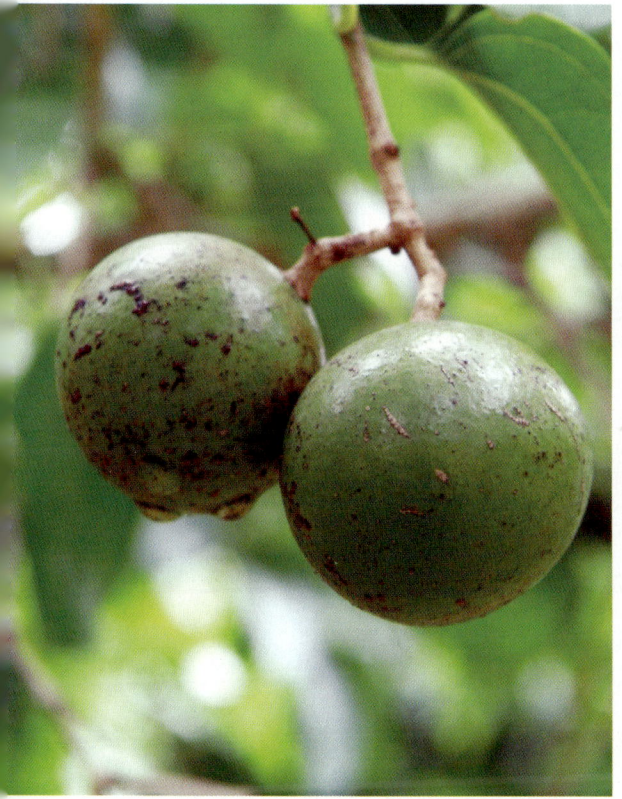

▲ 마전의 미성숙 열매

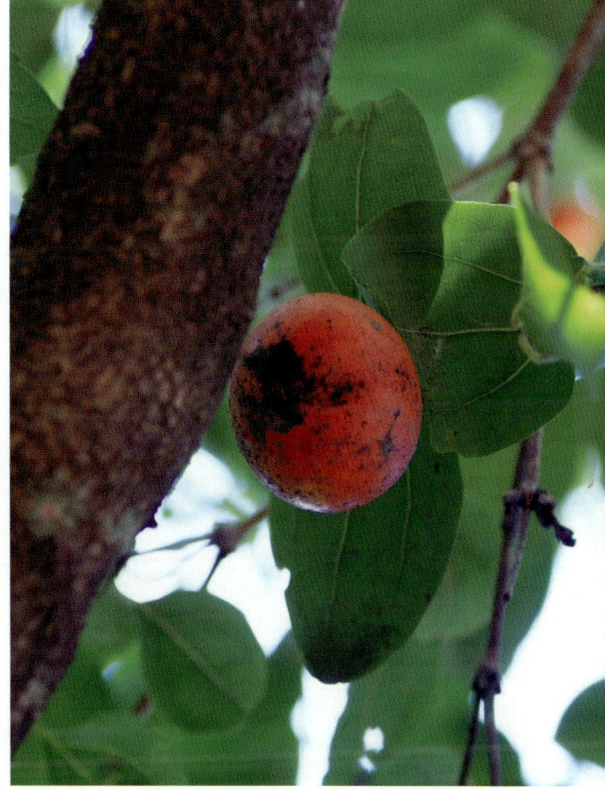

▲ 마전의 익은 열매

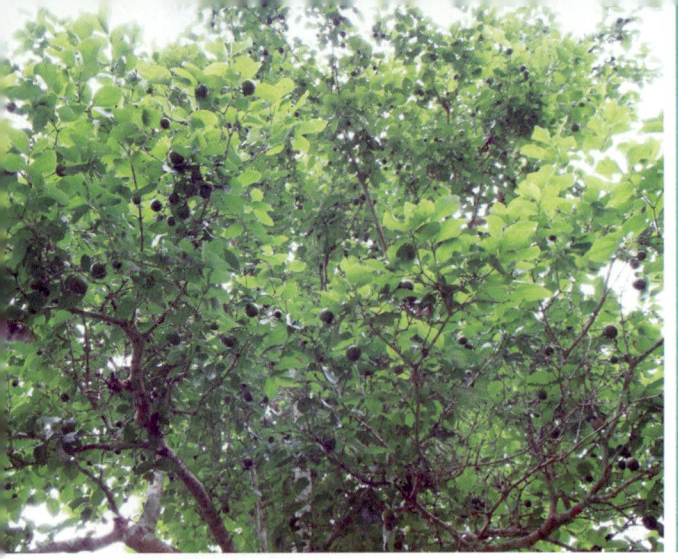

▲ 마전의 수형

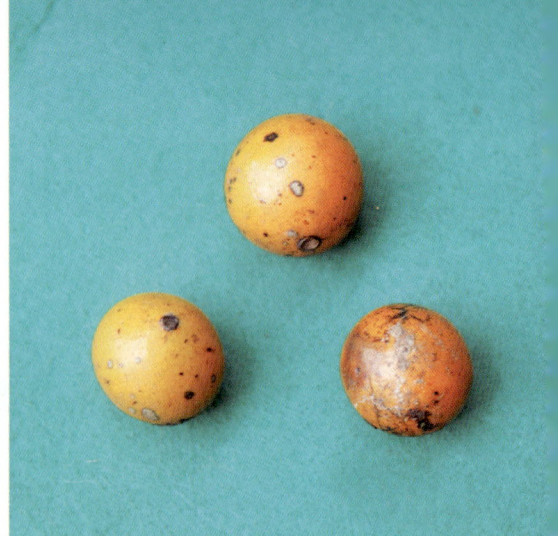

▲ 마전의 익은 열매(채취품)

● **기원** 이 약은 마전(馬錢) *Strychnos nux-vomica* Linné(마전과 Loganiaceae)의 잘 익은 씨이다.

● **한방 약미(藥味)와 약성(藥性)** 맛은 쓰고 성질은 따뜻하며 독성이 매우 크다.

● **한방 작용부위(귀경, 歸經)** 호미카는 주로 간(肝), 비경(脾經)에 들어가 작용한다.

| **약효 해설** |

• 반신불수, 난청에 사용한다.

• 목 안이 붓고 아픈 증상에 유효하다.

• 피부에 감각이 없고 팔다리를 쓰지 못하는 병증에 사용한다.

• 안면신경 마비, 중증 근무력증을 치료한다.

• 중추신경 흥분, 건위(健胃), 진통 작용이 있다.

| **약용법** |

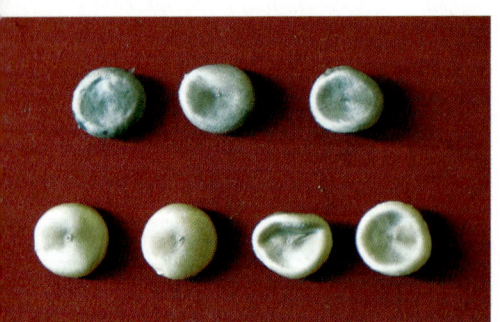

▲ 호미카(약재, 전형)

가루로 만들어 0.06~0.09g을 내복한다. 수치(修治) 후 산제(散劑)나 환제(丸劑)로 복용한다. 과량 복용할 경우 혈압상승, 호흡곤란, 혼수 등의 중독 증상을 유발할 수 있어 조심해야 한다.

516

- 한자명: 琥珀

- 라틴생약명: Succinum

- 식물명 및 학명: 소나무, *Pinus densiflora* Siebold & Zuccarini

- 과명: 소나무과

- 약용부위: 수지(樹脂, 식물체로부터의 분비물 또는 상처로부터의 유출물)가 땅
  속에서 오랜 세월을 경과하여 화석이 된 것

- 식약처 공정서 및 조선시대 의서 수재:

    대한민국약전외한약(생약)규격집(KHP) 제4개정

    동의보감 탕액편의 나무부

    방약합편의 우목(寓木, 기생목)편

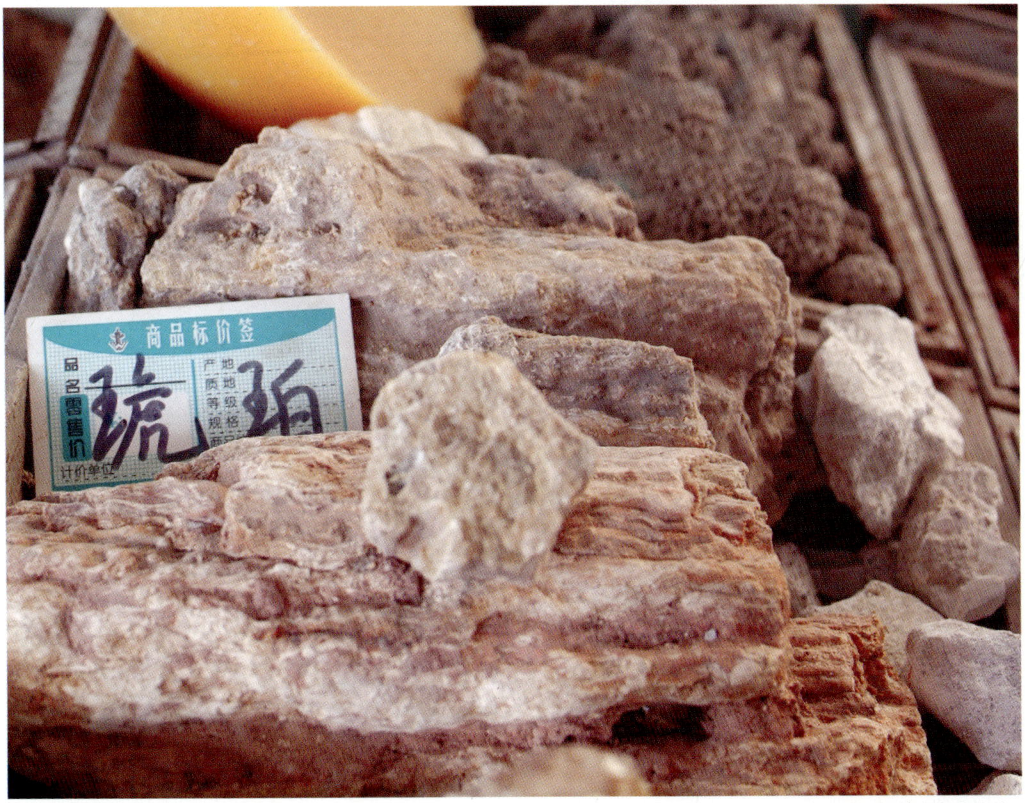

호박

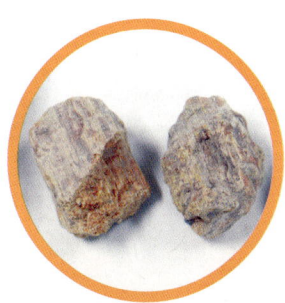

▲ 호박(시장 판매품)

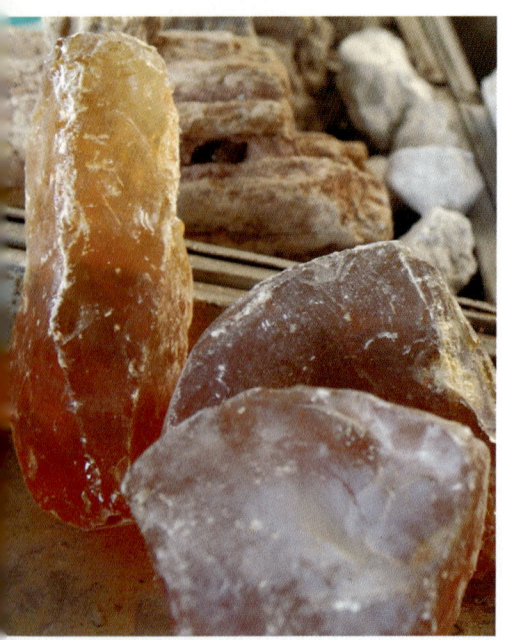

▲ 호박의 위품으로 사용되는 송향

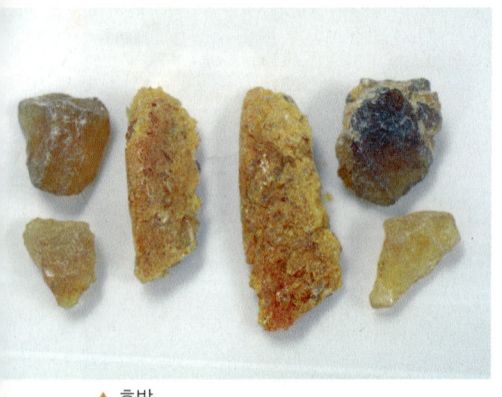

▲ 호박

●**기원** 이 약은 소나무 *Pinus densiflora* Siebold & Zuccarini 또는 기타 동속식물(소나무과 Pinaceae)의 수지가 땅속에서 오랜 세월을 경과하여 화석이 된 것이다.

●**한방 약미(藥味)와 약성(藥性)** 맛은 달고 성질은 평(平)하다.

●**한방 작용부위(귀경, 歸經)** 호박은 주로 심(心), 간(肝), 방광경(膀胱經)에 들어가 작용한다.

| **약효 해설** |

• 놀라서 가슴이 두근거리고 잠을 이루지 못하는 증세에 쓴다.

• 눈이 충혈되고 막 같은 것이 생기는 장애에 사용한다.

• 갑자기 의식을 잃고 경련을 일으키는 간질에 효과가 있다.

• 무월경, 소변불통, 혈뇨(血尿)에 유효하다.

| **동의보감 효능** |

호박(琥珀, 소나무 속 식물의 수지가 땅속에서 오랜 세월을 경과하여 된 화석)은 성질이 평(平)하고 맛이 달며[甘] 독이 없다. 오장(五藏)을 편안하게 하고 정신을 안정시키며 헛것에 들린 것을 낫게 한다. 산후에 어혈로 반진이 돋거나 아픈 것을 치료한다. 소변을 잘 나오게 하며 오림(五淋)을 낫게 한다. 눈을 밝게 하며 눈의 예막을 없앤다.

〈대한민국약전외한약(생약)규격집(KHP) 제3개정에서 삭제한 품목〉

- 한자명: 胡荽子

- 라틴생약명: Coriandri Fructus

- 이명 또는 영명: 향채(香菜)

- 식물명 및 학명: 고수, *Coriandrum sativum* Linné

- 과명: 산형과

- 약용부위: 열매

- 식약처 공정서 및 조선시대 의서 수재:

    2011년 개정한 대한약전외한약(생약)규격집(KHP) 제3개정에
  서 삭제한 품목임
    동의보감 탕액편의 채소부

호유자

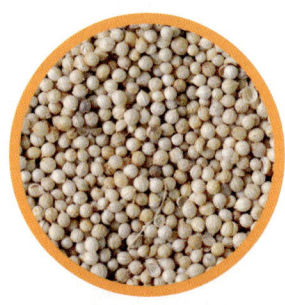

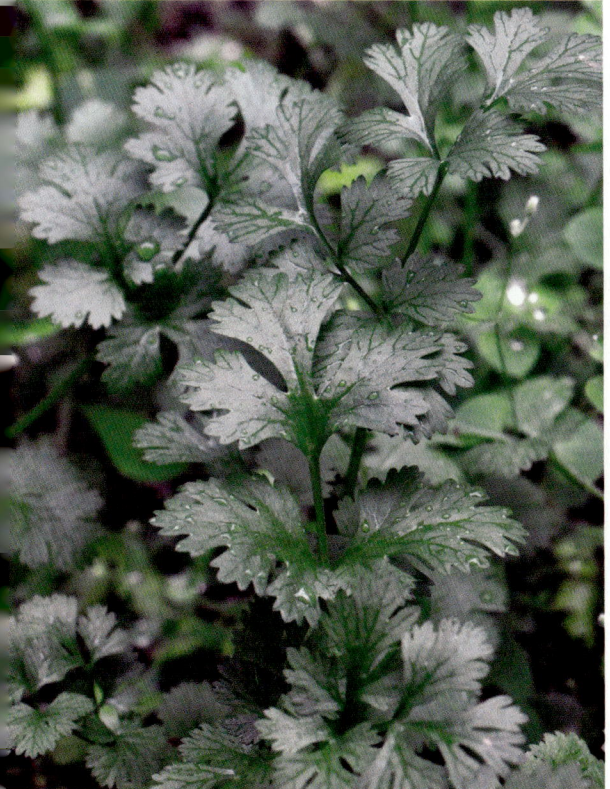

▲ 고수 잎

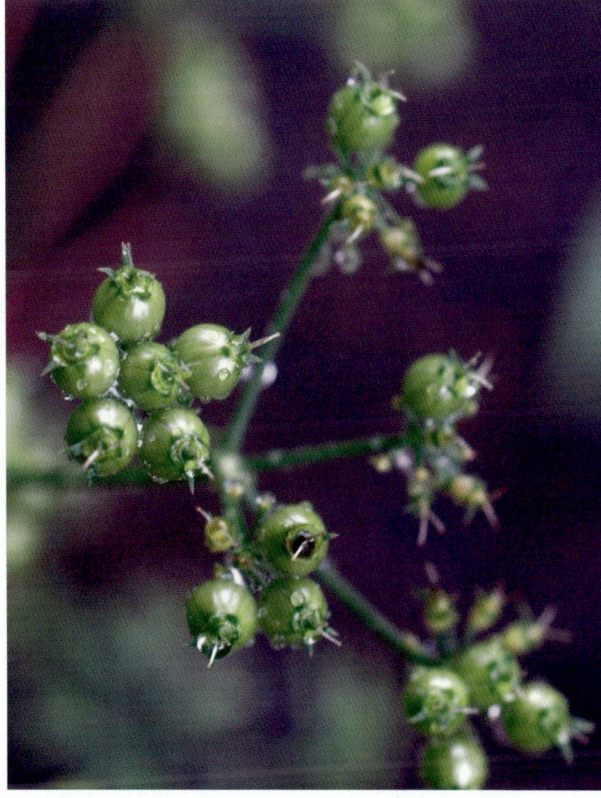

▲ 고수 열매

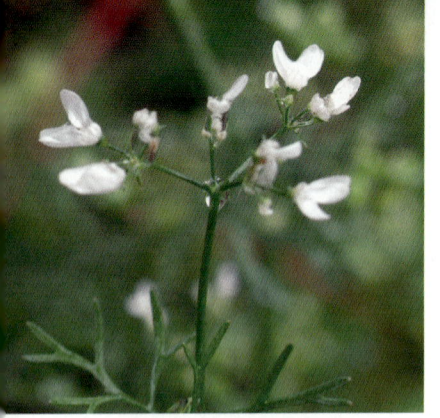

▲ 고수 꽃

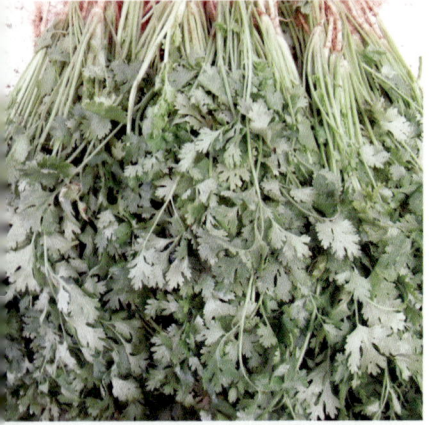

▲ 고수 지상부(시장 판매품, 식용)

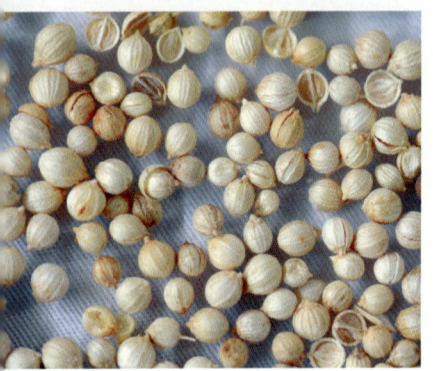

▲ 호유자(약재, 전형)

● **기원**　이 약은 고수 *Coriandrum sativum* Linné(산형과 Umbelliferae)의 열매이다.

● **한방 약미(藥味)와 약성(藥性)**　맛은 맵고 시며 성질은 평 (平)하다.

● **한방 작용부위(귀경, 歸經)**　호유자는 주로 폐(肺), 위(胃), 대장경(大腸經)에 들어가 작용한다.

| 약효 해설 |

• 식욕부진에 사용한다.

• 복부가 부르고 통증이 있는 증상에 유효하다.

• 가슴이 답답하고 그득하며 불편한 증상에 쓴다.

• 치질로 인하여 배변할 때 피가 나오는 증상을 낫게 한다.

• 고환이나 음낭이 커지면서 아랫배가 켕기고 아픈 병증 에 활용한다.

• 두통, 치통을 없앤다.

• 유럽에서는 열매를 '코리앤더(coriander)'로 부르며 향신료 로 이용한다.

• 잎은 '고수'로 부르며 특이한 냄새가 나서 향신료로 쓴다.

| 동의보감 효능 |

호유자(胡荽子, 고수 씨)는 소아의 머리에 난 상처가 짓물러 머 리카락이 끊어지거나 빠지는 것, 그리고 5가지 치질[五痔] 에 주로 쓴다. 고기를 먹고 생긴 식중독으로 하혈(下血)하는 것을 치료하고 창진(瘡疹)이 잘 내돋지 않는 것을 내돋게 한 다[본초].

| 약용법 |

열매 6~12g을 물 800mL에 넣고 달여서 반으로 나누어 아침저녁으로 마시거나 또는 가루나 환(丸)으로 만들어 복용한다. 외용할 때는 적당량을 사용한다.

518

- 한자명: 虎耳草
- 라틴생약명: Saxifragae Herba
- 식물명 및 학명: 바위취, *Saxifraga stolonifera* Linné
- 과명: 범의귀과
- 약용부위: 전초
- 식약처 공정서 및 조선시대 의서 수재:
  대한민국약전외한약(생약)규격집(KHP) 제4개정

호이초

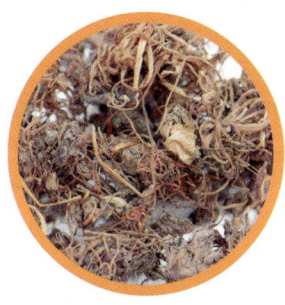

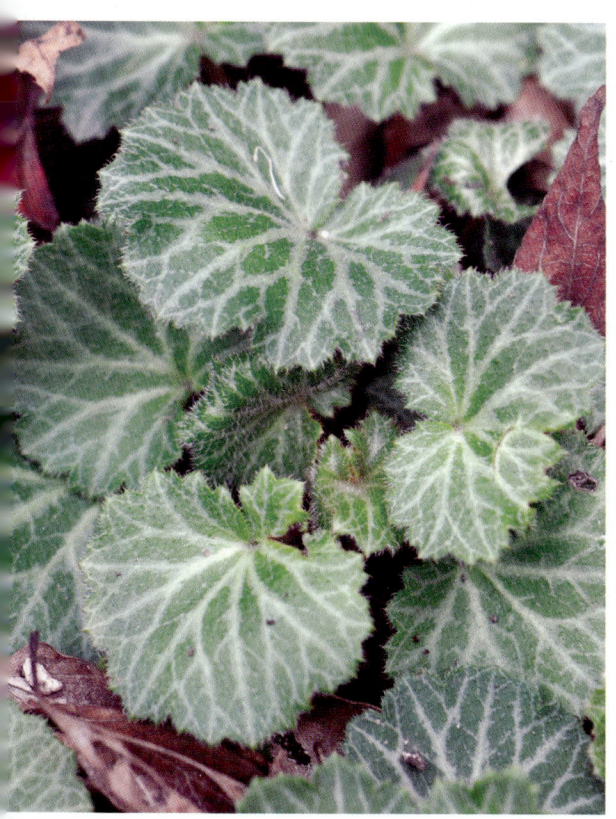

▲ 바위취 잎

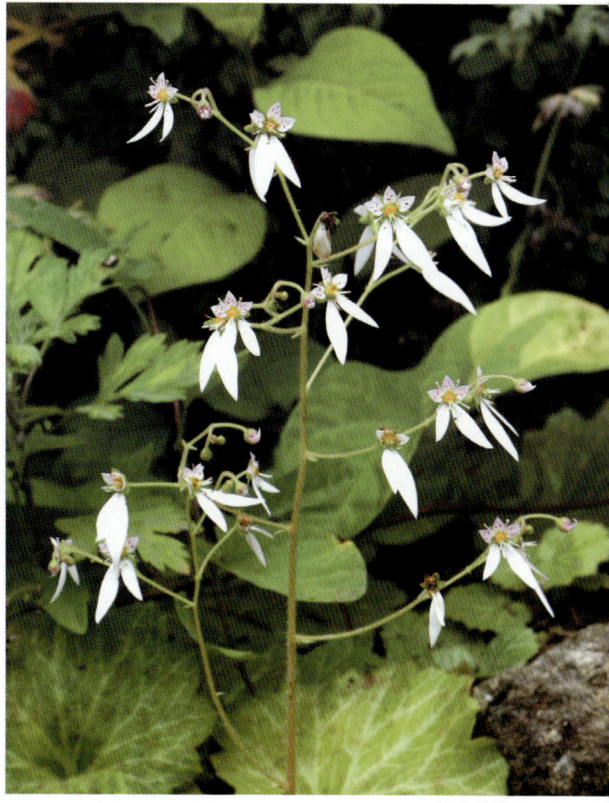

▲ 바위취 꽃

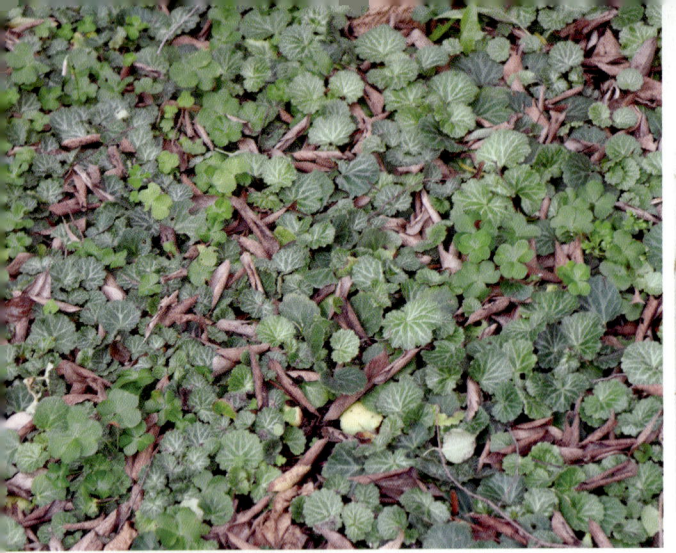

▲ 바위취 지상부

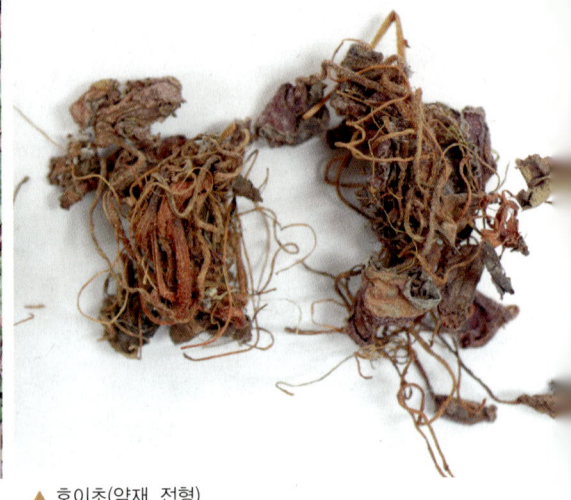

▲ 호이초(약재, 전형)

● **기원** 이 약은 바위취 *Saxifraga stolonifera* Linné(범의귀과 Saxifragaceae)의 전초이다.

● **한방 약미(藥味)와 약성(藥性)** 맛은 쓰고 매우며 성질은 차고 독이 약간 있다.

● **한방 작용부위(귀경, 歸經)** 호이초는 주로 폐(肺), 비(脾), 대장경(大腸經)에 들어가 작용한다.

| **약효 해설** |

• 귓속에서 온갖 고름이 흘러나오는 병에 쓴다.

• 열이 나고 기침하며 가래가 나오는 증상을 낮게 한다.

• 풍진(風疹)으로 전신의 피부가 가려운 증상을 없애준다.

• 치통, 토혈, 외상출혈에 유효하다.

| **약용법** |

전초 10~15g을 물 800mL에 넣고 달여서 반으로 나누어 아침저녁으로 마신다.

519

- 한자명: 虎杖根
- 라틴생약명: Polygoni Cuspidati Rhizoma et Radix
- 이명 또는 영명: 고장(苦杖)
- 식물명 및 학명: 호장근, *Polygonum cuspidatum* Siebold et Zuccarinii
- 과명: 여뀌과
- 약용부위: 뿌리줄기 및 뿌리
- 식약처 공정서 및 조선시대 의서 수재:
  대한민국약전외한약(생약)규격집(KHP) 제4개정
  동의보감 탕액편의 풀부(部)
  방약합편의 습초(濕草)편

호장근

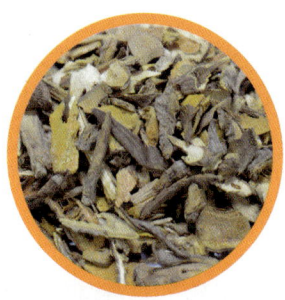

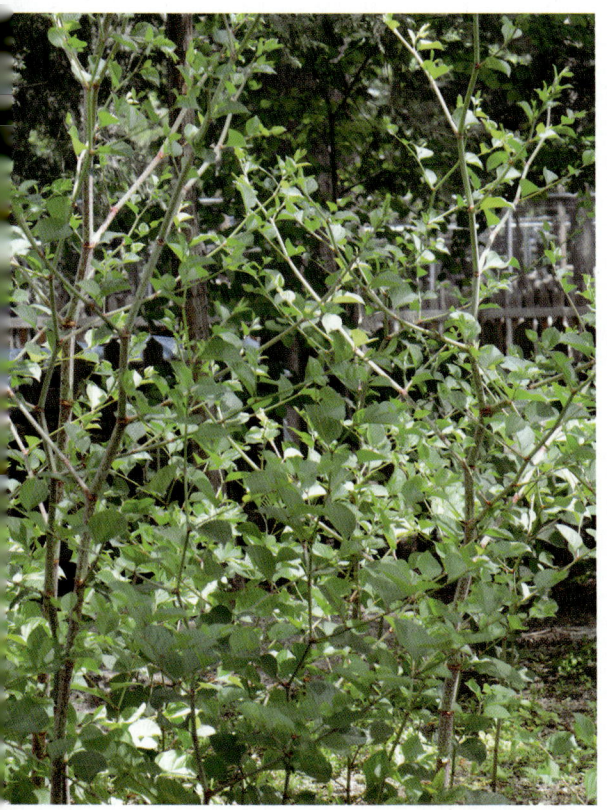

▲ 호장근 지상부

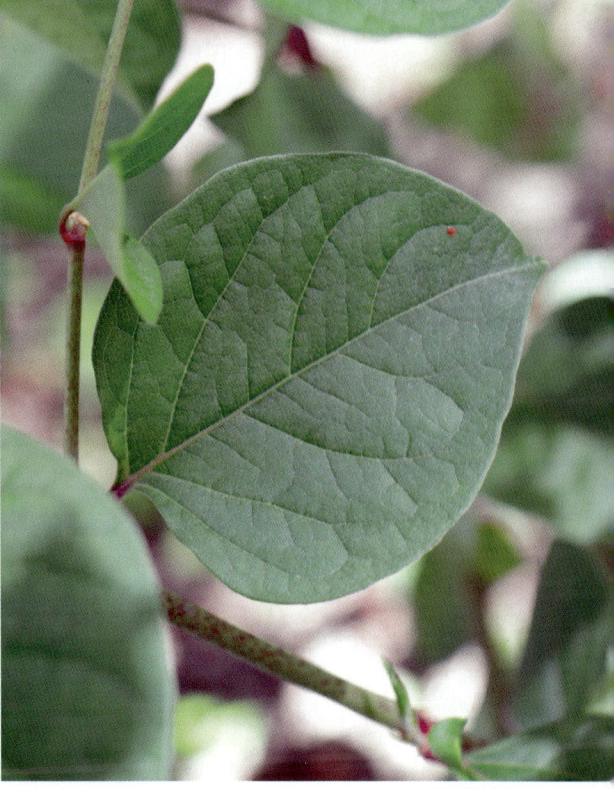

▲ 호장근 잎

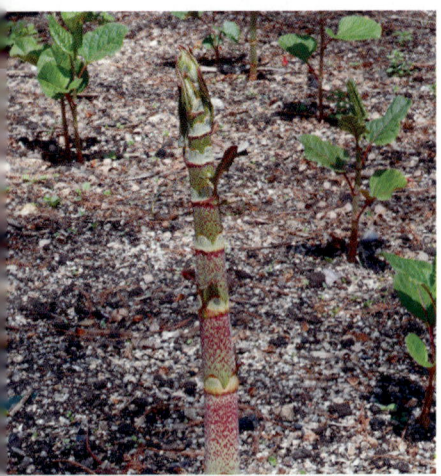

▲ 호장근 싹

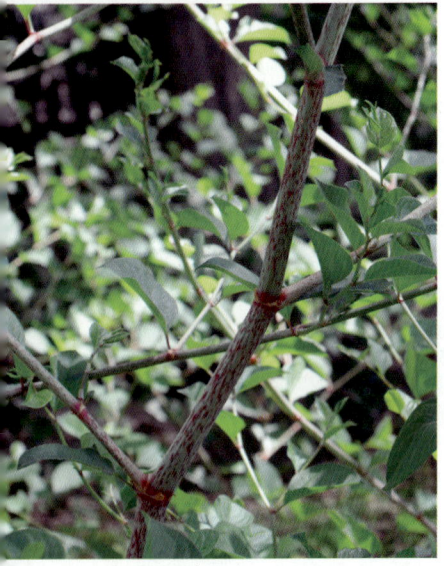

▲ 호장근의 줄기

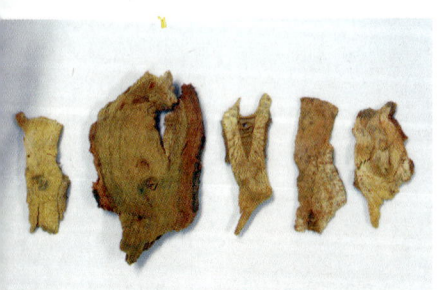

▲ 호장근(약재, 절편)

● **기원** 이 약은 호장근 *Polygonum cuspidatum* Siebold et Zuccarinii(여뀌과 Polygonaceae)의 뿌리줄기 및 뿌리이다.

● **한방 약미(藥味)와 약성(藥性)** 맛은 약간 쓰고 성질은 차다.

● **한방 작용부위(귀경, 歸經)** 호장근은 주로 간(肝), 담(膽), 폐경(肺經)에 들어가 작용한다.

| **약효 해설** |

• 팔다리를 잘 쓰지 못하고 마비되며 아픈 증세에 사용한다.

• 폐열로 기침이 나는 증상을 없애준다.

• 황달과 자궁에서 분비물이 나오는 증상을 낫게 한다.

• 소변을 볼 때 아프고 멀건 고름 같은 것이 나오는 증상에 유효하다.

| **동의보감 효능** |

호장근(虎杖根, 호장근 뿌리)의 성질은 약간 따뜻하고[微溫](평(平)하다고도 한다) 맛은 쓰며[苦] 독이 없다. 몰려 있는 피와 뱃속에 생긴 덩어리를 깨뜨린다. 월경을 통하도록 하며 산후의 어혈을 없애고 고름을 내보낸다. 피부에 얇게 생긴 헌데, 옹독(癰毒), 다쳐서 생긴 어혈에 주로 쓴다. 소변을 잘 나오게 하고 오림(五淋)을 낫게 한다.

| **약용법** |

뿌리줄기 및 뿌리 10~15g을 물 800mL에 넣고 달여서 반으로 나누어 아침저녁으로 마신다. 또는 가루, 환(丸)이나 술로 담가 복용한다. 외용할 때는 적당량을 분말로 만들어 환부에 붙인다.

988

520

- 한자명: 胡黃蓮
- 라틴생약명: Picrorhizae Rhizoma
- 이명 또는 영명: 호련(胡蓮)
- 식물명 및 학명: 호황련(胡黃蓮), *Picrorhiza kurroa* Bentham
  서장호황련(西藏胡黃蓮), *Picrorhiza scrophulariiflora* Pennell
- 과명: 현삼과
- 약용부위: 뿌리줄기
- 식약처 공정서 및 조선시대 의서 수재:
  대한민국약전외한약(생약)규격집(KHP) 제4개정
  동의보감 탕액편의 풀부(部)
  방약합편의 산초(山草)편

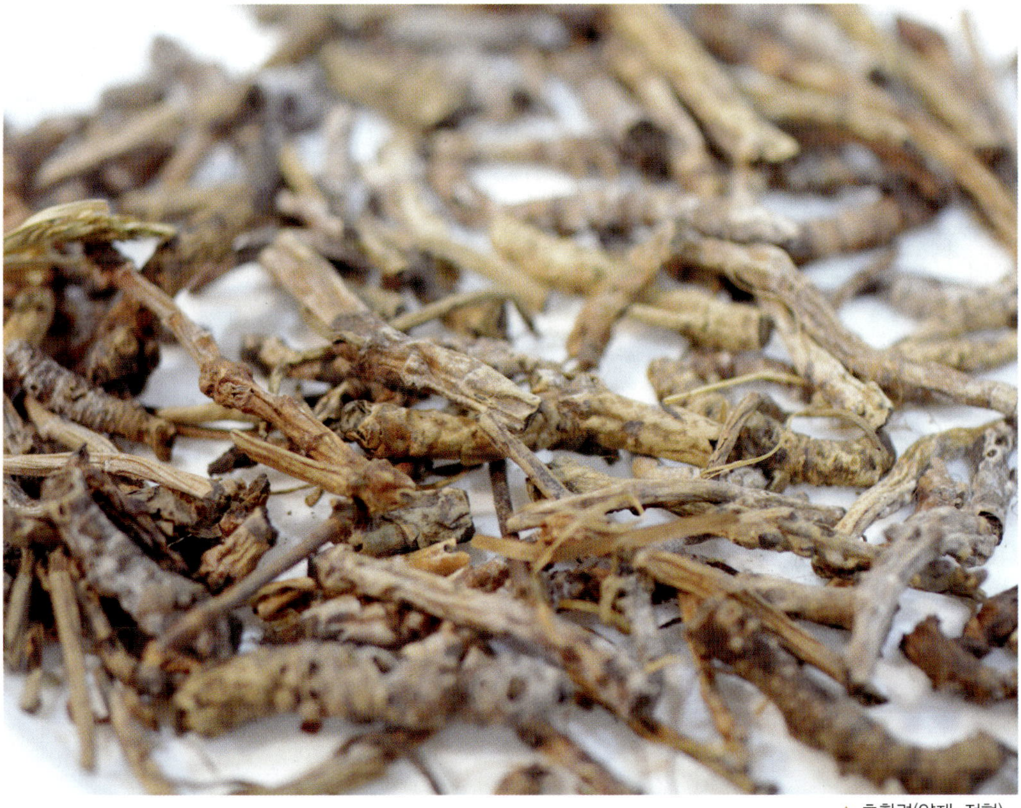

호황련

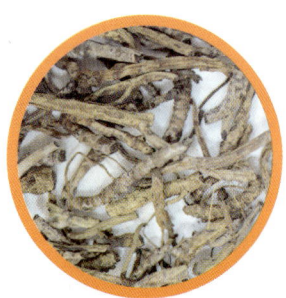

▲ 호황련(약재, 전형)

- **기원** 이 약은 호황련(胡黃蓮) *Picrorhiza kurroa* Bentham 또는 서장호황련(西藏胡黃蓮) *Picrorhiza scrophulariiflora* Pennell(현삼과 Scrophulariae)의 뿌리줄기이다.

- **한방 약미(藥味)와 약성(藥性)** 맛은 쓰고 성질은 차다.

- **한방 작용부위(귀경, 歸經)** 호황련은 주로 간(肝), 위(胃), 대장경(大腸經)에 들어가 작용한다.

| 약효 해설 |

- 잠자거나 깨어 있을 때 식은땀이 많이 흐르는 증상에 사용한다.
- 어린아이가 발열로 몸이 여위는 증상에 유효하다.
- 급성 결막염, 이질을 치료한다.
- 일정한 시간에 열이 나고 뼛속이 후끈후끈 달아오르는 증세에 쓴다.

| 동의보감 효능 |

호황련(胡黃連)의 성질은 차고[寒] 맛은 쓰며[苦] 독이 없다. 몸이 허약하여 뼛속이 후끈후끈 달아오르는 것, 몸과 마음이 허약하고 피로하여 열이 나는 것을 낫게 한다. 간담(肝膽)을 보하며 눈을 밝게 한다. 소아가 오랜 이질로 감질(疳疾)이 된 것, 놀랐을 때 발작하는 간질, 부인의 임신 중 열, 남자의 가슴이 답답하면서 열 나는 것을 낫게 한다.

| 약용법 |

뿌리줄기 3~10g을 물 800mL에 넣고 달여서 반으로 나누어 아침저녁으로 마신다.

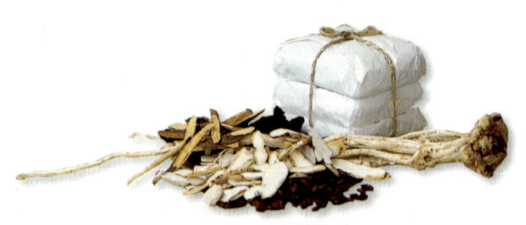

521

- 한자명: 忽布
- 라틴생약명: Humuli Strobilus
- 이명 또는 영명: Hops
- 식물명 및 학명: 홉, *Humulus lupulus* Linné
- 과명: 뽕나무과
- 약용부위: 잘 익은 구과(毬果, 목화한 인편이 모여서 구형 또는 타원체가 된 과일 모양의 구조)
- 식약처 공정서 및 조선시대 의서 수재:
  대한민국약전외한약(생약)규격집(KHP) 제4개정

홉

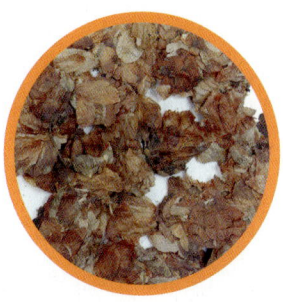

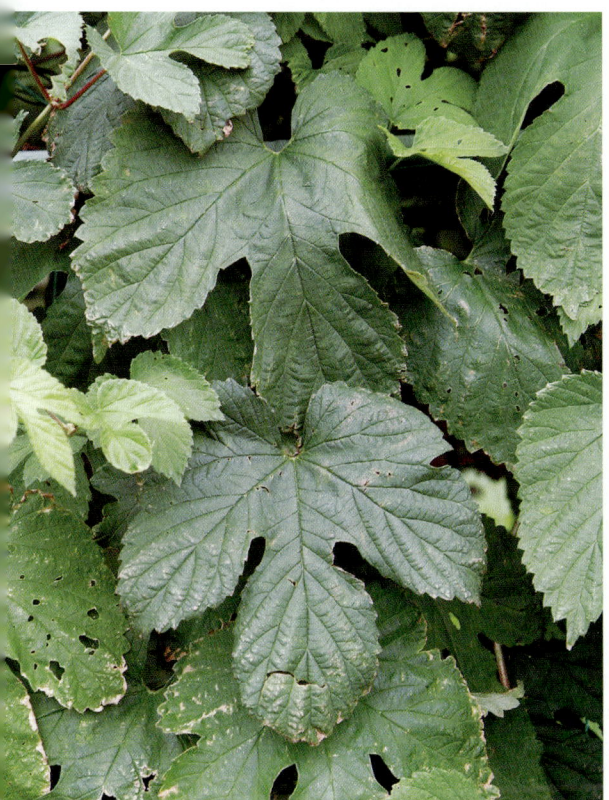

▲ 홉의 잎

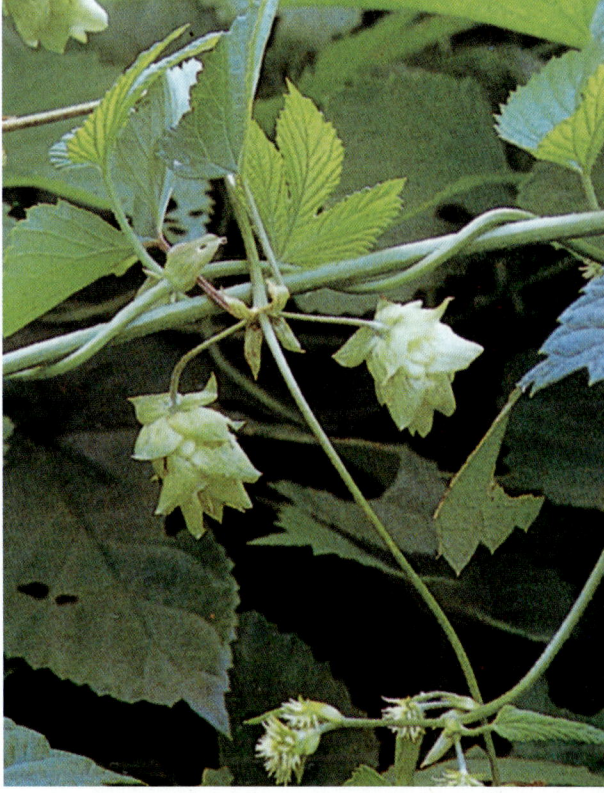

▲ 홉의 꽃

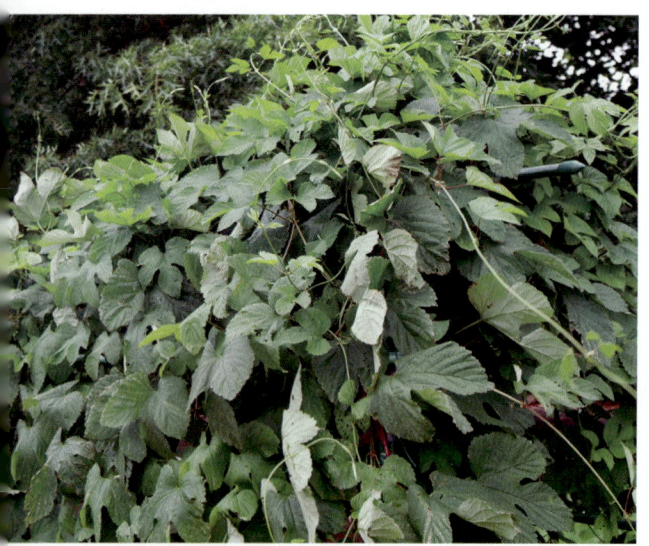

▲ 홉의 지상부

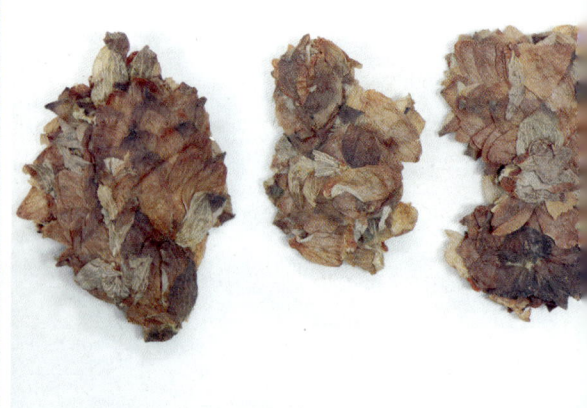

▲ 홉(약재, 포엽)

● **기원** 이 약은 홉 *Humulus lupulus* Linné(뽕나무과 Moraceae)의 잘 익은 구과(毬果)이다.

● **한방 약미(藥味)와 약성(藥性)** 맛은 쓰고 성질은 약간 서늘하다.

● **한방 작용부위(귀경, 歸經)** 홉은 주로 간(肝), 위경(胃經)에 들어가 작용한다.

| 약효 해설 |

• 소화불량, 불면증, 기침 치료에 효과가 있다.
• 방광염, 폐결핵 치료에 도움이 된다.
• 정신 안정작용이 있다.
• 맥주의 향미료로 사용한다.

| 약용법 |

홉 3~9g을 물 800mL에 넣고 달여서 반으로 나누어 아침저녁으로 마신다.

522

- 한자명: 紅蔘
- 라틴생약명: Ginseng Radix Rubra
- 이명 또는 영명: Red Ginseng
- 식물명 및 학명: 인삼, *Panax ginseng* C. A. Meyer
- 과명: 두릅나무과
- 약용부위: 뿌리를 찐 것
- 식약처 공정서 및 조선시대 의서 수재:
  대한민국약전(KP) 제11개정

홍삼

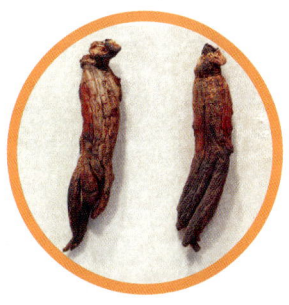

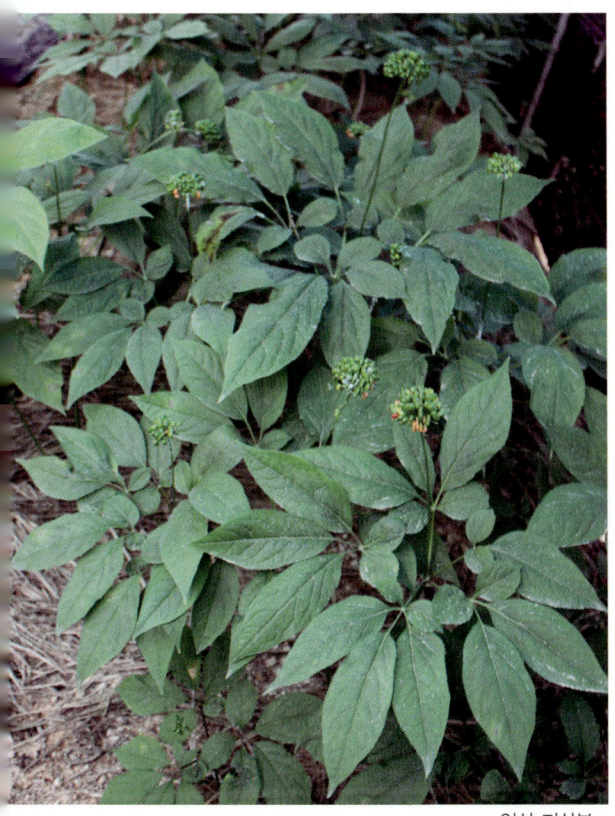

▲ 인삼 지상부

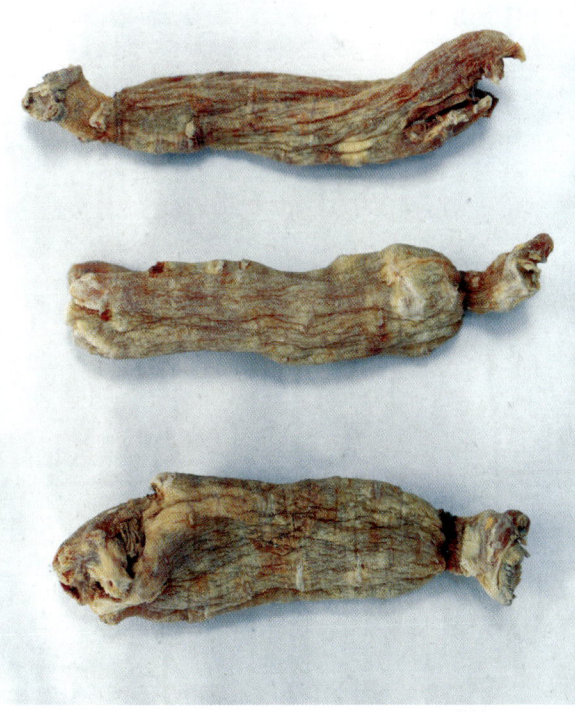

▲ 홍삼

●**기원** 이 약은 인삼 *Panax ginseng* C. A. Meyer(두릅나무과 Araliaceae)의 뿌리를 찐 것이다.

●**한방 약미(藥味)와 약성(藥性)** 맛은 달고 약간 쓰며 성질은 따뜻하다.

●**한방 작용부위(귀경, 歸經)** 홍삼은 주로 비(脾), 폐(肺), 심(心), 신경(腎經)에 들어가 작용한다.

| **약효 해설** |

• 혈액순환 개선작용이 있다.

• 여성의 부정기 자궁출혈에 효과가 있다.

• 팔다리가 차고 맥(脈)이 미세한 병증에 사용한다.

• 심장쇠약에 쓴다.

• 강장, 항암 작용이 있다.

• 건강기능식품으로서 면역력 증진, 피로회복, 혈소판 응집 억제를 통한 혈액 흐름의 개선, 기
  억력 개선에 도움을 줄 수 있다.

| **동의보감 효능** |

인삼 p.691 참고

| **약용법** |

홍삼 3~9g을 물 800mL에 넣고 달여서 반으로 나누어 아침저녁으로 마신다.

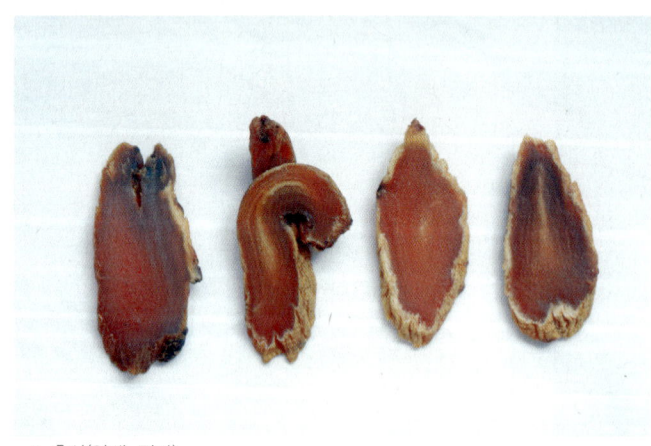

▲ 홍삼(약재, 절단)

523

- 한자명: 紅花
- 라틴생약명: Carthami Flos
- 이명 또는 영명: Safflower
- 식물명 및 학명: 잇꽃, *Carthamus tinctorius* Linné
- 과명: 국화과
- 약용부위: 관상화
- 식약처 공정서 및 조선시대 의서 수재:
   대한민국약전(KP) 제11개정
   동의보감 탕액편의 풀부(部)
   방약합편의 습초(濕草)편

홍화

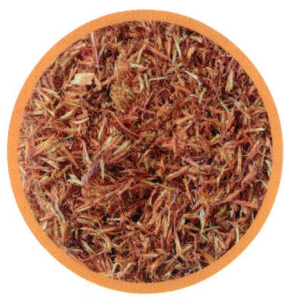

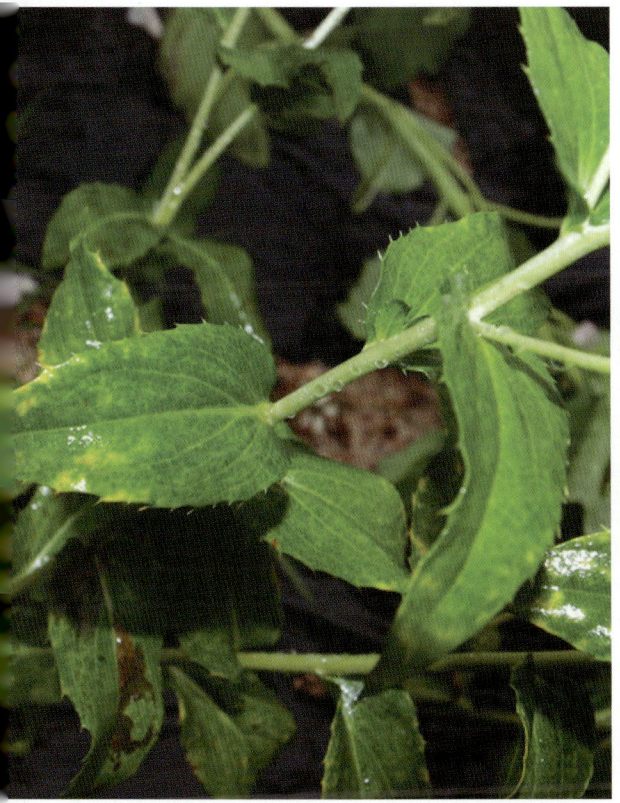

▲ 잇꽃 잎과 줄기

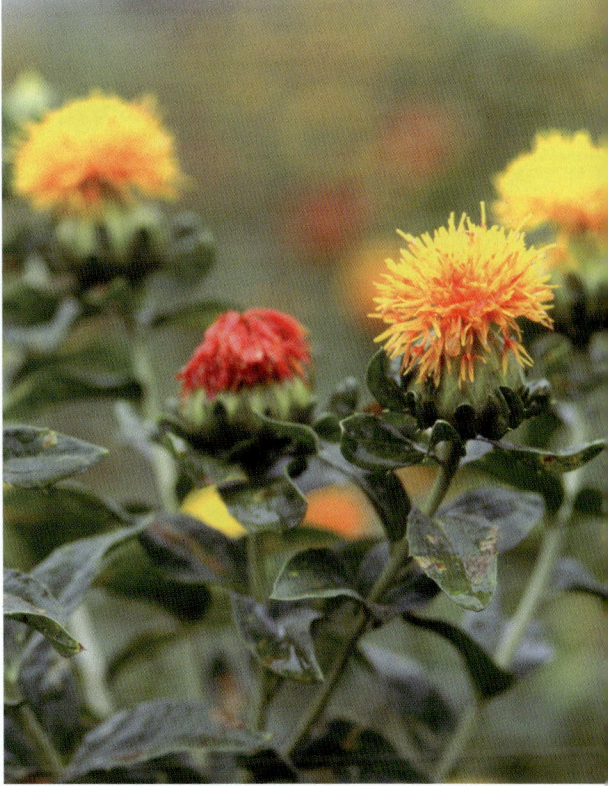

▲ 잇꽃의 꽃

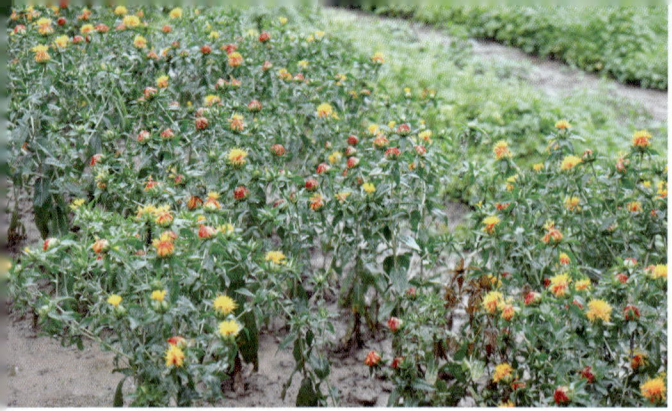

▲ 잇꽃 재배지

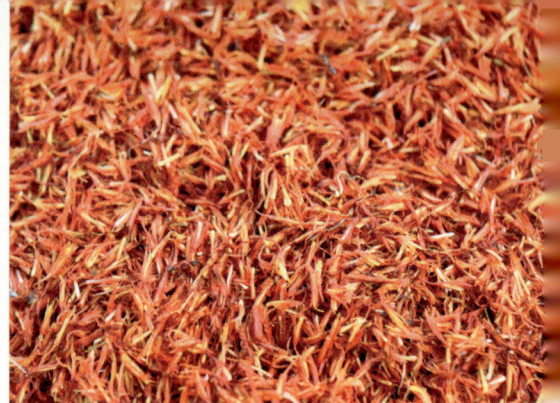

▲ 홍화(약재, 전형)

● **기원** 이 약은 잇꽃 *Carthamus tinctorius* Linné(국화과 Compositae)의 관상화이다.

● **한방 약미(藥味)와 약성(藥性)** 맛은 맵고 성질은 따뜻하다.

● **한방 작용부위(귀경, 歸經)** 홍화는 주로 심(心), 간경(肝經)에 들어가 작용한다.

| 약효 해설 |

• 가슴이 막히는 듯하면서 아픈 증상에 유효하다.
• 가슴과 양 옆구리의 찌르는 듯한 통증을 없앤다.
• 타박상에 활용한다.
• 갱년기장애 등의 혈액순환 장애 치료에 사용한다.
• 동맥경화의 예방 효과가 있다.

| 동의보감 효능 |

홍남화(紅藍花, 홍람화, 잇꽃)의 성질은 따뜻하고[溫] 맛은 매우며[辛] 독이 없다. 산후에 출혈이 심하여 정신이 흐리고 혼미해지는 증상을 낫게 한다. 뱃속에 죽은 피[惡血]가 다 나가지 못하여 쥐어짜듯이 아픈 것, 태아가 뱃속에서 죽은 것에 쓴다.

| 약용법 |

관상화 3~10g을 물 800mL에 넣고 달여서 반으로 나누어 아침저녁으로 마신다.
양혈(養血, 피를 보양함)과 화혈(和血, 피의 운행을 조화롭게 하는 효능) 효능을 위해서는 적은 양의 홍화를 사용한다. 반면 활혈거어(活血祛瘀, 혈액순환을 촉진하여 어혈을 제거하는 것)의 목적에는 많은 양의 홍화를 사용한다.

524

- 한자명: 紅花子
- 라틴생약명: Carthami Fructus
- 이명 또는 영명: Carthamus Tinctorius Fruit
- 식물명 및 학명: 잇꽃, *Carthamus tinctorius* Linné
- 과명: 국화과
- 약용부위: 열매
- 식약처 공정서 및 조선시대 의서 수재:
    대한민국약전외한약(생약)규격집(KHP) 제4개정
    동의보감 탕액편의 풀부(部)
    방약합편의 습초(濕草)편

홍화자

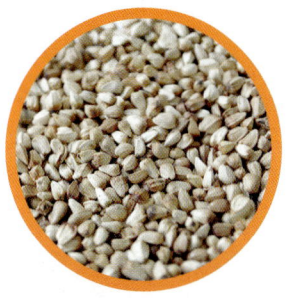

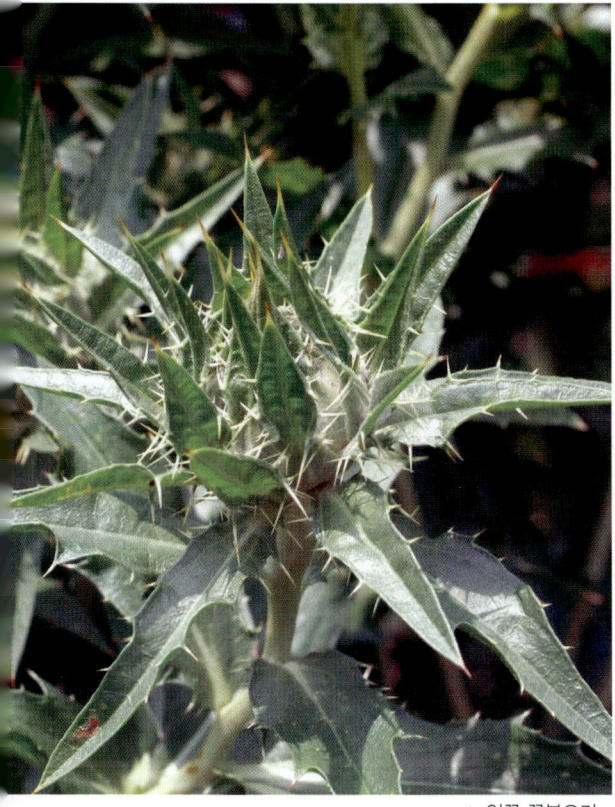

▲ 잇꽃 꽃봉오리

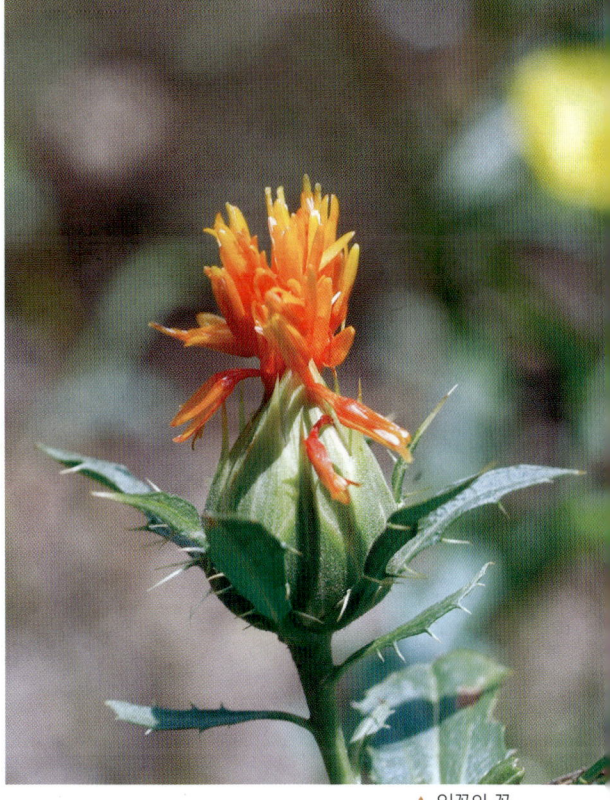

▲ 잇꽃의 꽃

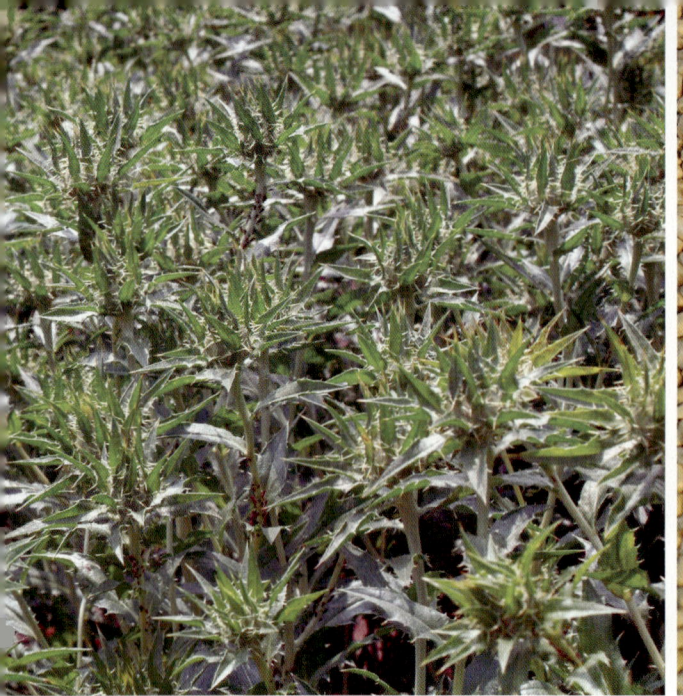

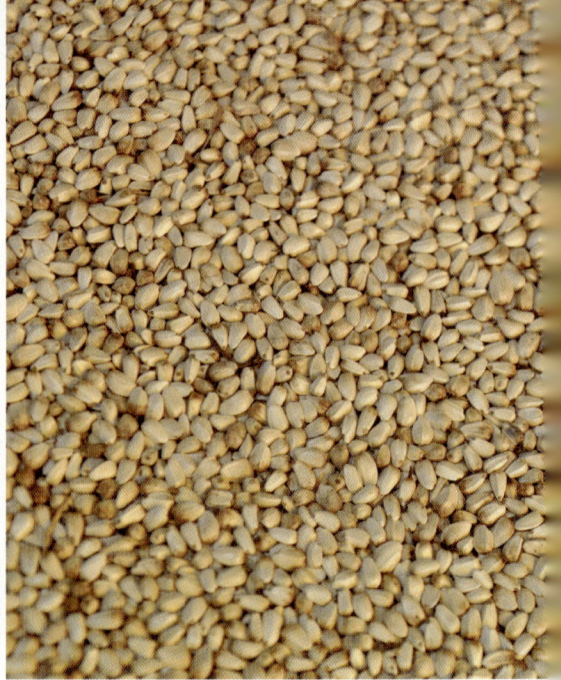

▲ 잇꽃 지상부   ▲ 홍화자(약재, 전형)

●**기원** 이 약은 잇꽃 *Carthamus tinctorius* Linné(국화과 Compositae)의 열매이다.

| **약효 해설** |

• 골절상에 씨를 볶아서 가루로 만들어 복용한다.

• 혈액순환을 촉진하고 해독작용이 있다.

• 부인의 어혈복통에 사용한다.

| **동의보감 효능** |

홍남자(紅藍子, 잇꽃 씨)는 유행성 창진(瘡疹)이 잘 내돋지 않는 데 주로 쓴다.

〈대한민국약전외한약(생약)규격집(KHP) 제4개정에서 삭제한 품목〉

- 한자명: 花蕊石
- 라틴생약명: Ophicalcitum
- 이명 또는 영명: 화유석(花乳石)
- 한약의 분류: 광물성 약재
- 식약처 공정서 및 조선시대 의서 수재:

    대한약전외한약(생약)규격집(KHP) 제3개정
    동의보감 탕액편의 돌부(部)
    방약합편의 금석(金石, 광석류)편

화예석

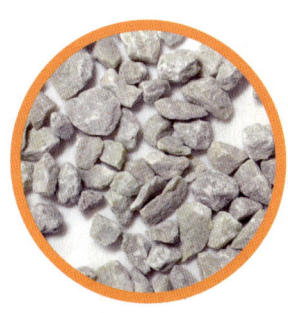

● **기원** 이 약은 규산염광물 안티고라이트이다. 이 약은 주로 방해석과 사문석으로 구성되어 있다.

● **한방 약미(藥味)와 약성(藥性)** 맛은 시고 떫으며 성질은 평(平)하다.

● **한방 작용부위(귀경, 歸經)** 화예석은 주로 간경(肝經)에 들어가 작용한다.

| **약효 해설** |

- 각혈, 토혈, 코피를 멎게 한다.
- 산후(産後)에 머리가 아찔하고 어지러운 증상에 효과가 있다.

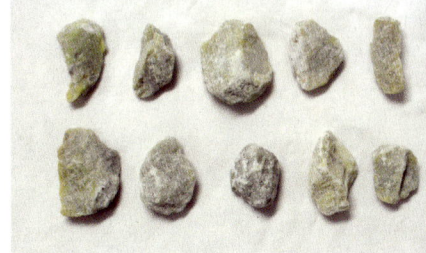

▲ 화예석

| **동의보감 효능** |

화예석(花蘂石)은 쇠붙이에 다친 상처를 지혈시키는 데 주로 쓴다. 산모가 출혈이 심해 정신이 흐리고 혼미해지는 증상을 치료한다. 어혈도 낫게 한다. 화유석(花乳石)이라고도 한다. 단단하고 무거우며 색깔이 유황 같다. 노란 돌 사이사이에 연한 흰 점이 있어 화예석(花蘂石)이라고 한다. 이 약은 피를 물로 변화시킬 수 있다[본초]. 쇠붙이에 다친 상처를 치료하고 어혈을 깨뜨린다. 유황과 함께 구워서 복용한다. 또는 센 불에 달구어 담금질한 후에 따로 매우 곱게 갈아서 쓴다. 급하면 긁어서 가루를 내어 붙인다[입문].

526

화피

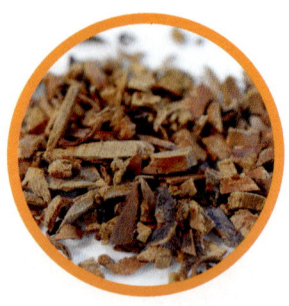

- 한자명: 樺皮
- 라틴생약명: Betulae Cortex
- 식물명 및 학명: 만주자작나무, *Betula platyphylla* Suk
- 과명: 자작나무과
- 약용부위: 나무껍질
- 식약처 공정서 및 조선시대 의서 수재:
    대한민국약전외한약(생약)규격집(KHP) 제4개정
    동의보감 탕액편의 나무부
    방약합편의 교목(喬木, 줄기가 곧고 굵으며 높이 자라는 나무)편

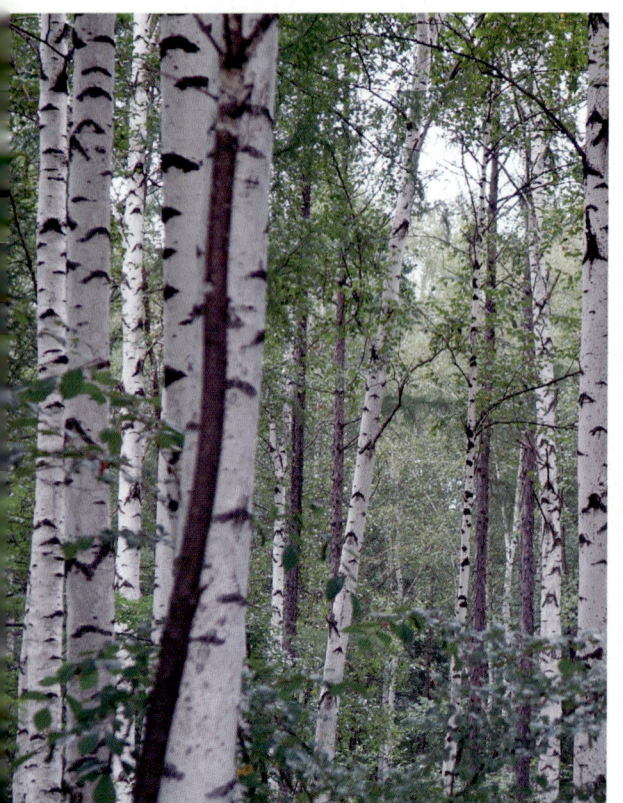

▲ 만주자작나무의 나무껍질(백두산)

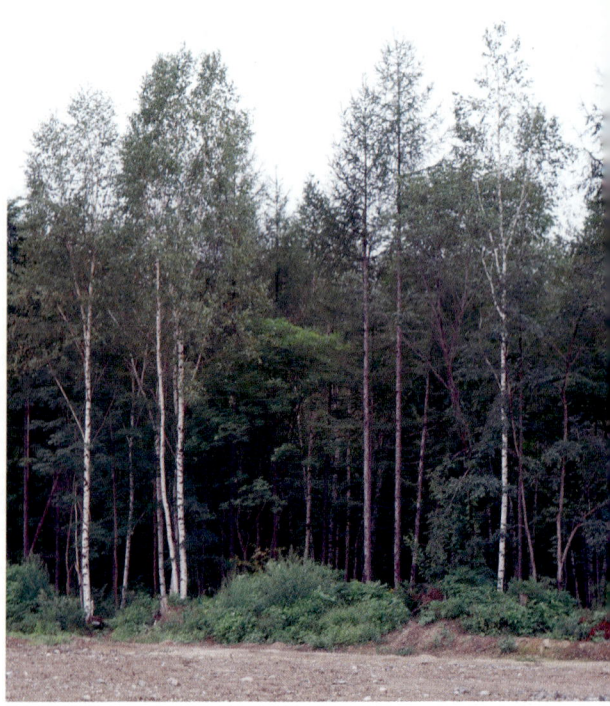

▲ 만주자작나무 숲(백두산)

- **기원** 이 약은 만주자작나무 *Betula platyphylla* Suk. 또는 기타 동속식물(자작나무과 Betulaceae)의 나무껍질이다.

- **한방 약미(藥味)와 약성(藥性)** 맛은 쓰고 성질은 평(平)하다.

- **한방 작용부위(귀경, 歸經)** 화피는 주로 폐(肺), 위(胃), 대장경(大腸經)에 들어가 작용한다.

| 약효 해설 |

- 목 안이 붓고 아픈 증상을 치료한다.
- 기침할 때 숨이 가쁜 증상에 효과가 있다.
- 만성 기관지염, 급성 편도선염, 치주염에 쓴다.
- 소변량이 줄거나 잘 나오지 않는 병증에 사용한다.
- 황달, 이질에 유효하다.

| 동의보감 효능 |

화목피(樺木皮. 자작나무 껍질)의 성질은 평(平)하며 맛은 쓰고[苦] 독이 없다. 황달(黃疸), 젖멍울[乳癰, 유옹], 폐풍창(肺風瘡)과 소아 마마, 홍역을 낫게 한다.

| 약용법 |

나무껍질 10~15g을 물 800mL에 넣고 달여서 반으로 나누어 아침저녁으로 마신다. 외용할 때는 분말로 만들어 적당량을 환부에 붙인다.

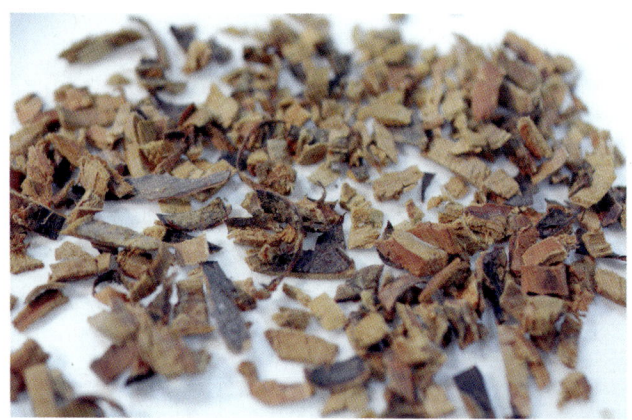

▲ 화피(약재, 절편)

527

활석

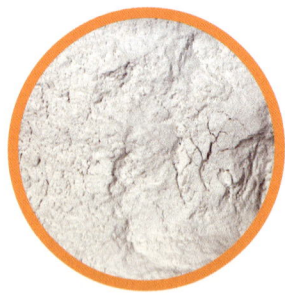

■ 한자명: 滑石

■ 라틴생약명: Talcum

■ 한약의 분류: 광물성 약재

■ 식약처 공정서 및 조선시대 의서 수재:

대한민국약전외한약(생약)규격집(KHP) 제4개정

동의보감 탕액편의 돌부(部)

방약합편의 금석(金石, 광석류)편

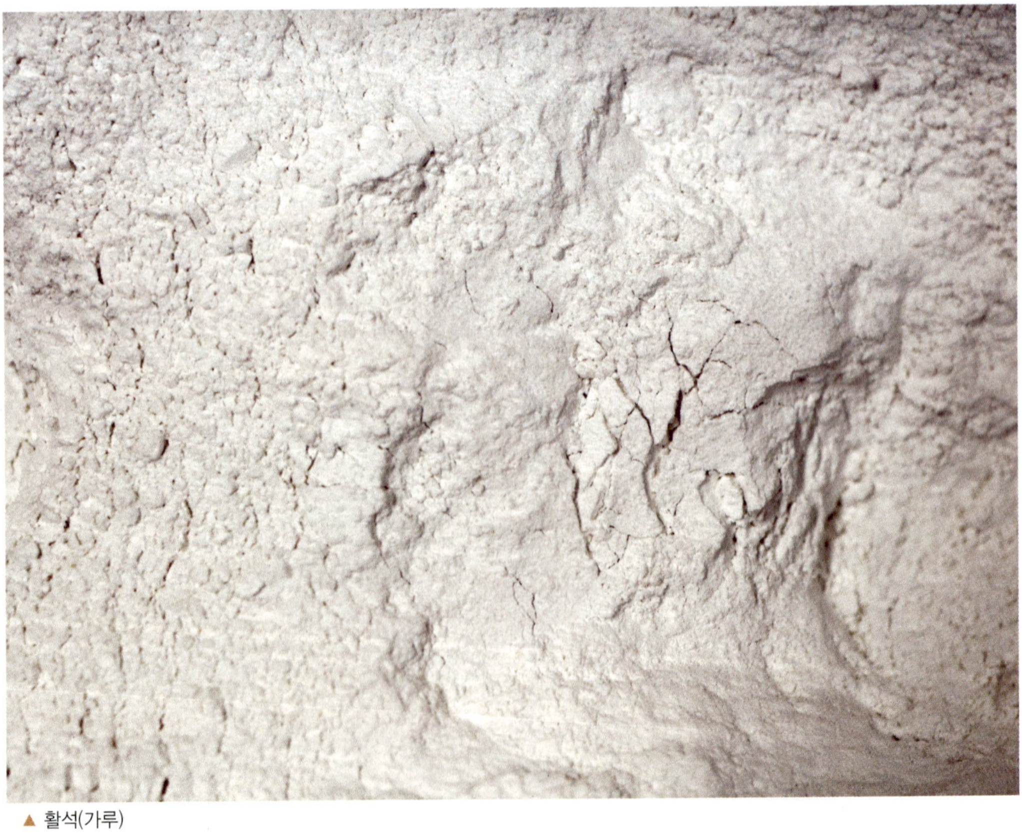

▲ 활석(가루)

- ●**기원** 이 약은 천연의 함수규산마그네슘이며 때때로 소량의 규산알루미늄을 함유한다.

- ●**한방 약미(藥味)와 약성(藥性)** 맛은 달고 싱거우며 성질은 차다.

- ●**한방 작용부위(귀경, 歸經)** 활석은 주로 방광(膀胱), 폐(肺), 위경(胃經)에 들어가 작용한다.

| 약효 해설 |

- 덥고 습한 기운으로 입안이 마르고 갈증이 나는 증상에 쓴다.
- 소변 불리, 황달, 수종(水腫)을 치료한다.
- 임질에 효과가 있다.

| 동의보감 효능 |

활석(滑石)은 성질이 차고 맛은 달며 독이 없다. 설사와 장벽, 젖이 나오지 않는 것, 소변이 잘 나오지 않는 증상에 주로 쓴다. 소변을 잘 나오게 하고 위(胃)의 적취(積聚)를 씻어내며 몸에 있는 9개의 구멍을 잘 통하게 한다. 육부(六府)에 진액을 잘 돌게 하고 뭉친 것을 없애며 갈증을 멎게 한다. 가슴이 답답하고 열이 나는 것과 마음이 조급한 것을 없애준다. 주로 오림(五淋)과 난산(難産)을 치료한다. 젖멍울을 낫게 하고 진액을 잘 돌게 한다. 활석은 얼음 같고 청백색이며 돌에 그었을 때 흰 기름 무늬 같은 것이 생기는 것이 진품이다[본초]. 족태양경에 들어가서 소변이 잘 통하지 않는 것을 치료하며 성질이 매끄러워 소변 구멍을 잘 통하게 한다[탕액]. 족양명경에 들어간다. 흰색이 좋다. 곱게 갈아 수비(水飛)해서 쓴다. 반드시 감초와 함께 쓴다[입문]. 우리나라는 충주에서 나는 것이 쓸 만하다[속방].

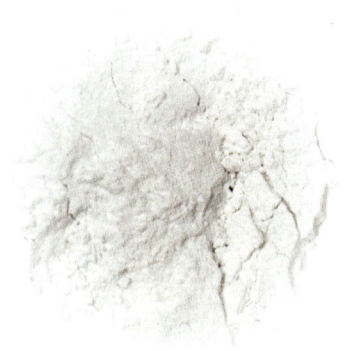

528

황금

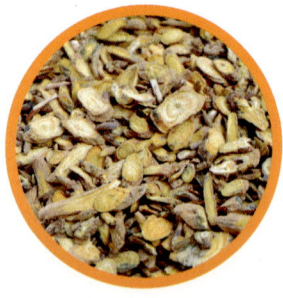

- 한자명: 黃芩
- 라틴생약명: Scutellariae Radix
- 이명 또는 영명: Scutellaria Root
- 식물명 및 학명: 속썩은풀, *Scutellaria baicalensis* Georgi
- 과명: 꿀풀과
- 약용부위: 뿌리로서 그대로 또는 주피를 제거한 것
- 식약처 공정서 및 조선시대 의서 수재:
    - 대한민국약전(KP) 제11개정
    - 동의보감 탕액편의 풀부(部)
    - 방약합편의 산초(山草)편

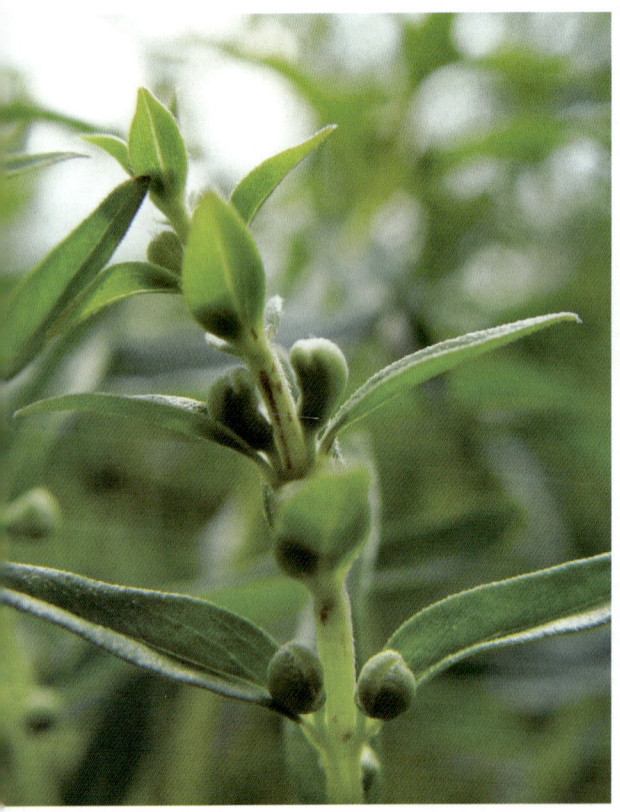

▲ 속썩은풀 잎

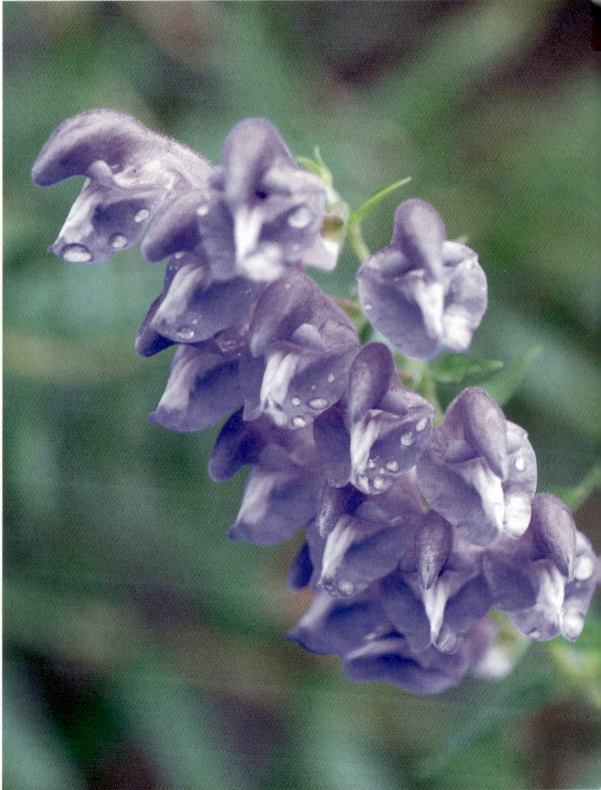

▲ 속썩은풀 꽃

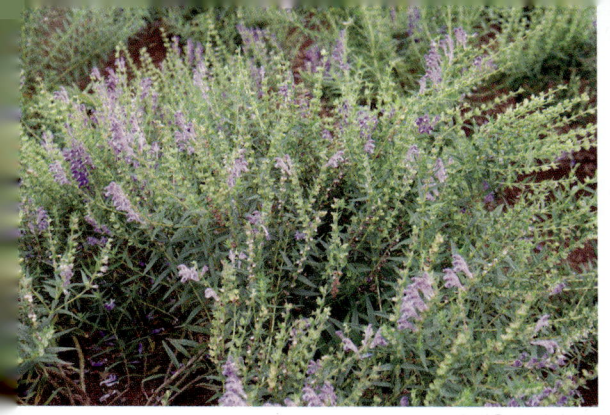

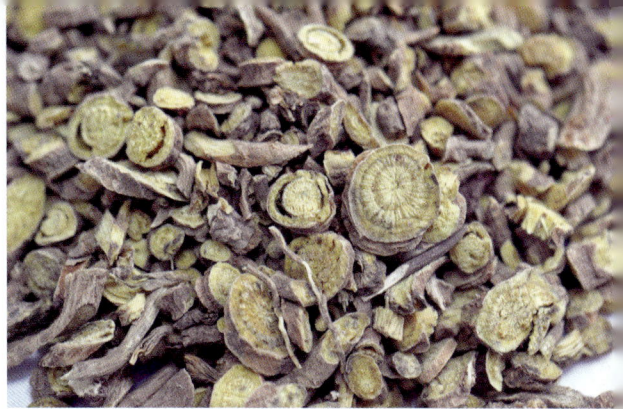

▲ 속썩은풀 지상부　　　　　　　　　　　　　　　▲ 황금(약재, 절편)

- **●기원** 이 약은 속썩은풀 *Scutellaria baicalensis* Georgi(꿀풀과 Labiatae)의 뿌리로서 그대로 또는 주피를 제거한 것이다.

- **●한방 약미(藥味)와 약성(藥性)** 맛은 쓰고 성질은 차다.

- **●한방 작용부위(귀경, 歸經)** 황금은 주로 폐(肺), 담(膽), 비(脾), 대장(大腸), 소장경(小腸經)에 들어간다.

| 약효 해설 |

- 심한 열로 인해 가슴이 답답하고 갈증이 나는 증상을 치료한다.
- 폐열로 기침이 나는 증상을 제거한다.
- 황달, 설사에 유효하다.
- 임산부와 태아를 안정시킨다.

| 동의보감 효능 |

황금(黃芩, 속썩은풀)의 성질은 차고[寒] 맛은 쓰며[苦] 독이 없다. 열독(熱毒), 몸이 허약하여 뼛속이 후끈후끈 달아오르는 것, 추웠다 열이 났다 하는 것을 치료하고 열로 나는 갈증을 푼다. 황달(黃疸), 이질, 설사, 담열(痰熱), 위열(胃熱)을 치료하고 소장을 잘 통하게 한다. 젖멍울[乳癰, 유옹], 등에 종기가 난 것, 피부가 헐어 아프고 가려우며 벌겋게 부어 곪는 것, 유행성 열병[天行熱疾]을 낫게 한다.

| 약용법 |

뿌리 3~10g을 물 800mL에 넣고 달여서 반으로 나누어 아침저녁으로 마신다.

529

황기

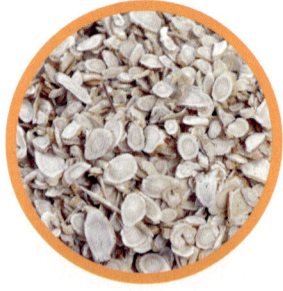

- 한자명: 黃芪
- 라틴생약명: Astragali Radix
- 이명 또는 영명: Astragalus Root
- 식물명 및 학명: 황기, *Astragalus membranaceus* Bunge
  몽골황기(蒙古黃芪), *Astragalus membranaceus* Bunge
  var. *mongholicus* Hsiao
- 과명: 콩과
- 약용부위: 뿌리로서 그대로 또는 주피를 제거한 것
- 식약처 공정서 및 조선시대 의서 수재:
  대한민국약전(KP) 제11개정
  동의보감 탕액편의 풀부(部)
  방약합편의 산초(山草)편

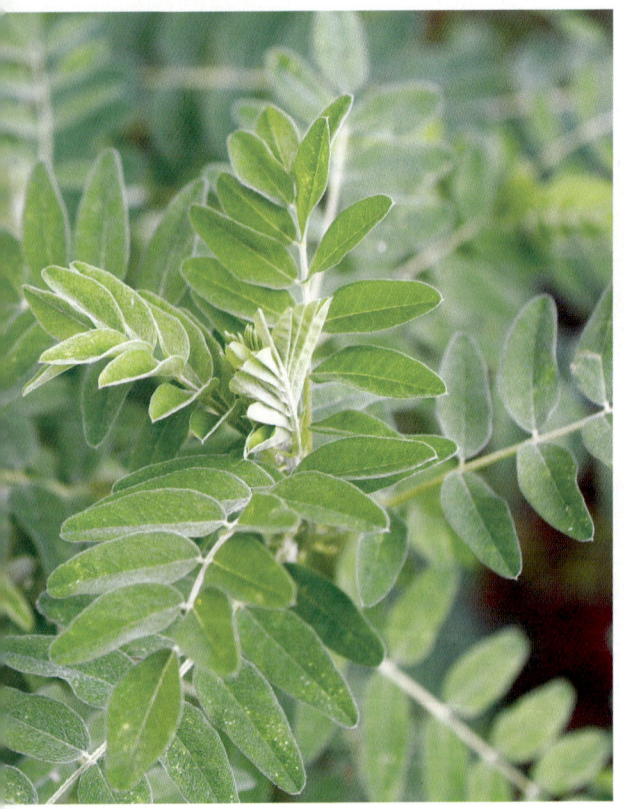

▲ 황기 잎

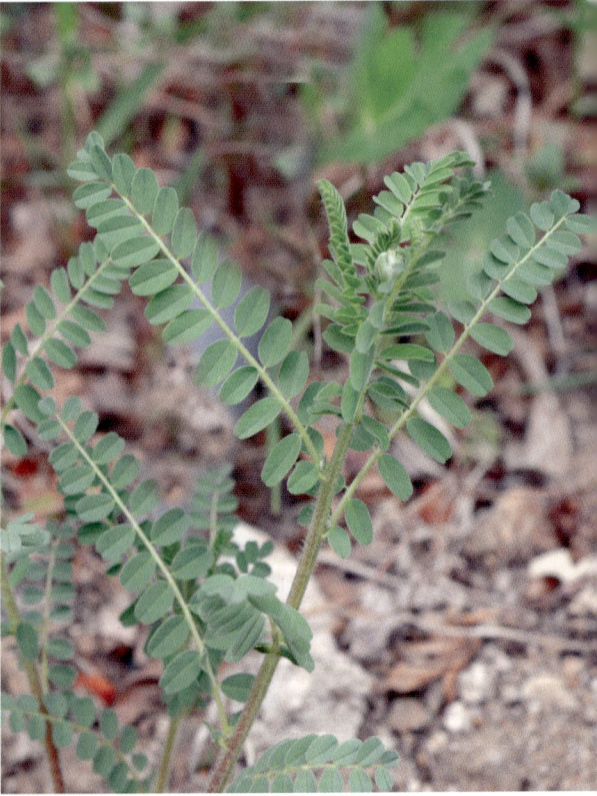

▲ 몽골황기의 잎. 황기 잎보다 크기가 작다.

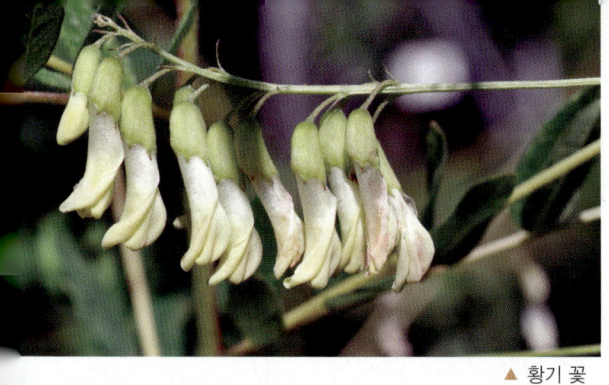

▲ 황기 꽃

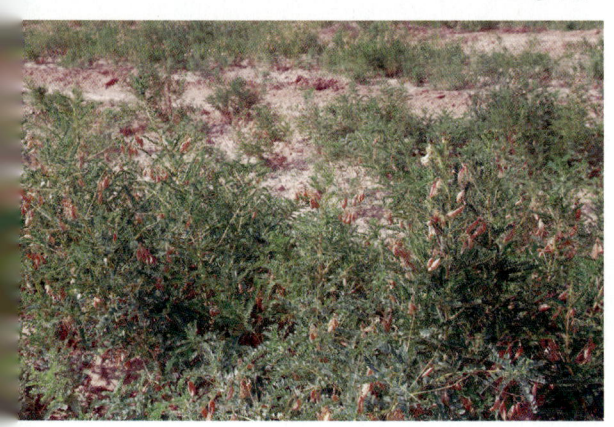

▲ 황기 재배지

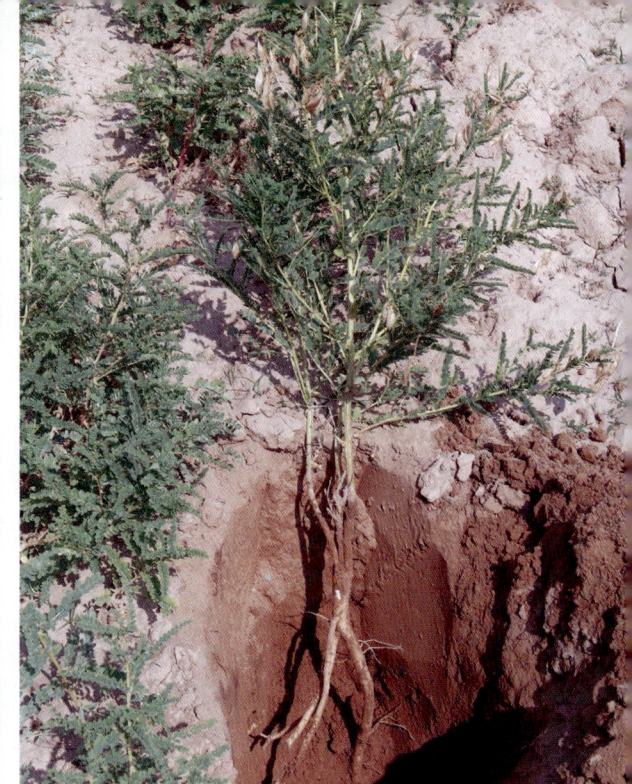

▲ 황기 뿌리(채취품)

● **기원** 이 약은 황기 *Astragalus membranaceus* Bunge 또는 몽골황기(蒙古黃芪) *Astragalus membranaceus* Bunge var. *mongholicus* Hsiao(콩과 Leguminosae)의 뿌리로서 그대로 또는 주피를 제거한 것이다.

● **한방 약미(藥味)와 약성(藥性)** 맛은 달고 성질은 약간 따뜻하다.

● **한방 작용부위(귀경, 歸經)** 황기는 주로 폐(肺), 비경(脾經)에 들어가 작용한다.

│ **약효 해설** │

• 잠자거나 깨어 있는 상태에서 식은땀이 많이 흐르는 증상에 사용한다.

• 허약체질과 급, 만성 신염에 쓴다.

• 반신불수 치료에 도움이 된다.

• 혈변(血便)과 함께 여성의 성기로부터 비정상적으로 피가 나오는 증상을 치료한다.

• 식사를 지나치게 적게 하여 대변이 무른 증상을 낫게 한다.

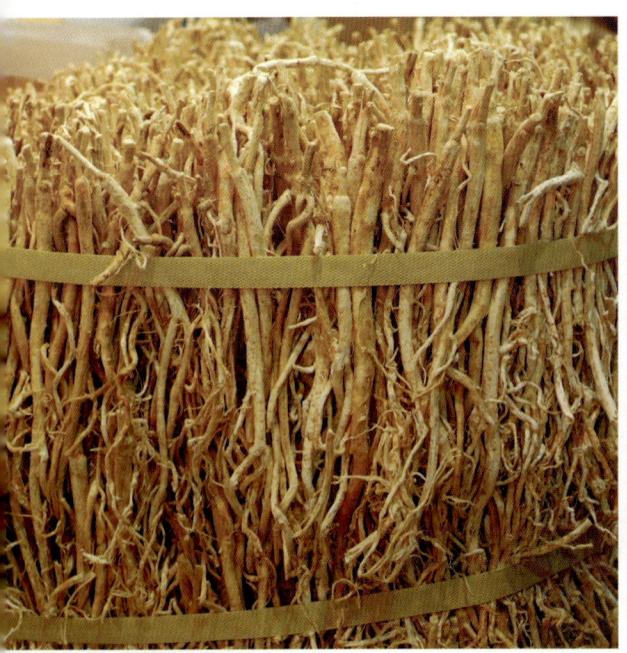

▲ 황기(약재, 전형)

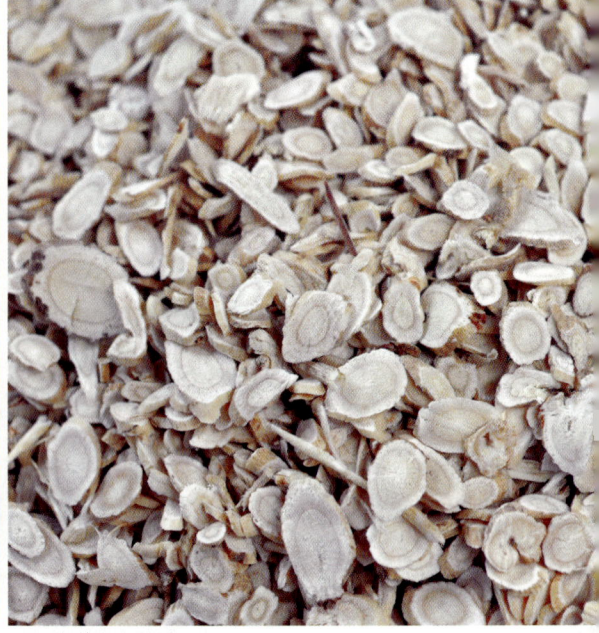

▲ 황기(약재, 절편)

| 동의보감 효능 |

황기(黃芪)의 성질은 약간 따뜻하고[微溫] 맛은 달며[甘] 독이 없다. 허손(虛損)으로 몹시 야윈 데 쓴다. 기를 돕고 살찌게 하며 추웠다 열 나는 것을 멎게 한다. 신(腎)이 약해서 귀가 먹은 것을 치료한다. 옹저를 없애고 오래된 헌데에서 고름을 빼내며 아픈 것을 멎게 한다. 또한 소아의 온갖 병과 여성의 부정기 자궁출혈, 자궁에서 분비물이 나오는 것 등 여러 질병을 치료한다.

| 약용법 |

뿌리 9~30g을 물 800mL에 넣고 달여서 반으로 나누어 아침저녁으로 마신다.

530

- 한자명: 黃連
- 라틴생약명: Coptidis Rhizoma
- 이명 또는 영명: Coptis Rhizome
- 식물명 및 학명: 황련, *Coptis japonica* Makino
    중국황련(中國黃連), *Coptis chinensis* Franchet
    삼각엽황련(三角葉黃連), *Coptis deltoidea* C. Y. Cheng et Hsiao
    운련(雲連), *Coptis teeta* Wallich
- 과명: 미나리아재비과
- 약용부위: 뿌리줄기로서 뿌리를 제거한 것
- 식약처 공정서 및 조선시대 의서 수재:
    대한민국약전(KP) 제11개정
    동의보감 탕액편의 풀부(部)
    방약합편의 산초(山草)편

황련

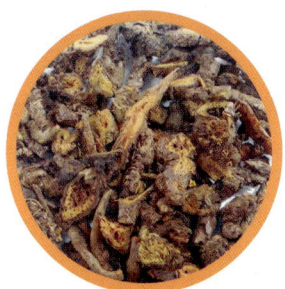

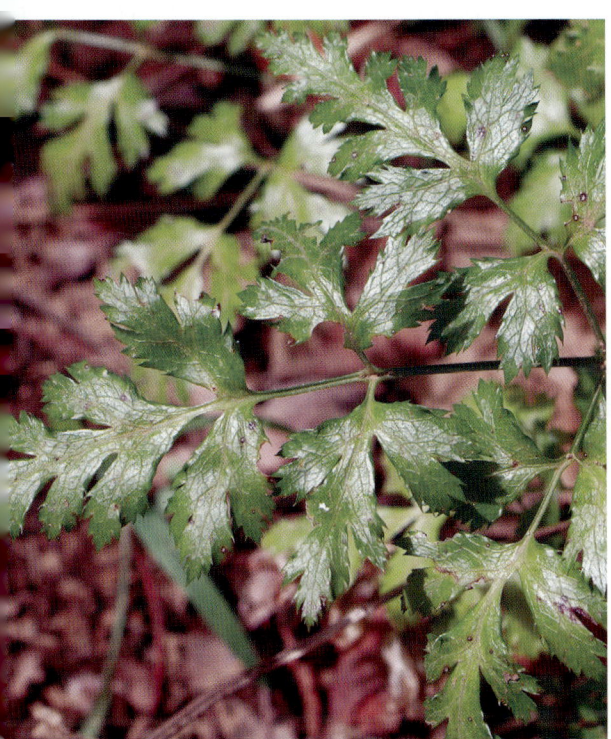

▲ 황련(*Coptis japonica* var. *dissecta*) 잎

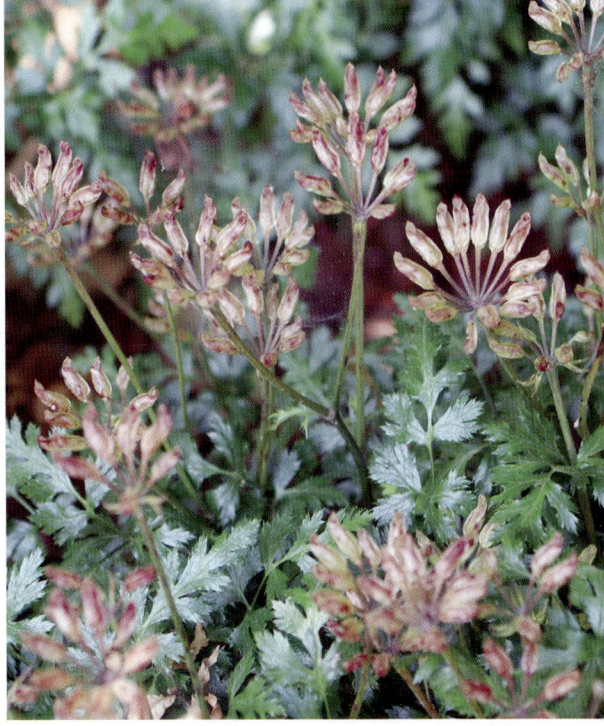

▲ 황련(*Coptis japonica* var. *dissecta*) 열매

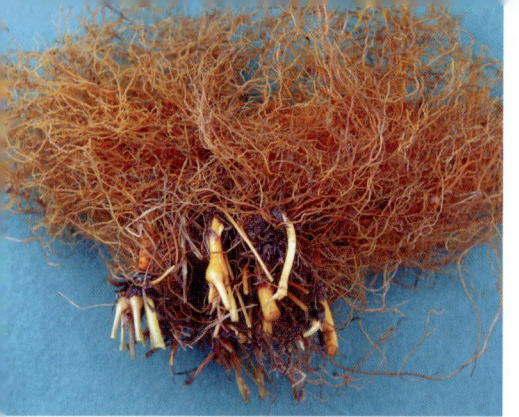

▲ 황련 지하부(채취품)

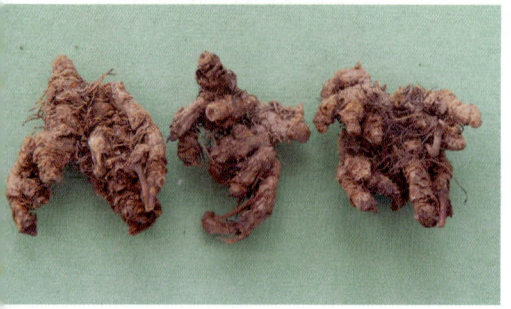

▲ 황련(약재, 전형)

● **기원** 이 약은 황련 *Coptis japonica* Makino, 중국황련(中國黃連) *Coptis chinensis* Franchet, 삼각엽황련(三角葉黃連) *Coptis deltoidea* C. Y. Cheng et Hsiao 또는 운련(雲連) *Coptis teeta* Wallich(미나리아재비과 Ranunculaceae)의 뿌리줄기로서 뿌리를 제거한 것이다.

● **한방 약미(藥味)와 약성(藥性)** 맛은 쓰고 성질은 차다.

● **한방 작용부위(귀경, 歸經)** 황련은 주로 심(心), 비(脾), 위(胃), 간(肝), 담(膽), 대장경(大腸經)에 들어가 작용한다.

| 약효 해설 |

• 고열로 정신이 혼미한 병증에 사용한다.

• 유행성 열병, 장티푸스, 세균성 이질을 치료한다.

• 치통, 입안이 허는 병증, 목 안이 붓고 아픈 증상을 낫게 한다.

• 눈 충혈과 염증 제거에 효과가 있다.

• 하혈, 코피를 멈추게 한다.

| 동의보감 효능 |

황련(黃連)의 성질은 차고[寒] 맛이 쓰며[苦] 독이 없다. 눈을 밝게 하고 눈물이 나오는 것을 멎게 하며 간기를 진정시키고 열독을 없앤다. 눈이 충혈되어 잘 보이지 않고 아플 때 넣는다. 이질로 피고름이 섞여 나오는 것을 치료한다. 소갈(消渴)을 멎게 하고 놀라서 가슴이 두근거리는 것을 낫게 한다. 가슴 속이 달아오르면서 답답하고 불안한 것을 치료하며 담(膽)을 도와준다. 입안이 허는 것을 낫게 하며 소아의 감충(疳蟲)을 죽인다.

| 약용법 |

뿌리줄기 1.5~3g을 물 800mL에 넣고 달여서 반으로 나누어 아침저녁으로 마신다. 또는 매회 0.3~0.6g을 분말로 복용한다. 외용할 때는 적당량을 분말로 만들어 환부에 붙인다.

531

- 한자명: 黃梅木
- 라틴생약명: Linderae Ramulus
- 식물명 및 학명: 생강나무, *Lindera obtusiloba* Blume
- 과명: 녹나무과
- 약용부위: 싹이 트기 전에 채취한 어린 가지
- 식약처 공정서 및 조선시대 의서 수재:

  대한민국약전외한약(생약)규격집(KHP) 제4개정

  방약합편의 향목(香木, 향나무)편

황매목

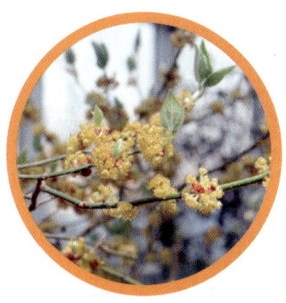

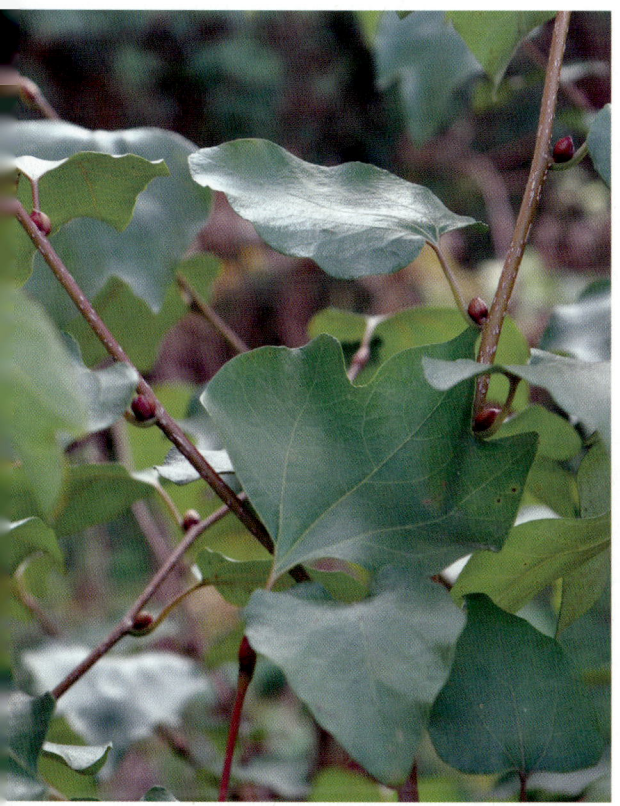

▲ 생강나무 잎과 가지

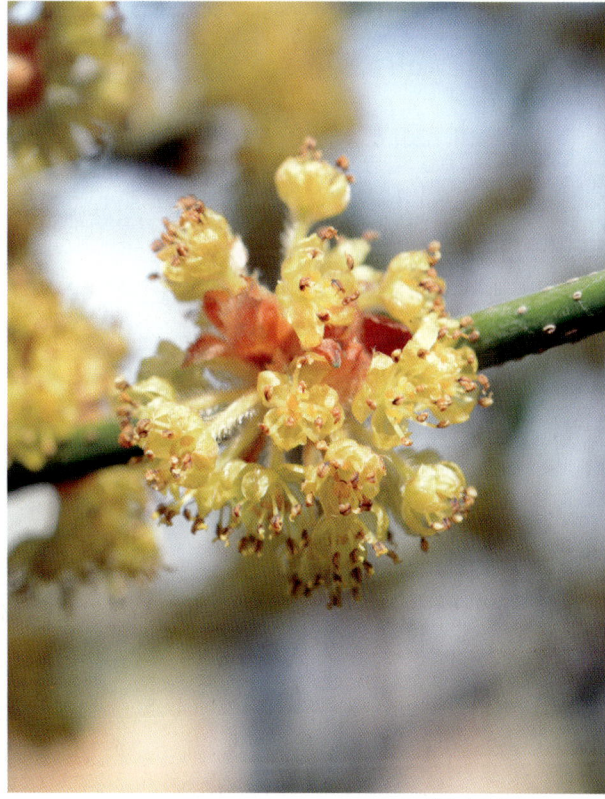

▲ 생강나무 꽃

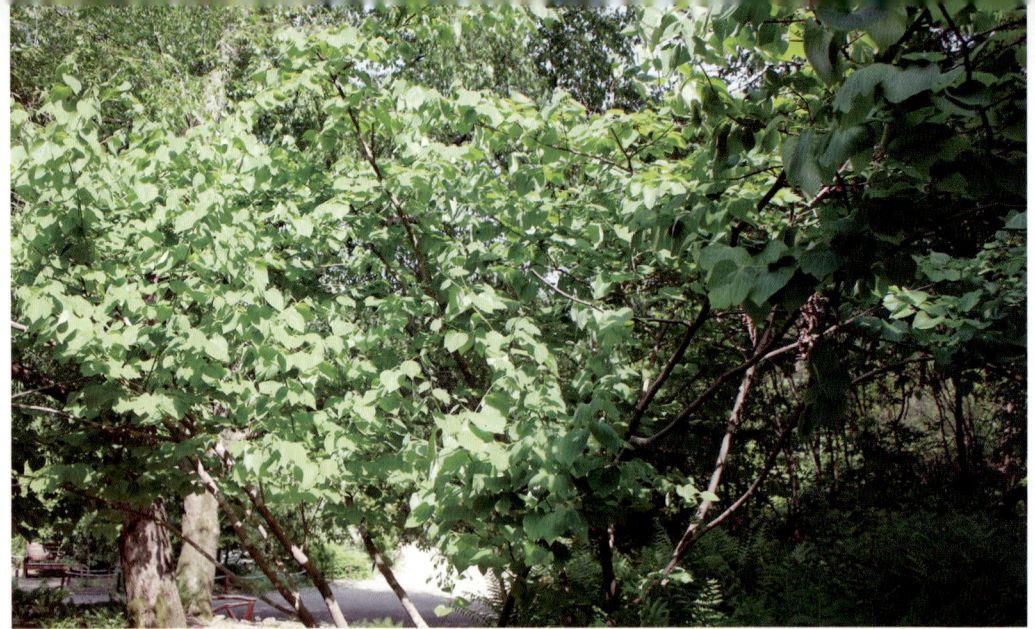

▲ 생강나무 수형

● **기원** 이 약은 생강나무 *Lindera obtusiloba* Blume(녹나무과 Lauraceae)의 싹이 트기 전에 채취한 어린 가지이다.

● **한방 약미(藥味)와 약성(藥性)** 나무껍질의 맛은 맵고 성질은 따뜻하다.

● **한방 작용부위(귀경, 歸經)** 나무껍질은 주로 위(胃), 간경(肝經)에 들어가 작용한다.

| 나무껍질의 약효 해설 |

• 가슴과 배의 통증을 없애준다.

• 타박상을 치료한다.

• 어혈을 없애고 부기를 가라앉힌다.

| 나무껍질의 약용법 |

나무껍질 5~10g을 물 800mL에 넣고 달여서 반으로 나누어 아침저녁으로 마신다. 외용할 때는 적당량을 짓찧어서 환부에 붙인다.

532

- 한자명: 黃柏
- 라틴생약명: Phellodendri Cortex
- 이명 또는 영명: Phellodendron Bark
- 식물명 및 학명: 황벽나무, *Phellodendron amurense* Ruprecht
  황피수(黃皮樹), *Phellodendron chinense* Schneider
- 과명: 운향과
- 약용부위: 줄기껍질로서 주피를 제거한 것
- 식약처 공정서 및 조선시대 의서 수재:
  대한민국약전(KP) 제11개정
  동의보감 탕액편의 나무부
  방약합편의 교목(喬木, 줄기가 곧고 굵으며 높이 자라는 나무)편

황백

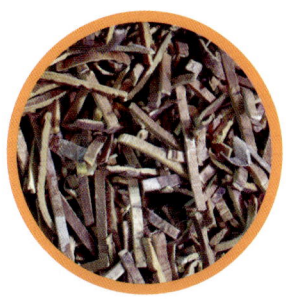

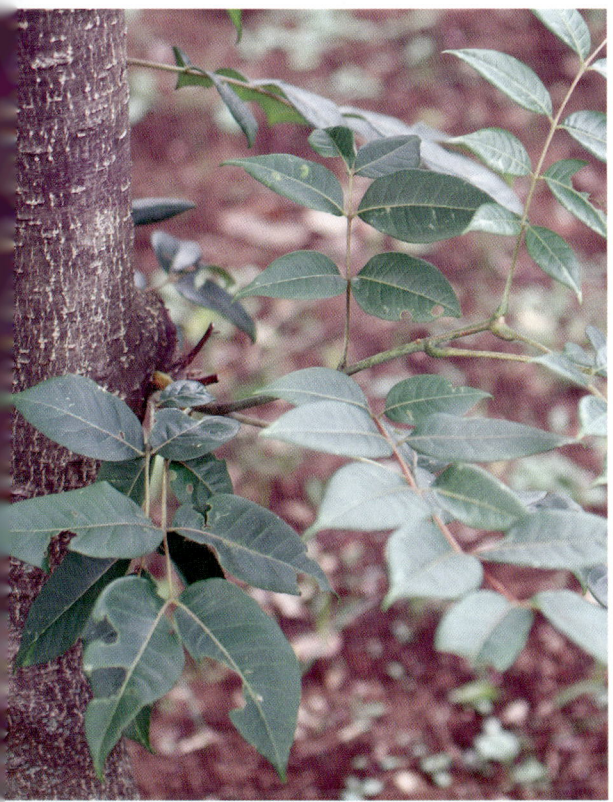

▲ 황벽나무 잎

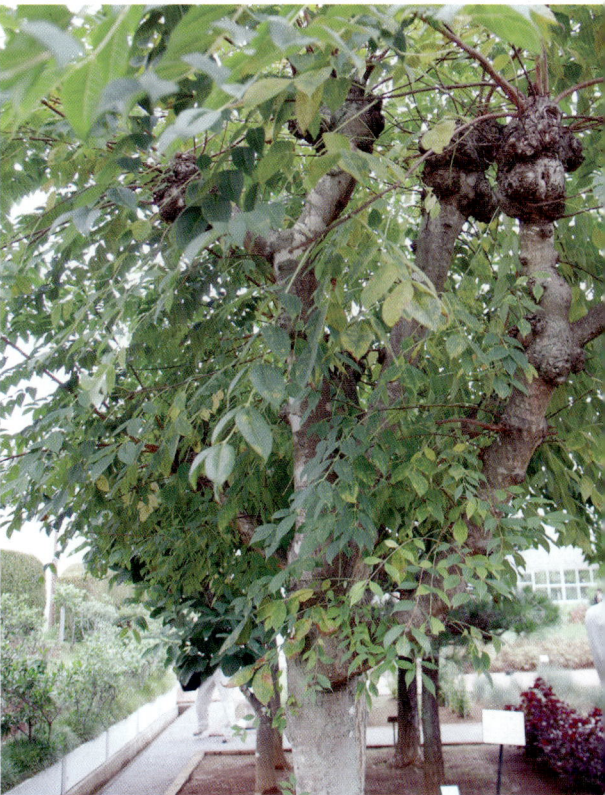

▲ 황벽나무 수형

●**기원** 이 약은 황벽나무 *Phellodendron amurense* Ruprecht 또는 황피수(黃皮樹) *Phellodendron chinense* Schneider(운향과 Rutaceae)의 줄기껍질로서 주피를 제거한 것이다.

●**한방 약미(藥味)와 약성(藥性)** 맛은 쓰고 성질은 차다.

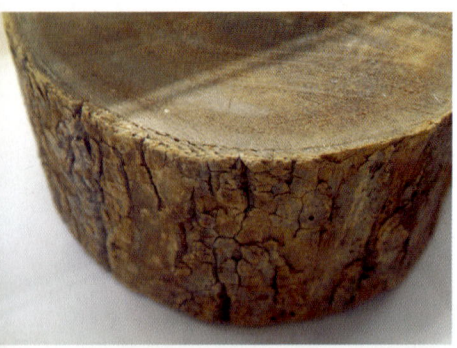

▲ 황벽나무의 나무줄기 횡단면

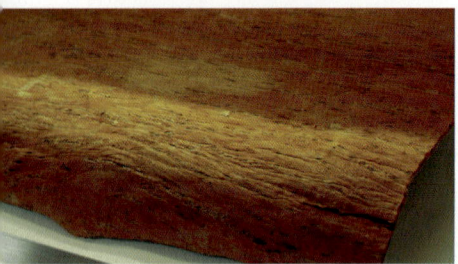

▲ 황백(약재, 전형)

●**한방 작용부위(귀경, 歸經)** 황백은 주로 신(腎), 방광경(膀胱經)에 들어가 작용한다.

| **약효 해설** |

• 심신이 허약하여 잠 자는 사이에 식은땀이 저절로 나는 증상을 치료한다.
• 몸이 허약하여 기침과 미열이 나고 뼛속이 달아오르는 증상에 쓴다.
• 무의식중에 정액이 몸 밖으로 나오는 증상에 효과가 있다.
• 눈이 충혈되면서 붓고 아픈 증상을 낫게 한다.
• 자궁에서 분비물이 나오는 증상에 사용한다.
• 입안이 허는 증상에 활용한다.
• 황달, 혈변(血便), 이질에 유효하다.
• 고미건위, 정장, 수렴 작용이 있다.

| **동의보감 효능** |

황벽(黃蘗, 황벽나무 껍질)의 성질은 차며[寒] 맛이 쓰고[苦] 독이 없다. 오장(五藏)과 위와 대, 소장[腸胃]에 열이 맺힌 것과 황달(黃疸), 치질[腸痔, 장치]을 주로 치료한다. 설사, 이질, 여성의 부정기 자궁출혈, 적백대하, 여성의 음부가 허는 것을 치료한다. 감충(疳蟲)을 죽이고 옴과 버짐, 입안이 헌 것을 낫게 한다. 몸이 허약하여 기침과 미열이 나며 식은땀이 흐르고 뼛속이 달아오르는 증상을 치료한다.

| **약용법** |

줄기껍질 3~12g을 물 800mL에 넣고 달여서 반으로 나누어 아침저녁으로 마시거나 외용으로 적당량 사용한다.

533

- 한자명: 黃精
- 라틴생약명: Polygonati Rhizoma
- 이명 또는 영명: Polygonatum Rhizome
- 식물명 및 학명: 층층갈고리둥굴레, *Polygonatum sibiricum* Redoute

  진황정, *Polygonatum falcatum* A. Gray

  전황정(滇黃精), *Polygonatum kingianum* Coll. et Hemsley

  다화황정(多花黃精), *Polygonatum cyrtonema* Hua
- 과명: 백합과
- 약용부위: 뿌리줄기로서 찐 것
- 식약처 공정서 및 조선시대 의서 수재:

  대한민국약전(KP) 제11개정

  동의보감 탕액편의 풀부(部)

  방약합편의 산초(山草)편

황정

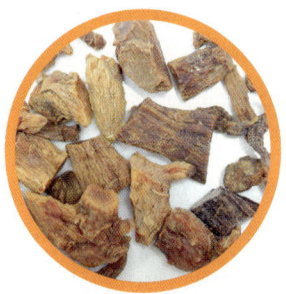

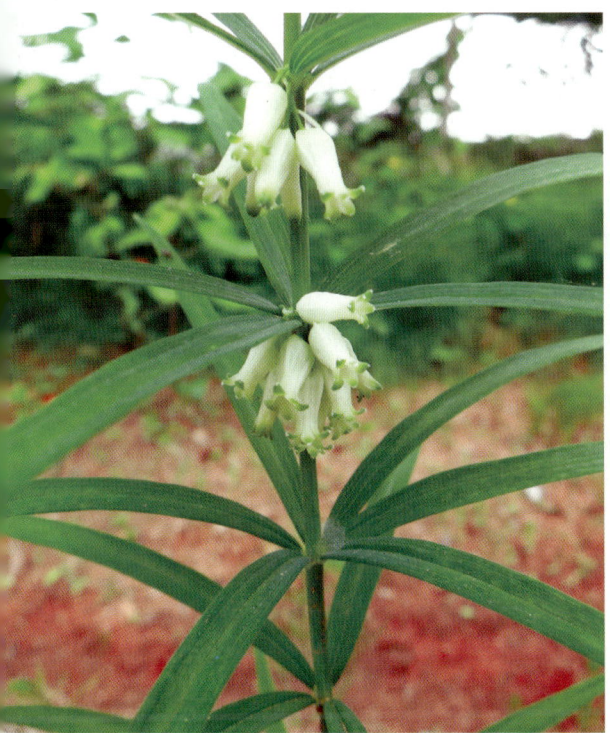

▲ 층층둥굴레(*Polygonatum stenophyllum*) 꽃

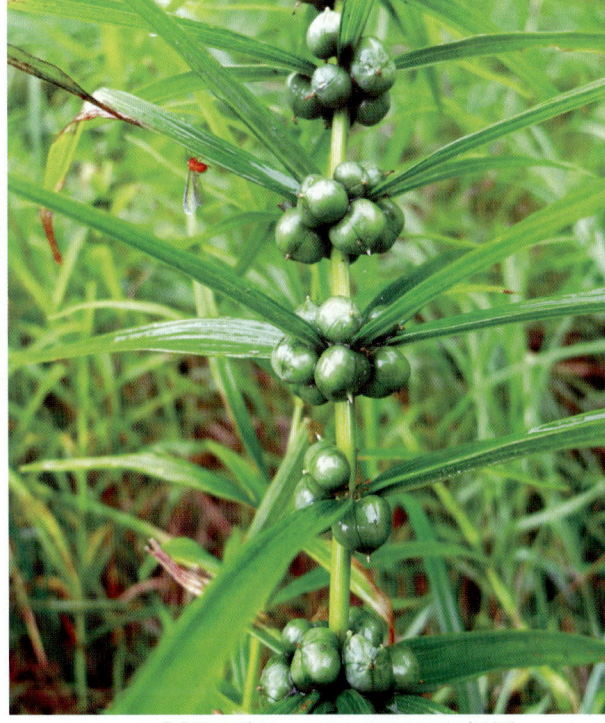

▲ 층층둥굴레(*Polygonatum stenophyllum*) 열매

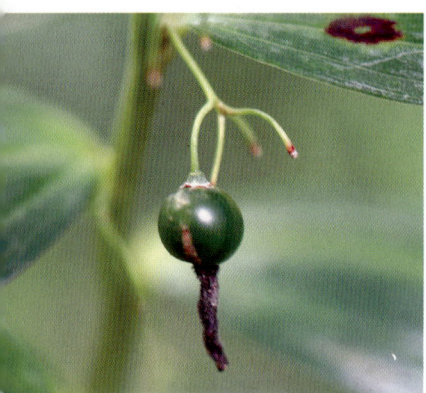
▲ 진황정 열매

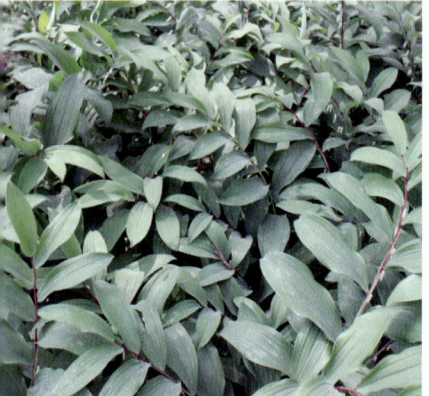
▲ 진황정 지상부

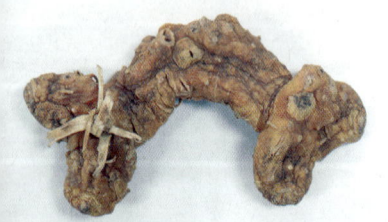
▲ 황정(약재, 전형)

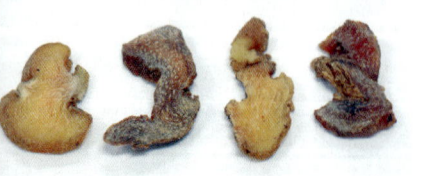
▲ 황정(약재, 절편)

●**기원** 이 약은 층층갈고리둥굴레 *Polygonatum sibiricum* Redoute, 진황정 *Polygonatum falcatum* A. Gray, 전황정(滇黃精) *Polygonatum kingianum* Coll. et Hemsley 또는 다화황정(多花黃精) *Polygonatum cyrtonema* Hua(백합과 Liliaceae)의 뿌리줄기로서 찐 것이다.

●**한방 약미(藥味)와 약성(藥性)** 맛은 달고 성질은 평(平)하다.

●**한방 작용부위(귀경, 歸經)** 황정은 주로 비(脾), 폐(肺), 신경(腎經)으로 들어가 작용한다.

| **약효 해설** |

• 비위(脾胃)가 허약한 병증으로 몸이 허약하고 활력이 떨어지며 음식을 받아들이지 못하는 증상을 치료한다.

• 나이는 많지 않으나 머리카락과 수염이 회백색으로 변하는 것에 쓴다.

• 입이 마르고 음식을 덜 먹을 때 사용한다.

• 폐가 손상되어 기침할 때 피가 나오는 증상에 유효하다.

| **동의보감 효능** |

황정(黃精, 층층갈고리둥굴레, 진황정의 뿌리줄기)의 성질은 평(平)하고 맛이 달며[甘] 독이 없다. 중초를 보하고 기를 돕는다[補中益氣]. 오장(五臟)을 편안하게 하고 오로칠상(五勞七傷)도 보한다. 근육과 뼈를 튼튼하게 하고 비위(脾胃)를 보하며 심폐를 윤택하게 한다.

| **약용법** |

뿌리줄기 9~15g을 물 800mL에 넣고 달여서 반으로 나누어 아침저녁으로 마신다.

〈대한약전외한약(생약)규격집(KHP) 제3개정에서 삭제한 품목〉

- ■ 한자명: 黃蜀葵
- ■ 라틴생약명: Hibisci Radix
- ■ 이명 또는 영명: 촉규근(蜀葵根), Hibiscus Root
- ■ 식물명 및 학명: 닥풀, *Hibiscus manihot* Linné
- ■ 과명: 아욱과
- ■ 약용부위: 뿌리
- ■ 식약처 공정서 및 조선시대 의서 수재:

  2011년 개정한 대한약전외한약(생약)규격집(KHP) 제3개정에서 삭제한 품목임

  동의보감 탕액편의 채소부(部)

황촉규

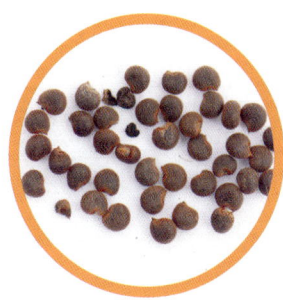

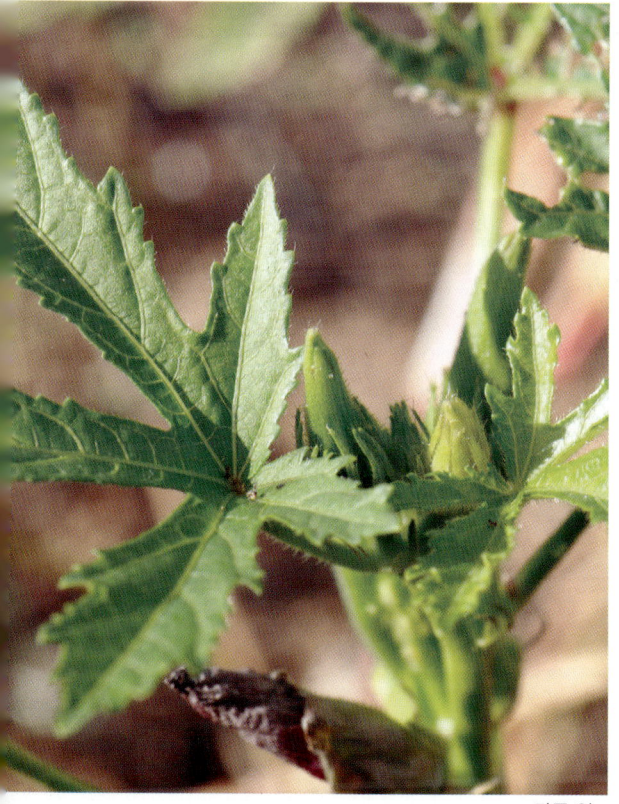

▲ 닥풀 잎

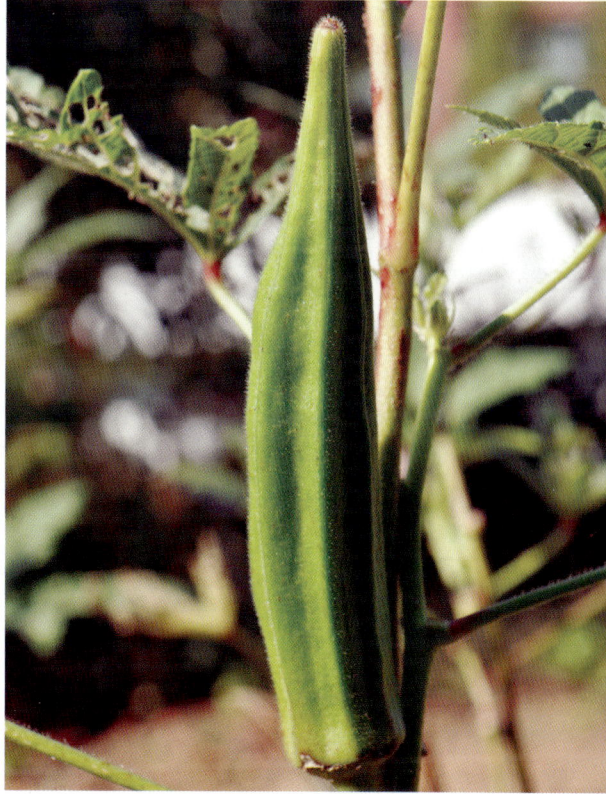

▲ 닥풀 열매

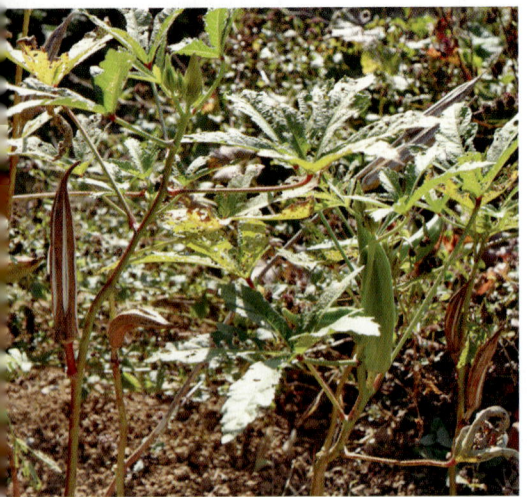

▲ 닥풀 지상부

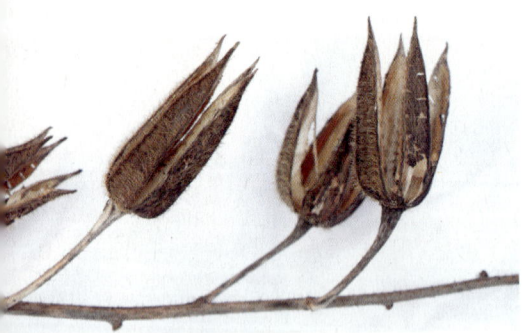

▲ 닥풀의 익은 꼬투리

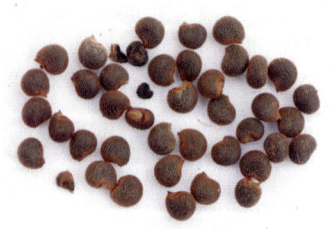

▲ 닥풀 씨

● **기원** 이 약은 닥풀 *Hibiscus manihot* Linné(아욱과 Malvaceae)의 뿌리이다.

● **한방 약미(藥味)와 약성(藥性)** 맛은 달고 쓰며 성질은 차다.

| **약효 해설** |

• 소변을 잘 나오게 하고 어혈을 없애준다.
• 이하선염, 임병, 변비에 사용한다.
• 출산한 뒤에도 젖이 잘 나오지 않는 증상에 유효하다.

| **동의보감 효능** |

황촉규화(黃蜀葵花, 닥풀 꽃)는 임병(淋病)과 난산(難産)을 치료한다. 또 온갖 악창(惡瘡)에서 고름이 나오는 것이 오래도록 낫지 않는 것을 치료한다. 황촉규자(黃蜀葵子, 닥풀 씨)는 소변이 찔끔찔끔 잘 나오지 않는 데 주로 쓴다. 부인의 출산을 돕는다 [본초].

| **약용법** |

뿌리 9~15g을 물 800mL에 넣고 달여서 반으로 나누어 아침저녁으로 마시거나 또는 분말로 만들어 매회 1.5~3g을 복용한다. 외용할 때는 적당량을 가루로 만들어 붙인다.

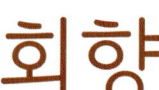

회향

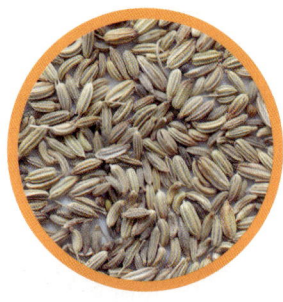

- 한자명: 茴香
- 라틴생약명: Foeniculi Fructus
- 이명 또는 영명: 소회향(小茴香), Fennel
- 식물명 및 학명: 회향, *Foeniculum vulgare* Miller
- 과명: 산형과
- 약용부위: 잘 익은 열매
- 식약처 공정서 및 조선시대 의서 수재:
  - 대한민국약전(KP) 제11개정
  - 동의보감 탕액편의 풀부(部)
  - 방약합편의 방초(芳草, 향기가 좋은 풀)편

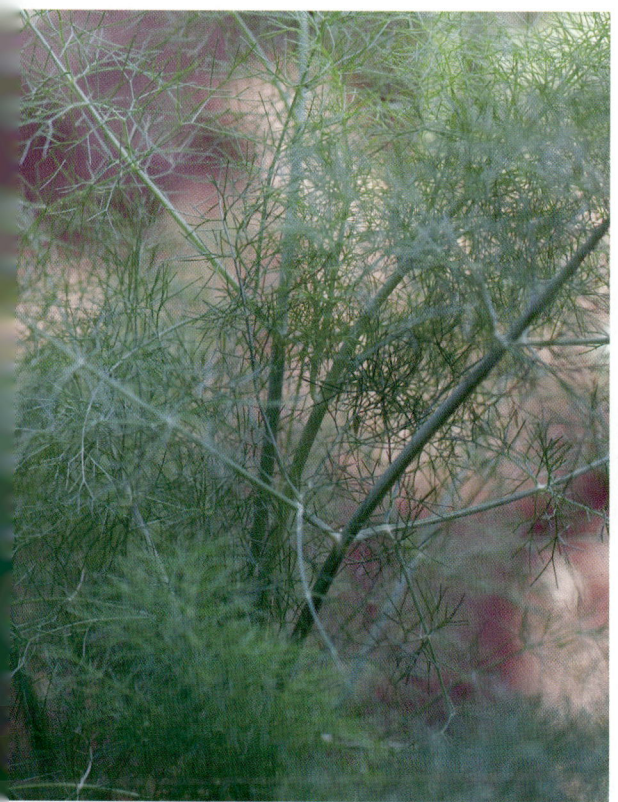

▲ 회향 잎

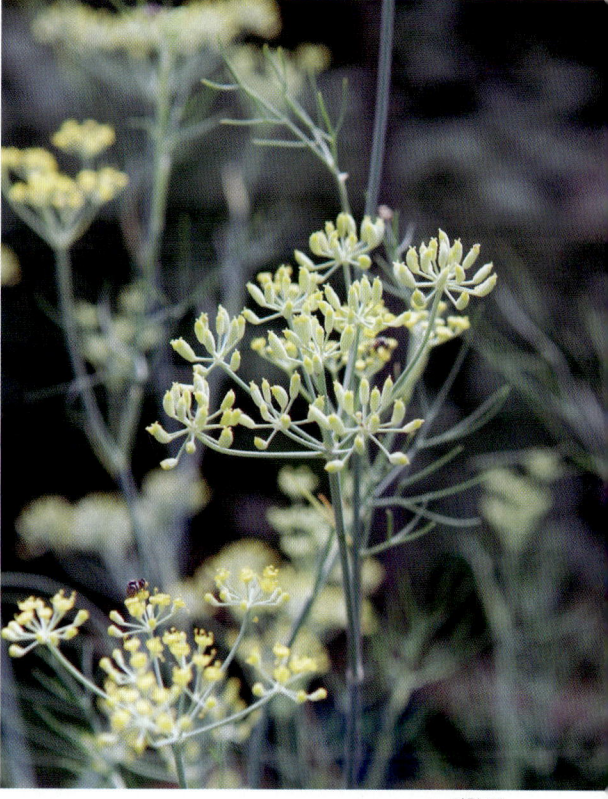

▲ 회향 꽃

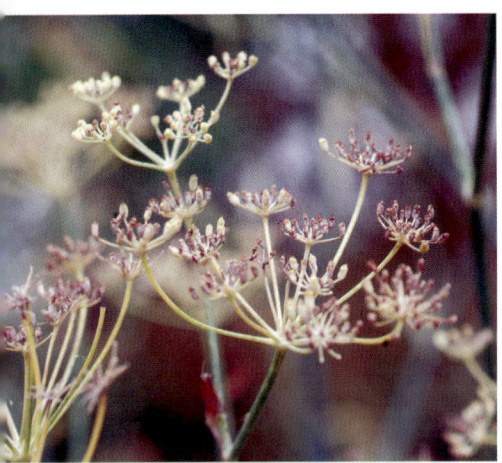

▲ 회향 열매

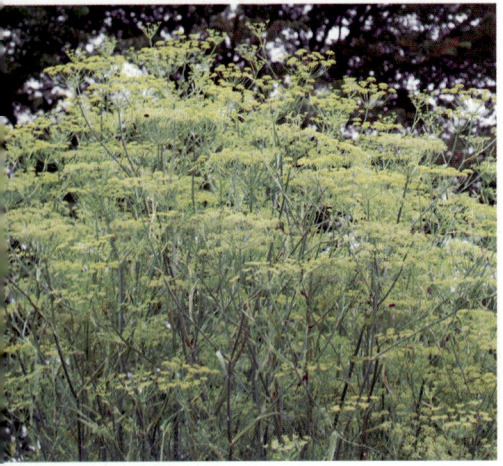

▲ 회향 지상부

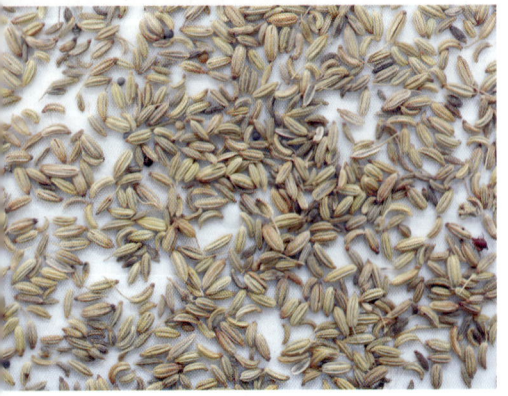

▲ 회향(약재, 전형)

● **기원** 이 약은 회향 *Foeniculum vulgare* Miller (산형과 Umbelliferae)의 잘 익은 열매이다.

● **한방 약미(藥味)와 약성(藥性)** 맛은 맵고 성질은 따뜻하다.

● **한방 작용부위(귀경, 歸經)** 회향은 주로 간(肝), 신 (腎), 비(脾), 위경(胃經)에 들어가 작용한다.

| 약효 해설 |

• 배꼽 주위가 짜는 듯이 아프고 손발이 차가워지 는 병증에 쓴다.

• 복부 부위가 부르고 그득한 것과 복통을 없앤다.

• 음식 섭취량이 적으며 토하고 설사하는 증상에 사용한다.

• 위액 분비를 촉진하여 소화를 촉진하고 식욕을 항진하는 작용이 있다.

• 정장, 구풍(驅風), 진경 작용이 있다.

| 동의보감 효능 |

회향(茴香)의 성질은 평(平)하고 맛은 매우며[辛] 독이 없다. 식욕을 돋우고 음식을 잘 내려가게 한다. 음 식이 체하여 구토하고 설사하는 것, 메스껍고 뱃속 이 편안치 못한 것을 낫게 한다. 신장이 허약하여 피로해지는 것, 음낭이 붓는 증상[癀疝, 퇴산], 방광이 아픈 것, 음부가 아픈 것을 치료한다. 또 중초(中焦) 의 기운을 조화시키며 위(胃)를 따뜻하게 한다.

| 약용법 |

열매 3~6g을 물 800mL에 넣고 달여서 반으로 나 누어 아침저녁으로 마신다.

536

- 한자명: 厚朴
- 라틴생약명: Magnoliae Cortex
- 이명 또는 영명: Magnolia Bark
- 식물명 및 학명: 일본목련, *Magnolia ovobata* Thunberg
  후박(厚朴), *Magnolia officinalis* Rehder et Wilson
  요엽후박(凹葉厚朴), *Magnolia officinalis* Rehder et Wilson
  var. *biloba* Rehder et Wilson
- 과명: 목련과
- 약용부위: 줄기껍질
- 식약처 공정서 및 조선시대 의서 수재:
  대한민국약전(KP) 제11개정
  동의보감 탕액편의 나무부
  방약합편의 교목(喬木, 줄기가 곧고 굵으며 높이 자라는 나무)편

후박

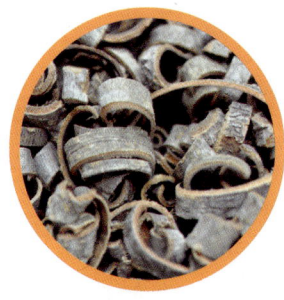

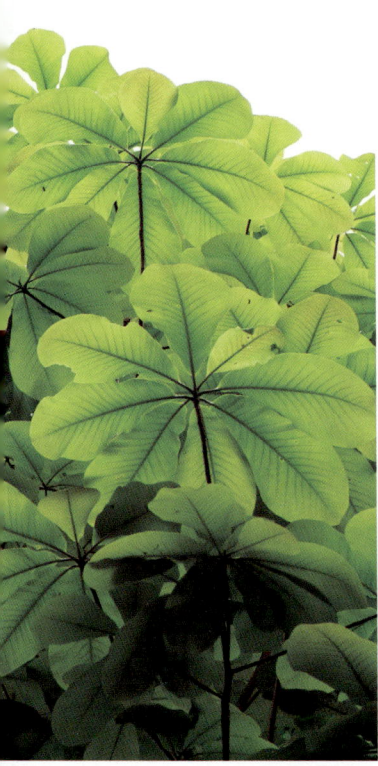

▲ 일본목련의 잎

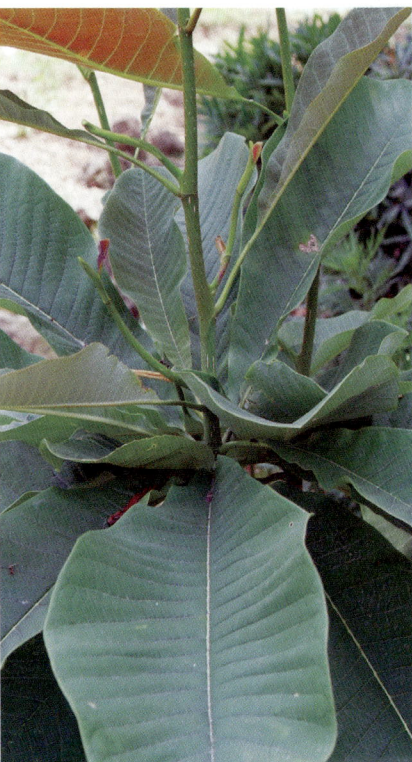

▲ 후박의 잎

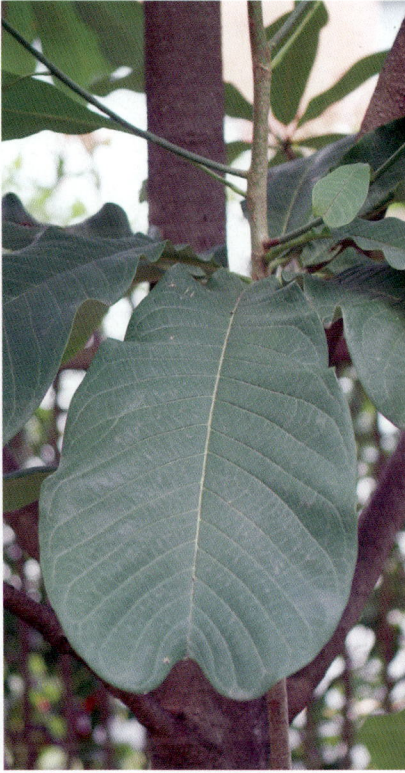

▲ 요엽후박의 잎

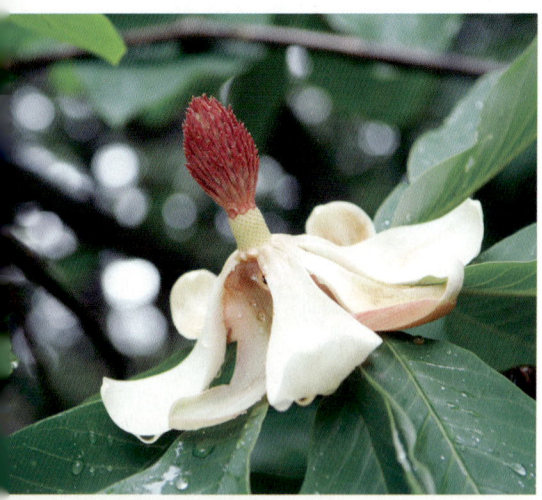
▲ 일본목련의 꽃

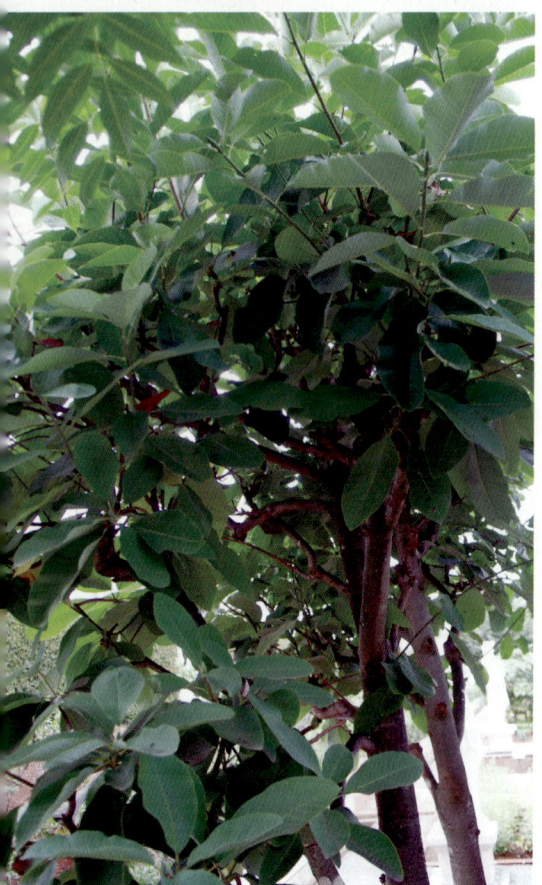
▲ 일본목련의 수형

●**기원** 이 약은 일본목련 *Magnolia ovobata* Thunberg, 후박(厚朴) *Magnolia officinalis* Rehder et Wilson 또는 요엽후박(凹葉厚朴) *Magnolia officinalis* Rehder et Wilson var. *biloba* Rehder et Wilson(목련과 Magnoliaceae)의 줄기껍질이다.

●**한방 약미(藥味)와 약성(藥性)** 맛은 쓰고 매우며 성질은 따뜻하다.

●**한방 작용부위(귀경, 歸經)** 후박은 주로 비(脾), 위(胃), 폐(肺), 대장경(大腸經)에 들어가 작용한다.

| **약효 해설** |

• 음식물이 정체되어 기가 몰려 정체되고 막힌 증상에 효과가 있다.
• 배가 창만(脹滿)하고 그득한 것, 소화불량과 변비에 유효하다.
• 기(氣)의 흐름이 순조롭지 못하여 일어나는 기침, 가래를 제거한다.
• 건위(健胃), 진해, 진정, 진경, 진통 작용이 있다.

| **동의보감 효능** |

후박(厚朴, 후박나무)의 성질은 따뜻하며[溫] 맛이 쓰고[苦](맵다[辛]고도 한다) 독이 없다. 오래된 냉기(冷氣), 배가 몹시 부르며 속이 그득한 감을 주는 것, 배가 끓는 것 같으면서 꾸르륵거리는 소리가 나는 것[雷鳴, 뇌명], 식체가 소화되지 않는 데 주로 쓴다. 위기(胃氣)를 매우 따뜻하게 하고 곽란(霍亂)

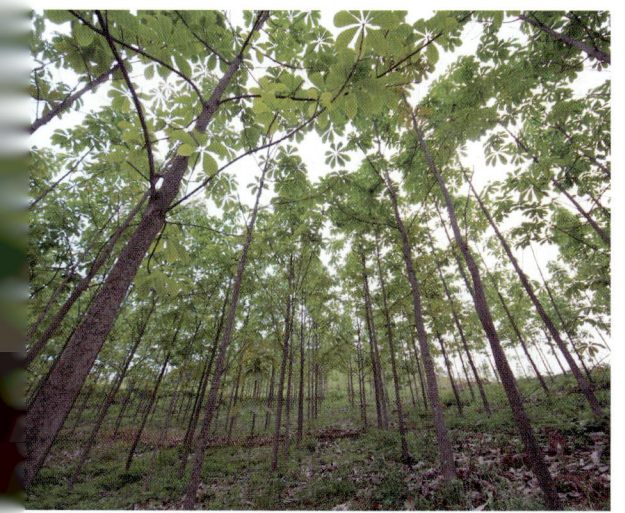
▲ 후박 재배지

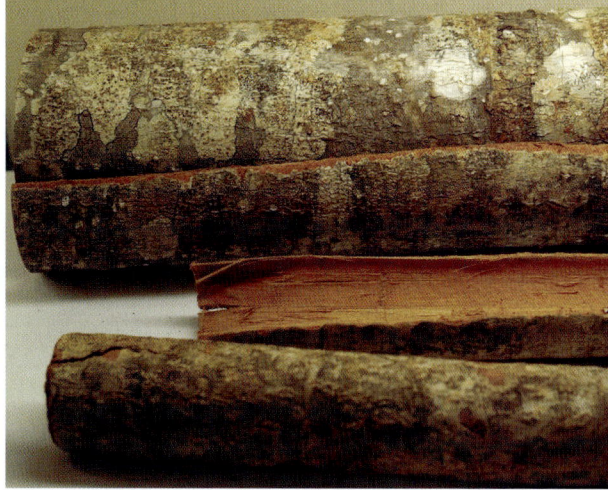
▲ 후박(약재, 전형)

으로 토하고 설사하며 근(筋)이 뒤틀리는 것을 멎게 한다. 담(痰)을 삭이고 기를 내리며 위와 대,
소장[腸胃]의 기능을 좋게 한다. 설사, 이질, 속이 메슥메슥하여 토하려는 것을 낫게 한다. 삼충
(三蟲)을 죽이며 오장(五藏)에 몰려 있는 모든 기를 내보낸다.

| 약용법 |

줄기껍질 3~10g을 물 800mL에 넣
고 달여서 반으로 나누어 아침저녁
으로 마신다.

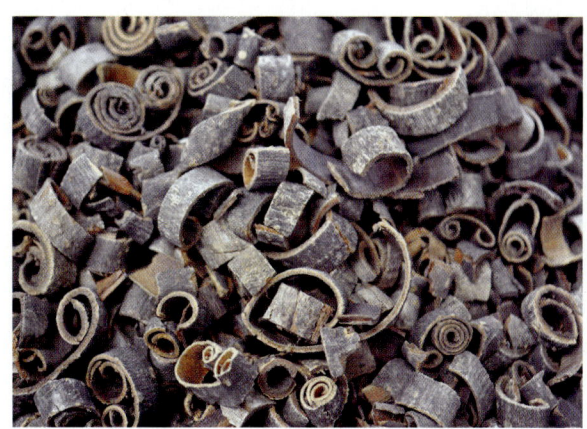
▲ 후박(약재, 절편)

537

후추

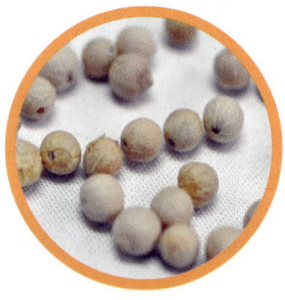

- 한자명: 胡椒
- 라틴생약명: Piperis Nigri Fructus
- 이명 또는 영명: Black Pepper
- 식물명 및 학명: 후추(胡椒), *Piper nigrum* Linné
- 과명: 후추과
- 약용부위: 채 익기 전의 열매
- 식약처 공정서 및 조선시대 의서 수재:

  대한민국약전외한약(생약)규격집(KHP) 제4개정

  동의보감 탕액편의 나무부

  방약합편의 만초(蔓草, 덩굴풀)편

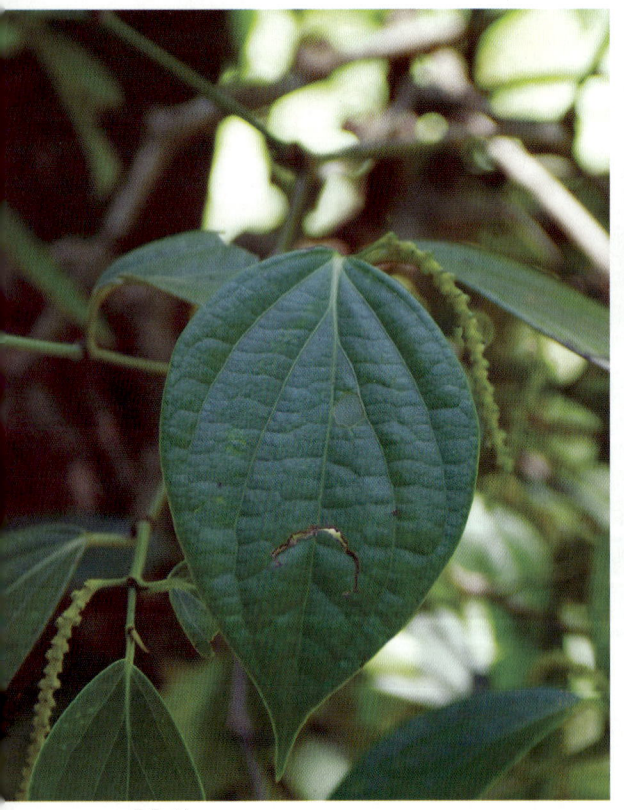

▲ 후추 잎

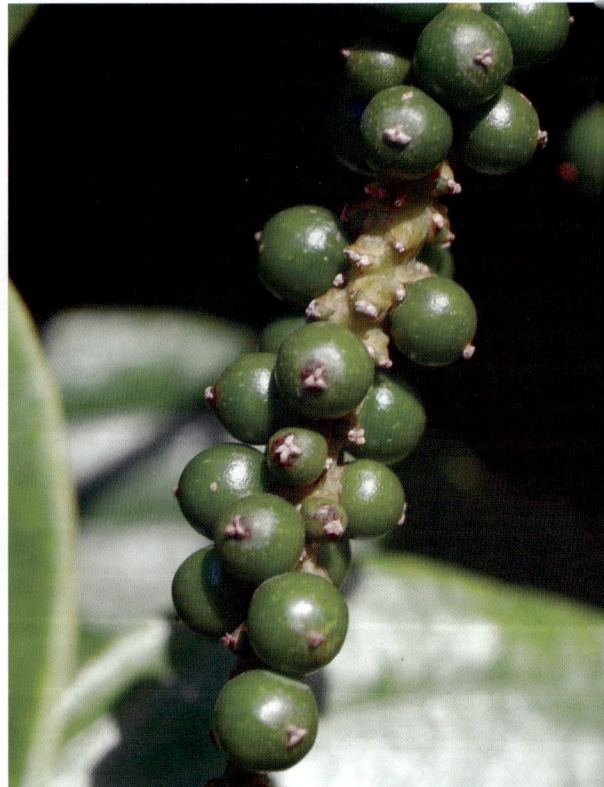

▲ 후추 열매

- **기원** 이 약은 후추(胡椒) *Piper nigrum* Linné(후추과 Piperaceae)의 채 익기 전의 열매이다.

- **한방 약미(藥味)와 약성(藥性)** 맛은 맵고 성질은 뜨겁다.

- **한방 작용부위(귀경, 歸經)** 후추는 주로 위(胃), 대장경(大腸經)에 들어가 작용한다.

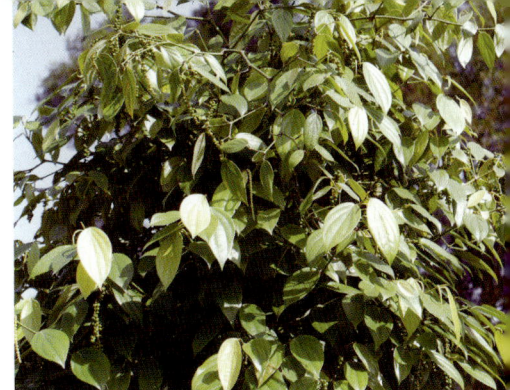

▲ 후추 지상부

| 약효 해설 |

- 식욕부진, 복통, 설사, 이질에 유효하다.
- 음식이 내려간 지 한참 만에 거꾸로 넘어오는 증상에 쓰인다.
- 건위(健胃), 구풍(驅風) 작용이 있으며 소량에서는 식욕증진작용이 있다.
- 생선, 고기 및 버섯의 독을 풀어준다.
- 외용(外用)으로 습진에 사용한다.

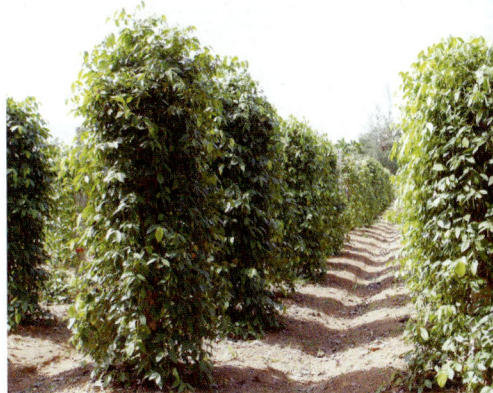

▲ 후추 재배지

| 동의보감 효능 |

호초(胡椒, 후추)의 성질은 매우 따뜻하며[大溫] 맛은 맵고[辛] 독이 없다. 기를 내리고 속을 따뜻하게 하며 담(痰)을 삭이고 장부의 풍(風)과 냉(冷)을 없앤다. 곽란(霍亂)으로 명치가 차고 아픈 것을 멎게 한다. 몸이 차고 습하게 되면 생기는 설사[冷痢, 냉리]에 주로 쓴다. 온갖 물고기, 고기, 자라, 버섯의 독을 푼다.

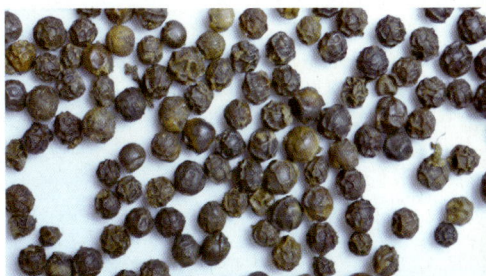

▲ 후추(흑후추).
중과피를 제거하지 않은 것이며 약용한다.

| 약용법 |

열매 1~3g을 물 800mL에 넣고 달여서 반으로 나누어 아침저녁으로 마시거나 또는 가루나 환(丸)으로 만들어 복용한다. 외용할 때는 적당량을 분말로 환부에 붙인다.

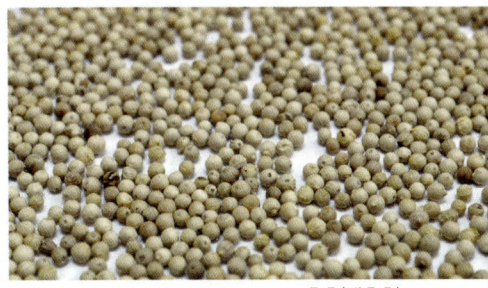

▲ 후추(백후추)

538

훤초근

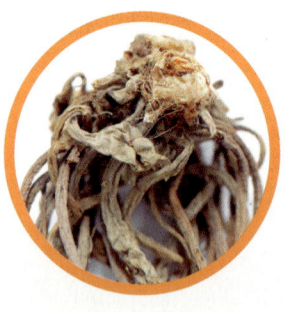

- 한자명: 萱草根
- 라틴생약명: Hemerocallidis Radix et Rhizoma
- 이명 또는 영명: 황화채근(黃花菜根)
- 식물명 및 학명: 원추리, *Hemerocallis fulva* Linné
- 과명: 백합과
- 약용부위: 뿌리 및 뿌리줄기
- 식약처 공정서 및 조선시대 의서 수재:
    대한민국약전외한약(생약)규격집(KHP) 제4개정
    동의보감 탕액편의 풀부(部)

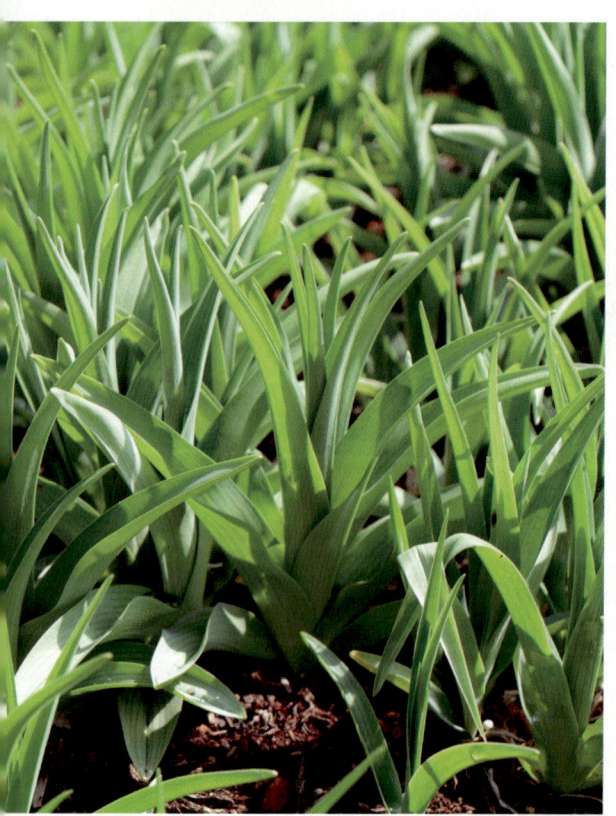

▲ 원추리 싹

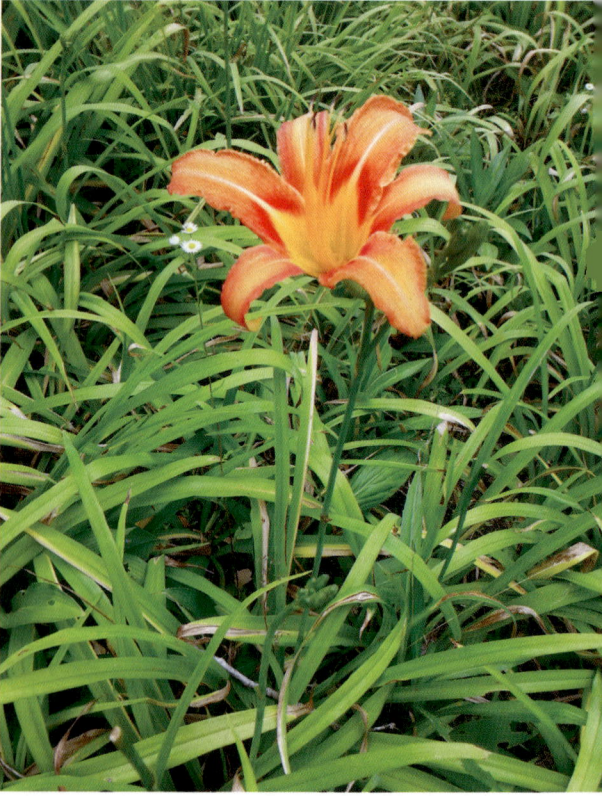

▲ 원추리 꽃

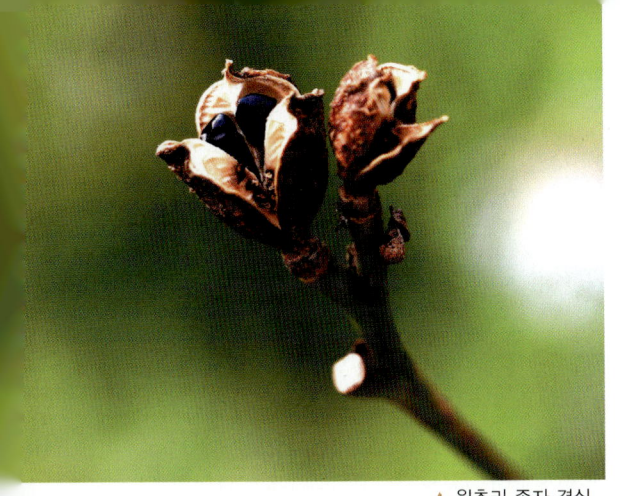

▲ 원추리 종자 결실

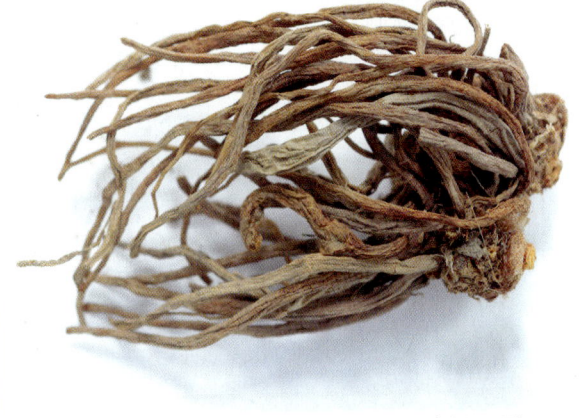

▲ 훤초근(약재, 전형)

● **기원** 이 약은 원추리 *Hemerocallis fulva* Linné(백합과 Liliaceae)의 뿌리 및 뿌리줄기이다.

● **한방 약미(藥味)와 약성(藥性)** 맛은 달고 성질은 서늘하며 독이 있다.

● **한방 작용부위(귀경, 歸經)** 훤초근은 주로 비(脾), 간(肝), 방광경(膀胱經)에 들어가 작용한다.

| 약효 해설 |

• 몸이 붓는 증상과 배뇨 곤란에 효과가 있다.

• 출산한 뒤에도 젖이 잘 나오지 않는 병증에 유효하다.

• 여성의 부정기 자궁출혈과 자궁에서 분비물이 나오는 증상에 사용한다.

• 황달, 코피, 혈변(血便)에 쓴다.

| 동의보감 효능 |

훤초근(萱草根, 원추리 뿌리)의 성질은 서늘하고[凉] 맛은 달며[甘] 독이 없다. 소변이 붉으면서 잘 나오지 않는 것과 답답하고 열 나는 데 주로 쓴다. 사림(沙淋)을 치료하고 몸이 붓는 것을 내린다. 술 중독으로 인한 황달[酒疸]을 낫게 한다.

| 약용법 |

뿌리 및 뿌리줄기 6~9g을 물 800mL에 넣고 달여서 반으로 나누어 아침저녁으로 마신다. 외용할 때는 적당량을 짓찧어서 환부에 붙인다.

539

흑두

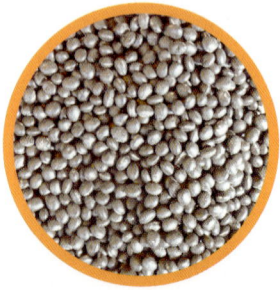

- 한자명: 黑豆
- 라틴생약명: Glycine Semen Nigra
- 이명 또는 영명: 흑대두(黑大豆), 오두(烏豆)
- 식물명 및 학명: 콩, *Glycine max* Merrill
- 과명: 콩과
- 약용부위: 씨
- 식약처 공정서 및 조선시대 의서 수재:
  대한민국약전외한약(생약)규격집(KHP) 제4개정
  동의보감 탕액편의 곡식부
  방약합편의 숙두(菽豆, 두류)편

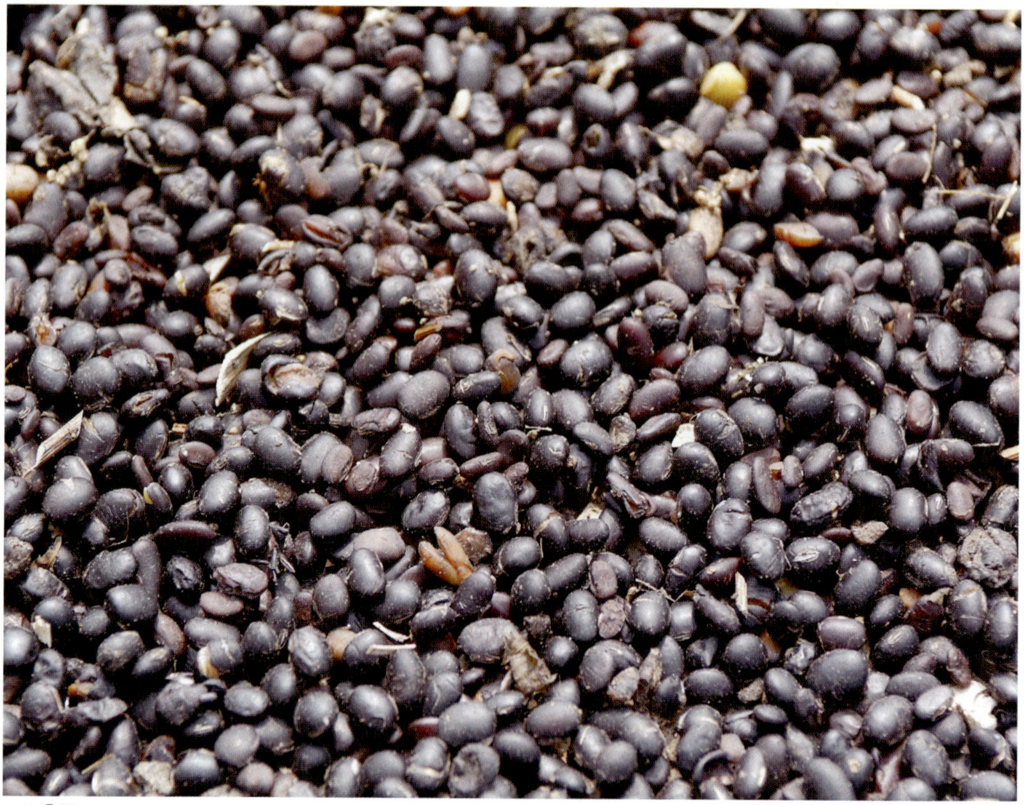

▲ 흑두

- **기원** 이 약은 콩 *Glycine max* Merrill(콩과 Leguminosae)의 씨로 검은색을 쓴다.

- **한방 약미(藥味)와 약성(藥性)** 맛은 달고 성질은 평(平)하다.

- **한방 작용부위(귀경, 歸經)** 흑두는 주로 비(脾), 신경(腎經)에 들어가 작용한다.

| 약효 해설 |

- 손발이 저리고 나무처럼 뻣뻣해지는 병증에 사용한다.
- 신장의 기능이 허약해져서 나타나는 요통(腰痛)에 효과가 있다.
- 몸이 허해 기력이 없고 무덥지도 않은데 땀이 많이 나는 증상을 치료한다.
- 현기증이 나고 눈이 어두워 잘 보이지 않는 병증에 유효하다.
- 몸이 부으며 소변량이 적은 증상에 쓴다.

| 동의보감 효능 |

대두(大豆, 콩)는 성질이 평(平)하고 맛이 달며 [甘](짜다[鹹]고도 한다) 독이 없다. 오장(五藏)을 보하고 중초(中焦)와 십이경맥을 도와준다. 속을 고르게 하고 위와 대, 소장[腸胃]을 따뜻하게 한다. 오래 먹으면 몸무게가 늘어난다[본초].

| 약용법 |

씨 9~30g을 물 800mL에 넣고 달여서 반으로 나누어 아침저녁으로 마시거나 또는 가루나 환(丸)으로 만들어 복용한다. 외용할 때는 적당량 사용한다.

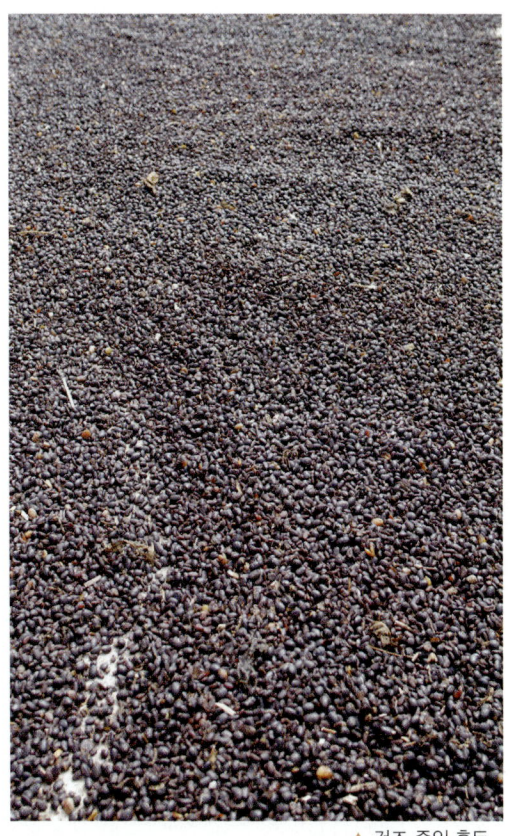

▲ 건조 중인 흑두

540

흑사당

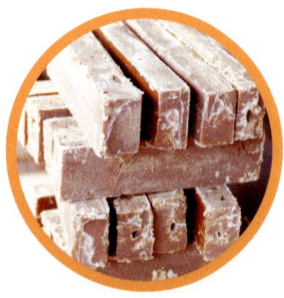

- **한자명**: 黑砂糖
- **라틴생약명**: Saccharum Nigrum
- **이명 또는 영명**: 적사당(赤砂糖), Brown Sugar
- **식물명 및 학명**: 사탕수수, *Saccharum sinensis* Roxburg
- **과명**: 벼과
- **약용부위**: 경즙(莖汁)을 건조시켜 얻은 조결정체
- **식약처 공정서 및 조선시대 의서 수재**:
  대한민국약전외한약(생약)규격집(KHP) 제4개정
  동의보감 탕액편의 과일부
  방약합편의 과과(瓜果, 과와 과류)편

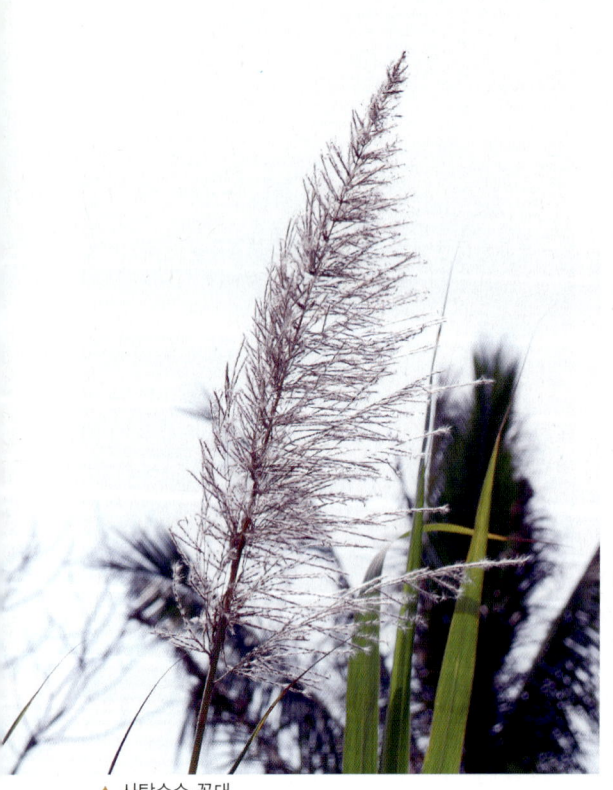

▲ 사탕수수 꽃대

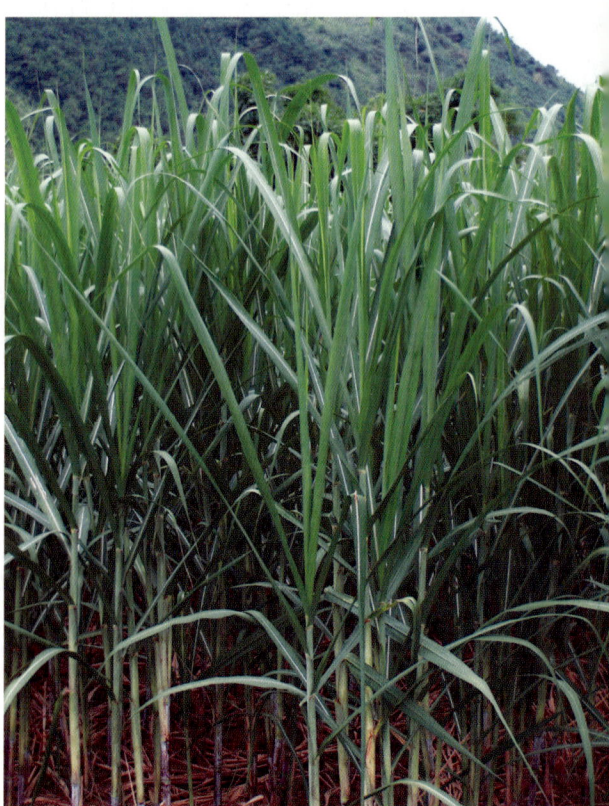

▲ 사탕수수 전초

- **기원** 이 약은 사탕수수 *Saccharum sinensis* Roxburg(벼과 Gramineae)의 경즙(莖汁)을 건조시켜 얻은 조결정체로 자당으로서 80% 이상을 함유한다.

- **한방 약미(藥味)와 약성(藥性)** 맛은 달고 성질은 따뜻하다.

- **한방 작용부위(귀경, 歸經)** 흑사당은 주로 간(肝), 비(脾), 위경(胃經)에 들어가 작용한다.

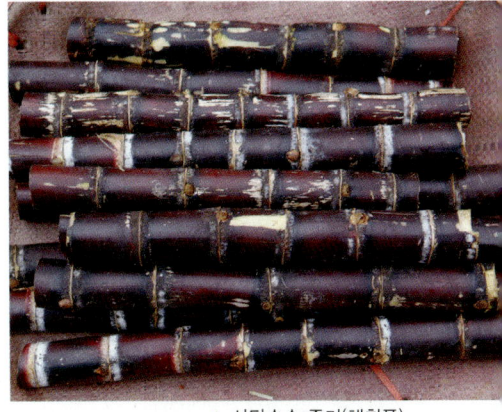

▲ 사탕수수 줄기(채취품)

| 약효 해설 |

- 입이 건조하고 딸꾹질하는 데 사용한다.
- 분만 후 자궁 안에 남아 있는 혈액과 탁액(濁液)이 계속 머물러 있는 증상을 낮게 한다.
- 혈액순환을 활발하게 하여 어혈(瘀血)을 없애는 효능이 있다.

| 동의보감 효능 |

사당(沙糖, 사탕수수 즙을 달인 것)의 성질은 차고[寒] 맛이 달며[甘] 독이 없다. 심열(心熱)로 입이 마른 데 주로 쓴다. 약효는 유당과 같지만 더 차고 순하다. 사탕수수 즙을 달여 만든 것인데 모래와 비슷하므로 사당(沙糖)이라고 한다[입문].

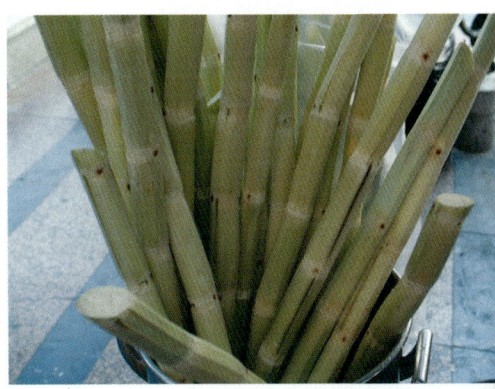

▲ 사탕수수 줄기

| 약용법 |

흑사당 10~15g을 끓는 물, 술 또는 약으로 달인 물에 넣어 마신다. 외용할 때는 적당량을 물에 넣어 바르거나 또는 분말로 환부에 붙인다.

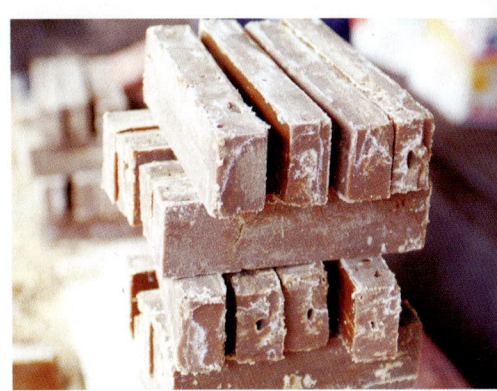

▲ 식품 공장에서 제조한 흑사당

541

흑지마

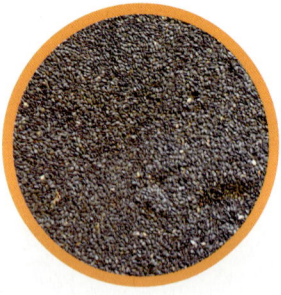

- 한자명: 黑脂麻
- 라틴생약명: Sesami Semen Nigra
- 이명 또는 영명: 흑호마(黑胡麻)
- 식물명 및 학명: 참깨, *Sesamum indicum* Linné
- 과명: 참깨과
- 약용부위: 씨
- 식약처 공정서 및 조선시대 의서 수재:
  대한민국약전외한약(생약)규격집(KHP) 제4개정
  동의보감 탕액편의 곡식부
  방약합편의 마맥도(麻麥稻, 삼, 보리, 벼류)편

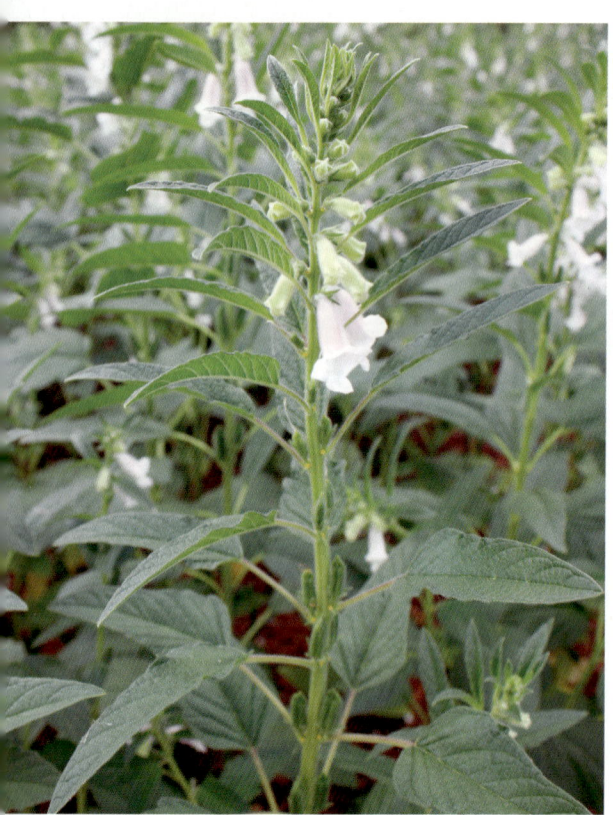

▲ 참깨 지상부

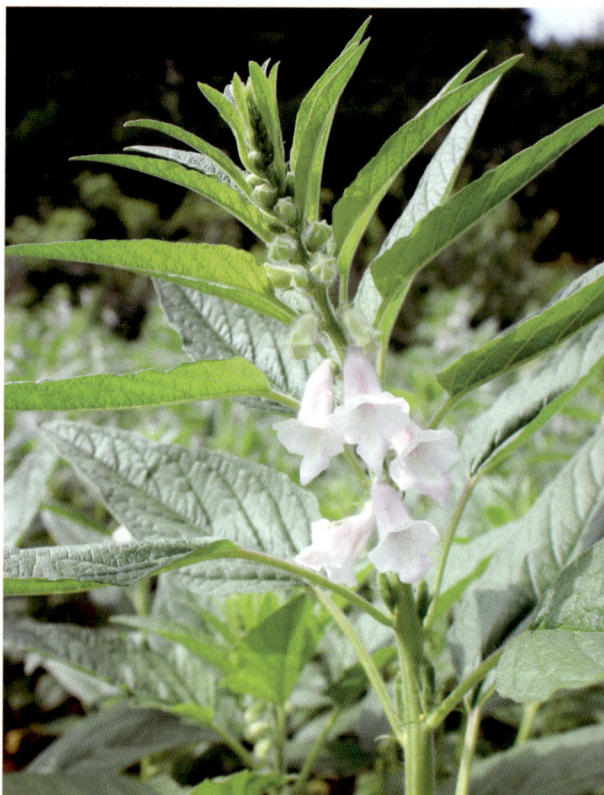

▲ 참깨 꽃

●**기원** 이 약은 참깨 *Sesamum indicum* Linné(참깨과 Pedalidaceae)의 씨로 검은색을 쓴다.

●**한방 약미(藥味)와 약성(藥性)** 맛은 달고 성질은 평(平)하다.

●**한방 작용부위(귀경, 歸經)** 흑지마는 주로 간(肝), 신(腎), 대장경(大腸經)에 들어가 작용한다.

| 약효 해설 |

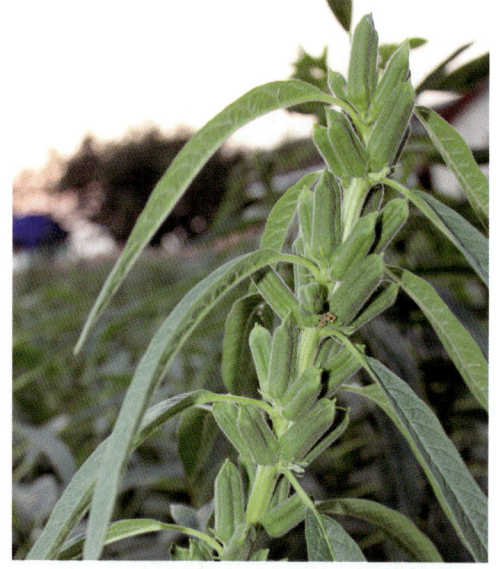

▲ 참깨 열매

- 머리가 어지럽고 눈앞에 뭔가 어른거리고 눈이 침침한 증상에 사용한다.
- 나이는 많지 않으나 머리카락과 수염이 회백색으로 변하는 증상에 유효하다.
- 반신불수와 병후 허약증을 치료한다.
- 귀울림과 소리를 듣지 못하는 증상에 쓴다.
- 대장의 진액이 줄어들어 대변이 굳어진 증상을 낫게 한다.
- 고혈압, 동맥경화 예방에 효과가 있다.

| 동의보감 효능 |

호마(胡麻, 검은 참깨)는 성질이 평(平)하고 맛이 달며[甘] 독이 없다. 기력(氣力)을 도와주고 살찌게 한다. 골수와 뇌를 충실하게 한다[填髓腦]. 근육과 뼈를 튼튼하게 하며 오장을 윤택하게 한다[潤五藏][본초].

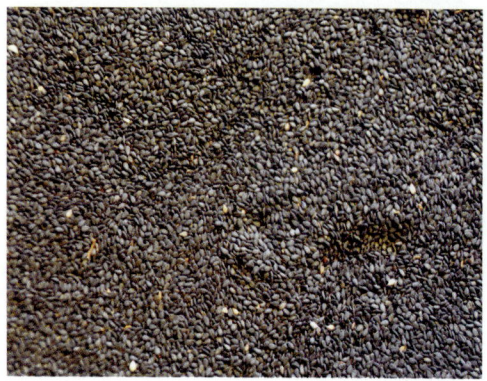

▲ 흑지마(약재, 전형)

백유마(白油麻, 흰 참깨)는 성질이 매우 차고[大寒] 독이 없다. 위와 대, 소장[腸胃]을 미끄럽게 하고 혈맥(血脈)을 통하게 한다. 풍기(風氣)를 잘 운행시키고 피부를 윤기 있게 한다[본초].

| 약용법 |

씨 9~15g을 물 800mL에 넣고 달여서 반으로 나누어 아침저녁으로 마시거나 또는 가루나 환(丸)으로 만들어 복용한다. 외용할 때는 적당량을 사용한다.

542

희렴

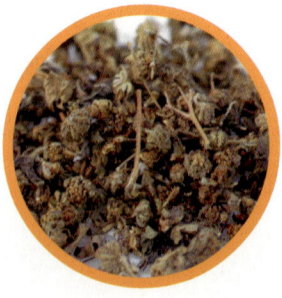

- 한자명: 豨薟
- 라틴생약명: Siegesbeckia Herba
- 이명 또는 영명: 희첨
- 식물명 및 학명: 털진득찰, *Siegesbeckia pubescens* Makino
  진득찰, *Siegesbeckia glabrescens* Makino
- 과명: 국화과
- 약용부위: 지상부
- 식약처 공정서 및 조선시대 의서 수재:
  대한민국약전외한약(생약)규격집(KHP) 제4개정
  동의보감 탕액편의 풀부(部)
  방약합편의 습초(濕草)편

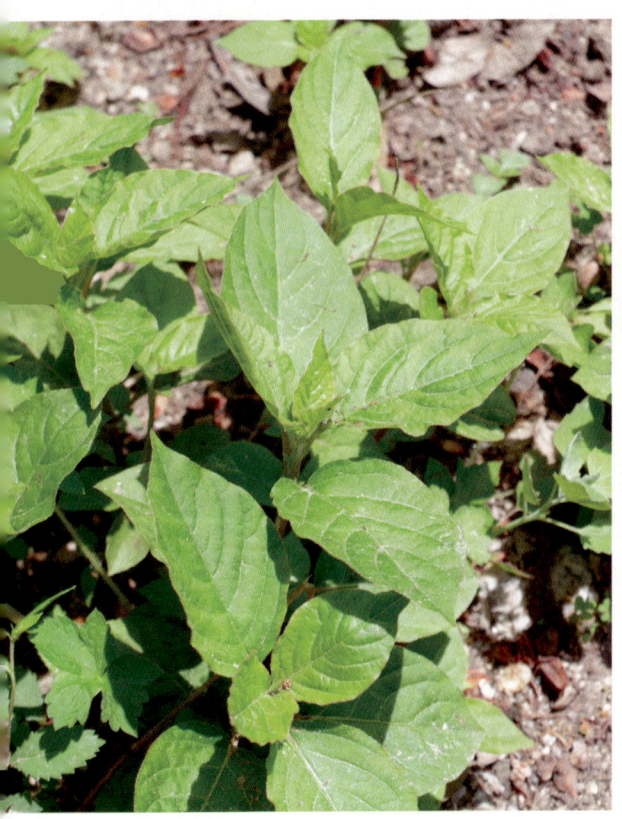

▲ 진득찰 어린잎

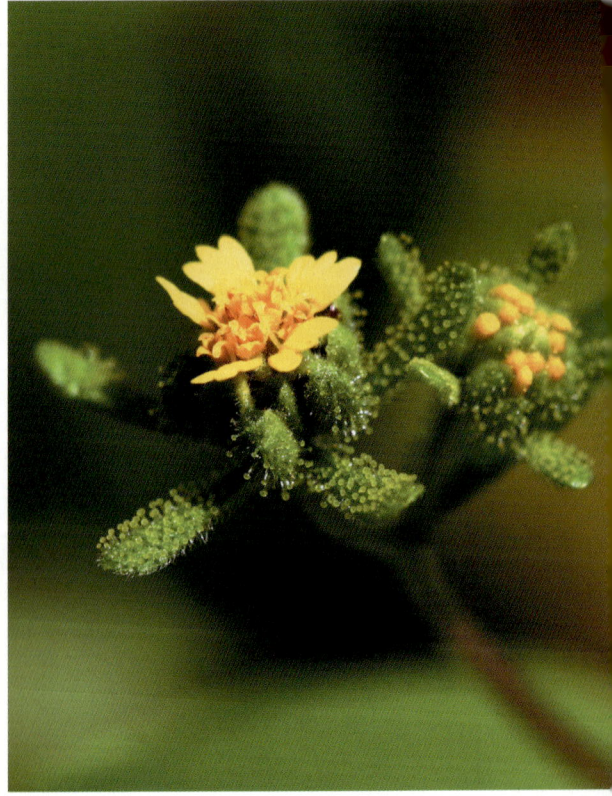

▲ 털진득찰 꽃

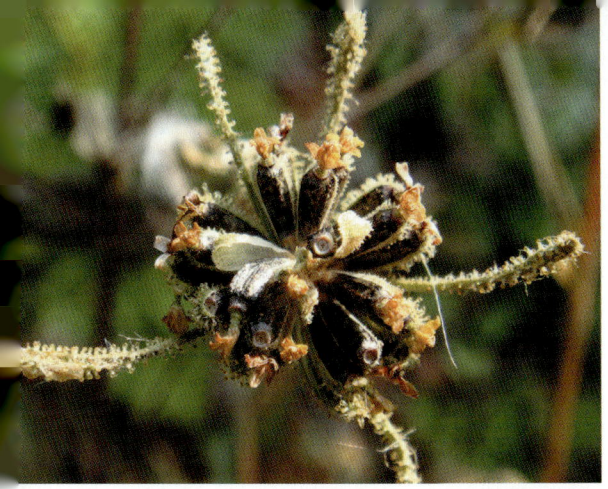

▲ 털진득찰 열매

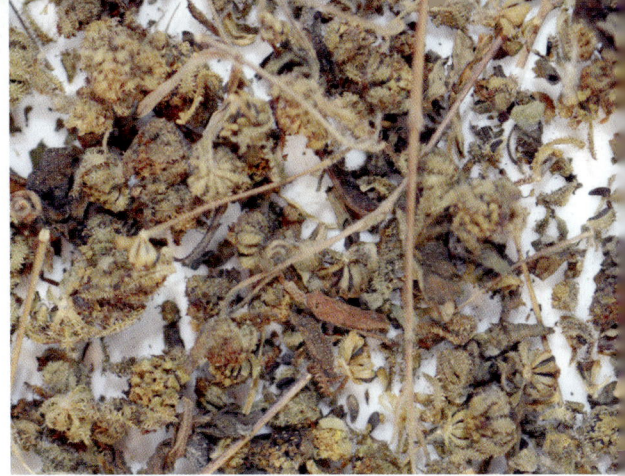

▲ 희렴(약재, 절단)

● **기원** 이 약은 털진득찰 *Siegesbeckia pubescens* Makino 또는 진득찰 *Siegesbeckia glabrescens* Makino(국화과 Compositae)의 지상부이다.

● **한방 약미(藥味)와 약성(藥性)** 맛은 맵고 쓰며 성질은 차다.

● **한방 작용부위(귀경, 歸經)** 희렴은 주로 간(肝), 신경(腎經)에 들어가 작용한다.

| 약효 해설 |

• 팔다리를 잘 쓰지 못하고 마비되며 아픈 증상에 쓴다.

• 사지마비를 치료한다.

• 허리와 무릎이 시큰거리고 힘이 없어지는 증상에 사용한다.

• 고혈압, 급성 간염, 어지럼증에 효과가 있다.

| 동의보감 효능 |

희렴(稀薟, 진득찰, 털진득찰)의 성질은 차고[寒] 맛은 쓰며[苦] 조금 독이 있다. 열닉(熱䘌)으로 가슴 속이 답답한 데 주로 쓴다. 몸과 팔다리가 마비되고 감각과 동작이 자유롭지 못한 병증을 치료한다. 복용법은 『신농본초경』에 상세히 씌어 있다.

| 약용법 |

지상부 9~12g을 물 800mL에 넣고 달여서 반으로 나누어 아침저녁으로 마신다.

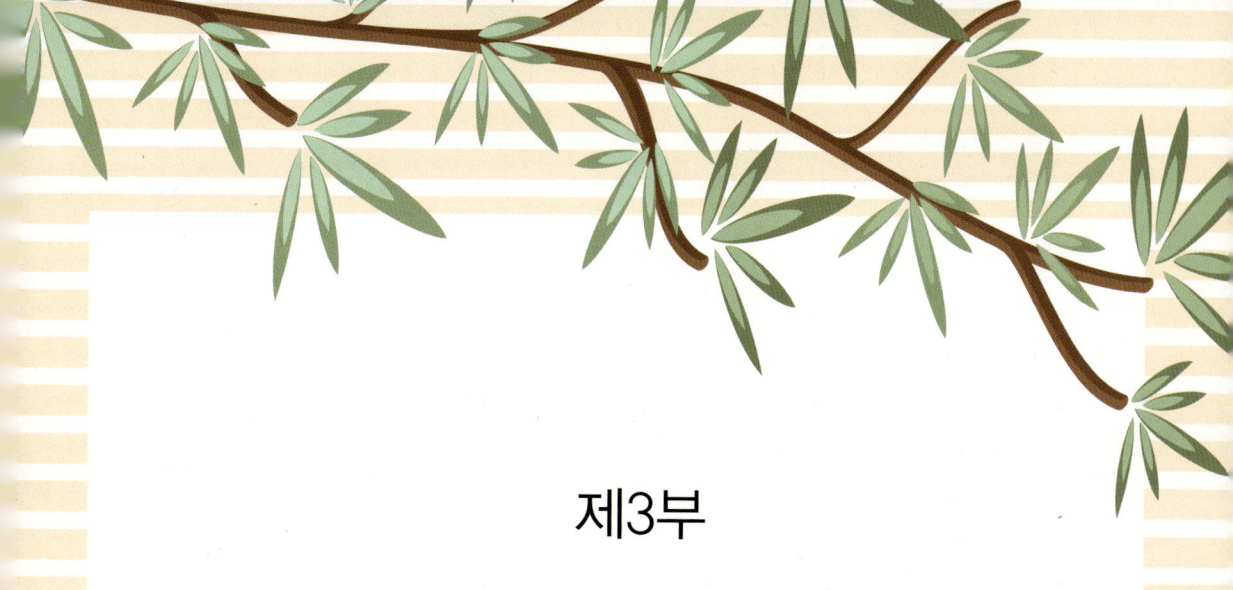

제3부

식약처 공정서 한약(생약)의 기원

공정서의 개정 내용 수록

대한민국약전(KP) 제11개정의 의약품 각조 제2부에 수재된 의약품(생약)과 대한민국약전외한약(생약)규격집(KHP) 제4개정의 의약품 각조 제1부에 수록된 의약품(생약)을 합하여 가나다순으로 배열했다. 기원의 개정내용을 표기하고 특히 개정할 때 삭제된 품목은 〈삭제〉 표기를 하여 남겨두어 기록으로 보존될 수 있게끔 하였다. 제목은 한약명 · 생약명, 한자명, 라틴생약명 순서로 표기했다.

〈라틴생약명, 기원에서 저자가 수정한 내용〉

[누고] 항에서 식물명인 '비주누고(非洲螻蛄)'는 '아프리카누고', [능소화] 항에서 식물명인 '미주능소화'는 '미국능소화'로 그리고 [일당귀] 항에서 라틴생약명인 'Japanese Angelicae Radix'는 'Japonicae Angelicae Radix'로 수정하는 것이 타당하다고 판단되어 본 책에서는 이같이 기재했음을 밝힌다. [괄루근] 항과 [괄루인] 항에서 이들의 기원식물은 KP에서 모두 '하눌타리'로 기재하고 있다. 국가표준식물목록과 한국식물도감(이영노 저)에서는 '하늘타리'로 기재하고 있으므로 본 책에서는 이들을 병행하여 수재한다. 새로 추가된 [수오등] 항에서 이의 기원식물은 하수오와 같은데 수오등의 기원식물 학명은 KHP에서 *Fallopia multiflora* (Thunberg ex Murray) Haraldson var. *multiflora*으로, 하수오의 기원식물 학명은 KP에서 *Polygonum multiflorum* Thunberg로 각각 다르게 기재하고 있다. 저자는 수오등의 기원식물 학명에 '*Polygonum multiflorum* Thunberg'를 추가하여 수재하였다.

1. 가자(訶子), Terminaliae Fructus

이명 또는 영명: Terminalia Fruit

기원: 이 약은 가자(訶子) *Terminalia chebula* Retzins 또는 융모가자(絨毛訶子) *Terminalia chebula* Retzins var. *tomentella* Kurt.(사군자과 Combretaceae)의 잘 익은 열매이다.

수재: 대한민국약전(KP) 제11개정

2. 갈근(葛根), Puerariae Radix

이명 또는 영명: Pueraria Root

기원: 이 약은 칡 *Pueraria lobata* Ohwi(콩과 Leguminosae)의 뿌리로서 그대로 또는 주피를 제거한 것이다.

수재: 대한민국약전(KP) 제11개정

3. 갈화(葛花), Puerariae Flos

이명 또는 영명: 갈조화(葛條花), Pueraria Flower

기원: 이 약은 칡 *Pueraria lobata* Ohwi(콩과 Leguminosae)의 꽃봉오리 또는 막 피기 시작한 꽃이다.

수재: 대한민국약전외한약(생약)규격집(KHP) 제4개정

4. 감국(甘菊), Chrysanthemi Indici Flos

이명 또는 영명: 야국(野菊)

기원: 이 약은 감국 *Chrysanthemum indicum* Linné(국화과 Compositae)의 꽃이다.

수재: 대한민국약전외한약(생약)규격집(KHP) 제4개정

5. 감송향(甘松香), Nardostachyos Radix et Rhizoma

이명 또는 영명: 감송(甘松)

기원: 이 약은 감송(甘松) *Nardostachys chinensis* Batal 또는 시엽감송(匙葉甘松) *Nardostachys jatamansi* DC.(마타리과 Valerianaceae)의 뿌리 및 뿌리줄기이다.

수재: 대한민국약전외한약(생약)규격집(KHP) 제4개정

6. 감수(甘遂), Euphorbiae Kansui Radix

이명 또는 영명: −

〈KHP 3 개정〉 감택(甘澤)

기원: 이 약은 감수(甘遂) *Euphorbia kansui* Liou ex Wang(대극과 Euphorbiaceae)의 코르크층을 벗긴 덩이뿌리이다.

수재: 대한민국약전외한약(생약)규격집(KHP) 제4개정

7. 감초(甘草), Glycyrrhizae Radix et Rhizoma

이명 또는 영명: Licorice

기원: 이 약은 감초 *Glycyrrhiza uralensis* Fischer, 광과감초(光果甘草) *Glycyrrhiza glabra* Linné 또는 창과감초(脹果甘草) *Glycyrrhiza inflata* Batal.(콩과 Leguminosae)의 뿌리 및 뿌리줄기로서 그대로 또는 주피를 제거한 것이다.

수재: 대한민국약전(KP) 제11개정

8. 감초엑스

이명 또는 영명: Glycyrrhiza Extract

기원: 이 약은 정량할 때 글리시리진산($C_{42}H_{62}O_{16}$: 822.93) 4.5% 이상을 함유한다.

수재: 대한민국약전(KP) 제11개정

9. 감초조엑스, 감초고(甘草羔)

이명 또는 영명: Crude Glycyrrhiza Extract

기원: 이 약은 정량할 때 글리시리진산($C_{42}H_{62}O_{16}$: 822.93) 6.0% 이상을 함유한다.

수재: 대한민국약전(KP) 제11개정

10. 감초가루, Pulvis Glycyrrhizae Radicis et Rhizomatis

이명 또는 영명: Licorice Powder

기원: 이 약은 감초를 가루로 한 것이다. 이 약은 정량할 때 환산한 건조물에 대하여 글리시리진산($C_{42}H_{62}O_{16}$: 822.93) 2.5% 이상 및 리퀴리티게닌($C_{15}H_{12}O_4$: 256.27) 0.7% 이상을 함유한다.

수재: 대한민국약전외한약(생약)규격집(KHP) 제4개정

11. 강향(降香), Dalbergiae Odoriferae Lignum

이명 또는 영명: 강진향(降眞香)

기원: 이 약은 강향단(降香檀) *Dalbergia odorifera* T. Chen.(콩과 Leguminosae)의 변재(邊材)를 제거한 뿌리의 심재(心材)이다.

수재: 대한민국약전외한약(생약)규격집(KHP) 제4개정

12. 강활(羌活), Osterici seu Notopterygii Radix et Rhizoma

〈KP 9 개정〉 Osterici Radix

이명 또는 영명: Ostericum Root

기원: 이 약은 강활 *Ostericum koreanum* Maximowicz의 뿌리 또는 중국강활(中國羌活) *Notopterygium incisum* Ting 혹은 관엽강활(寬葉羌活) *Notopterygium forbesii* Boissier(산형과 Umbelliferae)의 뿌리줄기 및 뿌리이다.

수재: 대한민국약전(KP) 제11개정

13. 강황(薑黃), Curcumae Longae Rhizoma

이명 또는 영명: Curcuma Longa Rhizome

기원: 이 약은 강황(薑黃) *Curcuma longa* Linné(생강과 Zingiberaceae)의 뿌리줄기로서 속이 익을 때까지 삶거나 쪄서 말린 것이다.

수재: 대한민국약전(KP) 제11개정

14. 개자(芥子), Brassicae Semen

이명 또는 영명: 겨자, Mustard Seed

기원: 이 약은 *Brassica juncea* Czern. et Coss 또는 그 변종(십자화과 Cruciferae)의 건조한 성숙종자이다.

수재: 대한민국약전외한약(생약)규격집(KHP) 제4개정

15. 갱미(粳米), Oryzae Semen

이명 또는 영명: 경미(硬米)

기원: 이 약은 벼 *Oryza sativa* Linné(벼과 Gramineae)의 열매껍질을 벗긴 씨이다.

〈KHP 3 개정〉 이 약은 벼 *Oryza sativa* Linné(벼과 Gramineae)의 외과피를 벗긴 씨이다.

수재: 대한민국약전외한약(생약)규격집(KHP) 제4개정

16. 건강(乾薑), Zingiberis Rhizoma

이명 또는 영명: Ginger

기원: 이 약은 생강 *Zingiber officinale* Roscoe(생강과 Zingiberaceae)의 뿌리줄기를 말린 것이다.

수재: 대한민국약전(KP) 제11개정

17. 건율(乾栗), Castaneae Semen

이명 또는 영명: 율자(栗子)

기원: 이 약은 밤나무 *Castanea crenata* Siebold et Zuccarini(참나무과 Fagaceae)의 종피를 벗긴 씨이다.

수재: 대한민국약전외한약(생약)규격집(KHP) 제4개정

18. 건칠(乾漆), Lacca Rhois Exsiccata

〈KHP 3 개정〉 Lacca Sinica Exsiccata

이명 또는 영명: 칠(漆)

〈KHP 3 개정〉 칠(漆), Chinese Lacquer

기원: 이 약은 옻나무 *Rhus verniciflua* Stokes(옻나무과 Anacardiaceae)의 줄기에 상처를 입혀 흘러나온 수액(樹液)을 건조한 덩어리이다.

〈KHP 3 개정〉 이 약은 옻나무 *Rhus verniciflua* Stokes(옻나무과 Anacardiaceae)의 줄기에 상처를 입혀 흘러나온 수액(樹液)이 자연건조된 덩어리이다.

수재: 대한민국약전외한약(생약)규격집(KHP) 제4개정

19. 검인(芡仁), Euryales Semen

이명 또는 영명: Euryale Seed

기원: 이 약은 가시연꽃 *Euryale ferox* Salisbury(수련과 Nymphaeaceae)의 잘 익은 씨이다.

수재: 대한민국약전(KP) 제11개정

20. 견우자(牽牛子), Pharbitidis Semen

이명 또는 영명: 흑축(黑丑), Pharbitis Seed

기원: 이 약은 나팔꽃 *Pharbitis nil* Choisy 또는 둥근잎나팔꽃 *Pharbitis purpurea* Voigt(메꽃과 Convolvulaceae)의 잘 익은 씨이다.

수재: 대한민국약전(KP) 제11개정

21. 결명자(決明子), Cassiae Semen

이명 또는 영명: Cassia Seed

기원: 이 약은 결명차 *Cassia tora* Linné 또는 결명(決明) *Cassia obtusifolia* Linné(콩과 Leguminosae)의 잘 익은 씨이다.

수재: 대한민국약전(KP) 제11개정

22. 경분(輕粉), Calomelas 〈대한민국약전외한약(생약)규격집(KHP) 제4개정에서 삭제한 품목〉

이명 또는 영명: 감홍(甘汞), Calomel

기원: 이 약은 할로겐화광물 감홍으로 승화법으로 연재하여 얻은 염화제일수은이다.

수재: 대한약전외한약(생약)규격집(KHP) 제3개정

23. 경천(景天), Hylotelephii Herba

〈KHP 3 개정〉 Sedi Herba

이명 또는 영명: 계화(戒火)

기원: 이 약은 꿩의비름 *Hylotelephium erythrostictum* H. Ohva 또는 기타 동속식물(돌나물과 Crassulaceae)의 지상부이다.

〈KHP 3 개정〉 이 약은 꿩의비름 *Sedum erythrostichum* Miquel 또는 기타 동속식물(돌나물과 Crassulaceae)의 지상부이다.

수재: 대한민국약전외한약(생약)규격집(KHP) 제4개정

24. 겐티아나, Gentianae Luteae Radix et Rhizoma

이명 또는 영명: Gentian

기원: 이 약은 *Gentiana lutea* Linné(용담과 Gentianaceae)의 뿌리 및 뿌리줄기이다.

수재: 대한민국약전(KP) 제11개정

25. 계관화(鷄冠花), Celosiae Cristatae Flos

기원: 이 약은 맨드라미 *Celosia cristata* Linné(비름과 Amaranthaceae)의 화서이다.

수재: 대한민국약전외한약(생약)규격집(KHP) 제4개정(추보, 2013.11.21. 신설)

26. 계내금(鷄內金), Galli Gigeriae Endothelium Corneum

〈KHP 3 개정〉 Galli Stomachichum Corium

이명 또는 영명: 계순피(鷄肫皮)

기원: 이 약은 닭 *Gallus gallus domesticus* Brisson(꿩과 Phasianidae)의 모래주머니의 내막(內膜)이다.

수재: 대한민국약전외한약(생약)규격집(KHP) 제4개정

27. 계심(桂心), Cassiae Cortex Interior

기원: 이 약은 육계(肉桂) *Cinnamomum cassia* Blume의 줄기껍질에서 주피와 겉껍질층을 없앤 것이다.
〈KHP 3 개정〉 이 약은 육계(肉桂) *Cinnamomum cassia* Blume 또는 기타 동속 근연식물(녹나무과 Lauraceae)의 간피(幹皮)에서 주피와 내피의 얇은 층을 벗기어낸 것이다.

수재: 대한민국약전외한약(생약)규격집(KHP) 제4개정

28. 계지(桂枝), Cinnamomi Ramulus

이명 또는 영명: 유계(柳桂)

기원: 이 약은 육계(肉桂) *Cinnamomum cassia* Presl(녹나무과 Lauraceae)의 어린 가지이다.

수재: 대한민국약전외한약(생약)규격집(KHP) 제4개정

29. 계혈등(鷄血藤), Spatholobi Caulis

이명 또는 영명: −
〈KHP 3 개정〉 혈풍등(血風藤)

기원: 이 약은 밀화두(密花豆) *Spatholobus suberectus* Dunn(콩과 Leguminosae)의 덩굴성 줄기이다.

수재: 대한민국약전외한약(생약)규격집(KHP) 제4개정

30. 고량강(高良薑), Alpiniae Officinari Rhizoma

이명 또는 영명: Alpinia Officinarum Rhizome
〈KP 9 개정〉 Alpinia Rhizome

기원: 이 약은 고량강(高良薑) *Alpinia officinarum* Hance(생강과 Zingiberaceae)의 뿌리줄기이다.

수재: 대한민국약전(KP) 제11개정

31. 고련피(苦楝皮), Meliae Cortex

이명 또는 영명: 고련근피(苦楝根皮)

기원: 이 약은 멀구슬나무 *Melia azedarach* Linné 또는 천련(川楝) *Melia toosendan* Sieb. et Zucc. (멀구슬나무과 Meliaceae)의 나무껍질 또는 뿌리껍질이다.

수재: 대한민국약전외한약(생약)규격집(KHP) 제4개정

32. 고목(苦木), Picrasmae Lignum

이명 또는 영명: Picrasma Wood

기원: 이 약은 소태나무 *Picrasma quassioides* Bennet(소태나무과 Simaroubaceae)의 심재이다.

수재: 대한민국약전(KP) 제11개정

33. 고본(藁本), Ligustici Tenuissimi Rhizoma et Radix

이명 또는 영명: –

〈KHP 3 개정〉 고발(藁茇)

기원: 이 약은 고본 *Ligusticum tenuissimum* Kitagawa, 중국고본(中國藁本) *Ligusticum sinense* Oliv. 또는 요고본(遼藁本) *Ligusticum jeholense* Nakai et Kitagawa(산형과 Umbelliferae)의 뿌리 줄기 및 뿌리이다.

수재: 대한민국약전외한약(생약)규격집(KHP) 제4개정

34. 고삼(苦參), Sophorae Radix

이명 또는 영명: Sophora Root

기원: 이 약은 고삼 *Sophora flavescens* Solander ex Aiton(콩과 Leguminosae)의 뿌리로서 그대로 또는 주피를 제거한 것이다.

수재: 대한민국약전(KP) 제11개정

35. 고추(苦椒), Capsici Fructus

이명 또는 영명: Capsicum

〈KP 9 개정〉 Capsicum, Chilly Pepper

기원: 이 약은 고추 *Capsicum annuum* Linné 또는 그 변종(가지과 Solanaceae)의 열매이다.

수재: 대한민국약전(KP) 제11개정

36. 고추틴크

이명 또는 영명: Capsicum Tincture

수재: 대한민국약전(KP) 제11개정

37. 곡기생(槲寄生), Visci Ramulus et Folium

기원: 이 약은 겨우살이 *Viscum album* L. var. *coloratum* Ohwi(겨우살이과 Loranthaceae)의 잎, 줄기, 가지이다.

수재: 대한민국약전외한약(생약)규격집(KHP) 제4개정

38. 곡아(穀芽), Oryzae Fructus Germinatus

이명 또는 영명: 도아(稻芽)

기원: 이 약은 벼 *Oryza sativa* Linné(벼과 Gramineae)의 잘 익은 열매를 발아시켜 말린 것이다.

〈KHP 3 개정〉 이 약은 벼 *Oryza sativa* Linné(벼과 Gramineae)의 성숙한 열매를 가공하여 싹내어 말린 것이다.

수재: 대한민국약전외한약(생약)규격집(KHP) 제4개정

39. 곡정초(穀精草), Eriocauli Flos

〈KHP 3 개정〉 Eriocauli Herba

기원: 이 약은 곡정초 *Eriocaulon sieboldianum* Siebold et Zuccarini 또는 중국곡정초(穀精草) *Eriocaulon buergerianum* Koernicke(곡정초과 Eriocaulaceae)의 꽃대가 붙어 있는 두상화서이다.

수재: 대한민국약전외한약(생약)규격집(KHP) 제4개정

40. 곤포(昆布), Laminariae Japonicae Thallus

기원: 이 약은 다시마 *Laminaria japonica* Areschoung(다시마과 Laminariaceae)의 전조(全藻)이다.

〈KHP 3 개정〉 이 약은 다시마 *Laminaria japonica* Areschoung(다시마과 Laminariaceae)의 엽상체이다.

수재: 대한민국약전외한약(생약)규격집(KHP) 제4개정

41. 골담초근(骨膽草根), Caraganae Radix

이명 또는 영명: 금작근(金雀根)

기원: 이 약은 골담초 *Caragana sinica*(Buchoz) Rehder 또는 기타 동속 근연식물(콩과 Leguminosae)의 뿌리이다.

수재: 대한민국약전외한약(생약)규격집(KHP) 제4개정

42. 골쇄보(骨碎補), Drynariae Rhizoma

이명 또는 영명: Drynaria Rhizome

기원: 이 약은 곡궐(槲蕨) *Drynaria fortunei* J. Smith(고란초과 Polypodiaceae)의 뿌리줄기로서 그대로 또는 비늘조각을 태워 제거한 것이다.

수재: 대한민국약전(KP) 제11개정

43. 과체(瓜蒂), Melonis Pedicellus

이명 또는 영명: 과체(果蒂)

기원: 이 약은 참외 *Cucumis melo* Linné(박과 Cucurbitaceae)의 열매꼭지이다.

〈KHP 3 개정〉 이 약은 참외 *Cucumis melo* Linné 또는 그 재배변종(박과 Cucurbitaceae)의 덜 익은 열매꼭지이다.

수재: 대한민국약전외한약(생약)규격집(KHP) 제4개정

44. 곽향(藿香), Agastachis Herba

이명 또는 영명: 토곽향(土藿香), 배초향(排草香)

기원: 이 약은 배초향 *Agastache rugosa*(Fischer et Meyer) O. Kuntze(꿀풀과 Labiatae)의 지상부이다.

수재: 대한민국약전외한약(생약)규격집(KHP) 제4개정

45. 관동화(款冬花), Farfarae Flos

이명 또는 영명: Farfarae Flower

기원: 이 약은 관동(款冬) *Tussilago farfara* Linné(국화과 Compositae)의 꽃봉오리이다.

수재: 대한민국약전(KP) 제11개정

46. 관중(貫衆), Dryopteridis Crassirhizomatis Rhizoma

이명 또는 영명: 면마(綿馬)

기원: 이 약은 관중 *Dryopteris crassirhizoma* Nakai(면마과 Aspidiaceae)의 뿌리줄기 및 잎자루의 잔기이다.

수재: 대한민국약전외한약(생약)규격집(KHP) 제4개정

47. 괄루근(栝樓根), Trichosanthis Radix

이명 또는 영명: 천화분(天花粉), Trichosanthes Root

기원: 이 약은 하늘타리(하늘타리) *Trichosanthes kirilowii* Maximowicz 또는 쌍변괄루(雙邊栝樓) *Trichosanthes rosthornii* Harms(박과 Cucurbitaceae)의 뿌리로서 피부를 제거한 것이다.

〈KP 9 개정〉이 약은 하늘타리 *Trichosanthes kirilowii* Maximowicz 또는 쌍변괄루(雙邊栝樓) *Trichosanthes rosthornii* Harms(박과 Cucurbitaceae)의 뿌리로서 피층을 제거한 것이다.

수재: 대한민국약전(KP) 제11개정

48. 괄루인(栝樓仁), Trichosanthis Semen

이명 또는 영명: 과루자, Trichosanthes Seed

기원: 이 약은 하늘타리(하늘타리) *Trichosanthes kirilowii* Maximowicz 또는 쌍변괄루(雙邊栝樓) *Trichosanthes rosthornii* Harms(박과 Cucurbitaceae)의 잘 익은 씨이다.

수재: 대한민국약전(KP) 제11개정

49. 광곽향(廣藿香), Pogostemonis Herba

이명 또는 영명: Pogostemon Herb

기원: 이 약은 광곽향(廣藿香) *Pogostemon cablin* Bentham(꿀풀과 Labiatae)의 지상부이다.

수재: 대한민국약전(KP) 제11개정

50. 광금전초(廣金錢草), Desmodii Herba

기원: 이 약은 광금전초(廣金錢草) *Desmodium styracifolium*(Osbeck) Merrill(콩과 Leguminosae)의 지상부

이다.

수재: 대한민국약전외한약(생약)규격집(KHP) 제4개정(추보, 2013.11.21. 신설)

51. 괴각(槐角), Sophorae Fructus

이명 또는 영명: 괴실(槐實)

기원: 이 약은 회화나무 *Sophora japonica* Linné(콩과 Leguminosae)의 잘 익은 열매이다.

수재: 대한민국약전외한약(생약)규격집(KHP) 제4개

52. 괴화(槐花), Sophorae Flos

이명 또는 영명: Sophora Flower

기원: 이 약은 회화나무 *Sophora japonica* Linné(콩과 Leguminosae)의 꽃봉오리와 꽃이다. 전자를 괴미라 하고 후자를 괴화라고 한다.

수재: 대한민국약전(KP) 제11개정

53. 교이(膠飴), Oryzae Gluten

〈KHP 3 개정〉 Saccharum Granorum

이명 또는 영명: 이당(飴糖)

기원: 이 약은 벼 *Oryza sativa* Linné 또는 찰벼 *Oryza sativa* Linné var. *glutinosa* Matsumura(벼과 Gramineae)의 씨를 맥아가루로 당화시켜 농축한 것이다.

〈KHP 3 개정〉 이 약은 전분을 맥아즙으로 당화시켜 농축한 것이다.

수재: 대한민국약전외한약(생약)규격집(KHP) 제4개정

54. 구기자(枸杞子), Lycii Fructus

이명 또는 영명: Lycium Fruit

기원: 이 약은 구기자나무 *Lycium chinense* Miller 또는 영하구기(寧夏枸杞) *Lycium barbarum* Linné (가지과 Solanaceae)의 열매이다.

수재: 대한민국약전(KP) 제11개정

55. 구맥(瞿麥), Dianthi Herba

이명 또는 영명: −

〈KHP 3 개정〉 거구맥(巨句麥)

기원: 이 약은 술패랭이꽃 *Dianthus superbus* var. *longicalycinus* Williams 또는 패랭이꽃 *Dianthus chinensis* Linné(석죽과 Caryophyllaceae)의 지상부이다.

〈KHP 3 개정〉 이 약은 패랭이꽃 *Dianthus chinensis* Linné 또는 술패랭이꽃 *Dianthus superbus* Linné(석죽과 Caryophyllaceae)의 지상부이다.

수재: 대한민국약전외한약(생약)규격집(KHP) 제4개정

56. 구자(韭子), Allii Tuberosi Semen

이명 또는 영명: 가구자(家韭子)

기원: 이 약은 부추 *Allium tuberosum* Rottler(백합과 Liliaceae)의 씨이다.

수재: 대한민국약전외한약(생약)규격집(KHP) 제4개정

57. 구절초(九折草), Chrysanthemi Zawadskii Herba

기원: 이 약은 구절초 *Chrysanthemum zawadskii* Herbich var. *latilobum*(Maxim.) Kitamura 또는 산구절초 *Chrysanthemum zawadskii* var. coreanum(Nakai)(국화과 Compositae)의 전초이다.

수재: 대한민국약전외한약(생약)규격집(KHP) 제4개정

58. 구척(狗脊), Cibotii Rhizoma

이명 또는 영명: Cibot Rhizome

기원: 이 약은 금모구척(金毛狗脊) *Cibotium barometz* J. Smith(구척과 Dicksoniaceae)의 뿌리줄기이다.

수재: 대한민국약전(KP) 제11개정

59. 국화(菊花), Chrysanthemi Flos

기원: 이 약은 국화 *Chrysanthemum morifolium* Ramatuelle(국화과 Compositae)의 꽃이다.

수재: 대한민국약전외한약(생약)규격집(KHP) 제4개정

60. 권백(卷柏), Selaginellae Herba

기원: 이 약은 부처손 *Selaginella tamariscina* Spring 또는 점상권백(墊狀卷柏) *Selaginella pulvinata* Maxim.(부처손과 Selaginellaceae)의 전초이다.

수재: 대한민국약전외한약(생약)규격집(KHP) 제4개정

61. 권삼(拳參), Bistortae Rhizoma

이명 또는 영명: 자삼(紫參)

기원: 이 약은 범꼬리 *Bistorta manshuriensis* Komarov(여뀌과 Polygonaceae)의 뿌리줄기이다.
〈KHP 3 개정〉이 약은 범꼬리 *Bistorta manshuriensis* Komarov(마디풀과 Polygonaceae)의 뿌리줄기이다.

수재: 대한민국약전외한약(생약)규격집(KHP) 제4개정

62. 귀전우(鬼箭羽), Euonymi Ramuli Suberalatum

〈KHP 3 개정〉 Euonymi Lignum Suberalatum

이명 또는 영명: −
〈KHP 3 개정〉 위모(衛矛), 귀전(鬼箭)

기원: 이 약은 화살나무 *Euonymus alatus* Siebold(노박덩굴과 Celastraceae)의 줄기에 생긴 날개 모양의 코르크이다.

수재: 대한민국약전외한약(생약)규격집(KHP) 제4개정

63. 귀판(龜板), Testudinis Chinemis Plastrum et Carapax

⟨KHP 3 개정⟩ Testudinis Plastrum

이명 또는 영명: 귀갑(龜甲)

⟨KHP 3 개정⟩ 귀갑(龜甲), 구판

기원: 이 약은 남생이 *Chinemys reevesii* Gray(남생이과 Emydidae)의 배딱지(腹甲) 또는 등딱지(背甲)이다.

⟨KHP 3 개정⟩ 이 약은 남생이 *Chinemys reevesii* Gray(남생이과 Emydidae)의 복갑(腹甲) 또는 배갑이다.

수재: 대한민국약전외한약(생약)규격집(KHP) 제4개정

64. 귤핵(橘核), Citri Semen

⟨KHP 3 개정⟩ Citri Unshiu Semen

이명 또는 영명: 귤자인(橘子仁), 귤인(橘仁)

기원: 이 약은 귤나무 *Citrus unshiu* Marcorvich 또는 *Citrus reticulata* Blanco(운향과 Rutaceae)의 잘 익은 씨이다.

⟨KHP 3 개정⟩ 이 약은 귤나무 *Citrus unshiu* Marcorvich 또는 기타 동속식물(운향과 Rutaceae)의 씨이다.

수재: 대한민국약전외한약(생약)규격집(KHP) 제4개정

65. 금박(金箔), Aurum

이명 또는 영명: 금박지(金箔紙), Aurum Foil

기원: 이 약은 원소광물 자연금을 압착하여 만든 박편이다. 이 약은 정량할 때 금(Au : 196.97) 99.0% 이상을 함유한다.

수재: 대한민국약전외한약(생약)규격집(KHP) 제4개정

66. 금앵자(金櫻子), Rosae Laevigatae Fructus

이명 또는 영명: Rosa Fruit

기원: 이 약은 금앵자(金櫻子) *Rosa laevigata* Michaux(장미과 Rosaceae)의 잘 익은 열매이다.

수재: 대한민국약전(KP) 제11개정

67. 금은화(金銀花), Lonicerae Flos

이명 또는 영명: Lonicera Flower

기원: 이 약은 인동덩굴 *Lonicera japonica* Thunberg(인동과 Caprifoliaceae)의 꽃봉오리 또는 막 피기 시작한 꽃이다.

수재: 대한민국약전(KP) 제11개정

68. 금전초(金錢草), Lysimachiae Herba

기원: 이 약은 과로황(過路黃) *Lysimachia christinae* Hance(앵초과 Primulaceae)의 전초이다.

수재: 대한민국약전외한약(생약)규격집(KHP) 제4개정

69. 급성자(急性子), Impatientis Semen

이명 또는 영명: 봉선자(鳳仙子)

기원: 이 약은 봉선화 *Impatiens balsamina* Linné(봉선화과 Balsaminaceae)의 씨이다.

수재: 대한민국약전외한약(생약)규격집(KHP) 제4개정

70. 길경(桔梗), Platycodonis Radix

이명 또는 영명: 길경근(桔梗根), Platycodon Root

기원: 이 약은 도라지 *Platycodon grandiflorum* A. De Candolle(초롱꽃과 Campanulaceae)의 뿌리로서 그대로 또는 주피를 제거한 것이다.

수재: 대한민국약전(KP) 제11개정

71. 길경유동엑스

이명 또는 영명: Platycodon Fluid Extract

수재: 대한민국약전(KP) 제11개정

72. 길초근(吉草根), Valerianae Radix et Rhizoma

이명 또는 영명: Valerian Root and Rhizome

기원: 이 약은 쥐오줌풀 *Valeriana fauriei* Briquet 또는 기타 동속 근연식물(마타리과 Valerianaceae)의 뿌리 및 뿌리줄기이다.

수재: 대한민국약전(KP) 제11개정

73. 나도근(糯稻根), Oryzae Rhizoma et Radix

이명 또는 영명: 나도근수(糯稻根鬚)

기원: 이 약은 찰벼 *Oryza sativa* L. var. *glutinosa* Matsumura(벼과 Gramineae)의 뿌리줄기 및 뿌리이다.

수재: 대한민국약전외한약(생약)규격집(KHP) 제4개정

74. 낙석등(絡石藤), Trachelospermi Caulis

이명 또는 영명: -

〈KHP 3 개정〉낙석(絡石)

기원: 이 약은 털마삭줄 *Trachelospermum jasminoides* var. *pubescens* Makino 또는 마삭줄 *Trachelospermum asiaticum* Nakai(협죽도과 Apocynaceae)의 잎이 있는 덩굴성 줄기이다.

〈KHP 3 개정〉이 약은 낙석(絡石) *Trachelospermum jasminoides*(Lindl.) Lem.(협죽도과 Apocynaceae) 의 잎이 붙은 덩굴줄기이다.

75. 낭독(狼毒), Euphorbiae Fischerianae Radix

이명 또는 영명: 낭독대극(狼毒大戟)

기원: 이 약은 낭독 *Euphorbia fischeriana* Steudel 또는 풍도대극 *Euphorbia eblacteolata* Hayata (대극과 Euphorbiaceae)의 뿌리로서 주피를 제거한 것이다.

〈KHP 3 개정전〉 이 약은 낭독 *Euphorbia fischeriana* Steudel 또는 풍도대극 *Euphorbia eblacteolata* Hayata(대극과 Euphorbiaceae)의 뿌리로서 코르크층을 제거한 것이다.

수재: 대한민국약전외한약(생약)규격집(KHP) 제4개정

76. 내복자(萊菔子), Raphani Semen

이명 또는 영명: Raphanus Seed

기원: 이 약은 무 *Raphanus sativus* Linné(십자화과 Cruciferae)의 잘 익은 씨이다.

수재: 대한민국약전(KP) 제11개정

77. 냉초(冷草), Veronicastri Rhizoma 〈대한약전외한약(생약)규격집 제3개정에서 삭제한 품목〉

이명 또는 영명: 참룡검(斬龍劍)

기원: 이 약은 냉초 *Veronicastrum sibiricum*(L.) Pennell 또는 털냉초 *Veronicastrum sibiricum*(L.) Pennell var. *zuccarini* Hara(현삼과 Scrophulariaceae)의 뿌리줄기와 뿌리이다.

수재: 2011년 개정한 대한약전외한약(생약)규격집(KHP) 제3개정에서 삭제한 품목임

78. 노감석(爐甘石), Calamina

이명 또는 영명: 감석(甘石)

기원: 이 약은 탄산염광물 능아연석이나 수아연석으로 된 단일 광물의 집합체 또는 능아연석이 위주인 다 광물의 집합체이다.

수재: 대한민국약전외한약(생약)규격집(KHP) 제4개정

79. 노근(蘆根), Phragmitis Rhizoma

이명 또는 영명: 노모근(蘆茅根)

기원: 이 약은 갈대 *Phragmites communis* Trinius(벼과 Gramineae)의 뿌리줄기이다.

수재: 대한민국약전외한약(생약)규격집(KHP) 제4개정

80. 노로통(路路通), Liquidambaris Fructus

기원: 이 약은 풍향수(楓香樹) *Liquidambar formosana* Hance(조록나무과 Hamamelidaceae)의 잘 익은 열매 이다.

〈KHP 3 개정〉 이 약은 풍향수(楓香樹) *Liquidambar formosana* Hance(조록나무과 Hamamelidaceae)의 성숙한 과실이다.

수재: 대한민국약전외한약(생약)규격집(KHP) 제4개정

81. 노봉방(露蜂房), Vespae Nidus

이명 또는 영명: 봉방(蜂房), 봉소(蜂巢)

기원: 이 약은 어리별쌍살벌 *Polistes mandarinus* Saussure et Geer 또는 기타 동속 근연벌(말벌과 Vespidae)이 만든 집이다.

〈KHP 3 개정전〉이 약은 말벌(大黃蜂) *Polistes mandarinus* Saussure 또는 기타 동속 근연벌(호봉과 Vespidae)이 만든 집이다.

수재: 대한민국약전외한약(생약)규격집(KHP) 제4개정

82. 노회(蘆薈), Aloe

이명 또는 영명: Aloe

기원: 이 약은 *Aloe barbadensis* Linné, *Aloe ferox* Miller, *Aloe africana* Miller 또는 *Aloe spicata* Baker의 잡종(백합과 Lilliaceae)의 잎에서 얻은 액즙(液汁)을 건조한 것이다.

수재: 대한민국약전외한약(생약)규격집(KHP) 제4개정

83. 녹각(鹿角), Cervi Cornu

기원: 이 약은 매화록(梅花鹿) *Cervus nippon* Temminck, 마록(馬鹿) *Cervus elaphus* Linné 또는 대록 (大鹿) *Cervus canadensis* Erxleben(사슴과 Cervidae)의 골질화된 뿔이다.

수재: 대한민국약전외한약(생약)규격집(KHP) 제4개정

84. 녹각교(鹿角膠), Cervi Cornus Colla

기원: 이 약은 녹각(鹿角)을 절단하여 물로 끓여서 농축하여 만든 아교질 덩어리이다.

수재: 대한민국약전외한약(생약)규격집(KHP) 제4개정

85. 녹두(綠豆), Vignae Radiatae Semen

〈KHP 3 개정〉 Phaseoli Radiati Semen

이명 또는 영명: 청소두(靑小豆)

기원: 이 약은 녹두 *Vigna radiatus* Wilczek(콩과 Leguminosae)의 씨이다.

〈KHP 3 개정〉이 약은 녹두 *Phaseolus radiatus* Linné(콩과 Leguminosae)의 씨이다.

수재: 대한민국약전외한약(생약)규격집(KHP) 제4개정

86. 녹반(綠礬), Melanteritum

이명 또는 영명: 조반(皂礬)

기원: 이 약은 황산염광물 수록반이다. 이 약은 정량할 때 황산제일철수화물($FeSO_4 \cdot 7H_2O$: 278.01) 95.0% 이상을 함유한다.

수재: 대한민국약전외한약(생약)규격집(KHP) 제4개정

87. 녹용(鹿茸), Cervi Parvum Cornu

기원: 이 약은 매화록(梅花鹿) *Cervus nippon* Temminck, 마록(馬鹿) *Cervus elaphus* Linné 또는 대록(大鹿) *Cervus canadensis* Erxleben(사슴과 Cervidae)의 숫사슴의 털이 밀생되고 아직 골질화되지 않았거나 약간 골질화된 어린 뿔을 자른 다음 말린 것이다.

수재: 대한민국약전외한약(생약)규격집(KHP) 제4개정

88. 녹용절편, Sectilis Cervi Parvum Cornu

기원: 이 약은 녹용을 적당한 방법으로 털을 제거한 다음 얇게 썬 것이다.

수재: 대한민국약전외한약(생약)규격집(KHP) 제4개정

89. 녹제초(鹿蹄草), Pyrolae Herba

이명 또는 영명: −

〈KHP 3 개정〉 동록(冬綠), 파혈단(破血丹)

기원: 이 약은 노루발풀 *Pyrola japonica* Klenze ex Alefeld 또는 기타 동속식물(노루발과 Pyrolaceae)의 전초이다.

수재: 대한민국약전외한약(생약)규격집(KHP) 제4개정

90. 뇌환(雷丸), Omphalia

이명 또는 영명: 죽령(竹苓)

기원: 이 약은 뇌환(雷丸) *Omphalia lapidesens* Schroeter(구멍장이버섯과 Polyporaceae)의 균핵이다.

〈KHP 3 개정〉 이 약은 뇌환(雷丸) *Omphalia lapidesens* Schroeter(잔나비걸상과 Polyporaceae)의 균핵이다.

수재: 대한민국약전외한약(생약)규격집(KHP) 제4개정

91. 누고(螻蛄), Gryllotalpae Corpus

이명 또는 영명: 지구(地狗)

기원: 이 약은 땅강아지 *Gryllotalpa orientalis*(Burmeister), 아프리카누고(非洲螻蛄) *Gryllotalpa africana* Palisot et Beauvois 또는 화북누고(華北螻蛄) *Gryllotalpa unispina* Saussure(땅강아지과 Gryllotalpidae)의 몸체이다.

〈KHP 3 개정〉 이 약은 땅강아지 *Gryllotalpa africana* De Beauvois(땅강아지과 Gryllotalpidae)의 몸체이다.

수재: 대한민국약전외한약(생약)규격집(KHP) 제4개정

92. 누로(漏蘆), Rhapontici Radix

기원: 이 약은 뻐꾹채 *Rhaponticum uniflorum*(L.) DC., 절굿대 *Echinops setifer* Linné 또는 큰절굿대 *Echinopsis lactifolius* Tausch(국화과 Compositae)의 뿌리이다.

수재: 대한민국약전외한약(생약)규격집(KHP) 제4개정

93. 능소화(凌霄花), Campsitis Flos

이명 또는 영명: 타태화(墮胎花)

기원: 이 약은 능소화 *Campsis grandiflora* Schumann 또는 미국능소화 *Campsis radicans* Seemen (능소화과 Bignoniaceae)의 꽃이다.

수재: 대한민국약전외한약(생약)규격집(KHP) 제4개정

94. 다투라(曼陀羅葉), Daturae Folium

이명 또는 영명: −

〈KHP 3 개정〉 Datura Leaf

기원: 이 약은 독말풀 *Datura stramonium* Linné, 흰독말풀 *Datura metel* Nees 또는 기타 동속 근 연식물(가지과 Solanaceae)의 꽃필 때의 잎이다.

수재: 대한민국약전외한약(생약)규격집(KHP) 제4개정

95. 단삼(丹參), Salviae Miltiorrhizae Radix

이명 또는 영명: Salvia Miltiorrhiza Root

기원: 이 약은 단삼 *Salvia miltiorrhiza* Bunge(꿀풀과 Labiatae)의 뿌리이다.

수재: 대한민국약전(KP) 제11개정

96. 담죽엽(淡竹葉), Lophatheri Herba

기원: 이 약은 조릿대풀 *Lophatherum gracile* Bronghiart(벼과 Gramineae)의 꽃피기 전의 지상부이다.

수재: 대한민국약전외한약(생약)규격집(KHP) 제4개정

97. 당귀(當歸), Angelicae Gigantis Radix

이명 또는 영명: Angelica Gigas Root

기원: 이 약은 참당귀 *Angelica gigas* Nakai(산형과 Umbelliferae)의 뿌리이다.

수재: 대한민국약전(KP) 제11개정

98. 당삼(黨參), Codonopsis Pilosulae Radix

이명 또는 영명: Codonopsis Pilosula Root

기원: 이 약은 만삼 *Codonopsis pilosula* Nannfeldt, 소화당삼(素花黨參) *Codonopsis pilosula* Nannfeldt var. *modesta* L. T. Shen 또는 천당삼(川黨參) *Codonopsis tangshen* Oliver(초롱꽃 과 Campanulaceae)의 뿌리이다.

수재: 대한민국약전(KP) 제11개정

99. 당약(當藥), Swertiae Herba

이명 또는 영명: Swertia Herb

기원: 이 약은 쓴풀 *Swertia japonica* Makino(용담과 Gentianaceae)의 꽃이 필 때의 전초이다.

수재: 대한민국약전(KP) 제11개정

100. 대계(大薊), Cirsii Herba

기원: 이 약은 엉겅퀴 *Cirsium japonicum* DC. var. *ussuriense*(Regel) Kitamura 또는 기타 동속 근연식물(국화과 Compositae)의 전초이다.

수재: 대한민국약전외한약(생약)규격집(KHP) 제4개정

101. 대극(大戟), Euphorbiae Pekinensis Radix

이명 또는 영명: 경대극(京大戟)

기원: 이 약은 대극 *Euphorbia pekinensis* Ruprecht(대극과 Euphorbiaceae)의 뿌리이다.

수재: 대한민국약전외한약(생약)규격집(KHP) 제4개정

102. 대두황권(大豆黃卷), Glycine Semen Germinatum

기원: 이 약은 콩 *Glycine max* Merrill(콩과 Leguminosae)을 발아시킨 것이다.

수재: 대한민국약전외한약(생약)규격집(KHP) 제4개정

103. 대복피(大腹皮), Arecae Pericarpium

이명 또는 영명: Areca Peel

기원: 이 약은 빈랑(檳榔) *Areca catechu* Linné(야자과 Palmae)의 열매껍질로서 열매를 삶은 다음 벗겨낸 것이다. 덜 익은 열매에서 얻은 것을 대복피(大腹皮)라 하고 잘 익은 열매에서 얻은 것을 대복모(大腹毛)라 한다.

수재: 대한민국약전(KP) 제11개정

104. 대산(大蒜), Allii Bulbus

이명 또는 영명: 호산(葫蒜), Garlic

기원: 이 약은 마늘 *Allium sativum* Linné(백합과 Liliaceae)의 비늘줄기이다.

수재: 대한민국약전외한약(생약)규격집(KHP) 제4개정

105. 대자석(代赭石), Haematitum

이명 또는 영명: 자석(赭石)·적토(赤土), Haematite

기원: 이 약은 산화물광물 적철석이다. 이 약은 삼산화이철수화물($Fe_2O_3 \cdot nH_2O$)을 주로 함유한다.

수재: 대한민국약전외한약(생약)규격집(KHP) 제4개정

106. 대청엽(大靑葉), Isatidis Folium

기원: 이 약은 숭람(菘藍) *Isatis indigotica* Fort. (십자화과 Cruciferae), 요람(蓼藍) *Polygonum tinctorium*

Ait. (여뀌과 Polygonaceae)의 잎이다.

수재: 대한민국약전외한약(생약)규격집(KHP) 제4개정

107. 대추(大棗), Zizyphi Fructus

이명 또는 영명: Jujube

기원: 이 약은 대추나무 *Zizyphus jujuba* Miller var. *inermis* Rehder 또는 보은대추나무 *Zizyphus jujuba* Miller var. *hoonensis* T. B. Lee(갈매나무과 Rhamnaceae)의 잘 익은 열매이다.

수재: 대한민국약전(KP) 제11개정

108. 대풍자(大風子), Hydnocarpi Semen

기원: 이 약은 대풍자(大風子) *Hydnocarpus anthelmintica* Pierre 또는 기타 동속 근연식물(이나무과 Flacourtiaceae)의 씨이다.

〈KHP 3개정〉이 약은 대풍자(大風子) *Hydnocarpus anthelmintica* Pierre 또는 기타 동속 근연식물(산유자나무과 Flacourtiaceae)의 씨이다.

수재: 대한민국약전외한약(생약)규격집(KHP) 제4개정

109. 대황(大黃), Rhei Radix et Rhizoma

이명 또는 영명: Rhubarb

기원: 이 약은 장엽대황(掌葉大黃) *Rheum palmatum* Linné, 탕구트대황 *Rheum tanguticum* Maximowicz ex Balf. 또는 약용대황(藥用大黃) *Rheum officinale* Baillon(여뀌과 Polygonaceae)의 뿌리 및 뿌리줄기로서 주피를 제거한 것이다.

수재: 대한민국약전(KP) 제11개정

110. 도인(桃仁), Persicae Semen

이명 또는 영명: Peach Kernel

기원: 이 약은 복숭아나무 *Prunus persica* Batsch 또는 산복사 *Prunus davidiana* Franchet(장미과 Rosaceae)의 잘 익은 씨이다.

수재: 대한민국약전(KP) 제11개정

111. 독활(獨活), Araliae Continentalis Radix

이명 또는 영명: Aralia Continentalis Root

기원: 이 약은 독활 *Aralia continentalis* Kitagawa(두릅나무과 Araliaceae)의 뿌리이다.

수재: 대한민국약전(KP) 제11개정

112. 동과자(冬瓜子), Benincasae Semen

이명 또는 영명: 동과인(冬瓜仁), 백과자(白瓜子)

기원: 이 약은 동아 *Benincasa cerifera* Savi(박과 Cucurbitaceae)의 씨이다.

수재: 대한민국약전외한약(생약)규격집(KHP) 제4개정

113. 동과피(冬瓜皮), Benincasae Exocarpium

〈KHP 3 개정〉 Benincasae Pericarpium

기원: 이 약은 동아 *Benincasa cerifera* Savi(박과 Cucurbitaceae)의 열매의 겉껍질이다.

〈KHP 3 개정〉 이 약은 동과(冬瓜) *Benincasa hispida* Cogniaux.(박과 Cucurbitaceae)의 열매껍질이다.

수재: 대한민국약전외한약(생약)규격집(KHP) 제4개정

114. 동규자(冬葵子), Malvae Semen

이명 또는 영명: 활규자(滑葵子)

기원: 이 약은 아욱 *Malva verticillata* Linné(아욱과 Malvaceae)의 씨이다.

수재: 대한민국약전외한약(생약)규격집(KHP) 제4개정

115. 동청(銅靑), Malachitum

이명 또는 영명: 녹청(綠靑), 동록(銅綠), Verdigris

기원: 이 약은 탄산염광물로 구리그릇(銅器)의 바깥에 이산화탄소 또는 아세트산의 작용에 의하여 생긴 녹색의 녹으로 주로 염기성탄산구리[$CuCO_3 \cdot Cu(OH)_2$]를 함유한다.

수재: 대한민국약전외한약(생약)규격집(KHP) 제4개정

116. 동충하초(冬蟲夏草), Cordyceps

이명 또는 영명: 충초(虫草)

〈KHP 3 개정〉 하초동충(夏草冬虫)

기원: 이 약은 동충하초균(冬虫夏草菌) *Cordyceps sinensis* Sacc(매각균과 Hypocreaceae)이 박쥐나방과 (Hepialidae) 곤충의 유충에서 기생하여 자란 자실체(子實體)와 유충의 몸체이다.

수재: 대한민국약전외한약(생약)규격집(KHP) 제4개정

117. 두시(豆豉), Glycine Semen Preparata

〈KHP 3 개정〉 Glycine Semen Preparatum

이명 또는 영명: 향시(香豉), 담시(淡豉)

기원: 이 약은 콩 *Glycine max* Merrill(콩과 Leguminosae)의 잘 익은 씨를 발효시킨 것이다.

〈KHP 3 개정〉 이 약은 콩 *Glycine max* Merrill(콩과 Leguminosae)의 성숙한 종자를 발효가공한 것이다.

수재: 대한민국약전외한약(생약)규격집(KHP) 제4개정

118. 두충(杜仲), Eucommiae Cortex

이명 또는 영명: Eucommia Bark

기원: 이 약은 두충 *Eucommia ulmoides* Oliver(두충과 Eucommiaceae)의 줄기껍질로서 주피를 제거한 것이다.

수재: 대한민국약전(KP) 제11개정

119. 두충엽(杜仲葉), Eucommiae Folium

기원: 이 약은 두충나무 *Eucommia ulmoides* Oliver.(두충나무과 Eucommiaceae)의 잎이다.

수재: 대한민국약전외한약(생약)규격집(KHP) 제4개정

120. 등심초(燈心草), Junci Medulla

이명 또는 영명: Juncus Medulla

기원: 이 약은 골풀 *Juncus effusus* Linné(골풀과 Juncaceae)의 줄기의 수(髓)이다.

수재: 대한민국약전(KP) 제11개정

121. 등피(橙皮), Aurantii Pericarpium

기원: 이 약은 광귤나무 *Citrus aurantium* Linné subsp. *amara* Engler(운향과 Rutaceae)의 잘 익은 열매의 껍질이다.

수재: 대한민국약전외한약(생약)규격집(KHP) 제4개정

122. 등황(藤黃), Garciniae Resina

〈KHP 3 개정〉 Gutti

이명 또는 영명: −

〈KHP 3 개정〉 옥황(玉黃), 월황(月黃)

기원: 이 약은 등황나무 *Garcinia hanburyi* Hooker f. 또는 기타 동속식물(물레나물과 Guttiferae)의 줄기에 유출된 수지이다.

〈KHP 3 개정〉 이 약은 등황나무 *Garcinia hanburyi* Hooker f. 또는 기타 동속식물(등황나무과 Guttiferae)의 줄기에 유출된 수지이다.

수재: 대한민국약전외한약(생약)규격집(KHP) 제4개정

123. 디기탈리스, Digitalis Folium

〈KHP 3 개정〉 디기탈리스엽

한자명: −

〈KHP 3 개정〉 洋地黃葉

이명 또는 영명: Digitalis Leaf

기원: 이 약은 디기탈리스 *Digitalis purpurea* Linné 또는 털디기탈리스 *Digitalis lanata* Linné(현삼과 Scrophulariaceae)의 잎을 60℃ 이하에서 말리고 입자루 및 주맥을 없애고 세절한 것이다.

〈KHP 3 개정〉 이 약은 디기탈리스 *Digitalis purpurea* Linné(현삼과 Scrophulariaceae)의 잎을 60℃ 이하에서 말리고 입자루 및 주맥을 제거하여 세절한 것이다.

수재: 대한민국약전외한약(생약)규격집(KHP) 제4개정

124. 마발(馬勃), Lasiosphaera seu Calvatia

〈KHP 3 개정〉 Lashiosphaera

이명 또는 영명: −

〈KHP 3 개정〉 마비(馬疕), 회고(灰菇), 마분포(馬糞包)

기원: 이 약은 탈피마발(脫皮馬勃) *Lasiosphaera fenzlii* Reich, 대마발(大馬勃) *Calvatia gigantea* Lloyd 또는 자색마발(紫色馬勃) *Calvatia lilacina* Lloyd(마발과 Lycoperdaceae)의 자실체(子實体)이다.

〈KHP 3 개정〉 이 약은 *Lashiosphaera nipponica* Kobayasi ex Asahina 또는 대마발(大馬勃) *Calvatia gigantea* Lloyd(마발과 Lycoperdaceae)의 균체이다.

수재: 대한민국약전외한약(생약)규격집(KHP) 제4개정

125. 마인(麻仁), Cannabis Semen

이명 또는 영명: 화마인(火麻仁)

기원: 이 약은 삼 *Cannabis sativa* Linné(뽕나무과 Moraceae)의 씨이다.

수재: 대한민국약전외한약(생약)규격집(KHP) 제4개정

126. 마치현(馬齒莧), Portulacae Herba

이명 또는 영명: −

〈KHP 3 개정〉 마현(馬莧), 오행초(五行草)

기원: 이 약은 쇠비름 *Portulaca oleracea* Linné(쇠비름과 Portulacaceae)의 전초로서 그대로 또는 쪄서 말린 것이다.

〈KHP 3 개정〉 이 약은 쇠비름 *Portulaca oleracea* Linné(쇠비름과 Portulacaceae)의 전초이다.

수재: 대한민국약전외한약(생약)규격집(KHP) 제4개정

127. 마편초(馬鞭草), Verbenae Herba

이명 또는 영명: 철마편(鐵馬鞭)

기원: 이 약은 마편초 *Verbena officinalis* Linné(마편초과 Verbenaceae)의 지상부이다.

수재: 대한민국약전외한약(생약)규격집(KHP) 제4개정

128. 마황(麻黃), Ephedrae Herba

이명 또는 영명: Ephedra Herb

기원: 이 약은 초마황(草麻黃) *Ephedra sinica* Stapf, 중마황(中麻黃) *Ephedra intermedia* Schrenk et C. A. Meyer 또는 목적마황(木賊麻黃) *Ephedra equisetina* Bunge(마황과 Ephedraceae)의 초질경이다.

수재: 대한민국약전(KP) 제11개정

129. 마황근(麻黃根), Ephdrae Radix et Rhizoma

기원: 이 약은 초마황(草麻黃) *Ephedra sinica* Stapf, 또는 중마황(中麻黃) *Ephedra intermedia* Schrenk et C.A.Meyer(마황과 Ephedraceae)의 뿌리 및 뿌리줄기이다.

수재: 대한민국약전외한약(생약)규격집(KHP) 제4개정

130. 만형자(蔓荊子), Viticis Fructus

이명 또는 영명: Vitex Fruit

기원: 이 약은 순비기나무 *Vitex rotundifolia* Linné fil. 또는 만형(蔓荊) *Vitex trifolia* Linné(마편초과 Verbenaceae)의 잘 익은 열매이다.

수재: 대한민국약전(KP) 제11개정

131. 망초(芒硝), Natrii Sulfas

이명 또는 영명: 황산나트륨, Glauber's Salt

기원: 이 약은 황산염광물 망초를 정제한 것이다. 이 약을 건조한 것은 정량할 때 황산나트륨(Na_2SO_4 : 142.04)을 99.0% 이상 함유한다.

수재: 대한민국약전외한약(생약)규격집(KHP) 제4개정

132. 매괴화(玫瑰花), Rosae Rugosae Flos

이명 또는 영명: 홍매괴(紅玫瑰)

기원: 이 약은 해당화 *Rosa rugosa* Thunberg(장미과 Rosaceae)의 꽃봉오리이다.

수재: 대한민국약전외한약(생약)규격집(KHP) 제4개정

133. 맥문동(麥門冬), Liriopis seu Ophiopogonis Tuber

〈KP 9 개정〉 Liriopis Tuber

이명 또는 영명: Liriope Tuber

기원: 이 약은 맥문동 *Liriope platyphylla* Wang et Tang 또는 소엽맥문동 *Ophiopogon japonicus* Ker-Gawler(백합과 Liliaceae)의 뿌리의 팽대부(膨大部)이다.

수재: 대한민국약전(KP) 제11개정

134. 맥아(麥芽), Hordei Fructus Germinatus

이명 또는 영명: 곡맥(谷麥)

기원: 이 약은 보리 *Hordeum vulgare* Linné var. *hexastichon* Aschers(벼과 Gramineae)의 잘 익은 열매를 발아시켜 싹이 5㎜ 정도 자랐을 때 햇볕이나 60℃ 이하에서 말린 것이다.
〈KHP 3 개정〉 이 약은 대맥(大麥) *Hordeum vulgare* Linné(벼과 Gramineae)의 잘 익은 열매를 발아시켜 싹이 5㎜ 정도 자랐을 때 햇볕이나 60℃ 이하에서 말린 것이다.

수재: 대한민국약전외한약(생약)규격집(KHP) 제4개정

135. 맹충(虻蟲), Tabanus

이명 또는 영명: 비맹(蜚虻)

기원: 이 약은 재등에 *Tabanus mandarinus* Schiner 또는 기타 동속곤충(등에과 Tabanidae)의 암컷 성충이다.
〈KHP 3 개정〉 이 약은 등에류의 일종인 *Tabanus bivittatus* Matsumura 또는 기타 동속곤충(등에과

Tabanidae)의 암컷의 성충을 건조한 것이다.

수재: 대한민국약전외한약(생약)규격집(KHP) 제4개정

136. 면실자(棉實子), Gossypii Semen

이명 또는 영명: 면화자(棉花子), 목면자(木棉子)

기원: 이 약은 목화 *Gossypium indicum* Lamarck 또는 기타 동속 근연식물(아욱과 Malvaceae)의 씨이다. 〈KHP 3 개정〉이 약은 목화 *Gossypium nanking* Meyen 또는 기타 동속 근연식물(아욱과 Malvaceae)의 씨이다.

수재: 대한민국약전외한약(생약)규격집(KHP) 제4개정

137. 모근(茅根), Imperatae Rhizoma

이명 또는 영명: 백모근, Imperata Rhizome

기원: 이 약은 띠 *Imperata cylindrica* Beauvois var. *koenigii* Durand et Schinz ex A. Camus(벼과 Gramineae)의 뿌리줄기로서 가는 뿌리와 비늘모양의 잎을 제거한 것이다.

수재: 대한민국약전(KP) 제11개정

138. 모려(牡蠣), Ostreae Testa

이명 또는 영명: Oyster Shell

기원: 이 약은 굴 *Ostrea gigas* Thunberg, 대련만모려(大連灣牡蠣) *Ostrea talienwhanensis* Crosse 또는 근강모려(近江牡蠣) *Ostrea rivularis* Gould(조개과 Ostreidae)의 껍질이다.

수재: 대한민국약전(KP) 제11개정

139. 목과(木瓜), Chaenomelis Fructus

이명 또는 영명: 목과실(木瓜實), 모과

기원: 이 약은 모과나무 *Chaenomeles sinensis*(Thouin) Koehne 또는 명자나무 *Chaenomeles speciosa* Nakai(장미과 Rosaceae)의 잘 익은 열매이다.

수재: 대한민국약전외한약(생약)규격집(KHP) 제4개정

140. 목근피(木槿皮), Hibisci Cortex

이명 또는 영명: 천근피(川槿皮), Hybiscus Bark

기원: 이 약은 무궁화나무 *Hibiscus syriacus* Linné(아욱과 Malvaceae)의 줄기껍질 및 뿌리껍질이다.

수재: 대한민국약전외한약(생약)규격집(KHP) 제4개정

141. 목단피(牡丹皮), Moutan Radicis Cortex

〈KP 9 개정〉 Moutan Cortex

이명 또는 영명: Moutan Root Bark

기원: 이 약은 목단 *Paeonia suffruticosa* Andrews(작약과 Paeoniaceae)의 뿌리껍질이다.

수재: 대한민국약전(KP) 제11개정

142. 목방기(木防己), Cocculi Radix

기원: 이 약은 댕댕이덩굴 *Cocculus trilobus* De Candolle(새모래덩굴과 Menispermaceae)의 뿌리이다.

수재: 대한민국약전외한약(생약)규격집(KHP) 제4개정

143. 목별자(木鼈子), Momordicae Semen

이명 또는 영명: 목해(木蟹)

기원: 이 약은 목별(木鼈) *Momordica cochinchinensis* Sprenger(박과 Cucurbitaceae)의 씨이다.

수재: 대한민국약전외한약(생약)규격집(KHP) 제4개정

144. 목적(木賊), Equiseti Herba

이명 또는 영명: -

〈KHP 3개정〉 목적초(木賊草)

기원: 이 약은 속새 *Equisetum hyemale* Linné(속새과 Equisetaceae)의 지상부이다.

수재: 대한민국약전외한약(생약)규격집(KHP) 제4개정

145. 목천료(木天蓼), Actinidiae Ramulus et Folium et Fructus Vermicultus

이명 또는 영명: 천료(天蓼), 등천료(藤天蓼), 천료목(天蓼木), 목천료자(木天蓼子)

기원: 이 약은 개다래나무 *Actinidia polygama* Miquel 또는 쥐다래나무 *Actinidia kolomikta*(Maximowicz) Maximowicz(다래나무과 Actinidiaceae)의 가지, 잎 또는 벌레 먹은 열매(木天蓼子)이다.

수재: 대한민국약전외한약(생약)규격집(KHP) 제4개정

146. 목통(木通), Akebiae Caulis

이명 또는 영명: Akebia Stem

기원: 이 약은 으름덩굴 *Akebia quinata* Decaisne(으름덩굴과 Lardizabalaceae)의 줄기로서 주피를 제거한 것이다.

수재: 대한민국약전(KP) 제11개정

147. 목향(木香), Aucklandiae Radix

이명 또는 영명: 광목향(廣木香), 운목향(雲木香)〈신설〉(2011. 3)

기원: 이 약은 목향(木香) *Aucklandia lappa* Decne.(국화과 Compositae)의 뿌리로 거친 껍질을 제거한 것이다.

수재: 대한민국약전외한약(생약)규격집(KHP) 제4개정

148. 몰약(沒藥), Myrrha

이명 또는 영명: Myrrh

기원: 이 약은 몰약수(沒藥樹) *Commiphora myrrha* Engler 또는 합지수(哈地樹) *Commiphora molmol* Engler(감람나무과 Burseraceae)에서 얻은 고무수지이다. 전자를 천연몰약(天然沒藥) Gum Myrrh이라 하고, 후자를 교질몰약(膠質沒藥) Gum Opoponax이라 한다.

〈KP 9 개정〉 이 약은 몰약수(沒藥樹) *Commiphora myrrha* Engler 또는 합지수(哈地樹) *Commiphora molmol* Engler(감람나무과 Burseraceae)에서 얻은 고무수지이다. 전자를 교질몰약(膠質沒藥) Gum Opoponax이라 하고, 후자를 천연몰약(天然沒藥) Gum Myrrh이라 한다.

수재: 대한민국약전(KP) 제11개정

149. 무이(蕪荑), Ulmi Semen Pasta

〈KHP 3 개정〉 Ulmi Pasta Semen

이명 또는 영명: 무이인(蕪荑仁)

기원: 이 약은 왕느릅나무 *Ulmus macrocarpa* Hance 또는 기타 동속식물(느릅나무과 Ulmaceae)의 씨에 느릅나무 껍질과 진흙을 섞어서 발효시킨 것이다.

수재: 대한민국약전외한약(생약)규격집(KHP) 제4개정

150. 문합(文蛤), Meretricis Concha

기원: 이 약은 무명조개 *Meretrix meretrix* Linné(백합과 Veneridae) 또는 백합 *Mereterix lusoria* Röding의 껍질이다.

〈KHP 3 개정〉 이 약은 문합조개 *Meretrix meretrix* Linné(문합과 Veneridae)의 껍질이다.

수재: 대한민국약전외한약(생약)규격집(KHP) 제4개정

151. 미삼(尾參), Ginseng Radix Palva

이명 또는 영명: Fine Root Ginseng

기원: 이 약은 인삼 *Panax ginseng* C.A.Meyer(두릅나무과 Araliaceae)의 가는 뿌리이다.

수재: 대한민국약전외한약(생약)규격집(KHP) 제4개정

152. 밀몽화(密蒙花), Buddlejae Flos

기원: 이 약은 밀몽화 *Buddleja officinalis* Maximowicz(마전과 Loganiaceae)의 꽃봉오리이다.

수재: 대한민국약전외한약(생약)규격집(KHP) 제4개정

153. 밀타승(密陀僧), Lithargyrum

이명 또는 영명: 노저(爐底), 일산화납(一酸化鉛)

기원: 이 약은 황화광물 방연석으로 연광석 또는 은광석 등을 제련할 때 생기는 산화납이다.

수재: 대한민국약전외한약(생약)규격집(KHP) 제4개정

154. 박하(薄荷), Menthae Herba

기원: 이 약은 박하 *Mentha arvensis* Linné var. *piperascens* Malinvaud ex Holmes(꿀풀과 Labiatae)
의 지상부이다.

수재: 대한민국약전(KP) 제11개정

155. 반대해(胖大海), Sterculiae Lychnophorae Semen

〈KHP 3 개정〉 Sterculiae Scaphigerae Semen

기원: 이 약은 반대해(胖大海) *Sterculia lychnophora* Hance.(벽오동과 Sterculiaceae)의 씨이다.
〈KHP 3 개정〉 이 약은 반대해(胖大海) *Sterculia scaphigera* Wall.(벽오동과 Sterculiaceae)의 씨이다.

수재: 대한민국약전외한약(생약)규격집(KHP) 제4개정

156. 반묘(斑猫), Cantharides

기원: 이 약은 띠띤가뢰 *Mylabris cichorii* Linné, 남방대반모(南方大斑蝥) *Mylabris phalerata* Pallas
또는 줄먹가뢰 *Epicauta gorhami* Marseul(가뢰과 Meloidae)의 몸체이다.
〈KHP 3 개정〉 이 약은 띠띤가뢰 *Mylabris cichorii* Linné, 중국가뢰 *Mylabris phalerata* Pallas
또는 줄먹가뢰 *Epicauta gorhami* Marseul(가뢰과 Meloidae)의 충체이다.

수재: 대한민국약전외한약(생약)규격집(KHP) 제4개정

157. 반변련(半邊蓮), Lobeliae Chinensis Herba

기원: 이 약은 수염가래꽃 *Lobelia chinensis* Lour. (초롱꽃과 Campanulaceae)의 전초이다.

수재: 대한민국약전외한약(생약)규격집(KHP) 제4개정

158. 반지련(半枝蓮), Scutellariae Barbatae Herba

기원: 이 약은 반지련(半枝蓮) *Scutellaria barbata* D. Don(꿀풀과 Labiatae)의 전초이다.

수재: 대한민국약전외한약(생약)규격집(KHP) 제4개정

159. 반하(半夏), Pinelliae Tuber

이명 또는 영명: Pinellia Tuber

기원: 이 약은 반하 *Pinellia ternata* Breitenbach(천남성과 Araceae)의 덩이줄기로서 주피를 완전히 제거
한 것이다.

수재: 대한민국약전(KP) 제11개정

160. 방기(防己), Sinomeni Caulis et Rhizoma

이명 또는 영명: 청풍등(青風藤), Sinomenium Stem and Rhizome

기원: 이 약은 방기 *Sinomenium acutum* Rehder et Wilson(새모래덩굴과 Menispermaceae)의 덩굴성 줄
기 및 뿌리줄기이다.

수재: 대한민국약전(KP) 제11개정

161. 방풍(防風), Saposhnikoviae Radix

이명 또는 영명: Saposhnikovia Root

기원: 이 약은 방풍(防風) *Saposhnikovia divaricata* Schischkin(산형과 Umbelliferae)의 뿌리이다.

수재: 대한민국약전(KP) 제11개정

162. 백강잠(白殭蠶), Batryticatus Bombyx

이명 또는 영명: 강잠(僵蠶)

기원: 이 약은 누에 *Bombyx mori*(Linné)(누에과 Bombycidae)의 유충이 백강병균 *Beauveria bassiana*(Bals.) Vuill.(모닐리아과 Moniliaceae)의 감염에 의한 백강병으로 경직사한 몸체이다.

수재: 대한민국약전외한약(생약)규격집(KHP) 제4개정

163. 백과(白果), Ginkgonis Semen

이명 또는 영명: 은행(銀杏)

기원: 이 약은 은행나무 *Ginkgo biloba* Linné(은행나무과 Ginkgoaceae)의 열매의 속씨이다.

수재: 대한민국약전외한약(생약)규격집(KHP) 제4개정

164. 백굴채(白屈菜), Chelidonii Herba

기원: 이 약은 애기똥풀 *Chelidonium majus* Linné var. *asiaticum* Ohwi(양귀비과 Papaveraceae)의 지상부이다.

〈KHP 3 개정〉 이 약은 애기똥풀 *Chelidonium majus* Linné(양귀비과 Papaveraceae)의 지상부이다.

수재: 대한민국약전외한약(생약)규격집(KHP) 제4개정

165. 백급(白芨), Bletillae Rhizoma

기원: 이 약은 자란 *Bletilla striata*(Thunberg) Reichenbach fil.(난초과 Orchidaceae)의 덩이줄기이다.

수재: 대한민국약전외한약(생약)규격집(KHP) 제4개정

166. 백단향(白檀香), Santali Albi Lignum

이명 또는 영명: 단향(檀香)

기원: 이 약은 단향(檀香) *Santalum album* Linné(단향과 Santalaceae)의 나무줄기의 심재이다.

수재: 대한민국약전외한약(생약)규격집(KHP) 제4개정

167. 백두구(白豆蔲), Amomi Fructus Rotundus

이명 또는 영명: Round Amomum Fruit

기원: 이 약은 백두구 *Amomum kravanh* Pierre ex Gagnep. 또는 자바백두구 *Amomum compactum* Solander ex Maton(생강과 Zingiberaceae)의 잘 익은 열매이다.

수재: 대한민국약전(KP) 제11개정

168. 백두옹(白頭翁), Pulsatillae Radix

이명 또는 영명: 노고초(老姑草)

기원: 이 약은 할미꽃 *Pulsatilla koreana* Nakai 또는 백두옹(白頭翁) *Pulsatilla chinensis* Regel(미나리
아재비과 Ranunculaceae)의 뿌리이다.

수재: 대한민국약전외한약(생약)규격집(KHP) 제4개정

169. 백렴(白薟), Ampelopsis Radix

기원: 이 약은 가회톱 *Ampelopsis japonica* Makino(포도과 Vitaceae)의 덩이뿌리이다.

수재: 대한민국약전외한약(생약)규격집(KHP) 제4개정

170. 백미(白薇), Cynanchi Atrati Radix et Rhizoma

이명 또는 영명: −

〈KHP 2 개정〉 망초(芒草)

기원: 이 약은 백미꽃 *Cynanchum atratum* Bunge 또는 만생백미(蔓生白薇) *Cynanchum versicolor*
Bge. (박주가리과 Asclepiadaceae)의 뿌리 및 뿌리줄기이다.

수재: 대한민국약전외한약(생약)규격집(KHP) 제4개정

171. 백반(白礬), Alumen

이명 또는 영명: 명반(明礬), Aluman, Potassium Aluminium Sulfate

기원: 이 약은 황산염광물 명반석을 가공하여 얻은 결정체이다.

수재: 대한민국약전외한약(생약)규격집(KHP) 제4개정

172. 백부근(百部根), Stemonae Radix

이명 또는 영명: 백부(百部)

기원: 이약은 만생백부(蔓生百部) *Stemona japonica* Miquel, 직립백부(直立百部) *Stemona sessilifolia*(Miq.)
Miq. 또는 대엽백부(對葉百部) *Stemona tuberosa* Lour.(백부과 Stemonaceae)의 덩이뿌리이다.

수재: 대한민국약전외한약(생약)규격집(KHP) 제4개정

173. 백부자(白附子), Aconiti Koreani Tuber

이명 또는 영명: 관백부(關百附) 〈신설〉(2011 .3)

기원: 이 약은 백부자 *Aconitum koreanum* Raymond(미나리아재비과 Ranunculaceae)의 덩이뿌리이다.

수재: 대한민국약전외한약(생약)규격집(KHP) 제4개정

174. 백선피(白鮮皮), Dictamni Radicis Cortex

〈KP 9 개정〉 Dictamni Cortex

이명 또는 영명: Dictamnus Root Bark

기원: 이 약은 백선 *Dictamnus dasycarpus* Turczaininov(운향과 Rutaceae)의 뿌리껍질이다.

수재: 대한민국약전(KP) 제11개정

175. 백수오(白首烏), Cynanchi Wilfordii Radix

기원: 이 약은 은조롱 *Cynanchum wilfordii* Hemsley(박주가리과 Asclepiadaceae)의 덩이뿌리이다.

수재: 대한민국약전외한약(생약)규격집(KHP) 제4개정

176. 백자인(柏子仁), Thujae Semen

이명 또는 영명: Thuja Seed

기원: 이 약은 측백나무 *Thuja orientalis* Linné(측백나무과 Cupressaceae)의 씨로서 씨껍질을 제거한 것이다.

수재: 대한민국약전(KP) 제11개정

177. 백전(白前), Cynanchi Stauntonii Rhizoma et Radix

이명 또는 영명: 석람(石藍), 수약(嗽藥)

기원: 이 약은 유엽백전(柳葉白前) *Cynanchum stauntoni*(Decne) Schltr. ex Levl. 또는 원화엽백전(芫花葉白前) *Cynanchun glaucescens* Hand.–Mazz.(박주가리과 Asclepiadaceae)의 뿌리줄기 및 뿌리이다.

수재: 대한민국약전외한약(생약)규격집(KHP) 제4개정

178. 백지(白芷), Angelicae Dahuricae Radix

이명 또는 영명: Angelica Dahurica Root

기원: 이 약은 구릿대 *Angelica dahurica* Bentham et Hooker f. 또는 항백지(杭白芷) *Angelica dahurica* Bentham et Hooker f. var. *formosana* Shan et Yuan(산형과 Umbelliferae)의 뿌리이다.

수재: 대한민국약전(KP) 제11개정

179. 백초상(百草霜), Pulvis Fumi Carbonisatus

이명 또는 영명: 조돌묵(灶突墨), 조매(灶煤)

기원: 이 약은 산초(山草)를 태워서 생긴 솥 밑의 그을음 및 굴뚝 속에 있는 그을음 재이다.

수재: 대한민국약전외한약(생약)규격집(KHP) 제4개정

180. 백출(白朮), Atractylodis Rhizoma Alba

이명 또는 영명: Atractylodes Rhizome White

기원: 이 약은 삽주 *Atractylodes japonica* Koidzumi 또는 백출(白朮) *Atractylodes macrocephala* Koidzumi(국화과 Compositae)의 뿌리줄기로서 그대로 또는 주피를 제거한 것이다.

수재: 대한민국약전(KP) 제11개정

181. 백편두(白扁豆), Dolichoris Semen

이명 또는 영명: Dolichos Seed

기원: 이 약은 편두(扁豆) *Dolichos lablab* Linné(콩과 Leguminosae)의 잘 익은 씨이다.

수재: 대한민국약전(KP) 제11개정

182. 백합(百合), Lilii Bulbus

기원: 이 약은 참나리 *Lilium lancifolium* Thunberg, 백합(百合) *Lilium brownii* var. *viridulun* Baker 또는 큰솔나리 *Lilium pumilum* DC.(백합과 Liliaceae)의 비늘줄기이다.

수재: 대한민국약전외한약(생약)규격집(KHP) 제4개정

183. 백화사(白花蛇), Agkistrodon

이명 또는 영명: 기사(蘄蛇)

〈KHP 3 개정〉 기사(蘄蛇), 은환사(銀環蛇)

기원: 이 약은 오보사 *Agkistrodon actus* Gunther(살모사과 Viperidae)의 내장을 뺀 몸체이다.

〈KHP 3 개정〉 이 약은 오보사 *Agkistrodon actus* Gunther(살모사과 Viperidae) 또는 은환사 *Bungarus multicinctus* Blyth.(코브라과 Elapidae)의 내장을 뺀 몸체이다.

수재: 대한민국약전외한약(생약)규격집(KHP) 제4개정

184. 백화사설초(白花蛇舌草), Hedyotidis Herba

〈KHP 3 개정〉 Oldenlandiae Diffusae Herba

기원: 이 약은 두잎갈퀴 *Hedyotis diffusa* Willdenow(꼭두서니과 Rubiaceae)의 전초이다.

〈KHP 3 개정〉 이 약은 백운풀 *Oldenlandia diffusa*(Willd.) Roxburgh(꼭두서니과 Rubiaceae)의 전초이다.

수재: 대한민국약전외한약(생약)규격집(KHP) 제4개정

185. 벨라돈나근, Belladonnae Radix

이명 또는 영명: Belladonna Root

기원: 이 약은 벨라돈나 *Atropa belladonna* Linné(가지과 Solanaceae)의 뿌리이다.

수재: 대한민국약전(KP) 제11개정

186. 별갑(鱉甲), Pelodiscis Carapax

〈KHP 3 개정〉 Amydae Carapax

이명 또는 영명: 단어(團魚)

기원: 이 약은 자라 *Pelodiscus sinensis*(Wiegmann)(자라과 Trionychidae)의 등딱지(背甲)이다.

〈KHP 3 개정〉 이 약은 자라 *Amyda maakii* Brandt(자라과 Trionychidae)의 배갑(背甲)이다.

수재: 대한민국약전외한약(생약)규격집(KHP) 제4개정

187. 보골지(補骨脂), Psoraleae Semen

이명 또는 영명: 파고지(破故紙)

기원: 이 약은 보골지(補骨脂) *Psoralea corylifolia* Linné(콩과 Leguminosae)의 씨이다.

수재: 대한민국약전외한약(생약)규격집(KHP) 제4개정

188. 보두(寶豆), Strychni Ignatii Semen

이명 또는 영명: 여송과(呂宋果)

기원: 이 약은 보두나무 *Strychnos ignatii* Bergius(마전과 Loganiaceae)의 씨이다.

수재: 대한민국약전외한약(생약)규격집(KHP) 제4개정

189. 복령(茯苓), Poria Sclerotium

이명 또는 영명: 적복령, 백복령, Poria

기원: 이 약은 복령(茯苓) *Poria cocos* Wolf(구멍장이버섯과 Polyporaceae)의 균핵이다.

수재: 대한민국약전(KP) 제11개정

190. 복분자(覆盆子), Rubi Fructus

이명 또는 영명: Rubus Fruit

기원: 이 약은 복분자딸기 *Rubus coreanus* Miquel(장미과 Rosaceae)의 채 익지 않은 열매이다.

수재: 대한민국약전(KP) 제11개정

191. 복신(茯神), Poria Sclertum Cum Pini Radix

이명 또는 영명: 백복신(白茯神)

기원: 이 약은 소나무 뿌리에 기생하는 복령 *Poria cocos* Wolf(잔나비걸상과 Polyporaceae)의 균핵으로 속에 소나무 뿌리를 감싸고 있는 것이다.

수재: 대한민국약전외한약(생약)규격집(KHP) 제4개정

192. 부소맥(浮小麥), Tritici Fructus Levis

〈KHP 3 개정〉 Tritici Levis Semen

기원: 이 약은 밀 *Triticum aestivum* Linné(벼과 Gramineae)의 불완전성숙한 열매로서 물에 뜨는 것이다.
〈KHP 3 개정〉 이 약은 밀 *Triticum aestivum* Linné(벼과 Gramineae)의 익지 않아 물에 뜨는 씨이다.

수재: 대한민국약전외한약(생약)규격집(KHP) 제4개정

193. 부자(附子), Aconiti Lateralis Radix Preparata

이명 또는 영명: Prepared Aconite

기원: 이 약은 오두(烏頭) *Aconitum carmichaeli* Debeaux(미나리아재비과 Ranunculaceae)의 자근(子根)을 가공하여 만든 염부자(鹽附子), 부자편(附子片) 및 포부자(炮附子)이다.

〈KP 9 개정〉이 약은 오두(烏頭) *Aconitum carmichaeli* Debeaux(미나리아재비과 Ranunculaceae)의 자근 (子根)을 가공하여 만든 염부자(鹽附子), 제부자(製附子) 및 포부자(炮附子)이다.

수재: 대한민국약전(KP) 제11개정

194. 부평(浮萍), Spirodelae Herba

이명 또는 영명: –

〈KHP 3 개정〉자배부평(紫背浮萍)

기원: 이 약은 개구리밥 *Spirodela polyrrhiza* Schleider(개구리밥과 Lemnaceae)의 전초이다.

〈KHP 3 개정〉이 약은 개구리밥 *Spirodela polyrhiza* 또는 좀개구리밥 *Lemna paucicostata* Hegelm (개구리밥과 Lemnaceae)의 전초이다.

수재: 대한민국약전외한약(생약)규격집(KHP) 제4개정

195. 비자(榧子), Torreyae Semen

이명 또는 영명: 옥비(玉榧)

기원: 이 약은 비자나무 *Torreya nuncifera* Siebold et Zuccarini 또는 비(榧) *Torreya grandis* Fort. (주목과 Taxaceae)의 씨이다.

수재: 대한민국약전외한약(생약)규격집(KHP) 제4개정

196. 비파엽(枇杷葉), Eriobotryae Folium

이명 또는 영명: Eriobotrya Leaf

기원: 이 약은 비파나무 *Eriobotrya japonica* Lindley(장미과 Rosaceae)의 잎이다.

수재: 대한민국약전(KP) 제11개정

197. 비해(萆薢), Tokoro Rhizoma

이명 또는 영명: 산비해(山萆薢), 백지(百枝)

기원: 이 약은 도코로마 *Dioscorea tokora* Makino(마과 Dioscoreaceae)의 뿌리줄기이다.

수재: 대한민국약전외한약(생약)규격집(KHP) 제4개정

198. 빈랑자(檳榔子), Arecae Semen

이명 또는 영명: Areca

기원: 이 약은 빈랑(檳榔) *Areca catechu* Linné(야자과 Palmae)의 잘 익은 씨로서 열매를 채취하여 물에 삶아 열매껍질을 벗긴 것이다.

수재: 대한민국약전(KP) 제11개정

199. 사간(射干), Belamcandae Rhizoma

이명 또는 영명: 자호접(紫蝴蝶)

기원: 이 약은 범부채 *Belamcanda chinensis* Leman.(붓꽃과 Iridaceae)의 뿌리줄기이다.

수재: 대한민국약전외한약(생약)규격집(KHP) 제4개정

200. 사과락(絲瓜絡), Luffae Fructus Retinervus

이명 또는 영명: 사과(絲瓜)

기원: 이 약은 수세미오이 *Luffa cylindrica* Roemer(박과 Cucurbitaceae)의 열매 중 섬유질의 망상조직
이다.

〈KHP 3 개정〉 이 약은 수세미오이 *Luffa cylindrica* Roemer(박과 Cucurbitaceae)의 열매의 망상의 섬유
와 유관속이다.

수재: 대한민국약전외한약(생약)규격집(KHP) 제4개정

201. 사군자(使君子), Quisqualis Fructus

이명 또는 영명: 천군자(川君子)

기원: 이 약은 사군자(使君子) *Quisqualis indica* Linné(사군자과 Combretaceae)의 열매이다.

수재: 대한민국약전외한약(생약)규격집(KHP) 제4개정

202. 사담(蛇膽), Serpentis Fel

기원: 이 약은 안경사 *Naja naja atra* Cantor, 금환사 *Bungarus fasciatus* Schneider(코브라과 Elapidae),
삼색금사(三索錦蛇) *Elaphe radiata* Schlegel, 황초사(黃梢蛇) *Ptyas korros* Schlegel, 오초사
Zaocys dhumnades Cantor(뱀과 Colubridae) 또는 기타 근연동물의 쓸개이다.

〈KHP 3 개정〉 이 약은 안경사 *Naja naja atra* Cantor, 금환사 *Bungarus fasciatus* Schneider(코
브라과 Elapidae), 삼각선사 *Elaphe radiata* Schlegel, 과수용사 *Ptyas korros* Schlegel,
오초사 *Zaocys dhumnades* Cantor(뱀과 Colubridae) 또는 기타 근연동물의 담낭이다.

수재: 대한민국약전외한약(생약)규격집(KHP) 제4개정

203. 사삼(沙參), Adenophorae Radix

기원: 이 약은 잔대 *Adenophora triphylla* var. *japonica* Hara 또는 사삼(沙參) *Adenophora stricta*
Miq.(초롱꽃과 Campanulaceae)의 뿌리이다.

수재: 대한민국약전외한약(생약)규격집(KHP) 제4개정

204. 사상자(蛇床子), Cnidi Fructus

이명 또는 영명: 사미(蛇米)

기원: 이 약은 벌사상자 *Cnidium monieri*(L.) Cuss 또는 사상자 *Torilis japonica* Decandolle(산형과
Umbelliferae)의 열매이다.

수재: 대한민국약전외한약(생약)규격집(KHP) 제4개정

205. 사세(蛇蛻), Serpentis Periostracum

이명 또는 영명: 사피(蛇皮), 사퇴(蛇退), 사각(蛇殼)

기원: 이 약은 구렁이 *Elaphe schrenckii* Strauch, 무자치 *Elaphe climacophora* Boie. 또는 유혈목이 *Rhabodophis tigrinus* Boie. 등(뱀과 Colubridae)의 허물이다.

〈KHP 3 개정〉이 약은 구렁이 *Elaphe schrenckii* Strauch, 무자치 *Elaphe climacophora* Boie. 또는 유혈목이 *Rhabodophis tigrinus* Boie. 등(뱀과 Colubridae)의 탈피막(脫皮膜)이다.

수재: 대한민국약전외한약(생약)규격집(KHP) 제4개정

206. 사원자(沙苑子), Astragali Complanati Semen

〈KHP 3 개정〉Astragali Semen

이명 또는 영명: 동질려(潼蒺藜), 사원질려(沙苑蒺藜)

기원: 이 약은 편경황기(扁莖黃芪) *Astragalus complanatus* R. Brown 또는 기타 동속 근연식물(콩과 Leguminosae)의 씨이다.

수재: 대한민국약전외한약(생약)규격집(KHP) 제4개정

207. 사인(砂仁), Amomi Fructus

이명 또는 영명: 축사(縮砂), Amomum Fruit

기원: 이 약은 녹각사(綠殼砂) *Amomum villosum* Loureiro var. *xanthioides* T. L. Wu et Senjen 또는 양춘사(陽春砂) *Amomum villosum* Loureiro(생강과 Zingiberaceae)의 잘 익은 열매이다.

수재: 대한민국약전(KP) 제11개정

208. 사프란(蕃紅花), Crocus

이명 또는 영명: Saffron

기원: 이 약은 사프란 *Crocus sativus* Linné(붓꽃과 Iridaceae)의 암술머리이다.

수재: 대한민국약전(KP) 제11개정

209. 사향(麝香), Moschus

이명 또는 영명: Musk

기원: 이 약은 난쟁이사향노루 *Moschus berezovskii* Flerove, 산사향노루 *Moschus chrysogaster* Hodgson 또는 사향노루 *Moschus moschiferus* Linné(사향노루과 Moschidae) 수컷의 사향선 분비물로써 그 내용물을 꺼내어 말린 것을 가루사향이라 하고, 주머니 모양의 사낭(麝囊)을 그대로 잘라내어 말린 것을 주머니사향이라고 한다.

수재: 대한민국약전외한약(생약)규격집(KHP) 제4개정

210. 사향초(麝香草), Thymi Herba

이명 또는 영명: 백리향(百里香), Thyme

기원: 이 약은 백리향 *Thymus quinquecostatus* Celakovski 또는 타임 *Thymus vulgaris* Linné(꿀풀과 Labiatae)의 전초이다.

수재: 대한민국약전외한약(생약)규격집(KHP) 제4개정

211. 산내(山柰), Kaempferiae Rhizoma

기원: 이 약은 산내(山柰) *Kaempferia galanga* Linné(생강과 Zingiberaceae)의 뿌리줄기이다.

수재: 대한민국약전외한약(생약)규격집(KHP) 제4개정(추보, 2013.11.21. 신설)

212. 산두근(山豆根), Sophorae Tonkinensis Radix et Rhizoma

이명 또는 영명: 광두근(廣豆根)

기원: 이 약은 월남괴(越南槐) *Sophora tonkinensis* Gapnep.(콩과 Leguminosae)의 뿌리 및 뿌리줄기이다.

수재: 대한민국약전외한약(생약)규격집(KHP) 제4개정

213. 산사(山樝), Crataegi Fructus

이명 또는 영명: Hawthorn Fruit

기원: 이 약은 산사나무 *Crataegus pinnatifida* Bunge 및 그 변종(장미과 Rosaceae)의 잘 익은 열매이다.

수재: 대한민국약전(KP) 제11개정

214. 산수유(山茱萸), Corni Fructus

이명 또는 영명: Cornus Fruit

기원: 이 약은 산수유나무 *Cornus officinalis* Siebold et Zuccarini(층층나무과 Cornaceae)의 잘 익은 열매로서 씨를 제거한 것이다.

수재: 대한민국약전(KP) 제11개정

215. 산약(山藥), Dioscoreae Rhizoma

이명 또는 영명: Dioscorea Rhizome

기원: 이 약은 마 *Dioscorea batatas* Decaisne 또는 참마 *Dioscorea japonica* Thunberg(마과 Dioscoreaceae)의 주피를 제거한 뿌리줄기(담근체)로서 그대로 또는 쪄서 말린 것이다.
〈KP 9 개정〉 이 약은 마 *Dioscorea batatas* Decaisne 또는 참마 *Dioscorea japonica* Thunberg(마과 Dioscoreaceae)의 뿌리줄기(담근체)로서 그대로 또는 쪄서 말린 것이다.

수재: 대한민국약전(KP) 제11개정

216. 산자고(山慈姑), Cremastrae Tuber

이명 또는 영명: 모자고(毛慈姑)

기원: 이 약은 약난초 *Cremastra appendiculata*(D. Don) Makino, 독산란(獨蒜蘭) *Pleione bulbocodioides* Rolfe 또는 운남독산란(雲南獨蒜蘭) *Pleione yunnanensis* Rolfe(난초과 Orchidaceae)의 헛비늘줄기이다.

수재: 대한민국약전외한약(생약)규격집(KHP) 제4개정

217. 산조인(酸棗仁), Zizyphi Semen

이명 또는 영명: Zizyphus Seed

기원: 이 약은 산조(酸棗) *Zizyphus jujuba* Miller var. *spinosa* Hu ex H. F. Chou(갈매나무과 Rhamnaceae)

의 잘 익은 씨이다.

수재: 대한민국약전(KP) 제11개정

218. 산초(山椒), Zanthoxyli Pericarpium

이명 또는 영명: Zanthoxylum Peel

기원: 이 약은 초피나무 *Zanthoxylum piperitum* De Candolle, 산초나무 *Zanthoxylum schinifolium* Siebold et Zuccarini 또는 화초(花椒) *Zanthoxylum bungeanum* Maximowicz (운향과 Rutaceae)의 잘 익은 열매껍질이다.

수재: 대한민국약전(KP) 제11개정

219. 삼릉(三棱), Sparganii Rhizoma

이명 또는 영명: Sparganium Rhizome

기원: 이 약은 흑삼릉 *Sparganium stoloniferum* Buchanan-Hamilton(흑삼릉과 Sparganiaceae)의 덩이 줄기이다.

수재: 대한민국약전(KP) 제11개정

220. 삼백초(三白草), Saururi Herba

기원: 이 약은 삼백초 *Saururus chinensis*(Loureiro) Baillon(삼백초과 Saururaceae)의 지상부이다.

수재: 대한민국약전외한약(생약)규격집(KHP) 제4개정(추보, 2013.11.21. 신설)

221. 삼칠(三七), Notoginseng Radix et Rhizoma

이명 또는 영명: 전칠(田七)

기원: 이 약은 삼칠(三七) *Panax notoginsengs*(Burk) F. H. Chen(두릅나무과 Araliaceae)의 뿌리 및 뿌리줄기 이다.

수재: 대한민국약전외한약(생약)규격집(KHP) 제4개정

222. 상기생(桑寄生), Loranthi Ramulus et Folium

〈KHP 3 개정〉 Loranthi Ramulus

이명 또는 영명: 상상기생(桑上寄生)

〈KHP 3 개정〉 상상기생(桑上寄生), 광기생(廣寄生)

기원: 이 약은 뽕나무겨우살이 *Loranthus parasticus* Merr. 또는 상기생(桑寄生) *Loranthus chinensis* Danser(겨우살이과 Loranthaceae)의 잎, 줄기 및 가지이다.

〈KHP 3 개정〉 이 약은 뽕나무겨우살이 *Loranthus parasticus* Merr.(겨우살이과 Loranthaceae)의 잎, 줄 기 및 가지이다.

수재: 대한민국약전외한약(생약)규격집(KHP) 제4개정

223. 상륙(商陸), Phytolaccae Radix

이명 또는 영명: 장불로(長不老)

기원: 이 약은 자리공 *Phytolacca esculenta* Houttuyn 또는 미국자리공 *Phytolacca americana* Linné(상륙과 Phytolaccaceae)의 뿌리이다.

수재: 대한민국약전외한약(생약)규격집(KHP) 제4개정

224. 상백피(桑白皮), Mori Radicis Cortex

〈KP 9 개정〉 Mori Cortex

이명 또는 영명: Mulberry Root Bark

기원: 이 약은 뽕나무 *Morus alba* Linné(뽕나무과 Moraceae)의 뿌리껍질로서 주피를 제거한 것이다.

수재: 대한민국약전(KP) 제11개정

225. 상산(常山), Dichroae Radix

이명 또는 영명: 촉칠, 황상산(黃常山)

기원: 이 약은 상산(常山) *Dichroa febrifuga* Lour.(범의귀과 Saxifragaceae)의 뿌리이다.

수재: 대한민국약전외한약(생약)규격집(KHP) 제4개정

226. 상심자(桑椹子), Mori Fructus

이명 또는 영명: 상심(桑椹)

기원: 이 약은 뽕나무 *Morus alba* Linné 또는 기타 동속 근연식물(뽕나무과 Moraceae)의 완전히 익기 전의 열매이다.

수재: 대한민국약전외한약(생약)규격집(KHP) 제4개정

227. 상엽(桑葉), Mori Folium

이명 또는 영명: 동상엽(冬桑葉)

〈KHP 3 개정〉 동상엽(冬桑葉), 경상상엽(經霜桑葉)

기원: 이 약은 뽕나무 *Morus alba* Linné 또는 산뽕나무 *Morus bombycis* Koidz(뽕나무과 Moraceae)의 잎이다.

〈KHP 3 개정〉 이 약은 뽕나무 *Morus alba* Linné 또는 기타 동속 근연식물(뽕나무과 Moraceae)의 잎이다.

수재: 대한민국약전외한약(생약)규격집(KHP) 제4개정

228. 상지(桑枝), Mori Ramulus

이명 또는 영명: 눈상지(嫩桑枝)

기원: 이 약은 뽕나무 *Morus alba* Linné 또는 기타 동속 근연식물(뽕나무과 Moraceae)의 어린 가지이다.

수재: 대한민국약전외한약(생약)규격집(KHP) 제4개정

229. 상표초(桑螵蛸), Mantidis Ootheca

이명 또는 영명: −

〈KHP 3 개정〉 당랑소(螳螂巢), 단표초(團螵蛸)

기원: 이 약은 사마귀 *Tenodera angustipennis* Saussure, 좀사마귀 *Statilia maculata*(Thunberg) 또는 넓적배사마귀 *Hierodula patellifera*(Serville)(사마귀과 Mantidae)의 알이 들어 있는 알집을 찐 것이다.

〈KHP 3 개정〉 이 약은 사마귀 *Paratenodera sinensis* De Saussure 또는 기타 동속 근연동물(사마귀과 Mantidae)의 알이 들어 있는 벌레집을 찐 것이다.

수재: 대한민국약전외한약(생약)규격집(KHP) 제4개정

230. 생강(生薑), Zingiberis Rhizoma Recens

이명 또는 영명: Raw Ginger

기원: 이 약은 생강 *Zingiber officinale* Roscoe(생강과 Zingiberaceae)의 신선한 뿌리줄기이다.

수재: 대한민국약전외한약(생약)규격집(KHP) 제4개정

231. 생지황(生地黃), Rehmanniae Radix Recens

이명 또는 영명: 생지(生地), 선지황(鮮地黃), Fresh Rehmania Root

기원: 이 약은 지황 *Rehmannia glutinosa*(Gaertner) Liboschitz ex Steudel(현삼과 Scrophulariaceae)의 신선한 뿌리이다.

수재: 대한민국약전외한약(생약)규격집(KHP) 제4개정

232. 서장경(徐長卿), Cynanchi Paniculati Radix et Rhizoma

이명 또는 영명: 천죽(天竹)

기원: 이 약은 산해박 *Cynanchum paniculatum* Kitagawa(박주가리과 Asclepiadaceae)의 뿌리 및 뿌리줄기이다.

수재: 대한민국약전외한약(생약)규격집(KHP) 제4개정

233. 석결명(石決明), Nardotidis seu Sulculii Concha

〈KHP 3 개정〉 Haliotidis Concha

이명 또는 영명: 진주모(珍珠母)

기원: 이 약은 말전복 *Nardotis gigantea*(Gmelin) 또는 기타 동속 근연동물 또는 오분자기 *Sulculus diversicolor super texta*(Lischke) (전복과 Haliotidae)의 껍질이다.

〈KHP 3 개정〉 이 약은 말전복 *Haliotis gigantea* Gmelin 또는 기타 동속 근연동물(전복과 Haliotidae)의 껍질(貝殼)이다.

수재: 대한민국약전외한약(생약)규격집(KHP) 제4개정

234. 석고(石膏), Gypsum Fibrosum

기원: 이 약은 황산염광물 석고이다. 이 약은 정량할 때 황산칼슘수화물($CaSO_4 \cdot 2H_2O$: 172.17) 95.0% 이상

을 함유한다.

수재: 대한민국약전외한약(생약)규격집(KHP) 제4개정

235. 석곡(石斛), Dendrobii Caulis

〈KHP 3 개정〉 Dendrobii Herba

이명 또는 영명: 두란(杜蘭)

기원: 이 약은 금채석곡(金釵石斛) *Dendrobium nobile* Lindley, 환초석곡(環草石斛) *Dendrobium loddigesii* Rolfe., 마편석곡(馬鞭石斛) *Dendrobium fimbriatum* Hook. var. *oculatum* Hook., 황초석곡(黃草石斛) *Dendrobium chrysanthum* Wall. ex Lindley 또는 철피석곡(鐵皮石斛) *Dendrobium candidum* Wall. ex Lindley(난초과 Orchidaceae)의 줄기이다.

〈KHP 3 개정〉 이 약은 금채석곡(金釵石斛) *Dendrobium nobile* Lindley 또는 기타 동속 근연식물(난초과 Orchidaceae)의 지상부이다.

수재: 대한민국약전외한약(생약)규격집(KHP) 제4개정

236. 석룡자(石龍子), Eumeces

이명 또는 영명: 석척(蜥蜴·石蜴), 수궁(守宮)

기원: 이 약은 도마뱀 *Scincella laterale* laterale Say 또는 장수도마뱀 *Eumeces coreensis* Doi et Kamida (도마뱀과 Scincidae)의 몸체이다.

〈KHP 3 개정〉 이 약은 도마뱀 *Eumeces chinensis* Gray 또는 장수도마뱀 *Eumeces coreensis* Doi et Kamida(도마뱀과 Scincidae)의 몸체이다.

수재: 대한민국약전외한약(생약)규격집(KHP) 제4개정

237. 석류(石榴), Granati Fructus

기원: 이 약은 석류나무 *Punica granatum* Linné(석류나무과 Punicaceae)의 열매이다.

수재: 대한민국약전외한약(생약)규격집(KHP) 제4개정

238. 석류피(石榴皮), Granati Cortex

이명 또는 영명: Granate Bark

기원: 이 약은 석류나무 *Punica granatum* Linné(석류나무과 Punicaceae)의 줄기, 가지 및 뿌리의 껍질로 될 수 있는 대로 신선한 것을 쓴다.

수재: 대한민국약전외한약(생약)규격집(KHP) 제4개정

239. 석송자(石松子), Lycopodium

이명 또는 영명: 석송(石松)

기원: 이 약은 석송 *Lycopodium clavatum* Linné(석송과 Lycopodiaceae)의 포자이다.

수재: 대한민국약전외한약(생약)규격집(KHP) 제4개정

240. 석연(石燕), Fossilia Spiriferis

이명 또는 영명: 석연자(石燕子), 연자석(燕子石)

기원: 이 약은 석연 *Cyrtiospirifera sinensis* Graban 또는 기타 근연동물(석연과 Spiriferidae)의 화석이다.

수재: 대한민국약전외한약(생약)규격집(KHP) 제4개정

241. 석예초(石蕊草), Cladoniae Herba

이명 또는 영명: 석예(石蕊), 석화(石花)

기원: 이 약은 석예(石蕊) *Cladonia angiferina* Webb(꽃이끼과 Cladoniaceae)의 전초이다.

수재: 대한민국약전외한약(생약)규격집(KHP) 제4개정

242. 석위(石葦), Pyrrosiae Folium

이명 또는 영명: 석란(石襴)

기원: 이 약은 석위 *Pyrrosia lingua*(Thunberg) Farwell 또는 애기석위 *Pyrrosia petiolosa* Ching 또는 세뿔석위 *Pyrrosia tricuspis* Tagawa(고란초과 Polypodiaceae)의 잎이다.

〈KHP 3 개정〉이 약은 석위 *Pyrrosia lingua*(Thunberg) Farwell 또는 기타 동속식물(고란초과 Polypodiaceae)의 잎이다.

수재: 대한민국약전외한약(생약)규격집(KHP) 제4개정

243. 석유황(石硫黃), Sulfur

이명 또는 영명: 유황(硫黃), Sulphur

기원: 이 약은 원소광물 유황이나 유황을 함유하는 물질을 가공하여 얻은 결정이다.

수재: 대한민국약전외한약(생약)규격집(KHP) 제4개정

244. 석종유(石鐘乳), Stalactitum

이명 또는 영명: 종유석(鐘乳石)

기원: 이 약은 탄산염광물 방해석의 종유상 집합체이다.

수재: 대한민국약전외한약(생약)규격집(KHP) 제4개정

245. 석창포(石菖蒲), Acori Graminei Rhizoma

기원: 이 약은 석창포 *Acorus gramineus* Solander(천남성과 Araceae)의 뿌리줄기이다.

수재: 대한민국약전외한약(생약)규격집(KHP) 제4개정

246. 선모(仙茅), Curculiginis Rhizoma

이명 또는 영명: 파라문삼(婆羅門參)

기원: 이 약은 선모(仙茅) *Curculigo orchioides* Gaertner(수선화과 Amarylidaceae)의 뿌리줄기이다.

수재: 대한민국약전외한약(생약)규격집(KHP) 제4개정

247. 선복화(旋覆花), Inulae Flos

이명 또는 영명: 금불초(金佛草)

기원: 이 약은 금불초 *Inula japonica* Thunberg 또는 구아선복화(歐亞旋覆花) *Inula britannica* Linné (국화과 Compositae)의 꽃이다.

수재: 대한민국약전외한약(생약)규격집(KHP) 제4개정

248. 선퇴(蟬退), Cicadidae Periostracum

이명 또는 영명: 선세(蟬蛻)

기원: 이 약은 말매미 *Cryptotympana dubia*(Haupt) 또는 흑책(黑蚱) *Cryptotympana pustulata* Fabricius (매미과 Cicadidae)가 성충이 될 때 허물이다.

〈KHP 3 개정〉 이 약은 말매미 *Cryptotympana pustulata* Fabricius(매미과 Cicadidae)가 성충이 될 때 탈피한 허물이다.

수재: 대한민국약전외한약(생약)규격집(KHP) 제4개정

249. 섬서(蟾蜍), Bufo

이명 또는 영명: 섬(蟾), 하마(蝦蟆), 건섬(乾蟾)

〈KHP 3 개정〉 섬(蟾), 하마(蝦蟆)

기원: 이 약은 두꺼비 *Bufo bufo gargarizans* Cantor 또는 흑광섬서(黑眶蟾蜍) *Bufo melanostictus* Schneider(두꺼비과 Bufonidae)의 독선의 분비물(섬수·蟾酥)을 채취하고 남은 몸체로 내장을 제거하여 말린 것이다.

〈KHP 3 개정〉 이 약은 중국두꺼비 *Bufo bufo gargarizans* Cantor 또는 기타 근연종(두꺼비과 Bufonidae)의 독선의 분비물(섬수·蟾酥)을 채취한 뒤 그대로 또는 내장을 제거하여 말린 몸체(건섬·乾蟾)이다.

수재: 대한민국약전외한약(생약)규격집(KHP) 제4개정

250. 섬수(蟾酥), Bufonis Venenum

이명 또는 영명: Toad Venom

기원: 이 약은 두꺼비 *Bufo bufo gargarizans* Cantor 또는 흑광섬서(黑眶蟾蜍) *Bufo melanostictus* Schneider(두꺼비과 Bufonidae)의 독선(毒腺)의 분비물을 모은 것이다.

수재: 대한민국약전(KP) 제11개정

251. 세네가, Senegae Radix

이명 또는 영명: Senega

기원: 이 약은 세네가 *Polygala senega* Linné 또는 넓은잎세네가 *Polygala senega* Linné var. *latifolia* Torrey et Gray(원지과 Polygalaceae)의 뿌리이다.

수재: 대한민국약전(KP) 제11개정

252. 세신(細辛), Asiasari Radix et Rhizoma

이명 또는 영명: Asiasarum Root and Rhizome

기원: 이 약은 민족도리풀 *Asiasarum heterotropoides* F. Maekawa var. *mandshuricum* F. Maekawa 또는 서울족도리풀 *Asiasarum sieboldii* Miquel var. *seoulense* Nakai(쥐방울과 Aristolochiaceae)의 뿌리 및 뿌리줄기이다.

〈KP 9 개정〉이 약은 북세신(北細辛) *Asiasarum heterotropoides* F. Maekawa var. *mandshuricum* F. Maekawa 또는 서울족도리풀 *Asiasarum sieboldii* Miquel var. *seoulense* Nakai (쥐방울과 Aristolochiaceae)의 뿌리 및 뿌리줄기이다.

수재: 대한민국약전(KP) 제11개정

253. 센나엽, Sennae Folium

이명 또는 영명: Senna Leaf

기원: 이 약은 협엽번사(狹葉番瀉) *Cassia angustifolia* Vahl 또는 첨엽번사(尖葉番瀉) *Cassia acutifolia* Delile(콩과 Leguminosae)의 작은 잎이다.

수재: 대한민국약전(KP) 제11개정

254. 소계(小薊), Breeae Herba

〈KHP 3 개정〉 Cephalonoplosi Herba

이명 또는 영명: −

〈KHP 3 개정〉묘계(猫薊)

기원: 이 약은 조뱅이 *Breea segeta* Kitamura 또는 큰조뱅이 *Breea setosa* Kitamura(국화과 Compositae)의 전초이다.

〈KHP 3 개정〉이 약은 조뱅이 *Cephalonoplos segetum* Kitamura(국화과 Compositae)의 전초이다.

수재: 대한민국약전외한약(생약)규격집(KHP) 제4개정

255. 소두구(小豆蔲), Cardamomi Fructus

이명 또는 영명: Cardamon

기원: 이 약은 소두구 *Elettaria cardamomum* Maton(생강과 Zingiberaceae)의 잘 익은 열매이다. 쓸 때에는 씨만을 쓴다.

수재: 대한민국약전(KP) 제11개정

256. 소목(蘇木), Sappan Lignum

이명 또는 영명: Sappan Wood

기원: 이 약은 소목(蘇木) *Caesalpinia sappan* Linné(콩과 Leguminosae)의 심재이다.

수재: 대한민국약전(KP) 제11개정

257. 소합향(蘇合香), Liquidambaris Storax

〈KHP 3 개정〉 Styrax Liquides

이명 또는 영명: 소합유(蘇合油)

기원: 이 약은 소합향나무(蘇合香樹) *Liquidambar orientalis* Miller(조록나무과 Hamamelidaceae)의 수지를 가공 정제하여 만든 것이다.

〈KHP 3 개정〉 이 약은 소합향나무(蘇合香樹) *Liquidambar orientalis* Miller(조록나무과 Hamamelidaceae)의 수지이다.

수재: 대한민국약전외한약(생약)규격집(KHP) 제4개정

258. 속단(續斷), Dipsaci Radix

기원: 이 약은 천속단(川續斷) *Dipsacus asperoides* C. Y. Cheng et T. M. Ai(산토끼꽃과 Dipsacaceae)의 뿌리이다.

수재: 대한민국약전외한약(생약)규격집(KHP) 제4개정

259. 속수자(續隨子), Euphorbiae Lathyridis Semen

이명 또는 영명: 천금자(千金子), Caper-Spurge

기원: 이 약은 속수자(續隨子) *Euphorbia lathyris* Linné(대극과 Euphorbiaceae)의 씨이다.

수재: 대한민국약전외한약(생약)규격집(KHP) 제4개정

260. 송화분(松花粉), Pini Pollen

이명 또는 영명: 송화(松花), 송황(松黃)

기원: 이 약은 소나무 *Pinus densiflora* Siebold et Zuccarini 또는 기타 동속식물(소나무과 Pinaceae)의 꽃가루이다.

수재: 대한민국약전외한약(생약)규격집(KHP) 제4개정

261. 쇄양(鎖陽), Cynomorii Herba

이명 또는 영명: Cynomorium Herb

기원: 이 약은 쇄양(鎖陽) *Cynomorium songaricum* Ruprecht(쇄양과 Cynomoriaceae)의 육질경이다.

〈KP 9 개정〉 이 약은 쇄양(鎖陽) *Cynomorium songaricum* Ruprecht(쇄양과 Cynomoriaceae)의 전초로서 꽃대를 제거한 것이다.

수재: 대한민국약전(KP) 제11개정

262. 수오등(首烏藤), Polygoni Multiflori Caulis

이명 또는 영명: 야교등(夜交藤)

기원: 이 약은 하수오 *Fallopia multiflora*(Thunberg ex Murray) Haraldson var. *multiflora*(*Polygonum multiflorum* Thunberg)(마디풀과 Polygonaceae)의 덩굴줄기이다.

수재: 대한민국약전외한약(생약)규격집(KHP) 제4개정(추보, 2013.11.21. 신설)

263. 수은(水銀), Hydrargyrum 〈대한민국약전외한약(생약)규격집(KHP) 제4개정에서 삭제한 품목〉

이명 또는 영명: 홍(汞), 영액(靈液), Mercury

기원: 이 약은 수은(Hg : 200.59) 99.6% 이상을 함유한다.

수재: 대한약전외한약(생약)규격집(KHP) 제3개정

264. 수질(水蛭), Hirudo

이명 또는 영명: 관수질(寬水蛭), 마질(馬蛭)

기원: 이 약은 참거머리 *Hirudo niponica* Whitman 또는 말거머리 *Whitmania pigra* Whitman (거머리과 Hirudinidae)의 몸체이다.

수재: 대한민국약전외한약(생약)규격집(KHP) 제4개정

265. 숙지황(熟地黃), Rehmanniae Radix Preparata

이명 또는 영명: Prepared Rehmannia Root

기원: 이 약은 지황 *Rehmannia glutinosa* Liboschitz ex Steudel (현삼과 Scrophulariaceae)의 뿌리를 포제 가공한 것이다.

수재: 대한민국약전(KP) 제11개정

266. 스코폴리아근(莨菪根), Scopoliae Rhizoma

이명 또는 영명: 낭탕근(莨菪根), Scopolia Rhizome

기원: 이 약은 미치광이풀 *Scopolia japonica* Maximowicz 또는 *Scopolia carniolica* Jacquin(가지과 Solanaceae)의 뿌리줄기이다.

수재: 대한민국약전(KP) 제11개정

267. 스코폴리아엽, Scopoliae Folium 〈대한민국약전외한약(생약)규격집(KHP) 제4개정에서 삭제한 품목〉

이명 또는 영명: Scopolia Leaf

기원: 이 약은 미치광이풀 *Scopolia japonica* Maximowiczi 또는 기타 동속식물(가지과 Solanaceae)의 꽃 이 필 때의 잎이다.

수재: 대한약전외한약(생약)규격집(KHP) 제3개정

268. 스트로판투스, Strophanthi Semen 〈대한민국약전외한약(생약)규격집(KHP) 제4개정에서 삭제한 품목〉

이명 또는 영명: Strophanthus Seed

기원: 이 약은 *Strophanthus kombe* Oliver 또는 기타 동속식물(협죽도과 Apocynaceae)의 잘 익은 씨의 모 관(毛冠)을 제거한 것이다.

수재: 대한약전외한약(생약)규격집(KHP) 제3개정

269. 승마(升麻), Cimicifugae Rhizoma

이명 또는 영명: Cimicifuga Rhizome

기원: 이 약은 승마 *Cimicifuga heracleifolia* Komarov, 촛대승마 *Cimicifuga simplex* Wormskjord, 눈빛승마 *Cimicifuga dahurica* Maximowicz 또는 황새승마 *Cimicifuga foetida* Linné(미나리아재 비과 Ranunculaceae)의 뿌리줄기이다.

수재: 대한민국약전(KP) 제11개정

270. 시라자(蒔蘿子), Anethi Fructus

기원: 이 약은 시라(蒔蘿) *Anethum graveolens* Linné(산형과 Umbelliferae)의 열매이다.

수재: 대한민국약전외한약(생약)규격집(KHP) 제4개정

271. 시체(柿蒂), Kaki Calyx

이명 또는 영명: 시정(柿丁)

기원: 이 약은 감나무 *Diospyros kaki* Thunberg(감나무과 Ebenaceae)의 열매에 붙어있는 꽃받침이다.
〈KHP 3 개정〉 이 약은 감나무 *Diospyros kaki* Thunberg(감나무과 Ebenaceae)의 열매의 꽃받침이다.

수재: 대한민국약전외한약(생약)규격집(KHP) 제4개정

272. 시호(柴胡), Bupleuri Radix

이명 또는 영명: Bupleurum Root

기원: 이 약은 시호 *Bupleurum falcatum* Linné 또는 그 변종(산형과 Umbelliferae)의 뿌리이다.

수재: 대한민국약전(KP) 제11개정

273. 식방풍(植防風), Peucedani Japonici Radix

기원: 이 약은 갯기름나물 *Peucedanum japonicum* Thunberg(산형과 Umbelliferae)의 뿌리이다.

수재: 대한민국약전외한약(생약)규격집(KHP) 제4개정

274. 신곡(神麯), Massa Medicata Fermentata

이명 또는 영명: 신국(神麴)

기원: 이 약은 밀가루 또는 밀기울에 팥가루, 으깬 살구씨, 개똥쑥즙, 도꼬마리즙, 버들여뀌즙 등의 재료를 반죽하여 누룩균으로 발효시킨 누룩이다.
〈KHP 3 개정〉 이 약은 밀가루 또는 밀기울, 적소두가루, 행인니(杏仁泥), 개똥쑥즙(靑蒿汁), 도꼬마리즙(蒼耳汁), 버들여뀌즙(野蓼汁) 등의 재료를 반죽하여 누룩같이 만들어 짚이나 마대 또는 삼잎으로 싸서 온실에서 발효시킨 것이다.

수재: 대한민국약전외한약(생약)규격집(KHP) 제4개정

275. 신근초(伸筋草), Lycopodii Herba

기원: 이 약은 석송 *Lycopodium clavatum* Linné(석송과 Lycopodiaceae)의 전초이다.

수재: 대한민국약전외한약(생약)규격집(KHP) 제4개정

276. 신이(辛夷), Magnoliae Flos

이명 또는 영명: 목필화(木筆花), Magnolia Bud

기원: 이 약은 망춘화 *Magnolia biondii* Pampanini, 백목련 *Magnolia denudata* Desrousseaux, 목련 *Magnolia kobus* De Candolle 및 무당목련 *Magnolia sprengeri* Pampanini(목련과 Magnoliaceae)의 꽃봉오리이다.

〈KHP 3 개정〉이 약은 백목련 *Magnolia denudata* Desrousseaux 또는 기타 동속 근연식물(목련과 Magnoliaceae)의 꽃봉오리이다.

수재: 대한민국약전외한약(생약)규격집(KHP) 제4개정

277. 아교(阿膠), Asini Corii Colla

기원: 이 약은 당나귀 *Equus asinus* Linné(말과 Equidae) 또는 소 *Bos taurus* Linné var. *domesticus* Gmelin(소과 Bovidae)의 가죽을 물로 가열한 다음 추출하여 지방을 제거하고 농축건조하여 만든 교질이다.

수재: 대한민국약전외한약(생약)규격집(KHP) 제4개정

278. 아마인(亞麻仁), Lini Semen

이명 또는 영명: Linseed

기원: 이 약은 아마 *Linum usitatissimum* Linné(아마과 Linaceae)의 잘 익은 씨이다.

수재: 대한민국약전(KP) 제11개정

279. 아선약(阿仙藥), Gambir

이명 또는 영명: Gambir

기원: 이 약은 아선약나무 *Uncaria gambir* Roxburgh(꼭두서니과 Rubiaceae)의 잎 및 어린 가지에서 얻은 건조수성엑스이다.

수재: 대한민국약전(KP) 제11개정

280. 아위(阿魏), Ferulae Resina

이명 또는 영명: -

〈KHP 3 개정〉훈거(薰渠)

기원: 이 약은 아위(阿魏) *Ferula assafoetida* Linné 또는 기타 동속 근연식물(산형과 Umbelliferae)의 줄기를 자른 부위에서 삼출된 수지이다.

수재: 대한민국약전외한약(생약)규격집(KHP) 제4개정

281. 아출(莪朮), Curcumae Rhizoma

이명 또는 영명: Zedoary

기원: 이 약은 봉아출(蓬莪朮) *Curcuma phaeocaulis* Val., 광서아출(廣西莪朮) *Curcuma kwangsiensis* S. G. Lee et C. F. Liang 또는 온울금(溫鬱金) *Curcuma wenyujin* Y. H. Chen et C. Ling(생

강과 Zingiberaceae)의 뿌리줄기를 그대로 또는 수증기로 쪄서 말린 것이다.

수재: 대한민국약전(KP) 제11개정

282. 안식향(安息香), Benzoinum

이명 또는 영명: Benzoin

기원: 이 약은 안식향나무 *Styrax benzoin* Dryander 또는 백화수(白花樹) *Styrax tonkinensis* Craib ex Hart.(때죽나무과 Styracaceae)에서 얻은 수지이다.

수재: 대한민국약전(KP) 제11개정

283. 애엽(艾葉), Artemisiae Argyi Folium

이명 또는 영명: −

〈KHP 3 개정〉Artemisia Herb, 애구초(艾灸草)

기원: 이 약은 황해쑥 *Artemisia argyi* Lev. et Vant., 쑥 *Artemisia princeps* Pampanini 또는 산쑥 *Artemisia montana* Pampani(국화과 Compositae)의 잎 및 어린줄기이다.

〈KHP 3 개정〉이 약은 황해쑥 *Artemisia argyi* Lev. et Vant., 쑥 *Artemisia princeps* Pamp. var. *orientlis* Hara 또는 산쑥 *Artemisia montana* Pampani(국화과 Compositae)의 잎 및 어린줄기이다.

수재: 대한민국약전외한약(생약)규격집(KHP) 제4개정

284. 야명사(夜明砂), Vespertilii Faeces

〈KHP 3 개정〉Vespertilii Excrementum

이명 또는 영명: 천서시(天鼠屎)

기원: 이 약은 안주애기박쥐 *Vespertilio superans* Thomas 또는 기타 동속 근연동물(애기박쥐과 Vespertilionidae)의 분변이다.

수재: 대한민국약전외한약(생약)규격집(KHP) 제4개정

285. 양기석(陽起石), Actinolitum 〈대한민국약전외한약(생약)규격집(KHP) 제4개정에서 삭제한 품목〉

이명 또는 영명: 양기석(羊起石)

기원: 이 약은 규산염광물 투각섬석 또는 그 이종 투섬석석면이다. 이 약은 주로 투각섬석을 함유한다.

수재: 대한약전외한약(생약)규격집(KHP) 제3개정

286. 양제근(羊蹄根), Rumecis Radix

이명 또는 영명: 야대황(野大黃), 양제대황(羊蹄大黃)

기원: 이 약은 참소리쟁이 *Rumex japonicus* Houttuyn. 또는 토대황 *Rumex chalepensis* Miller(여뀌과 Polygonaceae)의 뿌리이다.

〈KHP 3 개정〉이 약은 참소리쟁이 *Rumex japonicus* Houttuyn. 또는 토대황 *Rumex chalepensis* Miller(마디풀과 Polygonaceae)의 뿌리이다.

287. 어교(魚膠), Piscis Colla

이명 또는 영명: 표교(鰾膠), 어표(魚鰾)

기원: 이 약은 대구 *Gadus macrocephalus* Tilesius(대구과 Gadidae), 철갑상어 *Acipenser sinensis* Gray(상어과 Acipenseridae) 또는 기타 근연동물의 신선한 부레를 꺼내어 혈관 및 점막을 제거하고 씻은 다음 말리어 편평하게 한 것이다.

수재: 대한민국약전외한약(생약)규격집(KHP) 제4개정

288. 어성초(魚腥草), Houttuyniae Herba

이명 또는 영명: 즙채(蕺菜), 중약(重藥), 십약(十藥)

기원: 이 약은 약모밀 *Houttuynia cordata* Thunberg(삼백초과 Saururaceae)의 지상부이다.

수재: 대한민국약전외한약(생약)규격집(KHP) 제4개정

289. 여로(藜蘆), Veratri Rhizoma et Radix

이명 또는 영명: 여로두(藜蘆頭)

기원: 이 약은 참여로 *Veratrum nigrum* Linné var. *ussuriense* Loes. fil. 또는 박새 *Veratrum oxysepalum* Turcz.(백합과 Liliaceae)의 뿌리줄기와 뿌리이다.

수재: 대한민국약전외한약(생약)규격집(KHP) 제4개정

290. 여정실(女貞實), Ligustri Fructus

이명 또는 영명: 여정자(女貞子), Ligustrum Fruit

기원: 이 약은 당광나무 *Ligustrum lucidum* Aiton 또는 광나무 *Ligustrum japonicus* Thunb(물푸레나무과 Oleaceae)의 열매이다.

〈KHP 3 개정〉 이 약은 당광나무 *Ligustrum lucidum* Aiton 또는 기타 동속식물(물푸레나무과 Oleaceae)의 열매이다.

수재: 대한민국약전외한약(생약)규격집(KHP) 제4개정

291. 여지핵(荔枝核), Litchi Semen

이명 또는 영명: 여지(荔枝)

기원: 이 약은 여지 *Litchi chinensis* Sonnerat(무환자나무과 Sapindaceae)의 씨이다.

수재: 대한민국약전외한약(생약)규격집(KHP) 제4개정

292. 연교(連翹), Forsythiae Fructus

이명 또는 영명: Forsythia Fruit

기원: 이 약은 의성개나리 *Forsythia viridissima* Lindley 또는 연교(連翹) *Forsythia suspensa* Vahl(물

무레나무과 Oleaceae)의 열매이다. 열매가 막 익기 시작하여 녹색 빛이 남아있을 때 채취하여 쪄서 말린 것을 청교(靑翹)라 하고, 완전히 익었을 때 채취하여 말린 것을 노교(老翹)라 한다.

수재: 대한민국약전(KP) 제11개정

293. 연단(鉛丹), Minium 〈대한민국약전외한약(생약)규격집(KHP) 제4개정에서 삭제한 품목〉

이명 또는 영명: 황단(黃丹)

기원: 이 약은 납(鉛)을 가공하여 만든 정제품으로 사산화연(Pb3O4 : 685.57) 95.0% 이상을 함유한다.

수재: 대한약전외한약(생약)규격집(KHP) 제3개정

294. 연자심(蓮子心), Nelumbinis Plumula

기원: 이 약은 연꽃 *Nelumbo nucifera* Gaertner(수련과 Nymphaeaceae)의 잘 익은 씨 중의 어린잎 및 배근이다.

수재: 대한민국약전외한약(생약)규격집(KHP) 제4개정(추보, 2013.11.21. 신설)

295. 연자육(蓮子肉), Nelumbinis Semen

이명 또는 영명: 연육(蓮肉), Nelumbo Seed

기원: 이 약은 연꽃 *Nelumbo nucifera* Gaertner(수련과 Nymphaeaceae)의 잘 익은 씨로서 그대로 또는 연심을 제거한 것이다.

수재: 대한민국약전(KP) 제11개정

296. 연전초(連錢草), Glechomae Herba

기원: 이 약은 긴병꽃풀 *Glechoma grandis* Kuprianova var. *longituba* Kitagawa(꿀풀과 Labiatae)의 지상부이다.

〈KHP 3 개정〉 이 약은 긴병꽃풀 *Glechoma longituba*(Nakai) Kupr(꿀풀과 Labiatae)의 지상부이다.

수재: 대한민국약전외한약(생약)규격집(KHP) 제4개정

297. 열당(列當), Orobanchis Herba

이명 또는 영명: 초종용(草蓯蓉)

기원: 이 약은 초종용 *Orobanche coerulescens* Stephani 또는 *Orobanche pycnostachya* Hance(열당과 Orobanchaceae)의 전초이다.

〈KHP 3 개정〉 이 약은 사철쑥 *Artemisia capillaris* Thunberg 또는 기타 동속식물에 기생하는 초종용 *Orobanche coerulescens* Stephani 또는 *Orobanche pycnostachya* Hance(열당과 Orobanchaceae)의 전초이다.

수재: 대한민국약전외한약(생약)규격집(KHP) 제4개정

298. 영릉향(零陵香), Lysimachiae Foenum-Graeci Herba

이명 또는 영명: 영향초(靈香草)

〈KHP 3 개정〉 훈초(薰草), 향초(香草), 영향초(靈香草)

기원: 이 약은 영향풀(靈香草) *Lysimachia foenum-graeci* Hance 또는 기타 동속 근연식물(앵초과 Primulaceae)의 전초이다.

수재: 대한민국약전외한약(생약)규격집(KHP) 제4개정

299. 영사(靈砂), Vermilionum 〈대한민국약전외한약(생약)규격집(KHP) 제4개정에서 삭제한 품목〉

이명 또는 영명: 기사(氣砂), 심홍(心紅), 이기단(二氣丹)

기원: 이 약은 육방정계에 속하는 적색 황화제이수은의 결정으로 건조한 것을 정량할 때 적색 황화제이수은(HgS : 232.65) 98.0% 이상을 함유한다.

수재: 대한약전외한약(생약)규격집(KHP) 제3개정

300. 영실(營實), Rosae Multiflorae Fructus

이명 또는 영명: 영실자(營實子)

기원: 이 약은 찔레꽃 *Rosa multiflora* Thunberg(장미과 Rosaceae)의 열매이다.

수재: 대한민국약전외한약(생약)규격집(KHP) 제4개정

301. 영양각(羚羊角), Gazellae seu Saigae Cornu

이명 또는 영명: Gazelle Horn, Antelope

기원: 이 약은 영양 *Gazella subgutturosa*(Guldenstaedt) 또는 고비영양(高鼻羚羊) *Saiga tatarica* Linné(소과 Bovidae)의 뿔이다.

수재: 대한민국약전외한약(생약)규격집(KHP) 제4개정

302. 영와(鈴蛙), Bombina

이명 또는 영명: 금와(錦蛙)

기원: 이 약은 무당개구리 *Bombina orientalis* Bouglenger(무당개구리과 Discoglossidae)의 몸체이다.

수재: 대한민국약전외한약(생약)규격집(KHP) 제4개정

303. 영지(靈芝), Ganoderma

이명 또는 영명: 적지(赤芝), 흑지(黑芝), 청지(靑芝), 백지(白芝), 황지(黃芝), 자지(紫芝)

기원: 이 약은 영지 *Ganoderma lucidum* Karsten 또는 기타 근연종(구멍장이버섯과 Polyporaceae)의 자실체이다.

〈KHP 3 개정〉 이 약은 영지 *Ganoderma lucidum* Karsten 또는 기타 근연종(잔나비걸상과 Polyporaceae)의 자실체이다.

수재: 대한민국약전외한약(생약)규격집(KHP) 제4개정

304. 예지자(預知子), Akebiae Fructus

이명 또는 영명: 임하부인(林下婦人), 팔월찰(八月札)

〈KHP 3 개정〉 임하부인(林下婦人), 팔월례(八月禮)

기원: 이 약은 으름덩굴 *Akebia quinata* Decaisne 또는 기타 동속 근연식물(으름덩굴과 Lardizabalaceae)의 잘 익은 열매이다.

수재: 대한민국약전외한약(생약)규격집(KHP) 제4개정

305. 오가피(五加皮), Acanthopanacis Cortex

이명 또는 영명: Acanthopanax Root Bark

기원: 이 약은 오갈피나무 *Acanthopanax sessiliflorum* Seeman 또는 기타 동속식물(두릅나무과 Araliaceae)의 뿌리껍질 및 줄기껍질이다.

수재: 대한민국약전(KP) 제11개정

306. 오공(蜈蚣), Scolopendra

〈KHP 3 개정〉 Scolopendrae Corpus

기원: 이 약은 왕지네 *Scolopendra subspinipes mutilans* Linné Koch(왕지네과 Scolopendridae)의 몸체이다.

〈KHP 3 개정〉 이 약은 왕지네 *Scolopendra subspinipes multilans* Linné Koch(왕지네과 Scolopendridae)의 충체이다.

수재: 대한민국약전외한약(생약)규격집(KHP) 제4개정

307. 오령지(五靈脂), Trogopterorum Faeces

이명 또는 영명: −

〈KHP 3 개정〉 영지(靈脂), Pteropus Stool

기원: 이 약은 날쥐 *Trogopterus xanthipes*(Milne Edwards)(날쥐과 Petauristidae)의 분변(糞便)이다.

수재: 대한민국약전외한약(생약)규격집(KHP) 제4개정

308. 오매(烏梅), Mume Fructus

이명 또는 영명: Mume Fruit

기원: 이 약은 매실나무 *Prunus mume* Siebold et Zuccarini(장미과 Rosaceae)의 덜 익은 열매로서 연기를 쪼인 것이다.

수재: 대한민국약전(KP) 제11개정

309. 오미자(五味子), Schisandrae Fructus

이명 또는 영명: Schisandra Fruit

기원: 이 약은 오미자 *Schisandra chinensis* Baillon(오미자과 Schisandraceae)의 잘 익은 열매이다.

수재: 대한민국약전(KP) 제11개정

310. 오배자(五倍子), Galla Rhois

이명 또는 영명: Rhus Galls

기원: 이 약은 붉나무 *Rhus javanica* Linné, 청부양(靑麩楊) *Rhus potaninii* Maximowicz 또는 홍부양(紅麩楊) *Rhus punjabensis* Stew. var. *sinica* Rehder et Wilson(옻나무과 Anacardiaceae)의 잎 위에 주로 오배자면충 *Schlechtendalia chinensis* Bell(면충과 Pemphigidae)이 기생하여 만든 벌레집이다. 외형에 따라 두배(肚倍)와 각배(角倍)로 나뉜다.

수재: 대한민국약전(KP) 제11개정

311. 오수유(吳茱萸), Evodiae Fructus

이명 또는 영명: Evodia Fruit

기원: 이 약은 오수유(吳茱萸) *Evodia rutaecarpa* Bentham, 석호(石虎) *Evodia rutaecarpa* Bentham var. *officinalis* Huang 또는 소모오수유(疎毛吳茱萸) *Evodia rutaecarpa* Bentham var. *bodinieri* Huang(운향과 Rutaceae)의 열매로서 거의 익어 벌어지기 전에 채취한다.

수재: 대한민국약전(KP) 제11개정

312. 오약(烏藥), Linderae Radix

이명 또는 영명: Lindera Root

기원: 이 약은 오약(烏藥) *Lindera strichnifolia* Fernandez–Villar(녹나무과 Lauraceae)의 뿌리이다.

수재: 대한민국약전(KP) 제11개정

313. 옥죽(玉竹), Polygonati Odorati Rhizoma

이명 또는 영명: 위유(葳蕤)

기원: 이 약은 둥굴레 *Polygonatum odoratum* Druce var. *pluriflorum* Ohwi 또는 기타 동속 근연식물 (백합과 Liliaceae)의 뿌리줄기이다.

수재: 대한민국약전외한약(생약)규격집(KHP) 제4개정

314. 옥촉서예(玉蜀黍蕊), Maydis Stigma

이명 또는 영명: 옥미수(玉米鬚)

기원: 이 약은 옥수수 *Zea mays* Linné(벼과 Gramineae)의 암술대와 암술머리이다.

수재: 대한민국약전외한약(생약)규격집(KHP) 제4개정

315. 와릉자(瓦楞子), Scapharcae seu Tegillarcae Concha

〈KHP 3 개정〉 Arcae Concha

이명 또는 영명: −

〈KHP 3 개정〉 와롱자(瓦壟子), 괴합(魁蛤), 감(蚶)

기원: 이 약은 새꼬막 *Scapharca subcrenata*(Lischke) 또는 꼬막 *Tegillarca granosa*(Linné) 또는 피조개 *Scapharca broughtonii* Schrenck(돌조개과 Arcidae)의 껍질이다.

〈KHP 3 개정〉이 약은 꼬막 *Tegillarca granosa* Linné 또는 기타 동속조개(꼬막조개과 Arcidae)의 껍질
이다.

수재: 대한민국약전외한약(생약)규격집(KHP) 제4개정

316. 와송(瓦松), Orostachys Herba

이명 또는 영명: −

〈KHP 3 개정〉작엽하초(昨葉荷草), 와상(瓦霜)

기원: 이 약은 바위솔 *Orostachys japonicus* A. Berger 또는 기타 동속식물(돌나물과 Crassulaceae)의 전초
이다.

수재: 대한민국약전외한약(생약)규격집(KHP) 제4개정

317. 왕불류행(王不留行), Melandrii Herba

이명 또는 영명: 불류행(不留行), 왕불류(王不留)

〈KHP 3 개정〉불류행(不留行), 왕불류(王不留), Melandrium Herb

기원: 이 약은 장구채 *Melandrium firmum* Rohrbach(석죽과 Caryophyllaceae)의 열매가 익었을 때의 지
상부이다.

수재: 대한민국약전외한약(생약)규격집(KHP) 제4개정

318. 요사(硇砂), Salammoniac

〈KHP 3 개정〉Sal Ammoniac

이명 또는 영명: 북정사(北庭砂)

기원: 이 약은 할로겐화광물 요사 Salammoniac의 결정체 또는 이를 정제한 것이다. 이 약은 주로 염화암
모늄(NH4Cl : 53.49)을 함유한다.

수재: 대한민국약전외한약(생약)규격집(KHP) 제4개정

319. 용골(龍骨), Fossilia Ossis Mastodi

이명 또는 영명: Longgu

기원: 이 약은 큰 포유동물의 화석화된 뼈로서 주로 탄산칼슘으로 구성되어 있다.

수재: 대한민국약전(KP) 제11개정

320. 용규(龍葵), Solani Nigri Herba

기원: 이 약은 까마중 *Solanum nigrum* Linné(가지과 Solanaceae)의 지상부이다.

수재: 대한민국약전외한약(생약)규격집(KHP) 제4개정

321. 용뇌(龍腦), Bomeolum

이명 또는 영명: 빙편(氷片), Borneol

기원: 이 약은 용뇌향(龍腦香) *Dryobalanops aromatica* Gaertner(용뇌향과 Dipterocarpaceae)의 수간창구에

서 흘러 나온 수지 또는 수간과 가지를 썰어 수증기 증류하여 얻은 백색의 결정체이다.

수재: 대한민국약전외한약(생약)규격집(KHP) 제4개정

322. 용담(龍膽), Gentianae Scabrae Radix et Rhizoma

이명 또는 영명: 초용담(草龍膽) Gentian Root and Rhizome

기원: 이 약은 용담 *Gentiana scabra* Bunge, 과남풀 *Gentiana triflora* Pallas 또는 조엽용담(條葉龍膽) *Gentiana manshurica* Kitagawa(용담과 Gentianaceae)의 뿌리 및 뿌리줄기이다.

수재: 대한민국약전(KP) 제11개정

323. 용아초(龍牙草), Agrimoniae Herba

이명 또는 영명: 선학초(仙鶴草)

〈KHP 3 개정〉 선학초(仙鶴草), 낭아(狼牙)

기원: 이 약은 짚신나물 *Agrimonia pilosa* Ledebour 또는 기타 동속식물(장미과 Rosaceae)의 전초이다.

수재: 대한민국약전외한약(생약)규격집(KHP) 제4개정

324. 용안육(龍眼肉), Longan Arillus

이명 또는 영명: Longan Arillus

기원: 이 약은 용안(龍眼) *Dimocarpus longan* Loureiro(무환자과 Sapindaceae)의 헛씨껍질이다.

수재: 대한민국약전(KP) 제11개정

325. 우담(牛膽), Bovis Fel

〈KHP 3 개정〉 Fel Tauri

기원: 이 약은 소 *Bos taurus domesticus* Gmelin 또는 물소 *Bubalus bubalis* Linné(소과 Bovidae)의 쓸개이다.

수재: 대한민국약전외한약(생약)규격집(KHP) 제4개정

326. 우방근(牛蒡根), Arctii Radix

이명 또는 영명: 악실근(惡實根), 서점근(鼠粘根)

기원: 이 약은 우엉 *Arctium lappa* Linné(국화과 Compositae)의 뿌리이다.

수재: 대한민국약전외한약(생약)규격집(KHP) 제4개정

327. 우방자(牛蒡子), Arctii Fructus

이명 또는 영명: Arctium Fruit

기원: 이 약은 우엉 *Arctium lappa* Linné(국화과 Compositae)의 잘 익은 열매이다.

수재: 대한민국약전(KP) 제11개정

328. 우슬(牛膝), Achyranthis Radix

이명 또는 영명: Achyranthes Root

기원: 이 약은 쇠무릎 *Achyranthes japonica* Nakai 또는 우슬(牛膝) *Achyranthes bidentata* Blume (비름과 Amaranthaceae)의 뿌리이다.

수재: 대한민국약전(KP) 제11개정

329. 우절(藕節), Nelumbinis Rhizomatis Nodus

이명 또는 영명: 연근(蓮根)

기원: 이 약은 연꽃 *Nelumbo nucifera* Gaertner(수련과 Nymphaeaceae)의 뿌리줄기의 마디이다.

수재: 대한민국약전외한약(생약)규격집(KHP) 제4개정

330. 우황(牛黃), Bovis Calculus

이명 또는 영명: Cattle Gallstone

기원: 이 약은 소 *Bos taurus* Linné var. *domesticus* Gmelin(소과 Bovidae)의 담낭 중에 생긴 결석이다.

수재: 대한민국약전(KP) 제11개정

331. 욱리인(郁李仁), Pruni Japonicae Semen

〈KHP 3 개정〉 Pruni Nakaii Semen

이명 또는 영명: −

〈KHP 3 개정〉 욱자(郁子)

기원: 이 약은 이스라지 *Prunus japonica* Thunb 또는 양이스라지나무 *Prunus humillis* Bunge(장미과 Rosaceae)의 씨이다.

〈KHP 3 개정〉 이 약은 이스라지 *Prunus nakii* Leveille 또는 양이스라지나무 *Prunus humillis* Bunge(장미과 Rosaceae)의 씨이다.

수재: 대한민국약전외한약(생약)규격집(KHP) 제4개정

332. 운대자(蕓薹子), Brassicae Campestris Semen

〈KHP 3 개정〉 Brassicae Semen

이명 또는 영명: 유채자(油菜子)

기원: 이 약은 유채 *Brassica campestris* subsp. *napus* var. *nippo-oleifera* Makino(십자화과 Cruciferae)의 씨이다.

수재: 대한민국약전외한약(생약)규격집(KHP) 제4개정

333. 운모(雲母), Muscovitum

이명 또는 영명: 운모석(雲母石)

기원: 이 약은 규산염광물 백운모이다.

수재: 대한민국약전외한약(생약)규격집(KHP) 제4개정

334. 울금(鬱金), Curcumae Radix

이명 또는 영명: Curcuma Root

기원: 이 약은 온울금(溫鬱金) *Curcuma wenyujin* Y. H. Chen et C. Ling, 강황(薑黃) *Curcuma longa* Linné, 광서아출(廣西莪朮) *Curcuma kwangsiensis* S. G. Lee et C. F. Liang 또는 봉아출(蓬莪朮) *Curcuma phaeocaulis* Val.(생강과 Zingiberaceae)의 덩이뿌리로서 그대로 또는 주피를 제거하고 쪄서 말린 것이다.

수재: 대한민국약전(KP) 제11개정

335. 웅담(熊膽), Ursi Fel

기원: 이 약은 불곰 *Ursus arctos* Linné 또는 기타 근연동물(곰과 Ursidae)의 담즙을 말린 것이다.

수재: 대한민국약전외한약(생약)규격집(KHP) 제4개정

336. 웅황(雄黃), Realgar 〈대한민국약전외한약(생약)규격집(KHP) 제4개정에서 삭제한 품목〉

이명 또는 영명: 석웅황(石雄黃)

기원: 이 약은 황화광물 계관석이다.

수재: 대한약전외한약(생약)규격집(KHP) 제3개정

337. 원지(遠志), Polygalae Radix

이명 또는 영명: Polygala Root

기원: 이 약은 원지 *Polygala tenuifolia* Willdenow(원지과 Polygalaceae)의 뿌리이다.

수재: 대한민국약전(KP) 제11개정

338. 원화(芫花), Genkwae Flos

기원: 이 약은 팥꽃나무 *Daphne genkwa* Siebold et Zuccarini(팥꽃나무과 Thymeleaceae)의 꽃봉오리이다.

수재: 대한민국약전외한약(생약)규격집(KHP) 제4개정

339. 위령선(威靈仙), Clematidis Radix

이명 또는 영명: 철선련(鐵線連)

기원: 이 약은 으아리 *Clematis mandshurica* Ruprecht, 가는잎사위질빵 *Clematis hexapetala* Pallas 또는 위령선(威靈仙) *Clematis chinensis* Osbeck(미나리아재비과 Ranunculaceae)의 뿌리 및 뿌리줄기이다.

수재: 대한민국약전외한약(생약)규격집(KHP) 제4개정

340. 위릉채(萎陵菜), Potentillae Herba

이명 또는 영명: 근두채(根頭菜)

기원: 이 약은 딱지꽃 *Potentilla chinensis* Seringe(장미과 Rosaceae)의 전초이다.

수재: 대한민국약전외한약(생약)규격집(KHP) 제4개정

341. 유기노(劉寄奴), Artemisiae Anomalae Herba

이명 또는 영명: −

〈KHP 3 개정〉 금기노(金寄奴)

기원: 이 약은 기호(奇蒿) *Artemisia anomala* S. Moore(국화과 Compositae)의 전초이다.

수재: 대한민국약전외한약(생약)규격집(KHP) 제4개정

342. 유백피(楡白皮), Ulmi Cortex

기원: 이 약은 왕느릅나무 *Ulmus macrocarpa* Hance(느릅나무과 Ulmaceae)의 주피를 제거한 수피이다.

수재: 대한민국약전외한약(생약)규격집(KHP) 제4개정

343. 유향(乳香), Olibanum

이명 또는 영명: −

〈KHP 3 개정〉 명향(明香)

기원: 이 약은 유향나무 *Boswellia carterii* Birdwood 또는 기타 동속 근연식물(감람과 Burseraceae)의 줄기에 상처를 내어 얻은 수지이다.

수재: 대한민국약전외한약(생약)규격집(KHP) 제4개정

344. 육계(肉桂), Cinnamomi Cortex

이명 또는 영명: Cinnamon Bark

기원: 이 약은 육계(肉桂) *Cinnamomum cassia* Presl(녹나무과 Lauraceae)의 줄기껍질로서 그대로 또는 주피를 약간 제거한 것이다.

수재: 대한민국약전(KP) 제11개정

345. 육두구(肉豆蔲), Myristicae Semen

이명 또는 영명: Nutmeg

기원: 이 약은 육두구(肉豆蔲) *Myristica fragrans* Houttuyn(육두구과 Myristicaceae)의 잘 익은 씨로서 씨껍질을 제거한 것이다.

수재: 대한민국약전(KP) 제11개정

346. 육종용(肉蓰蓉), Cistanchis Herba

이명 또는 영명: −

〈KHP 3 개정〉 육송용(肉松蓉)

기원: 이 약은 육종용(肉蓰蓉) *Cistanche deserticola* Y. C. Ma 또는 기타 동속 근연식물(열당과 Orobanchaceae)의 육질경(肉質莖)이다.

수재: 대한민국약전외한약(생약)규격집(KHP) 제4개정

347. 율초(葎草), Humuli Herba

이명 또는 영명: −

〈KHP 3 개정〉 늑초(勒草)

기원: 이 약은 한삼덩굴 *Humulus japonicus* Siebold et Zuccarini(뽕나무과 Moraceae)의 지상부이다.

수재: 대한민국약전외한약(생약)규격집(KHP) 제4개정

348. 은박(銀箔), Argentum

이명 또는 영명: 은박지(銀箔紙)

〈KHP 3 개정〉 은박지(銀箔紙), Argentum Foil

기원: 이 약은 원소광물 자연은을 압착하여 만든 박편이다. 이 약은 정량할 때 은(Ag : 107.87) 99.0% 이상을 함유한다.

수재: 대한민국약전외한약(생약)규격집(KHP) 제4개정

349. 은시호(銀柴胡), Stellariae seu Gypsophilae Radix

기원: 이 약은 은시호(銀柴胡) *Stellaria dichotoma* Linné var. *lanceolata* Bge 또는 대나물 *Gypsophila oldhamiana* Miquel(석죽과 Caryophyllaceae)의 뿌리이다.

수재: 대한민국약전외한약(생약)규격집(KHP) 제4개정

350. 은행엽(銀杏葉), Ginkgo Folium

이명 또는 영명: Ginkgo Leaf

기원: 이 약은 은행나무 *Ginkgo biloba* Linné(은행나무과 Ginkgoaceae)의 잎이다.

수재: 대한민국약전(KP) 제11개정

351. 음양곽(淫羊藿), Epimedii Herba

이명 또는 영명: Epimedium Herb

기원: 이 약은 삼지구엽초 *Epimedium koreanum* Nakai, 음양곽(淫羊藿) *Epimedium brevicornum* Maximowicz, 유모음양곽(柔毛淫羊藿) *Epimedium pubescens* Maximowicz, 무산음양곽(巫山淫羊藿) *Epimedium wushanense* T. S. Ying 또는 전엽음양곽(箭葉淫羊藿) *Epimedium sagittatum* Maximowicz(매자나무과 Berberidaceae)의 지상부이다.

수재: 대한민국약전(KP) 제11개정

352. 의이인(薏苡仁), Coicis Semen

이명 또는 영명: Coix Seed

기원: 이 약은 율무 *Coix lacryma-jobi* Linné var. *ma-yuen* Stapf(벼과 Gramineae)의 잘 익은 씨로서 씨껍질을 제거한 것이다.

수재: 대한민국약전(KP) 제11개정

353. 익모초(益母草), Leonuri Herba

이명 또는 영명: Leonurus Herb

기원: 이 약은 익모초 *Leonurus japonicus* Houttuyn(꿀풀과 Labiatae)의 지상부로서 꽃이 피기 전 또는 꽃이 필 때 채취한 것이다.

수재: 대한민국약전(KP) 제11개정

354. 익지(益智), Alpiniae Oxyphyllae Fructus

이명 또는 영명: Bitter Cardamon

기원: 이 약은 익지(益智) *Alpinia oxyphylla* Miquel(생강과 Zingiberaceae)의 열매이다.

수재: 대한민국약전(KP) 제11개정

355. 인도사목(印度蛇木), Rauvolfiae Radix

기원: 이 약은 인도사목 *Rauvolfia serpentina* Bentham(협죽도과 Apocynaceae)의 뿌리이다.

수재: 대한민국약전외한약(생약)규격집(KHP) 제4개정

356. 인동(忍冬), Lonicerae Folium et Caulis

이명 또는 영명: Lonicera Leaf and Stem

기원: 이 약은 인동덩굴 *Lonicera japonica* Thunberg(인동과 Caprifoliaceae)의 잎 및 덩굴성 줄기이다.

수재: 대한민국약전(KP) 제11개정

357. 인삼(人蔘), Ginseng Radix

이명 또는 영명: Ginseng

기원: 이 약은 인삼 *Panax ginseng* C. A. Meyer(두릅나무과 Araliaceae)의 뿌리로서 그대로 또는 가는 뿌리와 코르크층을 제거한 것이다.

수재: 대한민국약전(KP) 제11개정

358. 인진호(茵蔯蒿), Artemisiae Capillaris Herba

이명 또는 영명: 인진(茵蔯)

〈KHP 3 개정〉 인진(茵陳)

기원: 이 약은 사철쑥 *Artemisia capillaris* Thunberg(국화과 Compositae)의 지상부이다. 봄에 채취한 것을 '면인진(綿茵蔯)'이라 하고, 가을에 채취한 것을 '인진호(茵蔯蒿)'라 한다.

수재: 대한민국약전외한약(생약)규격집 제4개정

359. 일당귀(日當歸), Japonicae Angelicae Radix

이명 또는 영명: Angelica Root

기원: 이 약은 *Angelica acutiloba* Kitagawa 또는 *Angelica acutiloba* Kitagawa var. *sugiyamae* Hikino(산형과 Umbelliferae)의 뿌리를 건조한 것이다.

360. 임자(荏子), Perillae Japonicae Semen

이명 또는 영명: –

〈KHP 3 개정〉 백소자(白蘇子), 옥소자(玉蘇子)

기원: 이 약은 들깨 *Perilla frutescens* Britton var. *japonica* Hara(꿀풀과 Labiatae)의 씨이다.

수재: 대한민국약전외한약(생약)규격집(KHP) 제4개정

361. 자근(紫根), Lithospermi Radix

이명 또는 영명: Lithospermum Root

기원: 이 약은 지치 *Lithospermum erythrorhizon* Siebold et Zuccarini, 신강자초(新疆紫草) *Arnebia euchroma* Johnst. 또는 내몽자초(內蒙紫草) *Arnebia guttata* Bunge(지치과 Boraginaceae)의 뿌리이다.

수재: 대한민국약전(KP) 제11개정

362. 자단향(紫檀香), Santalini Lignum Rubrum

이명 또는 영명: 자단(紫檀)

〈KHP 3 개정〉 자단(紫檀), Red Sandal Wood

기원: 이 약은 자단(紫檀) *Pterocarpus santalinus* Linné(콩과 Leguminosae)의 나무줄기의 심재이다.

수재: 대한민국약전외한약(생약)규격집(KHP) 제4개정

363. 자석(磁石), Magenetitum

이명 또는 영명: 모자석(毛磁石), 지남석(指南石), 영자석(靈磁石)

〈KHP 3 개정〉 모자석(毛磁石), 지남석(指南石), 영자석(靈磁石), Magnetite

기원: 이 약은 산화광물 자철석 Magnetite이다. 이 약은 주로 사삼화삼철(Fe_3O_4 : 231.53)을 함유한다.

수재: 대한민국약전외한약(생약)규격집(KHP) 제4개정

364. 자석단쉬(磁石煅淬), Magenetitum Preparatum

이명 또는 영명: 단쉬자석(煅淬磁石)

기원: 이 약은 자석을 포제법의 단쉬법(煅淬法)에 따라 가공한 것으로, 주로 사산화삼철(Fe_3O_4 : 231.53)을 함유한다.

수재: 대한민국약전외한약(생약)규격집(KHP) 제4개정

365. 자석영(紫石英), Fluoritum

이명 또는 영명: 형석(螢石), Fluorite

기원: 이 약은 할로겐화광물 형석이다. 이 약은 주로 플루오르화칼슘(CaF_2 : 78.07)를 함유한다.

수재: 대한민국약전외한약(생약)규격집(KHP) 제4개정

366. 자석영단쉬(紫石英煅淬), Fluoritum Preparatum

이명 또는 영명: Fluorite Calcinated

기원: 이 약은 자석영을 포제법의 단쉬법(煅淬法)에 따라 가공한 것이다.

수재: 대한민국약전외한약(생약)규격집(KHP) 제4개정

367. 자소엽(紫蘇葉), Perillae Folium

이명 또는 영명: Perilla Leaf

기원: 이 약은 차즈기 *Perilla frutescens* Britton var. acuta Kudo 또는 주름소엽 *Perilla frutescens* Britton var. *crispa* Decaisne(꿀풀과 Labiatae)의 잎 및 끝가지이다.

수재: 대한민국약전(KP) 제11개정

368. 자소자(紫蘇子), Perillae Fructus

이명 또는 영명: 소자(蘇子), Perilla fruit

기원: 이 약은 차즈기 *Perilla frutescens* L. Britton var. *acuta*(Thunb.) Kudo 또는 주름소엽 *Perilla frutescens* Britton var. *crispa* Decne.(꿀풀과 Labiatae)의 열매이다.

수재: 대한민국약전외한약(생약)규격집(KHP) 제4개정

369. 자실(梓實), Catalpae Fructus

이명 또는 영명: Catalpa Fruit

기원: 이 약은 개오동 *Catalpa ovata* G. Don(능소화과 Bigoniaceae)의 열매이다.

수재: 대한민국약전외한약(생약)규격집(KHP) 제4개정

370. 자오가(刺五加), Acanthopanacis Senticosi Radix et Rhizoma

기원: 이 약은 가시오갈피나무 *Acanthopanax senticosos* Harms(두릅나무과 Araliaceae)의 뿌리 및 뿌리줄기이다.

수재: 대한민국약전외한약(생약)규격집(KHP) 제4개정

371. 자연동(自然銅), Pyritum

이명 또는 영명: 산골(山骨), 석수연(石髓鉛), Pyrite

기원: 이 약은 황화광물 황철석이다. 이 약은 주로 이황화철(FeS2 : 119.98)을 함유한다.

수재: 대한민국약전외한약(생약)규격집(KHP) 제4개정

372. 자완(紫菀), Asteris Radix et Rhizoma

〈KP 9 개정〉 Asteris Radix

이명 또는 영명: Aster Root and Rhizome

〈KP 9 개정〉 Aster Root

기원: 이 약은 개미취 *Aster tataricus* Linné fil.(국화과 Compositae)의 뿌리이다.

수재: 대한민국약전(KP) 제11개정

373. 자충(蟅蟲), Eupolyphaga

이명 또는 영명: 토별충(土鼈蟲)

〈KHP 3 개정〉 지별(地鼈), 토별(土鼈)

기원: 이 약은 지별(地鼈) *Eupolyphaga sinensis* Walker 또는 기지별(冀地鼈) *Steleophaga plancyi*(Boleny) (바퀴과 Blattidae)의 암벌레의 몸체이다.

〈KHP 3 개정〉 이 약은 지별(地鼈) *Eupolyphaga sinensis* Walker 또는 기타 근연동물(바퀴과 Blattidae) 의 암벌레이다.

수재: 대한민국약전외한약(생약)규격집(KHP) 제4개정

374. 자화지정(紫花地丁), Violae Herba

기원: 이 약은 제비꽃 *Viola mandshurica* Baker 또는 호제비꽃 *Viola yedoensis* Makino(제비꽃과 Violaceae)의 전초이다.

수재: 대한민국약전외한약(생약)규격집(KHP) 제4개정

375. 자황(雌黃), Orpimentum 〈대한민국약전외한약(생약)규격집(KHP) 제4개정에서 삭제한 품목〉

이명 또는 영명: 자황정(雌黃精), Orpiment

기원: 이 약은 천연석으로 덩어리 모양이며 황색을 띠는 광물이다.

수재: 대한약전외한약(생약)규격집(KHP) 제3개정

376. 작약(芍藥), Paeoniae Radix

이명 또는 영명: Peony Root

기원: 이 약은 작약 *Paeonia lactiflora* Pallas 또는 기타 동속 근연식물(작약과 Paeoniaceae)의 뿌리이다.

수재: 대한민국약전(KP) 제11개정

377. 잠사(蠶沙), Bombycis Faeces

〈KHP 3 개정〉 Bombycis Excrementum

이명 또는 영명: 잠분(蠶糞)

기원: 이 약은 누에 *Bombyx mori*(Linné)(누에과 Bombycidae)의 분변(糞便)이다.

〈KHP 3 개정〉 이 약은 누에 Bombyx mori(Linné)(누에과 Bombycidae)가 2–3 잠을 잘 때 배설한 똥이다.

수재: 대한민국약전외한약(생약)규격집(KHP) 제4개정

378. 장뇌(樟腦), Camphorum

이명 또는 영명: –

〈KHP 3 개정〉 용뇌향(龍腦香)

기원: 이 약은 녹나무 *Cinnamomum camphora*(L.) Nees et Ebermair(녹나무과 Lauraceae)의 목부, 가지

또는 잎을 절단하여 수증기증류하여 얻은 장뇌유(樟腦油)를 냉각시켜 석출한 결정체이다.

수재: 대한민국약전외한약(생약)규격집(KHP) 제4개정

379. 저담(猪膽), Suis Fel

〈KHP 3 개정〉Suilus Fel

이명 또는 영명: Pig Bile

기원: 이 약은 멧돼지 *Sus scrofa* Linné 또는 돼지 *Sus scrofa domestica* Brisson(멧돼지과 Suidae)의 담즙이다.

〈KHP 3 개정〉이 약은 멧돼지 *Sus scrofa* Linné(멧돼지과 Suidae)의 담즙이다.

수재: 대한민국약전외한약(생약)규격집(KHP) 제4개정

380. 저령(猪苓), Polyporus

이명 또는 영명: Polyporus Sclerotium

〈KP 9 개정〉Chuling

기원: 이 약은 저령(猪苓) *Polyporus umbellatus* Fries(구멍장이버섯과 Polyporaceae)의 균핵이다.

수재: 대한민국약전(KP) 제11개정

381. 저마근(苧麻根), Boehmeriae Radix

이명 또는 영명: 저근(苧根), 저마(苧麻)

기원: 이 약은 모시풀 *Boehmeria nivea* Gaud.(쐐기풀과 Urticaceae)의 뿌리이다.

수재: 대한민국약전외한약(생약)규격집(KHP) 제4개정

382. 저백피(樗白皮), Ailanthi Radicis Cortex

이명 또는 영명: 저근백피(樗根白皮)

기원: 이 약은 가죽나무 *Ailanthus altissima* Swingle(소태나무과 Simarubaceae)의 주피를 제거한 수피 또는 근피이다.

수재: 대한민국약전외한약(생약)규격집(KHP) 제4개정

383. 저실자(楮實子), Broussonetiae Fructus

기원: 이 약은 꾸지나무 *Broussonetia papyrifera*(L.) Ventenat 또는 닥나무 *Broussonetia kazinoki* Siebold(뽕나무과 Moraceae)의 여문 열매이다.

수재: 대한민국약전외한약(생약)규격집(KHP) 제4개정

384. 적석지(赤石脂), Halloysitum Rubrum

이명 또는 영명: 적석토(赤石土), Halloysite

기원: 이 약은 규산염광물 다수고령토이다. 이 약은 주로 규산알루미늄수화물[Al$_4$(Si$_4$O$_{10}$)(OH)$_8$ · 4H$_2$O]을 함유한다.

385. 적석지단쉬(赤石脂煆淬), Halloysitum Rubrum Preparatum

이명 또는 영명: 단쉬적석지(煆淬赤石脂)

기원: 이 약은 적석지를 포제법의 단쉬법(煆淬法)에 따라 가공한 것으로, 주로 규산알루미늄수화물[Al₄(Si₄O₁₀)

(OH)₈ · 4H₂O]을 함유한다.

수재: 대한민국약전외한약(생약)규격집(KHP) 제4개정

386. 적소두(赤小豆), Vignae Angularis Semen

〈KHP 3 개정〉 Phaseoli Angularis Semen

이명 또는 영명: 적두(赤豆)

기원: 이 약은 팥 *Vigna angularis* Ohwi & H. Ohashi 또는 덩굴팥 *Vigna umbellata* Ohwi & H.

Ohashi(콩과 Leguminosae)의 씨이다.

〈KHP 3 개정〉이 약은 팥 *Phaseolus angularis* Wight 또는 덩굴팥 *Phaseolus calcaratus*

Roxburgh (콩과 Leguminosae)의 씨이다.

수재: 대한민국약전외한약(생약)규격집(KHP) 제4개정

387. 적전(赤箭), Gastrodiae Herba

이명 또는 영명: −

〈KHP 3 개정〉 적전지(赤箭芝)

기원: 이 약은 천마 *Gastrodia elata* Blume(난초과 Orchidaceae)의 지상부이다.

수재: 대한민국약전외한약(생약)규격집(KHP) 제4개정

388. 전갈(全蝎), Scorpio

이명 또는 영명: 전충(全虫)

기원: 이 약은 감갈 *Buthus martensii* Karsch(전갈과 Buthidae)을 몸체를 끓는 물이나 끓는 소금물에 잠깐

담그었다가 말린 것이다.

수재: 대한민국약전외한약(생약)규격집(KHP) 제4개정

389. 전호(前胡), Peucedani Radix

이명 또는 영명: 전호(全胡)

기원: 이 약은 백화전호(白花前胡) *Peucedanum praeruptorum* Dunn 또는 바디나물 *Angelica*

decursiva Franchet et Savatier *(= Peucedanum decursivum* Maximowicz)(산형과 Umbelliferae)의 뿌

리이다.

수재: 대한민국약전외한약(생약)규격집(KHP) 제4개정

390. 절패모(浙貝母), Fritillariae Thunbergii Bulbus

이명 또는 영명: Fritillaria Thunbergii Bulb

기원: 이 약은 중국패모(浙貝母) *Fritillaria thunbergii* Miquel(백합과 Liliaceae)의 비늘줄기이다.
이 약은 크고 심아(芯芽)를 제거한 것을 대패(大貝)라 부르고, 작고 심아(芯芽)를 제거하지 않은 것을 주패(珠貝)라 부르며, 심아(芯芽)를 제거하고 두텁게 쪼갠 것을 절패편(浙貝片)이라 부른다.
〈KP 9 개정〉 이 약은 절패모(浙貝母) *Fritillaria thunbergii* Miquel(백합과 Liliaceae)의 비늘줄기이다.
이 약은 크고 심아(芯芽)를 제거한 것을 대패(大貝)라 부르고, 작고 심아(芯芽)를 제거하지 않은 것을 주패(珠貝)라 부르며, 심아(芯芽)를 제거하고 두텁게 쪼갠 것을 절패편(浙貝片)이라 부른다.

수재: 대한민국약전(KP) 제11개정

391. 접골목(接骨木), Sambuci Lignum

이명 또는 영명: −
〈KHP 3 개정〉 속골목(續骨木)

기원: 이 약은 딱총나무 *Sambucus williamsii* var. *coreana* Nakai 또는 동속 근연식물(인동과 Caprifoliaceae)의 줄기 및 가지이다.
〈KHP 3 개정〉 이 약은 딱총나무 *Sambucus williamsii* var. *coreana* Nakai(인동과 Caprifoliaceae)의 줄기 및 가지이다.

수재: 대한민국약전외한약(생약)규격집(KHP) 제4개정

392. 정공등(丁公藤), Erycibae Caulis

이명 또는 영명: −
〈KHP 3 개정〉 포공등(包公藤)

기원: 이 약은 정공등(丁公藤) *Erycibe obtusifolia* Bentham 또는 광엽정공등(光葉丁公藤) *Erycibe schmidtii* Craib(메꽃과 Convolvulaceae)의 덩굴줄기이다.

수재: 대한민국약전외한약(생약)규격집(KHP) 제4개정

393. 정력자(葶藶子), Lepidii seu Descurainiae Semen

〈KHP 3 개정〉 Drabae Semen
이명 또는 영명: 정력(丁藶)

기원: 이 약은 다닥냉이 *Lepidium apetalum* Willdenow 또는 재쑥 *Descurainia sophia* Webb ex Prantl(십자화과 Cruciferae)의 씨이다.
〈KHP 3 개정〉 이 약은 꽃다지 *Draba nemorosa* L. var. *hebecarpa* Ledebour 또는 다닥냉이 *Lepidium apetalum* Willdenow(십자화과 Cruciferae)의 씨이다.

수재: 대한민국약전외한약(생약)규격집(KHP) 제4개정

394. 정류(檉柳), Tamarics Cacumen

〈KHP 3 개정〉 Tamaricis Ramulus

이명 또는 영명: 서하류

〈KHP 3 개정〉적정류(赤檉柳), 적류(赤柳)

기원: 이 약은 위성류 *Tamarix juniperina* Bunge(위성류과 Tamaricaceae)의 어린 가지와 잎이다.

수재: 대한민국약전외한약(생약)규격집(KHP) 제4개정

395. 정제부자(精製附子), Pulvis Aconiti Tuberis Purificatum

이명 또는 영명: 가공부자(加工附子)

기원: 이 약은 오두(烏頭) *Aconitum carmichaeli* Debeaux 또는 기타 동속 근연식물(미나리아재비과 Ranunculaceae)의 뿌리를 가공 정제한 것이다.

수재: 대한민국약전외한약(생약)규격집(KHP) 제4개정

396. 정향(丁香), Syzygii Flos

이명 또는 영명: 정자(丁子), Clove

기원: 이 약은 정향(丁香) *Syzygium aromaticum* Merrill et Perry(정향나무과 Myrtaceae)의 꽃봉오리이다.

수재: 대한민국약전(KP) 제11개정

397. 제니(薺苨), Adenophorae Remotiflori Radix

기원: 이 약은 모시대 *Adenophora remotiflorus* Miquel(초롱꽃과 Campanulaceae)의 뿌리이다.

수재: 대한민국약전외한약(생약)규격집(KHP) 제4개정

398. 제조(蠐螬), Holotrichia

이명 또는 영명: 비제(蟦蠐), 금구자(金龜子)

기원: 이 약은 참검정풍뎅이 *Holotrichia diomphalia* Bates 또는 기타 근연곤충(검정풍뎅이과 Melolothidae)의 유충이다.

〈KHP 3 개정〉이 약은 금색굼벵이 *Holotrichia diompharia* Bates 또는 기타 근연곤충(굼벵이과 Scarabaeidae)의 유충이다.

수재: 대한민국약전외한약(생약)규격집(KHP) 제4개정

399. 조각자(皂角刺), Gleditsiae Spina

이명 또는 영명: Gleditsia Spine

기원: 이 약은 주엽나무 *Gleditsia japonica* Miquel var. *koraiensis* Nakai 또는 조각자나무 *Gleditsia sinensis* Lamark(콩과 Leguminosae)의 가시이다.

수재: 대한민국약전(KP) 제11개정

400. 조구등(釣鉤藤), Uncariae Ramulus cum Uncus

〈KHP 3 개정〉Uncariae Ramulus et Uncus

이명 또는 영명: 구등(鉤藤)

〈KHP 3 개정〉조등구(釣藤鉤)

기원: 이 약은 화구등(華鉤藤) *Uncaria sinensis* Havil 또는 기타 동속 근연식물(꼭두서니과 Rubiaceae)의 가시가 달린 어린 가지이다.

수재: 대한민국약전외한약(생약)규격집(KHP) 제4개정

401. 조협(皂莢), Gleditsiae Fructus

이명 또는 영명: −

〈KHP 3 개정〉조각(皂角)

기원: 이 약은 조각자나무 *Gleditsia sinensis* Lamark 또는 주엽나무 *Gleditsia japonica* Miquel(콩과 Leguminosae)의 열매이다.

〈KHP 3 개정〉이 약은 주엽나무 *Gleditsia japonica* Miquel var. *koraiensis* Nakai(콩과 Leguminosae)의 열매이다.

수재: 대한민국약전외한약(생약)규격집(KHP) 제4개정

402. 종대황(種大黃), Rhei Undulatai Rhizoma

이명 또는 영명: Undulatum Rhubarb

기원: 이 약은 종대황 *Rheum undulatum* Linné(여뀌과 Polygonaceae)의 뿌리줄기이다. 이 약은 뿌리줄기를 그대로 또는 껍질을 깍아서 모양을 다듬거나 또는 그대로 가로로 자르거나 세로로 쪼개어 말린 것이다.

수재: 대한민국약전외한약(생약)규격집(KHP) 제4개정

403. 종려피(棕櫚皮), Trachycarpi Petiolus

이명 또는 영명: −

〈KHP 3 개정〉종판(棕板), 종골(棕骨), 진종피(陳棕皮)

기원: 이 약은 종려(棕櫚) *Trachycarpus fortunei* Wendland 또는 기타 동속식물(야자과 Palmae)의 잎자루가 오래 묵어 이루어진 헛줄기의 겉껍질이다.

〈KHP 3 개정〉이 약은 종려(棕櫚) *Trachycarpus fortunei* Wendland 또는 기타 동속식물(야자과 Palmae)의 엽병(葉柄)이 오래 묵어 이루어진 줄기(假莖)의 겉껍질이다.

수재: 대한민국약전외한약(생약)규격집(KHP) 제4개정

404. 주사(朱砂), Cinnabaris

이명 또는 영명: 진사(辰砂), Cinnabar

기원: 이 약은 황화광물 진사로 주로 황화수은으로 구성되어 있다. 이 약은 정량할 때 황화수은(HgS : 232.66)을 96.0% 이상을 함유한다.

수재: 대한민국약전외한약(생약)규격집(KHP) 제4개정

405. 죽력(竹瀝), Bambusae Sulcus

기원: 이 약은 솜대 *Phyllostachys nigra* Munro var. *henonis* Stapf 또는 왕대 *Phyllostachys bambusoides* Sieb. et Zucc.(벼과 Gramineae)의 줄기에 열을 가할 때 유출되는 즙액이다.

수재: 대한민국약전외한약(생약)규격집(KHP) 제4개정

406. 죽여(竹茹), Phyllostachyos Caulis in Taeniam

〈KHP 3 개정〉 Bambusae Caulis in Taeniam

기원: 이 약은 솜대 *Phyllostachys nigra* Munro var. *henosis* Stapf, 왕대 *Phyllostachys bambusoides* Siebold et Zuccarini 또는 기타 동속 근연식물(벼과 Gramineae)의 겉껍질을 제거한 중간층이다.

〈KHP 3 개정〉 이 약은 솜대 *Phyllostachys nigra* Munro var. *henosis* Stapf, 왕대 *Phyllostachys bambusoides* Siebold et Zuccarini(벼과 Gramineae)의 겉껍질을 제거한 중간층이다.

수재: 대한민국약전외한약(생약)규격집(KHP) 제4개정

407. 지각(枳殼), Aurantii Fructus Immaturus

이명 또는 영명: 지각(只殼)

기원: 이 약은 광귤나무 *Citrus aurantium* Linné, 하귤 *Citrus natsudaidai* Hayata 또는 그 재배변 종(운향과 Rutaceae)의 덜 익은 열매이다.

수재: 대한민국약전외한약(생약)규격집(KHP) 제4개정

408. 지골피(地骨皮), Lycii Radicis Cortex

〈KP 9 개정〉 Lycii Cortex

이명 또는 영명: Lycium Root Bark

기원: 이 약은 구기자나무 *Lycium chinense* Miller 또는 영하구기(寧夏枸杞) *Lycium barbarum* Linné (가지과 Solanaceae)의 뿌리껍질이다.

수재: 대한민국약전(KP) 제11개정

409. 지구자(枳椇子), Hoveniae Semen seu Fructus

〈KHP 3 개정〉 Hoveniae Semen cum Fructus

이명 또는 영명: 목밀(木密)

기원: 이 약은 헛개나무 *Hovenia dulcis* Thunb.(갈매나무과 Rhamnaceae)의 열매자루가 달린 열매 또는 씨 이다.

수재: 대한민국약전외한약(생약)규격집(KHP) 제4개정

410. 지룡(地龍), Lumbricus

이명 또는 영명: 구인(蚯蚓)

기원: 이 약은 *Pericaeta communisma* Gate et Hatai, 갈색지렁이 *Allolobophora caliginosa* var.

trapezoides Anton(낚시지렁이과 Lumbricidae) 및 *Pheretima aspergillum* E. Perrier(지렁이과 Megascolecidae) 또는 기타 동속 근연동물의 몸체이다.

수재: 대한민국약전외한약(생약)규격집(KHP) 제4개정

411. 지모(知母), Anemarrhenae Rhizoma

이명 또는 영명: Anemarrhena Rhizome

기원: 이 약은 지모 *Anemarrhena asphodeloides* Bunge(백합과 Liliaceae)의 뿌리줄기이다.

수재: 대한민국약전(KP) 제11개정

412. 지부자(地膚子), Kochiae Fructus

이명 또는 영명: Kochia Fruit

기원: 이 약은 댑싸리 *Kochia scoparia* Schrader(명아주과 Chenopodiaceae)의 잘 익은 열매이다.

수재: 대한민국약전(KP) 제11개정

413. 지실(枳實), Ponciri Fructus Immaturus

이명 또는 영명: Poncirus Immature Fruit

기원: 이 약은 탱자나무 *Poncirus trifoliata* Rafinesque(운향과 Rutaceae)의 익지 않은 열매이다.

수재: 대한민국약전(KP) 제11개정

414. 지유(地楡), Sanguisorbae Radix

이명 또는 영명: 옥시(玉豉)

기원: 이 약은 오이풀 *Sanguisorba officinalis* Linné 또는 장엽지유(長葉地楡) *Sanguisorba officinalis* Linné var. *longifolia*(Bert.) Yu et Li(장미과 Rosaceae)의 뿌리이다.

수재: 대한민국약전외한약(생약)규격집(KHP) 제4개정

415. 지황(地黃), Rehmanniae Radix

이명 또는 영명: Rehmannia Root

기원: 이 약은 지황 *Rehmannia glutinosa* Liboschitz ex Steudel(현삼과 Scrophulariaceae)의 뿌리이다.

수재: 대한민국약전(KP) 제11개정

416. 진교(秦艽), Gentianae Macrophyllae Radix

기원: 이 약은 큰잎용담 *Gentiana macrophylla* Pallas, 마화진교(麻花秦艽) *Gentiana straminea* Maxim, 조경진교(粗莖秦艽) *Gentiana crassicaulis* Duthie ex Burk 또는 소진교(小秦艽) *Gentiana dahurica* Fisch.(용담과 Gentianaceae)의 뿌리이다.

수재: 대한민국약전외한약(생약)규격집(KHP) 제4개정

417. 진주(珍珠), Margarita

〈KHP 3 개정〉 Margaritum

이명 또는 영명: 진주(眞珠), Pearl

기원: 이 약은 진주조개 *Pinctada fucada* martensii(Dunker) 또는 그 근연동물(진주조개과 Pteridae), 삼각범방(三角帆蚌) *Hyriopsis cumingii*(Lea) 또는 대칭이 *Cristaria plicata*(Leach) (석패과 Unionidae)가 자극을 받아 생성한 구슬(진주)이다.

〈KHP 3 개정〉 이 약은 진주조개 *Pinctada fucada* Gould 또는 기타 근연조개(진주조개과 Pteridae)의 조갯살에 생긴 구슬(珠)이다.

수재: 대한민국약전외한약(생약)규격집(KHP) 제4개정

418. 진피(陳皮), Citri Unshius Pericarpium

이명 또는 영명: Citrus Unshiu Peel

기원: 이 약은 귤나무 *Citrus unshiu* Markovich 또는 *Citrus reticulata* Blanco(운향과 Rutaceae)의 잘 익은 열매껍질이다.

수재: 대한민국약전(KP) 제11개정

419. 진피(秦皮), Fraxini Cortex

기원: 이 약은 물푸레나무 *Fraxinus rhynchophylla* Hance 또는 동속근연식물(물푸레나무과 Oleaceae)의 줄기껍질 또는 가지껍질이다.

〈KHP 3 개정〉 이 약은 물푸레나무 *Fraxinus rhynchophylla* Hance 또는 동속근연식물(물푸레나무과 Oleaceae)의 가지 또는 줄기의 껍질이다.

수재: 대한민국약전외한약(생약)규격집(KHP) 제4개정

420. 질려자(蒺藜子), Tribuli Fructus

이명 또는 영명: Tribulus Fruit

기원: 이 약은 남가새 *Tribulus terrestris* Linné(남가새과 Zygophyllaceae)의 잘 익은 열매이다.

수재: 대한민국약전(KP) 제11개정

421. 차전자(車前子), Plantaginis Semen

이명 또는 영명: Plantago Seed

기원: 이 약은 질경이 *Plantago asiatica* Linné 또는 털질경이 *Plantago depressa* Willdenow(질경이과 Plantaginaceae)의 잘 익은 씨이다.

수재: 대한민국약전(KP) 제11개정

422. 차전초(車前草), Plantaginis Herba

기원: 이 약은 질경이 *Plantago asiatica* Linné 또는 털질경이 *Plantago depressa* Willdeno(질경이과 Plantaginaceae)의 전초이다.

수재: 대한민국약전외한약(생약)규격집(KHP) 제4개정(추보, 2013.11.21. 신설)

423. 창이자(蒼耳子), Xanthii Fructus

이명 또는 영명: Xanthium Fruit

기원: 이 약은 도꼬마리 *Xanthium strumarium* Linné(국화과 Compositae)의 잘 익은 열매이다.

수재: 대한민국약전(KP) 제11개정

424. 창출(蒼朮), Atractylodis Rhizoma

이명 또는 영명: Atractylodes Rhizome

기원: 이 약은 모창출(茅蒼朮) *Atractylodes lancea* De Candlle 또는 북창출(北蒼朮) *Atractylodes chinensis* Koidzumi(국화과 Compositae)의 뿌리줄기이다.

수재: 대한민국약전(KP) 제11개정

425. 천골(川骨), Nupharis Rhizoma

이명 또는 영명: 평봉초(萍蓬草)

기원: 이 약은 개연꽃 *Nuphar japonicum* De Candole(수련과 Nymphaeaceae)의 뿌리줄기이다.

수재: 대한민국약전외한약(생약)규격집(KHP) 제4개정

426. 천궁(川芎), Cnidii Rhizoma

이명 또는 영명: Cnidium Rhizome

기원: 이 약은 천궁 *Cnidium officinale* Makino 또는 중국천궁(中國川芎) *Ligusticum chuanxiong* Hort.(산형과 Umbelliferae)의 뿌리줄기로서 그대로 또는 끓는 물에 데친 것이다.

수재: 대한민국약전(KP) 제11개정

427. 천남성(天南星), Arisaematis Rhizoma

이명 또는 영명: Arisaema Rhizome

기원: 이 약은 둥근잎천남성 *Arisaema amurense* Maximowicz, 천남성(天南星) *Arisaema erubescens* Schott 또는 두루미천남성 *Arisaema heterophyllum* Blume(천남성과 Araceae)의 덩이뿌리로서 주피를 완전히 제거한 것이다.

수재: 대한민국약전(KP) 제11개정

428. 천년건(千年健), Homalomenae Rhizoma

기원: 이 약은 천년건(千年健) *Homalomena occulta* Schott(천남성과 Araceae)의 뿌리줄기이다.

수재: 대한민국약전외한약(생약)규격집(KHP) 제4개정(추보, 2013.11.21. 신설)

429. 천련자(川楝子), Meliae Fructus

이명 또는 영명: 금령자(金鈴子)

〈KHP 3 개정〉금령자(金鈴子), Chinaberry

기원: 이 약은 천련(川楝) *Melia toosendan* Siebold et Zuccarini 또는 멀구슬나무 *Melia azedarach* Linné (멀구슬나무과 Meliaceae)의 열매이다.

〈KHP 3 개정〉이 약은 멀구슬나무 *Melia azedarach* Linné var. *japonica* Makino(멀구슬나무과 Meliaceae)의 열매이다.

수재: 대한민국약전외한약(생약)규격집(KHP) 제4개정

430. 천마(天麻), Gastrodiae Rhizoma

이명 또는 영명: Gastrodia Rhizome

기원: 이 약은 천마 *Gastrodia elata* Blume(난초과 Orchidaceae)의 덩이줄기이다.

수재: 대한민국약전(KP) 제11개정

431. 천문동(天門冬), Asparagi Tuber

이명 또는 영명: Asparagus Tuber

기원: 이 약은 천문동 *Asparagus cochinchinensis* Merrill(백합과 Liliaceae)의 덩이뿌리로서 뜨거운 물로 삶거나 찐 뒤에 겉껍질을 제거하고 말린 것이다.

수재: 대한민국약전(KP) 제11개정

432. 천산갑(穿山甲), Manitis Squama

이명 또는 영명: 능리갑(鲮鯉甲)

기원: 이 약은 천산갑 *Manis pentadactyla* Linné 또는 기타 동속 근연동물(천산갑과 Manidae)의 인갑(鱗甲, 비늘과 껍데기)이다.

수재: 대한민국약전외한약(생약)규격집(KHP) 제4개정

433. 천오(川烏), Aconiti Tuber

이명 또는 영명: Aconite

기원: 이 약은 오두(烏頭) *Aconitum carmichaeli* Debeaux(미나리아재비과 Ranunculaceae)의 모근의 덩이뿌리이다.

수재: 대한민국약전외한약(생약)규격집(KHP) 제4개정

434. 천초근(茜草根), Rubiae Radix

이명 또는 영명: 천초(茜草), 홍천근(紅茜根), Madder Root

기원: 이 약은 꼭두서니 *Rubia akane* Nakai 또는 기타 동속 근연식물(꼭두서니과 Rubiaceae)의 뿌리이다.

수재: 대한민국약전외한약(생약)규격집(KHP) 제4개정

435. 천축황(天竺黃), Bambusae Concretio Silicea

이명 또는 영명: 축황(竺黃)

기원: 이 약은 왕대 *Phyllostachys bambusoides* Siebold et Zuccarinii 또는 청피죽(靑皮竹) *Bambusus textilis* 또는 화사노죽(華思勞竹) *Schizostachyrum chinense*(벼과 Gramineae)의 마디속에 생긴 덩어리이거나 작은 알맹이이다.

〈KHP 3 개정〉 이 약은 왕대 *Phyllostachys bambusoides* Siebold et Zuccarinii 또는 기타 동속식물(벼과 Gramineae)의 마디 속에 생긴 덩어리이거나 작은 알맹이이다.

수재: 대한민국약전외한약(생약)규격집(KHP) 제4개정

436. 천패모(川貝母), Fritillariae Cirrhosae Bulbus

〈KP 9 개정〉 Bulbus Fritillariae Cirrhosae

이명 또는 영명: Fritillaria Bulb

기원: 이 약은 천패모(川貝母) *Fritillaria cirrhosa* D. Don, 암자패모(暗紫貝母) *Fritillaria unibracteata* Hsiao et K. C. Hsia, 감숙패모(甘肅貝母) *Fritillaria prezewalskii* Maximowicz 또는 사사패모(梭砂貝母) *Fritillaria delavayi* Franchet(백합과 Liliaceae)의 비늘줄기이다. 성상에 따라 송패(松貝) 및 청패(靑貝)로 구분한다.

수재: 대한민국약전(KP) 제11개정

437. 청대(靑黛), Indigo Pulverata Levis

이명 또는 영명: 쪽, Indigo

기원: 이 약은 쪽 *Persicaria tinctoria* H. Gross 또는 마람(馬藍) *Baphicacanthus cusia*(Nees) Bremek. (여뀌과 Polygonaceae)의 잎을 발효시켜 얻은 가루이다.

수재: 대한민국약전외한약(생약)규격집(KHP) 제4개정

438. 청몽석(靑礞石), Chloritum 〈대한민국약전외한약(생약)규격집(KHP) 제4개정에서 삭제한 품목〉

이명 또는 영명: 녹니석(綠泥石), 몽석(礞石), Chlorite · Muscovite Schist

기원: 이 약은 변질암류 흑운모편암(黑雲母片岩) 또는 녹니석(綠泥石)화한 흑운모편암(黑雲母片岩)이다.

수재: 대한약전외한약(생약)규격집(KHP) 제3개정

439. 청상자(靑葙子), Celosiae Semen

이명 또는 영명: -

〈KHP 3 개정〉 계관현(鷄冠莧)

기원: 이 약은 개맨드라미 *Celosia argentea* Linné(비름과 Amaranthaceae)의 씨이다.

수재: 대한민국약전외한약(생약)규격집(KHP) 제4개정

440. 청피(靑皮), Citri Unshius Pericarpium Immaturus

이명 또는 영명: Citrii Unshiu Immature Peel

기원: 이 약은 귤나무 *Citrus unshiu* Markovich 또는 *Citrus reticulata* Blanco(운향과 Rutaceae)의 덜 익은 열매껍질이다.

441. 청호(靑蒿), Artemisiae Annuae Herba

기원: 이 약은 개똥쑥 *Artemisia annua* Linné 또는 개사철쑥 *Artemisia apiacea* Hance(국화과 Compositae)의 지상부이다.

수재: 대한민국약전외한약(생약)규격집(KHP) 제4개정

442. 초과(草果), Amomi Tsao-ko Fructus

이명 또는 영명: Amomum Tsao-ko Fruit

기원: 이 약은 초과(草果) *Amomum tsao-ko* Crevost et Lemaire(생강과 Zingiberaceae)의 잘 익은 열매이다.

수재: 대한민국약전(KP) 제11개정

443. 초두구(草豆蔲), Alpiniae Katsumadai Semen

이명 또는 영명: Alpina Katsumadai Seed

기원: 이 약은 초두구(草豆蔲) *Alpinia katsumadai* Hayata(생강과 Zingiberaceae)의 씨로서 열매껍질을 제거한 것이다.

수재: 대한민국약전(KP) 제11개정

444. 초오(草烏), Aconiti Kusnezoffii Tuber

이명 또는 영명: 토부자(土附子), Korean Aconite Root

기원: 이 약은 이삭바꽃 *Aconitum kusnezoffii* Reichb., 놋젓가락나물 *Aconitum ciliare* Decaisne 또는 기타 세잎돌쩌귀 *Aconitum triphyllum* Nakai(미나리아재비과 Ranunculaceae)의 덩이뿌리이다.

수재: 대한민국약전외한약(생약)규격집(KHP) 제4개정

445. 촉규화(蜀葵花), Althaeae Flos

이명 또는 영명: 백촉규화(白蜀葵花), Althaea Flower

기원: 이 약은 접시꽃 *Althaea rosea* Cavanil(아욱과 Malvaceae)의 꽃이다.

수재: 대한민국약전외한약(생약)규격집(KHP) 제4개정

446. 총백(葱白), Allii Fistulosi Bulbus

이명 또는 영명: 파뿌리, Ciboule Root, Fistular Onion Stalk

기원: 이 약은 파 *Allium fistulosum* Linné(백합과 Liliaceae)의 신선한 비늘줄기이다.

수재: 대한민국약전외한약(생약)규격집(KHP) 제4개정

447. 충위자(茺蔚子), Leonuri Semen

이명 또는 영명: 익모초자(益母草子), Motherwort Seed

기원: 이 약은 익모초 *Leonurus japonicus* Houtt.(꿀풀과 Labiatae)의 씨이다.

〈KHP 3 개정〉 이 약은 익모초 *Leonurus sibirieus* Linné(꿀풀과 Labiatae)의 씨이다.

수재: 대한민국약전외한약(생약)규격집(KHP) 제4개정

448. 측백엽(側柏葉), Thujae Orientalis Folium

이명 또는 영명: 백엽(栢葉)

기원: 이 약은 측백나무 *Thuja orientalis* Linné(측백나무과 Curpressaceae)의 어린 가지와 잎이다.

수재: 대한민국약전외한약(생약)규격집(KHP) 제4개정

449. 치자(梔子), Gardeniae Fructus

이명 또는 영명: Gardenia Fruit

기원: 이 약은 치자나무 *Gardenia jasminoides* Ellis(꼭두서니과 Rubiaceae)의 잘 익은 열매로서 그대로 또는 끓는 물에 데치거나 찐 것이다.

수재: 대한민국약전(KP) 제11개정

450. 칠피(漆皮), Rhois Vernicifluae Cortex

이명 또는 영명: −

〈KHP 3 개정〉 옻나무껍질

기원: 이 약은 옻나무 *Rhus verniciflua* Stokes(옻나무과 Anacardiaceae)의 줄기껍질이다.

수재: 대한민국약전외한약(생약)규격집(KHP) 제4개정

451. 침향(沈香), Aquilariae Lignum

이명 또는 영명: 침수향(沈水香), Aloe Wood

기원: 이 약은 침향나무 *Aquilaria agallocha* Roxburgh(팥꽃나무과 Thymeleaceae)의 수지가 침착된 수간목이다.

수재: 대한민국약전외한약(생약)규격집(KHP) 제4개정

452. 콘두란고, Condurango Cortex

이명 또는 영명: Condurango

기원: 이 약은 콘두란고나무 *Marsdenia condurango* Reichenbach fil.(박주가리과 Asclepiadaceae)의 줄기껍질이다.

수재: 대한민국약전(KP) 제11개정

453. 콘두란고 유동엑스

이명 또는 영명: Condurango Fluid Extract

수재: 대한민국약전(KP) 제11개정

454. 키나(規邦皮), Cinchonae Cortex 〈대한민국약전외한약(생약)규격집(KHP) 제4개정에서 삭제한 품목〉

이명 또는 영명: Cinchona Bark

기원: 이 약은 키나나무 *Cinchona succirubra* Pavon et Klotzsch 또는 기타 동속식물(꼭두서니과 Rubiaceae)의 줄기껍질이다.

수재: 대한약전외한약(생약)규격집(KHP) 제3개정

455. 탈지맥각(脫脂麥角), Ergota Preparata 〈대한민국약전외한약(생약)규격집(KHP) 제4개정에서 삭제한 품목〉

이명 또는 영명: Absorbent Ergot

기원: 이 약은 호밀 *Secale cereale* L.(벼과 Gramineae) 또는 기타 벼과 식물의 화저에 맥각균 *Claviceps purpurea* Tulsane(맥각균과 Hypocreaceae)이 기생하여 생긴 균핵을 절단하든가 또는 가루로 하여 탈지, 건조한 것이다.

수재: 대한약전외한약(생약)규격집(KHP) 제3개정

456. 택란(澤蘭), Lycopi Herba

이명 또는 영명: Lycopus Herb

기원: 이 약은 쉽싸리 *Lycopus lucidus* Turczaininov(꿀풀과 Labiatae)의 꽃이 피기 전의 지상부이다.

수재: 대한민국약전(KP) 제11개정

457. 택사(澤瀉), Alismatis Rhizoma

이명 또는 영명: Alisma Rhizome

기원: 이 약은 질경이택사 *Alisma orientale* Juzepzuk(택사과 Alismataceae)의 덩이줄기로서 잔뿌리 및 주피를 제거한 것이다.

수재: 대한민국약전(KP) 제11개정

458. 토근(吐根), Ipecacuanhae Radix et Rhizoma

이명 또는 영명: Ipecac

기원: 이 약은 리오토근 *Cephaelis ipecacuanha* A. Richard 또는 카르타게나토근 *Cephaelis acuminata* Karsten(꼭두서니과 Rubiaceae)의 뿌리 및 뿌리줄기이다.

수재: 대한민국약전(KP) 제11개정

459. 토목향(土木香), Inulae Heleni Radix

기원: 이 약은 토목향 *Inula helenium* Linné(국화과 Compositae)의 뿌리이다.

수재: 대한민국약전외한약(생약)규격집(KHP) 제4개정

460. 토복령(土茯苓), Smilacis Rhizoma

이명 또는 영명: 산귀래(山歸來)

기원: 이 약은 청미래덩굴 *Smilax china* Linné 또는 광엽발계(光葉菝葜) *Smilax glabra* Roxburgh(백합과 Liliaceae)의 뿌리줄기이다.

수재: 대한민국약전외한약(생약)규격집(KHP) 제4개정

461. 토사자(菟絲子), Cuscutae Semen

이명 또는 영명: 금사초(金絲草)

기원: 이 약은 갯실새삼 *Cuscuta chinensis* Lamark(메꽃과 Convolvulaceae)의 씨이다.

수재: 대한민국약전외한약(생약)규격집(KHP) 제4개정

462. 통초(通草), Tetrapanacis Medulla

이명 또는 영명: −

〈KHP 3 개정〉 통탈목(通脫木)

기원: 이 약은 통탈목 *Tetrapanax papyriferus* K. Koch(두릅나무과 Araliaceae)의 줄기의 수(髓)이다.

수재: 대한민국약전외한약(생약)규격집(KHP) 제4개정

463. 트라가칸타, Tragacantha

이명 또는 영명: −

〈KHP 3 개정〉 Tragacanth

기원: 이 약은 *Astragalus gummifer* Labillardiere 또는 기타 동속식물(콩과 Leguminosae)의 줄기에서 얻은 분비물이다.

수재: 대한민국약전외한약(생약)규격집(KHP) 제4개정

464. 파극천(巴戟天), Morindae Radix

이명 또는 영명: Morinda Root

기원: 이 약은 파극천(巴戟天) *Morinda officinalis* How(꼭두서니과 Rubiaceae)의 뿌리로서 수염뿌리를 제거하고 납작하게 눌러서 말린 것이다.

수재: 대한민국약전(KP) 제11개정

465. 파두(巴豆), Crotonis Semen

이명 또는 영명: Croton Seed

기원: 이 약은 파두(巴豆) *Croton tiglium* Linné(대극과 Euphorbiaceae)의 씨이다. 이 약은 씨껍질을 벗겨서 쓴다.

수재: 대한민국약전(KP) 제11개정

466. 판람근(板藍根), Isatidis Radix

이명 또는 영명: −

〈KHP 3 개정〉 대전(大靛), 전청근(靛靑根)

기원: 이 약은 숭람(菘藍) *Isatis indigotica* Fortune(십자화과 Cruciferae)의 뿌리이다.

수재: 대한민국약전외한약(생약)규격집(KHP) 제4개정

467. 팔각회향(八角茴香), Illici Veri Fructus

이명 또는 영명: Star Anis Fruit

기원: 이 약은 팔각회향(八角茴香) *Illicium verum* Hook. fil.(붓순나무과 Illiciaceae)의 열매로서 그대로 또는
끓는 물에 데쳐서 말린 것이다.

수재: 대한민국약전(KP) 제11개정

468. 패란(佩蘭), Eupatorii Herba

기원: 이 약은 벌등골나물 *Eupatorium fortunei* Turcz.(국화과 Compositae)의 지상부이다.

수재: 대한민국약전외한약(생약)규격집(KHP) 제4개정

469. 패장(敗醬), Patriniae Radix

이명 또는 영명: 녹장근(鹿醬根)

기원: 이 약은 뚝깔 *Patrinia villosa* Jussieu 또는 마타리 *Patrinia scabiosaefolia* Fischer ex Link(마
타리과 Valerianaceae)의 뿌리이다.

수재: 대한민국약전외한약(생약)규격집(KHP) 제4개정

470. 편축(萹蓄), Polygoni Avicularis Herba

이명 또는 영명: 편죽(萹竹)

기원: 이 약은 마디풀 *Polygonum aviculare* Linné(여뀌과 Polygonaceae)의 전초이다.

수재: 대한민국약전외한약(생약)규격집(KHP) 제4개정

471. 포공영(蒲公英), Taraxaci Herba

이명 또는 영명: 황화지정(黃花地丁), Dandelion

기원: 이 약은 민들레 *Taraxacum platycarpum* H. Dahlstedt, 서양민들레 *Taraxacum officinale*
Weber, 털민들레 *Taraxacum mongolicum* Handel-Mazzetti, 흰민들레 *Taraxacum
coreanum* Nakai(국화과 Compositae)의 전초이다.

수재: 대한민국약전외한약(생약)규격집(KHP) 제4개정

472. 포황(蒲黄), Typhae Pollen

이명 또는 영명: 향포(香蒲)

〈KHP 3 개정〉 향포(香蒲), Cat-tail

기원: 이 약은 부들 *Typha orientalis* Presl 또는 기타 동속식물(부들과 Typhaceae)의 꽃가루이다.

수재: 대한민국약전외한약(생약)규격집(KHP) 제4개정

473. 피마자(蓖麻子), Ricini Semen

이명 또는 영명: 비마자(草麻子)

〈KHP 3 개정〉비마자(草麻子), 비마인(草麻仁)

기원: 이 약은 피마자 *Ricinus communis* Linné(대극과 Euphorbiaceae)의 씨이다.

수재: 대한민국약전외한약(생약)규격집(KHP) 제4개정

474. 필발(蓽撥), Piperis Longi Fructus

이명 또는 영명: 필발(蓽撥)

기원: 이 약은 필발(蓽撥) *Piper longum* Linné(후추과 Piperaceae)의 덜 익은 열매이다.

수재: 대한민국약전외한약(생약)규격집(KHP) 제4개정

475. 필징가(蓽澄茄), Cubebae Fructus

이명 또는 영명: 징가(澄茄)

〈KHP 3 개정〉징가(澄茄), Cubeba

기원: 이 약은 필징가(蓽澄茄) *Piper cubeba* Linné(후추과 Piperaceae) 또는 산계초(山鷄椒) *Litsea cubeba* Persoon c.(녹나무과 Lauraceae)의 덜 익은 열매이다.
〈KHP 3 개정〉이 약은 산계초(山鷄椒) *Piper cubeba* Linné 또는 기타 동속 근연식물(후추과 Piperaceae)의 덜 익은 열매이다.

수재: 대한민국약전외한약(생약)규격집(KHP) 제4개정

476. 하고초(夏枯草), Prunellae Spica

이명 또는 영명: Prunella Spike

기원: 이 약은 꿀풀 *Prunella vulgaris* Linné var. *lilacina* Nakai 또는 하고초(夏枯草) *Prunella vulgaris* Linné(꿀풀과 Labiatae)의 꽃대(花穗)이다.

수재: 대한민국약전(KP) 제11개정

477. 하르파고피툼근, Harpagophyti Radix

이명 또는 영명: 악마의 발톱

〈KHP 3 개정〉악마의 발톱, Devil's Claw, Grapple Plant

기원: 이 약은 *Harpagophytum procumbens* DC.(참깨과 Pedalidaceae)의 뿌리이다.

수재: 대한민국약전외한약(생약)규격집(KHP) 제4개정

478. 하수오(何首烏), Polygoni Multiflori Radix

이명 또는 영명: Polygonum Multiflorum Root

기원: 이 약은 하수오 *Polygonum multiflorum* Thunberg(여뀌과 Polygonaceae)의 덩이뿌리이다.

수재: 대한민국약전(KP) 제11개정

479. 하엽(荷葉), Nelumbinis Folium

이명 또는 영명: 하엽체(荷葉蔕)

기원: 이 약은 연꽃 *Nelumbo nucifera* Gaertner(수련과 Nymphaeaceae)의 잎이다.

수재: 대한민국약전외한약(생약)규격집(KHP) 제4개정

480. 학슬(鶴虱), Carpesii Fructus

이명 또는 영명: −

〈KHP 3 개정〉 천명정(天名精)

기원: 이 약은 담배풀 *Carpesium abrotanoides* Linné(국화과 Compositae)의 열매이다.

수재: 대한민국약전외한약(생약)규격집(KHP) 제4개정

481. 한련초(旱蓮草), Ecliptae Herba

이명 또는 영명: 묵한련(墨旱蓮)

기원: 이 약은 한련초 *Eclipta prostrata* Linné(국화과 Compositae)의 전초이다.

수재: 대한민국약전외한약(생약)규격집(KHP) 제4개정

482. 한속단(韓續斷), Phlomidis Radix

기원: 이 약은 한속단 *Phlomis umbrosa* Turczaninow(꿀풀과 Labiatae)의 뿌리이다.

수재: 대한민국약전외한약(생약)규격집(KHP) 제4개정

483. 한수석(寒水石), Glauberite

이명 또는 영명: 북한수석(北寒水石), 응수석(凝水石), 백수석(白水石), Calcitum

기원: 이 약은 황산염광물 석고이다. 이 약은 주로 황산칼슘수화물($CaSO_4 \cdot 2H_2O$: 172.17)을 함유한다.

수재: 대한민국약전외한약(생약)규격집(KHP) 제4개정

484. 한인진(韓茵蔯), Artemisiae Iwayomogii Herba

기원: 이 약은 더위지기 *Artemisia iwayomogi* Kitamura(국화과 Compositae)의 지상부이다.

수재: 대한민국약전외한약(생약)규격집(KHP) 제4개정

485. 합개(蛤蚧), Gecko

이명 또는 영명: 합해(蛤蟹)

기원: 이 약은 합개 *Gekko gecko* Linné(도마뱀붙이과 Gekkonidae)의 내장을 제거한 몸체이다.

수재: 대한민국약전외한약(생약)규격집(KHP) 제4개정

486. 합환피(合歡皮), Albizziae Cortex

이명 또는 영명: 야합피(夜合皮)

기원: 이 약은 자귀나무 *Albizzia julibrissin* Durazzini(콩과 Leguminosae)의 줄기껍질이다.

수재: 대한민국약전외한약(생약)규격집(KHP) 제4개정

487. 해구신(海狗腎), Callorhini Testis et Penis

〈KHP 3 개정〉 Otariae Testi et Penis

이명 또는 영명: 골눌(骨肭), 해구(海狗)

기원: 이 약은 물개 *Callorhinus ursinus* Linné(= *Otaria ursinus* Gray)(물개과 Otariidae)의 음경과 고환을 건조한 것이다.

수재: 대한민국약전외한약(생약)규격집(KHP) 제4개정

488. 해금사(海金沙), Lygodii Spora

이명 또는 영명: 해금사(海金砂)

기원: 이 약은 실고사리 *Lygodium japonicum* Swartz(실고사리과 Schizaeaceae)의 포자이다.

수재: 대한민국약전외한약(생약)규격집(KHP) 제4개정

489. 해대(海帶), Zosterae Herba

이명 또는 영명: −

〈KHP 3 개정〉 해마린(海馬蘭)

기원: 이 약은 거머리말 *Zostera marina* Linné(거머리말과 Zosteraceae)의 전초이다.

수재: 대한민국약전외한약(생약)규격집(KHP) 제4개정

490. 해동피(海桐皮), Kalopanacis Cortex

이명 또는 영명: 자동피(刺桐皮), Kalopanax Bark

기원: 이 약은 음나무 *Kalopanax pictus* Nakai(두릅나무과 Araliaceae)의 줄기껍질이다.

수재: 대한민국약전(KP) 제11개정

491. 해마(海馬), Hippocampus

이명 또는 영명: 수마(水馬), 마두어(馬頭魚)

기원: 이 약은 해마 *Hippocampus coronatus* Temminick et Schlegel(실고기과 Syngnathidae) 또는 기타 동속 근연동물의 동물체이다.

〈KHP 3 개정〉 이 약은 천문해마 *Hippocampus coronatus* Linné(실고기과 Syngnathidae) 등의 동물체이다.

수재: 대한민국약전외한약(생약)규격집(KHP) 제4개정

492. 해방풍(海防風), Glehniae Radix

이명 또는 영명: 빈방풍(濱防風), 북사삼(北沙參), Glehnia Root

기원: 이 약은 갯방풍 *Glehnia littoralis* Fr. Schmidt ex Miquel(산형과 Umbelliferae)의 뿌리이다.

수재: 대한민국약전(KP) 제11개정

493. 해백(薤白), Allii Macrostemi Bulbus

이명 또는 영명: 소근산(小根蒜), 해백두(薤白頭)

기원: 이 약은 산달래 *Allium macrostemon* Bunge 또는 염부추 *Allium bakeri* Regel(백합과 Liliaceae)의 뿌리줄기이다.

수재: 대한민국약전외한약(생약)규격집(KHP) 제4개정

494. 해부석(海浮石), Pumex

이명 또는 영명: 부석(浮石)

기원: 이 약은 산화광물로 화산에서 분출된 암석이 응고하여 이루어진 구멍이 많은 가벼운 광물이다.

수재: 대한민국약전외한약(생약)규격집(KHP) 제4개정

495. 해분(海粉), Notarchi Leachii Ovum

이명 또는 영명: 홍해분(紅海粉)

기원: 이 약은 군소 *Notarchus leachii freeri*(Griftin)(군소과 Aplysiidae)가 얕은 바닷가에서 실(絲)같이 낳은 알을 긁어모은 덩어리이다.

수재: 대한민국약전외한약(생약)규격집(KHP) 제4개정

496. 해삼(海蔘), Stichopus

이명 또는 영명: 자삼(刺蔘), Sea Cucumber

기원: 이 약은 돌기해삼 *Stichopus japonicus* Selenka 또는 기타 근연동물(돌기해삼과 Stichopodidae)의 몸체이다.

〈KHP 3 개정〉 이 약은 해삼 *Stichopus japonicus* Selenka 또는 기타 근연동물(자삼과 Stichopusceae)의 몸체이다.

수재: 대한민국약전외한약(생약)규격집(KHP) 제4개정

497. 해송자(海松子), Pini Koraiensis Semen

이명 또는 영명: 송자인(松子仁)

기원: 이 약은 잣나무 *Pinus koraiensis* Siebold et Zuccarini(소나무과 Pinaceae)의 씨이다.

수재: 대한민국약전외한약(생약)규격집(KHP) 제4개정

498. 해인초(海人草), Digenea

이명 또는 영명: Digenea

기원: 이 약은 해인초 *Digenea simplex* C. Agardh(해인초과 Rhodomelaceae)의 전조(全藻)이다.

수재: 대한민국약전외한약(생약)규격집(KHP) 제4개정

499. 해조(海藻), Sargassum

이명 또는 영명: −

〈KHP 3 개정〉 해호자(海蒿子)

기원: 이 약은 톳 *Hijikia fusiforme* Okamura 또는 알쏭이모자반 *Sargassum pallidum* C. Agardh (해조과 Sargassaceae)의 전조(全藻)이다.

〈KHP 3 개정〉 이 약은 양서채 *Sargassum fusiforme*(Harv.) Setch 또는 기타 동속 근연식물(해마조과 Sargassaceae)의 전초이다.

수재: 대한민국약전외한약(생약)규격집(KHP) 제4개정

500. 해표초(海螵蛸), Sepiae Endoconcha

〈KHP 3 개정〉 Sepiae Os

이명 또는 영명: 오적골(烏賊骨)

기원: 이 약은 참갑오징어 *Sepia esculenta* Hoyle 또는 무침오적(無針烏賊) *Sepiella maindroni* de Rochebrune(갑오징어과 Sepiidae)의 골상내각(骨狀內殼)이다.

〈KHP 3 개정〉 이 약은 갑오징어 *Sepia esculenta* Hoyle 또는 기타 동속동물(갑오적과 Sepiolidae)의 갑골(甲骨)이다.

수재: 대한민국약전외한약(생약)규격집(KHP) 제4개정

501. 해풍등(海風藤), Piperis Kadsurae Caulis

기원: 이 약은 바람등칡 *Piper kadsura*(Choisy) Ohwi(후추과 Piperaceae)의 덩굴줄기이다.

수재: 대한민국약전외한약(생약)규격집(KHP) 제4개정(추보, 2013.11.21. 신설)

502. 행인(杏仁), Armeniacae Semen

이명 또는 영명: Apricot Kernel

기원: 이 약은 살구나무 *Prunus armeniaca* Linné var. *ansu* Maximowicz, 개살구나무 *Prunus mandshurica* Koehne var. *glabra* Nakai, 시베리아살구 *Prunus sibirica* Linné 또는 아르메니아살구 *Prunus armeniaca* Linné(장미과 Rosaceae)의 잘 익은 씨이다.

수재: 대한민국약전(KP) 제11개정

503. 향부자(香附子), Cyperi Rhizoma

이명 또는 영명: Cyperus Rhizome

기원: 이 약은 향부자 *Cyperus rotundus* Linné(사초과 Cyperaceae)의 뿌리줄기로서 가는 뿌리를 제거한 것이다.

수재: 대한민국약전(KP) 제11개정

504. 향유(香薷), Elsholtziae Herba

이명 또는 영명: −

〈KHP 3 개정〉향여(香茹)

기원: 이 약은 향유 *Elsholtzia ciliata* Hylander 또는 기타 동속식물(꿀풀과 Labiatae)의 꽃필 때의 전초이다.

수재: 대한민국약전외한약(생약)규격집(KHP) 제4개정

505. 현삼(玄參), Scrophulariae Radix

이명 또는 영명: Scrophularia Root

기원: 이 약은 현삼 *Scrophularia buergeriana* Miquel 또는 중국현삼(中國玄參) *Scrophularia ningpoensis* Hemsley(현삼과 Scrophulariaceae)의 뿌리이다.

수재: 대한민국약전(KP) 제11개정

506. 현정석(玄精石), Glauberitum

이명 또는 영명: 음정석(陰精石)

기원: 이 약은 오랜 세월에 걸쳐 뭉쳐진 함수황산칼슘을 주성분으로 한 광석이다.

수재: 대한민국약전외한약(생약)규격집(KHP) 제4개정

507. 현초(玄草), Geranii Herba

이명 또는 영명: 노관초(老鸛草), Geranium Herb

기원: 이 약은 이질풀 *Geranium thunbergii* Siebold et Zuccarini 또는 기타 동속 근연식물(쥐손이풀과 Geraniaceae)의 지상부로서 꽃이 피기 전 또는 꽃이 필 때 채취한 것이다.

수재: 대한민국약전(KP) 제11개정

508. 현호색(玄胡索), Corydalis Tuber

이명 또는 영명: Corydalis Tuber

기원: 이 약은 들현호색 *Corydalis ternata* Nakai 또는 연호색(延胡索) *Corydalis yanhusuo* W. T. Wang (양귀비과 Papaveraceae)의 덩이줄기이다.

〈KP 9 개정〉이 약은 들현호색 *Corydalis ternata* Nakai 또는 기타 동속 근연식물(양귀비과 Papaveraceae)의 덩이줄기이다.

수재: 대한민국약전(KP) 제11개정

509. 혈갈(血竭), Draconis Sanguis

이명 또는 영명: −

〈KHP 3 개정〉기린혈(麒麟血)

기원: 이 약은 기린갈(麒麟竭) *Daemonorops draco* Blume 또는 기타 동속식물(종려과 Palmae)의 열매에서 삼출된 수지를 가열 압착하여 만든 덩어리이다.

수재: 대한민국약전외한약(생약)규격집(KHP) 제4개정

510. 형개(荊芥), Schizonepetae Spica

이명 또는 영명: Schizonepeta Spike

기원: 이 약은 형개 *Schizonepeta tenuifolia* Briquet(꿀풀과 Labiatae)의 꽃이삭(花穗)이다.

수재: 대한민국약전(KP) 제11개정

511. 호도(胡桃), Juglandis Semen

이명 또는 영명: 핵도(核挑)

기원: 이 약은 호도나무 *Juglans regia* Linné(가래나무과 Juglandaceae)의 씨이다.

〈KHP 3 개정〉 이 약은 호도나무 *Juglans sinensis* Dode(가래나무과 Juglandaceae)의 씨이다.

수재: 대한민국약전외한약(생약)규격집(KHP) 제4개정

512. 호동루(胡桐淚), Resina Populi

이명 또는 영명: 호동진(胡桐津), 호동감(胡桐鹼)

기원: 이 약은 호양(胡楊) *Populus diversifolia* Schrenk(버드나무과 Salicaceae)의 수지가 땅속에 오랫동안 묻혀서 이루어진 것이다.

수재: 대한민국약전외한약(생약)규격집(KHP) 제4개정

513. 호로파(胡蘆巴), Trigonellae Semen

이명 또는 영명: 호파(胡巴)

기원: 이 약은 호로파(胡蘆巴) *Trigonella foenum-graecum* Linné(콩과 Leguminosae)의 씨이다.

수재: 대한민국약전외한약(생약)규격집(KHP) 제4개정

514. 호미초(虎尾草), Embeliae Radix 〈대한약전외한약(생약)규격집(KHP) 제3개정에서 삭제한 품목〉

이명 또는 영명: 당귀등(當歸藤)

기원: 이 약은 호미초 *Embelia parviflora* Wall.(자금우과 Myrsinaceae)의 뿌리이다.

수재: 2011년 개정한 대한약전외한약(생약)규격집(KHP) 제3개정에서 삭제한 품목임

515. 호미카(馬錢子), Strychni Semen

이명 또는 영명: Nux Vomica

기원: 이 약은 마전(馬錢) *Strychnos nux-vomica* Linné(마전과 Loganiaceae)의 잘 익은 씨이다.

수재: 대한민국약전(KP) 제11개정

516. 호박(琥珀), Succinum

이명 또는 영명: −

〈KHP 3 개정〉 홍송지(紅松脂)

기원: 이 약은 소나무 *Pinus densiflora* Siebold & Zuccarini 또는 기타 동속식물(소나무과 Pinaceae)의

수 지가 땅속에서 오랜 세월을 경과하여 화석이 된 것이다.

〈KHP 3 개정〉 이 약은 소나무속 식물 *Pinus spp.*(소나무과 Pinaceae)의 수지가 땅속에서 오랜 세월을 경과하여 화석이 된 것이다.

수재: 대한민국약전외한약(생약)규격집(KHP) 제4개정

517. 호유자(胡荽子), Coriandri Fructus 〈대한민국약전외한약(생약)규격집(KHP) 제3개정에서 삭제한 품목〉

이명 또는 영명: 향채(香菜)

기원: 이 약은 고수 *Coriandrum sativum* Linné(산형과 Umbelliferae)의 열매이다.

수재: 2011년 개정한 대한약전외한약(생약)규격집(제3개정)에서 삭제한 품목임

518. 호이초(虎耳草), Saxifragae Herba

이명 또는 영명: –

〈KHP 3 개정〉 석하초(石荷草)

기원: 이 약은 바위취 *Saxifraga stolonifera* Linné(범의귀과 Saxifragaceae)의 전초이다.

수재: 대한민국약전외한약(생약)규격집(KHP) 제4개정

519. 호장근(虎杖根), Polygoni Cuspidati Rhizoma et Radix

이명 또는 영명: 고장(苦杖)

기원: 이 약은 호장근 *Polygonum cuspidatum* Siebold et Zuccarinii(여뀌과 Polygonaceae)의 뿌리줄기 및 뿌리이다.

수재: 대한민국약전외한약(생약)규격집(KHP) 제4개정

520. 호황련(胡黃蓮), Picrorhizae Rhizoma

이명 또는 영명: 호련(胡蓮)

기원: 이 약은 호황련(胡黃蓮) *Picrorhiza kurroa* Bentham 또는 서장호황련(西藏胡黃蓮) *Picrorhiza scrophulariiflora* Pennell(현삼과 Scrophulariae)의 뿌리줄기이다.

수재: 대한민국약전외한약(생약)규격집(KHP) 제4개정

521. 홉(忽布), Humuli Strobilus

이명 또는 영명: Hops

기원: 이 약은 홉 *Humulus lupulus* Linné(뽕나무과 Moraceae)의 잘 익은 구과(毬果)이다.

수재: 대한민국약전외한약(생약)규격집(KHP) 제4개정

522. 홍삼(紅蔘), Ginseng Radix Rubra

이명 또는 영명: Red Ginseng

기원: 이 약은 인삼 *Panax ginseng* C. A. Meyer(두릅나무과 Araliaceae)의 뿌리를 찐 것이다.

수재: 대한민국약전(KP) 제11개정

523. 홍화(紅花), Carthami Flos

이명 또는 영명: Safflower

기원: 이 약은 잇꽃 *Carthamus tinctorius* Linné(국화과 Compositae)의 관상화이다.

수재: 대한민국약전(KP) 제11개정

524. 홍화자(紅花子), Carthami Fructus

〈KHP 3 개정〉 Carthami Tinctorii Fructus

이명 또는 영명: Carthamus Tinctorius Fruit

〈KHP 3 개정〉 Carthamus Tinctorius Seed, Safflower Fruit

기원: 이 약은 잇꽃 *Carthamus tinctorius* Linné(국화과 Compositae)의 열매이다.

수재: 대한민국약전외한약(생약)규격집(KHP) 제4개정

525. 화예석(花蕊石), Ophicalcitum 〈대한민국약전외한약(생약)규격집(KHP) 제4개정에서 삭제한 품목〉

이명 또는 영명: 화유석(花乳石)

기원: 이 약은 규산염광물 안티고라이트이다. 이 약은 주로 방해석과 사문석으로 구성되어 있다.

수재: 대한약전외한약(생약)규격집(KHP) 제3개정

526. 화피(樺皮), Betulae Cortex

이명 또는 영명: −

〈KHP 3 개정〉 화목피(樺木皮)

기원: 이 약은 만주자작나무 *Betula platyphylla* Suk. 또는 기타 동속식물(자작나무과 Betulaceae)의 나무껍질이다.

〈KHP 3 개정〉 이 약은 자작나무 *Betula platyphylla* Suk. var. *japonica* Hara 또는 기타 동속식물(자작나무과 Betulaceae)의 수피이다.

수재: 대한민국약전외한약(생약)규격집(KHP) 제4개정

527. 활석(滑石), Talcum

이명 또는 영명: −

〈KHP 3 개정〉 탤크

기원: 이 약은 천연의 함수규산마그네슘이며 때때로 소량의 규산알루미늄을 함유한다.

수재: 대한민국약전외한약(생약)규격집(KHP) 제4개정

528. 황금(黃芩), Scutellariae Radix

이명 또는 영명: Scutellaria Root

기원: 이 약은 속썩은풀 *Scutellaria baicalensis* Georgi(꿀풀과 Labiatae)의 뿌리로서 그대로 또는 주피를 제거한 것이다.

수재: 대한민국약전(KP) 제11개정

529. 황기(黃芪), Astragali Radix

이명 또는 영명: Astragalus Root

기원: 이 약은 황기 *Astragalus membranaceus* Bunge 또는 몽골황기(蒙古黃芪) *Astragalus membranaceus* Bunge var. *mongholicus* Hsiao(콩과 Leguminosae)의 뿌리로서 그대로 또는 주피를 제거한 것이다.

수재: 대한민국약전(KP) 제11개정

530. 황련(黃連), Coptidis Rhizoma

이명 또는 영명: Coptis Rhizome

기원: 이 약은 황련 *Coptis japonica* Makino, 중국황련(中國黃連) *Coptis chinensis* Franchet, 삼각엽황련 (三角葉黃連) *Coptis deltoidea* C. Y. Cheng et Hsiao 또는 운련(雲連) *Coptis teeta* Wallich (미나리아재비과 Ranunculaceae)의 뿌리줄기로서 뿌리를 제거한 것이다.

수재: 대한민국약전(KP) 제11개정

531. 황매목(黃梅木), Linderae Ramulus

이명 또는 영명: −

〈KHP 3 개정〉 단향매(檀香梅)

기원: 이 약은 생강나무 *Lindera obtusiloba* Blume(녹나무과 Lauraceae)의 싹이 트기 전에 채취한 어린 가지이다.

수재: 대한민국약전외한약(생약)규격집(KHP) 제4개정

532. 황백(黃柏), Phellodendri Cortex

이명 또는 영명: Phellodendron Bark

기원: 이 약은 황벽나무 *Phellodendron amurense* Ruprecht 또는 황피수(黃皮樹) *Phellodendron chinense* Schneider(운향과 Rutaceae)의 줄기껍질로서 주피를 제거한 것이다.

수재: 대한민국약전(KP) 제11개정

533. 황정(黃精), Polygonati Rhizoma

이명 또는 영명: Polygonatum Rhizome

기원: 이 약은 층층갈고리둥굴레 *Polygonatum sibiricum* Redoute, 진황정 *Polygonatum falcatum* A. Gray, 전황정(滇黃精) *Polygonatum kingianum* Coll. et Hemsley 또는 다화황정(多花黃精) *Polygonatum cyrtonema* Hua(백합과 Liliaceae)의 뿌리줄기로서 찐 것이다.

수재: 대한민국약전(KP) 제11개정

534. 황촉규(黃蜀葵), Hibisci Radix 〈대한약전외한약(생약)규격집(KHP) 제3개정에서 삭제한 품목〉

이명 또는 영명: 촉규근(蜀葵根), Hibiscus Root

기원: 이 약은 닥풀 *Hibiscus manihot* Linné(아욱과 Malvaceae)의 뿌리이다.

수재: 2011년 개정한 대한약전외한약(생약)규격집(KHP) 제3개정에서 삭제한 품목임

535. 회향(茴香), Foeniculi Fructus

이명 또는 영명: 소회향(小茴香), Fennel

〈KP 9 개정〉 Fennel

기원: 이 약은 회향 *Foeniculum vulgare* Miller(산형과 Umbelliferae)의 잘 익은 열매이다.

수재: 대한민국약전(KP) 제11개정

536. 후박(厚朴), Magnoliae Cortex

이명 또는 영명: Magnolia Bark

기원: 이 약은 일본목련 *Magnolia ovobata* Thunberg, 후박(厚朴) *Magnolia officinalis* Rehder et Wilson 또는 요엽후박(凹葉厚朴) *Magnolia officinalis* Rehder et Wilson var. *biloba* Rehder et Wilson(목련과 Magnoliaceae)의 줄기껍질이다.

수재: 대한민국약전(KP) 제11개정

537. 후추(胡椒), Piperis Nigri Fructus

이명 또는 영명: Black Pepper

기원: 이 약은 후추(胡椒) *Piper nigrum* Linné(후추과 Piperaceae)의 채 익기 전의 열매이다.

수재: 대한민국약전외한약(생약)규격집(KHP) 제4개정

538. 훤초근(萱草根), Hemerocallidis Radix et Rhizoma

이명 또는 영명: 황화채근(黃花菜根)

기원: 이 약은 원추리 *Hemerocallis fulva* Linné(백합과 Liliaceae)의 뿌리 및 뿌리줄기이다.

수재: 대한민국약전외한약(생약)규격집(KHP) 제4개정

539. 흑두(黑豆), Glycine Semen Nigra

이명 또는 영명: 흑대두(黑大豆), 오두(烏豆)

기원: 이 약은 콩 *Glycine max* Merrill(콩과 Leguminosae)의 씨로 검은색을 쓴다.

수재: 대한민국약전외한약(생약)규격집(KHP) 제4개정

540. 흑사당(黑砂糖), Saccharum Nigrum

이명 또는 영명: 적사당(赤砂糖), Brown Sugar

기원: 이 약은 사탕수수 *Saccharum sinensis* Roxburg(벼과 Gramineae)의 경즙(莖汁)을 건조시켜 얻은 조결 정체로 자당으로서 80% 이상을 함유한다.

수재: 대한민국약전외한약(생약)규격집(KHP) 제4개정

541. 흑지마(黑脂麻), Sesami Semen Nigra

이명 또는 영명: 흑호마(黑胡麻)

〈KHP 3 개정〉 흑호마(黑胡麻), 호마(胡麻)

기원: 이 약은 참깨 *Sesamum indicum* Linné(참깨과 Pedalidaceae)의 씨로 검은색을 쓴다.

수재: 대한민국약전외한약(생약)규격집(KHP) 제4개정

542. 희렴(豨薟), Siegesbeckia Herba

이명 또는 영명: 희첨

〈KHP 3 개정〉 희선(豨仙), 희첨

기원: 이 약은 털진득찰 *Siegesbeckia pubescens* Makino 또는 진득찰 *Siegesbeckia glabrescens* Makino(국화과 Compositae)의 지상부이다.

수재: 대한민국약전외한약(생약)규격집(KHP) 제4개정

용어해설

각궁반장(角弓反張): 몸이 뒤로 젖혀지는 현상.

각기(脚氣): 다리의 힘이 약해지고 저리거나 제대로 걷지 못하는 병.

간화(肝火): 간의 기능항진(機能亢進)으로 인해서 나타나는 열상(熱象).

감닉(疳䘌): 오감의 하나. 단맛을 즐겨 다식하면 장위에 기생하는 모든 충이 발동하여 장과 부를 침식하는 병증.

감리(疳痢): 감질과 이질을 겸한 합병증.

감열(疳熱): 소아에 많이 나타나는 감질을 수반하는 발열.

감질(疳疾): 소아가 여러 가지 만성 질병으로 몸이 파리하고 쇠약해지는 것을 총칭함.

감창(疳瘡): 감질로 인해서 생기는 부스럼.

감충(疳蟲): 영양실조 상태에 요충증이 합병된 것으로 감질이 오래되었는데도 낫지 않으면 반드시 뱃속에 이 충이 있
는 것이다.

개창(疥瘡): 풍(風), 습(濕), 열(熱) 등의 사기가 피부에 엉키어 생기는데 접촉 전염성 피부병이다.

객열(客熱): 열의 진퇴(進退)가 일정하지 않은 병증. 외부에서 들어온 열사(熱邪)를 말함.

객오(客忤): 소아가 갑자기 놀란 것이 원인이 되어 생긴 병증.

결괴(結塊): 담핵(痰核)이 엉기어 덩이가 된 것.

경간(驚癇): 경(驚)은 몸에 열이 나고 얼굴이 붉어지며 잠을 잘 자지 못하지만 경련은 나지 않는 증상. 간(癇)은 경(驚)
의 증상 외에 몸이 뻣뻣해지며 손발이 오그라들면서 경련이 발생한다.

경계(驚悸): 놀라서 가슴이 두근거리거나 잘 놀라고 두려워하는 것으로, 심계항진이다.

경광(驚狂): 경(驚)으로 인해 광증을 야기하는 병증.

경맥(經脈): 기혈이 운행하는 주요한 통로.

경병(痙病): 목덜미가 뻣뻣해지면서 이를 악물고 사지가 오그라들며 각궁반장(角弓反張)이 주 증상인 병증.

경열(驚熱): 경풍(驚風)의 하나. 소아의 전신발열인데 열이 그다지 높지 않은 병증.

경풍(驚風): 경련이 일어나면서 의식을 잃는 병증. 5세 미만의 소아에게 자주 나타남.

계간(雞癇): 오간(五癇)의 하나로 폐간을 말한다.

고독(蠱毒): 기생충의 감염으로 발생하는 고창병(鼓脹病).

고주(蠱疰): 몸이 여위고 사지 부종 증상이 나타나며 기침을 하면서 배가 커지는 병증.

고창병(鼓脹病): 복부가 팽창해지고 복피(腹皮)에 청근(靑筋)이 나타나며 사지가 붓지 않는 병증.

곡신(穀神): 인체를 영양하는 음식물의 정기를 가리킨다.

골증(骨蒸): 증병(蒸病)의 일종으로 발열의 상태가 골수에서 투발(透發)하는 것.

골증로열(骨蒸勞熱), 골증열(骨蒸熱): 허로병으로 인해서 뼈 속이 후끈후끈 달아오르는 병증.

곽란(霍亂): 갑자기 복통이 나면서 심한 구토와 설사가 동시에 나타나는 위중한 병증.

관격(關格): 소변이 통하지 못하는 관과 구토가 멎지 않는 격이 동시에 나타나는 병증.

괴(塊): 복부에 병으로 인해서 생긴 결괴(結塊). 일정한 형태를 가지고 고정된 부위에 있으며 통증 부위가 이동하지 않는 병증.

구규(九竅): 눈, 코, 귀 각각 2규(竅)와 입, 요도(尿道)와 항문(肛門).

구역(嘔逆): 속이 메스꺼워 토할 듯한 느낌.

구창(灸瘡): 뜸 뜬 자리에 화상이 생겨서 피부가 허는 것을 말함.

군화(君火): 심화(心火)를 말하는 것. 심(心)은 화(火)에 속한 장기이고 상화(相火)에 상대되는 것.

궐역(厥逆): 사지가 싸늘해지는 병증.

귀주(鬼疰): 초기에는 특별한 통증이 없다가 갑자기 가슴이 뒤틀려 아프거나 답답하여 쓰러지는 증상.

귀태(鬼胎): 평소 몸이 허약한 상태에서 기혈이 뭉쳐 흩어지지 못하고 이로 인해 충임맥이 막혀 통하지 않아 발생하는 병증.

금창(金瘡): 쇠붙이 등에 의해 상한 창상.

급경풍(急驚風): 경풍의 하나로 소아과에서 흔히 보이는 병증.

급황(急黃): 황달의 하나. 중증형 황달병에 속한다. 습열의 사독이 몹시 성해서 진액에 침범함으로 인해 발생함.

기괴(氣塊): 기울(氣鬱)로 인해 발생하는 멍울.

기륭(氣癃): 기림(氣淋), 비신(脾腎)이 허하고 방광에 열이 있어 발생하는 병증.

기창(氣脹): 칠정울결(七情鬱結)로 승강기능(昇降機能)이 실조되어 발생하는 창병.

꽃돋이(疹): 온열병 때 발생하는 발진.

ㄴ

나력(瘰癧): 림프절에 멍울이 생긴 병증. 주로 목, 귀 뒤, 겨드랑이에 생긴다.

냉로(冷勞): 허한증에 속하는 허로병증이다. 이는 기혈고갈, 음양불화, 정기산실 등으로 인해 발생하거나 표리가 함께 허하여 발생함.

냉리(冷痢): 한리(寒痢). 찬 것, 생것, 불결한 음식 등을 지나치게 먹어 한기가 막혀서 통하지 않음으로 인해 비의 양기가 상해서 발생함.

냉증(冷症): 혈액순환의 기능장애로 인해 생기는 병증.

노권(勞倦): 피로하고 노곤해 하는 증후.

노극(勞極): 칠정으로 인하여 오장이 상한 병증.

노손(勞損): 음허에 속하는 허로, 허손을 말함.

노열(勞熱): 허로로 인해 발생하는 골증발열을 말함.

노채(傳尸): 전염하는 소모성 질환.

노학(勞瘧): 학질의 하나로 오래된 학질.

노황(勞黃): 황달의 하나. 사지가 힘이 없고, 구토, 몸에서 열이 나고 한열왕래(寒熱往來) 등의 증상이 나타남.

누공(瘻): 병적으로 생긴 작은 구멍을 말함.

누창(瘻瘡): 창양 때 구멍이 뚫어져 고름이 흐르고 냄새가 나면서 오랫동안 낫지 않는 병증.

ㄷ

단독(丹毒): 화상과 같이 피부가 벌겋게 되면서 화끈거리고 열이 나는 병증.

단종(丹腫): 단독으로 인한 종창.

담벽(痰癖): 수음(水飮)이 오래 정체되어 담으로 되어 옆구리에 흘러가 수시로 통증을 야기하는 병증.

담연(痰涎): 가래와 침. 담 또는 거품이 섞인 침.

담열(痰熱): 담으로 인해 생긴 열 또는 담열의 병증.

담음(痰飮): 체내의 과잉된 진액(津液)이 여러 가지 원인으로 인해서 몰려 있거나 일정한 부위에서 스며 나오거나 분비되어 생기는 병증.

독종(毒腫): 모든 독으로 인한 종기.

독창(禿瘡): 머리가 헐면서 모발이 끊어지거나 빠져 없어지는 병증.

독풍(毒風): 풍독으로 인해 얼굴에 종기가 나는 병증.

두면풍(頭面風): 수풍 또는 면풍과 같은 뜻. 현훈과 같은 뜻.

두풍(頭風): 두통이 낫지 않고 오래 지속되면서 때에 따라 발생했다 멎었다 하며 오랫동안 치유되지 않는 병증.

ㅁ

만경풍: 경풍의 하나. 소아의 중병 또는 만성병으로 비기가 허하고 간기가 왕성해지거나 음허, 양허 등으로 인해서 발병한다.

맥기(脈氣): 경맥(經脈)의 기.

맥풍(脈風): 풍사가 혈맥에 침범하여 머물러 있는 것.

면풍(面風): 얼굴에 땀띠 같은 것이 돋으며 벌겋게 붓는 피부병.

몽설(夢泄): 몽정(夢精). 꿈을 꾸면서 사정이 되는 것.

묘규(苗竅): 오장과 관련되어 외부로 통하는 곳. 코는 폐(肺), 눈은 간(肝), 입술은 비(脾), 혀는 심(心), 귀는 신(腎)과 통하는 곳이라는 것.

ㅂ

반위증(反胃證): 음식을 먹은 후 일정한 시간이 경과한 후 먹은 것을 도로 토해내는 병증.

발배(發背): 등에 생긴 발저를 통틀어 말하는 것.

발저(發疽): 저(疽)의 하나. 현대의학에서 외과의 악성 종양.

발표(發表): 표(表)에 있는 사기를 발한(發汗)시켜서 제거하는 것.

방광기(膀胱氣): 방광의 기화작용(氣化作用)의 장애로 인해서 소변을 보지 못하는 병증.

백독창(白禿瘡): 독창(禿瘡)의 하나. 풍습의 사기가 두피의 주리(腠理)에 침범하여 울결하거나 접촉 및 전염으로 생기는 병세.

백리(白痢): 이질의 하나로 백색 점액이나 백색 농액이 섞인 대변을 보는 병증.

백예(白翳): 예막에 흰색을 띠는 안과 병증.

백합병(百合病): 심폐음허(心肺陰虛)의 병증. 칠정울결(七情鬱結)이나 상한병(傷寒病)을 앓은 후에 심폐음허로 인해 생김.

번갈(煩渴): 가슴이 답답하고 입이 마르는 증후.

번열(煩熱): 가슴이 답답하고 열이 나는 증후.

번조증(煩燥證): 가슴에 열이 얽히어 괴롭고 초초하고 불안한 증상.

벽기(癖氣): 양 옆구리가 딴딴하고 통증이 수반되는 병증.

복량(伏梁): 위에 생기는 비만 종괴(腫塊)인 일련의 질환. 기혈이 뭉쳐서 생기는 병증.

분돈(奔豚): 신적의 별칭.

붕루(崩漏): 월경기가 아닌 때 갑자기 대량의 자궁출혈이 멎지 않고 지속적으로 출혈하는 병증.

비괴(痞塊): 딴딴한 명울.

비달(脾疸): 비와 관련된 황달병.

비설(脾泄): 비의 운화기능의 장애로 인해서 발생하는 설사증.

비증(痺證): 관절이 쑤시고, 마비감이 있으며 심하면 부으면서 사지의 운동장애가 야기되는 것이 주 증상인 병증.

ㅅ

사기(邪氣): 병을 야기하는 원인.

사림(沙淋): 석림(石淋), 하초에 습열이 몰려 수액을 오전(熬煎)하여 소변 찌꺼기를 엉키게 해서 야기되는 병증.

사약(使藥): 보좌약으로 주약의 독성을 경감하고 약 맛을 좋게 하며, 여러 가지 약물의 작용을 조화시켜 부작용이 나타나지 않게 하는 약물.

산가증(疝瘕證): 산증의 하나. 허리 또는 아랫배가 아픈 것.

산기(疝氣): 체강의 내용물이 간극(間隙)을 통해서 겉으로 돌출되는 병증의 총칭.

산람장기(山嵐瘴氣): 산간에 있는 습열이 훈증할 때 생기는 좋지 못한 기운으로 인해 사람에게 해를 주는 일종의 사기로 보통 전염성을 띤다.

산증(疝證): 고환이나 음낭이 커지면서 아프거나 하복부가 당기며 아픈 병증.

산후혈훈(産後血暈): 산후에 갑자기 어지럽고 정신이 혼미해지거나 심하면 이를 악물고 까무러치는 병증.

삼충(三蟲): 장충, 적충, 요충의 3가지 기생충을 이르는 말.

삽장(澁腸): 몽정, 요정(尿精), 유정 등을 치료하는 방법.

상한(傷寒): 각종 외감성 열병의 총칭.

상화(相火): 간(肝), 담(膽), 신(腎), 삼초(三焦)의 화(火)를 총칭하는 것. 심화(心火)와 배합되어 오장육부를 온양(溫陽)하여주고 기능 활동을 돕는다.

서루(鼠瘻): 목줄기나 겨드랑이 부위의 임파선 결핵.

석림(石淋): 임질(淋疾)의 한 가지. 콩팥 또는 방광 속에 돌 같은 것이 생기는 병인데 오줌을 눌 때에 요도가 아픔.

소갈(消渴): 다음다식(多飮多食)에 소변량이 많아지고 당뇨가 있으며 몸이 계속 여위는 병증.

소염해독(消炎解毒): 염증(炎症)을 가라앉히고 독기(毒氣)를 제거하는 효능.

소장산기(小腸疝氣): 소장기(小腸氣)와 같은 뜻. 기체로 오는 산증.

수고(水蠱): 창만의 하나. 수습(水濕)의 결취(結聚)로 인해서 발생.

수곡리(水穀痢): 비위의 기가 허약하거나 풍(風) 습(濕) 한(寒) 열(熱)의 사기가 비위에 침범해서 발생하는 병증.

수기(水氣): 부종이나 수종(水腫)과 같은 뜻.

수종(水腫): 신체의 조직간격(間隔)이나 체강(體腔) 체내[裏]에 체액이 머물러 얼굴, 가슴, 배나 사지 등에 부종을 발생시키는 질환.

수징(水癥): 수기(水氣)가 정체하여 쌓이고 뱃속에 딱딱한 덩어리가 생기는데 양 옆구리 부위가 팽창하면서 전신이 붓는 병증.

수창(水脹): 수종(水腫)을 말한다. 수기가 기부에 넘쳐서 종창하는 병증.

수창(水瘡): 피부병의 일종. 진물이 생기는 작은 부스럼.

수풍(首風): 머리를 감은 후 바람을 맞아 생긴 병증.

습닉(濕䘌): 습사로 인해서 피부가 파이는 피부병.

습비(濕痹): 비증(痹證)의 하나. 풍(風), 한(寒), 습(濕)의 사기가 관절, 경락에 침범해서 생긴 병증.

시주(尸疰): 노채. 노채충이 폐에 침입하여 생긴 전염성을 띤 만성 소모성 폐결핵류(類).

시충(尸蟲): 노채충(癆瘵蟲). 노채병을 일으키는 미생물, 즉 결핵균.

식적(食積): 비위의 운화기능 실조로 먹은 것이 적체(積滯)되어 생긴 병증.

신로(腎勞): 과로로 인해서 신(腎)의 기능이 손상되어 야기되는 허로증.

신적(腎積): 신기나 간기가 치밀어서 발생하는데 안색이 검고 통증이 아랫배에서 발작하여 명치 밑까지 치밀어 오르는 것.

심규(心竅): 심의 묘규(苗竅)로 혀를 달리 이르는 말. 정신작용과 관련시켜 본 부위를 표시한 말.

심현(心痃): 명치 밑이 그득하고 아픈 것.

ㅇ

아감(牙疳): 초기에 잇몸이 벌겋게 붓고 헐며 아픈 병증.

아침(兒枕): 임신 후반기 아침통(兒枕痛)의 다른 이름.

아침통(兒枕痛): 여자가 해산 후 어혈이 뭉쳐 아랫배가 아픈 증상.

악종(惡腫): 악성 종양.

악창(惡瘡): 악성 화농성 종기.

양위증(陽痿證): 음위증(陰痿證).

어혈(瘀血): 혈액이 체내의 일정한 조직의 사이의 어체(瘀滯)로 통하지 않는 병증.

역려(疫癘): 강렬한 전염성을 띠고 크게 유행하는 질병.

역절통(歷節痛): 간신(肝腎)이 허한 데다 풍한습(風寒濕)의 사기(邪氣)가 경맥(經脈)을 통해서 관절에 유주(流注)하는 것이 원인이 되어 발생하는 병증.

열감(熱疳): 소아의 비위허약, 하기이유(夏期離乳), 음식의 부절제 등으로 인해 몸이 여위면서 복부가 창만, 수족심열(手足心熱)의 증상이 나타난다.

열격(噎膈): 가슴이 메고 먹은 음식을 도로 토하며 대변이 잘 통하지 않는 소화기 질환.

열독리(熱毒痢): 서습열독(暑濕熱毒)의 감수로 인해서 발생하는 이질.

열비(熱痹): 열독이 골절로 돌아다니거나 체내에 열이 쌓여 있는 데다 풍한습의 사기가 침입해 발생하는 병증.

열설(熱泄): 열사가 장위(腸胃)에 침범해서 발생하는 설사증.

열증(熱症): 몸에서 열이 나고 오한, 가슴이 답답하고 갈증이 나는 증상.

열창(熱瘡): 열병 후에 입 주위나 얼굴에 생기는 포진성 피부병.

열학(熱瘧): 학질의 하나. 여름철 서사(暑邪)가 들어와 발생하는데 열증(熱證)만 있고 한증(寒證)은 없다.

영기(榮氣): 맥관에서 순행하는 인체의 방위작용.

영류(癭瘤): 목에 생긴 종양의 일종.

영위(榮衛): 영기(榮氣)와 위기(衛氣).

예막(瞖膜): 외장(外障) 눈병의 하나. 예는 각막이 흐려진 것이고 막은 결막에 백막(白膜), 적막(赤膜)이 눈자위를 가리는 병.

예장(眼障): 눈의 겉 부위에는 예막이 없이 눈동자가 속으로 가려지는 병증.

오감(五疳): 오장과 결부시켜 5가지로 구분한 감증(疳證).

오로(五勞): 허로의 5가지 병인.

오로칠상(五勞七傷): 오로와 칠상을 함께 말한 것.

오림(五淋): 기림(氣淋), 노림(勞淋), 고림(膏淋), 석림(石淋), 혈림(血淋) 등 5종류의 임증.

온보(溫補): 보법의 하나. 온성보익(溫性補益) 약물로 허한(虛寒)증을 치료하는 것.

온역(瘟疫): 유행성 사기(邪氣)를 받아 발생하는 여러가지 급성 유행성 열병.

온장(溫瘴): 온병.

온학(溫瘧): 사기가 잠복한 상태에서 서열(暑熱)의 사기를 받아서 발생하는 학질.

옹저(癰疽): 종기의 총칭으로 옹과 저를 포함한 명칭. 창면(瘡面)이 얕으면서 범위가 넓은 것이 옹이고 깊으면서 악성인 것이 저로 피부화농증이다.

옹종(癰腫): 기혈의 순환이 순조롭지 않아 피부나 근육 내에 역행하면 혈이 응체하여 국부에 발생하는 종창.

옹창(癰瘡): 궤양의 일종. 외옹이 곪아 터진 후 오랫동안 아물지 않는 병증.

옹체(癰滯): 몰리고 막혀서 풀리지도 않고 통하지도 않는 증후를 말하는 것.

완비(頑痺): 피부의 감각이 없는 것.

욕로(蓐勞): 산후에 기혈이 소모되고 몸조리를 잘못한 것이 원인이 되어 풍한사(風寒邪)를 받거나 우사(憂思), 과로로 인해 발생하는 병증.

위기(衛氣): 인체를 외부의 나쁜 기운으로부터 방어하는 기능을 가진 기운.

위벽증(痿躄證): 사지가 힘이 없이 늘어지고 다리를 쓰지 못하는 병증.

위증(痿證): 지체의 근맥이 이완되고 연약 무력해져 팔, 손목, 무릎, 발꿈치 등에 운동 불능을 가져오는 병증.

유두저(有頭疽): 체내 연조직에 생기는 양성의 창양.

유옹(乳癰): 유방에 생기는 염증을 포괄하는 병증. 급성 유선염.

유음(留飮): 비위의 양기가 허하여 수음이 오랫동안 머물러 있어서 야기되는 병증.

유저(乳疽): 유선의 깊은 부위의 화농성 감염증.

유정(遺精): 몸이 허약해진 경우나 또는 성행위 없이 정액이 무의식적으로 흘러나오는 병증.

유종(遊腫): 피부병의 일종. 종기(腫氣)가 여기저기 돌아다니면서 나는 것.

유풍(遊風): 급성으로 피부에 나타나는 일련의 풍증.

육극(六極): 노상허손(勞傷虛損)이 극도에 달한 6가지의 병증.

융폐(癃閉): 소변불리(小便不利, 소변이 잘 나오지 않으며 양도 적은 병증)를 말함.

음산(陰疝): 한사가 간경을 침습해서 생기는데 고환까지 파급하는 산증(疝證).

음소음(陰消證): 진양(眞陽)이 부족하여 기가 액으로 화(化)하지 못하는 경우에 발생하는 소갈병.

음식창(陰蝕瘡): 외생식기의 염증.

음양역(陰陽易): 상한온역 병후의 쾌유 전에 성행위로 인해서 재발되는 병증.

음위증(陰痿證): 성욕은 있으나 음경이 발기되지 않는 병증.

음창(陰瘡): 남녀의 전음(前陰, 바깥쪽 생식기) 부위의 부스럼.

익창(䘌瘡): 벌레가 파먹은 것처럼 파이는 창양(瘡瘍)의 병증.

ㅈ

장기(瘴氣): 습열의 잡독을 감수하여 발생하는 역려(疫癘)의 일종.

장독(瘴毒): 산람장기(山嵐瘴氣, 전염병을 일으키는 사기)를 말함.

장치(腸痔): 수치질.

장풍(腸風): 치질의 하나. 대변을 볼 때 대변보다 먼저 맑고 새빨간 피가 나오는 증상이 있는데 이는 풍습(風濕)의 사기(邪氣)가 장위(腸胃)를 침범하여 생긴다.

장학(瘴瘧): 장독(瘴毒)으로 인해서 발생하는 학질.

저창(疽瘡): 옹저(癰疽).

적단(赤丹): 혈분(血分)에 사기가 숨어 있고 이것이 풍열독(風熱毒)을 겸하는 데서 발생하는 것으로 피부에 적색을 띠는 단독(丹毒).

적라(赤癩): 문둥병의 한 가지.

적리(赤痢): 급성 전염병인 이질의 하나. 피가 섞인 대변을 보는 병증.

적백대하(赤白帶下): 성숙된 여자의 생식기에서 병적으로 피 같은 벌건 색의 분비물에 흰색의 대하가 섞여 나오는 병증.

적백리(赤白痢): 이질의 하나. 묵 같은 점액과 농혈이 섞인 설사를 하는 병증.

적취(積聚): 뱃속에 덩이가 생겨 아픈 병증.

적풍(賊風): 사계절의 비정상적인 기후를 말하는 것으로서 이는 허(虛)의 틈을 타고 침입하여 질병을 유발시킨다는 의미에서 붙여진 이름.

전시(傳尸): 전염되는 소모성 질환. 결핵성 질환.

전시노채(傳尸勞瘵): 폐결핵.

정수(精髓): 신정(腎精)과 골수, 뇌수.

정종(丁腫): 목젖이 종창(腫脹)하는 병.

정창(丁瘡, 疔瘡): 외과에서 흔히 볼수 있는 부스럼의 하나. 형태가 작고 뿌리가 깊으며 몹시 단단함.

조열(潮熱): 매일 일정한 시간에 열이 나는 병증.

종독(腫毒): 헌데의 독, 창양(瘡瘍)과 같음.

종창(腫脹): 신체의 부위가 붓는 것.

주달(酒疸): 음주의 과음으로 인해서 비위를 상하면 습열이 중초에 몰려서 훈증함으로 담즙 배설에 장애를 주어 생기는 증상.

주비(周痺): 기가 허한 데다 풍한습(風寒濕)의 사기(邪氣)가 혈맥, 기육(肌肉)을 침범해서 생기는 병증.

주황(酒黃): 황달의 하나. 술을 많이 마셔 적(積)이 비(脾)에 영향을 주어 황달이 됨.

중악(中惡): 갑자기 손발이 싸늘하고 얼굴빛은 파래지며 정신은 어리둥절하고 어지러우며 눈앞이 아찔하고 말이 헛갈리며 심하면 이를 악물고 정신을 잃고 넘어진다.

중열(中熱): 가만히 있다가 더위 먹은 것은 중서(中暑)이고 활동하다가 열에 상한 것을 중열(中熱)이라 함.

증병(蒸病): 조열(潮熱)이 주증이며 그 열은 체내[裏]에서 증발하여 나는 것과 비슷하다 하여 붙여진 이름.

진액(津液): 일반적으로 체액(體液)의 총칭.

징가(癥瘕): 복강에 비괴(痞塊)가 생긴 병증.

징결(癥結): 복중(腹中)의 종양, 사기가 몰린 것.

징괴(癥塊): 징가(癥瘕) 등으로 인한 비괴(痞塊).

징벽(癥癖): 복강(腹腔)에 뭉친 어혈과 담적(痰積).

ㅊ

창만(脹滿): 배가 몹시 불러 오르면서 속이 그득한 감을 주 증상으로 하는 병증.

창병(脹病): 복부의 창만을 주증으로 하는 병증.

창양(瘡瘍): 종기, 부스럼. 옛날에는 각종 외과 질병을 총칭하여 부르는 말.

창이(瘡痍): 연장에 다친 상처 또는 피부의 종기를 말함.

창절(瘡癤): 피부의 표면에 생긴 작은 부스럼.

창종(瘡腫): 헌데나 부스럼.

천조풍(天吊風, 天弔風): 경풍(驚風)의 일종인 만경풍의 별칭.

청근(靑筋): 체표에 비정상적으로 청색 근맥이 두드러지는 현상.

청맹(靑盲): 겉보기에는 눈에 이상 증후가 없으나 나중에 실명하는 경우가 있는 병증.

청열이수(淸熱利水): 열기를 식히고 소변을 잘 나가게 하여 이를 통해 열기를 빼내는 효능.

치감(齒疳): 구치감(口齒疳). 아감이 경하게 오래 앓는 병증.

치경(痓痙): 치(痓)는 손발이 얼음같이 차고, 경(痙)은 전신이 뻣뻣해지는 것.

치닉(齒䘌): 충치.

치선(齒宣): 아선(牙宣). 잇몸이 붓고 상해서 출혈하거나 농이 나오는데 심하면 잇몸이 패어 들어가서 치근이 드러나고 치아가 흔들리는 병증.

칠상(七傷): 남자의 신기(腎氣)가 쇠약하여 생기는 7가지 증후.

칠정(七情): 기뻐하는 것[喜], 성내는 것[怒], 근심하는 것[憂], 생각하는 것[思], 슬퍼하는 것[悲], 놀라는 것[驚], 겁내는 것[恐] 등 7가지의 정신정지 변화의 표현으로서 외계의 사물에 대한 반응.

칠창(漆瘡): 옻나무나 물건을 만질 때 피부를 통해 옻독이 감염되어 생긴 피부병.

침음창(浸淫瘡): 급성 습진이 전신에 퍼지는 병증.

ㅌ

태루(漏胎): 임신기 중에 비록 양은 적으나 불시에 자궁출혈을 야기하는 병증.

태풍(胎風): 소아가 출생 후 열이 나고 피부가 벌건 것이 불에 덴 것 같은 일련의 증후.

퇴산(陰疝): 한사가 간경을 침습해서 생기는데 고환까지 파급하는 산증.

ㅍ

폐옹(肺癰): 폐에 옹양이 생겨서 기침에 농혈을 섞어 토하는 병증.

폐위(肺痿): 폐엽(肺葉)의 위축으로 탁한 침을 기침과 동시에 뱉어내는 것을 주증으로 하는 만성 소모성 질병.

포낭(胞囊): 여자의 자궁구(子宮口)와 남자의 음낭을 말함.

풍간(風癎): 심기(心氣)가 부족한 데다 가슴에 열이 몰리거나 풍사를 받았을 경우 또는 간경(肝經)에 열이 있으므로 발생하는 간증(癎證).

풍경(風痙): 경병(痙病)의 일종.

풍랭(風冷): 찬바람.

풍병(風痙): 중풍과 치경을 일컫는 것. 치경(痙瘲)에서 치(瘲)는 손발이 얼음같이 차고, 경(痙)은 전신이 뻣뻣해지는 것.

풍비(風痺): 풍한습의 사기가 지절(肢節), 경락에 침범하여 생긴다. 그중 풍사가 심한 비증.

풍사(風邪): 외감병을 야기하는 주요 원인으로 다른 사기와 결합하여 여러 가지 병을 야기한다.

풍습비(風濕痺): 풍사와 한습사가 겹친 비증.

풍저(風疽): 습열이 피부에 조체(阻滯)되거나 혈맥에 유체(留滯)되어 생기는데 가렵고 통증을 수반하며 터지면 누런 진물이 나오고 잘 치유되지 않음.

풍증(風證): 외풍과 내풍에 의해서 생긴 병증을 통틀어 일컬음. 풍사를 받거나 질병의 경과과정에 음혈이 몹시 허손되었거나 열이 몹시 성하여 생긴다.

풍진(風疹): 비교적 가벼운 발진성의 급성 피부전염병을 말함.

풍창(風瘡): 개창(疥瘡).

풍허(風虛): 팔풍(八方에서 부는 바람)과 허사(虛邪)를 합친 것.

풍현(風眩): 현훈의 하나. 몸이 허한 데다 풍사가 머리에 침습하여 발생함. 현훈은 눈이 아찔하고 머리가 어지러운 증상을 말한다.

ㅎ

학모(瘧母): 학질을 오랫동안 앓아 옆구리 아래에 어혈이 생겨 딴딴하게 된 것.

한담(寒痰): 담(痰)증의 하나. 평소 담질환이 있는 데다 한사를 받아서 생김.

한증(寒證): 얼굴이 창백하고 손발이 차지고 변이 묽고 소변이 맑은 등의 증상.

해기(解肌): 치료법의 하나. 외감(外感)병 초기에 땀이 약간 나는 표증(表證)을 치료하는 방법.

허로(虛勞): 장부와 기혈의 허손으로 생긴 여러 가지 허약한 증후.

허손(虛損): 칠정(七情), 노권(勞倦), 주색, 음식 등으로 인해서 상하거나 또는 병후에 조섭(調攝)을 잘못한 데서 음양, 기혈, 장부가 허해짐으로 발생한다.

현벽(痃癖): 배꼽 부위, 또는 옆구리 부위에 덩어리가 생긴 것.

현훈(眩暈): 눈이 아찔하고 머리가 어지러운 증상.

혈가(血瘕): 월경불순 또는 과식으로 인해서 혈이 경맥 밖으로 넘치고 사기와 결합하여 아랫배 사이에 유체(留滯)하고 축적되어 발생하는 병증.

혈괴(血塊): 혈이 체내에 정체하여 엉키는 것.

혈로(血勞): 음이 허하고 양이 성하거나 그 반대의 경우로 발생하는데 일반적으로 부녀자에게 나타난다.

혈리(血痢): 급성 전염병인 이질의 하나. 하리에 혈이 섞여 있거나 순혈을 설사하는 것.

혈림(血淋): 임증의 하나. 소변에 피가 섞여 나오는 임증.

혈민(血悶): 해산 후에 정신이 혼미하고, 가슴이 답답한 증상.

혈붕(血崩): 붕루의 하나. 월경하는 기간이 아닌 때 갑자기 음도로 다량 출혈하는 병증.

혈비(血痺): 기혈이 허약해서 생긴 비증(痺證).

혈적(血積): 기가 거슬러 올라 혈이 울체되거나 외상으로 어혈이 몰린 것.

혈창(血脹): 체내에 어혈이 쌓이고 기가 정체하여 통하지 않는 데다 한(寒)이 들어와 혈맥이 불리해져 창만이 발생한 것.

혈치(血痔): 내치 때 항문으로 선홍색을 띠는 변혈을 보는 것.

혈훈(血暈): 혈분에 병변이 있는 혼궐 증상.

협옹(脇癰): 겨드랑이나 옆구리에 발생하는 악창.

혼궐(昏厥): 갑자기 정신을 잃고 쓰러지면서 인사불성이 되고 수족이 싸늘해지는 것.

후배앓이: 아침통(兒枕痛).

후비(喉痺): 인후종통의 병증의 하나. 인후가 붓고 통증이 나며 음식을 삼키기 곤란한 증상이 있는 인후병을 총칭함.

휴식리(休息痢): 증상이 멎었다가 발작하였다가 하는 만성적인 이질을 말하는 것.

흉비(胸痺): 가슴이 메는 듯하면서 동통을 위주로 하는 병증.

참고문헌

| 한국 |

- 김창민, 중약대사전, 정담(1998)
- 김창민, 한약재감별도감, 아카데미서적(2014)
- 박종철, 생약 한약 기능식품 통섭사전, 푸른행복(2011)
- 박종철, 일본 약용식물 한방약 도감, 푸른행복(2011)
- 박종철, 약이 되는 열대과일, 푸른행복(2013)
- 박종철, 중국 약용식물과 한약, 푸른행복(2014)
- 박종철, 향신료 백과, 푸른행복(2014)
- 배기환, 한국의 약용식물, 교학사(2010)
- 생약학교재편찬위원회, 생약학, 동명사(2010)
- 신용욱, 신전휘, 약초사진으로 보는 동의보감, 도서출판 백초(2013)
- 안덕균, 한국본초도감, 교학사(2008)
- 영림사편집실, 한의학용어대사전, 도서출판 영림사(2007)
- 육창수, 원색한국약용식물도감, 아카데미서적(1989)
- 이영노, 한국식물도감, 교학사(2006)
- 이영종, 한약재관능검사해설서, 식품의약품안전평가원(2012)
- 전국한의과대학본초학교수, 본초학, 도서출판 영림사(1999)
- 정보섭, 도해 향약대사전, 영림사(1990)
- 주영승, 서영배, 추병길, 본초감별도감 제1권, 한국한의학연구원(2014)
- 한의학대사전편찬위원회, 한의학대사전, 도서출판 정담(2001)
- 황도연, 황비수, 방약합편, 도서출판 영림사(2002)
- 허준, 동의보감, 남산당(1976)
- 허준, 동의보감, 여강출판사(2001)
- 허준, 원본동의보감, 남산당(2004)

| 중국 |

- 國家藥典委員會, 中華人民共和國藥典, 中國醫藥科技出版社(2010)
- 邱德文, 本草綱目彩色藥圖, 貴州科技出版社(2003)
- 沈連生, 中草藥圖典, 北京科學技術出版社(2013)
- 王玉生 外, 南方藥用植物, 南方日報出版社(2011)
- 徐國鈞, 中草藥 彩色圖鑑, 福建科學技術出版社(2012)
- 閻玉凝, 中藥圖典, 北京科學技術出版社(2007)
- 中華本草編委會, 中華本草, 上海科學技術出版社(1999)
- 鄭漢臣, 中國食用本草, 上海辭書出版社(2003)

| 일본 |

- 難波恒雄, 原色和漢藥圖鑑, 保育社(1980)

| 학술논문 |

- 박종철, 허종문, 박주권, 김상철, 박정로, 최성희, 최종원, Effects of methanol extract of *Cirsium japonicum* var. *ussuriense*(엉경퀴) and its principle, hispidulin-7-O-neohesperidoside on hepatic alcohol-metabolizing enzymes and lipid peroxidation in ethanol-treated rats, Phytotherapy Research, 18(1), 19-24(2004)

- 박종철, 김상철, 허종문, 최성희, 이갑연, 최종원, Anti-hepatotoxic effects of *Rosa rugosa*(해당화) root and its compound, rosamultin in rats intoxicated with bromobenzene, J. of Medicinal Food, 7(4), 436-441(2004)

- 박종철, 김상철, 최명락, 송상호, 유은정, 김성환, H. Miyashiro, M. Hattori, Anti-HIV protease activity from Rosa family plant extracts and rosamultin from *Rosa rugosa*(해당화), J. of Medicinal Food, 8(1), 107-109(2005)

- 박종철, 한원동, 박정로, 최성희, 최종원, Changes in hepatic drug metabolizing enzymes and lipid peroxidation by methanol extract and major compound of *Orostachys japonicus*(와송), J. of Ethnopharmacology, 102(3), 313-318(2005)

- 박주권, 박종철, 허종문, 박성종, 최다래, 신동영, 박기영, 조현욱, 김문성, Phenolic compounds from *Orostachys japonicus*(와송) having anti-HIV-1 protease activity, Natural Products Sciences, 6(3), 117-121(2000)

- 양한석, 박종철, 최재수, 정해영, 해당화 지하부의 혈청 콜레스테롤치 저하효과, 약학회지, 31(6), 394-398(1987)

- 양한석, 박종철, 최재수, 서석수, 해당화의 혈압강하작용 및 Triterpene성분, 동양자원식물학회지, 3(2), 83-89(1990)

- 임상선, 이종호, 박종철, 엉겅퀴 지상부의 심혈관 작용활성 및 후라본 배당체의 분리, 한국식품영양과학회지, 26(2), 242-247(1997)

- 조은주, T. Yokozawa, 김현정, N. Shibahara, 박종철, *Rosa rugosa*(해당화) attenuates diabetic oxidative stress in rats with streptozotocin-induced diabetes, The American J. of Chinese Medicine, 32(4), 487-496(2004)

- 허종문, 박종철, 황영희, Aromatic acid and flavonoids from the leaves of *Zanthoxylum piperitum*(초피나무), Natural Product Sciences, 7(1), 23-26 (2001)

- 허종문, 박주권, 양기호, 박종철, 박정로, 전순실, 최재수, 최종원, Effects of methanol extract of *Zanthoxylum piperitum*(초피나무) leaves and its compound, protocatechuic acid on hepatic drug metabolizing enzymes and lipid peroxidation in rats, Bioscience, Biotechnology and Biochemistry, 67(5), 945-950(2003)

- 허종문, 박종철, Effects of the aerial parts of *Orostachys japonicus*(와송) and its bioactive component on hepatic alcohol-metabolizing enzyme system, J. of Medicinal Food, 9(3), 336-341(2006)

| 그밖의 자료 |

- 산림청 국가생물종지식정보시스템 홈페이지 www.nature.go.kr
- 산림청 국가표준식물목록 홈페이지 www.nature.go.kr/newkfsweb/kfs/idx/SubIndex.do?orgId=kpni&mn=KFS_29
- 식품의약품안전처 홈페이지 www.mfds.go.kr
- 위키피디아 홈페이지 www.wikipedia.org
- 한국한의학연구원 내손안에 동의보감, https://play.google.com/store/apps/details?id=kr.re.kiom.donguibogam&hl=ko

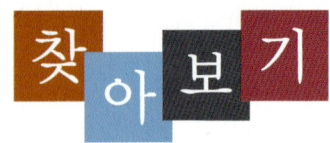

찾아보기

ㅂ

ㅈ

ㅋ

ㅌ

A

B

C

E

Ipecac ▪ 875, 1114

Ipecacuanhae Radix et Rhizoma ▪ 875, 1114

Iridaceae ▪ 405, 420, 1070, 1072

Isatidis Folium ▪ 228, 1055

Isatidis Radix ▪ 889, 1115

Isatis indigotica ▪ 228, 889, 1055, 1116

Japonicae Angelicae Radix ▪ 694, 1097

Juglandaceae ▪ 973, 1123

Juglandis Semen ▪ 972, 1123

Juglans regia ▪ 972, 1123

Juglans sinensis ▪ 1123

Jujube ▪ 230, 1056

Juncaceae ▪ 254, 1058

Junci Medulla ▪ 253, 1058

Juncus effusus ▪ 253, 1058

Juncus effusus var. decipiens ▪ 254

Juncus Medulla ▪ 253, 1058

Kaempferia galanga ▪ 425, 1073

Kaempferiae Rhizoma ▪ 425, 1073

Kaki Calyx ▪ 533, 1083

Kalopanacis Cortex ▪ 936, 1119

Kalopanax Bark ▪ 936, 1119

Kalopanax pictus ▪ 936, 1119

Kochia Fruit ▪ 789, 1107

Kochia scoparia ▪ 789, 1107

Kochiae Fructus ▪ 789, 1107

Korean Aconite Root ▪ 850, 1112

Labiatae ▪ 114, 124, 208, 319, 325, 424, 578, 683, 697, 708, 710, 857, 872, 911, 922, 960, 971, 1005, 1046, 1054, 1064, 1072, 1087, 1097, 1098, 1099, 1113, 1114, 1117, 1118, 1122, 1123, 1125,

Lacca Rhois Exsiccata ▪ 67, 1041

Lacca Sinica Exsiccata ▪ 1041

Laminaria japonica ▪ 105, 1045

Laminariaceae ▪ 106, 1045

Laminariae Japonicae Thallus ▪ 105, 1045

Lardizabalaceae ▪ 303, 590, 1062, 1089

Lashiosphaera nipponica ▪ 1059

Lashiosphaera ▪ 1058

Lasiosphaera fenzlii ▪ 259, 1059

Lasiosphaera seu Calvatia ▪ 259, 1058

Lauraceae ▪ 83, 85, 606, 666, 726, 909, 1012, 1043, 1090, 1095, 1100, 1117, 1126

Leguminosae ▪ 42, 43, 50, 54, 74, 87, 97, 108, 125, 127, 129, 191, 221, 249, 373, 383, 417, 426, 503, 508, 701, 740, 764, 768, 883, 929, 977, 1007, 1029, 1039, 1040, 1042, 1043, 1044, 1045, 1046, 1047, 1052, 1055, 1057, 1068, 1069, 1072, 1073, 1080, 1098, 1102, 1104, 1105, 1115, 1119, 1123, 1126, 1127

Lemna paucicostata ▪ 1070

Lemnaceae ▪ 395, 1070

Leonuri Herba ▪ 682, 1097

Leonuri Semen ▪ 856, 1112

Leonurus Herb ▪ 682, 1097

Leonurus japonicus ▪ 682, 856, 1097, 1113

Leonurus sibirieus ▪ 1113

Lepidii seu Descurainiae Semen ▪ 753, 1103

Lepidium apetalum_753, 1103

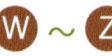